HANDBUCH DER HAUT- UND GESCHLECHTSKRANKHEITEN

BEARBEITET VON

A. ALEXANDER · G. ALEXANDER · J. ALMKVIST · K. ALTMANN · L. ARZT · J. BARNEWITZ
S. C. BECK † · C. BENDA · FR. BERING · S. BETTMANN · H. BIBERSTEIN · K. BIERBAUM · G. BIRNBAUM
A. BITTORF · B. BLOCH · FR. BLUMENTHAL · H. BOAS · H. BOEMINGHAUS · R. BRANDT · F. BREINL
C. BRUCK · C. BRUHNS · ST. R. BRÜNAUER · A. BUSCHKE · F. CALLOMON · E. DELBANCO
F. DIETEL · O. DITTRICH · J. DÖRFFEL · S. EHRMANN † · O. FEHR · J. v. FICK † · E. FINGER
H. FISCHER · F. FISCHL · P. FRANGENHEIM · R. FRANZ · W. FREI · W. FREUDENTHAL · M. v. FREY
R. FRÜHWALD · D. FUCHS · H. FUHS · F. FÜLLEBORN · E. GALEWSKY · O. GANS · A. GIGON
H. GOTTRON · A. GROENOUW · K. GRÖN · K. GRÜNBERG · O. GRÜTZ · H. GUHRAUER
J. GUSZMAN · R. HABERMANN · L. HALBERSTAEDTER · F. HAMMER · L. HAUCK · H. HAUSTEIN
H. HECHT · J. HELLER · G. HERXHEIMER · K. HERXHEIMER · W. HEUCK · W. HILGERS
R. HIRSCHFELD · C. HOCHSINGER · H. HOEPKE · C. A. HOFFMANN · E. HOFFMANN
H. HOFFMANN · V. HOFFMANN · E. HOFMANN · J. IGERSHEIMER · F. JACOBI · F. JACOBSOHN
H. JACOBY · J. JADASSOHN · W. JADASSOHN · F. JAHNEL · A. JESIONEK · M. JESSNER
S. JESSNER † · A. JOSEPH · F. JULIUSBERG · V. KAFKA · C. KAISERLING · PH. KELLER
W. KERL · O. KIESS · L. KLEEBERG · W. KLESTADT · V. KLINGMÜLLER · FR. KOGOJ
A. KOLLMANN · H. KÖNIGSTEIN · P. KRANZ · A. KRAUS † · C. KREIBICH · L. KUMER
E. KUZNITZKY · E. LANGER · R. LEDERMANN · C. LEINER † · F. LESSER · A. LIECHTI · A. LIEVEN
P. LINSER · B. LIPSCHÜTZ · H. LÖHE · S. LOMHOLT · W. LUTZ · A. v. MALLINCKRODT-HAUPT
P. MANTEUFEL · H. MARTENSTEIN · H. MARTIN · E. MARTINI · R. MATZENAUER · M. MAYER
J. K. MAYR · E. MEIROWSKY · L. MERK † · M. MICHAEL · G. MIESCHER · C. MONCORPS
G. MORAWETZ · A. MORGENSTERN · F. MRAS · V. MUCHA · ERICH MÜLLER · HUGO
MÜLLER · RUDOLF MÜLLER · P. MULZER · E. NAUCK · O. NAEGELI · G. NOBL · M. OPPENHEIM
K. ORZECHOWSKI · E. PASCHEN · B. PEISER · A. PERUTZ · E. PICK · W. PICK · F. PINKUS
H. v. PLANNER · K. PLATZER · F. PLAUT · A. POEHLMANN · J. POHL · R. POLLAND
C. POSNER † · H. L. POSNER · L. PULVERMACHER † · H. REIN · P. RICHTER · E. RIECKE
G. RIEHL · H. RIETSCHEL · H. DA ROCHA LIMA · K. ROSCHER · O. ROSENTHAL · R. ROSNER
G. A. ROST · ST. ROTHMAN · A. RUETE · P. RUSCH · E. SAALFELD † · U. SAALFELD · H. SACHS
O. SACHS † · F. SCHAAF · G. SCHERBER · H. SCHLESINGER · E. SCHMIDT · S. SCHOENHOF
W. SCHOLTZ · W. SCHÖNFELD · H. TH. SCHREUS · R. SIEBECK · C. SIEBERT · H. W. SIEMENS
B. SKLAREK · G. SOBERNHEIM · W. SPALTEHOLZ · R. SPITZER · O. SPRINZ · R. O. STEIN
G. STEINER · K. STEINER · G. STICKER · J. STRANDBERG · H. STREIT · A. STÜHMER · G. STÜMPKE
P. TACHAU · G. THEISSING · M. THÖLLDTE · L. TÖRÖK · K. TOUTON · K. ULLMANN
P. G. UNNA † · P. UNNA · E. URBACH · F. VEIEL · R. VOLK · C. WEGELIN · W. WEISE
L. WERTHEIM · J. WERTHER · P. WICHMANN · F. WINKLER · M. WINKLER · R. WINTERNITZ
F. WIRZ · W. WORMS · H. ZIEMANN · F. ZINSSER · L. v. ZUMBUSCH · E. ZURHELLE

IM AUFTRAGE
DER DEUTSCHEN DERMATOLOGISCHEN GESELLSCHAFT
HERAUSGEGEBEN GEMEINSAM MIT

B. BLOCH · A. BUSCHKE · E. FINGER · E. HOFFMANN · C. KREIBICH
F. PINKUS · G. RIEHL · L. v. ZUMBUSCH

VON

J. JADASSOHN

SCHRIFTLEITUNG: O. SPRINZ

FÜNFTER BAND · ERSTER TEIL

BERLIN
VERLAG VON JULIUS SPRINGER
1930

PHARMAKOLOGIE DER HAUT
ARZNEIMITTEL
ALLGEMEINE THERAPIE

BEARBEITET VON

A. PERUTZ · C. SIEBERT · R. WINTERNITZ

MIT 49 ABBILDUNGEN

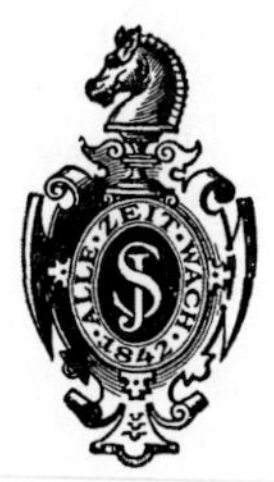

BERLIN
VERLAG VON JULIUS SPRINGER
1930

ISBN-13: 978-3-7091-5182-2 e-ISBN-13: 978-3-7091-5330-7
DOI: 10.1007/978-3-7091-5330-7

SOFTCOVER REPRINT OF THE HARDCOVER 1ST EDITION 1930

Inhaltsverzeichnis.

Die Pharmakologie der Haut.

Von Dozent Dr. ALFRED PERUTZ-Wien. (Mit 25 Abbildungen.)

Dermatologische Arzneimittel.

Von Dr. CONRAD SIEBERT-Berlin-Charlottenburg. (Mit 24 Abbildungen.)

Die allgemeine Therapie der Haut.

Von Professor Dr. R. WINTERNITZ-Prag.

Inhalt von Band V/2.

Die Pharmakologie der Haut.

Von

ALFRED PERUTZ-Wien.

Mit 25 Abbildungen.

Die neuere experimentell-pharmakologische Forschung hat sich die Aufgabe gestellt, auf biologischem Wege den Wirkungsmechanismus und die Dynamik der ursprünglich empirisch gefundenen Heilmittel zu ergründen. Seit den älteren grundlegenden experimentellen Untersuchungen von BUCHHEIM, SCHMIEDEBERG, H. H. MEYER, GOTTLIEB u. a. hat sie die medizinischen Fächer, die sich mit der medikamentösen Behandlung beschäftigen, mächtig angeregt. Sie vermochte nicht nur den Heilschatz zu erweitern und die therapeutischen Erfolge wissenschaftlich zu belegen, so daß sie nicht mehr Zufallsergebnisse bedeuteten, sondern trug auch dazu bei, die normale und pathologische Physiologie zu fördern, wodurch neue wissenschaftliche Perspektiven eröffnet wurden. Sie konnte uns zeigen, in welcher Art und Weise wir die Lebenserscheinungen der einzelnen Organe, der Organsysteme und schließlich des gesamten Organismus beeinflussen können, wie das einzelne Organ unter physiologischen Bedingungen arbeitet und wie wir diese seine physiologische Tätigkeit durch uns bekannte und zum Teil wohl definierte Substanzen zu ändern imstande sind.

Die klinische Medizin hat sich sehr bald diese auf tierexperimentellem Wege gewonnenen Untersuchungsergebnisse zunutze gemacht und auf die menschliche Pathologie übertragen. Was früher auf Empirie und vielleicht noch so gründlicher und exakter, aber immerhin doch *subjektiver* Beobachtung am Krankenbette aufgebaut war, wurde jetzt in *objektiver* Weise erhärtet und so das Gebäude der heutigen Medizin errichtet.

Aber während interne Medizin, Neurologie, Gynäkologie und auch die anderen mehr auf therapeutische Technik eingestellten Disziplinen ihre wissenschaftlichen Impulse von der experimentellen Pharmakologie erhielten, war gerade die Dermatologie in dieser Hinsicht recht stiefmütterlich bedacht.

Wohl stellt das menschliche Hautorgan einer pharmakologischen Prüfung die größten Schwierigkeiten entgegen; die tierexperimentelle Untersuchung, die sonst einen wertvollen, wenn nicht den wertvollsten Behelf darstellt, versagt gerade bei der Untersuchung der Haut vollkommen. Das äußere Integument unserer Laboratoriumstiere ist wesentlich von dem des Menschen verschieden; es sei hier, um nur *ein* Beispiel herauszugreifen, auf die Untersuchungen über die Wirkung der Intracutaninjektion verwiesen. Während, wie E. F. MÜLLER zeigte und später erörtert werden soll, beim Menschen nach einer intracutanen Injektion einer krystalloiden oder kolloiden Substanz infolge des Hautsplanchnicusreflexes ein Leukocytensturz erfolgt, konnten PERUTZ und LASCH bei ihren diesbezüglichen Untersuchungen weder beim Kaninchen noch beim Hund oder bei der Katze experimentell nach Hautreizung durch eine Intracutanquaddel eine Leukopenie im peripheren Blut erzeugen, weil eben bei diesen Laboratoriumstieren dieser Hautsplanchnicusreflex nicht besteht.

Dieses Beispiel möge nur auf die Schwierigkeiten tierexperimenteller Untersuchung hinweisen. Aber auch sonst ergeben sich bezüglich experimenteller Hautforschung gegenüber anderen Organen gewaltige Unterschiede.

Die experimentelle Pharmakologie bedient sich zu ihrer Untersuchung entweder des isolierten Organs oder verwendet das ganze Organ „in situ“. Bei der Untersuchung der Haut ist dies aus begreiflichen Gründen unmöglich und undurchführbar.

Es war daher ein unstreitiges Verdienst LUITHLENS, trotz dieser Schwierigkeiten den Versuch unternommen zu haben, vom experimentell-pharmakologischen Standpunkte aus seine Arbeiten in erweiterter Form monographisch zusammengestellt und dadurch eine Grundlage geschaffen zu haben, die therapeutischen Vorgänge, die sich an der Haut abspielen, von einem neuen Gesichtspunkte aus zu betrachten. Auch die diesbezüglichen älteren klassischen Arbeiten von UNNA waren für die Dermatologie von unschätzbarer Bedeutung. Da aber die früher erwähnte Monographie von LUITHLEN nur einen kleinen Teil der Hautpharmakologie behandelt, die Arbeiten UNNAS in verschiedenen Zeitschriften niedergelegt wurden, ohne durch ihn selber als Einzeldarstellung eine zusammenfassende Darstellung erfahren zu haben, sei im nachfolgenden der Versuch unternommen, die pharmakologische Beeinflussung des Hautorgans zu schildern. Ob die Zeit schon gekommen ist, ein Inventar der verschiedenen einzelnen Arbeiten vorzunehmen und sie nach einem bestimmten System zu sichten und ordnen, ob ein solcher Versuch überhaupt Aussicht auf eine befriedigende Lösung bietet und nicht von vornherein verurteilt ist, in einem Büchermausoleum zu vermodern, möge dahingestellt bleiben. Es sei nochmals hervorgehoben, daß nachfolgende Darstellung nur einen Versuch darstellt — ein Versuch, der überdies noch recht subjektiv gefärbt ist und keinen Anspruch auf Vollständigkeit weder bezüglich Stoff noch Literatur erheben kann noch soll. Spielen ja doch die verschiedentlichen Zweige der Medizin, vor allem die Physiologie, experimentelle Pathologie, physiologische und physikalische Chemie und Serologie eine wichtige, wenn nicht die wichtigste Rolle. Eine Aufzählung aller diesbezüglicher Daten und Befunde würde den Rahmen dieses Abschnittes weit überschreiten.

Es schien mir zweckmäßig, bei der Darstellung der Pharmakologie der Haut zunächst die Beeinflussung der einzelnen, das Hautorgan zusammensetzenden Gewebssysteme darzustellen, wobei aber einleitend auf Untersuchungsergebnisse hingewiesen werden soll, welche die Haut als Ganzes betreffen.

Physikalische Chemie und Pharmakologie der Hautoberfläche.

Die Bedeutung, welche einer physikalisch-chemischen Betrachtungsweise gewisser physiologischer Hautfunktionen, vor allem dem Einfluß des Verdunstungsprozesses zukommt, wurde erst in jüngster Zeit zunächst von MEMMESHEIMER, HAHN, SCHADE, ROST, MARCHIONINI u. a. erkannt und von SCHADE und MARCHIONINI, SHARLITT und SCHEER sowie SHARLITT und HIGHMAN zum Studium eingehender Untersuchungen erhoben. Aber auch für gewisse dermatotherapeutische Maßnahmen, so z. B. für die Puderbehandlung spielt die physikalisch-chemische Betrachtungsweise eine große Rolle. Daß die chemischen Reaktionen der Salben für den Erfolg der Therapie maßgebend sind, wurde von C. STERN nachgewiesen.

Bei der Puderbehandlung kommt es darauf an, durch Vergrößerung der Oberfläche eine „Abkühlung" zu bewirken, wodurch akut entzündlichen Prozessen entgegengearbeitet wird. Nun zeigt sich, daß die absolute Oberfläche, berechnet auf ein bestimmtes Volumen, tatsächlich durch feinere Zerteilung außerordentlich steigt.

Oberflächenzunahme eines Würfels bei sukzessiver dezimaler Zerteilung.
(Nach W. OSTWALD.)

	Seitenlänge	Anzahl der Würfel	Gesamte Oberfläche
grobdispers	1 cm	10^0	6 qcm
	1 mm	10^3	60 „
	0,1 mm	10^6	600 „
	0,01 mm	10^9	6 000 „
	1 μ	10^{12}	6 qm
kolloid	0,1 μ	10^{15}	60 „
	0,01 μ	10^{18}	600 „
molekular	1 $\mu\mu$	10^{21}	6 000 „
	0,1 $\mu\mu$	10^{24}	60 000 „
	0,01 $\mu\mu$	10^{27}	600 000 „
	0,001 $\mu\mu$	10^{30}	6 qkm

Aus dieser Tabelle ist ersichtlich, daß die Oberflächenzunahme eines Würfels bei sukzessiver dezimaler Zerteilung mächtig steigt. Indem wir also möglichst fein verteiltes Puder auf die Haut auftragen, vergrößern wir deren Oberfläche. Daraus ergibt sich die unterschiedliche Wirkung zwischen Puder und Schüttelmixtur.

Vom physikalisch-chemischen Standpunkte betrachtet, stellt die Haut eine äußerst kompliziert zusammengesetzte Membran dar, die einerseits von Blut und Lymphe umspült ist, andererseits von dem noch komplizierteren System „Außenwelt" umgeben ist. Die physikalisch-chemische Reaktion der Hautoberfläche, die Bestimmung des Säuregrades durch Feststellung der Wasserstoffionenkonzentration, weist auf strukturelle Veränderungen der Zellen hin, die — wie MEMMESHEIMER betont — als Zellstrukturstudien anzusehen sind und für die Dermatologie sowohl wegen ihrer Ursache als auch wegen ihrer Wirkung wichtig sind. Der Ionisationsgrad einer Substanz kann oft sogar ausschließlich als ein Ausdruck für die morphologischen Veränderungen angesehen werden.

Im nachfolgenden wird des öfteren über Wasserstoffionenkonzentration gesprochen werden. Für den Ablauf vieler chemischer und biologischer Prozesse ist es von Wichtigkeit, ob sie bei „saurer" oder „alkalischer" Reaktion vor sich gehen. Als Endprodukt des Stoffwechsels entstehen Säuren, vor allem Kohlensäure, die in die Blutbahn abtransportiert werden. Das Blut reagiert alkalisch. Es besteht somit ein Gefälle zwischen der sauren Reaktion in den Zellen und der alkalischen des Blutes. In den letzten Jahren wurden nun

Methoden ausgearbeitet, welche es gestatten, die Acidität und Alkalität schärfer zu fassen und die prinzipielle Wichtigkeit der „Reaktion" zu beleuchten. Diese Methoden sind Allgemeingut der Chemie geworden. Da sie auch für die Dermatologie herangezogen wurden, sollen sie hier kurz besprochen werden.

Was bedeutet nun die *Wasserstoffionenkonzentration*? Nach der Theorie der elektrolytischen Dissoziation enthalten alle wässerigen Lösungen freie Wasserstoff- und Hydroxylionen. Als *neutral* wird eine Lösung bezeichnet, *bei der die Anzahl der H- und OH-Ionen gleich ist, als sauer, in der die H-Ionen überwiegen, und als alkalisch eine Lösung, die mehr OH- als H-Ionen enthält.* Zur Bestimmung der H- und OH-Ionen genügt *nicht allein eine Titration* mit einem der gebräuchlichen Indikatoren, wie Lackmus oder Phenolphthalein, weil dadurch nur die *Totalacidität* durch Neutralisation, nicht aber die *genaue Anzahl der Wasserstoffionen* ermittelt wird. Die Titration bestimmt die Menge der sauer oder alkalisch reagierenden Substanzen, mißt aber nicht den *Säure-* oder *Alkalitätsgrad* der Lösung, denn *starke und schwache Säuren oder Alkalien zeigen dasselbe Titrationsergebnis.* Das Neutralisationsvermögen, wie es durch Titration festgestellt wird, hat nichts zu tun mit dem Maß der in einer Lösung enthaltenen sauren oder alkalischen Reaktion.

Die Acidität einer Lösung ist durch verschiedene Größen gekennzeichnet. Ihre Auseinanderhaltung erfolgte erst durch die Methoden der physikalischen Chemie. Die ältere analytische Chemie kannte diese Größen nicht. Sie wußte zwar, wie sich L. Michaelis ausdrückte, „gefühlsmäßig", daß man der Salzsäure eine stärkere saure Eigenschaft zuschreiben müsse als der Essigsäure. Es waren offenbar zwei ganz verschiedene Eigenschaften, die man als Acidität bezeichnete, von denen man aber nur die eine durch Titration feststellen konnte; für die andere waren nur qualitative Unterschiede vorhanden, so z. B. daß normale Salzsäure viel stärker rotes Kongopapier bläue als Essigsäure, oder daß die erstere einen viel stärkeren sauren Geschmack als letztere aufweist.

Zur Erläuterung des eben Gesagten wies Schade darauf hin, daß 10 ccm einer $^1/_{10}$ normalen Salzsäure oder $^1/_{10}$ normalen Essigsäure dieselbe Menge einer $^1/_{10}$ normalen Natronlauge neutralisieren können, obwohl die Wasserstoffionenkonzentration der „starken" Salzsäure über 60mal so groß ist als diejenige der „schwachen" Essigsäure. Bei den meisten chemischen oder biologischen Untersuchungen kommt es ausschließlich auf die Konzentration der Wasserstoffionen und nicht auf die Totalacidität einer Lösung an. Die nachfolgende von Ostwald aufgestellte Tabelle soll zeigen, wie die Wasserstoffionenkonzentration bei gleich normaligen Lösungen[1] abweicht, wenn der Säurewert für HCl 1 angenommen wird:

Salzsäure	1,000
Salpetersäure	1,000
Schwefelsäure	0,536
Trichloressigsäure . . .	0,754
Ameisensäure	0,0154
Essigsäure	0,0040.

[1] Die in der Volumeinheit (1 Liter) der Lösung enthaltene Menge eines gelöstens Stoffes bezeichnet man als *Konzentration* dieses Stoffes in der Lösung. Die Konzentration drückt man (für wissenschaftliche Zwecke) nicht in Grammen, sondern, wenn es sich um Stoffe bekannter Zusammensetzung handelt, durch die Zahl der im Liter enthaltenen Grammmoleküle oder Mole (m) aus. Gleichkonzentrierte Lösungen enthalten in gleichen Volumina dieselbe Anzahl von Molekülen. Oft ist es aber vorteilhaft, die Konzentration nicht in Molen, sondern durch die Zahl der im Liter enthaltenen Grammäquivalente (Normalitäten) auszudrücken. So enthält eine normale Salzsäure 36,5 und eine $^1/_{10}$ normale Salzsäure (n/10 HCl) 3,65 Chlorwasserstoffionen im Liter.

Unter *Wasserstoffionenkonzentration versteht man die Menge Wasserstoffionen in Grammen ausgedrückt, die in einem Liter einer Lösung enthalten sind.* Da reines destilliertes Wasser nur in sehr geringem Grade den elektrischen Strom leitet, ist es nach der Theorie der elektrolytischen Dissoziation nur in geringem Maße in freie H- und OH-Ionen gespalten. Die Wasserstoffionen bezeichnet man mit (H^+) ($H^{\cdot}$) oder h (Wasserstoffzahl). Nach dem Massenwirkungsgesetz ist bei gleicher Temperatur das *Produkt der Ionenkonzentration mit dem ungespaltenen, undissoziierten Anteil konstant.* Die diesbezügliche Gleichung lautet:

$$\frac{\text{Konzentration der H-Ionen} \times \text{Konzentration der OH-Ionen}}{\text{Konzentration des undissoziierten Anteiles}} = \text{konstant.}$$

Da nun der Anteil des undissoziierten Wassers überwiegend groß ist, so kann er bezüglich des kleinen Produktes des Zählers als konstant angesehen werden, so daß dann die frühere Gleichung auf folgende Formel gebracht werden kann:

$$\text{Konzentration der H-Ionen} \times \text{Konzentration der OH-Ionen} = \text{konstant,}$$

woraus sich ergibt, daß *eine Zunahme der H-Ionen eine Abnahme der OH-Ionen und umgekehrt zur Folge hat.*

Durch Messungen der Leitfähigkeit hat man die Konstante für Wasser als

$$1/100\,000\,000\,000\,000 \text{ oder } 10^{-14}$$

ermittelt. Da nun der Gehalt an Wasserstoff- und an Hydroxyl-Ionen gleich ist, muß der einzelne Anteil

$$1/10\,000\,000 \text{ oder } 10^{-7}$$

betragen.

In jeder wässerigen Lösung sind demnach H- und OH-Ionen vorhanden, nur wird ihr Mengenverhältnis zueinander wechseln. *Sind bei 22° 10^{-7} g H-Ionen im Liter enthalten, so bezeichnet man die Reaktion als neutral.*

Aus Gründen der Einfachheit erfolgt die Angabe der Wasserstoffionenkonzentration meist *nicht* durch die Wasserstoffzahl, da man sonst mit Potenzen mit stets *negativem* Vorzeichen arbeiten müßte, sondern in Form ihrer *negativ genommenen Logarithmen.* Dieser Ausdruck wird nach SÖRENSEN „*Wasserstoffexponent*" genannt und mit p_H bezeichnet[1] (cf. u. a. DAFERT, KOLTHOFF, F. MÜLLER, L. MICHAELIS). Es ist also $p_H = -\log h$. Daher entsprechen:

$H^{\cdot} = 1$ . . . . $p_H = 0{,}00$
$H^{\cdot} = 1 \cdot 10^{-1}$ . . . . . $p_H = 1{,}00$
$H^{\cdot} = 1 . 10^{-2}$ . . . . . $p_H = 2{,}00$
$H^{\cdot} = 1 . 10^{-3}$ . . . . . $p_H = 3{,}00$
$H^{\cdot} = 1 . 10^{-4}$ . . . . . $p_H = 4{,}00$
$H^{\cdot} = 1 . 10^{-5}$ . . . . . $p_H = 5{,}00$ usw.

Der Wert von p_H wird also um so kleiner, je mehr die Konzentration der H-Ionen ansteigt.

Die Umrechnung geschieht wie folgt (zit. nach DAFERT): Bei $h = 2.10^{-3}$ ist $\log h = \log 2 + \log 10^{-3} = 0{,}30 - 3 = -2{,}7$, daher $p_H = 2{,}7$.

Ist umgekehrt $p_H = 6{,}4$, dann ist $\log h = -6{,}40 = 0{,}60 - 7$ und $h = 4 \cdot 10^{-7}$.

Es wurde früher erwähnt, daß *$p_H = 7$ der Neutralpunkt der „p_H-Reihe"* ist. Aus dem früher Gesagten ergibt sich nun, daß *unterhalb* des Wertes $p_H = 7$ die *saure* und *oberhalb* die *alkalische* Reihe beginnt:

sauer	neutral	alkalisch
. . . .4. . .4,5. . .5. . .6,4. . .6,8. . . .	7,00. . .	7,2. . . .7,6. . . .8,2. . . .9,8. . . .

[1] Die Amerikaner schreiben statt $p_H = p^H$.

Demnach ist die Definition der

neutralen Reaktion	$p_H = 7$
sauren Reaktion	p_H kleiner als 7
alkalischen Reaktion . . .	p_H größer als 7

Diese Werte gelten für eine Temperatur von 22° C.

Lösungen, die sich um eine ganze p_H-Zahl unterscheiden, sind 10mal so sauer oder alkalisch. Eine Lösung mit dem p_H-Wert = 5 ist 10mal so sauer als eine Lösung mit dem p_H-Wert = 6. Unterscheiden sie sich um zwei ganze Zahlen, so haben sie eine 100mal größere Acidität, resp. Alkalität.

Nun enthalten die meisten Lösungen, die beim chemischen, bakteriologischen oder pathologischen Arbeiten vorkommen, keine einheitlich zusammengesetzten Säuren oder Alkalien, sondern *Beimengungen einer Reihe anderer Stoffe.* Viele dieser Beimengungen und Substanzen, die als Verunreinigung sich in Lösung befinden, entfalten eine sogenannte „*Pufferwirkung*“[1], d. h. *sie besitzen die Eigenschaft, jeder Änderung des p_H-Wertes einen Widerstand entgegenzusetzen.* Solche Lösungen bezeichnet man als „*gut gepufferte Lösungen*“. Im allgemeinen ist das *Salz einer schwachen Säure oder Base ein* „*Puffersalz*“. Wenn man die Lösung einer schwachen Säure mit ihrem Alkalisalz vermischt, so wird die Dissoziation der Säure stark herabgedrückt; mit steigender Salzmenge erfolgt dies immer stärker.

Eine weitere Eigenschaft gut gepufferter Lösungen ist die, daß eine Verdünnung mit Wasser keinen Einfluß auf deren p_H-Wert ausübt. Reines destilliertes Wasser ist eine sehr schlecht gepufferte Lösung.

Die Wirkungsweise eines Puffers läßt sich an folgendem der Darstellung von E. Schiff entnommenen Beispiel erläutern: Setzt man einer wässerigen Lösung von $\frac{CO_2}{NaHCO_3}$, die eine aktuelle Reaktion $p_H = 7{,}4$ hat, geringe Mengen einer starken Säure, z. B. Salzsäure zu, so spielt sich folgende Reaktion ab: $NaHCO_3 + HCl = NaCl + H_2O + CO_2$. Es entsteht also auf Kosten des Bicarbonates Kohlensäure. Da sich nun in der Lösung jetzt weniger Alkali ($NaHCO_3$) und mehr Säure (CO_2) befindet, so muß die Reaktion der Lösung nach der sauren Seite zu sich verschieben. Da aber die HCl mit dem Bicarbonat sich umgesetzt hat, so ist diese starke Säure gewissermaßen ausgeschaltet und die Acidität der Lösung wird durch die Zunahme der schwachen CO_2 bestimmt. Selbstverständlich steigt der p_H der Lösung viel weniger an: Das Puffersystem $\frac{CO_2}{NaHCO_3}$ hat die mit der HCl zugeführten H-Ionen abgepuffert. *Zweck der Pufferung ist also, stärkere Verschiebungen der Wasserstoffionenkonzentration auszuschalten.* Dies ist von größter physiologischer Bedeutung, weil stärkere Reaktionsverschiebungen im Organismus mit dem Leben unvereinbar sind. In den Kreislauf eingeführte Säuren, Produkte des normalen und pathologischen Stoffwechsels, kommen mit den Alkalicarbonaten und -bicarbonaten in Berührung. Die starke Säure wird neutralisiert und setzt die schwache in Freiheit, wobei CO_2 und Wasser entweicht. Die Alkalescenz des Blutes wird vermindert, die Atmung beschleunigt und so die Ausscheidung der CO_2 veranlaßt. Nichtflüchtige Säuren, die schließlich als Neutralsalze im Blut vorhanden sind, werden langsam durch

---

[1] Höber gibt folgenden Vergleich für die Pufferwirkung an: Wie bei einem Eisenbahnwagen der Puffer den Stoß auffängt, der ihn zertrümmern würde, wenn nicht die Kraft der Feder im Puffer ihn schützte, gerade so fangen die Puffersubstanzen im Blutplasma den Stoß ab, welchen ohne sie die sauren Substanzen seiner Reaktion versetzen würden. — *Synonyme für Puffer:* „Regulatoren“, „Moderatoren“; im Englischen bezeichnet man sie als „buffers“, im Italienischen „sostanze tamponi“.

die Niere ausgeschieden. Die Mehrausscheidung durch die Exspirationsluft und durch den Harn erfolgt so lange, bis das ursprüngliche Gleichgewicht im Puffersystem bzw. der normale p_H wieder hergestellt ist.

Die Wichtigkeit der hier mitgeteilten Ergebnisse kann am besten durch ein Beispiel aus den blutchemischen Analysen gezeigt werden, die der Darstellung von SCHADE entnommen sind. So konnten MICHAELIS und DAVIDOFF bei Untersuchung der Wasserstoffionenkonzentration des Blutes bei verschiedenen Kranken feststellen:

	p_H
Coma diabeticum	7,12
Chronische Nephritis	7,56
Icterus catarrhalis	7,57
Carcinom	7,62
Typhus	7,60
Basedow	7,62
Diabetes ohne Aceton	7,66
Pneumonie (Fieber von 40°) .	7,72
Pneumonie nach Krise	7,69
Sepsis	7,71.

Aus dieser Tabelle ist ersichtlich, daß die *H-Ionenkonzentration im Blute* bei den *verschiedensten Erkrankungen annähernd dieselbe* ist.

Wie schwer auch experimentell ein wirkliches Sauererwerden des Blutes zu erzielen ist, zeigen ältere Untersuchungen von SZILLY, der bei Hunden und Kaninchen langsam stundenlang verdünnte Säurelösung ins Blut einfließen ließ. Auf lange Zeit wurde die Neutralreaktion im Blute festgehalten. Erst bis die Möglichkeit des Ausgleiches beendet war, trat der Tod ein.

In letzter Zeit gelang es HOLLÓ und ST. WEISS durch perorale Gaben von großen Dosen von Natriumbicarbonat ($NaHCO_3$) bzw. Ammonphosphat ($NH_4H_2PO_4$) bei einer ganzen Reihe von Fällen eine entschiedene Beeinflussung der Wasserstoffzahl des Blutes zu erzielen. So war bei

Diagnose	Blut p_H		
	vor dem Versuch	nach $NH_4H_2PO_4$	nach $NaHCO_3$
Polyneuritis	7,57	7,45	7,67
Cholelithiasis	7,55	—	7,75
Arteriosklerose	7,56	7,44	—
Gesunder	7,58	7,46	—
Polyneuritis	7,57	7,43	7,70
Lues	7,58	7,43	7,63
Hemiplegie	7,57	7,39	7,62
Ischias	7,58	7 47	7,64
Plexuslähmung	7,55	7,47	—

Dieses *stete Festhalten an der Neutralreaktion ist durch die Puffersubstanzen im Blute* bedingt. Wiewohl dadurch die alte Lehre der Acidose erschüttert war, läßt sie sich nach SCHADE in berechtigter Form dahin definieren, daß bei der *Acidose Salze organischer Säuren* im Blute kreisen. Der Körper besitzt in der *Kohlensäure des Blutes* eine Substanz, die befähigt ist, die H-OH-Isoionie im weitgehenden Maße zu *regulieren.*

Als anderes Beispiel einer Pufferwirkung sei auf die Untersuchungen von PERUTZ und LUSTIG verwiesen, die zeigten, daß zwei der gebräuchlichsten Umschlagwasser (essigsaure Tonerde und Aqua Goulardi) ausgezeichnet gepufferte Substanzen sind. Die Bestimmung der Wasserstoffionenkonzentration mit den Indikatoren von CLARK und LUBS ergab folgende Werte (s. Tabelle S. 8).

Es wurde früher hervorgehoben, daß sich die H-Ionenkonzentration nicht durch Titration mit den üblichen Indikatoren (Lackmus, Phenolphthalein) feststellen läßt. Um die Wasserstoffionenkonzentration einer Lösung zu ermitteln, um also die „aktuelle" Reaktion zu bestimmen, muß man zu anderen Verfahren greifen. Es sind hier drei Wege möglich.

Die *katalytische Methode* — historisch das älteste Verfahren — bestimmt die Geschwindigkeit, mit der chemische Reaktionen in einer Lösung vor sich gehen, wie z. B. die Verseifung eines Esters, oder die Spaltung von Rohrzucker. Diese Reaktionen werden nämlich von den vorhandenen H-Ionen proportional ihrer Menge beschleunigt.

Pufferwirkung der essigsauren Tonerde und der Aqua Goulardi nach PERUTZ und LUSTIG.

I. Essigsaure Tonerde			II. Aqua Goulardi (Ph. A. VIII)	
Verdünnung	Käufliches Präparat p_H	Pharmakopoe-Präparat p_H	Verdünnung	p_H
Unverdünnt	4,17	4,25	Unverdünnt	4,40
1 : 10	4,15	4,32	1 : 10	4,50
1 : 50	4,19	4,35	1 : 50	4,52
1 : 100	4,20	4,38	1 : 100	4,55
1 : 500	4,59	4,42	1 : 500	4,68
1 : 1000	4,80	4,48	1 : 1000	4,75

Die *potentiometrische* oder *elektrometrische* Methode gründet sich darauf, daß die Potentialdifferenz einer metallischen Elektrode gegen ein Lösungsmittel von der Temperatur und von der Natur der Elektrode und des Lösungsmittels, sowie von der Konzentration jener Ionenart in der Lösung abhängig ist, die von der Elektrode geliefert wird. Aus der Potentialdifferenz läßt sich die Ionenkonzentration errechnen. Diese Methode ist die genaueste, mißt also die elektromotorische Kraft einer Wasserstoffkonzentrationskette. Sie eignet sich für ganz exakte Messungen und wurde zur Bestimmung der aktuellen Reaktion der Hautoberfläche von SCHADE und MARCHIONINI (Lupenelektrode zur Epicutanmessung, Gaskettenmessung mit der Chinhydronelektrode nach SCHADE und CLAUSSEN) verwendet.

Die dritte Methode arbeitet mit *Indikatoren*[1] und beruht auf der Eigenschaft gewisser Farbstoffe in wässeriger Lösung durch Säuren oder Alkalien ihre Farbe zu ändern. Es wurde durch die Untersuchung verschiedener Forscher, namentlich SÖRENSEN und MICHAELIS ermittelt, daß der *Farbton* einer Anzahl von Farbstoffen, hauptsächlich der *Sulfonphthaleinreihe* abhängig von ihrem jeweiligen *Dissoziationszustande* ist, der wiederum von

[1] Indikatoren sind Säuren oder Basen, deren Farbnuance durch die Wasserstoffzahl der Lösung verändert wird. Nach der noch heute gültigen Theorie von WILHELM OSTWALD beruht der Umschlag der Indikatoren darauf, daß die Ionen des Farbstoffes eine andere Färbung haben als das undissoziierte Molekül. Nach HANTZSCH sind die Indikatoren Pseudosäuren bzw. Pseudobasen, bei denen die Farbänderung infolge tautomerer Verlagerung erfolgt. Man unterscheidet zwei Gruppen von Indikatoren: Einfarbige (wie Phenolphthalein), die von farblos in eine Farbe umschlagen und zweifarbige (z. B. Lackmus), die von einer in eine andere Farbe übergehen. Die Farbindikatoren werden sowohl bei den Neutralisationsanalysen als auch bei den colorimetrischen Bestimmungen der Wasserstoffionenkonzentration verwendet.

der *Wasserstoffionenkonzentration des Lösungsmittels abhängt.* Sowohl der sauren als auch der alkalischen Form des Indikators entspricht eine bestimmte Farbe seiner Lösung. Setzt man Lösungen mit genau bekannter elektrometrisch ermittelter Wasserstoffzahl verschiedene Indikatoren zu, so gelingt es, deren Umschlagspunkt zu ermitteln. Wenn diese bekannt sind, so können sie zur Bestimmung der Wasserstoffionenkonzentration einer zu untersuchenden Lösung herangezogen werden. Hat man den passenden Indikator gefunden, so entspricht die Wasserstoffionenkonzentration der zu prüfenden Lösung jener einer Vergleichslösung, die mit dem betreffenden Indikator denselben Farbenton gibt.

Von LUBS und CLARK sowie von B. COHEN wurden in den Sulfophthaleinen Indikatoren gefunden, die besonders schöne Umschlagsfarben ergeben:

Umschlagsintervalle einiger Indikatoren nach CLARK und LUBS.

Indikator	Intervall in p_H	Saure Farbe	Alkalische Farbe
Metakresolpurpur	0,5—2,5	rot	gelb
Xylenolblau	1,2—2,8	rot	gelb
Thymolblau	1,2—2,8	rot	gelb
Bromphenolblau	3,0—4,6	gelb	blau
Bromchlorphenolblau . .	3,2—4,8	gelb	blau
Bromkresolblau	4,0—5,6	gelb	blau
Chlorphenolrot	5,0—6,6	gelb	rot
Bromphenolrot	5,4—7,0	gelb	rot
Bromkresolpurpur	5,2—6,8	gelb	purpur
Bromthymolblau	6,0—7,6	gelb	blau
Phenolrot	6,8—8,4	gelb	rot
Kresolrot	7,2—8,8	gelb	rot
m-Kresolrot	7,6—9,2	gelb	purpur
Thymolblau	8,0—9,6	gelb	blau
Xylenolblau	8,0—9,6	gelb	blau

Für ganz grobe Bestimmungen kann man die sogenannten „*Universalindikatoren*“ verwenden, die Lösungen von Indikatoren in *einer* Flüssigkeit enthalten, deren Farbe mit dem p_H wechselt. Der „*Universalindikator Merck*“ ist eine rote Flüssigkeit, die aus der alkoholischen Lösung mehrerer Farbstoffe besteht. Sein p_H-Bereich liegt zwischen 4 und 9. Die entstehenden Farben werden mit einer Farbenskala verglichen. Die erreichbare Genauigkeit ist bis auf $p_H \pm 0,1$ möglich. Für den B(ritish)-D(rug)-H(ouses)-Indikator werden folgende Farbtöne angegeben (zit. nach DAFERT):

Bis p_H 3 . . .	Rot	Bis p_H 8 . . .	Grün
„ p_H 4 . . .	tiefes Rot	„ p_H 8,5 . .	Blaugrün
„ p_H 5 . . .	Orangerot	„ p_H 9 . . .	Grünblau
„ p_H 5,5 . .	Orange	„ p_H 9,2 . .	Blau
„ p_H 6 . . .	Orangegelb	„ p_H 10 . .	Violett
„ p_H 6,5 . .	Gelb	„ p_H 10,5 .	Rotviolett
„ p_H 7,0—7,5	Grünlichgelb	„ p_H 11 . .	Tiefrötlichgelb

Bezüglich näherer Einzelheiten sei auf L. MICHAELIS, DAFERT, KOLTHOFF, MISLOWITZER und W. M. CLARK verwiesen.

SCHREUS und SCHULZE kommen auf Grund ihrer vergleichenden Untersuchungen über die Genauigkeit der potentiometrischen und colorimetrischen p_H-Bestimmung zum Ergebnis, daß die colorimetrische Bestimmung sich für praktisch-klinische Zwecke sehr gut eignet. Im Serum erzielten sie folgende Mittelwerte: p_H (Gaskette) = 7,388; p_H (colorimetrisch) = 7,384. Namentlich die colorimetrische Bestimmung nach HOLLÓ und WEISS bzw. BÁLINT ist mit den von SCHREUS und SCHULZE angegebenen Korrekturen eine Methode mit einer relativen Genauigkeit, die keineswegs hinter der Gaskettenmessung zurücksteht. Für *Absolutbestimmungen* kann aber ein Vergleich mit der Gaskette nicht umgangen werden.

Bei sehr kleinen Mengen empfiehlt KOLTHOFF die Verwendung von *Indikatorpapieren*, auf die mit einer Capillare je ein Tropfen der zu prüfenden Lösung und daneben ein solcher einer Vergleichslösung von bekannter Wasserstoffionenkonzentration gebracht wird. Die Genauigkeit dieser Methode beträgt ungefähr 0,2 p_H.

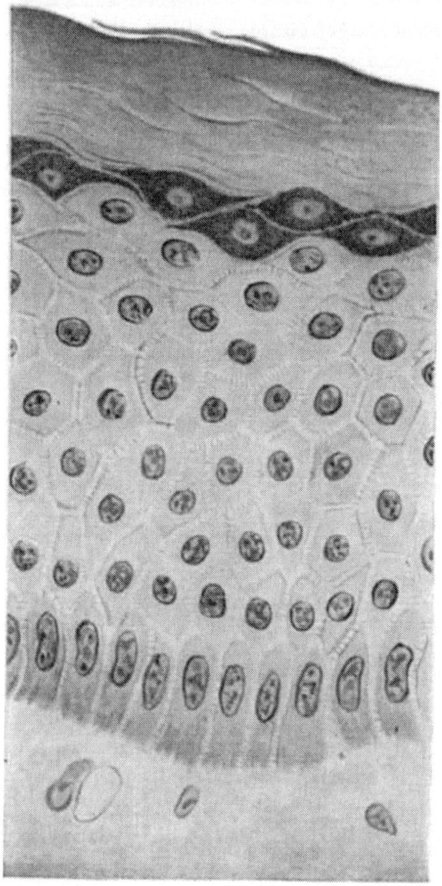

Abb. 1. Das Wasserstoffionengefälle der Haut. (Nach A. MARCHIONINI: Arch. f. Dermat. 1929.)

Die Lehre von der Wasserstoffionenkonzentration wurde hier etwas ausführlicher erörtert, weil sie nicht nur für die allgemeine Medizin und Biochemie, sondern auch für die **Dermatotherapie** von großer Wichtigkeit ist.

Das Verhältnis der gesamten Kationen zu den gesamten Anionen bestimmt die wahre Reaktion der Blutflüssigkeit (HANDOVSKY), deren normaler p_H 7,0—7,8 beträgt; sie ist also deutlich alkalisch, während in wässerigen Gewebeextrakten innerer Organe der $p_H = 6{,}82$ ist (MICHAELIS und KRAMSTYK).

Es war von einer gewissen Bedeutung, festzustellen, wie die *Hautoberfläche reagiert.* Eine diesbezügliche ältere Untersuchung stammt auf UNNAs Veranlassung von E. HEUSS. Er arbeitete mit Titration und konnte feststellen, daß die *Hautoberfläche* des gesunden Menschen *sauer* reagiert, als dessen Ursache er ein „noch nicht näher ermitteltes Oberhautsekret" annahm. In neuerer Zeit haben sich als erste SHARLITT und SCHEER, sowie MEMMESHEIMER dieser Frage angenommen. Erstere Autoren fanden, daß sich zur Wasserstoffionenkonzentrationsbestimmung der Hautoberfläche die Färbeindikationsmethode nach CLARK eignet. Bei 85 Personen zeigte sich übereinstimmend, daß der p_H der Hautoberfläche bei etwa 5,5 liegt. Die Reaktion ist also auf der sauren Seite vom Neutralpunkt und entspricht dem Säuregrad einer $n/_{100\,000}$-*Salzsäurelösung.* Sie nahmen an, daß diese saure Reaktion durch das Keratin der Hornschichte verursacht sei, dessen isoelektrischer Punkt ungefähr bei p_H 5,5 liegt (nach den Untersuchungen von THOMAS und KELLY ist der p_H des Keratins 5,0). MEMMESHEIMER, der die Untersuchungen von SHARLITT und SCHEER bestätigte, konnte finden, daß die verschiedensten ausgedehnten Hautkrankheiten keine Abweichung von der Norm bedingen, nur nach Röntgenbestrahlung in Oberflächendosen in der Mehrzahl der Fälle eine Verschiebung der Hautreaktion nach der alkalischen Seite hin bestand.

Andererseits konnte YAMASAKI feststellen, daß wässerige Hautextrakte meistens alkalisch ($p_H = 7,1$—$7,5$) reagierten. Diese alkalische Reaktion dürfte aber dadurch bedingt sein, daß sie reichlich bindegewebige Substanzen und Blutbeimengungen enthielten. UNNA und GOLODETZ konnten bei sukzessiver Abtragung der einzelnen Schichten der Haut finden, daß die Epidermis (mit Nilrot als Indikator) sauer reagiert. Nur wenn der Papillarkörper angeschnitten war, wurde die Reaktion sauer. M. SCHMIDTMANN untersuchte mit Hilfe des Mikromanipulators von PÉTERFY die Wasserstoffzahl der Zellinhalte der Epidermisschichten. Es gelang ihr, feste Indikatorkörnchen in die Zelle hineinzubringen und aus deren Farbwechsel die intracelluläre Reaktion zu beurteilen. Sie fand eine höhere Acidose in den verhornten Epithelien ($p_H = 6,02$) als in den Stachelzellen, die einen p_H von 6,8—6,9 hatten. Diese Befunde decken sich, wenn auch nicht quantitativ, mit den Ergebnissen von MARCHIONINI. So fand er, daß die Hautoberfläche einen p_H von 3,21, die abgeschabte Haut oberhalb der Stachelzellenschicht einen p_H von 5,34 hatte. An Schnittversuchen ergab sich, daß eine zunehmende Acidosenverminderung entsprechend dem Fortschreiten in die tieferen Schichten der Haut festzustellen war. Dieses „*physiologische Wasserstoffionengefälle der Haut*" wird auf die besonderen anatomischen und physiologischen Verhältnisse der einzelnen Hautschichten zurückgeführt (Abb. 1).

Den Einfluß von Temperaturen auf die aktuelle Reaktion der Haut studierten BAZETT und MC GLONE. Zur Prüfung des Haut-p_H wurde an decerebrierten Katzen 30 ccm einer $2^0/_0$ neutralen Phenolsulfophthaleinlösung in die Vene des Hinterbeines eingespritzt und die durch die rasierte Haut durchschimmernde Farbennuance beobachtet. An gereizten Stellen sahen sie ein Ansteigen der Alkalinität, ebenso beim Abkühlen, während beim Erwärmen die erwärmten Gewebe sauer wurden. Auch beim Unterdrücken des Kreislaufes trat eine Gewebsacidose ein. Nach HAYASHI ist jede Verschiebung der normalen Hautreaktion, sowohl nach der sauren wie nach der alkalischen Seite, mit einer Erhöhung der Empfindlichkeit gegen entzündliche Reize verbunden. GANS fand mittels Indikatorenfärbungen eine deutliche Säuerung psoriatischer Hautgebiete. Auch nach lokaler Ultraviolettbestrahlung wurde von KAPLANSKY und SOLOWEITSCHIK eine Erhöhung der Wasserstoffionenkonzentration im Hautgewebssaft gefunden.

SCREMIN konnte feststellen, daß der Säuregehalt der Haut infolge Adsorption[1] steigt, wenn man die Hand wenige Minuten in eine Lösung flüchtiger oder nicht flüchtiger Säuren eintaucht und sie nachher mit Wasser reichlich abspült. Auch PAWLOW und TIMOCHIN untersuchten die Adsorption von Säuren durch die Haut. Sie fanden, daß der Adsorptionskoeffizient der Säure unabhängig vom Badvolumen und von der Masse des adsorbierenden Hautpulvers ist. Die Adsorptionskurve geht mit der Quellungskurve parallel. „Die Adsorption aller Säuren ist ein Akt der Auflösung von Säure im Hautkollagen und der Bildung von Solvaten zwischen der Substanz von Haut und Säuren."

[1] Als Adsorption bezeichnet man die Anreicherung eines gelösten Stoffes oder Gases an der Oberfläche. Mitunter findet auch eine Verdünnung statt (positive bzw. negative Adsorption). Besonders an Phasen mit sehr großer Oberfläche (fein verteilte Kohle, Platin, kolloide Dispersionen) tritt die Erscheinung der Adsorption deutlich auf. Die adsorbierte Menge ist nicht konstant, sondern hängt von der Größe der Oberfläche, von der Konzentration des Gelösten sowie von der Natur der adsorbierten und adsorbierenden Substanz (Adsorbens) ab.

Nach PAWLOW folgt die Aufnahme von Salz-, Schwefel- und Salpetersäure streng den Adsorptionsgesetzen. Es gehen dabei zwei Vorgänge parallel: Adsorption und Quellung. Nach FERNÁNDEZ werden jene Substanzen adsorbiert, die imstande sind, mit einem Emulsoid chemische Verbindungen zu bilden, und zwar erfolgt die Adsorption in der Weise, daß sie als Vorläufer einer chemischen Reaktion erscheint.

Um die Größe der Hautadsorption zu bestimmen, tauchte ANTINOBON eine Hand für 10 Minuten in eine vorher genau titrierte Lösung verschiedener Substanzen und fand nach Rücktitration dieser Lösung die adsorptiv fixierten Mengen. Chlor und Jod wurden in erheblicher Menge von der Haut adsorbiert, ebenso Phenol, Salicylsäure und Pikrinsäure.

In einer groß angelegten Untersuchung haben SCHADE und MARCHIONINI diesen oben erwähnten Fragenkomplex bearbeitet. Mit Hilfe der SCHADEschen Glockenelektrode konnten sie ausnahmslos saure Werte für die Reaktion der Hautoberfläche feststellen. Als Mittelwert ihrer Messungsserie ergab sich $p_H = 3{,}78$. Die Differenz in den Befunden von SCHADE und MARCHIONINI, sowie in den Ergebnissen von MEMMESHEIMER, SHARLITT und SCHEER haben ihre Ursache in der angewandten Methode.

Der *Säuerungsgrad* der *Hautoberfläche ist von Ort zu Ort verschieden,* so daß die Haut einem ,,dicht gefügten Mosaik von verschiedenen p_H-Werten vergleichbar ist" (SCHADE und MARCHIONINI). Dieser *,,physiologische Säuremantel"* der Haut ist nun von großer Wichtigkeit für die Pathologie und Pharmakologie der Haut.

Bei Untersuchungen über die Bedeutung der Wasserstoffionenkonzentration für das Leben der Mikroorganismen wurde nämlich festgestellt, daß p_H-Werte des Bereiches 5,0—3,0 Mikroorganismen zwar nicht zu töten vermögen, doch hinsichtlich Wachstum, Toxinbildung usw. schwer zu beeinträchtigen imstande sind.

Wie MARCHIONINI nach noch nicht veröffentlichten Untersuchungen von PH. KELLER zeigte, bestehen auch für die Erreger mykotischer Affektionen ähnliche Wachstumsverhältnisse wie für die meisten Bakterien:

I. Wachstumsmöglichkeit			II. Wachstumsoptimum
p_H 6,8—7,5	p_H 6,8—11	p_H 6,8—12	p_H 6,8—7,00
Faviforme	Soor Radians Lanoroseum Sporotrichon Gougerot Epidermophyton inguinale Rosaceum	Gypseum Cerebriforme Achoreon gypseum Kaufmann-Wolf Quinckeanum Aspergillus	Gypseum Quinckeanum Lanoroseum Aspergillus Radians Kaufmann-Wolf

Der *Säuremantel der Haut* stellt somit einen *allgemeinen Abwehrschutz der Haut* gegenüber Mikroorganismen dar. Nun konnten SCHADE und MARCHIONINI zeigen, daß alle *Risse und Erosionen* der Haut ein *Aufheben* des Säuregrades bedeuten; sobald die Epidermis nur an kleinster Stelle durchtrennt war, konnten alkalische Werte ($p_H = 7{,}44$) erhoben werden. Und gerade diese Reaktion stellt für die meisten Mikroorganismen das Wachstumsoptimum dar. Hieraus ergibt sich die günstige Wirkung, die Umschläge mit sauren Lösungen (Borsäure, essigsaure Tonerde) auszuüben imstande sind.

Abgesehen von der antiphlogistischen Wirkung können diese Substanzen den fehlenden „Säuremantel" ersetzen. Andererseits können sie, wenn Sekrete alkalischer Reaktion an der Hautoberfläche erscheinen, diese nicht nur neutralisieren, sondern auch da, wie dies aus den früher erwähnten Untersuchungen von SCREMIN ersichtlich ist, eine Adsorption der Säure erfolgt, die fehlende Säure ersetzen und so eine eventuell auftretende Sekundärinfektion hintanhalten. FERNÁNDEZ weist auf die biologische Wichtigkeit des Prozesses der Hautadsorption hin. Wenn bei Gegenwart eines adsorbierenden Körpers hintereinander Portionen dieses adsorbierenden Körpers einverleibt werden, so werden die ersten Portionen viel energischer zurückgehalten als die folgenden. Die Intensität der Adsorption hängt von den dispersen Teilchen des adsorbierenden Körpers ab.

Aus diesen Untersuchungen ist ersichtlich, daß Umschläge mit sauren Lösungen eine viel größere therapeutische Bedeutung als solche mit beispielsweise physiologischer Kochsalzlösung haben, namentlich wenn diese sauren Lösungen gut gepuffert sind. Dies würde eine Erklärung abgeben für die günstige Wirkung der Essigwaschungen namentlich an denjenigen Stellen, die durch Kratzen und Scheuern Excoriationen und Rhagaden an der Haut aufweisen, und für die gute Wirkung der von KLINGMÜLLER in die Therapie eingeführten „*sauren Teerbäder*." Die günstige Wirkung saurer Umschläge bei Ekzematikern findet darin eine Erklärung, daß, wie die Untersuchungen von STERN zeigten, das Blutserum von Ekzemkranken Verschiedenheiten im p_H zeigt, die zwischen 8,0 und 7,0 schwanken, während das lokal entnommene Ekzemserum p_H-Werte zwischen 6,0 und 7,6 aufweist. BECK und LANG erhoben folgende Zahlen: Im Ekzemserum p_H 7,5—8,1, im Blutserum p_H 7,5—7,7. Bei 7 Fällen von Ekzemen fanden DROUET und VERAIN den p_H im Blute unter 7,35. Es sei hier erwähnt, daß nach Untersuchungen von PERUTZ und LUSTIG der p_H-Wert nach der Indikatorenmethode von CLARK und LUBS bestimmt, die nach KOLTHOFF eine Fehlergrenze von $\pm$ 0,025 p_H hat, für die gebräuchlichsten in der Dermatologie zu Umschlägen verwendeten Flüssigkeiten folgende Zahlen aufweist:

	p_H
Essigsaure Tonerde (1 : 10)	4,15
Aqua Goulardi	4,50
1% wässerige Resorcinlösung	4,97
2% wässerige Resorcinlösung	4,55
1% wässerige Borsäurelösung	4,88
2% wässerige Borsäurelösung	4,78
3% wässerige Borsäurelösung	4,70
2% Ichthyol	7,5—8,2
Kalkwasser	11,0—11,5

Während essigsaure Tonerde praktisch fast keinerlei Änderung in Verdünnungen bis 1 : 1000 zeigt, ergab 1% und 2% Resorcinlösung eine Differenz von 0,42 p_H. Aqua Goulardi zeigte ein der essigsauren Tonerde ähnliches Verhalten, doch mit einer viel größeren Schwankungsbreite, wobei sie beim Stehen eine starke Erhöhung ihres p_H erfuhr, während Borsäure ein dem Resorcin gleiches Verhalten zeigte. Auffallend war, daß die Wasserstoffionenkonzentration der gebräuchlichen sauren Umschlagwasser zwischen 4,2—5,0 liegt und demnach mit der aktuellen Reaktion der Hautoberfläche zusammenfällt. Sie sind gewissermaßen als *isoion in bezug auf Wasserstoffionen* zu bezeichnen. Diese Isoionie wäre *eine* der Wirkungsmöglichkeiten dieser Substanzen in diesen Konzentrationen (PERUTZ und LUSTIG).

Aus diesen angeführten Gründen ist es für die Therapie von Wichtigkeit, sich einigermaßen über die Reaktion der Hautoberfläche zu informieren.

Umschläge mit essigsaurer Tonerde werden imstande sein, sowohl eine übermäßig saure als auch eine alkalische Reaktion der Hautoberfläche abzupuffern und normale Verhältnisse bald wieder herzustellen. BECK und LANG empfehlen zur Alkalisierung saure Pufferlösungen (Salicylatpuffer mit einem p_H 3,5—4,0), MARCHIONINI die von ROST angegebene Lösung: Acid. salicyl. 0,1, Resorcin 1,0, Aq. destillat. ad 100,0, die einen p_H von 2,2 hat.

Dasselbe gilt mutatis mutandis auch für die Salbengrundlagen. Nach den Untersuchungen von STERN ist Adeps suillus stark alkalisch, Vaselin stark sauer. Allerdings liegen ausführliche Untersuchungen über die Wasserstoffionenkonzentration der gebräuchlichen Salbengrundlagen noch nicht vor.

Die intakte Oberhaut hält mit zäher Festigkeit an der ihr eigenen individuellen Wasserstoffionenkonzentration fest. Dieses Festhalten an den p_H-Werten und das rasche Ausgleichen vorübergehender Schwankungen ist, wie wir anzunehmen geneigt sind, bedingt durch die in den Geweben enthaltenen *Puffersubstanzen*. Würde nicht eine Pufferung durch die Gewebssäfte erfolgen, so würde bald eine Verschiebung der H-OH-Ionen auftreten. Der Vorgang der Pufferung ist gerade für die Entzündung, für den Entzündungsschmerz und für die Therapie der Entzündung von großer Wichtigkeit.

Durch die Untersuchungen von SCHADE, NEUKIRCH und HALPERT wurde festgestellt, daß die Entzündung mit einer *ausgesprochen lokalen Acidose* einhergeht. Die H-Hyperionie ist um so stärker, je akuter und schwerer die Entzündung auftritt. Die Wasserstoffionenkonzentration beim Furunkeleiter ergab einen Wert von $p_H = 5,9$.

Pufferkapazität der essigsauren Tonerde.

Essigsaure Tonerde 1 : 10 ($p_H = 4,38$)		
Mischung	p_H des Zusatzes	p_H der Mischung
n/10 HCl	1,08	3,12
n/100 HCl	2,02	3,95
n Essigsäure	2,36	3,18
n/10 Milchsäure	2,41	3,28
n/10 Essigsäure	2,87	4,15
n/10 KH_2PO_4	4,40	4,10
n/10 Na_2HPO_4	9,18	4,93
n/100 Na_2CO_3	etwa 9,8	4,50
n/10 Na_2CO_3	11,38	6,37
n/100 NaOH	12,11	4,55
n/10 NaOH	13,07	6,72

Pufferkapazität von Aqua Goulardi.

Mischung	p_H des Zusatzes	p_H der Mischung
n/10 HCl.	1,08	1,15
n/100 HCl	2,02	2,15
n Essigsäure	2,36	2,50
n/10 Milchsäure	2,41	2,52
n/10 Essigsäure	2,87	3,35
n/10 KH_2PO_4	4,40	4,65
n/10 Na_2HPO_4	9,18	7,55
n/100 Na_2CO_3	etwa 9,8	9,18
n/10 Na_2CO_3	11,38	9,50
n/100 NaOH	12,11	9,48
n/10 NaOH	13,07	9,91

In weiteren Untersuchungen wiesen PERUTZ und LUSTIG darauf hin, daß das Pufferungsvermögen ganz besonders der essigsauren Tonerde, aber auch der Aqua Goulardi ein sehr großes ist, während Borsäure und in noch viel schwächerem Maße Resorcin eine ganz geringe Pufferkapazität zeigen. So vermag die essigsaure Tonerde auch starke Säuren und starke Alkalien zu puffern (siehe vorstehende Tabellen).

Nun liegen ausführliche, sehr interessante Untersuchungen von GAZA und BRANDI über die Beziehung zwischen Wasserstoffionenkonzentration und Schmerzempfindung vor. Diese Autoren injizierten intracutan in die gesunde Cutis Phosphat-Pufferlösungen nach SÖRENSEN in der Reaktionsbreite von $p_H = 5{,}9-8{,}0$. Bei der intracutanen Einspritzung isotoner Phosphatpufferlösung von der physiologischen Wasserstoffionenkonzentration des Gewebssaftes im Werte vom $p_H = 7{,}2$ traten keine subjektiven Beschwerden auf. Ebenso war die Pufferlösung im alkalischen Gebiet $p_H = 8{,}0$ schmerzlos, dagegen lösten alle sauren Phosphatgemische, deren p_H kleiner war als 7,2, einen lebhaften Schmerz aus, der bei steigender Wasserstoffionenkonzentration immer heftiger wurde und bei dem Werte $p_H = 5{,}9$ fast unerträglich war. Doch trat dieser Schmerz nur bei schneller Injektion auf und verschwand infolge Pufferung des Gewebssaftes nach einigen Sekunden. Eine sehr langsame Einspritzung war überhaupt schmerzlos.

Dieser Befund der Auslösung der Schmerzempfindung durch Änderung der Wasserstoffionenkonzentration stimmt auch mit den Angaben von BETHE überein, der fand, daß eine H-Hyperionie unmittelbar erregend auf die lebende Substanz wirkt, ferner mit den Untersuchungen von ELIAS, der feststellte, daß das periphere Nervensystem unter dem Einflusse von geringen Säuremengen übererregbar wird. Dagegen wiesen PERUTZ und MERDLER bei ihren Untersuchungen über die Bewegungen des Samenstranges auf den erregenden Einfluß hin, den das auf die alkalische Seite hin verschobene p_H ausübt.

Die Untersuchungen von GAZA und BRANDI wurden von HÜBLER und HAMMEL zum größten Teil bestätigt. Nur fanden letztere Autoren, daß auch alkalische Kalium-Phosphatpuffer, im Gegensatz zu den Na-Phosphat-Puffern, Schmerzen auslösten, die um so intensiver waren, je saurer die Lösung war. Der durch das K-Ion erzeugte Schmerz bleibt wesentlich länger bestehen als der durch das Na-Ion ausgelöste. Die niedrigste eben noch schmerzerzeugende Konzentration des K-Ions liegt bei > 12 mg$^0/_0$, also wenig höher als die Konzentration des Serums.

Für die Pathophysiologie der Entzündung ist die *Pufferwirkung des Gewebes und der Gewebsflüssigkeiten* von großer Bedeutung. RHODE konnte nachweisen, daß das *Gewebe des Entzündungsgebietes*, solange es mit der Zirkulation in Verbindung steht und lebensfähig ist, den *dauernden Säurezustrom zu bewältigen imstande ist.* „Die hohe Pufferungskraft des entzündlich veränderten Gewebes mit dem gelegentlichen Überschuß an Alkali beruht auf den Gewebspuffern, zur Hauptsache aber wohl darauf, daß dem Gewebe dank seiner reichlichen Durchblutung dauernd organische und anorganische Puffer zugeführt werden, daß ferner zufolge der reichlichen Durchblutung fortwährend Säuren ins kreisende Blut aufgenommen, hier abgepuffert und dank der Extraregulierung des Blutes durch die Außenorgane (Lunge, Niere, Leber usw.) fortlaufend bewältigt werden.“ Die *Alkalireserve*[1] im Blute spielt eine große Rolle. So konnten OTTO

[1] „Die Reaktionsgleichung $HCO_3' + H^{\cdot} = H_2CO_3$ besagt, daß wenn zu einer Bicarbonatlösung, d. h. zu HCO_3-Ionen H-Ionen zugesetzt werden, diese nicht in Freiheit bleiben, also die Reaktion nicht nach der sauren Seite verschieben, sondern von dem Bicarbonat Anionen aufgenommen werden, indem undissoziierte Moleküle der schwachen, d. h. wenig in Ionen zerfallenden Kohlensäure entstehen. Wieviel gebunden wird, richtet sich nach dem

PORGES und seine Mitarbeiter LEIMDÖRFER und MARCOVICI zeigen, daß bei der diabetischen Acidose die regulatorische Verringerng des Kohlensäuregehaltes des Blutes recht beträchtliche Grade erreichen kann. PANEWITZ konnte bei den RHODEschen Fällen hohe Werte (etwa 45% CO_2) finden.

Jeder Säure- und Baseneinstrom ins Blut wird sofort abgepuffert, da die Aufrechterhaltung einer schwach alkalischen Blutreaktion lebenswichtig ist. Wenn nun das Puffervermögen des Blutes verringert ist, so erfolgen Änderungen im Blut-p_H: *echte Acidose.* Andererseits führt die Verminderung der Alkalireserve des Blutes zu einer *sauren Stoffwechsellage.* Tritt eine Verminderung der Alkalireserve ein, ohne daß sich dabei der p_H ändert, so bezeichnet man diesen Zustand nach HENDERSON und WINTERSTEIN als *Hypokapnie,* als eine *kompensierte Acidose.* Der gegenteilige Zustand ist die *kompensierte Alkalose, die Hyperkapnie.* Bei der Hypokapnie kann sowohl die Menge der Säure normal, der Gesamtalkaligehalt vermindert oder aber auch der Gesamtalkaligehalt an sich normal und die Gesamtmenge der Säure vermehrt sein. So geht nach DRESEL die Vagotonie mit Hyperkapnie, die Sympathikotonie mit Hypokapnie einher.

Für die Pharmakologie sind diese hier angeführten Beobachtungen insoferne von Wichtigkeit, als sie uns den Wirkungsmechanismus der „*Hyperämie als Heilmittel*" von einer neuen Seite beleuchten: Künstliche Durchwärmung, sei es durch Thermophor, sei es durch strahlende Wärme oder Stauungshyperämie nach BIER veranlassen ein Zuströmen von alkalischen Gewebssäften und Puffersubstanzen, welche einerseits die lokale Acidose zu neutralisieren imstande sind, andererseits bewirken, daß durch entsprechende Pufferung die H-OH-Isoionie möglichst bald wieder hergestellt wird (PERUTZ).

Pharmakologische Beeinflussung der Hautoberfläche.

Aus dem bisher Gesagten läßt sich eine *Pharmakologie der Hautoberfläche* zwanglos ableiten. Als wichtigstes Moment kommt die therapeutische Beeinflussung der Entzündung. Substanzen, welche diesen Effekt ausüben, bezeichnet man als „*Antiphlogistica*". Es kommen ihnen, wie später noch ausführlich auseinandergesetzt werden soll, mehrere Aufgaben zu. Da der Entzündungs-

---

Massenwirkungsgesetz, das für den speziellen Fall des Gleichgewichtes zwischen Bicarbonat und Kohlensäure durch die Gleichung

$$\frac{[H^{\cdot}] \cdot [HCO_3']}{[H_2CO_3]} = K \text{ oder } \frac{[H^{\cdot}] \cdot [HCO_3']}{[CO_2]} = K$$

ausgedrückt ist, d. h. das Produkt aus den Ionenkonzentrationen, dividiert durch die Konzentration von CO_2, ist stets eine Konstante. Wird also die Konzentration an $H^{\cdot}$ in einem Kohlensäure-Bicarbonat-Gemisch durch Zusatz einer starken Säure vergrößert, so wird sich $H^{\cdot}$ und HCO'_3 so lange in $H_2CO_3 = H_2O + CO_2$ verwandeln, bis der Gleichung Genüge getan ist. Es ist klar, daß die Größe der Resistenz gegen eine Reaktionsstörung durch Säurebildung in solch einem System, die Größe des sogenannten *Pufferungsgrades* von der Konzentration der puffernden Säureanionen, also in unserem Falle von der Bicarbonat-Konzentration abhängig sein wird; sie stellt ein Maß für das Säurebindungsvermögen dar und wird als *Alkalireserve* bezeichnet. Je mehr die Alkalireserve im Blutplasma durch Produktion von Säure, besonders von starker Säure im Köper oder auch durch eine Zufuhr von außen zusammenschmilzt, je mehr das Blut in den Zustand der „Acidose" gerät, um so größer wird die Gefahr, daß die $H^{\cdot}$-Konzentration durch weitere Zufuhr von Säuren ihren Normalwert verläßt." (Zit. nach HÖBER.) Die Verringerung der Alkalireserve kann als Zeichen einer Acidose aufgefaßt werden. Bezüglich Methodik der Bestimmung der Alkalireserve sei auf die Monographien von PINCUSSEN, DURUPT, GELERA verwiesen. Nach VAN SLYKE und CULLEN schwankt die Alkalireserve bei normalen Erwachsenen zwischen 77 und 53% CO_2 mit einem Mittelwert von 65%; Werte zwischen 40 und 30% sprechen für mäßige, solche unter 30% für schwere Acidose, solche über 77 für eine Verschiebung nach der alkalischen Seite.

vorgang durch sensible Reize reflektorisch ausgelöst oder wesentlich gesteigert wird, so werden diejenigen Substanzen, welche am Orte der Entzündung die sensiblen Reize herabmindern oder beseitigen, auch die Entzündung schwächen (MEYER-GOTTLIEB). Es wurde früher darauf hingewiesen, daß die Entzündung mit einer ausgesprochenen lokalen Acidose einhergeht (SCHADE, NEUKIRCH und HALPERT). Um diese H-Hyperionie abzupuffern, eignen sich ganz bsonders die essigsaure Tonerde und die Aqua Goulardi. Konnten doch PERUTZ und LUSTIG zeigen, daß die Pufferkapazität dieser Substanzen sehr groß ist. So vermag die essigsaure Tonerde beispielsweise den p_H einer n/10 Monokaliumphosphatlösung von 4,40 auf 4,10 und den p_H einer n/10 Dinatriumphosphatlösung von 9,18 auf $p_H = 4{,}93$ herabzudrücken. Die Wasserstoffionenkonzentration beim Furunkeleiter ergab einen p_H-Wert von 5,9 (SCHADE). Aus diesen Zahlen ist zu ersehen, daß die *Pufferkraft der essigsauren Tonerde eine* Komponente ihrer Wirksamkeit ist.

Andererseits wurde schon erwähnt, daß die Hautoberfläche mit Zähigkeit an der ihr zukommenden aktuellen Reaktion festhält. Sind nun Störungen dieser ihrer Wasserstoffionenkonzentration eingetreten, so werden Umschläge mit sauren Lösungen den Hautoberflächen-p_H wiederherzustellen vermögen, ganz besonders auch deshalb, weil die Haut Säuren zu adsorbieren imstande ist.

Auch wo „Lücken im Säuremantel der Haut" (SCHADE und MARCHIONINI) vorhanden sind, die Werte der aktuellen Reaktion also nahe dem Neutralpunkt oder gar im Alkalischen liegen, werden Umschläge mit sauren Lösungen indiziert sein. Das Verdienst, die Säurebehandlung in der Dermatologie begründet zu haben, gebührt V. KLINGMÜLLER.

Ein anderes Indikationsgebiet ist die Säurebehandlung intertriginöser Epidermophytien, die „Terraintherapie" MARCHIONINIS, eine Behandlung, welche die physikalisch-chemischen Grundlagen für die Wachstumsmöglichkeit der Hyphomyceten aufhebt. Er empfahl dazu *Salzsäurespiritus* (eine Lösung von 0,4 ccm konzentrierter Salzsäure in 100 ccm 70%igem Alkohol), *Normolaktol*, ein Säurepuffergemisch der Milchsäure und *Borsäure*, da MARCHIONINIS Untersuchungen gezeigt hatten, daß die erniedrigte Hautoberflächenacidose der intertriginösen Partien vor allem durch Schweißverdunstungsbehinderung, die eine alkalische Zersetzung des Schweißes zur Folge hat, entsteht.

Eines der am häufigsten angewandten entzündungshemmenden Mittel ist die *Kälte*. Durch niedere Temperaturen erfolgt eine Kontraktion der Blutgefäße. Die Abkühlung kann durch Applikation von Eis usw. oder durch Verdunsten von Wasser erfolgen.

Für die Dermatotherapie gelangt der sogenannte *Dunstverband* zur Anwendung: ein feuchter Umschlag mit impermeablem Abschluß. Der Abschluß muß vollkommen sein, weil sonst die gegenteilige Wirkung (PRIESSNITZscher Umschlag) eintritt. Um einen vollständigen Luftabschluß zu erzielen, kann man die Verbandränder mit Vaselin leicht einfetten. Gewöhnliche feuchte Umschläge ohne impermeablen Abschluß wirken kühlend und auf diese Weise entzündungshemmend. Entzündungsprozesse der Haut und tieferliegende Infiltrate (akutes Ekzem mit nässenden Efflorescenzen, Rhagaden, Furunkel, Phlegmone, Sycosis u. ä.) sind das Anwendungsgebiet des Dunstumschlages.

Zur Behandlung entzündlicher Infiltrate werden die *Spiritusverbände* nach SALZWEDEL empfohlen: Dunstverbände mit 95%igem Alkohol, bei denen aber der impermeable Billrothbatist durchlöchert ist, um eine allmähliche Verdunstung der Verbandsflüssigkeit zu ermöglichen. Eine Verwendung schwachspirituöser, ein Medikament enthaltender Verbände mit kurzdauernder Hitzeapplikation empfiehlt SCHÄFFER, und zwar Resorcin 4,0, Spirit. vin. 30—60% ad 200,0.

Bei der Bekämpfung der Entzündung spielt die *Puderbehandlung* eine große Rolle. Einleitend wurde auf die Bedeutung der Oberflächenvergrößerung verwiesen. Die *austrocknende und kühlende* Fähigkeit der Puder ist eine *Funktion der Oberfläche.* Der *Dispersitätsgrad* der einzelnen Puder ist für die Behandlung von Bedeutung. Je kleiner das Korn ist, um so größer die adsorbierte Wassermenge, die zum Teil als Quellungswasser aufgenommen wird, zum Teil verdunstet; letzteres geschieht um so rascher, je größer die Oberfläche ist (Wasicky).

Von den *mineralischen Pulvern* werden als Puder hauptsächlich herangezogen das *Talcum venetum,* ein Magnesiumhydrosilikat, *Bolus alba et rubra,* ein natürliches Aluminiumsilikat, *Creta alba,* kohlensaurer Kalk, *Magnesia carbonica,* kohlensaures Magnesium, ferner noch *Terra silicea,* Kieselgur, Infusorienerde, die aus den Kieselpanzern abgestorbener Diatomeen besteht und in ausgeglühtem Zustande beinahe ausschließlich Kieselsäureanhydrid enthält. Stark eintrocknend wirkt *Zinkoxyd* und der natürliche *Galmei* (Zinkkarbonat + Zinksilikat).

Unter den Mineralpudern wird dem *Talcum* ein besonderes *Bindevermögen* auch für *Öle* und *Fette* zugeschrieben. Gegenüber den meisten mineralischen Puderarten unterscheidet sich die *Stärke* durch die starke Ausbildung von inneren Oberflächen. Das capillare Aufsaugungsvermögen wird dadurch vergrößert. Demgegenüber muß, wie dies Wasicky betont, darauf verwiesen werden, daß insbesondere *nichtgekeimte* Stärke sehr leicht quillt, auf der Haut leicht zusammenbackt und unter dem Einfluß der Sekrete sich leicht zersetzt. Aus diesen Gründen wäre es prinzipiell richtiger, *nur mineralische* Substanzen als Puder zu verwenden, da bei ihnen eine stärkere Quellung und Zersetzung überhaupt nicht zu befürchten ist. Es muß ferner darauf geachtet werden, daß der zur *Adsorption bestimmte Stoff nicht vorher schon* durch einen anderen Stoff *adsorptiv gesättigt* sei, da sonst keine oder nur eine verzögerte Wirkung eintritt. So können fetthaltige Puder kein Fett mehr von der Haut adsorbieren.

Nach den Untersuchungen von Gründler besitzt die *kohlensaure Magnesia und Kieselgur die größte Aufnahmsfähigkeit für Flüssigkeiten.* Zinkoxyd ist in Wasser fast unlöslich, erteilt aber dem damit geschüttelten Wasser eine deutlich alkalische Reaktion. Nur zieht es leicht Kohlensäure an. *Bolus alba und rubra* sind *fettaufsaugende* Puder. Nach Unna werden die wasseranziehenden Puder (Kieselgur, Magnesiumcarbonat und Kalkcarbonat) hauptsächlich bei stark nässenden, vesiculösen und krustösen Ekzemen, die fettaufsaugenden bei den fetten seborrhoischen Ekzemen verwendet.

Von den *pflanzlichen Drogen* finden als Puder Verwendung die *Reisstärke* (Amyl. oryzae): Korngröße 5—6 μ; *die Weizenstärke* (Amyl. tritici): der weiße Puder besteht aus Groß- (35 μ) und Kleinkörnern (6—7 μ); die *Kartoffelstärke* (Amyl. solani): Korngröße 10—120 μ, und der gepulverte Wurzelstock einiger *Irisarten* (Radix iridis) [nach Wasicky].

Lycopodium besteht aus den Sporen von Lycopodium elavatum (Bärlapp). Es hat, wie die Untersuchungen von Pinkus und P. G. Unna zeigten, die eigentümliche Eigenschaft, bei einem Anstoß von selbst weiter zu rollen, eine Eigentümlichkeit, die darauf beruht, daß Lycopodium einerseits einen bedeutenden Fettgehalt hat, andererseits, daß es durch ein Oberflächenrelief ausgezeichnet ist, welches durch das Vorhandensein zahlreicher kleiner Erhöhungen das Anhaften verhindert. Da aber Lycopodium nur in beschränktem Maße vorhanden ist und, worauf v. Zumbusch hinweist, es doch nicht ganz indifferent ist und unter Umständen sogar die Haut lebhaft reizt, wurde es von Pinkus und Unna durch ein *Gleitpuder* (Pulvis fluens) ersetzt, das aus 98 Teilen Kartoffelstärke, 1 Teil Karnaubawachs und 1 Teil Magnesiumcarbonat besteht und dieselben physikalischen Eigenschaften wie das Lycopodium besitzt.

Von den allgemein zu fordernden Eigenschaften der Puder wäre zu erwähnen, daß sie gegen die chemische Einwirkung der Hautsekretion widerstandsfähig sein sollen. Sie müssen auf der Haut gut haften und sich leicht von ihr entfernen lassen. Es ist ferner zu berücksichtigen, daß bei fettarmer Haut nicht Puder zu verwenden sind, die ein starkes Adsorptionsvermögen für Fett besitzen, was sich vermeiden läßt, wenn man den Pudern einige Prozente Fett (Lanolin) zusetzt. Solche „*Fettpuder*" dürfen andererseits nicht bei fettreicher Haut Verwendung finden.

Puder werden therapeutisch außer als Antiphlogistica noch herangezogen, um akut-entzündliche Hautstellen, die so empfindlich sind, daß sie keinen Verband vertragen und bei denen auch schon die mildeste Salbe Reizwirkungen auslöst, vorläufig und leicht zu schützen und das Reiben von Kleidern und Wäsche zu verhindern. Durch Kombination mit Wasser wird die kühlende Eigenschaft der Puder wesentlich verstärkt. Es entstehen dadurch die sog. *Schüttelmixturen.* Durch Zusatz von Glycerin zu dieser Schüttelmixtur wird die Härte der Puderreste gemildert.

Zusammenfassend läßt sich über die pharmakologische Wirkung des Puders sagen, daß seine Einwirkung auf die Haut ein physikalisch-chemischer Vorgang ist. Durch Capillarwirkung werden der Hornschicht Fetteilchen entzogen. Das nachrückende Hautsekret findet nur geringen Widerstand und strömt deshalb schneller, wodurch eine Steigerung der normalen Wasserverdunstung erfolgt. Dadurch tritt eine Abkühlung der Haut ein, deren Folge eine Verengerung der Gefäße ist. Bei hyperämischer Haut tritt diese Anämie besonders deutlich sichtbar auf.

Die Wirkung der Puderbehandlung ist physikalisch-chemisch als *Adsorption* aufzufassen. Beim Aufstreuen von Puder auf die Hautoberfläche entsteht ein *disperses System,* bei dem die auf der Hautoberfläche befindliche Flüssigkeit das Dispersionsmittel, das Puder die disperse Phase bildet. Durch die Anwesenheit eines porösen oder pulverförmigen Körpers in einem dispersen System erfolgt eine *lokale Konzentrationsänderung,* eine Störung in der gleichförmigen Verteilung der dispersen Teilchen. Im Gegensatz dazu bilden die Konzentrations- und Druckänderungen der Hydrosole die *Absorptionserscheinungen* (cf. CASSUTO). Dadurch, daß also die disperse Phase, das Puder, gewisse Mengen des Dispersionsmittels adsorbiert, erfolgt eine Konzentrationsänderung im dispersen System.

Die Größe der Adsorption hängt von der chemischen Konstitution der adsorbierenden Substanz ab. Häufig adsorbiert ein gegebenes Adsorbens nur *einige* Substanzen oder adsorbiert nur *einige in bedeutenderem Maße.* So werden von der Kieselsäure Alkalien und Calciumhydroxyd sehr stark, kräftige Säuren nur schwach adsorbiert. Bei dem Vorgang der Adsorption kommt es demnach zu einer Änderung in der Konzentration des dispersen Systems und zur Bildung von Komplexen, welche aus der Vereinigung der Teilchen des Adsorbens mit jenem des Adsorbendums entstanden sind.

Nun tritt in einem dispersen System, in welchem die Konzentration nicht an allen Orten gleichförmig ist, das Bestreben auf, den Gleichgewichtszustand wieder zu erlangen und die Gleichförmigkeit im System wieder herzustellen. Darauf beruht die Erscheinung der *Diffusion.* Ein System, dessen Konzentration nicht gleichmäßig ist, ist also nicht stabil. Es werden darin Vorgänge stattfinden, die dahin streben, das Gleichgewicht wieder herzustellen. Nun dringt durch die Hornschicht als dazwischen liegende Membran Flüssigkeit in das früher erwähnte disperse System nach. Jetzt kann, da eine Membran (die Hornschicht) dazwischen eingeschaltet ist, keine Diffusion stattfinden, sondern es findet die Bewegung des Dispersionsmittels durch die Membran hindurch in der

Richtung zum konzentrierteren Teil, die als *Osmose* bezeichnet wird, wobei aber das Endresultat bei der Osmose das gleiche ist wie bei der Diffusion: Ein Konzentrationsausgleich in beiden Teilen des Systems. Der Druck, unter dem dieser Vorgang stattfindet, wird als *osmotischer Druck* bezeichnet.

Da in unserem Falle das Adsorbens (Puder) gesättigt ist und nichts mehr adsorbieren kann, erfolgt der *Konzentrationsausgleich* diesmal durch *Verdunstung* der nachtretenden Flüssigkeit, wodurch es zur *Verdunstungskälte* kommt.

Die pharmakologische und physikalisch-chemische Analyse der Wirkung der Puder hat ihr Anwendungsgebiet gezeigt. Die Abgrenzung ihrer Anwendungsmöglichkeit soll dahin gekennzeichnet werden, daß die Puderbehandlung den Nachteil hat, daß, wenn der Entzündungsprozeß erst im Ansteigen ist, wenn es also zur Bläschenbildung oder zum Nässen kommt, eine *Sekretstauung* eintritt, wodurch sekundäre Krankheitsprodukte entstehen können, da der Puder sich mit der ausgetretenen Flüssigkeit verbackt.

Der Vorgang der *Diffusion* spielt, worauf Hahn hinweist, bei den Salben eine Rolle: Ein fettlöslicher Körper, der durch Verreiben einer Salbe ganz gleichmäßig einverleibt werden kann, diffundiert von Orten höherer Konzentration zu solchen niederer, so daß nach einer bestimmten Zeit die Salbe die entsprechend gleichmäßige Konzentration aufweist. *Das Eindringen des wirksamen Körpers aus der Salbe in die Haut erfolgt nach denselben Gesetzen.* Da nun kolloide Stoffe nicht merklich diffundieren, ist es *nicht* zweckmäßig, *kolloide Stoffe in Salbenform* anzuwenden, denn nur derjenige Teil der Substanz, der in der Salbe der Haut direkt anliegt, ist wirksam und, wenn diese geringe Menge von der Haut resorbiert ist, hört die Wirkung auf, da kein weiterer Stoff nachdiffundieren kann (Hahn).

Patzschke und Hahn studierten die Erscheinungen der Diffusion in Salben. Mit Hilfe eines eigens konstruierten Diffusiometers untersuchten sie, wie lange es dauert, bis ein Stoff durch eine Salbenschicht von 0,7 mm durchdringt. Sie fanden, daß, wenn der *wirksame* Stoff vorwiegend *fettlöslich* ist, man die *schnellste Diffusion* in möglichst *wasserfreien Salben* erhält. Umgekehrt diffundiert ein *vorwiegend wasserlöslicher Stoff* am besten in stark *wasserhaltigen* Salbengrundlagen. Auf die Wichtigkeit dieses Befundes für die allgemeine Salbentherapie braucht hier nicht näher eingegangen zu werden.

Die Alkalireserve in der Dermatotherapie.

Unter den regulierenden Vorgängen des Säurebasengleichgewichtes nimmt das *Atemzentrum* eine hervorragende Stellung ein, da es durch Beeinflussung der Lungenventilation den Gehalt des Blutes an Gesamtsäure regelt und dadurch die normale *Relation der freien CO_2* zur *Alkalireserve* (H_2CO_3 : $NaHCO_3$) gewährleistet. Als Puffersubstanzen im Blute sind außer den früher erwähnten Phosphaten, Kohlensäurebicarbonatgemisch und Alkaliproteinaten ganz besonders das Hämoglobin beteiligt, das durch Abgabe des von ihm gebundenen Alkali die ins Blut übertretende Säure zu neutralisieren vermag. Weitere Regulatoren des p_H des Blutes sind die Nieren mit ihrer Fähigkeit, saure und alkalische Valenzen hauptsächlich in Form von Mono- und Diphosphaten auszuscheiden, ferner die Leber, die durch wechselnde Beistellung von Ammoniak für die Neutralität des Blutes sorgt. In jüngster Zeit wurde durch Bakaltschuk an der Eppingerschen Klinik in Freiburg der Magen als Mitregulator des Säurebasengleichgewichtes angesprochen, der besonders bei Insuffizienz oder Versagen der Hauptregulatoren in Erscheinung tritt. Der Grad und die Zeit seines Eingreifens ist von der Suffizienz der Hauptregulatoren und dem Pufferungsvermögen des Organismus abhängig.

Von diesem Gesichtspunkte aus betrachtet, erscheint die immer wieder aufgestellte Forderung (Brocq, Bulkley, Spiethoff, Ehrmann, E. Hoffmann u. a.), bei Dermatosen auf Stoffwechselstörungen zu achten, ganz besonders berechtigt. So konnte Urbach feststellen, daß unter 35 Patienten mit Neurodermitis die freie Salzsäure zehnmal gänzlich fehlte. Nur in vier Fällen war sie normal. Ähnliche Resultate erhielt Buschke. Aber auch bei der Sklerodermie konnte dieser Autor teils Verringerung, teils Mangel der freien Salzsäure finden. Die therapeutischen Erfolge, welche Lier und Otto Porges bei Dermatosen, die mit Anacidität einhergingen, durch *interne Salzsäuregaben* erzielten, können durch das früher Besprochene eine neue Grundlage bekommen, wenn man das oben Gesagte mit dem physiologischen Säuremantel der Haut in Beziehung setzt. Bei der internen Salzsäurebehandlung von Dermatosen (Urticaria, Lichen chronicus, Neurodermitis chronica) können bezüglich therapeutischen Effekts auch noch andere Faktoren, auf die ja Lier und Porges hinweisen, eine Rolle spielen: Der Wegfall der desinfizierenden Wirkung der Salzsäure, der zu abnormen Fäulnisvorgängen und damit zur Bildung von Toxinen Anlaß gibt, die dann entzündungserregend auf Haut und Schleimhaut wirken, vielleicht auch die durch die Achylie bedingte mangelhafte oder verlangsamte Aufspaltung der Eiweißkörper der Nahrung, welche das Wachstum der Fäulniserreger begünstigt und so die hautreizenden Produkte entstehen lassen dürfte. O. Porges fand bei zahlreichen Fällen von Neurodermitis, Lichen urticatus, Urticaria und Ekzemen ausgesprochene Zeichen einer Typhlitis. Die *per os eingeführten kleinen Salzsäuremengen* wirken natürlich nicht *primär durch Resorption auf Blut und Körpersäfte, sondern beeinflussen vielleicht das Säurebasenregulationsvermögen des Magens*, wodurch sekundär eine Regelung des Blut-p_H erfolgt.

Von diesem Gesichtspunkte aus ist ein Zusammenhang zwischen Dermatosen und Nieren-, Leber- sowie Magen-Darmstörungen erklärlich und wird einer therapeutischen Beeinflussung eher zugänglich gemacht werden können.

Die Bedeutung der Lehre vom *Säurebasenhaushalt* für die Ätiologie und Therapie der *Dermatosen* wurde erst in jüngster Zeit gewürdigt. Namentlich für das Studium des Ekzems und der Urticaria wurden diesbezügliche Untersuchungen vorgenommen. Doch finden wir in der Literatur, wie dies Ottenstein betont, sehr unterschiedliche Angaben über die Alkalireserve des Blutplasmas. So fanden Desaux, Bauxis-Lagrave, Boutelier und Barbier 1921 bei einem Falle von exfoliierender Erythrodermie nach Salvarsan Acidose im Blute und Harn, Pomaret und Blamoutier fanden ebenfalls bei 3 Kranken mit Erythrodermie eine Acidose. F. Jacobsohn und L. Joseph suchten durch Bestimmung der p_H-Konzentration des Harns bei Hautkrankheiten Beziehungen zwischen Dermatosen und Störungen des Säurebasenhaushalts zu ermitteln. Bei chronischen und subakuten Ekzemen fanden sie keine generellen Abweichungen im Verhalten der Harnacidität, ebensowenig bei Dermatitiden verschiedener Ätiologie. Einige Fälle von Lichen ruber zeigten eine fast starre Fixation der p_H-Werte, besonders geringe Schwankungen boten konstitutionelle Ekzeme, auffallend hohe einige Fälle von Neurodermitis. Durch *innerliche Alkalizufuhr* gelang es *nicht*, die Säurewerte des Harns zu beeinflussen oder Besserung oder gar Heilung des Krankheitsprozesses zu veranlassen. Foucarde fand bei schubweise auftretenden Dermatosen vor dem Ausbruch den p_H-Wert des Urins im Sinne einer Alkalose geändert. Drouet und Verlain fanden bei 7 Ekzemfällen nur 1mal die Alkalireserve wesentlich herabgesetzt. Bei Psoriasis stellte Grzybowski in 10 von 12 Fällen Werte von 37,0—41,6 Vol.-% CO_2 auf 100 ccm Blutplasma fest. Negishi-Hiroshi betrachtete bei pruriginösen Dermatosen (Urticaria, Ekzem) eine Verringerung der Alkalireserve. Cerchiai stellte beim Ekzem und bei anderen Dermatosen eine leichte Acidose (46—43%)

fest, ebenso ARTOM bei 4 Ekzematikern (45—50%). Während CERCHIAI mit der fortschreitenden Besserung der Dermatose bei einigen Fällen eine Abnahme der Acidose feststellte, sah ARTOM keine diesbezüglichen gesetzmäßigen Veränderungen. OSTROWSKI fand bei Lues und Tuberkulose keine Änderung des Säurebasengleichgewichtes; POPESCU sah bei denjenigen Dermatosen, welche einem anaphylaktischen Shock zuzuschreiben sind, den Wert der Alkalireserve gesunken. MEINERI fand, daß das durch Cantharidenpflaster gewonnene Serum eine geringere Alkalireserve als das Blut habe und das Serum der Beine eine geringere als das aus dem Rücken extrahierte aufweise. Nach FLARER bildet zwar die Haut einen Koeffizienten bei der Regulierung des Säurebasengleichgewichtes, doch besteht kein bestimmtes Verhältnis zwischen Alkalireserve und gewissen Hautkrankheiten. Er fand nur bei Psoriasis abnorme Werte.

In letzter Zeit bschäftigte sich SCHREUS mit Untersuchungen über den *Säurebasenhaushalt bei Dermatosen* und ganz besonders mit der Frage, ob bei der *Urticaria* eine *Hypokapnie* vorhanden sei. Er fand folgende Zahlen:

Krankheit und Zahl der Fälle	Alkalireserve ccm CO_2 (Durchschnitt)	Höchster und niedrigster Wert
Urticaria (15)	54,4	48—60
Serumexanthem (7)	54,6	49—63
Ekzem (20)	61,7	50—79
Dermatitis (exo- und endogen) (6) . .	57,7	54—64
Pruritus (4)	59,5	53—70
Psoriasis (4)	64,5	56—84

Bezüglich Urticaria kam SCHREUS zu der Ansicht, daß sich die große Mannigfaltigkeit der Urticaria-Ursachen aus dem Verhalten des Säurebasenhaushaltes erschließen lasse, wobei es aber vorläufig unmöglich ist, zu entscheiden, ob die von ihm gefundenen geringen Verschiebungen der Alkalireserve von primärer Bedeutung sind. Er empfahl daher für die Urticaria eine *Alkalitherapie*, wobei er die intravenöse Einverleibung von 20—50 ccm einer frisch bereiteten *4%igen, nicht aufgekochten* Lösung von *Natrium bicarbonicum purissimum sterilisatum Merck* der internen Verabreichung den Vorzug gab. Gleichzeitig gab er alkalische Diät. Auch sah er mehr oder weniger schnelle Abheilung von Urticaria durch subcutane Einspritzung von *Lobelin*, das ja nach den Untersuchungen von WIELAND, ECKSTEIN und ROMINGER das Atemzentrum elektiv angreift. Die Alkalireserve hob sich in 12 Stunden von 53,2 auf 57,6 Vol.-%. DINKIN erzielte bei 2 Fällen von chronischer Urticaria, die er mit Alkalien und salzarmer Diät behandelte, Erfolge. BERTACCINI fand Verschiedenheiten der Alkalireserve — leichte oder mäßig starke Acidose — bei (22) Ekzemkranken aller Stadien, ebenso, allerdings nicht so ausgesprochen, bei Psoriasis; VALLERY-RADOT, PASTEUR, BLAMOUTIER und LAUDAT fanden bei 7 Fällen von Urticaria nur 2mal herabgesetzte Alkalireserve. GRAF konnte bei Ekzematikern und Psoriatikern niemals eine Herabsetzung der Alkalireserve nachweisen.

Von der Voraussetzung ausgehend, daß urticarielle Zustände als Säurevergiftung aufzufassen sind, empfahl K. GLÄSSNER das *Glykokoll*, das als entgiftender Paarling säurebindend wirkt.

Übrigens enthält auch das von BRUCK empfohlene *Magnobrol* neben Magnesium und Brom auch Glykokoll. Ganz besonders wirkt es bei Fällen von nervösem und allergischem Hautjucken, wie Urticaria, Strophulus, Prurigo, Arzneiexantheme.

Es sei hier darauf verwiesen, daß der von verschiedenen Autoren empfohlene *Aderlaß* bei Urticaria neben den von LUITHLEN experimentell festgestellten

Kolloidveränderungen des Blutes noch folgende Erscheinungen auszulösen imstande ist, die möglicherweise auch den therapeutischen Effekt dieser Behandlung beeinflussen könnten. In einer Reihe von Untersuchungen über die *Anoxämie* konnte OGATA feststellen, daß nach akutem Aderlaß die Atmung bei unverändertem Minutenvolumen flacher und frequenter wird. Die Sauerstoffbindung und die Kohlensäureabgabe nehmen bei steigendem Blutverlust ab. Es wäre immerhin möglich, daß diese Veränderungen auf das Atemzentrum wirken, das als übergeordnetes Organ die Vorgänge des Säurebasengleichgewichts reguliert.

Wenn wir die Befunde, die über den Zusammenhang zwischen Störungen des Säurebasengleichgewichtes und Hautkrankheiten erhoben wurden, überblicken, so müssen wir leider gestehen, daß vorläufig, heute, die Frage noch lange nicht spruchreif ist. Wir dürfen uns allerdings nicht den pessimistischen Standpunkt von CIAMBELOTTI zu eigen machen, die bisherigen Untersuchungsergebnisse als wertlose Kasuistik beiseite zu schieben. Ich stimme der Meinung OTTENSTEINS bei, die die unterschiedlichen Resultate für das Säurebasengleichgewicht beim Ekzem zum größten Teil darauf zurückführt, daß der Begriff „Ekzem" von den verschiedenen Schulen innerhalb der Dermatologie verschieden aufgefaßt wird. Immerhin können wir, wenn wir die Stoffwechsellage einer Dermatose festgestellt haben, in *diesem* speziellen Falle bei *diesem* Kranken die therapeutischen Konsequenzen ziehen, ohne uns aber dadurch verallgemeinernd festzulegen. Welche Widersprüche gerade bezüglich der therapeutischen Ausnützung der Stoffwechselergebnisse bestehen, möge als Beispiel der Zusammenhang zwischen *Wundheilung* und *Säurebasengleichgewicht* zeigen. SAUERBRUCH sowie HERRMANNSDORFER kamen bei ihren Untersuchungen über Wundheilung und ihre Beeinflussung durch das Säurebasengleichgewicht zu dem Ergebnis, daß Zufuhr von Säuren und von saurer Nahrung eine wesentliche Begünstigung der Heilung bewirkt, während durch alkalische Kost und Alkalien das Gegenteil erfolgt. In direktem Widerspruch dazu stehen die Beobachtungen von BÁLINT, der in der Verschiebung des Stoffwechsels in der Richtung auf das Saure die Hauptursache für das Nichtheilen bzw. Chronischwerden der Magenulcera sieht. Alkalisierung soll die Heilung begünstigen. Nach BÁLINT soll das Fortbestehen der Ulcera cruris durch die Säuerung des Gewebes infolge Stagnation venösen Blutes bedingt sein und durch Behandlung mit alkalischen Lösungen zur Abheilung kommen. In tierexperimentellen Untersuchungen konnte er zeigen, daß künstliche Wunden am Magen und an der Haut durch Alkalizufuhr rascher heilten, durch Säurezufuhr in ihrer Heilung verzögert wurden. Ein klinischer Beitrag von HEINZ KALK scheint eher für die Anschauung SAUERBRUCHS und HERRMANNSDORFERS zu sprechen: Bei einem Kranken, der durch 15 Jahre ein Röntgenulcus hatte, heilte dieses Ulcus innerhalb 8 Tagen, als er infolge eines Oesophaguscarcinoms in einen hochgradigen Hungerzustand mit raschem Gewichtssturz geriet, demnach also eine Hungeracidose auftrat (Verminderung der Alkalireserve auf 35,7, saurer Urin, eindringlicher Geruch der Atemluft nach Aceton). Um diese zwei diametral entgegengesetzten Anschauungen der BÁLINTschen und SAUERBRUCHschen Schule halbwegs überbrücken zu können, nimmt KALK an, daß nicht so sehr die längerdauernde Beeinflussung des Säurebasengleichgewichtes nach einer Richtung hin, als vielmehr die rasche Änderung der Reaktion überhaupt (sei es nach der acidotischen oder alkalotischen Seite) als heilungsbegünstigender Faktor anzusehen sei.

Wenn auch, wie erwähnt, die acidotische oder alkalotische Stoffwechsellage derzeit noch nicht als charakteristisch oder gar spezifisch für eine oder die andere Dermatose angesehen werden darf, so müssen doch, wenn die Untersuchung der Alkalireserve Änderungen nach der einen oder der anderen Seite hin ergibt, Versuche unternommen werden, das Säurebasengleichgewicht wieder herzustellen.

Haldane gebührt das Verdienst, nachgewiesen zu haben, daß manche Neutralsalze im Organismus eine Säurewirkung entfalten. Mainzer teilt diese Neutralsalze mit acidotischer Wirkung in drei Gruppen ein.

I. Ammoniaksalze: Salmiak (NH_4Cl); saures Ammonphosphat ($NH_4H_2PO_4$).

II. Salze, deren Kation zum größten Teil den Körper mit dem Darminhalt verläßt: Calciumchlorid, Magnesiumchlorid, Strontiumchlorid, Magnesiumsulfat.

III. Kochsalz, das unter gewissen Bedingungen eine acidotische Wirkung entfaltet, die aber praktisch keine nennenswerte Rolle spielt.

Die acidotische Wirkung des peroral verabreichten Salmiaks ist dadurch zu erklären, daß aus dem Ammoniumchlorid Harnstoff und Salzsäure entsteht:

$$2\,NH_4Cl + CO_2 \rightarrow CO\left\langle\begin{matrix}NH_2\\NH_2\end{matrix}\right. + 2\,HCl + H_2O.$$

Die aus dem Ammoniumchlorid so entstandene Salzsäure beeinflußt das Säurebasengleichgewicht in derselben Weise, als ob Salzsäure selbst verabreicht worden wäre. Die Säureausscheidung im Harn ist vermehrt, die Alkalireserve im Blute vermindert. In derselben Weise wirkt auch das saure Ammoniumphosphat und das saure (primäre) Natriumphosphat (NaH_2PO_4). Für die acidotische Wirkung des Mononatriumphosphats sprechen die schönen Untersuchungen von Adlersberg und Porges, die nach Verabreichung dieses Salzes (NaH_2PO_4) bei Erwachsenen die tetanischen Symptome beseitigen konnten. (Für die Entstehung der Tetanie spielen die zur Alkalose führenden qualitativen Vorgänge im Stoffwechsel eine wesentliche Rolle.) György konnte die Beobachtungen von Adlersberg und Porges bei der Tetanie der Kinder bestätigen.

Die acidotische Wirkung des per os verabreichten Calciumchlorids ist nach Haldane in der Weise zu erklären, daß das Chlor des Calciumchlorids resorbiert wird, während das Calcium im Darm als unlösliches Calciumcarbonat ausfällt und mit dem Stuhl den Organismus verläßt.

$$CaCl_2 + NaHCO_3 = CaCO_3 + NaCl + HCl.$$

Der acidotische Wert von 1 g peroral zugeführtem Chlorcalcium entspricht 75 ccm n/10 Salzsäure (Gamble, Ross und Tisdall): Die Säureausscheidung im Urin ist vermehrt, ebenso der Ammoniakgehalt, während im Blute die Alkalireserve erniedrigt ist.

Die acidotische Wirkung des Calciumchlorids erfolgt aber auch bei intravenöser Verabreichung (Mainzer). Diese Acidose ist durch eine Chlorvermehrung im Blute charakterisiert. Dabei nimmt die Alkalireserve in äquivalenten Verhältnissen zur Chlorvermehrung im Blute ab (Gamble, Ross und Tisdall, Gollwitzer-Meier).

Untersuchungen über die *Wasserstoffionenkonzentration im Blute* bei Dermatosen haben nach den früher mitgeteilten Ergebnissen nur einen bedingten Wert, da sie ja nicht zeigen, ob eine *Hypo-* oder *Hyperkapnie* vorliegt. Auch unterliegt die Wasserstoffionenkonzentration im Blute schon bei gesunden Individuen gewissen Schwankungen. Sie ist bei ein und demselben Individuum nie konstant. Trotzdem seien die Befunde von Preininger hier angeführt, da sie, abgesehen von Angaben über vereinzelte Fälle (Konrich und Scheller, Gans u. a.) an einem größeren Material erhoben wurden. Übrigens weist auch Preininger darauf hin, daß eine Bestimmung der alveolaren Kohlensäurespannung und des Bicarbonatgehaltes des Blutes berücksichtigt werden müsse.

Bei Gesunden bewegte sich nach Preininger der p_H im Blute zwischen 7,57 und 7,65. Sein Durchschnittswert war somit 7,61. Bei Dermatosen konnte Preininger finden, daß die Psoriasis tiefere Werte zeigte, welche der oberen Grenze naheliegen oder sie übersteigen, seltener acidotische Zahlen lieferte, während umgekehrt bei der Ekzemgruppe die acidotischen Fälle überwogen.

Zur Untersuchung des Säurebasenhaushaltes bei Dermatosen wurde auch die Bestimmung der *aktuellen Reaktion des Harns* herangezogen. Die p_H-Kurve des Harns bei Gesunden wurde von VEIL, JANSEN und KARBAUM festgelegt. Die Ausschläge bewegen sich zwischen den Werten $p_H = 5{,}5$ und $p_H = 7{,}5$. Der Harn ist während der Nacht ziemlich sauer, am frühen Morgen tritt eine Alkalurie auf, die nach dem ersten Frühstück noch stärker wird, dann sinkt die p_H-Kurve wieder in das saure Gebiet, zeigt aber 1—2 Stunden nach der Mahlzeit wieder eine alkalische Zacke. DOBLE untersuchte die Wasserstoffionenkonzentration im Harn bei Hautkranken und Hautgesunden. Seine Werte differieren wesentlich mit denen der erstgenannten Autoren. Nach seinen Untersuchungen betrug der p_H-Wert des Harns bei normalen Individuen 6,4—6,8, bei Kranken mit seborrhoischen Ekzemen, Seborrhöe und Acne bewegte sich die Harnreaktion zwischen $p_H = 4{,}8$—$5{,}8$. Diese Kranken wurden durch zugeführte Alkaligaben weitgehend gebessert. JACOBSOHN und JOSEPH gaben als mittleren Säurewert des Nüchternharns $p_H = 5{,}6$ mit täglichen Schwankungen in p_H zwischen 0,7 und 1,5 an. SCHOLTZ jr. wies darauf hin, daß es *individuelle* Unterschiede in der Art des Ausscheidens von sauren und basischen Valenzen durch den Harn gibt, die wahrscheinlich Verschiebungen im Säurebasenhaushalt des Gesamtorganismus entsprechen. Er läßt aber die Frage offen, inwieweit ein pathogenetischer Zusammenhang zwischen den verschiedenen Hautaffektionen und der Verschiebung im Säurebasenhaushalt besteht.

Untersuchungen, wie weit die Haut als *Reagens* auf *Kationen und Anionen* geeignet ist, liegen von R. WAGNER und HECHT sowie WAGNER vor. Zunächst stellte WAGNER (an der Kinderhaut) den *physiologischen Indifferenzpunkt* in der menschlichen Haut mittels intracutaner Einspritzung von Borat-, Phosphat- und Acetatgemischen abgestufter Wasserstoffionenkonzentrationen fest. Als physiologischer Indifferenzpunkt wurde diejenige Hautreaktion betrachtet, die mit der durch eine physiologische NaCl-Lösung erzeugten Hautreaktion übereinstimmt. Er lag für die Boratmischung auf der alkalischen, für Phosphatgemische auf der sauren Seite. Die indifferente alkalische Boratmischung war ihrem Molargehalt nach hypertonisch, die saure Phosphatmischung hypotonisch, woraus WAGNER schloß, daß die reizende Wirkung hypertonischer Lösungen durch OH-Ionen, die der hypotonischen Lösungen durch H-Ionen abgeschwächt werden kann. Weiters fanden HECHT und WAGNER, daß unter den Alkalien die Erdalkalien eine größere Reizwirkung mit Ausnahme des Magnesiums zeigten, hingegen zeigt das Kalium einen stärkeren Reiz. Unter den Anionen zeigen die Halogene geringe Schmerzhaftigkeit und geringen Reiz mit Ausnahme des Fluors. BOMMER, der die Neutralsalzreaktion an der Haut studierte, kam bezüglich intracutaner Injektion isotonischer Lösungen der Chloride, des Natriums, Kaliums, Calciums, Magnesiums zu folgender Tabelle, welche die Lokalreaktionen verzeichnet.

	Schmerz	Reflektorischer roter Hof	Lokaler roter Hof	Pilomotorische Reaktion	Farbe der Quaddel	Sekundäre Quaddelbildung	Stichkanal
Natrium	—	+	—	—	Hautfarbe	—	wasserhell
Kalium	++++	++++	±	++	hellrot	—	wasserhell
Calcium	—	+++	+	—	weiß, später gelb	++++	gelb-weiß
Magnesium	—	+++	++	—	dunkelrot	—	Blut

Die Magnesiumreaktion ist gefäßerweiternd, die Calciumreaktion lymphagog.

Zur Chemie der Haut.

Im vorhergehenden Abschnitte wurden die physikalisch-chemischen Verhältnisse an der Hautoberfläche, soweit sie Beziehungen zur Pharmakologie und zur allgemeinen Dermatotherapie aufweisen, besprochen. Es wurde versucht, gewisse Fragen der Hauttherapie vom physikalisch-chemischen Standpunkte, der für die heutige Auffassung der Biologie und Medizin eine wesentliche Rolle spielt, zu betrachten. Im nachfolgenden seien einige Untersuchungsergebnisse wiedergegeben, die sich mit der Frage der *Chemie der Haut* beschäftigen, sofern sie für die Pharmakologie und Therapie herangezogen werden können.

Die Beantwortung nach der chemischen Zusammensetzung der Haut kann nicht durch eine chemische Formel oder durch Angabe einer Analyse erfolgen, da ja die Haut kein einheitliches Gebilde darstellt. Vom pharmakologisch-therapeutischen Standpunkte hat die rein chemische Betrachtung der Haut ein geringeres Interesse. Es sei auf die ausgezeichnete kritische Darstellung dieses Gebietes durch Ernst Freund sowie auf die erschöpfende Abhandlung von Rothman und Schaaf in vorliegendem Handbuch verwiesen.

Es war das große Verdienst Luithlens, neue Gesichtspunkte für das Studium der Hautchemie gebracht zu haben. Es gelang ihm der experimentelle und chemische Nachweis, daß das *Reaktionsvermögen* der Haut gegen äußere entzündungserregende Reize von *ihrer chemischen Zusammensetzung* abhängig ist. Die chemische Zusammensetzung hinwiederum ist durch den allgemeinen Stoffwechsel bedingt. In letzter Zeit haben sich vornehmlich Königstein, Urbach, Nathan und Stern, Brown, Klauder und Brown u. a. mit der pathologischen und physiologischen Chemie der Haut eingehend befaßt.

Für den Gehalt der Haut an Kationen ist nicht das *einzelne* Kation von Wichtigkeit, sondern, worauf Luithlen hinwies und wie einleitend erwähnt wurde, ihr *gegenseitiges Verhältnis zueinander.* Die Bestimmung einzelner Bestandteile würde zu Trugschlüssen Veranlassung geben. So kann z. B. bei der Säurevergiftung der Kalkgehalt des Blutes (Allers und Bondi) und auch der der Haut erhöht sein (Luithlen). Aus diesem Befunde würde man nicht auf einen Kalkverlust des Organismus schließen können, obwohl er tatsächlich vorhanden ist.

Die Versuche Luithlens, die vor fast 20 Jahren (1911) vorgenommen wurden, zeigten die Abhängigkeit der Reizbarkeit der Tierhaut von der Säuerung, von Zufuhr von oxalsaurem Natrium (dabei Erhöhung) und von Kalkanreicherung. Er deckte dabei einen Zusammenhang zwischen Ernährungsform und Entzündungsbereitschaft der Haut auf: reine Haferernährung erhöht die Reaktionsfähigkeit der Kaninchenhaut auf entzündliche Reize, reine Grünfutterernährung erniedrigt sie. Luithlen legte bei der Erklärung seiner Versuche großen Wert auf die von ihm beobachtete Verschiebung des Verhältnisses zwischen den einzelnen Kationen. Bei hoher Entzündungsbereitschaft der mit Haferfutter ernährten Tiere fand er eine relative Verschiebung zugunsten von K gegenüber Ca, Mg und Na, bei herabgesetzter Entzündungsbereitschaft (Grünfuttertiere) eine Verschiebung zugunsten von Ca und Mg gegenüber Na und besonders gegenüber K, ferner bei Salzsäurevergiftung eine Abnahme von Na und Zunahme von Ca und Mg und bei Natriumoxalatbehandlung eine Abnahme von K und Zunahme von Ca, Mg und Na. Demnach würde eine relative K- und Na-Anreicherung mit erhöhter Entzündungsbereitschaft, eine relative Ca- und Mg-Anreicherung mit herabgesetzter Entzündungsbereitschaft einhergehen.

Diese für die Pharmakologie der Haut grundlegenden Versuche wurden nachprüfend bestätigt, blieben aber nicht unwidersprochen. Zunächst betonte

Heubner, daß die Versuche Luithlens nur an je einem Tier gemacht wurden, so daß kein Beleg dafür vorhanden war, daß die Unterschiede in den Resultaten tatsächlich auf die verschiedene Ernährung zurückgeführt werden können. Konnte doch Brown in neueren Mineralanalysen zeigen, daß die „Normalwerte“ in Grenzen bis zu 300% schwankten. So ergab sich:

Zahl der Analysen	Material	Schwankungsgröße in %			
		Ca	Mg	Na	K
10	Mensch	174	190	137	201
10	Hund	185	176	161	250
10	Kaninchen	169	306	210	184

Die Untersuchungen Browns stimmen mit den neueren Befunden von Urbach sowie von Nathan und Stern überein.

Während Klauder und Brown bei ihren experimentellen Ekzemstudien Luithlens Angaben (allerdings nur an 6 Kaninchen, die 7—10 Tage der besonderen Ernährung ausgesetzt wurden) bezüglich Verminderung der Reizbarkeit durch Grünfutter und Vermehrung durch andere Kost (Hafer, Maisbrei, „tankage“) bestätigten, sahen sie im Gegensatz zu Luithlen keine Änderung der Entzündungsbereitschaft bei subletalen und letalen Salzsäure- und Natriumoxalatvergiftungen. Nur in 70% stimmte die Beziehung zwischen Reizbarkeitserniedrigung und Erhöhung des Calciumgehaltes und in 66% der Zusammenhang zwischen geringer Reizbarkeit und geringer Kaliumgehalt überein. Auch konnten sie letzten Endes keine Gesetzmäßigkeit über die Beeinflussung des Mineralgehaltes der Haut durch verschiedene Diätformen feststellen.

Auch die Versuche Börnsteins sprechen im Sinne von Klauder und Brown. Diese Untersucherin fand, daß der Gehalt der Mäusehaut an Ca und K sich durch verschiedene Ernährung nicht beeinflussen lasse. Doch betonte Urbach, daß Börnstein auf die Verschiebung des gegenseitigen Kationenverhältnisses keine Rücksicht genommen habe und daß die Variationsbreite für die Normalzahlen eine so große ist, daß bindende Schlüsse nur mit größter Reserve gezogen werden können.

C. F. Hahn konnte ebenfalls die Angaben Luithlens nicht voll bestätigen. Er wies auf die individuell verschiedene Reizbarkeit der einzelnen Versuchstiere hin. Die Notwendigkeit, bei experimentellen Arbeiten die Versuchstiere immer vorher „auszuwerten“ und zur Vermeidung von Versuchsfehlern individueller Natur an großen Tierserien zu arbeiten, betonten Adlersberg und Perutz gelegentlich später zu berichtender Untersuchung über die Resorptionszeit einer intracutan gesetzten Kochsalzquaddel, die auch vom verschiedenen Salzgehalt der Haut abhängig ist.

Dagegen bestätigten Hayashi sowie Negishi die Luithlenschen Angaben, wiewohl die hautanalytischen Werte von Hayashi wesentlich von den Kationenverhältnissen Luithlens abweichen. Nach Hayashi nimmt bei erhöhter Empfindlichkeit der Kaninchenhaut das Calcium absolut stark ab, das Kalium dagegen nimmt relativ zu. Dies entspricht den Befunden von Nathan und Stern bei entzündlichen Hauterkrankungen des Menschen, die einen beträchtlichen Anstieg des Kaliums und eine relativ geringere Verminderung des Calciums fanden.

Nach den vorliegenden Befunden dürfte demnach bei entzündlichen Prozessen eine Verschiebung des Verhältnisses K : Ca zugunsten des Kaliums vorliegen. Rothman und Schaaf halten einen Zusammenhang zwischen Entzündungs*bereitschaft* und Mineralverschiebungen nach wie vor für fraglich.

Wenn also die Versuche LUITHLENS nicht eine vollinhaltliche Bestätigung durch die Nachuntersucher erfuhren, so sind sie immerhin für die Dermatologie von eminenter Bedeutung, da sie den Zusammenhang zwischen Ernährung und Haut aufzudecken versuchten und den Anstoß gaben, sich mit dem Problem „Hautchemie und Pharmakologie" der Haut näher zu befassen.

Die *Elektrolyte* sowohl des Blutes als auch der Gewebe und der Zelle selbst sind in einem bestimmten Mengenverhältnis. *Sie halten mit Zähigkeit an der Konstanz des Ionengleichgewichtes fest*, so daß nicht nur von einem *Säure-Basengleichgewicht*, sondern auch von einem *Elektrolytgleichgewicht* gesprochen werden kann. Die physiologische Funktion der Zelle ist von einem bestimmten Mengenverhältnis der einzelnen Ionen abhängig. Werden, wie es LUITHLEN sowie C. F. HAHN getan haben, Tiere so gefüttert, daß ihr Basengleichgewicht dauernd gestört wird, z. B. Kaninchen ausschließlich mit Grünfutter, so erkranken sie und gehen zugrunde. JACQUES LÖB konnte in Versuchen an dem Seefisch Fundulus zeigen, daß sich Kalium- und Natriumionen dann kompensieren, wenn sie im Verhältnis 1 : 17 stehen. In jedem anderen Verhältnis wirken sie giftig. MELTZER und AUER konnten nachweisen, daß ein *Antagonismus zwischen Calcium- und Magnesiumsalzen* besteht. Magnesiumsalze erzeugen beim Versuchstiere eine vollständige Narkose des Zentralnervensystems, die einige Stunden anhält. Intravenöse Einspritzung mit Calciumsalzen hebt diese Magnesiumnarkose fast sofort auf. BEČKA wies darauf hin, daß das Magnesium den Mechanismus des Calciumstoffwechsels lenkt. Nach Applikation von Magnesiumsalzen kann es sowohl zu einer Zurückhaltung des Calciums im Organismus, als auch zu einer Ausscheidung desselben kommen. Während Natrium die Erregbarkeit im Nerven und Muskel erhöht, wirkt ein erhöhter Kaliumgehalt auf die Zellen lähmend. *Kalium* muß nach klinischen und experimentellen Erfahrungen als *Herzgift* bezeichnet werden. Am isolierten Herzen genügt ein geringer Überschuß von Kaliumchlorid in der Umspülungsflüssigkeit, um eine Abschwächung der Herztätigkeit bis zum völligen Stillstand in Diastole zu veranlassen. Calciumchlorid wirkt antagonistisch, d. h. eine auch nur geringe Vermehrung dieses Salzes in der Umspülungsflüssigkeit ruft Verstärkung der Kontraktionen bis zum Stillstand des Herzens in Systole hervor. KOLM und E. P. PICK fanden, daß kleine Mengen von Kaliumchlorid auf das primäre Reizbildungszentrum im Sinusknoten anregend wirken, während sie die tertiäre heterotrope Reizbildung im HISSchen Bündel lähmen — eine Lähmung, die durch Kalksalze behoben werden kann. *Die normale Zellfunktion ist demnach nicht nur von der Anwesenheit der Kationen Kalium, Calcium, Natrium, Magnesium abhängig, sondern auch von der entsprechenden Verteilung der Elektrolyte.*

Von den antagonistisch wirkenden Kationen sind die wichtigsten das Kalium und das Calcium. ZONDEK und KRAUS meinen auf Grund ihrer Versuche, daß nicht, wie bisher geglaubt wurde, das Kalium den Vagus reize und das Calcium den Sympathicus errege, sondern umgekehrt: Der Vagus dirigiert die Kaliumverteilung in und um die Zellen, der Sympathicus die des Calciums. Der Antagonismus der Kationen Kalium und Calcium sei in manchen Beziehungen mit dem Antagonismus Sympathicus und Vagus gleichzusetzen, in dem Sinne, daß der Nerveneinfluß die Kationen dirigiere. Man müsse annehmen, daß Vagus und Sympathicus sich in die Aufgabe teilen, die Konzentrationsänderungen der Elektrolyten hervorzubringen. Der Vagus soll die Konzentrationsänderungen in dem Sinne hervorrufen, daß das Kalium im Vordergrund steht, der Sympathicus in dem Sinne, daß das Calcium das Übergewicht erhält. So ruft die Verschiebung des Elektrolytgleichgewichtes Funktionsänderungen hervor und leitet Prozesse ein, die man als Wirkung der vegetativen Nerven aufzufassen gewohnt ist.

Auch E. FRANK stellt sich auf den Standpunkt, daß relative Calciumvermehrung auf den Sympathicus wirke, relative Kaliumvermehrung parasympathische Reizwirkungen habe. SCOMAZZONI schließt sich ebenfalls der Ansicht ZONDEKS an: Calcium-Sympathicus-Adrenalin bilden eine koordinierte Reihe, denen gegenüber die Kalium-Vagus-Muscarin-Reihe stehe. Beim Normalen ist das Verhältnis K : Ca = 2 : 1. Bei 30 Fällen von Ekzem aller Stadien konnte er eine Vermehrung des Calciums feststellen, die in der Abheilung verschwindet. Gegen die Anschauung ZONDEKS wendet sich EHRISMANN; es besteht nicht immer eine Identität der Adrenalin- und Calciumwirkung.

Auf die interessanten Verhältnisse der Elektrolytgegensätze soll hier nicht näher eingegangen werden, es sei auf die diesbezüglichen Untersuchungen und Monographien von TSCHERMAK, HENDERSON, HOWELL, KRAUS und BRUGSCH, E. P. PICK, O. LÖWI und ZONDEK verwiesen.

WATERMANN hat als erster durch die MACALLUMsche Methode an der normalen und kranken Haut festgestellt, daß sich Kalium normalerweise in der Epidermis, in den Haarbälgen, Drüsen und Haaren, das Calcium aber sich ausschließlich im kaliumarmen Bindegewebe befinde. Doch ändert sich bei jeder Reizung der Haut plötzlich das antagonistische Normalbild der Haut: Nach Teerpinselungen (WATERMAN), Röntgenbestrahlungen (LIEBER), Lichtbestrahlung (GANS) dringt aus der Cutis das Calcium in die bis dahin kalkfreie Epidermis.

Histochemisch wurde von DÄHN ein Antagonismus in der Kalium-Calciumverteilung der menschlichen Haut festgestellt. Die Talgdrüsen enthielten nur Calcium, die Schweißdrüsen nur Kalium. Auch in den übrigen Hautschichten ist ein Antagonismus vorhanden, so zwar, daß Calcium hauptsächlich eine Affinität für die Cutis, Kalium für die Epidermis hat.

Nach KLEINMANN kommt Calcium in den Geweben und Gewebssäften als Ion in gesättigter und übersättigter Form, als Komplexsalz, als Kolloid und als Eiweißverbindung vor. Knorpel und Bindegewebe besitzen deshalb ein stärkeres Bindungsvermögen für Calcium, weil diese Gewebe deutlich sauerer Natur sind als Eiweißkörper aus Muskulatur und Organen.

Weitere grundlegende Untersuchungen über den *Calciumgehalt der gesunden und kranken Haut* stammen von O. GANS. Mittels des MACALLUMschen Calciumnachweises gelang es ihm, eine Verschiebung im Calciumgehalt von Cutis, bzw. Epidermis bei exsudativen und proliferativen Hauterkrankungen festzustellen. In der gesunden Haut ist Calcium hauptsächlich im Bindegewebe der Haut, bei den früher erwähnten pathologischen Prozessen in erster Linie im Epithel vorhanden. Hier tritt eine Anhäufung auf, die in ihrer Lokalisation gewisse Unterschiede bei den verschiedenen Dermatosen zeigt. Beim Ekzem ist die Lagerung hauptsächlich intercellulär, und zwar bei den nässenden Formen dichter wie bei den trockenen. Bei diesen findet ein allmählicher Übergang von der inter- zur intracellulären Lagerung statt. Das Kalium findet sich bei den gleichen Veränderungen verstärkt in den Schuppen und Krusten. Daß es sich bei der Verschiebung des Calciums in erster Linie um exsudative Vorgänge handelt, wurde von GANS und PAKHEISER durch Untersuchungen kurz mit Höhensonne belichteter Haut nachgewiesen. An diesen Stellen tritt nämlich eine deutliche Calciumverschiebung in den oberen Papillarkörpern und der Epidermis auf, während die nicht bestrahlte Umgebung normal ist. Für das Schwinden des Calciums aus der Zelle und dessen Auftreten in den Intercellulärräumen der Epidermis kommt eine Durchlässigkeitsänderung der Zellmembran in Frage, die GANS sowie GANS und SCHLOSSMANN mittels Indicatorenmethode und Prüfung der Polarisierbarkeit des Gewebes feststellten. Die äußerst wertvollen Versuche von GANS deckten Zusammenhänge zwischen der Calciumverschiebung und Permeabilitätssteigerung auf.

Bei den bisherigen Untersuchungen wurde ein großes Gewicht auf die *blutchemische* Analyse gelegt, um Hautstörungen durch die Änderungen des Kalium-Calcium-Quotienten aufzudecken.

Nach JANSEN und LÖW beträgt der normale Kaliumgehalt des menschlichen Blutserums, bestimmt nach der Methode von KRAMER-TISDALL 18,4—21,3 mg%, der nach dem Verfahren von DE WAARD bestimmte Calciumgehalt 10,2 mg%. Nun wiesen PERUTZ und BRÜGEL sowie BRACK darauf hin, daß die Ionenverschiebung im Gewebe eine andere wie die Elektrolytverschiebung im peripheren Blute ist. Die Veränderungen von Calcium und Kalium im Blut oder in der Nährflüssigkeit sind als *Spiegelbilder der sich in den Geweben abspielenden Veränderungen anzusehen.* Eine Verschiebung des Kalium-Calciumgehaltes im Blute *zugunsten des Calcium* weist auf eine Anreicherung von Kalium im Gewebe, also auf Grund der ZONDEK-KRAUSschen Anschauung auf eine *Parasympathicuswirkung* hin und umgekehrt eine *Verschiebung im Blute zugunsten des Kalium auf eine Anreicherung von Calcium im Gewebe und eine Sympathicuswirkung hin.* Da aber bei jedem physiologischen Vorgang beim Funktionieren des Agonisten auch der Antagonist in Wirkung tritt, kann bei einer Calciumvermehrung auch gleichzeitig eine Kaliumvermehrung eintreten. Dies entspricht den Versuchen von BILLIGHEIMER, DRESEL und KATZ und WOLLHEIM. Die durch den Antagonisten hervorgerufene Änderung ist natürlich eine viel geringere als die Änderung, die durch die agonistische Wirkung auftritt. PERUTZ und BRÜGEL zeigten bei der Erlenholzdermatitis, daß die nach oraler Applikation von Pepton erfolgte Änderung des Kalium-Calciumquotienten zugunsten des Calciums als echtes Spiegelbild der im Gesamtorganismus sich abspielenden Vorgänge aufzufassen sei, indem sie den Sympathicus durch Ergotamin, die aus dem Mutterkorn von SPIRO und STOLL isolierte Base, die nach den Untersuchungen von ROTHLIN, AMSLER sowie KOLM und E. P. PICK negativ sympathicotrop wirkt, lähmten und hierauf nach Peptonzufuhr ein Sinken der Calciumwerte bei ganz geringer Steigerung des Kaliumgehaltes erhielten:

Zeit	Kalium in mg%	Calcium in mg%	Quotient Kalium: Calcium
9 Uhr 50 Min.	21,7	11,4	1,11
9 Uhr 55 Min.	0,25 mg Ergotamintartrat subcutan		
10 Uhr 55 Min.	21,3	12,2	1,76
11 Uhr 5 Min.	5,0 mg Pepton per os		
11 Uhr 30 Min.	21,8	25,6	1,18

Die Ergebnisse von Untersuchungen des K˙- und Ca˙˙-Spiegels im Blutserum ließen NATHAN und STERN folgende Einteilung der Dermatosen vornehmen: Bei akuten Dermatosen vom Typ der Erytheme ohne ausgesprochenes Ödem kam es auf der Höhe des Erythems zu K˙-Abfall und zu Ca˙˙-Anstieg. Mit dem Rückgang des Erythems kamen wieder normale Blutverhältnisse. Bei akuten Dermatosen mit Ödembildung auf der Höhe der Erkrankung sind die Kalium-Werte erhöht, während der Ödemrückbildung erfolgt Kaliumabfall zu normalen oder subnormalen Werten. Bei chronischen Dermatosen zeigen sich nur dann Veränderungen, wenn akute Symptome interkurrieren. PERCIVAL und STEWARD fanden nur in vereinzelten Fällen (Morbus RAYNAUD, Lupus erythematodes) eine Herabsetzung des Blutcalciumspiegels. Diese Herabsetzung bringen sie aber nicht in direkte Beziehung zu der betreffenden Dermatose, sondern zu dem schlechten Ernährungszustand, zu der Fütterung mit

Parathyreoideaextrakt, die wohl den Kalkspiegel, nicht aber das klinische Bild beeinflußte.

Eine Speicherung von Kalium und Calcium in der Haut kann nicht angenommen werden (BÖRNSTEIN), da durch verschiedene Ernährungen der Gehalt der Mäusehaut an Calcium und Kalium nicht erhöht wird.

Pharmakologie des Calciums.

Es wurde auf die Verhältnisse der Kationen im Blute und Gewebe deshalb näher eingegangen, weil eines dieser Elektrolyte, das *Calcium*, eine große Rolle in der Therapie spielt. Die Wichtigkeit des Calciums für Gedeihen und Gesundheit von Mensch und Tier findet auf dem Gebiete der Medizin und Tierzucht volle Berücksichtigung. RINGER erkannte die hohe Bedeutung der Kalksalze für die verschiedenen Organe und besonders für das Herz. Nach ihm haben HAMMARSTEN und WRIGHT weitere Erkenntnisse gebracht durch die Beobachtung, daß das Blut einen bestimmten Calciumgehalt haben muß, um gerinnen zu können. HAMBURGER und DE HAAN wiesen auf die Förderung der Phagocytose durch Zuführung von Kalk hin. Hieran schlossen sich die grundlegenden Arbeiten der Wiener pharmakologischen Schule von HANS HORST MEYER. Es ist unmöglich, die über den Kalkstoffwechsel vorliegende Literatur auch nur annähernd zu berücksichtigen, es sollen hier hauptsächlich nur jene Arbeiten herangezogen werden, die für die Pharmakologie der Haut von Wichtigkeit sind.

Im Jahre 1896 berichtete WRIGHT über Heilerfolge durch Verabfolgung von Kalksalzen bei verschiedenen Hauterkrankungen (Urticaria, Serumexanthem) und empfahl auch, bei Erysipel und Schleimhautaffektionen, bei Trans- und Exsudaten therapeutische Versuche mit Calcium anzustellen. Durch die experimentell-pharmakologischen Untersuchungen von CHIARI und JANUSCHKE erhielt die Calciumtherapie ihre wissenschaftlichen Grundlagen. Sie fanden, daß die durch Senföleinträufelung in die Kaninchenkonjunktiven bedingte starke Hyperämie und Chemosis nach Kalkanreicherung ausbleibt, ebenso die experimentell gesetzten Pleura- und Perikardergüsse. LUITHLEN konnte feststellen, daß die Reaktion der Haut am Versuchstier durch Kalkzufuhr wesentlich herabgesetzt wird. Als Ursache dieser Erscheinung wird eine Erhöhung der Gerinnbarkeit des Blutes, eine Herabsetzung der Gefäßdurchlässigkeit und eine Abdichtung der Gefäßwände angenommen, die wahrscheinlich auf eine Änderung der Kolloide in den Endothelien zurückzuführen ist.

Ganz allgemein gesprochen ist das Calcium befähigt, die Reaktion der Zelle gegen Schädigung jeder Art einzuschränken und zu hemmen (WEICHHARDT und SCHRADER); auf das vegetative Nervensystem übt es eine beruhigende Wirkung aus, die durch Brom verstärkt werden kann (CHIARI und FRÖHLICH); es mindert die Erregbarkeit der adrenalinempfindlichen Apparate und unterdrückt das Adrenalinfieber (FREUND); ferner ist es imstande, wie O. LOEWI nachwies, die Muskarinwirkung aufzuheben. Calcium und Strophantin wirken synergisch (LÖWI, KONSCHEGG). Es beseitigt durch seine Einwirkung auf das vegetative Nervensystem die durch Paraphenylendiamin erzeugte ödematöse Anschwellung der Zunge und des Bindegewebes von Hals und Kopf (MEISSNER). Über die Beziehung der Kalksalze zu den Epithelkörperchen und zur Tetanie sei auf die zusammenfassende Darstellung von PFEIFFER und MAYER, ERDHEIM u. a. verwiesen.

Das antirachitische Vitamin ermöglicht die Kalkapposition. Durch bestrahltes Ergosterin in weit über das therapeutische Maß hinausgehenden Dosierungen gelingt es experimentell, besonders bei der Katze eine Kalkablagerung außer in den Knochen in den Geweben der verschiedensten Organe hervorzurufen

(REYER und KALKHOFF, KREITMAIR und MOLL, SCHMIDTMANN, KREITMAIR und HINTZELMANN, WENZEL u. a.). Durch Verfolgung der phosphatämischen Kurve konnte WARKANY zeigen, daß die erste Folge der D-Vitaminzufuhr sowohl beim rachitischen Kind als auch bei der experimentellen Rachitis ein Ansteigen des krankhaft erniedrigten Phosphatspiegels im Blute ist. Erst dann tritt die Verkalkung ein. Andererseits konnte READ zeigen, daß Chaulmograöl und die daraus gewonnenen Äthylester der Hydrocarpussäure beim Kaninchen eine erhebliche Steigerung der Calcium-Ausscheidung durch die Niere bewirken. So trat 7 Tage nach intraperitonealer Injektion des rohen Öls eine Steigerung von 6,9 mg auf 95,2 mg Calcium in der 24stündigen Harnmenge auf, während der Gesamtstoffwechsel eher eine Herabsetzung erfuhr. Die mit tödlichen Dosen des Öls behandelten Tiere zeigten eine Verminderung des Calciumgehaltes im Blut. Daher ist die Behandlung fortgeschrittener Leprafälle, die mit Einschmelzung von Knochengewebe durch Vermehrung der Kalkausscheidung einhergehen (BONLAY und LEGER, MUIR) mit hohen Dosen des Chaulmograöls oder seiner Derivate kontraindiziert (READ).

Die Hemmung der Entzündungsbereitschaft, der natürliche Schutz gegen Infektionserreger kann aber unter Umständen verhängnisvoll werden (MEYER und GOTTLIEB, BULLOCK und CRAMER), so daß sich dabei gewisse, später zu besprechende Indikationen für die Therapie ergeben müssen.

Bezüglich Anwendung der einzelnen Calciumsalze weist STARKENSTEIN darauf hin, daß ihre Wirksamkeit abhängig ist von ihrer Lösungsfähigkeit, von ihrem Dissoziationsgrad und der Beschaffenheit des zugehörigen Anions insofern, als die Salze anorganischer Säuren und organischer mit nichtverbrennbarem Anion wesentlich stärker wirken als die mit verbrennbarem Anion.

Bezüglich der Theorie der Calciumwirkung sei noch auf folgende Untersuchungen verwiesen: ROSENOW konnte eine Verminderung der Fluorescinausscheidung in die vordere Augenkammer bei mit Calcium vorbehandelten Kaninchen feststellen und schloß auf eine Abdichtung der Gefäße. LEHNER stellte zur Prüfung der entzündungshemmenden Wirkung des Calciums Versuche an Menschen an, in welchen das Calcium auf exogenem Wege durch intracutane Einspritzung und durch Iontophorese in die Haut gebracht wurde. Hierauf wurde in der so vorbehandelten Hautstelle eine urticariogene Substanz (Morphium, Serum usw.) eingespritzt. Es konnte eine Verminderung der Quaddel als auch des sie umgebenden hyperämischen Hofes gegenüber der Kontrollstelle beobachtet werden. Die entzündungshemmende Wirkung war bloß an den Stellen vorhanden, in welchen das Calcium appliziert wurde und dauerte vier Tage. Die Entzündungsbereitschaft der Haut gegenüber urticariogener Substanzen war nach intravenöser Calciuminjektion an der ganzen Hautoberfläche herabgesetzt, am ausgesprochensten 30 Minuten nach der Einspritzung. LEHNER ist der Ansicht, daß neben einer Gefäßpermeabilitätsänderung auch die Veränderung des Gewebes, dessen Quellungsdruck herabgesetzt wird, eine große Rolle spielt.

ENZO BIZZOZERO, der übrigens die Befunde von LEHNER nicht bestätigen konnte, stellte folgende Hypothese der Calciumwirkung auf: Calcium wirkt vorwiegend durch kleine Shocks im Blute und in den verschiedenen Geweben, die den Kranken allmählich seiner Eigentümlichkeit berauben, auf das Antigen zu reagieren, und die ihm so seine normale Sensibilität wiedergeben. Daneben kommt noch die verminderte Durchlässigkeit der Gefäßwand und Zellmembran, sowie die Wirkung auf das vegetative Nervensystem in Frage.

SANNICANDRO konnte bei intravenöser Verabreichung von Calcium keine erhöhten Blutwerte, wohl aber einen Anstieg der Diurese finden. Er führt die therapeutische Wirksamkeit des Calcium auf die Entwässerung der Gewebe zurück. Am besten wird diese Entwässerung durch Präparate mit hohem Harnstoffgehalt (z. B. Afenil) erreicht.

Bezüglich der Pharmakologie des Calciums sei noch auf die Untersuchungen von HEUBNER verwiesen, der bei Verwendung großer Dosen an Versuchstieren ein Krankheitsbild auftreten sah, das durch eigentümliche Gleichgewichtsstörungen und Ataxien gekennzeichnet ist und allmählich durch allgemeine Lähmung zum Tode führt. Das Krankheitsbild ist am Fleischfresser deutlicher ausgeprägt als am Kaninchen.

Weiters beobachtete HEUBNER, daß saures oder neutrales Natriumphosphat die tödliche Calciumdosis auf fast die Hälfte herabzusetzen imstande ist, wenn es kurz nach der Calciuminjektion eingespritzt wurde. Calciumphosphat wurde von HEUBNER für diese Wirkung verantwortlich gemacht. Nach HEUBNER ist ein wichtiger Teil der Calciumwirkung nicht dem freien Calciumion, sondern dem kolloidalen Calciumphosphat zuzuschreiben.

Wenn Calciumionen den Muskeln oder ihrer Zwischenflüssigkeit entzogen wird, steigt ihre Erregbarkeit. Umgekehrt setzt eine Vermehrung des Kalkgehaltes die neuromuskuläre Erregbarkeit herab, so daß Kalkzufuhr die pathologisch gesteigerte Erregbarkeit nervöser Gebilde (z. B. bei Tetanie) aufhebt. Nach FREUDENBERG und GYÖRGY besteht bei der Tetanie keine *absolute* Erniedrigung des Kalkbestandes, sondern eine Herabsetzung der Calciumionisierung. Eine Vermehrung der Calciumionen im Blute kann durch Salmiak (FREUDENBERG und GYÖRGY), durch saures Ammonphosphat (ADLERSBERG und PORGES) oder durch Salzsäure (SCHEER) erfolgen (cf. S. 24).

Andererseits zeigten HALDANE, HILL und LUCK, daß Calciumchlorid Acidose erzeugt, indem Bicarbonat sukzessive im Körper durch Chlorid ersetzt wird, so daß die Frage vorlag, ob die Dämpfung der neuromuskulären Übererregbarkeit durch Steigerung der Ca- oder H-Ionen zustande kommt. Aber auch für die entzündungshemmende „adstringierende Fernwirkung“ an Haut und Schleimhäuten und für die Gefäßdichtung nach Darreichung von Calcium war es fraglich, ob sie durch das Calciumion oder durch die Säure bedingt sei, zumal WIELAND und SCHÖN durch das acidotisch wirkende Ammoniumchlorid denselben Effekt wie durch Calciumchlorid erhielten. KÄTE FÜRST konnte ferner zeigen, daß Säurezufuhr ebenso entzündungswidrig wirkt wie Chlorcalciumgaben. In beiden Fällen konnte sie eine Abnahme des Bicarbonatgehaltes des Blutes feststellen, die dann eine Zunahme der verfügbaren Ca-Ionen verursachte. In beiden Fällen kommt es zu einer Verschiebung des Säurebasengleichgewichtes nach der sauren Seite.

Die *Kalktherapie*[1] wurde zur Behandlung der verschiedensten Dermatosen herangezogen. So gab es NOBL bei juckenden Hautkrankheiten, KAEWEL intravenös bei Hydroa aestivalis und Urticaria, STALKER bei Erythromelalgie, RASCH bei Parapsoriasis. KRITSCHEWSKI und POPOW behandelten die Hauttuberkulose mit intravenösen Einspritzungen von Calciumchlorid. KWIATKOWSKI hatte günstige Erfolge bei Ekzem und Dermatitis herpetiformis DUHRING. LAMPRONI empfahl Chlorcalcium, COPELLI rectale Einläufe einer Calcium-Gelatinelösung bei Ekzemen. SIEBEN erzielte bei der Behandlung der Purpura Erfolge, da seiner Ansicht nach neben der Erhöhung der Gerinnbarkeit des Blutes eine Einwirkung auf die Kolloide im Sinne einer Entquellung erfolgt. Von der Überlegung ausgehend, daß der Einfluß des Calciums auf die Kolloidmembran sich beziehe, wodurch die Erhöhung der kolloidalen Quellbarkeit und die größere Permeabilität zur Norm zurückgeführt werde, gab HÜBSCHMANN

[1] Wenn man von „Kalktherapie“ spricht, meint man die Calciumionen, welche die Durchlässigkeit vermindern und therapeutisch ausgenützt werden.

Calcium beim Bromoderma. Fuijta gab es bei anaphylaktischen Erkrankungen. Nach seinen Untersuchungen übt es einen ungünstigen Einfluß auf den bindenden Mechanismus des Komplementes aus, verursacht jedoch keine Zerstörung des Komplementes selbst. Giambelotti untersuchte die Veränderungen der Haut bei gleichzeitiger Feststellung des Harnsäure-, Glykose- und Chlorgehaltes des Blutes nach intravenöser Calciuminjektion: Die das physiologische Maß übersteigende Uricämie kehrt zu normalen Werten zurück, während sie bei normalem Befund unverändert bleibt. In gleicher Weise verhält sich die Glykämie. Die Chlorämie zeigt keine bestimmten Veränderungen. Gleichzeitig mit der Rückkehr der Glykämie und Uricämie zu normalen Werten erfolgt eine Besserung der Dermatose. Sirota empfahl die Acne vulgaris mit intravenösen Calciumeinspritzungen zu behandeln. Bizzozero erzielte zumeist gute Erfolge bei Ekzemen exsudativer Art. Bär hatte „frappante" günstige Wirkung mit Calcium „Sandoz" bei der Psorias arthropathica. Moncorps erzielte mit der Calciumtherapie bei akuten Formen der Urticaria und beim Quinckeschen Ödem gute, bei Hämorrhagie und chronischen Prozessen wechselnde Erfolge.

Dagegen konnte Thommen weder einen therapeutischen noch prophylaktischen Wert der Calciumtherapie bei Asthma, Heufieber, angioneurotischem Ödem und Urticaria finden.

Nach Luithlen ist die Calciumtherapie angezeigt bei *allen exsudativen, vorzugsweise akuten Prozessen.* Bei *chronischen Entzündungen,* bei denen Gewebsneubildungen und Gefäßveränderungen bestehen, ist *keine* Wirkung zu erwarten. Die akute exsudative Dermatitis, das Erythem und die Urticaria werden durch Kalkbehandlung ebenso günstig beeinflußt wie die Katarrhe der Schleimhaut.

Bei der intravenösen Einspritzung von Calciumpräparaten tritt ein eigentümliches Hitzegefühl auf. Ehrenwald stellte Untersuchungen über diese Wärmeparästhesien an. Versuche an Kranken mit peripheren Sensibilitätsstörungen ergaben, daß diese Wärmeparästhesien auch in solchen Gebieten auftraten, deren cerebrospinale sensible Versorgung aufgehoben war. Die Untersuchung spinaler Fälle lehrte, daß der Calciumeffekt weder auf die cerebrospinalen Systeme noch auf die antidrome Leitung motorischer Nervenfasern zurückgeführt werden kann. Adrenalin kann die Wärmeparästhesien subjektiv verstärken; steht doch Calcium in engen Zusammenhängen zum sympathischen System. Die Wärmeparästhesien können auch in solchen Gebieten auftreten, in denen eine relative Blockade durch eine spinale Erkrankung besteht. Die verschiedenen Ausbreitungsgebiete der Wärmeparästhesien resultieren aus der ungleichen Erregung peripherer, spinaler und corticaler Angriffspunkte.

Es muß noch eine Wirkung des Calciums besprochen werden, nämlich die *adstringierende Eigenschaft der Kalksalze.* Das Calciumion hat im Gegensatz zum kolloidlösenden Einfluß der Natriumionen eine kolloidverfestigende geloide Wirkung auf die Zellen (Schade). Diese Kolloidverfestigung betrifft namentlich die Plasmahaut der Zellen: die Zellmembran wird derber und weniger durchlässig. Wird Kalkwasser (Aqua calcis), das Calciumhydrooxyd zu ungefähr 0,15°/₀ in Wasser gelöst enthält, auf wunde und nässende Flächen appliziert, so verbindet sich das Calciumhydrooxyd mit Fettsäuren zu unlöslichen Seifen und verdrängt so die lipoiden Bestandteile der Gewebe. Durch die kohlensauren Salze des Sekretes wird Calciumcarbonat ausgefällt, das als feiner Niederschlag eine schützende Decke für das darunterliegende Gewebe bildet. Da es die bei der Entzündung auftretende lokale Acidose zu neutralisieren vermag, kann es in diesem Sinne als Antiphlogisticum verwendet und als solches überall dort herangezogen werden, wo ein saurer Umschlag kontraindiziert ist.

Zu gleichen Teilen mit Leinöl gemischt, wird es als Brandliniment therapeutisch herangezogen. Als Kühlpasta verwendet es Unna in folgender Zusammensetzung: Aq. calcis, Ol. lini āā 20,0, Creta alba, Zinci oxydat. āā 30,0.

Kalk wird entweder *innerlich* oder *intravenös* gegeben. Bei subcutaner Injektion kann es leicht zu Schorfbildung kommen. Die chemisch-pharmazeutische Industrie hat eine Menge Kalkpräparate auf den Markt geworfen, denen allen die oben beschriebene Wirkung in mehr minder ausgeprägtem Maße zukommt.

Von Nebenwirkungen sei die bei der Kalktherapie auftretende Obstipation erwähnt, die durch Einflußnahme auf das vegetative Nervensystem bedingt ist. Das bei intravenöser Einspritzung von Kalksalzen entstehende starke Hitzegefühl kann vermindert oder fast ganz vermieden werden, wenn man die Injektion sehr langsam vornimmt.

Atophan.

Eine ähnliche Wirkung wie Kalk entfaltet *Atophan* auf der Haut. Atophan ist eine 2-Phenylchinolin-4-carbonsäure.

```
       CH   COOH
CH ╱  ╲C╱  ╲ CH
  │    │    │
CH ╲  ╱C╲  ╱ C·C6H5
       CH   N
```

Es wird in Amerika *Cinchophen* genannt, das *Novatophan, Neocinchophen,* resp. *Tolysin.* Nach Dohrn und Nicolaier veranlassen die Chinolincarbonsäuren eine starke Steigerung der Harnsäureausscheidung. Bei Gichtkranken sollen mit diesem Mittel recht günstige Erfolge erzielt werden (Weintraud). Nach den Untersuchungen von Wiechowski handelt es sich dabei um ein Herablassen und Freimachen der im erkrankten Gewebe befindlichen Harnsäure, andererseits konnten Wiechowski und Starkenstein eine *entzündungshemmende, analgetische* und *antipyretische* Wirkung des Atophans feststellen. Nach Mendel lähmt es die Leukocyten und vermindert die eitrige Entzündung. Doch ist die *Entzündungshemmung* durch Atophan *anders* als die durch Calciumsalze bedingte zu erklären. Während durch Chlorcalciumgaben eine Abnahme des Bicarbonatgehaltes des Blutes erfolgt (K. Fürst), konnte Käte Fürst experimentell feststellen, daß bei der entzündungshemmenden Wirkung des Atophans das Kohlensäurebindungsvermögen des Blutes ungestört bleibt. Es kommt aber zu einer starken Erniedrigung der Hauttemperatur, die, ebenso wie die durch örtliche Abkühlung hervorgerufene, entzündungswidrig wirkt.

Für den Kaltblüter ist Atophan schon in geringen Mengen deutlich toxisch. Das Zentralnervensystem und besonders der nervöse Herzapparat wird gelähmt. Die Giftigkeit ist durch die Phenylgruppe bedingt, da die Cinchoninsäure (Chinolin-4-carbonsäure) nahezu völlig ungiftig ist (S. Fränkel). Der Hauptteil der pharmakologischen Wirkung des Atophans beruht nach den Versuchen von Ciusa und Luzzatto auf dem in α-Stellung befindlichen Phenylrest.

Luithlen empfahl die Atophantherapie außer als ätiologisches Mittel bei Ekzemen der Gichtkranken noch bei Entzündung der Haut, wobei bei Störungen des Purinstoffwechsels eher Atophan, bei den übrigen exsudativen Prozessen Kalk gegeben werden soll.

Luithlen beobachtete, daß bei Ekzem der Gichtkranken im Gefolge der auf Atophan eintretenden Harnsäureausscheidung Herpeseruption am Genitale und vorübergehende Verschlechterung der entzündlichen Hauterscheinungen auftraten, die er als Reizzustände durch die sich ausscheidende Harnsäure auffaßte. Frühwald empfahl die Atophantherapie bei Urticaria, Strophulus und Prurigo, und zwar gab er bei Erwachsenen 3—4 g täglich durch 3—4 Tage.

Antiphlogose vom Blute aus.

Es sei an dieser Stelle darauf verwiesen, daß einige zentralanalgetisch wirkende Substanzen eine *Antiphlogose vom Blute aus* bewirken. Auf Grund der Untersuchungen von Spiess sowie von Bruce kann der Entzündungsvorgang als Erregung des Entzündungsreflexbogens aufgefaßt werden. Er setzt sich aus der sensiblen Nervenendigung, aus der sensiblen Leitungsfaser und dem zugehörigen Blutgefäß zusammen. Der Angriffspunkt eines Entzündungsreizes kann einer oder mehrere dieser Abschnitte sein. Wie die Erregung sensibler Nerven auf dem Wege eines dem Axonreflexe analogen Reflexes eine Hyperämie erzeugt, bringt die Unterdrückung dieser Erregung das Auftreten einer Hyperämie oder diese selbst zum Schwinden. Eine Entzündung wird *nicht* zum Ausdruck kommen, wenn es gelingt, die vom Entzündungsherd ausgehenden, zentripetal in den sensiblen *Nerven* verlaufenden Reflexe z. B. durch *Anästhetica auszuschalten.* Die entzündungshemmende Wirkung der Kälte durch Auflegung von Eisbeuteln, bei der es aber dabei auch auf den zirkulationsverlangsamenden, gefäßverengernden und die Leukocyten lähmenden Einfluß niedriger Temperatur ankommt, hat dadurch eine Erklärung. Von den Anästheticis können nur die schwer- oder unlöslichen in Frage kommen. Ähnlich wie die Kälte hemmen auch die Streupuder die Entzündung.

Gestützt auf diese Untersuchungen konnte nun Januschke experimentell nachweisen, daß ähnlich wie die allgemeinen Narkotica die *partiellen Narkotica,* die analgetisch und antipyretisch wirkenden Substanzen *Morphin, Antipyrin* und *salicylsaures Natrium* wirken, und zwar trat die Wirkung auch dann ein, wenn diese Mittel nicht nur lokal appliziert, sondern auch wenn sie *intern* verabreicht wurden, wenn also die *Anästhesie vom Blutstrom aus* erfolgte. Das Studiumobjekt für diesen Vorgang war die durch Einträufeln von Senföl in die Bindehaut des Kaninchenauges hervorgerufene Entzündung.

Auf Grund dieser Ergebnisse verwendete Januschke das *Pyramidon* bei hartnäckigen Ekzemen der Kinder und Perutz das *Chinin* bei der Behandlung des Erysipels. Es ist bei dieser Behandlungsart zweckmäßig, diese Medikamente *in dosi refracta oft* zu verabreichen, um die Areflexie möglichst lange bestehen zu lassen.

Nathan und Stern untersuchten mit einer Mikromethode *quantitativ den Kalium- und Calciumgehalt der Haut.* Diese Autoren verwendeten wie Urbach ganz kleine Hautstückchen (30 mg); obwohl durch Gans und Packheiser, Gans und Schlossmann sowie Dähn histochemisch Mineralverschiebungen in der Haut nachgewiesen wurden, konnten quantitative Unterschiede bisher nicht festgestellt werden. Nathan und Stern konnten mit Hilfe ihres Verfahrens feststellen, daß bei der normalen Menschenhaut der Gehalt an

Kalium	200—300 mg%
Calcium	20—30 „

beträgt. Mit zunehmendem Alter steigt der Calciumgehalt der Haut.

Brown fand bei seinen Untersuchungen der getrockneten Menschenhaut an

Calcium . . .	34—59	mg%	(Durchschnitt	46 mg%
Kalium . . .	168—339	„	„	290 „
Magnesium .	20—38	„	„	30 „
Natrium. . .	298—400	„	„	360 „

Die Kaninchenhaut erwies sich Brown am kalkreichsten, die Hundehaut am kalkärmsten. Das meiste Natrium und Kalium enthielt die Menschenhaut, das wenigste die Kaninchenhaut.

Hayashi wies darauf hin, daß das Blut von Kaninchen weder bei verschiedener Ernährung noch bei Kalkzufuhr seine Wasserstoffionenkonzentration änderte ($p_H = 7{,}45$—$7{,}48$). Der p_H der Haut geht den Verhältnissen im Blute keineswegs parallel. Doch verstärkt jede Abweichung vom Normalwerte der Wasserstoffionenkonzentration, nach welcher Seite sie verschoben sein mag, die Empfindlichkeit der Haut. (Der p_H der Haut wurde nach dem Verfahren von MICHAELIS und KRAMSZTYK gemessen.) Als physiologischen Wert des Kaninchenhautgewebeextraktes ergab sich $p_H = 6{,}94 - 7{,}01$. Jede erhebliche Abweichung von diesem Wert führt zu einer Steigerung der Empfindlichkeit. Eine abnorme Verschiebung der Reaktion und des gegenseitigen Verhältnisses der fixen Alkalien in der Haut führt zu einer Zustandsänderung der intra- und intercellulären Gewebscolloide und folglich zu Insuffizienz der physiologischen Funktion der Zellen. Daher reagieren die Zellen des Hautgewebes gegen äußere Reize abwegig, d. h. auf diese Weise wird die Abnormität der Hautempfindlichkeit bedingt.

Bis zu einem gewissen Grade können wir durch *Ernährung* den Mineralstoffwechsel der Haut therapeutisch beeinflussen, indem wir im gegebenen Falle kalkreiche Nahrung (Milch, Käse) verordnen. Es sei an dieser Stelle hervorgehoben, daß gerade *die eiweißreichsten* Nahrungsmittel (Käse ausgenommen) die *kalkärmsten* sind. *Kuhmilchkäse*, sowie *Blattgemüse* sind am *kalkreichsten.* Der Umstand, daß man den Ernährungswert der Nahrungsmittel nach ihrem Gehalt an Eiweiß, Kohlehydrate und Fett bemißt, führt zu einer Unterschätzung der Blattgemüse, weil diese nur wenig Eiweiß und Fett und nur mäßig Kohlehydrate enthalten, aber in bezug auf die mineralischen Nährstoffe Kalk und Eisen stehen sie dem Fleisch und Brot weit voran (O. LÖW).

Kochsalz.

Über den Sulfat- und Phosphationengehalt der Haut wissen wir sehr wenig. Nach HEUBNER ist bei Hunden die entfettete, von Haaren nicht befreite Haut das phosphorärmste Organ.

Von den in der Haut *befindlichen Halogenen* kommt dem *Kochsalz* eine wichtige Rolle zu, da nach den Untersuchungen von WAHLGREN sowie von PADTBERG die Haut das wichtigste Chlordepot darstellt. Schon NENCKI und SCHOUMOW-SIMANOWSKY sowie BEREZKIN haben festgestellt, daß die Haut das chlorreichste Organ ist. Der Kochsalzgehalt der menschlichen Haut schwankt um 250 mg%, beträgt nach URBACH im Mittel 259,6 mg%. LEVA gibt 200—300 mg%, ROTHSTEIN 220—340 mg% an, SCHOLZ und HINKEL 110—273 mg%. Die Schwankungen sind demnach sehr groß (110—340 mg%).

Über Veranlassung von MAGNUS wurde die Frage, wo die Kochsalzspeicherung erfolgt und woher die Kochsalzabgabe an das Blut stattfindet, von WAHLGREN und nach dessen Tode von PADTBERG in Angriff genommen. Es wurde festgestellt, daß die Haut bis 77% des gesamten retinierten Chlors enthielt. Die Chloraufnahme erfolgte unabhängig vom Wassergehalt. Bei Chlorentzug wurde der Kochsalzverlust bis zu 90% von der Haut gedeckt. ROSEMANN bestätigte die Befunde von WAHLGREN und PADTBERG. Er fand in der Hundehaut bei normaler Ernährung 0,258% Cl und bei einem chlorreich ernährten Hund 0,314% Cl. ADLERSBERG und PERUTZ fanden bei Kaninchen, denen vor und nach dem Versuch Hautstückchen excidiert wurden, nach kochsalzreicher Ernährung (Kochsalz durch die Schlundsonde eingeführt) einen Anstieg von 407 auf 469 mg. Die Erhöhung betrug also 15%. Noch deutlicher erwies sich die Kochsalzverminderung der Haut, wenn die Tiere durch 3 Tage kochsalzarm ernährt wurden. Der Kochsalzgehalt der Haut war bei der Einstellungsdiät 473 mg, nach kochsalzarmer Diät 290 mg, was einem Verlust von 38% entspricht. Nach den Untersuchungen von URBACH erfolgt die Kochsalzspeicherung nicht nur im Stratum reticulare, sondern auch im Stratum papillare. Die Versuche von SAKATA, die unter Leitung von E. P. PICK ausgeführt wurden, gingen von der Beobachtung GRÜNWALDS aus, daß Diuretin selbst an chlorarm gefütterten Kaninchen nicht nur eine Wasserdiurese, sondern auch eine gesteigerte Chlorausscheidung veranlaßt. Im chronischen Diuretinversuch wurde durch SAKATA gezeigt, daß die Chlorverluste vor allem aus den Kochsalzdepots der Haut gedeckt wurden. Der Kochsalzgehalt der Haut der Diuretintiere war um etwa 42% gesunken. Zu erwähnen wären noch die Untersuchungen von FRANZ BUSCHKE, der fand, daß Hypophysin eine chloridausschwemmende Wirkung entfaltet. Diese Wirkung läßt sich durch Narkotica, die einen verschiedenen Angriffspunkt haben, beeinflussen: Chloreton hemmt die Wasser- und Salzdiurese, Paraldehyd steigert die Kochsalzdiurese wenig, und hemmt die Wasserausscheidung. Die Wirkung des Hypophysins auf die Kochsalz- und Wasserdiurese geht nicht immer miteinander parallel.

Während ROTHSTEIN bei seinen Untersuchungen von Nierenkranken feststellte, daß die Chlorretention der Haut parallel mit der Wasserretention geht,

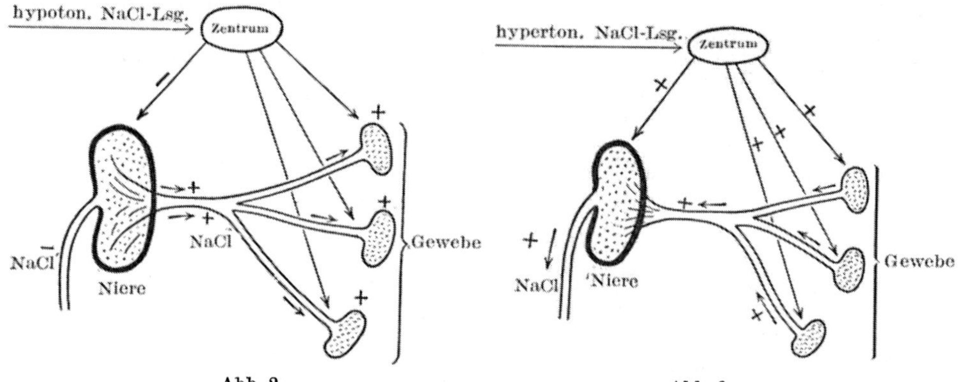

Abb. 2. Abb. 3.

Abb. 2 u. 3. Regulierung des Kochsalzstoffwechsels.
+ Vermehrung der Kochsalzausscheidung. — Hemmung.
[Aus ABE und SAKATA: Arch. f. exper. Path. **105** (1925).]

haben andere Autoren (klinisch LEWA, ferner WICHERT, JAKOWLEWA und POSPELOFF, tierexperimentell SAKATA) darauf hingewiesen, daß dieser Parallelismus kein gesetzmäßiger ist, sondern auf physikalisch-chemische Bedingungen zurückzuführen sei. URBACH ist der Meinung, daß beide Formen — Chlorretention ohne entsprechende Wasserretention (*retention chlorurée sèche* nach AMBARD und BEAUJARD), sowie Chlorretention mit gleichzeitiger Wasserretention — vorkommen. Auf Grund der Untersuchungen von KATSUMA ABE und SHUICHI SAKATA kann angenommen werden, daß auch der Kochsalzstoffwechsel einer zentralen Regulation unterliegt und daß diese „Kochsalzzentren" durch den NaCl-Gehalt des im Gehirn zirkulierenden Blutes beeinflußt werden. Nimmt er zu, so steigt einerseits die Kochsalzausschwemmung aus der Niere an, andererseits geben die Gewebe ihr NaCl in die Blutbahn ab, um seine rasche Ausscheidung durch die Niere zu bewirken (Abb. 2 u. 3). JUNGMANN und ERICH MEYER fanden, daß ein in der Gegend des visceralen Vaguskernes gesetzter Stich außer Polyurie eine Steigerung des Kochsalzgehaltes bewirkt. BRUGSCH, DRESEL und LEWY verlegen das Zentrum für die Salzausscheidung in die Formatio reticularis. Nach LESCHKE erzeugt der Zwischenhirnstich Hyperchlorämie. Nimmt aber der Kochsalzgehalt im Gehirnblut ab, so wird die Kochsalzausscheidung durch die Nieren gesperrt, wodurch sich der Blutkochsalzgehalt auf den normalen Schwellenwert hebt und den kochsalzarmen Geweben Salz zuführt, während der Harnkochsalzgehalt vorübergehend abnimmt. Das Kochsalzzentrum kann durch Einspritzungen hyper- oder hypotonischer Lösungen in die Blutbahn erregt werden. Es erfolgt eine Zunahme der Diurese und Sperrung oder Öffnung des Nierenfilters und Lockerung oder Festigung der Salzdepots in den Geweben (ABE und SAKATA).

In letzter Zeit wurde festgestellt, daß das Verhalten des Kochsalzes für die Pathogenese des *Pemphigus* von Bedeutung sei. CASSAET und MICHELEAU beobachteten 1906 im Harn von zwei Pemphiguskranken eine *verminderte Kochsalzausfuhr*, ein Befund, der 1910 von BAUMM bestätigt wurde. STÜMPKE beobachtete 1911 bei seinen Untersuchungen über die Störungen der Kochsalzausscheidung bei Pemphigus eine NaCl-Retention. Eine besonders starke NaCl-Retention wurde während der Eruptionsperiode gefunden.

Diese wichtigen Angaben wurden von KARTAMISCHEW, KÖNIGSTEIN und URBACH, KOBAYASHI, KRISTIC u. a. bestätigt.

KARTAMISCHEW stellte an der KREIBICHschen Klinik in Prag fest, daß beim pemphiguskranken Organismus eine *Ödembereitschaft* und vermehrte Quellungsfähigkeit bestehe. Zur Zeit des vollen Ausbruches findet eine beträchtliche Kochsalzretention statt, die mit eintretender Heilung allmählich verschwindet. Weiters fand KARTAMISCHEW, daß die Größe der NaCl-Retention prognostisch wichtig sei.

POKORNY und KARTAMISCHEW konnten auch bei der *Dermatitis herpetiformis Duhring* ebenfalls eine Ödembereitschaft nachweisen, doch war die Intensität der NaCl-Retention beim Duhring geringer als beim Pemphigus.

KOBAYASHI konnte bezüglich Pemphigus die überaus wichtigen Befunde von STÜMPKE bestätigen: Die Verminderung der Kochsalzausscheidung war proportional der Stärke der Hautveränderungen. Er konnte auch bei einem Falle von Dermatitis herpetiformis Duhring eine Verminderung der Kochsalzausscheidung finden.

KRISTIC sah ebenfalls beim Pemphigus foliaceus vegetans im Stadium der Eruption die höchste NaCl-Retention, die bei eintretender Besserung der Erkrankung einem normalen Kochsalzstoffwechsel Platz machte. Bei zwei Fällen von Pemphigus der Conjunctiva war keine NaCl - Retention festzustellen.

MOREINIS und MEDVEDEV fanden bei ihrem untersuchten Falle von Pemphigus vegetans eine Wasserretention und starke Retention der Chloride bei Hypofunktion der Niere.

Auch LESZCZYNSKY und BLATT konnten bei Bestimmung der „*Quaddelzeit*" nach MC CLURE und ALDRICH (siehe später) finden, daß die Kochsalzausscheidung mit der Quaddeldauer parallel verläuft.

Auch WEITGASSER konnte bei Pemphigus vegetans eine Kochsalzretention feststellen. BALBI und RAVALICO fanden eine Verminderung der Kochsalzausscheidung bei gewöhnlicher Kost und fassen die Kochsalzretention als ein Symptom des Pemphigus auf, der mit der Eiweißdestruktion einhergeht. Auch INOUYE beobachtete starke Störungen der Kochsalzausscheidung: ausgeschiedene Menge in 24 Stunden 6,2 g (9,0 g bei der Kontrollperson) und nach Belastung mit 10 g NaCl Ausscheidung von 8,2 g, während die Kontrollperson 18,3 g ausschied. POPEL empfahl die Kochsalzretention zur Frühdiagnose des Pemphigus. Bei der Dermatitis herpetiformis Duhring fanden STÜMPKE und SOIKA (bei 3 Fällen) vermehrte Harnsäure und vermehrten Kochsalzspiegel im Blute. PERUTZ und GUTTMANN fanden bei 2 Fällen von Dermatitis Duhring eine verkürzte Resorptionszeit einer intracutan gesetzten Kochsalzquaddel als

Ausdruck einer Störung des Salz-Wasserhaushaltes, während NADEL bei einem Fall eine normale Quaddelresorptionszeit fand.

Die Untersuchungen von KÖNIGSTEIN und URBACH ergaben folgendes: Zunächst fand KÖNIGSTEIN bei einer urämischen Patientin, die einen Blasenausschlag bekam, daß in der blasenfreien Haut histochemisch höhere NaCl-Werte waren als in der mit Blasen bedeckten, woraus er schloß, daß die Blasen der Haut die Möglichkeit haben, sich der hohen NaCl-Mengen zu entledigen. URBACH wies darauf hin, daß die NaCl-Retention nicht als Ursache, sondern als ein Symptom des Pemphigus aufzufassen sei. Die Ursache der Retention sei der immens gesteigerte Eiweißstoffwechsel beim Pemphigus.

Auf die wichtigste Rolle, welche das Kochsalz für die Pathogenese des Pemphigus und der DUHRINGschen Dermatose spielt, wiesen PERUTZ und GUTTMANN hin. Durch französische Autoren sowie ELIASCHEFF und namentlich durch die Untersuchungen von JADASSOHN und seiner Schule (SPITZER u. a.) wurde des öfteren darauf hingewiesen, daß sowohl perorale Darreichung von Jodkali oder Schilddrüsenextrakt (TAKEI) als auch eine Einreibung einer hochprozentigen Jodkalisalbe eine Blaseneruption zu veranlassen imstande sind. Gaben nun PERUTZ und GUTTMANN bei Kranken, die auf Zugabe von Jodkali mit Blaseneruptionen reagierten, reichlich Kochsalz, so war eine neuerliche Zufuhr von Jodkali nicht mehr imstande, Blasen zu provozieren.

Die Erklärung für die Jodüberempfindlichkeit bei der Dermatitis herpetiformis Duhring geht nach PERUTZ und GUTTMANN *nicht über den Weg einer hormonalen Beeinflussung*. Die diesbezüglich angestellten Untersuchungen von KLEPPER sind hierfür nicht beweisend, da eine Erhöhung des Grundumsatzes um $10^0/_0$, wie sie KLEPPER bei seinen Fällen fand, noch innerhalb der physiologischen Schwankungen liegt.

Viel eher dürften folgende Momente maßgebend sein: Vom chemischen Standpunkte aus betrachtet ist Jod imstande, das Brom und das Chlor, und Brom das Chlor aus seinen Sauerstoffverbindungen zu verdrängen. Dieser Vorgang der gegenseitigen Verdrängung der Halogene ist namentlich von v. NENCKI und SCHOUMOW-SIMANOWSKY bei ihren Untersuchungen über Brom-Chloranreicherung und -Ausscheidung studiert worden (RICHET darf als der eigentliche Anreger des Studiums der Beeinflussung des Chlorgehaltes im Organismus durch das Brom angesehen werden), deren wesentlichste Ergebnisse der Nachweis war, daß das Chlor im Organismus durch das Brom substituiert wird. Weitere Untersuchungen, namentlich durch v. WYSS, zeigten, daß die Bromwirkung nicht als ein direkter Einfluß dieses Stoffes auf den Organismus aufzufassen sei, sondern als *Chlorverarmung*: Die Kochsalzausscheidung stieg durch Bromzufuhr. Wenn auch durch die Untersuchungen von JANUSCHKE diese Befunde etwas eingeschränkt wurden, so können wir heute, wie dies auch BÜRGI betont, sagen, daß Brom imstande ist, das Chlor, wenigstens zum Teil, zu verdrängen. Ähnliche Verhältnisse dürften auch für das Jod bestehen.

Für den speziellen Fall der Dermatitis herpetiformis DUHRING ergibt sich, daß Joddosen eine Chlorverarmung der Chlordepots der Haut veranlassen. Für die Auffassung, daß die provokatorische Wirkung des Jods bei der DUHRINGschen Dermatose keine innersekretorisch bedingte Erscheinung sei, sondern auf Chlorverarmung des Gewebes zurückzuführen sei, spricht der Umstand, daß auch Brom einen ähnlichen, wenn auch schwächeren, reizenden Effekt wie das Jod auszulösen imstande ist (HOFFMANN, EISNER, NAEGELI u. a.).

Vom physikalisch-chemischen Standpunkt wäre noch zu bemerken, daß für die Quellungsvorgänge, wie SCHADE und seine Schule zeigen konnte, das Ionenmilieu von Wichtigkeit ist. Nicht nur die H- und OH-Ionen, sondern auch die im Gewebe befindlichen Salze sind für den Effekt der Quellung maßgebend. Nach den Untersuchungen namentlich von

F. HOFMEISTER, WO. PAULI, WO. OSTWALD ist der Anteil der Kationen verhältnismäßig gering. Die Hauptwirkung ist den Anionen zuzuschreiben. Die Anionen begünstigen nach vorliegender absteigender Reihenfolge die Quellung:

$$CNS > J > BR > NO_3 > ClO_3 > Cl.$$

Aus diesen Untersuchungen ist es ersichtlich, daß das Jodid viel stärker als das Chlorid die Quellung beeinflußt, so daß, wenn das Gewebe an Jodiden reicher ist, viel eher eine Quellung erfolgt als bei Chloridvermehrung.

Diese eben mitgeteilten Befunde lassen sich pharmakologisch verwerten, indem sie besonders für eine *Therapie* des Pemphigus und der Dermatitis herpetiformis Duhring herangezogen werden können. Da wir noch über die Ätiologie dieser Erkrankung völlig im unklaren sind, so werden wir bei dieser Dermatose den Versuch machen — außer durch das von STEIN angegebene *Plasmochin* vielleicht ätiotrop vorzugehen —, den gesteigerten Eiweißstoffwechsel zu beeinflussen, um durch eine Herabsetzung des Eiweißumsatzes auf eine Eiweißersparnis hinzuwirken. Von diesen Gesichtspunkten gingen URBACH sowie SCHREUS und ESSEN daran, den Pemphigus therapeutisch zu beeinflussen.

Was das Plasmochin anlangt, so empfahl es R. O. STEIN beim Pemphigus. Damit erzielten BUSCHKE, ITZIG und MONCORPS Erfolge. Auch bei einem Fall von Blaseneruption ohne sichere Diagnose sah ARZT durch Plasmochin eine Heilung auftreten. Dagegen wurden die Fälle von SCHERBER und OPPENHEIM durch die Plasmochintherapie nicht beeinflußt.

Meines Erachtens nach dürfte die *Plasmochin*wirkung doch noch eine andere Komponente haben, auf die bisher noch nicht hingewiesen wurde. Bekanntlich ist Plasmochin ein Chininersatzpräparat, ein Alkylaminomethoxychinolinsalz. Nun haben alle Untersuchungen übereinstimmend ergeben, daß die *Eiweißzersetzung durch Chinin gehemmt* wird, d. h. daß nach den Ergebnissen der Stickstoffbilanz weniger stickstoffhaltiges Material zersetzt wird als ohne Chinin (MEYER und GOTTLIEB). Es wäre daher anzunehmen, daß die von den meisten Autoren bestätigte Beeinflussung des Pemphigus durch Plasmochin nach R. O. STEIN nicht so sehr eine ätiotrope Therapie darstellt als *den Effekt einer Herabsetzung des Eiweißumsatzes.* Für diese Anschauung läßt sich auch die Beobachtung von ARZT heranziehen, der bei einer Blasenerkrankung (ohne sichere Diagnose) ein Aufhören der Blaseneruptionen durch Plasmochin sah. In diesem Sinne dürften auch die Erfolge der Chininbehandlung des Pemphigus zu erklären sein, die 1890 von MOSLER empfohlen wurde. LESZCZYNSKI gab Chinin intravenös. LEBEDEFF bestätigte die Angaben von LESZCZYNSKI.

URBACH empfiehlt zur Bekämpfung des gesteigerten Eiweißzerfalles „die natürliche Abwehrreaktion des Organismus die Kochsalzretention durch Salzgaben zu unterstützen", ferner bei reichlicher Kohlehydratnahrung Versuch einer Insulinbehandlung zwecks Eiweißansatz. Auch PERUTZ und GUTTMANN sahen durch große Dosen Kochsalz eine Besserung bei der DUHRINGschen Erkrankung.

SCHREUS und ESSEN trachten durch Röntgenbestrahlung der Ovarien, also durch endokrine Beeinflussung des Stoffwechsels, die Stoffwechselstörungen beim Pemphigus zu beheben.

Die Behandlung mit Kochsalz kann bei allen durch Jod bedingten Dermatosen versucht werden. LANCASTER empfahl die Kochsalzbehandlung beim Bromoderma.

Es sei hier anhangsweise noch die *kochsalzfreie Diätbehandlung nach* GERSON erwähnt. Die Akten über dieses Verfahren sind noch keineswegs geschlossen. Im Gegenteil. Es mögen daher nur die Meinungen jener Dermatologen wiedergegeben werden, welche ihre Ansichten in der Sitzung der *Nordwestdeutschen Dermatologen-Vereinigung* in *Hamburg* am 23. November 1929 mitteilten:

WICHMANN behandelte 13 Lupus-, Haut- und Schleimhauttuberkulose-Erkrankungen. 9 zeigten eine günstige Beeinflussung. Die Nachbesichtigung nach 3 Jahren zeigte, daß von den durch Diät günstig beeinflußten Fällen 4 Kranke ohne Rezidiv waren. BOMMER berichtete über 70 ausschließlich mit Diät behandelte Lupuskranke, deren Krankheitsherde zur Abheilung kamen. Lupusherde, die gegen Licht resistent geworden waren, heilten unter Diätbehandlung ab. Bei elephantiastischen Unterschenkeln beobachtete er schon nach einigen Tagen Rückgang der Schwellung. Ödem und venöse Stase schwanden unter dem Einfluß der Kost. Der Kochsalzentzug spielt eine wesentliche Rolle, da BOMMER schon nach geringer Kochsalzzufuhr Zunahme und Wiederaufflackern von Entzündungserscheinungen bei diätbehandelten Lupuskranken beobachtete. HERRMANNSDORFER sah bei ausschließlicher Diätbehandlung vollständige Heilung. Auch die Dauerhaftigkeit der Ergebnisse war sehr befriedigend. Er betont auch die Wichtigkeit des völligen Verzichtes auf Kochsalzzusatz zu den Speisen. Nach KRÖTZ wirkt die Diät auf den Säurebasenhaushalt im Sinne einer alkalisierenden Beeinflussung. Auch SAUERBRUCH spricht sich günstig aus. „An den günstigen Wirkungen der Diät unter all den Voraussetzungen, die an der Berliner chirurgischen Klinik eingehalten werden, ist kein Zweifel möglich. Es ist und bleibt ein Verdienst GERSONS, daß er die Anregung zu einer so vielversprechenden Behandlungsart einer unserer schlimmsten Volkskrankheiten gegeben hat.“

Wie eine perorale Kochsalzbelastung bei einer Gabe von 10—20 g NaCl beim Normalen verläuft, ist von einer Reihe von Autoren studiert worden (MEYER-BISCH). Der Vorgang spielt sich im allgemeinen in der Weise ab, daß mit der Kochsalzzugabe zunächst eine gewisse Menge Wasser im Körper zurückgehalten wird: man findet am Abend des Tages der Kochsalzaufnahme eine Zunahme des Körpergewichtes. Im Laufe des nächsten Tages wird meistens die Kochsalzzulage wieder ausgeschieden und gleichzeitig damit geht auch der Körpergewichtsanstieg, das ist das retinierte Wasser, wieder verloren (vgl. ÖHME).

Diese Befunde können uns die symptomatische Wirkung von Zufuhr größerer Mengen Kochsalz beim Pemphigus, bei der DUHRINGschen Erkrankung, bei Verbrennungen (PERUTZ und GUTTMANN) erklären.

Wir haben demnach einige Substanzen kennen gelernt, welche Kochsalz aus den Geweben entfernen können (Jod, Brom, Diuretin), und Kochsalz, das in größerer Menge gegeben, in der Haut abgelagert wird.

Kieselsäure.

Nach den Untersuchungen von H. SCHULZ erfolgt im Alter eine Abnahme des *Kieselsäure*gehaltes in allen Organen. So zeigte er, daß 1000 g Haut junger Leute 0,051 g, 1000 g Haut alter Leute nur 0,038 g Kieselsäure enthalten. Auf Grund dieser Untersuchungen schlug LUITHLEN die *Kieselsäuretherapie* bei Erkrankungen der alternden Haut (Pruritus senilis) vor, um einen Fehler in der chemischen Zusammensetzung auszugleichen.

Eine Reihe von Substanzen, die in der Volksmedizin gebräuchlich sind, enthalten Kieselsäure, z. B. das *Zinnkraut* (Equisetum arvenic.), das *Hohlzahnkraut* (Galeopsis), der *Vogelknöterich* (Podygonum aviculare). Einige von ihnen werden unter dem Namen LIEBERsche Brustkräuter oder BLANKENHEIMER-Tee als Volksmittel gegen *Lungentuberkulose* gegeben. FRÖHLICH und WASICKY verordnen diese drei Kräuter zu gleichen Teilen. KÜHN gibt Herb. equiseti 75,0, Herb. polygoni 150,0, Herb. Galeopsidi 50,0.

Von ganz ähnlichen Voraussetzungen ausgehend, hatte UHNA beim Pemphigus chronicus und Pemphigus foliaceus die *innere* Behandlung mit Kieselsäure empfohlen. Er verschrieb sie in Form von Pillen: Natr. silicic., Adipis lanae anhydr. āā 10,0, M. f. pill. Nr. 100. Consp. Terr. silic. Er empfiehlt, alle schweren Hautleiden, bei denen man Ursache hat, eine Festigung der Stachelschicht zu wünschen, äußerlich und innerlich mit Kieselsäure zu behandeln.

Löwe weist darauf hin, daß es nicht gleichgültig ist, in welcher Form die Kieselsäure verabreicht wird. Es kommen in der Hauptsache zwei Formen in Betracht. Zunächst die *echten molekularen* Lösungen der Kieselsäure und dann die fein *dispersen* Kieselsäuresolen. Die erste Form ist in den kieselsäurehaltigen Mineralquellen (Glashäger Mineralquelle u. a.) und in stark kieselsäurehaltigen Pflanzen vorhanden. Die zweite Form ist nicht leicht in die Gestalt eines für die Therapie brauchbaren Präparates zu bringen. Luithlen erwies sich die intravenöse Einverleibung von Natrium silicicum purissimum Merck 0,5—1,0—2,0 ccm einer 1%igen wässerigen Lösung als für die Behandlung der entsprechenden Dermatosen am zweckmäßigsten. Moretti erzielte günstige Erfolge beim essentiellen Pruritus. Malachowski empfahl auch die Kieselsäuretherapie.

Leo, Carnap und Hesse fanden, daß ein Synergismus zwischen Kieselsäure und Calcium besteht, indem die gleichzeitige Einverleibung von an sich unwirksamen Mengen beider Substanzen deutliche Entzündung hervorruft, wenn die Einverleibung an verschiedenen Körperstellen vorgenommen wird. Diese Befunde sind so zu erklären, daß bei Einverleibung an getrennten Stellen die Ausfällung beider Mittel nicht zustande kommt und so ihre Resorption und gleichsinnige Wirkung ermöglicht wird. Diese Autoren schlagen vor, die intravenöse Einverleibung von Kieselsäure mit der internen von Calcium zu kombinieren.

Von einer gesetzmäßigen pharmakologischen Beeinflussung des Mineralstoffwechsels der Haut wissen wir sehr wenig. Wir wissen nur, daß die Elektrolyte unentbehrliche Bestandteile des Organismus sind, für die das Liebigsche Gesetz des Minimums gilt, welches besagt, daß für den Stoffwechsel einer Zelle jeder einzelne Stoff für die bauliche Verwertung aller anderen miterforderlich ist, daß mithin die Menge jedes im Minimum vorhandenen Stoffes den Zellbau aus allen übrigen begrenzt. Daraus folgt ohne weiteres, daß Mangel oder gänzliches Fehlen auch nur *eines* dieser Stoffe Gedeihen und Wachstum des Organismus im ganzen oder in einzelnen seiner Teile hemmen muß (Meyer-Gottlieb).

Daß man durch entsprechende Nahrung, bzw. durch Ernährungsänderung den Stoffwechsel der Haut bis zu einem gewissen Grade zu beeinflussen imstande ist, haben die Untersuchungen Luithlens gezeigt. Die Kalk- und die Kieselsäurebehandlung sind Beispiele einer chemischen Substitutionstherapie.

Vitamine.

Es sei hier auf eine besondere Klasse von Nahrungsbeistoffen, die für das Gedeihen und Leben eine wichtige Rolle spielen, verwiesen, auf diejenigen Stoffe, die C. Funk als *Vitamine*[1] bezeichnet hat. Über die Bedeutung dieser Stoffe für die Dermatologie ist nichts Sicheres bekannt. Von einem Vitamin (C) wissen wir, daß sein Ausfall *Skorbut,* bei Säuglingen die Möller-Barlowsche Krankheit, Hautblutungen und lokale Ödeme verursacht. Ob die Pellagra in die Gruppe der Avitaminosen wie Beri-Beri, Skorbut u. a. einzureihen sei, erscheint nach den neuen Untersuchungen der *Illinois*-Kommission sowie nach dem überaus kritischen Sammelreferat von L. Merk sehr fraglich. Die alte

[1] Der Name Vitamine sollte ursprünglich ausdrücken, daß man es mit lebenswichtigen Aminen zu tun hat. Diese chemische Einteilung besteht nach den gegenwärtigen Untersuchungen nicht zu Recht. Doch hat sich der Name eingebürgert.

LOMBROSOsche Hypothese der schädlichen Maiswirkung ist kaum mehr aufrecht zu erhalten.

Vom pharmakologischen Standpunkte beansprucht das „*fettlösliche Vitamin*“, das sich in zwei Komponenten — das *antixerophthalmische, wachstumsfördernde Vitamin A* und das *antirachitische Vitamin D* — trennen läßt, erhöhtes Interesse. Das fettlösliche Vitamin ist besonders im Lebertran, im Eigelb, in der Butter, aber auch in vielen Pflanzenteilen enthalten. Nun machten amerikanische und englische Forscher (HESS, WEINSTOCK und HELMAN, STEENBOCK und BLACK, ROSENHEIM und WEBSTER) darauf aufmerksam, daß lipoidhaltige Nahrung durch *Belichtung mit kurzwelligen Strahlen* (275—300 $\mu\mu$) antirachitische Eigenschaften annimmt. In der lipoidhaltigen Nahrung ist eine Vorstufe des Vitamins, das *Provitamin*, enthalten, das durch die strahlende Energie zum Vitamin D aktiviert wird. Dieses *Provitamin* ist *unverseifbar* und gehört der *Sterinfraktion* (Cholesterin) an. Nun wurde durch POHL, WINDAUS und HESS u. a. festgestellt, daß das Sterin der Pilze, das *Ergosterin*, das z. B. aus Mutterkorn und Hefe isoliert wurde, eine *Vorstufe des antirachitischen Vitamins* darstellt und bei *Bestrahlung* mit ultraviolettem Licht in das *antirachitische Vitamin* übergeht. Tierexperimente (ROSENHEIM-WEBSTER) ergaben, daß bestrahltes Ergosterin in Tagesdosen von $^1/_{1000}$—$^1/_{10000}$ mg imstande ist, Rattenrachitis zu heilen. Auch bei der menschlichen Rachitis entfaltet das bestrahlte Ergosterin *Vigantol* eine ausgesprochen heilende Wirkung (GYÖRGY).

Es ist möglich, daß die „geradezu spezifische Wirkung, welche der Lebertran auf gewisse skrofulöse Prozesse ausübt“ (v. ZUMBUSCH), auf seinen Vitamingehalt zurückzuführen ist. Diesbezügliche, mit Vigantol ausgeführte Untersuchungen sind im Gange. Bei kachektischen Individuen tritt eine Besserung des Allgemeinbefindens und Gewichtszunahme auf. Ein Versuch, Vigantol bei kachektischen und tuberkulösen Erkrankungen der Haut zu geben, wäre sicherlich gerechtfertigt. So berichtete JACOBSEN über Ekzemheilung durch Vigantol. Auf die Beeinflussung des Cholesterinstoffwechsels und gewisser Immunphänomene bei Lues wiesen PERUTZ und ROSNER hin.

Bezüglich Wirkung des bestrahlten Ergosterins, also des Vitamins D, läßt sich sagen, daß es in kürzester Zeit auch schwere Formen florider Rachitis zur Heilung bringt, daß es bewirkt, daß der Nüchtern-Blutphosphor, der bei rachitischen Säuglingen vermindert ist, rasch normale und auch übernormale Werte erreicht. Ferner konnten bei normalen Tieren durch Verabreichung von bestrahltem Ergosterin in Mengen, welche die heilende Dosis um ein Vielfaches übertrafen, Vergiftungserscheinungen ausgelöst werden, die als Hypervitaminosen aufgefaßt wurden (PFANNENSTIEL, KREITMEIR und MOLL): Die Tiere zeigen Gewichtsabnahme und Durchfall, werden kachektisch und gehen zugrunde. Der Obduktionsbefund ergibt abnorme Verkalkungen in den Wänden der großen Gefäße, Nieren, Lungen und Muskeln. WARKANY und WARKANY und A. WASITZKY nehmen auf Grund ausführlicher experimenteller Untersuchungen als Grund letzterer Erscheinungen eine primäre Änderung des Phosphorstoffwechsels bei der D-Hypervitaminose an. So konnten sie beim Meerschweinchen 48 Stunden nach Vigantolverabreichung eine Erhöhung des Nüchternphosphors im Blute um 24% nachweisen. Beim Kaninchen fanden sie nach Einverleibung von 100 mg bestrahltem Ergosterin eine durchschnittliche Erhöhung des Phosphorwertes von 5,9 auf 9,1 mg%. Nach WARKANY ist die Hypervitaminose charakterisiert durch einen erhöhten Nüchternphosphor, durch eine steile phosphatämische Kurve und durch vermehrte Phosphorausscheidung. Das Blut hat ein erhöhtes „*Phosphatfassungsvermögen*“ (WARKANY): es hat in erhöhtem Maße sowohl die Fähigkeit, Phosphate aus dem Darm zu erfassen, als auch die resorbierten Phosphate im Blute zu halten. WARKANY bezeichnet das erhöhte Phosphatfassungsvermögen des Blutes als wichtigste Wirkung des bestrahlten Ergosterins. Die Veränderungen im Phosphorstoffwechsel, wie sie durch das D-Vitamin gesetzt werden, ziehen sekundär auch andere Stoffe in Mitleidenschaft. Vor allem den Kalkstoffwechsel. Dafür spricht die Tatsache, daß das bestrahlte Ergosterin auch auf die Tetanie und Osteomalacie heilend einwirkt. Bei den Hypervitaminosen kann man die abnormen Kalkablagerungen in den Gefäßen und Geweben auch durch die Hyperphosphatämie erklären. WARKANY meint, daß, so wie bei den Hypervitaminosen in erhöhtem Ausmaße Phosphor durch die Nieren ausgeschieden wird, auch mehr Phosphor in den Geweben abgelagert werden dürfte, das offenbar an Calcium gebunden wird.

Der Wasserstoffwechsel.

Der *Wassergehalt der Haut* ist für die Dermatologie von großer Bedeutung; wurde doch schon 1904 durch ENGELS gezeigt, daß die Haut die Fähigkeit hat, als *Wasserdepot* zu dienen, was in letzter Zeit durch die schönen Untersuchungen von KÖNIGSTEIN im Wiener pharmakologischen Institute E. P. PICKS bestätigt wurde. Der Wasserstoffwechsel steht in engem Zusammenhang mit dem Kochsalzstoffwechsel.

BECHHOLD sowie URBACH wiesen darauf hin, daß die älteren Angaben über den Wassergehalt der Haut (zwischen 31 und 73%) unrichtig sind. Wurde das Fettgewebe von der Cutis abpräpariert, so erhielt URBACH Wasserwerte, die in relativ engen Grenzen sich bewegten (61—65%). *Der Wassergehalt der Haut ist somit niedriger als der aller anderen Körperorgane* (70,8—78,9, VEIL) *mit Ausnahme des Skeletts* (URBACH). [Die Säuglings- und Kinderhaut ist physiologischerweise sehr wasserreich (nach KLOSE 81—82%).] Daß die Ernährung nicht nur einen großen Einfluß auf den Wassergehalt des Organismus, sondern auch auf den der Haut ausübt, wurde durch SAKATA gezeigt: Kaninchen, die feucht gefüttert wurden, hatten einen durchschnittlichen Wassergehalt der Haut von 72%; Kaninchen, die Trockenkost erhielten, 62,7%.

Unter pathologischen Verhältnissen kann eine reichliche Wasseransammlung in der Haut erfolgen.

Die Bindung des Wassers hängt mit dem physikalisch-chemischen Prozeß der *Quellung* zusammen. Nach der HOFMEISTERschen Definition wird als Imbibition oder Quellung die *Absorption einer Flüssigkeit seitens eines festen Körpers* bezeichnet, ohne daß in diesem festen Körper chemische Veränderungen stattfinden. Die Quellung ist von einer Gewichts- und meist auch von einer Volumsvermehrung begleitet.

Nicht jede Wasseraufnahme seitens eines festen Körpers ist eine Quellung. Die Aufsaugung von Wasser durch einen Schwamm ist z. B. noch keine Quellung. Das Wasser muß in viel innigere Beziehung zum quellbaren Material treten. Das Volumen des gequollenen Körpers ist *nicht* gleich dem Volumen des trockenen Körpers plus jenem der aufgenommenen Flüssigkeit, sondern kleiner. Bei der Quellung erfolgt demnach eine Volumkontraktion.

Die *Abgabe von Wasser* seitens eines gequollenen Körpers bezeichnet man als *Entquellung*. Der zeitliche Verlauf der Entquellung ist ein anderer als der zeitliche Verlauf der Quellung. Entquellung und Quellung sind nicht genau umkehrbare Vorgänge, wenn auch die Ausgangs- und Endpunkte identisch sind.

Man kann *drei Arten von Quellung* unterscheiden: a) eine poröse Masse nimmt in präexistierenden Hohlräumen, die mit der Außenwelt kommunizieren, Flüssigkeit auf, ohne ihre Form dabei zu ändern *(capillare Imbibition)*, b) eine poröse Masse nimmt in präexistierende, nach außen aber geschlossene Hohlräume Flüssigkeit auf: *endosmotische Imbibition*. Sie erfolgt bei allen organischen

Geweben, die aus von permeablen Membranen umgebenen Elementen bestehen. c) Eine porenlose homogene Masse absorbiert Flüssigkeit und vergrößert hierbei ihr Volumen: *molekulare Imbibition* (CASSUTO).

Damit eine Quellung stattfindet, ist das *Vorhandensein gewisser Beziehungen zwischen dem festen Körper und der Flüssigkeit* notwendig. So absorbiert Gelatine Wasser, aber keine anderen Flüssigkeiten, Kautschuk dagegen Schwefelkohlenstoff, Benzin, Chloroform und Kohlensäure.

Wenn eine Quellung erfolgt, kann die Menge der absorbierten Flüssigkeit ein gewisses *Maximum nicht überschreiten.* Der Quellungsvorgang strebt an, einen Gleichgewichtszustand zu erreichen.

Nach BECHHOLD bezeichnet man als *Quellbarkeit die maximale Aufnahmefähigkeit von Wasser,* ausgedrückt in $\frac{\text{W (Wassergewicht)}}{\text{T (Trockengewicht)}}$, als *Quellung Wassergehalt des Gels oder Organs,* ausgedrückt in $\frac{W}{T}$, und *Quellungsbreite,* die *größte Veränderung der Wasseraufnahmefähigkeit eines Organes* unter verschiedenen Bedingungen:

$$\frac{\text{W}_1 \text{ (maximales Wassergewicht)} - \text{W (minimales Wassergewicht)}}{\text{T}}$$

Die Quellungsbreite, also die maximale Verschiebung der normalen Quellung nach oben und unten ist nach BECHHOLD für das Skelett, für das Blut und für den Darm sehr gering, erreicht einen mittleren Wert bei den inneren Organen und steigt zu immer höheren Werten bei Haut, Muskeln und Nieren.

Da das Blut eine sehr geringe Quellungsbreite hat, so wird, wenn dem Organismus Wasser zugeführt wird, der Überschuß, der nicht durch die Drüsen und Nieren ausgeschieden wurde, an Muskel und Haut abgegeben. BECHHOLD vergleicht die Muskeln und die Haut mit einem Reservoir, das Blut mit einem starren Röhrensystem, aus dem ständig aus einer kleinen Öffnung bei genügendem Druck überschüssiges Wasser abfließt. Dieser Vorgang ist bedingt durch die verschiedene Quellungsbreite der Organkolloide. Jedem Organkolloid kommt eine bestimmte individuelle Quellbarkeit und eine bestimmte individuelle Quellungsbreite zu.

Nun können auch von außen Faktoren hinzukommen, die eine Änderung der Quellbarkeit veranlassen. Der Salzgehalt und der Säuregehalt resp. das Ionenmilieu sind mitbestimmend für die Quellung des Gewebes. Säurebildung in einem Organ erhöht dessen Quellbarkeit, Kalisalze vermehren die Quellung, Calciumsalze entwässern (WIDMARK).

Unter pathologischen Bedingungen kann die Quellbarkeit ganz abnorme Werte liefern: so findet man beim Fieber einen geringen Wassergehalt, wobei unter Bildung krystalloider Produkte Quellungsänderungen auftreten, die sich klinisch in Durst und Trockenheit der Haut dokumentieren.

Die *abnorm hohe Flüssigkeitsansammlung* in einem Gewebe oder einer Gewebsspalte bezeichnet man als *Ödem.* Durch die grundlegenden Untersuchungen des Amerikaners MARTIN H. FISCHER, fußend auf den Versuchen von JACQUES LÖB, wonach Froschmuskeln in sauren und alkalischen Lösungen stärker anschwollen als in neutralen Flüssigkeiten, mußte die alte Anschauung COHNHEIMS, daß ein Ödem entsteht, wenn infolge venöser Stauung die Differenz zwischen arteriellem und venösem Druck erhöht und die Widerstandsfähigkeit der Gefäßwände herabgesetzt ist, fallen gelassen werden und die Ursache des Ödems nicht mehr in die *Gefäße,* sondern in die *Gewebe* verlegt werden: Das *ödematöse Gewebe hat eine erhöhte Quellbarkeit der Organkolloide,* die Quellung wird durch Säuren bedingt, die infolge Störung der oxydativen Prozesse in einem Organ auftreten. Das grundlegende Experiment M. H. FISCHERS war folgendes: Er band einem Frosch das Hinterbein derart ab, daß eine Blutzirkulation darin nicht mehr stattfand. Wurden nun die Beine des Tieres ins Wasser getaucht, so schwoll die abgebundene Extremität derart an, daß sie nach 2—3 Tagen fast das Dreifache ihres Gewichtes aufwies. Wurde das abgebundene Bein abgeschnitten und ins Wasser getaucht, so schwoll es ebenfalls an, während es, wenn das Tier trocken gehalten wurde, auch eintrocknete.

Wiewohl die Säurehypothese FISCHERS eine lebhafte Kritik hervorrief und zu weiteren experimentellen Untersuchungen Veranlassung gab, auf die hier nicht näher eingegangen werden soll, bleibt doch der Grundgedanke, der *Verlegung des Quellungsvorganges in die Gewebe* bestehen. Der Vorgang, namentlich des entzündlichen Ödems, ist mannigfach und äußerst kompliziert.

Für die Entstehung der Ödeme spielt die *Ödembereitschaft* des Gewebes eine wichtige Rolle, wie dies durch neuere Untersuchungen gezeigt wurde.

So berichteten MC CLURE und ALDRICH, daß eine Quaddel von 0,2 ccm einer 0,8$^0/_0$igen Kochsalzlösung bei Kindern mit Ödem schneller verschwindet als bei normalen. Die Stärke des Ödems ist umgekehrt proportional der Zeit bis zum Verschwinden der Quaddel. Bei steigendem Ödem ging die Verminderung dieser Resorptionsdauer den klinischen Erscheinungen des zunehmenden Ödems um einige Tage voraus. Da die von MC CLURE und ALDRICH untersuchten Fälle meist Folgezustände infektiöser Erkrankungen betrafen, nahmen diese Autoren an, daß eine allgemeine Intoxikation diese Gewebsveränderung im Sinne einer erhöhten *Wassergier* bedinge. BAKER konnte diese Befunde bestätigen und feststellen, daß die Verminderung der Resorptionsdauer der Quaddel mit der Schwere der Intoxikation parallel geht (s. später S. 111).

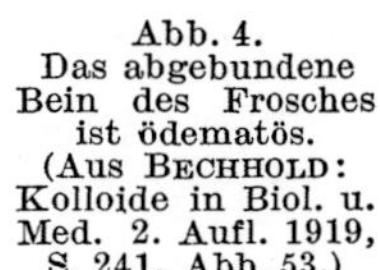

Abb. 4. Das abgebundene Bein des Frosches ist ödematös. (Aus BECHHOLD: Kolloide in Biol. u. Med. 2. Aufl. 1919, S. 241, Abb. 53.)

Die MC CLURE-ALDRICHsche Methode der Beobachtung der Resorptionszeit einer intracutan angelegten Kochsalzquaddel ist, wie später noch auseinandergesetzt werden soll, ein empfindliches Reagens auf Verschiebungen und Veränderungen des Wasserhaushaltes der Haut. Ganz besonders ist sie zur Aufdeckung von *Präödemen* geeignet. So konnten ADLERSBERG und PERUTZ experimentell bei Kaninchen durch kochsalzreiche Ernährung einen Zustand schaffen, der dem menschlichen Präödem entsprach: Vermehrter Kochsalzgehalt des Blutes, begleitet von einer Hydrämie, erhöhter Kochsalzgehalt der Haut. Bei diesen Kaninchen war die Resorptionszeit einer intracutanen Kochsalzquaddel wesentlich kürzer als vorher bei normaler Einstellungskost.

Das vom Gewebe aufgenommene Wasser kann leicht wieder dem Gewebe entzogen werden. So konnten PERUTZ und GUTTMANN zeigen, daß die Resorptionszeit einer intracutanen Kochsalzquaddel bei Psoriatikern wesentlich verkürzt war. Wurden nun statt Kochsalz hydrophile Kolloide (Aolan, Caseosan) eingespritzt, so vergrößerte sich diese Quaddel um das zwei- bis dreifache. Die Einspritzung eines hydrophoben Kolloides dagegen verhielt sich wie die Injektion einer physiologischen Kochsalzlösung.

Interessante Ergebnisse förderten die Befunde, welche URBACH mit Hilfe der von ihm angegebenen Stanzmethode erhielt. Der Wassergehalt der Haut, in Prozenten angegeben, ergab folgende Werte, wobei er das Stratum papillare plus reticulare der Cutis ohne subcutanes Fettgewebe untersuchte:

beim Säugling	beim Erwachsenen	beim Greis
81—82%	62—67%	72—74%

Die URBACHschen Zahlen stimmen sowohl mit den Angaben KLOSES überein, der in der Haut eines normalen Säuglings 81,37% Wasser fand, als auch mit den Daten von BÜRGER und SCHLOMKA, die vom Säuglingsalter bis zum 60. Lebensjahre eine stete Abnahme des Hautwassers fanden. Nach BÜRGER und SCHLOMKA ist die Zunahme des Wassergehaltes der Greisenhaut eine durch Altersstörung bedingte sekundäre Wasserretention, welche die primäre Austrocknung überdeckt.

Bei pathologischen Fällen fand URBACH eine *Histohydrie* nicht nur bei *akut entzündlichen Dermatosen*, sondern auch in der *ichthyotischen, sklerodermatisch-narbigen* und *atrophischen* Haut der Dermatitis atrophicans. URBACH führt diesen Befund auf eine physikalisch-chemische Störung des Wasserbindungsvermögens der Hautkolloide zurück. Bei ovarieller Adipositas ist der Wasserreichtum der Cutis, bei der Akromegalie jener des subcutanen Fettgewebes sehr hoch (URBACH).

Wassergehalt in Prozenten. (Nach URBACH.)

	Cutis (Stratum papillare + reticulare)	Subcutanes Fettgewebe
Normaler Erwachsener	62—67	11—20
Akutes Ekzem	80,3	61,9
Erythrodermie	75,2	—
Erysipel	76,1	51,9
Psoriasis	77,4	55,2
Ichthyosis congenita	71,7	16,1
Sklerodermie	71,3	33,1
Dermatitis atrophicans (atrophisches Stadium)	80,2	43,1
Dermatitis atrophicans (entzündliches Stadium)	77,9	31,7
Adipositas	70—72	11—26
Akromegalie	67,1	49,2
Diabetes insipidus	62,9	—

Ein Vergleich des Wassergehaltes der erkrankten und klinisch gesunden Haut ergibt nachstehende Tabelle von URBACH:

	Wassergehalt	
	der Cutis	des subcutanen Fettgewebes
Ekzematöse Hautpartie	80,3	61,9
Normale Hautpartie	75,7	21,4
Erysipelatöse Hautpartie	76,2	51,9
Normale Hautpartie	64,7	18,4

URBACH schließt daraus, daß beim Ekzem auch die klinisch normale Haut präödematös ist. NATHAN und STERN, die sich auch mit dieser Frage eingehend beschäftigten, fanden den Wassergehalt 65,3—70,6% und geben als Mittelwert 68,7% an.

Diese hier genauer wiedergegebenen Versuche URBACHS sind äußerst wertvoll und erschließen neue Aussichten für die Physiologie und Pathologie der Haut[1].

URBACH konnte zunächst feststellen, daß die VEILschen Angaben ebenso wie die Zahlen von BISCHOFF, VOLKMANN, OHLMÜLLER u. a., die den Wassergehalt der Haut zwischen 31 und 73% schwankend annahmen, nicht zu verwerten seien. Schon BECHHOLD hat in seiner tabellarischen Zusammenstellung über den Wassergehalt verschiedener Organe des Menschen die Zahlen für die Haut weggelassen, da die verschiedenen Autoren (BECHHOLD schreibt 31,9—73,9%) teils den Wassergehalt der fettfreien, teils den der fetthaltigen Haut verschiedentlich angaben. Um einheitliche Befunde herzustellen, untersuchte URBACH *nur* den Wassergehalt des *Stratum papillare plus reticulare der Cutis ohne das subcutane Fettgewebe*. Seine Zahlen schwanken in der Breite von 5%. Andererseits fand BROWN, der ein möglichst gleichmäßig vorbereitetes Hautmaterial ohne Subcutis untersuchte, Schwankungen zwischen 56,4—71,7%. Wenn wir nun die Tabelle auf S. 48 betrachten, so sehen wir eigentlich nur beim Ekzem, bei der Psoriasis und bei der Dermatitis atrophicans Werte, die die normale Breite von ± 5 und die jeder chemischen Methode anhaftenden Fehlergrenze überschreiten. Der Wassergehalt der Cutis bei der Erythrodermie, Ichthyosis, Sklerodermie, bei der Adipositas, Akromegalie und beim Diabetes schwankt innerhalb der physiologischen Fehlergrenze, so daß nach URBACHS Befunden eine *Histohydrie* eigentlich *nur beim akuten Ekzem*, bei *Psoriasis* und bei *der atrophierenden Dermatitis sicher vorliegt*, beim Erysipel wahrscheinlich ist. Auffallend ist der Wassergehalt der Cutis sowohl wie der des subcutanen Fettgewebes bei der Dermatitis atrophicans. Die Werte nähern sich den Befunden bei der Greisenhaut. Wir können demnach nur beim akuten Ekzem, bei der Psoriasis und bei der atrophierenden Dermatitis von sicheren Störungen im Wasserhaushalt der Haut sprechen. Bei den übrigen Dermatosen sind die Schwankungen derart gering, daß sie als pathologische Befunde kaum verwertet werden können und als physiologische Schwankungen angesehen werden müssen.

Bezüglich Wasserhaushalt hat die Haut zwei Aufgaben zu erfüllen: sie ist ein Wasserdepot, das bei Wasserbedarf entleert, bei Wasserüberfluß gefüllt wird und zweitens ist sie ein Wasserausscheidungsorgan.

ENGELS konnte zeigen, daß nach intravenöser Zufuhr von großen Wassermengen $^1/_6$ des zurückgehaltenen Wassers *in der Haut deponiert* wurde. Weiters zeigte SAKATA, wie schon bei der Besprechung des Kochsalzstoffwechsels erwähnt wurde, daß die Haut das für die Diurese benötigte Wasser liefere. *Der Wasserverlust wird an erster Stelle von der Haut gedeckt.* Ähnliche Versuche machte KÖNIGSTEIN: 7 Tage lang hungernde und durstende Meerschweinchen verloren durchschnittlich 9% Wasser aus der Haut.

Der Wasserwechsel in der Haut unterliegt hormonalen und nervösen Einflüssen und kann durch Medikamente geregelt werden.

---

[1] Leider sind die Befunde PULAYS, der sich vor URBACH mit der Stoffwechselpathologie bei Hautkrankheiten beschäftigte, nicht zu verwerten, da seine Normalzahlen für Blutharnsäure, Blutcholesterin, Blutkalk und Blutzucker unrichtig sind, so daß URBACH, der auf die widersprechenden PULAYschen Ergebnisse als erster hinwies, zu dem Ergebnisse kam, daß die auf ihnen aufgebauten Theorien und Konklusionen hinfällig sind. Ebenso lehnt BR. BLOCH die PULAYschen Ergebnisse ab, bei der kritischen Besprechung der PULAYschen Monographie „Stoffwechsel und Haut". Auch STÜMPKE und SOIKA wenden sich gegen die PULAYschen Befunde. Aus diesen Gründen konnten die PULAYschen Angaben, so wünschenswert es auch war, die dermatologischen Fragen vom physiologisch-chemischen Standpunkte zu betrachten, hier nicht verwertet werden. Es war daher sehr zu begrüßen, daß URBACH daran ging, auf exakter und breiter Grundlage die physiologische und pathologische Chemie der Haut zu bearbeiten.

EPPINGER wies als erster in systematisch-experimentellen Arbeiten auf die Bedeutung des *Schilddrüsenhormons* für den Wasserstoffwechsel hin: Thyreoprive Tiere und myxomatöse Menschen nehmen das ihnen zugeführte Wasser gierig auf und halten es im Bindegewebe der Haut schwammartig fest. Infolge der beim Hypothyreoidismus bestehenden trägen Zelltätigkeit ist auch der Kochsalz- und Wasserstoffwechsel viel träger. Wird nun Schilddrüsensubstanz gegeben, so bewirkt sie, daß durch ihren „belebenden Einfluß auf dieses Schwammorgan" ein lebhafterer Austausch zwischen Gewebsflüssigkeit und Blutplasma erfolgt. Dies erklärt die diuretische Wirkung der Schilddrüsenpräparate.

Auch Thyroxin, das wirksame Prinzip der Schilddrüse, entfaltet eine mächtige Diurese (HILDEBRANDT).

KÖNIGSTEIN untersuchte das Verhalten der Haut in chemischer und physiologischer Beziehung nach experimenteller Entfernung der Schilddrüse. Die Versuche, die an Meerschweinchen vorgenommen wurden, ergaben, daß die Wasserwerte in der Cutis in einer beträchtlichen Anzahl der Fälle unter die Norm sinken, während in der Subcutis auf Kosten des geschwundenen Fettes eine relative Wasseranreicherung stattfindet. Die Kurven der Wasser- und Kochsalzwerte verlaufen im allgemeinen parallel. Die Quellungsfähigkeit der Haut thyreoidektomierter Tiere ist in verdünnter Salzsäure wesentlich erhöht, während Natronlauge gegenüber den Kontrolltieren keinen Unterschied bewirkt. ANDREAS POPPER fand auch eine *erhöhte Säurequellung* der Haut thyreoidektomierter Tiere. Die Gewichtszunahme der Hautstückchen in $n/_{10}$ Salzsäure betrug im Durchschnitt bei Normaltieren + 138%, bei thyreoidektomierten + 213%. Die Erhöhung der Quellbarkeit konnte auch an ein- und demselben Kaninchen mittels Hautexcision vor und nach der Thyreoidektomie festgestellt werden.

Nach den neueren Untersuchungen von KÖNIGSTEIN scheint den *Epithelkörperchen* eine wichtige Rolle für Wasserstoffwechsel der Haut zuzukommen.

Auch das Hormon der *Nebenniere* dürfte einen Einfluß auf den Wasserhaushalt ausüben. Adrenalin bewirkt einen Wasserentzug aus den Geweben, an denen wahrscheinlich auch die Haut mitbeteiligt ist (BILLIGHEIMER).

Bei *ovarieller* und hypophysär-ovarieller Fettsucht ist nach URBACH das Hautwasser vermehrt. Nach VEIL und BOHN üben Eierstockpräparate eine wasserretinierende Wirkung gelegentlich aus.

Recht kompliziert gestalten sich die Beziehungen der *Hypophyse* zum Wasserstoffwechsel. Die Gesamthypophyse ist auf Grund von Exstirpationsversuchen als unbedingt lebenswichtiges Organ anzusehen. Total hypophysektomierte Tiere gehen an einer *Kachexie hypophysepriva* zugrunde, die mit der SIMMONSschen Krankheit des Menschen in Parallele zu setzen ist. Vorderlappenerkrankungen machen als Ausdruck einer prähypophysären Wachstumssteigerung den Riesenwuchs und die *Akromegalie*, andererseits bei Hypofunktion des Vorderlappens gewisse Formen von *Zwergwuchs* und als Gegenstück zur Akromegalie die von BRUGSCH beschriebene *Mikro-Akromegalie.* ZONDEK und ASCHHEIM sowie PH. SMITH konnten durch Implantation von frischen Hypophysenvorderlappen bei ihren Versuchstieren vorzeitige Brunsterscheinungen, blutgefüllte Follikel in den Ovarien und Corpora lutea feststellen. BIEDL sieht in der Pars intermedia, im Gegensatz zu anderen Autoren, die Produktionsstärke des „*Pituitrin*". In jüngster Zeit haben O. KAMM, T. B. ALDRICH, GROTE, ROWE und BUGBEE aus dem Hypophysenhinterlappen zwei wirksame Stoffe isoliert, von denen der eine, *β-Hypophamine* nur blutdruckerhöhende, die andere (*α-Hypophamine*) Uteruskontraktionswirkung zeigt. Beide Substanzen haben basischen Charakter und sind vermutlich Amine. Während das Hypophysenvorderlappenhormon im

Blut zirkuliert, im Harn ausgeschieden wird und während der Gravidität im Urin vermehrt ist, zirkuliert das Pituitrin nicht im Blut und wird nicht im Harn ausgeschieden. Nach den Untersuchungen von SQUIER und WERTHEIMER findet keine Sekretion von Vorderlappenprodukten in den Liquor cerebrospinalis statt. Dagegen wandert das Pituitrin durch die Spalten des Binde- und Stützgewebes der Neurohypophyse und des Hypophysenstiels zu seinem Bestimmungsort, dem nervösen Stoffwechselzentrum, der Regio subthalamica und ist im Liquor der Zysterne nachweisbar. Wie die Erkrankungen des Hypophysenvorderlappens beim Menschen typische Krankheitsbilder auslösen, so kennen wir bei Funktionsstörungen des Hypophysenhinterlappens Erkrankungen, von denen auf die *Dystrophia adiposo-genitalis* und auf den *Diabetes insipidus* verwiesen sei. Es war das Verdienst von SCHÄFER und OLIVER, die starke pharmakologische Wirksamkeit von Hypophysenextrakten (1894) erkannt zu haben. Die diuretische Wirkung am *narkotisierten* Tiere wurde von MAGNUS und SCHÄFFER und SCHÄFER und HERING 1891, die antidiuretische Wirkung beim Menschen von VAN DEN VELDEN sowie FASINI gefunden (1913). 1906 beobachtete DALE, daß Hypophysenextrakte den Uterus stark erregen, 1910 SCOTT und OTT die Förderung der Milchsekretion; 1921 und 1922 fanden SPRINGLE sowie HOGBEN und WINTON, daß Hypophysenhinterlappenextrakte auf den Farbwechsel der Amphibien von bestimmendem Einfluß sind. Bezüglich Pharmakologie und Physiologie des Hypophysenhinterlappens sei auf die zusammenfassende kritische Darstellung von TRENDELENBURG verwiesen.

Pituitrin macht experimentell eine Steigerung des Gesamtumsatzes unter Erhöhung des respiratorischen Quotienten und einen Blutzuckeranstieg. RAAB zeigte durch Versuche an Hunden, daß das Neutralfett sich unter Pituitrin senkt. Er nimmt zur Erklärung dieser Erscheinung eine Wirkung des Pituitrins auf die Leber über den Weg des Sympathicus vom Tuber cinereum aus an.

Pituitrin verursacht eine Blutdrucksteigerung (OLIVER und SCHÄFER), die auf einer in den Gefäßwänden angreifenden Verengerung beruht. Sie dauert länger wie die durch Adrenalin bewirkte, ergreift aber im Gegensatz zum Adrenalin auch die Coronargefäße des Herzens (MORAWITZ und ZAHN). Die Haut- und Muskelgefäße werden nach den Untersuchungen von RISCHBIETER verengt, die Nierengefäße erweitert (MAGNUS und SCHÄFER).

Ferner ist der *Hinterlappen der Hypophyse* von Bedeutung für den Quellungszustand der Gewebskolloide und für den Wasserhaushalt, so daß VAN DEN VELDEN therapeutisch *die Diuresehemmung durch Pituitrinpräparate* beim Diabetes insipidus empfahl. Die Hemmung der Diurese kann so stark sein, daß ein mittelgroßer Hund nach subcutaner Injektion von 0,2—0,3 mg eines guten Pituitrinpräparates nach Zufuhr größerer Wassermengen per os unter dem schweren Krankheitsbilde der „Wasservergiftung" erkrankt.

Ursprünglich waren die Angaben über die Beziehungen des Pituitrins zum Wasserhaushalt sehr widersprechend. So fand man in den Versuchen an der überlebenden Froschniere teils unter Zunahme des Durchflusses eine starke Diurese (HARTWICH), teils unter Gefäßverengerung Oligurie (NOGUCHI), am ganzen Frosch fanden OEHME, BRUNN, FROMHERZ keine sichere Wirkung, dagegen eine ausgesprochene extrarenale Beeinflussung des Wasserhaushaltes. Aus den älteren am Säugetier vorgenommenen Versuchen schloß man zunächst auf eine diuresefördernde Wirkung (MAGNUS u. SCHÄFER u. a.). Da fand VAN DER VELDEN an gesunden Menschen und an Kranken mit Diabetes insipidus eine langanhaltende Hemmung der Diurese, ein Befund, der von einer Reihe von Nachuntersuchern bestätigt wurde. Inzwischen wurde auch tierexperimentell diese Diuresehemmung festgestellt. Der Grund, warum dies anfangs nicht erkannt wurde, war, daß man an narkotisierten Tieren Versuche vornahm.

Die diuresehemmende Wirkung des Pituitrins kann durch Kochsalzzusatz wesentlich abgeschwächt werden (MOLITOR und E. P. PICK, BRUNN, PENTIMALLI), mit Coffein (MACKERSIE, MOLITOR und E. P. PICK), Harnstoff, aber nicht mit reinem Wasser (MOLITOR und E. P. PICK) durchbrochen werden. Pituitrin wirkt auf die Euphyllindiurese antagonistisch (FRANK).

Bezüglich des Mechanismus der Diuresehemmung stehen sich zwei Ansichten gegenüber: Ein Teil der Autoren nimmt einen *renalen*, also *nicht die Gewebe, sondern die Niere* betreffenden Effekt an, z. B. ÖHME, BAUER und ASCHNER, FROMHERZ, LEBERMANN u. a., ein anderer Teil spricht von einer *primären Beeinflussung des Gewebswasserbestandes* (VEIL, MEYER und MEYER-BISCH). MOLITOR und E. P. PICK wiesen nach, daß eine Nieren*gefäß*wirkung des Pituitrins als Ursache der Diuresehemmung *nicht* in Betracht kommt, da sie, wie erwähnt, weder durch Wasserzufuhr noch durch gefäßerweiternde Mittel (Nitrite, Coffein u. a.), wohl aber durch osmotisch wirkende Gewebsdiuretica (Harnstoff, Traubenzucker, Kochsalz) durchbrochen werden kann. Für einen extrarenalen Angriffspunkt sprechen die Froschversuche von BRUNN, die Untersuchungen von FRÖHLICH und ZAK (Hemmung des Austrittes von Farbstoffen aus der Blutbahn), die exsudationshemmenden Befunde von SAXL und DONATH, sowie von DONATH und TANNE. Auch RAAB brachte durch seine Versuchsergebnisse weitere Belege für die nierensperrende Wirkung des Pituitrins. Mit Hilfe der Beobachtung der Quaddelresorptionszeit konnten ADLERSBERG und PERUTZ einen *in die Gewebe* zu verlegenden Angriffspunkt des Pituitrins feststellen. Die Versuche an kochsalzreich genährten Kaninchen, bei denen ADLERSBERG und PERUTZ durch Pituitrin keinen Einfluß auf die Quaddelresorptionszeit fanden, sprachen im Sinne von MOLITOR und E.P. PICK. Ferner konnten ADLERSBERG und PERUTZ beobachten, daß Theophyllin die resorptionsbeschleunigende Wirkung des Pituitrins aufhebt, was in Einklang mit den früher erwähnten Befunden von FRANK steht.

Mit der diuresehemmenden Wirkung des Pituitrins geht eine *Steigerung der molaren Konzentration des Harnes* einher. Der Kochsalzgehalt des Harnes geht stark in die Höhe (VEIL, FRANK, FROMHERZ, FREY und KUMPIESS, MIURA, BIJLSMA u. a.). Auch das chlorarm genährte Tier wird durch Pituitrin zu einer Chlorabgabe in den Harn gezwungen (FROMHERZ).

Der Angriffspunkt der *Pituitrin*präparate ist demnach hauptsächlich in die *Gewebe* zu verlegen (MOLITOR und E. P. PICK). Auch beim Menschen erfolgt durch Injektion von Hypophysenextrakten eine *Hemmung der Diurese*. Experimentell erfolgt die Diuresehemmung durch Pituitrin nur in *wachem* Zustand. MOLITOR und E. P. PICK konnten zeigen, daß durch eine Paraldehydnarkose der Wasserwechsel derart beeinflußt wird, daß Hypophysenpräparate nicht mehr die normalerweise verursachte Diuresehemmung hervorbringen können. Auch durch operative Entfernung des Großhirns konnten MOLITOR und E. P. PICK experimentell denselben Effekt erzielen. Während Pituitrin bei tiefer Paraldehydnarkose die Diurese nicht hemmt, bleibt seine hemmende Wirkung bei der Chloretonnarkose unverändert weiter bestehen. Aus diesen Befunden schlossen MOLITOR und E. P. PICK auf eine *zentrale Regulation* des Wasserwechsels. Das „Wasserzentrum" steht unter dem dämpfenden Einfluß des Großhirns. Entfällt dieser, so wird es übererregt. Den adäquaten Reiz für das Wasserzentrum bildet nach MOLITOR und E. P. PICK ein *Sinken des Wassergehaltes des Blutes unter die Norm* („Durstreiz"). Auf diesen Durstreiz „wird den Geweben der Impuls erteilt, mehr Wasser in die Blutbahn nachzuschieben." Ist aber das Zentrum in seiner Empfindlichkeit herabgesetzt, so wird zugeführtes Wasser länger im Reservoir der Gewebe gehalten und verzögert zur Ausscheidung gelangen (MOLITOR und E. P. PICK).

Auch die *Leber* spielt für die Diurese eine wichtige Rolle. Molitor und E. P. Pick beobachteten experimentell, daß von der Leber in die Blutbahn wirksame Stoffe abgegeben werden, welche die Diurese fördern oder hemmen und daß in der Leber mehr als in jedem anderen Organ das zu suchen sei, was Volhard mit dem Namen „*Vorniere*" bezeichnet hat.

Der Einfluß der Leber auf den Wasserhaushalt ist ein doppelter: *mechanisch*, indem sie durch ihre venösen Sperrvorrichtungen (Mautner und E. P. Pick) die ihr mit dem Pfortaderblut zugeführte Flüssigkeit speichert, und *hormonal*, indem sie, wie erwähnt, Stoffe absondert, welche den Quellungszustand der Gewebe und die Tätigkeit der Niere aufeinander abstimmen (E. P. Pick und Wagner). Diese Stoffe haben, wie sowohl klinisch als auch im Tierversuch erhoben wurde, zwei Wirkungen: eine diuresehemmende und eine diuresefördernde. Durch Verfütterung von Leber oder Leberextrakten wurde klinisch die Diurese gefördert (Porges, Grossmann u. a.). Lampe konnte bei Hunden durch Leberextrakteinspritzungen, und Adlersberg beim Kaninchen durch Verfütterung großer Mengen eines Extraktes aus Gesamtleber die Harnabsonderung einschränken, dagegen konnten Glaubach und Molitor über einen diuresestörenden Leberextrakt berichten, der bei niereninsuffizienten Hunden harntreibend wirkte."

Die Bedeutung, welche der *Haut* für den *Wasserhaushalt* zukommt, zeigen die früher erwähnten Untersuchungen von Sakata: Die *Wasserdepots der Haut sind die ersten, welche bei Wasserbedarf entleert, bei Wasserüberfluß gefüllt werden.* Sakata konnte zeigen, daß der Wassergehalt der Haut feucht gefütterter Kaninchen durch Diuretica stark vermindert wird, während der der übrigen Organe sich nicht nennenswert verändert.

Durch die Untersuchungen von E. P. Pick und seiner Schüler wurde, wie bereits erwähnt, ein „Wasserzentrum" angenommen, das unter dem dämpfenden Einfluß des Großhirns steht, während eine zentrale Regulation des Wasserwechsels erfolgt. Auch die Untersuchungen von Pohle aus dem Betheschen Institut, die an Amphibien vorgenommen wurden, sprechen für eine zentralnervöse Kontrolle des Wasserhaushaltes. Nach Abtrennung der Zweihügel und nach Durchtrennung der vorderen Wurzeln erfolgte bei Fröschen eine Steigerung der Wasseraufnahme durch die Haut und eine Vermehrung der Harnproduktion. Es stellte sich nur eine geringgradige Wasserretention ein. Durch die Abtrennung der Zweihügel entfallen die normalerweise vorhandenen Impulse, die Durchtrennung der vorderen Wurzeln bedingt eine Vasodilatation in der Haut und in den Nieren. Wurden die hinteren Wurzeln durchtrennt, so erfolgte wegen des Wegfalles der Vasodilatatoren eine Verminderung des Wasserumsatzes.

Es wurden hier summarisch die wichtigsten Daten über die Beziehungen des Wasserhaushaltes zu den hormonalen und nervösen Einflüssen wiedergegeben.

Die bisher geschilderten Verhältnisse sind aber nicht nur für die Physiologie und Pathologie von Bedeutung, sondern eröffnen der Pharmakologie neue Gesichtspunkte für das Studium der *Diurese* und der *Diuretica*. Es sei auf eine diesbezügliche Abhandlung über Wasserhaushalt, Diurese und Diuretica von E. P. Pick verwiesen, dem nachfolgende Angaben zum Teil entnommen sind. Bezüglich Klinik der Diurese sei auf die zusammenfassende Darstellung von Fleckseder aufmerksam gemacht.

Der *diuretische Enderfolg* wird vom Verhalten der Niere und vom Wasserhaushalt der Gewebe bestimmt. Alle gut wirkenden *Diuretica* dürften einen *renalen* und einen *extrarenalen* Angriffspunkt aufweisen. Am Boden des dritten Ventrikels in der Gegend des Tuber cinereum und des Hypophysentrichters befindet sich ein *Diuresezentrum*, dessen Erkrankung das Bild des *Diabetes insipidus* hervorrufen kann. Molitor und E. P. Pick verlegen das Zentrum des gesamten Wasserwechsels in die Nähe der übrigen vegetativen Zentren. Seine wichtigste Aufgabe ist die Aufrechterhaltung des Gleichgewichtes im Wasserhaushalt des Organismus. Beim Diabetes insipidus besteht ein dauernd erhöhter Erregungszustand des Wasserzentrums (Molitor und E. P. Pick).

Die Vorbedingung jeder Harnsekretion ist ein gewisser Grad von *Hydrämie*, wobei die osmotischen Druckverhältnisse von Wichtigkeit sind, aber auch der hydrostatische Druck, der sowohl innerhalb des Blutplasmas als auch in der Gewebsflüssigkeit herrscht, ist für den Quellungsdruck, den Gewebsdruck, den Spannungszustand der Gewebe und für die Blutgeschwindigkeit mitbestimmend (H. H. Meyer, E. P. Pick).

Wie aus den früher angegebenen Daten ersichtlich ist — bezüglich Einzelheiten sei auf den diesbezüglichen Abschnitt der „Experimentellen Pharmakologie“ von H. H. Meyer und R. Gottlieb verwiesen —, können die Mittel, welche eine Diurese zu veranlassen imstande sind, auf zweifache Weise angreifen: 1. *extrarenal*, indem sie durch Entquellung der Gewebs- und Blutkolloide eine Hydrämie erzeugen, 2. indem sie den Filtrations- und Resorptionsapparat der Niere beeinflussen, also hauptsächlich *renal* angreifen. Nach den Untersuchungen vornehmlich der Wiener Schule (H. H. Meyer, E. P. Pick) gehören in die erste Gruppe Mittel, welche durch *Erhöhung des osmotischen Druckes im Blute aus den Geweben Wasser in Lymphe und Blut hineinziehen*, wie Natriumsulfat, Natriumcarbonat, Zucker, Harnstoff u. a. Die diuretische Salzwirkung wäre danach zunächst doppelter Art, erstens extrarenale Hydrämie und zweitens intrarenal „Diarrhöe in den Tubulis“ (zit. nach Meyer-Gottlieb). Dann fallen in diese Gruppe diejenigen Substanzen, welche den Quellungsdruck herabsetzen, wie die Kali-, Kalk- und Magnesiumsalze, Kalomel, Novasurol und die Schilddrüsenpräparate.

In die zweite Gruppe gehören die Substanzen, welche die *Nierendurchblutung beeinflussen*, also die Purinkörper, Coffein, Theobromin und Theophyllin. Auch die Körper der Digitalisgruppe können für sich allein eine zur Entwässerung ausreichende Diurese bewirken.

Die *Quecksilberpräparate* greifen *extrarenal* an. Ihre Wirkung besteht in einer *Entquellung der Gewebs- und Plasmakolloide*, die mit einer starken *lymphagogen* Wirkung gepaart ist. Von den Quecksilberpräparaten entfaltet das *Novasurol* die stärkste diuretische Wirkung, wie aus den Arbeiten von Saxl und Heilig, Lange und V. Kollert hervorgeht. Diese Befunde wurden von zahlreichen Autoren (Nonnenbruch, Hassakamp, Morawitz, Fodor u. a.) ergänzt und bestätigt. Nach Dal Prato hat Novasurol seinen Angriffspunkt primär im Gewebe und erst reflektorisch an der Niere.

Ähnlich wie das Novasurol wirkt das *Salyrgan*, über das klinische Beobachtungen von Mühling, Brunn, Rosenberg, Günzberg, Grossmann und Sandor, Tscherning u. a. vorliegen.

In letzter Zeit wurde der Novasurol- bzw. Salyrgandiurese größere Aufmerksamkeit geschenkt. Über das Zustandekommen der Wirkung läßt sich sagen, daß die Quecksilberdiuretica am Orte des Ergusses entquellend und resorptionsfördernd angreifen, während die Harnvermehrung durch die so entstandene Hydrämie bedingt ist. Nun konnten Rowntree, Keith und Barier finden, daß die Quecksilberdiurese durch Ammoniumchlorid gesteigert wird. Nach Öhme beruht diese Harnvermehrung durch Salmiak auf Säuerung der Gewebe. Nach Nonnenbruch sowie Saxl und Heilig tritt neben der diuretischen Wirkung auch eine Steigerung der Perspiratio insensibilis auf: Die Wasserabgabe durch Haut, Lunge und Darm hat einen sehr wichtigen Anteil an der durch die Salyrgantherapie herbeigeführten Entwässerung. Saxl und ERLSBACHER empfahlen als Salmiakpräparat die *Mixtura solvens* (Ammon. chlorat. 8,0, Succ. liquirit. 6,0, Aq. dest. ad 100) und das *Gelamon* (eine Adsorption des Ammonchlorids an Gelatine). Die Wirkung der intramuskulären Salyrganeinspritzung in Kombination mit der peroralen Salmiakdarreichung ist der intravenösen Therapie überlegen (SAXL und ERLSBACHER). Da die Salyrganbehandlung auch ohne Salmiak ihre Wirkung entfaltet, andererseits, wie JESIONEK bei Besprechung der SAUERBRUCH-GERSONschen „sauren Diät“ betonte, die Kochsalzentziehung von wesentlicher Bedeutung ist, meinen SAXL und ERLSBACHER, daß dieses Moment der Kochsalzentziehung, welche durch die Salyrgantherapie in stärkster Weise erfolgt, neben der rein diuretischen Salyrganwirkung für die wassertreibende und exsudatvermindernde Wirkung eine große Rolle spielt.

Ein anderes Mittel zur Steigerung der Salyrgandiurese ist das *dehydrocholsaure Natrium* (Decholin) (BIX). Wie aus den Untersuchungen von O. NEUBAUER, ADLERSBERG, ADLERSBERG und TAUBENHAUS, SEMLER, RAHMLOW und RITTERBAND u. a. hervorgeht, übt die Dehydrocholsäure eine diuretische Wirkung aus, da sie ihren Angriffspunkt vor allem in der Leber hat, die wir, seit den Untersuchungen von E. P. PICK als wichtige Schaltstelle und Hormonquelle für den Wasserkreislauf kennen. FLECKSEDER kombinierte die Salmiak-Salyrgan-Therapie mit Decholin-Injektionen und steigerte dadurch die entwässernde Wirkung des Salyrgans zu „Höchstleistungen“.

Von unangenehmen Nebenwirkungen seien die Hg-Exantheme genannt.

REDLICH berichtet über einen tödlichen Ausgang einer Quecksilbervergiftung nach einmaliger Novasurolinjektion. Salyrgan scheint weniger toxisch zu sein (GROSSMANN, PETZAL, LUGER).

Einen Einblick in die physiologischen und pharmakologischen Verhältnisse des Wasserhaushaltes der oberen Hautschichten suchten die Modellversuche von ADLERSBERG und PERUTZ zu bringen. Sie prüften zunächst durch intracutane Einspritzungen von physiologischer Kochsalzlösung, wie sich dieses künstlich gesetzte „Ödem“ unter physiologischen Bedingungen verhält. So konnten sie feststellen, daß nicht nur Alters- und individuelle Unterschiede bestehen, sondern daß auch bei jedem einzelnen Tier regionäre Unterschiede zu bemerken sind. So verschwindet eine intracutane Quaddel, die an der Außenseite des Ohres oder an der Stirne gesetzt wurde, viel rascher als eine am Rücken. Hier wiederum waren Unterschiede zwischen den Hautpartien der hinteren Thoraxwand und der Lumbalgegend zu sehen. Übrigens konnten auch COHEN und APPELBAUM beim Menschen feststellen, daß die Quaddelzeit in den einzelnen Körperregionen nicht einheitlich ist.

Bezüglich der Kost fanden ADLERSBERG und PERUTZ, daß die Quaddelresorptionszeit nach kochsalzreicher Kost verkürzt, nach kochsalzarmer verlängert ist, wobei sich ein Parallelismus zwischen Resorptionsdauer der Quaddel und Kochsalzgehalt des Blutes bzw. der Haut ergab: beschleunigte Resorptionszeit und erhöhter Kochsalzgehalt einerseits, andererseits verzögerte Resorptionszeit und verminderter Kochsalzgehalt. Für die Resorptionsdauer der Quaddel nehmen ADLERSBERG und PERUTZ zwei Momente von ursächlicher Bedeutung an: 1. den mechanischen Faktor, der sich aus der verschiedenen Weite der Spalträume durch den durch die Quaddel erzeugten Druck auf die Umgebung ergibt und 2. das Bestreben der Haut, das Konzentrationsgefälle zwischen Quaddel und Umgebung auszugleichen. Diese beiden Faktoren, von denen einmal der eine, das andere Mal der andere eine größere Rolle spielt, wirken miteinander, können aber auch gegeneinander wirken. Die Resultante der Interferenz dieser Vorgänge ist für die Quaddelresorptionszeit maßgebend.

Nun untersuchten ADLERSBERG und PERUTZ die pharmakologische Beeinflußbarkeit dieses „künstlichen Ödems". Sie konnten feststellen, daß zwei Momente für die Resorptionsdauer maßgebend sind: 1. Die Gefäßwirkung und 2. der „Gewebsfaktor". Substanzen, welche eine Gefäßerweiterung hervorrufen, wie Xylol, Amylnitrit, verkürzen, Pharmaka, welche vasoconstrictorisch wirken, wie lokal appliziertes Chloräthyl, verlangsamen die Resorption. Um so auffallender war es, daß ein Mittel, welches die Hautcapillaren verengt, das Pituitrin, statt einer Verzögerung eine Beschleunigung der Resorption bewirkte. Da eine Anzahl am Kaninchen vorgenommener Versuche in der überwiegenden Mehrzahl der Fälle dasselbe Resultat ergab, und die später auch am Menschen vorgenommenen Prüfungen die Ergebnisse der Tierversuche eindeutig bestätigten, mußten ADLERSBERG und PERUTZ annehmen, daß neben dem vasculären Faktor ein *extravasal, im Gewebe selbst* zu lokalisierender Faktor postuliert werden müsse, der für die Resorption von Flüssigkeit, *für den Wasserhaushalt der Haut* von nicht zu unterschätzender Bedeutung ist. Dieser *Gewebsfaktor* wurde früher, bei Besprechung der extrarenalen Angriffspunktes gewisser Diuretica der Purinreihe schon öfters erwähnt und deckt sich mit dem, was FRÖHLICH sowie FRÖHLICH und ZAK als „Änderung der Gewebsdurchlässigkeit" bezeichnen und unter dem Problem der *Permeabilität* subsummieren: Die Wasserverschiebung in den Organen, die Bewegung von im Wasser echt oder kolloid gelösten Stoffen und die Bewegungen von fettlöslichen Substanzen.

So konnten ZAK und WERMER zeigen, daß nach Vorbehandlung mit Diuretin ein subcutan injiziertes Jodsalz rascher als normal im Speichel erscheint. FRÖHLICH und ZAK konnten zeigen, daß Theophyllin ein in besonders hohem Grade die Permeabilität der Gewebe beeinflussendes Mittel ist. Wurden Kalt- und Warmblüter einige Tage mit kleinen Theophyllinmengen behandelt, so konnte die Blut-Gehirnschranke durchbrochen werden; durch Theophyllinvorbehandlung wurde das Eintreten krampferzeugender Farbstoffe (Säurefuchsin, Phenolsulphophthalein) aus dem Blute in das Zentralnervensystem ermöglicht. Ähnliche Ergebnisse erzielten FRÖHLICH und ZAK mit Strychnin, Pikrotoxin und bei der Ratte mit Kardiazol. Auch Ferrocyankalium wirkte bei mit Theophyllin vorbehandelten Tieren giftig. FRÖHLICH und ZAK nehmen an, daß die Zustandsänderungen der Gewebselemente, die unter dem Einflusse des Theophyllins erfolgen, durch Änderungen des Quellungszustandes erklärt werden müssen.

ADLERSBERG und PERUTZ konnten bezüglich Theophyllin folgende Befunde erheben: Sowohl im akuten, als auch im protrahierten Theophyllinversuch war eine beschleunigte Resorptionszeit der Quaddel zu beobachten. Da aber beim akuten Theophyllinversuch die Gefäßkomponente dieses Mittels das Bild beherrschte (die Kaninchen hatten eine beschleunigte Atmung, wärmere Ohren, die Hautgefäße waren stark erweitert), mußte der Gefäßfaktor für die resorptionsbeschleunigende Wirkung dieses Mittels verantwortlich gemacht werden. Anders im protrahierten Versuch. Da traten die vasculären Momente nicht in Erscheinung, und trotzdem resorbierten die Tiere die intracutane Kochsalzquaddel sehr rasch. Die Ursache dieser Beschleunigung mußte im „Gewebsfaktor" liegen. Der resorptionsbeschleunigende Pituitrineffekt ergibt Analogien zur Wirkung des Pituitrins auf die Diurese und bestätigt — in anderer Weise — die eingangs erwähnten Untersuchungen von E. P. PICK und seinen Mitarbeitern. Die Ergebnisse des protrahierten Theophyllinversuches decken sich mit den Untersuchungen von FRÖHLICH und ZAK, die schon andernorts eine Bestätigung erfahren haben (FRANCESCHETTI und WIELAND).

Interessant waren die Ergebnisse von ADLERSBERG und PERUTZ beim Studium kombinierter Wirkungen von Medikamenten auf die Resorptionsdauer der Kochsalzquaddel: Wurde Amylnitrit und Pituitrin gleichzeitig gegeben, so erfolgte *keine* Resorptionsbeschleunigung. Ebenso verhielten sich Kaninchen, die gleichzeitig Pituitrin und Theophyllin erhielten. Diese antagonistische Beeinflussung zweier an sich resorptionsbeschleunigender Substanzen erfolgt, wie ADLERSBERG und PERUTZ annehmen, nicht an Ort und Stelle in der Haut, sondern in den zentralregulierenden Mechanismen. Alle diese Substanzen haben neben ihrem peripheren auch noch einen zentralen Angriffspunkt (für Amylnitrit: FILEHNE, SOLLMANN und PILCHER, MOROWITZ und ZAHN u. a., für Pituitrin: E. P. PICK, MOLITOR und NIKOLOFF, ADLERSBERG, MEHES und MOLITOR).

Zur Untersuchung des „zentralen Faktors" und zur Prüfung der Wirkung des Zentralnervensystems auf den Wasserhaushalt der Haut überhaupt verfolgten ADLERSBERG und PERUTZ den Ablauf der Resorption der Kochsalzquaddel bei Ausschaltung gewisser Hirnteile. Neuere tierexperimentelle Untersuchungen von MOLITOR und E. P. PICK haben die Wirkungsweise der Schlafmittel in weitgehendem Maße geklärt. Sie konnten den Nachweis erbringen, daß den verschiedenen Schlafmitteln ganz bestimmte Angriffspunkte zukommen, wobei sie zwei große Gruppen unterscheiden: Eine Gruppe mit vorwiegend *corticalem Angriffspunkt* (Alkohol, Amylenhydrat, Paraldehyd, Chloralose u. a.) und eine zweite größere Reihe von Schlafmitteln, die auf die *Schlafsteuerungsstelle des Mittelhirns* einwirken. Zu letzterer gehören z. B. Chloreton, Luminal, Medinal u. a.

Ausgehend von diesen Untersuchungen E. P. PICKs, durch Medikamente lähmend auf bestimmte Hirnzentren einzuwirken, prüften ADLERSBERG und PERUTZ das Verhalten der Resorptionszeit einer intracutan gesetzten Kochsalzquaddel bei Ausschaltung der mesencephalen Zentren. Nach Chloretonzusatz war *keine* Änderung der Quaddelresorptionszeit wahrzunehmen. Auch die Hirnrindennarkotica übten keinen Einfluß aus.

Bei Kombination von Hirnrindennarkoticis mit Theophyllin und mit Pituitrin konnte *keine* Hemmung der Theophyllin- bzw. Pituitrin-Resorptionsbeschleunigung festgestellt werden, so daß angenommen werden muß, daß die *Ausschaltung der Großhirnrinde* durch ein dort angreifendes Narkoticum *keinerlei Wirkung* auf die Resorption der Kochsalzquaddel ausübt und auch die beschleunigende Resorptionswirkung von Theophyllin und Pituitrin nicht zu inhibieren vermag.

Bei Kombination von Hirnstammnarkoticis mit Theophyllin stellten ADLERSBERG und PERUTZ fest, daß die funktionelle *Elimination der mesencephalen Zentren* die *resorptionsbeschleunigende Theophillinwirkung steigert*. Dieser Befund wird auf ein Zurückdrängen der zentral gefäßerweiternden Komponente des Theophyllineffektes zurückgeführt, wodurch ein Überwiegen der peripher gefäßerweiternden Xanthinwirkung zustandekommt.

Wurde ein Hirnstammnarkoticum mit Pituitrin kombiniert, so erfolgte bei dieser Versuchsanordnung eine *Inhibierung der* sonst *resorptionsbeschleunigenden Pituitrinwirkung*. In Analogie zu der früher angeführten Wirkung des Pituitrins auf die Diurese nahmen ADLERSBERG und PERUTZ auch für die *resorptionsbeschleunigende Pituitrinwirkung in der Cutis einen zentralen Angriffspunkt an*, der im *Hirnstamm* zu lokalisieren wäre.

Diese hier ausführlich wiedergegebenen Untersuchungen gewähren einen Einblick in die Wirkungsweise einiger Medikamente auf den Wassergehalt der Haut. Die Einwirkung von Pharmazis illustriert zunächst die *Bedeutung der Gefäßweite* und der *Hautdurchblutung*. Daneben muß aber ein *außerhalb der Gefäße in den Geweben* zu lokalisierender Faktor angenommen werden. Neben peripher sich auswirkenden Einflüssen ergeben sich Anhaltspunkte für eine vom Zentrum aus erfolgende Beeinflussung der Resorption der Kochsalzquaddel. Die Analyse dieser Wirkung ergab, daß sie in erster Reihe eine Funktion des *Hirnstammes* bzw. der dort sich befindenden regulierenden Stellen sei, während der Großhirnrinde keine größere Bedeutung zukommen dürfte. Und so erscheint es von allgemeinem Interesse, daß auch für *einen an der äußersten Körperperipherie sich abspielenden Vorgang,* wie die Resorption einer intracutan angelegten Kochsalzquaddel, *ein fein arbeitender Regulationsmechanismus in Betrieb gesetzt wird, der letzten Endes vom Hirnstamm überwacht wird.*

Es sei hier noch kurz die „*extrarenale Wasserausscheidung*" auf die Wasserabgabe durch Haut- und Atemwege besprochen und auf die Arbeiten von SCHWENKENBECHER, MOOG sowie von H. HELLER, die neueren und neuesten Datums sind, verwiesen. Das Wasser verläßt den Körper einerseits durch die Nieren, andererseits durch Atemwege, Haut und Darm. Nach den grundlegenden Untersuchungen von RUBNER (1890) steht die Wasserabgabe der menschlichen Haut in erster Linie im Dienste der Wärmeregulation. Aber neben dem *wärmeregulatorischen Anteil* kommt nach den Untersuchungen von HELLER der „Perspiratio insensibilis" ein *wasserregulatorischer* Einfluß zu. Die extrarenale Wasserabgabe erleidet unter physiologischen Bedingungen gewisse Variationen. So üben die Lufttemperatur, der Feuchtigkeitsgehalt der Atmosphäre, der jeden Verdunstungsprozeß beeinflußt, der Luftdruck, der Wind, die Kleidung und ähnliche Faktoren Einfluß auf die Hautwasserabgabe aus. Die Nahrungsaufnahme, Größe, Calorienreichtum der Mahlzeit, steigert die Wasserausscheidung (um etwa $50^0/_0$). Eine spezifisch-dynamische Wirkung der Eiweißmahlzeit prägt sich in der Hautwassermenge nicht aus (SCHWENKENBECHER). Nach SCHWENKENBECHER verläuft die extrarenale Wasserabgabe während des Tages recht gleichmäßig. Bei endokrinen Störungen findet man Abweichungen der Hautwasserabgabe. So berichtet SCHWENKENBECHER, daß bei Morbus BASEDOW nicht nur der Nüchternwert der Wasserabgabe stark erhöht ist, sondern auch die Steigerung durch Nahrungszufuhr unverhältnismäßig groß ist. Bei thyreogener Fettsucht erwies sich die Hautwasserabgabe bei Ruhe und Hunger als niedrig, beim Myxödem wurde ausgesprochene Anhidrosis beobachtet, ebenso bei Morbus Addison (DIEDEN).

Die Untersuchungen HELLERs über die wasserregulatorische Funktion des extrarenalen Apparates ergaben sehr interessante Resultate: Die plötzliche Zufuhr größerer Flüssigkeitsmengen hatte nur geringe oder keine Vermehrung der renalen Wasserausfuhr zur Folge. Dafür kam es zu einer Steigerung der extrarenalen Wasserausscheidung, so daß in Verlauf von 24 Stunden die Zulage auf extrarenalem Wege entfernt wurde. Bei Untersuchungen über die Beziehungen des extrarenalen Apparates zu der wasserregulatorischen Funktion fand HELLER, daß Gewichtszunahmen oder -abnahmen zum größten Teil von parallelen Schwankungen der extrarenalen Wasserausscheidung begleitet werden. Aus den HELLERschen Beobachtungen geht hervor, daß die Niere in wichtigen wasserregulatorischen Funktionen von dem extrarenalen Apparat abgelöst werden kann.

Die Untersuchung der Wirkung pharmakologischer Substanzen auf die extrarenale Wasserausscheidung ergab, daß eine Gruppe von Diureticis (vom Typus des Euphyllins) neben der renalen auch die extrarenale Wasserausscheidung erheblich steigern kann. Eine andere Gruppe (vom Salyrgan repräsentiert) veranlaßt, wenn überhaupt Diurese eintritt, ein mehr oder weniger starkes Absinken der extrarenalen Wasserausscheidung.

Der Zustand der Haut ist von großer Bedeutung für die Größe der Hautwasserabgabe (MOOG). Hauthyperämie, die auf aktiver Erweiterung der Arteriolen und der arteriellen Schenkel der Capillaren beruht, steigert sie. Bei paralytischen Zuständen an den Hautgefäßen (Scharlach, KIRSCH) oder bei entzündlichen Vorgängen (Erysipel, Sonnenstich) ist trotz erhöhter Hauttemperatur eine Verminderung der Wasserabgabe zu beobachten. Mangelhafte Blutversorgung ist oft mit Verminderung der Wasserabgabe verbunden. Auch bei atrophischen Vorgängen in der Haut sinkt die unmerkliche Wasserabgabe (SCHWENKENBECHER). Bei Dermatosen, die mit trockener Haut einhergehen (Ichthyosis, Psoriasis, Sklerodermie, Hyperkeratosen) ist nach SCHWENKENBECHER die Hautwasserabgabe vermindert.

Die Wasserabgabe kann in zweierlei Weise erfolgen: Physikalisch als Diffusion des Gewebswassers durch die dünne Decke der verhornten Oberhaut (KRAUSE, DONDERS), physiologisch als Absonderung durch die Schweißdrüsen. Durch die Untersuchungen von JÜRGENSEN wurde festgestellt, daß auch die Schweißdrüsen an der extrarenalen Hautwasserabgabe mitbeteiligt sind. Andererseits gibt es eine Perspiratio insensibilis auch *ohne* Vermittlung der Schweißdrüsen (A. LOEWY und WECHSELMANN, RICHARDSON). EIMER sowie HEIDE fanden, daß auch bei den schweißdrüsenlosen Kaninchen eine Hautwasserabgabe nachweisbar ist.

MOOG, der sich in den letzten Jahren eingehend mit diesem Thema befaßte, fand, daß *Pilocarpin* die unmerkliche Wasserabgabe *steigert*, *Atropin* sie *herabsetzt*. Dagegen wirkt *Histamin*, das die Blutfülle erhöht und die Temperatur steigert, *nicht fördernd* auf die Menge des Hautwassers. Auch bewirkt *Amylnitrit* eine Steigerung derselben (MOOG). Andererseits fand MOOG, daß *neben der kontinuierlichen Schweißabsonderung eine dauernde Wasserabdunstung* auch durch die Epidermis erfolgt. Er fand, daß, obwohl Atropin die Schweißdrüsentätigkeit vollständig ausschalten kann, die Wasserdampfabgabe dabei niemals gänzlich versiegt. Auch *Formalin*, das die Schweißdrüsenausführungsgänge verödet, setzt die Hautwasserabgabe nicht herab.

Demnach sind für die extrarenale Hautwasserabgabe zwei Faktoren von Wichtigkeit: Die Schweißdrüsentätigkeit und die andauernde Wasserabgabe durch die Epidermis. Das diffusorisch abgegebene Wasser kann sowohl den Zellen des Epithels, als auch der Flüssigkeit bzw. der Kittsubstanz entstammen, welche die Spalträume zwischen ihnen ausfüllen (v. FREY und REIN).

Die hier dargestellten Ergebnisse lassen sich für die Pharmakologie der Haut heranziehen, zunächst für die Behandlung umschriebener *Hautödeme*, die auf *Schilddrüsenpräparate* vortrefflich reagieren. Es ist naheliegend, beim Myxödem diese Therapie zu verwerten, ebenso beim MENDELschen *Oedema cutis proprium*. Nach den URBACHschen Ergebnissen wäre auch ein Versuch, die Dermatitis atrophicans mit extrarenal wirkenden Diuretica zu behandeln, vorzunehmen. Allgemein gesprochen könnte man bei allen Dermatosen, bei denen das Wasserbindungsvermögen der Hautkolloide Störungen im physikalisch-chemischen Sinne erlitten hat, versuchen, mit extrarenal angreifenden Mitteln diese Störungen zu beeinflussen.

Auch das *Ekzem* mit seinem labilen Wasserhaushalt ist ein geeignetes Behandlungsfeld für Medikamente, welche den Wasserhaushalt beeinflussen. Sehr interessante diesbezügliche Beobachtungen stammen von JEAN MEYER: Die große Mehrzahl der Menschen verliert, wenn man sie mit 1,5—2 Liter Milch täglich ohne andere Nahrung ernährt, im Tage 200—300 g an Gewicht. Dagegen beträgt der Gewichtsverlust bei akuten Ekzemen 1000—1500 g pro die. Besonders deutlich zeigt sich dieser Gewichtssturz bei akuten generalisierten und akuten lokalisierten Ekzemen, wobei JEAN MEYER gleichzeitig wesentliche Besserung bis Heilung beobachtete. Nach diesem Autor sind artifizielle

Dermatitiden für diese Behandlung nicht geeignet, kaum Aussicht auf Erfolg versprechen chronische Ekzeme. Meyer empfiehlt die Milchkost — $1^1/_2$–2 Liter nicht gezuckerte Milch — bei möglichster Ruhe, Gewichtskontrolle und lokaler indifferenter Behandlung 2 Tage durchzuführen. Vom 3. Tage an gibt er kochsalzfreie Kost. Am 1. Tage wirkt die reine Milchkost mehr auf die Diurese, am 2. Tage mehr auf die extrarenale Hautwasserabgabe. Geringere Indikationen bietet die kochsalzfreie Diät beim Ekzem. „Sie läßt zwar häufig die Ödeme schwinden, bringt aber nur einen langsamen Gewichtssturz. Zur Bewahrung des Gewichtsverlustes nach Milchkuren ist sie aber empfehlenswert.“ Von Medikamenten empfiehlt Meyer weniger das Theobromin, sondern eher die Scilla maritima, namentlich als Beigabe zur kochsalzfreien Kost, zumal es „eine ausgesprochene Wirkung auf die extrarenale Hautwasserabgabe neben seiner diuretischen Kraft entfaltet.“

In der mir zur Verfügung stehenden Literatur konnte ich keine weiteren Angaben über die Beobachtungen dieses französischen Autors finden. Es seien hier einige bemerkende Ergebnisse angeknüpft, die ich bei meinen Untersuchungen über die therapeutische Beeinflussung des Wasserhaushaltes gewinnen konnte. Nach meinen Erfahrungen stimmt der Gewichtsverlust, den Jean Meyer bei normalen Individuen nach reiner Milchkost erzielte, nicht ganz genau. Er bewegt sich aber immerhin weit unter den Grenzen, die man bei Ekzematikern beobachten kann. So verlor eine etwas beleibte Ekzematikerin mit stark nässendem Ekzem an beiden Armen, Gesicht und Hals innerhalb 3 Tage 5200 g, ein anderer Kranke mit teils nässendem, teils krustigen Ekzem des Stammes und der Extremitäten über 4000 g. Mit dem Gewichtsverlust geht auch die Besserung parallel. Ein Kranker mit subakutem, trockenem Ekzem an beiden Armen hatte innerhalb 3 Tage nur einen Gewichtsverlust von 800 g, das Ekzem blieb auch durch die Milchkost unbeeinflußt.

Der Einfluß anderer, extrarenal angreifender Diuretica wurde bei mehreren akuten Ekzemen untersucht. Es zeigte sich, daß die Salyrgan- bzw. Salyrgan-Salmiak-Therapie in den seltensten Fällen von Erfolg begleitet war. Dagegen reagierten Kranke mit ausgebreiteten subakuten und chronisch-infiltrierten Ekzemformen auf diese Behandlung recht günstig. Diese Beobachtung steht mit den Angaben von Saxl und Erlsbacher in Einklang, die fanden, daß akute Exsudate durch die Salyrgan-Salmiak-Therapie wenig, subakute und chronische Exsudate der Pleura ebenfalls wenig, besser die des Perikards, noch besser die des Peritoneums, am besten die chronischen Exsudate des Gelenkrheumatismus beeinflußt werden. Als Unterstützungsmittel leisteten mir *kleine* Gaben von Theophyllin bzw. Euphyllin gute Dienste. Über die Wirkung der Scilla fehlen mir eigene Erfahrungen.

Adlersberg und Perutz haben bei *Urticaria* Pituitrineinspritzungen gegeben. Mit dem Eintreten der Pituitrinwirkung verschwand auch die Urticaria. Freilich traten auch die bekannten Nebenerscheinungen des Pituitrins auf, die zum Teil recht unangenehm sind: Blässe, Üblichkeit, Blutdrucksteigerung, Kopfschmerz, Stuhldrang. Für praktische Zwecke stößt allerdings die Pituitrinbehandlung der Urticaria auf Schwierigkeiten, da einerseits die Wirkung vorübergehender Natur ist — die Quaddeln können nach 8—10 Stunden wieder erscheinen — andererseits sich die erwähnten Nebenerscheinungen unangenehm bemerkbar machen. Vielleicht käme Pituitrin bei lebensbedrohlicher Lokalisation der Quaddeln (z. B. Glottisödem) in Frage.

In diesem Sinne wäre vielleicht die von Herxheimer und Köster angegebene therapeutische Beeinflussung der Parapsoriasis durch *Pilocarpin* und seine gelegentlich bei *Psoriasis* beobachtete Wirkung zu deuten. Während noch keine Untersuchungen über die Histohydrie bei Parapsoriasis vorliegen, konnte

URBACH bei der Psoriasis sowohl im Stratum papillare und reticulare als auch im subcutanen Fettgewebe einen erhöhten Wassergehalt feststellen. Nun bewirkt Pilocarpin durch die später zu besprechende starke Wasserausscheidung eine erhebliche Eindickung des Blutes, so daß Exsudate und Transsudate (z. B. bei Epididymitis — PERUTZ) resorbiert werden (MARFORI). Nach POULSSON wirkt Pilocarpin dann noch bei gefahrdrohender Wasserretention bei Nierenkrankheiten und bei Herzkrankheiten mit großen Ödemen, wo die Digitalistherapie im Stiche läßt. Es wäre mithin möglich, daß durch die Pilocarpininjektion Störungen des Wasserhaushaltes der Haut beseitigt werden. Die auch von FÜRST übernommene Vermutung, daß Pilocarpin durch Erhöhung des gesamten Stoffwechsels wirkt, scheint mir nicht sehr stichhaltig, zumal FRANK und VOIT fanden, daß die Steigerung der Kohlensäureausscheidung beim hungernden Tiere während der Sekretion keine sehr beträchtlichen Werte (9%) erreicht. Für die Auffassung, auch die *Psoriasis* versuchsweise durch *extrarenale Diuretica* zu behandeln, würde die Empfehlung der *Canthariдentinktur* und des *Quecksilbers* (cf. KAPOSI) sprechen. Vom *Cantharidin* wissen wir, daß es, wie das Uran, schon in Milligrammdosen eine mächtige *Diurese* erzeugt, deren Wirkung sowohl *renalen wie extrarenalen Einflüssen* zu verdanken ist (E. P. PICK). Über die diuretische Wirkung des Quecksilbers wurde schon oben gesprochen. Es wäre eines Versuches wert, die Psoriasis mit den neuen Quecksilberdiureticis Novasurol oder Salyrgan anzugehen.

Auch durch *äußerliche Applikation* von Substanzen können wir die *Quellbarkeit der Haut* herabsetzen. HERRMANN studierte den therapeutischen Effekt feuchter Umschläge auf flächenhafte Dermatosen. Durch Anwendung der Umschläge erfolgt eine Kolloidkorrektur durch Quellungshemmung, ferner erfolgt eine Gewebsentspannung durch den Gegendruck der Flüssigkeit und ein Ausgleich der Hypotonie des entzündlichen Sekretes durch das eindringende Wasser. HERRMANN untersuchte eine Reihe von Körpern, die zu Umschlägen verwendet werden, auf ihren entquellenden oder quellungshemmenden Effekt und fand dabei folgende Reihe: Tannin 1% > essigsaure Tonerde > Bleiwasser (5%) > Borsäure (3—1%) > Resorcin (1%) > Tannin + Salicylsäure (1 + 0,1% > Wasser. (Diese Reihe stimmt mit der PERUTZ-LUSTIGschen Reihe der Pufferwirkung dieser Substanzen überein.) Demnach wirkt Tannin am stärksten, Wasser am wenigsten quellungshemmend. Bezüglich des Verhaltens des Tannins weist RAKUSIN darauf hin, daß Acidum tannicum keine Quellung der Haut bewirkt, da die geringe chemische Affinität der Haut zum schwach sauren Tannin ihre Quellungskraft übertrifft.

Einige dieser hier angeführten Substanzen wirken *eiweißfällend*. So vermag Aluminiumacetat in einer 1%igen Lösung Serumeiweiß zu fällen, während diese Wirkung bei einer 4%igen Lösung ausbleibt (FÜRST).

Wenn wir die hier beschriebene Wirkung des Aluminiumacetats durch die eingangs erwähnten Befunde ergänzen, so können wir die *Pharmakologie der essigsauren Tonerde* dahin charakterisieren: Durch ihren sauren p_H-Wert und durch ihre Pufferkapazität ist sie imstande, die Störung des „physiologischen Säuremantels der Haut" zu beheben, durch ihre eiweißfällende Wirkung ist sie imstande, die Sekretion einzuschränken, ferner wirkt sie quellungshemmend und als Umschlag antiphlogistisch.

Die Befunde HERRMANNS haben eine teilweise Bestätigung durch die elastometrischen Untersuchungen von SCHMIDT-LA BAUME erhalten. Er konnte bei Quellung eine Elastizitätsabnahme, bei Entquellung eine Zunahme feststellen. Bei der HERRMANNschen Reihe fand er nur dort gleiche Resultate, wo eine reaktive Hyperämie nicht auftrat.

Kohlehydratstoffwechsel.

In letzter Zeit wurde dem Kohlehydratstoffwechsel der Haut größere Beachtung geschenkt. Von älteren Arbeiten sei erwähnt, daß BANG in Zuckerbelastungsversuchen fand, daß die Haut des Kaninchens 7,5—11,5% des eingeführten Zuckers in sich aufnimmt. PALMER fand sehr geringe Zuckerwerte der Tierhaut (Spuren bis höchstens 0,02%). URBACH und FANTL wiesen darauf hin, daß die Methode von PALMER fehlerhaft sei und daher die Angaben PALMERS unrichtig. Nach ihrer Mikromethode (nach dem Prinzip von HAGEDORN und JENSEN) fanden sie in der Epidermis des nüchternen *Menschen* eine *Glucosekonzentration*, die *45—50% des Blutzuckerwertes* betrug. Der Zuckergehalt der Haut für Tiere der gleichen Art ist ungefähr gleich hoch (*Artspezifität*), dagegen für die verschiedenen Tierarten recht wesentlich schwankend (URBACH und SICHER); so beträgt der Zuckergehalt der menschlichen und der Mäusehaut ungefähr die Hälfte jener des Blutzuckerwertes; beim Kaninchen, Meerschweinchen und der Ratte ist er gleich hoch oder etwas höher wie der Blutzuckerwert, beim Hund dagegen wieder nur zwei Drittel desselben.

Nach Einnahme von 100 g Glucose per os steigt der Zuckerspiegel der Haut bis auf das Doppelte. Beim kohlehydratreich genährten Menschen ist nach URBACH und SICHER der Hautzuckergehalt höher als beim kohlehydratarm genährten Individuum. Nach Insulingaben, die beim Tier zu schweren Krämpfen bzw. Tod führten, fanden URBACH und FANTEL, daß die Hautzuckerdepots nur bis zu einem gewissen Grade entleert werden können.

Die Haut ist schon ohne Zuckerbelastung zuckerreicher als die Muskulatur (Hund: Haut 67 mg%, Muskel 54 mg%; Kaninchen: Haut 117 mg%, Muskulatur 55 mg%) (URBACH und SICHER).

Ferner konnte URBACH zeigen, daß nach peroraler Zuckerbelastung die „Hautzuckerkurven" stets träger als die Kurven des Blutzuckers verlaufen. Der Hautzuckerwert kehrt zum normalen Niveau etwa 1 Stunde später als der Blutzucker zurück.

Durch die Bestimmung der Hautzuckerkurve kann man sich über die „latentdiabetische" Natur gewisser Dermatosen (Pruritus, Ekzem, Furunkulose, Schweißdrüsenabscesse) unterrichten. Die „sympathikotone Blutzuckerkurve" (steiler Anstieg und rascher Abfall) findet sich bei Ulcera cruris, chronischen Pyodermien, Urticaria (URBACH).

Auch die Blutzuckeruntersuchungen der letzten Zeit brachten Aufschlüsse über die Beziehungen des Kohlehydratstoffwechsels zur Haut. Sie ermöglichen schon im prädiabetischen Stadium diesbezügliche Störungen aufzudecken. Auf Grund zahlreicher Untersuchungen schlägt ROST vor, einen „*variationsstatischen Mittelwert*" als Normalwert aufzustellen. Er beträgt nach den Untersuchungen von LÖB und MÜLLER *95,6 ± 1,3 mg%*. ROST fand ihn beim „diabetischen Ekzematoid" erhöht. NEUMARK und CZACZKOWSKA fanden, daß eine Hyperglykämie verhältnismäßig selten Hautkrankheiten begleitet. STÜMPKE und SOIKA fanden erhöhte Blutzuckerwerte bei 6 von 11 untersuchten Ekzemfällen. CAMPBELL und BURGESS sahen nach Belastung mit 100 g Glucose bei einigen Hautkrankheiten verminderte Zuckerassimilation und herabgesetzte Zuckertoleranz. Diese Befunde erhoben sie hauptsächlich bei Dermatitiden. Klinisch zerfallen diese Dermatitiden in 2 Gruppen: Bei einer ist die Gravidität, bei der zweiten (hauptsächlich Leute um das 50. Lebensjahr) degenerative Veränderungen, wahrscheinlich arteriosklerotischer Natur, die Ursache dieser Zuckerintoleranz. MELITA LOEB fand sehr häufig Hyperglykämie bei Dermatitis intertriginosa. HUDELO und KONRILSKY lassen einen ursächlichen Zusammenhang mit der Hyperglykämie nur bei Furunkulose und gewissen Ekzeme gelten.

RAYMOND, LACROIX und HADIDA fanden selten bei Ekzemen Erhöhung des Blutzuckers. Dagegen spricht FISHER der Hyperglykämie als ätiologischem Faktor jede Bedeutung ab.

Nach Einführung des Insulins in die Therapie wurden eine Reihe von Hautkrankheiten damit behandelt. Es war naheliegend, diese Behandlungsart denjenigen Dermatosen zukommen zu lassen, bei denen eine Dysfunktion des Pankreas, evtl. auch anderer innersekretorischer Drüsen oder auch eine Hyperglykämie bestand. So wurden *Pyodermien* und *Furunkulose* damit behandelt (STÖRMER, BIEBER, PICARD). MONTAGUE empfahl Insulin bei *Pruritus ani*, LEOZCZYNSKI bei *Prurigo*, ZUVIRIA beim *Säuglingsekzem*. Sichere Erfolge sind nur bei *Dermatosen mit Hyperglykämie* zu erzielen (z. B. CLARK, LÉVY-FRANCKEL, DUCOURTIOUX und BRÊTILLON).

Im Anschluß an die Untersuchungen von NITZESCU, POPESCU-INOTESTI und CADERIU, daß bei dem durch totale Pankreasexstirpation beim Hunde erzeugten experimentellen Diabetes eine Hypercholesterinämie entsteht, untersuchten CHAUFFARD, BRODIN und JOVANOVITCH den Einfluß des Insulins auf die Lipoide des Blutes: der normale Cholesteringehalt des Blutes wurde durch Insulin nicht verändert, dagegen senkte sich die Cholesterinämie sowie die Lipämie beim schweren menschlichen wie auch experimentell am Tier erceugten Diabetes. So sank der Cholesteringehalt des Blutes von 98^0 auf 28^0 mg⁰/₀, der Lecithingehalt von 1,1 g⁰/₀ auf 0,3 g⁰/₀, die Gesamtlipoide von 9,36 g⁰/₀ auf 1,32 g⁰/₀, die Neutralfette von 7,4 g⁰/₀ auf 0,74 g⁰/₀. CHAUFFARD empfahl die Insulinbehandlung beim *diabetischen*, aber auch beim *nichtdiabetischen Xanthom*. Mit dieser Behandlung erzielte Erfolge ENGMAN und WEISS, SEQUEIRA, GORDON und FELDMANN, MANDIN, DUCOURTIOUX und PÉCHERY, ELMER und SCHEPS. CHAUFFARD und BRODIN betonen, daß Insulin nicht nur auf die im Blute frei kreisenden Lipoide, sondern auch auf die im Gewebe fixierten lösend einwirkt. Die experimentelle Grundlage für die Insulintherapie der Xanthome brachten die Untersuchungen von LOEPER, LEMAIRE und TONNET, die fanden, daß die Resorption von Cholesterin durch Insulin gefördert wird: Näht man Stückchen mit kolloidalem Cholesterin in einer Konzentration 1,65 auf 1000 Meerschweinchen ins Peritoneum ein, so zeigt sich nach etwa 8 Tagen, daß bei normalen Tieren der Titer des restierenden Cholesterins 1,16 auf 1000 beträgt. Wurden diese Meerschweinchen mit Insulin behandelt, so sank der Cholesteringehalt nur mehr 0,84 auf 1000. LOEPER, LEMAIRE und TONNET wiesen ferner darauf hin, daß auch die *akute Phosphorvergiftung* die Resorption des Cholesterins beschleunigt.

Mit den Befunden des resorptionsfördernden Einflusses des Insulins auf Fette und Cholesterin decken sich die klinischen Beobachtungen, die DEPISCH über *lokale Lipodystrophie* bei lange Zeit mit Insulin-Einspritzungen behandelten Kranken mitteilte, und die auch von LORTAT-JACOB, LEGRAIN und PELISSIER, CLIFFORD BARBORKA, DAVISON, MENTZER und DU BRAY, CARMICHAEL und GRAHAM, PRIESEL und R. WAGNER, sowie von AVERY gesehen wurden.

Auch bei der *Psoriasis vulgaris* stehen die Mitteilungen über Störungen des Zuckerhaushaltes und ihrer Beeinflussung durch Insulin im Mittelpunkt der Diskussion. Um nur einige Autoren zu nennen: FEROND sah bei 18 Fällen von Psoriasis erhöhte Blutzuckerwerte, RAVAUT, BITH und DUCOURTIOUX fanden bei 10 Psoriatikern 6mal Erscheinungen von Leberinsuffizienz, BLASI beobachtete bei 19 Kranken 6mal sehr niedrige Werte, 8mal Hyperglykämie und 5mal normale Zahlen, LOJANDER fand nur bei einem Teil seiner Psoriatiker eine erhöhte glykämische Reaktion, BLANCO SOLER überhaupt nie eine Glykämie. In jüngster Zeit haben KÖNIGSTEIN, GOLDBERG und RAPPAPORT an einem großen Material diese Frage studiert. Um genaue Werte festzustellen, haben

KÖNIGSTEIN und seine Mitarbeiter die Angaben von FALTA, DEPISCH und HASENÖHRL sowie von STAUB, TRAUGOTT und LEO POLLAK herangezogen: Bei normal funktionierendem Inselorgan ruf eine wiederholte Zuckerbelastung keinen neuerlichen Anstieg der glykämischen Kurve hervor. Bei dieser Untersuchungsmethode konnten nur bei 7,5% der Fälle Störungen des Zuckerhaushaltes nachgewiesen werden, so daß KÖNIGSTEIN, GOLDBERG und RAPPAPORT zum Schlusse kamen, daß eine *Insuffizienz des Inselorgans ursächlich für die Entstehung der Psoriasis nicht verantwortlich* zu machen sei.

Entsprechend den hier mitgeteilten Ergebnissen gestaltet sich auch die Insulintherapie der Schuppenflechte. Über Mißerfolge berichten: GRZYBOWSKI, SOLER, LOUSTE, LÉVY-FRANCKEL und JUSTER; bei einem Teil der Psoriatiker Erfolge: LOJANDER, BLASI, RAVAUT, BITH und DUCOURTIOUX, LORTAT-JACOB, LEGRAIN und PELISSIER; Rückbildungen der Psoriasis durch die Insulintherapie erwähnen FEROND.

PERUTZ und ADLERSBERG haben versucht, durch *lokale Insulinapplikation* den *Kohlehydratstoffwechsel der Haut* zu beeinflussen und die Regenerationsfähigkeit derselben anzuregen. Anhaltspunkte dafür gaben die Untersuchungen von O. WARBURG und seinen Mitarbeitern über den Kohlehydratstoffwechsel bei Tumorzellen, die den Gedanken nahelegten, umgekehrt durch Anreicherung an Kohlehydrat das Zellwachstum zu fördern. Ferner waren die Untersuchungen von ADLERSBERG und OTTO PORGES maßgebend, die, von dem bekannten Antagonismus zwischen der *Fett-* und *Glykogenleber* ausgehend (ROSENFELD, JUNKERSDORF), für den Menschen nachweisen konnten, daß eine Glykogenleber die Kohlehydratassimilation viel besser durchführt als eine Fettleber. ADLERSBERG und PORGES haben ferner auf Grund der Erfahrung, daß es mit Hilfe des Insulins möglich ist, Glykogen in der Leber gewissermaßen *zwangsweise* zum Ansatz zu bringen, ihre experimentellen Untersuchungen zur Grundlage der „kurativen Diabetesbehandlung" gemacht. Es konnte bei Verwendung reichlicher Kohlehydratnahrung mit entsprechenden Insulindosen weitgehende Toleranzsteigerung erzielt werden, die sie in erster Reihe auf eine funktionelle Umstellung der Leber, auf die Beseitigung der Dyszooamylie (im Sinne von NAUNYN) zurückführen. ADLERSBERG und ROTH konnten schließlich zeigen, daß die veränderte Funktion der Fettleber zumindest unter gewissen experimentellen Bedingungen auch dadurch zum Ausdruck kommt, daß die Leberzellen für Traubenzucker durchgängig werden und ihn in die Galle durchtreten lassen. Dazu kamen noch die schönen experimentellen Ergebnisse von HÄUSLER und O. LOEWI, die in vitro nachweisen konnten, daß auch Gewebszellen unter der Wirkung von Insulin imstande sind, Zucker aus der Umgebungsflüssigkeit an sich zu reißen, um ihn in einer noch nicht näher definierten Form anzusetzen.

Obige Befunde besagen demnach, daß *nicht nur die Leber*, sondern *auch die Gewebszellen* unter der Wirkung von Insulin *Kohlehydrat speichern* können. Auf Grund ihrer experimentellen und klinischen Untersuchungen kamen ADLERSBERG und PERUTZ zu dem Ergebnis, daß unter dem Einfluß des *lokal applizierten* Insulins eine Änderung des Zellstoffwechsels im Sinne der früher erwähnten Befunde eintritt, als dessen sichtbares Zeichen eine *gesteigerte Regenerationsfähigkeit der Haut* bei torpiden Ulcerationen auftritt. Die Wirkung ist rein lokal, *nicht vom Blut aus bedingt*. Insulin wurde nicht vom Ulcus resorbiert, da keine Hypoglykämie festzustellen war.

Eine Bestätigung dieser Angaben, daß die *lokale* Insulinapplikation zur Behandlung von Unterschenkelgeschwüren herangezogen werden könne, liegt von VOGT sowie von NEUMARK vor. Auch LANDSBERG konnte unter dem Einfluß von subcutan aber auch lokal appliziertem Insulin ein besseres Heilen von chirurgischen Wunden sehen.

Über die günstige Beeinflussung von torpiden, therapieresistenten Ulcerationen, wie sie von Adlersberg und Perutz angegeben wurden, liegen noch Berichte vor: von Blasi, Dér, Eisner, Lapière und Lévai. Petranich hatte bei 10 Fällen von atonischen Geschwüren prompte Erfolge. Recht beweisend ist seine Mitteilung, daß er ein Ulcus der einen Körperhälfte mit verschiedenen Mitteln ohne Erfolg behandelte, während das Ulcus der anderen Körperhälfte unter der lokalen Insulintherapie innerhalb 8 Tagen heilte. Mit lokaler Applikation von Insulin bei torpiden Fällen von Ulcera cruris wurden von Beuc 4 Fälle behandelt, wobei die normalen Granulationen im Laufe von 2—3 Tagen frischer waren und die Ulcera sich zu epithelisieren begannen.

Auch Chabanier, Lumière und Lebert, Pautrier, Ambard, Schmid und Lévy sowie Faure-Beaulieu und David konnten sowohl bei Diabetikern als auch bei Nichtdiabetikern durch *subcutane* Insulineinspritzungen eine günstige Beeinflussung von Geschwüren erzielen. Ebenso sah Perutz bei einem nichtdiabetischen Falle von Raynaudscher Gangrän eine Abheilung durch subcutane Insulineinspritzungen. Nathan und Munk führen aber den Erfolg lokaler Insulinbehandlung nicht auf das Insulin zurück, sondern auf die granulationsfördernde Wirkung einer gesteigerten *Wasserstoffionenkonzentration* der Insulinlösung. Demgegenüber sei festgestellt, daß das *Insulin Wellcome*, mit welchem Adlersberg und Perutz arbeiteten, einen p_H-Wert von 6,6 hatte. Allerdings schwankte der p_H-Wert bei verschiedenen Insulinen von 3,4 (Insulin Degewop) bis 7,0 (Dänisches Insulin Leo). Adlersberg und Perutz stellten sogar in ihrer zweiten Mitteilung die Forderung auf, zur lokalen Insulinapplikation nur ein Präparat zu verwenden, dessen p_H *nahe dem Neutralpunkt* liegt.

Ganz abgesehen davon, daß, wie früher hervorgehoben wurde, die Frage, ob Alkalose oder Acidose granulationsfördernd wirkt (Bálint, Sauerbruch), noch nicht entschieden wurde, übte das von Adlersberg und Perutz verwendete Insulin, das eine dem Neutralpunkt nahe aktuelle Reaktion zeigte ($p_H = 6{,}6$), also nur schwach sauer war, trotzdem eine epithelisierende Wirkung aus. Die üblichen Umschläge, die man auch sonst bei Ulcus cruris verwendet, haben, wie Perutz und Lustig zeigten, einen p_H, der zwischen 4 und 5 liegt. Trotzdem üben sie nicht annähernd diesen therapeutischen Effekt aus, wie das viel schwächer saure Insulin. Für die Auffassung von Adlersberg und Perutz, der *spezifischen* Insulinwirkung bei lokaler Applikation, einer Auffassung, der übrigens auch Neumark beipflichtet, können die Untersuchungen von Bricker und Suponizka herangezogen werden: Im venösen Blute des experimentell entzündeten Kaninchenohres findet sich mehr Zucker als in dem des gesunden. In der Exsudatflüssigkeit des entzündeten Ohres ist mehr Zucker als im venösen Blut des gesunden Ohres. Der amylolytische Index im Venenblut des entzündeten Ohres ist größer als der im venösen Blute des gesunden Ohres. Die beiden letzten Feststellungen führen zur Annahme, daß im entzündeten Gewebe eine verstärkte Glucosebildung aus höheren Kohlehydraten stattfindet. Da der Atmungskoeffizient $\frac{CO_2}{O_2}$ herabgesetzt ist, kann angenommen werden, daß der Zucker im entzündeten Gewebe nicht verbrennt.

Um so auffallender war es, daß, da so viele Autoren mit dieser Behandlungsmethode mehr oder minder gute Resultate erzielten, Fischer nicht nur über keine Besserung berichtete, sondern bei seinen Fällen einen schwarzen, schorfähnlichen Belag beobachtete, so daß die Geschwürsfläche wie verätzt aussah. Eine Erklärung dieser auffallenden Diskrepanz ist nicht leicht zu geben, da über die Fischersche Beobachtung auch sonst nirgends in der Literatur weiter berichtet wurde. Es sei aber hier betont, daß der lokalen Insulinapplikation mehr theoretisch-experimentelles Interesse als praktische Bedeutung zukommt. Diese

Behandlungsart ist eine viel zu kostspielige, als daß sie allgemeine Verwendung finden könnte. Sie kann herangezogen werden, um bei torpiden Geschwüren die Granulation anzuregen und, wenn diese einmal im Gange ist, das Ulcus nach den üblichen Verfahren weiter zu behandeln. Andererseits wies Darnet darauf hin, daß die subcutane Darreichung von Insulin (bis zu 150 Einheiten täglich) sowohl bei chronischen Ekzemen und Acne als auch bei Furunkulose sehr günstige Erfolge erzielen läßt. Vielleicht ist die günstige Wirkung der Wundbehandlung mit *Pankreas-Enzym*-Präparaten, wie sie Hirschfeld, Niedermeyer, Katz, Zadik, Allescher u. a. empfehlen, auf einen ähnlichen Effekt zurückzuführen.

Fett und Fettstoffwechsel.

Der *Fettgehalt* der Haut spielt für die Pharmakologie eine nur untergeordnetere Rolle. Es seien deshalb auch hier die diesbezüglichen Angaben nur summarisch wiedergegeben, wobei ich mich bei der Darstellung dieses Gebietes im wesentlichen an die Monographien von Unna (*Biochemie der Haut*), von E. Freund (*Chemie der Haut*) und von Rothman und Schaaf (*Chemie der Haut*) halte.

Wir müssen zwei Arten von Fett unterscheiden: Das Fett des subcutanen Fettgewebes und jenes der Oberhaut.

Das *Fett des Unterhautzellgewebes* des Menschen besteht aus den *Glycerinestern der drei Fettsäuren Olein-, Palmitin- und Stearinsäure.*

$$\begin{array}{lcl} CH_2OH & & CH_2 . O . C_{16}H_{31}O \\ | & & | \\ CHOH + 3\,C_{16}H_{32}O_2 & = & CH . O . C_{16}H_{31}O + 3\,H_2O \\ | & & | \\ CH_2OH & & CH_2 . O . C_{16}H_{31}O \end{array}$$

Glycerin + Palmitinsäure = Tripalmitin.

Tripalmitin = $C_3H_5O_3(C_{16}H_{31}O)_3$
Tristearin = $C_3H_5O_3(C_{18}H_{35}O)_3$
Triolein = $C_3H_5O_3(C_{18}H_{33}O)_3$

In diesen Fetten sind also Glycerin und Fettsäuren als Ester, und zwar als *Triglyceride* enthalten. Nach den Untersuchungen von Eichwald enthält das Fettsäuregemisch des Menschenfettes 4,9—6,3% Stearinsäure, 16,9—21,1% Palmitinsäure, 65,6—86,7% Ölsäure und 0,33% „Unverseifbares". Daneben enthält es noch Myristinsäure (Eckstein) und in geringen Mengen auch freie, feste und flüchtige Fettsäuren (Fr. Hofmann, Jaeckle). Im Lauf des ersten Lebensjahres erfährt (beim Menschen) die Ölsäure eine charakteristische Zunahme (Langer, Knöpfelmacher, Knöpfelmacher und Lehndorff, W. Lasch). Mit der Zunahme des Ölsäuregehaltes wird das Fett flüssiger und sein Schmelzpunkt sinkt. Die Annahme von Langer sowie Knöpfelmacher, daß der geringe Ölsäuregehalt für die Entstehung des *Fettsklerems* bei jungen Säuglingen von Wichtigkeit sei, wird von manchen Autoren (Thiemich, Finkelstein und Sommerfeld) nicht anerkannt.

Das subcutane Fettgewebe spielt eine wichtige Rolle für den Kochsalz- und Wasserhaushalt. Ferner ist es, wie die Untersuchungen von Hueck zeigten, nach den Nebennieren das wichtigste *Cholesterindepot*. Der Cholesteringehalt beträgt nach Hueck und Wacker 0,127%, nach Eckstein und nach Channon und Harrison 0,25%. Der Cholesteringehalt dürfte, wie später auseinandergesetzt werden soll, für das Wasserbindungsvermögen des subcutanen Fettgewebes (nach Bozenraad enthält das 7—46% Wasser) als Emulgator von Wichtigkeit sein. Hueck konnte zeigen, daß es bei vermehrtem Cholesteringehalt des Blutes zu einer Cholesterinanreicherung im Fettgewebe kommt und umgekehrt, daß eine Hypocholesterinämie eine Cholesterinverarmung des Fettgewebes nach sich zieht.

Die neuesten Untersuchungen Mia von Buengners über die Zusammensetzung des menschlichen Fettgewebes ergaben, daß sein *spezifisches Gewicht* im Mittel 0,900—0,966 beträgt. Es ist um so niedriger, je fettreicher und gesünder

der Mensch ist und umgekehrt. Der *Wassergehalt* liegt zwischen 4,34% und 65,41%. Zwischen spezifischem Gewicht und Wassergehalt besteht ein deutlicher Parallelismus. Auch der *Wassergehalt* des Fettgewebes ist um so niedriger, je fettreicher und gesünder der Mensch ist. Innerhalb des Fettgewebes derselben Körpergegend des gleichen Individuums können Unterschiede bis zu 20% vorkommen. Der *Fettgehalt* beträgt zwischen 25 und 92%. Zwischen Wassergehalt und Fettgehalt besteht ein deutlicher Antagonismus: Je mehr Wasser, desto weniger Fett und umgekehrt. Auch NONNENBRUCH gibt dieser Meinung Ausdruck, indem er sagt, daß im Körper je nach dem Ernährungszustande ein dauerndes Wechselspiel zwischen dem antagonistischen Fett und Wasser bestehe. Das Fett entwickelt sich im wasserreichen Bindegewebe in verschiedenem Maße; je mehr sein Prozentgewicht steigt, um so mehr müsse das des Wassers fallen und umgekehrt. v. NOORDEN erklärt die Zunahme des Wassergehaltes bei Abnahme des Fettgehaltes so, daß die zusammenfallenden Hüllen der Fettzellen bei nahezu vollständigem Schwund ihres Fettes kleine Mengen eiweißhaltiger Gewebsflüssigkeit aufnehmen und so wasserreicher werden. Der *Schmelzpunkt* des Fettes liegt zwischen 17 und 42° (SCHIRMER). Der protoplasmatische Rest, der nach der Wasser- und Fettextraktion übrig bleibt, beträgt nach den Untersuchungen von BUENGNER 2,06—10,26%. Sie konnte einen Zusammenhang zwischen Bindegewebsgehalt und Wassergehalt feststellen. Das Verhältnis Wassergehalt : Gewebsrest schwankt zwischen 2,33 : 1 und 5,91 : 1, bei schweren Ödemen war es 13,06 : 1.

Fremdartiges, verfüttertes Fett kann, wie ältere Untersuchungen gezeigt haben (für Rüböl MUNK, für Leinöl und Hammeltalg LEBEDEFF, für Butter LEUBE), in den Fettdepots angehäuft werden. Die Fettdepots werden durch das resorbierte Fett direkt gespeist. POLICARD und TRITCHKOVITCH zeigten, daß die Talgdrüsen unter gewissen Bedingungen imstande sind, die im Blute zirkulierenden Fetttröpfchen direkt aufzunehmen. So erklärt es sich, daß Talgfett in gewissen Fällen die allgemeinen Eigenschaften des Nahrungsfettes hat.

Neuere Untersuchungen über das Schicksal der eingeführten Fette zeigen, daß das *Fett* auf *dem Wege zu dem Depot* einerseits *chemische Umwandlungen* erfährt, andererseits von *gewissen Organen aufgehalten wird* (cf. GEELMUYDEN). So wird nach ARGYRIS und O. FRANK das Walratöl in gewöhnliches Fett und Monoglycerid in Triglycerid umgewandelt. Aus den Versuchen von ROGER, BINET und LEBLANC ist ersichtlich, daß das Passieren des Lungenkreislaufes eine Erhöhung der Jodzahl für die Fette bewirkt[1].

Der Weg der Fette vom Darm bis zum subcutanen Fettgewebe ist kein direkter (BODO und SCHEFFER), sondern die Fette werden in verschiedenen Organen gestapelt. Als *Stapelorgan* (nicht als *Fettdepots*) wirkt, wie MANSFELD zuerst beobachtete, die *Lunge*. Diese Fähigkeit hat auch die *Leber* (ZIEGLER, JOANNOVICZ und E. P. PICK) und die *Milz* (KÖSZEG, LOCATELLI). Die Leber veranlaßt, wie LEATHES und MEYER-WEDEL, JOANNOVICZ und PICK, LOMBROSO,

[1] Die HÜBLsche Jodzahl gibt an, wieviel Prozent Jod ein Fett aus einer alkoholischen Lösung bei Gegenwart von Quecksilberchlorid zu binden vermag. Die Titration erfolgt mit einer Natriumhyposulfitlösung. Aus der Menge des dabei gebunden werdenden Jods läßt sich in Fetten das Verhalten der vorhandenen ungesättigten Glyceride zu den kein Jod bindenden gesättigten Glyceriden feststellen, woraus sich dann Schlüsse auf die Natur des betreffenden Fettes ziehen lassen. Ferner benützt man zur Charakterisierung der Fette: die Bestimmung des *Schmelz-* und *Erstarrungspunktes*; die *Säurezahl*, welche angibt, wieviel Milligramm Kaliumhydroxyd zur Neutralisation der in 1 g Fett enthaltenen Fettsäuren erforderlich sind; die *Verseifungszahl* (KÖTTSTORFER-Zahl), welche angibt, wieviel Milligramm Kaliumhydroxyd bei der Verseifung von 1 g Fett durch die einwirkenden Fettsäuren gebunden werden; ferner die Bestimmung des „Unverseifbaren"; dann zur Bestimmung der flüchtigen Fettsäuren die REICHERT-MEISSLsche Zahl und die Bestimmung der Acetylzahl (s. RÖHMANN: Biochemie).

FREUDENBERG u. a. feststellen konnten, durch „Dehydrogenisation“ und „Desatmation“ einen Abbau der resorbierten Fettsäuren, worauf sie von Leber, Lunge und Milz (LEITES) aufgenommen werden und dort wichtige Veränderungen erleiden. Die in den Ductus thoracicus gelangten Fettsäuren werden in der *Lunge zu Neutralfett* synthetisiert. SCHEFFER prüfte die Frage, ob körperfremde Fette unverändert in die Fettdepots gelangen, indem er in die Jugularvene von Hunden Jodipin infundierte. Aus seinen Versuchen ging hervor, daß sich im Fettgewebe der Versuchstiere nur sehr geringe Jodmengen vorfanden, so daß ein Ansatz von unverändertem Fett auszuschließen war.

In der *Oberhaut* ist das Fett in verschiedener Zusammensetzung und in verschiedenen Anteilen vorhanden, so daß von vorneherein *Sekretfette* und *Zellfette* zu unterscheiden sind. Den Unterschieden in der Lokalisation entsprechen auch chemische Unterschiede.

Es ist hier nicht der Ort, auf die zahlreichen Analysen des Oberhautfettes näher einzugehen. Ich verweise auf die mehrfach zitierten Darstellungen von P. G. UNNA, E. FREUND, ST. ROTHMAN und FR. SCHAAF, sowie auf die Zusammenfassung von METZNER (in NAGELs Handbuch der Physiologie) und auf die wertvolle Untersuchung von P. LINSER. Es sei hier nur so viel hervorgehoben, daß die *Fette der Hautoberfläche*, im Gegensatz zu den früher erwähnten echten Fetten, die Triglyceride der Palmitin-, Stearin- und Ölsäure sind, hauptsächlich aus *Fettsäureestern hochmolekularer Alkohole* bestehen. In den Tegumentfetten höherer Tierklassen und des Menschen spielen daneben die Fettsäureester komplizierter aromatischer Alkohole, vor allem die des Cholesterins und seiner Derivate eine große Rolle (zit. nach ROTHMAN und SCHAAF). ROTHMAN und SCHAAF fassen die Analysenergebnisse der Literatur folgendermaßen zusammen: „Die Hautfette der Säugetiere und der Menschen sind im allgemeinen durch verhältnismäßig hohe Säurezahlen und durch einen großen Anteil an unverseifbarer Substanz ausgezeichnet. Ihre Verseifungszahlen und Jodzahlen sind sehr verschieden. Der Schmelzpunkt des Hauttalges liegt nahe zur Temperatur der Hautoberfläche. Demgemäß wird der Hauttalg meist als eine flüssig-ölige Masse beschrieben, die an der Körperoberfläche erstarrt.“

Die chemische Untersuchung des Talgs ergibt, daß in ihm, wie erwähnt, kein eigentliches Fett, kein Fettsäureglycerinester enthalten ist, sondern ein Gemisch von Estern verschiedener höherer Fettsäuren mit einwertigen Alkoholen. Es wurden hochmolekulare aliphatische Alkohole, niedere aliphatische Fettsäuren, Seifen, Phosphatide, Cholin, Cholesterin, Cholesterinderivate und Cholesterinester nachgewiesen. Nach SCHWENKENBECHER ergeben sich folgende chemische Daten: Der Ätherextrakt ist von goldgelber bis brauner Farbe, ohne besonderen Geruch; Schmelzpunkt 33—36° C, Säurezahl 3, 4—7, 9; Verseifungszahl 117—140; Jodzahl des Gesamtätherextraktes 54—67; Jodzahl der Fettsäuren 36—44. Im nichtverseifbaren Anteil, der 40—45% des Ätherextraktes ausmacht, finden sich Substanzen, die LINSER als „Acetonkörper“ und „öligen Rückstand“ bezeichnet und die mit dem „Dermocerin“ und „Dermoolein“ RÖHMANs identisch sein dürften. Demnach ist das *Sekret der Talgdrüsen kein Cholesterinfett*, es enthält nur geringe Mengen dieser Substanz.

Vom eigentlichen Hauttalg lassen sich durch ihre Zusammensetzung die aus den Epidermiszellen stammenden *Hornfette* differenzieren, die einen höheren Schmelzpunkt und vor allem einen *hohen Cholesteringehalt* besitzen. Dies ist von physiologischer und physikalisch-chemischer Bedeutung, da die Oberhautfette im Gegensatz zu den Fettsäureglyceriden mit Wasser ziemlich gut benetzbar sind und demzufolge reichlich Wasser als Emulsion (s. S. 78) aufnehmen können. Auf diese Weise ist die Haut für Wasser nicht undurchgängig und ermöglicht die extrarenale Hautwasserabgabe. In der Hydrophilie des Talges und der die Epidermis imprägnierenden Hornfette liegt die Ursache für die Erhaltung des entsprechenden Feuchtigkeitsgrades der Oberhaut. Andererseits ist der Fettcharakter der Hautfette immerhin so weit vorhanden, daß sie die Benetzung der Haut erschweren, so daß Wasser von der Haut ziemlich leicht abläuft, und daß bei längerem Aufenthalt in Wasser die Epidermis nur allmählich und nur in den oberflächlichsten Schichten aufquillt (Höber). Die Oberhautfette sind schwer angreifbar, werden schwer von Mikroorganismen gespalten und werden weniger leicht ranzig als die Fettsäureglycerinester.

Zu den *Sekretfetten* gehört das Schweißfett der Talg- und Knäueldrüsen, das Comedonenfett und das Ohrenschmalz, zu den *Zellfetten* das Oberhautfett, das Hornschichtfett, das Nagelfett und die Vernix caseosa (Zumbusch).

Cholesterin ist in beiden Fetten enthalten (in den Sekretfetten 1,4—2,8% des Gesamtfettes, in den Zellfetten 16,1—19,6% des Gesamtfettes). Nach Unna findet beim Sekretfett ein Zerfall der Cholesterinester in Fettsäure und freies Cholesterin statt; im Zellfett erfolgt eine Bindung des Cholesterins der Stachelschicht an die Ölsäure der basalen Hornschicht.

Eine Übersicht über die Zusammensetzung der Fette ergibt umstehende Tabelle von Unna und Golodetz auf Seite 70.

Nach Unna und Golodetz findet sich das Cholesterin der menschlichen Haut hauptsächlich in den jüngeren Epithelien, in der basalen Schicht der Keimzellen, sowohl des Deckepithels wie der Haarbälge, der Knäueldrüsen und Talgdrüsen. Etwas Cholesterin beherbergen die Bindegewebszellen der Cutis, die Endothelien der Blutcapillaren und die glatte Muskulatur. Gar kein Cholesterin findet sich in kollagenem und elastischem Gewebe.

In den Hornzellen ist das Cholesterin nur im Innern vorhanden. Wie bei der Verhornung so schwindet auch bei der Verfettung der Talgdrüsenzellen das freie Cholesterin (Unna).

Nach Eckstein und Wile ist der Cholesteringehalt in den obersten Schichten der Haut sehr hoch. Er beträgt 13,5—24% der gesamten Lipoide. Ähnliche Zahlen gibt auch O. Wagner an. Der Cholesteringehalt der Haut ist nicht überall gleich. Roffo fand, daß die Haut des Gesichtes einen höheren Cholesteringehalt hat als z. B. die Bauchhaut. Bei Männern beträgt diese Erhöhung mindestens das Doppelte.

Nach Untersuchungen von Otto Porges u. E. Neubauer ist *Cholesterin* ein *hydrophiles Kolloid*, das vom Eiweiß bei neutraler Reaktion in bestimmten Mengenverhältnissen gefällt wird, ebenso vom Lecithin. Eine wässerige Cholesterinemulsion verhält sich gegenüber den verschiedenen Salzen ganz ähnlich wie eine Mastixemulsion. Das gleiche gilt für sein Verhalten gegen andere Kolloide. Lecithin kann für Cholesterin als Schutzkolloid wirken. In Alkohol und Äther befindet es sich in echter Lösung.

Seine Konstitution ist nicht völlig aufgeklärt. Windaus stellt folgende bis auf 2 Stellen bewiesene Formel auf:

```
              CH2
             /   \
    H3C—HC       CH2                                   /CH3
          |       |
         HC       CH—CH2—CH—CH2—CH2—CH2—CH
        /   \    /       |                \CH3
    H2C       CH        CH3
      |        |
     HC       CH2
       \     /
    H2C       C—CH2
      |       |    |
    H2C       C    CH
       \     / \  //
    HO  CH      CH
```

		1	2	3	4	5	6	7	8	9	10	11	12	13	14	15
		Schmelzpunkt in °	Konsistenz	Farbe	Das Fett enthält in %			Gesamtsäurezahl	Cholesteringehalt vor Verseifung in % (freies Cholesterin)		Cholesteringehalt nach Verseifung in % (freies Cholesterin + Cholesterinester)		Cholesterin gebunden als Ester	Verhältnis zwischen freiem Cholesterin und Cholesterinester	Oxycholesterin	Isocholesterin
					Neutralfett	Unverseifbares	Fettsäuren		im Neutralfett	bezogen auf das Gesamtfett	im Unverseifbaren	bezogen auf das Gesamtfett				
Sekretfette	Komedonenfett	53	talgig	gelblich-weiß	—	30,5	44,9	202	—	—	9,16	2,8	—	—	sehr viel	0
	Fußschweißfett	36,5	weich	braun	62,3	22,3	59,7	188	4,09	2,55	18,7	4,17	1,62	1,6 : 1	ziemlich viel	0
	Handschweißfett	46,5	wachsartig	braungelb	71,4	28,4	55,4	192	0,891	0,64	5,4	1,43	0,79	0,8 : 1	sehr wenig	0
Zellenfette	Oberhautfett	48—49	wachsartig	bräunlich	88,4	32,2	54,75	181,5	15,88	14,04	50	16,1	2,06	7 : 1	0	0
	Hornschichtfett	51	wachsartig	gelblich	83,7	36,35	52,21	172	12,8	10,71	54	19,62	8,91	1,2 : 1	0	0
	Nagelfett	38	wachsartig	gelbbraun	—	41,64	50,2	—	—	—	43,75	18,22	—	—	ziemlich viel	0
	Vernix caseosa	38—39	weich	weiß	92,6	36	60	188	8,44	7,82	45	16,2	8,38	0,93 : 1	0	0
Ohrenschmalz		39	weich	braun	94,2	20,43	53,65	196	3,08	2,9	17,2	3,5	0,6	4,8 : 1	0	0
Subkutisfett		flüssig	flüssig	ölgelb	80,8	1,15	84,65	190	0,173	0,14	15,8	0,18	0,04	3,5 : 1	0	0

Es ist eine weiße, perlmutterartig glänzende, aus sich fettig anfühlenden Blättchen bestehende Masse. Cholesterin ist in Wasser unlöslich, ebenso in verdünnten Säuren und Alkalien, leicht löslich in Äther, Chloroform, Benzol, in heißem Alkohol und in Ölen. RANSOM machte die wichtige Beobachtung, daß die hämolytische Wirkung der Saponine durch Behandlung mit Cholesterin aufgehoben wird. Diese entgiftende Eigenschaft des Cholesterins ist an das Vorhandensein der freien Hydroxylgruppe gebunden (W. HAUSMANN, ABDERHALDEN und LE COUNT): Cholesterin*ester* sind wirkungslos. In einwandfreier Weise gelang dieser Nachweis WINDAUS: Gießt man alkoholische Lösungen von *Digitonin* und Cholesterin zusammen, so erhält man einen in feinen Nadeln krystallisierenden Niederschlag, der aus einer Verbindung von Digitonin und Cholesterin besteht. *Das Digitonin-Cholesterid wirkt nicht mehr hämolytisch.* KOFLER und SCHRUTKA untersuchten das Cholesterinbindungsvermögen einer Reihe anderer Saponine. Eine Proportionalität zwischen Hämolysewirkung und Cholesterinbindungsvermögen besteht nicht (KOFLER). Sowohl zum qualitativen als auch zum quantitativen Nachweis der Cholesterinkörper ist die Reaktion mit Digitonin verwertbar. Sie tritt noch in 0,02% Cholesterinlösungen deutlich ein (KOFLER). Dieses von WINDAUS angegebene Verfahren, mit Hilfe des Digitonins das Cholesterin zu bestimmen, wurde auch für Mikromethoden umgearbeitet (IVAR BANG). Da nur das freie *Cholesterin* und nicht seine Ester mit Digitonin ausfallen, bietet diese Methode ein einfaches Mittel, um Cholesterin und Cholesterinester zu unterscheiden und zu trennen.

Cholesterin ist ein aromatischer Alkohol, der nach WINDAUS mit der Cholsäure und der Desoxycholsäure nahe verwandt ist und mit Desoxycholsäure verbunden in wasserlösliche Form übergeht. Cholsäure und Desoxycholsäure sind einbasische Säuren, die aus einem Ringsystem mit einer Seitenkette bestehen (WIDAND, WINDAUS).

$C_{10}H_{19} . COOH$

Cholesterin findet sich, wenn auch nur in sehr kleinen Mengen, in allen tierischen Zellen. In größerer Menge ist es im Gehirn enthalten, wo es in der weißen Substanz etwa die Hälfte, in der grauen ungefähr den fünften Teil der Stoffe ausmacht (BÜNZ, ROSENHEIM). Es ist in der Galle enthalten, aus welcher es sich in der Gallenblase, seltener in den Gallenwegen neben den Kalkverbindungen der Gallenfarbstoffe in Form von Gallensteinen abscheidet. Zum Nachweis des Cholesterins bedient man sich der SALKOWSKIschen und der LIEBERMANN-BURCHARDschen Probe, sowie der früher erwähnten WINDAUSschen Digitoninmethode. Über seine Eigenschaften als Emulgator soll später die Rede sein.

Therapeutisch wurde Cholesterin bei *paroxysmaler Hämoglobinurie* von PRINGSHEIM empfohlen. Eine Erklärung dafür ergibt sich nach MEYER-GOTTLIEB aus der Beobachtung von FRIEBOES, der im Blutserum von Menschen und Tieren eine hämolytische Substanz als regelmäßigen Bestandteil gefunden hat, die nach ihrem chemischen und physikalischen Verhalten den Saponinen sehr nahesteht und auch wie diese durch Cholesterin entgiftet wird.

Die Untersuchungen von UNNA und GOLODETZ sowie von LINSER ergaben, daß der größte Teil des Cholesterins und des Cholesterinester an der Hautoberfläche *nicht von den Talgdrüsen, sondern mit der Hornsubstanz* abgeschieden wird. Auch ROTHMAN und SCHAAF sind der Ansicht, daß das mit der Hornschicht sich abstoßende Fett cholesterinreicher als das reine Sekret der Talgdrüsen ist. Doch hat die Cholesterinausscheidung aus den Talgdrüsen ebenfalls eine Bedeutung. So konnte M. B. SCHMIDT experimentell an Tieren nachweisen, daß nach Überfütterung und Überschwemmung der Blutbahn mit Cholesterin die Cholesterinausscheidung durch die Talgdrüsen zunimmt.

Es sei hier noch darauf hingewiesen, daß durch Bestrahlung von Cholesterin mit ultraviolettem Lichte dieser Körper eine *antirachitische Wirkung* gewinnt (Hess und Weinstock). Genauere Untersuchungen konnten aber zeigen, daß sich ein *absolut reines* Cholesterin nicht so verhält, sondern daß die erwähnte Eigentümlichkeit durch eine in geringer Menge vorhandene Begleitsubstanz bedingt ist, die wegen ihres sehr ähnlichen chemischen Verhaltens von der Hauptmasse nur schwer zu trennen ist. Windaus hat nun gezeigt, daß diese Begleitsubstanz ein *Ergosterin* ist und daß dieses das „Provitamin" des antirachitischen Vitamins darstellt. Fertig gebildet findet sich das Ergosterin im Mutterkorn, in vielen niederen Pflanzen sowie in der Hefe. Durch Bestrahlen des Ergosterins gelangt man zu einem antirachitisch außerordentlich wirksamen Körper.

Bei der chemischen Untersuchung des Cholesterins fand Lifschütz eine Substanz, die dem unverseifbaren alkoholischen Teil dieses Fettes angehört und die beim anhaltenden Kochen des reinen Cholesterins mit konzentrierter alkoholischer Kalilauge bis zu 25% vom Cholesterin entstand und die er auch erhielt, wenn er Cholesterin mit Kaliumpermanganat oxydierte, das *Oxycholesterin*. Weiter konnte Lifschütz finden, daß beim Durchgang des Blutes von der Pfortader bis zur Lebervene das Blutfett über 60% Oxycholesterin in der Leber zurückläßt, ohne daß sich nennenswerte Mengen deswegen im Leberfett nachweisen ließen. Er folgerte daraus, daß es in der Leber weiter oxydiert wird, und zwar höchstwahrscheinlich zu Gallensäuren. Lifschütz erbrachte somit den Nachweis, daß im Blute ein Abbau des Cholesterins erfolgt.

Bei Untersuchungen über die chemische Zusammensetzung des Hauttalges fand Linser, daß bei Ichthyosis, Psoriasis, ebenso bei Comedonen eine Cholesterinvermehrung, bei Seborrhoea oleosa Verminderung des Cholesterins und Vermehrung der Ölsäure eintritt.

Unter pathologischen Bedingungen kann es zu einer Anhäufung von Cholesterin und Cholesterinestern im Bindegewebe der Haut kommen, die unter dem Namen *Xanthom* zusammengefaßt wird.

Die ursprüngliche Angabe von F. Pinkus und L. Pick, sowie von Chauffard und Guy Laroche, daß die Cholesterinämie die einzige Ursache für die Xanthomatose wäre, hat in letzter Zeit gewisse Einschränkungen erfahren müssen. So fanden Arzt, Siemens, Rosenthal und Braunisch u. a. bei ihren Kranken mit ausgedehnter Xanthomatose *keine* Erhöhung des Cholesterinspiegels im Blute. Auch bei der Kranken, die Adlersberg beobachtete, war im Blute und im Duodenalinhalte nur eine geringe Cholesterinvermehrung, vorhanden, wohl aber schied sie im Harn eine übermäßige Menge oberflächenaktiver Stoffe aus, die Adlersberg mit einer Störung des Cholesterinstoffwechsels in Zusammenhang brachte. Andererseits findet sich eine beträchtliche Vermehrung des Blutcholesterins bei den verschiedensten Erkrankungen, ohne daß es dabei zu einer Xanthombildung kommt.

So beobachtete Ameisenówa und Lenartowicz bei Urticaria, Pruritus senilis, Ekzem, Neurodermitis erhöhte Cholesterinwerte, Bernhardt und Zalewski bei Kranken mit eitrigen Entzündungen der Haut, wie staphylogenen oder streptogenen Pyodermitiden, Furunkeln, weiter bei Gewerbedermatosen, seborrhoischem Ekzem, Hautepitheliomen, Lupus vulgaris und erythematosus. Dagegen sahen sie eine Senkung des Cholesterinspiegels bei Psoriasis.

Sunderman und Weidman beschäftigten sich mit der experimentellen Hypercholesterinämie. Durch intraperitoneale Einbringung von 0,5 Cholesterin bei Eseln, Hunden, Katzen, Kaninchen und Meerschweinchen erzielten sie eine mindestens 25%ige Erhöhung des Blutcholesterinspiegels für ungefähr 6 Wochen.

Dabei zeigten die Kaninchen die höchsten Cholesterinwerte, während die Hypercholesterinämie bei Eseln am längsten, bei Hunden die kürzeste Dauer aufwies. Wada Kametoshi studierte den Einfluß des Hodens auf den Blutcholesteringehalt: Vollständige Kastration bewirkt Anstieg des Cholesterinspiegels, Röntgenbestrahlung bewirkt bei wiederholter Belichtung Absinken; mehrmonatliche Lanolinfütterung macht Hypercholesterinämie, die bei kastrierten Tieren stärker als bei nichtkastrierten ist. Den Zwischenzellen kommt eine starke Fähigkeit der Cholesterinoxydation zu.

Bazin sowie Malassez haben zuerst Cholesterinkrystalle in Xanthomen gefunden. Quinquaded wies 1878 als erster auf chemischem Wege Cholesterin und Fettsäuren sowie einen hohen Fettgehalt des Blutes bei Xanthomen nach.

Nach den Untersuchungen von Pringsheim besteht das Xanthom zu 64,1% aus ölsauren Cholesterinestern mit geringer Beimischung von palmitin- und stearinsaurem Cholesterin.

In der Hornschicht erfolgt die Cholesterinbildung auf endogenem Wege, in den Xanthommassen auf exogene Weise durch Aufnahme fertiger Cholesterinester aus der umgebenden Lymphe seitens der Bindegewebszellen (Unna).

Unna unterscheidet in der Oberhaut Fette verschiedener Art: Die *oben beschriebenen Fette,* die während des Verhornungsprozesses teils aus abgespaltenem Glykogen, teils aus dem Cholesterin der unverhornten Stachelzellen entstehen, und dann die *vereinzelten Fetttröpfchen in der Stachelschichte,* die wahrscheinlich aus Phosphatiden bestehen, da sie nicht nur mit der Ätherextraktion verschwinden, sondern da der Ätherrückstand auch die Phosphatreaktion gibt. Während Unna sowie Lifschütz der Ansicht entgegentreten, daß die menschliche Haut ganz besonders cholesterinreich sei, und kein anderes Organ außer ihr einen so hohen Cholesteringehalt aufweise, fanden Eckstein und Wise, daß der Cholesteringehalt in den obersten Schichten der Haut sehr hoch liegt. Diese Autoren fanden, daß das Cholesterin 13,5—24% der Gesamtlipoide ausmache. Im Unterhautzellgewebe beträgt der Cholesteringehalt nur 0,24% der Lipoide.

Hueck erblickt in der Haut ein wichtiges Sekretionsorgan für Cholesterin. Auch St. Wahl kommt durch seine Untersuchungen zu dieser Ansicht und glaubt diese Bedeutung in erster Linie den Talgdrüsen zusprechen zu sollen. Allerdings sind die Lipoidmengen, die in den Talgdrüsen nachweisbar sind, sehr gering. Jaffé nimmt an, daß den Cholesterinbefunden der Talgdrüse noch eine besondere Bedeutung für die *Ernährung des Haares* zukommt. Die Befunde von Wahl können diese Annahme stützen, da er fand, daß gerade in den Körpergegenden, die am stärksten behaart sind, auch die Talgdrüsen den stärksten Lipoidgehalt aufweisen. Abrahamsen zeigte, daß zwischen den Lipoiden des Talgdrüsensekretes und denen des umgebenden Fettgewebes bestimmte Beziehungen bestehen, Beziehungen, von denen Walter feststellte, daß bei cholesteringespeicherten Tieren die Cholesterinausscheidung aus den Talgdrüsen zunimmt.

Von den Oberhautfetten kommt den *Phosphatiden* insoferne größere Bedeutung zu, als Kerl sowie Kerl und Urbach über eine *familiäre Lipoidose* der Haut und der Schleimhäute auf Grundlage einer diabetischen Stoffwechselstörung berichteten. Diese Kranken hatten einen latenten Diabetes und erhöhten Blutcholesteringehalt. Urbach reihte den die Dermatose bedingenden Fettstoff in die Gruppe der Phosphatide ein. Die Krankheitserscheinungen, besonders im Gesicht, gelangten unter *Insulin*behandlung (3mal täglich 15 Einheiten) weitgehend zur Rückbildung (Kerl). (Als Phosphatide bezeichnet man seit Thudichum eine Anzahl von dem Lecithin nahestehenden Substanzen, welche das Radikal der Phosphorsäure enthalten: Diejenigen Phosphatide, welche nur ein Phosphorsäureradikal besitzen, nennt man Monophosphatide, solche mit zwei Radikalen Diphosphatide.)

Es ist interessant, daß, wie die Untersuchungen von ELLINGER zeigten, in der Haut noch ein pharmakologisch hoch aktiver Körper, das *Cholin*, ein Spaltprodukt des Lecithins, vorkommt. Cholin, von der Formel $N \begin{cases} CH_2CH_2OH \\ (CH_3)_3 \\ OH \end{cases}$ ist ein Äthyloltrimethylammoniumhydroxyd und ist mit dem *Muskarin*, das ein Oxycholin von der Formel $N \begin{cases} CH_2CH\begin{matrix} OH \\ OH \end{matrix} \\ (CH_3)_3 \\ OH \end{cases}$ ist, verwandt. Durch Erhitzen mit Wasser zerfällt das Cholin in *Trimethylamin*:

$$\underset{\text{Cholin}}{N \begin{cases} CH_2 . CH_2 . OH \\ (CH_3)_3 \\ OH \end{cases}} + \underset{\text{Wasser}}{H . OH} = \underset{\text{Trimetylamin}}{N \begin{cases} CH_3 \\ CH_3 \\ CH_3 \end{cases}} + H_2O + \underset{\text{Glykol}}{\begin{matrix} CH_2OH \\ | \\ CH_2OH \end{matrix}}$$

Cholin hat wie Muskarin, Pilocarpin, Physostigmin u. a. eine starke *parasympathikotrope Wirkung*. Es ist ein konstanter Bestandteil tierischer Gewebe und des Blutes und findet sich auch in manchen pflanzlichen Organen. PH. ELLINGER konnte finden, daß nach intravenöser Einspritzung von Cholin nur ein kleiner Teil in den Harn übergeht, das Blut bald wieder seine normalen Cholinwerte erreicht, die *Haut* aber *das Cholin speichert*. Wurde Cholin fortgesetzt injiziert, so war es mehrere Wochen nach der Einspritzung in der *Haut* gespeichert, während es in allen anderen Organen kaum oder nicht mehr vorhanden war. SIEBURG und PATZSCHKE konnten feststellen, daß die Hautabsonderungen der Frauen *kurz vor und unmittelbar nach Beginn der Menstruation einen außerordentlich hohen Cholingehalt* (im Blute 8fach, im Schweiße 80—100fach vermehrt) zeigten. Nach KLAUS ist die menstruelle Cholinämie eine der Ursachen der vagotonischen Manifestationen während der Menses. Die Cholinanreicherung der Haut menstruierender Frauen hat aber nichts mit dem von B. SCHICK supponierten „Menotoxin" zu tun, da frische Blumen in Cholinlösungen nicht verwelken (KLAUS, GEGENBACH). Cholin ist ein normaler Bestandteil des menschlichen Schweißes. Seine Menge beträgt nach GEGENBACH 1 mg⁰/₀.

Über die Menge des täglich abgeschiedenen Hauttalges berichten die Untersuchungen von ROSENFELD und dessen Schüler KUZNITZKY. Sie fanden übereinstimmend beim gesunden Erwachsenen etwa 2 g. BIRK fand bei Kindern im Alter von 6—10 Jahren 0,5—1 g Hauttalg im Tage. Magere Leute sondern viel weniger Talg ab als fette, hungernde weniger als gut genährte (LINSER, KUZNITZKY). Nach den Versuchen von ROSENFELD sowie von KUZNITZKY ist die Talgabsonderung lebhafter nach kohlehydratreicher als nach fettreicher Ernährung. (Die älteren Angaben von KRUKENBERG und LEUBUSCHER, die die durchschnittliche Menge des Talgdrüsensekretes mit 40 bzw. 15 g angaben, können wegen fehlerhafter Methodik heute nicht mehr verwertet werden.)

Sehr interessante Befunde ergaben die jüngsten Untersuchungen von SCHUR und GOLDFARB. Sie bestimmten mit einer einfachen Methode den Fettbelag der Hautoberfläche und fanden, daß die Größe dieses Fettbelages für die einzelnen Individuen eine *Konstante* darstellt, die aber *individuell sehr variabel* ist. Weiters konnten SCHUR und GOLDFARB finden, daß die tägliche Talgsekretion in ihrer Größe davon abhängt, ob das Sekret von der Oberfläche entfernt wird, da die *erreichte individuell begrenzte Fettschicht eine weitere Sekretion hemmt*. Auch RABBENO stellte fest, daß die Werte der Talgabscheidung sehr konstant sind; sie sind aber von der Umgebungstemperatur abhängig.

So ergab sich für die Stirne pro 1 qdm 7,64 mg (in Turin im Juli bei 25—34°) 4,68 mg bei 14—17°, 4,66 mg bei 10—15 mg (Turin im November).

Erwähnt sei noch, daß das Wollfett der Schafe, dessen gereinigtes Produkt als *Lanolin* Verwendung findet, ein Gemenge von Talg- und Schweißdrüsensekret ist, das sich durch den Gehalt an Isocholesterin, Oxycholesterin und Carbaminalkohol auszeichnet.

Die Talgdrüsentätigkeit wird vom *Zentralnervensystem* geregelt, wie dies durch Beobachtung *postencephalitischer* Zustände („Salbengesicht") festgelegt werden konnte. STIEFLER ist der Meinung, daß nicht das Gebiet des Linsenkerns, wie dies von SARBO, F. STERN u. a. angenommen wurde, das übergeordnete vegetative Zentrum der Talgsekretion sei, sondern die Wandungen des dritten Ventrikels, da die zentrale trophisch-nervöse Versorgung der Haut und ihrer Gebilde auch dorthin verlegt wird. Eine besondere Innervation der Talgdrüsen ist bisher nicht nachgewiesen, doch ist sie sehr wahrscheinlich (BAB, KREIDL, ARLOING).

Ob eine pharmakologische Beeinflussung der Talgdrüsen erfolgen kann, ist auch fraglich. Es wäre anzunehmen, daß *Pilocarpin* die Talgsekretion steigere, da ein vermehrter Blutzufluß zur Haut auch die Talgabsonderung erhöht. Eine gegenteilige Wirkung wäre nach SCHWENKENBECHER von *Adrenalin* zu erwarten. BUSCHKE und FRÄNKEL beobachtete bei der *Physostigminvergiftung* an Kaninchen und Meerschweinchen eine lebhafte Sekretionssteigerung an den MEIBOMschen Drüsen.

Eine ganze Reihe von Arzneistoffen wird durch die Talgdrüsen ausgeschieden, so *Jod, Brom, Antipyrin, Salicylsäure.* Bei der *Bromacne* fand KUŹNITZKY auf der Höhe der Erkrankung eine *Verminderung* der Talgabsonderung.

Sehr wichtige Untersuchungen über das physikalisch-chemische Verhalten von Wasser und Fett auf der Hautoberfläche stammen von SCHADE und MARCHIONINI. Diese Untersuchungen gewähren Einblick in die Physiologie des *Wasserverdunstungseffektes* und in das *Zusammenwirken der Schweiß- und Talgdrüsen.*

Die Mischung von zwei Flüssigkeiten, die ineinander nicht löslich sind, bezeichnet man als *Emulsion* [1]. Bei der Mischung von öligen und wässerigen Flüssigkeiten sind nun zwei Grenzfälle ihrer Verteilung möglich: Entweder kann die *wässerige* Lösung das *Dispersionsmittel* und das *Öl* die *disperse Phase bilden (Fettemulgierung im Wasser)* oder umgekehrt das *Öl* ist das *Dispersionsmittel* und die *wässerige Flüssigkeit ist dann die disperse Phase* (Wasseremulgierung in Fett). Je kleiner die Fetteilchen der dispersen Phase sind, um so länger dauert es, bis eine Entmischung auftritt. Substanzen, welche die Entmischung verlangsamen und unter Umständen ganz hintanhalten können, bezeichnet man als *Emulgatoren.* Das bekannteste und wohl älteste ist das Gummi arabicum. (Über Theorie der Emulsionen und der Emulgierung siehe W. CLAYTON, sowie die Angaben bei der Besprechung der Salbengrundlagen.)

Bei der *Fettemulgierung* im Wasser besitzt dieses Emulsionssystem die Eigenschaften einer *wässerigen Flüssigkeit:* Es kann verdunsten. Beim *zweiten* Typus ist die *Verdunstbarkeit* stark *herabgesetzt* oder ganz *aufgehoben.* Nach SCHADE und MARCHIONINI kommen auf der menschlichen Haut beide Emulsionsarten vor. Beim Verdunstungsprozeß nimmt die Menge der wässerigen Flüssigkeit einseitig ab.

Zunächst sei die pharmakologische Beeinflussung des subcutanen Fettgewebes kurz erörtert.

---

[1] Unter Emulgierung versteht man die Verteilung einer gegebenen Flüssigkeit in einem zweiten flüssigen Stadium in Form von mehr oder weniger beständigen Kügelchen.

Der Fettgehalt des subcutanen Fettgewebes ist einer Beeinflußbarkeit zugänglich. Es sei hier, um Wiederholungen zu vermeiden, auf die oben erwähnten Befunde der Fettanreicherung durch Fettzufuhr verwiesen, ferner auf die alte physiologische Tatsache, daß sowohl im pflanzlichen wie im tierischen Organismus Fett aus Kohlehydraten entsteht. Traubenzucker und Lävulose können das Material liefern, aus dem sich die Glyceride der Palmitin-, Stearin- und Ölsäure bilden.

Experimentell ist die Bildung von Fett aus Kohlehydraten u. a. von SOXHLET nachgewiesen worden, der an wachsenden Schweinen mit reiner Reisnahrung, also bei Zufuhr von wenig Eiweiß und fast keinem Fett einen starken Fettansatz erzeugte. Diese chemische Überführung bedeutet eine starke Reduktion, eine starke Entbindung von Säuerstoff aus dem Kohlehydratmolekül. Dies ist durch Verfolgung des respiratorischen Gaswechsels während der Fettmästung mit Kohlehydraten deutlich ersichtlich. Wie die Synthese von Fett aus Kohlehydraten verläuft, ist nicht genau bekannt. Ob eine Bildung von Fett aus Eiweiß möglich ist, läßt sich nicht mit Sicherheit feststellen.

Von Medikamenten sind drei Substanzen befähigt, Einfluß auf den Fettgehalt des Unterhautfettgewebes zu nehmen. *Arsen* hemmt, gleich wie der *Phosphor,* in sehr kleinen Mengen die Oxydation (ONAKA), es befördert das Wachstum, den Stoffansatz; es *überwiegen die Assimilationsvorgänge über die Dissimilationsvorgänge.* Entsprechend dieser Verstärkung der assimilatorischen Vorgänge ergab die Untersuchung der Stickstoffbilanz eine Retention, d. h. Ansatz von Eiweiß (IMJANITOFF). AußerVermehrung des Fettansatzes im Unterhautzellgewebe macht sich die Arsenwirkung dadurch an der Haut bemerkbar, daß der *Turgor* der Haut *zunimmt,* die Haut soll *glänzenderes Aussehen* erhalten, die *Haare kräftiger* werden (FÜRST). Diese zwei Beobachtungen würden dafür sprechen, daß kleine Dosen Arsen imstande sind, die Sekretion sowohl des Talgdrüsenfettes als auch jene des Knäueldrüsenfettes zu fördern. Die Hemmung der Oxydationsvorgänge erklärt seine günstige Wirkung bei *Psoriasis* und *Lichen ruber planus.* Diese Wirkung des Arsens tritt aber nur bei Verabreichung *kleiner* Dosen auf. *Größere* Gaben haben eine *zellzerstörende* Wirkung zur Folge: Man beobachtet Gewichtsabnahme. Aus der Stickstoffbilanz ergibt sich eine Erhöhung des Eiweißzerfalls und Schädigung von Gewebselementen, wobei ganz besonders pathologische Neubildungen, wie maligne Lymphome, Mycosis fungoides, syphilitische Gummata u. a. arsenempfindlich sind. Da aber die Zellen eine verschiedene Empfindlichkeit gegen Arsen aufweisen, so können Mengen, die auf gesundes Gewebe noch wachstumsfördernd wirken, pathologische Neubildungen schon angreifen, so daß die *assimilatorische und dissimilatorische Arsenwirkung* oft, sogar in den meisten Fällen, *gleichzeitig nebeneinander einhergehen* kann (MEYER-GOTTLIEB).

UNNA rechnet das *Ichthyol* zu den Mitteln, welche eine Verstärkung des Panniculus adiposus herbeiführen, doch auf andere Weise wie das Arsen, indem nämlich Ichthyol als Gefäßmittel der Haut die Widerstände in den Hautarterien beseitigen und die Hautdurchblutung verbessern soll und indem es als „Magenmittel" den Appetit „bis zur Entstehung von Heißhunger anregen soll".

Durch Anregung des Appetits wirkt auch das *Insulin.* FALTA sowie R. BAUER und NYIRI — ihre Befunde wurden unter anderem von VOGT, PRIESEL und R. WAGNER bestätigt — fanden, daß bei starker Abmagerung durch Insulininjektionen eine beträchtliche Gewichtszunahme und Zunahme des Fettansatzes auftritt. Auch das „Zuckerfrühstück" übt eine ähnliche Wirkung aus.

Das *Fett der Hautoberfläche* spielt als *Regulator des Oberflächenwasserhaushaltes* eine physiologisch wichtige Rolle, der nicht nur lokale Bedeutung zukommt: Das Hautoberflächenfett hat die Aufgabe zu erfüllen, den

Körper vor langsamer Eintrocknung zu schützen. So konnte ROTHMAN in interessanten Versuchen feststellen, daß unter Salbenbedeckung mit Vaselinum album die *insensible Wasserabgabe der Haut* auf die Hälfte des Normalen (40—60%), unter Pasten (Pasta zinci cum amylo) um $^1/_5$—$^1/_3$ sinkt. Collodium, in ätherischer Lösung aufgetragen, drückt, in eingetrocknetem Zustande, die Verdunstung um 14—20% herab. Streupuder (Amylum) und Gelatine zeigen keinen Einfluß auf die insensible Wasserabgabe.

Durch die Änderung der Wasserbewegung und des Wasserstoffwechsels innerhalb der einzelnen Hautschichten erfolgt eine Stauung in den tieferen Lagen der Hornschichte und im Stratum spinosum, die sich bis zum Papillarkörper fortsetzen kann. Dadurch kann es zur Quellung dieser Gewebsschichten kommen. Andererseits bewirkt diese lokale Histohydrie, daß, um die osmotischen Verhältnisse in den Geweben wieder herzustellen, die wasserlöslichen, der Salbe inkorporierten Substanzen in die Tiefe gelangen und so eine Tiefenwirkung zu entfalten imstande sind. Diese Ansicht deckt sich mit den experimentellen Ergebnissen ROTHMANS, daß die Tiefenwirkung eines Medikamentes, d. i. der Grad der Resorptionsförderung der Medikamente durch die Salbengrundlage ihrem Einfluß auf die Wasserabgabe der Haut entspricht.

Durch Behinderung resp. Hemmung der Wasserabgabe infolge künstlicher Einfettung kann es auch zu einer verminderten Wärmeabgabe kommen, die therapeutisch erwünscht sein kann, unter Umständen aber zu unwillkommenen Nebenwirkungen führen kann.

Es sei noch darauf verwiesen, daß der Gehalt des Hautfettes an Cholesterinen bei der *Belichtung* mit kurzwelligen Strahlen eine wichtige Rolle spielen dürfte. Konnte doch durch die früher erwähnten Beobachtungen der Amerikaner HESS, WEINSTOCK und HELMANN nachgewiesen werden, daß durch Belichtung des Cholesterins das antirachitische Vitamin D entsteht.

Wie interessant die oben erwähnten Versuche ROTHMANS sind, so tragen sie den physiologischen Verhältnissen insofern nicht Rechnung, als sie keine Rücksicht auf die physikalisch-chemischen Verhältnisse, die früher besprochen wurden, nehmen. Es wurde darauf hingewiesen, daß es nicht gleichgültig ist, ob Fett oder ob Wasser als Dispersionsmittel fungiert. Denn eine Fettschicht auf der Hautoberfläche, die sich nicht im emulgierten Zustande befindet, bildet einerseits ein Hindernis für die Abgabe der eigenen Feuchtigkeit des Hautgewebes, andererseits ein Hindernis für die durch die Haut hindurchtretende Wasserabgabe des Gesamtkörpers.

Anders vom therapeutischen Standpunkt. Wenn eine Störung im Fettgehalt der Oberhaut im Sinne einer *Hyposteatose* vorliegt, kann eine Einfettung das fehlende Hautfett ersetzen. Indikationen in diesem Sinne bildet der Status subeczematosus, die Pityriasis alba des Gesichtes, die Psoriasis und Hyperkeratosen u. a., ferner wenn durch eintrocknende Medikamente oder allzu häufige Seifenwaschungen eine Sprödigkeit oder Fettarmut der Oberhaut erfolgt.

Dagegen liegen die Verhältnisse bei der Hypersteatose, wo es zu einer übermäßigen Fettproduktion kommt, ganz anders. Es wäre unzweckmäßig, bei Krankheitszuständen, die mit *übermäßiger Fettabsonderung* einhergehen, das Fett durch fettlösliche Mittel, z. B. Salicylspiritus, zu entfernen. Der Erfolg wäre ein nur zeitweiser. Nach kurzer Zeit würde der alte Zustand wieder hergestellt sein. Gerade in dieser Beziehung sind die früher erwähnten Untersuchungen von SCHUR und GOLDFARB von Bedeutung. Konnten doch diese Autoren finden, daß die Menge der täglichen Talgsekretion davon abhängt, ob das Sekret von der Oberfläche entfernt wird, da die einmal erreichte, individuell begrenzte Fettschichte eine weitere Sekretion hemmt. Ein gewaltsames

Entfernen des Fettbelages würde zwar eine momentane Besserung bewirken, aber eine erneute, vielleicht sogar gesteigerte Fettsekretion zur Folge haben. Wenn wir also gleich nach Entfernung des Fettes durch milde Maßnahmen (Seifenwaschung) die so gereinigte Haut wieder einfetten, bewirken wir, daß keine übermäßige Fettabsonderung stattfindet und bekämpfen dadurch die Seborrhöe. Es ist klar, daß eine Besserung dieser sicherlich konstitutionell bedingten Zustände (SCHUR und GOLDFARB charakterisierten ja die Fettsekretion als individuell sehr variabel) nicht nach kurzer Zeit eintritt, und daß es eine Weile dauert, bis ein Gleichgewichtszustand wieder hergestellt ist.

Salben und Salbengrundlagen.

Salben als Vehikel stellen eines der wichtigsten dermatotherapeutischen Hilfsmittel dar. Können sie schon an sich als „Medikament“ Verwendung finden, so spielen sie als *Medikamententräger* eine bedeutende Rolle. Die richtige Wahl der Salbengrundlage ist oft entscheidend für den Erfolg.

Nach GOLODETZ muß ein gutes Salbenvehikel folgende Eigenschaften haben: 1. Es muß an und für sich für die Haut möglichst indifferent, reiz-, farb- und geruchlos, sowie haltbar sein. Zur Hintanhaltung der Zersetzung der Fette kann man indifferente Körper der Salbe zufügen, die diesen Vorgang verzögern oder verhindern. Deshalb benützte man früher wohlriechende *Zusätze,* wie Myrrha, nicht nur als Geruchskorrigentia oder Parfüms, sondern auch um das *Ranzigwerden hintanzuhalten.* Die alte WILSONsche Zinksalbe enthält aus diesen Gründen *Benzoeharz.* 2. Das Salbenvehikel muß die verschiedenen Medikamente in fester oder gelöster Form gleichmäßig in sich aufnehmen können, ohne ihre Wirksamkeit irgendwie zu beeinträchtigen. E. UNNA verlangt von einer indifferenten Salbengrundlage, daß sie bei gewöhnlicher Temperatur praktisch unzersetzlich und neutral ist, mit hinzugesetzten Arzneimitteln und Chemikalien keine chemischen Umsetzungen eingeht und in ihrer Eigenschaft als Salbengrundlage selbst die Haut nicht schädlich beeinflußt. 3. Das Vehikel muß jeden Grad von Konsistenz annehmen können. 4. Die Fettbasis muß eine hohe Flüssigkeitskapazität besitzen. Sie muß mit Wasser und gelösten Stoffen in hohem Maße mischbar sein (E. UNNA).

Von den tierischen Fetten kann der *Hammeltalg* (Sebum ovile) wegen seiner leichten Zersetzlichkeit nicht herangezogen werden. *Schweinefett* (Axungia porci) zeichnet sich durch überaus hohe Geschmeidigkeit aus, kann aber leicht ranzig werden. Diesem Übelstande sucht man nach einem Vorschlage von ERASMUS WILSON durch Benzoinieren zu beseitigen (s. oben). Ferner wird aus dieser Gruppe von Fetten das *Bienenwachs* (Cera) verwendet, das ein Gemenge von Estern, freien Fettsäuren, Wachsalkoholen und Kohlenwasserstoff ist und dessen Hauptbestandteile der Palmitinmyricylester ist (WASICKY). Nach THEOBALD besteht Bienenwachs ungefähr zu $^7/_8$ aus Myricin und etwa $^1/_8$ aus Cerotinsäure. Beide sind unverseifbare bzw. schwer verseifbare Körper. Auch das *Walrat* (Spermaceti, Cetaceum) ist ein tierisches Fett. Es besteht aus Palmitinsäurecetylestern. Das *Lanolin* wird aus dem Wollschweiß der Schafe gewonnen. Das wasserfreie Produkt ist eine zähe Masse, die aus Fettsäureestern des Cholesterins, Isocholesterins und ähnlichen Verbindungen besteht. Es zeichnet sich durch große Flüssigkeitsaufnahmefähigkeit aus. VEYRIÈRES empfiehlt als Salbengrundlage *Pferdefett.*

Von pflanzlichen Fetten kommen allein oder mit festen Fetten gemischt in Verwendung das *Olivenöl* (Oleum olivarum), das *Mandelöl* (Oleum amygdalarum dulcium), das *Sesamöl* (Oleum sesami), das *Leinöl* (Oleum lini) u. a. Die *Kakaobutter* (Oleum cacao) besteht hauptsächlich aus Tripalmitin und

Tristearin. Sie ist bei gewöhhlicher Temperatur fest, schmilzt aber bei Körperwärme.

Die „Fette der Gruppe der *Paraffine*“ gehören zu den fettähnlichen Substanzen. Chemisch sind sie gesättigte Kohlenwasserstoffe, die nicht ranzig werden, sich nicht verseifen lassen und geringe Affinität (parum affinis) chemischen Angriffen gegenüber besitzen. Zu den Paraffinen gehört das *Vaselin*, ein Weichparaffin von butterartiger Konsistenz.

VEYRIÈRES empfiehlt *Petroleum*, namentlich als ausgezeichnetes Mittel gegen tierische Parasiten. Sein Geruch kann durch *Cumarin* verdeckt werden. Er gibt folgende Salbenverschreibung an: Ol. petrol *20,0*, Lanolin. anhydr. Cerae flav. āā *10,0*.

Glycerin ist ein dreiwertiger Alkohol, eine ölige, wasserklare Flüssigkeit, die in Wasser leicht löslich ist, in Alkohol leicht, mit Äther, Chloroform und fetten Ölen nicht mischbar ist. Auf der Haut bildet Glycerin einen schlüpfrigen, nicht eintrocknenden Belag. Es ist ausnehmend hygroskopisch.

Von den festen Fetten zeichnet sich das Lanolin durch eine starke *Hydrophilie* aus. LIFSCHÜTZ untersuchte die Ursache der Wasseraufnahmefähigkeit tierischer Fette, namentlich des Wollfettes und fand, daß sie weder durch Cholesterin noch Oxycholesterin, sondern durch *Metacholesterin* bedingt sei. Zusatz von 2% Metacholesterin zu Vaselin erhöht dessen Wasseraufnahmefähigkeit auf 500—600%. Doch scheint auch dem *Oxycholesterin* diese Eigenschaft zuzukommen, da das *Eucerin* nach UNNAs Vorschlägen aus 2,5—5% Cholesterinoxydaten und 95—97% Vaselin besteht und auch imstande ist, bis 600% Wasser zu binden.

UNNA jun. wies darauf hin, daß die den Salbengrundlagen einverleibte chemische Substanz ganz verschieden von ihnen festgehalten wird. So gibt Adeps suillus die inkorporierten Substanzen schnell wieder ab. Adeps lanae folgt ihm im weiten Abstand. Vaselin hält Medikamente mit großer Zähigkeit fest. Um möglichst tief in die Hornschicht einzudringen — das Ziel aller Salbengrundlagen —, soll man einem Fett mit hohem Schmelzpunkt eines mit beweglicherem Schmelzpunkt hinzufügen. Dem Wollfett wird eine große Resorptionskraft durch die Haut nachgesagt, was aber, wie UNNA meint, bisher noch nicht bewiesen ist.

Als *Kühlsalben* bezeichnet man nach dem Vorschlage UNNAs jene Salben, deren *Kühlungseffekt auf ihren Gehalt an Wasser* zurückzuführen ist. Er macht aber darauf aufmerksam, daß von zwei, den gleichen Fett- und Wassergehalt aufweisenden Salben (I. Lanolin 30,0, Aqua 45,0 und II. Lanolin 10,0, Adeps suillus 20,0, Aqua 45,0) nur die letztgenannte Salbe zu kühlen vermag. Er zog daher den Schluß, daß es zur *Auslösung einer Kühlwirkung auf der Haut nicht auf die absulute Wassermenge im Vergleich zum Fett ankommt, sondern darauf, in wie großer Menge das Wasser zur Verdunstung kommt.* Als Ursache der Kühlwirkung nimmt UNNA die Herabsetzung der hohen Viscosität des Lanolins durch das Schweinefett an. Nach E. UNNA haben sich unsere Kühlsalben aus der alten Vorschrift des *Ceratum Galeni* entwickelt, welches die Römer aus Wachs, Mandelöl und Rosenwasser bereiteten. Ein Beispiel einer Kühlsalbe ist das *Unguentum refrigerans* oder *Unguentum leniens* der Arzneibücher *(Cold cream)*. (Statt sinngemäß Cold cream mit „kalter Rahm“ — Milchrahm als natürliches Vorbild einer Kühlsalbe — oder mit „kühlendem Rahm“ zu übersetzen, ist der volkstümliche Name dieser Salbe „Goldcreme“.)

Wie kommt nun die *Wasseraufnahmefähigkeit des Fettes*, die *Hydrophilie*, zustande? Es wurde schon darauf hingewiesen, daß die Mischung zweier ineinander unlöslicher Flüssigkeiten als *Emulsion* bezeichnet wird. Diese Vermengung zweier nicht mischbarer Flüssigkeiten ist ein *diphasisches System*, wobei die Flüssigkeit, die fein verteilt wird, die *disperse Phase* darstellt, während die zweite Flüssigkeit als *Dispersionsmittel* oder als *geschlossene Phase* bezeichnet wird. In der Praxis handelt es sich meist um Emulsionen von Öl oder Fett und Wasser.

Es wurde bereits erwähnt, daß zwei Grenzfälle möglich sind: Die Emulgierung des Fettes in Wasser (wie z. B. Milch, Majonnaise): Die *Öl-Wasser-Emulsion* und der gegenteilige Prozeß: *Die Wasser-Öl-Emulsion.* W. Ostwald machte als erster 1910 auf das Vorhandensein von *zwei* Arten von Emulsionen aufmerksam (Wasser-Öl-Emulsionen sind schon 1874 von Saunders und 1887 von Gerrand erwähnt worden). Ostwald wies darauf hin, daß Emulsionen gleicher Volumkonzentration aber entgegengesetzter Art, d. h. Öl in Wasser und Wasser in Öl, ganz verschiedene Eigenschaften besitzen. Diese beiden Emulsionsarten verhalten sich hinsichtlich der Abgabe des Wassers, wie dies bereits bei Besprechung des Verdunstungsprozesses erwähnt wurde, verschieden. Dies ist für die Resorptionsfähigkeit der den Salben inkorporierten Medikamente von Wichtigkeit. Als *Emulgatoren* werden diejenigen Substanzen bezeichnet, welche die labile Öl-Wasser- oder Wasser-Öl-Vermengung zu stabilisieren imstande sind.

Wir kennen eine große Anzahl von Emulgatoren, von denen die wichtigsten sind: 1. Anorganische Elektrolyte: Salze der einwertigen Kationen: Kalium, Natrium, Lithium, 2. Seifen, 3. feinverteilte feste Körper, 4. Stoffe, die in kolloidaler Lösung wirken: Gummi arabicum, Eieralbumin, Eigelb, Tragant, Stärke, Hämoglobin usw., 5. Lipoide (Lecithin), 6. Galle, 7. Saponine, 8. Sterine (Cholesterin, Metacholesterin u. ä.) (zit. nach Bernhardt und Strauch).

Früher betrachtete man Alkalien als gute Emulgatoren für Öle und Fette. Doch konnte Donnan zeigen, daß sie nur dadurch wirken, daß sie mit den in Ölen und Fetten vorhandenen freien Fettsäuren Seifen bilden. Pickering zeigte, daß Seifen ausgezeichnete Emulgatoren sind. Es wurden noch keine Versuche gemacht, um all die verschiedenen Emulgatoren nach ihrer Fähigkeit zu ordnen, beständige Emulsionen herzustellen und zu erhalten. Man weiß deshalb nur ganz allgemein, daß gewisse Substanzen bessere Emulgatoren als andere sind, um beispielsweise, Emulsionen von reinem Olivenöl oder reinem Mineralöl in Wasser herzustellen (Clayton).

Die Ölkügelchen in Öl-Wasseremulsionen haben einen Durchmesser von 10^{-5} cm, während die Teilchendurchmesser bei kolloiden Suspensionen 10^{-3} cm betragen (zit. nach Clayton); sie haben eine negative elektrische Ladung und zeigen die Brownsche Molekularbewegung.

Die Bedeutung der *Emulsionen* in der Medizin liegt, abgesehen von der Verdauungsphysiologie, in der Lehre von den *Salbengrundlagen.* Es wurde zunächst rein empirisch gefunden, daß gewisse Fette die Eigenschaft haben, Wasser oder wässerige Lösungen aufzunehmen. Ganz besonders deutlich wurde dies beim *Wollfett* (Adeps lanae anhydricus) beobachtet. Da aber das Wollfett zum großen Teil aus verseifbaren Fetten besteht, die also dem Ranzigwerden unterliegen, wurde versucht, diesem Übelstand dadurch abzuhelfen, daß man die „wasserbindende Substanz" einem nicht zersetzbaren Grenzkohlenwasserstoffe zusetzte. Und tatsächlich konnte Lifschütz nachweisen, daß die wasserbindende Kraft des Wollfettes an den nicht verseifbaren Teil gebunden war. Er bezeichnete diese Substanz als „*Eucerit*". Setzte er dieses Eucerit einem Grenzkohlenwasserstoff zu, so erhielt er ein unbegrenzt haltbares Gemisch, das *Eucerin*, eine Salbengrundlage, die alle Vorteile des Lanolins besitzt, ohne dessen Nachteile zu haben. Lifschütz konnte weiter zeigen, daß ein bestimmtes Cholesterin, das *Metacholesterin*, von entscheidender Wichtigkeit für die wasserbindende Kraft des Eucerins ist. Obwohl durch Lifschütz die *Ursache* der

Hydrophilie festgestellt wurde, war der Mechanismus der „Wasserbindung“ noch nicht aufgeklärt.

Es war das Verdienst von BERNHARDT und STRAUCH, in einer Untersuchung, die allerdings in der dermatologischen Literatur erst jüngst durch die schönen Arbeiten von MONCORPS berücksichtigt wurde, dies festgestellt zu haben. Auf Grund dieser Untersuchungen können wir sagen, daß das *Wasserbindungsvermögen* (*Hydrophilie*) gewisser Salbengrundlagen auf einem *Emulgationsvorgang* beruht, wobei die *Emulsionsform*, d. h. ob das Fett die äußere, geschlossene oder die disperse Phase ist, in gesetzmäßiger Weise *von der Natur des Emulgators* bestimmt wird (MONCORPS). Nach den Untersuchungen von STRAUCH bestimmt die Art des Emulgators die Form, die Beständigkeit, die Aufnahme- und Abgabefähigkeit der Salbe. Durch seinen Einfluß erhält man entweder eine Emulsion mit Fett als disperser und Wasser als geschlossener Phase oder umgekehrt, Wasser als disperse Phase in Öl, z. B. wenn man Wasser, Öl und Metacholesterin zusammenbringt. Diese Mischungen können sehr labil sein. So bringt Zusatz von Brunnenwasser statt destillierten Wassers die Emulsion Wasser-Öl-Metacholesterin zur *Entmischung*. Nimmt man statt Metacholesterin Wachs, so bleibt diese Emulsion auch bei Zusatz von Leitungswasser stabil (STRAUCH). Ist das Öl in Wasser emulgiert, d. h. ist das Wasser die geschlossene Phase, in der das Fett als disperse Phase in Form mehr oder minder kleiner Kügelchen verteilt ist, so bezeichnet man diese Emulsionsform als *$Ö_d$-Wa*; bildet aber umgekehrt das Öl die geschlossene und das Wasser die disperse Phase, so bezeichnet man dies als *Wa-$Ö_d$*-Emulsion. Nach MONCORPS stellen die gebräuchlichen pharmazeutischen Emulsionen ausnahmslos $Ö_d$-Wa-Emulsionen dar. *Den Kernpunkt des ganzen Emulsionsproblems bildet die Wirkung des Emulgators*, welcher die Stabilität und den Emulsionstypus bestimmt (MONCORPS). Bezüglich Theorie der Emulgatorwirkung sei auf die Monographie von W. CLAYTON verwiesen. Durch Zusätze von emulgatorisch gegensinnig oder störend wirkenden Substanzen kann es zu einer Entmischung der $Ö_d$-Wa-Emulsion kommen. So wird das UNNAsche *Unguentum caseini* durch Zusatz *saurer* Medikamente *entmischt*. Ganz allgemein gesprochen hat alles, was einer Komponente der Emulgatoren entgegenwirkt, eine entmischende Eigenschaft.

Während die allgemeinen Eigenschaften der Salben (Reizlosigkeit, Geschmeidigkeit, Schmelzpunkt, Haltbarkeit) von der Wahl des Fettes abhängen, ist die Aufnahmsfähigkeit der Salbengrundlage für Wasser durch die Emulgierbarkeit bedingt. Da die Aufnahmsfähigkeit des Fettes für Wasser nur begrenzt ist [z. B. bei Leinöl 5,8%, bei Cocosfett 3,6%, bei Talg 10,8% (zit. nach BERNHARDT und STRAUCH)], so ist eine *Salbe*, die *einen höheren Wassergehalt* hat, als eine *Emulsion* aufzufassen. Die Emulgatoren, welche eine Entmischung verhindern, können, wie erwähnt, Eiweißstoffe, Lecithine, Sterine, Harze usw. sein. So bezeichnen BERNHARDT und STRAUCH Butter und Schweineschmalz als Öl-Wasser-Emulsionen, bei welchen Eiweißstoffe, Lecithine usw. als Emulgatoren wirken, während *Adeps lanae* eine *Wasser-Öl-Emulsion* ist, bei der das *Cholesterin* oder andere Sterine als Emulgatoren fungieren. Durch diese Betrachtungsweise können wir uns die sonst rätselhafte Erscheinung der Hydrophilie einzelner Salbengrundlagen, daß z. B. Vaselin durch Hinzufügen von 2% Oxycholesterin oder Metacholesterin bis 600% Wasser aufnehmen kann, erklären. Demnach ist die wasserhaltige Lanolinsalbe eine Wasser-Öl-Emulsion, bei der ein Sterin als Emulgator dient. Würde aber die Bindung des Wassers im Lanolin so erfolgen wie beispielsweise die Bindung des Wassers im Calciumchlorid, so würde das Lanolin weder Wassser noch die im Waser gelösten Substanzen an die Haut abgeben können. Tatsächlich konnten nun BERNHARDT und STRAUCH feststellen, daß die Wasserbindung an ein Fett, bei der als Emulgatoren Sterine (Cholesterin, Metacholesterin usw.) fungieren, dann erfolgt, wenn die Bedingungen zur Emulsionsbildung gegeben sind.

Bei dem bekannten *Brandliniment* (Oleum lini Aqua calcis āā partes aequales) verseift das schwach alkalische Kalkwasser einen Teil des Leinöles, wodurch das übrige Öl in Emulsion gehalten wird; dabei dient die Leinölseife als Emulgator.

Die Feststellung des Emulsionstypus ist keineswegs immer einfach. Es erfolgt dies durch Indicatoren, z. B. Methylenblau, Scharlachrot, Sudan. Die Nilblausulfatfärbung nach KAWAMURA hat den Vorteil, daß sie, wie dies MONCORPS betont, Anhaltspunkte qualitativer und quantitativer Natur über das Vorkommen von Neutralfetten (rot), Fettsäuren, Seifen (blau), Cholesterinestern und Cholesterinfettsäuregemischen (rötlich-violett) an Hand ihrer Polychromie zu geben vermag. Sehr genaue Resultate bietet die Prüfung der elektrischen Leitfähigkeit nach CLAYTON: Die Wa_d-Ö-Emulsionen zeigen praktisch keinen Stromdurchgang, während die $Ö_d$-Wa-Emulsionen den Strom durchlassen.

MONCORPS stellte bei einer Reihe von wasserhaltigen Salben den Emulsionstypus fest:

Salbe	Wassergehalt in Vol.-% bezogen auf die Gesamtemulsion	Wassergehalt in Vol.-% bezogen auf den Fettanteil	Wirksamer Emulgator
A. Wasserhaltige Salben vom Typus der Wa_d-Ö-Emulsion.			
Adeps lanae hydrosus . .	25	33,3	Cholesterinverbindungen
Lanolinum c. aqua (Ph.G.)	27	36,9	„
Eucerinum c. aqua . . .	50	100	Metacholesterin (Eucerit LIPSCHÜTZ)
Ung. molle	25	33	Wollfettkomponente
Ung. leniens	25	33,3	Wachsbestandteile (Myricin)
Pasta Zinci moll. UNNA .	28,5	40	Seifenwirkung
Ung. neutrale	30	42,8	Wollfettkomponente
B. Typus der $Ö_d$-Wa-Emulsion.			
Ung. caseini	57	73,6	Natrium-Caseinat
Pasta cerata	60	66,6	Seifenwirkung
Milkuderm	15 ?	—	Lecithin, Casein ?
Physiol C	70	—	An Polysaccharide gebundenes Quellungswasser; Emulgator ?

Dazu bemerkte noch MONCORPS, daß die Emulsionsform der Salbe nicht nur vom *Emulgator*, sondern auch von der *Salbenbereitung* abhängig ist, wobei Schmelztemperatur, Art der Emulgierung, rasche und langsame Abkühlung bzw. Erstarrung von Wichtigkeit sind.

Bezüglich *Kühlwirkung* stellte MONCORPS fest, daß in erster Linie die in Form einer $Ö_d$-Wa-Emulsion vorliegenden Salben und Linimente kühlten, daß aber auch einigen Wa_d-Ö-Emulsionen eine Kühlwirkung zukommt, z. B. Pasta Zinci mollis, Unguentum leniens. Fein dispergierte Wa_d-Ö-Emulsionen (Lanolinum cum aqua, Eucerinum cum aqua) lassen einen Kühleffekt vermissen (MONCORPS).

Die Wirkung einer in Form von Wa_d-Ö-Emulsion vorliegenden Salbe kann je nach der Stabilität der Emulsion und der Applikationsweise eine doppelte sein: Bei konstanten stabilen Emulsionen ist bei Auftragung in dicker Schicht und bei genügend langer Einwirkungsdauer die Wirkung mit der eines *impermeablen feuchten Verbandes* vergleichbar, bei labilen Wa_d-Ö-Emulsionen dagegen ist unter gleichen Bedingungen die Wirkung einer $Ö_d$-Wa-Emulsion gleichzusetzen und mit einem *permeablen feuchten* Verband vergleichbar (MONCORPS).

ZAKARIAS befaßte sich mit kolloidchemischen Salbenstudien. Er wies darauf hin, daß künstliche Membranen keinerlei Fette und Öle durchlassen. Sogar poröse Porzellanplatten mit einer großen Durchlaufsgeschwindigkeit für Wasser sind für Fette undurchlässig. Er untersuchte zuerst die Wasser aufnehmenden Salbengrundlagen auf ihre Beschaffenheit und fand, daß z. B. Lanolin das Wasser in Form von feinen mikroskopisch sichtbaren Tröpfchen aufnimmt, dagegen nicht imstande ist, das Wasser durch Quellung aufzunehmen. Legt man Lanolin in Wasser, so vergrößert es nicht sein Volumen. Lanolin und jene wasserhaltigen Salbengrundlagen, welche das Wasser in mikroskopisch sichtbaren Tröpfchen enthalten, sind also nicht quellungsfähig, nach ZAKARIAS also auch nicht resorptionsfähig. Demgegenüber nehmen z. B. die Polysaccharidsalben (Glycerin-Stärkesalben, Traganthsalben, „Physiol") beträchtliche Mengen von Quellungswasser auf, sie vergrößern also ihr Volumen, wenn man sie ins Wasser legt. Nun enthalten die Polysaccharidsalben als Weichmachungsmittel Fettbestandteile. In diesem Falle ist aber das Fett im Polysaccharidgel mikroskopisch sichtbar fein verteilt (ZAKARIAS). Er empfahl eine Salbengrundlage („*Physiol*"[1]), die in Wasser löslich, daher sehr resorptionsfähig ist, neutral reagiert und die in sie gebrachten Arzneien fein dispers auflöst. Nach ZAKARIAS' Angaben vereinigt sie die physikalisch-chemischen Eigenschaften der wässerigen Lösungen mit denen der fetten Salbengrundlagen.

Allerdings sind die kolloidchemischen Untersuchungen an künstlichen Membranen nur bis zu einem gewissen Grad für die Physiologie und Pharmakologie verwertbar. Die lebende Haut reagiert anders als die Dialysierhülsen und Kolloidfilter der Modellversuche. Es war daher sehr zu begrüßen, daß MONCORPS von neuen Gesichtspunkten aus über die Resorption salbeninkorporierter Medikamente durch die menschliche Haut berichtete. Er konnte bei Untersuchungen der Salicylsäuresalben finden, daß aus den fett- bzw. ungesättigten Kohlenwasserstoffgrundlagen die Resorption gegenüber den wasserbindenden bzw. wasserhaltigen Grundlagen zurücktritt. Aus der Eliminationskurve ergibt sich, daß am meisten Salicylsäure aus Physiol C und Eucerin, am wenigsten aus Schweinefett, Zinkpasta und Vaselin resorbiert resp. eliminiert wurde. Auch bezüglich pharmakologischer Wirkung konnte er ähnliche Verhältnisse erheben. „Während bei Adeps suillus erst bei einer Konzentration von 15% eine Keratolyse auftritt, ist diese bei Eucerin und Physiol C bereits bei 1% Konzentration zu beobachten." Ebenso verhielten sich Schwefelsalben mit verschiedenen Grundlagen bezüglich Höhe des Schwefelspiegels im Serum und Schwefelbilanz im Harn. Bezüglich Wirkung konnte MONCORPS eine umgekehrte Reihenfolge wie bei den Salicylsäureversuchen beobachten (s. später S. 96).

[1] *Physiol* ist nach den Angaben von ZAKARIAS ein Mischkolloid, besteht aus Polyosen und hat einen Zusatz nicht ranzenden Fettes (Physiol A ist fettlos, Physiol B enthält 30%, Physiol C 50% Fett). Außerdem hat es einen Zusatz „sogenannter Minimum-Ionen" (Fe, Na, Ca, Cl). Physikalisch-chemisch sind die Physiol-Präparate nach den Untersuchungen von MONCORPS $Ö_d$-Wa-Emulsionen, bei der das Wasser als geschlossene Phase molekular an den Pflanzenschleim in Form von Quellungswasser gebunden ist. Die Reaktion der Physiolpräparate ist amphoter. Sie vermögen weiteres Wasser durch Quellung aufzunehmen.

Pasten.

Mischungen von Puder und Fett bezeichnet man als *Paste*. Bekannt ist die LASSARsche Zinkpaste, die aus Zinkoxyd, Mehl und der doppelten Menge Vaselin mit einem kleinen Zusatz von Salicylsäure besteht.

Aus ihrer Zusammensetzung ergibt sich auch ihre pharmakologische Wirkung: Der Fettgehalt ermöglicht das Aufsaugen von Fetten durch die Hornschicht, hält wässerige Hautsekrete teilweise zurück und erhält die Haut geschmeidig. Durch den Gehalt an pulverförmigen Bestandteilen ist die Pasta porös und bewirkt durch Capillarattraktion eine Aufsaugung der Sekrete. Infolge des Pudergehaltes sind Pasten permeabler als Salben und haben daher eine geringere Tiefenwirkung. Der Hauptvorzug gegenüber Salben ist der, daß Pasten mit Puder kombiniert aufgetragen, einen reizlosen, fetthaftenden Überzug bilden, der auch von empfindlicher Haut und bei irritablen Dermatosen im allgemeinen gut vertragen wird.

Pasten nehmen auch, wenn sie mit Fett gesättigt sind, noch viel Wasser auf, wirken also in dieser Beziehung wie die Puder; nur haben sie den Vorteil, daß sie die Hornschicht etwas einfetten, andererseits besitzen sie eine stark eintrocknende Kraft.

Auf Grund seiner Untersuchungen, daß Methylenblau und Eosin nicht in Pasten eindringt, spricht VEYRIÈRES, im Gegensatz zur landläufigen Meinung, den Pasten Permeabilität und Adsorptionskraft ab. Auch PERCIVAL kommt auf Grund seiner Versuche zu einer ähnlichen Ansicht.

SATRIANO stellt die Forderung auf, daß für die Behandlung von Wunden eine vollkommene Sterilität der verwendeten Pasten notwendig sei. Da sie fand, daß sich die LASSARsche Paste hauptsächlich deshalb nicht sterilisieren läßt, weil sie pflanzliche Stärke enthält, die sich bei den zur Sterilisation erforderlichen Hitzegraden zersetzt, während die Paste selbst in ihre einzelnen Bestandteile zerlegt wird, daher eine aseptische Sterilisierung der Pasten unmöglich ist, schlug sie vor, den Pasten 2—5% Chloramin zuzusetzen.

Um aus einer Kühlsalbe eine *Kühlpaste* zu machen, benützt man die Eigenschaft des Unguentum leniens, eine recht beträchtliche Menge Puder aufzunehmen. Magnesiumcarbonat hat vor anderen mineralischen Pudern den Vorzug äußerster Feinkörnigkeit und Weichheit. Es kann so viel Wasser aufnehmen, daß es allein die Grundlage für eine Kühlpaste abgeben kann, auch wenn das Fett keine hydrophilen Eigenschaften aufweist. Man kann mittels Magnesiumcarbonat sogar Vaseline als Kühlpastavehikel verwenden, und zwar bedürfen je zwei Teile Vaselin und Wasser nur eines Teiles Magnesiumcarbonats (E. UNNA): Magnes. carbon. 5,00, Vaselin., Aqua āā 10,0. Bei der Zubereitung dieser Pasta ist darauf zu achten, daß das Magnesiumcarbonat mit dem Wasser zu einem Brei verrieben wird, worauf erst Vaselin hinzugefügt werden kann, da sonst die Mischung nur unvollkommen ausfällt. Eine ausgezeichnete Kühlpaste ist UNNAs *Pasta Zinci mollis* (Ol lini, Aquae calcis āā 20, Cret. Zinc. oxydat. āā 30).

Seifen.

Unter den Mitteln, welche die Entfernung des Oberhautfettes veranlassen, wurde die Seife genannt. Wie leicht die chemische Definition der *Seifen* ist — krystallwasserhaltige normale fettsaure Salze —, so schwer ist es, ein einheitliches Bild ihres Wirkungsmechanismus zu bekommen. FRANZ HOFMEISTER erkannte als erster die kolloidchemische Natur der Seifen. Bezüglich genauerer kolloidchemischer Angaben sei auf die Untersuchungen von MARTIN, H. FISCHER und auf die Arbeiten von Spring, Geppert und Liesegang verwiesen, deren Ansichten hier kurz wiedergegeben seien.

Bekanntlich unterscheidet man zwischen den mehr weniger harten *Natronseifen* und den weicheren, fast salbenartigen *Kaliseifen.* Für medizinische Zwecke werden die Seifen, die Medikamententräger sind, wie z. B. Schwefel- oder Teerseife, fast ausschließlich aus Natronseifen hergestellt.

Jede Seife besitzt ein bestimmtes *Wasserbindungsvermögen,* das sowohl vom metallischen Radikal als auch von der Fettsäure abhängig ist. Nach den Untersuchungen von M. H. Fischer nimmt das Wasserbindungsvermögen bei Seifen, die aus verschiedenen Fettsäuren hergestellt werden, in den höheren Gliedern einer gegebenen Reihe zu.

Bei der raschen *Lösung von Seife in Wasser* haben wir es mit einem komplizierten System zu tun, mit einer *Dispersion zweier Stoffe,* die gegenseitig ineinander löslich sind: Seife in Wasser, Wasser in Seife. Eine feste *Kernseife* stellt an sich schon eine *kolloidale Lösung von Wasser in Seife dar.* Bei Zunahme der Wasserkonzentration rücken die das Dispersionsmittel bildenden Seifenteilchen weiter auseinander, wodurch schließlich ein *Seifengel* entsteht. Die medizinischen Seifen sind mehr oder weniger reine Neutralseifen. Doch zeigen sie — Phenolphthalein als Indicator benützt — eine alkalische Reaktion, da sich neben den Molekülen saurer fettsaurer Salze noch frei OH-Ionen vorfinden. Kionka konnte feststellen, daß Kernseife mehr gebundenes Alkali enthält als die von ihm untersuchten Mineralsalz-, Schwefel-, Ichthyol- und Herbaseifen.

Ein Charakteristicum der Seife ist die *Schaumbildung* und die *Schaumhaltigkeit. Schaum* ist eine Austreibung von Gas in Flüssigkeit. Eine Seifenblase ist eine flüssige Oberflächenhaut zwischen zwei Gasphasen (Bechhold). Infolge der Oberflächenspannung nimmt sie die kleinste Oberfläche, nämlich die Form einer Kugel an. Seifenschaum ist eine große Zahl kleinster zusammengedrängter Seifenblasen. *Schaumhaltigkeit* ist die verschieden große *Haltbarkeit des Schaumes.* Die Schaumhaltigkeit ist für die therapeutische Wirkung von Wichtigkeit. Schaumbildung und Schaumhaltigkeit werden vom „Füllungsmittel" (der evtl. medizinische Zusatz zu den Seifen) beeinflußt.

Die Wirkung einer Seife ist *reinigend* und *desinfizierend.* Die *desinfizierende Wirkung deckt sich zum großen Teil mit ihrer reinigenden.* Früher war man der Meinung, daß diese Wirkungen der Seife dem Freiwerden von Alkali bei Auflösung von Seife in Wasser zuzuschreiben sei. Doch können ganz wenig alkalische Seifen eine ausgezeichnete Waschwirkung entfalten. Die *reinigende Wirkung der Seife ist eine Funktion der Schaumbildung,* also abhängig vom *Emulsionsvermögen.*

Über die *Desinfektionskraft* der Seifen sind die Untersuchungen von Reichenbach von großer Bedeutung. Die *Desinfektionskraft* einer Seife ist *um so größer, je stärker die Seife in wässeriger Lösung hydrolysiert wird.* Sie beruht auf der Wirkung der bei der Hydrolyse entstehenden sauren fettsauren Salze, die durch die Wirkung der gleichzeitig freiwerdenden Alkalimengen erheblich verstärkt wird. Es tritt dabei nicht nur eine *Addition,* sondern eine *Potenzierung der Desinfektionskraft* ein, wobei noch zu berücksichtigen ist, daß die sauren fettsauren Salze stark lipoidlöslich sind und daher leicht und schnell in Affinität zu den Lipoiden der Bakterienzellen treten können. Wichtiger aber als die Lipoidaffinität ist die mechanische resp. physikalisch-chemische Entfernung der Keime von der Haut.

Hampil untersuchte an Typhusbacillen und Staphylococcus aureus die Desinfektionskraft von Phenol, Metakresol, Butylphenol, Hexylresorcinol und ähnliche Substanzen, wenn sie mit Natriumoleat, Natriummyristat, Natriumpalmitat, Natriumstearat, Kaliumpalmitat und Kaliumstearat zusammengebracht wurden. Er konnte immer eine *Abschwächung* der keimtötenden Wirkung durch die beigefügten *Seifen* feststellen. Nach Hampils Meinung ist es unmöglich, eine keimtötende Seife durch Hinzufügen einer geringen Menge phenolhaltiger Stoffe herzustellen. Die Seife dürfte die Phenolverbindungen an sich reißen und so die bakterientötende Wirkung des phenolhaltigen Wassers abschwächen.

Für die *Wirkung der medizinischen Seifen* ist, wie Kionka hervorhebt, wichtig, daß die den Seifen zugesetzten therapeutischen Substanzen in *äußerst feiner Verteilung* bei der Lösung der Seife auf der Haut in Wirkung treten oder, wenn sie unlöslich sind, in äußerst feiner Verteilung auf der Haut zur *Ausfällung* gebracht werden. Da es sich bei den nunmehr entstehenden Desinfektionswirkungen der in der Seife enthaltenden Desinfizienzien um *Oberflächenwirkung* handelt, so wird die Desinfektionskraft eine besonders hohe sein, wenn die betreffenden wirksamen Stoffe in der Seife und deren Lösungen in *kolloidem Zustand feinst dispergiert* sind (Kionka).

Die *Theorie der Seifenwirkung* fußt auf den Untersuchungen über die Adsorption. Nach Spring spielt die *Adsorption* der *Seife* oder deren Spaltungsprodukte *auf den Schmutzteilchen* die Hauptrolle. Nach Geppert ist die *Adsorption der Seife auf dem zu reinigenden Körper viel stärker als die auf den Schmutzteilchen. Die Körperoberfläche* wird durch die Seife *adsorptiv gesättigt,* wodurch bewirkt wird, daß sie die Schmutzteilchen *nicht mehr festhalten* kann. Nach Liesegang dürfte sowohl die Springsche Erklärung als auch die Geppertsche Theorie gleichzeitig Bedeutung haben. Daneben darf aber auf die *Schaumwirkung* nicht vergessen werden. Über die pharmakologische Wirkung der Seifen berichtete in letzter Zeit Rabbeno, der experimentell feststellte, daß die toxischen Wirkungen der Seife (Hämolyse, gerinnungshemmende Wirkung) auf die sich abscheidende Fettsäure zurückzuführen ist.

Eiweißstoffe.

Es sei hier über die *Eiweißstoffe der Haut* nur so weit berichtet, als es für die Pharmakologie der Haut von Wichtigkeit ist. Chemische und physiologisch-chemische Angaben findet man bei E. Freund, Urbach, P. G. Unna und Rothman und Schaaf. Die wichtigsten physiologisch-chemischen Kenntnisse verdanken wir Unna und seinen Schülern. Sie setzen große chemische Kenntnisse voraus, weshalb Unnas so wichtige biochemische Untersuchungen so schwer Allgemeingut der Dermatologen werden konnten,

Die wichtigsten Eiweißbestandteile der Haut sind das *Albumin, Globulin, Mucoid, Elastin, Kollagen* und das *Keratin.*

Mc Laughlin und Theiss geben folgende Zusammensetzung der Haut beim Stier, Kuh und Kalb, bezogen auf das Frischgewicht der Cutis in Prozenten an (zit. nach Urbach):

	Stier	Kuh	Kalb
Albumin und Globulin	0,70	0,27	1,87
Mucoid	0,16	0,13	0,23
Elastin	0,34	0,10	0,02
Kollagen	33,20	32,16	30,80

Albumin ist löslich in Wasser, *Globuline* können salz- oder wasserlöslich sein; ihre Lösungen können durch Hitze gefällt werden. Beim Sättigen ihrer neutralen Lösung durch Ammonsulfat werden sie gefällt.

Die *Mucoide* gehören zu den phosphorfreien Glykoproteiden. Sie lassen sich in *Eiweißstoffe* und *Kohlehydrate* zerlegen und sind durch einen niedrigen Stickstoffgehalt und auch niedrigen Kohlenstoffgehalt ausgezeichnet. Die Mucoide sind löslich in halbgesättigter Calciumhydroxydlösung und beim Neutralpunkt durch Essigsäure daraus fällbar. Als *Chondroproteide* bezeichnet man solche Glykoproteide, die bei der Hydrolyse Eiweiß und eine kohlehydrathaltige Ätherschwefelsäure, die *Chondroitinschwefelsäure,* liefern. Zu dieser Gruppe gehört das unter pathologischen Verhältnissen auftretende *Amyloid,* das sich abweichend von den anderen Eiweißkörpern mit Jod färbt, die Xanthoproteinsäurereaktion gibt, sowie die Reaktion von Millon und Adamkiewic. Für die Dermatologie ist dieses Glykoproteid insofern von Interesse, als in letzter Zeit hauptsächlich durch Gutmann, Freudenthal und namentlich durch Königstein der Amyloidablagerung im Integument besondere Aufmerksamkeit geschenkt wurde. Das mit Alkali extrahierbare Eiweiß des Coriums *(Coriomucoid)* hat alle Kennzeichen der Mucoide (van Lier). Es enthält die *Glukothionsäure,* eine mit Kohlehydraten esterartig verbundene Schwefelsäure, die mit der Chondroitinschwefelsäure verwandt ist (Levene).

Das *Elastin* ist der Hauptbestandteil der elastischen Fasern im Bindegewebe der Haut, in Sehnen, Bändern, Gefäßen usw., ein in Wasser, Alkohol und Äther unlöslicher Eiweißkörper, der von Laugen nur unter Sieden und auch von konzentrierteren Säuren nur unter Erwärmen gelöst wird. Elastin enthält sehr geringe Mengen basischer Aminosäuren (Arginin, Histidin, und Lysin), woraus der saure Charakter des Elastins resultiert, dafür enthält es reichlich reduzierende Aminosäuren (Leucin, Phenylalanin, Tyrosin). In diesen reduzierenden Substanzen im Elastin sieht Unna nicht nur die chemischen Isolierungen der Hauptbestandteile des Eiweißes, sondern die Repräsentanten der in der Haut fortwährend vor sich gehenden Umwandlungen resp. Verhornungsprozesse.

Die Hauptmasse der Hautproteine bildet, wie aus der Tabelle von Mc Laughlin und Theiss ersichtlich ist, das *Kollagen.* Es ist das chemische Substrat der kollagenen Fasern und ist der Hauptbestandteil der Bindegewebsproteine. Nach Rosenthal macht das Kollagen in der Hundehaut (Epidermis + Haare + Cutis) bis 62%, in der Kalbshaut bis 59% der Gesamteiweiße aus. Das Kollagen verschiedener Gewebe hat nicht ganz dieselbe Zusammensetzung (Hammarsten, Schröder und Paessler). Beim Erhitzen mit Wasser, leichter bei Gegenwart von ein wenig Säure geht es in *Leim* über. Kollagen ist unlöslich in Wasser, Salzlösungen, verdünnten Säuren und Alkalien, quillt aber in verdünnten Säuren auf. Die Beobachtung, daß es vom Magensaft gelöst wird und sich in Pankreassaft löst, wenn es vorher mit Säure behandelt oder mit Wasser über 70° C erhitzt wurde, stammt von Kühne und Ewald aus dem Jahre 1877. Nach Hofmeister kann Leim durch Erhitzen auf 130° C in Kollagen rückverwandelt werden, so daß man das Kollagen als das *Anhydrid des Leims* auffassen kann (Hofmeister). In einer Lösung von Tannin, Eisenvitriol (Lohgerberei), Sublimat, Formalin schrumpft es und ist der Fäulnis dann nicht mehr ausgesetzt (Ledergewinnung). Nach Hofmeister ergibt die Elementaranalyse des Kollagens 50,75 C, 6,47 H, 17,86 N, Schwefel und Sauerstoff 24,92. Nach Unna überwiegen beim Kollagen die basischen Aminosäuren Arginin, Lysin und Histidin und halten den Säuren Glykokoll, Glutaminsäure, Leucin, Phenylalanin, Prolin und Oxypyrrolidincarbonsäure die Waage. Daher hat das *Kollagen* zu den *basischen* Farbstoffen *keine Affinität,* wohl aber zu den *sauren* (Orcein, Säurefuchsin). Nach Unna ist das Kollagen das alkalische Produkt der Bindegewebszelle, wie das Keratin das saure Produkt der Stachelzelle des Deckepithels ist.

Das *Keratin* ist der Hauptbestandteil des Horngewebes und gehört zu den Proteiden. Keratin ist unlöslich in Wasser, Äther und Alkohol, wird beim Erhitzen auf 180—200° C gelöst, ebenso in Lauge beim Erwärmen. Die Keratine der Hautgebilde geben die Xanthoproteinsäure- und Millonsche Reaktion. Sie sind durch ihre mehr oder weniger große Widerstandsfähigkeit gegen Verdauungsfermente und durch ihren hohen Schwefelgehalt (P. Mohr) gekennzeichnet. Der Schwefel ist wenigstens zum allergrößten Teil locker gebunden und seine Hauptmasse tritt bei Einwirken von Alkalien (als Schwefelalkalien), ein Teil sogar beim Sieden mit Wasser aus. (Durch Bleikämme kann bekanntlich lichtes Haar schwarz gefärbt werden.) Keratin ist keine einheitliche chemische Substanz, so daß es zweckmäßiger ist, von *Keratinen* (Grundsubstanzen der verhornten epitheloiden Gebilde) zu sprechen (E. Strauss). Das Gemeinsame der Keratine ist die Tatsache, daß sie als periphere Gebilde des Organismus von Fermenten, Säuren und Alkalien schwer angegriffen werden und daß sie als Ganzes betrachtet einen sehr hohen Gehalt an Leucin, Cystin und Tyrosin aufweisen. So nimmt Unna *dreierlei verschiedene Keratine* an, die zwar in ihrer elementaren Zusammensetzung der aller Eiweißkörper entsprechen, aber verschiedene chemische Eigenschaften zeigen.

Die Elementaranalysen der verschiedenen Autoren (Unna und Golodetz, Scherer, Strauss, Cohnheim) stimmen bezüglich C (51,04%), H (6,76%) und N (16,98%) im wesentlichen überein. Dagegen wird der *Schwefelgehalt variabel* angegeben (cf. Unna und Golodetz). Der Hauptträger des Schwefelgehaltes ist eine Diaminosäure, die Diaminothiomilchsäure, das Cystin. Nun enthalten Menschenhaare viel mehr Cystin als Nägelklauen, Hufe oder Hörner. Daraus zieht Buchtala den Schluß, daß wahrscheinlich die Keratine dieser Gebilde verschiedene einander nahestehende Stoffe sind, die aber eine verschiedene Anzahl im Molekül gebundener Cystingruppen enthalten, wodurch auch die verschiedenen Schwankungen in den Schwefelbestimmungen erklärlich sind (E. Strauss).

Der Schwefelgehalt der menschlichen Fußsohle beträgt nach Unna und Golodetz 0,53—0,64%, der des Menschenhaares 4—5%, der des Ochsenhornes 3,12%. Für die Teilsubstanzen ergibt sich:

	Keratin A	Keratin B	Albumosen
Menschliche Hornschicht	1,63%	2,2%	0,96%
Ochsenhorn	0,98%	2,61%	0,89%

Hammarsten gibt folgenden Schwefelgehalt an:

Menschenhaar . . . 5%
Nägel 2,8%
Epidermis . . . . . 3,1%.

Der außerordentlich hohe Schwefelgehalt ist eines der wesentlichen Merkmale, durch das sich die Hornsubstanzen von den übrigen Eiweißkörpern unterscheiden.

Wie erwähnt, ist der *Hauptträger des Schwefels* das *Cystin,* eine Dithiodiamidoäthylidenmilchsäure COOH . CH(NH_2) . CH_2 . S—S . CH_2 . CH(NH_2) . COOH. Cystin ist durch die charakteristische Disulfidgruppe — S. S — gekennzeichnet.

Außer Cystin enthält das Cystein Schwefel und zwar nicht in Disulfidform, sondern als Thiolgruppe — SH. Die Formel des Cysteins ist $HS . CH_2 . CH (NH_2) COOH$. Dieser Befund ist, wie später bei der Theorie der Schwefelwirkung dargelegt werden soll, von großer Wichtigkeit. Nach den Untersuchungen von HEFFTER sowie von V. ARNOLD gibt *Cystein* mit *Nitroprussidnatrium* unter Zusatz von Ammoniak als Alkali eine *purpurrote Färbung,* während *Cystin* diese Reaktion *nicht* gibt. Mit Hilfe dieses Verfahrens kann man somit die *Thiolgruppe* nachweisen, da Aminosäuren, welche eine Sulfidgruppe haben, mit Natriumnitroprussid mit violetter, später blauwerdender Farbe reagieren. Mit Hilfe dieser Reaktion konnte BUFFA histochemisch finden, daß nur in den *tieferen* Schichten der Epidermis *Thiolgruppen* vorhanden sind, daß also im *Stratum corneum Cystin,* in den *unteren Schichten Cystein* vorkommt.

Über den Schwefelgehalt der Haut bei pathologischen Fällen liegen bisher keine Untersuchungen vor (GANS).

Nach dem Verfahren und der Charakteristik von E. P. PICK haben unter Einwirkung verdünnter Mineralsäuren E. STRAUSS sowie SIEMERING aus den Keratinen Hornalbumosen erhalten *(Keratinosen).*

UNNA und GOLODETZ haben ein Verfahren angegeben, um die *Keratine zu trennen.* Sie verwendeten ein Gemisch von konzentrierter Schwefelsäure mit konzentriertem Wasserstoffsuperoxyd. Der dabei *ungelöst* verbleibende Anteil ist das *Keratin A,* welches der Hülle der Hornzellen entspricht und den widerstandsfähigsten Anteil der Zelle darstellt. Der *lösliche Anteil* ist das *Keratin B,* welches dem *Inhalt der Hornzellen* entspricht. Keratin A ist in rauchender Salpetersäure unlöslich und gibt *keine* Xanthoproteinsäurereaktion, Keratin B ist dagegen in Salpetersäure löslich und *gibt* die Xanthoproteinsäurereaktion. Ein Keratin C ließ sich nur aus Haaren isolieren: Es ist unverdaulich in Pepsinsalzsäure, unlöslich in kalter rauchender Salpetersäure und gibt eine positive Xanthoproteinsäurereaktion.

	Salpetersäure	Xanthoproteinsäurereaktion
Keratin A	unlöslich	negativ
Keratin B	löslich	positiv
Keratin C	unlöslich	positiv

Durch mikrochemische Prüfung mittels rauchender Salpetersäure ergibt sich

in Nägeln, Klauen, Hufen, Hörnern: *Keratin A* und *Keratin B,*

in Haaren: *Keratin A* und *Keratin C,*

in Federn: *zum Teil Keratin A, zum Teil B, zum Teil C,*

in Fischbein und Schildpatt: *Keratin A* und *B, stellenweise C.*

Keratin A enthält einen beträchtlich höheren (53%) Kohlenstoffgehalt als Keratin B (40%). Der Schwefelgehalt von Keratin A ist relativ niedrig.

Physiologisch wichtig ist das *Keratin A* — eine osmosefähige Membran von außen wie von innen für gelöste Eiweiße, Fette und Ölsäuren. Infolge dieser Osmosefähigkeit findet ein langsamer physiologisch-chemischer Stoffwechsel statt, welcher die Hornschicht bis zu einem gewissen Grade zu durchdringen imstande ist (UNNA und SCHUMACHER).

Über die Kolloidchemie und Pharmakologie der Keratinsubstanzen der menschlichen Haut liegen neue Untersuchungen von MENSCHEL vor, die im nachstehenden kurz wiedergegeben werden sollen.

Die Keratinsubstanzen der menschlichen Haut sind *säurefest* und *alkaliempfindlich.* Die Quellung der Keratine ist in Wasser oder sauren Medien gering, dagegen stark ausgeprägt, sobald ein bestimmter p_H-Schwellenwert überschritten wird. Dieser *Quellungsschwellenwert* liegt zwischen p_H 1 und 11,5. Die *Alkaliempfindlichkeit* beträgt p_H 11,5—13. Es erfolgt bei diesen Werten eine rasch ansteigende Quellung. Dieses Menschelsche Gesetz der *Säurefestigkeit und Alkaliempfindlichkeit der Keratinsubstanzen wird nirgends durchbrochen.*

Zunächst untersuchte Menschel das Verhalten der Nägel. Er konnte feststellen, daß durch *Alkalien* eine *Quellung* der Nägel bis zu einem Quellungsmaximum erfolgt, hierauf tritt *Peptisation* bis zur klaren kolloidalen Lösung mit Schaumbildung ein. Dies gilt für die Natron- und Kalilauge, wobei die 2 n/1 Laugen rascher wirken als die n/1 Lauge. In derselben Konzentration ist Ammoniak unwirksam. Calciumhydroxyd übt nur geringe Quellungswirkung auf den Nagel aus. Nachstehende Tabelle soll die Menschelschen Befunde verdeutlichen:

	Gewichtszunahme in Prozenten nach		
	1 Tag	1 Monat	3 Monaten
NaOH	103%	92%	43,7%
KOH	116%	107%	47%
$Ca(OH)_2$	63,5%	84%	92,5%
NH_4OH	41,5%	41,5%	41%

Aus dieser Tabelle ersieht man, daß *Kalilauge* das *stärkste* und *Ammoniak* das *schwächste Quellungsmittel für die Nägel ist,* während *Calciumhydroxyd* zu den *milden Ätzmitteln* gehört, wie dies aus der Gerbchemie zum Anätzen der Tierhaut schon seit langem bekannt ist. Aber auch den *alkalischen Sulfhydraten* kommt eine starke Quellungswirkung zu. Die *stärkste* Quellungswirkung zeigte das *Natriumsulfhydrat* (NaSH), aber auch das *Calciumsulfhydrat* ist *wirksam,* wenn auch geringer und langsamer. Dagegen zeigten wässerige Aufschwemmungen von *Auripigment* (Arsentrisulfid) und *Schwefelleber* (Gemenge der Kaliumpolysulfide mit Kaliumthiosulfat oder Kaliumsulfat) innerhalb 48 Stunden *keine* nennenswerte *Quellungswirkung.* Die quellungsfördernde Eigenschaft der Hydrosulfide ist eine Funktion der Hydrosulfidionenkonzentration: bei ungefähr gleich konzentrierten Hydrosulfidlösungen wirkt NaSH am stärksten (schon nach $1^1/_2$ Stunden eine Gewichtszunahme bis auf 1500%), dann folgt $Ba(HS)_2$, Sr $(HS)_2$, das in 12 Stunden auf 650% quillt, am schwächsten wirkt $Ca(HS)_2$.

Während also Alkalien einen deutlichen Einfluß auf die Quellbarkeit der Nägel ausübten, waren, wie gesagt, die *Säuren wirkungslos.*

	Gewichtszunahme in Prozenten nach			
	1 Tag	3 Wochen	$1^1/_2$ Monaten	3 Monaten
HCl	22,5%	23,5%	24%	26%
H_2SO_4	27%	26%	22%	25,5%
CH_3COOH	37%	36,5%	33%	33%
HNO_3	35,5%	36,5%	37,5%	30,5%
H_2O destill. . . .	30,5%	25,5%	27,5%	31%

Diese Verhältnisse ergaben sich bei der Salicylsäure, Essigsäure, Weinsäure, Borsäure, Benzoesäure, Hippursäure, Milchsäure, Gerbsäure, Ölsäure, Trichloressigsäure, Citronensäure. Der Quellungszustand war nach 3 Monate langer Einwirkungsdauer kaum größer als in destilliertem Wasser.

Haare. Um die *mechanischen* Eigenschaften des Haares *(Reißfestigkeit, Dehnbarkeit* und *Elastizität)* zahlenmäßig feststellen zu können, konstruierte MENSCHEL einen Apparat, der diese physikalischen Veränderungen nachzuweisen gestattete. Während destilliertes Wasser keine eigentliche Quellung auf das Haar (auch nach 3 Wochen) ausübte, erfolgte durch 2 n/1 *Laugen* eine sehr rasche *Überdehnung des Haares* (in 5 Minuten bis zu $^2/_3$ der eigenen Weglänge), fast vollständiger Verlust der Elastizität und abnorm herabgesetzte Reißfestigkeit. Während normales Haar erst bei einer Belastung von 40—60 g reißt, genügen bei Alkalivorbehandlung schon 2—6 g. Doch ist die kurz dauernde *Einwirkung der Alkalien* ein *reversibler Prozeß:* Durch Auswaschen klingt die Alkaliwirkung bald ab.

Die Einwirkung der *Sulfhydrate* auf das Haar ist ganz verschieden von der der einfachen Alkalien: *keine Überdehnung, vollständiges Versagen der Tragkraft nach* 5 *Minuten (Brüchigkeit des Haares).*

Gegenüber *Säuren* ergibt sich beim Haar eine kaum *nennenswerte Quellwirkung.*

Von den Gerbmitteln macht das *Formalin* das Haar ausgesprochen *spröder:* Es dehnt sich anfänglich etwas aus und reißt später bei geringer Belastung vorzeitig ab. *Tannin* und *Pyrogallussäure* üben *kaum merkliche Schädigungen aus.* Hingegen macht *Resorcin* das Haar *spröde.* Alaun, Wismutsubnitrat, Merkuriammoniumchlorid (Hydrargyrum praecipitatum album) und Schwefel beeinflussen die physikalischen Eigenschaften des Haares nicht. Hingegen hat reine Schwefelwasserstoffatmosphäre auf das Haar eine stark auflockernde Wirkung. *Auch beim Haar gilt das* MENSCHEL*sche Gesetz der Säurefestigkeit und Alkaliempfindlichkeit.*

Epidermis. Bei der Quellwirkung von Säuren und Basen auf die Haut unterscheidet MENSCHEL zwei Wirkungen: den Effekt auf die *Keratinsubstanz* und den Einfluß auf die *Hornalbumosen.* Es wurde früher erwähnt, daß UNNA bei Verdauung der Hornschichte durch Pepsinsalzsäure den besser verdaulichen Eiweißinhalt der Zellen des Rete Malpighii als *Hornalbumosen* bezeichnete, Körper, die nach den Untersuchungen von MENSCHEL *Mischkolloide* sind. *Alkalien quellen* und *peptisieren* die Keratinhülle der Hornzellen (Natron- und Kalilauge stark, Ammoniak fast gar nicht) und nebenbei die Hornalbumosen. *Säuren* greifen die *Keratinsubstanz* in gleicher Konzentration *nicht* an, sondern *quellen* nur den *Zellinhalt.* Ließ nun MENSCHEL 2 n/1 *Essigsäure* auf die Haut einwirken, so war nach 5—6 Stunden die Epidermis abgelöst und nach 24 Stunden eine *glasig gequollene Masse:* Die Auflockerung im Rete Malpighi beginnt schon nach 5 Stunden, nach 48 Stunden sind dessen Zellen schon vollständig peptisiert. Diesen *progressiven Vorgang der Peptisation durch Cytolyse im Rete Malpighi* bezeichnet MENSCHEL als *Retecytolyse.* Die Retecytolyse ist eng mit den mechanischen Vorgängen der Haut verknüpft [feste Unterlage der Basalmembran *(Friboes)* der Cutis und festes Gefüge der Epidermis, dazwischen das lockere Rete *Malpighii*]. Nun konnte MENSCHEL feststellen, daß die Essigsäure eine starke *Quellwirkung* auf die *Hornalbumosen* hat, nicht aber auf die *Keratinsubstanz* ausübt. Zu seinen weiteren Untersuchungen benützte MENSCHEL die Eigenschaft der Keratinsubstanz der menschlichen Haut, doppelbrechend zu sein, und konnte feststellen, daß wasserentziehende Mittel die elastischen Eigenschaften der Epidermis verändern, indem sie die *Doppelbrechung erhöhen, quellende Mittel* (Säuren, Aqua destillata) die *Doppelbrechung vermindern.* Bei der Wirkung der Salicylsäure konnte MENSCHEL ebenso wie bei der Trichloressigsäure keine Quellwirkung auf das Rete *Malpighi* beobachten. Auf Grund älterer Untersuchungen von MENAHEM HODARA, daß die Salicylsäureeinwirkung auf Koagulationsvorgänge im Rete Malpighii beruht, die zur Ablösung der ganzen Epidermis führt, analysierte MENSCHEL die Wirkung dieser Substanz und fand, daß die *Salicylsäure* an der *lebenden* Haut eine *Retecytolyse* durch *Colliquation und Ödem* ohne völlige Vernichtung des Rete Malpighii macht, das sich *unter der Reizwirkung rasch wieder regeneriert* und *eine neue Hornschicht bildet.* Die Vorbedingung der Salicylsäurewirkung ist eine *gute Durschfeuchtung der Haut.* Damit aber die Salicylsäure auf lipoidlöslichem Wege (als Salbe) eindringt, ist eine Auflockerung der Epidermis durch Luftabschluß notwendig.

Von den der Salicylsäure chemisch nahestehenden Säuren macht die *Hippursäure* am Lebenden *keine* Schälwirkung, *Benzoesäure* bewirkt *eine Blasenbildung.*

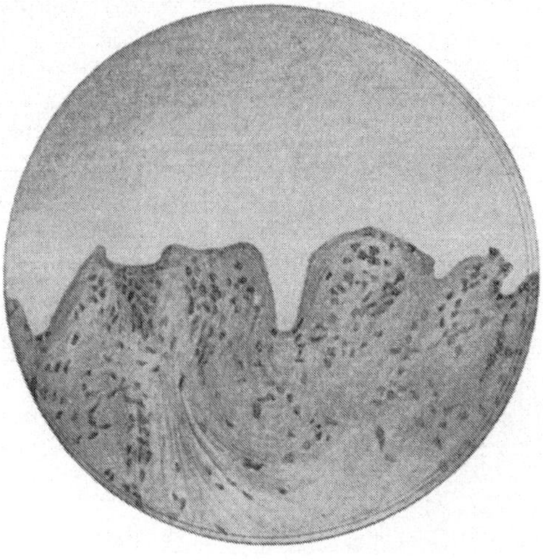

Abb. 5. Retecytolyse. (Aus MENSCHEL, Arch. f. exper. Path. **110**, 27. Abb. 3.)

Weiters konnte MENSCHEL feststellen, daß die *Retecytolyse von der Wasserstoffionenkonzentration abhängt.* Bei Untersuchungen von Hautstückchen mit den SÖRENSENschen Pufferlösungen fand eine Retecytolyse sowohl auf der *stark sauren* wie auf der *alkalischen Seite* statt, wobei bei Säuren mit gleichmolarer Konzentration spezifische Unterschiede zutage treten. So macht die *Trichloressigsäure* überhaupt *keine* Retecytolyse. Alkalien in 2 n/1-Konzentration dringen mit starker Quellwirkung längs dem Rete *Malpighii* ein und *veranlassen eine Quellung der Körnerschicht. Das Wesentliche der Alkaliwirkung ist die wirkliche Keratolyse, die auch im Doppelbrechungsbild zu erkennen ist.* Außerdem bewirken *Alkalien* eine starke *Quellung* der *Hornalbumosen.* Genau so wie beim Haar ist die Wirkung des *Alkali auswaschbar.* Auch *destilliertes Wasser* hat eine *Quellwirkung* der Hornalbumosen zur Folge. Nun untersuchte MENSCHEL den Einfluß des Alkohols auf die Epidermis. Er konnte finden, daß *Alkohol* durch Wasserentziehung *Quellung* hervorruft, ebenso die *Gerbmittel.* Auch für die *Haut* gilt das von MENSCHEL formulierte *Gesetz der Alkaliempfindlichkeit und Säureresistenz.*

PULEWKA, der sich mit Untersuchungen über die „*Keratolyse*" beschäftigte, prüfte, in welcher Form der *Schwefel der Schwefelalkalien* auf Horn *quellungsfördernd* wirkt. Entgegen der Annahme HEUBNERS, es könnten Polysulfide für die Keratolyse ausschlaggebend sein, fand er, daß der Schwefel nur in Form des S''- oder SH''-Ions für die Keratolyse von Bedeutung sein kann. Der Vergleich der Wirkungskurve von Natriumsulfidlösungen verschiedener Alkalescenz und ihre Dissoziationskurve spricht für die Form des *zweiwertigen freien S''-Ions,* doch ist die Wirkung der S''-Ionen auf Horn keine Quellwirkung im Sinne von Lyotropie der Anionen der HOFMEISTERschen Reihe.

Weiters fand PULEWKA, daß *Cyan* eine *keratolytische* Eigenschaft hat, die er auf die Abspaltung des Horncystins aus Cystein zurückführt. Bei der Wirkung der Schwefelalkalien dürfte der Mechanismus für ihren hornlösenden Effekt derselbe sein.

MEMMESHEIMER untersuchte die Quellung der Froschhaut. Der Quellungsvorgang besteht aus 4 Teilvorgängen: Hydration, Peptisation, Hydrolyse und Dehydration. Während beim ersten Vorgang eine Gewichtszunahme erfolgt, wirken die 3 anderen Erscheinungen im Sinne einer Gewichtsabnahme. Auch MEMMESHEIMER stellte fest, daß Säuren nicht sehr wirksam sind. Dagegen bewirkt schon $n/_{512000}$ Natronlauge eine deutliche Quellungsförderung. Die Reihenfolge der Wirksamkeit der Laugen ist: Ammoniak, Calciumhydroxyd, Natronlauge, Kalilauge. Salze wirken entquellend, wobei Calcium die Haut am stärksten entquillt. Von den Nichtelektrolyten entquillt $m/_1$ Traubenzucker die Haut, in $m/_2$ bis $m/_{52}$ quillt sie; bei Harnstoff findet noch bei $m/_{52}$ eine Quellungsförderung gegenüber Wasser statt, wobei es zu einer gallertartigen Umwandlung des lockeren Bindegewebes kommt. Histamin bewirkt Verringerung der Quellung gegenüber Wasser.

Welche therapeutischen Schlüsse lassen diese hier oft wörtlich wiedergegebenen, äußerst wertvollen Untersuchungsergebnisse von MENSCHEL zu? Bezüglich Nägel sei hervorgehoben, daß Kalilauge eine starke Quellwirkung hervorruft, und tatsächlich enthalten die meisten Ätzpasten [Wiener Ätzpasta (TAPPEINER), UNNAsche Ätzpasta] Kalium fusum causticum. Auch die von OPPENHEIM bei Wäscherinnen beobachtete Onycholysis partialis ist durch Erweichung der Nägel bei Berührung mit Seifen und Alkalien zu erklären. Von der quellenden Wirkung der Kalilauge macht man Gebrauch, um durch Maceration von Nägelteilen Hyphomyceten nachzuweisen.

Die Untersuchungen MENSCHELS über die Pharmakologie der Keratine der menschlichen Haare hat für die Erklärung therapeutischer Vorgänge große Bedeutung. Die Einwirkung der *Sulfhydrate auf das Haar zeigt experimentell die Dynamik der Depilatorien:* Das Haar wird brüchig, seine Tragkraft versagt vollständig nach 5 Minuten. Es sei hervorgehoben, daß die Salicylsäure keine Schädigung auf das Haar ausübt ebensowenig wie Tannin und Pyrogallussäure. Hingegen übt Formalin einen Einfluß speziell auf die elastischen Eigenschaften des Haares aus. Unter der Einwirkung von Resorcin wird das Haar spröde. Die Kenntnis dieser Eigenschaften ist wichtig, weil diese Medikamente zur Haarbehandlung oft herangezogen werden.

Auch für die Therapie oberflächlicher Dermatosen sind die MENSCHELschen Untersuchungen von Wichtigkeit. Das Gesetz der Alkaliempfindlichkeit und Säureresistenz hat folgende praktische Bedeutung: Die *Seifenbehandlung* — sei es als Natron- oder Kaliseife — stellt die mildeste Form der *Hautkeratolyse* dar. Man kann sie heranziehen, um der Proliferation der Hornzellen entgegenzuarbeiten (bei Acne vulgaris, Acne rosacea usw.). Will man eine energische Seifenwirkung auf der Haut erreichen, so läßt man den Seifenschaum eintrocknen. Es erfolgt eine Desquamation der obersten Hornlamellen, ein Vorgang, den wir uns bei der Behandlung der Pityriasis rosea oder ganz oberflächlicher Trichophytien zunutze machen. Den intensivsten Grad der Schälung erzielen wir mit der Kaliseife (Sapo kalinus). Auch bei dieser Seife können wir ihre Wirkung intensivieren, wenn wir den Schaum eintrocknen lassen.

Es wurde früher nicht erwähnt, daß nur die Trichloressigsäure aus der Reihe der untersuchten Säuren herausfällt: Die Wirkung der Trichloressigsäure ähnelt der der Salicylsäure. Von dieser Eigenschaft machen wir Gebrauch, wenn wir sie zur Behandlung der Clavi heranziehen.

Auf Grund der MENSCHELschen Untersuchungen soll jetzt die *Pharmakologie* der *Salicylsäure* besprochen und die älteren Angaben einer Revision unterzogen werden.

Salicylsäure.

Die Salicylsäure[1] wurde von KOLBE 1874 durch Einwirken von Kohlensäure auf Phenol dargestellt; sie ist eine Orthooxybenzoesäure.

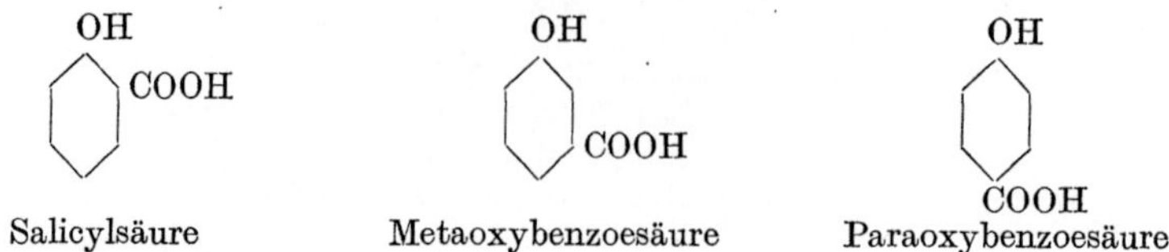

Salicylsäure   Metaoxybenzoesäure   Paraoxybenzoesäure

Während die Para- und Metaoxybenzoesäure inaktive Körper sind, entfaltet die Orthooxybenzoesäure Salicylsäure die später zu besprechenden pharmakologischen Wirkungen. KASE KYOJI zeigte, daß Körper, die nicht eine freie Carboxylgruppe enthalten, eine phenolartig giftige Wirkung besitzen. Die Beobachtung, daß die Salicylsäure beim Gelenkrheumatismus eine spezifische Wirkung entfaltet, wurde von STRICKER gemacht. Interessant sind folgende Verhältnisse: Phenol wirkt nicht bei Rheumatismus, während Benzoesäure eine erhebliche Wirkung hat, wenn sie auch hinter der der Salicylsäure zurücksteht. Die beiden Meta- und Paraoxybenzoesäuren wirken gar nicht (S. FRÄNKEL). Auch die Beobachtung von HANZLIK, SCOTT und THOBURN, daß Rheumatiker ungefähr 15% weniger Salicylsäure ausscheiden als Normale, so daß eine gesteigerte Zerstörung beim fiebernden Rheumatiker angenommen wird, sei hier erwähnt.

Es sei zunächst die allgemeine Wirkung der Salicylsäure besprochen. Innerlich eingenommen wird sie, wie dies die Untersuchungen von JACOBI und BONDI darlegten, reichlich und lange im Blute festgehalten. Die Knochen enthalten wenig, die Muskulatur und besonders die Gelenke enthalten wesentlich mehr Salicylsäure.

Die *antiseptische Wirkung der Salicylsäure ist stark* und steht kaum der des Phenols nach (MEYER und GOTTLIEB). Eine 0,1%ige Salicylsäurelösung besitzt dieselbe antiseptische Kraft wie eine Phenollösung 1:850. In dieser Konzentration verhindert sie die Entwicklung von Schimmelpilzen im Wein, in der Milch usw. (MARFORI). Die Wirksamkeit der Salicylsäure wird aber geschwächt, wenn Alkalien zugegen sind, die die Säure binden. *Ihre Alkalisalze* (salicylsaures Natrium) wirken nämlich in dieser Beziehung *bedeutend weniger* als die freie Säure.

Die Salicylsäure ruft im ganzen Digestionstrakt Ätzwirkungen hervor (WOLFFBERG). Bei Kaninchen wurden nach einem Salicylsäureklysma Verätzungen der Schleimhäute der unteren Darmabschnitte beobachtet (FÜRBRINGER).

Die Salicylsäure wird durch den Harn ausgeschieden. Die Ausscheidung wird beschleunigt, wenn der Harn durch Zufuhr von Natr. bicarbon. alkalisch gemacht wird (R. EHRMANN). Die Ausscheidung erfolgt zum Teil in unveränderter Form, zum Teil in Paarung mit Glykoll in Form der von BERTAGNINI entdeckten *Salicylursäure* $C_6H_4\langle{}^{OH}_{CO\cdot NH\cdot CH_2\cdot COOH}$ (zit. nach ELLINGER).

---

[1] Die Salicylsäure kommt in kleinen Mengen in Pflanzenteilen vor, so in Himbeeren, Erdbeeren, Trauben, in Blättern und Stengeln von Liliaceen; häufiger ist sie in Form von Estern und Esterglykosiden im Pflanzenreich vorhanden. Der *Methylester der Salicylsäure*, das *Gaultheriaöl*, ist ein Bestandteil zahlreicher ätherischer Öle. Früher wurde die Salicylsäure durch Verseifen des Gaultheriaöls gewonnen. Der Name Salicylsäure rührt von Salix, die Weide, her, da die Salicylsäure auch aus dem in den Weiden enthaltenen *Saligenin* gewonnen wurde. Ihrem alten Namen Acidum spiricum verdankt das Aspirin seine Bezeichnung.

Auf die *Leukocyten* wirkt Salicylsäure ebenso wie das Chinin ganz eigenartig: *Verdünnte* Lösungen *hemmen ihre Bewegungen, durch konzentrierte gehen* sie zugrunde (BINZ, ROTH). KERTI beobachtete ein *Absinken der Erythrocytenzahl* begleitet von einem gleichzeitigen Anstieg des Hämoglobingehaltes. Bei einzelnen Fällen sah sie eine *Hydrämie.* Angaben über *Änderung des* p_H im Blute nach Salicylsäuregaben liegen von VEIL und GRAUBNER vor, die eine Verschiebung nach der *alkalischen* Seite fanden. Auf die *Temperatur des Gesunden* übt die Salicylsäure *keine* besondere *Wirkung* aus, *während* sie die *Fiebertemperatur herabsetzt.* Nach STÜHLINGER ist diese Wirkung auf die *vermehrte Wärmeabgabe* zurückzuführen, da der Temperaturabfall nach Salicylsäure von profusem Schweißausbruch begleitet ist.

Untersuchungen am *Froschherzen* wurden, da die älteren Angaben von KÖHLER methodische Fehler aufwiesen, neuerdings von FRIEDRICHSEN vorgenommen. Er fand am STRAUBschen Temporariaherzen bei einer Konzentration von 0,02% Natr. salicyl. allmählich Abnahme der Frequenz und der Kontraktionshöhe, bei 0,05% Herzstillstand nach 10—20 Minuten. Am lebenden Frosch tritt der Herzstillstand erst ein, wenn die Salicylsäurekonzentration im Blute 0,4% beträgt, während Herabsetzung der Pulsfrequenz schon bei viel geringeren Mengen erfolgt. Beim Kaninchen sieht man bis zu einer Konzentration von 0,12% im Blute keine toxische Herzwirkung. Bei etwas höherer Konzentration tritt Frequenzabnahme, Sinken des Blutdruckes und schließlich Herzstillstand ein.

Beim Menschen erfolgt nach Salicylaten eine erhöhte Schweißsekretion, die auf dem Wege über die Wärmeregulation einhergeht.

Nach den Untersuchungen von O. v. FÜRTH und v. FÜRTH und C. SCHWARZ erhöht Natriumsalicylat, wie alle Substanzen, welche das Muskelplasma zur Gerinnung bringen, die Arbeitsleistung des Muskels.

Die wichtigste Wirkung der Salicylsäure ist die bei *akutem Gelenkrheumatismus.* Sie ist aller Wahrscheinlichkeit nach eine ätiotrope.

In der *Dermatologie* wird die *innerliche* Verabreichung von Salicylsäure und deren Derivate bei der Behandlung des Erythema exsudativum multiforme, des Erythema nodosum, der Purpura und ähnlicher Affektionen verordnet.

Äußerlich wird die Salicylsäure überall dort herangezogen, wo eine „*keratolytische*" oder *macerierende* Wirkung angezeigt ist, also in erster Linie bei den Hyperkeratosen, bei der Psoriasis, bei Clavi und Callositäten, zur Lösung von Borken und Krusten.

Nach MONCORPS bestehen folgende Löslichkeitsverhältnisse für Salicylsäure: 1 Teil Salicylsäure ist in 13 Teilen siedenden Wassers, in 444 Teilen Wasser von 15°, in 60 Teilen Glycerin, in 60—70 Teilen fetten Öles löslich. Nach SCHMIDT sowie DAUN löst sich 1 Teil Salicylsäure in 45 Teile Olivenöl und in 7 Teile Ricinusöl.

Läßt man Salicylsäure auf die Haut einwirken, so wird sie weißlich verfärbt. HODARA konnte finden, daß Salicylsäure in alkoholischer oder ätherischer Lösung, ohne nachfolgendem Verband auf die Haut gebracht, wirkungslos ist. Es erfolgt keine Schälung. Wird dagegen die Haut mit 30%igem Salicylsäurekollodium oder mit 20%igem Salicylsäurepflaster behandelt, so tritt eine typische Wirkung ein. Mikroskopisch konnte HODARA feststellen, daß durch die Einwirkung von Salicylsäure *Colliquationsvorgänge im Rete Malpighii* eintreten, die zum Ablösen der ganzen Epidermis führen, während die Basalzellenschicht nicht vernichtet wird. Diese Wirkung tritt nur an der Haut des Lebenden ein (MENSCHEL). „Die Salicylsäure macht eine Retecytolyse durch Colliquation und vor allem Ödem ohne völlige Vernichtung des Rete Malpighii, das sich unter der Reizwirkung sehr rasch wieder regeneriert und eine neue Hornschicht bildet." Diese *Reizwirkung zur Verhornung* ist aber nicht nur für die Salicylsäure spezifisch, auch die Kalilauge kann in niederen Konzentrationen (1 : 5000) nach wahrer Keratolyse als Reizwirkung mit Epidermisierung reagieren (MENSCHEL). Bei der Salicylsäure haben wir es also nicht mit einer *Keratolyse,* sondern mit einer *Retecytolyse* zu tun.

In wässeriger Lösung kann die Salicylsäure im Stratum corneum eine gewisse Auflockerung der Hornzellen bewirken. Bei der *Salbenbehandlung ist die Auflockerung der Epidermis Vorbedingung für ihre Wirkung.* Erst wenn z. B. durch Luftabschluß eine Durchfeuchtung und Quellung der Hornalbumosen eingetreten ist, kann dann die Salicylsäure wirken. Dies erklärt die eigentümlichen Untersuchungsergebnisse von HODARA. Die Kraft der Salicylsäurewirkung hängt von der Konzentration ab, in welcher sie verwendet wird.

Außer dieser Wirkung kommt der Salicylsäure noch eine spezifisch-chemische Komponente zu, die vielleicht mit ihrem Reduktionsvermögen in engstem Zusammenhang steht.

Aus den Untersuchungen von MENSCHEL ist demnach ersichtlich, daß die *stärkste* Salicylsäurewirkung dann eintritt, wenn die Epidermis durch *Luftabschluß durchfeuchtet* ist. Daher wirkt Salicylsäurepflaster stärker wie die entsprechenden Salben. Und da, wie gezeigt wurde, Seifen eine Keratolyse bewirken, übt das Salicylseifenpflaster (Emplastrum saponato-salicylicum) die stärkste Salicylsäurewirkung aus.

LESLIE-ROBERTS konnte an zahlreichen Versuchen feststellen, daß Salicylsäure durch die Epidermis in das Bindegewebe und von da in den Blutstrom gelangt. Die Kolloide des Bindegewebes halten dieses Mittel durch Adsorption fest, und von diesen Flächen geht es nach und nach in das Blut über und kommt durch die Nieren zur Ausscheidung. Das solide Keratin ist für die Salicylsäure undurchlässig. Es wirkt als Adsorbens, wobei sich an der Hautoberfläche eine übersättigte Lösung bildet. Die Salicylsäure wird wahrscheinlich als Lipoidester weitergeführt. Dafür sprechen der hohe Cholesterinwert des Epidermisfettes und die Schnelligkeit, mit der Cholesterin imstande ist, Ester mit Salicylsäure und anderen aromatischen Säuren zu bilden.

Für die Behauptung, daß die Salicylsäure infolge ihrer keratolytischen Wirkung imstande sei, die Resorptionsfähigkeit der Haut für andere Medikamente zu erhöhen, ist ein experimenteller Beweis bisher noch nicht erbracht worden (GUNDOROW).

Von besonderer Wichtigkeit sind die Untersuchungen von MONCORPS über die *Resorption* aus verschiedenen Salben, die Salicylsäure enthalten. Bei Verfolgung der Salicylsäureausscheidung durch den Harn aus verschiedenen Salbengrundlagen, welche dieselbe Konzentration (5%) von Salicylsäure enthielten, ergab sich eine zunehmende Salicylsäureresorption vom Adeps suill. benzoinat. über Pasta zinci, Vaselin. flav., Lanolin, Physiol A, Physiol B, Eucerin zum Physiol C. Die ausgeschiedene Salicylsäuremenge verhielt sich wie 1 : 1,2 : 2,4 : 3 : 8,4 : 10 : 15 : 40. Sie beträgt im Minimum bei Adeps suillus 0,29% und im Maximum bei Physiol C 11,82% der aufgetragenen Salicylsäuremenge bei 24stündiger Applikation. Ferner untersuchte MONCORPS den Eintritt der Keratolyse bei verschiedenen Salbengrundlagen und bei verschiedener Konzentration. *Im allgemeinen wird angenommen, daß die Salicylsäure bei 5%iger Konzentration eine keratolytische Wirkung entfaltet.* Dies ist nach MONCORPS *nur bedingt richtig,* da dies *nur für das Lanolin und Vaselin als Grundlage* zutrifft. *Bei Eucerin und Physiol C* erfolgt eine *Keratolyse* schon bei einer Konzentration von *0,5—1%* bei *Pasta zinci* und bei *Adeps suillus* erst bei *15%*. Die keratolytische Wirkung der salbeninkorporierten Salicylsäure wird verstärkt, wenn das Quellungsvermögen des Stratum corneum begünstigende, teils in der physikalisch-chemischen Eigenart der Salbe selbst oder der Applikationsweise gelegene

Bedingungen gegeben sind. Dagegen vermag Salicylsäure, in wässeriger Lösung in Form permeabler feuchter Umschläge angewendet, weder eine Keratolyse

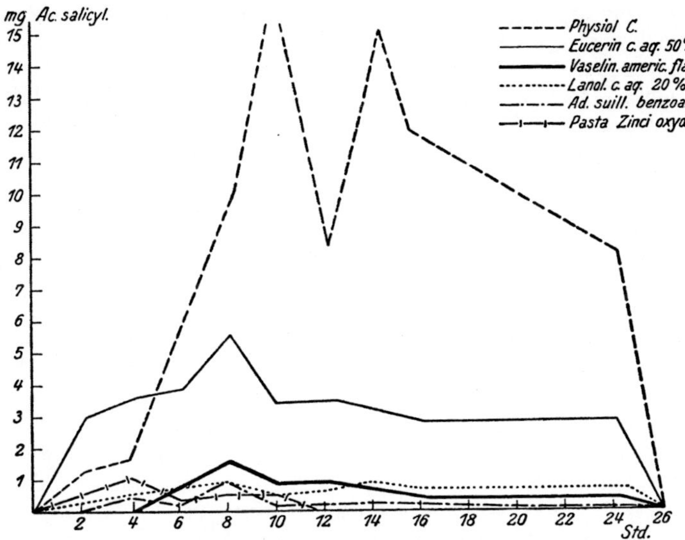

Abb. 6. Salicylsäureausscheidung im Harn nach 5% Acid. salicyl.-Salbenverbänden. (15 g Salbe auf 150 qcm Haut für 24 Stunden = 750 mg.) (Nach C. MONCORPS.)

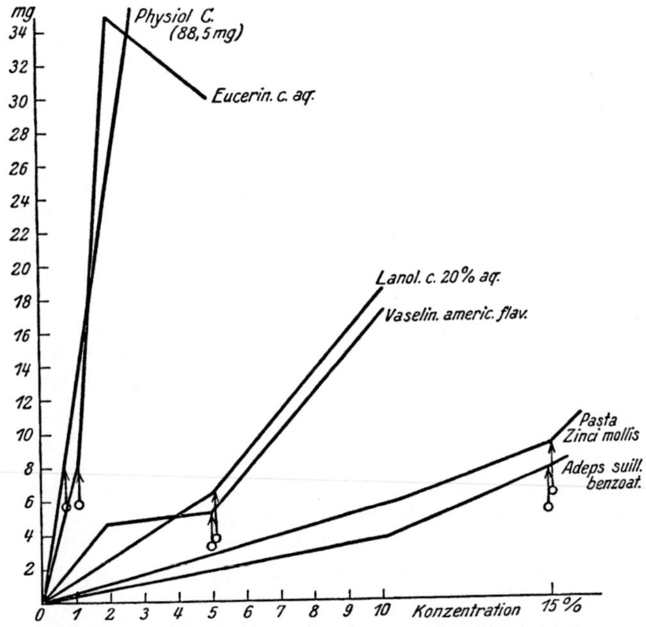

Abb. 7. Eliminationsverlauf und Beginn der Keratolyse bei verschiedener Salicylsäurekonzentration. (Salbenverband.) (Nach C. MONCORPS.)

zu bewirken, noch findet im Gegensatz zu alkoholischen Lösungen eine stärkere Resorption statt.

Die Versuche MONCORPS' zeigen, daß die *Wirkung* der *Salicylsäure durch die Art und durch die Form der Applikation beeinflußt* werden kann. Dadurch, daß durch die Abdeckung die Perspiratio insensibilis gehemmt wird, erfolgt eine Verstärkung der Salicylsäurewirkung. Darauf beruht auch die stärkere Wirkung der Salicylsäure bei den in Emulsionsform vorliegenden Salbengrundlagen: Die stärkere keratolytische Wirkung erfolgt bei Wa_d-Ö-Salben. Eine Keratolyse tritt insbesondere dann ein, wenn das Wasser nicht sofort abdunsten kann, sondern als disperse Phase durch die umhüllende zähe Fettphase festgehalten wird (MONCORPS). Das Stratum corneum wird sowohl durch die herabgeminderte Hautwasserabgabe als auch durch das in der Wirkung einem impermeablen feuchten Umschlag vergleichbaren Emulsionswasser zur Quellung gebracht und bietet somit der Salicylsäure bessere Adsorptionsverhältnisse. Wesentlich ist dabei nicht die *Verwendung* des Wassers, sondern seine *geringe Abdunstungsmöglichkeit*.

Von den *Nebenerscheinungen*, welche die Salicylsäure macht, sind, wie dies auch KRASSO betont, das Auftreten von Exanthemen und hyperpyretischen Temperaturen als *allergische Erscheinungen* von dem eigentlichen *Vergiftungsbild* zu trennen. Die Intoxikationserscheinungen bestehen bekanntlich in Ohrensausen, Schwerhörigkeit, Tachykardie, erschwerter Atmung und bisweilen auch Magenbeschwerden, welch letztere nicht selten zu Erbrechen führen können. Wie erwähnt, sind die Exantheme, die mit hyperpyretischen Temperaturen beobachtet wurden, als allergische Zeichen bei Idiosynkrasie gegen Salicylsäure anzusehen. Ursprünglich wurden allerdings diese Temperaturerhöhungen als Reizungen im Wärmezentrum resp. als Blutungen im Corpus striatum aufgefaßt (BARUCH, ARONSON). PETERSEN wies darauf hin, daß bei einzelnen Individuen die Reaktion auf Salicylsäure verschieden ist, daß es also Menschen gibt, die nach geringen Dosen schon mit Vergiftungserscheinungen antworten (GOLTDAMMER nach 5 g), während andere nach hohen Dosen keine besonderen Symptome zeigen (22 g bei STRICKER). Der von KRASSO mitgeteilte Fall (Suizidversuch mit 30 g Aspirin) zeigte verschiedene Vergiftungserscheinungen, endete aber nicht tödlich.

Ein großer Teil der Vergiftungserscheinungen, wie Ohrensausen, Schwerhörigkeit, Durstgefühl, Kopfschmerzen, Sehstörungen, sind als cerebrale Erscheinungen aufzufassen im Sinne einer zentral wirkenden toxischen Beeinflussung, die zum Teil diffus, zum Teil in den einzelnen Zentren (Hör- und Sehzentrum) zur Geltung kommen (KRASSO). Für diese Auffassung sprechen die Beobachtungen von LYMAS: Beim Frosch treten nach kleinen Dosen motorische Reizerscheinungen auf, die klonischen Krämpfe bleiben am Bein mit durchschnittenen Nerven aus, nicht aber nach Unterbindung der Gefäße. Größere Dosen wirken alsbald lähmend und töten den Frosch durch Lähmung des Respirationszentrums.

Die Übelkeiten und das Erbrechen sind auf örtliche Reizung der Salicylsäure auf die Magenschleimhaut zurückzuführen. Die Salicylsäure kann auch zu Leberschädigungen führen, wie dies KRASSO an der vorübergehenden Urobilin- und Urobilinogenurie sah. Von Nierenerscheinungen beobachtet man Albuminurie, Cylindrurie, ganz vorübergehende Hämaturie.

Bezüglich toxischer und letaler Dosis wäre zu sagen, daß bei Fröschen nach Dosen von 0,025—0,03 g (Natriumsalz) in etwa 30 Minuten Tod durch Herzstillstand erfolgt (LYMAS), bei Kaninchen scheint die tödliche Dosis pro Kilogramm zwischen 1,2 und 1,68 g zu liegen (ELLINGER); Hunde sind gegen Salicylate empfindlicher: Nach VINCI beträgt die letale Dosis pro Kilogramm Hund 0,45 bis 0,5 g per os und 0,35—0,40 subcutan. Für den Menschen ist, wie erwähnt, die toxische Dosis verschieden. Von der Haut aus sind $2^0/_0$ige alkoholische Lösungen unbedenklich, höhere Konzentrationen können jedoch lebensgefährlich werden (KIESS). ZUMBROICH berichtet über einen tödlich verlaufenen Fall bei einem mit 10%iger Salicylsalbe behandelten 13 Monate alten Kind. Der behaarte Kopf war mit etwa 200—300 g 10%iger Salbe innerhalb 24 Stunden behandelt worden. Die resorbierte Menge wird auf 0,8—1,8 g geschätzt. Die Resorption wird beschleunigt bei erodierten und defekten Hautflächen, desgleichen bei flächenhaften Entzündungen und bei Hyperämie der Haut (FÜRST). Zu erwähnen sei noch, daß Salicylsäure in die Milch der Wöchnerinnen übergeht (PAULI).

Um die der Salicylsäure unangenehmen Nebenwirkungen, die einer weiteren Verwendung derselben hinderlich waren, zu vermeiden, hatte die präparative Chemie die Aufgabe zu lösen, Verbindungen herzustellen, welche die Wirkung der Salicylsäure zeigten, aber frei von den vielen Nebenerscheinungen waren. Es gelang nun NENCKI im Jahre 1886, ein später bei der Synthese vieler Arzneimittel benutztes Verfahren (das sogenannte „*Salolprinzip*") auszuarbeiten: Substanzen, welche eine schädliche Nebenwirkung auf die Magenschleimhaut entfalten, wurden dieser ihrer unerwünschten Wirkung dadurch beraubt, daß sie in *Esterform* gebracht wurden. Diese unlöslichen Ester verlassen ungespalten und unverseift den Magen und werden erst im Dünndarm unter Mitwirkung des verseifenden Pankreasfermentes und der Darmbakterien aufgeschlossen. Dadurch wird die ätzende Wirkung dieser Substanzen im Magen vermieden, andererseits wird ihre Giftigkeit wegen der langsamen Abspaltung stark herabgesetzt.

Der Salicylsäurephenylester *Salol* war die erste Verbindung, die nach der NENCKIschen Synthese hergestellt wurde. Erst im Darm zerfällt das Salol in seine beiden Komponenten, in Phenol und Salicylsäure. Obwohl der Phenolgehalt dieses Präparates die Phenolmengen, die man sonst geben würde, weit übersteigt, erfolgen *keine* Karbolvergiftungserscheinungen, weil das Phenol langsam gespalten, durch Paarung mit Schwefelsäure entgiftet und als Phenolschwefelsäure ausgeschieden wird. Salol ist ein in Wasser fast unlösliches Pulver, das sich aber in 10 Teilen Alkohol leicht löst. Auch dem Salol kommt eine entwicklungshemmende Wirkung auf Bakterien zu.

Die Acetylsalicylsäure ist das *Aspirin*, der Methylencitronensäureester der Salicylsäure ist das *Novaspirin*, die Salicylosalicylsäure ist das *Diplosal*.

In der Dermatologie wird *Salicylsäure* überall dort herangezogen, wo man eine keratolytische Wirkung erzielen will, also vor allem bei den *Keratosen*, zur Entschuppung bei *Psoriasis*, zur Entfernung von Borken bei *Impetigines*, als *Haarwasserzusatz bei starker Schuppenbildung*, bei *Clavi* und *Callositäten*, als Streupulver gegen *Fußschweiß* (Pulv. salicylicus cum talco). Innerlich wird die Salicylsäure und ihre Ester bei *Erythema exsudativum multiforme* und *nodosum*, bei *Purpura*, gelegentlich gegen *Pruritus* und *Urticaria* gegeben. ALVAREZ SÁINZ DE AJA gibt Natrium salicylicum innerlich bei *Granuloma annulare* und bei der *Induratio penis plastica*.

O. SACHS empfahl im Jahre 1921 *intravenöse Injektionen einer 20%igen* sterilen wässerigen Lösung von *Natrium salicylicum bei Psoriasis*. Als erste Dosis verabfolgte er 10 ccm (= 2 g Natrium salicylicum) der genannten Lösung, nach 2—3 Tagen 15 ccm (3 g) und nach weiteren 2—3 Tagen 20 ccm (= 4 g). Die durchschnittliche Dosis beträgt *2,75—3,5* g, die Gesamtdosis *21—28 g* Natrium salicylicum. HÜBNER stellte fest, daß die Injektionen gut vertragen werden, und bestätigte die von SACHS beobachtete Abschuppung und Abblassung der Efflorescenzen. Er gewann aber nicht den Eindruck, als ob die Behandlung zur völligen Heilung führen würde. Wohl aber beobachtete er, daß mit Salicylsäure vorbehandelte Kranke auf schwache Chrysarobindosen stärker reagierten, als dies sonst der Fall war. Die Meinung über die Erfolge dieser von SACHS angegebenen Behandlungsart gehen auseinander. So erzielten BRAVO, LUTEMBACHER, SÁINZ DE AJA, WECKESSER, SMELOW im allgemeinen gute Resultate. HOLLÄNDER verzichtet auf die Salbenvorbehandlung und injiziert sofort Natriumsalicylat intravenös. Gleichzeitig verordnet er für die Herde am Körper Salicyl-Cignolin-Vaselin. ZULEGER hatte auch günstige Erfolge zu verzeichnen. Auch das Urteil von J. F. SMITH lautet günstig: Er sah bei intravenösen Einspritzungen von 10—12 ccm der $20^0/_0$igen Lösung, die er 2—3mal wöchentlich gab, auch in schweren Fällen Besserung oder Heilung. SERNA bezeichnet diese Behandlungsmethode fast als spezifisch. Fragliche Erfolge erzielte ABE. STERNTHAL und TACHAU hatten bei 20 Kranken nur 6mal einen wirklich befriedigenden Erfolg. Bei den anderen Fällen blieben nach 6—10 Einspritzungen noch Reste der Erkrankung zurück. Die letzten Injektionen schienen ganz wirkungslos zu sein. Auch MANOLEY sowie THOREK berichten nur über leichte Besserung, aber über keine endgültige Heilung. KOSMADIS und DOBROTVORSKAJA fanden, daß manche Kranke anaphylaktoid reagierten; die Bekömmlichkeit war sehr verschieden. Sie behaupten, daß in den Fällen mit „weißem Dermographismus“ das salicylsaure Natrium die Psoriasisherde beeinflusse, in den Fällen mit „rotem Dermographismus“ bliebe der therapeutische Effekt aus. SCHREINER lehnte diese Behandlungsart ab. Er hält sie für eine unspezifische Reiztherapie. Auch W. PICK sah keine Erfolge. AUERBACH hat einen Fall von ausgebreiteter Psoriasis mit Natrium salicylicum-Injektionen behandelt, mußte aber nach der dritten Einspritzung abbrechen, da der Kranke starkes Herzklopfen und Ohrensausen bekam. Er sah auch Thrombenbildung an der Injektionsstelle auftreten.

Wie früher erwähnt, übt Salicylsäure keine Einwirkung auf die mechanischen Eigenschaften des Haares aus.

Resorcin.

Eine ähnliche Wirkung wie die Salicylsäure übt das *Resorcin* aus. 1869 von HLASIWETZ und BARTH entdeckt, wurde es von ANDEER in die Therapie eingeführt. Chemisch ist Resorcin ein Metadioxybenzol (wegen ihrer stärkeren Giftigkeit finden die beiden anderen Dioxybenzole Hydrochinon und Brenzkatechin keine therapeutische Anwendung).

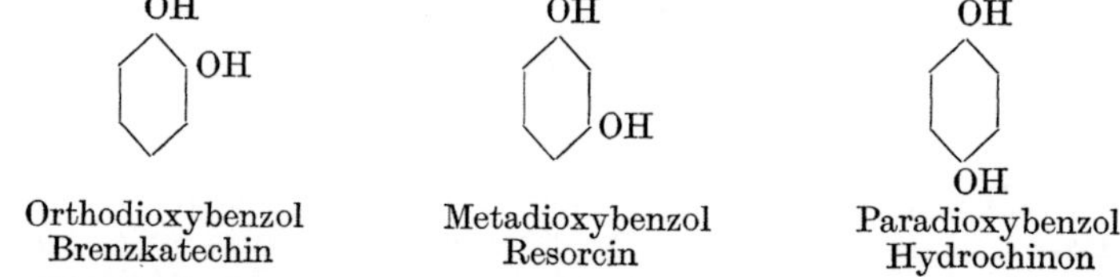

Orthodioxybenzol Brenzkatechin — Metadioxybenzol Resorcin — Paradioxybenzol Hydrochinon

Der Schmelzpunkt der farblosen, süßlich schmeckenden Resorcinkrystalle liegt bei 118°, der Siedepunkt bei 274°; Resorcin ist in Wasser, Alkohol, Äther und Fetten leicht löslich. Die wässerige Lösung färbt sich mit Eisenchlorid violett. Sie fällt schon bei starken Verdünnungen Eiweißlösungen (ANDEER).

Frösche zeigen, in 5 ccm einer $1^0/_{00}$igen Resorcinlösung gebracht, Krämpfe, bleiben aber am Leben, während sie in entsprechender Brenzkatechinlösung nach 2 Stunden starben. Die doppelte Dosis Resorcin tötet nach 6 Stunden. Bei Kaninchen bewirkt 0,37 pro Kilogramm nur einige Stunden anhaltende klonische Krämpfe. Für Meerschweinchen beträgt die Dosis minima letalis bei subcutaner Injektion 0,4—0,5 g pro Kilo. Für Hunde erwies sich die intravenöse Einspritzung von 0,7—1,0 g pro Kilo tödlich (zit. nach ELLINGER).

Am isolierten Froschherzen verringern Lösungen von 2% die Frequenz und führen zum Stillstand in Diastole. Die Pulsverlangsamung ist durch Vagusreizung bedingt. Auch beim Hund kommt es zur Pulsverlangsamung und zum Sinken des Blutdruckes. Diese Blutdrucksenkung ist zentraler Natur, durch Vasomotorenlähmung und nicht durch Schwächung des Herzens bedingt.

Die Ausscheidung erfolgt zum Teil als Ätherschwefelsäure. Eine Resorcinglykuronsäure wurde aus dem Harn von Kaninchen nach Resorcinapplikation dargestellt (Külz).

Früher wurde Resorcin auch innerlich gegeben, doch kam man wegen der Intoxikationsgefahr davon ab. Heute ist es ein wichtiges externes dermotherapeutisches Mittel.

Wenn wir auf Grund der Menschelschen Untersuchungen die pharmakologische Wirkung des Resorcins auf die Haut zu analysieren versuchen, so können wir sagen, daß der *Angriffspunkt des Resorcins die Keratinsubstanz ist*; Resorcin *gerbt* im weitesten Sinne die Keratinsubstanz. Das Haar wird unter Einwirkung dieses Medikamentes spröde. Bei höheren Konzentrationen dürften die Zellen des Rete Malpighii geschädigt und die Keratinsubstanz in Lamellen abgestoßen werden. Dieses übt, wie wir es bei der Salicylsäure und bei der Kalilauge gesehen haben, eine Reizwirkung aus, die zur Epithelisierung führt. In diesen Konzentrationen wird die Verhornung des Epithels auch durch Einwirkung seiner reduzierenden Eigenschaften auf den Verhornungsprozeß beschleunigt (Unna). In hohen Konzentrationen werden die obersten Hautschichten als Hornschalen abgestoßen. Es erfolgt eine Schälung. Noch stärkere Konzentrationen wirken ätzend, wobei Schmerzen nicht empfunden werden. Merkwürdig ist, worauf Unna-Bloch hinweisen, daß diese lepismatische Wirkung des Resorcins *nur im Gesichte* zu beobachten ist. An den Händen und Armen haftet eine Resorcinmembran so lange, daß sich eine richtige Schälung mit dem Resorcin allein nicht durchführen läßt. Dieses eigentümliche Verhalten dürfte meines Erachtens nach dadurch erklärt werden können, daß Resorcin in starken Konzentrationen keine nennenswerte Peptisation im Rete *Malpighii* auslöst, daß also *Resorcin viel stärker keratolytisch als retecytolytisch wirkt*. Nun spielen die mechanischen Verhältnisse der Hauttextur eine große Rolle. Durch die Untersuchungen der letzten Jahre konnte gezeigt werden, daß die Fasern des Bindegewebes sich in das Fasernetz des Rete *Malpighii* fortsetzen, um schließlich in das eigentliche Epithelfasersystem der Hornzellen überzugehen. Bekanntlich hat Friboes dieses Fasernetz der Cutis als *Basalmembran* bezeichnet. Ist dieses Faserwerk sehr enge mit den Hornzellen verbunden und erfolgt keine nennenswerte Beeinflussung des Rete Malpighii, so stoßt sich eben die durch Resorcin veränderte Hornschicht nicht ab. Ist aber diese Verbindung lockerer, wobei auch der Wassergehalt des Rete eine Rolle spielt, da Resorcin im Gegensatz zur Salicylsäure leicht wasserlöslich ist, so erfolgt daselbst auch die Einwirkung des Resorcins, und die Hornlamellen können dann abgestoßen werden.

Zu erwähnen ist ferner noch, daß Resorcin eine starke Affinität zu Sauerstoff besitzt und dadurch (namentlich in alkalischer Lösung) reduzierend wirkt. Der p_H der wässerigen Lösung beträgt bei 1%iger Lösung 4,97, bei 2%iger Konzentration 4,45 (Perutz und Lustig). (Die ältere Literatur über Resorcin siehe bei Unna, Ihle, Kellog, Cattani.)

Klinisch wird das Resorcin bei den verschiedensten Hautkrankheiten herangezogen (Unna, Ehrmann). Nach Ehrmann wirkt es keimtötend bei kokkogenen Eiterungen (Impetigo staphylogenes, Furunculosis, Ekthyma) und entzündungshemmend, aber auch bei tiefer Trichophytie (als 15%ige Salbe) wirkt es desinfizierend. In 3%iger Konzentration, als Ehrmannsche Resorcinzinkpasta, hat es eine *epithelisierende* Wirkung namentlich bei intertriginösen

Ekzemen des Afters und des Genitales. In 10—15%iger Stärke wirkt es bei Acne und Seborrhoea sicca *keratolytisch.* Bei 33%iger Konzentration wirkt es nach EHRMANN *elektiv zerstörend auf lupöses Gewebe.*

UNNA verwendet Resorcin gegen Bläschenekzem, ŠAMBERGER gibt bei stärkeren Entzündungserscheinungen der Ekzeme essigsaure Tonerde, bei geringeren Erscheinungen Resorcin. Diese Angabe stimmt mit den Untersuchungen von PERUTZ und LUSTIG überein, die fanden, daß Resorcinlösungen im Gegensatz zur essigsauren Tonerde keine Pufferkapazität besitzen.

Zum Ätzen von *Schleimhautwucherungen* und *Condylomata acuminata* werden hochprozentige Salben oder Resorcinpuder verwendet. SAALFELD behandelt Warzen mit einem 10%igen Resorcinseifenspiritus.

Bei der Behandlung der *Kopfseborrhöe* leistet es gute Dienste. LUDOVICI verwendete es bei einem Kranken mit *Pityriasis amiantacea,* jener eigentümlichen Form der Seborrhöe des behaarten Kopfes, die sich nicht nur in der gewöhnlichen Schuppenbildung äußert, sondern hauptsächlich in einer Abstoßung des ganzen Follikelausganges, welche dann von dem wachsenden Haar mitgenommen, das Bild einer winzigen Manschette darbietet. SCHÄFFER gibt bei Furunkeln, entzündlichen Hautinfiltraten, Epididymitis usw. *Resorcin-Alkohol-Umschläge.* Zur Behandlung der *Hyperidrosis* wird es von BEER, BÜLTZINGSLÖWEN, ROSCHER, TAUBERT u. a. empfohlen. JAUSION und MARCERON konnten finden, daß Resorcin als *Antiphotokatalysator* wirkt, und geben es bei *Lichtdermatosen* innerlich, 0,25 als Tagesgabe. URBACH und KONRAD empfehlen zu diesen Zwecken die epicutane Resorcinapplikation, da Resorcin, per os genommen, auf die Dauer Schädigungen hervorruft.

Es muß betont werden, daß Resorcin für den Menschen *durchaus kein indifferentes* Heilmittel ist. Daß Überempfindlichkeiten gegen dieses Medikament vorkommen, wie dies z. B. von ALMKVIST, STRANDBERG, URBACH berichtet wurde, soll nicht im schlechten Sinne hervorgehoben werden. Es scheint, daß Resorcin namentlich durch die *kindliche Haut* (HAENELT) *leicht resorbiert* wird und dann Schädigungen allgemeiner Art entfaltet, die der Giftwirkung durch Carbolsäure ähnlich sind und mitunter zum Tode führen können (BOECK). Gerade dann können Intoxikationen eintreten, wenn, wie nach Verätzungen beim Lupus, die Resorptionsbedingungen erhöht sind (KYRLE). JAMES STRANDBERG berichtet über einen Kranken, der nach zweitägiger Anwendung einer Resorcinlösung (5 g Resorcin in 50 ccm Spirit. conc. und 500 ccm destilliertem Wasser) einen fast universellen Ausschlag, Fieber, Dyspnoe, Pulsbeschleunigung bekam. MURREY weist auf die *Gefährlichkeit der Resorcinanwendung bei Kindern hin.* HAENELT *warnt* davor, *Säuglingen* Resorcin zu geben. Auch CONNERTH sah schon bei 5%iger Konzentration einen Todesfall und schlägt vor, *Resorcin nur im späteren Kindesalter* und auch da nur in *niederer Konzentration* zu geben.

Bei Vergiftungen (cf. ELLINGER) kommt es zu *Methämoglobinbildung.* Auch von seiten des *Zentralnervensystems* sind Erscheinungen beobachtet worden (Schwindel, Delirien, Krämpfe), ferner kann es zu Cyanose, Atembeschwerden und unregelmäßiger Pulsfrequenz kommen. Im allgemeinen rufen die Dioxybenzole dieselben Erscheinungen hervor wie das Phenol: Erbrechen, Kollaps, Zuckungen.

Formaldehyd.

Formaldehyd ist der Aldehyd der Ameisensäure von der Formel:

$$\mathrm{H-C}\begin{matrix}\diagup\mathrm{O}\\ \diagdown\mathrm{H}\end{matrix}$$

Es kommt als etwa 40%ige Lösung unter dem Namen *Formalin* in den Handel und ist eine farblose, stechend riechende Flüssigkeit von neutraler oder schwach saurer Reaktion.

Die große Flüchtigkeit des Formaldehyds fördert die schnelle Diffusion in die Tiefe. Die Koagulationsfähigkeit der Eiweißkörper wird durch Formaldehyd aufgehoben, wobei es zur Bildung eines modifizierten Eiweißes (Protogen) kommt (Blum, Raida).

Formaldehyd ist ein starkes *Desinfektionsmittel*: Milzbrandbacillen werden durch Verdünnungen 1 : 2000, Milzbrandsporen durch 1 : 1000 innerhalb einer Stunde vernichtet (zit. nach Meyer-Gottlieb). Auf Schleimhäuten und Wunden wirkt er stark reizend und ist daher nur in sehr verdünnten Lösungen zu antiseptischen Spülungen verwendbar. Wird Formaldehyd resorbiert, so ist es für das Zentralnervensystem relativ ungiftig. Es kann unter anderem zu Degenerationen der parenchymatösen Organe führen. Die Erscheinungen bestehen in Schmerzen, Erbrechen blutiger Massen, Dyspnoe, Pulsbeschleunigung, Bewußtlosigkeit, Rauschzuständen, Albuminurie, Cylindrurie, gelegentlich in Anurie (zit. nach Pohl). Durch Gerbung der Haut beseitigt es übermäßige Schweißsekretion.

Der in den Organismus gelangte Formaldehyd wird zum Teil exhaliert, zum Teil zu Formiat oxydiert und durch den Harn ausgeschieden, zum Teil in Kohlensäure übergeführt.

40%ige Formaldehydlösung, auf die Schwimmhaut des Frosches gebracht, ruft nach 30 Sekunden eine hochgradige Gefäßerweiterung und Stromverstärkung hervor; nach 1 Minute tritt Körnung des Blutstromes, nach 3 Minuten vollkommene Stase im Bereich des Tropfens ein (Jacobj). Die Wirkung ist von der Konzentration abhängig. Die Dilatation ist als Gefäßlähmung anzusehen, sowohl der Capillarendothelien als auch der glatten Muskulatur der Arteriolen (Jacobj). Beim Menschen wurde von Marx ein Fall von akuter tödlicher Formalinvergiftung beschrieben, wobei das per os aufgenommene Formaldehyd schwere Nekrosen der Magenschleimhaut erzeugte.

In seinen Untersuchungen über die Pharmakologie der Keratinsubstanz zog Menschel auch das *Formalin* heran. Er konnte finden, daß dieses Aldehyd das Haar ausgesprochen spröde macht und seine Elastizität erhöht. Nun liegen von Gerngross Untersuchungen über den Einfluß des Formaldehyds auf das *Säure-* und *Alkaliadsorptionsvermögen* der tierischen Haut vor. Formalingegerbte tierische Haut zeigt im Vergleich zu nicht mit Formalin vorbehandelter Haut *ein verringertes Adsorptionsvermögen für ionogene Säuren, saure Farbstoffe und Tannin.* Diese verminderte Adsorptionskraft erklärt Gerngross nicht durch herabgesetzte Quellbarkeit der gegerbten Hautproteine oder durch eine Umhüllung der Haut mit resistenten Formaldehydpolymeren, da er zeigen konnte, daß *formaldehydgegerbte Haut* für ionogene *Alkalien* und basische Farbstoffe ein *verstärktes Adsorptionsvermögen* besitzt. Die Haut zeigt demnach nach Formalingerbung ein *spezifisch verändertes Adsorptionsvermögen,* eine chemische Veränderung, wie sie bei einem amphoteren Aminosäurekomplex natürlich ist. Diese von Gerngross schon 1922 erhobenen Befunde ergänzen somit das Menschelsche Gesetz der Säureresistenz und Alkaliempfindlichkeit.

Kopytowski untersuchte die Hautveränderungen nach 1—3tägiger Einwirkung von 10—20%igen Formalinsalben und 1%iger Formalinlösung auf die Haut des Hodensackes. Makroskopisch waren Rötung, Schuppung und Schwellung zu sehen. Mikroskopisch stellte er Hyper- und Parakeratose, Fehlen des Stratum lucidum, Verbreiterung des Stratum granulosum mit degenerativen Erscheinungen der Zellen fest. Die Stachelzellenschicht zeigte nur geringe Vakuolenbildung und unbedeutende Ansammlung von serösem Transsudat zwischen den

Zellen. Die Basalzellen wiesen Verbreiterung und Vermehrung auf. Es war eine Aufwärtsrückung und Vermehrung des Pigments zu sehen. Die Entzündungserscheinungen in der Papillarschicht und Cutis waren schwach angedeutet; die Schweißdrüsen waren gut erhalten.

Von den Formaldehyd abspaltenden Medikamenten wurde das *Urotropin*, das chemisch ein Hexamethylentetramin $(CH_2)_6(NH_2)_4$ ist, für die Dermatologie von O. SACHS zur Behandlung von Trichophytien, Erythema multiforme, PLAUT-VINCENTscher Angina empfohlen. Die Abspaltung in Formaldehyd erfolgt *nur in saurem* Medium: Die aktuelle Reaktion, bei welcher diese Abspaltung erfolgt, muß nach SUTTON mindestens $p_H = 6$ betragen.

Über die chemische Zusammensetzung der Haut bei pathologischen Zuständen liegen noch Untersuchungen von ABDERHALDEN und ZORN über *Psoriasis* vor. Diesen Autoren schien, als ob die Psoriasisschuppen einen höheren Gehalt an Cystin aufweisen. Der Wassergehalt schwankte zwischen 7,45 und 9,5%. Ferner wäre noch eine Analyse von JUTAKA JONO über die chemische Zusammensetzung der Hautschuppen scharlachkranker Japaner zu erwähnen. Seine Befunde sind folgende: Der Wassergehalt ist durchschnittlich 20%, der Aschengehalt 1,5%. Unter den Aschenbestandteilen ist der Kieselsäuregehalt relativ groß, dagegen der Schwefelgehalt relativ niedrig (0,78%). Der Fettgehalt beträgt 2%. Als Spaltungsprodukte konnte er folgende Aminosäuren nachweisen: Tyrosin, Leucin, Alanin, Phenylalanin, Valin, Isoleucin, Prolin, Glutaminsäure, Arginin und Lysin.

Die übrigen Bestandteile der Zellen sind, soweit diesbezügliche Untersuchungen vorliegen, für die Pharmakologie der Haut von untergeordneter Bedeutung, so daß eine Besprechung derselben, obwohl z. B. die Pigmentfrage von großer biologischer Wichtigkeit ist, bezüglich Therapie hier nicht erfolgen kann.

In den vorhergehenden Abschnitten wurde zu zeigen versucht, welche Bedeutung der *physikalisch-chemischen Betrachtungsweise für die Pharmakologie der Haut* zukommt. Wir stehen eigentlich ganz zu Beginn einer neuen Betrachtungsweise, wiewohl UNNA schon seit Jahren darauf sein Augenmerk vielleicht unbewußt intuitiv richtete. Die Schwierigkeit der Materie stand einer systematischen Durcharbeitung hindernd im Wege. Aber die hier mitgeteilten Ergebnisse sind so vielversprechend, daß der Versuch einer physikalisch-chemischen Darstellung der pharmakologischen Begebenheiten an der Oberhaut und Hautoberfläche gerechtfertigt schien, auch wenn diese Darstellung durchaus lückenhaft ist. Es wäre nur zu wünschen, daß künftige Arbeiten diese Lücken auszufüllen imstande sein werden, um die Therapie der Hautkrankheiten von der Empirie auf Bahnen physiologischer, physikalisch-chemischer und biologischer Gesetzmäßigkeit zu leiten.

Die Reaktionsfähigkeit der Haut.

Die bisher mitgeteilten Untersuchungen wurden an der sog. *normalen* Haut vorgenommen und können als *Modellversuche* gewertet werden. Sie haben eine Erscheinung wesentlich nicht beachtet, nämlich die *Reaktionsfähigkeit* der gesunden Haut. Nun gibt es Zustände, die sicherlich noch im Bereiche des Physiologischen liegen, die aber Unterschiede der Reaktionsbreite geben und starken individuellen Schwankungen ausgesetzt sind, auf welche aber immer Rücksicht genommen werden muß.

Die Arbeiten verschiedener Forscher über Hautcapillaren und über die eigentümliche Reaktionsfähigkeit der Haut bei Allergien — auf erstere Erscheinung soll später noch ausführlich zurückgekommen werden — ließen die

Notwendigkeit, eine systematische biologische Hautprüfungsmethode zu besitzen, erkennen. Auf Grund der von PIRQUET eingeführten Tuberkulindiagnostik entwickelte sich ein Verfahren, dessen Ausbau wir namentlich den Arbeiten von GRÖER und HECHT verdanken.

Die pharmako-dynamischen Untersuchungen von GRÖER-HECHT.

Wird die Haut mittels irgendeiner Energieform (mechanisch, thermisch, aktinisch, chemisch oder biochemisch) gereizt, so treten Veränderungen ein, die *individuell variabel sind* (GRÖER). Objektiv kann man feststellen:

1. *Erblassen* infolge von *Gefäßverengerung.*
2. *Rötung* durch *Gefäßerweiterung.*
3. *Quaddelbildung* durch *Lymphagogie.*
4. *Gänsehautbildung* durch die *pilomotorische Reaktion.*
5. *Veränderungen in der Hautdrüsenfunktion.*

Daneben kommen als subjektive Reaktion *Sensibilitätsveränderungen* in Betracht.

Diese Reaktionen haben mit dem *Zentralnervensystem nichts* zu tun, da sie auch dann eintreten, wenn die Nervenleitung unterbrochen ist.

Dagegen ist der rote Hof, der nach einem Reiz die betroffene Stelle umgibt („*Reaktionshof*" nach EBBECKE, „*irritatives Reflexerythem*" nach L. R. MÜLLER), ein *Reflexvorgang,* der durch herabgesetzten Tonus der Constrictoren an den mittleren und kleineren Gefäßen bedingt ist.

Diese Hauterscheinungen lassen sich in *funktionelle* und in *entzündliche* gliedern, je nachdem diese Erscheinungen *reversibel* oder *irreversibel* sind. War der *Reiz* so *heftig,* daß ein Gleichgewichtszustand nicht mehr hergestellt werden konnte, so tritt nach einer Latenzzeit eine *Entzündung* auf, die als Charakteristicum noch den Tumor, das kleinzellige Infiltrat aufweist.

Die Methodik der Hautprüfung besteht darin, daß durch *intracutane* Injektion eine *Quaddel* erzeugt wird oder daß die Haut analog dem PIRQUETschen Verfahren *geritzt* wird (Modifikation von HECHT). Hier seien nur die mechanischen und die pharmakodynamischen Reizproben besprochen, wobei ich bezüglich der Einzelheiten auf die monographische Darstellung dieses Gebietes von HECHT *(Die Haut als Testobjekt)* verweise.

Streicht man unter mäßigem Druck über die Haut, so tritt eine Erscheinung auf, die man als *Dermographismus* bezeichnet, und die HECHT in drei jedoch nicht immer nachweisbare Stadien einteilt:

1. *Gänsehaut (Reactio pilomotorica),*

2. a) Erblassen *(Dermographia alba,* negativer Dermographismus, ligne blanche),

b) Rötung (*Dermographia rubra,* positiver Dermographismus).

3. Quaddelbildung (*Dermographia elevata,* Urticaria factitia, grand état dermographique).

Genauere Untersuchungen über diese sehr komplizierte Reaktion verdanken wir, nachdem sich schon WOLFF, OPPENHEIM, TIGERSTEDT, LAPINSKY, REZNIČEK, PERUTZ, L. R. MÜLLER u. a. mit dieser Frage beschäftigten, den eingehenden Studien von EBBECKE, GÜNTHER, RUSSETZKI, MICHELI, TÖRÖK, RAJKA, LEWIS, GILDEMEISTER und SCHEFFLER, GLASER, POLONSKY und v. KROGH.

Die Latenzzeit der pilomotorischen Reaktion ist sehr kurz, sie verschwindet sehr rasch und ist nicht mehr zu beobachten, wenn andere Hautreaktionen auftreten.

Der rote und der weiße *Dermographismus* sind *Gefäßreaktionen,* die durch das *Wechselspiel* von *Vasoconstriction und Vasodilatation* bedingt sind. Ihre

Unterscheidung besteht lediglich in einer Verschiebung der Intensitätsgrade (Hecht). Die Vasodilatation gilt als Ausdruck gesteigerter vasomotorischer Erregbarkeit. Ebbecke erhielt die weiße Reaktion durch mechanische Reizung der contractilen Gefäßwand, die rote sowie die ödematöse Dermographie durch die Wirkung von Zell- und Gewebsstoffwechselprodukten.

Die *Quaddelbildung* ist wie die übrigen Erscheinungen des Dermographismus vom *Zentralnervensystem unabhängig.* Ebbecke hebt hervor, daß die für mechanische Reize überempfindlichen Capillaren unter Umständen normal gegenüber Giften, wie Senföl, die eine elektive Wirkung auf die sensiblen Nervenendigungen besitzen, reagieren. Da die contractilen Zellen der Hautcapillaren, die sog. *Rougetzellen,* über die noch später zu sprechen sein wird, normalerweise nach mechanischen Reizen von einer gewissen Stärke erschlaffen und lokales Ödem überall an normaler menschlicher Haut durch lange fortgesetzte Reizung hervorgerufen werden kann, so meint Krogh, daß die Urticaria factitia als eine übermäßig starke Reaktion auf mechanischen Druck aufzufassen sei. Philippson, Török und Hari sowie Pilcher und Sollman konnten zeigen, daß diejenigen Stoffe, welche eine lokale Exsudation erzeugen, entweder ausgesprochene Capillargifte sind oder zu der Gruppe der „entzündlichen Gifte“ gehören (siehe später die Befunde von W. Heubner). Gildemeister und Scheffler fassen mit Ebbecke die dermographische Quaddel als durch Stoffe hervorgebracht auf, die aus den gedrückten Hautzellen stammen. Diese Stoffe werden aber *nicht erst durch den Reiz gebildet,* sondern sie werden durch den Druck aus den Zellen *herausgepreßt.* Sehr interessante Untersuchungen über die Gefäßreaktion der Haut auf äußere Reize stammen von Thomas Lewis und Ronald T. Grant. Beim Studium der durch *Histamin* bedingten Quaddel und der Urticaria factitia fanden sie, daß diese beiden Erscheinungen sich vollkommen analog bezüglich der zeitlichen Verhältnisse der Entstehung der roten Linie, des roten Hofes, der Urticaria und bezüglich des Abklingens verhalten. Auch durch die neueren Untersuchungen von Lewis und Harmer ist es sehr wahrscheinlich gemacht, daß Histamin oder eine histaminähnliche Substanz in einer Konzentration 1 : 500 000 für den Dermographismus verantwortlich zu machen sei. Auch Dehougne sowie Heinz Kalk konnten zeigen, daß durch einen intensiven Hautreiz ein Stoff in den Kreislauf gelangt, der, wie das Histamin, eine Erregung der Magensekretion hervorruft. Bei den passiven Übertragungsversuchen der Kälteurticaria, wie sie Lehner vornahm, dürfte ebenfalls ein histaminähnlicher Körper die Reaktion vortäuschen (Perutz, Brügel und Grünfeld sowie Horton und Brown).

Histamin ist das β-Imidoazolyläthylamin

$$\begin{array}{l} CH-N \\ \| \qquad \searrow CH \\ C-NH \nearrow \\ | \\ CH_2\cdot CH_2\cdot NH_2 \end{array}$$

. Es wurde von Barger und Dale als Bestandteil der Mutterkornextrakte erkannt und von Ackermann und Katscher auch bei Fäulnis gefunden. Nach Eppinger, der es im *Stuhl von Darmkranken* fand, ruft eine *subcutane Injektion von Histamin allgemeine Urticaria* hervor, eine Beobachtung, die auch von Meakins und Harington, sowie von Sollman und Pilcher bestätigt wurde. Wie die Untersuchungen von Dale und Laidlaw zeigten, *verengt es adrenalinähnlich die Arteriolen, erweitert aber die Capillaren.* Daneben aber *drosselt* es die *Lebervenen* (Mautner und E. P. Pick). Ein Tropfen einer Lösung 1 : 3000—1 : 30000 auf die Haut gebracht, die im Zentrum dann durchstochen wird, macht eine Quaddel, die von einem roten Hof umgeben ist.

Histamin gehört in die Gruppe jener Basen, die unter dem Namen *Phenylalkylamine*[1] zusammengefaßt werden. Sie sind durch eine eminent *sympathikotrope* Wirkung charakterisiert, d. h. es sind Stoffe, die vorwiegend auf Organe mit glatter Muskulatur im Sinne der Reizung ihrer sympathischen Nerven wirken. Allgemein gesprochen ergeben sich folgende Wirkungen: Allgemeine Blutdrucksteigerung teilweise durch periphere Vasomotorenerregung ganz besonders des Splanchnicusgebietes, teilweise durch Herzmuskelförderung, außerdem Pupillenerweiterung, Kontraktion des Uterus, Erschlaffung der Darmmuskulatur, der Kardiamuskulatur, der Bronchialmuskeln, Erweiterung der Coronargefäße. Am ausgesprochensten zeigt diese sympathikotrope Wirkung das Adrenalin.

Das *Phenyläthylamin* (Benzolring mit $CH_2CH_2NH_2$) ist der Grundkörper der Phenylalkylamine. Nach BARGER und DALE ist es die Ursache der blutdrucksteigernden Wirkung von Extrakten faulenden Fleisches.

Das *Tetrahydro-β-Naphthylamin* (Benzolring mit CH_2, CH_2, $CHNH_2$, CH_2) (BAMBERGERsche Base) erzeugt Mydriasis, Blutdrucksteigerung und Temperaturanstieg. Diese Substanz greift die Ursprünge des sympathischen Zentralapparates an und erregt gleichzeitig auch die sympathischen Endapparate. Doch greift die zentrale Wirkung dieses Giftes auch auf die Vaguszentren über, ist also nicht ausschließlich auf die Ursprünge des sympathischen Systems beschränkt (CLOETTA und WASER, SCHUTT, JONESCU, ISENSCHMID).

Das *Oxyphenyläthylamin,* (Benzolring mit OH und $CH_2CH_2NH_2$) wegen seiner Entstehung aus Tyrosin als *Tyramin* bezeichnet, wirkt auf die peripheren Gefäße constrictorisch, daher blutdrucksteigernd, mydriatisch, wehenerregend. Es wirkt schwächer als Adrenalin, aber stärker als Phenyläthylamin.

In die Gruppe dieser Substanzen gehört das Adrenalin, das ein l-Dioxyphenyläthanolmethylanin ist, über das später zu spechen sein wird.

Das Histamin, das β-Imidazoläthylamin (CH—N, ‖ >CH, C—NH, | $CH_2 \cdot CH_2NH_2$) schließt sich in seinen Grundwirkungen den Phenylalkylaminen an, ist ein ihnen homolog gebauter Körper mit dem Unterschied, daß Histamin nicht einen Benzol-, sondern einen *Imidazolring* (CH——N, ‖ >CH, CH—NH) als Kern enthält. Das Imidazol selbst hat ähnliche Wirkung wie das Histamin: Es bewirkt leichte Steigerung des Blutdrucks, Mydriasis, Tonussteigerung am isolierten Darm, Beweglichkeitszunahme am graviden Uterus, aber alles in viel geringerem Grade als beim Histamin (AUVERMANN). Das Histamin zählt zu den giftigsten Körpern (POHL). Es ist, wie gesagt, Bestandteil des Mutterkorns und des Hypophysensekretes. Im Gegensatz zu Adrenalin macht es eine Blutdrucksenkung, die nach ABE darin

[1] Zitiert nach den Untersuchungen von GERTRUD BRY und nach POHL.

seine Erklärung hat, daß das Histamin *Constriction der Lungenarterie* bedingt; hierdurch tritt eine ungenügende Füllung des linken Ventrikels ein und dadurch erfolgt mangels der Blutmenge ein Absinken des allgemeinen Druckes. Nach P. Schenk bewirken 0,25 mg Histamin, einem 80 kg schweren Menschen subcutan eingespritzt, Ansteigen der Pulsfrequenz (von 80 auf 130). Es treten starke Gefäßdilatation besonders am Kopf, Brechreiz, asthmatische Anfälle und Blutdrucksenkung ein. 1 mg intravenös eingespritzt ist für die Katze die Dosis letalis. Es wirkt noch in Konzentrationen 1 : 250000000 auf die glatte Muskulatur des virginellen Meerschweinchen- und Katzenuterus (Guggenheim).

Pohl gibt folgende übersichtliche Darstellung der Wirkung des Oxyphenyläthylamins, Adrenalins, Histamins. Das Zeichen + bedeutet Erregung bzw. Kontraktion, das Zeichen — Lähmung bzw. Erschlaffung.

Substanz	Darm	Gravider Uterus	Periphere Gefäße	Coronargefäße	Herz	Blutdruck	Bronchialmuskulatur	Pupille
Oxyphenyläthylamin	+	+	+	+	·	+	·	Mydriasis
Adrenalin	—	+	+	—	+	+	—	Mydriasis
Histamin	+	Kaninchen +	+	+	—	—	+	Miosis

Lewis und Grant kamen auf Grund ihrer ausgedehnten Untersuchungen zu dem Ergebnis, daß die mechanische Reizung bei Urticaria factitia eine oder mehrere Substanzen im Gewebe freimache, die eine gefäßerweiternde Wirkung entfalten und die Gefäßpermeabilität erhöhen — eine Wirkung, die der Histaminquaddel sehr ähnlich ist. Ob das Histamin selbst diese Reaktion veranlaßt, ist noch nicht mit Sicherheit entschieden. Die Reaktion besteht aus einer lokalen Dilatation der Capillaren, hierauf erfolgt reflektorisch eine Dilatation der benachbarten Arteriolen, was sich klinisch als roter Hof dokumentiert, gleichzeitig tritt als Folge direkter Wirkung eine erhöhte Permeabilität der Gefäßwand auf. Auch Dujardin und Decamp nehmen bei der Urticaria factitia das Freiwerden einer Substanz durch den erfolgten Reiz an und definieren den *Dermographismus als eine kryptogene Urticaria,* welche durch mechanische Reizwirkungen ausgelöst wird. Diese Beobachtungen stimmen übrigens mit den davon unabhängig angestellten Untersuchungen von Török und seinen Mitarbeitern überein. Es sei noch darauf hingewiesen, daß Perutz und Rosner bei ihren Untersuchungen über die Allergie bei der Primeldermatitis hinwiesen, daß die sog. *Sofortreaktion,* die beim Einführen von Antigen und Antikörper auftritt, einen *ähnlichen Entstehungsmechanismus aufweist.*

Wieweit der Einfluß der Wasserstoffionenkonzentration für das Zustandekommen des Dermographismus eine Rolle spielt, wurde nicht untersucht. Es sei aber nur darauf verwiesen, daß die Wasserstoffionenkonzentration des Blutes $1 \cdot 10^{-7,35}$ beträgt, also der p_H-Wert des Blutes 7,35 (arterielles Blut) ist. Nun beträgt der p_H der Lösungen, die man experimentell zu Dilatationszwecken verwendet, 5 oder 4 (Fleisch). War nun, wie Fleisch zeigte, die Durchspülungsflüssigkeit durch Zusatz von Phosphaten gepuffert, so bewirkte die Zunahme der H-Ionenkonzentration von $p_H = 7,6$ auf $p_H = 7,5$ schon eine deutliche *Vasodilatation.* Es wurde somit festgestellt, daß die *Wasserstoffionenkonzentration das peripher regulatorische Agens der Blutversorgung ist.* Es wäre immerhin wichtig zu wissen, welchen Einfluß der p_H auf den Ausfall der mechanischen Dermoreaktion ausübt.

Ein positiver Dermographismus wird bei Prurigo, bei Erythema exsudativum multiforme, als Teilerscheinung der JARISCH-HERXHEIMERschen Reaktion bei Luetikern (PERUTZ sowie BÖHME, der diese Angabe bestätigte, ferner MATZENAUER, der sie bei sehr starker Dosierung sowohl von Quecksilber als auch von Salvarsan sah, dann OPPENHEIM, der sie als Ausdruck einer Heilentzündung auffaßte und BETTMANN, der sie auf die lokale Ausschüttung einer vom Hautgewebe produzierten histaminartigen Substanz bezieht) beobachtet. Er kann zur Prüfung der Reizbarkeit des vegetativen Systems herangezogen werden (LUNEDEI) und zur Prüfung des Vagus-Sympathicusgleichgewichtes (NOGUER-MOLINS). FLARER ist der Ansicht, daß der vagotonische Allgemeinzustand sein Äquivalent an der Haut im quaddelförmigen Dermographismus hat. Wichtig ist sein Vorkommen bei Urticaria, urticariellen und autotoxischen Hautaffektionen.

Der Dermographismus fehlt oder ist bedeutend herabgesetzt bei sehr trockener Haut, also bei Myxödem, Diabetes insipidus, Ichthyosis und Anhidrosis, ferner bei seniler atrophischer Haut und bei kachektischer Beschaffenheit

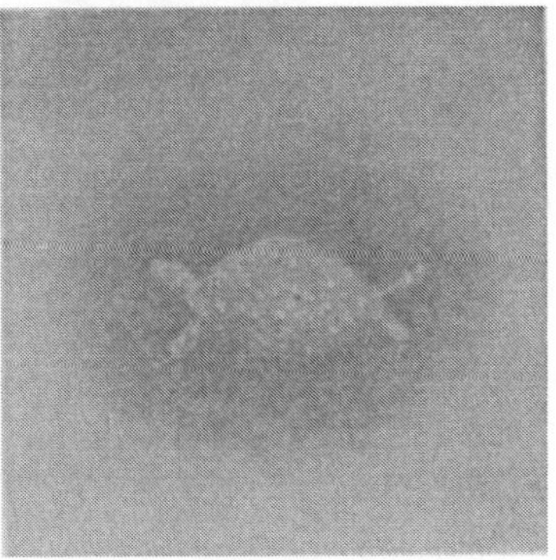

Abb. 8.
Adrenalinreaktion (Adrenalin 1 : 1 000 000).

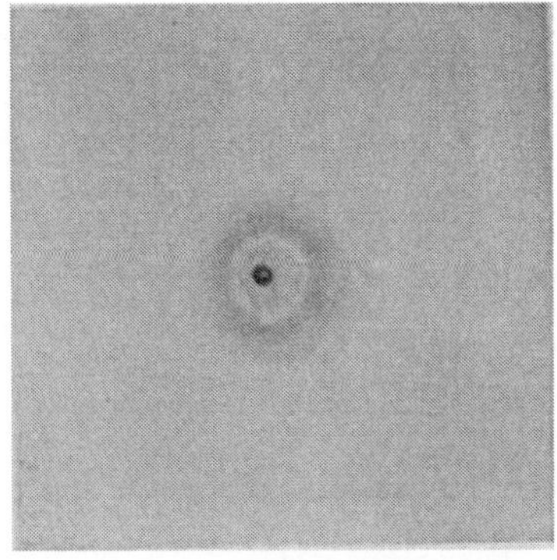

Abb. 9.
Coffeinreaktion (1 % Coffeindoppelsalzlösung).
(Wesentlich verkleinert.)

(Aus GRÖER-HECHT, Z. exper. Med. 33.)

derselben, andererseits auch bei hochgradigen Ödemen und schwerer Cyanose (HECHT).

Als *pharmakodynamische Reizprobe* bezeichnen GRÖER und HECHT das Verfahren, durch Einführen pharmakologisch wohl definierter Substanzen in die Haut daselbst eine elektive Reizung zu erzeugen.

Es sei hier bemerkt, daß gleichzeitig und unabhängig voneinander ASCOLI und FAGIUOLI bei ihren Untersuchungen über die Adrenalinreaktion, aber ohne auf GRÖER-HECHTs Arbeiten einzugehen, auch zu einer pharmakodynamischen Hautprüfung kamen. CAMURATI bestätigte diese Untersuchungen. Auch er erwähnt die Arbeiten von GRÖER und HECHT nicht.

Die pharmakodynamischen Dermoreaktionen lassen sich auf vier Grundphänomene zurückführen: auf die vasoconstrictorische, auf die vasodilatatorische, auf die lymphagoge und auf die Pigmentreaktion.

1. *Die vasoconstrictorische Reaktion.* Die Beobachtung, daß das auf percutanem Wege der Haut zugeführte *Adrenalin* eine Erblassungsreaktion hervorruft, ist schon alt (VELICH, BAUM, F. WINKLER, WEIDENFELD). GRÖER und HECHT zogen Adrenalin zur pharmakodynamischen Reaktion, um eine gefäßverengernde Wirkung damit zu erzielen, heran. Sie gaben intracutan

0,1 ccm einer Adrenalinlösung 1:1000000—1:10000000. Die Reaktion besteht in intensivem Erblassen, welches einige Sekunden bis einige Minuten nach der Einspritzung auftritt und nach 10 Minuten seine Höhe erreicht hat. In den Lymphspalten sind oft dendritenartige Ausläufer der blassen Zone zu sehen, deren Rand stets leicht gezackt ist (Hecht). Die erblaßte Haut ist unter dem Niveau der umgebenden Haut gelegen, keinesfalls aber eleviert (Hecht). Bei Anwendung höherer Konzentrationen (1 : 100000) tritt eine zentrale Hämorrhagie auf.

Auch *Pituitrin* kann zur Vasoconstrictionsprobe verwendet werden.

2. *Die Vasodilatationsprobe.* Zu dieser Untersuchung wird das *Coffein* sowohl als freie Base als auch als Doppelsalz (Coffeinum natriosalicylicum und Coffeinum natriobenzoicum) herangezogen. Es wird meist eine $1^0/_0$ige Lösung verwendet. „Kurze Zeit nach erfolgter Einspritzung rötet sich die Injektionsquaddel immer intensiver und gleichzeitig tritt aus dem Stichkanal ein Blutstropfen aus. Stets ist eine zentrale Hämorrhagie nachweisbar. Die Reaktion beschränkt sich auf die Injektionsquaddel und ist scharfrandig begrenzt. Ein

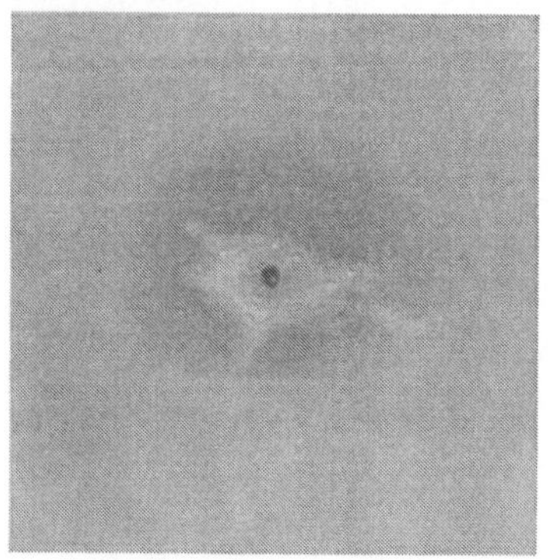

Abb. 10. Adrenalin-Coffein-Reaktion. (Wesentlich verkleinert.)

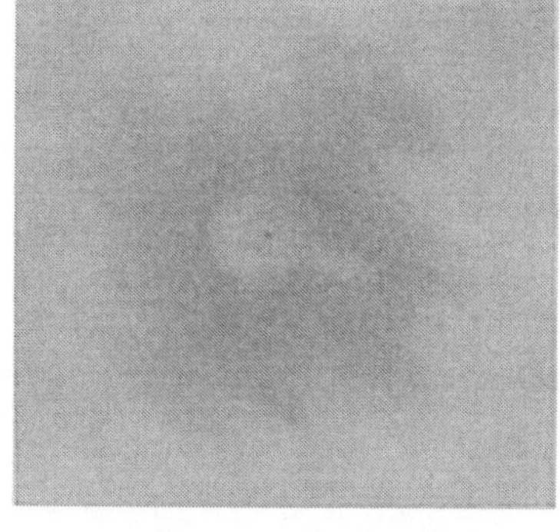

Abb. 11. Morphiumreaktion. (Morphinlösung 1:1000000.)

(Aus Gröer-Hecht, Z. exper. Med. 33.)

einige Millimeter breiter anämischer Ring trennt die zentrale, gerötete Zone von dem meist nur wenig ausgebildeten peripheren reflektorisch entstandenen, roten Reaktionshof“ (Hecht).

Werden *gleichzeitig* $2^0/_0$ Coffein und Adrenalin 1:100000 zu gleichen Teilen gemischt eingespritzt, so tritt *keine Aufhebung* der gegenseitigen Wirkung ein: Im Zentrum Dilatation, in der Peripherie ein als Kokarde bezeichneter düsterroter Reaktionshof.

Exsudationsprobe. Zur Feststellung der *lymphagogen Wirkung* verwendeten Gröer und Hecht *Morphium* in einer Verdünnung 1:100000. Heubner wies darauf hin, daß auch *Dionin* eine Quaddel an der Haut erzeugt, die aber schwächer ist als die Histaminquaddel. Gröer gibt folgende Reihe der *lymphagogen* Substanzen: Morphium, Pepton, Morphiumderivate, Histamin, Atropin.

„Nach einer intracutanen Morphiumeinspritzung wird die primäre Injektionsquaddel innerhalb einer halben Minute bereits etwas größer, praller und rötlichgelb. Sie nimmt dann weiter an Ausdehnung und Succulenz zu und fühlt sich schon nach wenigen Minuten ganz derb an. Da tritt meist bereits ein düsterroter Reaktionshof auf, bisweilen in der Breite von mehreren Zentimetern und mit sprüsselförmiger Auflösung in die Umgebung In den nächsten

Minuten entwickeln sich Protuberanzen als kleine Zacken, aber auch als mehrere Zentimeter lange, dentritenartige Ausläufer, in ihrer Richtung den Lymphspalten entsprechend. Auch verliert die Quaddel stets ihre kreisrunde Begrenzung und wird zu einer Ellipse, deren lange Achse der Spaltrichtung parallel steht" (HECHT). Die Morphinquaddel *juckt stark,* aus dem Stichkanal tritt oft ein Tröpfchen Serum aus, das weggewischt, sich immer wieder erneuert.

Die *Pigmentreaktion* gehört zu den *aktinischen* Reizproben und ist eine Untersuchung auf Pigmentbereitschaft. Sie wird mit der von BLOCH als Muttersubstanz des epidermalen Pigmentes gefundenen Aminosäure *Dioxyphenylaminopropionsäure* („Dopa") gemacht. Die Haut wird, ohne daß sie näßt oder blutet, abgeschabt, dann legt man einen sterilen, in 2%iger Dopalösung getränkten Tupfer darauf. Nach spätestens 8 Stunden kann man die Pigmentbildung an der Haut sehen.

HESCHELES und PROGULSKI fanden, daß bei gleichzeitiger Anwendung Adrenalin die Tuberkulinreaktion hemmt, aber die Diphtherietoxinreaktion verstärkt.

KOGERER fand, daß die Haut bei Kranken mit chronischem Morphinismus, eine deutliche Überempfindlichkeit gegen intracutan eingeführtes Morphin zeigt, wogegen PILCHER und SOLLMAN keinen Unterschied zwischen Morphinisten und Normalen feststellen konnten.

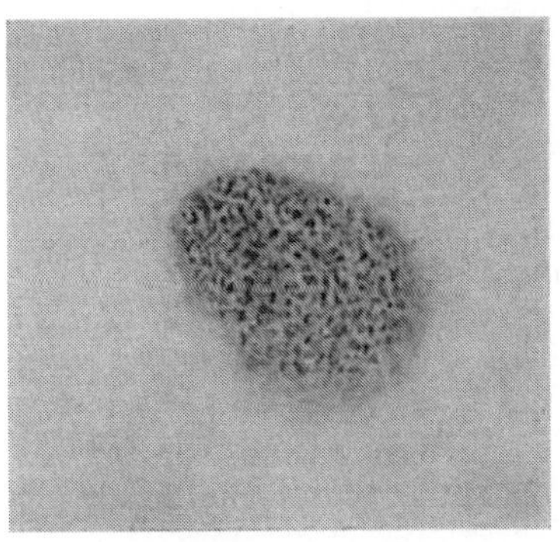

Abb. 12. Lege artis ausgeführte positive cutane Dopareaktion. (Aus GRÖER-HECHT, SPITZ u. TOMASZEWSKI, Z. exper. Med. 33.)

Für die Dermatologie liegen über die pharmako-dynamischen Reaktionen Untersuchungen von R. HOFFMANN und H. PLANNER vor. Die bei der Psoriasis gewonnenen Ergebnisse waren ungesetzmäßig und konnten nicht die Basis für eine eindeutige Folgerung abgeben. Die Urticaria zeigte eine bedeutende Verstärkung der Vasodilatations- und Vasoconstrictionsprobe und eine wesentliche Abschwächung der Exsudationsbereitschaft. Bei Ekzemen war die Vasodilatations- und Vasoconstrictionsbereitschaft normal, die Exsudationsprobe verstärkt. BUSCHKE und SKLARZ untersuchten mit einer Adrenalinlösung 1 : 100000 2 Fälle von Naevi teleangiectatici. Bei einem Falle von Lues konnte PERUTZ eine Verstärkung der lymphagogen Morphinquaddel beobachten.

Die intracutane Kochsalzquaddelprobe. Bei der Besprechung des Wasserstoffwechsels wurde schon auf die Untersuchungen von MC CLURE und ALDRICH verwiesen. Diese Autoren fanden, daß die durch die *intracutane Einspritzung einer indifferenten Kochsalzlösung* entstehende Quaddel unter gewissen Umständen schneller verschwindet als unter normalen Verhältnissen. Ganz besonders eignet sich dieses Verfahren, um *Ödeme* und *Präödeme* zu diagnostizieren. Unabhängig von diesen amerikanischen Autoren veröffentlichten GUGGENHEIMER und HIRSCH eine ähnliche Methode (1925), bei der sie bei Heranziehung einer Normosallösung zu ähnlichen Ergebnissen kamen. Die Zeit, die notwendig ist, um die Quaddel zum Verschwinden zu bringen, wird als *Quaddelzeit* bezeichnet. BAKER fand bei Diphtherie und Scharlach, HARRISON bei lobärer Pneumonie, KUNDE bei verschiedenen Ödemzuständen, LASH bei Eklampsie, OLMSTED bei herzkranken Kindern eine *Verkürzung der Quaddelzeit* gegenüber Normalen. HORNUNG konnte bei Schwangeren durch diese

Reaktion latente Ödeme aufdecken. Die *Quaddelzeit*, d. i. die Dauer des Bestehenbleibens einer Quaddel zeigt *physiologische Schwankungen*. So fand Lash, daß die Quaddel bei Weißen schneller verschwindet als bei Schwarzen, eine Erscheinung, die, falls diese Angaben eine Bestätigung finden, vielleicht mit den experimentellen Befunden von Königstein in Zusammenhang gebracht werden könnten, daß nämlich bei Kaninchen die schwarzen Haarinseln bei Quellungsversuchen und bei Adsorption einer Farblösung ein abweichendes Verhalten gegenüber den weißen Stellen schwarzer und weißer Kaninchen zeigten. Cohen und Applebaum bemerkten, daß die Quaddelzeit *nicht am ganzen Körper einheitlich* ist: Die Quaddel verschwindet am schnellsten an den unteren Extremitäten, weniger schnell an der Bauchhaut und bleibt am längsten am Arm bestehen. Wichtiger ist, worauf Leonhardt hinweist, daß das *Alter* eine große Rolle spielt. Mc Clure und Aldrich nahmen als Quaddelzeit bei Normalen *über* 160 *Minuten* an. Bei Säuglingen und Kleinkindern konnten Leonhardt sowie Beck, die zu ähnlichen Ergebnissen kamen, finden, daß die Quaddelzeit bei Säuglingen (3 Wochen bis 1 Jahr) durchschnittlich 25 Minuten, bei Kleinkindern (1—5 Jahre) 34 Minuten, bei älteren Kindern (6—13 Jahre) 52 Minuten beträgt. *Die Quaddelzeit verändert sich demnach beim normalen Menschen und nimmt mit steigender Lebensalterstufe zu.*

Die Ursache der verschiedenen Quaddelzeit kann darin liegen, daß sich, wie Mc Clure und Aldrich meinen, in der Quaddelzeit die *Aufnahmefähigkeit des Gewebes für Wasser ausdrückt,* daß also eine *verkürzte Quaddelzeit* anzeigt, daß das Gewebe ein *erhöhtes Aufnahmebestreben und Aufnahmsbedürfnis für Wasser hat.* Zweitens — und diese Ansicht vertreten hauptsächlich Guggenheimer und Hirsch —, daß die *verkürzte Quaddelzeit bei Ödemen* durch *mechanische* Momente bedingt ist; sie bringen das Verschwinden der Quaddel mit dem Spaltraumsystem des Gewebes in Zusammenhang. Leonhardt meint, daß für die verschiedene Quaddelzeit das *mechanische* und das *Quellungsmoment* eine Rolle spielen und daß sich diese beiden Faktoren unter verschiedenen Umständen in verschiedener Weise kombinieren. White, Lester und Irvine-Jones fanden, daß die Quaddelresorptionszeit nicht besonders beeinflußt werde durch Änderungen des osmotischen Druckes, der p_H-Konzentration und des Ca-K-Gleichgewichtes.

Daß die Avidität des Gewebes für Wasser eine Rolle spielt, geht ja aus der verschiedenen Quaddelzeit in verschiedenen Lebensaltern hervor, wenn man bedenkt, daß, wie ja früher erwähnt wurde, der prozentuelle Wassergehalt des Gewebes beim Kinde größer ist als beim Erwachsenen. M. H. Fischer und Schade nehmen an, daß alle Ödeme in einem gewissen Stadium Quellungsödeme sind, und so ist es erklärlich, daß beim Ödeme und Präödem die Quaddelzeit verkürzt ist. Daß eine Verkürzung der Quaddelzeit auch bei der Pneumonie beobachtet wurde (Harrison), findet darin seine Erklärung, daß Maver und Schwartz bei dieser Erkrankung mit Hilfe des Schadeschen Elastometers ein *Ödem* feststellen konnten. Auch Eisner und Kallner verwenden die Quaddelprobe zur Feststellung der Ödembereitschaft. Sie nehmen als Ursache der verkürzten Resorptionszeit die bessere Diffusionsmöglichkeit der eingespritzten Kochsalzlösung in das gelockerte, mit Ödemflüssigkeit erfüllte Spaltraumsystem des umgebenden Gewebes an. Andererseits spielen Verschiebungen der Druckverhältnisse gegenüber der nicht injizierten Hautpartie, wie sie durch die intracutane Einspritzung bedingt sind, vor allem eine Herabsetzung des Capillardruckes, wodurch dem Gewebsdruck eine größere Wirkungsmöglichkeit gegeben wird, sicherlich eine nicht zu unterschätzende Rolle (Leonhardt). Ferner dürfte noch der *geänderten Innervation* der Capillaren, die nach einer intracutanen Einspritzung auftritt, auf die ja Luithlen und Molitor sowie

PERUTZ und LASCH hinwiesen und auf die später noch ausführlicher eingegangen werden soll, eine Bedeutung für die verschiedene Quaddelzeit zukommen. LESZCZÝNSKI und BLATT fanden, daß die *Quaddelzeit* beim *Pemphigus* mit der *Kochsalzausscheidung im Harn, mit dem Kochsalzgehalt des Blutes, mit der Eosinophilie* und *der Blaseneruption übereinstimmt.* Der Verlauf der Quaddelreaktion folgt ziemlich genau dem Krankheitsverlauf: Bei Besserung Verlängerung, bei Verschlimmerung Verkürzung der Quaddelzeit.

Bei Kinderekzemen fanden RIBADEAU-DUMAS, MAX LÉVY, DUPUY und MIGNON, daß die Quaddelresorptionszeit wesentlich verkürzt sei. PERUTZ und GUTTMANN fanden bei der Dermatitis herpetiformis DUHRING Zusammenhänge zwischen Quaddeldauer und Kochsalz- bzw. Wasserzufuhr. Dagegen glaubt NADEL, im Gegensatz zu LESZCZÝNSKI und BLATT, annehmen zu müssen, daß kein Zusammenhang zwischen der Ödembereitschaft Pemphiguskranker und der Quaddelprobe bestehe. Er leugnet auch einen Zusammenhang zwischen der Quaddelresorptionszeit und der Chloridmenge in Blut und Harn.

Über die pharmakologische Beeinflussung der intracutanen Kochsalzquaddel sei auf die auf S. 55 besprochenen Untersuchungsergebnisse von ADLERSBERG und PERUTZ verwiesen.

Chromolyse.

Chromolyse nennt UNNA eine Methode der Gewebsanalyse, die es ermöglicht, die *einzelnen chemischen* Bausteine des gesunden und kranken Organismus mikroskopisch zu bestimmen, indem durch eine planmäßige Verwendung von spezifischen Färbungen und möglichst vielen Lösungen das Vorhandensein oder der Schwund eines Gewebsbestandteiles nachgewiesen wird.

Bei der Beschreibung der bisher geschilderten pharmakologischen Verhältnisse der Haut wurde mehr als sonst üblich auf den Zusammenhang der Haut mit den Forschungen der physiologischen und physikalischen Chemie, mit den Stoffwechseluntersuchungen und mit der experimentellen Medizin verwiesen. Es hieße, wie dies ARZT betont und wie dies immer von BR. BLOCH, LUTZ, JADASSOHN, EHRMANN, W. H. GUY, STÜMPKE, BOSELLINI u. a. hervorgehoben wurde, die genialen Forschungen HEBRAS gründlich mißverstehen, wollte man die Haut als ein Organ betrachten, das zwar zu äußerst, aber doch abseits vom übrigen Organismus steht und dessen Erkrankungen ohne jeden Zusammenhang mit den Geschehnissen des Gesamtkörpers stünden. In einem tiefschürfenden Referate auf der Tagung für Stoffwechselkrankheiten in Wien 1925 gibt BR. BLOCH folgende Übersicht über die Beziehungen zwischen Stoffwechsel und Hautkrankheiten. BR. BLOCH teilt diese Dermatosen ein in

I. *obligate Stoffwechseldermatosen.* Auf Grund ihrer Pathogenese zerfallen sie

1. in Imprägnations- oder Ablagerungsdermatosen (Uratablagerung bei Gicht, Calcinosis, Xanthom, Amyloid, BENCE-JONESsche Dermatose, Ikterus, Xanthosis und Aurantiasis);

2. in Photosensibilitätsdermatosen (Hydroa aestivalis, eventuell Pellagraerythem);

3. dyshormonale Dermatosen (Myxödem, Addison, vielleicht Sklerodermie, eventuell Ichthyosis, Dermatitis herpetiformis Duhring und Dermatrophien, Acne, Menstruations- und Graviditätsdermatosen, Impetigo herpetiformis, Acanthosis nigricans).

II. *in fakultative Stoffwechseldermatosen,* wie Ekzem, Neurodermitis, Urticaria, Prurigo, Arzneiidiosynkrasie, exsudative und bullöse Erytheme.

Auch TOUTON bedient sich bei der Besprechung von Stoffwechselstörungen und Hautkrankheiten der BLOCHschen Einteilung.

Ebenso weist E. P. Pick in einem leider nur in einem Autoreferat erschienenen Fortbildungsvortrag auf die Zusammenhänge der Haut mit der experimentellen Medizin hin.

Die *endokrinen* Drüsen und das *autonome Nervensystem* sind die beiden wichtigsten Faktoren, welche den Zusammenhang zwischen Haut und den übrigen Organen herstellen. Die Leistungen des autonomen Nervensystems erstrecken sich auf die Erhaltung der Motilität des gesamten glattmuskeligen Anteiles des Organismus, auf die Kaliberregulierung der Gefäße, ferner auf die Sekretion sämtlicher Drüsen und auf die Erhaltung der Stoffwechselvorgänge (über autonomes Nervensystem und Haut siehe das Sammelreferat von Grumach, deren Ausführungen hier zum Teil wiedergegeben werden). Ferner sei auf die „*vasomotorisch-trophischen Neurosen*“ Cassirers verwiesen, denen die *Sklerodermie*, die Raynaud*sche Krankhheit*, die *Erythromelalgie*, *das* Quincke*sche Ödem* u. a. zuzurechnen sind.

Die *Störungen der Schweißsekretion* stehen in einem innigen Zusammenhang mit dem autonomen Nervensystem. Für die Ichthyosis konnte Aubert nachweisen, daß die Schweißsekretion proportional der Entwicklung der Ichthyosis verändert ist und daß auch die Sekretion der Talgdrüsen insofern eine Störung aufweist, als man an den im höheren Grade veränderten ichthyotischen Stellen deutlich Asteatose finden kann. Dies veranlaßte Gjorgjevic und Pavlovic, bei Ichthyosis *Pilocarpin* zu geben.

Auf die Beziehung der Arrectores pilorum weisen Sobotka, Königsfeld und Zierl, Günther und André-Thomas hin. Buschke und Sklarz konnten beobachten, daß die pilomotorische Erregbarkeit bei *Vitiligo* innerhalb der hellen Partien größer als in der Umgebung ist, wogegen Kreibich fand, daß in *leukodermatischen* Flecken nach Reizung keine Cutis anserina auftritt.

Diese hier nur ganz flüchtig skizzierten Ergebnisse, die gar keinen Anspruch auf Vollständigkeit auch nur annähernd zu erheben beabsichtigen, sollen nur den Zusammenhang zwischen Haut und autonomem Nervensystem illustrieren.

Autonomes Nervensystem.

Die Bedeutung des *autonomen Nervensystems* für pathologische Zustände der Haut wurde in letzter Zeit in stärkerem Maße hervorgehoben (Luerssen und Lange für das *Ekzem*, Brack für *Prurigo*, Brill für den „*neuropathischen Typ des Ekzems*“, Spiethoff für die vasomotorischen Erscheinungen beim Ekzem, Gruss für die *Urticaria*, Lehner, Rajka und Török für die *Überempfindlichkeitserkrankungen der Haut*, Schittenhelm und Stockinger für die *Nickelkrätze*, Perutz sowie Perutz und Brügel für die *allergischen Gewerbedermatosen*).

Bekanntlich haben Eppinger und Hess, indem sie die Erfahrungen der experimentellen Pharmakologie vom Pilocarpin-Adrenalin-Antagonismus aus dem Laboratorium für klinische Zwecke heranzogen, das Krankheitsbild der *Vagotonie* geschaffen, wobei sie als *Vagotoniker Individuen*, die gegen *Pilocarpin*, als *Sympathikotoniker* Kranke, die gegen *Adrenalin* überempfindlich sind, bezeichneten. Wie großzügig und fruchtbringend diese ganz ausgezeichnete Untersuchung von Eppinger und Hess war, so muß festgestellt werden, daß der klinische Begriff der „*Vagotonie und Sympathikotonie*“ *heute nicht* mehr in seiner usrprünglichen Form aufrecht erhalten werden kann. Die scharfe Trennung der Individuen in Normale und Vago- und Sympathikotoniker, wie dies von Eppinger und Hess vorgenommen wurde, ist, wie dies auch Friedberg betont, heute nicht mehr durchzuführen; konnte ja gezeigt werden, daß *Sympathikotoniker* auch gegen *parasympathische* Mittel und umgekehrt *Vagotoniker* gegen *Adrenalin, Cocain* und ähnlich wirkende Substanzen gleichzeitig überempfindlich sein können. Klinisch kann man sehr häufig fließende Übergänge zwischen diesen zwei antagonistischen Menschengruppen finden *(Mischformen)*. So konnten TONIETTI, SCHITTENHELM und STOCKINGER sowie PERUTZ zeigen, daß bei Allergien kleine Dosen von Adrenalin auf den übererregbaren *Parasympathicus* wirken, also eine „*paradoxe, inverse Adrenalinwirkung*" veranlassen. SMIRNOW und SCHIROKY zeigten in experimentellen Versuchen, daß *Adrenalin amphotrop* wirkt, wobei die Erhöhung des Tonus des Vaguszentrums die vagotrope Wirkung dieser allgemein als typisch sympathotrop charakterisierten Substanz begünstigt. Auch DANIELOPOLU weist darauf hin, daß die sogenannten „*vegetativen Medikamente*" *amphotrop*, d. h. auf die *beiden* Gruppen des autonomen Systems Vagus und Sympathicus eingestellt sein können, wobei die Wirkung von der *verwendeten Dosis* und vom *Tonus* jeder der beiden Antagonisten abhängig ist. Ferner konnten KOLM und E. P. PICK in ihren schönen Untersuchungen zeigen, daß *Adrenalin* durch seine *sympathikotrope* Wirkung das normale *Herz* zum *systolischen Stillstand* bringt. Wurde aber das Herz mit *Cholin oder Kalium* vorbehandelt, wurde also dadurch der parasympathische Tonus gesteigert, so erfolgte durch *Adrenalin* ein *diastolischer* Herzstillstand. *Umgekehrt* führte *Cholin*, das durch seine hauptsächlich parasympathikotrope Wirkung das normale Herz zum diastolischen Stillstand bringt, nach vorausgegangener Behandlung des Herzens mit Calcium zu einem *systolischen Herzstillstand.* Auch beim *Physostigmin*, das in kleinen Dosen beim Menschen eine parasympathische Wirkung hat, konnte DANIELOPOLU zeigen, daß es in *großen Dosen* eine *amphotrope, fast vorwiegend sympathotrope* Wirkung ausübt. Es kann bei *Personen*, deren *vegetativer Tonus verändert* ist, *verschieden*, entsprechend dem jeweiligen Tonus des sympathischen bzw. parasympathischen Gebietes, wirken.

Es zeigten somit die experimentellen und klinischen Erfahrungen, daß der Begriff der „Vagotonie" in seiner *ursprünglichen* Form nicht mehr aufrecht erhalten werden kann, da zu viel Widersprüche dabei bestehen. Es sei nur an das leichte Schwitzen der Vagotoniker erinnert. Eine Einteilung in *Normal-, Vago-* und *Sympathotoniker* läßt sich demnach *klinisch* kaum mehr durchführen (v. BERGMANN, CURSCHMANN, FRANK, FRIEDBERG, GRUMACH, LEWANDOWSKY, H. H. MEYER, PERUTZ u. a.). Hat doch neuerlich BRILL bei der Aufstellung des neuropathischen Typs des Ekzems von „*Mischformen*" gesprochen; ebenso haben LUERSSEN und LANGE bei Untersuchung des vegetativen Nervensystems bei Ekzematikern feststellen können, daß in der Mehrzahl der Fälle eine *gesteigerte Reizbarkeit des gesamten autonomen* Nervensystems vorhanden war, die sie als eine Teilerscheinung einer „*allgemeinen Neuropathie*" deuteten. Nun hat SCHILF versucht, die Reizbarkeit des autonomen Nervensystems bei der Vagotonie von der *Leitung peripher* in die autonom innervierten Organe zu verlegen. Auch v. FREY nimmt für das „*Vagusherz*" eine *celluläre Disposition* als wesentlich an. Aber auch diese von SCHILF versuchte Erklärungsmöglichkeit, die Ursache der Vagotonie nicht in den Leitungsbahnen des Vagus und Sympathicus zu suchen, sondern *peripher* in die von diesen Nerven innervierten Organe zu verlegen, gibt keine Erklärung für das merkwürdige Verhalten dieser Individuen. Am ehesten dürften diese Erscheinungen unter einem gemeinsamen Gesichtspunkt zusammengefaßt werden können, wenn man in Analogie mit den Versuchen von E. F. MÜLLER eine *gemeinsame Steuerung des autonomen Nervensystems annimmt, wodurch die Veränderungen im autonomen Innervationsgleichgewicht eines Gebietes durch entgegengesetzte Einstellung des anderen ausbalanciert werden* (PERUTZ und BRÜGEL). Und in der *Labilität dieser Steuerung* sehen PERUTZ und BRÜGEL das Wesentliche bei den Erscheinungen der „Vagotonie“ bzw. „Sympathikotonie“. Dadurch ist es erklärlich, daß der *typische* Vagotoniker auch *gleichzeitig Erscheinungen der Sympathikotonie* aufweist, daß er auf Reize *parasympathischer* Natur im *allgemeinen parasympathisch,* in *gewissen Teilen* aber auch *sympathotrop* reagiert. Die Annahme einer autonomen Steuerung setzt das autonome Nervensystem „Vagus und Sympathicus“ als *funktionelle Einheit* voraus. E. F. MÜLLER formulierte auch eine *gemeinsame vegetative Steuerung* von *Haut* und *Leber*gebiet. „Peripherie und Splanchnicusgebiet gehören in ihrer autonomen Regulierung so fest zusammen, daß es unter physiologischen und pathologischen Verhältnissen bei der geringsten Veränderung im autonomen Gleichgewicht des Hautorganes zu einer entgegengesetzten Einstellung im Splanchnicusgebiet kommt und umgekehrt.“

Diese hier etwas ausführlicher besprochenen Untersuchungsergebnisse über das Verhalten des autonomen Nervensystems lassen sich auch für die Pharmakologie der Haut heranziehen. Auf Grundlage der Anschauung, nach welcher die vasomotorisch-trophischen Neurosen Folgezustände der pathologisch veränderten Steuerung des Tonus im autonomen Nervensystem sind, wurden von LERICHE und von BRÜNING chirurgische Methoden herangebildet *(periarterielle Sympathektomie),* die durch eine Unterbrechung der Leitungsbahnen den abnormen Reiz auszuschalten bestrebt waren. BRÜNING zog auch die periarterielle Sympathektomie heran, um durch Anregung der wachstumsfördernden Wirkung eine Aufbesserung der Gewebsernährung und Regenerationstätigkeit bei varikösen Ekzemen und Ulcerationen herbeizuführen. Von diesen Gesichtspunkten aus gab PERUTZ Insulineinspritzungen bei der RAYNAUDschen Gangrän.

Es wurde darauf hingewiesen, daß dem *physiologischen* Antagonismus der beiden autonomen Nerven Sympathicus und Parasympathicus bis zu einem gewissen Grade auch ein *pharmakologischer* entspricht. Der *physiologische* Unterschied besteht darin, daß *Reizung* der *sympathischen Fasern* die *entgegengesetzte Wirkung* wie Reizung des *parasympathischen* Nerven hervorruft. Pharmakologisch besteht der Gegensatz darin, daß zwei verschiedene Giftgruppen im allgemeinen verschiedentlich auf die beiden Nervensysteme einwirken. *Adrenalin und die ihm verwandten Körper wirken wie eine Reizung der sympathischen Nerven.* (BARGER und DALE brauchen das Wort *„sympathomimetisch“.*) *Die Gifte der Muscaringruppe: Pilocarpin, Physostigmin, Muscarin, Cholin, Acetylcholin erregen den Parasympathicus,* sie wirken nach LANGLEY *„parasympathomimetisch“.* Von den parasympathomimetischen Giften wirken *Physostigmin* und *Cholin* hauptsächlich im Sinne *erhöhter Erregbarkeit, Muscarin erregt die Endigungen der parasympathischen Fasern, Atropin lähmt sie. Beide Nervensysteme* — Sympathicus sowohl wie Parasympathicus — haben aber eine gemeinsame pharmakologische Reaktion: ihr eigentümliches Verhalten gegenüber dem *Nicotin.* Der elektive *Angriffspunkt* des Nicotins ist die das autonome Nervensystem charakterisierende *Umschaltungsstelle von der präganglionären zur postganglionären Faser.* Diese *Umschlagstelle* wird durch *Nicotin* nach anfänglicher Reizwirkung *gelähmt.*

Nicotin greift alle Ganglien des gesamten vegetativen Systems an, die Adrenalingruppe den sympathischen, die Muscaringruppe den parasympathischen Anteil.

In letzter Zeit wurde gefunden, daß das *Ergotamin,* die von SPIRO und STOLL aus dem Mutterkorn krystallisierte Base, *negativ-sympathikotrop* wirkt (ROTHLIN, AMSLER, KOLM und E. P. PICK). *Ihr Angriffspunkt* ist *peripher* und beruht auf *Lähmung der sympathicusfördernden Nervendfasern: Ergotamin ist der Antagonist des Adrenalins.*

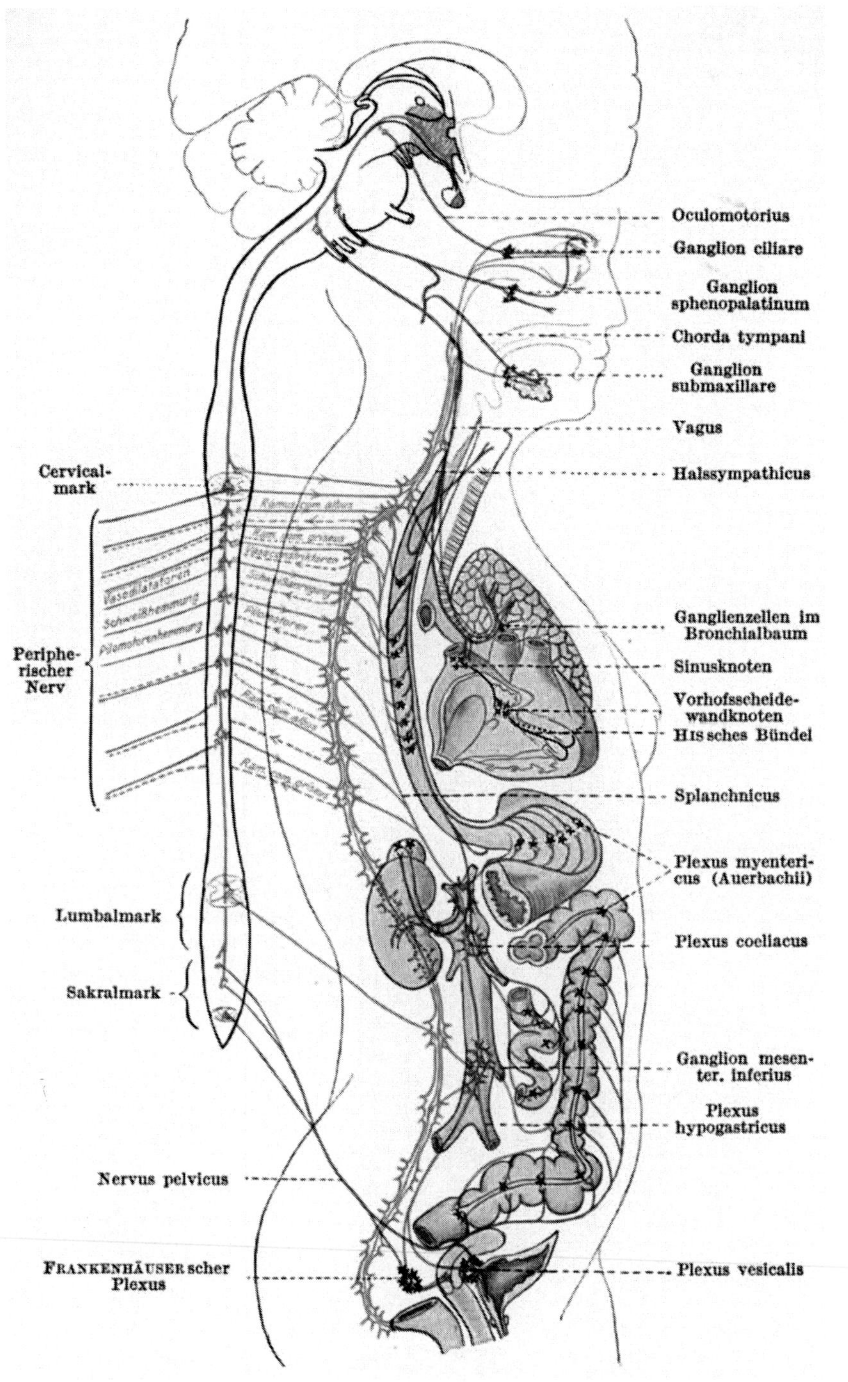

Abb. 13. Schematische Darstellung der antagonistischen Innervation der inneren Organe. (Nach L. R. MÜLLER.)
Rot: Sympathisches System. Blau: Parasympathisches System. Schwarz: Murales Nervensystem. Violett: Vegetative Zentren im Zwischenhirn und dessen Bahnen im Rückenmark.

L. R. MÜLLER gibt folgendes übersichtliches Schema an:

Pharmakologisches Verhalten des

Sympathischen Systems und	**Parasympathischen Systems.**
Adrenalin erregt die Nervenendigungen des sympathischen Systems, bedingt Pupillenerweiterung, Vasoconstriction, Piloerektion, Beschleunigung des Herzschlages, Erweiterung der Bronchien, Hemmung der Magen-Darmmuskulatur.	*Muscarin, Pilocarpin* usw. *erregen* die Endigungen des parasympathischen Systems, bedingen Pupillenverengerung, Kontraktion der Bronchialmuskulatur, Verlangsamung des Herzschlages, Kontraktion der Magen-Darmmuskulatur und Sekretion der Tränen- und Speicheldrüsen.
Ergotoxin lähmt die Endigungen des sympathischen Systems, führt zu Vasodilatation, Herzverlangsamung durch Lähmung der Vasoconstrictoren und Lähmung der Accelerantes.	*Atropin lähmt* die Endapparate des parasympathischen Systems, führt zu Pupillenerweiterung, zu Hemmung der Tränen- und Speicheldrüsensekretion, zu Herzbeschleunigung, zu Lähmung der Bronchial- und der Magen-Darmmuskulatur.

Nicotin lähmt im *sympathischen* wie im *parasympathischen* System die Übergangsstelle der präganglionären Fasern zu den postganglionären Fasern.

Während die *Muscaringruppe* die gleiche Wirkung hervorruft wie eine *Reizung parasympathischer* Nerven, *hebt Atropin* und die ihm verwandten Substanzen die *Wirkung* dieser Gifte auf die Erfolgsorgane *auf* und macht diese für die Reizung der parasympathischen Nerven unzugänglich.

Es sei hier betont, daß diese hier gegebene Darstellung *grob-schematisch* ist. So hat ja, wie bereits erwähnt, DANIELOPOLU gezeigt, daß die meisten Pharmaca des autonomen Nervensystems *sowohl auf den Sympathicus als auch auf den Parasympathicus,* also *amphoton,* wirken, *oft aber mit Bevorzugung eines Teiles,* was mit den bekannten Untersuchungen von KOLM und E. P. PICK übereinstimmt. Auch TONIETTI konnte bei seiner „*inversen Adrenalinreaktion*" zeigen, daß das spezifisch sympathomimetische Adrenalin eine Wirkung auch auf den *Parasympathicus* ausübt, wenn bei einem labilen autonomen Nervensystem der Parasympathicustonus erhöht ist, ein Befund, den auch PERUTZ bei seinen Untersuchungen über allergische Gewerbedermatosen erheben konnte. Ebenso konnte R. HOFFMANN bei Verwendung variierter Adrenalin-Pilocarpinkombinationen bezüglich Schweißsekretion, Speichelfluß und Zuckerausscheidung feststellen, daß der Wirkungsausfall *unabhängig* von dem *physiologischen Angriffspunkt des zweiten Giftes ist, im wesentlichen von dem Erregungszustand abhängt,* in welchem der ansprechende autonome Nervenapparat durch das erst verabreichte Gift versetzt wird. Auch bezüglich des *Pilocarpins* sprechen schon HARNACK und H. H. MEYER von einer „*vaguslähmenden Wirkung*", die GAISBÖCK als Folge der verschiedenen Dosierung auffaßte. Doch hängt die Wirkung der vegetativen Pharmaca nicht allein von der verwendeten Dosis ab, sondern auch vom *Tonus des autonomen Nervensystems,* so daß die erregende Wirkung einer Substanz auf eine der beiden Teile des autonomen Nervensystems um so intensiver ist, je höher der Tonus, und, um so schwächer je geringer der Tonus dieses Nervensystems ist. „Viele Tatsachen sprechen dafür, daß Cholin, Adrenalin. Histamin, Pilocarpin und Atropin spezifisch sympathische oder parasympathische Gifte darstellen. Sie wirken nicht auf den Nerven oder die Nervenendigung, sondern auf die Zelle selbst. Der *Zustand* und die *Art* der Zelle ist dafür bestimmend, ob ein Gift eine Wirkung in diesem oder andere Sinne verursacht (SCHILF)."

Zur Behandlung von Dermatosen, die auf Störungen des autonomen Nervensystems beruhen, lassen sich diese hier besprochenen Pharmaka heranziehen.

Pilocarpin.

Pilocarpin ist das Alkaloid der Rutacee *Pilocarpus pennatifolius.* Es weist, wie die Purinbasen einen Pyrimidin-Imidazolring auf:

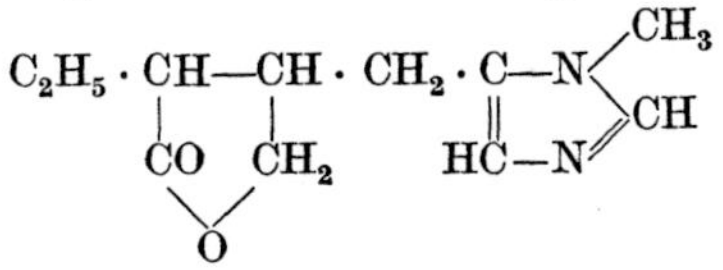

```
                                      CH₃
                                     /
C₂H₅ · CH—CH · CH₂ · C—N<
       |    |          ||   >CH
       CO   CH₂      HC—N
        \   /
          O
```

Das salzsaure Pilocarpin bildet farblose, in Wasser leicht lösliche Krystalle, die sehr hygroskopisch sind. Nach dem früher gegebenen Schema ist es das *Erregungsmittel des Parasympathicus,* fördert also die Tätigkeit sämtlicher autonom innervierter Organe. So fördert es mächtig die Darmbewegung, wirkt auf den Herzhemmungsapparat ein. Nach Einträufeln ins Auge entsteht durch Erregung der Oculomotoriusendigung Miosis, Akkommodationskrampf und Herabsetzung des intraokularen Druckes. Infolge erregender Einwirkung auf den Vagus ist die Magensekretion gesteigert, der Sphincter pylori kontrahiert sich stärker, die Schleimabsonderung im Dickdarm und die Pankreassekretion ist vermehrt. Es wirkt erregend auf den Uterus, Ureter und Samenstrang (Perutz). Von dermatologischem Interesse ist die Wirkung des Pilccarpins auf die *Schweißsekretion:* 10—15 Minuten nach der Einspritzung rötet sich die Haut, und es erfolgt eine außerordentliche Schweißproduktion. Die Wirkung hält ungefähr 2 Stunden an. Man kann dem Organismus während dieser Zeit bis 2 Liter Schweiß entziehen (H. H. Meyer-Gottlieb). Auch die Speichelsekretion wird angeregt. Es erfolgt Speichelfluß (bis zu $^3/_4$ Liter). Durch den starken Gewebszerfall während der Drüsentätigkeit bedingt das Pilocarpin eine *Erhöhung des Stoffumsatzes* (Eichelberg). Auch die Talgdrüsensekretion wird durch Pilocarpin vermehrt, weshalb es zur Förderung des Haarwuchses, und zwar nicht nur subcutan, sondern auch lokal gegeben wurde (Lassar).

In der Dermatologie wurde es zunächst bei *Prurigo* empfohlen. Simon, Martini und L. F. Pick gingen von dem Gedanken aus, durch Pilocarpin die Schweißsekretion, die bei Prurigo sehr gering ist, zu steigern. L. F. Pick sah, daß kleine Pilocarpindosen, die längere Zeit hindurch appliziert wurden, einen günstigen Einfluß auf diese Dermatose ausübten, auch wenn sie den Kranken überhaupt nicht zum Schwitzen brachten. Brack konnte durch eine länger dauernde Pilocarpinmedikation (3 Wochen 3mal täglich 5 Tropfen einer $1^0/_0$igen Lösung) bei einem Falle eine wesentliche Besserung, bei 2 Fällen nur einen geringen, kurzdauernden Erfolg feststellen. Die Wirkung des Pilocarpins bei Prurigo ist nach den überaus wertvollen Untersuchungen von Brack darauf zurückzuführen, daß diese Dermatose mit starker *Sympathikotonie* einhergeht. Nur wird das starke Übergewicht des Sympathicus durch Anregung seines Gegenspielers mittels Pilocarpin wettgemacht und die gestörten Stoffwechselvorgänge, als deren Ausdruck Brack die „alimentäre Hämoklasie" beobachtete, im günstigen Sinne beeinflußt.

Es wurde schon erwähnt, daß Gjorgjevic und Pavlovic zur Behandlung der *Ichthyosis* Pilocarpin verwendeten. Sie geben es in Pillen- und Tropfenform 0,02—0,03 pro dosi.

Herxheimer und Köster empfahlen Pilocarpin bei *Parapsoriasis.* Muschter beobachtete, daß sich unter Pilocarpin das Exanthem bedeutend zurückbildete. Allerdings dürfte seine Angabe, daß er bis 0,1 Pilocarpin gab, wahrscheinlich auf einen Druckfehler zurückzuführen sein. Auch Krystalowicz sah eine deutliche Besserung, ebenso Weinmann. Während aber bei den bisherigen Mitteilungen Pilocarpin mit einer äußerlichen Therapie kombiniert wurde, berichtete LÖWENSTEIN über Heilung eines Falles von Pityriasis lichenoides chronica nur durch Pilocarpininjektionen. Nach der BROCQschen Einteilung war dieser Fall der „*Parapsoriasis en goutte*" zuzurechnen. LÖWENSTEIN ist geneigt, die Wirkung des Pilocarpins bei Parapsoriasis auf die direkte Reizung der dem autonomen Nervensystem zugehörigen Vasodilatatoren zuzuschreiben. Für diese Ansicht dürften die Befunde von EHRMANN sprechen, der über Erfolge mit der kombinierten *Licht-Arsentherapie* bei Pityriasis lichenoides chronica (Dermatitis psoriasiformis nodularis JADASSOHN) berichtet. Durch die Einwirkung des Arsens auf die Capillaren wird die Lichtempfindlichkeit gesteigert, wodurch es zu einer besseren Durchblutung kommen kann. Auch FÜRST berichtet über Erfolge bei der Parapsoriasisbehandlung mit Pilocarpin, ebenso SÁINZ DE AJA.

Da Pilocarpin als stärkstes Diaphoreticum gilt, wäre ein Versuch angezeigt, dieses Alkaloid bei denjenigen Dermatosen zu geben, bei denen eine *Histohydrie* besteht *(Psoriasis, Ekzem)*. Die *Maximaldosis* des Pilocarpinum hydrochloricum beträgt pro dosi 0,02, pro die 0,04 g.

Bei Vergiftungen treten auf: Erbrechen, Diarrhöen, Sehstörungen, Benommenheit, Vasomotorenlähmung, Herzschwäche, Dyspnoe, sehr starke Bronchialsekretion (Lungenödem, Erstickung), Lähmung des zentralen Nervensystems, Uteruskontraktionen bis zum Tetanus, unter Umständen Abortus, bisweilen ziemlich plötzlicher Kollaps (zit. nach ROST). Daher ist das Mittel bei Graviden, bei Asthmatikern und bei Kranken, die zu Lungenödem disponiert sind, kontraindiziert.

Bei leichten Vergiftungserscheinungen ist keine besondere Behandlung nötig, bei schwereren Fällen ist das pharmakologische Antidotum das *Atropin*. Hierbei ist aber immerhin, wie STARKENSTEIN meint, die Gefahr gegeben, daß neben der Regulierung in der Peripherie das Atropin doch auch schon seine zentral erregende Wirkung zeigen und damit eine Addition der zentralen Erregung des Pilocarpins mit dem Atropin geben kann. Daher ist es zweckmäßig, bei Pilocarpinvergiftungen mit dem Atropin gleichzeitig einen *zentral lähmenden* Stoff, z. B. *Morphium* zu verabreichen (STARKENSTEIN). Bei Kollaps sind Exzitantien zu geben. Bei der Erholung läßt zuerst die Speichel-, sodann die Schweißsekretion nach.

Zu erwähnen wäre noch, daß Pilocarpin von Schleimhäuten und besonders vom Unterhautzellgewebe sehr rasch resorbiert wird und daß Speichelfluß und Schweiß schon wenige Minuten nach einer subcutanen Einspritzung auftreten können. Die Wirkung hält 2—3 Stunden an.

Atropin.

Der Gegenspieler des Pilocarpins ist das *Atropin,* das Alkaloid aus der Belladonnawurzel *(Atropa belladonna)*, das chemisch eine Verbindung des *Tropins* mit der *Tropasäure* ist.

```
        H     H2
H2C————C————C
 |     |     \   H          CH2·OH
 |   N·CH3    C<            |
 |     |     /   O·CO·C*—H
H2C————C————C               |
        H     H2            C6H5
 ————————————————    ——————————
       Tropin          Tropasäure
```

(Nach WILLSTÄTTER.)

Es sei hier nebenbei bemerkt, daß das Tropin mit dem *Ekgonin*, dem basischen Teil des ebenfalls esterartigen *Cocains*, welches in mancher Richtung auch ähnliche Wirkungen wie das Atropin entfaltet, verwandt ist. Die Tropasäure enthält ein unsymmetrisches C-Atom (C*), kann also links-, rechts drehend oder racemisch inaktiv sein. Die Belladonna gehört in die Gruppe jener Solanacen, die infolge der Anwesenheit von gleich oder sehr ähnlich konstituierten Alkaloiden sehr ähnliche Wirkungen aufweisen (WASICKY). Es sind dies die Gattungen Atropa, Datura, Hyoscyamus, Scopolia, Mandragora, Duboisia.

Atropin ist eine in Wasser schwer lösliche, optisch inaktive Base, die aus Alkohol oder Chloroform in Prismen vom Schmelzpunkt 115—116⁰ krystallisiert. Das schwefelsaure Atropin ist wasserlöslich, bei 180⁰ schmelzend. Extractum belladonnae hat einen Atropingehalt von 1,5%.

Atropin übt pharmakologisch einen gegenteiligen Effekt aus wie das Pilocarpin. So hemmt es die Magen- und Darmbewegung, erzeugt schon bei $^{2}/_{10000}$ mg am Auge eine Mydriasis (daher der Name Belladonna), beseitigt den Pyloruskrampf bei Ulcus ventriculi, erschlafft die Gallenblase, hebt die durch Kalomel bedingte Diarrhöe auf, nach anfänglicher Erregung lähmt es am Herzen die Endausbreitungen des Nervus vagus und erhöht dadurch die Pulsfrequenz.

Auf das zentrale Nervensystem äußert das Atropin gleichzeitig erregende und lähmende Wirkungen. Während man bis vor kurzem auf Grund von Tierversuchen dem Atropin eine erregende Wirkung auf das Atemzentrum zuschrieb, scheint es neuerdings nachgewiesen zu sein, daß ihm diese Wirkung beim Menschen vollständig abgeht (BÖRNSTEIN).

Für die *Dermatologie* kommen vor allem die Wirkungen des Atropins auf die *Drüsen* in Frage. Durch die Untersuchungen von LUCHSINGER wurde gezeigt, daß die schweißfördernde Wirkung der Muscaringruppe und die hemmende Wirkung des Atropins einen peripheren Angriffspunkt hat, da sie experimentell auch nach Durchschneidung des entsprechenden Nerven zu beobachten ist, und da bei subcutaner Applikation dieses Mittels dem allgemeinen Schweißausbruch eine lokale Schweißsekretion vorangeht. Auch PERUTZ konnte bei seinen Untersuchungen über die Innervation der endourethralen Drüsen finden, daß Dosen von Pilocarpin resp. Adrenalin, welche beim Menschen noch *keine* Allgemeinerscheinungen hervorriefen, die Sekretion dieser Drüsen anzuregen und daß Atropin ohne Allgemeinerscheinungen zu machen imstande war, die durch Pilocarpin erzeugte Drüsentätigkeit zu hemmen.

Die sekretionshemmende Wirkung des Atropins wird bei Dermatosen herangezogen, die auf Basis einer Hyperhidrosis entstehen. So kann eine Atropinmedikation die äußere Behandlung bei manchen Ekzemen und Mykosen unterstützen (FÜRST). Auf die *Erscheinungen* der *Hyperhidrosis* wirkt es nur *vorübergehend.*

Zu bemerken wäre, daß Atropin imstande ist, die bei Verabreichung von Quecksilber auftretende *Salivation* zu unterdrücken (FLECKSEDER).

Da Atropin die hemmenden Vagusreizstoffe beseitigt, so daß das Herz rascher schlägt, steigt der arterielle Druck, die Capillaren der Haut erweitern sich, die Haut wird rot, die Körpertemperatur steigt. FISCHER untersuchte die Druckänderung in den Capillaren. Er fand, daß die Drucksteigerung die scharlachrote Hyperämie bedinge, die durch eine ausgesprochene Erweiterung der arteriellen Capillarschenkel, die die Dicke der venösen Schenkel erreichen, bedingt wird.

Eine sehr interessante Beobachtung stammt von MEISSNER: *Paraphenylendiamin* ruft bei Kaninchen eine eigenartige ödematöse Schwellung hervor, die nur die Zunge und das Bindegewebe von Hals und Kopf betrifft. Dieses

Paraphenylendiaminödem kann durch große und wiederholte *Atropingaben* verhindert werden.

Zentral übt Atropin eine erregende Wirkung aus („Tollkirsche") und beeinflußt ebenso wie das Tetrahydronaphthylamin und Cocain die Nervenzentren der *Wärmeregulation.* Die zentrale Erregung des Respirationsapparates durch Atropin wird bei narkotischen Vergiftungen, namentlich bei Morphin, herangezogen.

Bei *Pruritus, Urticaria* und *Ekzemen,* die auf „vagotonischer" Basis beruhen, kann Atropin herangezogen werden (Brill). Finkelstein und Wilfond geben es zur Behandlung des chronischen „konstitutionellen" Ekzems, Sakanoue bei Urticaria calorica. Zur *Blockierung des Parasympathicus* verwendete es Perutz bei den *allergischen Gewerbedermatosen.* Doch stellen therapeutische Versuche mit vaguslähmenden Mitteln *nur symptomatische,* vorübergehende Teilfaktoren der Therapie dar, welche unmöglich imstande sind, den *konstitutionellen Faktor* irgendwie nennenswert, zumindest auf längere Zeit zu beeinflussen. Vorübergehend kann immerhin mit einer Atropinbehandlung ein gewisser Erfolg erzielt werden.

Die Erscheinungen der *Atropinvergiftung* sind Erregung und nach großen Dosen meist Lähmung einzelner Teile des Zentralnervensystems, Mydriasis, Austrocknung der Schleimhäute, heiße trockene Haut, Dyspnoe, frequenter, kleiner unregelmäßiger Puls; beim paralytischen Stadium: Koma Asphyxie, Konvulsionen, Tod. Nach Rost wird als minimale *letale* Dosis 0,1 g Atropin angesehen. Die Mortalität beträgt 12%.

Schmiedeberg hat folgende Übersicht über die Wirkung verschieden großer Dosen Atropin festgestellt (zit. nach Rost): 0,5—1,0 mg: Trockenheit im Mund, Durst. 2 mg: Mydriasis, Neigung zu Pupillenstarre, Pulsbeschleunigung. 3 bis 5 mg: Kopfschmerzen, Trockenheit im Rachen, Schlingbeschwerden, Heiserkeit bis zur Aphonie, Trockenheit der Haut, Mattigkeit, taumelnder Gang, Aufregung, Unruhen, Bewegungsdrang. 7 mg: die Mydriasis führt zu Sehstörungen. 8 mg: rauschähnlicher Zustand, unsichere Haltung, schwankender Gang, erschwertes Harnlassen, Hautempfindlichkeit läßt nach. 10 mg: Apathie, Störung oder Aufhebung des Bewußtseins, Halluzinationen, Delirien. Therapeutisch wird bei Atropinvergiftung empfohlen: Wurde eine Atropinlösung getrunken, dann Magenspülungen und Adsorptionstherapie mit Kohle. Gegen die Exzitation ist Morphin (0,02—0,03 g) zu geben; im Lähmungsstadium Exzitantien.

Die Maximaldosis beträgt für Atropinum sulfurium pro dosi 0,001 (1 mg) und pro die 0,003 (3 mg), für das Extractum Belladonnae: pro dosi 0,05 und pro die (nach Ph. germ.) 0,15, nach Ph. Austr. 0,2. Für die Tinctura folior. Belladonnae beträgt die Höchsteinzeldosis 1,00 g und die Höchsttagesmenge 4,00 g.

Emuydrin ist ein Atropinum methylonitricum, bei dem die allgemeinen, das Zentralnervensystem betreffenden Vergiftungserscheinungen abgeschwächt sind. *Homatropin* ist ein synthetisch gewonnener Ester des Tropins mit der Mandelsäure.

Adrenalin.

Adrenalin, das sich vom Brenzkatechin ableitet und chemisch ein Methylaminoäthanolbrenzkatechin

$$CH \cdot OH \cdot CH_2 \cdot NH \cdot CH_3$$

(Benzolring mit OH, OH)

ist, *erregt* in ausgesprochener Weise die *Endigungen* oder vielmehr die *neuromuskulären Verbindungen des Sympathicus.* Oliver und Schäfer sowie Czybulski und

SZYMONOWICZ fanden im Jahre 1895 die blutdrucksteigernde Wirkung der Nebennierenextrakte. MOORE stellte fest, daß diese Eigenschaft nur das Mark der Nebenniere aufweist. S. FRÄNKEL meinte 1896, daß diese blutdrucksteigernde Substanz ein stickstoffhaltiges Derivat der Orthodioxybenzolreihe sei. Aber erst durch die Untersuchungen O. v. FÜRTHS wurden die wichtigsten Vorarbeiten für die Isolierung dieser Substanz geliefert, so daß JOKISHI TAKAMINE und gleichzeitig und unabhängig von ihm ALDRICH das Adrenalin in krystallinischer Form aus der Nebenniere darstellten. Das Adrenalin ist ein Brenzkatechinderivat, und zwar ist das natürlich vorkommende das l-Adrenalin. Dieses leitet sich, wie S. FRÄNKEL und WALTER HALLE zeigten, von l-Tyrosin ab, aus dem es durch Carboxylabspaltung, Methylierung und Oxydation im Organismus entsteht:

OH (Benzolring) $CH_2 \cdot CH \cdot NH_2$ COOH	→	OH (Benzolring) $CH_2 \cdot CH_2 \cdot NH_2$	→	OH, OH (Benzolring) $CH \cdot OH \cdot CH_2 \cdot NH \cdot CH_3$
Tyrosin		p-Oxyphenyläthylamin		Adrenalin

Adrenalin steigert den arteriellen Druck durch die starke Gefäßverengerung, die vom Adrenalin in den verschiedenen Gefäßbezirken, besonders in denen des Splanchnicus hervorgerufen wird. Diese seine vasoconstrictorische Wirkung hängt von der Erregung der zu den Blutgefäßen gehenden Sympathicusendigungen ab. Die *Coronargefäße* werden *erweitert*, auf die glatte Muskulatur wirkt es entsprechend ihrer Innervation. *Die Schweißdrüsen werden durch Adrenalin nicht erregt*, dagegen ruft es eine Sekretionssteigerung der Speichel- und der Talgdrüsen hervor und, wie PERUTZ zeigte, auch der endourethralen Drüsen. Die Adrenalinsekretionssteigerung all dieser Drüsen wird durch *Atropin nicht gehemmt.*

Das eigentümliche Verhalten der Schweißdrüsen wurde von BILLIGHEIMER genauer untersucht. Er konnte finden, daß Adrenalin nach Pilocarpin die Schweißbildung hemmt; Adrenalin wirkt auf die schweißhemmenden Elemente. Für die Schweißförderung sind zwei Innervationen wahrscheinlich, während für die Hemmung nur die sympathische in Frage kommt.

MOOG untersuchte den Einfluß von Pilocarpin, Atropin und Adrenalin auf die *unmerkliche Hautwasserabgabe* und fand, daß Pilocarpin die Durchblutung und die Temperatur steigert und gleichzeitig auch dann die Wasserabgabe vermehrt, wenn kein Schweißausbruch festzustellen ist. Atropin macht ebenfalls die Haut warm und rot, vermindert aber die Wasserabgabe. Adrenalin setzt die Wasserabgabe herab. Ob diese Herabsetzung nur der verminderten Durchblutung oder zugleich einem hemmenden Einfluß auf die Schweißabsonderung zuzuschreiben ist, konnte MOOG nicht entscheiden.

Zu erwähnen wäre noch folgende Beobachtung: VON ENDO konnte finden, daß subcutane Adrenalineinspritzungen beim Kaninchen *Alopecie* hervorrufen, nicht aber intravenöse.

Relativ groß ist das Anwendungsgebiet des Adrenalins in der Dermatologie. Seine wichtigste Indikation ist der *angioneurotische Symptomenkomplex nach Salvarsan* (siehe KERL). MILIAN war der erste, der dazu das Adrenalin empfahl. NAEGELI, sowie FUCHS behaupten, daß subcutane Einspritzung von 0,5 bis 1 ccm der 1‰igen Lösung kurz vor der Salvarsaninjektion den angioneurotischen Symptomenkomplex und die fixen Salvarsanexantheme zu verhindern imstande wäre. Während BABATIAN und JUSTER, EICHELBAUM,

KLEWITZ, TACHAU u. a. günstige Resultate damit erzielten, hatte BRUNS-LÖWENBERG mit dieser Behandlung keinen Erfolg. FÖRTIG empfahl die intravenöse, sehr langsame Injektion ($^1/_2$ ccm der $1^0/_{00}$igen Lösung), die aber in starker Verdünnung gegeben werden soll. Der Erfolg der Adrenalintherapie bei diesen Salvarsanschäden ist darauf zurückzuführen, daß der bei den Allergien auftretende übermäßige Tonus des Parasympathicus durch Anregung seines Gegenspielers gedämpft wird, wodurch der Gleichgewichtszustand wieder hergestellt werden kann. Daher kann auch, wie es tatsächlich STOKES empfahl, *Atropin* gegeben werden oder eine Kombination von Atropin-Adrenalin (BUSMAN, BERNALDEZ).

Ferner gab ALMKVIST Adrenalin bei *mercuriellen Dermatosen,* um der Gefäßerweiterung entgegenzuwirken. Doch kann, da die Gefäßverengerung durch Adrenalin nur kurze Zeit dauert und von einer Gefäßparese gefolgt wird, die Adrenalinbehandlung nur im *allerersten* Stadium des Quecksilbererythems Aussicht auf Erfolg bieten.

Die anämisierende Wirkung, die Adrenalin auf die Schleimhaut entfaltet, zieht UNNA zur Behandlung der *subnasalen Sykosis* heran. Er empfiehlt, eine Resorcin-Adrenalinsalbe in die Nase einzuführen, wobei das Resorcin die oxydative Zerstörung des Adrenalins hintanhalten soll: Resorcin 0,5, Sol. adrenalini ($1^0/_{00}$) 1,0, Ung. neutral. ad 25,0.

Zur Behandlung der „asthenischen" Form der *Psoriasis* wird es von SICILIA empfohlen.

Über günstige Resultate, die sie bei der Behandlung des *Pemphigus* erzielten, berichten amerikanische Autoren (EISENSTÄDTER und ZEISLER: Adrenalin und Quarzlichtbehandlung, sowie STILLIANS).

Auch zur Therapie schwerer *Hautverbrennungen* wurde Adrenalin herangezogen. DOUGLAS berichtet, daß Pinselungen mit Adrenalin zur raschen Heilwirkung der Brandwunden ohne Fieber und Zeichen von Vergiftung führen. Umschläge mit Lösung 1: 10000—1: 2000 bringen sofort eine Änderung im Wundverlauf hervor. Er führt den günstigen Verlauf auf den vasoconstrictorischen Einfluß in der Wunde und die Kongestion der Umgebung zurück. Subcutan geben es TENENBAUM sowie PLAZA, der es in allen Fällen zur Bekämpfung des Shocks und zur Anregung der Herztätigkeit gab.

Nach UNNA ist Adrenalin ein Specificum bei *Urticaria.* Er verordnet es innerlich mit einem Zusatz von Syrup. simplex, wobei letzterer die oxydative Zersetzung des Adrenalins in der Flasche verhindern soll. Günstige Erfolge erzielten mit der Adrenalinbehandlung der Urticaria HARROWER, ferner BOLTEN, der 2mal täglich $^1/_3$ mg Adrenalin gab, und RADU, der berichtet, durch Einspritzung von 1 mg Adrenalin innerhalb weniger Minuten eine definitive Heilung beobachtet zu haben. HOLLÄNDER verordnet: Sol. adrenalini hydrochlor. (1 : 1000) 10,0, Syr. corticis aurantii 90,00. S. 2stündl. 1 Teelöffel.

Auch zur Behandlung des *Lichen urticatus* wird es von UNNA empfohlen.

Wenn wir uns ein Bild über die Wirkung des Adrenalins bei den verschiedenen Dermatosen zu machen versuchen, so können wir sagen, daß die Adrenalinbehandlung überall dort Aussicht auf Erfolg zu haben verspricht, wo es sich darum handelt, das *gestörte Sympathicus-Parasympathicus-Gleichgewicht* wieder herzustellen und dadurch der Shockwirkung entgegenzuarbeiten. Je akuter die Gleichgewichtsstörung, um so aussichtsreicher der Erfolg. Daher die Wirkung beim angioneurotischen Symptomenkomplex nach Salvarsan, daher der Erfolg bei schweren Verbrennungen, daher die günstige Beeinflussung der Urticaria. Bei allen diesen drei Erkrankungen kann es zur Bildung von Substanzen kommen, die eine parasympathikotrope Wirkung haben, wodurch Erscheinungen ausgelöst werden, welche einer plötzlichen „akuten" Vagotonie entsprechen und sich hauptsächlich an den autonom innervierten Organen (Gefäße, glatte Muskulatur) äußern. Indem wir also den Sympathicus reizen, trachten wir, das durch Parasympathicusreizung gestörte Gleichgewicht im autonomen Nervensystem wiederherzustellen. Ob dies auch immer klinisch gelingt oder gelingen kann, hängt einerseits von der Ansprechbarkeit des Individuums und von der Dosierung ab. Es müssen aber Berichte von glänzenden Heilerfolgen bei besonders lange anhaltenden Krankheitszuständen immerhin mit einer gewissen Reserve beurteilt werden. Die lokale Anwendung von Adrenalin bringt nur einen vorübergehenden Erfolg und hat den Nachteil der konsekutiven Hyperämie.

Die *tödliche Dosis von Adrenalin* läßt sich nicht genau weder beim Menschen noch beim Tier feststellen (Ziemke). Die praktisch therapeutisch benutzten Einzeldosen bewegen sich in zehntel und hundertstel Kubikzentimeter der käuflichen 1 : 1000 - Verdünnung. $^3/_4$ mg werden vom Menschen vertragen (Rost). Werden ganze Milligramme eingespritzt, so kommt es nach vorübergehender Blutdrucksteigerung zu Blutdruckabfall, zu Lungenödem, zu Lähmung der Respiration und zum Tod des Individuums. Külb, Erb, B. Fischer, Barbour u. a. konnten zeigen, daß wiederholte Adrenalininjektionen hochgradige degenerative Veränderungen, speziell der Aorta mit Verkalkung, Aneurysmabildungen, Nekrose der Mediaelemente mit sekundärer Kalkeinlagerung hervorrufen.

A. W. Fischer berichtet über einen Todesfall, der 6 Minuten nach Einspritzung von 0,01 Adrenalin eintrat. Auch Ziemke berichtet über 2 Todesfälle nach Adrenalineinspritzungen. Eine individuell verschiedene Giftempfindlichkeit ist beim Menschen sicher nachgewiesen. So findet man eine *Steigerung* bei *Morbus Basedow* und *Hyperthyreosen,* eine Abschwächung bei Diabetes insipidus, Bronchialasthma u. a.

Ephedrin und Ephetonin.

Die Vorteile, die das Adrenalin hat, rasch zu wirken, sind aber auch gleichzeitig Nachteile, wenn man eine länger dauernde Adrenalinwirkung erzielen

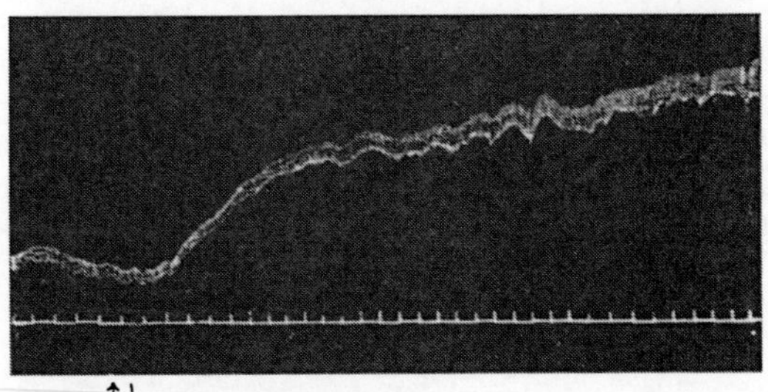

Abb. 14. Wirkung von 30 mg pro Kilogramm Ephedrin-Merck bei peroraler Applikation am dekapitierten Hund. Obere Kurve: Carotisblutdruckkurve, registriert durch Quecksilbermanometer. Untere Linie: Abszisse und Zeit in Minuten. Bei dem Pfeil (↑) links unten Injektion der genannten Menge Ephedrin in die Schlundsonde. (Nach H. Kreitmair, Klin. Wschr. 1926.)

will. Die innerliche Darreichung dieser Substanz hat außerdem noch Schwierigkeiten, da sie leicht oxydiert und wirkungslos wird. Auch der Zusatz von Zucker als Syrup, wie es Unna empfiehlt, scheint mehr theoretische als praktische Bedeutung zu haben. Nun wurde in letzter Zeit die Wirkung einer Substanz genauer pharmakologisch analysiert, die dem Adrenalin bezüglich Wirkung sehr nahesteht, sich aber vom Adrenalin dadurch unterscheidet, daß sie lange dauernd wirkt und auch innerlich eingenommen werden kann. Diese Substanz ist das *Alkaloid der Ephedra vulgaris,* das *Ephedrin.*

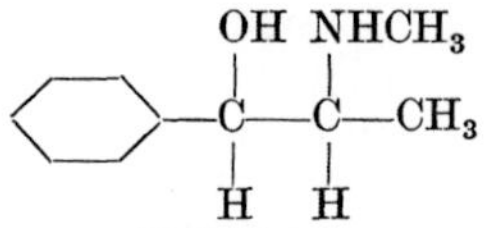

```
           OH NHCH3                      OH   OH NHCH3
           |   |                              |   |
  <    >---C---C---CH3            OH<    >---C---C---H
           |   |                              |   |
           H   H                              H   H
         Ephedrin                            Adrenalin
```

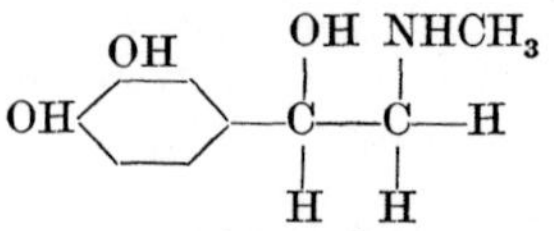

Nach den Untersuchungen von CHEN und SCHMIDT, NAGEL, KÄMMERER und DORRER, POLLAK und ROBITSCHEK, FR. G. HESS u. a. wirkt es sympathikotrop, indem es die Sympathicusnervenenden erregt. Seine Toxizität ist geringer als die des Adrenalins. Da aber die Beschaffung der Rohdroge und die Darstellung dieses Alkaloides Schwierigkeiten bereitete, wurde ein synthetischer Körper hergestellt, der die Wirkung des natürlichen Ephedrins hat, das *Ephetonin* (KREITMAIR). Ephetonin ist ein *razemisches Ephedrin.*

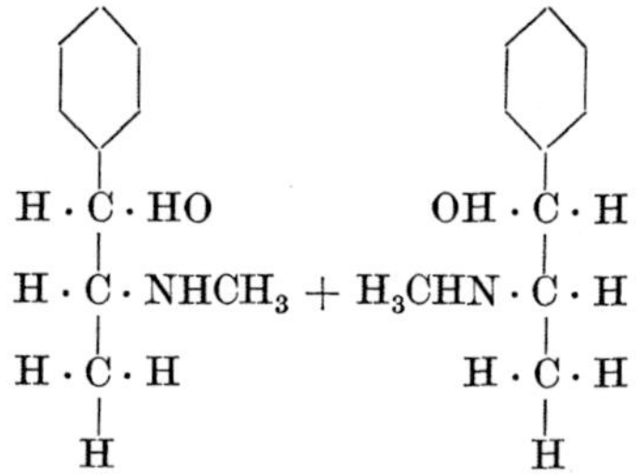

```
       /\                     /\
      |  |                   |  |
       \/                     \/
       |                      |
   H · C · HO            OH · C · H
       |                      |
   H · C · NHCH3 + H3CHN · C · H
       |                      |
   H · C · H              H · C · H
       |                      |
       H                      H
```

Razemisches Ephedrin = Ephetonin
(durch Vereinigung von d- und l-Ephedrin).

Es wurde zunächst bei *Asthma* und *Heufieber* gegeben (POTOW und WITTKOWER, O. HESS, FISCHER, BERGER, EBSTER und HEUER, ENNSBRUNNER, NEUSTADT, TAKÁCS u. a.). Ephetonin gleicht insofern dem Adrenalin (chemisch fehlen ihm zwei zyklische Hydroxylgruppen), als es asthmatische Anfälle löst und verwandte Zustände beeinflußt und eine Blutdrucksteigerung bewirkt. In der Dermatologie wurde es zuerst von PERUTZ empfohlen, um durch Erregung des Sympathicus den Einfluß des übererregten Parasympathicus, wie er bei *allergischen Dermatosen* beobachtet wird, zu dämpfen. Von diesem Gesichtspunkte aus gab es auch SACK bei Ekzem und Neurodermitis, KESTEN sowie FRÄNKEL, ferner GREENBAUM bei Urticaria und angioneurotischem Ödem.

MILLER und PINESS fanden, daß *Phenyläthanolamin* stärker als Ephedrin auf den Blutdruck wirke. Es nähert sich dem Typus der Wirkung des Adrenalins, dabei ist dessen Giftigkeit ungefähr $^1/_3$ der des Ephedrins.

Ergotamin.

Eine gegenteilige Wirkung wie das Adrenalin entfaltet das *Ergotamin.* BARGER und DALE hatten aus dem Mutterkorn drei Körper isoliert, die sie als Träger der Wirkung ansprachen: das β-Imidazolyläthylamin, das Paraoxyphenyläthylamin und das Ergotoxin. In dem letztgenannten Körper glaubte man den gangränerzeugenden Stoff des Mutterkorns gefunden zu haben. Nun gelang es 1921 SPIRO und STOLL mit besonders schonenden chemischen Methoden eine Base zu isolieren, das Ergotamin. Sie gewannen es nach einem Verfahren, das dem von WILLSTÄTTER bei seinen Untersuchungen über Chlorophyll und Fermente angewandten, nachgebildet ist. Ergotamin hat die Bruttoformel $C_{35}H_{33}N_5O_5$. Es ist leicht zersetzlich, bildet aber beständig gut krystallisierende

Salze, von denen das weinsaure Salz unter dem Namen Gynergen in den Handel kommt. Es wurde zunächst von SPIRO pharmakologisch untersucht, der fand, daß Verdünnungen von 1 : 20 Millionen am Meerschweinchenuterus Kontraktionen erzeugen. ROTHLIN hat weitere Untersuchungen angestellt und dabei gefunden, daß neben der typischen Uteruswirkung auch eine Blutdrucksteigerung, wie sie für die Secalewirkung charakteristisch ist, durch das Ergotamin ausgelöst wird. Bei Überdosierung kann Ergotamin experimentell dieselben Nebenerscheinungen (Gangrän, Ergotismus) wie das Secale erzeugen. KAUFFMANN und KALK beobachteten am menschlichen Magen nach vorübergehendem Erregungsstadium ein Nachlassen des Tonus und gänzlichen Stillstand der Peristaltik. Die Sekretion des Magensaftes wird gehemmt, die Aciditätswerte und die Chlorausscheidung sinken. Die Kochsalzkonzentration des Blutes ändert sich nicht. ADLERSBERG und O. PORGES konnten zeigen, daß Ergotamin bei Morbus Basedowi wirkt: Die Herzfrequenz wird vermindert, es schwinden die Herz- und Gefäßgeräusche, die Lidspalte verkleinert sich, die Protrusio bulbi bildet sich zurück, Zittern und Schwitzen hören auf. Nach ADLERSBERG und PORGES beruht die Wirkung darauf, daß das Ergotamin ein Antagonist des Tyroxins ist, insofern als es die hemmenden Fasern des Vagus und Sympathicus zu reizen und die fördernden zu blockieren scheint, während Tyroxin die fördernden Impulse von Vagus und Sympathicus verstärkt. Diese Befunde wurden u. a. von HOTZ, STAEHELIN, NOYONS und BOUCKAERT, KLIMENT, RÜTZ, A. W. MAYER, HALDER, ROTHSCHILD und JACOBSOHN, sowie von MERKE bestätigt. Die Wirkung des Ergotamins beruht auf Lähmung des Sympathicus und Erregung des Vagus. Darauf beruht die Wirkung bei M. Basedow und die von THIEL beobachtete Senkung des Augendruckes bei Glaukom. Auch die von RIGLER und SILBERSTERN pharmakologisch näher untersuchte temperaturherabsetzende Wirkung des Ergotamins ist als Folge der Beeinflussung des sympathischen Anteils des Wärmeregulationsapparates aufzufassen. Nach längerer Verabreichung von Ergotamin tritt eine Herabsetzung des Grundumsatzes ein. Nach BUFFANO und MASSINI entfaltet Ergotamin nach höheren Dosen und längerer Zeit eine blutzuckererniedrigende Wirkung. Die Toleranz für Kohlehydrate ließ sich bei Diabetes mellitus erhöhen. Es reagiert vor allem die nervöse Glykosurie auf Ergotamin (BOUCKAERT und SCHAUS). Nach CZECZOWSKA und GÖTZ bewirkt Ergotamin zuerst einen Anstieg, dem dann ein Abfall des Blutzuckergehaltes bis zur Norm und noch darunter folgt. Über Versuche, das Ergotamin bei cerebral-vegetativen Störungen anzuwenden, berichtet MAIER, der angab, daß Schlafmittel in ihrer Wirkung durch Ergotamin verstärkt werden. Das Hauptindikationsgebiet des Ergotamins ist die atonische Nachgeburtsbehandlung (siehe v. MIKULICZ-RADECKI).

Diese klinischen Beobachtungen wurden auch experimentell erhärtet: Am Uterus entsteht Tonussteigerung und Beschleunigung des Rhythmus der Bewegungen. Der Blutdruck ist durch kleine Dosen deutlich gesteigert. Der Angriffspunkt ist die glatte Muskulatur der Gefäße. Durch größere Gaben von Ergotamin entsteht durch Lähmung der sympathisch fördernden Nervenendigungen eine charakteristische Umkehr der Adrenalinwirkung: Nach größeren Gaben Ergotamin sinkt der Blutdruck (AMSLER, KOLM und E. P. PICK), Adrenalin vermag ihn nicht zu steigern, sondern führt zu weiterer Blutdrucksenkung (DALE). AGNOLI konnte zeigen, daß das Ergotamin außer einer hemmenden Wirkung auf die sympathischen Nervenendigungen des Herzens noch fähig ist, die Herzkammer zum diastolischen Stillstand zu bringen.

Es ergibt sich demnach, daß dem *Ergotamin im wesentlichen* eine *negativ-sympathikotrope Wirkung zukommt.* Sein Angriffspunkt ist peripher und beruht auf Lähmung der sympathicusfördernden Fasern.

In der Dermatologie wurde das Ergotamin von Babalian zur Behandlung der *Urticaria* herangezogen. Er gab es oral, und zwar 2—3 mg täglich durch 2—3 Wochen. Brack empfahl Ergotamin bei *Prurigo*, da er fand, daß diese Erkrankung sich durch eine Übererregbarkeit des Sympathicus auszeichnet.

Doch muß hervorgehoben werden, daß Ergotamin *kein indifferenter Körper* ist. Handovsky und Dietrich halten zwar die leichten Nebenwirkungen, wie Kopfschmerzen, Nausea, Erbrechen und Kollapszustände durch Einhaltung einer mäßigen Dosierung für vermeidbar. Immerhin sind auch bei mittleren Dosen unangenehme Nebenwirkungen beschrieben worden. So sah Panter in einem Falle von Morbus Basedowi, der mit Gynergen behandelt wurde, toxische Störungen von seiten des Zentralnervensystems, wie sie bei Tabes dorsalis vorhanden sind: reflektorische Pupillenstarre, Fehlen der Patellar- und der übrigen Sehnenreflexe.

Wenn auch im allgemeinen die gangränerzeugende Wirkung des Ergotamins in den gewöhnlichen Mengen nicht in Erscheinung tritt, so sind doch nach Heyer Kranke, die Symptome von neuropathischer Diathese oder Angioneurose aufweisen, immerhin gefährdet. Dieser Autor beschreibt einen Fall, der nach Injektion von 1 ccm Gynergen und peroraler Verabreichung von dreimal täglich einer Tablette an vier Tagen eine schwere *Gangrän* beider Unterschenkel bekam, die eine Amputation erforderlich machte. Der Fall von Caffier (Extremitätengangrän) ist nicht unbedingt dazu zu zählen, da die Kranke außerdem noch Secale erhielt. Auch Goldberger beschreibt einen Fall von beginnender *Gangrän* an den unteren Extremitäten nach Gynergenmedikation. Wichtig ist, daß mit *Theophyllin* diese Nebenerscheinung erfolgreich bekämpft wurden. Goldberger empfiehlt das *Theophyllin als Prophylakticum.* Nielsen beschreibt einen Suicidversuch mit 15 mg Gynergen (entsprechend 30 g Secale). Es trat ein katatonischer Stupor auf, Zittern in gewissen Muskelgruppen, hochrote Färbung der Extremitätenenden, die das Aussehen einer Erythromelalgie zeigten.

v. Mikulicz-Radecki bezeichnet als günstigste Dosis 0,25 mg Ergotamintartrat.

Nicotin.

Nicotin ist sowohl von experimentell-pharmakologischer als auch von klinisch-toxikologischer Bedeutung. Es ist ein Alkaloid, das sich in den Blättern der Solanaceengattung Nicotiana vorfindet. Durch Analyse und Synthese ist seine Konstitution als 1-α-Pyridil-β-N-Methylpyrrolidin

$$\begin{array}{ccc} & H_2C & -CH_2 \\ & | & | \\ C_5H_4N\,(\text{Pyridinring}) & -HC & CH_2 \\ & \diagdown & \diagup \\ & NCH_3 & \end{array}$$

sichergestellt. Von Interesse sind seine Beziehungen zum Prolin, der α-Pyrrolidincarbonsäure, aus dem es sich in der Pflanze bilden soll (zit. nach Wasicky).

Nicotin ist eines der *stärksten Gifte.* Man hält es sogar für weit toxischer als Coniin, Atropin oder Physostigmin. Nach Erben beträgt die toxische Dosis 50—60 mg. *Nicotin kann auch von der Haut aus zur Resorption gelangen.*

Durch die klassischen Untersuchungen von Langley wurde festgestellt, daß, wie Curare elektiv auf die motorischen Nervenendigungen wirkt, Nicotin nach kurzer Erregung die Ganglien, welche den Reiz von der präganglionären (proximalen) zu der postganglionären (distalen) Fasern überleiten, lähmt. „Diese Entdeckung bot Langley eine wichtige Handhabe zur Untersuchung des autonomen Nervensystems, da der elektive Angriff des Nicotins die Entscheidung darüber gestattet, in welchem der oft zahlreichen Nervenknoten, die eine autonome Faser passieren, sich ihre Umschaltestelle befindet" (Meyer-Gottlieb). „Immer wird die Umschaltungsstelle durch Nicotin nach einer anfänglichen

Reizwirkung gelähmt, gleichgültig, in welcher Region sich der Ort der Endigung der zentralen Faser und ihre Umschaltung auch findet, und welche Funktion auch die postganglionäre Faser als motorische, hemmende oder sekretorische besitzen mag.

Ferner übt Nicotin eine erregende, dann lähmende Wirkung auf das Zentralnervensystem aus. Beim Herzen erfolgt anfänglich Hemmung der Herztätigkeit bis zum vorübergehenden Stillstand, sodann Blutdrucksteigerung durch Erregung der vasomotorischen Ganglien und Pulsbeschleunigung, schließlich Erweiterung der Gefäße und Blutdrucksenkung. Da Nicotin die Ganglien des parasympathischen Oculomotorius und die des Sympathicus beeinflußt, erfolgt Verengerung der Pupille und Akkommodationskrampf, dann Erweiterung. Kleine Dosen von Nicotin führen zu einer starken Erregung der Darmperistaltik. Nicotin führt zu einer *Hypersekretion* der Drüsen, namentlich der *Speichel-* und *Schweißdrüsen*. LUCHSINGER fand, daß Nicotin nach vorheriger Durchschneidung des Ischiadicus nicht mehr oder nur andeutungsweise wirksam ist. Es unterbricht nach anfänglicher Erregung der Ganglienzellen des Grenzstranges die Überleitung des Reizes vom prä- zum postganglionären Neuron. Aber neben der peripheren Wirkung auf die Schweißsekretion *erregt Nicotin* ebenso wie Pilocarpin und Physostigmin auch die *spinalen Schweißzentren* (HARNACK und H. MEYER).

In der Therapie wurde das Nicotin bzw. die Folia nicotianae bis zur Mitte des vorigen Jahrhunderts noch vielfach verwendet, so gegen Pertussis, Asthma, Cholera und Obstipation, bis durch verschiedene Todesfälle, die sich nach Verabreichung von Tabak zu Klistieren ereigneten, und durch einen Giftmord, der durch den Chemiker STAS zur Aufklärung kam, der toxikologischen Seite großes Interesse beigebracht wurde und das therapeutische Interesse allmählich schwand. Trotzdem festgestellt wurde, daß Nicotin zu den heftigsten Giften gehört, taucht es immer wieder in der Therapie auf.

Auch in der Dermatologie wurde es therapeutisch herangezogen. Bekanntlich ist es auch heute noch ein beliebtes und wirksames Mittel gegen *Blattläuse* und wird auch in der *Veterinärmedizin* gegen *parasitäre Hautkrankheiten* empfohlen. Nach E. MERCK war HEBRA der erste, der es auch für die Humanmedizin empfahl. Er verwendete es aber auch noch als Nicotinquecksilberchlorid bei Syphilis cutanea ulcerosa und syphilitischer Roseola als innerliches Antilueticum. Die Wirkung dieses Mittels wurde angezweifelt. PRAAG meinte, daß sich Nicotin für die Behandlung chronischer Dermatosen eignet, wenn man seine stabileren Salze, wie das Salicylat, Tartrat oder Oxalat verwendet. TÄNZER hat eine etwa *0,7%* *Nicotin enthaltende Seife* zur Behandlung der Scabies, Pityriasis versicolor, parasitärer Ekzeme und ähnlicher Affektionen empfohlen. Auch LEISTIKOW hat es bei Pruritus cutaneus als juckstillendes Mittel und beim Eczema pruriginosum capitis empfohlen. BROCQ verwendete zu Waschungen bei pruriginösen Erkrankungen Tabakblätterabkochungen. Da aber berichtet wurde, daß bei Behandlung mit Nicotinseife Pulsveränderungen und Erbrechen auftrat, was eigentlich bei dem hohen Nicotingehalt der Seife und bei der Resorptionsfähigkeit der Haut für dieses Alkaloid zu erwarten war, benützte WOLTERS eine *Lanolinsalbe mit 0,1% Nicotinsalicylatzusatz*, das *Eudermol*, namentlich bei Scabies. Auch in der Veterinärmedizin erwies sich nach FETTICH sowie nach KÖLLICKER die Nicotinsalicylatsalbe bei nicht parasitären Ekzemen, bei Favus, Sarcoptes- und Acarusräude als wirksam. Daß bei der Behandlung mit Nicotinpräparaten große Vorsicht notwendig ist, beweisen zwei Vergiftungsfälle, über die WEILL, DUFOURT und DELORE berichten: Zwei Mädchen, denen man im Laufe des Nachmittags die Kopfhaut mit einer Nicotinlösung eingerieben hatte, erkrankten gegen Abend mit Cyanose, Koma, Gliederzucken, unfühlbarem Puls, Erbrechen, Durchfall, Fieber bis 39°.

Pepton.

In die Gruppe dieser Substanzen gehört auch das *Pepton*. Peptone sind hydrolytische Eiweißprodukte, die in Wasser löslich sind, durch Hitze nicht koagulieren und auch nicht durch Ammonsulfat fällbar sind. Sie sind leicht diffusionsfähig, geben die Biuretreaktion und sind in ihrer Toxicität sehr verschieden. *Witte-Pepton*, das von NOLF, GOW u. a. therapeutisch herangezogen wurde, besteht aus einer Verdauungsmischung, die reich an Albumosen ist. Es wird durch Verdauung von Fibrin hergestellt. Aus ihm können primäre und sekundäre Proteosen leicht durch Aussalzen in geeigneten Konzentrationen gewonnen werden.

Bekanntlich konnten BIEDL und KRAUS feststellen, daß Witte-Pepton, intravenös Hunden und Meerschweinchen eingespritzt, ähnliche Erscheinungen auszulösen imstande ist, wie sie bei der *Anaphylaxie* beobachtet werden. Nun konnte BRACK bei seinen Untersuchungen über die Bedeutung der alimentären Hämoklasie bei Prurigo finden, daß die orale Einverleibung kleinster Mengen Pepton bezüglich WIDALscher *hämoklasischer Krise* denselben Einfluß ausübt wie die Einnahme von 200 g Milch — ein Befund, der von PERUTZ und BRÜGEL bestätigt wurde. BRACK konnte feststellen, daß die Prurigo eine Dermatose sei, die sich durch Übererregbarkeit des Sympathicus auszeichnet: Es trat nach Peptonzufuhr im Blute eine Änderung des Kalium-Calciumquotienten zugunsten des Kaliums auf.

Andererseits konnten PERUTZ und BRÜGEL feststellen, daß bei Kranken mit vagosympathischer Gleichgewichtsstörung im Sinne einer Vagotonie Pepton eine entgegengesetzte Wirkung veranlaßt — eine Steigerung der Parasympathicusfunktion: Änderung des Kalium-Calciumquotienten zugunsten des Calciums. Beim *normalen* Individuum mit stabilem vagosympathischen Gleichgewicht wirkt Pepton *gar nicht* oder *amphoton,* bei *labilem vagosympathischem* Gleichgewicht wirkt es *amphotrop,* und zwar bei parasympathischer Übererregbarkeit vagotrop, bei sympathischer sympathikotrop. Wurde durch *Ergotamin* der *Sympathicus ausgeschaltet* und *nachher Pepton* gegeben, so wurde die Wirkung besonders kräftig nach der *parasympathischen Seite* hin verschoben. Der merkwürdige Befund, daß Pepton einmal eine Calcium-, das andere Mal eine Kaliumvermehrung bewirkt, hat mithin seine Analoga in den Befunden der experimentellen Pharmakologie. Nach PERUTZ und BRÜGEL ist die Dynamik des Peptons, *reizauslösend* zu wirken, seine *Wirkungsrichtung* ist abhängig von der *Labilität* des vagosympathischen Gleichgewichtes so zwar, daß bei bestehender Vagusübererregbarkeit eine parasympathische Wirkung, bei bestehender Sympathicusüberempfindlichkeit das Gegenteil auftritt (Prurigo).

Die Peptontherapie verdankt ihre Einführung den Untersuchungen über den Peptonshock (DE WAELE) und über die Vorbeugung des anaphylaktischen Shocks durch präventive Peptoneinspritzungen. So wurde es von AULD bei Asthma gegeben. PAGNIEZ, sowie WIDAL, ABRAMI und BRISSAUD gaben Pepton per os und CORDIER gebrauchte Peptonklistiere. Das Pepton scheint für die meisten Substanzen, welche Anaphylaxie verursachen, polyvalent zu sein.

In der Dermatologie wurde Pepton hauptsächlich bei *Urticaria* herangezogen. So empfahl es ROSKAM, vor den Mahlzeiten zu nehmen. JONSCHER hatte bei der Behandlung des *Lichen urticatus* gute und dauernde Erfolge. VALLERY-RADOT, PASTEUR und BLAMOUTIER geben bei *Strophulus* Fisch- und Fleischpepton, ebenfalls vor den Mahlzeiten und empfahlen bei allen digestiven anaphylaktischen Dermatosen Vorfütterung mit Pepton. REINSBERG empfahl es für die Behandlung jener *allergischen Dermatosen,* bei welchen das Allergen nicht bekannt und daher eine spezifische Desensibilisierung unmöglich ist. FORREST HERDIEN gibt subcutane Injektion von $5^0/_0$iger Peptonlösung bei stark juckenden, nässenden und licheninfizierten *Ekzemen*, PAISSEAU und ALCHECK bei Purpura haemorrhagica. Bei Prurigo wurde es von BRACK herangezogen. LUITHLEN empfahl bei Nahrungsüberempfindlichkeitsfällen die ihre Artspezifizität bewahrenden Peptone (Dos. 0,1), aus Weizen, Ei, Milch, Kalb-, Rind-, Schweinefleisch usw. zu geben. URBACH und WIEDMANN gaben bei einem Knaben, der an einer Prurigo simplex acuta BROCQ (Strophulus) litt, die durch Überempfindlichkeit gegen gewisse Fleischeiweiße und Eiereiweiß bedingt war, peroral spezifisches Fleischpepton.

Zur pharmakologischen Prüfung des autonomen Nervensystems.

Zur Feststellung der Beziehungen des autonomen Nervensystems zu den Störungen der Haut lassen sich die pharmakologischen Prüfungsmethoden, wie sie in klassischer Weise EPPINGER und HESS vor 20 Jahren vornahmen, heranziehen. Die eben besprochenen vegetativen Pharmaka sind ganz besonders geeignet, einen gewissen Einblick in den Funktionszustand dieses Nervensystems zu gewähren: Adrenalin, Pilocarpin und Atropin werden vorzüglich für diese Zwecke herangezogen. EPPINGER und HESS injizierten diese Substanzen subcutan. Später ging man zur intravenösen Einverleibung über (CSEPAI, SANGUINETTI, PLATZ, BRILL), weil dadurch den resorptiven Verhältnissen bis zu einem gewissen Maße Rechnung getragen wird. Der Unterschied zwischen der intravenösen und der subcutanen Injektion ist derselbe wie bei der therapeutischen Einverleibungsart. Zweifelsohne ist bei der intravenösen Einspritzung die Wirkung auffallender, rascher und einer Kontrolle besser zugänglich. Doch hält BERTHA ASCHNER für gewisse Fälle die subcutane Applikation für zweckmäßiger, weil dadurch die Möglichkeit einer langsameren Beobachtungsdauer und die Vermeidung zu hoher intravenöser Dosen gegeben ist.

Viel wichtiger ist die Frage der Dosierung der zu verwendenden Reagenzien. *Die Feinheit der Reaktion nimmt zu, je mehr sich die Menge des einzuverleibenden Mittels der eben noch wirksamen Schwellendosis nähert.* Wie die Untersuchungen von DIERKS zeigten, sind gerade die kleinen Mengen, die zum Auslösen einer Reaktion herangezogen werden, von großer Wichtigkeit. Aus diesen Untersuchungen ergibt sich ferner, daß der saure oder alkalische Gehalt einer Lösung die Wirkung eines Mittels verstärken kann. Es ist daher notwendig, die Lösung immer frisch herzustellen, damit nicht durch Änderung des p_H Fehlerquellen dieser Art sich ergeben würden. Der Vorschlag, die Dosierung nach Kilogramm Körpergewicht vorzunehmen, ist auch nicht zweckmäßig. DANIELOPOLU weist darauf hin, daß beispielsweise die intravenöse Dosis Atropin, die notwendig ist, um den Parasympathicus zu lähmen ($1^1/_2$ mg Atropin), beim Erwachsenen und beim Säugling dieselbe ist.

a) Untersuchungen am Auge.

Es wird die LÖWIsche Reaktion herangezogen. ROSENTHALER und HOLZER konnten feststellen, daß die Einträufelung von Adrenalin (LÖWIsche Reaktion) in das Auge eines Kaninchens keine Wirkung ausübt. Wenn aber diese Tiere durch Typhusbacillen *sensibilisiert* waren, trat nach Adrenalininstillation Mydriasis ein. Beim menschlichen Auge kann Adrenalin den Tonus des Sphincter pupillae nicht überwinden. Hat aber der Tonus im sympathischen Gebiet eine allgemeine Steigerung erfahren, so ist Adrenalin imstande, als Mittel, das den sympathisch innervierten Dilatator pupillae reizt, eine starke *Mydriasis* zu erzeugen. Eine Adrenalinmydriasis würde also anzeigen, daß der sympathische Apparat der Iris *an sich erregbarer* oder aber, daß er durch den *antagonistisch wirkenden parasympathischen Oculomotoriusapparat weniger als normal gehemmt* ist. Die Adrenalinpupillenerweiterung würde für eine *Tonuserhöhung des Sympathicus* oder *für eine Tonusherabsetzung des parasympathischen Oculomotorius* sprechen.

Es werden den Kranken 1—2 Tropfen einer Adrenalinlösung 1 : 1000 in das Auge eingeträufelt. PERUTZ gab auch einen Tropfen einer 0,001%igen *Physostigmin*lösung.

b) Adrenalin.

Man injiziert subcutan 0,5 mg, intravenös 0,01 mg. Der gesunde Mensch bekommt kurze Zeit nach der Einspritzung Herzklopfen, Blässe des Gesichtes, Unruhe. Diese Symptome treten nach EPPINGER und HESS beim „Sympathikotoniker" im verstärkten Maße auf. Beim Normalen erfolgt 5—10 Minuten nach Adrenalineinspritzung eine Blutdrucksteigerung bis zu 150 mm Hg, welche nach 10—20 Minuten abklingt. Nun konnte TONIETTI nachweisen, daß beim sensibilisierten Individuum (Mensch und Tier) intravenöse Einverleibung kleinster Mengen Adrenalins eine „*inverse Reaktion*" auslösen, ein Befund, der von SCHITTENHELM und STOCKINGER sowie PERUTZ bestätigt wurde: Werden einem sensibilisierten Individuum 0,01 mg Adrenalin intravenös eingespritzt, so erfolgt im Gegensatz zur Norm eine vorübergehende *Blutdrucksenkung*, die TONIETTI darauf zurückführt, daß solche kleinste Gaben von Adrenalin auf den überregbaren Parasympathicus mehr einwirken als auf den Sympathicus. Die Blutdrucksenkung erlangt ihren Tiefpunkt 10 Minuten nach der Injektion. Auch der Puls erfährt eine Beschleunigung, welche durch die anregende Wirkung des Adrenalins auf die sympathischen Nervi accelerantes bedingt ist. Als pathologisch ist eine Pulsbeschleunigung dann anzusehen, wenn ihre Zunahme 30 Schläge in der Minute übersteigt.

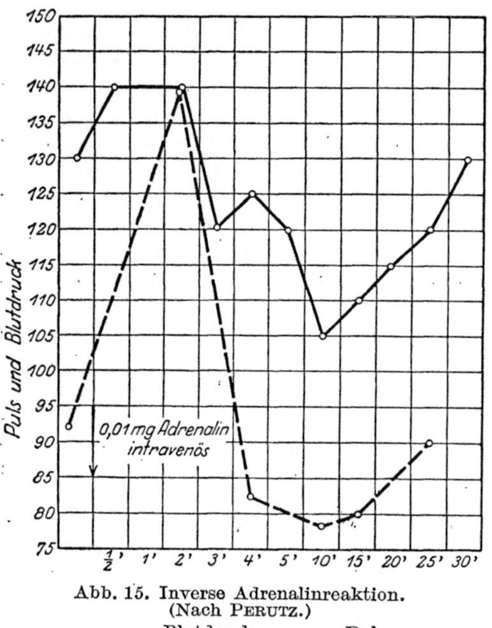

Abb. 15. Inverse Adrenalinreaktion. (Nach PERUTZ.)
——— Blutdruck. – – – Puls.

Die *hyperglykämische* Kurve nach Adrenalin ist nicht zu verwerten, da auch Normale nach Adrenalin hohe Blutzuckerwerte aufweisen und da die Hyperglykämie von dem Kohlehydratgehalt der Nahrung und dem Glykogengehalt der Leber abhängig ist. Wohl ist eine *Glykosurie* nach Adrenalin als Zeichen einer Übererregbarkeit des sympathischen Systems aufzufassen, wiewohl dem Auftreten oder Fehlen der Glykosurie keine zu große Bedeutung für die Diagnose „Sympathikotonie" beigelegt werden darf (PLATZ).

c) Pilocarpin.

Für die Beurteilung einer Pilocarpinwirkung kommen in Betracht: die Veränderungen der Pulsfrequenz, die Speichelabsonderung, die Schweißsekretion, der Blutdruck und die Beobachtung an der Pupille.

Bekanntlich löst eine wirksame Pilocarpinmenge einen Schweißausbruch und vermehrte Speichelabsonderung aus. Die diesbezüglichen pharmakologisch-physiologischen Verhältnisse sind hinlänglich studiert und einwandfrei geklärt. Anders das Verhalten des Pilocarpins bezüglich Pulsfrequenz.

Da der Vagus der inhibitorische Nerv des Herzens ist, müßte nach Pilocarpineinverleibung eine *Bradykardie* auftreten. Die bisherigen klinischen Beobachtungen widersprechen ganz dieser Annahme. So konnte JULIUS BAUER nach Pilocarpin-Injektionen immer nur eine *Tachykardie* beobachten, ebenso EPPINGER und HESS sowie LEHMANN. Auch PLATZ und BRILL konnten in ausgedehnten Untersuchungen niemals Bradykardie, sondern stets nur eine Tachykardie feststellen. Ebenso konnte dies PERUTZ bei Untersuchung allergischer Dermatosen beobachten. Nur BARLOCCO will bei seinen Vagotonikern eine Pulsverlangsamung gesehen haben.

Eine befriedigende Erklärung, warum Pilocarpin, das vaguserregend wirkt, eine Pulsbeschleunigung statt der erwarteten Bradykardie hervorruft, läßt sich zur Zeit nicht geben.

Die Frage nach der Applikationsart ist für das Pilocarpin viel einfacher wie für das Adrenalin. Konnte doch PLATZ keinen anderen Unterschied zwischen der subcutanen und intravenösen Einspritzung feststellen, als den des zeitlichen Ablaufes: Der Effekt tritt bei der intravenösen Injektion viel schneller ein als bei der subcutanen.

Als Dosierung verwendet bei der subcutanen Injektion BAUER 7 mg, LEHMANN 8—10 mg, PLATZ $2^1/_2$ mg. PERUTZ nahm Dosen von 0,5—1 mg Pilocarpin-Chlorhydrat. Diese Dosis löst bei den meisten Menschen keine nennenswerten Reaktionen aus. Als positiv wurde nach PLATZ der Versuch dann gewertet, wenn eine Vermehrung der Pulsschläge um 10—22 Schläge pro Minute erfolgte.

Als erstes Zeichen einer Wirkung tritt eine Rötung des Gesichtes auf, die Patienten berichten über Hitzegefühl im Kopf, dann erfolgt eine vermehrte Speichelabsonderung, etwas später tritt das Schwitzen zunächst an der Stirn-Haargrenze ein. Bei vielen Kranken tritt Harndrang oder Blasentenesmus auf.

d) Atropin.

0,5—1 mg Atropin subcutan eingespritzt, lähmt die Nervenendigungen des parasympathischen Systems. Es tritt daher eine Puls*beschleunigung* auf. Doch beobachteten BAUER, KAUFMANN, DONATH u. a. bei Dosen unter 0,5 mg eine *Bradykardie*, die als „paradoxe" oder „inverse" Atropinwirkung bezeichnet wird. Nach PLATZ dürfte die Wirkung kleiner Atropingaben auf Vagusreizung beruhen. Nach intravenöser Einspritzung von 0,5 mg Atropin tritt eine sofortige Pulsbeschleunigung auf. Wenn nach subcutaner Injektion von 0,5 mg Atropin der Puls um mindestens 20 Schläge in der Minute frequenter wird, Herzklopfen und Trockenheit im Munde oder Rachen auftritt, spricht dies für einen erhöhten Vagustonus.

e) Mechanische Prüfung.

ASCHNERscher Bulbusdruckversuch: Wird auf den Bulbus ein mäßig starker Druck ausgeübt, so erfolgt reflektorisch über den Trigeminus eine Erregung des Vaguszentrums und somit eine Bradykardie. Dieses Phänomen tritt nach EPPINGER und HESS bei vagotonischen Individuen auf und läßt sich durch Atropin leicht beheben.

Der TSCHERMAKsche Vagusdruckversuch: Drückt man den Nervus vagus in seinem Verlaufe entlang der Carotis, so gelingt es oft, starke Pulsverlangsamungen auszulösen.

Der ERBENsche Versuch ist dann positiv, wenn einige Sekunden nach

Vorwärtsbeugenlassen des zu Untersuchenden 6—8 langsame Pulsschläge auftreten, um dann die alte Frequenz wieder zu erreichen.

PLATZ gibt folgende kurze Übersicht über das Vorgehen bei der pharmakologischen Prüfung des vegetativen Nervensystems.

„I. Tag.

Injektion von 0,5 mg Adrenalin subcutan oder 0,01 mg intravenös. Vorzunehmen sind

1. Blutdruckmessung,
2. Pulszählung,
3. Untersuchung des Blutes auf Zucker,
4. Untersuchung des Harns auf Zucker.

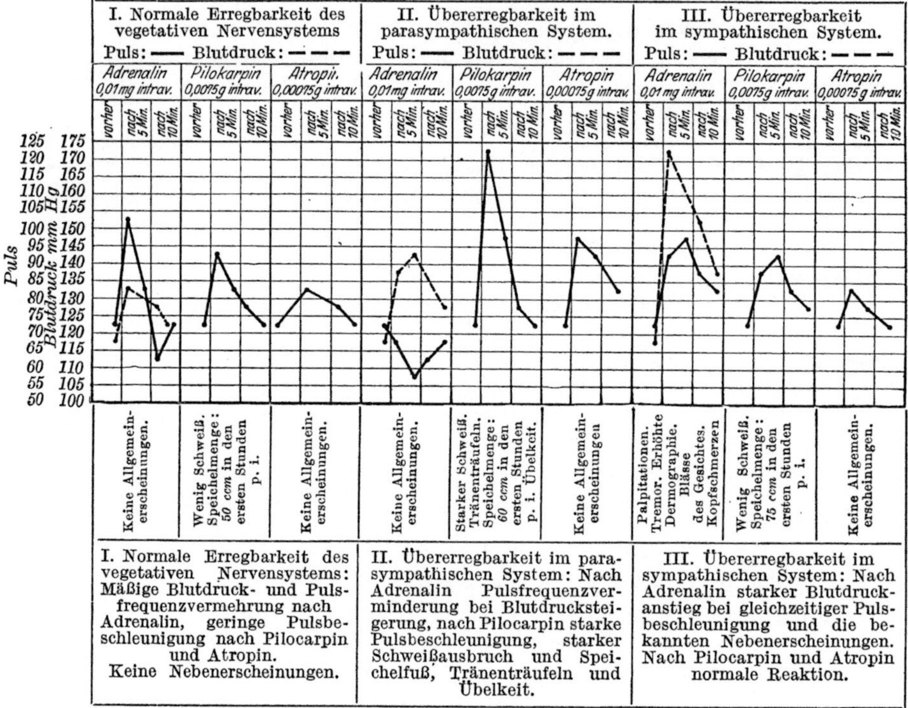

Abb. 16. Graphische Darstellung der Wirkung von Adrenalin, Pilocarpin und Atropin auf Puls und Blutdruck. (Nach L. R. MÜLLER.)

3. und 4. sind nicht unbedingt notwendig. Außerdem ist noch darauf zu achten, ob Erscheinungen, wie abnorme Blässe des Gesichtes, Kopfschmerzen, Herzklopfen, Tremor der Hände, erhöhte Dermographie, Steigerung der Reflexe und respiratorische Arhythmie auftreten.

II. Tag.

Injektion von 1 mg Atropin subcutan oder von 0,75 mg intravenös. Zu achten auf:

1. Verhalten des Pulses.
2. Auftreten von Pharynxsymptomen (Trockenheit im Rachen).
3. Allgemeinerscheinungen, wie Herzklopfen und Kopfschmerzen.

III. Tag.

Injektion von 0,01 g Pilocarpin subcutan oder 0,0075 g intravenös. Zu achten auf:

1. Verhalten des Pulses.
2. Speichelsekretion (Messen des innerhalb der ersten Stunden nach der Injektion abgesonderten Speichels).
3. Rötung der Gesichtshaut.
4. Schweißabsonderung.
5. Magen-Darm- und Blasensymptome."

Endokrine Drüsenstörungen.

Über die Beziehungen von Hautveränderungen zu Störungen der *endokrinen Drüsen* unterrichten uns Arbeiten, die in den Ergebnissen von BOSELLINI, CEDERKREUTZ, GANS, PULVERMACHER und v. ZUMBUSCH niedergelegt sind. Leider stehen wir noch heute auf dem Standpunkt, den ZUMBUSCH zitiert, „wonach wir zwar einige Funktionen der Drüsen, einiges über die Folgen ihrer Veränderungen, über den Zusammenhang der Wirkung der einzelnen kennen, jedoch über Synergie und Antagonismus ihrer Fähigkeit, sich vikariierend zu ersetzen, noch recht wenig wissen." Gut begründete therapeutische Maßnahmen sind kaum zu verzeichnen. So wurden von STEINER, sowie neuerlich von SCHREINER zur Behandlung der Psoriasis Thymusdrüsenpräparate, von DÖCZY zur Therapie der Psoriasis und Lichen ruber planus innersekretorische Organextrakte und zur Behandlung der Acne Keimdrüsenpräparate von W. PICK empfohlen. Und wenn trotzdem die reine Empirie im Einzelfalle beachtenswerte Erfolge erzielte und die kausale Therapie am aussichtsreichsten bei Dermatosen der Pubertät, Maternität und des Klimax erscheint, kann von einer gesetzmäßigen Anwendung der Hormontherapie so lange nicht gesprochen werden, als bis nicht eine genaue Klärung der Pathogenese dieser Dermatosen eine exakte Grundlage dafür abgibt. (Näheres siehe STRANDBERG, dieses Handbuch Bd. III.)

Auf einen Zusammenhang der Haut mit dem autonomen Nervensystem sei hier noch verwiesen, der von therapeutischer Bedeutung ist, *auf den Leukocytensturz nach intracutanen Einspritzungen.*

Bekanntlich konnte E. F. MÜLLER zeigen, daß nach *intracutanen Einspritzungen* von eiweißhaltiger Flüssigkeit (Aolan, Milch) oder Salzlösungen ein *Leukocytensturz im peripheren Blut* auftritt. E. F. MÜLLER, GANS, PALDROCK, KARTAMISCHEW u. a. fanden, daß diese Erscheinung nur bei solchen Individuen zu finden ist, deren Haut keine universellen Erkrankungen aufweist. Ferner konnten VOLLMER und PALDROCK darauf hinweisen, daß diese Reaktion *unabhängig von der Art des Reizes* auftritt, da sie auch mechanische und thermische Reize auslösen. Als Ursache dieser Leukopenie nahm E. F. MÜLLER einen *vagalen Reflex* an, welcher ein Zurückhalten der im peripheren Blut verschwundenen Leukocyten im Splanchnicusgebiet bewirkt. Weiterhin, daß der Leukocytensturz auch nach Abschnüren der zu untersuchenden Arme und nach Anästhesie mittels Novocain auftritt, wodurch diese Erscheinung als zentralreflektorisch gedeutet werden muß, zumal die Leukopenie im gesamten peripheren Blute zu finden ist und sich fast ausschließlich auf die neutrophilen segmentkernigen Leukocyten beschränkt. E. F. MÜLLER stellte ferner fest, daß durch Blockierung des Vagus mittels Atropins der Ablauf des Reflexes gehemmt würde, ebenso durch Adrenalin, während er bei Reizung des Vagus qualitativ und quantitativ verstärkt würde. In weiteren Untersuchungen stellte er am Tier (Ratte) fest, daß die Leukopenie nach intravenösen Salvarsaninjektionen im Herz- und Schwanzvenenblut der Tiere auf eine Anreicherung der Leukocyten in der Leber zurückzuführen sei. Tierexperimentell konnten

LUITHLEN und MOLITOR feststellen, daß die intracutane Einspritzung die Erregbarkeit des Vagus gegen faradische Reize für eine gewisse Zeit erhöhe. Diese Angaben konnten aber weder LASCH und PERUTZ noch WHITE und RABINOWITSCH bestätigen. Dagegen fanden LASCH und PERUTZ, daß beim *Menschen* zugleich mit dem *Absinken der Leukocytenzahl* im peripheren Blute eine *Senkung des Blutdruckes* eintritt, welche mit dem *Leukocytensturz parallel geht* und nach Aufhören desselben wieder verschwindet (Abb. 17). Die meisten Autoren (s. STRASZYNSKI) nehmen an, daß das Zustandekommen der Leukopenie nach intracutanen Einspritzungen durch einen Reflexvorgang bedingt sei, der von der Haut zum Splanchnicus geht und von E. F. MÜLLER als *Haut-Splanchnicusreflex* bezeichnet wird. Während beim normalen Individuum starke Reize notwendig sind, um diesen Reflex auszulösen, kann beim Allergiker, bei welchem ja der Parasympathicus übererregbar ist, schon durch Auflegen des Allergens auf die Haut eine Leukopenie erfolgen (ROCH und SALOZ mit Leinmehl bei Überempfindlichkeit gegen diese Substanz, PERUTZ bei der Jodoformdermatitis, GOUGEROT und BLAMOUTIER mit Palisanderholz, PERUTZ und BRÜGEL durch innerliche Peptongaben bei der Erlenholzdermatitis).

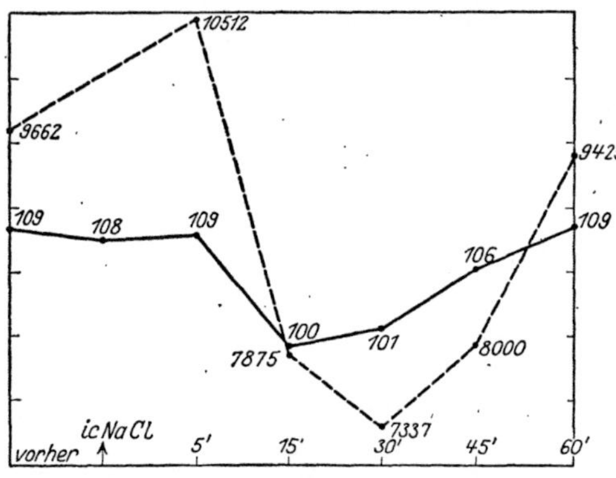

Abb. 17. Leukocytensturz und Blutdrucksenkung. —— Blutdruck in mm Hg. - - - Leukocytenzahlen.

Für die Therapie ist dieser hier geschilderte Haut-Splanchnicusreflex von Bedeutung. So konnten schon zu Beginn der Immunitätsära SALOMONSEN und MADSEN beobachten, daß bei Pferden, welche lange gegen Diphtherietoxin immunisiert waren, bei denen aber der Antitoxingehalt im Sinken war, nach *Pilocarpininjektionen* eine ausgesprochene *Steigerung* der Antikörperbildung auftritt. Ebenso vermochten OBERMAYER und E. P. PICK bei Tieren, welche ein Vierteljahr lang nicht immunisiert waren, durch *Pepton* neue *Präcipitinbildung* wachzurufen. Auch PERUTZ versuchte bei Patienten mit *Epididymitis,* die schlecht oder gar nicht auf Vaccine reagierten, mit Erfolg die Heilung durch Pilocarpineinspritzung zu veranlassen. PINNER fand bei Meerschweinchen durch *Atropin-* und *Adrenalininjektionen* eine *Verminderung,* durch *Pilocarpin-* und *Physostigmineinspritzungen* eine *Vermehrung* des *Komplementgehaltes.*

Aus diesen Arbeiten ist ersichtlich, daß eine Reizung des Parasympathicus imstande ist, eine verminderte Antikörperproduktion wieder anzuregen. *Demnach ist die intracutane Applikationsart von Vaccinen wesentlich wirksamer als die subcutane oder intravenöse.* Klinisch konnte ich mich öfter bei der Immunbehandlung von Staphylodermien, Furunkeln, Trichophytien und Epididymitiden davon überzeugen. Bei der *intracutanen* Einspritzung von Vaccinen haben wir außer der spezifischen Wirkung noch die *Vagusreizkomponente.* Durch die spezifische, intracutan verabreichte Vaccine veranlassen wir die Mobilisierung der in der Haut vorhandenen Antikörper ins Blut. VEILCHENBLAU ist der Ansicht, daß das Blut bei Bildung von Receptoren im Anschluß an eine Noxe die überschüssigen Receptoren an die Haut abgibt, die dort seßhaft werden und in Reserve bleiben, um bei neuem Angriff in Funktion zu treten.

Es seien hier noch kurz zwei Fragen gestreift: die Resorptionsfähigkeit der Haut für Medikamente und die Dosierung der wirksamen Substanz.

Resorptionsfähigkeit der Haut.

Die *Resorptionsfähigkeit der Haut* ist von verschiedenen Umständen abhängig: zunächst von der Substanz selbst, dann vom Zustand der Haut und von der Form der Inkorporation.

Es sei auf die diesbezüglichen älteren Untersuchungen von FLEISCHER, SCHWENKENBECHER, TRAUBE-MENGARINI, FILEHNE, FRIEDEMANN und KWASNIEWSKI, KREIDL sowie auf die jüngst erschienene ausgezeichnete zusammenfassende Darstellung von ROTHMAN verwiesen.

Als *Resorption* bezeichnet man die *Aufnahme gelöster Stoffe in das Innere der lebenden Substanz.* Die Resorbierbarkeit eines Körpers ist die erste Grundlage für seine Wirkungsmöglichkeit. Man kann den alten Satz der Chemie dahin abändern, wenn man sagt, Corpora non agunt nisi resorpta.

Man kann in dem *osmotischen Druck* die Kraft erblicken, durch welche gelöste Stoffe veranlaßt werden, aus der Außenflüssigkeit durch die Plasmahaut der Zellen in das Zellinnere zu diffundieren. Bei der Resorption handelt es sich um eine Bewegung von Flüssigkeiten und von in diesen gelösten Stoffen. Während unter *Filtration* jener Vorgang verstanden wird, bei dem es *infolge hydrostatischer Druckdifferenzen* zu einer Bewegung von Flüssigkeit durch die Poren einer trennenden Schicht kommt, so daß eine *Trennung der gelösten von den in der Flüssigkeit suspendierten Teilchen* stattfindet, bezeichnet man unter *Diffusion den Konzentrationsausgleich,* der durch das langsame Eindringen einer gelösten Substanz in eine zweite, im gelösten Körper nicht oder in einer anderen Konzentration enthaltenden Flüssigkeit erfolgt. Diese gleichmäßige Verteilung tritt ein, *ohne daß eine mechanische Einwirkung stattfindet.* Die *Geschwindigkeit,* mit welcher die Diffusion von statten geht, ist *eine Funktion der Molekülgröße. Die Diffusionsgeschwindigkeit ist um so größer, je kleiner das Molekül ist.* Daher ist die Diffusionsgeschwindigkeit hochmolekularer Substanzen, wie Eiweiß, Stärke oder Gelatine im Wasser gleich Null. Die *Diffusion kommt durch den osmotischen Druck* zustande, der für Lösungen gleicher molarer Konzentration der gleiche ist. Er treibt den gelösten Stoff so lange in das Lösungsmittel hinein, als noch eine osmotische Druckdifferenz vorhanden ist. *Jeder Körper hat für jedes Lösungsmittel eine ihm eigene Diffusionskonstante.*

Dieser hier entwickelten physikalisch-chemischen Betrachtungsweise hat DURIG (1901) eine Deutung gegeben, die noch heute ihre volle Giltigkeit bewahrt hat. Im Jahre 1795 konnte TOWSON nachweisen, daß Frösche ihren ganzen Wasserbedarf nie durch Wassertrinken, sondern ausschließlich mittels Resorption durch die Haut decken. Sie nehmen durch ihre Haut in wässerigen Medien andauernd Wasser auf. Unter normalen Verhältnissen wird so das Gleichgewicht des Wasserhaushaltes durch die Nierentätigkeit geregelt. Nun untersuchte DURIG, wieweit osmotische Kräfte bei der Wasseraufnahme durch die Froschhaut eine Rolle spielen. Er untersuchte durstende und normale Frösche. Er fand eine Salzkonzentration, bei der Normalfrösche ihr Gewicht beibehalten oder bei der durstende Frösche ihr ursprüngliches Gewicht wieder erreichen. In hypotonischen Lösungen erreichten durstende Frösche ihr altes Gewicht nicht wieder. Die Froschhaut verhält sich so, als wäre sie eine semipermeable Membran. DURIG beobachtete weiter, daß die Wasseraufnahme lebender durstender Frösche viel rascher erfolgt, als dies bei osmotischen Wasserbewegungen der Fall ist, und auch rascher als bei toten Durstfröschen. DURIG *verglich die Wasseraufnahme durch die Froschhaut mit der Flüssigkeitsaufnahme von Gelatineplatten,* die sich mit Wasser sättigten. Sind die Gelatineplatten mit Wasser gesättigt, so wird Wasser weder aufgenommen noch abgegeben.

Dieser Befund wurde jüngst von WERTHEIMER bestätigt, der zeigen konnte, daß diese „*anomale Osmose*" denselben Gesetzmäßigkeiten folgt wie bei leblosen Membranen.

Bei den nicht beschuppten Wassertieren ist die Haut ein wichtiges Aufnahmeorgan für Wasser, Lösungen und Gase. Bei den Amphibien ist die Haut auch wasserdurchlässig. Während bei den niedersten Tieren die Haut eine einfache osmotische Membran der Art ist, daß der osmotische Druck innen und außen der gleiche ist, beträgt bei den Amphibien der *innere osmotische Druck immer um 5—6 Atmosphären mehr als der äußere*, so daß also, da die Tiere meist in einer salzarmen Lösung leben, eine recht lebhafte Salzbewegung durch die Haut hindurch stattfindet, indem die Nieren ebenso viel Wasser hinabschaffen, wie durch die Haut hineingebracht wird (zit. nach SPIRO). Die Haut der auf dem Lande lebenden höheren Tiere, namentlich des Menschen, ist für Wasser nicht durchgängig. Dies ist durch den Fettüberzug der Hornschicht und der Horngebilde bedingt, der veranlaßt, daß die Säugetier- und Menschenhaut vom Wasser nicht oder schlecht benetzt wird. Wenn trotzdem nach langer Einwirkung von der Haut Wasser aufgenommen wird (UNNA, SCHWENKENBECHER, KYRLE), so ist dies durch die Hydrophilie des in den Hautfetten enthaltenen Cholesterins zu erklären. Ist nämlich das Wasser durch die Fetthülle bis zur Haut vorgedrungen, so dringt es durch die grobporige Wandung der Hornschicht leicht hindurch und wird von der Hornsubstanz, die stark hygroskopisch ist, leicht aufgenommen (ROTHMAN). Unter welchen Bedingungen eine Quellung der Hornschicht erfolgt, hat MENSCHEL gezeigt. ROTHMAN ist der Meinung, daß, da unterhalb der Hornschicht eine Quellung nicht stattfindet, die *Schranke des Wassereintrittes in den Übergangsschichten der Epidermis zu suchen ist.* Diese Übergangsschicht ist auf der einen Seite stark sauer, auf der anderen kaum sauer oder schwach alkalisch. Dieser Umstand läßt ROTHMAN daran denken, daß vielleicht *in dieser Übergangsschicht die Wasserstoffionenkonzentration der quellbaren Eiweiße ihrem isoelektrischen Punkt* entspricht, daß also die Eiweißstoffe hier entladen sind. Ihre Quellbarkeit wäre dann in dieser Schicht gleich Null, was in hohem Grade ihre Undurchgängigkeit für Wasser erklären könnte.

Wir sehen somit, daß für die Aufnahmefähigkeit für Wasser die Quellungsfähigkeit des Stratum corneum und das Oberhautfett eine wesentliche Rolle spielt. Weil der Hauttalg nur zum geringsten Teil aus Neutralfett, zum größeren Teil aus hydrophilen ätherlöslichen Stoffen besteht, so wird das Quellungsvermögen durch ihn nicht ganz aufgehoben. Mit dem eindringenden Wasser werden auch gelöste Stoffe, also auch lipoidunlösliche (TRAUBE-MENGARINI) aufgenommen. Doch ist die schützende Hornschicht keineswegs gering. Alle Quellungs- und Imbibitionsvorgänge brauchen Zeit. Kurzdauerndes Händewaschen bringt die Haut nur unwesentlich zum Quellen, erst in längerem Bade kann dies erfolgen.

Elektrolyte.

Daß die Froschhaut für Neutralsalze bis zu einem gewissen Grade durchgängig ist, hat DURIG experimentell nachgewiesen. Nach den oft sehr widersprechenden Versuchsergebnissen dürfte die Haut des Menschen und der Säugetiere nur für äußerst geringe Elektrolytmengen durchgängig sein (Lithium). ZWICK fand, daß die menschliche Haut für Kalium, Rubidium, Strontium und Barium undurchlässig sei. Die Angaben, ob Jod die menschliche Haut passiere (Literatur siehe bei ROTHMAN), sind sehr widersprechend. So erzielten DU MESNIL, CANALS und GIDON negative Resultate, während SCHWENKENBECHER, CRIPPA, SCHUM, GALLARD eine Resorption von Jodiden durch die

Haut feststellten. Nach TRAUBE-MENGARINI werden Jodkalilösungen von Follikeln und Schweißdrüsen resorbiert.

Wasserlösliche Nichtelektrolyte werden zusammen mit Wasser gelöst resorbiert (Literatur siehe bei STEJSKAL). So fand CHOMKOVIC entgegen den Annahmen von PÜTTER, daß die Fischhaut Glucose, Saccharose und Peptone resorbiere, PRZYLECKI fand die Froschhaut durchlässig für Purin, Glycerin, Glucose, Mannose, Tyrosin, Pepton und andere Substanzen. HYKES fand, daß die Kaulquappenhaut für Saccharose und Glucose durchgängig sei. STEJSKAL zeigte, daß die Einreibung zuckerhaltiger Öle bei Normalen und Diabetikern eine Erhöhung des Blutzuckers und des Harnzuckers zur Folge hat.

Wie der Vorgang der Resorption der bisher genannten Substanzen erfolgt, läßt sich in Anlehnung an die Untersuchungen von TRAUBE erklären. Der Vorgang der Resorption spielt sich in *zwei Phasen* ab. Die *erste Phase* besteht in einer *Adsorption* des Stoffes an die Membran, die *zweite Phase* ist durch den *Durchtritt* des Stoffes *durch die Membran* gekennzeichnet. Sie erfolgt entweder durch die hohe Konzentration des Stoffes an der Oberfläche der Membran oder durch die Herabsetzung der freien Oberflächenenergie der Membran. Nach STEJSKAL spielt das Moment der Adsorption des Stoffes an der Oberfläche der Membran für die Resorption die Hauptrolle. Es ist die Folge der chemischen Affinität des Stoffes zum Organgewebe.

Lipoidlösliche Stoffe.

Lipoidlösliche Stoffe werden im allgemeinen durch die Haut resorbiert. Die Resorptionsgeschwindigkeit hängt ab von der Größe des Teilungskoeffizienten $\frac{\text{Lipoidlöslichkeit}}{\text{Wasserlöslichkeit}}$. Je größer die Löslichkeit einer Substanz in Lipoiden gegenüber Wasser ist, um so leichter erfolgt ihre Resorption. Doch darf die Wasserlöslichkeit den Wert Null nicht erreichen (SÜSSMANN). Da alle Zellen von einem wässerigen Medium umgeben sind und selbst zu einem erheblichen Teil aus Lösungswasser bestehen, so vermag ein *wasserunlöslicher Stoff mit der Zelle überhaupt nicht in Wechselwirkung zu treten.* Diese MEYER-OVERTONsche Lipoidtheorie hat überall eine glänzende experimentelle Bestätigung gefunden. So konnte SCHWENKENBECHER zeigen, daß die lipoidlösliche Salicylsäure im Gegensatz zum lipoidunlöslichen Natriumsalicylat die Haut durchdringt. Auch die Ester der Salicylsäure (Methylsalicylat, Phenylsalicylat), ferner Äther, Alkohol, Chloroform, Aldehyde (Chloralhydrat), Ketone (Aceton) werden gut resorbiert. Auf Grund sorgfältiger Untersuchungen nimmt SÜSSMANN an, daß Blei ebenso wie Sublimat aus wässerigen Lösungen hauptsächlich durch die Hautanhänge in kleinen Mengen resorbiert wird. SÜSSMANN findet im Tage durchschnittlich für die durch 1 qdm Haut eintretende Bleimenge 0,1—0,2 mg Pb_2. TSUNODA konnte histochemisch nachweisen, daß Blei aus Salben aufgenommen werden könne.

Der Nachweis der Resorption von salbeninkorporierten Medikamenten weist zahlreiche Widersprüche auf, die durch die schönen Untersuchungen von BERNHARDT und STRAUCH sowie von MONCORPS zum Teil geklärt werden können. So konnte MONCORPS finden, daß die in vitro erhobenen Befunde über die Abgabefähigkeit verschiedener Salbengrundlagen für Salicylsäure keinen Rückschluß auf die sich unter therapeutischen Bedingungen abspielenden Vorgänge für die Adsorption und Resorption erlauben. So hängt das Ausmaß der Salicylsäureresorption außer von der Wahl der Salbengrundlage weitgehend von der Applikationsart ab. Wie schon auch oben erwähnt, tritt bei den in Emulsionsform vorliegenden Grundlagen die Salicylsäurewirkung bei viel niederen Konzentrationen auf als beim Schweinefett. Auch für den Schwefel konnte MONCORPS finden, daß der percutan applizierte salbeninkorporierte elementare Schwefel je nach der Wahl der Salbengrundlage in zeitlich und quantitativ wechselndem Ausmaße von der lebenden Haut resorbiert wird.

Die Resorption nicht fetter Körper durch die Haut wird durch Einverleibung in Salben gefördert (ROTHMAN). Während Jodkali in wässeriger Lösung kaum zur Resorption gelangt, wird dieses Salz in Salbenform von der Haut leicht aufgenommen. Dies gilt auch für die Schwermetallsalze. Der Resorptionsweg liegt, wie histologisch festgestellt wurde, im Talgdrüsenfollikelapparat. Eine Resorptionsförderung erfolgt durch Zusatz von Seifen, was durch die MONCORPSschen Untersuchungen erklärlich erscheint.

Die Verhältnisse bei der Resorption durch die *kranke* Haut wurden namentlich durch die Untersuchungen von OPPENHEIM geklärt. Er fand, daß in *atrophischer* Haut (Sklerodermie) die Resorption *stark verzögert* ist. Dagegen bleibt sie durch Einwirkung der Hornschicht unbeeinflußt. Fortschreitende Atrophie der Follikel und Talgdrüsen geht mit einer fortschreitenden Verschlechterung der Resorption einher. Auf Grund seiner Untersuchungen kommt OPPENHEIM zu dem Ergebnis, daß für die Hautresorption eine möglichst große Anzahl von Talgdrüsen maßgebend ist. Die Hornschichtdicke und der Fettgehalt der Hornschicht hat keinen Einfluß auf die Hautresorption.

Die Bedeutung der Haut für die Resorption wurde in letzter Zeit experimentell von KÖNIGSTEIN untersucht. Er konnte zunächst feststellen, daß die Haut schwarzer und weißer Kaninchen mannigfache Reaktionsunterschiede zeigt, die aber vom Pigmentgehalt unabhängig sind. So scheiden schwarze Tiere Jod, das in Form einer Jothionsalbe oder durch Iontophorese von Jodnatrium auf die Haut gebracht wurden, langsamer aus als weiße. Aber auch der Zustand der Haut ist für die Resorption von Bedeutung: Entzündung der Haut beschleunigt die Resorption, wobei die Differenz in der Ausscheidungszeit bei Untersuchung weißer und schwarzer Tiere gewahrt bleibt. Die Unterschiede in der Resorption verschieden gefärbter Felle hat ihre Ursache *im verschiedenen Quellungsvermögen.*

Dosierung der Medikamente.

Bezüglich *Dosierung* der Medikamente ist darauf zu verweisen, daß individuell wichtige Unterschiede bestehen können. Es sei nur an die Überempfindlichkeit erinnert. Aber auch die entzündete Haut reagiert anders als die normale bei Verwendung ein und derselben Menge. Es sei aber betont, daß die zur Wirkung gelangende Menge eines Medikamentes bestimmend für die *effektive* Stärke der Wirkung, ihr aber keineswegs *proportional* ist (H. H. MEYER-GOTTLIEB). Unterhalb einer gewissen Schwellenhöhe bleibt die Wirkung aus. So wirkt beispielsweise eine 10%ige Chrysarobinsalbe nicht 10mal so stark wie eine 1%ige. Um die wirksame Dosis zu finden, muß der unwirksame oder eben erst wirksame Schwellenwert von der jeweils angewandten Dosis des Medikamentes in Abzug gebracht werden. In dem Verhältnis der so erhaltenen Differenzen kann erst dasjenige der wirksamen Dosis gefunden werden (MEYER-GOTTLIEB). Ein alter Versuch von KOPPE, den H. H. MEYER und GOTTLIEB zitieren, möge das eben Gesagte erläutern: Wenn die Dosis von Digitoxin, die für einen gesunden Menschen eine kaum merkliche Wirkung hat (Schwellenwert), 0,9 mg beträgt, so verhalten sich die wirksamen Mengen bei Verwendung von 1,0 und von 2,0 mg wie 1,0—0,9 (Dosis minus Schwellenwert, kaum wirksamer Anteil) = 0,1 : 2,0—0,9 = 1,1, das ist 0,1 : 1,1, das ist wie 1 : 11. Nach 1 mg ist der Wirkungseffekt gerade merklich, nach Applikation von 2 mg, also nach der scheinbar nur doppelt so starken Dosis ist er aber 11mal so stark.

Aber auch die Erscheinungen der *Gewöhnung* an einen Reiz sind für den therapeutischen Effekt maßgebend. So konnte SAMUEL feststellen, daß, wenn ein Kaninchenohr eine Crotonölentzündung völlig überstanden hatte, dieses Ohr gegen erneute Crotonölapplikation weit milder als ein gesundes reagiert. Auch SCHAER konnte finden, daß die Haut nach Abklingen mechanischer oder chemischer Entzündungen nach neuerlichen Entzündungsreizen abgeschwächt reagiert. (Die JADASSOHNsche Beobachtung, daß nach Quecksilberdermatitis die Haut sich langsam an Quecksilber gewöhnt, ist eine Desensibilisierung.) Auch R. O. STEIN konnte auf Grund seiner Untersuchungen feststellen, daß eine Hautgewöhnung dann zu erzielen ist, wenn man das verwendete Irritans in allmählich ansteigender Konzentration verabreicht.

Diese hier beispielsweise angegebenen Momente sind für die Wirkung der verabreichten medikamentösen Substanzen maßgebend.

Pharmakologische Beeinflussung der Oberhaut.

Im vorhergehenden Teil wurde die pharmakologische Beeinflussung der *Hautoberfläche* behandelt und die Wirkung einzelner Medikamente und therapeutischer Maßnahmen zu analysieren versucht. Alle unsere Heilmittel, welche wir auf die Haut applizieren, wirken zunächst — sei es physikalisch-chemisch, sei es chemisch — auf die Hornschicht. Es ist fraglich, ob sie auch auf die Cutis und Subcutis wirken. Die Hornschicht ist „die Empfangsstation für alle therapeutischen Maßnahmen" (P. UNNA). Ein Teil dieser Substanzen wurde schon bei der Pharmakologie des Keratins besprochen..

Bekanntlich teilt UNNA die Medikamente, welche auf die Oberhaut einwirken, nach ihren Angriffspunkten im Gewebe ein. Er unterscheidet einerseits *Keratolytica*, *Antikeratolytica* und *Keratoplastica*, andererseits *Akantholytica* und *Akanthoplastica*. Diese wirken auf das Rete Malpighii, jene auf die Hornschicht.

Wie verlockend dieses Einteilungsprinzip auf den ersten Blick auch sein mag, bei genauerer pharmakologischer Analyse muß diese strenge Differenzierung doch fallen gelassen werden. Diese sicherlich ganz großzügige Arbeitshypothese, die UNNA vor fast 50 Jahren aufstellte, hatte ursprünglich voll und ganz ihre Schuldigkeit getan. Sie hatte schlaglichtartig gewisse, empirisch festgestellte therapeutische Vorgänge beleuchtet und war die erste, welche durch eine pharmakologische Betrachtung die therapeutischen Vorgänge in der Haut zu deuten versuchte. Es ist aber immerhin auffallend, daß einige Substanzen je nach der Konzentration, in welcher sie gegeben werden, auf die Basalschicht, dann auf die Stachelschicht, dann auch auf das Stratum corneum wirken. Ganz besonders haben aber die neueren Untersuchungen von MENSCHEL, die früher ausführlich besprochen wurden, zeigen können, daß diese Einteilung nach UNNA kaum mehr durchführbar ist. Gerade die Pharmakologie der Salicylsäure hat gezeigt, daß sie eine Retecytolyse, also eine Akantholyse veranlaßt, daß sie aber gleichzeitig keratoplastisch wirkt.

Ohne sich auf spekulative Betrachtungen einzulassen, kann ein neues Einteilungsprinzip nicht aufgestellt werden. Es hieße eine wertvolle Arbeitshypothese durch eine andere, in ihrem Wesen noch nicht erprobte ersetzen und den Boden exakter Forschung verlassen, um in die Gefilde irrealer Betrachtungen einzuziehen. Es muß also im nachfolgenden bei der Besprechung der Medikamente, welche die Oberhaut beeinflussen, das starre System nach UNNA fallen gelassen werden, und nur der Angelpunkt der UNNAschen Betrachtung — der *Verhornungsprozeß* und die *Wundheilung* — beibehalten werden.

Eine Reihe von Körpern tritt in chemische oder physikalische Beziehungen zu der Hornschicht und zu den ihr auflagernden Sekreten. Durch die Untersuchungen von MENSCHEL wurde festgestellt, daß die Alkalien in diese Gruppe von Körpern einzureihen sind, insoferne als sie die Keratinhülle der Hornzellen quellen und peptisieren und nebenbei auch auf die Hornalbumosen wirken. Auch den alkalischen Sulfhydraten kommt eine starke Quellungswirkung zu. Denselben Effekt üben Alkohol und die Gerbmittel aus, die durch Wasserentziehung Quellung hervorrufen. Auf die Hornalbumosen quellend wirkt destilliertes Wasser. Auch Glycerin wirkt auf die Hornschicht. Es zieht Wasser einerseits aus der Haut, andererseits aus der Luft an. Daß Säuren keinen Einfluß auf das Keratin ausüben, wurde bereits erwähnt, so daß MENSCHEL daraus einen gesetzmäßigen Vorgang der *Alkaliempfindlichkeit* und *Säureresistenz* formulierte. Diese hier angeführten keratolytischen Körper decken sich mit den UNNAschen „Keratolytica im engeren Sinne".

Den Alkalien kommt aber noch eine andere Wirkung zu. Sie sind imstande, das Oberhautfett zu verseifen (UNNA), wodurch die Hornschicht entfettet wird.

Um überschüssiges *Fett* der Hornschicht zu *entfernen*, stehen uns zwei Gruppen von Körpern zur Verfügung: die *fettlösenden* und die *fettaufsaugenden* Substanzen. In die erste Gruppe von Körpern gehören alle Seifen, ferner, wie aus der früher erwähnten Besprechung der Befunde von SCHUR und GOLDFARB ersichtlich ist, in gewissem Sinne Fette und Salben und als kräftigstes Mittel der von HEBRA angegebene alkalische Seifenspiritus. In die zweite Gruppe (*fettaufsaugende* Substanzen) fallen die meisten in der Dermatologie verwendeten mineralischen Puder: Talkum, Bolus, Magnesia carbonica (GRÜNDLER); auch Zink entfaltet diese Eigenschaft (BORY). *Zinkleim* übt nach UNNA, obwohl er in wässeriger Lösung auf die Haut gebracht wird, ein starkes Fettaufsaugevermögen aus. Wenn man zu diesem Zwecke statt Puder Schüttelmixturen (Trockenpinselungen) anwenden will, so müssen diese ohne Zusatz von Fetten, Ölen oder Glycerin verschrieben werden.

Um der Oberhaut *Wasser* zu entziehen, kommen hauptsächlich die pflanzlichen Puder in Betracht, auf die schon früher hingewiesen wurde. Ganz besonders eignen sich dazu Pasten (UNNA, LASSAR), das sind Mischungen von aufsaugenden Pudern mit verschiedenen Fetten. Während die LASSARsche Pasta (Acid. salicyl. 2,0, Zinc. oxyd., Amyl. āā 25,0, Vaselin 50,0) eine mehr einfettende Wirkung hat, besitzt die UNNAsche Kieselgurpasta (Terr. silic. 4,0, Zinc. oxyd. 24,0, Ol. benzoinat. 60,0) eine stärker austrocknende als einfettende Wirkung (UNNA).

Zu den *Schälmitteln* (Lepismatica) gehört die Salicylsäure, das Resorcin und das von KAPOSI in die Dermatotherapie eingeführte β-Naphthol. In schwächeren Konzentrationen wirkt letzteres bactericid. Eine $1^0/_0$ige sodaalkalische β-Naphthollösung tötet Milzbrandsporen in 96 Stunden (zit. nach FÜRST). Es wird bei *Scabies* und *Trichophytien* verwendet, ferner als LASSARsche Schälpasta bei Acne rosacea und indurata. Infolge seiner leicht anästhesierenden Wirkung wird es als *juckstillendes* Mittel bei *Strophulus* und *Pruritus* herangezogen. Doch steht seiner Verwendung die Gefahr der Intoxikation (Nephritis) entgegen. Auch an die Möglichkeit der tierexperimentell gefundenen Trübung der Linse und Schädigung der Retina, die auch beim Menschen festgestellt wurde, muß gedacht werden (LEWIN und GUILLERY).

Die neuen pharmakologischen Untersuchungen zeigten, daß die hier erwähnten Schälmittel (Salicylsäure und Resorcin) nicht in das UNNAsche System hineinpassen, denn ihre Wirkung beschränkt sich nicht nur auf die Hornschicht, sondern sie veranlassen im Rete *Malpighii* jene Veränderungen, die MENSCHEL als *Retecytolyse* (siehe Seite 92) bezeichnet hat. Und bei den meisten jetzt zu besprechenden Heilmitteln werden wir, sofern ihre Wirkung genauer analysiert ist, ähnlichen Verhältnissen begegnen. Wir werden deshalb von einer Einteilung nach Angriffspunkten absehen und nur den Einfluß dieser Substanzen auf den *Verhornungsprozeß* als Einteilungsprinzip wählen. Auch P. UNNA tut dies schon in gewissem Sinne, wenn er bei Besprechung der „allgemeinen Pathophysiologie und Therapie der Haut" die *Keratoplasie,* d. i. Verhornungsbegünstigung, *der Dermatoplasie,* d. i. Granulationsförderung, gegenüberstellt.

UNNA hat in mühevollen, jahrelangen Untersuchungen, die zum Teil in der „Biochemie der Haut" zusammenfassend dargestellt sind, auf zwei wichtige Tatsachen, die für den Verhornungsprozeß von weittragender Bedeutung sind, hingewiesen: Auf die Bedeutung des Wassers und auf die Wichtigkeit des Sauerstoffes.

Quellung vermindert, Entquellung begünstigt den Verhornungsprozeß. Demnach sind alle Substanzen, welche imstande sind, Wasser zu entziehen, Verhornungsmittel. Die Arzneimittel, die dies zu tun imstande sind, wurden schon besprochen, so daß hier nur darauf hingewiesen werden soll.

Im Jahre 1882 wies UNNA darauf hin, daß außer der Wasserentziehung noch ein chemischer Vorgang zur Verhornung gehört, nämlich die *Sauerstoffentziehung, die Reduktion. Alle Substanzen, die Sauerstoff zu entziehen imstande sind, befördern den Verhornungsprozeß* und sind nach dem UNNAschen Sprachgebrauch *Keratoplastica.* JADASSOHN wies darauf hin, daß neben dieser rein chemischen Wirkung noch andere Momente biologischer und physikalischer Natur für diesen Wirkungseffekt maßgebend seien.

Diese reduzierenden Heilmittel sind nach der UNNAschen Einteilung: 1. Phenole, 2. Anthracene, 3. schwefelhaltige Kohlenwasserstoffe, 4. Schwefel, 5. verharzende Öle und Balsame, 6. Kohlehydrate.

Im nachfolgenden sei die Wirkung dieser Substanzen auf die Haut, soweit pharmakologische Analysen vorliegen, wiedergegeben.

Phenole.

Zu den Phenolen gehört das *Phenol,* das *Resorcin,* das *Pyrogallol,* das *β-Naphthol* und der *Teer.*

Die *äußerliche* Anwendung des *Phenols* C_6H_5OH ist wegen der Intoxikationsgefahr heute recht selten (Carbolismus); es ist ein Protoplasmagift[1]. Wird eine konzentrierte Lösung auf die Haut gebracht, so entsteht zunächst ein weißer Schorf, der allmählich seine Farbe verliert und als braune Masse, ohne Eiterbildung zu erzeugen, abgestoßen wird. Die Wirkung des Phenols ist ähnlich der der Salicylsäure und des Resorcins. Der Angriffspunkt ist die Hornschicht als solche, bei der das Phenol eine Nekrose hervorruft, und die Stachelschicht, die zur Mitosenbildung und Proliferation angeregt wird (FRICKENHAUS). Bei Anwendung von verdünnten Lösungen wird die Haut weiß und runzelig. Aber selbst Konzentrationen von 3—5% können eine Nekrose veranlassen, da Phenol die Haut leicht durchdringt. Bei längerer Einwirkung

[1] Phenol, das im medizinischen Sprachgebrauch *Carbolsäure* (Acidum carbolicum) genannt wird, ist chemisch keine Säure, sondern ein Alkohol. Es bildet farblose, eigenartig riechende Krystalle, die, wenn sie zu Brenzkatechin oxydiert sind, aber eine rötliche Farbe aufweisen. Phenol ist in Wasser, Alkohol, Äther, Chloroform, fetten Ölen leicht löslich und fällt Eiweiß. Es wurde von RUNGE im Steinkohlenteer entdeckt und erlangte in der Zeit der LISTERschen Antisepsis eine vorübergehende große Bedeutung, führte aber zu zahllosen Vergiftungen.

kann es zu trockener Gangrän von Fingern und Zehen kommen (Meyer-Gottlieb). Da die Nervenendigungen empfindlicher reagieren als die übrigen Gewebselemente, so erzeugt eine Carbollösung nach anfänglichem Brennen eine *Anästhesie.* Diesem Umstand verdankt es die Anwendung als *Antipruriginosum.* Intern wird Carbolsäure als Darmantisepticum und gegen Psoriasis und Lichen ruber planus gelegentlich verordnet (Kohn-Kaposi). Als Antidotum wird bei Phenolvergiftungen der Husemannsche Zuckerkalk, Calcaria saccharata, empfohlen. 1 Teil Zuckerkalk bindet einen Teil Phenol.

Pyrogallol.

Pyrogallol (Benzolring mit OH, OH, OH) ist ein Trioxybenzol, eine stark reduzierende Substanz, dessen Lösung beim Stehen an der Luft nachdunkelt und dann sauer reagiert. Es ist in Wasser, Alkohol und Äther leicht, in Schwefelkohlenstoff, Chloroform oder Benzol schwer löslich. Pyrogallollösungen absorbieren in alkalischer Lösung unter Braunfärbung energisch Sauerstoff, weshalb sie zur Bestimmung des Sauerstoffs in Gasgemengen dienen.

Wird Pyrogallol auf die *gesunde* Haut gebracht, so oxydiert es und bewirkt eine heftige *Dermatitis.* Die Hornschichte trocknet ein, verdickt; in den darunter liegenden Schichten entstehen Erweichungsherde. Es kommt zu einer *Colliquation* der Stachelzellen. Endlich stößt sich die Hornschichte als *pergamentartige Membran* ab, worauf eine Neubildung des Epithels erfolgt. Diese Befunde verdanken wir den Untersuchungen von Unna, Bruck, sowie Kopytowsky. Viel intensiver als auf gesunde Haut wirkt es auf krankhaftes Gewebe, ganz besonders auf lupös veränderte Haut. Gerade diese Wirkung befähigt es, in der *Lupustherapie* herangezogen zu werden. Doch veranlaßt es, wie alle Phenole, durch seine leichte Resorbierbarkeit schwere Vergiftungserscheinungen (Methämoglobinurie, Nierenschädigung, Anurie, Urämie, Todesfälle sind mehrfach in der Literatur verzeichnet [Schapiro-Grodowka, Reilly, Vollmar, K. F. Hoffmann, Kislitschenko u. a.]). Nach Pewny steigert Salicylsäure die Resorption des Pyrogallols. Nach Rusch ist Gravidität eine Kontraindikation für die Pyrogallolanwendung.

Da Pyrogallol in alkalischen Lösungen am wirksamsten ist, macht Unna die *Alkalescenz des Blutes* für die allgemeinen Nebenwirkungen verantwortlich. Er empfiehlt daher sowohl zur Verhütung als auch zur Behandlung von Pyrogallolintoxikationserscheinungen innerlich *Salzsäure* zu verordnen.

Sein Anwendungsgebiet ist der *Lupus vulgaris,* die *Tuberculosis verrucosa cutis* (Veiel, Wittmann u. a.), *Psoriasis* und *Lepra.* Ferner sei erwähnt, daß Pyrogallol zu den ältesten *Haarfärbemitteln* gehört. Die Färbung wird durch häufiges Auftragen erreicht und tritt allmählich ein. Pyrogallol gehört zu den *progressiven* Haarfärbemitteln. In den *Nußextraktfarben,* deren Ausgangsmaterial grüne *Walnußschalen* sind, ist das färbende Prinzip das in den Schalen enthaltene Pyrogallol (Erdmann). Bei den türkischen Haarfärbemitteln, die im Orient seit alters her starke Anwendung finden, werden gepulverte *Galläpfel* mit Öl geröstet, wobei *Pyrogallol* entsteht. Hierauf wird ein Gemisch von Eisenoxyd und Kupferoxydul hinzugefügt, das gleichzeitig als Beize und als Katalysator für die Pyrogalloloxydation dient (Bachstez). Nach Tomaszewski und Erdmann ist Pyrogallol *kein indifferentes Haarfärbemittel,* da es oft genug lokale und schwere Störungen des Gesamtorganismus bedingen kann.

Wenn wir den Wirkungsmechanismus der hier besprochenen Phenole als *„reduzierende Heilmittel“* bezüglich Verhornung analysieren, so finden wir, daß sie zunächst alle in mehr minder ausgeprägter Weise auf die Hornschicht einwirken. Wie diese Einwirkung auf das Stratum corneum erfolgt, ob es dabei zur Bildung von Komplexverbindungen zwischen diesen Körpern und dem Keratin kommt oder ob das Keratin nur durch deren Reduktionsvermögen weitgreifende Änderungen erleidet oder ob die Hornalbumosen angegriffen werden, ist noch nicht näher untersucht. *Klinisch* dokumentiert sich diese Veränderung durch Bildung einer *nekrotischen* Masse. Die zweite Phase ist die *Einwirkung* auf das Rete *Malpighii,* das auch weitgehende Veränderungen erleidet (Retecytolyse ?). Diese Veränderungen bilden *einen Anreiz zur erneuten Produktion der Hornschicht.*

In die Gruppe der reduzierenden Phenole rechnet UNNA den Teer.

Teer.

Teer[1] ist kein einheitlicher chemischer Körper, seine Zusammensetzung hängt von der Herkunft und von der Verarbeitung ab. Die nachfolgenden hier wiedergegebenen Daten sind zum Teil der Zusammenstellung von WASICKY sowie von HAUSCHKA entnommen.

Man unterscheidet *Holzteer* (Pix liquida), eine schwarzbraune Flüssigkeit von dicker Konsistenz, die *sauer* reagiert und bei der trockenen Destillation des Holzes gewonnen wird. Je nach dem Ausgangsmaterial kennt man einen *Nadelholzteer,* darunter das *Oleum cadinum* (*Oleum juniperi empyreumaticum*), das aus *Juniperusarten* stammt, und einen *Laubholzteer.* Von letzteren wird der Teer der *Buche* (Ol. fagi) und das der *Birke* (Ol. rusci, Oleum betulae empyreumaticum) hauptsächlich therapeutisch herangezogen.

Das bei der trockenen Destillation der *Kohle* als Nebenprodukt der Leuchtgasherstellung gewonnene Produkt ist der *Steinkohlenteer* (Pix lithantracis), der eine *alkalische* Reaktion zeigt.

Bei der trockenen Destillation von *bituminösen Formationen* entstehen an Kohlenwasserstoff reiche Teere, die sog. *Schieferöle.* Bei der Verarbeitung des bituminösen, fossile Fischreste enthaltenen Gesteins wird das *rohe Ichthyol* gewonnen. Mit Schwefelsäure behandelt, bildet es die Ichthyolsulfosäure, von der

[1] Bis um das Jahr 1860 war der Teer ein unerwünschtes Nebenprodukt bei der Leuchtgasfabrikation. Als aber die ersten Farbstoffe (Mauvein und Fuchsin) aus dem Steinkohlenteer gewonnen wurden, stieg seine Bedeutung derart, daß er aus England nach Deutschland eingeführt werden mußte. 1856 stellte PERKIN das Mauvein (syrischer Purpur) aus toluidinhaltigem Anilin her, 1859 VERGUIN aus demselben Ausgangsmaterial das Fuchsin. Für die Teerfarbenindustrie kommen neben dem Teer noch die Kokereigase, das sind diejenigen Gase in Betracht, die bei der Bereitung des Koks aus Steinkohlen gewonnen werden können.

Aus 2000 kg Steinkohlen erhält man 100 kg Teer, aus 100 kg Teer werden gewonnen: 2 kg Benzol, 0,5 kg Toluol, 0,5 kg Phenol, 5—6 kg Naphthalin und 0,6 kg Anthracen. Die Trennung der im rohen Teer enthaltenen teils gasförmigen, teils flüssigen, teils — im gereinigten Zustande — festen Körper stellt eine äußerst schwierige Aufgabe dar, die aber von den Teerdestillationen in sehr vollkommener Weise gelöst wird. Außer zu medizinischen Zwecken finden Teer und die Teerprodukte für die Farbstoffsynthese eine ausgebreitete Verwertung. Ferner steht das Benzol und die Mischung seiner höheren Homologen als Lösungsmittel, dann als Carburierungsmittel, um nicht bzw. schwach leuchtende Gase leuchtend zu machen bzw. um ihre Leuchtkraft zu erhöhen, im Gebrauch. Das Phenol dient zur Darstellung der Salicylsäure, die nicht nur als Heilmittel, sondern als Farbstoffkomponente geschätzt ist. Ferner wird aus Phenol die Pikrinsäure (Trinitrophenol) gewonnen, die weniger auf Grund ihres Färbevermögens als vielmehr ihrer Sprengwirkung halber (Ekrasit, Melinit, Lyddit) eine große Bedeutung erlangt hat, ähnlich mehreren anderen aromatischen Nitrokörpern, wie Trinitrokresol, Nitronaphthalin, Trinitrotoluol u. a. Das Naphthalin findet zur Erzeugung von Ruß (Gummiindustrie) und ähnlich wie das Benzol zu Carburierungszwecken Verwendung. Pyridin und seine Abkömmlinge dienen als Denaturierungsmittel (Alkohol) und als Lösungsmittel, z. B. bei der Reinigung des Anthracens und des Indigos.

das Ammoniumsalz als *Ichthyol* verwendet wird. An Stelle des Ichthyols wird aus bituminösen Gesteinen noch eine ganze Anzahl ähnlicher Präparate gewonnen, die im wesentlichen die gleiche Wirkung besitzen. Schematisch dargestellt, ergibt sich aus dem eben Gesagten folgendes Bild:

Teere, gewonnen durch trockene Destillation von:

Holz — Pix liquida — Nadelholz: Ol. cadinum; Laubholz: Ol. fagi, Ol. rusci

Steinkohle — Pix lithantracis

bituminöses Gestein — Ichthyol, Tumenol usw.

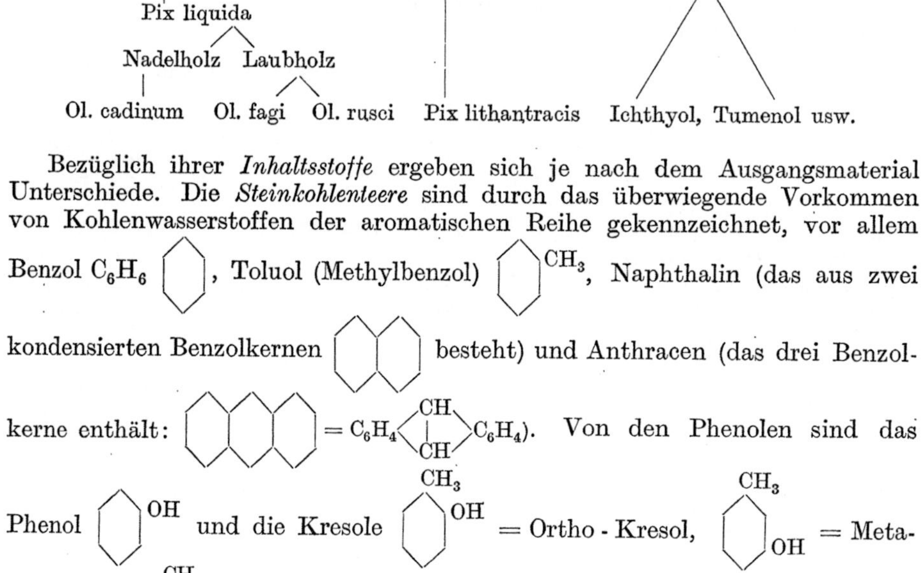

Bezüglich ihrer *Inhaltsstoffe* ergeben sich je nach dem Ausgangsmaterial Unterschiede. Die *Steinkohlenteere* sind durch das überwiegende Vorkommen von Kohlenwasserstoffen der aromatischen Reihe gekennzeichnet, vor allem Benzol C_6H_6, Toluol (Methylbenzol) CH_3, Naphthalin (das aus zwei kondensierten Benzolkernen besteht) und Anthracen (das drei Benzolkerne enthält: $= C_6H_4\langle CH \cdot CH \rangle C_6H_4$). Von den Phenolen sind das Phenol OH und die Kresole CH_3 OH = Ortho-Kresol, CH_3 OH = Meta-Kresol und CH_3 OH = Para-Kresol enthalten. Ein wesentlicher Unterschied gegenüber dem Holzteer ist durch das Vorkommen von basischen Substanzen, wie Pyridin N, Chinolin N, Isochinolin N und Chinaldin (α-Methylchinolin) CH_3 N gegeben (zit. nach WASICKY).

Der *Holzteer* ist ein Gemenge zahlreicher Verbindungen, von denen Naphthene, die Kohlenwasserstoffe Benzol, Toluol, Xylol, Naphthalin, Reten, ferner Phenole und Phenoläther (Kreosote), dann Säuren (Essigsäure, Phenolcarbonsäure) erwähnt seien. Nach WASICKY enthält der *Nadelholzteer* die aus dem Holz übergegangenen Bestandteile von ätherischen Ölen und Harzen (Terpenen) und unterscheidet sich dadurch von den Laubholzteeren und enthält außerdem reichlich zweiatomige Phenole.

Die *Terpene* sind Pflanzenstoffe, die sich in den meisten ätherischen Ölen vorfinden. Sie sind isomere ungesättigte Kohlenwasserstoffe der Formel $C_{10}H_{16}$ oder Polymere derselben. Sie stehen in engen genetischen Beziehungen zu den ungesättigten Alkoholen der Fettreihe. Heute versteht man unter Terpenen nur die Derivate des *Hexahydrocymols* von der Formel $C_{10}H_{20}$:

$$\begin{array}{c} CH \cdot CH_3 \\ CH_2 \diagup \quad \diagdown CH_2 \\ CH_2 \diagdown \quad \diagup CH_2 \\ CH \\ | \\ CH \\ \diagup \quad \diagdown \\ CH_3 \quad CH_3 \end{array}$$

Das Hexahydrocymol wird als *Menthan* bezeichnet, das in der Natur nicht vorkommt. Ein Alkohol des Menthans, das Menthol, findet sich im Pfefferminzöl.

Der *Buchenholzteer* enthält wieder mehr zwei- und dreiatomige, der Birkenholzteer ein- und zweiatomige Phenole. Die eigentlich wirksamen Bestandteile sind nach WASICKY die Phenole und Phenoläther: Phenol, Brenzkatechin, Kresole, Phlorole (Äthylphenol), Guajacol, Pyrogallol.

Nach HERXHEIMER und BORN sind ganz allgemein die Kresole und die Pyridinbasen (Benzol, bei dem ein CH durch N ersetzt ist [Sechsring mit N]) als die in stärkerem Maße wirksamen Teerbestandteile zu nennen.

Nach HAUSCHKA, der die Zahlen von KRAEMER, sowie von LUNGE-KÖHLER wiedergibt, enthält *Steinkohlenteer:*

Phenole (Carbolsäure, Kresole, Xylenole, Naphthole) . . .		2,6%
Pyridinbasen (Pyridin, Chinolin)		0,1%
Pyrrol, Carbazol		0,3%
Kohlenwasserstoffe		45,9%
a) Aliphatische (Olefine, Paraffine)	1,9%	
b) Aromatische		
leichte (Benzol, Xylol, Toluol)	2,4%	
kondensierte (Naphthalin, Anthracen, Methylnaphtyl, Phenanthren, Chrysen usw.) . . .	9,6%	
c) unbekannter Konstitution	32,0%	
Kohlenstoff und Pech		42,0%
Wasser		10%.

BROCQ gibt folgende vergleichende Tabelle an, die zeigt, wie die Zusammensetzung des Teers nach dem Ursprungsort variiert.

	Leichtöl	Schweröl	Naphthaline	Pech	Phenol
Wigan-Cannel Coal	9	40	45	22	14
Newcastle	2	12	58	23	5
Staffordshire . . .	5	35	22	79	9
Schlesien	5	15	22	79	9

Der von CHAJES verwendete Teer enthielt:

Wasser	2,15%
Leichtöl	2,95%
Naphthalin . . .	20,00%
Anthracenöl . . .	1,50%
Anthracen	15,40%.

Der Rest ist Pech.

Die Analysen von JAMBON ergaben:

a) Leichtöle: Benzin, Toluen, Xylen, Pyridin, Petrol, schweres Benzin.

b) Mittelöle: rohes Carbol, Kresol.

c) Schweröle: Naphthalin, Kreosot, Anthracen, Anthracenöle, Pseudokuonen, Mesitylen, Phenanthren, Fluoranthren, Carbazol, Methylanthracen.

d) Pech: Koksstaub, Asphalt.

Ferner noch Spuren von Anilin und Methylcyanat.

Aus den hier mitgeteilten Daten ist ersichtlich, *daß Teer ein sehr variables chemisches Präparat* ist.

In den *Schieferteeren* ist außerdem noch *Schwefel* enthalten.

Ein wesentlicher Unterschied zwischen Holz- und Steinkohlenteer liegt, wie erwähnt, darin, daß letztere Substanz Körper basischen Charakters, wie Pyridin, Chinolin, Isochinolin und Chinaldin enthält (zit. nach WASICKY, s. S. 146).

Zunächst sei also festgestellt, daß das, was wir „Teer" bezeichnen, *kein einheitlich chemischer Körper ist,* daß also die Wirkung des Teers von den in ihm enthaltenen Bestandteilen abhängt. Eine genaue pharmakologische Analyse des Teers liegt bisher noch nicht vor. Die Wirkungen dieser Präparate sind zumeist klinisch festgestellt und harren noch der experimentellen Erhärtung. Vor allem sei auf die Reaktion des Holz- sowie des Steinkohlenteers hingewiesen, die vielleicht von Bedeutung für die Wahl des entsprechenden Präparates sein kann.

Wir können den *Wirkungsmechanismus* des Teers, so wie es auch FÜRST getan hat, nach seinen *Inhaltsstoffen* vornehmen. Die Phenole wirken zunächst antibakteriell, dann kommt ihnen die früher erwähnte anästhesierende und juckstillende Eigenschaft zu. Den Kohlenwasserstoffen wird ein keratoplastischer Effekt zugeschrieben. Nach VIETH besitzen die Methylnaphthine ein hohes Durchdringungsvermögen für die Haut und härten sie beim Einreiben. Die Pechbestandteile sind nach VIETH eine unerwünschte Komponente des Teers. Sie verhindern das Eindringen der übrigen Bestandteile in die Haut, erzeugen Reizung und sollen die Teeracne bedingen. Über die Einwirkung der Pyridine auf die Haut wissen wir gar nichts. Wir kennen nur ihre allgemein giftigen Eigenschaften.

Über die allgemein pharmakologische Wirkung sagt WASICKY, daß Teer *keratoplastisch* und *keratolytisch* wirkt, wodurch es zu einer starken Schälung und Neubildung der verhornten Epidermisschichten kommt. In verdünnter Form wirke er vorwiegend als antiseptisches Adstringens, in konzentrierter als Ätzmittel.

VIETH meint, daß die wirksamen Bestandteile des Teers hochsiedende Kohlenwasserstoffe sind, welche für die Haut ein sehr großes Durchdringungsvermögen besitzen und antiparasitäre, resorbierende, keratoplastische und juckstillende Wirkung entfalten. Ganz besonders schreibt er den Methylnapththinen diese Wirkung zu.

Nach SEIDENSCHNUR sind die Phenole für die antiseptische Wirkung des Teers nebensächlich, da die von Phenolen befreiten Teere auch eine hohe desinfizierende Wirkung entfalten. Doch meint HAUSCHKA, daß die Phenole nicht ganz wertlos seien, da die gefäßverengernde Wirkung auf den Phenolgehalt zurückzuführen sei.

JAMBON mißt einen wesentlichen Teil der Wirkung des Teers seinem *physikalischen* Einfluß auf die Haut bei, der in der Bildung eines glatten, die Luft völlig abschließenden, einen gleichmäßigen Druck ausübenden Überzug besteht. In zweiter Linie käme noch die Wirkung der Phenole in Frage. Zu dieser Ansicht bemerkt BRISSON, daß die Menge von Carbolsäure zu klein sei, um diesen Effekt zu veranlassen. Er hält die ganz geringen Mengen Schwefel (0,002 auf 1 g Teer) für äußerst wirksam, ferner die stickstoffreichen Bestandteile Leukol und Chinolin. Rygier und Müller glauben, daß nicht eine oder die andere Komponente des Teers für eine Wirkung verantwortlich sei, sondern daß die *natürliche Kombination der einzelnen chemischen Elemente* in Verbindung mit seinen physikalischen Eigenschaften die Heilwirkung bedinge.

Herxheimer und Born schreiben, daß die Teere antiakantholytisch, gefäßkontrahierend, keratoplastisch, antipruriginös und antiparasitär wirken, wodurch die Teere imstande sind, gleichzeitig mehrere Symptome zu bekämpfen.

Fürst meint, daß der Teer im ganzen zunächst hyperämisierend wirkt. „Die Haut wird entzündlich rot und infiltriert. Doch bilden sich diese sichtbaren Erscheinungen meist schon nach einigen Minuten und Stunden zurück. Die anderen Eigenschaften — juckstillende, antibakterielle, antikeratoplastische und antiekzematöse — ergeben sich aus den Wirkungen der einzelnen Bestandteile. Daneben besitzt der Teer aber Wirkungen auf Hautkrankheiten, die in ihrem Wesen noch unklar sind."

Luithlen schreibt, daß Teer keratoplastisch und stark antiparasitär wirkt und seinen Einfluß in die Tiefe der Haut erstreckt.

Nach Unna wird, wenn Teer in die Tiefe geht, durch Sauerstoffentzug die Neubildung von Epithel und Mitosen verhindert. Damit hört die Reproduktionskraft der Stachelzellenschicht auf, die nun ohne Nachschub von neuen Epithelien sich durch weitgehende Verhornung verdünnt. Es tritt somit eine starke Verminderung des Volumens der Stachelschicht und eine Verminderung des Horndrucks ein.

Bevor wir diese hier angegebenen Befunde näher erörtern, seien die *schädlichen Nebenwirkungen* des Teers besprochen, weil sie uns viele Anhaltspunkte für die *pharmakologische Analyse* dieses Heilmittels zu geben gestatten. Ganz besonders kann man die Wirkung, die die einzelnen Teerfraktionen auf die Haut ausüben, bei den *gewerblichen Schädigungen* der Haut beobachten, die durch Arbeiten mit Teer und Naphthaabkömmlingen auftreten. Bezüglich Einzelheiten sei auf die Ausführungen von Kölsch verwiesen.

Bei der fraktionierten trockenen Destillation des Steinkohlenteers entweichen bei verschiedenen Temperaturen folgende Teerbestandteile:

Bei 70—160° *Leichtöle:* Benzol, Toluol, Cumole, Pyridinbasen; bei 150 bis 220° *Mittelöle:* Naphthalin, Pyridinbasen, Phenol, Kresole; bei 220—260° *Schweröle:* Kresole, Naphthalin, Chinolin und andere flüssige und feste Kohlenwasserstoffe; bei 260—400° *Anthracenöle:* Grünöl, Karbolineum.

Den Rückstand bildet das Pech.

Die *Leichtöle* machen kaum spezifische Erkrankungen der Haut. Die in der Literatur beschriebenen dürften durch Beimengungen (Harze, Terpentin, Anilin) bedingt sein (Milian, Köher).

Von den *Mittelölen* macht das *Naphthalin* [Strukturformel] *Erytheme* und *papulöse Ekzeme.* Es wurde auch Anhidrosis beobachtet. *Guajacol* (Monomethylester des Brenzkatechins $C_6H_4\left\langle {OCH_3 \atop OH} \right.$) macht an der Haut *Gefühllosigkeit, gelegentlich Nekrosen.*

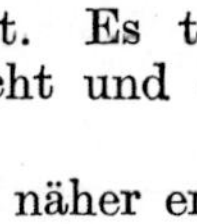

Von den *Schwerölen* macht *Kresol Brennen, Rötung, Kribbeln, Ecchymosen, Verätzungen.* Die Schädigungen, welche beim Arbeiten mit Grünöl auftreten, werden auf die photodynamische Wirkung des in ihm enthaltenen fluoreszierenden

Akridins[1] zurückgeführt. So berichtet Lewin, daß Arbeiter in einer Papierrohrfabrik infolge Hantierens mit Steinkohlenteerpech juckende Röte der Haut der Hände, des Halses und des Gesichtes zeigten, besonders wenn Sonne darauf schien. Als Ursache sieht er das Akridin und außerdem Anthrazen- und Antrachinonverbindungen an. Beim Hantieren mit *Karbolineum* treten *acneförmige Affektionen* auf.

Bei Beschäftigung mit *Steinkohlenteerpech* treten ganz eigenartige Erscheinungen auf, die das klinische Bild der sog. „*Pechhaut*" ausmachen: Die Haut der hauptsächlich unbedeckten Körperteile ist eigentümlich braun, die Skleren gelb gefärbt, es sind „*Riesencomedonen*" und *Follikulitiden* zu beobachten, dann treten *Hyperkeratosen* auf, *Warzen, verruköse Papillome, Verdickung der Hand- und Sohlenfläche*, öfters fleck- oder netzförmige Pigmentierungen. Diese Erscheinungen findet man bei Pech-, Brikett-, Asphaltarbeitern usw. Ferner beobachtete Oppenheim diese Hauterscheinungen auf der Brust von *Schuhmachern* als Folge der Reibung der mit Pech beschmutzten Kleider.

Über die gewerbliche Schädigung der Haut durch das gesamte Teer berichtet Ullmann zusammenfassend. Sie wird als „*Teerkrätze*" bezeichnet und macht ähnliche, nur noch ausgeprägtere Erscheinungen als die „*Paraffinkrätze*". Das klinische Bild wurde bei der „Pechhaut" erörtert.

Nach Habermann findet man histologisch fast immer nur chronische Veränderungen oft mit starker Pigmentierung und mit Entzündungserscheinungen der Haut, zum Teil auch mit Hyperkeratose und follikulärer Wucherung. Entsprechend den makroskopisch sichtbaren Hornpfröpfen sieht man Anhäufung lamellös geschichteter Hornmassen in den zumeist erweiterten Follikeltrichtern. Durch Abschnürung der letzteren entstehen becherartige Formen. Die Epidermis selbst ist verschmälert, die Hornschicht verbreitert. Das Stratum spinosum weist unregelmäßige Pigmentschollen auf. Das Rete *Malpighii* ist hochgradig vakuolisiert, blasig abgehoben, unscharf gegen den Papillarkörper abgegrenzt. Das untere Epithel sowie die Cutis sind ödematös und locker, zellig infiltriert. Die Gefäße sind in ihren Wandungen verdickt und von Zellmänteln umgeben (Abb. 18 u. 19).

Einige Autoren sind geneigt (Bayet und Vossenaar), die Ursache dieser Erscheinungen auf den *Arsengehalt* des Teers zurückzuführen, doch konnten, wie dies später erörtert werden soll, Br. Bloch und Widmar experimentell die *Unhaltbarkeit* dieser Annahme feststellen.

Bevor eine pharmakologische Besprechung des eben Mitgeteilten erfolgen soll, sei noch kurz auf die experimentelle Erzeugung von Mäusecarcinomen durch Teer verwiesen. Bekanntlich gelang es einer ganzen Reihe von Forschern — es seien hier nur die ersten Untersucher Fibiger und Bang, Yamagiwa und Ichikawa, Lipschütz, Br. Bloch und Dreifuss, Roussy, Leroux und Peyre, Parodi, Deelmann, Bierich, Murray, Truffi, Kreyberg genannt —, durch langdauernde Pinselung mit Teer pathologische Gewebsprodukte experimentell zu erzeugen, die mit allen Merkmalen eines echten *Blastoms* ausgezeichnet waren. Das Versuchstier war die Maus. Joannovicz erzeugte solche Tumoren durch Verbrennung mit heißem Teer. Buschke und Langer konnten ferner bei Ratten nicht nur an der Haut, sondern auch an den Schleimhäuten

[1] *Akridin* [Strukturformel: drei kondensierte Sechsringe, N] ist ein Dibenzopyridin, bildet alkalisch reagierende Blättchen, die bei 110° schmelzen. Die Lösungen seiner Salze fluorescieren grünblau. Es reizt Haut und Schleimhäute heftig, macht Durchfälle und soll auch Retinitis verursachen (zit. nach Rost). Durch Eintritt von Amido-, Alphyl- und Alkylgruppen bildet Akridin Farbstoffe. Die Akridinderivate *Trypaflavin, Argoflavin, Rivanol* u. a. sind in der Medizin als Desinfektionsmittel im Gebrauch.

solche Veränderungen hervorrufen. Nach den Untersuchungen von POLETTINI wirkt Teer nicht nur örtlich carcinogen, sondern schafft eine tumorbildende Disposition. LIPSCHÜTZ konnte ferner neben den Blastomen noch Pigmentierung erzeugen. (Als Ursache der Teermelanose sieht KISSMEYER ein durch den Teer in den Organismus eingebrachtes Pigmentstadium, das in chemischer Hinsicht dem BR. BLOCHschen Dioxyphenylalanin nahesteht.)

Sehr interessante physikalisch-chemische Untersuchungen über das Teercarcinom veröffentlichte WATERMAN. Nach der Methode von MAC CALLUM beobachtete er die *Kalium-Calciumverteilung* im carcinomatösen Gewebe. Er fand eine *Entkalkung des Bindegewebes,* die er auf eine *Teerschädigung* zurückführt, wodurch die Calciumaufnahme aus dem Blute erschwert wird, und eine

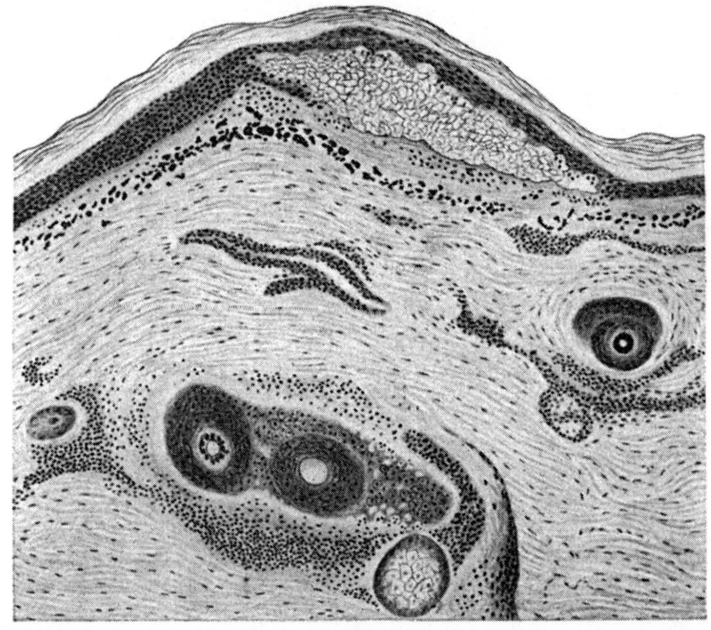

Abb. 18. Pechhaut im Gesicht. Das Rete Malpighii vielfach vakuolisiert, blasig abgehoben. Pigmentzellenchromatophoren bandartig angeordnet im Stratum subpapillare. Leichte vakuoläre und perifollikuläre einfache Infiltration. Vakuolisation auch in den Zellen der äußeren Follikelwand. (Nach R. HABERMANN: aus ULLMANN-OPPENHEIM-RILLE, Die Schädigungen der Haut durch Beruf und gewerbliche Arbeit. Bd. 2, S. 258, Abb. 92. Leipzig 1926.)

Kalkeinlagerung in das Epithel als Folge der gesteigerten Permeabilität im Tumorgewebe. Mikroskopisch kommt es zu einer *Entdifferenzierung zwischen den beiden Keimblätterderivaten Epithel und Bindegewebe* (WATERMAN).

Von besonderer Wichtigkeit waren die Untersuchungen, die sich mit der *Isolierung der carcinogen wirkenden* Substanz im Teer befaßten. Zunächst konnten BR. BLOCH und DREIFUSS feststellen, daß die *niedrig siedenden Phenole und Basen* für die *Carcinomgenese irrelevant* sind. Dann konnten BR. BLOCH und WIDMAR feststellen, daß die *Fraktion unter* 230° *nicht* oder nur *wenig carcinogen* wirkt. *Die wirksame Substanz wurde in der Fraktion von* 230—300° *gefunden.* Für die *Carcinomgenese* kommt demnach der sehr *hochsiedende* (300°), *in Benzol lösliche Anteil des Teers in Betracht.* Auch TEUTSCHLÄNDER findet in der *Anthracenölfraktion* die *carcinogene Komponente des Teers.* Doch meinen BR. BLOCH und WIDMAR, daß die *blastomerzeugende Wirkung des Teers* nicht auf *eine einzelne* Substanz beschränkt ist, sondern auf *mehrere,* wahrscheinlich miteinander chemisch verwandte *homologe* Stoffe, die *weder Stickstoff noch Schwefel noch Arsen* enthalten.

Wenn wir die hier mitgeteilten Befunde über den experimentellen Teerkrebs mit den klinischen Angaben der Berufsschäden durch Teer und dessen Produkte betrachten, so finden wir einen auffallenden Parallelismus. Die *gewerblichen* Schädigungen durch die einzelnen Teerfraktionen sind wie ein klinisches Experiment, das gewisse Schlüsse zuläßt für die *schädigenden* resp. *wirksamen* Körper im Teer. Während die *Leicht- und Mittelöle keine spezifisch bedingten Hauterscheinungen* erzeugen, sind die *schweren* und *Anthracenöle* diejenigen Teerabkömmlinge, welche *gewerbliche* Hautschäden auszulösen imstande sind. Teer ist ja wie beispielsweise Opium kein einheitlich konstant chemisch zusammengesetzter Körper. Wie Opium enthält er eine Menge Stoffe, die gleichsinnig wirken, oft aber auch gewisse Haupteffekte verschleiern. Die *haut-*

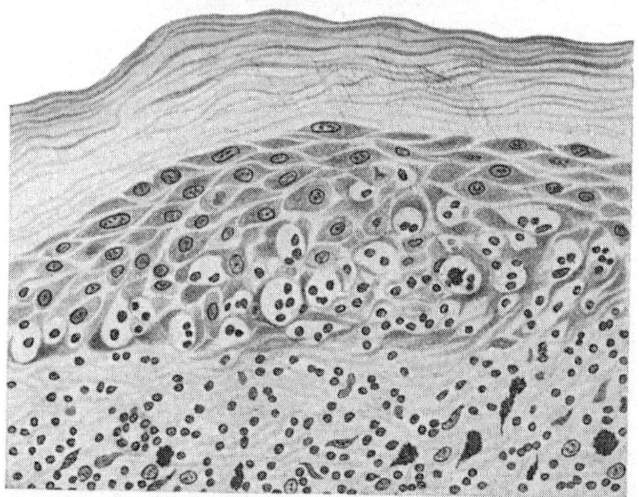

Abb. 19. Teerhaut vom Nacken. Hochgradige Vakuolisierung des Stratum germinativum und des Stratum spinosum. Unscharfe Abgrenzung des Rete vom Papillarkörper. Unteres Epithel wie Cutis ödematös und locker, zellig infiltriert. (Nach R. Habermann.) (Aus Ullmann-Oppenheim-Rille, S. 259, Abb. 93.)

schädigende und experimentell *carcinogene* Wirkung wird durch die *hochsiedende Fraktion* ausgelöst. Die *Leichtöle* dürften *therapeutisch wirkungslos sein.* Den *Schwerölen* kommt die *Phenolwirkung* zu, während *Pech, Schweröl* und *Anthracenöl* höchstwahrscheinlich den *therapeutischen Effekt bedingen* dürften. Gerade die schönen histologischen Untersuchungen von Habermann lassen pharmakologische Schlüsse zu. Bei Untersuchungen über die Pechhaut konnte er die *Vakuolisierung* des *Rete Malpighii* feststellen, Erscheinungen, die der Retecytolyse Menschels bei der Salicylsäurewirkung entsprechen. Infolge dieser *Schädigung des Stratum germinativum und spinosum* kommt es zu einer *Hyperkeratose und Akanthose.* Aber die Wirkung bleibt nicht auf diese Schichten allein beschränkt. Nach Waterman ist auch das *Bindegewebe* stark in Mitleidenschaft gezogen. Ebenso die *Gefäße.* Konnte auch Kleyberg beim experimentellen Teercarcinom *Capillarerweiterung* und *Bildung* von *capillären Ektasien* feststellen.

Die *Wirkung* des *Teers* erstreckt sich demnach auf *Haut, Bindegewebe und Gefäße.* Sein *Angriffspunkt* dürfte zunächst das *Rete Malpighii* sein, worauf dann die übrigen Erscheinungen von der *Keratoplastik* bis *zur Blastombildung* folgen. Die Annahme, daß die Pechbestandteile wenig Bedeutung haben, dürfte nicht zu Recht bestehen.

Warum man aber für die Hautbehandlung *Teer* und *nicht* die wirksamen *Fraktionen* anwendet, dürfte darin seine Erklärung haben, daß eben die *Leicht- und Mittelöle* doch nicht als *pharmakologisch indifferent* anzusehen sind. Sie dürften die Teerwirkung regulieren, dürften für die Resorptionsverhältnisse maßgebend sein und verhindern, daß ein übermäßiger Effekt bei der Therapie eintritt. Wir finden ja auch sonst in der Pharmakologie, daß die sog. *Ballaststoffe,* die von der synthetischen pharmazeutischen Chemie als irrelevante Körper gerne übersehen werden, für die Wirkung von großer Bedeutung sind.

Die Teerbehandlung, die schon von PLINIUS und GALEN gegen Hautkrankheiten empfohlen, im Mittelalter in Vergessenheit geriet, wurde von HEBRA, BATEMAN, WILKINSON, CAZENAVE, GAUTHIER, BAZIN u. a. wieder in die Dermatotherapie eingeführt. HEBRA verlangte, daß jedes Ekzem nach Beseitigung der Entzündungserscheinungen mit Teer zu behandeln sei. Er verwendete hauptsächlich den *Holzteer.* In letzter Zeit haben namentlich JADASSOHN, NEISSER, SACK sowie HERXHEIMER und seine Schüler NATHAN, ALTMANN und BORN, ferner GONIN, WHITE, GALEWSKY, STEIN u. a. sich mit der Teerbehandlung beschäftigt. Sein Anwendungsgebiet ist das *Ekzem,* die *Neurodermitis,* die *Psoriasis,* die *Trichophytie,* die *Acne necrotica,* die *Scabies,* der *Pruritus,* die *Dermatitis herpetiformis Duhring* (in letzter Zeit von FREEMAN empfohlen), der *Pemphigus* und die *Haarerkrankungen* (Pityriasis capitis, Alopecia).

Um Teer mit *Wasser mischbar* zu machen, wird er mit *saponinhaltigen Substanzen* versetzt *(Liquor carbonis detergens).* Nach dem deutschen Arzneibuch wird Steinkohlenteer mit einem alkoholischen *Quillaja*-Auszug durch acht Tage extrahiert. Der englische Liquor *(Alcoholic solution of coaltar)* ist nach einem Geheimverfahren hergestellt (L. KOFLER). HERXHEIMER verwendet an Stelle der Quillajatinktur eine *Roßkastanientinktur.* KOFLER und PERUTZ stellten einen *Liquor cadini detergens* durch Lösen von einem Teil Oleum cadini in 20 Teilen Primulatinktur her.

Von besonderer Wichtigkeit sind Intoxikationen, die nach Teer, zumal bei Anwendung auf größere Hautbezirke, auftreten. Das erste Zeichen ist die grüne Verfärbung des Urins (Carbolharn), dann die akute Nephritis, Albuminurie, Lähmungserscheinungen seitens des Zentralnervensystems. Besonders sollen rote und blondhaarige Menschen mit wenig Pigment zu Teerschädigungen neigen (HERXHEIMER).

Von geringer Bedeutung ist das Auftreten von Acne (HAGER, RITTER u. a.), Follikelhyperkeratosen (BR. BLOCH), allergischen Erscheinungen (LAUCHA FAL). Über Sensibilisierung der Haut durch Teerpräparate berichten HERXHEIMER und NATHAN.

Die *zweite Gruppe* reduzierender Substanzen sind die *Anthracene:* Zu ihnen gehört das *Chrysarobin,* das *Anthrarobin* und das *Cignolin.*

Chrysarobin.

Das *Chrysarobin* verdanken wir BALMANN SQUIRE. Es stammt aus der portugiesischen Kolonie Vorderindiens Goa und wird aus dem Stamme des Baumes *Andira Araroba* als gelbes, krystallinisches, in Wasser schwerlösliches Pulver *(Araroba depurata)* erhalten. An der Luft wird das Pulver bald braun. Die Chrysarobinpräparate enthalten 90% *Chrysarobin,* daneben Beimengungen wie *Emodinanthranol.*

Das Chrysarobin $OH \cdot C_6H_3 \left\langle \begin{matrix} C(OH) \\ | \\ CH \end{matrix} \right\rangle C_6H_2 \left\langle \begin{matrix} OH \\ CH_2 \end{matrix} \right.$ gehört in die Gruppe der sog. *Anthraglykoside.* Es sind dies Glykoside von Anthrachinonderivaten ($C_6H_4 \left\langle \begin{matrix} CO \\ CO \end{matrix} \right\rangle C_6H_4$); sie finden sich in verschiedenen Pflanzen. Einige von ihnen haben abführende Wirkung, wie die Emodine aus Rhabarber (Rheum), Faulbaum (Frangula), Aloe, Senna u. a. Die Emodine sind Oxymethylanthrachinone. Chrysarobin entsteht aus Chrysophansäure durch Aufnahme von Wasserstoff unter Austritt von Wasser:

$$\text{(OH, CO, OH; CO)}\ \ldots CH_3 + 8\,H = \text{(OH, OH, OH; H)}\ \ldots CH_3 + H_2O$$

Dioxymethylanthrachinon = Chrysophansäure. Dioxymethylanthranol = Chrysophansäureanthranol = Chrysarobin.

Schüttelt man eine ätzalkalische Chrysarobinlösung mit Luft, so wird sie rot und enthält *Chrysophansäure.* Doch konnten UNNA und GOLODETZ finden, daß außer Chrysophansäure noch zwei durch ihre Spektra wohl charakterisierte Substanzen, das *Oxychrysarobin* und das *Chrysatoxin,* dabei gebildet werden. Oxychrysarobin entsteht auch spontan auf der Haut, wenn auch alkalifreie Chrysarobinsalben verwendet werden. Bei kurzdauernder Oxydation entsteht Chrysophansäure, bei lange fortgesetzter Chrysatoxin.

Wie erwähnt, ist Chrysarobin kein reines Präparat, sondern es enthält eine Anzahl mehr oder weniger oxydierter oder reduzierter und substituierter Anthracenderivate je nach der Herkunft der Droge (Brasilien, Indien).

Die pharmakologische Analyse der Chrysarobinwirkung verdanken wir hauptsächlich den Untersuchungen von UNNA und seinen Mitarbeitern GOLODETZ und HODARA. Auf die gesunde Haut gebracht, bewirkt es eine *schnelle keratoplastische* Wirkung und *„Abschiebung der Hornschichte“.* Starke Konzentrationen bewirken eine Schwellung, Jucken, Brennen und Pustelbildung an den Haarfollikeln. Wenn die Entzündung zurückgeht, so kommt es zur Abschuppung der vorher entzündeten Haut. *Wird Chrysarobin zu Chrysophansäure oxydiert, so hat es seinen heilenden Einfluß auf Ekzem- und Psoriasisefflorescenzen verloren.* Der *typische Heileffekt des Chrysarobins ist in der Reduktion der Hautelemente begründet.* Möglicherweise verhindert es die Neubildung von Mitosen im Stratum spinosum. Die Oxydation des Chrysarobins findet dort statt, wo ein *ölsäurehaltiges Sekret* ausgeschieden wird. UNNA meint, daß die *Ölsäure des Hautsekretes das Chyrsarobin in die Haut* leitet. Die Wirkung ist an die Oxydation unter Beteiligung der Ölsäure gebunden.

Nach UNNA kommt dem Chrysarobin auch eine Wirkung auf das *Pigment* der Stachelschicht zu. Dieses Pigment wird zwar durch Chrysarobin nicht zerstört, doch negativ chemotaktisch vertrieben.

Nach SAKURAI kann man die hautreizenden Nebenwirkungen des Chrysarobins beseitigen, wenn man es aus alkoholischen Lösungen auskrystallisiert. Durch Destillation erhält man ein flüchtiges Öl und einen phenolartigen Rückstand. Die Nebendestillationsprodukte werden mit $NaHCO_3$ neutralisiert.

SEHLEN konnte an der Hand von Pilzkulturen feststellen, daß nach Chrysarobinbehandlung die Pilze an den trichophytisch erkrankten Haaren zugrunde gehen. RACINOWSKI fand bei Psoriatikern, daß nach 5—10 tägiger Behandlungsdauer die Hornschicht an Dicke abnahm und die Parakeratose schwand. Im Stratum germaninativum konnte er keine gesetzmäßigen Veränderungen feststellen. Sehr ausgesprochen war das rasche Schwinden der polynucleären Leukocyten und Mikroabscesse. Zweifelhaft war der Einfluß auf die Gefäße.

Die Wirkung des Chrysarobins kommt nicht gleichmäßig auf alle histologisch sichtbare Zeichen der Entzündung zum Ausdruck. In erster Weise macht sich sein hemmender Einfluß auf die Leukocytenemigration bemerkbar, was eine Regeneration der Epidermis zur Folge hat.

Bezüglich Chrysophansäure fand HUERRE, daß die Handelspräparate nur 2% Chrysophansäure enthalten. Therapeutisch wertvoll sind nur die tertiären Alkohole, die Anthranole, während die Chrysophansäure und die Anthrachinone die Haut nur reizen und von dem Chrysarobin durch Behandlung mit Pottasche zweckmäßig zu entfernen sind.

Aus dem hier Gesagten ergeben sich die Indikationen für die Anwendung des Chrysarobins. Es ist eines der wirksamsten Heilmittel bei der *Psoriasisbehandlung*. Ganz besonders wirkt es in Kombination mit Teer, Salicylsäure und Schmierseife als DREUWsche Salbe, bei *inveterierten* Psoriasisplaques. Dann wirkt es bei chronischen, hartnäckigen *Ekzemen* und bei *Mykosen*.

Von schädlichen Nebenwirkungen entfaltet es starke Reizung auf der gesunden Haut, unangenehme Konjunktivitiden, ja selbst Schädigungen der Hornhaut (IGERSHEIMER), gelegentlich auch Nierenreizung. Die rotbraune Verfärbung der Haut, die rote der Nägel und die gelbliche der Haare seien auch erwähnt.

Auch das von LIEBERMANN eingeführte *Anthrarobin,* das vor allem in Form der ARNINGschen Pinselung mit gutem Erfolg verwendet wird, ist ein *reduzierendes Anthracenderivat,* das in alkalischer Lösung rasch Sauerstoff absorbiert und sich in *Alizarin* (Dioxyanthrachinon) umwandelt (UNNA). Es wirkt viel schwächer als das Chrysarobin.

Ein Ersatzpräparat des Chrysarobins ist das *Cignolin,* das von GALEWSKY in die Dermatotherapie eingeführt und von UNNA vom chemisch-therapeutischen Standpunkte untersucht wurde. Cignolin gehört zur Gruppe der *Oxyanthrasole* und ist ein *entmethyliertes Chrysarobin.*

$$OH \cdot C_6H_3 \langle \overset{C(OH)}{\underset{CH}{|}} \rangle C_6H_2 \langle {}^{OH}_{CH_3}$$

Chrysarobin

$$OHC_6H_3 \langle \overset{C(OH)}{\underset{CH}{|}} \rangle C_6H_3 \cdot OH$$

Cignolin

Cignolin ist demnach ein Dioxyanthranol. UNNA hat den experimentellen Beweis erbracht, daß der Austritt der Methylgruppe aus dem Chrysarobinmolekül eine wesentlich stärkere pharmakologische Wirkung mit sich bringt, als das unveränderte Chrysarobin besitzt. Aus seinen Versuchen ist zu entnehmen, daß Cignolin bezüglich seiner hautreizenden Eigenschaften 2—5mal so stark als Chrysarobin wirkt. Der antipsoriatische Effekt und die hautreizenden Eigenschaften sind an die OH-Gruppen (1 und 8) geknüpft, die sowohl das Chrysarobin als auch das Cignolim besitzen. Dagegen scheint die in der Para-Stellung befindliche Methylgruppe im Chrysarobinmolekül entzündungsschwächender zu wirken, da das stärker reizende Cignolin diese Methylgruppe nicht hat. Es entfaltet eine 2—5mal stärkere Wirkung wie Chrysarobin.

UNNA stellte tierexperimentell fest, daß der Träger der Abwanderung des Cignolins die in allen Schichten der Haut befindliche *Ölsäure* ist. Überall, wo

Cignolin mit Ölsäure oder Olein enthaltenden Sekreten der Knäuel- und Talgdrüsen in Berührung kommt, gelangt es durch die saure Horn- und Stachelschicht bis zum alkalisch reagierenden Papillarkörper und regt hier einen Oxydationsprozeß an. Hierbei entsteht die bräunliche Verfärbung der Haut (*„Cignolinbraun“* UNNAS). Außer der Sauerstoffwirkung tritt nach Cignolin Abschuppung und Schälung der Oberhaut auf, wie sie sonst nur von Phenolen bekannt ist. Günstige klinische Erfahrungen, so daß die Wiedereinführung des aus dem Handel gezogenen Cignolins durch GRUMACH und HAUCK angeregt wurde, liegen vor von BRUCK, LÜTH, POLZIN, MEIROWSKI und STIEBEL, IHLE, GALEWSKI, SAUDEK, PINKUS, VEIEL, ULLMANN u. a.

Die Indikationen sind dieselben wie die des Chrysarobins. Nur kann es noch bei Acne verwendet werden (POLZIN).

Schwefel.

In die Gruppe der reduzierenden Mittel gehört der *Schwefel* [1].

Der Schwefel wird in drei Formen in der Dermatologie verwendet: äußerlich, innerlich und parenteral.

Der *elementare Schwefel* kommt in mehreren Modifikationen vor, die sich durch physikalische Eigenschaften (Schmelzpunkt, spezifisches Gewicht, Krystallform) voneinander unterscheiden. Dies hängt damit zusammen, daß Schwefel eine wechselnde Molekulargröße hat, nämlich bei niederer Temperatur S_8, dann S_4 bei Temperaturen über 900° S_2; bei 1560° beginnt die Dissoziation in Atome (zit. nach OPPENHEIMER). Schwefel, eine gelbe, krystallinische harte Masse, ist in den meisten Lösungsmitteln unlöslich; in Schwefelkohlenstoff löst er sich bei 15° zu 37%, bei 55° zu 181%. Während von vielen Autoren Schwefel als fettlöslich bezeichnet wird, fand MONCORPS, daß bei einer 10% Konzentration sich Schwefel in Olivenöl zu 0,58%, in Adeps suillus benzoinatus zu 0,92% löst.

Die drei Schwefelpräparate des Arzneibuches (*Sulfur sublimatum, depuratum und praecipitatum*) unterscheiden sich nach HEUBNER nur durch ihren *Reinheitsgrad*, d. h. größere oder geringere Beimengungen von Sulfiden, sowie durch die Größe der Einzelkrystalle, da sie prinzipiell dieselbe chemische Modifikation oder Gemische der gleichen Modifikation sind.

Schwefel ist ein Bestandteil der Eiweißkörper, mit Ausnahme der aus wenigen Baustoffen, vor allem Arginin bestehenden Protaminen (z. B. im Fischsperma).

[1] Bezüglich chemischer Nomenklatur sei daran erinnert, daß man die Metallverbindungen des Schwefelwasserstoffs als *Sulfide*, die Salze der Schwefelsäure $SO_2\langle^{OH}_{OH}$ als *Sulfate*, die Salze der schwefligen Säure $SO_2\langle^{OH}_{H}$ als *Sulfite* bezeichnet. Die sauren Salze der schwefligen Säure heißen *Bisulfite* oder *Hydrosulfite*. Säuren mit verketteten Schwefelatomen sind die *Polythionsäuren*; so ist z. B. bei der Thioschwefelsäure $H_2S_2O_3$ ein O durch S ersetzt; das Natriumthiosulfat (Natriumsalz der Polythionsäure Thioschwefelsäure) hat die Formel $O_2S\langle^{ONa}_{SNa}$. Als *Thiole* (Thioalkohole, Merkaptane) bezeichnet man die den Metallhydrosulfiden (z. B. K—S—H) entsprechenden organischen Verbindungen, z. B. CH_3—S—H. Sie sind als *geschwefelte Alkohole* aufzufassen. —S—H ist die charakteristische Thiolgruppe. Durch Anlagerung von Schwefel an Schwefelwasserstoff entstehen die *Polyschwefelwasserstoffe*, deren Metallverbindungen als *Polysulfide* bezeichnet werden. Zu erwähnen wäre noch, daß Sulfide mit Säuren Schwefelwasserstoff entwickeln, der durch seinen Geruch und durch die Schwärzung, welches ein mit Bleisalzlösungen getränktes Papier in diesem Gase erleidet, erkannt wird. Außerdem färbt sich Nitroprussidnatrium mit Sulfidlösungen violett.

Dann kommt er noch in der Chondroitinschwefelsäure der Gelenkknorpel und in den rhodanwasserstoffsauren Salzen des Speichels vor. Im Eiweißmolekül ist das *Cystein*

$$\begin{array}{l} CH_2-SH \\ | \\ CHNH_2 \\ | \\ COOH \end{array}$$

(Aminothiomilchsäure)

der Träger des Schwefels; daselbst ist er in der *Thiol*-(Sulfhydryl-) Bindung R—SH. Sowohl durch Kondensation und Oxydation entsteht aus dem Cystein unter Vergrößerung des Moleküls auf fast das Doppelte das Cystin

$$\begin{array}{lcl} CH_2-S-S-CH_2 \\ | \qquad\qquad\quad | \\ CHNH_2 \qquad CHNH_2 \\ | \qquad\qquad\quad | \\ COOH \qquad COOH \end{array}$$

Im Cystin ist der Schwefel in der *Disulfid*gruppe R—S.S.—R. Das Cystin nimmt sehr leicht 2 Atome H auf und bildet dann durch Trennung des Moleküls wieder Cystein. Der Vorgang der Bildung des Cystin aus Cystein spielt unter anderen beim Keratinisationsprozeß der Epidermis eine Rolle. Die Umwandlung des Cysteins in Cystin ist sowohl eine Kondensation als auch eine Oxydation. Die Thiolgruppe — SH verschwindet bei der Umwandlung zugunsten der Disulfidgruppe — S.S. —. Zwei Moleküle Cystein werden in der Zelle zu einem Molekül Cystin dehydriert, d. h. oxydiert, und umgekehrt kann das Cystin wieder in Cystein hydriert, d. h. reduziert werden. Wir haben es demnach mit einem *Oxydoreduktionssystem* zu tun. Beim Thiol-(Sulfhydril-) System handelt es sich um die reversible Umwandlung der — SH-Gruppe in die Disulfidgruppe — S.S —. Die Träger der Thiolgruppen im Gewebe sind das Cystein, die Thioglykolsäure und das Glutathion von HOPKINS, ein aus Cystein und Glutaminsäure bestehendes Dipeptid.

Zwei chemische Eigenschaften des Schwefels sind für sein Verhalten im Organismus von großer Bedeutung: *Sein Vorkommen in verschiedenen Oxydationsstufen* und seine *Fähigkeit* zur *Anreicherung mehrerer Schwefelatome aneinander* (HEUBNER).

An der Luft, ganz besonders in Gegenwart von Licht erfolgt eine *Oxydation* des elementaren Schwefels zu schwefliger, später zu Schwefelsäure. Die *niedrigste Oxydationsstufe ist Schwefelwasserstoff, die nächsthöhere elementarer Schwefel, die höchste ist das Sulfat.*

Nun kann Schwefelwasserstoff weiteren Schwefel *anlagern* und bildet die *Polyschwefelwasserstoffe* H_2S_2, H_2S_3, H_2S_4, H_2S_5. WERDER stellte fest, daß auch *im Körper* die Bildung von *Polysulfiden* aus Schwefelwasserstoff und Schwefel möglich ist, wobei sich nach KURTENECKER und BITTNER *Thiosulfat* bildet.

Die Neigung zu Aneinanderlagerungen haben aber auch *organische Schwefelverbindungen.* So entsteht, wie erwähnt, aus dem *Cystein* das *Cystin,* eine Reaktion, die reversibel ist. Die *Bildung* des Cystins aus dem Cystein ist als *Oxydationsvorgang,* die *Rückbildung* als *Reduktion* zu betrachten. Diese Reduktion ist „mit einer Oxydation anderer Stoffe verknüpft, die den zur Reduktion des Cystins notwendigen Wasserstoff liefern müssen; denn Wasserstoffverlust ist ja allgemein einer Sauerstoffaufnahme gleichzusetzen" (HEUBNER). So konnte HOPKINS feststellen, daß die Reduktion des Cystinderivates Glutathion normale physiologische Oxydationen unterhält. Die Umwandlung des Cysteins in Cystin kann schon an der Luft erfolgen, wobei aber, wie O. WARBURG und SAKUNA nachwiesen, ganz geringe *Eisenmengen* als *Katalysatoren* wirken.

Diese Oxydoreduktion, die Bildung des Cystins aus Cystein hat eine eminente biologische Bedeutung: In der Cysteinform, also bei Anwesenheit einer Thiolgruppe, wird aus dem Sulfhydrilsystem Wasserstoff auf einen Zellbaustein übertragen; dadurch geht das Sulfhydrilsystem in die Disulfidform über. Nun kann es in der Disulfidform wieder Wasserstoff aufnehmen, es dehydriert, kann z. B. ein Aldehyd in Säure überführen. Ist aktivierter Sauerstoff vorhanden, so wird der lockere Wasserstoff des Cysteins an diesen abgegeben und es entstehen nach folgendem Schema Cystin und Wasser:

$$2\,R - SH + O = H_2O + R - S \cdot S - R.$$

Eine ältere Beobachtung aus dem Jahre 1888 von J. DE REY-PAILHADE, sowie Untersuchungen von RÖSING, wonach tierische Organe bei Berührung mit Schwefel *Schwefelwasserstoff* bilden, wurde von HEFFTER sowie von HEFFTER und HAUSMANN eingehend untersucht und festgestellt, daß *Cystein* bei Berührung mit Schwefel reichlich *Schwefelwasserstoff* bildet. Ebenso reagiert nach HOPKINS das Glutathion. Es wurde festgestellt, daß diese schwefelreduzierende Eigenschaft der Gewebe an die Anwesenheit der *Thiolgruppe-SH* gebunden ist, so daß *Eiweißkörper, die keine Thiolgruppe enthalten, keinen Schwefelwasserstoff liefern.*

Wenn wir diese komplizierten Verhältnisse der Biochemie des Schwefels, die für die Pharmakodynamik dieser Substanz von besonderer Wichtigkeit sind und die sich den eingehenden Untersuchungen von HEFFTER, HEUBNER, HOPKINS, WIELAND, SABBATINI, SPIRO und seiner Schule verdanken, kurz zusammenfassen, so ergibt sich, daß der leitende Gedanke bei der Schwefelwirkung durch die *Umwandlung des Schwefels in Schwefelwasserstoff* dargestellt wird. Kommt Schwefel mit Organen (Blut, Dünn- und Dickdarm, aber auch Eiweißkörpern) in Berührung, so bildet sich Schwefelwasserstoff. Dieser Prozeß findet nur bei denjenigen Eiweißkörpern statt, die eine Thiolgruppe, welche Wasserstoff abgibt, in ihrem Molekül enthalten. Dabei treten unter Abgabe je eines Wasserstoffatoms 2 Moleküle zu einem disulfidartigen Körper zusammen:

$$\underset{\text{(Thiol)}}{2\,R - SH} + S = \underset{\text{(Disulfid)}}{R - S \cdot S - R} + H_2S$$

Nach WIELAND ist der Schwefel ein Körper, der Oxydationen in Form der Dehydrogenisation ermöglicht. Er ist ein *Wasserstoffacceptor.* Aber Schwefel kann auch *reduzieren,* er ist ein *Sauerstoffacceptor.* GORDONOFF gibt folgendes Schema der Bindungen, die Schwefel eingehen kann:

$$S + H_2 = H_2S \text{ (Schwefel als Wasserstoffacceptor)}$$
$$H_2S + 2\,O_2 = H_2SO_4 \text{ (Schwefel als Sauerstoffacceptor).}$$

Der Schwefel wird also auch oxydiert, und zwar nach seiner Umbildung zu Schwefelwasserstoff. Nun hat, wie SPIRO und seine Schule zeigte, Schwefelwasserstoff die Eigenschaft, elementaren Schwefel unter Bildung von Polysulfiden zu lösen. Diese Polysulfide lagern sich um und spalten Schwefel ab:

$$H_2S + XS \leftrightarrows H_2S_X$$

Schwefel ist demnach als „Komplexbildner" (MARKWALDER) aufzufassen. So können wir uns erklären, daß der ganz unlösliche Schwefel doch biologische Wirkungen entfalten kann.

Damit Schwefel, auf die Haut gebracht, eine Wirkung entfalten kann, muß er also in eine *resorbierbare* Form umgewandelt werden. Dies geschieht einerseits durch *Bildung von Schwefelwasserstoff,* der resorbiert wird, andererseits dadurch, daß es bei gleichzeitiger Gegenwart von Schwefel und Schwefelwasserstoff zur Bildung von *Polyschwefelwasserstoffen* kommt, die *löslich* und *diffusibel* sind und aus denen sich unter Umständen wieder *Schwefel,* besonders an *sauer* reagierenden Orten abscheiden kann (HEUBNER). In den *tieferen* Schichten der Epidermis, die, wie die Untersuchungen von BUFFA zeigten, reichlich *Thiolgruppen* enthalten, kann die Wirkung des elementaren Schwefels sowie der Polyschwefelwasserstoffe erfolgen. Für die Einwirkung des elementaren Schwefels auf die unverletzte Hornschicht, die in ihrem Keratin keine Thiol- sondern Disulfidgruppen enthält, bei der also eine Schwefelwasserstoffbildung nicht möglich ist, nimmt HEUBNER an, daß diese organischen Disulfide noch weiteren Schwefel in sich einzulagern imstande sind, wie die Tetrathionsäure noch weiteren Schwefel aufnimmt, um die Pentathionsäure zu bilden. Danach könnte *Keratin ebenfalls* elementaren *Schwefel* in sich *einlagern,* wodurch eine Änderung seines mechanischen Verhaltens erfolgt. Erwähnenswert ist noch eine Beobachtung von LOEPER, DECOURT und LESURE, daß nach experimenteller Entfernung der Nebenniere der Schwefelgehalt der Haut ungefähr 25% zunimmt.

Daß die *Erdalkalisulfide eine hornlösende Wirkung* entfalten, wurde bei der Besprechung der Untersuchungen von MENSCHEL bereits erwähnt. PULEWKA konnte unabhängig von MENSCHEL durch Bestimmung der Wasserstoffionenkonzentration feststellen, daß für die hornlösende Wirkung der Schwefelalkalien die in wässeriger Lösung gebildeten *Sulfhydrationen* entscheidend sind, wobei das *Sulfhydration* an *Intensität* auch die quellungsfördernde Wirkung des *Hydroxylions übertrifft.*

PULEWKA behandelte Keratin mit Lösungen verschiedener Erdalkalisulfide. Es ergab sich folgendes Dissoziationsschema:

$$XS \leftrightarrows X^{\cdot\cdot} + S''$$
$$S'' + H_2O \leftrightarrows OH' + SH'$$

Es ergab sich, daß der Quellungsgrad und die Stärke der Keratolyse zum Teil von der Wasserstoffionenkonzentration abhängig sei. Die Quellung durch Sulfhydrate wird bei $p_H = 8{,}5$—$10{,}8$ nur unwesentlich erhöht. Bei einem p_H von über 10,8 erfolgt aber eine außerordentlich starke Erhöhung der Quellung. Dagegen ist die keratolytische Wirkung isohydrischer Erdalkalisulfidlösungen stets größer als die keratolytische Wirkung der entsprechenden Erdalkalihydroxyde, *weil sich Hydroxyl- und spezifische Hydrosulfidwirkung summieren.* In einer späteren Untersuchung schreibt PULEWKA dem S'' den eigentlichen keratolytischen Effekt zu.

Die Wirkung des Sulfhydrations kommt demnach *nur in alkalischer* Lösung zur Geltung, da in Schwefelwasserstofflösungen oder in schwachen Säurengemischen von Alkalisulfid und Schwefelwasserstoff keine vermehrte Quellbarkeit gegenüber reinem Wasser auftrat.

Es sei hier ganz kurz auf die allgemeine Pharmakologie des Schwefels, die heute durch die Untersuchungen namentlich von HEFFTER, HEUBNER, BÜRGI, GORDONOFF, MEYER-BISCH im Mittelpunkt des Interesses steht, verwiesen. Auf das isolierte Froschherz äußert sich die Schwefelwirkung in einer Depression der Hubhöhe, die zum auswaschbaren Herzstillstand führen kann (POHL, WERDER, GORDONOFF und UMEHARA). In schwachen Konzentrationen bewirkt Schwefel auf den isolierten Darm eine Zunahme des Tonus und der Pendelbewegungen, in größeren eine lähmende Wirkung, die reversibler Natur ist (GORDONOFF und HASHIMOTO). Durch die älteren Untersuchungen von BOKAI, sowie durch die neueren Arbeiten von VAN DER WILLIGEN, VAN LEERSUM, BÜRGI und HASHIMOTO, HEFFTER, HIJMANS VAN DEN BERGH und ENGELKES wurde festgestellt, daß der sich nach Schwefelgaben entwickelnde Schwefelwasserstoff eine abführende Wirkung entfaltet. Wichtig sind die Beziehungen zwischen Schwefel und Glykogen, die sich aus den Untersuchungen von BÜRGI und GORDONOFF ergeben: Nach Zufuhr von Schwefel erfolgt eine Anreicherung des Glykogengehaltes in der Leber. Der Blutzuckergehalt erleidet eine Abnahme, unabhängig davon ob Schwefel enteral oder parenteral zugeführt wurde (GORDONOFF). CAMPANACCI und BALDUCCI konnten auch beim Menschen eine Hypoglykämie unter der Schwefelwirkung beobachten. Dieser Befund ist insoferne von Bedeutung, als in Insulinpräparaten abspaltbarer Schwefel nachzuweisen ist (ABEL und GEILING). Insulinpräparate, die keinen Schwefel haben, sollen ihre Wirksamkeit verloren haben (zit. nach GORDONOFF). Am Kaninchen konnten GORDONOFF und MISUSHINA finden, daß der Grundumsatz unter der Schwefelwirkung herabgesetzt wird. MONCORPS konnte finden, daß nach 12stündiger Applikation von 100 g 10% Sulfur praecipitatum-Salbe sowohl der Sulfat-Schwefel als auch der Gesamtschwefel vermehrt war. Neben Steigerung der Werte für den Gesamtschwefel fand er eine Steigerung des Gesamtstickstoffes, eine Steigerung, die aber nicht immer parallel verläuft. Doch konnte er zwischen dem Ausmaß der Beeinflussung des Schwefelhaushaltes durch die percutane Schwefelzufuhr und dem Verhalten des Grundumsatzes keine gesetzmäßigen Beziehungen feststellen. RUSZNIAK fand eine depressorische Wirkung des Schwefels auf den Blutdruck. Die Wirkung der Schwefelbäder wurde von MALIVA untersucht, der fand, daß Schwefel direkt durch die Haut resorbiert wird. Nach LOEPER, DECOURT und GARCIN ist die Nebenniere das wichtigste Organ bei der Regulierung des Schwefelstoffwechsels.

KOPYTOWSKI untersuchte die Veränderungen, welche die *gesunde* Haut nach *Schwefeleinwirkung* erleidet. Nach seinen histologischen Untersuchungen sind sie hauptsächlich *entzündlicher* Natur. Diese Entzündung betrifft vorwiegend die *Papillarschicht* und die *oberen Cutisschichten,* indem hauptsächlich Veränderungen der *Gefäße* zustande kommen, wie Erweiterung, Quellung und eine ungewöhnliche Proliferation des Endothels, welche bereits in sehr frühen Stadien der Schwefelwirkung auftritt. Hand in Hand damit geht eine *vermehrte Hornbildung.* Doch macht die Hornschicht nicht alle *typischen Phasen* der *vollständigen Verhornung durch,* sondern besteht aus unvollständig verhornten, lose zusammenhängenden Lagen. Die chemotaktische Wirkung des Schwefels ist gering. Nach KOPYTOWSKI ist die Schwefelwirkung eine mehr produktive.

Für die Wirkung des Schwefels auf die Haut ist die Feinheit seiner Verteilung maßgebend. „Gewissermaßen am gründlichsten aufgeteilt ist der in den Polysulfiden eingelagerte Schwefel, der eigentlich nur in *Bereitschaft* ist, elementarer Schwefel zu werden. Sehr viel gröber ist der kolloidale Schwefel, auf den die Schwefelmilch, endlich die Schwefelblüte folgt."

Zu erwähnen wäre, daß Polysulfide in der *Schwefelleber* (Kalium sulfuratum pro balneo), in der *Solutio Vlemingkx,* im *Kalium* und *Strontium sulfuratum,* in den *Schwefelwässern* usw. enthalten sind und daß *Schwefelmilch* (Sulfur praecipitatum) aus Kaliumpolysulfid durch Fällen mit Salzsäure erhalten wird, während die *Schwefelblumen* ein durch Sublimation dargestelltes Pulver sind, das oft Schwefelarsen, schweflige Säure und Schwefelsäure enthält, die durch Behandeln mit verdünnter Ammoniaklösung und nachherigem Auswaschen entfernt wird (Sulfur depuratum, Flores sulfuris loti).

Wenn Schwefel auf die Haut gebracht wird, so tritt erst nach längerer Einwirkung eine Reaktion ein: Es entsteht eine *leichte Rötung,* die *Schweißsekretion ist vermehrt.* Bildet sich Schwefelwasserstoff, so erfolgt eine *akute Dermatitis.* Für die Wirkung des Schwefels spielt das *Ionenmilieu,* wie ja früher betont wurde, eine große Rolle (PULEWKA). Die quellungsfördernde Wirkung des Sulfhydrations kommt nur bei *alkalischer Reaktion* zustande. Nun konnten GANS mit seinen Mitarbeitern SCHLOSSMANN und STOCKE zeigen, daß nicht unerhebliche Schwankungen im p_H der unverhornten menschlichen Oberhaut bestehen. So war die Wasserstoffionenkonzentration nässender, erythematöser, akut entzündeter Ekzemformen nach der alkalischen Seite hin verschoben

($p_H = 7,5$), während sie bei der Psoriasis und bei den trockenen Ekzemen saure Werte ($p_H = 6,8$) zeigte. GANS wies darauf hin, daß die *alkalische* Reaktion die Ursache ist, weshalb bei *akut entzündlichen Prozessen Schwefel eine Verschlimmerung des klinischen Bildes veranlaßt,* da eben der Schwefel bei alkalischer Reaktion seine optimale Wirkungsmöglichkeit, hornquellend und entzündungserregend zu wirken, entfaltet, während bei der *Psoriasis* mit ihrer *sauren* Reaktion die Bedingungen der Schwefelwirkung erheblich herabgesetzt sind.

Die *keratolytische* Eigenschaft des Schwefels erklärt auch seinen *parasitären* Effekt bei Scabies, durch Schwefelwasserstoffbildung die Wirkung bei Trichophytie. SABOURAUD schließt daraus, daß Schwefel sich bei Scabies und der Seborrhöe bewährt, auf seine parasiticide Kraft. Ferner weist er bezüglich letzterer Wirkung auf seinen Einfluß gegen Parasiten der Kulturpflanzen hin. Bei der Behandlung der *Acne* ist die Möglichkeit, daß sich die Pusteln leicht nach außen öffnen können, wodurch der Eiter entleert wird, auf die *keratolytische Wirkung* des Schwefels zurückzuführen.

Nun entfaltet der Schwefel aber auch eine ausgesprochene *keratoplastische Wirkung.* UNNA ist der Meinung, daß die *keratoplastische* Wirkung des Schwefels die Folge seines *Reduktionseffektes* auf die Hornschicht sei und dann erfolge, wenn sich *Schwefelwaserstoff* nur *schwach* entwickle. Die *keratolytische* komme nur bei sehr *dünner Hornschicht* zur Beobachtung oder bei Idiosynkrasie gegen Schwefel bei *starker* Entwicklung von *Schwefelwasserstoff.*

Demgegenüber muß, wie dies auch HEUBNER betont, auf die Eigenschaft des Schwefels, mit der *Thiolgruppe* „*—SH*" zu reagieren, verwiesen werden. Wie früher erwähnt, konnte nämlich BUFFA nachweisen, daß nur in den *tieferen* Schichten der Epidermis *Cystein* vorhanden ist.

Die Atomgruppierung im *Cystein* enthält, wie öfters erwähnt, eine *-SH-Gruppe:* $SH \cdot CH_2 \cdot CH(H_2H) \cdot COOH$. Bildet sich aus *Cystein* das *Cystin,* so wird *Wasserstoff* frei, das Molekül *vergrößert sich fast auf das Doppelte.* Die Umwandlung ist also sowohl eine *Kondensation* wie eine *Oxydation* (HEUBNER), die Thiolgruppe —SH *verschwindet* und an ihrer Stelle tritt die *Disulfidgruppe* „*—S.S*" auf. Die *Thiolgruppe* —SH ist befähigt, durch *Verkettung* der Schwefelatome zweier Moleküle das höher molekulare Umwandlungsprodukt mit der Bindung —S.S— (Disulfid) zu bilden und die beiden *Wasserstoffatome* werden zu *Reduktionszwecken* frei, die wiederum zur Umwandlung in Wasser *Sauerstoff* brauchen, so daß dieser *Kondensationsprozeß gleichzeitig* eine *Oxydation* ist. Die Thiolgruppe —SH läßt sich durch die Nitroprussidnatriumreaktion nachweisen, während dieses Reagens die Disulfidgruppe —S.S nicht anzeigt.

HEUBNER wies nun auf die wichtige Tatsache hin, daß der elementare Schwefel in prinzipiell gleicher Weise wie elementarer Sauerstoff mit der Thiolgruppe des Cysteins (oder des Glutathions, das auch die Thiolgruppe enthält und bei der Oxydation in die Disulfidform „Digluthathionid" übergeht) reagiert. Nur entsteht bei der Einwirkung von Schwefel aus dem freiwerdenden Wasserstoff der Thiolgruppe Schwefelwasserstoff, bei der Reaktion mit Sauerstoff dagegen Wasser.

Eiweißkörper, die in ihrem Molekül *keine* Thiolgruppen enthalten, wie z. B. die *Keratine,* den Schwefel also in der Disulfidform als Cystin enthalten, können daher mit Schwefel nicht reagieren.

Gelangt nun Schwefel in eine resorbierbare Form auf die Haut, so tritt er nur mit denjenigen Zellgruppen in Kontakt, mit denen er sich *kondensieren* kann, die also in ihrem Molekül eine *Thiolgruppe* (Cystein) enthalten. Dadurch entsteht aus Cystein Cystin: Der Verhornungsprozeß wird befördert und Keratine, die kein Cystein aber Cystin enthalten, aus den cysteinhaltigen Zellen gebildet.

Wie gesagt, konnte BUFFA histochemisch nachweisen, daß in den tieferen Zellschichten die Thiolgruppe, also Cysteineiweiß vorhanden ist, während in den obersten Schichten kein Cystein mehr vorkommt. Auch GOLODETZ konnte histochemisch durch die HEFFTERsche Sulfhydrilreaktion zeigen, daß Cystein in den Hornsubstanzen (Hornschicht der Fußsohle, Ochsenhorn) nicht vorkommt.

Die keratoplastische Wirkung des Schwefels ist also *nicht* auf sein *Reduktionsvermögen* zurückzuführen, sondern in diesen Fällen wirkt der Schwefel wie der Sauerstoff *oxydierend. Der natürliche Verhornungsprozeß geht mit einer Bildung von Disulfidgruppen auf Kosten der Thiolgruppen einher.* Da der Schwefel diese Veränderung veranlaßt, wirkt er *keratoplastisch.* Sein *Angriffspunkt* sind die *cysteinhaltigen Zellen des Stratum germinativum und spinosum.*

Aber dieser Prozeß findet nicht nur statt, wenn Schwefel *durch die Haut* resorbiert wird. Er kann auch dann erfolgen, wenn Schwefel durch die *Blutbahn* zu diesen Zellen geführt wird, so daß die Wirkung des Schwefels bei *enteraler* oder *subcutaner* Applikation dadurch seine Erklärung hat.

Durch die Nahrung nimmt der Erwachsene täglich mindestens 1 g Schwefel auf (BIER). Durch die Untersuchungen von DE REY-PAILHADE, sowie HEFFTER, auf die früher hingewiesen wurde, wissen wir, daß Schwefel zu Schwefelwasserstoff reduziert wird, ein Vorgang, der durch die Eiweißkörper (oder Bakterien ?) der Schleimhaut des Dünn- und Dickdarms erfolgt. WERDER konnte zeigen, daß Schwefelwasserstoff bei einer Reaktion bis zu $p_H = 6{,}64$ Schwefel in Form von Polysulfiden löst, wodurch per os eingeführter Schwefel *gelöst* wird. Dieser *Polysulfidschwefel* ist leicht *abspaltbar* und beeinflußt den intermediären Ernährungsmechanismus.

Werden kleine Dosen von Schwefel fortgesetzt gegeben, so treten nach 1—2 Wochen, wie dies HUGO SCHULZ am Menschen feststellte, *Allgemeinerscheinungen,* wie Kopfschmerzen, Mattigkeit, Neigung zu Schwindel, vermehrter Stuhldrang, gesteigerte Pulsfrequenz und vermehrte Schweißsekretion auf. In letzter Zeit konnte SIMONSON feststellen, daß bei Verwendung kleiner Mengen Schwefel der *Grundumsatz* eine Tendenz zum Anstieg hat und daß die Geschwindigkeit des Rückgangs der erhöhten Calorienzahl während der Ruhe unmittelbar nach einer Arbeitsperiode *(„Restitutionskoeffizient")* herabgesetzt ist, ein Vorgang, der als Zeichen einer *Oxydationshemmung* gedeutet wurde (zit. nach HEUBNER). BÜRGI und GORDONOFF beobachteten, daß Kaninchen nach längerer Schwefelverfütterung eine Vergrößerung der Milzfollikel und einen erhöhten Glykogengehalt der Leber aufweisen.

Daß Schwefel *abführend* wirkt, ist lange bekannt (das KURELLAsche zusammengesetzte Süßholzpulver enthält außer Senna noch Schwefel). BOKAI wies nach, daß einer der normalen, die Dickdarmperistaltik anregenden Stoffe der *Schwefelwasserstoff* ist. Durch Zufuhr von Schwefel kann die Bildung des Schwefelwasserstoffs im Dickdarm gesteigert werden. Diese Befunde von BOKAI konnten durch VAN DER WILLINGEN, sowie durch BÜRGI und HASHIMOTO tierexperimentell, durch HIJMANS VAN DEN BERGH und ENGELKES am Menschen bestätigt werden.

In letzter Zeit wurden von BIER zur Behandlung von Hautkrankheiten, insbesondere der Furunculose *homöopathische Schwefelgaben* empfohlen. ZIELER, SIEBERT, VON DEN HÜTTEN, RICHTER, SPIETHOFF u. a. haben mit dieser Behandlungsmethode bei *Furunculose* gute Erfahrungen gemacht. Bei der chronischen *Folliculitis barbae* und bei der *Acne vulgaris* hat ZIELER keine sicheren Erfolge gesehen. ZIELER faßt seine Beobachtungen über dieses Heilverfahren dahin zusammen, daß die Wirkung um so *geringer* sei, *je oberflächlicher* und *je mehr chronisch* die Erkrankung verläuft, eine Wirkung, die bei *tiefergreifenden staphylogenen Veränderungen* zweifellos vorhanden ist. Gegen die theoretischen Anschauungen von BIER und RICHTER wenden sich HEUBNER und H. H. MEYER.

Auch die *parenterale* Zufuhr, wie die *intramuskuläre* Einspritzung hauptsächlich von kolloidalem Schwefel, wurde zur Behandlung der *Acne vulgaris, Rosacea* und *Psoriasis* herangezogen. BORY war der erste, der diese Methode angab. Klinisch erzielten GÉBER und BLOCH, ferner HAUCK, NOBL, KANTOR sowie TRIEBENSTEIN nach diesem Verfahren gute Resultate, während OPPENHEIM das Verfahren als schmerzhaft bezeichnet und keine Erfolge bei Psoriasis vulgaris sah. Die intramuskuläre Schwefelinjektionsbehandlung ist als *eine unspezifische Gewebs- und Reiztherapie* aufzufassen (die homöopathische Verordnung von Sulfur jodatum übrigens auch). HEUBNER, R. MEYER-BISCH und BASCH stellten fest, daß nach parenteraler Zufuhr eine Zunahme der Stickstoff- und Schwefelausscheidung im Urin zu beobachten ist. Dies spricht für einen *vermehrten Abbau von Körpereiweiß*. Im Blutserum fanden sich Schwefelester, die beim Normalen fehlen. Beim Hund wurde eine Vermehrung des Schwefelgehaltes und der Quellbarkeit am Gelenkknorpel festgestellt. Nach GANS ist die Ursache der parenteralen Schwefeltherapie noch nicht geklärt. „Ob die pyrogene Komponente die wirksame ist — es kommt ja zu hohem Fieberanstieg —, oder ob der Schwefel im Organismus Verbindungen eingeht, entsprechend jenen bei oraler Zufuhr und ob und wie die entsprechenden Stoffwechselzwischenprodukte dann die Hauterscheinungen beeinflussen, ist noch völlig dunkel" (GANS). E. P. PICK ist der Meinung, daß bei der parenteralen Schwefeltherapie *kolloidale Vorgänge* in erster Linie in Frage kommen. DELBANCO und E. F. MÜLLER fassen ihre Ansicht über die allgemeine Schwefeltherapie (Schwefelbäder, Schwefeltrinkkuren, intravenöse Schwefelinjektionen) dahin zusammen, daß *Schwefel* auf dem Wege der Einwirkung auf *das autonome Nervensystem* eine *Steigerung der Stoffwechseltätigkeit des Hautorgans veranlaßt*. Auch SPIETHOFF faßt die Wirkung des Schwefels auf die Rosacea als eine regulatorische Beeinflussung der vasomotorischen Erscheinungen auf.

Von den *Nebenerscheinungen,* die Schwefel macht, wurden die *Dermatitiden* bereits erwähnt. Innerlich eingenommen erfolgen *Diarrhöen.*

BASCH berichtet über *Schwefelwasserstoffvergiftung,* die nach Behandlung der *Säuglingsscabies* mit 10%igem Schwefelvaselin auftrat. Es erkrankten Säuglinge und Kleinkinder bis zum zweiten Lebensjahr unter dem Bilde der schwersten Ernährungsstörung. Nach 1—3wöchentlicher Krankheitsdauer erfolgte der Tod. Nach BASCH erhöht die mechanisch geschädigte Haut die Resorption von Schwefel. Die Resorptionsfähigkeit ist bei Säuglingen wegen der relativ großen Körperoberfläche größer als beim Erwachsenen. Im Blut und Harn konnte er Schwefelwasserstoff nachweisen.

Zu erwähnen wäre noch, daß Schwefel die *Teerwirkung* zu *erhöhen* imstande ist. Dies kommt in der alten WILKINSONschen Teerschwefelsalbe und in dem in Frankreich als Geheimmittel mit ausgezeichnetem therapeutischem Effekt verwendeten *„Baume de Dr. Baissade",* der von DURET analysiert, von JADASSOHN wärmstens empfohlen und neuerlich von R. O. STEIN als *Sulfanthren* in eine in seiner Zusammensetzung konstanten unbegrenzt haltbaren Form gebracht wurde, zum Ausdruck. Über gute Heilerfolge mit letztgenannter Salbe berichten GEISLER, FUHS, BLUT und HAJOS, ADDARI.

Die WILKINSONsche Salbe besteht bekanntlich aus Kreide, Schwefelblume, Birkenteer, Schmierseife und Schweinefett[1]. Ihr Wirkungsmechanismus ist

[1] Die ursprüngliche Vorschrift enthielt noch Schwefelammonium, das aber F. HEBRA fortließ. In dieser Modifikation befanden sich je 6 Unzen Schwefel und Teer, 4 Unzen Kreide und je 1 Pfund Fett und Seife. Der Kreidezusatz in JARISCHS Vorschrift für die WILKINSONsche Salbe gegen Krätze ging auf 2% zurück.

folgender: Der Schmierseife fällt die Aufgabe zu, die Hornschicht zum Quellen zu bringen. Kreide verstärkt diese Wirkung und veranlaßt noch mechanisch die Abschilferung, so daß die Parasiten in der Hornschichte bloßgelegt werden und den Medikamenten zugänglich werden. Außerdem neutralisiert sie die sauren Bestandteile des Teers. Schwefel resp. Schwefelalkali entfaltet auf die Hülle der Parasiten bzw. ihrer Eier eine keratolytische Wirkung. Endlich wirkt der Teer „desinfizierend". Die von OPPENHEIM zur Krätzeschnellkur verwendete HARDYsche Salbe, eine Modifikation der HELMERICHschen Salbe, enthält Sulfur praecipitat. 25,00, Calc. carbonic. 10,0, Vaselin. 125,00.

Natriumthiosulfat.

An dieser Stelle sei das *Natriumthiosulfat* besprochen, obwohl es nicht zu den reduzierenden Heilmitteln gehört. Es ist das Natriumsalz des Thiosulfats *(Hyposulfit)*, entstanden durch Anlagerung von Schwefel an die Sulfite $Na_2SO_3 + S = SO_2 < {ONa \atop SNa}$. Eine genaue pharmakologische Analyse des Natriumthiosulfats liegt nicht vor. Nach ROST zeigt es eine weitgehende Unschädlichkeit. RAVAUT war der erste, der dieses Präparat bei *Salvarsanschäden* empfahl. Er gab es innerlich in Dosen von 6—10 g. BRUCK stellte durch Tierversuche fest, daß parenteral und stomachal zugeführter Schwefel eine gute Schutzwirkung gegen Quecksilberintoxikationen ausübt, indem er die Quecksilberwirkung hemmt. MC BRIDE und DENNIE gaben Natriumthiosulfat intravenös nicht nur zur Behandlung von Arsenschäden, sondern auch bei *Metallvergiftungen (Wismut, Quecksilber)*. E. HOFFMANN war der erste, der es in Deutschland empfahl. Eine ganze Anzahl von Autoren — ich verweise auf die diesbezügliche kritische Zusammenstellung von KERL — hat dieses Präparat gelobt und gute Erfolge damit erzielt. Außer den von KERL erwähnten Untersuchern konnten nach Abschluß der KERLschen Arbeit DEUSSING, DIETEL, KUHN und REESE, MILLS, LAWSON und CATTANACH, ULLMANN über günstige Erfolge mit dieser Behandlungsart berichten. Bei Sanocrysindermatitis gaben es EIKEN, ferner GELBJERG-HANSEN sowie JERSILD. DOMBRAY und GRIMAND gaben es bei der gonorrhoischen *Epididymitis*. THRONE, LAIRD VAN EYCK, MARPLES und MEYERS erzielten mit Natriumthiosulfat bei *Ekzemen* in mehr als 80% der Fälle (104 Patienten) ausgezeichnete Resultate. Doch sind auch Mißerfolge zu verzeichnen (cf. KERL).

Die Wirkung des Natriumthiosulfats bei Salvarsanintoxikation prüfte BABA experimentell. Er injizierte Mäusen Natriumthiosulfat entweder in die Bauchgefäße und gab zwei Stunden später eine tödliche Salvarsandosis oder beide Mittel wurden gleichzeitig gegeben oder es wurde zuerst Salvarsan, hierauf Natriumthiosulfat gespritzt. Bei sämtlichen Versuchen waren die Mäuse vier Stunden nach der letzten Injektion tot. BABA konnte zwar eine *diuretische*, aber keine das *Salvarsan neutralisierende* Wirkung feststellen. E. F. MÜLLER sowie MÜLLER und DELBANCO konnten finden, daß die im Anschluß an eine Salvarsaninjektion auftretende Störung des vagosympathischen Gleichgewichts durch Natriumthiosulfat behoben wird, das heilend wirkt, wenn die Arsenvergiftung noch nicht zu weit vorgeschritten ist. Dagegen konnten HAAG und BOND feststellen, daß bei oraler Einverleibung von Arsen (Solutio Fowler) der Tod ihrer Versuchstiere (Ratten) durch Natriumthiosulfat weder verzögert noch hintangehalten werden konnte. KABELIK ist der Meinung, daß die Wirkung des Natriumthiosulfats darin bestehe, daß in schwach saurem Medium kolloidaler Schwefel frei werde, der in statu nascendi von maximaler Wirkung ist; Thiosulfatnatrium erhöhe die Eukolloidität, wirke stark reduzierend und hemme in höheren Konzentrationen die Koagulation und Präcipitation. Es bewirke eine Umstimmung und könne als Antianaphylakticum verwendet werden.

In die Gruppe der reduzierenden Mittel rechnet UNNA das *Ichthyol.* Es enthält ungefähr 10% Schwefel.

Ichthyol.

Die eigentlich pharmakologische Wirkung des *Ichthyols* ist nicht geklärt. UNNA und seine Schule schreiben ihm eine ganze Reihe von Fähigkeiten zu. Er führte es 1884 in die Dermatologie ein und empfahl es bei den verschiedensten Hautkrankheiten *(Erysipel, Perniosis, Prurigo, Pruritus, Ekzem, Acne vulgaris, Acne rosacea, Lymphangitis, Phlegmonen* usw.*).* Das Ichthyol ist eine rotbraune, eigentümlich riechende, sirupartige Flüssigkeit, die in Wasser leicht, in Äther und Alkohol teilweise löslich ist. Man schreibt ihm eine reduzierende, gefäßverengernde, verhornende, austrocknende, besonders aber schmerz- und juckstillende Wirkung zu. Es soll vor den übrigen reduzierenden Substanzen den Vorzug haben, auch bei stärkerer Dosierung fast immer nur einen *keratoplastischen, anämisierenden, entzündungswidrigen* Effekt zu erzielen.

Ichthyol wird wie Teer durch Destillation bituminöser fossiler Fischreste gewonnen. Es besteht aus höheren Kohlenwasserstoffen mit ungesättigten Doppelbindungen und sulfidisch gebundenem Schwefel (nach HAUSCHKA). Als Träger seiner Wirkung gelten sowohl die ungesättigten Bindungen, da nach ihrer Sättigung eine Verminderung des therapeutischen Effektes auftritt, als der Sulfidschwefel. Es hat pharmakologisch die Eigenschaften des Teers und des Schwefels, aber in einer wesentlich mitigierten Form.

Es wurde bereits erwähnt, daß neben seiner äußerlichen Verordnung Ichthyol auch *innerlich* speziell bei Acne gegeben wird.

Demgegenüber muß es auffallen, daß der pharmazeutische und chemische Rat der American medical Association dieses Präparat von der Liste der zugelassenen Heilmittel zu streichen (CHEINISSE) beschloß (cf. BLAISDELL).

Ähnlich wie Ichthyol wirken die anderen schwefelhaltigen Kohlenwasserstoffe *Tumenol, Thiol, Thigenol.*

Aus der Gruppe der *verharzenden Öle* und *Balsame* sei der *Perubalsam* besprochen.

Perubalsam.

Harze und *Balsame* werden von vielen Pflanzen wie die ätherischen Öle normalerweise ausgeschieden. Die meisten technisch verwendeten Harze sind aber pathologischer Natur, insofern als auf eine Verletzung des Pflanzengewebes eine Sekretion harziger Substanzen erfolgt *(„sekundärer Harzfluß“).* Je nach der Konsistenz dieser Sekrete spricht man von *Hart-, Weichharzen* und *Balsamen,* welch letztere entweder aus *dauernd flüssig* bleibenden Verbindungen bestehen, z. B. Perubalsam, oder *Lösungen von Harzen in ätherischen Ölen* darstellen (WASICKY). Die Harze enthalten Wasserstoff, viel Kohlenstoff, *wenig Sauerstoff,* keinen Stickstoff und liefern bei der Kalischmelze Phenole und Phenolcarbonsäuren, in großen Mengen Resorcin, Phloroglucin, Paraoxybenzoesäure und Protokatechusäure (zit. nach WASICKY).

Die *Balsame* sind Lösungen von Harzen in ätherischen Ölen oder ein Gemenge bei gewöhnlicher Temperatur nicht flüchtiger Verbindungen, die auch an der Luft flüssig bleiben.

Der *Perubalsam* ist ein pathologisches Sekretionsprodukt der *Toluifera Pereirae* und stammt *nicht* aus Peru. [Peru liefert zwar Erdnüsse, aber keinen

Perubalsam, der aus San Salvador kommt und früher über den peruanischen Hafen Callao verschifft wurde (Leuteritz)].

Dieser Balsam ist eine rotbraune, angenehm riechende, sirupartige Flüssigkeit, die aus über 60% Cinamein, Peruviol, Harzestern, freier Zimtsäure und Vanillin besteht.

Unna führt die *keratoplastische* Eigenschaft der Balsame auf deren *reduzierende* Eigenschaft zurück, da sie wegen ihres geringen Sauerstoffgehaltes Sauerstoff gierig aus der Umgebung an sich reißen. Perubalsam ist ein *antiseptisches* Mittel, welches die Gewebe wenig reizt, aber doch bei *reichlicherer Resorption Nierenreizung* hervorrufen kann (H. H. Meyer-Gottlieb).

Wenn wir nun die Befunde über die reduzierenden Substanzen zusammenfassen, so sehen wir, daß sie teils wegen ihrer chemischen, teils wegen ihrer pharmakodynamischen Eigenschaften keratoplastisch wirken. Die Keratolyse ist nicht unbedingte Voraussetzung für eine Keratoplastik. So wirken Alkalien keratolytisch, ohne den Verhornungsprozeß wesentlich zu beeinflussen. Für andere ist aber eine Keratolyse notwendig, um eine Keratoplastik hervorzurufen. Der pharmakologische Angriffspunkt ist das *Rete Malpighii*. Salicylsäure und Resorcin erzeugen dort Veränderungen, die Menschel als Retecytolyse bezeichnet hat. Die Salicylsäure macht ein Ödem im Rete Malpighii und eine Quellung seiner Zellen. Dadurch entsteht ein Reiz zur Regeneration und zur Bildung einer neuen Hornschicht. Der Angriffspunkt des Resorcins ist zunächst das Keratin. Es bewirkt daselbst Veränderungen, die als Gerbung im weitesten Sinne aufzufassen sind. Ist die Konzentration des Resorcins stärker, so dürfte es ähnliche Schädigungen im Rete *Malpighii* veranlassen, die als Reiz wirken und eine Keratoplasie veranlassen. Beim Resorcin spielt dessen reduzierende Eigenschaft bezüglich Verhornung eine Rolle. Beim Phenol hinwiederum ist der Angriffspunkt die Hornschicht, bei der es eine Nekrose hervorruft, und die Stachelschicht, die zur Mitosenbildung und Proliferation angeregt wird. Pyrogallol trocknet die Hornschicht aus und macht eine Colliquation im Stratum spinosum.

Die Phenole wirken demnach sowohl in mehr oder minder ausgeprägter Weise auf die Hornschicht als auch auf das Rete Malpighii.

Anders die Anthracenderivate. Sie erzeugen eine Entzündung, wodurch es zu einer Abschiebung der Hornschicht kommt. Die Ölsäure leitet Chrysarobin, resp. Cignolin in die tieferen Hautschichten und regt im Papillarkörper Oxydationsprozesse an.

Die Analyse der Teerwirkung ergibt, daß die in ihm enthaltenen Leicht- und Mittelöle keine spezifische Wirkung entfalten; doch sind sie für den Wirkungsmechanismus insofern von Bedeutung, als sie die Resorptionsverhältnisse regulieren und verhindern, daß ein übermäßiger Effekt auftritt. Der Träger der keratoplastischen Wirkung sind die Schweröle und das Pech. Der Angriffspunkt ist das Stratum germinativum und spinosum. Der Wirkungsbereich des Teers erstreckt sich auf Haut, Bindegewebe und Gefäßsystem. Es kann Erscheinungen auslösen von der Keratoplastik bis zur Blastombildung.

Ganz anders ist die Wirkung des Schwefels zu erklären. Er fällt aus der Reihe der reduzierenden Substanzen insofern heraus, als er, obzwar ein reduzierender Körper, durch seine Eigenschaft der Anlagerung und Polysulfidbildung wie elementarer Sauerstoff, also auch oxydierend wirkt. Sein Angriffspunkt ist das Cystein der Zellen. Indem er aus Cystein die Cystinbildung anregt, wirkt er keratoplastisch.

Sauerstoffmittel.

Es war naheliegend, in den chemischen Antagonisten der reduzierenden Körper, also in den Sauerstoffmitteln diejenigen Substanzen zu suchen, die den Verhornungsprozeß verhindern. Und tatsächlich gelang es UNNA, in den „Antikeratolylica“ Körper zu finden, welche durch Oxydation die Granulationsbildung begünstigen und dadurch dem Verhornungsprozeß entgegenarbeiten.

Zu den Sauerstoffmitteln gehören nach UNNA die *Superoxyde* und die *Chlormittel.*

Für die Regeneration spielt der Sauerstoff eine große Rolle. Wie v. GAZA zeigte, verläuft bei jeder schwereren Gewebsschädigung der Stoffwechsel *anoxybiotisch* oder *hypoxybiotisch.* Die Produkte dieses Gewebsstoffwechsels mit unzureichender Sauerstoffversorgung lösen nun Gefäßreaktionen aus, die EBBECKE an den Capillaren beschreibt, die vielleicht durch einen nervösreflektorischen Vorgang bedingt, an den höherliegenden Gefäßabschnitten (Präcapillaren) eine Angioplastenwucherung veranlassen.

Ist das geschädigte Gewebe mit Sauerstoff und anderen lebensnotwendigen Nährstoffen ungenügend versorgt, so kommt es zum *Gewebshunger.* Dieser Gewebshunger führt zu Kernteilung. So konnte KRONFELD nachweisen, daß Amphibienlarven in den ersten Tagen des absoluten Hungerzustandes eine *Periode ungewöhnlicher Vermehrung der Zellmitosen* zeigen. v. GAZA wies darauf hin, daß die ungenügende Zufuhr der für das Zelleben notwendigen Nahrungsbestandteile auch im geschädigten Gewebe mitotische Vorgänge an den Angiothelien wie auch an den Gewebszellen selbst einleiten. Die Mitosenbildung, die bei Verwendung reduzierender Substanz auftritt und die zu einer Neubildung von Hornzellen führt, hat demnach in diesen biologischen Vorgängen des Gewebshungers seine Erklärung. Dauert aber der Sauerstoffmangel längere Zeit an, so tritt eine besondere Art der Zellschädigung auf, die HEUBNER als *Pathobiose* bezeichnet. Es sind dies *irreversible* Schädigungen, wie man sie z. B. durch *Röntgenstrahlenwirkung* oder durch Gifte mit chronischem Wirkungseffekt *(Kampfgase)* beobachtet. v. GAZA rechnet die chronischen Ernährungsstörungen der Haut, wie die Hautatrophie nach Nervenverletzung *(glossy skin),* die Hautveränderungen beim *varicösen Symptomenkomplex* und die durch *Altersatherosklerose* bedingten Veränderungen dazu. Diese Zustände sind mit der irreversiblen Umordnung des Kolloidsystems beim Altern *(Hysteresis)* von kolloidalen Lösung vergleichbar, wobei das Tertium comparationis in der *Irreversibilität* dieses Vorganges liegt (GAZA). Daß für die Regeneration noch andere Faktoren eine wichtige Rolle spielen wie die Wasserstoffionenkonzentration des Mediums und vor allem der Verlauf der fermentativen Prozesse (Autolyse!) braucht nicht erst betont zu werden.

Wir sehen also hier zwei *polare Gegensätze:* Sauerstoffmangel, der zum Gewebshunger und zur anfänglichen Mitosenbildung und Zellvermehrung und bei längerem Bestand zur Pathobiose führt, und die Sauerstoffzufuhr, die die Regenerationsvorgänge entfacht und derart steigert, daß sie ein *Granulationsgewebe,* aber *keine* Verhornung bedingen. Wie früher erwähnt, deckt sich dies mit den klinischen Erfahrungen der Chirurgie, wonach durch Behandlung einer Wunde mit Sauerstoffmitteln eine üppige, oft allzu üppige *Granulationsgewebsbildung* angeregt wird, die aber *keine Tendenz zur Verhornung* zeigt.

Zu den *Sauerstoffmitteln* gehören die *Peroxyde* enthaltenden Substanzen *Wasserstoffsuperoxyd, Perhydrol, Zinkperhydrol, Magnesiaperhydrol, Pergenol, Orthizon* u. a. und das *hypermangansaure Kalium.* Die Wirkung dieser Oxydationsmittel ist durch die Abgabe von Sauerstoff in *aktiver* Form bedingt.

Wasserstoffsuperoxyd gibt Sauerstoff außerordentlich leicht in Wasser ab. Nascierender Sauerstoff wirkt ferner antiseptisch. Die Wirkung hält aber nur so lange an, als sich Sauerstoff entwickelt. Sie ist daher nur vorübergehend und oberflächlich. Bei Wunden spielt die mechanische Reinigung derselben eine große Rolle, da Gewebsbestandteile und selbst Bakterien durch die gasförmige Sauerstoffentwicklung aus der Tiefe an die Oberfläche gebracht werden (SPIRO). Die Wirkung des sich entwickelnden Sauerstoffes ist ähnlich wie bei den Seifen. Das entstehende Gas wirkt *schaumbildend.* Auch hier dürfte die *reinigende* Wirkung mit der *desinfiziersenden* parallel gehen. Es ist anzunehmen, daß die *Adsorption des Sauerstoffschaumes zu den Geweben stärker ist als zu den Mikroorganismen. Die Gewebe werden durch den Schaum adsorptiv gesättigt* und *verdrängen* dadurch die *pathogenen Keime.* Bei der Desinfektion von offenen Wundhöhlen spielen physikalisch-chemische Vorgänge eine große Rolle, während für die Vernichtung von Anaerobier gerade aktiverer Sauerstoff wichtig ist. Wird Wasserstoffsuperoxyd in *geschlossene Hohlräume* (z. B. Peritonealhöhle) eingespritzt, so kann er ungespalten ins Blut eindringen und daselbst durch Entwicklung von gasförmigem Sauerstoff plötzlichen Tod durch *Embolie* herbeiführen (MEYER-GOTTLIEB).

Der Wirkungseffekt des *Kaliumpermanganates* ist ein ähnlicher. Es wird von Eiweiß organischer Substanzen, Fäulnisprodukten usw. sehr leicht reduziert, wobei sich *Mangandioxyd* als brauner Niederschlag abscheidet. Die gesunde Haut wird zwar braun gefärbt, aber nicht angegriffen. Bei Epitheldefekten erfolgt durch konzentrierte Lösung eine Ätzung. Lösungen von über $1^0/_0$ ätzen die Schleimhäute unter Bildung eines oberflächlichen braunschwarzen Schorfes.

Ähnlich wirkt das *chlorsaure Kalium.* Nur ist es weitaus giftiger als das Kaliumpermanganat, da es leicht resorbiert wird und Methämoglobinbildung veranlaßt (MARCHAND).

Die Sauerstoffbildung der Chlormittel erfolgt nach folgender Formel:

$$Cl_2 + H_2O = 2\,HCl + O.$$

Zu dieser Gruppe gehört das *Chlorwasser,* der *Chlorkalk* (Calcium hypochloricum) u. a. Sowohl das *Eau de Javelle* als auch die DAKINsche Lösung enthalten Chlor. An Stelle der DAKINschen Lösung empfahl DOBERTIN das *Pantosept,* eine „DAKINsche Lösung in fester Form“. *Pantosept* ist das Natriumsalz der Dichlorparasulfanylbenzoesäure. RITTER sowie GOZENBACH und SPENGLER hatten mit diesem Präparat gute Erfolge. Das *Magnol* ist eine basische Magnesiumhypochloritlösung (KULKA). Auch *Magnocid* (Magnesiumhypochlorid mit $35^0/_0$ Chlorgehalt) wirkt durch freiwerdendes Chlor (LOCHBRUNNER).

Außer der antikeratolytischen, granulationsfördernden und desinfizierenden Wirkung kommt den Sauerstoffmitteln eine *desodorisierende* Eigenschaft zu. Über den Mechanismus dieser Wirkung können wir uns nach FONROBERT vorstellen, daß die unangenehm riechenden *Aldehyde* höherer Fettsäuren, wie sie als Zersetzungsprodukte des Schweißes auftreten, zu *Fettsäuren oxydiert werden.* Aus diesen so oxydierten Fettsäuren entstehen durch *Alkalien* fettsaure *Salze,* die leicht *abwaschbar* sind. Bei ungesättigten Verbindungen kann es zu einer Aufspaltung mit vorangegangener Wasser- oder Hydroxylanlagerung kommen (FONROBERT).

Endlich entfalten die Sauerstoffmittel eine *Bleichwirkung,* die bei fast allen organischen Substanzen zu beobachten ist. Über die *chemischen Vorgänge,* die bei der Bleichung stattfinden, sind wir kaum unterrichtet. Die Untersuchungen von SIEBER über die Einwirkung von Wasserstoffsuperoxyd auf das menschliche Haar führten zu keinem greifbaren Ergebnis.

Bei der Verschreibung von Salben, die wässerige Lösungen von Wasserstoffsuperoxyd enthalten, ist zu beachten, daß solche Salben sehr wenig haltbar sind, auch wenn man oxydationsbeständige Fette wie Vaselin als Salbengrundlage wählt. Das alte *Unguentum oxygenatum,* das nach HAGERS Vorschrift durch tropfenweises Versetzen von Salpetersäure zu geschmolzenem Schweinefett hergestellt wird, hat mit *Sauerstoff nichts* zu tun; es ist *keine* Sauerstoffsalbe, höchstens ist es eine Salbe, die durch Oxydation bis zu einem gewissen Grade keimfrei gemacht wurde.

Es wäre noch eine Form der Inkorporation von Sauerstoffmitteln zu erwähnen, nämlich die auf Veranlassung UNNAS hergestallten *Sauerstoffseifen* (Pernatrolseifen), die sich ganz besonders zur Aufhellung des *dunklen Frauenbartes* eignen, wobei sich die Alkaliwirkung des Natrons mit der Wirkung des Sauerstoffes kombiniert.

Im vorhergehenden wurde gezeigt, daß den Sauerstoffmitteln die Eigenschaft zukommt, *granulationsanregend* zu wirken. Die übermäßige Bildung von Granulationen kann aber unter gewissen Umständen unerwünscht sein. Um eine vorläufige Decke zu bilden, ist eine Reihe von Substanzen herangezogen worden, die UNNA als *häutchenbildende Mittel (Pagotica)* zusammenfaßt. Sie bilden bei Geschwüren, Rhagaden, Erosionen oder bei der Intertrigo einen Ersatz für die mangelnde Hornschicht, decken einerseits den Substanzverlust und regen die Verhornung an, andererseits behindern sie das recht vielgestaltige Resorptionsvermögen des Granulationsgewebes. Nach v. GAZA resorbieren nämlich granulierende Wunden leicht Jod, Jodnatrium, Strychnin, Arsenik, Salicylsäure, Carbolsäure, Pilocarpin, Campher, Jodoform, Carmin, Zinnober, Kohle, Tusche. Bakterien werden in der Granulationsschichte festgehalten, abgeschwächt oder vernichtet. Ihre löslichen Stoffwechselprodukte können resorbiert werden.

Die Dynamik der häutchenbildenden Mittel deckt sich zum Teil mit der Wirkung der sog. *adstringierenden* Medikamente.

Adstringentia.

Eine chemische Definition der *Adstringentien* zu geben ist zur Zeit nicht möglich. Einzig ihr biologisches Verhalten liegt der Zusammenfassung in eine gemeinsame Gruppe zugrunde (PERUTZ und TAIGNER). Man versteht unter Adstringentien Stoffe, welche mit *albuminoiden Bestandteilen* von Zellen *unlösliche* Verbindungen bilden. Das sichtbare Zeichen dieser Wirkung besteht darin, daß sie auf Wundflächen oder Schleimhäuten ein *Häutchen* bilden, das ist eine durch Koagulation enstandene *Niederschlagsmembran.* Dadurch wird die Zelloberfläche verdichtet und übernimmt die Rolle einer Schutzdecke. Hand in Hand mit dieser Wirkung geht eine *Abschließung* der Drüsen vor sich, wobei die Drüsenzellen selbst verändert und sekretionsunfähig werden (SCHÜTZ). Gleichzeitig findet eine Veränderung der *Gefäße* im Sinne einer *Kontraktion* statt, wodurch der entgegengesetzte Zustand der Entzündung, Abnahme der Schwellung und Hyperämie, hervorgerufen wird. Die adstringierende Wirkung von Silberpräparaten bestimmte DRESER an der Dehnbarkeit der isolierten Froschlunge. KOBERT sowie WASICKY verwendeten zur Messung der adstringierenden Wirkung die Stärke der Agglutination von Hammelblutkörperchen, ein Verfahren, mit dem auch PERUTZ und TAIGNER arbeiteten.

Während die Ätzmittel in schwacher Konzentration adstringierend wirken, in stärkerer eine Ätzung hervorrufen, können nur einige von ihnen als *Pagotica* herangezogen werden, da jede stärkere Gewebszerstörung vermieden werden muß. Die *Ätzmittel* erzeugen eine *Mortifizierung* eines *Hautabschnittes,* die *häutchenbildenden Mittel* veranlassen die Bildung einer *provisorischen Decke.* Daher sind die eiweißlösenden Mittel keine Häutchenbildner (UNNA), wohl aber Silbernitrat und Chromsäure und von den Mitteln aus der adstringierenden Reihe das Zinksulfat, Kupfersulfat, Eisenchlorid, Bleiacetat, die Gerbsäure, der Alaun, der Alkohol und die Wismutverbindungen (Bismutum subnitricum, oxychloratum, subgallicum (Dermatol), tribromphenylicum [Xeroform] u. a.). HAFFNER konnte experimentell an der Rattenschwanzsehne feststellen, daß metallische Adstringentia (Liquor aluminii subacetica, Aqua plumbi) im Gegensatz zu den Eiweißfällungsmitteln eine Verkürzung der Sehne des Rattenschwanzes unter Verminderung ihrer Dehnbarkeit bewirken. Zinkoxyd übt eine desinfizierende Wirkung aus, die seiner Ionisation und dem Säuregrad seiner Umgebung parallel geht.

Silbernitrat $AgNO_3$ veranlaßt eine Ätzung mit Schorfbildung, wodurch das Tieferdringen dieser Substanz verhindert werden dürfte. Daher ist die Ätzwirkung des Silbernitrats eine nur *oberflächliche.* Doch wird durch den Ätzschorf auf die tieferliegenden Gewebsschichten ein *Reiz* ausgeübt, durch den das Heilungsbestreben sich schlecht epithelisierender Substanzverluste *gefördert* wird. Verdünnungen unter $1^0/_0$ wirken nur mehr adstringierend, was seine Anwendung bei *nässenden Ekzemen* rechtfertigt.

Eine ordentliche Häutchenbildung wird auch durch den *Liquor plumbi subacetici* erzielt (UNNA); *Zusatz von Alkohol erhöht diese Wirkung.* Im GOULARDschen Wasser ist neben Blei auch Alkohol enthalten.

Auch *Alaun* ($2-5^0/_0$) sowie *Kupfersulfat* ($5-10^0/_0$) sind Mittel, die ein dichtes Häutchen bewirken.

Die Wirkung der *Gerbsäure* erstreckt sich nur dort, wo sie mit eiweißartigen oder leimgebenden Bestandteilen der Gewebe in Wechselwirkung treten kann (FÜRST); daher wird die intakte Haut durch Tannin nicht angegriffen, wohl aber die unverletzte Schleimhaut.

Als *Gerbstoffe* bezeichnet man in technischer Hinsicht wasserlösliche Pflanzenstoffe, die imstande sind, tierische Haut in Leder umzuwandeln (K. FREUDENBERG). Vom chemischen Gesichtspunkt aus sind sie mehrwertige Phenolderivate, die zusammenziehend schmecken, verschiedenartige Farbreaktionen mit Ferrisalzen, Molybdän- und Vanadinverbindungen eingehen, Eiweiß- und Leimlösungen fällen, und, wie viele einfache Phenole, schwer lösliche Alkaloidsalze bilden. Alle technischen Gerbstoffe sind auch medizinisch mehr oder minder brauchbar. Es scheint aber, daß auch Verbindungen, die den Gerbstoffen chemisch nahestehen, wie Kotoin, Anthocyane und Catechine, gewisse Gerbstoffwirkungen zukommen (zit. nach WASICKY). Die chemischen Kenntnisse der Gerbstoffe verdanken wir den klassischen Untersuchungen EMIL FISCHERS und seiner Mitarbeiter, namentlich K. FREUDENBERGS. Die Analyse der Gerbstoffe wird dadurch erschwert, daß ihnen hochmolekulare Zersetzungsprodukte beigemengt sind, die aus ihnen durch Oxydation und Kondensation entstehen. Zu diesen Beimengungen gehören auch die *Gerbstoffrote* oder *Phlobaphene.* Der am weitesten in seiner Natur untersuchte Gerbstoff ist das *Tannin* aus Galläpfeln.

FREUDENBERG gibt vom chemischen Standpunkt folgende Einteilung der natürlichen Gerbstoffe an:

I. Hydrolysierbare Gerbstoffe und gerbstoffartige Verbindungen (Ester- und Glucosidform).

a) Depside (z. B. Lecanosäure).

b) Tanninklasse (z. B. Sumachgerbstoffe).

c) Gerbstoffhaltige Glykoside (z. B. Gerbstoff der Edelkastanie).

II. Kondensierte Gerbstoffe und gerbstoffartige Verbindungen.

a) Einfache aromatische Oxyketone (z. B. Hesperitin).

b) Catechine mit den Phloroglucingerbstoffen und Gerbstoffroten (zu ihnen gehören u. a. die Catechine, die Gerbstoffe von Rhabarber, Ratanhia, Eiche und Erle).

c) Rotbildende, phloroglucinfreie Gerbstoffe unbekannter Zusammensetzung (z. B. Rumex hymenosepalus).

Perutz und Brügel konnten bei ihren Fällen von Dermatitis nach Erlenholz (Alnus glutinosa) finden, daß diese Kranken nicht nur gegen Erlenholz, sondern auch gegen Hamamelis und Catechu überempfindlich waren. Zu Desensibilisierungszwecken wurde bei diesen Fällen Tinctura Ratanhiae versucht.

Der Gerbprozeß wird nach neueren Untersuchungen als ein Ladungsausgleich zwischen zwei entgegengesetzt geladenen Kolloiden aufgefaßt (Procter und Wilson).

Tannin ist ein schmerzloser Häutchenbildner. Wederhake empfiehlt die Tannintinktur und die 5%ige Tanninlösung, die eine kräftige adstringierende Wirkung entfaltet, so daß die Granulationen in richtigen Grenzen bleiben, wodurch dem Epithel der Weg geebnet wird.

Nach Veyrières sind die *schwächeren Adstringentia* pflanzlicher Natur und enthalten fast alle Gerbsäure: Aufgüsse und Abkochungen von Wermut, Eisenkraut, Brombeerblättern, Ruhrwurzeln, Schlingenpflanzen, Kletten, Nußschalen, Eichenrinde, Weiden- und Ulmenrinde. Die *stärkeren* Adstringentien sind fast alle Mineralsalze von Blei, Alaun und Eisensalzen.

In letzter Zeit hat die *Gerbsäure* ein neues Anwendungsgebiet gefunden, da sie ein ausgezeichnetes Mittel zur Behandlung *schwerer Verbrennung* ist (Davidson). Die verbrannte Stelle wird mit einer 2,5—5%igen wässerigen Tanninlösung gepinselt, der Schorf wirkt der Resorption autolytischer Prozesse entgegen. Die Davidsonsche Behandlungsart wurde von Floresco, Hunter, Lindsay, Salzer, Gordon, Cutting, Christopher, Bancroft und Rogets, Wilson, Sellemings, Herzfeld, Beckmann, Kornmann und Smerečinskij, Montgomery, Hutton u. a. bestätigt. Die Erfolge mit dieser Behandlungsart werden von all diesen hier angeführten Autoren als ausgezeichnet geschildert. Die Mortalität ist nach einer Zusammenstellung von Herzfeld von 38 auf 9% zurückgegangen. Der Vorteil der Tanninbehandlung ist die Bildung eines Koagulums, welches die Aufsaugung toxischer Stoffe von der Oberfläche verhindert.

Überempfindlichkeit gegen Tannin wurde beschrieben von Lange, Jürgersmayer, Schramm, Delcour, Ehrmann, Perutz und Brügel.

In die Gruppe der Gerbsäureüberhäutungsmittel gehört auch die *Ratanhiawurzel*. Oppenheim beobachtete, daß bei Luetikern, die eine prophylaktische Mundpflege mit *Tinctura Ratanhiae* vornahmen, sehr häufig die „*schwarze Haarzunge*" auftrat. Es kam zu einer Hypertrophie und Hyperkeratose der Papillae filiformes, also jener Elemente der Zunge, die allein und ausschließlich normales verhorntes Epithel besitzen (Oppenheim). Diese Beobachtung führte Oppenheim zu Versuchen, den Ratanhiaextrakt und die Ratanhiatinktur, später eine 10%ige Salbe aus Extractum Ratanhiae und Vaselin, der ein $^1/_2$% Thymolzusatz zur Erhöhung der Haltbarkeit beigegeben wurde, als Überhäutungsmittel granulierender Wunden zu verwenden, wobei seine Annahme bestätigt wurde, daß die keratoplastische Komponente des Ratanhiarots mit der adstringierenden der Ratanhiagerbsäure zweckmäßig zur Wirkung gelangen. Fried sowie Goldhammer berichten über günstige Erfahrungen, die sie mit der *Ratanhiasalbe* als *Überhäutungsmittel* erzielten. Nach MIBELLI wirkt Ratanhiarot ähnlich wie Scharlachrot oder Fuchsin keratoplastisch.

Wie das *Ratanhiarot* entfalten auch andere *organische Farbstoffe* eine Überhäutungswirkung. Von der Beobachtung B. FISCHERS ausgehend, daß Injektionen einer gesättigten Lösung von *Scharlachrot* am Kaninchenohr atypische Epithelwucherungen hervorrufen, die trotz aller histologischer Ähnlichkeiten nichts mit Carcinom zu tun haben und auch beim Menschen in geringerem Grade auftreten (WESSELY sowie STÖBER), untersuchte man diesen Farbstoff und seinen wirksamen Bestandteil. Nach E. HAYWARD wirkt *Scharlachrot* (Aminoazotoluolazo-β-Naphthol) *epithelisierend.* Ebenso wirkt das Aminoazotoluol und das diacetylierte Aminoazotoluol *Pellidol* (SCHMIEDEN, DECKER, BAUTLIN u. a.); doch kommt diese epithelisierende Wirkung nicht nur dem Scharlachrot und den Amidoazotoluolen zu, sondern, wie O. SACHS nachwies, auch anderen *Anilinfarbstoffen,* wie Brillantrot, Krapplack, Gelblicht und Grünlack.

Ätzmittel.

Die *Ätzmittel* (Caustica, UNNA nennt sie Escharotica) zerstören Krankheitsgewebe. Ihre Wirkung ist zumeist nicht örtlich begrenzt. Sie können durch die zerstörten Gewebe in die tiefen Wunden eindringen, wobei die Tiefe der Ätzwirkung von dem Feuchtigkeitsgehalt der Gewebe abhängig ist (UNNA).

Nach UNNA kann man mehrere Untergruppen dieser Substanzen unterscheiden. Zu den *Sauerstoffmitteln,* welche durch energische Abgabe von Sauerstoff das Gewebe zerstören, gehören die *Salpetersäure,* die *Chromsäure* und das *Arsenik.* Die Wirkung der *Salpetersäure,* namentlich der rauchenden, ist einerseits durch die Oxydation bedingt, andererseits durch Bildung nitrierten Eiweißes (Xanthoprotein). Die Verbindung der Salpetersäure mit dem Keratin ist um so stärker, je reicher ihr NO_2-Gehalt ist. Sowohl die rauchende Salpetersäure als auch die zur Ätzung ebenfalls verwendete *Trichloressigsäure* bilden mit dem zerstörten Gewebe einen festen Schorf, der lederartige Konsistenz hat. Der Schorf der Salpetersäure ist gelb, der durch Trichloressigsäure bedingte weißlich.

LESLIE ROBERTS beschäftigte sich mit der Pharmakologie der *Trichloressigsäure* CCl_3COOH. Sie bildet zerfließliche, bei 55° schmelzende Krystalle und spaltet beim Erhitzen mit Kalilauge Chloroform ab:

$$CCl_3COOH + KOH = CHCl_3 + KHCO_3.$$

Nach den Untersuchungen von ROBERTS ist die Haut an verschiedenen Stellen für Trichloressigsäure empfindlich. Sie durchdringt sehr schnell die Cutis. 15 Sekunden nach Auftropfen einer konzentrierten Lösung sind schon die ersten Zeichen einer Wirkung wahrzunehmen. Sie macht keine Ödeme, keine Leukocyteneinwanderung. In der inneren anämischen Zone besteht eine Berührungsanästhesie, nicht aber in der peripheren hyperämischen Zone. Es erfolgt eine Bildung eines Schorfes, der sich sehr langsam abstößt.

Auch die *Chromsäure* (eigentlich Chromsäureanhydrid oder Chromtrioxyd) gehört zu den Oxydationsätzmitteln. Unter Abgabe von Sauerstoff verwandelt sie sich in grünes Chromoxyd: $2\,CrO_3 = Cr_2O_3 + O_3$. Sie wirkt zwar langsam, aber sehr tief. Nur die konzentrierte Lösung besitzt eine Ätzwirkung, während verdünnte Lösungen durch Eiweißfällung und Bindung von Wasser die Gewebe härten und gegen weitere Eingriffe unempfindlich machen (UNNA). Verdünnte Lösungen *verringern* die *Schweißsekretion.* Daher wird 5%ige Lösung gegen Fußschweiß empfohlen. Doch ist wegen der leichten Resorbierbarkeit der Chromsäure von Haut, Schleimhaut und Wunden aus an eine Vergiftungsgefahr zu denken.

LEWIN berichtet, daß eine Frau, die zur Entfernung papillomatöser Wucherungen am Genitale 3 g Chromsäure verbrauchte, nach 27 Stunden starb.

Durch eine irrtümlich mit Kaliumbichromat versetzte Krätzesalbe wurden 15 Personen vergiftet (H. BRIEGER). Die Vergiftungserscheinungen äußern sich in Erbrechen und Durchfällen. Nierenveränderungen wurden beschrieben (BRIEGER). Etwa $2^0/_0$ der Menschen sind chromidiosynkrasisch (FÜRST). Bei der *chronischen Chromtrioxydvergiftung* (die gewerbliche Erkrankung bei der Herstellung von Glas, Porzellan, Tonwaren, in der Farbstoffindustrie, in der Lithographie und im Buchdruckergewerbe, in der Gerberei usw.) kommt es zu Katarrhen der Atemwege und zu charakteristischen Geschwüren der Nasenschleimhaut, die zur Perforation der knorpeligen Nasenscheidewand führen. DEWIRTZ fand von 241 Untersuchten eines Betriebes 175 Nasenscheidewandperforationen. Auch an der Haut werden Kaliumchromatgeschwüre beobachtet. Die Geschwüre entstehen dort, wo die Hornschicht der Epidermis vorher zerstört ist. Es kommt dann zu Colliquationsnekrose der tieferen Schichten (DEWIRTZ). Klinisch entsteht zunächst ein stark juckender, punktförmiger Hautausschlag, dann folgen papulöse Bildungen mit nekrotischem Pfropf, aus dem sich die wie mit einem Locheisen ausgestanzten Geschwüre entwickeln. Histologisch fand DEWIRTZ nekrotisch-ulceröse Veränderungen im Epithel, entzündliche Reaktion und atypische Wucherungen des Deckepithels.

UNNA rechnet nach den Untersuchungen von BINZ sowie SCHULZ das *Arsenik* ebenfalls zu den Sauerstoffätzmitteln. Arsenik (Arsentrioxyd As_2O_3) macht eine Zellnekrose, wobei erkranktes Gewebe (z. B. *lupöses*) stärker angegriffen wird als gesundes. Es ruft keine entzündliche Reizung hervor (MEYER-GOTTLIEB). Der Mechanismus der Ätzwirkung ist nicht ganz geklärt.

Ähnlich wie Arsenik wirkt *Antimonoxyd.* Über die pharmakologische Wirkung des *Brechweinsteins* (Antimonylkaliumtartrat $C_4H_4K(SbO)O_6$) schreiben MEYER und GOTTLIEB, daß in ihm das Antimonylion (SbO′) und nicht das Antimonion Sb″ enthalten ist. Bei Einwirkung von Säuren wird das Salz unter Bildung der orthoantimonigen Säure bzw. Antimonoxyd Sb_2O_3 zerlegt. Seine Ätzwirkung kann daher nur an denjenigen Stellen erfolgen, an denen sich *saures* Sekret befindet, also *um die Ausführungsgänge der Follikel,* während die *übrigen* Hautstellen *nicht* geätzt werden. Daher bilden sich bei Auftragung einer *Antimonsalbe (Unguentum tartari stibiati) variolaähnliche* kleine nekrotische Herde in Form von Pusteln, was den volkstümlichen Namen „Pockensalbe“ für die erwähnte Antimonsalbe erklärt.

Zur Behandlung der *Mikrosporie* empfahl OPPENHEIM die Einreibung einer $10^0/_0$igen Tartarus stibiatus-Salbe. Er konnte feststellen, daß nicht der ganze ursprüngliche Mikrosporieherd Folliculitiden und Impetigines nach der Einreibung zeigte, sondern daß *isolierte Pusteln* auftraten. OPPENHEIM ist der Ansicht, daß die Tartarussalbe elektiv auf jene Stellen einwirkt, wo noch Pilze vorhanden sind. STEINER sowie v. BERDE empfahlen diese Behandlungsart nur für unbehaarte Hautstellen, die damit rezidivfrei geheilt werden können, da der Haarwuchs durch die Antimonsalbe unter Narbenbildung zerstört wird. ARZT fand, daß die lokale Einreibung mit der Tartarus stibiatus-Salbe lokale, oft eingreifende Entzündungsprozesse setzt, während FUHS berichtet, daß oberflächliche Mikrosporieherde durch Einreibung mit der Salbe nicht ausgeheilt wurden.

Bei *Ulcus molle* verwendete RUPEL eine $^1/_2{}^0/_0$ige Brechweinsteinsalbe mit gutem Erfolg.

Bei Verwendung von Antimonpräparaten ist daran zu denken, daß Haut Antimon resorbiert. Die Dosis letalis kann mit 0,12—1,0, gewöhnlich mit 0,5—1,0 angegeben werden, die Dosis toxica mit 0,2; bei Kindern haben sich schon 20 mg als schwer toxisch, 30 mg als tödliche Dosis erwiesen (STARKENSTEIN). Bei der resorptiven Antimonvergiftung kommt es zu einer Capillarlähmung, ähnlich wie bei der Arsenvergiftung. Die choleraähnlichen gastrointestinalen Erscheinungen stehen im Vordergrund des Krankheitsbildes, es erfolgt Herzschwäche, Anurie, Krämpfe, Kollaps, Tod. Therapeutisch gelang es HESSE, durch ein kolloidales Schwefelpräparat (Schwefel-Diasporal) durch Überführen des Antimonyltartrats in ungiftiges Sb_2S_3 das Antimon zu entgiften.

In die Untergruppe der *Chlormittel* gehört das *Sublimat,* der *Chlorzink* und die *Trichloressigsäure.* Letztere wurde schon bei der Chromsäure besprochen. Wie bei den Sauerstoffmitteln der nascierende Sauerstoff, so übernimmt bei dieser Gruppe das freiwerdende *Chlor* die Ätzwirkung.

Die Ätzwirkung des *Sublimats* (Hydrargyrum bichlor. corrosivum $HgCl_2$) beruht darauf, daß es mit Eiweiß unlösliche Verbindungen eingeht. Es kann aber auch Verbindungen mit dem Keratin eingehen.

Stärker als Sublimat wirkt *Chlorzink.* Wie beim Sublimat durch Bildung von Quecksilberalbuminat Chlor frei wird, so spaltet sich aus dem Chlorzinkalbuminat *Salzsäure* ab.

Die Wirkung der dritten Untergruppe, der *Alkalien,* wurde schon früher besprochen. Sie führen zunächst zur Quellung der Hornschicht, die sich allmählich löst.

Zu den *härtenden Ätzmitteln* gehört das *Formalin,* dessen Wirkung auf das Keratin auch schon erwähnt wurde.

Die Indikationen der Anwendung der Ätzmittel sind *Warzen, Epitheliome, Kondylome, Lupus vulgaris* u. a.

Desinficientia.

Um eine Vernichtung der auf der Haut befindlichen pathogenen Mikroorganismen vorzunehmen, bedienen wir uns der *Desinficientia der Oberhaut.* Eine absolute Keimfreiheit kann mit keinem der uns zur Verfügung stehenden Mitteln erreicht werden. Ein wichtiges, in diese Gruppe fallendes Heilmittel ist das *Mercuriammoniumchlorid* (Hydrargyrum praecipitatum album) $HgNH_2Cl$.

Quecksilber.

Die *Quecksilbersalze sind Protoplasmagifte.* Durch die Untersuchungen von PAUL und KRÖNIG sowie SPIRO und SCHEURLEN wurde festgestellt, daß die *Desinfektionskraft* der Quecksilbersalze vom *Dissoziationsgrad* ihrer Lösungen abhängt und *nicht* vom Gehalt an *löslichem Quecksilber* (H. MEYER-GOTTLIEB). Wurden 3 Quecksilbersalzen (Chlorid, Bromid, Cyanid), welche die gleichen Quecksilbermengen enthalten, Milzbrandsporen zugesetzt, so war die Keimzahl nach 20 Minuten beim Chlorid 7, beim Bromid 24, beim Cyanid unendlich. Die Quecksilbermenge war, wie gesagt, gleich, nur der *Dissoziationsgrad* verschieden: Am stärksten beim Chlorid, am schwächsten beim Cyanid. Andererseits konnte gezeigt werden, daß die *antibakterielle* Wirkung geringer wurde, wenn die Zahl der freien Metallionen herabgesetzt wurde. Wird dem Chlorid ein gleichnamiges Ion zugesetzt, also in diesem Falle Chlorionen, so wird die *Dissoziation zurückgedrängt* (MAILLARD) und die *Desinfektionswirkung wird geringer.* Ebenso erfolgt ein „*Zurückdrängen*" des Ions durch Zusätze, welche mit dem Metallion *komplexe Salze* bilden. Die Desinfektionskraft des Quecksilbers (dasselbe gilt übrigens für die Silber-, Gold- und Kupfersalze) haftet an den freien *Metallionen.* JOACHIMOGLU und HELLENBRAND untersuchten die antiseptische Wirkung des Sublimats in Lösungsmitteln verschiedener Dielektrizitätskonstanten[1]. Wird Sublimat in Benzol, Äthyläther oder Chloroform gelöst, so ruft es keine antiseptische Wirkung hervor, während in Lösungen von Nitrobenzol oder Glycerin eine deutliche desinfizierende Wirkung auf Milzbrandsporen vorhanden ist. Diese Erscheinung bringen JOACHIMOGLU und HELLENBRAND mit der Dielektrizitätskonstante dieser Flüssigkeiten zusammen: Benzol, Äthyläther und Chloroform haben eine niedrige, Nitrobenzol und Glycerin eine hohe Dielektrizitätskonstante. Nun geht nach NERNST und THOMSON die Ionisierung mit der Dielektrizitätskonstante parallel. Daher nehmen JOACHIMOGLU und HELLENBRAND an, daß in Glycerin und Nitrobenzol entsprechend der hohen Dielektrizitätskonstante ein großer Teil des Sublimats in Ionen gespalten ist und dementsprechend bactericid wirkt.

Die Eigenschaft der *Schwermetalle,* mit Eiweiß *Metallalbuminate* zu bilden, beeinträchtigt wesentlich ihre *Desinfektionswirkung.* So konnte BEHRING zeigen, daß Sublimat in rein wässeriger Lösung in Verdünnung 1 : 500000, in Bouillon erst bei 1 : 40000, im Blutserum erst in einer Konzentration von unter 1 : 2000 Milzbrandbacillen abzutöten vermag.

Die Wirkung des Quecksilbers auf die Zellen ist genau so wie die Desinfektionswirkung ein Ioneneffekt.

Die *Wirkungsmechanik* sowohl auf Mikroorganismen als auch auf die Zellen kann entweder ein *rein chemischer* Vorgang sein: Das Schwermetallion geht mit dem Eiweiß eine chemische Verbindung ein, oder die Einwirkung erfolgt nach den *physikalischen Gesetzen* der *Verteilung* oder *physikalisch-chemisch:* Es kann durch *Oberflächenwirkung eine adsorptive Anreicherung* des Desinfiziens am Bacterium erfolgen. Der letzte Vorgang der adsorptiven Anreicherung ist insofern von Bedeutung, als Adsorptionswirkungen dadurch gekennzeichnet sind, daß sie in *verdünntesten* Lösungen mit *relativ höchstem Betrag zur Ausbildung kommen* (SCHADE). Dies ist beispielsweise für die Erklärung der desinfizierenden Wirkung des kaum *löslichen weißen Quecksilberpräcipitates* wichtig, während für Formaldehyd die chemische Bindung maßgebend, für die Phenollösung ihr physikalisches Verhalten bedeutungsvoll ist.

Daß die Desinfektion nicht restlos gelingt, d. h. daß *statt Abtötung* nur eine *Entwicklungshemmung* erfolgt, ist dadurch zu erklären, daß bei der *Entwicklungshemmung* die Reaktion zwischen Mikroorganismus und Desinfiziens *reversibel* ist, bei der *Abtötung irreversibel* bleibt. Nach BECHHOLD erfolgt die Abtötung dann, wenn die Einwirkung des Desinfiziens lange genug dauert, um anderweitige Lebensprozesse zu vernichten.

Die sog. ätiotrope Wirkung des Quecksilbers bei Lues führt bekanntlich SCHADE auf die katalytische Wirkung des Quecksilbers zurück.

Untersuchungen über die Wirkung des Sublimates auf die normale Haut verdanken wir HODARA und BEHDJEL, deren Ergebnisse hier mitgeteilt sein sollen. Als 1%iges Sublimatcollodium veranlaßt es progressive entzündliche Veränderungen, die bei steigender Konzentration intensiver werden: Im Corium ist ein Ödem zu finden, die Gefäße sind erweitert. Perivasculäre Infiltration

---

[1] Zwei entgegengesetzt elektrisch geladene Metallplatten ziehen sich mit einer meßbaren Kraft gegenseitig an. Diese Anziehungskraft wird verringert, wenn man zwischen diese Platten einen isolierenden Körper (Dielektricum) einschaltet. Man nennt *Dielektrizitätskonstante* denjenigen Faktor, mit welchem die verminderte Anziehungskraft multipliziert werden muß, um die ursprüngliche Anziehungskraft wieder zu erhalten. Wasser hat die weitaus größte Dielektrizitätskonstante (80): Die Anziehungskraft zweier entgegengesetzt geladener Ionen eines Elektrolyten wird durch Wasser auf $^1/_{80}$ heruntergedrückt. Daher haben Elektolyte in wässerigen Lösungen die stärkste elektrolytische Dissoziation. In Flüssigkeiten von kleiner Dielektrizitätskonstante kann sie ganz aufgehoben sein, weil die kinetische Energie der Wärmebewegung nicht ausreicht, die Anziehungskräfte zwischen den Ionen zu verhindern (zit. nach MATULA-OPPENHEIMER).

und Hyperplasie der endothelialen, perithelialen und Bindegewebszellen des Coriums, Hyperplasie der Stachelzellen. Die Hornschicht beginnt zu erweichen und sich in dünnen Lamellen abzustoßen. In 4—5%iger Konzentration kommt es zur Nekrotisierung der Epidermis, die sich in eine Pustel umwandelt, die Serum, Fibrin, Leukocyten und Epithelzellen enthält. Die Pustel kann beim Aussetzen des Sublimates eintrocknen, es entsteht eine Kruste, die durch die Proliferation der noch in den Zellreihen unten oder seitlich an der Pustel befindlichen Stachelzellen abgestoßen wird. Es erfolgt eine Epidermisierung ohne Narbenbildung. Daher eignet sich das Sublimat zur Behandlung epithelialer Neubildung: *Molluscum contagiosum, Verrucae juveniles, Lupus erythematodes* u. a.

NAGEL konnte finden, daß die *Sublimatwirkung* durch *Salzsäurezusatz* um ein *Mehrfaches* gesteigert wird. Aber nicht nur Salzsäure, sondern auch Trichloressigsäure, Salpetersäure und Natriumbisulfat haben diese Wirkung. Der Wirkungsmechanismus der saueren Sublimatlösung erklärt sich in der Weise, daß die antiseptischen Eigenschaften des Sublimates durch Zusatz von Säuren und sauren Salzen *je nach dem Dissoziationsgrad erhöht wird,* wobei die Quecksilber- und Wasserstoffionenkonzentration sich als wirksam erweisen, sich wechselseitig unterstützen und das Quecksilber als *Kation* und nicht im Anion einer Komplexverbindung wirksam ist.

Andererseits konnte KRAHÉ beobachten, daß beim Einbringen von Kochsalz in Sublimatlösungen eine Verminderung der Desinfektionswirkung auftritt, da ein Komplexsalz $HgCl_3Na$ dabei entsteht.

JOACHIMOGLU untersuchte den Einfluß der *Wasserstoffionenkonzentration* mit Hilfe der Pufferlösungen nach SÖRENSEN auf die *antiseptische* Wirkung des Sublimats. Es zeigte sich, daß bei $p_H = 7{,}8—9{,}7$ die Sublimatlösung sehr schwach wirkt, bei $p_H = 10{,}5$ ist eine Wirkung nachweisbar, noch stärker ist die Wirkung bei $p_H = 12{,}1$. Bei saurer Reaktion ($p_H = 4{,}8—6{,}6$) entfaltet das Sublimat eine stark antiseptische Wirkung. Nach JOACHIMOGLU ergibt sich daraus die Notwendigkeit, bei Desinfektion mit Sublimat für eine schwachsaure Reaktion Sorge zu tragen.

Auf Grund seiner Untersuchungen kam KEESER zu dem Ergebnis, daß die Stärke der antiseptischen Wirkung der *Mercurisalze* mit ihrer Adsorption an Hefe parallel gehe. Aus verschiedenen physikalisch-chemischen Messungen ergab sich, daß Mercurichlorid in niedrigen Alkoholkonzentrationen als Alkoholat solvatisiert ist. In derselben Weise, wie die antiseptische Wirkung der Mercurisalze bei Zusatz von Säuren oder sauren Salzen dadurch zunimmt, daß die Wirkung der Hg- und H-Ionen auf das Zellprotoplasma sich addiert, beruht die Steigerung der antiseptischen Wirksamkeit der Mercurisalze in wässerigen Lösungen mit 20—30% Alkoholgehalt auf der additiven Beeinflussung der Zellkolloide durch Hg-Ionen und Alkohol.

WILD und IVY ROBERTS untersuchten die Absorption von Quecksilberverbindungen bei Einreibung in Salbenform. Sie fanden zunächst, daß Lanolin und Schweinefett besser resorbiert werden als Paraffin. Die Resorption der *gesamten Salbe* beträgt für

Lanolin	28%
Schweinefett	18%
Paraffin	12%

Aus Salben wird *Quecksilber* resorbiert aus einer

Lanolinsalbe	2,75%
Schweinefettsalbe	4,76%
Paraffinsalbe	2,50%

Demnach konnten WILD und IVY ROBERTS feststellen, daß, obwohl beim Lanolin die Gesamtresorption weitaus am größten ist, die Resorption im

Schweinefett für die Quecksilbertherapie wirkungsvoller ist. Quecksilberoxyd wird besser resorbiert als metallisches Quecksilber, Hydrargyrum oleinicum schneller als Schweinefett. Quecksilberpräcipitat, -salicylat und Kalomel werden weniger gut resorbiert. Aus der grauen Salbe wird bis zu 0,179 g Quecksilber aufgenommen. Nach Untersuchungen von Bürgi werden bei täglicher Applikation von 2—4 g Unguentum cinereum nach 3—6 Wochen im Tagesharn 0,99—2,2 mg Quecksilber ausgeschieden.

Maloff untersuchte die *Resorption des Quecksilbers* nach Applikation *weißer Präcipitatsalbe* auf die Haut. Nach 22 tägiger Applikation von weißer Quecksilberpräcipitatsalbe konnten erst am 20. bis 22. Tage $^7/_{100}$ mg Quecksilber nachgewiesen werden. Dieser Befund steht mit den Beobachtungen der geringen Giftwirkung des weißen Quecksilberpräcipitates im Einklang. So sahen Alexander und Mendel Vergiftungserscheinungen bei einer Frau auftreten, die durch *sieben* Jahre *täglich* eine $10^0/_0$ige weiße Präcipitatsalbe benützte.

Auch die *graue Salbe* hat einen mit ihrem Alter zunehmenden Gehalt an *Quecksilberfettseife* (Oberlin [1832]), die durch die Haut resorbierbar ist. Menschel untersuchte den Gehalt des an Fett gebundenen Quecksilbers durch eine Mikromethode nach Hüsgen: Frisch zubereitete graue Salbe war frei von Quecksilberseife, dagegen war bei einem über 3 Jahre alten Globulus mercurialis $4{,}71^0/_0$ Quecksilber in Seifenform gebunden.

Die Wirkung des *Mercuriammoniumchlorids* ist im wesetlichen dieselbe wie die des *Sublimats*, nur ist sie bedeutend milder und erfolgt viel langsamer. Das *weiße Quecksilberpräcipitat* ist in Wasser unlöslich, leicht löslich in Säuren. Daher wird es durch die Sekrete der Schweißdrüsen in Lösung gebracht. Starke Konzentrationen können reizend wirken. *Schwache* Dosen wirken *keratoplastisch*. Die *Wirkung auf Mikroorganismen* ist, wie früher erwähnt, ein *Adsorptionsvorgang*.

Raiziss, Severac und Moetsch fanden, daß quecksilberhaltige Farbstoffe im allgemeinen weniger giftig als andere organische Quecksilberverbindungen sind, weil in ihnen das Quecksilber offenbar fester an den Kernkohlenstoff verankert ist. So übt z. B. das Quecksilberderivat des Dibromfluoresceins, das *Mercurochrom 220*, das einen Hg-Gehalt von $26^0/_0$ hat, seine therapeutische Wirkung auf die experimentelle Staphylokokkeninfektion des Kaninchens nicht direkt durch Beeinflussung der Krankheitserreger aus, sondern indirekt durch Anregung der Antikörperproduktion.

Das Hauptanwendungsgebiet der Quecksilberpräparate sind die Staphylodermien. Bezüglich Therapie verweise ich auf Jadassohn, Jessner und Zieler.

An Stelle des weißen Präcipitates empfiehlt Zinsser eine 10 prozentige *Hydrargyrum oxydatum flavum*-Salbe für die Behandlung von Furunkeln, Karbunkeln, Schweißdrüsenabscessen, Panaritien, Paronychien und den mehr oberflächlichen Formen der Pyodermien.

Zechlin benützte zur Behandlung von Furunkeln und Zellgewebsentzündungen das *Unguentum cinereum*. Junkermann behandelt ebenfalls Furunkel und Karbunkel mit *grauer Salbe*, kleine Furunkel mit dem Beiersdorffschen *Hydrargyrumpflastermull* ohne Carbolzusatz. Krecke verwendet ebenfalls graue Salbe zur Behandlung des Paronychiums. Stappert empfiehlt bei diesen Erkrankungen Quecksilber in Form von *Novasurolinjektionen*, da er eine spezifische Wirkung des Quecksilbers auf das Unterhautbindegewebe annimmt.

Zur Behandlung der *Mykosen* eignet sich sowohl die graue Salbe als das Hydrargyrum praecipitatum album. Letzteres hat ein ausgedehntes Anwendungsgebiet als mildes Antipsoriaticum.

Es sei hier nur ganz kurz auf die Quecksilbervergiftungen verwiesen. Von den Quecksilberverbindungen sind die der Oxydreihe giftiger als die schwer löslichen der Oxydulreihe. Die akute Quecksilbervergiftung macht hauptsächlich Symptome im Verdauungstrakt und in der Niere, ferner infolge Ausscheidung des Quecksilbers durch die Speicheldrüsen die Erscheinungen der Stomatitis mercurialis. Selten ist ein plötzlich einsetzender Kollaps bedingt durch primäre Herzschädigung. Bei der chronischen Quecksilbervergiftung sind Erscheinungen seitens des Zentralnervensystems im Vordergrund des Krankheitsbildes. Auch bei der chronischen Form ist eine Stomatitis mercurialis vorhanden. Dann tritt Erethismus, Tremor und terminale Kachexie auf. Die Kranken können nach länger dauernder Kachexie unter cerebralen Erscheinungen, Gedächtnisschwäche, Amblyopie, schließlich unter dem Bilde einer Demenz zugrunde gehen.

Jod.

Ein wichtiges Hautdesinficiens stellt das Jod dar. Eine zusammenfassende Betrachtung über sein Verwendungsbereich bei der Behandlung von Haut- und Geschlechtskrankheiten wurde jüngst von Memmesheimer, über seine Chemie und Biochemie von Scharrer, über seine Pharmakologie von Bürgi veröffentlicht.

Jod gehört zur chemischen Gruppe der Halogene und kommt außerordentlich verbreitet in der Natur vor. Es bildet schwarzgraue, glänzende Krystalle, die in Wasser sehr wenig (1 : 5500), leicht in Alkohol (Tinctura jodi 1 : 10) und Kaliumjodid (Lugolsche Lösung) löslich sind. Die frei molekularen Lösungen, wie in Schwefelkohlenstoff, Chloroform, sind violett gefärbt, die rote Lösung in Benzol, sowie die braunen Lösungen in Aceton, Äther und Jodkalium sind Komplexverbindungen. Mit Stärke gibt Jod eine Blaufärbung, ein Adsorptionsvorgang, dessen Farbe je nach dem Dispersitätsgrad verschieden ist. Mit Glykogen entsteht eine braune Adsorptionsverbindung. Als schwach negatives Element hat es eine bedeutend geringere Affinität zum Wasserstoff als die übrigen Halogene, doch ist die Affinität des Sauerstoffes zum Jod viel größer als zum Chlor und Brom, weshalb diese beiden Elemente aus ihren Sauerstoffverbindungen durch Jod verdrängt werden.

Nach H. H. Meyer soll nicht ionales, sondern elementares Jod pharmakologisch wirksam sein. Die Reaktion

$$2\,HJ + O \rightleftarrows J_2 + H_2O$$

ist reversibel. Von links nach rechts dieser Gleichung wird sie durch saure, von rechts nach links durch alkalische Reaktion begünstigt. Sie verläuft im Prinzip eines Oxydoreduktionssystems, wie dies z. B. bei der Pharmakologie des Schwefels beschrieben wurde. Die Überführung der früheren Gleichung durch Änderung des p_H nach der alkalischen Seite gibt die Erklärung für die Wirkungsweise der *Alkalidarreichung* bei der Behandlung des Jodismus.

Physiologisch-chemisch wichtig ist der Jodgehalt der Schilddrüse, der 1895 von Baumann nachgewiesen wurde. Er stellte aus Schilddrüsen einen jodhaltigen Körper her, das *Thyreojodin* (oder *Jodothyrin*), den er für das wirksame Prinzip der Thyreoidea hielt. Nach den Untersuchungen von O. v. Fürth und C. Schwarz ist das Baumannsche Jodothyrin ein durch die Säurewirkung entstandenes, melanoidartiges Umwandlungsprodukt des jodierten Drüseneiweißes (jodiertes Polypeptid). Das Jodothyrin scheint sämtliche Schilddrüsenwirkungen zu besitzen, vielleicht in abgeschwächtem Maße, enthält zwar das wirksame Agens, stellt es aber nicht selbst dar. Von Oswald wurde aus einem wässerigen Extrakt der Schilddrüse ein jodiertes Globulin (*Thyreoglobulin*) dargestellt, das er als Hormon der Drüse betrachtete, das aber nur ein Adsorbat des wirksamen Prinzips an das Proteingemisch sein dürfte.

Nun konnte KENDALL im Jahre 1919 aus der Schilddrüse einen Stoff isolieren, den er als *Thyroxin* bezeichnete und dem er die Bruttoformel $C_{11}H_{10}O_3NJ_3$ gab. Er faßte es als ein jodiertes Indolpropionsäurederivat auf. Es enthält 65,1% Jod. Doch wurde darauf hingewiesen, daß die KENDALLsche Formel schon deshalb unwahrscheinlich sei, weil sich die meisten in der Natur vorkommenden jodhaltigen Körper vom *Tyrosin* und nicht, wie dies KENDALL annahm, vom Tryptophan ableiten (zit. nach SCHARRER). HARINGTON konnte 1926 zeigen, daß das Thyroxin die Bruttoformel $C_{15}H_{11}O_4NJ_4$ habe. Durch Jodabspaltung erhielt HARINGTON das Desjodothyroxin, den *p-Oxyphenyläther* des *Tyrosins*. Diesen Körper konnte er auch synthetisch darstellen:

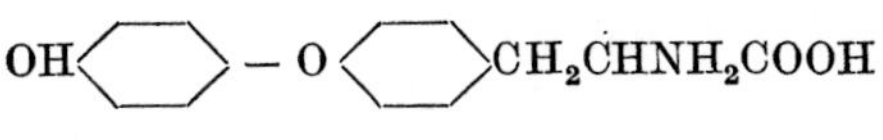

$OH\langle\ \rangle - O\langle\ \rangle CH_2CHNH_2COOH$

Desjodothyroxin

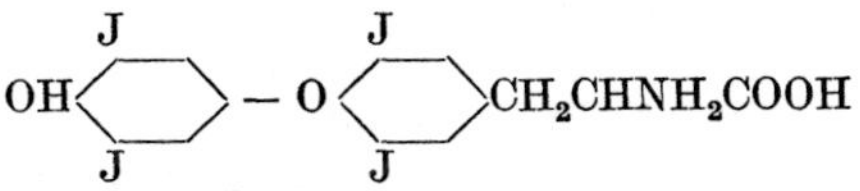

J J

$OH\langle\ \rangle - O\langle\ \rangle CH_2CHNH_2COOH$

J J

Thyroxin

Unter all diesen drei erwähnten Schilddrüsensubstanzen ist das Thyroxin die aktivste und diejenige, welche als das wirksame Prinzip anzusehen ist (BÜRGI). Die Ausbeute an Thyroxin ist sehr gering: Aus 150 g Trockendrüse kann man 10 mg Thyroxin gewinnen. Das vom Organismus aufgenommene Jod wird in eine spezifische Verbindung, wahrscheinlich in das Thyroxin, übergeführt und dann durch innere Sekretion an das Blut abgegeben.

Grob-schematisch kann man über die Pharmakologie des Jods sagen, daß es, in *größeren* Dosen gegeben, ein Arzneimittel von großer Bedeutung für die Behandlung gewisser Krankheiten ist; wenn man es als *Ion* zuführt oder in einer Form, in welcher der Organismus Jod *als Ion leicht abspaltet,* wirkt es als Antisepticum, das aber nicht nur auf Wunden und Schleimhäuten seine Wirkung entfaltet, sondern wahrscheinlich auch dann, wenn es innerlich gegeben wird. Daß aber die Verhältnisse nicht so einfach liegen — die Anwendung des Jods entbehrt noch vielfach der experimentellen Grundlagen —, zeigt die pessimistische Auffassung von BÜRGI: „Die mannigfachen und zum Teil sehr erfolgreichen Verwendungen des Jods in der Therapie haben ein nachhaltiges Studium seiner pharmakologischen Wirkungen wachgerufen, das indessen, wenn man von der Schilddrüsenfrage absieht, nur wenig sichere Grundlagen für die Praxis schaffen konnte.“ Wir können heute noch nicht einmal die Grundfrage mit Sicherheit beantworten: Wirkt das Jodanion oder das freie Jod auf irgendwelche lebenswichtige Zellstoffe?

Allgemein gesprochen können wir sagen, daß die physiologische Wirkung des Jods durchaus an den Effekt eines Oxydationskatalysators im Stoffwechsel erinnert. Seine große Aktivität zum Sauerstoff dürfte dabei eine große Rolle spielen (SCHARRER). Bei Hypothyreosen wird das Jod in der Schilddrüse schlecht gespeichert, sie haben einen niedrigen Blutjodspiegel[1] und eine normale Jodausscheidung durch den Harn. Bei Hyperthyreosen ist der Blutjodspiegel hoch, der Jodgehalt der Schilddrüse aber oft klein, weil das gebildete jodhaltige Hormon offenbar rasch an das Blut abgegeben wird (BÜRGI). Auf Basedowiker übt Jodzufuhr einen ungünstigen Einfluß aus. In kleinen Gaben hemmt Jodalkali den Stoffwechsel (HILDEBRANDT). Doch sieht man bei manchen Menschen Abmagerung und Atrophie gewisser drüsiger Organe auftreten. Diese Abmagerung erfolgt namentlich bei Basedowikern. Unklar ist die Wirkung des Jods bei Atheromatose. Möglicherweise spielt die verminderte Blutviskosität dabei eine Rolle (O. MÜLLER und INADA). Über die anderen Wirkungen des

[1] Der normale Blutjodspiegel schwankt nach KENDALL und RICHARDSON sowie LUNDE und CLOSE zwischen 11 und 13 γ ($1\ \gamma = 1 \cdot 10^{-6}$ g), bei Kretins beträgt er 5—7 γ.

Jods sei auf die zusammenfassende Darstellung von POHL im 18. Band dieses Handbuches verwiesen.

Bezüglich *Resorption* und *Ausscheidung* läßt sich im allgemeinen sagen, daß Jod, in den verschiedensten anorganischen und organischen Formen gegeben, leicht aufgenommen und leicht ausgeschieden wird (BÜRGI). Die Resorption erfolgt als — wahrscheinlich — Jodalbuminat oder Jodlipoid oder in Form von Salzen. Die Ausscheidung erfolgt durch die Niere, aber auch durch die Speichel- und Tränendrüsen, durch die Magenschleimhaut und Galle und durch die Milch. Die Ausscheidung durch den Harn tritt sehr rasch ein (schon nach drei Minuten [ROUX]). Werden Jodide in Salben auf die Haut gebracht, so wird Jod ebenfalls durch den Urin ausgeschieden (HEFFTER, WINTERNITZ, KÖNIGSTEIN, BRÖKING u. a.). Bezüglich Verteilung des Jods in den einzelnen Organen stellte LESSER fest, daß nach Einfuhr von Jodkali am meisten Jod in den Lungen, dann in Nieren, Milz und Leber zu finden ist. O. LOEB fand, daß *syphilitische* Gewebe *mehr* Jod als das *Blut* enthalten. Auch die syphilitisch erkrankten Drüsen enthalten 3,3mal, das erweichte luische Drüsengewebe 6,2mal mehr Jod als das Blut. Auch FRÖHLICH, sowie KYRLE und PLANNER fanden, daß eine Anreicherung von Jod in syphilitischem Gewebe stattfindet. Aber auch von *tuberkulösen* Drüsen wird Jod gespeichert (WELLS und HEDENBURG). Ob *Tumorgewebe* Jod speichern kann, ist durch die Untersuchungen von HOLLER und SINGER in Frage gestellt (über Jodspeicherung und Jodverteilung cf. POHL und HEUCK, Bd. 18 dieses Handbuches).

Über den Wirkungsmechanismus bei Einfuhr von Jodiden in den Organismus berichten die älteren Arbeiten von BINZ, wonach ein teilweises Freiwerden von Jod aus Jodiden durch einen Oxydationsprozeß erfolgt. In neueren Untersuchungen zeigte JEZLER, daß im *sauren* Gebiet die *adsorptive,* im *alkalischen* Gebiet die *chemische* Bindung des Jods vorherrscht. Nach diesen Versuchen erweist sich die *Bindung des Jods als eine Funktion des* p_H. Außerdem war die *adsorptive* Bindung von dem *Dispersitätsgrad* des Eiweißes abhängig. *Bei gleichem* p_H *und gleichem Dispersitätsgrad* war sie auch noch durch die *qualitative Zusammensetzung des Ionenmilieus* beeinflußt.

Hier interessiert uns hauptsächlich die Wirkung des *freien Jods.* Mit seinem *Eiweißfällungsvermögen* geht die *antiseptische* Wirkung des elementaren Jods *parallel* (POHL). Über die keimtötende Wirkung liegen Untersuchungen von FEDERMANN, FRITSCH sowie FRITZLER vor (cf. POHL, dieses Handbuch, Bd. 18). RACHMILEWITSCH fand, daß nach einer Minute alle Bakterien durch Jodspiritus abgetötet werden, während 25%iger Alkohol allein selbst nach 60 Minuten die Mikroorganismen lebensfähig läßt. Die *offizinelle Jodtinktur tötet Bakterien nach einer Minute.*

Wird *Jodtinktur* auf die unverletzte Haut aufgepinselt, so tritt nach kurzer Zeit eine *Entzündung* auf. FRITZLER untersuchte diesen Vorgang an der rasierten Bauchhaut des gesunden Meerschweinchens. Er excidierte Hautstückchen eine Stunde bis 16 Tage nach der Pinselung und fand entzündliche Erscheinungen, die sich von Stunde zu Stunde steigerten: Hyperämie, leukocytäre Infiltration, örtliche Eosinophilie, der sich regenerative und regressive Prozesse (oberflächliche Nekrosen) anschlossen. Auch nach 16 Tagen waren diese Erscheinungen noch nicht beendet.

Bei seinen Untersuchungen über die akantholytischen Medikamente untersuchte FASANI-VOLARELLI die Wirkung der Jodtinktur, welche er verdünnt auf die Kämme und Lappen von Hühnern brachte. Er fand im *Stratum germinativum* und *filamentosum* Zellveränderungen, aber gleichzeitig eine *aktive Proliferation* anderer Zellen derselben Schicht. An der Cutis trat Serum aus, ebenso beobachtete er polynucleäre Leukocyten und bindegewebige Neubildung. Wurde die

Jodapplikation sehr *lange* fortgesetzt, so traten zwischen 20. bis 40. Tag Zellveränderungen *regressiver* Natur auf, *die die reparatorischen Vorgänge zurückdrängten.* Im *Bindegewebe* begannen sich *sklerotische* Prozesse zu entwickeln. Diese *Reize* sind aber im Gegensatz zum Teer nicht so stark, um eine *Blastombildung* zu veranlassen. ROSENSTIRN trug verschiedene Jodpräparate in wässeriger und alkoholischer Lösung durch 18 Monate auf weiße Mäuse auf. Im Endstadium entwickelte sich *fibröse Hyperplasie,* die auch auf die Hautdrüsen übergriff, *niemals konnte er aber Hyperkeratose* feststellen.

Es sei hier nebenbei noch der Befund erwähnt, daß Applikation einer gesättigten *Chrysarobinlösung* während ungefähr 15 Monaten auch *keinen* Krebs bei Mäusen zu erzeugen imstande war.

Über die Beeinflussung der menschlichen Capillaren durch Jod unterrichten uns die an Rekonvaleszenten vorgenommenen Untersuchungen von SEMERAU-SIEMIANOWSKI, RACHON und MANCEWICZ. Sie fanden capillarmikroskopisch nach intravenösen Jodnatriumeinspritzungen Erweiterung, besonders des arteriellen Schenkels der Capillaren, Aufsprießen neuer Capillaren und Beschleunigung des Blutstromes in ihnen. Zumeist trat die Gefäßerweiterung, die 20—30 Minuten anhielt, zuerst auf, dann folgte die Strömungsbeschleunigung. Die vermehrte Gefäßzahl ließ sich bis über 1 Stunde nach der Einspritzung verfolgen.

Ob bei *innerlicher* Darreichung eine *antiseptische,* sozusagen chemotherapeutische Wirkung erfolgt, ist noch zweifelhaft.

Wenn wir uns ein Bild über die Dynamik des Jods machen wollen, so müssen wir uns die früher angeführten Untersuchungsergebnisse von JEZLER vor Augen halten. Auf der *Haut* herrscht eine saure Reaktion vor. Bei diesem p_H folgt die desinfizierende Wirkung des Jods, wie es beim Quecksilber auseinandergesetzt wurde, den Gesetzen der *Adsorption.* Im *alkalischen* Medium tritt aber eine *chemische* Bindung des Jods an das Eiweiß ein. Durch die Aufnahme des Jods in das Eiweißmolekül findet eine *Denaturierung* desselben statt. Das Jodeiweiß gibt keine Schwefelbleireaktion, keine Dimethylamidobenzaldehydreaktion, keine MILLONsche Reaktion (POHL). Durch die mehrfach erwähnten klassischen Untersuchungen von F. OBERMAYER und E. P. PICK ist bekannt, daß *Eiweiß* durch *Jodieren* seinen *artspezifischen Charakter verliert.* Diese Veränderungen des Eiweißes dürften für seinen Wirkungsmechanismus maßgebend sein.

Für die Deutung der histologischen Befunde von FASANI-VOLARELLI scheint mir eine Untersuchung von BLUM und STRAUSS wichtig zu sein. Bei Aufnahme des Jods im Eiweißmolekül erfolgt die Substitution unter Cystinspaltung im Tyrosin-, Tryptophan- und Histidinkern des Eiweißes. *Dadurch* ist, wie es bei der Pharmakologie des Schwefels auseinandergesetzt wurde, der *Verhornungsprozeß* gestört. Es erfolgt demnach keine *Keratoplasie,* sondern da die Zellveränderungen im Stratum germinativum und filamentosum so eingreifend sind, eine *Akantholyse.*

Eine weitere Eigenschaft des Jods kommt für die Dermatologie in Frage, nämlich seine *resorptionssteigernde Wirkung.* Jod erzeugt eine *lokale Hyperämie.* Diese chemisch ausgelöste Hyperämie wirkt wie eine mechanisch ausgelöste, also entzündungswidrig, antiphlogistisch (POHL). WECHSBERG erzeugte durch Einspritzung von Terpentin in beide Oberschenkel eines Kaninchens eine aseptische Eiterung. Ein Oberschenkel wurde durch fünf Tage mit Jodtinktur bepinselt. Beim bepinselten Oberschenkel perforierte der durch Terpentin gesetzte Absceß nicht, während beim anderen eine Erweichung auftrat. Auch ERLANGER stellte ähnliche Versuche an und kam zum Ergebnis, daß „die Resorption von in der Brusthöhle eingespritzten Farbstofflösungen unter dem

Einfluß einer auf der Haut über der Brusthöhle erzeugten Entzündung in kürzerer Zeit vor sich geht als unter normalen Verhältnissen" (zit. nach POHL).

Von den Nebenerscheinungen, die Jod auf der Haut macht, sind die *Jodacne* und das *Jododerma tuberosum* von der *Jodüberempfindlichkeit* zu trennen.

Die Pathogenese der Jodacne ist recht unklar. HAXTHAUSEN glaubt nicht an eine Reizung der Hautdrüsen durch daselbst abgespaltenes freies Jod. HEINEN führt die Jodacne auf Spaltung des jodkalihaltigen Schweißes zurück.

In letzter Zeit berichten über *Jodidiosynkrasien* GRIENTSCHRING, SÁINZ DE AJA sowie BUSCHKE und OLLENDORF. Bei der Patientin, welche von den letztgenannten Autoren beobachtet wurde, bestand auch eine Überempfindlichkeit gegen *Jodoform*. Weiters wurden solche Fälle beschrieben von BRAIN, LANZENBERG, ARNDT, HODARA und BEHDJET u. a. (s. MEMMESHEIMER). Zur *Behandlung des Jodismus* wurde *Natrium bicarbonicum* und von PAUL EHRLICH das *sulfanilsaure Natrium* empfohlen.

Ein ganz merkwürdiges Verhalten zeigen Patienten mit *Dermatitis herpetiformis* DUHRING gegenüber Jod. JADASSOHN und seiner Schule gelang es, auf Grund von Untersuchungen französischer Autoren, bei solchen Kranken durch Jodkalisalben und durch innerliche Joddarreichung einen Ausbruch dieser Erkrankung zu provozieren. SPITZER fand, daß unter 11 Kranken der JADASSOHNschen Klinik 88% bei interner, 20% bei lokaler Jodanwendung mit einem neuen Krankheitsschub reagierten. Auch WERTHER konnte durch 1 g Jodkali Dermatitis herpetiformis-Efflorescenzen hervorrufen.

KLEPPER nimmt auf Grund seiner Grundumsatzbestimmungen an, daß die Jodüberempfindlichkeit bei der Dermatitis Duhring über den Weg einer hormonalen Beeinflussung geht. Demgegenüber betonen PERUTZ und GUTTMANN, daß diese Reaktion *kein Überempfindlichkeitsphänomen* sei, sondern eine Verdrängung des Chlors durch das Jod. Die Jodanreicherung bewirke Änderungen des Quellungsvermögen der quellbaren Elemente der Haut. Man kann auch durch Brom — allerdings in schwächerem Maße — dieselben Erscheinungen wie nach Jodapplikation auslösen (s. S. 40). Die Jodreaktion blieb nach den Untersuchungen von PERUTZ und GUTTMANN aus, wenn der Kranke vorher reichlich Kochsalz erhielt. LEHNER und RAJKA halten dagegen diese Erscheinung auf Grund ihrer passiven Übertragungsversuche für eine durch spezifische Reagine bedingte Überempfindlichkeit.

Auch bei *Lepra* wurden nach Jodkaligaben eigentümliche Reaktionen beobachtet (MUIR, sowie MUIR, WARDMAN und LANDEMAN). Die Zeichen dieser Reaktion sind: Anschwellung der vorhandenen Veränderungen, die Nerven (besonders der Ulnaris) werden manchmal wesentlich dicker, es treten Schmerzen auf, bisweilen schwellen Leber, Milz, Hoden und Lymphknoten. Es treten frische rosige Knoten auf, die in wenigen Tagen verschwinden können. Es erfolgt ein Temperaturanstieg, der im allgemeinen, aber nicht immer, im Verhältnis zu den anderen Zeichen steht. Ferner tritt eine beschleunigte Senkung der Erythrocyten auf, dann Bacillämie und Leukocytose. Als Ursache dieser Erscheinungen nimmt MUIR an, daß sich die bacillenhaltigen Zellen öffnen, wodurch die Bacillen ins Blut gelangen. Nach MUIR sind diese Reaktionen nicht gefährlich, auch wenn sie anfangs bedrohlich aussehen. Nach HENDERSON ist die nach Jodkali auftretende Leukocytose um so stärker, je plötzlicher und heftiger die Reaktion selbst einsetzt. Die Blutkörperchensenkungsgeschwindigkeit geht mit der Leukocytose parallel.

Andererseits ist die *relative Unempfindlichkeit* Tertiärsyphilitischer, die oft ganz unglaubliche Jodkaliumdosen vertragen, bekannt.

E. FREUND konnte zeigen, daß Luetikersera ein viel stärkeres Jodbindungsvermögen als Normalsera und diese ein viel stärkeres Jodbindungsvermögen als Sera von Basedowikern aufweisen. B. LUSTIG und G. BOTSTIBER fanden, daß ganz besonders in der Globulinfraktion die Hauptmenge des eiweißgebundenen Jods des Luesserums vorhanden sei. Sie war ungefähr das Vierfache gegenüber der an Albumin gebundenen Menge. Durch diese hier mitgeteilten Untersuchungsergebnisse von E. FREUND sowie von LUSTIG und BOTSTIBER wurde auf die Koinzidenz zwischen Jodbindungsvermögen des Serums und Jodverträglichkeit in exakter Weise hingewiesen.

Innerlich wirkt Jod fast spezifisch bei *Aktinomykose, Oidiomykose, Sporotrichose, Lepra* und bei gewissen Formen von *Lues*, bei *tuberkulösen Lymphomata* und ähnlichen Erkrankungen.

Ein jodhaltiges Desinfiziens sei hier noch kurz besprochen: *Das Jodoform.* Jodoform ist ein Trijodmethan CHJ_3. Es übt eine stark bactericide Wirkung aus, deren Ursache aber noch nicht mit Sicherheit feststeht. Die BINZsche Annahme, daß das vom menschlichen Fett gelöste Jodoform vom Körper zu Jod umgewandelt wird, um dann teils an das Zelleiweiß, teils an die Kalium- und Natriumionen heranzutreten, ist heute kaum mehr als zu Recht bestehend anzusehen; konnten doch in letzter Zeit BACHEM und KRIENS durch Untersuchung des Jodoforms und ähnlicher Substanzen finden, daß ihre bactericide Wirkung *nicht dem Grade der Jodabspaltung* entspricht. Auch die Untersuchungen über die *Jodoformdermatitis* zeigte, daß die *allergischen* Erscheinungen *nicht* durch das *Halogen* bedingt sind (JADASSOHN, BR. BLOCH, PERUTZ). Sind solche vorhanden (BUSCHKE und OLLENDORF), dann dürfte es sich um eine *polyvalente* Allergie handeln. Nach BÜRGI ist die Vergiftung durch Jodoform zunächst eine eigentliche Jodvergiftung. Da ungespaltenes Jodoform resorbiert wird, kann es zu tödlichen Erscheinungen am Zentralnervensystem (Delirien, Benommenheit, etvl. Narkose) kommen. Experimentell beobachtete MULZER an Tieren schwere Atemstörungen, Krämpfe, Lähmungen und bei der Sektion Degeneration der parenchymatösen Organe. Auf die zentral narkotischen Erscheinungen wiesen BINZ, HÖGYES, BINZ und MÖLLER hin. SNYDER berichtete über eine Opticusatrophie, SAUVENEAU über Amblyopie. HEFFTER sah eine Abnahme der Erythrocyten, FALKSON eine allmähliche Abmagerung nach längerem Gebrauch.

Kupfer

entfaltet ebenfalls eine desinfizierende Wirkung. Nach MITTELBACH verhalten sich nicht alle Bakterien ein und demselben Kupfersalz gegenüber gleich. Sie konnte feststellen, daß je größer der Gehalt des Kupfersalzes an Kupfer, um so größer auch seine desinfizierende Kraft ist. Cuprum chloratum weist die größte Wirksamkeit auf. JEAN MEYER empfahl bei Pyodermien und Acne eine alkoholische Kupfersulfatlösung. In Frankreich wird *Eau d'Alibour,* das aus Kupfersulfat, Zinksulfat, Safran und Campherwasser besteht (zit. nach DARIER), viel verwendet. Allerdings messen VEYRIÈRES und FERREGROLLES den Sulfaten die antiseptische Fähigkeit bei.

Borsäure.

Ein allerdings schwaches, aber in der Dermatologie recht beliebtes Desinfiziens ist die *Borsäure*. Die normale oder Ortho-Borsäure $B\begin{cases}OH\\OH\\OH\end{cases}$ ist eine schwache Säure. Sie bildet farblose, glänzende, sich fettig anfühlende Schuppen, die sich in 26 Teilen Wasser von 20^0 und in 3—4 Teilen siedendem Wasser, außerdem in Alkohol, Fetten und Lipoiden löst. Nach PERUTZ und LUSTIG beträgt der p_H der

$1^0/_0$ Borsäurelösung	. . .	4,88
$1{,}5^0/_0$,,	. . .	4,88
$2^0/_0$,,	. . .	4,78
$3^0/_0$,,	. . .	4,70

Die Pufferkapazität der Borsäure ist sehr gering (PERUTZ und LUSTIG): In etwa $n/_4$ molarer Konzentration ist sie gegen $n/_{10}$ und $n/_{100}$ Säure als Puffersubstanz unbrauchbar, gegenüber Phosphatlösungen zeigt sie eine schwache Pufferkraft. Gegenüber gering konzentrierten alkalischen Lösungen, wie $n/_{100}$ NaOH und Na_2CO_3 zeigt sie eine gewisse, wenn auch geringe Pufferungskraft. Manche Zuckerarten (Glucose) sind imstande, die Reaktion der Borsäure nach der sauren Seite zu verschieben. Gleiche Erscheinungen, wie Zuckerlösungen, teilweise noch in stärkerem Maße zeigen mehrwertige Alkohole, die, an benachbarten Kohlenstoffatomen liegend, parallel gerichtete, nicht substituierte alkoholische Hydroxylgruppen besitzen.

Da in der Haut, je nach der Kost, der Hautzucker bis 75 $mg^0/_0$ Zucker enthält (URBACH und FANTL), untersuchten PERUTZ und LUSTIG die Änderungen der Wasserstoffionenkonzentration einer Borsäure, die in einer 100 $mg^0/_0$ Zucker enthaltenden Lösung gelöst war. Es betrug der

p_H	einer $1^0/_0$ in 100 $mg^0/_0$ Zuckerlösung gelösten Borsäure		4,50
p_H	,, $2^0/_0$,, 100 ,, ,, ,, ,,		4,25
p_H	,, $3^0/_0$,, 100 ,, ,, ,, ,,		4,02.

Aus diesen Versuchen ist ersichtlich, daß gegenüber der reinen Borsäure der Zuckerzusatz eine Verschiebung des p_H nach der sauren Seite hin bewirkt. Es sei hier auf die Untersuchungen von LOEPER, RAVIER und TOUNET verwiesen, die fanden, daß gleichzeitige Injektion von *borsaurem Natrium* in Mengen von 4,5—9 mg und *Insulin* eine *verstärkte blutzuckersenkende Wirkung ausüben.*

Diese hier mitgeteilten Befunde sind für den Wirkungsmechanismus der Borsäure als in der Dermatologie verwendetes Umschlagwasser von Wichtigkeit. Die Borsäure dissoziiert nach folgender Formel $B(OH)_3 \rightleftarrows H_2BO'_3 + H^\cdot$.

Ein pharmakologisch wichtiges Salz der Borsäuregruppe ist der *Borax, Natriumbiborat* $Na_2B_4O_7$.

Die Borsäure besitzt eine geringe antiseptische Wirkung. R. KOCH fand, daß Milzbrandsporen in $5^0/_0$ Borsäurelösung lediglich etwas verspätetes Wachstum zeigten, Schimmelpilze werden von konzentrierter Borsäurelösung langsam getötet. Allerdings fand OVERTON die Borsäure weit stärker desinfizierend, als es ihrem Dissoziationsgrad entspricht.

Borsäure entfaltet in Lösungen *keine Reizerscheinungen auf der menschlichen Haut* (ROST). Freie Borsäure wird, wie dies die Untersuchungen von KAHLENBERG zeigten, schnell von der lebenden Haut aufgenommen und ist schon nach fünf Minuten im Harn nachweisbar. Dagegen wird *Borax nicht resorbiert*, obwohl diese Substanz das Gewebe leicht durchdringt.

Für die Erklärung der pharmakologischen Wirkung von Borsäureumschlägen bei Hautkrankheiten sind die Untersuchungen von HERRMANN, die eingangs erwähnt wurden, von Bedeutung. Er fand, daß wässerige Borsäurelösungen bei flächenhaften Entzündungen der obersten Hautschichten *entquellend* wirken. In der entquellenden Wirkung steht Borsäure hinter Bleiwasser und essigsaurer Tonerde, aber vor Resorcin. PERUTZ und LUSTIG wiesen darauf hin, daß auch die Pufferwirkung dieser Substanzen mit der HERRMANNschen Reihe übereinstimmt: Unter Berücksichtigung der Konzentration ergab sich folgende Reihe: Essigsaure Tonerde $>$ Aq. Goulardi $>$ Borsäure $>$ Resorcin.

Nach FÜRST hat Borsäure eine *keratoplastische* Wirkung.

Borax hat in wässeriger Lösung infolge seiner hydrolytischen Dissoziation eine kombinierte Alkali-Borsäurewirkung (Fürst): Es hat fettlösende, epidermisquellende und keratolytische Eigenschaften.

Wird Borsäure innerlich genommen, so ruft dies Störungen in der Ausnutzbarkeit der Eiweißnahrung im Darm hervor (Rost). Das Körpergewicht kann abnehmen, wahrscheinlich infolge einer größeren Inanspruchnahme des Fettes. Borsäure wird sehr langsam ausgeschieden, namentlich kann es bei Nierenkrankheiten wegen der protrahierten Elimination zu einer kumulativen Wirkung kommen. Borax wird zur Haltbarmachung von Lebensmittelkonserven verwendet.

Es sei noch erwähnt, daß Borsäure kein so indifferentes Heilmittel ist. Zahlreiche schwere Vergiftungen mit zum Teil tödlichem Ausgang erfolgten nach oraler oder rectaler Verabreichung (Starkenstein); so wurde über Todesfälle von kleinen Kindern nach Trinken von Borsäurelösung berichtet (Mc Nelly und Rust). Ebenso starb ein Kind nach Genuß von Borax in Honig (Birch).

Trypaflavin.

Auch das *Trypaflavin* wurde als Hautdesinfiziens herangezogen. Trypaflavin ist ein *Acridiniumderivat* (Diaminomethylacridiniumchlorid)

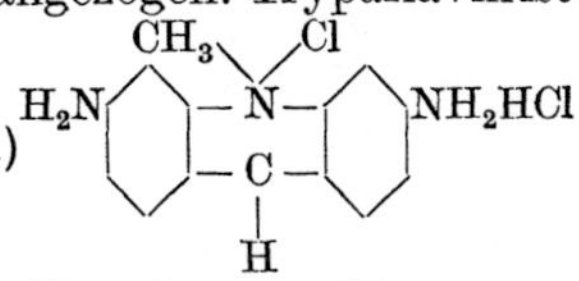

CH_3 Cl

H_2N — N — NH_2HCl

— C —

H

und wurde für die Zwecke der chemotherapeutischen Forschungen Ehrlichs, der es gegen *Trypanosomiasis* empfahl, von Benda dargestellt und von Browning als Wundantisepticum in die Therapie eingeführt. Es tötet Bacterium coli in einer Verdünnung 1:100000, Staphylococcus aureus bei 1:200000 (Browning). Nach Kolle, Ritz und Schlossberger besitzt es Desinfektionswirkung auf sämtliche Wundinfektionserreger. Auf Streptokokken übt es 1:500000 eine stark hemmende Wirkung aus (Braun, Burkhard und Dorn). Auch Neufeld, Schiemann und Baumgarten stellten fest, daß Trypaflavin sehr stark auf Streptokokken und Staphylokokken wirkt. Pharmakologische Untersuchungen über die Acridiniumgruppe stammen von Lenz.

In der Dermatologie findet Trypaflavin Verwendung bei *kokkogenen Pyodermien* (Werner, Glass), *Impetigo contagiosa* (Zieler), *Sycosis barbae* (Henrichsen), *Dermatitis herpetiformis und Pemphigus* (Arning, Lesczinski), bei sekundär infiziertem *Ulcus cruris varicosum* (Harvey), bei chronischer *Urticaria* (Strasser). Ähnlich wie Trypaflavin wirken *Rivanol*, *Acriflavin*, *Flavicid* u. a. (cf. Fröhlich).

Daß auch die *Immunbehandlung*, ganz besonders die *intracutane* spezifische oder unspezifische *Eiweißtherapie* (*Aolan*) zur Behandlung kokkogener Erkrankungen, Furunkeln, Abscessen usw. herangezogen wird, braucht nicht besonders hervorgehoben zu werden.

Pharmakologische Beeinflussung der Gefäße.

Bei der pharmakologischen Analyse einiger Heilmittel wurde darauf verwiesen, daß sie neben der Beeinflussung gewisser Hautschichten auch eine Wirkung auf die Gefäße entfalten.

Die Untersuchungen über die *Blutversorgung der Haut* haben in den letzten Jahren namentlich durch die Arbeiten von Krogh, Ebbecke, Heubner und durch die Heranziehung der Capillarmikroskopie (O. Müller und E. Weiss) eine wesentliche Förderung erfahren.

Die *Capillaren* haben die Funktion, den Stoffaustausch zwischen Blut und

Geweben zu besorgen. Das Studium ihrer Physiologie und Pharmakologie ist ganz neuen Datums.

Der erste, der von einer unabhängigen Contractilität der Capillaren sprach, war STRICKER (1865), der diesen Vorgang an der Nickhaut des Frosches beobachtete. 1879 stellten ROY und BROWN fest, daß die Weite der Capillaren von der Lebenstätigkeit ihrer contractilen Wände abhängt. 1903 fanden STEINACH und KAHN, daß die Bewegungserscheinungen an den Capillaren auch bei Warmblütern nachzuweisen sind, und fanden, daß die Erregung dieser Kontraktion vom Sympathicus aus erfolge.

Während nun die großen und kleinen Gefäße, sowie die Arteriolen aus den Endothelzellen, aus einer Muskelschicht und einem Außenmantel aus Bindegewebsfasern bestehen, verschwindet, wenn man sich den Capillaren nähert, zuerst der Außenmantel, die Muskelfasern werden geringer und schließlich bleibt nur das Endothelrohr zurück. Nun beschrieb 1873 ROUGET, daß an der Außenseite der Endothelröhren längliche Kerne, die in der Richtung des Capillarrohres angeordnet waren, und um sie herum Protoplasmamassen mit Ausläufern, welche die Capillaren faßreifenartig umspannten (ROUGET-Zellen). Diese Beobachtung blieb unbeachtet und vergessen, obwohl Fürst TARCHANOFF im darauf folgenden Jahre über ähnliche Befunde berichtete. 1902 wurden die

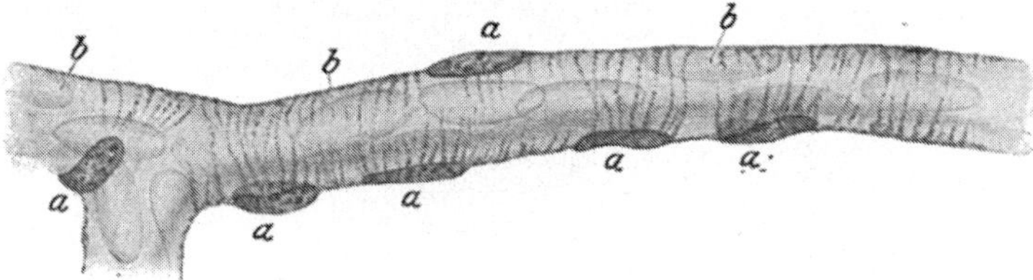

Abb. 20. Große Capillare mit verästelten Zellen. Die Fäden, die von den Kernen (a) um den Umfang der Capillare laufen, stellen die Muskelfibrillen dar. Bei b sind die Kerne der Endothelzellen zu sehen. (Nach VIMTRUP.)

ROUGET-Zellen zum zweiten Male durch SIEGMUND MAYER entdeckt. Dieser Befund wurde von KROGH und VIMTRUP bestätigt.

Durch diese Untersuchungen wurde somit festgestellt, daß auch die *Capillaren* eine *Muskelhülle* aufweisen, die wie alle glatten Muskeln einen *Tonus* besitzt, der nervösen, hormonalen und anderen Einflüssen unterliegt (KROGH). Das Capillarsystem der Haut steht unter dem Einfluß des *Sympathicus.* Dies wurde experimentell durch Nervenreizung (KROGH, LERICHE), als auch capillarmikroskopisch (WEISS) bewiesen. KILLIAN stellte fest, daß Adrenalin, Hypophysenextrakt und Histamin die ROUGET-Zellen angreifen. Doch lassen sich auch die Hautcapillaren, wie dies durch zahlreiche Versuche EBBECKEs ersichtlich ist, *mechanisch* beeinflussen. Ebenso ist ein *vasomotorischer Psychoreflex* sichergestellt. Demnach sind die *Capillaren* mit einem *selbständigen contractilen Apparat* versehen und haben *selbständige constrictorische und dilatatorische Nerven* (HEUBNER). Sie bestimmen selbständig ihren Füllungszustand. Nach HEUBNER beherrscht die Arterienfunktion die Menge des Blutes in einem Gewebsabschnitt, die Capillarfunktion die Geschwindigkeit seiner Strömung.

Die Erweiterung der Capillaren kann sekundär erfolgen durch Stoffe, welche die Gefäßwand *selbst nicht* angreifen, aber die Gewebszellen derart verändern, daß sie Stoffwechselprodukte ausscheiden, die eine Dilatation der Capillaren herbeiführen (EBBECKE).

Demnach sind zwei Möglichkeiten der Capillardilatation gegeben: *primär* durch *Erregung der Dilatatoren, sekundär* durch *Wirkung* von primär im Gewebe *gebildeter Stoffe* (HEUBNER). Pathologischerweise kann noch eine Dilatation erfolgen durch *Lähmung* der Constrictoren oder der contractilen Elemente selbst. Nach RICKER soll die entzündliche Hyperämie von der physiologischen durch Dazwischentreten eines ischämischen Zustandes *(Prästase)* geschieden sein. Doch meint HEUBNER, daß zwischen beiden Zuständen fließende Übergänge bestehen.

Bevor die pharmakologische Beeinflussung der Gefäße besprochen werden soll, seien die Untersuchungen über die *Reizstoffe* erwähnt, die in letzter Zeit vorgenommen wurden, deren wichtige Ergebnisse wir hauptsächlich HEUBNER sowie STARY und WIECHOWSKI verdanken. Die Wirkung dieser Substanzen steht mit dem *Entzündungsprozeß* in innigem Zusammenhang, beansprucht daher nicht nur theoretisches Interesse.

Entzündung.

Der Vorgang der *Entzündung* ist äußerst kompliziert. Wie HEUBNER betont, setzt die Entzündung ein Gewebe mit vielgestaltigen Einzelelementen voraus und ist eine *Reaktion* geschädigter Zellen oder Zellsysteme, um die *schädigende Noxe* teils *abzugrenzen,* teils zu *entfernen.* Dabei kann es zum Austritt von Flüssigkeit, zu Eiterung oder Blutung kommen, wobei der Schmerz bei gleichem Grade von Schwellung oder Hyperämie sehr verschiedene Grade besitzen kann (HEUBNER). Die *Ursache* zur Einleitung dieser Reaktion ist eine *Funktionsstörung der Blutgefäßwände,* die sowohl die kleinsten arteriellen und venösen Gefäße als auch die Capillaren betrifft (MEYER-GOTTLIEB). Die Gefäße verlieren ihre Contractilität, erweitern sich und werden für ihre flüssigen und geformten Inhaltsstoffe durchlässig. Dadurch entsteht einerseits der Rubor und Calor, andererseits durch Einlagerung des Transsudates in die interstitiellen Lymphräume der Tumor, das entzündliche Ödem. Der Tumor bewirkt eine erhöhte Gewebsspannung, wodurch es einerseits zu einer Stockung der Blutzirkulation (Stase) kommt, da die abführenden Venen komprimiert werden, andererseits durch die dadurch bedingte mechanische Irritation zu Reizung der Nervenelemente, zum Entzündungsschmerz (Dolor).

STARKENSTEIN gibt folgende schematische Darstellung der Symptomgenese der Entzündung:

Bakteriologisch-chemisch-physikalische Noxe. Einwirkung primär (direkt) oder indirekt durch Vermittlung von (trophischen) Nerven

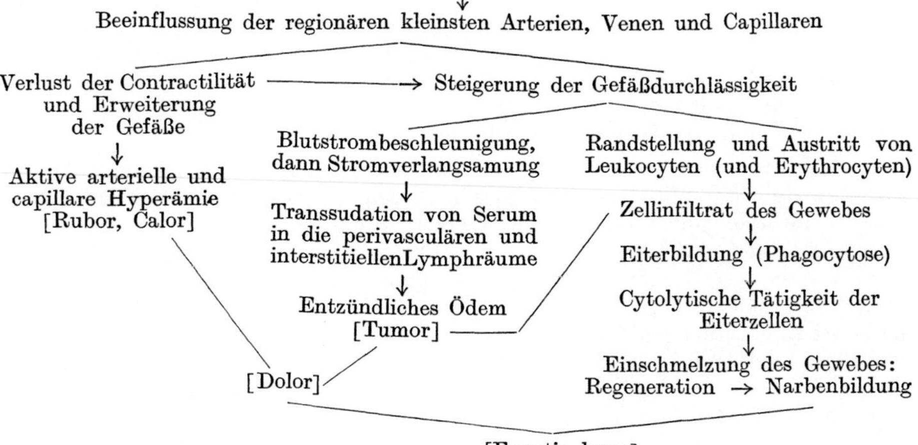

Vom physikalisch-chemischen Standpunkte, den namentlich Schade vertritt, ergeben sich Einzelheiten, die wegen ihrer Wichtigkeit für die Pharmakologie und Therapie hier kurz erörtert werden sollen.

Nach Schade ist das *Primäre der Entzündung* die durch den entzündlichen Reiz gesetzte lokale *Stoffwechselstörung*. Diese Stoffwechselstörung dürfte die Folge der *Kolloidveränderungen* sein, welche die Noxe an allen in Betracht kommenden Zellen setzt. Es erfolgt eine starke Verschiebung der Verhältniszahl der wichtigsten Ionen, und zwar derart, daß die Zahl der H-Ionen sogar bis zum 50fachen des Normalwertes zunimmt (Schade). Dieser Vorgang wird als *Wasserstoffhyperionie* bezeichnet. Diese Wasserstoffhyperionie ruft auf nervösem Wege eine Hyperämie hervor. Die Folge dieses Zustandes ist die *Randstellung* der Leukocyten, die zunächst wandständig haften bleiben, um dann durch Chemotaxis durch die Gefäßwände zum Orte des Entzündungsreizes zu *wandern*. Auch den Plasmabestandteilen gestattet das entzündete Gefäß einen selektiven Durchtritt. A. Oswald fand, daß der Durchtritt in folgender Weise vor sich geht:

Albumin > Globulin (Euglobulin > Pseudoglobulin) > Fibrinogen.

Durch den Austritt dieser Plasmabestandteile — ein Vorgang, den Schade als „*osmotische Hypertonie*“ bezeichnet und den er dadurch erklärt, daß die großen Eiweißmoleküle durch fortgesetzte (autolytische ?) Spaltung zersplittert werden, wobei eine Umwandlung der ursprünglich kolloidalen Substanz in molekulardisperse bzw. ionendisperse lösliche Stoffe bedingt wird — erfolgt eine starke Erhöhung der Gesamtzahl der gelöst vorhandenen Teile, wodurch der osmotische Druck gesteigert ist. Schade stellte zahlenmäßig fest, daß der Eiter im Zentrum der Entzündung eine Gefrierpunktserniedrigung von $\triangle = -0,6$, ja bis zu $1,4^{0}$ C erreicht, die umgerechnet einem Druck von 7,5—11 Atmosphären entspricht. Durch diesen enorm gesteigerten osmotischen Druck könne aus den Blutgefäßen das Exsudat herausgeholt werden. Die Stärke der Exsudation ist abhängig vom Grade der Undichtigkeit der Gefäßwand, von der Größe der Gesamtfläche der undicht gewordenen Capillarwände und vom Grade der Gewebsgegenspannung (Schade, Claussen, Heibler, Mochizuki und Birner). Török, Lehner und Kenedy konnten experimentell quantitative und qualitative Veränderungen der Durchlässigkeit der Blutgefäßwand während der Entzündung feststellen. Nach Rajka spielt sich die Hyperämie des Entzündungshofes hauptsächlich an den Arteriolen ab. Die lokale Stoffwechselsteigerung ist so groß, daß die im Gewebe verfüglichen Regulationen versagen und ein Zustand eintritt, den Schade als *Hyperpoikilie* bezeichnet, und der durch eine Anhäufung des Gewebssaftes mit Stoffwechselabbauprodukten von einer Mannigfaltigkeit, die weit über die Norm hinausgeht, gekennzeichnet ist. „Die Summe dieser Störungen wirkt dahin zusammen, daß der normale Kolloidzustand der Gewebseiweiße nicht mehr erhalten bleiben kann, vielmehr einer Dyskolloidität der Gewebssäfte und der festen Bestandteile Platz macht.“

Um einen Ausgleich der Hypertonie herbeizuführen, erfolgt *zum hypertonischen* Herd ein lebhafter *Zustrom* von *Flüssigkeit*. Der hypertonische Bezirk schwillt im rein physikalischen Bestreben, einen Ausgleich der osmotischen Differenzen herbeizuführen, stark an (Wessely), dadurch entsteht das alte Kardinalsymptom der Entzündung, der Tumor. Die Wasseranhäufung im Gewebe führt zu Störungen der *Quellbarkeit der Zellen*. Andererseits erfolgt, da die Blutzirkulation vom Turgor der Gewebe abhängt, eine Stromverlangsamung und Plasmaverarmung des Blutes und auf diese Weise die Stase. Nun wandern die Leukocyten dorthin, von wo ihnen oberflächenspannungserniedrigende Substanzen, die bei der entzündlichen Hyperpoikilie reichlich vorhanden sind, zuströmen (Schade).

Zur Stütze der SCHADEschen Anschauungen sei erwähnt, daß REGENBOGEN fand, daß injiziertes Bicarbonat imstande sei, die lokale Stase wieder zur Lösung zu bringen. Die Alkalisierung bewirkt, daß die Entzündungsreaktion rückgängig gemacht und die Stase beseitigt werden könne.

Auch der Entzündungsschmerz hat seine physikalisch-chemische Erklärung. Hyper- und hypotone Lösungen wirken um so schmerzhafter, je weiter sich der osmotische Druck der Lösung von der Druckkonstanz der Körperflüssigkeiten entfernt (SCHADE).

Die physikalisch-chemische Betrachtung des Entzündungsvorganges, wie sie hier nach den Untersuchungen von SCHADE ganz kursorisch wiedergegeben wurde, gestattet ein tieferes Eingehen in die so komplizierte Lehre von der Entzündung.

Die entzündungserregenden Substanzen teilen MEYER und GOTTLIEB in drei Gruppen ein:

1. *Schmerzerregende Hautreizmittel:* Rubefacientia (Nervengifte),
2. *Gefäßgifte:* Vesicantia und Suppurantia (Capillargifte),
3. *zelltötende Gifte* (Zellgifte).

Diese Einteilung ist nach den Angriffspunkten der entzündungserregenden Substanzen vorgenommen, nach der Einwirkung auf die sensiblen Nerven, auf Capillaren und auf Gewebszellen. Nun konnten HEUBNER, sowie STARY-WIECHOWSKI zeigen, daß es sehr viele Stoffe gibt, welche elektiv auf Nerv und Capillaren wirken, ohne eine Entzündung zu veranlassen. HEUBNER bezeichnet diese Substanzen als *Reizstoffe.*

Reizstoffe.

So konnte STARY finden, daß der scharfe Geschmack der *Paprika,* des *Pfeffers* und der *Ingwerwurzel* nicht *Folge* oder *Teilerscheinung* einer *entzündungserregenden Wirkung* ist, sondern durch *Erregung der Wärmenervenendigung* zustande kommt. Diese drei Substanzen, das *Capsaicin, Piperin* und *Gingerol* sind das Gegenstück zum *Menthol,* das, wie die Untersuchungen von HEUBNER zeigten, *elektiv die Endigungen der Kältenerven erregt.* Aber alle diese vier Substanzen (Pfeffer, Paprika, Ingwer und Menthol) üben *keine* entzündungserregende Wirkung aus.

HEUBNER untersuchte nun eine Reihe von Körpern auf ihre Wirkung auf die sensiblen Nerven, auf die Blutcapillaren und auf die Epidermiszellen. Seine Untersuchungen waren genau so wie die von STARY am Menschen vorgenommen (zum größten Teil Selbstversuche), nur zog er *chemisch definierte* Körper heran, während STARY mit Extrakten arbeitete. Er untersuchte zwei aus dem spanischen Pfeffer hergestellte Substanzen (das Undecylensäurevallinylamid und das Nonylensäurevallinylamid), dann den wirksamen Körper des schwarzen Pfeffers, das Cinnamenylacrylsäurepiperidid, das MERCKsche Veratrinacetat, das Senföl, das MERCKsche Digitoxin, das Cantharidin, den Arsenik, das Histaminhydrochlorid, das Histaminoleat, das Dionin und das Coffein.

Mit den *drei* aus *Pfeffer* hergestellten Substanzen konnte HEUBNER zwar eine intensive Wirkung auf die *Nerven* feststellen, aber *niemals* auf *Capillaren* oder *Epidermiszellen. Veratrin* macht die *sensiblen Nervenstämme übererregbar. Senföl* beeinflußt unmittelbar die *Nerven,* wirkt aber *auch auf andere Gebilde:* Es erzeugt eine Quaddel, woraus HEUBNER schloß, daß es eine unmittelbare Wirkung auf die Elemente der Capillaren auslöst. *Digitoxin* veranlaßt einen *entzündlichen* Prozeß. Bei Untersuchung des *Cantharidins* nimmt HEUBNER im Gegensatz zu MEYER-GOTTLIEB, die diese Substanz als vorwiegendes Gefäßgift bezeichnen, an, daß es ein *Zellgift* ist. Es bildet an der Haut eine Blase, das Stratum corneum ist nekrotisch. Die Exsudation ist sekundär. *Arsenik* ist ein *Zellgift* mit *Capillarwirkung. Histamin* erzeugt eine *Quaddel,* bei der eine Zellwirkung nicht in Betracht kommt. *Dionin* macht *ebenfalls* eine *Quaddel,* während *Coffein* bei lokaler Anwendung eine deutliche *Erweiterung der Blutcapillaren* macht. Während *Coffein* auch die *kleinen Arterien* stark *erweitert,* werden diese durch *Histamin verengt.*

Wenn wir nun diese überaus wichtigen Untersuchungen von HEUBNER zusammenfassen, so ergibt sich zunächst, daß die Wirkung auf die sensiblen Nerven, auf die Blutcapillaren und auf die Epidermiszellen keine *gesetzmäßige* ist, sondern ausschließlich *von der Natur der einzelnen Substanz abhängt.* Fast jede Substanz besitzt ihren eigenen Charakter, der mit größter Wahrscheinlichkeit zum guten Teil mit den chemischen und physikalischen Eigenschaften dieser Körper zusammenhängt. Nach HEUBNER bilden demnach *reine Nervengifte* und *reine Capillargifte Extreme.* Aber ebenso gibt es *„Zellgifte“,* die die sensiblen Nerven und die Capillaren unmittelbar sicher nicht stärker, ja zuweilen weniger intensiv beeinflussen als protoplasmareichere „Zellen“ im engeren Sinne. *Weder Nervenreizgifte noch Capillargifte sind entzündungserregend, sondern immer nur* die *Zellgifte. Infiltration* und *Blasenbildung* kann durch *reine* Capillarwirkung auch *in Kombination mit Nervenreizung niemals* erzeugt werden. Dazu ist stets eine Wirkung auf die Gewebszellen im engeren Sinne erforderlich.

Veratrin und die *Pfefferstoffe* sind fast reine *Nervengifte:* Es läßt sich durch diese Stoffe niemals weder eine Blase noch eine Quaddel erzeugen, während die Erregung von sensiblen und Wärmenerven (STARY) stets eklatant zum Ausdruck kommt. Dagegen konnte durch das exquisit quaddelbildende *Histamin* trotz forcierter Anwendung *keine Blase* hervorgerufen werden, ebensowenig wie durch das *blasenziehende Cantharidin* und *Digitoxin* eine Erregung *sensibler Nerven.* Dagegen ist *Histamin* und *Dionin quaddelbildend. Dionin* und *Coffein* sind reine *Gefäßgifte, Digitoxin* und *Cantharidin* reine *Zellgifte. Histamin* ist *Capillar- und Nervengift, Arsenik* ist *Capillar- und Zellgift,* während *Senföl* ein *Zellgift* ist, das *sowohl auf die Capillaren als auch auf die Nerven* eine Wirkung ausübt.

Auf Grund dieser Versuche nimmt HEUBNER folgende Einteilung der *Reizstoffe* vor:

1. *Reine Capillargifte:* Dionin.
2. *Reine Nervenreizgifte:* Pfefferstoffe, Veratrin.
3. *Reine Zellgifte:* Cantharidin, Digitoxin, wahrscheinlich auch alle Saponine.
4. *Capillar- und Nervengifte:* Histamin.
5. *Zellgifte mit gleichzeitiger Capillarwirkung:* Arsenik, Dichloräthylsulfid.
6. *Zellgifte mit gleichzeitiger Nerveneinwirkung:* Chlorpikrin.
7. *Zellgifte mit gleichzeitiger Nerveneinwirkung und Capillarwirkung:* Senföl, Phosgen und nitrose Gase.

Als wesentlich wäre noch hervorzuheben, daß eine *Quaddel* für eine funktionelle *Einwirkung* auf die *Blutcapillaren, Blasenbildung* für eine *Zellstörung* spricht und daß nur *Zellgifte entzündungserregend* wirken. Zellgifte wirken nicht auf die Capillaren, sondern auf die Zelle, die zerfällt, wodurch es dann zu einer Erweiterung der Capillaren kommen kann (E. P. PICK).

Capillargifte.

In älteren Untersuchungen beschäftigte sich HEUBNER (1907) mit den *Capillargiften.* Er definierte sie als jene Substanzen, welche bedeutende Veränderungen in der Blutfülle der Capillaren hervorbringen, ohne dabei in die

Funktion des arteriellen Systems einzugreifen. Echte Capillargifte erzeugen *niemals Schmerzen.* Sie veranlassen auch niemals Veränderungen im gefäßlosen Gewebe. Sie wirken elektiv auf die contractilen Elemente der Capillaren (ROUGET-*Zellen*), deren Tonus sie verringern oder ganz aufheben (HEUBNER). Aus älteren Untersuchungen (BÖHM und UNTERBERGER, PISTORIUS) geht hervor, daß der *Angriffspunkt* der Gefäßerweiterung ein *peripherer* ist. Einzelne Substanzen haben eine *elektive* Wirkung auf *ganz bestimmte Gefäßbezirke,* so z. B. das *Yohimbin,* das eine Gefäßerweiterung der *Genitalorgane* hervorruft (FR. MÜLLER), und das *Coffein,* das *elektiv* auf die *Gefäßwände der Nierengefäße* (FLETCHER, HENDERSON und LÖWI) und der *Gehirngefäße* wirkt, wobei aber AMSLER und E. P. PICK zeigen konnten, daß Coffein am *Frosch* auch die *Splanchnicusgefäße* erweitert.

Zu den Capillargiften gehören *Gold* (HEUBNER), *Arsenik* (TSCHERKESS), *Antimon, Emetin, Saponin, Platin* (GELPKE) u. a. In letzter Zeit wurde noch von LÖWE das *Colchicin* als Capillargift angesprochen. Bezüglich der *Bleisalze* konnte TERSCHKESS finden, daß Bleiacetat und Bleinitrat noch in Verdünnung 1: 10 Millionen auf die Gefäße verengernd einwirkt. Da die Gefäßverengerung nach vorheriger Behandlung mit *Apocodein,* das eine Lähmung der vasomotorischen Nervenendigungen bedingt, oder mit *Nicotin,* das die Ganglienzellen lähmt, in derselben Weise zu beobachten ist, folgerten TSCHERKESS sowie TAUBMANN, der diese Versuche bestätigte, daß der *Angriffspunkt der Bleisalze* in der *glatten Muskulatur der Gefäßwand* liegt.

Gold.

Die Pharmakologie der Capillargifte ist auch für die Dermatologie von Bedeutung. So wurde namentlich das *Gold* in letzter Zeit für die Behandlung des *Lupus vulgaris* und *erythematodes* empfohlen. Zunächst empfahlen FELDT eine *Cantharidinäthylendiamingold*-Verbindung und BRUCK und GLÜCK ein komplexes Goldsalz, das *Aurum-Kalium cyanatum,* das von PERUTZ und SIPPEL bezüglich Einwirkung auf den *Schleimhautlupus* untersucht wurde.

Es sei kurz die *Pharmakologie des Goldes* besprochen, wie sie von HEUBNER ermittelt wurde. Im Vordergrund des Vergiftungsbildes steht die *Capillarlähmung des Magendarmrohres.* Doch waren auch Leber, Lunge, Milz und Niere gleichsinnig geschädigt. Dadurch *sinkt der Blutdruck* und das Tier stirbt durch *Verblutung in seine eigenen Capillaren.* HEUBNER nimmt im Gegensatz zu HERMANN SCHULZ an, daß Gold das *Vasomotorenzentrum nicht* angreift, sondern daß die *Blutdrucksenkung peripher* bedingt sei. Nach intravenöser Einspritzung von Goldsalzen sah HEUBNER am Mesenterium der Rana esculenta plötzlich massenhaft neue Capillaren auftreten. FELDT hält dagegen den *akuten* Tod der Kaninchen nach Goldinjektionen als Folge einer *Lähmung des Vasomotoren- und Atemzentrums.* Er nimmt speziell für die *Krysolgan*wirkung die Beeinflussung der Gefäße nicht als primär an, sondern eine Alteration der Körperkolloide bzw. eine fermentartige Beschleunigung spontan langsam verlaufender Vorgänge mit konsekutiver Anhäufung entzündungserregender Produkte aus körpereigener Muttersubstanz, die *sekundär* eine *Gefäßwirkung* bedingen. Bezüglich *spezifischer Wirkung auf die Tuberkulose* gehen die Ansichten der Untersucher auseinander. In vielen Fällen läßt sie sich nach Ansicht einiger Autoren nachweisen, aber in einer ganzen Reihe von Fällen versagt sie gänzlich oder fast gänzlich (ERNST LEVY).

JAJA teilt die in der Therapie der Hauttuberkulose verwendeten Goldpräparate folgendermaßen ein: 1. Präparate, bei denen das Gold an einen komplexen Kern gebunden ist (*Krysolgan, Triphal, Aurophos*). 2. Goldarsenobenzole

(*Neokrysol*, *Aurojacol*). 3. Goldnatriumsulfat (*Orotiol*). 4. Natrium-Auro-Thiosulfat (*Sanocrysin, Crysalbin, Sulfocrysol*). Nach seinen Untersuchungen ist die Wirksamkeit dieser Verbindungen nicht an die Menge des Goldes, sondern an die chemische Struktur gebunden. Danach wären Präparate mit einfachem chemischen Bau (wie z. B. das Orotiol) am wirksamsten.

In der Dermatologie war MARTENSTEIN der erste, der über die *Krysolgan*behandlung des Lupus erythematodes eingehend berichtete. Auch beim *Lupus erythematosus* sind die Meinungen über den Wert der Goldbehandlung recht divergent. Ohne alle diesbezüglichen Arbeiten, z. B. ULLMANN, HEISE, GALEWSKY, E. FREUND, SCHAUMANN und HEDÉN, BUSCHKE, WESTPHALEN, NOBL u. a., zu besprechen, sei nur auf die experimentellen Untersuchungen von KOIZUMI verwiesen. Er fand, daß Krysolgan *keine* spezifische Wirkung auf den Tuberkelbacillus ausübt, da sehr starke intravenöse wie intraperitoneale Einspritzungen keinen Einfluß auf den Verlauf der experimentell gesetzten Meerschweinchentuberkulose nehmen. Die Besserungen und Heilungen bei mit Krysolgan behandeltem Lupus erythematosus sieht KOIZUMI als Capillarwirkung an und erklärt sie im Sinne HEUBNERS und nicht nach der Auffassung von FELDT. Auch LÖWENSTEIN, unter dessen Leitung diese Versuche gemacht wurden, neigt der Auffassung KOIZUMIS zu und hält die klinischen Erfolge des Krysolgans, als durch eine Giftwirkung des Golds auf die Blutcapillaren bestehend, durch Lähmung der Vasomotoren bedingt.

Ähnliches ließ sich über die Aurothioschwefelsäure MOELLGAARDS (*Sanocrysin*) sagen (s. HANSEN). Vergleichende Untersuchungen von Ratten über die Toxizität von Sanocrysin, Krysolgan und Triphal, die MYERS, HOOPER und BINFORD THRONE vornahmen, ergaben eine bedeutend niedrigere Toxität für das Triphal, besonders dem Krysolgan gegenüber. Nach diesen Autoren bewährte sich das *Triphal* (Natrium-aurothiobenzimid-azocarboxyd) ganz bebesonders beim Lupus erythematosus. SCHWARTZ sah Besserungen, aber keine Heilung nach Triphalbehandlung. Nach MOHRMANN bilden außer Darmtuberkulose Erkrankungen der Niere Kontraindikationen für eine Goldbehandlung.

Das *Solganal*, das Dinatriumsalz der Sulfomethylamino-Automerkaptobenzolsulfonsäure ist weniger giftig wie Krysolgan und wurde von MARTENSTEIN bei Lupus erythematodes und von PALDROCK bei Lepra gegeben. Tierexperimentell stellten BROWN, SALEEBY und SCHAMBERG nach mehrfacher Injektion von Goldpräparaten schwerste Leberveränderungen fest. Auch bei Psoriatikern wurde die Goldbehandlung versucht. BALLMANN erzielte schöne Erfolge, doch gelang ihm eine restlose Heilung nicht. GENT hatte keine Erfolge zu verzeichnen.

Von Nebenwirkungen wurden beschrieben: *Purpura* nach Sanokrysinbehandlung (ALDERSON und STUART WAY), *generalisierte Erythrodermie* (LLORET, PAUTRIER), *Stomatitis* (LLORET), *angioneurotischer Symptomenkomplex* und schwerer *Kollaps* (MOHRMANN).

Wenn wir die Wirkung der hier besprochenen Goldpräparate betrachten, so müssen wir einen *spezifischen Effekt ablehnen*. Schon PERUTZ und SIPPEL beobachteten an der ZIELERschen Klinik, daß während bei Patienten einzelne tuberkulöse Herde abheilten, frische auftraten. Die Wirkung der Goldpräparate ist im Sinne HEUBNERS und KOIZUMIS als *Capillarwirkung* aufzufassen. Gold ist ein *Capillargift*, ob es nun als einfaches Doppelsalz oder als kompliziert aufgebaute organische Verbindung gegeben wird.

Arsen.

Ein anderes, für die Dermatologie wichtiges Arzneimittel, das zwar nicht so wie das Gold die Capillaren angreift, sondern *ein Zellgift mit gleichzeitiger Capillarwirkung* ist, ist das *Arsen*. Seine beiden Wirkungen äußern sich nach HEUBNER darin, daß Arsen, auf die geritzte Haut in einer Verdünnung 1:1000 gebracht, eine halbe Stunde später eine Quaddel erzeugt. Es wären daher die Angaben, daß Arsen entzündungserregend wirkt (z. B. bei FÜRST), dahin richtigzustellen, daß Arsen zwar ein Zellgift ist, aber *keine entzündlichen Erscheinungen auslöst*. Auch TSCHERKESS bestätigte experimentell die HEUBNERsche Annahme, daß Arsen ein Capillargift ist, das eine gefäßlähmende Wirkung ausübt.

Die Zellgiftwirkung wird therapeutisch herangezogen, um bei erkranktem Gewebe eine Ätzwirkung zu erzielen. So schädigt nach MIBELLI arsenige Säure bloß das Granulationsgewebe und die hypertrophische Epidermis, läßt aber die gesunde Haut unverletzt. Neuerdings empfahlen CITELLI und CALICETI die lokale Applikation von Arsen bei als inoperabel anzusehenden Hautcarcinomen. Auch PIAZZA MISSORICI erzielte durch 2—3monatliche lokale Applikation von Arsen Heilung von Epitheliomen. Bekanntlich enthalten die Ätzpasten nach COSME und DUPUYTREN außer Sublimat das Arsentrioxyd, die HEBRAsche Paste Zinnober und Arsen. Die ČERNY-TRUNEČEKsche Krebstinktur besteht aus Acid. arsenic. und Alkohol. Auch die MARSDENsche und BOUGARDsche Paste sind arsenhaltig (zit. nach ULLMANN). Doch übt Arsen keinen spezifischen Einfluß auf carcinomatöses Gewebe aus. So konnte W. SCHILLER durch monatelange perorale Verabreichung anorganischer Arsenverbindungen Impfcarcinome an Mäusen in ihrer ersten Entwicklung zwar einigermaßen hemmen, nicht aber ganz unterdrücken.

FASANI-VOLARELLI untersuchte die Einwirkung lokal aufgetragenen Arsens auf den Hahnenkamm. Die Veränderungen betrafen hauptsächlich das *Stratum germinativum*. Um den vergrößerten und stärker granulierten Kern war neben Schwund der Chromatinfäden anfänglich Vermehrung, später Verringerung der Mitosen und eine Andeutung entzündlich leukocytärer Zellbildung bis ins Derma reichend zu beobachten. Das Stratum granulare und corneum war unverändert, ebenso das Stratum lucidum. Nach diesem Autor wirkt Arsen *akantholytisch* im Sinne UNNAs.

Von HEUBNER sowie von PISTORIUS wurde festgestellt, daß Arsen eine *Capillargiftwirkung* entfaltet. Bei der *akuten* Arsenvergiftung ist hauptsächlich das *Splanchnicusgebiet* befallen: Die contractilen Elemente der Mesenterialcapillaren werden vollständig gelähmt, so daß sich in ihnen das Blut staut. Dadurch tritt eine reichliche Transsudation von fibrinöser Flüssigkeit in den Darm auf. Die Darmcapillaren erleiden eine fettige Degeneration. Sie werden abgehoben und mit dem Exsudat als Schleimhautfetzen ausgeschieden. Bei der *chronischen* Arsenvergiftung zeigt sich die *Capillarlähmung an der Haut und an den Schleimhäuten*.

Klinisch beobachtet man bei chronischer Arsenintoxikation Abschilferung der Handteller und Fußsohlen (HENSCH), sowie eigentümliche warzenartige Veränderungen der Palmae und Plantae (WILSON). Diese derben, gelbbraun gefärbten, hühneraugenähnlichen Verhornungen („*Corns*") finden sich zumeist symmetrisch an Handtellern und Fußsohlen. Oft sind sie mit einer *Arsenmelanose* kombiniert. Gelegentlich wurde auch ein gleichzeitiges Auftreten eines *Arsenikzosters* beschrieben. Bei der histologischen Untersuchung der Hyperkeratosis arsenicalis fand BRÜNAUER das Arsen, das er *histochemisch* als *Arsentrisulfid* nachwies, besonders reichlich im *Rete Malpighii*, in den *Schweißdrüsen* und deren Ausführungsgängen, sowie in den *Nerven*, weniger reichlich im *Stratum corneum* und den *Gefäßen des Papillarkörpers* und des *subpapillären Netzes* abgelagert. Wichtig ist, wie dies BRÜNAUER betont, daß die *Entzündungserscheinungen geringgradige* sind. Auch klinisch sieht man (EHRMANN, WAELSCH), und wie ich mich an einigen Fällen überzeugen konnte, *keine* Entzündung, sondern eine *Hyperämie* als Folge der Gefäßalteration. Die histologischen Untersuchungen bringen somit eine Stütze für die Annahme HEUBNERS, daß Arsen *keine* Entzündung hervorruft, sondern ein Capillargift ist. Wir müssen daher annehmen, daß auch bei medikamentösen kurzdauernden Arsendosen das Arsen wesentlich auf die Gefäße wirkt.

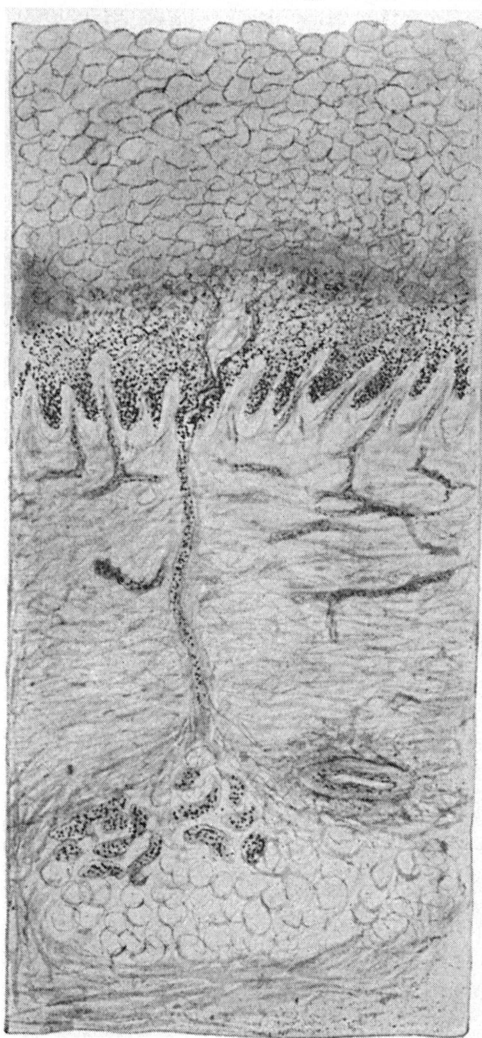

Abb. 21. Übersichtsbild über die Verteilung des Arsenniederschlages; die in natura braungelben Niederschläge erscheinen hier schwarz wiedergegeben. c Stratum corneum, gr Stratum granulosum, m Rete Malpighii. (Aus BRÜNAUER, Arch. f. Dermat. **129**, 193, Abb. 1 [1921].)

Hiervon sind prinzipiell die Zustände von *akut* eintretenden Erythemen, Urticaria usw. zu trennen. Kommt eine größere Menge Arsens plötzlich in den Organismus, z. B. in Form einer intravenösen Salvarsaneinspritzung, so kann es zu Veränderungen vom Typus des Peptonshocks mit „sympathischer Reaktion“ der Peripherie und „parasympathischer“ im Splanchnicusgebiet kommen (E. F. MÜLLER). Dabei handelt es sich hauptsächlich um Gefäßstörungen, die als Erytheme oder Exantheme plötzlich auftreten, bei denen manchmal ein urticarieller, zu Ödem führender Charakter, manchmal reine Hyperämie vorherrscht, die von den gewöhnlichen „Arzneiexanthemen“ nicht zu unterscheiden sind. E. F. MÜLLER beobachtete, daß das Einsetzen von Hautgefäßstörungen mit dem Aufhören der Arsenabgabe an das Blut zeitlich zusammenfällt. „Untersucht man in dieser Zeit den Gehalt der Hautschuppen oder Hautstückchen auf Arsen, so enthalten sie im allgemeinen nicht mehr als beim normalen Verlauf der Salvarsanbehandlung; bleibt jedoch die Störung eine längere Zeit bestehen, so nehmen die nachweisbaren Arsenmengen in der Haut zu. Damit ist festgestellt, daß zugleich mit der klinisch erkennbaren Gefäßstörung im Hautorgan die Ausscheidung des bis dahin gleichmäßig ans Blut wieder abgegebenen Arsens aufgehört hat, während ein weiterer Zustrom stattfinden muß. Es ist also eine Störung im Hautstoffwechsel mit dem klinischen Auftreten des Erythems eng verbunden“ (E. F. MÜLLER). Gehen die Hauteruptionen zurück, so erscheint wieder Arsen in den Excreten. Bei der Ausscheidung des Arsens spielt, worauf E. KEESER und J. KEESER hinwiesen, das gesamte Ektoderm eine bedeutungsvolle Rolle.

Die ersten Erscheinungen bei den *Arsenerythemen* sind plötzlich einsetzende *Störungen* der Funktion des *Hautgefäßsystems,* die eine Störung des Hautstoffwechsels bewirken. Sie werden von E. F. MÜLLER als Dauerreiz des Arsens auf das autonome Nervensystem aufgefaßt. Die zweite Phase ist die *Dermatitis exfoliativa,* die durch eine Imprägnation des Hautorgans (cf. BRÜNAUER) durch Arsen bedingt ist. (Daß hohe Arsenmengen in der Haut vorkommen, konnte SILBERSTEIN zeigen.) Nun wirkt das Arsen als Zellgift. Eine Rückdiffusion von Arsen kann nicht erfolgen und es treten die Erscheinungen der schweren Arsenschädigung nunmehr dadurch auf.

Bei den *akuten* Arsenschäden sind demnach zwei Phasen zu unterscheiden: 1. *die Wirkung auf das autonome Nervensystem,* 2. *die Schädigung der Hautzellen.* Der erste Faktor entspricht den Veränderungen, auf die PERUTZ bei den allergischen Gewerbedermatosen des öfteren hingewiesen hat. Daß diese Schädigungen allergischer Natur sind, konnten ja URBACH-KÖNIGSTEIN für das Kakodylat, FUHS und RIEHL jun., BIBERSTEIN, FREI und R. MAYER für das Salvarsan durch gelungene passive Übertragung, sei es nach PRAUSNITZ-KÜSTNER oder nach KÖNIGSTEIN-URBACH oder nach PERUTZ nachweisen. Die Zellschädigung betrifft hauptsächlich das Rete Malpighii (FASANO-VOLARELLI, BRÜNAUER). Bei der Arsenmelanose fand O. GANS, daß das Pigment durch gesteigerten Eiweißabbau in der Haut gebildet wird und ein in Melanin umgewandeltes Eiweißzerfallsprodukt ist.

Wenn wir uns nun ein Bild über die Wirkung des Arsens bei Dermatosen zu machen versuchen, so müssen wir einerseits die Capillarwirkung des Arsens, andererseits seinen Einfluß auf den Stoffwechsel berücksichtigen. Die *Capillarwirkung* erklärt sein Verhalten bei Psoriasis, Lichen ruber planus, Verrucae. Die *Stoffwechselwirkung* äußert sich dahin, daß Arsen die Oxydation hemmt (ONAKA), das Wachstum fördert und veranlaßt, daß die Assimilations- über die Dissimilationsvorgänge überwiegen. Die Arsenwirkung hat zur Folge, daß ein Fettansatz im Unterhautzellgewebe stattfindet, wodurch die schlaffe Haut straffer wird und Falten und Runzeln verschwinden. Da aber die Reaktionsfähigkeit der Haut gegen äußere Reize durch Arsen gestört wird, darf es bei akuten Entzündungen der Haut nicht gegeben werden (FÜRST). Die Farbe der Haut, die von dem Tonus und Füllungszustand der Capillaren abhängt, wird durch Arsen auch günstig beeinflußt.

Die Wirkung des Arsens bietet mit der des Phosphors namentlich in bezug auf die Beeinflussung des Stoffwechsels mancherlei Ähnlichkeit. Als Grundwirkung des Arsens müssen wir mit SCHMIEDEBERG und HEUBNER eine Capillargefäßerweiterung annehmen, die aber nicht nur auf den Darm beschränkt bleibt.

Es sei noch kurz auf die *Arsengewöhnung* verwiesen. Bei längerer Zufuhr dieses Giftes wird die Toleranz derart gesteigert, daß sonst krankmachende Mengen anstandslos vertragen werden. Die Erscheinung der Arsengewöhnung ist am Menschen (Arsenikesser in Steiermark) beobachtet und tierexperimentell bestätigt worden (JOACHIMOGLU). Über die Ursache der Arsengewöhnung meint JOACHIMOGLU, daß die Resorption fester arseniger Säure durch die Darmschleimhaut nicht absolut vermindert wird, sondern so hochgradig aufgehalten wird, daß akute Vergiftungen nicht zustande kommen. ULLMANN glaubt, daß eine wirkliche Arsengewöhnung auch nach intravenöser Einverleibung erfolgen kann. HAUSMANN fand, daß bei arsengewöhnten Hunden die Schleimhäute gegenüber der Ätzwirkung des Arsentrioxyds wesentlich resistenter sind.

Auch die Tierversuche, die Kübler durchführte, sprechen in diesem Sinne. Die „Immunität“ ist aber keine absolute: rasche Steigerung der Arsenzufuhr kann sie durchbrechen. Dies entspricht den Vorgängen bei Arsen-Essern, bei denen nach unvorsichtigen plötzlichen Steigerungen ebenfalls plötzliche Todesfälle beobachtet wurden. Kübler fand, daß der Darm nicht gereizt werden dürfe, da er sonst unvermittelt mit rascher Resorption antwortet. Die Annahme Cloettas von der Undurchlässigkeit des Darmschleimhautepithels für Arsen ist durch die Untersuchungen von Joachimoglu, Kübler, E. und J. Keeser und Hausmann widerlegt. Nur Daga spricht sich in neuerer Zeit für die Ansicht Cloettas aus, indem er meint, daß die Gewöhnung an Arsen auf fehlende oder mangelhafte Resorption von seiten des Intestinaltraktes beruhe, insoferne als Arsen entweder überhaupt nicht resorbiert werde oder die Schleimhaut durch das Gift eine Veränderung erfahre. Schwartze ist der Meinung, daß die Arsengewöhnung weder eine Gewöhnung des Organismus oder eine der Darmschleimhaut sei, sondern nur von der Korngröße des verwendeten Präparates abhänge. Fein gepulvertes Arsenik werde auch im Stadium der Gewöhnung resorbiert. Issekutz und Végh sind der Ansicht, daß bei der Arsengewöhnung die normaliter auftretende Sekretionssteigerung in das Darmlumen aufhöre, wodurch dem Arsen die Möglichkeit gelöst und resorbiert zu werden, genommen sei. Nach Kuroda erweisen sich Arsengewöhnte gegenüber der emetischen Wirkung des Kupfersulfats resistent.

Es sei hier noch erwähnt, daß Arsen eine *carcinogene* Wirkung entfaltet (cf. Aliferi, Leitch und Kennaway, Simões Raposo und K. Ullmann).

Aus dem eben Mitgeteilten kann man sich ein Bild über die Indikationen und Kontraindikationen der Arsentherapie machen.

Bezüglich *Behandlung der Arsenvergiftung* sei erwähnt, daß, wenn die Intoxikation durch orale Aufnahme stattfand, eine gründliche Magenspülung erfolgen soll. Die Wirkung der alten *Antidotum arsenici* (frisch gefälltes Eisenoxydhydrat) ist nach Starkenstein als ein spezieller Fall der *Adsorptionstherapie* aufzufassen. Da aber die Wirkung des Eisenoxydhydrats oft im Stiche läßt, empfiehlt Starkenstein Tierkohle innerlich und Magenspülungen mit Tierkohle zu geben. Ferner ist, namentlich bei Salvarsanvergiftungen, Natriumthiosulfat (siehe Kerl, dieses Handbuch Bd. 18) intravenös zu geben. Die Starkensteinsche Auffassung, daß die Eisenoxydhydrattherapie der Arsenvergiftung eine Adsorptionstherapie sei, wurde durch die in vitro-Versuche von Rakusin bestätigt: Arsenige Säure wird von Eisenhydroxyd, Aluminiumhydroxyd und Magnesiumhydroxyd adsorbiert; dagegen können diese Substanzen Arsensäure und Natriumkallodylat *nicht* adsorbieren.

(Da, wie erwähnt, das *Colchicin* auch ein Capillargift ist, könnte bei Psoriasis, Lichen ruber usw. eine Colchicintherapie versucht werden.)

Gefäßverengerung und -erweiterung.

Da für die Capillaren bisher nur eine sympathische Innervation nachgewiesen wurde, können nur solche Mittel auf diese Gefäße wirken, welche sympathikotrop sind. Eine Verengerung oder Erweiterung der Capillaren kann demnach nur auf dem Wege des Sympathicus erfolgen. *Capillarverengerer sind das Adrenalin und das Pituitrin.* Die Blutdrucksteigerung, die diese beiden Substanzen hervorrufen, ist durch die Capillarkontraktion bedingt. Krawkow konnte feststellen, daß entzündete Gefäße auf verengernde Mittel viel weniger, auf erweiternde viel stärker als gesunde ansprechen.

Sowohl Adrenalin als die Hypophysenpräparate sind peripher wirkende Substanzen. Durch lokale Applikation von Adrenalin können wir auf Schleimhäuten eine Anämie verursachen. Die Gefäßverengerung kann so stark sein, daß man Adrenalin oder das ihm nahestehende *Stryphnon* zur Blutstillung verwenden kann.

Der Angriffspunkt von Adrenalin, Histamin und von den Hypophysenextrakten sind die ROUGET-Zellen. Das Reaktionsbild hängt davon ab, wie diese Zellen angeordnet sind und wie sie von dem betreffenden Arzneikörper erreicht und gereizt werden (KILLIAN). Der Einfluß des Pituitrins auf die peripheren Gefäße wurde von SSENTJURIN geprüft. Er fand, daß Pituitrin in Verdünnungen 1 : 30 000 stark verengernd auf das isolierte Kaninchenohr wirkt.

Es wurde schon erwähnt, daß Pituitrin trotz seiner capillarverengernden Wirkung, klinisch und experimentell die Resorption circumscripter Ödeme (Urticaria) oder einer intracutan gesetzten Kochsalzquaddel beschleunigt (ADLERSBERG und PERUTZ), so daß angenommen werden muß, daß für die Pituitrinwirkung zwei Faktoren in Frage kommen: ein vasculärer und ein Gewebsfaktor. Dies steht im Einklang mit der Wirkung dieses Hypophysenpräparates auf die Diurese: neben einem rein renalen Angriffspunkt (BAUER und ASCHNER) wird eine besondere Gewebswirkung des Pituitrins angenommen (BRUNN, MOLITOR und E. P. PICK), für die gewisse im Zwischenhirn lokalisierte Stellen zumindest als Schaltstationen in Betracht kommen (MOLITOR und E. P. PICK, HOFF und WERMER, MEHES und MOLITOR, MOLITOR und NIKOLOFF).

Nach FISCHER macht *Atropin* eine Drucksteigerung in den Capillaren: Die Atropineinführung bedingt eine scharlachrote Hyperämie, die durch eine Erweiterung der arteriellen Capillarschenkel, welche die Dicke der venösen Schenkel erreicht, hervorgerufen wird. Gleichzeitig konnte LUDOLPH FISCHER eine außerordentliche Strömungsbeschleunigung feststellen, die für eine Erweiterung der zuführenden Arteriolen bzw. Arterien spricht. Dagegen konnte CASTELOTTI beim Menschen nach Injektion von 1 mg *Atropin* Zunahme der Pulszahl und Abnahme des Druckes beobachten: das Capillarfeld rötet sich, es erscheinen neue bis dahin nur schwer sichtbare Capillaren, die Capillaren erweitern sich deutlich.

Eine *Capillarerweiterung* erfolgt durch *Histamin*. Es findet sich, wie schon erwähnt, in vielen Organextrakten. Es hat eine ganz merkwürdige Wirkung auf die Gefäße: *Während es die Arteriolen adrenalinartig verengt, erweitert es die Capillaren.* Doch *verengt* es nach MAUTNER und E. P. PICK die *Lebervenen* und nach LÖHR die *Lungenvenolen*. Weitere *Capillarerweiterer* sind das *Pepton*, das *Morphin* und das *Atropin*. Ob die nach Atropin auftretende Hautröte eine periphere Ursache hat oder als zentrale Reizung der Dilatatoren aufzufassen sei, läßt sich nicht mit Sicherheit entscheiden.

Aus dem eben Gesagten ist ersichtlich, daß eine pharmakologische Beeinflussung der Capillaren durch Capillargifte (Gold, Arsen, Antimon, Colchicin u. a.) und durch Nervenmittel erfolgen kann. Eine Capillarverengerung erfolgt durch Adrenalin und durch Hypophysenpräparate, eine Capillarerweiterung durch Histamin, Pepton u. a. Der Angriffspunkt dieser Substanzen ist ein peripherer.

Bei den *größeren* Gefäßen, die doppelt innerviert sind, haben wir eine Wirkung auf die *Vasoconstrictoren* und auf die *Vasodilatatoren* zu unterscheiden, die ihrerseits wieder zentral und peripher erfolgen kann. Vasoconstrictoren und Vasodilatatoren arbeiten in der Regel nicht gegeneinander, sondern miteinander (MEYER-GOTTLIEB).

Zu deu *zentralgefäßverengernden Mitteln* gehört das *Strychnin*, das *Coffein*, der *Campher*, der *Äther* und der *Alkohol*, zu den *zentralgefäßerweiternden Substanzen* die *Narkotica* der *Alkoholgruppe*, wenn sie in *großen Dosen* gegeben werden, und das *Amylnitrit*.

Das *Amylnitrit* entbehrt nicht eines gewissen Interesses für die Dermatologie. Berend berichtete über Erfolge, die er mit der *Amylnitritbehandlung* von *Ekzemen* bei exsudativen Säuglingen beobachtete. Auch F. Winkler mißt der Verwendung des Amylnitrits in der Dermatologie eine größere Wichtigkeit zu. Er verwendet es sowohl *durch Einatmung* als auch *lokal.* Winkler beobachtete nämlich, daß eine durch Amylnitrit behandelte Hautstelle sich röte und diese Hyperämie durch ungefähr 10 Minuten beibehalte, wobei Adrenalin nicht imstande ist, eine Anämisierung hervorzurufen. Bei Epithelläsionen tritt die Wirkung noch stärker auf als bei unversehrter Haut. Nach Winkler läßt sich die Amylnitrithyperämie bei allen Dermatosen mit Erfolg anwenden, bei welchen es sich um die Wirkung von reizenden, in der Haut abgelagerten Stoffen handelt. Dann läßt sich die lokale Amylnitritapplikation zur Behandlung der *Gefäßlähmungen* heranziehen: bei blasser Nase der Anämischen, bei Dermatitis congelationis erythematosa et bullosa. Ferner empfiehlt sie Winkler zur Therapie des *Erysipeloids* und zur Behandlung der *lokalen Asphyxie* und *Acrocyanose.* Auch Italo Levi bestätigte die von Berend mitgeteilte günstige Wirkung der Amylnitritinhalation beim Säuglingsekzem und empfiehlt wie Winkler die lokale Applikation für die Behandlung von *Erfrierungen, Urticaria* und *Pruritus.*

Diese klinischen Beobachtungen stehen mit den experimentellen Ergebnissen von Adlersberg und Perutz im Einklang: Wurden Kaninchen an der Stirne oder an der oberen Thoraxpartie intracutane Quaddeln von physiologischer Kochsalzlösung gemacht, so wurden diese Quaddeln sehr rasch resorbiert. Nitrite erweitern die Gefäße des Kopfes, des Rumpfes, des Gehirns und der Coronargefäße, wie sich dies aus direkten Beobachtungen, aus der Volumenzunahme der betreffenden Organe auf plethysmographischem Wege, aus der Temperaturerhöhung u. dgl. ergibt. Was den Mechanismus dieser Wirkung anlangt, so kommt nach einer Einwirkung auf die Gefäßnervenzentren auch „in ungiftigen Dosen schon eine nachweisbare periphere Gefäßlähmung" (Meyer-Gottlieb) in Betracht. Konnte schon z. B. Pal in seinen Untersuchungen am isolierten Gefäßstreifen eine in der Gefäßwand selbst auftretende Amylnitritwirkung nachweisen, ebenso konnte dies Marschall am isolierten Organ finden. Gaben aber Adlersberg und Perutz Amylnitrit und Pituitrin gleichzeitig, also Substanzen, die jede für sich eine Gefäßerweiterung herbeiführen, so trat *keine* Beschleunigung der Resorption einer intracutan gesetzten Kochsalzquaddel auf: Die Darreichung von Pituitrin inhibiert die Vasodilatation des Amylnitrits. Für die Erklärung dieses Befundes genügt aber die Annahme einer antagonistischen Wirkung in der Peripherie nicht. Adlersberg und Perutz nehmen an, daß der extravasale Gewebsfaktor des Pituitrins in den zentralen Stellen eine Beeinflussung durch das gleichzeitig dargereichte Amylnitrit, dessen Wirkung zum Teil peripherer, zum Teil aber zentraler Natur ist, erfährt. Diese Annahme erscheint gestützt durch Beobachtung des Effektes einer kombinierten Pituitrin-Theophyllin-Verabreichung: Pituitrin und Theophyllin, die an sich resorptionsbeschleunigend wirken, heben sich in Kombination miteinander in ihrer Wirkung auf (Adlersberg und Perutz).

Die Gefäßwirkung des Amylnitrits ist eine Nitritwirkung, da sie auch andere salpetrigsaure Salze (Natrium nitrosum, Nitroglycerin) geben. Die Beobachtung, daß intravenöse *Chinin*einspritzungen Hitzegefühl und Rötung der Gesichtshaut verursachen — konnte doch Ludolph Fischer durch Chinin eine Capillarerweiterung feststellen —, veranlaßte R. Latzel, *Chinin* bei vasoconstrictorischen Zuständen zu geben. Die Wirkung besteht wahrscheinlich in einer Gefäßkrampflösung und nicht schlechtweg in einer Vasodilatation. Latzel empfahl Chinin bei Raynaudscher Gangrän und bei arteriosklerotischen

Angiospasmen (intern 3mal 0,25 Chinin. muriatic. oder 0,5 ccm einer 10%igen Lösung von Chinin. bisulf. intravenös).

Es sei hier noch auf die Gefäßwirkung des *Strychnins* verwiesen. Nach EPPINGER ist das Blut im Körper in zwei Gruppen geteilt. Der eine Teil — beim Erwachsenen etwa 3—4 Liter — zirkuliert, der andere — ungefähr 1—1½ Liter — ist in den Depots verstreut und dem Kreislauf entzogen. Zur Bekämpfung des Kollapses empfahl EPPINGER Strychnin zu geben, das den Erregungszustand der Vasoconstrictorenzentren steigert, wobei auch gleichzeitig das Vaguszentrum erregt wird. Nun ist bei Frostschäden das gegenseitige Verhältnis zwischen zirkulierendem und deponiertem Blut verschoben, insofern als bei der Perniosis im erkrankten Gewebe mehr Blut peripher retiniert ist. Um aus diesen Depots Blut zu entnehmen und die normalen Kreislaufverhältnisse wiederherstellen zu können, empfahl PERUTZ bei Perniosis Strychnin zu versuchen. Da aber infolge der Mobilisierung des Blutes durch Strychnin dem Herzen Material und dadurch Mehrarbeit geliefert wird, empfahl er diese Medikation mit Strophantus zu kombinieren.

Peripher gefäßverengernde Mittel sind *Adrenalin, Hypophysin* und die *Digitaliskörper,* während *Yohimbin* und *Coffein peripher gefäßlähmende* Mittel sind.

Während diese hier besprochenen Substanzen mehr minder elektiv einzelne Gefäßgebiete isoliert beeinflussen, kann eine Gefäßerweiterung und Gefäßverengerung allgemein erfolgen. So werden durch *Kälte* die Gefäßwände kontrahiert, durch *Wärme* erweitert. Aber auch die osmotische Konzentration der umgebenden Flüssigkeit, ihre Wasserstoff- und Hydroxylionen üben einen Einfluß auf die Gefäße aus. Kommt eine saure oder eine Substanz mit saurer Reaktion ins Gewebe, so erfolgt daselbst eine Erhöhung der Wasserstoffionenkonzentration. Bis zu welchem Grade dies stattfindet, kann nicht vorausgesagt werden, da Blut und lebendes Gewebe Puffersubstanzen enthalten und sich dadurch gegen jede Änderung ihrer Wasserstoffionenkonzentration wehren. Der Anstieg der Wasserstoffionenkonzentration ist sehr klein im Vergleich zur zugeführten Säure. KROGH machte folgenden Versuch: Er setzte einen Tropfen 1%iger Essigsäure auf die ventrale Fläche der augespannten Froschzunge. Es erfolgte in einer Entfernung von einigen Millimetern eine Erweiterung sowohl der Artereien als auch der Capillaren. Wurden aber statt der Essigsäure Puffergemische von bestimmten Wasserstoffionenkonzentrationen auf die Froschzunge gebracht (SÖRENSENS Gemisch von Natriumcitrat mit $n/_{10}$ Salzsäure), so waren sehr starke Säuremengen notwendig, um eine capillarerweiternde Wirkung zu erzielen: Eine Mischung von 5 ccm Citrat mit 5 ccm Salzsäure, die einen $p_H = 3{,}65$ aufweist, war ohne Wirkung, auch für die Mischung 4 ccm Citrat + 6 ccm Salzsäure mit einem $p_H = 2{,}96$ war der Erfolg noch zweifelhaft, während 3 ccm Citrat + 1 ccm Salzsäure ($p_H = 1{,}94$) eine deutliche, aber schwache Erweiterung nach einer kurzen Latenzzeit ergab.

Zu den *elektiv* wirkenden Gefäßmitteln gehören auch die *Adstringentien,* die in nicht zu hoher Konzentration verengernd auf die Gefäße am Orte der Applikation wirken. In stärkeren Konzentrationen erweitern sie die Gefäße.

Es sei hier nochmals auf die eingangs erwähnten Befunde von TSCHERKESS und TAUBMANN über die Gefäßwirkung der *Bleisalze* verwiesen, da sie für die Dermatologie von Bedeutung sind. Wird doch Blei in verschiedener Form (als *Liquor plumbi subacetici,* als *Aqua plumbi,* als *Aqua Goulardi,* als *Emplastrum plumbi oxydati* und als *Unguentum Diachylon*) therapeutisch herangezogen.

Blei ist ein Eiweißfällungsmittel, das bei nässenden Flächen oder Wunden einen Schorf von Bleialbuminat bildet. Durch seine eiweißkoagulierenden

Eigenschaften wirken die Bleisalze adstringierend und sekretionshemmend, auf die Gefäße verengernd. Da das Blei sich leicht mit Schwefel zu unlöslichen Verbindungen niederschlägt, wird es zum Haarfärben benützt. Doch wurden häufig Intoxikationen mit bleihaltigen Färbemitteln beobachtet, so daß Haarfärbemittel, die Bleiverbindungen enthalten, gesetzlich verboten sind.

(Zur Behandlung *varikös* entarteter *Venen* bedient man sich der Methoden der *künstlichen Obliteration dieser Gefäße* (cf. LINSER, NOBL, PERUTZ). Durch Einspritzung gewisser Substanzen (*Sublimat, Kochsalz, Traubenzucker, Chinin*) kann es entweder zu einer *Koagulations-* oder zu einer *Abscheidungsthrombose kommen.*)

Vom Begriff und der Physikochemie der Entzündung ausgehend, wurde zunächst die pharmakologische Beeinflußbarkeit der Hautgefäße besprochen und darauf verwiesen, daß *den Capillaren die Rolle zukommt, den Stoffaustausch zwischen Blut und Geweben zu vermitteln.* Gase, besser anorganische Salze und organische Krystalloide durchwandern das Capillarendothel. Von den Gasen spielt der Sauerstoff eine wichtige Rolle. Er ist in Wasser, Blut und in den Gewebsflüssigkeiten löslich. Seine Wanderung erfolgt durch Diffusion, indem er von Orten höherer Konzentration zu Punkten niederer diffundiert. Seine Diffusionsgeschwindigkeit hängt vom Konzentrationsgefälle ab. Messungen über die Diffusionsgeschwindigkeit stammen von KROGH, der fand, daß die Diffusion quantitativ ausreicht, um den Sauerstoffbedarf der Muskel zu decken. Die erforderlichen Druckwerte wurden von BARCROFT und KATO bestimmt.

Während Krystalloide das Capillarendothel passieren, ist die Capillarwand für Kolloide undurchlässig. SCHULEMANN zeigte, daß *Farbstoffe,* die aus wässerigen Lösungen nicht imstande sind, in Gelatine zu diffundieren, auch das *Capillarendothel nicht passieren* können. In den meisten Geweben sind die Capillaren für Eiweiß praktisch undurchlässig. Doch konnte STARLING schon 1894 bei seinen Untersuchungen über die Lymphbildung nachweisen, daß die Capillaren physiologischerweise für Eiweiß dann durchlässig sind, wenn der wirksame osmotische Druck niedriger als der capillare Blutdruck wird.

Die Durchlässigkeitsunterschiede zwischen den Capillaren einzelner Organe sind schwankend. Aber ebenso schwankend ist die Durchlässigkeit ein und derselben Capillargruppe. Capillarerweiterung bewirkt eine Durchlässigkeitssteigerung (KROGH). Daher wirkt Morphium intracutan eingespritzt lymphagog, ebenso Pepton, Histamin und Atropin, Substanzen, die wir eingangs als Capillarerweiterer kennen gelernt haben. Andererseits können Calciumsalze, wie dies durch CHIARI und JANUSCHKE erstmalig festgestellt wurde, die Durchlässigkeit der Capillaren verringern und wirken daher „entzündungshemmend".

Andererseits ist im entzündeten Gewebe die Wasserstoffionenkonzentration nach der sauren Seite verschoben; trotzdem die sauren Zerfallsstoffe abgepuffert werden, beträgt der $p_H = 6{,}8$ (ROHDE). Bei ungünstigem Verlauf der Entzündung, bei mangelhafter Abpufferung, bei Erschöpfung der Alkalireserve konnten von ROHDE Werte bis zu $p_H = 5{,}6$ gefunden werden. Im Eiter akuter Entzündungen stellte HÄBLER Werte bis $p_H = 5{,}39$ fest. Wenn wir uns diese Befunde vor Augen halten und mit der Tatsache in Einklang bringen, daß Säure eine Capillarerweiterung zur Folge hat, so werden wir einen weiteren Einblick in das Wesen der Entzündung gewinnen. Wenn KROGH der Gefäßreaktion bei der Entzündung nur sekundäre Bedeutung beimißt und darauf hinweist, daß in vielen Fällen von Entzündung „die Gefäßveränderungen langsam entstehen und nachträglich erst lange nach der Einwirkung des Reizes" auftreten, so stimmt dies mit dem eben Gesagten vollständig überein. Zu Beginn der Entzündung ist das Abpufferungsvermögen der Gewebe so groß, daß es zu keiner Wasserstoffhyperionie, daher noch zu keiner Gefäßerweiterung kommen kann. Erst bei langsamer Erschöpfung der Alkalireserve entsteht eine saure Reaktion, eine lokale Acidose, die ihrerseits wieder dann erst capillarerweiternd wirkt. Wir sehen ähnliche Vorgänge bei den Reizstoffen, die Zellgifte sind und auch eine Capillarwirkung haben. Die Capillarreaktion ist eine sekundäre, bedingt durch saure Zerfallsprodukte des Eiweißes. Ähnlich verläuft die durch chemisch aktives Licht bedingte Entzündung (Krogh); eine unmittelbare Wirkung des Lichtes auf die Capillare scheint bei der Lichtentzündung nicht vorhanden zu sein.

In seinen Untersuchungen über die Blutgefäße der menschlichen Haut und ihr Verhalten gegen Reize fand Thomas Lewis, daß die Blutgefäße auf mechanische Reize, auf Hitze- und Kälteeinwirkung, auf galvanischen und faradischen Strom und auf eine ganze Reihe von toxischen Substanzen im wesentlichen mit der gleichen Reaktion antworten. „Am Orte der Reizung rufen sie alle eine lokale Veränderung infolge primärer aktiver Erweiterung der kleinsten Gefäße hervor. Alle verursachen einen ausgebreiteten roten Hof, der auf Erweiterung der kräftigen Arteriolen beruht: alle bewirken Ödem.“ Diese „dreifache Reaktion“ beruht auf einem komplexen Mechanismus, dessen Auslösung durch das Freiwerden einer histaminartigen Substanz im Gewebe bedingt wird. Bettmann führt als Beispiel die Jarisch-Herxheimersche Reaktion an. H. Kalk konnte durch kräftiges Reiben der Haut das Vorhandensein dieses Körpers von histaminartiger Wirkung durch Untersuchung des Magensaftes feststellen. Auch Perutz, Brügel und Grünfeld wiesen darauf hin, daß bei passiven Übertragungsversuchen durch diese histaminartigen Körper das Resultat des Versuches gestört werden könne.

Ein zweiter wichtiger, wenn nicht der wichtigste Faktor bei der Entzündung ist die Auswanderung der Leukocyten. Nach Krogh wird diese Leukocytenauswanderung durch die Capillarerweiterung und vielleicht auch einigermaßen durch die Stromverlangsamung begünstigt. Doch spielt die Bildung chemotaktisch wirksamer Stoffe in den Geweben die Hauptrolle.

Ebenso wichtig ist der Einfluß der Nerven beim Vorgang der Entzündung. Bei der Entzündung dürfte es dabei immer zu einer primären eigenartigen Erregung der Vasodilatatoren kommen (Meyer-Gottlieb), die ihrerseits eine Vasodilatation und Permeabilitätssteigerung der Gefäße und Capillaren bedingen. Die früher erwähnten Untersuchungen von A. N. Bruce im Meyerschen Institut in Wien haben die Wichtigkeit nervöser Einflüsse für das Auftreten einer Entzündung bewiesen. Die Untersuchungen von Ricker und Regendanz bilden eine diesbezügliche Bestätigung.

Demnach besteht nach Meyer-Gottlieb die *Therapie der Entzündung* in *Beeinflussung des Nervensystems, Beeinflussung der Gefäße* und *in ätiotroper Bekämpfung der Entzündung.*

Die Behandlung entzündlicher Vorgänge wurde schon an verschiedenen Stellen besprochen, so daß hier nur einige Ergänzungen des früher Gesagten erfolgen sollen.

Substanzen, welche die nervöse Komponente beeinflussen, gehören in die Gruppe der *analgetischen Mittel.* Unter diesen spielt die Einwirkung der *Kälte* eine große Rolle, wirkt doch die Kälte gegenteilig wie das chemisch aktive Licht: gefäßverengernd, zirkulationsverlangsamend und auf die Leukocyten lähmend. Durch Kälte können wir der Capillarerweiterung mit ihren Folgezuständen entgegenarbeiten und wirken auf die Gefäße ein. In diesem Sinne wirkt das *Chloräthyl* (C_2H_5Cl). Läßt man Chloräthyl in einem Strahl die Haut treffen, so entsteht durch die schnelle Verdunstung ein Gefühl von Kälte und Anästhesie. In diese Gruppe gehören die als *Antiphlogistica* charakterisierten Substanzen, ferner alle jene indifferenten Körper, die in die Gruppe der *Streupuder* einzureihen sind und welche durch *Vergrößerung der Körperoberfläche* die Wasserverdunstung beeinflussen und eine *Verdunstungskälte* erzeugen.

Aber auch durch Abhaltung schmerzhafter Reize, wodurch die ohnehin gesteigerte Erregbarkeit der peripheren Nerven herabgesetzt werden kann, wird die Entzündung im günstigen Sinne beeinflußt. In diese Gruppe fallen die *chemisch indifferenten Deck- und Schutzmittel,* ferner die *Mucilaginosa* (Gummi arabicum, die Stärke und die Pflanzenschleime und ähnliche) und dann die *indifferenten Salben und Pflaster.*

Von der Gruppe der *Lokalanästhetica* kommen nur diejenigen in Betracht, die längere Zeit an Ort und Stelle verweilen und nicht durch Lösung und Resorption rasch vom Applikationsorte verschwinden (Meyer-Gottlieb). Es wären dies Substanzen wie das *Anästhesin* (Amidobenzoesäureäthylester), das *Propäsin* (Amidobenzoesäurepropylester), das *Cycloform* (Amidobenzoesäureisobutylester) u. a. Auf die zentralanalgetisch wirkenden Substanzen, bei denen also eine Antiphlogose durch die Blutbahn erfolgt, wie *Atophan* (Januschke), *Salicylate, Antipyrin, Morphin, Chinin* (Perutz) wurde schon verwiesen.

Substanzen, welche entzündungshemmend durch Beeinflussung der Gefäße wirken, gehören in die Gruppe der *Adstringentia.* Es sind dies (nach Meyer-Gottlieb) die *Gerbstoffe,* die *Salze der Schwermetalle* und des *Aluminiums,* sowie das *Calciumhydroxyd.* So verengt *Tannin* in schwacher Konzentration die Blutgefäße (Heinz), auch den *Bleisalzen* kommt diese Wirkung zu (Tscherkess, Taubmann). *Kalkwasser* reagiert alkalisch und kann daher die sauren Valenzen binden. Es löst Mucin und wirkt dadurch reinigend (Harnack). Als Calciumion dichtet es die Gefäße ab und macht sie undurchlässiger. Die basisch essigsaure Tonerde *(Liquor Burowi)* zeichnet sich, wie dies durch die Untersuchungen von Herrmann nachgewiesen wurde, durch eine starke, quellungshemmende Wirkung und durch große Pufferkapazität (Perutz und Lustig) aus.

Die ätiotrope Beeinflussung wurde bei den Hautdesinfizienzien besprochen.

Bei der **Behandlung der akuten Entzündung der Haut** ist das wichtigste Moment das *Fernhalten* aller äußeren Schädlichkeiten und die Beseitigung der Ursache, welche den Anlaß für die Entzündung gegeben haben. Daher muß die Therapie eine möglichst indifferente sein. „Sehr viel Schaden wird durch Übereifer des Therapeuten angerichtet" (Luithlen). Bei der akuten Entzündung kommen nur Umschläge, lokale Bäder, Streupuder, so lange klinisch nur Rötung und Schwellung besteht, in Betracht. Salben und Pasten sind zu vermeiden. Ist nur eine Rötung vorhanden, kann man schon Schüttelmixturen, evtl. auch Pasten geben. Bei den übrigen Erscheinungen der akuten Entzündung, also bei Bläschen- und Blasenbildung und Nässen sind nur Umschläge am Platz. Sind Krusten und Borken vorhanden, so müssen diese durch Öl oder Salben entfernt werden und hierauf wieder Umschläge gemacht werden. Die Umschläge sollen zunächst möglichst indifferent sein, später kann man Adstringenzien verordnen, um dann zu den keratoplastischen Substanzen überzugehen.

Bei den *chronischen* Entzündungen der Haut müssen, nachdem das ätiologische Moment nach Tunlichkeit berücksichtigt, resp. entfernt wurde (Abdichtung der Gefäße durch Kalk, Atophan, Beeinflussung der Entzündungsbereitschaft), die pathologischen Veränderungen der Haut durch Medikamente beeinflußt werden. Bei noch vorhandenen Entzündungserscheinungen werden wir *schwache,* bei chronischen Veränderungen die *stark reduzierenden Mittel* verwenden. Der Grad der Akuität soll der Stärke der zu verwendenden Mittel entgegengesetzt proportional sein.

Eine wichtige Rolle bei der Bekämpfung der Entzündung spielt die *Herabsetzung der Entzündungsbereitschaft.* Wir verdanken Einblicke in diese Erscheinung den groß angelegten Arbeiten LUITHLENS.

So konnte LUITHLEN durch seine öfters erwähnten Ernährungsversuche zeigen, daß die Reaktion der Haut gegen äußere entzündungserregende Reize durch Ernährung zu beeinflussen ist. Fütterte er ein Tier mit „saurem Futter" (Hafer), so kam es zu einer Steigerung der Entzündungsbereitschaft der Haut. KLAUDER und BROWN bestätigten die LUITHLENschen Angaben bei ihren Versuchen an Meerschweinchen und Katzen. Die Hautsensibilität wurde nach Grünfutternahrung, Chlorcalciuminjektionen, nach Einspritzung kolloidaler Substanzen (Normalserum, Milch, Gelatine) herabgesetzt, während sie durch saure Diät (Hafer), durch experimentelle Hepatitis und Nephritis erhöht wurde. Allerdings konnte C. F. HAHN die Angaben LUITHLENS, wonach Hafertiere stärker gereizt werden können als Grünfuttertiere, nicht bestätigen. Er konnte im Gegensatz zu LUITHLEN feststellen, daß ungünstige Ernährungsbedingungen die Reaktionsfähigkeit der Tierhaut im Vergleich zu den normal genährten Tieren herabsetzt.

Kolloidtherapie. Auch beim Menschen können wir, abgesehen durch Ernährung (reichliche Zufuhr von Gemüsen, Mineralstoffen, ausgekochtes Rindfleisch bei vollständiger Enthaltung von Kochsalz usw.), durch Maßnahmen, die LUITHLEN unter dem Begriff der Kolloidtherapie einreiht, die Entzündungsbereitschaft bekämpfen.

LUITHLEN konnte tierexperimentell feststellen, daß durch Vorbehandlung mit *artfremdem* oder *arteigenem Serum* oder *Plasma,* mit *Witte-Pepton, Gelatine, Stärke* oder *Kieselsäure* die Haut auf Entzündungsreize viel geringer als normalerweise reagiert. Die Ursache dürfte in verminderter Durchlässigkeit der Blutcapillaren, wodurch Exsudation und Transsudation gehemmt wird, zu suchen sein. Wodurch diese Umstimmung des Organismus, auf entzündungserregende Reize schwächer oder gar nicht zu reagieren, beruht, ist nicht ganz klar. Wichtig ist, daß *nur kolloidale Substanzen* diese Erscheinung auszulösen imstande sind, gleichgültig welchen Einfluß sie auf die Blutgerinnung auslösen. Man kann die Kolloidtherapie mit der „Protoplasmaaktivierung" von WEICHHARDT und mit der „Leistungssteigerung" BIERS in Einklang bringen. LUITHLEN zeigte, daß der *Aderlaß* in bezug auf die Exsudationsverhältnisse der Haut einen solchen Einfluß ausübt wie die *parenterale Zufuhr kolloidaler Substanzen.* Durch die durch einen Aderlaß bedingte Flüssigkeitsabgabe kommt es zu einem Abströmen von Gewebsspaltenplasma in das Blut und zu einer Einwirkung auf die blutbereitenden Organe wie auch auf den gesamten Stoffwechsel (LUITHLEN). Nach LUITHLEN sind in die Kolloidtherapie einzureihen:

1. *Reine Kolloidwirkung:*

a) ohne Zufuhr von Medikamenten: *Aderlaß,*

b) mit Zufuhr von Medikamenten: *lösliche Stärke, kolloidale Kieselsäure, Gummilösung.*

2. *Kolloid + Eiweiß:* jedes Serum, Plasma, Blut, Gelatine, Witte-Pepton, alle Bakteriengemische, die der betreffenden Krankheit fremd sind, Zerfallseiweiß.

3. *Kolloid + Eiweiß + spezifische Wirkung:* manche Seren, Bakteriengemische der gleichen Art wie die Krankheitserreger.

4. *Kolloid + Eiweiß + Fieber:* manche Bakteriengemische, Tuberkulin, Milch, Natrium nucleinicum.

5. *Kolloid + Metall:* Kollargol, Elektrargol usw.

Bezüglich Einzelheiten sei auf LUITHLENS „Vorlesungen über Pharmakologie der Haut" verwiesen.

Ohne auf die Literatur über dieses Thema einzugehen, sei auf die günstigen Ergebnisse der von BRUCK bei Urticaria und Pruritus eingeführten *Venaepunctio* mit darauffolgender Infusion von Kochsalz, der LINSERschen *Serumtherapie,* der SPIETHOFFschen *Eigenserumbehandlung,* der KLINGMÜLLERschen *Terpentinöltherapie,* der intramuskulären und intracutanen Milch- und *Aolaninjektion* verwiesen (zusammenfassende Darstellungen: ZSCHIESCHE, PETERSEN, SINGER, POSPELOW, LUX, PERUTZ, JORAIN, SCHITTENHELM, STERN u. a.).

Demgegenüber sei aber auf die klinischen und experimentellen Untersuchungen von SILBERSTEIN und SEGADLO an der SCHOLTZschen Klinik in Königsberg verwiesen. Sowohl beim Menschen als auch beim Kaninchen und Meerschweinchen konnten sie künstlich gesetzte Entzündungserscheinungen an der Haut durch Reizkörpertherapie kaum beeinflussen, während durch feuchte Verbände ein viel rascherer Rückgang des gesetzten Entzündungsherdes erreicht wurde, so daß SILBERSTEIN und SEGADLO vor einer Überschätzung der unspezifischen Reiztherapie zu warnen glauben.

Pharmakologische Beeinflussung der Nerven.

Die pharmakologische Beeinflussung der Nerven wurde schon des öfteren besprochen, ganz besonders die pharmakologischen Verhältnisse des autonomen Nervensystems. Es sei hier nur eine Ergänzung des früher Mitgeteilten gegeben.

Die Haut ist ein Organ, das sehr wichtige Funktionen für den Gesamtorganismus zu leisten hat. Es wurde schon einleitend dargetan, daß beispielsweise die Haut das wichtigste Chlordepot darstellt, daß ihr im Wasserhaushalt eine sehr wichtige Rolle zukommt, daß sie lebhaften Anteil an der Regulierung des Säurebasengleichgewichtes nimmt. Die Haut ist ein Speicher- und Sekretionsorgan für Cholin, regelt den Wärmehaushalt usw.

Es ist klar, daß diese so lebenswichtigen Funktionen, die nicht nur das Organ Haut betreffen, sondern für den Gesamtorganismus von wesentlicher Bedeutung sind, einem zentralen Regulationsmechanismus unterstehen müssen. ABE und SAKATA wiesen nach (vgl. S. 38), daß der Kochsalzstoffwechsel zentral reguliert wird. Diese Zentren werden durch den Kochsalzgehalt des im Gehirn zirkulierenden Blutes beeinflußt. Hypertonische, direkt in die Carotis eingespritzte Kochsalzlösungen verursachen ein viel stärkeres Ansteigen des Kochsalzgehaltes in Blut und Urin als Injektionen in die Vena jugularis, hypotonische Lösungen bewirken unter den gleichen Verhältnissen eine Abnahme des Kochsalzgehaltes im Urin und eine deutliche Zunahme im Blute.

Durch die Untersuchungen von E. P. PICK und seinen Schülern wurde ein „Wasserzentrum" (vgl. S. 52) angenommen, das unter dem dämpfenden Einfluß des Großhirns steht. Entfällt dieser Einfluß, so wird das „Wasserzentrum" übererregt („Durstreiz") und es wird den Geweben der Impuls erteilt, mehr Wasser in die Blutbahn nachzuschieben. Ist aber die Empfindlichkeit dieses Zentrums herabgesetzt, so wird das Wasser länger in seinen Depots zurückgehalten und verzögert zur Ausscheidung gebracht (MOLITOR und E. P. PICK).

ADLERSBERG und PERUTZ stellten fest (vgl. S. 57), daß weder die mesencephalen Zentren noch die Hirnrinde einen Einfluß auf die Resorption einer intracutan gesetzten Kochsalzquaddel ausüben. Wurden aber diese mesencephalen Zentren durch Hirnstammnarkotica außer Funktion gesetzt, so wurde die resorptionsbeschleunigende Theophyllinwirkung verstärkt, andererseits der resorptionsbeschleunigende Pituitrineffekt aufgehoben. Durch diese Befunde wurde somit nachgewiesen, daß „für einen an der äußersten Körperperipherie sich abspielenden Vorgang ein fein arbeitender Regulationsmechanismus in Betrieb gesetzt wird, der letzten Endes vom Hirnstamm überwacht wird".

Wiewohl genügend experimentelle Anhaltspunkte gegeben sind, Hautveränderungen vom Zentralorgan aus beeinflussen zu können, ist doch die Ausbeute in der Dermatologie recht gering.

So wurden von JANUSCHKE das Pyramidon, von LUITHLEN das Atophan zur Ekzembehandlung, von PERUTZ das Chinin für die Erysipeltherapie empfohlen (s. S. 36). Pyramidon und Atophan gehören in die Gruppe der *Analgetica*, also jener schmerzstillenden Substanzen, deren Angriffspunkt zentral gelegen ist. Das Wesentliche ihrer Wirkung liegt darin, daß eine elektive Lähmung des Schmerzzentrums erfolgen kann, ohne daß gleichzeitig psychische Funktionen, namentlich das Bewußtsein, eine Störung erleiden. Die motorischen Zentren bleiben unbeeinflußt, auch die Perzeption der Sinneseindrücke erleidet keine Schwächung. Chinin gehört in die Gruppe der *Antipyretica*, die einen mehr elektiv zentral-analgestischen Charakter haben. „Die analgetische Wirkung dieser Gruppe ist aber keineswegs eine Folge der temperaturherabsetzenden Wirkung, sondern diese ist jener der schmerzstillenden koordiniert und dadurch bedingt, daß das schmerzperzipierende und wärmeregulierende Zentrum teils nach-, teils nebeneinander in ihrer Erregbarkeit herabgesetzt werden. Diese „lähmende" Wirkung scheint nicht, wie angenommen wurde, der Ausdruck einer allgemeinen zentralen, sondern nur für die beiden genannten Zentren mehr elektiven Lähmung zu sein" (STARKENSTEIN).

Nach den Ergebnissen experimenteller und klinischer Forschungen verläuft die Schmerzbahn nach Kreuzung der Seite im Bereiche des Anterolateraltraktes gegen den Thalamus zu (*Tractus spinothalamicus*). Der Tractus spinothalamicus enthält nicht nur die sekundäre sensible Schmerzleitung aus den Körperdecken, sondern auch die Schmerzleitung aus dem Splanchnicusgebiet, sowie die Schmerzleitung für die Extremitätengefäße. Die im Vorderseitenstrang aufsteigende Schmerzbahn des Tractus spinothalamicus endigt im Thalamus. Von der Klinik wissen wir, daß Thalamuserkrankungen Schmerzen auslösen können (ROUSSYsches Syndrom: Hypästhesie der Gegenseite, kombiniert mit Schmerz in der hypästhetischen Körperpartie). Ob dieser Schmerz durch Mitbeteiligung cortico-thalamischer Systeme zustande kommt, ist nicht sichergestellt. Für die Therapie ist es jedenfalls wichtig, daß sowohl die Ausschaltung der corticalen Endstätten des sensiblen Systems als auch die Beeinflussung des Thalamus Schmerzempfindungen beseitigen können (s. SPIEGEL). So konnten HOFF und WERMER finden, daß *Analgetica* bei einseitigen *Thalamusaffektionen* die *Schmerzempfindlichkeit* für Hautreize *nur auf der gesunden, nicht aber auf der kranken Seite herabsetzen.* HOFF und WERMER schlossen aus diesen Beobachtungen, daß der *Angriffspunkt der Analgetica vor allem im Thalamus* liege.

Die nahen Beziehungen zwischen Schmerz und Juckreiz ließen es notwendig erscheinen, diese Verhältnisse etwas eingehender zu erörtern. Für die *zentrale* Beeinflussung des *Juckreizes* erweisen sich einige Medikamente als relativ gut wirksam, die nach E. P. PICK und seiner Schule am *Hirnstamm* angreifen (EHRENWALD und KÖNIGSTEIN). Für die engen Beziehungen des Thalamus zur Genese der Juckempfindungen sprechen die klinischen Beobachtungen von EHRENWALD und KÖNIGSTEIN, wonach bei Patienten mit Thalamuserkrankung, die heftige zentrale Schmerzen hatten, die Schmerzen wenige Stunden nach Einsetzen eines künstlich gesetzten Juckens aufhörten und bei Abklingen des

Juckens wieder anschwellten *(Schmerzauslöschphänomen)*. Auch E. STRANSKY spricht sich für die Zusammenhänge zwischen Thalamus und Juckempfindung aus. Nach EHRENWALD und KÖNIGSTEIN beeinträchtigen *corticale Sensibilitätsstörungen* im Gegensatz zu *kapsulären* kaum die Juckempfindung. Im Schlaf kann Kratzen und Juckreiz beobachtet werden. Auch bei einem Falle von Mittel-Zwischenhirntumor mit zentralem Jucken konnten EHRENWALD und KÖNIGSTEIN zur Zeit der Benommenheit Kratzen feststellen.

Auf Grund dieser Beobachtungen prüften nun EHRENWALD und KÖNIGSTEIN einige *cortical* angreifende Mittel und fanden, daß *Paraldehyd* und *Brom* die Juckempfindung *nicht* herabsetzen, daß Brom nur die *Latenzzeit verlängert. Strychnin* verursacht eine *Verkürzung der Latenzzeit*, eine *Verstärkung der Intensität* und zuweilen eine *Verlängerung der Dauer* des Juckreizes. Weder durch die *üblichen Sedativa* noch durch mittlere Dosen von *Morphium* war es möglich, die *Juckempfindung* therapeutisch zu *beeinflussen*. Dagegen boten *Substanzen*, deren *Angriffspunkt* nach den Untersuchungen von MOLITOR und E. P. PICK im *Hirnstamm* und im *Zwischenhirnbereich* liegt, also *Luminal* und das *Chloreton*präparat Nautisan die Möglichkeit, den Juckreiz zu lindern oder ganz aufzuheben.

Eine Beeinflussung der Nerven kann demnach zentral oder peripher erfolgen. Seit HEBRA hat insbesonders KREIBICH auf den Zusammenhang zwischen Dermatitis und Haut- und Gefäßnerven hingewiesen, so daß Medikamente, welche zentral oder peripher wirken, gewisse Krankheitsprozesse der Haut in günstigem Sinne beeinflussen können.

Brom.

Ein Sedativum mit corticalem Angriffspunkt ist das *Brom*. Während die *Hypnotica* direkt schlaferzeugend wirken, beseitigen die Brompräparate die pathologischen *Reizzustände* des Zentralnervensystems, welche den Schlaf verdrängen.

LEBEDJEW war der erste, der durch *intravenöse Brominjektionen* bei Ekzemkranken dämpfend auf das Nervensystem einzuwirken versuchte. Er injizierte 1 g Natriumbromid in physiologischer Kochsalzlösung intravenös, worauf nicht nur keine Hautausschläge auftraten, sondern akute Ekzeme günstig beeinflußt wurden. Günstige Erfolge bei juckenden *Ekzemen, Urticaria, Prurigo, Pruritus* u. ä. erzielten mit der intravenösen Bromtherapie ARZT, OMDÔ, WOLFF, MANKOWSKI, MATUSIS, AOKI, HIDAKA SEIICHI, SELLEI und LIEBNER, SCHEEPE, BURNIER, NAGELL, FELUGO, PER und RATNER, SÉZARY und BENOIST, HÜBSCHMANN, sowie WARTANJATZ. An Stelle des Natriumbromids wurde auch *Strontiumbromid* (Ekzebrol) von LÖWENFELD, NOBL, LENNARTZ, DESELAERS, HARTMANN und ROQUES, SPINDLER, KASTRICH und RITTER u. a. gegeben.

Bei der Bromtherapie ist das *Bromanion* die wirksame Komponente. Die ersten genauen experimentellen Arbeiten über Brom stammen von KROSZ. Durch subcutane Einspritzungen hoher Natriumbromiddosen konnte JANUSCHKE bei Meerschweinchen *tiefen* und *langdauernden Schlaf* erzeugen. Aus den Versuchen von JANUSCHKE ergibt sich, daß eine akute Bromsalzintoxikation Erscheinungen einer *Großhirnnarkose* zeigt und daß bei der *chronischen* Vergiftung, bei der keine Schläfrigkeit eintritt, wohl aber eine von hinten nach vorne fortschreitende Lähmung, die *motorischen Großhirnzentren weniger erregbar sind*.

Brom lähmt das ganze Zentralnervensystem einschließlich Rückenmark. Die Lähmung nimmt vom Großhirn nach unten immer mehr ab. Im Rückenmark ist sie nicht mehr stark, das periphere Nervensystem bleibt unbeeinflußt. Diese Befunde wurden tierexperimentell an Kaninchen und Meerschweinchen erhoben.

Die Ausscheidungsorgane des Broms sind Nieren, Haut und Schleimhaut. BÜRGI fand es in größeren Mengen in den Borken bei Bromexanthemen.

Über das *Verhältnis* des *Broms* zu den *Chloriden* unterrichten uns die grundlegenden Arbeiten von v. NENCKI und SCHOUMOW-SIMANOWSKY. Das wesentliche Ergebnis ihrer tierexperimentellen Untersuchungen war der Nachweis, daß im *Organismus Chlor durch Brom substituiert* werden kann. Diese Befunde wurden im allgemeinen von verschiedenen Seiten bestätigt (RICHET und TOULOUSE, KUNKEL u. a.). BÖNNIGER fand, daß Brom das Chlor so verdrängt, daß der Molengehalt der Halogene im Serum der gleiche bleibt. Die roten Blutkörperchen sind nach beiden Richtungen für die Chlor- und Bromanionen leicht permeabel. Aber im Serum findet keine Anreicherung der Halogene statt.

Durch die Untersuchungen von v. WYSS wurde festgestellt, daß die Bromwirkung nicht als ein *direkter* Einfluß dieses Stoffes auf den Organismus aufzufassen sei, sondern als *Chlorverarmung* gedeutet werden muß. *Durch Bromeinfuhr stieg die Kochsalzausscheidung.* Dies wurde u. a. auch von PER und RATNER bestätigt. v. WYSS konnte das durch Brom bei Kaninchen erzeugte Vergiftungsbild mit Lähmungserscheinungen durch *Chloridinjektionen* beseitigen. Daraus schloß v. WYSS, daß die *Bromwirkung durch Chlormangel* bedingt sei. Die Fähigkeit der Organe, Brom zu speichern, steht in einem ziemlich bestimmten Verhältnis zu ihrem Chlorgehalt (A. ELLINGER und YASHIRO KOTAKE, SARVONAT und CREMIEUX). Nach PER und RATNER wird bei Chlorhunger Brom im Organismus zurückgehalten.

Einen anderen Standpunkt vertritt JANUSCHKE. Er stellte fest, daß die akute Bromvergiftung des Tieres durch Chlorzufuhr nicht aufgehoben werden könne, während die chronische Bromvergiftung durch Einfuhr chlorhaltiger Salze beseitigt wird.

LAUDENHEIMER übertrug die tierexperimentell gewonnenen Resultate auf den Menschen.

Eine Stütze der Ansichten von v. WYSS, daß die Bromwirkung die Folge einer Chlorverarmung sei, wurde durch GRÜNWALD gebracht, der fand, daß Kaninchen dieselben Erscheinungen wie bei der Bromintoxikation zeigten, wenn man bei diesen Tieren durch kochsalzfreie Ernährung und vermehrte Diurese einen Chlormangel erzeugt.

Interessant ist der Befund, daß Brom nur in *geringen Mengen im Gehirn* gefunden wird. Doch konnte BERNOULLI zeigen, daß *eine Bromidlösung eine viel stärkere Quellung des Gehirns hervorruft als eine entsprechende Chloridlösung,* und zwar wirkt Kaliumbromid stärker quellend als Natriumbromid. Es wäre anzunehmen, daß der kolloidale Zustand der Gehirnzellen durch die Bromide eine Veränderung erleidet, da die Symptome der Bromvergiftung nach BERNOULLI außer durch Kochsalz auch durch kolloidentquellende Salze wie Natriumsulfat und Natriumnitrat, wenigstens vorübergehend, gebessert werden können. Auch fand ERNST OPPENHEIMER, daß die Bromwirkung durch calciumfällende Substanzen, wie Citrate und Sulfate, gesteigert wird, was mit den erwähnten Untersuchungen von BERNOULLI in Einklang steht.

Diese hier angeführten Ergebnisse der experimentellen Untersuchung über die Pharmakologie des Broms (cf. BÜRGI) lassen bezüglich der Wirkung dieses Halogens bei *Dermatosen* gewisse Schlüsse zu. Zunächst wirkt das Brom auf das Großhirn, wodurch eine Dämpfung der Übererregbarkeit erfolgt. Die Juckempfindung wird durch Brom nicht herabgesetzt, nur die Latenzzeit verlängert (EHRENWALD und KÖNIGSTEIN). Doch dürfte diesem Halogen eine größere Rolle beim Kochsalzstoffwechsel der Haut zufallen. Wird Brom zugeführt, so ist es imstande, das Chlor zu verdrängen, und zwar das *„disponible*

Chloridchlor", das in den chlorreichsten Stätten, vor allem Haut und Schweiß enthalten ist. Dadurch erfolgt eine plötzliche Entchlorung der Haut. Wir können dies bei der Dermatitis herpetiformis Duhring feststellen, bei der, außer Jod, auch Brom imstande ist, durch Verdrängung des Chlors und dadurch bedingter Änderung der Quellbarkeit der Haut (Perutz und Guttmann) eine Blaseneruption zu provozieren. Nach Deselaers erfolgt durch Verminderung des Chlorgehaltes eine Erhöhung der Alkalescenz, ein Zustand, der bei der entzündlichen Hyperionie nur erwünscht ist.

Es wurde früher hingewiesen, daß parallel mit der Chlorretention eine Wasserretention einhergeht (Lewa, Sakata, Wichert, Jakowlewa und Pospeloff). Es wäre denkbar, daß der günstige Einfluß, den die intravenöse Brombehandlung bei Ekzemen ausübt, auf Beeinflussung der *lokalen Histohydrie* zurückzuführen sei. Die Erfolge der intravenösen Bromtherapie wären demnach weniger auf die zentrale Wirkung dieses Salzes als auf seine Eigenschaft zurückzuführen, den Chlorgehalt der Haut und vielleicht auch den Hautwasserstoffwechsel zu beeinflussen. Von diesem Gesichtspunkt ausgehend, empfiehlt R. von den Velden eine Bromtherapie dort durchzuführen, wo eine Chlorverarmung des Organismus erstrebt wird, also bei Entwässerung von Ödemen und bei der Behandlung von Herz- und Nierenkrankheiten.

Bei der Darstellung der Pharmakologie des autonomen Nervensystems wurde schon verwiesen, daß bei Störungen des vagosympathischen Gleichgewichtes, bei denen eine parasympathische Übererregbarkeit im Vordergrund steht, wie man sie bei allergischen Dermatosen beispielsweise beobachten kann, die *Blockierung des Vagus durch Atropin* oder die *Tonussteigerung des Sympathicus durch Ephedrin oder Ephetonin* den Verlauf günstig beeinflussen kann (Perutz).

Die vorübergehende Beeinflussung der *sensiblen Nervenendigungen*, ohne sie dauernd zu schädigen, geschieht durch die *Lokalanästhetica*. Unter den Mitteln, welche eine Lokalanästhesie hervorrufen, ist die *Kälte* zu nennen. Als Kälteanästheticum wirkt das *Chloräthyl*. Je niedriger der Siedepunkt des verdampfenden Stoffes ist, um so größer wird die Wärmentziehung, um so intensiver auch die Kälteanästhesierung der Haut sein. Der Siedepunkt des Chloräthyls liegt bei 12,5^0 (Meyer-Gottlieb).

Menthol.

Die Wirkung der Temperaturreize sowohl für die Kälte als auch für die Wärme erfolgt durch die Thermoreceptoren (Goldscheider). Den Endorganen entsprechen räumlich getrennte Sinnespunkte der Haut, die *Kälte- und Wärmepunkte* (Magnus Blix, Goldscheider); welche Nervenendorgane die Wärme- und Kälteempfindungen vermitteln, ist nicht bekannt. v. Frey ist geneigt, als *Kältenervenendigungen* die Ruffinischen *Nervenknäuel* und *-Bündel* in Anspruch zu nehmen.

Es wurde schon erwähnt, daß Stary-Wiechowski fanden, daß der scharfe Geschmack des Pfeffers, der Paprika und der Ingwerwurzel durch *Erregung der Wärmenervenedigungen* zustande kommt. Durch die Versuche von Goldscheider, durch die Untersuchungen von Schwenkenbecher und namentlich durch die Arbeiten von Heubner konnte gezeigt werden, daß *Menthol* ein Körper ist, der die *Kältenerven* erregt.

Menthol ist ein die *Kälteorgane erregendes Mittel*, das die Rolle eines chemischen Reizes spielt, d. h. daß „seine Gegenwart allein zur Überführung des unerregten Zustandes in den erregten genüge" (Heubner). Menthol wirkt vorwiegend auf die Kältenerven. Durch chemische Reizung derselben löst es eine Kälteempfindung aus und bringt einen erhöhten Erregbarkeitszustand mit Vertiefung der Schwellenwerte hervor, während die Wärmenerven in viel geringerem Maße betroffen werden. Rollet hat die Mentholwirkung zu Unrecht auf die Schmerznerven bezogen, während Alrutz eine durch Menthol bedingte Hyperalgesie gegen Kälte- und Wärmereize neben der Kältehyperästhesie feststellte.

Menthol ist im ätherischen Öl der Mentha piperita enthalten und ist ein sekundärer Alkohol. Die Konstitution des Menthols ist die eines 1-Methyl-3,4-Isopropylhexans.

```
        CH3
        |
        CH
       /  \
   H2C      CH2
    |        |
   H2C      CHOH
       \  /
        CH
        |
        CH
       /  \
    CH3    CH3
```

Es kann durch Reduktion des Thymols erhalten werden (s. S. 147).

Menthol löst sich leicht in Alkohol, Äther, Chloroform, dagegen kaum in Wasser.

Dem Menthol kommt eine cholagoge und choleretische Wirkung zu. Es wird durch die Galle ausgeschieden (R. Stern). Es hat eine darmdesinfizierende Wirkung (s. Meyer-Gottlieb). Noch in einer Verdünnung von 0,01% wirkt Pfefferminzöl entzündungswidrig und verengt die Hautcapillaren (zit. nach Wasicky). Das Kältegefühl, das Menthol auf der Haut erzeugt, wird verstärkt, wenn Luft vorüberstreicht. Gleichzeitig mit der Wirkung auf die Thermoreceptoren erfolgt eine Anästhesie durch Beeinflussung der oberflächlich liegenden Hautnerven.

Aus dem eben Gesagten ergeben sich die Indikationen für die Mentholtherapie in der Dermatologie, wobei zu berücksichtigen ist, daß Menthol bei akuten Ekzemen nicht gegeben werden darf, da es die Haut reizen kann.

Perutz, Brügel und Grünfeld fanden bei der *Urticaria e frigore* eine Überempfindlichkeit des thermoreceptorischen Apparates gegen Menthol, so daß sie die Kälteurticaria als *Neurose des Kältenervenendapparates* auffassen, bei der es reflektorisch nach Reizen der Kältenerven, die sonst für ein normales Individuum indifferent sind, zu einem Nesselausschlag kommt.

Andere chemische Anästhetica.

Auch durch andere chemische Mittel wird eine Anästhesie erzeugt. Diejenigen Substanzen, welche eine starke *Affinität zum Protoplasma haben und Gewebsschädigungen* hervorrufen, die also in die Gruppe der *Ätzmittel* fallen, sind auch *Anästhetica,* da die Nervenendigungen empfindlicher reagieren als die übrigen Zellen. Es erfolgt zunächst ein Schmerzgefühl und dann die Anästhesie (*Anaesthetica dolorosa* nach Liebreich). Ein solches Anästheticum ist das *Phenol.* In diese Gruppe fallen die meisten der als Antipruriginosa in der Dermatologie verwendeten Substanzen, an deren Spitze der *Teer* steht. Ferner wirken auch andere *Phenolabkömmlinge juckstillend,* wie das *Resorcin,* die *Salicyl-* und *Pyrogallussäure.* Auch der *Campher* wirkt juckstillend, konnten doch Stross und Wiechowski zeigen, daß durch Campher die *Leitungsfähigkeit der peripheren Nerven ohne vorherige Erregung* gelähmt werden. *Calmitol,* das Jadassohn als

Antipruriginosum empfiehlt, ist ein *Campherpräparat.* Klinisch konnte ich mich überzeugen, daß ein Campherzusatz die juckstillende Wirkung der Salicylsäure, des Resorcins und vor allem des Teers erhöht. Campher ist ja auch in dem äußerst juckstillenden Sulfanthren von R. O. STEIN enthalten. Der *Monobromcampher* hat eine zentrale Wirkung (PERUTZ).

Die Anwendung der spezifisch anästhesierenden Substanzen, die elektiv auf die peripheren sensiblen Nerven einwirken, wie *Cocain* und *ähnliche Heilmittel,* ist gegen *juckende Dermatosen* sehr *beschränkt,* da die Voraussetzung ihrer Anwendungsmöglichkeit — das Bloßliegen der Cutis — in den meisten Fällen nicht vorhanden ist. Aussichtsreicher scheint die *iontophoretische* Einverleibung dieser Substanzen zu sein, wie sie in letzter Zeit WIRZ wieder vorgeschlagen hat:

Er verwendet zur *iontophoretischen Anästhesie* eine Lösung von Cocain. hydrochlor. 0,2, Sol. suprareni (1: 1000) 0,5, Aqu. destill. 10,0 und läßt einen Strom von 5—10 Milliampère durch 10—15 Minuten einwirken. NOBL meint, daß oft schon die iontophoretische Anästhesie genügt, um Kranken mit pruriginösen Dermatosen zu langfristigen Juckpausen zu verhelfen. An Stelle von Cocain empfehlen ZIMMERN, NICOLLEAU und ARVANITAKIS zur iontophoretischen Anästhesie das *Carbain.*

Es ergibt sich nun die Frage, ob die *Opiumalkaloide* eine lokalanästhetische Wirkung ausüben. Da KOBERT und TAPPEINER diese Frage verneinten, NOTHNAGEL und ROSSBACH sowie WIKI und RHODE aber gegenteiliger Ansicht waren, versuchten KOCHMANN und HURTZ experimentell darüber Klarheit zu gewinnen. Sie fanden, daß sowohl *Morphium, Thebain, Kodein, Narkotin, Heroin* und *Dionin* als auch das *Pantopon,* das die Gesamtheit der Opiumalkaloide in dem gleichen gegenseitigen Verhältnisse wie in dem zur Darstellung benutzten Opium als salzsaure, gut wasserlösliche Salze enthält, eine *lokalanästhetische* Wirkung entfalten. Dabei wirkt Pantopon stärker, als es der Summe der Alkaloide entspricht. Auch PAL, der sich um die Pharmakologie des *Papaverins* große Verdienste erworben hat, stellte fest, daß diesem Opiumalkaloid eine *lokalanästhetische Wirkung* zukommt. Aus diesen Versuchen ergibt sich, daß die Anwendung von Salben mit Zusatz von Opium, wie man sie zur Schmerzstillung verwendet, eine theoretisch fundierte Begründung hat.

Auch den *ätherischen Ölen* kommt eine juckstillende Wirkung zu, die neben der entzündungseinschränkenden ihre Verwendung in der Dermatologie, z. B. als *Kamillosansalben* (KOWATZIG, WEINSHEIMER), rechtfertigt. WINTERNITZ konnte feststellen, daß ätherische Öle, die ins Blut resorbiert wurden, die Fähigkeit haben, an entzündlichen Stellen die Bildung von Exsudaten einzuschränken und ihre Aufsaugung zu befördern. POHL beobachtete, daß die experimentelle Kaninchenpleuritis viel schwächer bei mit Santalöl behandelten Tieren verlaufe als bei den unbehandelten Kontrollkaninchen. Auch PERUTZ und KOFLER konnten eine anästhesierende Wirkung beim Santalöl feststellen. Auf Grund experimenteller Untersuchungen fand W. ARNOLD, daß das ätherische Öl der *Kamille* stark entzündungshemmend wirkt. Capillarmikroskopisch stellte er eine Vasokonstriktion fest. Die wirksame Mindestkonzentration betrug 0,005%.

Auch der Schwefel gilt als juckstillendes Mittel, ganz besonders das Thigenol (UNNA) und das Ichthyol.

Zur Behandlung des Juckreizes bei Ekzemen, Lichen ruber planus, Pruritus, Salvarsandermatitis und ähnlichen Affektionen empfiehlt ARZT die Behandlung mit *Dauerbädern,* wie sie seinerzeit von HEBRA eingeführt und von RIEHL ausgebaut wurde. Indifferente Bäder empfiehlt NOBL bei Psoriasis und pruriginösen Dermatosen.

Ob *Arsen* in die Gruppe der *Antipruriginosa* einzureihen ist, weil es z. B. beim stark juckenden Lichen ruber planus diese Dermatose zum Abheilen bringt, wodurch auch der Juckreiz aufhört, ist fraglich.

Nach UNNA kommt neben der Beeinflussung der Nerven die Beeinflussung des Hautgewebes insofern in Frage, als er der Ansicht ist, daß die Hauptursache des Juckens das Mißverhältnis zwischen Lymphdruck und Oberflächendruck ist, wobei der Oberflächendruck stark gesteigert ist. In diesem Sinne wären die Keratolytica auch Antipruriginosa.

Es sei hier darauf verwiesen, daß nach der TÖRÖKschen Auffassung das *Jucken eine Abart des schwachen Schmerzes ist.* Für diese Auffassung sprechen die Untersuchungen von THÖLE, ROTHMAN und v. FREY. Für das Zustandekommen einer Juckempfindung ist sowohl die intakte Schmerz- als auch die Berührungsempfindung notwenidg (EHRENWALD und KÖNIGSTEIN). So ist an der Cornea, die wohl schmerz- aber nicht berührungsempfindlich ist, ein Jucken nicht auszulösen. Andererseits kann das Juckgefühl durch Schmerzapplikation (Kratzen) „ausgelöscht" werden. Die *erhöhte Juckerregbarkeit* ekzematöser Hautstellen ist einerseits durch die *Hyperalgesie* bedingt, wobei unterschwellige Schmerzreize als schwächster Schmerz, also als Jucken zum Bewußtsein gelangen, andererseits durch die *Irradiation,* durch die Tendenz zur räumlichen und zeitlichen Ausdehnung der Sinnesempfindungen (ROTHMAN). Doch soll auf die alte JACUETsche Lehre verwiesen werden, wonach das Jucken nicht die Funktion sensibler Nervenelemente ist, sondern infolge Erregung „sensibler Sympathicusfasern" zustande kommt, die auch neuerlich JOURDANET zur Erklärung des reflektorischen Juckens („contre-prurit-réflexe" BOULOGNE) heranzieht. Wenn wir nun statt „sensible Sympathicusfasern" autonome Nerven setzen, so können wir erklären, warum das parasympathikotrope Histamin juckerregend, das vaguslähmende Atropin juckstillend wirkt. So ist nach KLINKERT der Juckreiz oft das allererste Zeichen des anaphylaktischen Shocks. (URBACH bezeichnet bei der passiven Übertragung der Allergie die Reaktion, die sich nur durch Jucken manifestiert, als *Minimaleffekt,* eine Beobachtung, die auch PERUTZ bei der passiven Übertragung der Primeldermatitis machen konnte.) Wie nun aus den Untersuchungen von PERUTZ und seinen Mitarbeitern hervorgeht, besteht bei den allergischen Dermatosen eine erhöhte Parasympathicusansprechbarkeit. Auch KRONER bringt das Jucken bei Überempfindlichkeitszuständen mit Störungen des autonomen Nervensystems in Zusammenhang. Es wäre immerhin möglich, daß Jucken auf zweierlei Art zustande kommt, nach TÖRÖK durch unterschwellige Reizung des schmerzperzipierenden sensiblen Nervenapparates und ferner durch Erregung der autonomen Nervenendigungen.

Pharmakologische Beeinflussung der Schweißdrüsen.

Das physiologische Produkt der *Schweißdrüsen* ist der Schweiß. Die Schweißdrüsen sind tubulöse Schläuche, deren Ende einen Knäuel bildet. Diese Schlauchkanäle sind die sezernierenden Teile der Schweißdrüsen und bestehen aus einer inneren Schicht von hohen, absondernden Drüsenzellen und einer äußeren Lage von flachen Zellen. Die um das Drüsenepithel befindliche Lage glatter Muskelfasern bewirkt, daß durch deren Kontraktionen das Sekret auf die Hautoberfläche gepreßt wird.

Die Schweißdrüsen sind an der ganzen Körperoberfläche des Menschen vorhanden und sind besonders zahlreich an Handflächen und Fußsohlen, sehr spärlich an der Haut des Rückens und des Gesäßes verteilt. Sie fehlen an der Glans penis und an der Innenfläche des Praeputiums, an der Innenfläche der

Ohrmuschel, an den Augenlidern und in den Gegenden der Haut, wo Muskeln anliegen (zit. nach SCHWENKENBECHER). Für die experimentelle Physiologie ist es wichtig, daß nur der Mensch, das Pferd und wahrscheinlich auch das Schaf (METZNER) am ganzen Körper sichtbar schwitzen, während Hund, Katze und Igel nur an den Fußsohlen, der Affe auch noch am Nasenrücken schwitzt. Rinder schwitzen an den haarlosen Partien um das Maul („Flötzmaul"). Bei Kaninchen wurde eine Schweißabsonderung nicht nachgewiesen.

Der Schweiß selbst ist eine salzig schmeckende, weißlich getrübte Flüssigkeit und hat einen je nach der Hautpartie stammenden verschiedenen Geruch. Sein spezifisches Gewicht schwankt zwischen 1,001 und 1,010 (E. FREUND [nach TONYEN 1,003—1,004]). Es ist nicht sicher festgestellt, ob sich das spezifische Gewicht bei Krankheitszuständen ändert. Es ist erhöht bei Nephritiden und beim akuten und chronischen Gelenkrheumatismus.

Der größte Teil des Schweißes besteht aus *Wasser* (97,5—99,5% HARNACK). Dieser Reichtum des Wassers steht mit einer der Hauptfunktionen des Schweißes, durch Wasserverdunstung die Körpertemperatur zu regeln, in Zusammenhang. Denn „je größer die molekulare Konzentration einer Lösung ist, um so größer ist die Erniedrigung der Dampfspannung des Lösungsmittels" (HÖBER).

Die Menge der festen Stoffe beträgt 0,44—2,28%, die Menge der Mineralstoffe 7,8‰ (KITTSTEINER). Nach KAST bestehen die festen Bestandteile hauptsächlich aus Kochsalz, während Phosphate und Sulfate im Vergleich zum Harn nur in ganz geringen Mengen vorhanden sind. Nach MELCZER besteht über die Hälfte der organischen Substanzen des Schweißes aus Carbamid. In 100 g Schweiß fand STRAUSS ungefähr 0,1 g Stickstoff, in maximo 0,185. Dabei spielt die *Ausscheidung des Stickstoffes* bei stärkerem Schwitzen im Stickstoff-Stoffwechsel eine *bedeutende Rolle,* ganz besonders bei Störungen der Nierenfunktion. Nach TALBERT, FINKLE und KATSUKI schwankt der Harnstoff-N des Schweißes zwischen 24 und 112 mg%. Bei starker Muskelarbeit und auch nach starker Besonnung wird der Schweiß stickstoffreicher (DURIG, NEUBERG und ZUNTZ). Bei Nierenkrankheiten mit urämischen Symptomen fand STRAUSS Werte bis zu 0,280% Stickstoff. Die Analyse des Pilocarpinschweißes von 17 gesunden Individuen ergab im Durchschnitt 0,687% Trockensubstanz, 41,7 mg% Reststickstoff, 25,3 mg% Harnstoff-Stickstoff, 0,310% Kochsalz (BARNEY). Nach VOIT kommen auch geringe Mengen von Harnsäure im Schweiß vor.

Mit Hilfe der colorimetrischen Harnsäurebestimmungsmethode von BENEDICT fand BARNEY im Schweiße normaler Individuen minimale, nicht bestimmbare Mengen von Harnsäure. Er fand ferner, daß der Gesamtstickstoffgehalt des Schweißes in 100 ccm mehr als das Doppelte des Reststickstoffes des Blutes beträgt. Dieser Befund wurde von TALBERT, SILVERS und JOHNSON bestätigt. Diese Autoren fanden, daß Beziehungen zwischen Stickstoffgehalt des Harnes und Schweißes unsicher sind, dagegen scheinen solche zwischen Blut und Schweiß zu bestehen. Der Stickstoffgehalt des Schweißes ist unabhängig vom Chlorgehalt desselben. SCHNEIDER nimmt für Harnstoff eine regelmäßige Ausscheidung von 3—5 g‰ an. Auch ALDER vermißte niemals Harnsäure im Schweiße.

PESKETT und RAIMENT fanden für Natrium 0,023—0,142%, für Kalium 0,008 bis 0,039.

BORCHARDT fand, daß der Natriumgehalt des Schweißes (parallel mit seinem Chlorgehalt) zwischen 0,054—0,445%, der Kaliumgehalt zwischen 0,021—0,126%, der Calciumgehalt zwischen 0,0009—0,014% schwankt. K- und Na-Konzentration sind voneinander unabhängig.

PESKETT und RAIMENT fanden unter verschiedenen Versuchsbedingungen folgende nach KRAMER und TISDALL bestimmte Werte:

Art des Versuches	Gesamtmenge des	
	Natriums	Kaliums
$^1/_2$ Stunde Zweiradergometer	0,142	0,039
20 Minuten Bad bei 101° F	0,118	0,036
15 Minuten Lichtbad von 110° F	0,059	0,008
$^1/_2$ Stunde Wellenbad 100° F	0,029	0,037

Bei Vergleich der Kationenkonzentrationen des Schweißes mit denen des Blutserums fanden ROTHMAN und SCHAAF, daß die Na-Werte im Schweiß fast ausnahmslos niedriger sind als im Serum, die K-Konzentrationen aber im Schweiß erheblich höher liegen. Die Ca-Konzentration im Blut und Schweiß zeigt keine große Differenz, ist aber im Schweiß durchschnittlich niedriger als im Blutserum.

Nach den Untersuchungen von SCHWENKENBECHER und SPITTA beträgt die durch die Haut zur Ausscheidung gelangende Kochsalzmenge etwa 0,33 g pro 24 Stunden. Bei Krankheiten, die mit starkem Schweiß einhergehen (M. Basedowii, Pneumoniekrise), steigt die Chloridabgabe, doch überschreitet sie nicht die Menge von 1 g NaCl pro Tag.

Der Kochsalzgehalt des Schweißes macht etwa $^3/_4$ seines Aschengehaltes aus. Nach TALBERT und HAUGEN ergeben sich keine sicheren Beziehungen zwischen Chlorgehalt des Schweißes und des Harnes. Hingegen scheinen solche zwischen Blutchlor und Schweißchlor zu bestehen. Nach MARCHIONINI beträgt der NaCl-Gehalt des ekkrinen Schweißes 0,204—0,642%, jener des apokrinen Schweißes 0,08—0,462%.

MARSCHAK und KLAUS fanden, daß der prozentuale NaCl-Gehalt mit der Dauer des Schwitzens zunimmt, wobei eine Senkung des Cl-Spiegels im Blute stattfindet.

Die Befunde der chemischen Analysen von HARNACK, sowie von CAMMERER seien gegenübergestellt (nach METZNER):

	HARNACK	CAMMERER		
		Lichtbad	Heißluftbad	Dampfbad
Wasser	990,9—991,6	979	983	992,4
Fixa	9,1—8,4	21	17	7,6
Organische Substanzen	2,4—2,0			
Anorganische Substanzen	6,7—6,4	10,4	10,42	4,65
Kochsalz	5,2	6,6	7,8	3,4
Phosphorsaurer Kalk	0,2			
Phosphorsaures Magnesium	0,1			
Schwefelsäure	0,5—0,6			
Kali	0,4—0,6			
Harnstoff	1,2	0,5		0,31
Harnstoff-Stickstoff				
Ammoniak-Stickstoff		0,12		0,06

Es wurde schon früher erwähnt (vgl. S. 74), daß nach den Untersuchungen von SIEBURG und PATZSCHKE der *Cholin*gehalt des Schweißes kurz vor und unmittelbar nach Beginn der Menstruation um das 80—100fache vermehrt ist. Dies gibt eine Erklärung für die „zu allen Zeiten, bei allen Völkern angenommene „*Giftigkeit des Schweißes*" Menstruierender. Landwirtschaft, Gärtnereien, Catgut- und Konservenfabriken, Kellereien trugen ihr praktisch Rechnung. Nur die offizielle Wissenschaft verhielt sich diesem Mysticismus gegenüber schweigend" (POLANO und DIETL). SCHICK wies als erster auf das „Menotoxin" hin. Ob dieses Menotoxin überhaupt besteht, ob es mit Cholin identisch ist oder ob während der Menstruation eine *vermehrte* Absonderung bestimmter Stoffe, die aber auch im Intermenstruum ausgeschieden werden — POLANO und DIETL denken dabei an Kreatinin und Kreatin — ist noch nicht sichergestellt. Es ist auch noch fraglich, ob bei Infektionskrankheiten spezifische Substanzen durch den Schweiß ausgeschieden werden. SALTER nimmt an, daß bei schwer Tuberkulösen Tuberkulin in den Schweiß übergehen kann. Agglutinine fehlen stets im Schweiß, ebenso ist auch die WASSERMANNsche Syphilisreaktion im Schweiße von Luetikern negativ (SCHWENKENBECHER).

Bei der *Chromhydrosis* läßt der gefärbte Schweiß farbige Flecken auf Haut und Wäsche zurück. Dunkle, blaue oder schwarze Schweiße können durch Ausscheidung von Indigo, Pyocyanin oder Ferrophosphat bedingt sein (zit. nach TÖRÖK). Bei der *Trichomycosis palmellina* F. J. PICK ist die rötliche und rotgelbe Verfärbung des Schweißes durch die die Haare manschettenähnliche umkleidende Hülle von großen kokkenähnlichen Gebilden bedingt (R. O. STEIN). Bei der *Bromidrosis* handelt es sich um eine rasch einsetzende Zersetzung des Schweißes durch Fettsäuren an der Hautoberfläche (JESIONEK). Im Anschluß an Hämorrhagien kann es zu Beimengungen von Blut zum Schweiß kommen *(Hämatidrosis)*.

Nach den Untersuchungen von ATZENI TEDESCO schwankt der refraktometrische Index des menschlichen Schweißes zwischen 1,33421 und 1,33820. Unter verschiedenen Einflüssen kann diese Größe um minimale Beträge variieren.

Beim Pferdeschweiß beträgt der mittlere Eiweißgehalt 2,75%, der Harnstoffgehalt 0,14% (RITTER).

Die Gefrierpunktserniedrigung des Schweißes beträgt im Mittel 0,237° bis $-0{,}32$, doch sind auch Werte von 0,08—1,00° angegeben worden (zit. nach E. FREUND). MARCHIONINI fand die Gefrierpunktserniedrigung des ekkrinen Schweißes $\Delta = -0{,}266^0$ bis $-0{,}664^0$, die des apokrinen Schweißes $\Delta = -0{,}096^0$ bis $-0{,}482^0$.

ADOLPH zeigte, daß die Zusammensetzung des Schweißes während der Dauer der Sekretion erhebliche Schwankungen zeigt. Die Konzentration der Chloride ist zunächst gering und steigt innerhalb einer halben Stunde auf ein Maximum, welches bei verschiedenen Individuen eine annähernd gleiche Lage hat. Ähnlich verhält sich auch die Zunahme des p_H, welches fast zu gleicher Zeit wie die Chloridkonzentration sein Maximum erreicht. Der Aschegehalt des Arbeitsschweißes beträgt für 10 ccm Schweiß 0,403, während der Ruheperiode 0,323 (TALBERT). CHEVENS und MUMFORD machten auf die *Verschiedenheit der Hautbeschaffenheit* und der *Schweißsekretion* aufmerksam. Sie kamen zur Aufstellung eines Index für die Verzögerung des Auftretens der Schweißsekretion („*Factor of Sudorific Delay*". Abgekürzt *F.S.D.*). Dieser Index wird gewonnen, wenn man die Anzahl der Minuten, die bis zum ersten Auftreten der Schweißsekretion vergehen, mit der Zahl der Grade über 90° F multipliziert, die zur Erzielung der ersten Schweißsekretion nötig waren. Die so gewonnene Zahl wird durch 10 dividiert. Wenn also ein Individuum für 20 Minuten einer Lufttemperatur ausgesetzt wurde, welche während dieser Zeit von 90 auf 120° F wuchs, so ergibt sich ein Index $\frac{20 \times (120 - 90)}{10} = 60$. Die gewonnenen Werte schwanken dann zwischen 6 und 253. Von Einfluß sind dabei der Zustand der endokrinen Drüsen, die Beschaffenheit der Haut und das Alter. Dementia praecox-Fälle haben einen Durchschnittsindex von 143, manische einen solchen von 46, normale einen von 54.

Praktisch ist der Schweiß ein Gemisch der Knäueldrüsensekrete mit dem Hauttalg (O. SPRINZ), daher kommen im Schweiß Neutralfette, Cholesterin, flüchtige Fettsäure, aromatische Oxysäuren, Citronensäure (LEAKE) usw. vor.

Über die Reaktion des Schweißes unterrichten uns die neueren Arbeiten. Nach älteren Untersuchungen (1878) von LUCHSINGER und TRÜMPY wurde angenommen, daß der Schweiß in den meisten Fällen *alkalisch* reagiere. Da sich die durch Titration gefundenen Werte namentlich bei schwach dissoziierenden Säuren nicht mit den der aktuellen Reaktion decken, bestimmte BRILL die Wasserstoffzahl in der Schweißflüssigkeit. Er konnte finden, daß die Wasserstoffionenkonzentration zwischen 6 und 7 p_H schwankt. Während, wie früher erwähnt, SCHADE und MARCHIONINI durch Gaskettenmessung ermittelten, daß sie niemals alkalische Werte erhielten, sondern daß der p_H zwischen 5,0—6,0 bzw. 5,0—3,0 schwanke, beobachtete BRILL gelegentlich auch alkalische Werte im Schweiß, eine Differenz, die BRILL darauf zurückführte, daß sie durch Beimengung der *apokrinen* bzw. *ekkrinen* Drüsen bedingt sei. Dieser Ansicht glaube ich um so eher beipflichten zu können, als KORKISCH, der die Wasserstoffionenkonzentration im Pferdeschweiß bestimmte, fand, daß der *Pferdeschweiß stets alkalisch* reagiert. Sein p_H beträgt 7,8—8,9. Nun bestehen zwischen dem Menschen und den Säugetieren nach den grundlegenden Arbeiten SCHIEFFERDECKERS bezüglich Verbreitung der beiden Schweißdrüsenarten, der apokrinen und der ekkrinen, prinzipielle Unterschiede. Während die Tiere dem A-Drüsentypus angehören, ist der Mensch der ausgesprochene Vertreter des E-Typus. Beim Menschen finden sich A-Drüsen je nach Geschlecht und Rasse in wechselnder Menge, so daß die Annahme BRILLS, die Unterschiede der chemischen Reaktion des Schweißes sei durch die Beimengung des Sekretes der beiden Drüsentypen bedingt, an Wahrscheinlichkeit gewinnt. Auch daß der Achselhöhlenschweiß den niedersten, der Schweiß des Gesichtes den höchsten Säuregrad zeigt, läßt sich für diese Auffassung heranziehen, da aus den Untersuchungen namentlich von KLAAR ersichtlich ist, daß das Axillarorgan des Menschen reichlich Drüsen vom apokrinen Typus enthält.

Auch daß der durch Pilocarpineinspritzung gewonnene Achselschweiß des öfteren Werte zeigt, die nach der alkalischen Seite sich befinden (BRILL), spricht für diese Auffassung. Bei Ekzemen fand BRILL relative Chlorverminderung und stärkste Alkalescenz ($p_H = 7,1$) des Schweißes, bei Psoriasis absolute Chlorvermehrung und saure Werte ($p_H = 6,5$).

Gleichzeitig mit BRILL untersuchten MARCHIONINI sowie HERRMANN und FÜRST die aktuelle Reaktion des menschlichen Schweißes. Zunächst stellte MARCHIONINI fest, daß der *ekkrine* Schweiß *stark sauer* ($p_H = 3,8$—$5,6$), der *apokrine* fast *neutral* ($p_H = 6,2$—$6,9$) ist. Durch den ekkrinen Schweiß wird die Wasserstoffzahl der Hautoberfläche nach der sauren Seite hin verschoben. Durch Verdunstung werden die Säurewerte erhöht. Verdunstet der apokrine Schweiß, so entsteht nach anfänglicher Acidose eine Alkalose. Infolgedessen zeigen Hautflächen mit ekkriner Versorgung stark saure, solche mit apokrinen Drüsen schwach saure bis alkalische Werte. Weiters fand MARCHIONINI, daß der durch Lichtbäder hervorgerufene Schweiß stets deutlich saurer als der Pilocarpinschweiß war. Die aktuelle Reaktion des letzteren liegt nahe dem Neutralpunkt. Während der Sekretion pflegt die Acidität des Schweißes fortwährend abzunehmen.

HERRMANN und FÜRST fanden eine regionäre Verschiedenheit der Wasserstoffzahl. Während des Schwitzens erfolgt eine ständige Abnahme der Acidität des Schweißes, wobei nach Beseitigung des schweißerzeugenden Reizes eine neuerliche Zunahme erfolgt. Aus ihren Befunden zogen HERRMANN und FÜRST die therapeutische Konsequenz, durch *Anregung der Schweißsekretion mittels*

Lichtbädern und Pilocarpininjektionen „die Regeneration eines minderwertigen Säureschutzes" (SCHADE und MARCHIONINI) zu bewirken. Die mit Schwitzprozeduren behandelten Patienten mit Mykosen zeigten eine Besserung, zum Teil Abheilung ihrer Erscheinungen. Auch Fälle von Pityriasis versicolor, Pityriasis rosea und Parapsoriasis wurden gebessert bzw. geheilt, ebenso zwei Fälle von Lichen ruber planus. Dagegen blieb die Psoriasis, die Alopecia areata, die Sycosis vulgaris und ein Fall von FOX-FORDYCEscher Erkrankung unbeeinflußt.

PEMBERTON, CAJORI und CROUTER fanden, daß die aktuelle Reaktion des Schweißes zwischen $p_H = 4,8—8,4$ schwankt. Die saure Reaktion des Schweißes ist nicht durch Kohlensäure bedingt. Doch konnten sie keinen Zusammenhang zwischen dem Gehalt an Fettsäuren und Phosphorsäure des Schweißes und seiner Reaktion finden. Der Stirnschweiß ist alkalischer als jeder andere Schweiß.

Während, wie erwähnt, der Mensch an der ganzen Haut zu schwitzen imstande ist, können Katzen und Hunde nur an den haarlosen Stellen der Pfoten sicher Schweiß abgeben. Kaninchen, Ratten und Mäuse schwitzen überhaupt nicht (zit. nach MEYER-GOTTLIEB).

Zur klinischen Untersuchung der Schweißsekretion gaben KAUF und ZAK folgendes Verfahren an: Ein aschefreies Filter wird mit 1% Silbernitratlösung getränkt und hierauf getrocknet. Dieses Filter wird durch 2 Sekunden auf die zu untersuchende Stelle aufgedrückt und im Tageslicht entwickelt. An den Stellen, wo die Schweißsekretion erfolgt ist, bilden sich dunkle Chlorsilberpunkte. MINOR bepinselt die Haut mit 1,5% alkoholischer Jodlösung. Sobald der Alkohol verdunstet ist, werden die gepinselten Hautstellen mit Stärke gepudert. Da Jod und Stärke nur in wässeriger Lösung die typische Jodreaktion geben, tritt eine Blaufärbung dort ein, wo die Schweißsekretion auftritt.

Nach SCHWENKENBECHER beträgt die täglich percutan abgesonderte Wassermenge 600 g, also nahezu die Hälfte der täglich ausgeschiedenen Harnmenge. Bei stärkerem Schwitzen nimmt die Blutmenge regelmäßig ab, es erfolgt eine Eindickung des Blutes. Zuerst gibt das Gewebe sein Wasser ab; sind die Wasserreservoire der Gewebe erschöpft, so gibt das Blut sein Wasser ab (WILBRAND). Außer Wasser verschwindet auch Eiweiß und Kochsalz aus dem Serum, während das Gewebe beim Schwitzen sein NaCl zähe festhält. Nach den neueren Untersuchungen von MOOG ist die *Perspiratio insensibilis* an den lebenden Zustand gebunden und *keine passive Abdunstung.* Wurde durch 2 mg Atropin die Knäueldrüsensekretion zum Versiegen gebracht oder die Schweißdrüsenausführungsgänge durch 30% Formalin verödet, so konnte er noch immer eine erhebliche Wasserabgabe feststellen. Andererseits fehlt über Narbengewebe die Perspiration. Durch Pinselung mit Äther und Alkohol konnte MOOG eine lokale Steigerung der Perspiration erzielen, ohne daß gleichzeitig die Schweißsekretion erregt worden wäre. Dagegen hemmt Chloroform diesen Vorgang. MOOG bezeichnet die *Perspiration als aktiven physiologischen Vorgang, der unter spezieller Beteiligung der Epidermiszellen einhergeht.* FLARER, der sich auch mit experimentellen und klinischen Untersuchungen über die Perspiratio insensibilis des Menschen beschäftigte, fand, daß zwischen Hauttemperatur und Perspiration keine Beziehungen bestehen, wohl aber hängt die Hautwasserabgabe von der allgemeinen Körpertemperatur sehr ab. Bestrahlung mit ultraviolettem Licht ergab ein Ansteigen, Bestrahlung mit ultraroten Strahlen eine Verminderung, Bestrahlung mit Bogenlampe eine Zunahme der unmerklichen Wasserabgabe.

Klinisch wurde beobachtet, daß Diabetiker (v. NOORDEN, SCHWENKENBECHER) und Ödematöse (PELLER und STRISOWER) nur wenig oder gar nicht schwitzen. NOORDEN bringt die geringe Neigung der Diabetiker zu schwitzen in Beziehung zur Polyurie: Die erhöhte Tätigkeit der Niere ist für die Untätigkeit der Haut verantwortlich. Auch bei Kranken mit Kreislaufstörungen setzt das Schwitzen erst mit der Diurese ein (KREHL, HEINEKE). PELLER und STRISOWER konnten feststellen, daß viele Diabetiker auch nach Aspirin oder Pilocarpin sehr wenig schwitzen. Auch fanden sie, daß Hypothyreosen eine geringe Schweißtendenz aufweisen. Nach den Untersuchungen von HÖGLER und UEBERRACK tritt beim normalen Menschen nach Schwitzen in der Regel eine Eindickung des Blutes ein. Das Verhalten des Organismus nach Schwitzen ist dem nach salzarmer Kost zu vergleichen, da es in beiden Fällen infolge des Wasser-Salzverlustes zu einer Entquellung der Blut- und Gewebskolloide kommt. MANGANOTTI weist auf gewisse Beziehungen hin, die zwischen Nierenveränderungen und Schweißdrüsenveränderungen bestehen. Doch besteht dieser Parallelismus nur bei den degenerativen Veränderungen: die akute Glomerulonephritis zeigt konstante degenerative Erscheinungen an den Schweißdrüsenepithelien. Bei den sklerotischen Nierenerkrankungen zeigen die Schweißdrüsen ein verschiedenes Verhalten: entweder sklerotische Veränderungen mit erheblicher Zunahme des Bindegewebes und dadurch bewirkter Zusammendrängung, Atrophisierung der Tubuli in einem mehr oder weniger dichtem Gewebe, oder Atrophie mit Verkleinerung in toto ohne Bindegewebsreaktion oder normales Verhalten.

Die Funktion der Schweißdrüsen ist eine doppelte: Die Schweißdrüsen sind *Ausscheidungsorgane für Wasser, Salze* und *stickstoffhaltige Endprodukte des Stoffwechsels,* andererseits *Regulatoren der Körpertemperatur,* da sie durch Wasserabgabe und Verdunstung die Körperwärme beeinflussen.

TONIJAN konnte beispielsweise jüngst bei Untersuchung des Schweißes bei Kranken mit *Pruritus cutaneus* nachweisen, daß bei diesen Patienten der Schweiß einen höheren Kochsalz-, Harnstoff- und Harnsäuregehalt bei gleichzeitiger Verminderung dieser Substanz im Urin aufweist. TONIJAN folgerte hieraus, daß einerseits der Pruritus cutaneus durch Ausscheidung harnfähiger Stoffe mit dem Schweiß entsteht, andererseits, daß die Schweißdrüsen vikariierend für die Nieren eintreten können und daß der Pruritus durch Verordnung harntreibender Mittel und durch Verbot von Kochsalz, Fleisch usw. bekämpft werden könne.

Die *Absonderung des Schweißes* ist eine *echte* Drüsentätigkeit und nicht eine einfache *Filtration.* Im Gegensatz beispielsweise zu der Harnausscheidung erfolgt sie durch Erregung reflektorischer Nerven und bis zu einem gewissen Grade auch unabhängig vom Blutdruck und Kreislauf. Ein direkter Beweis dafür ist die Schweißabsonderung nach Nervenreizung. DIEDEN konnte feststellen, daß die Schweißdrüsen selbst nicht erregbar sind. Wurden die Schweißnerven vorübergehend gelähmt oder anatomisch geschädigt, so erfolgte keine Schweißsekretion. Daß auch die Schweißdrüsen bei aufgehobener Blutversorgung sezernieren können, bewies LUCHSINGER durch Versuche an einer luftdicht eingeschlossenen Extremität, über welche ein den Aortendruck weit übersteigender Luftdruck bestand, ferner daß 20 Minuten nach Amputation eines Beines KENDALL und LUCHSINGER, sowie MAX LEVY durch Reizung des Ischiadicusstumpfes noch eine Schweißsekretion auslösen konnten.

Doch spielt auch die Blutversorgung für die Drüsentätigkeit eine Rolle. So konnte KITTSTEINER beobachten, daß Temperaturerniedrigungen, die mit Stromverlangsamung einhergehen, die Schweißabsonderung vermindern. Andererseits regt gute Erwärmung die Schweißsekretion an (DIEDEN). Blutleere hemmt die Schweißsekretion, wobei aber die sezernierenden Zellgebilde anstandslos stundenlang eine Blutleere vertragen können (JÜRGENSEN).

Die Tätigkeit der Schweißdrüsen wird durch einen *nervösen Mechanismus* geregelt. Sie wird erregt durch zentrale Reize, durch Reflexe und durch direkte periphere Reize.

Klinische Beobachtungen führten zur Annahme, daß die Schweißsekretion unter *cerebralem Einfluß* stehe. Wiewohl schon VULPIAN und FRANÇOIS FRANCK durch Rindenreizung bei der Katze eine geringe Schweißabsonderung an den Pfoten beobachteten, brachten erst die Arbeiten von BECHTEREW und seines Schülers GRIBOJEDOW den Nachweis, daß der Nervenapparat für die Schweißsekretion an der Oberfläche des Gehirns beginnt. MUNK, der feststellte, daß nach elektrischer Reizung der Medulla oblongata ein Schwitzen auftrat, bezeichnet die Medulla als Durchgangsstation für sämtliche Schweißnerven.

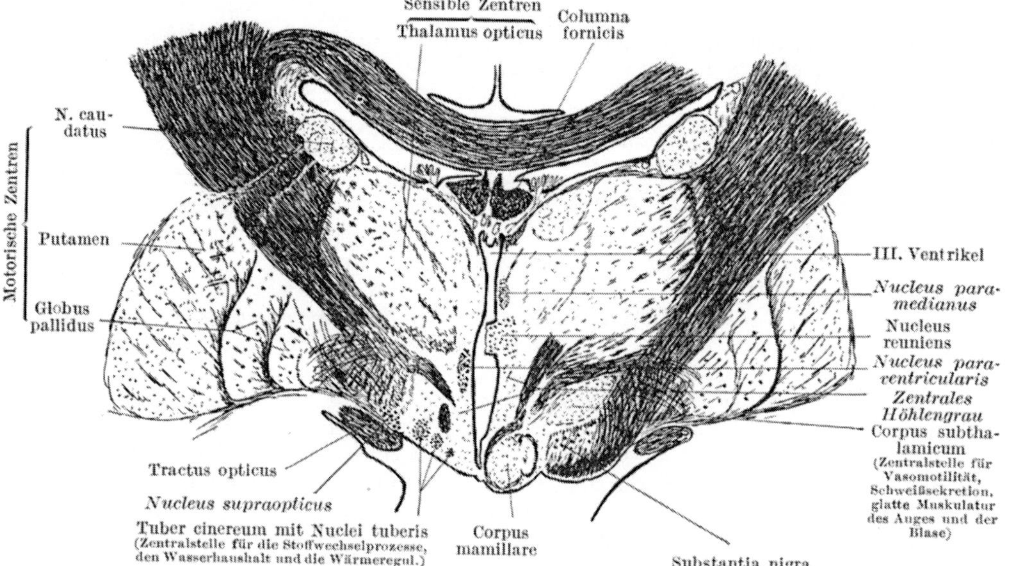

Abb. 22. Schematische Darstellung der um den III. Ventrikel gelagerten Zentren unter Berücksichtigung ihrer Funktion. Die linke Seite gibt einen oral, die rechte Seite einen mehr kaudal gelegenen Frontalschnitt wieder. In Schrägdruck sind jene Kerne angegeben, die auf Grund der anatomischen Gestaltung ihrer Zellen als vegetativ zu bezeichnen sind. (Nach L. R. MÜLLER.)

F. WINKLER kam auf Grund seiner tierexperimentellen Untersuchungen zu dem Ergebnis, daß vom *medialen basalen Anteil des Frontalhirns* die Schweißbahnen ihren Ursprung nehmen; er konnte sie bis in die Gegend der Regio subthalamica verfolgen und ihre weiteren Beziehungen zur Medulla durch die Pedunculi feststellen. Nach den Untersuchungen von KARPLUS und KREIDL ist das von diesen Autoren in der *Regio subthalamica* gefundene subcorticale Sympathicuszentrum das *eigentliche cerebrale Zentrum* für die Schweißsekretion. Reizung dieser Stelle im Zwischenhirn, die in der Nähe der „Wärmecentra" liegt, ruft nach KARPLUS und KREIDL neben Pupillenerweiterung auch eine starke Schweißabsonderung hervor. Dieses Zentrum spielt bei der Erscheinung des „*psychischen Schweißes*" eine Rolle. Es vermittelt die vom Cortex cerebri ausgehenden Erregungen auf die Schweißdrüsen.

Die klinischen Untersuchungen von GERSTMANN, sowie von BIKELES und GERSTMANN an Kranken, die Störungen der Schweißsekretion bei cerebralen Hemiplegien hatten, haben ergeben, daß die *Schweißbahnen im Rückenmark einen geschlossenen und zusammenhängenden Verlauf* nehmen, was sich auch mit den älteren Untersuchungen von H. SCHLESINGER deckt.

Die Nerven der Schweißdrüsen entspringen aus dem thorakalen und obersten lumbalen Abschnitt des Rückenmarkes. Die *Ursprungszellen* liegen im *Seitenhorn der grauen Substanz*. Von hier treten die Schweißnerven (vgl. Abb. 23) durch die Rami communicantes in den Grenzstrang über und enden in dessen Ganglien als *präganglionäre Fasern*. Die dort entspringenden postganglionären Schweißnerven gelangen dann teils auf dem Wege des Halssympathicus zu den Schweißdrüsen des Kopfes, teils im Anschluß an die peripheren somatischen zur Haut der Glieder und des Rumpfes (zit. nach v. FREY-REIN).

Die Funktionen der Schweißdrüsen werden durch gewisse Hirnpartien geregelt. PARI ist der Ansicht, daß die calorische Schweißsekretion durch ein übergeordnetes cerebrales und durch ein untergeordnetes medulläres Zentrum reguliert wird. Eine solche regulierende Rolle kommt den *basalen* und *medialen*

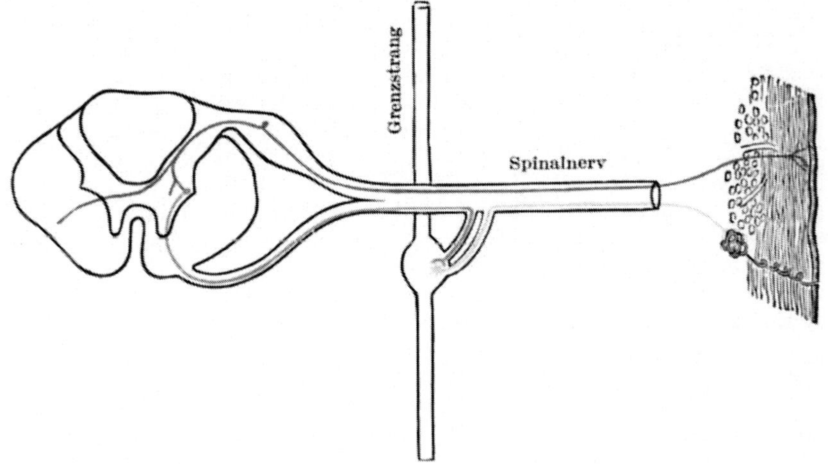

Abb. 23. Schematische Darstellung des Reflexes, der zur Schweißabsonderung führt. *Blau*: sensibler, zentripetaler Schenkel, *rot*: präganglionäre Bahn, *grün*: postganglionäre Bahn des zentrifugalen Schenkels. (Nach L. R. MÜLLER.)

Teilen des *Zwischenhirns* zu. Auf Grund der Befunde von ISENSCHMID und KREHL sowie ISENSCHMID und W. SCHNITZLER ist das *Wärmezentrum* in das *Tuber cinerum* zu verlegen. Nach der Anschauung von H. H. MEYER dürfen wir uns das Wärmezentrum nicht *einheitlich* vorstellen. Es besteht vielmehr aus einem Wärme- und einem Kühlzentrum, von denen das erstere sympathischer, das zweite parasympathischer Natur ist. Typische *Sympathicusgifte* wie Tetrahydro-β-Naphthylamin, Adrenalin, Cocain, Ephedrin und Coffein wirken *temperatursteigernd*, während *Parasympathicusgifte* wie Pilocarpin, Pikrotoxin, Santonin, Akonitin, Veratrin, Digitalis *temperaturherabsetzend* wirken. Das sympathische System löst Stoffwechselprozesse aus, bei denen Wärme frei wird, das parasympathische System bewirkt wärmebindende Stoffwechselumsetzungen. Aus diesen Tatsachen schließt H. H. MEYER, daß das wärmeregulierende Zentrum eine doppelte Funktion besitzt, daß es aus einem *gekoppelten Wärme- und Kühlzentrum* besteht. In neueren pharmakologischen und physiologischen Untersuchungen beschäftigte sich BUNICHI HASAMA mit dem Einfluß verschiedener Krampfgifte auf das Schweißzentrum im Zwischenhirn, da genaue Beobachtungen über das mit den Wärmezentren in innigem Zusammenhang stehende Schweißzentrum bisher noch nicht vorlagen. HASAMA konnte auf pharmakologischem

Wege den Beweis erbringen, daß das von KARPLUS und KREIDL als dominierendes Zentrum für die Schweißabsonderung angegebene Gebiet am Zwischenhirn den Ort darstellt, wo schweißtreibende Mittel ihren Einfluß ausüben. Wie erwähnt, liegt es im Infundibulum, im Tuber cinereum und in dessen unmittelbar benachbarten Teilen und ist wahrscheinlich mit dem hypothetischen Kühlzentrum (H. H. MEYER) identisch. Nach HASAMA machen die Krampfgifte Pikrotoxin, Coramin, Guanidin und Strychnin bei Katzen beträchtliche Schweißabsonderung an allen vier Pfoten. Ferner veranlassen sie eine Temperatursenkung. Nur Strychnin bildet insoferne eine Ausnahme, als es Temperatursteigerung hervorruft. Bei spinalen Katzen machen die genannten Pharmaka keine Schweißsekretion, wohl aber schwitzen die Tiere nach Strychnin, da es an den Schweißzentren des Rückenmarks anzugreifen scheint. Direkte Applikation von Pikrotoxin, Guanidin und Coramin auf die Infundibulargegend rufen in subcutan noch unwirksamen Dosen auffallende Schweißsekretion sowie Temperatursenkung hervor. Dagegen macht Strychnin bei gleicher Applikation keine oder nur vorübergehende Schweißsekretion. Direkte Applikation dieser Substanzen an verschiedene andere Hirnteile (Pons, Pedunculi cerebri usw.) führen weder deutliche Schweißsekretion noch Temperatursenkung herbei, bisweilen eher eine Temperatursteigerung. Auf Grund dieser Versuche nimmt HASAMA das *periinfundibuläre und das suprachiasmatische Hypothalamusgebiet* als *Zentralstelle für die Schweißsekretion* an. Es lokalisiert sich zwischen caudalem Teil vom Corpus mamillare und den vorderen Teilen des Chiasma. HASAMA vermutet, daß auch die H. H. MEYERschen Kühlzentren in dieser nervösen Zone liegen. Die zentrale Verknüpfung der beiden Zentren weist darauf hin, daß zwischen Schweißsekretion und Temperatursenkung ein inniger Zusammenhang besteht.

Die nervösen Impulse werden, wie dies GREVING annimmt, in ihrem zentripetalen Schenkel über die Temperaturnerven der Haut zum Rückenmark, und von dort im Tractus spinothalmicus zum Thalamus geleitet. Vom Thalamus zieht ein Teil der Fasern zur Hirnrinde, wo es zur bewußten Kälte- und Wärmeempfindung kommt. Ein anderer Teil gelangt zu den Wärmezentren des Hypothalamus und wirkt so reflektorisch auf die Wärmeregulation.

Nach den Untersuchungen von LANGLEY erfolgt die Innervation der Schweißdrüsen durch sympathische Nerven, was auch E. SCHILF auf Grund physiologischer Untersuchungen bestätigte. Die Schweißfasern verlassen das Rückenmark nicht in derselben Höhe wie die spinalen Nerven, sie kommen aus einem anderen Teil des Rückenmarks, ziehen über den Grenzstrang und mischen sich mehr peripherwärts den spinalen Nerven bei (SCHILF).

Das Schwitzen kommt normalerweise fast nur durch Erregung der cerebralen und spinalen Schweißzentren zustande. Die physiologisch wichtigsten Erreger der Schweißsekretion ist die *Wärme*. Der Wärmereiz greift beim Menschen in der Regel zentral, d. h. durch Erhöhung der Bluttemperatur an. KUHN wies diese zentrale Wirkung der erhöhten Bluttemperatur durch seine Methode der Carotidenerwärmung nach: Infolge Steigerung der Gehirntemperatur kam es bei jungen Katzen zu Rötung der Pfoten und Auftreten von Schweißtropfen. Um beim Menschen einen Schweißausbruch auszulösen, bedarf es einer Erhöhung der Körper- bzw. Bluttemperatur um durchschnittlich etwa 0,34° C (zit. nach A. LÖWY). Jede Temperatursteigerung des Körpers ruft Schweißabsonderung hervor. Das Schwitzen bei hoher Temperatur ist ein über das Rückenmark ziehender Reflexvorgang (DIEDEN). Aber eine ganze Reihe anderer sensibler Reize können die spinalen Schweißzentren erregen (z. B. Schweißausbruch beim Brechen, Angstschweiß bei psychischen Erregungen).

Auch an den peripheren Endapparaten wird die Tätigkeit der Schweißdrüsen durch Wärme angeregt.

Die Hitzeempfindung kommt durch gleichzeitige Erregung von Wärme- und Kältenerven zustande (Alrutz). Schwenkenbecher nimmt zur Erklärung dieser Erscheinung an, daß ein Reiz, der gleichzeitig beide einander gegensätzliche Arten von Nerven erregt, zur Auslösung eines reflektorischen Schweißes in der gereizten Körperregion weniger wirksam ist als ein Reiz, der die Wärmenerven allein erregt.

Arzneimittel, welche ein *Schwitzen hervorrufen (Diaphoretica),* können daher zwei Angriffspunkte haben, einmal die spinalen Zentren, andererseits die peripheren Endapparate.

Zu den *zentral* wirkenden *Diaphoreticis* gehört das *Strychnin,* der *Campher,* das *Picrotoxin* und die *Ammoniaksalze.* Alle diese Substanzen, von denen Campher und Liquor ammonii acetici früher vielfach als Schwitzmittel verwendet wurden, regen die Schweißdrüsentätigkeit an. Wird aber eines dieser Mittel an einer Katze appliziert, der vorher der Nervus ischiadicus durchschnitten wurde, so tritt an dieser Pfote das Schwitzen nicht auf (Luchsinger).

Zu den *peripher* angreifenden Mitteln gehört das *Muscarin,* das *Physostigmin* und das *Pilocarpin.* Auch wenn der Nervus ischiadicus durchschnitten war, erweist sich das Pilocarpin noch an der Katzenpfote wirksam (Luchsinger). Ähnlich wie Pilocarpin wirkt auch das Alkaloid der Arecanuß *Arecolin* und das *Nigellin,* aus dem Samen von Nigella sativa (Pellacani). Beim Pferde bewirkt nach Langley und Bennett Arecolin die stärkste Schweißsekretion, Pilocarpin wirkt weniger stark.

Bezüglich der *Innervation* der Schweißdrüsen läßt sich, wie erwähnt, sagen, daß sie vom Sympathicus versorgt werden. Doch werden sie *pharmakologisch,* wie aus dem eben Gesagten ersichtlich ist, durch die *parasympathisch* wirkenden Gifte, durch Pilocarpin, Physostigmin und Muscarin erregt. Der Unterschied zwischen den physiologischen und den pharmakologischen Versuchsergebnissen ist bisher nicht geklärt. Über die Wirkung des *Adrenalins* ist zu sagen, daß es weder beim Menschen noch am Pfotenballen der Katze schweißtreibend wirkt (Meyer-Gottlieb), auch nicht nach vorhergegangener Durchströmung mit *ergotinhaltigen* Lösungen (Peserico und Stella), daß es aber nach den früher mitgeteilten Untersuchungen von Langley und Bennett beim Pferd eine Schweißsekretion anregt. Dieden beobachtete zwar nach subcutaner Einspritzung von Adrenalin in die Katzenpfote ein Auftreten einer Schweißsekretion, doch läßt sich diese Sekretion auch durch Einspritzungen einfacher wässeriger Lösungen hervorrufen. Interessant ist das Verhalten der Schafe. Muto konnte zeigen, daß Adrenalin imstande ist, schweißtreibend zu wirken, während Pilocarpin unwirksam ist. Die Hautdrüsen des Frosches (O. Ehrmann), sowie die der Kröte (H. Wastl) reagieren gleichfalls auf Adrenalin. Reizte Speranskaja-Stepanowa die Hautdrüsen des Frosches lokal, z. B. mit Bariumchlorid, so sprachen jene Drüsen, deren Verbindung mit dem sympathischen Ganglion intakt war, viel deutlicher auf den Reiz an als solche, welche von dem peripheren Neuron abgetrennt waren. Durchschneidung der präganglionären Fasern ist ohne merklichen Erfolg. Periphere lokale Reizung oder Reizung der entsprechenden zentralen Nervenenden ergab eine Ausbreitung der Drüsenerregung auch auf nicht direkt zugehörige Drüsengebiete.

Die Beobachtung von O. Förster, daß nach Reizung der dorsalen Rückenmarkswurzeln eine Hemmung der Schweißsekretion an der Haut des Menschen stattfinde, wurde von Hara in Versuchen an Katzen bestätigt.

Obwohl also die Innervation der Schweißdrüsen *anatomisch* durch den *Sympathicus* erfolgt, wirkt das stärkste sympathicotrope Mittel *Adrenalin* auf die Schweißdrüsen gar *nicht* ein. Nun konnte aber Freund beobachten, daß bei den mit Adrenalin lokal durch Iontophorese behandelten Stellen im Schwitzkasten eine bedeutend stärkere Schweißabsonderung erfolgte als an anderen Körperpartien.

BILLIGHEIMER kam auf Grund klinischer Beobachtungen zur Ansicht, daß die Innervation der Schweißdrüsen auf sympathischem und parasympathischem Wege erfolge. Die hemmenden Fasern verlaufen im Vagus, die fördernden in beiden Systemen. L. R. MÜLLER meint, daß die Verhältnisse bei der Schweißsekretion ähnlich wie bei der Speichelsekretion vorliegen. Die Speicheldrüsen liefern auf Reizung der parasympathischen Chorda tympani oder nach Einspritzung des parasympathisch wirksamen Pilocarpins Speichel. Aber auch nach Reizung des Halssympathicus erfolgt eine Speichelsekretion. Ähnliche Verhältnisse konnte PERUTZ auch bei den Urethraldrüsen feststellen: Intraurethrale Einspritzung sowohl von Pilocarpin als auch von Adrenalin regte die Tätigkeit dieser Drüsen an, so daß es zu einer Sekretion aus der Harnröhre kam. Zur Erklärung dieser Erscheinung wies PERUTZ darauf hin, daß, wie LÖWY feststellte, die Schweißsekretion und auch die Sekretion der übrigen hier erwähnten Drüsen nicht kontinuierlich ist, sondern nur auf Reize erfolgt, sie daher auch nicht der steten Regelung durch einen sympathisch-parasympathischen Antagonismus bedarf.

Bezüglich Speicheldrüsensekret ist festgestellt, daß ein Unterschied im Speichel besteht: Der durch Vagusreizung entstandene Speichel ist dünn und fließt reichlich, dagegen ist der Sympathicusspeichel zähflüssig und fließt spärlich. BILLIGHEIMER macht auch für den *Sympathicus-* und *Vagusschweiß Unterschiede:* Der reichlich dünne Schweiß ist auf einen parasympathischen Reiz zurückzuführen, während der spärliche zähe Schweiß *(Angstschweiß, Todesschweiß)* durch Sympathicusreizung entstehen dürfte.

Auf dem Wege der Wärmeregulierung wirken als Diaphoretica die *Salicylate* und die *Antipyretica.* Nach WIECHOWSKI ist die Wirkung *schweißtreibender Tees* (Sambucus, Tilia, Chamomilla) nicht allein darauf zurückzuführen, daß Wärme dem Körper zugeführt wird, sondern dadurch, daß die Empfindlichkeit des Schwitzapparates erhöht wird. Die glykosidhaltigen Extrakte dieser Substanzen erhöhen, innerlich eingenommen, die Schweißsekretion bei Gesunden und Kranken. Diese Glykoside haben die experimentell nachgewiesene Fähigkeit, für sympathische Reize und für Adrenalin zu sensibilisieren (WIECHOWSKI). Bei Hypothyreosen konnten PELLER und STRISOWER durch Thyreoideadarreichung die Schweißsekretion anregen. Da die Unabhängigkeit der Diaphorese vom Wassergehalt des öfteren betont wurde, ist die Auffassung, daß der Ausfall der Schilddrüsenfunktion eine Hypofunktion der Schweißdrüsen bedingt (PELLER und STRISOWER), sehr wahrscheinlich. Durch Thyreoideazufuhr wird dann die Schweißdrüsenfunktion wieder angeregt.

Substanzen, welche eine *Hemmung* des Schwitzens veranlassen, sind die *Antihydrotica.* Ihr Angriffspunkt kann ebenfalls ein zentraler oder peripherer sein.

Über die Pharmakologie der *zentralwirkenden Antihydrotica* wissen wir sehr wenig. Die *Camphersäure,* ein Oxydationsprodukt des Camphers, dessen antihydrotische Wirkung übrigens zweifelhaft ist (SCHÖN), wirkt zentral. Nach KATZ soll das *Salvysat* die Schweißzentren im Zentralnervensystem beeinflussen. Die schweißhemmende Wirkung der *Salbei* beruht auf ihrem Gehalt an Salbeiöl. Ob die schweißhemmende Wirkung zentral oder peripher bedingt ist, ist noch unerwiesen (R. WEISS). Die *schweißhemmende Wirkung* des *Thalliums,* wie sie von einigen Autoren klinisch beobachtet wurde, dürfte nach den Untersuchungen von BUSCHKE zentral bedingt sein. Sehr interessante Untersuchungen über die antihydrotischen Wirkungen von *Zuckerinjektionen* stammen von PELLER und STRISOWER. Sie fanden, daß intramuskuläre Injektionen *hyper-*

tonischer Zuckerlösungen antagonistisch für zentral angreifende Diaphoretica (Aspirin, Fol. tiliae) und im geringen Ausmaß auch für peripher angreifende Mittel (Pilocarpin, Physostigmin) einwirken, so daß die Wirkung intramuskulärer Zuckereinspritzung quoad Schweißbehinderung hauptsächlich zentraler Natur ist.

Ein *peripher* angreifendes *Antihydroticum* ist das *Atropin.* Wird Atropin dem Körper einverleibt, so ist neben der Beeinflussung der Speichel- und Trachealdrüsen die *Wirkung* auf die *Schweißdrüsen* als eine der ersten Funktionen des Atropineffektes zu beobachten. Atropin ist imstande, die durch Pilocarpin angeregte Schweißdrüsentätigkeit prompt zu beheben. Die Affinität des Belladonnaalkaloids zu den Nervenendigungen ist so groß, daß relativ kleine Atropinmengen genügen, um die stärkste Pilocarpinwirkung aufzuheben (MEYER-GOTTLIEB).

Peripher schweißhemmend wirkt die aus dem Lärchenschwamm hergestellte *Agaricinsäure,* der wirksame Bestandteil des *Agaricins.* Obwohl diese Substanz, wie aus den HOFMEISTERschen Untersuchungen ersichtlich ist, *keine* Verwandtschaft mit dem *Atropin* zeigt, ist ihre Wirkung auf die Schweißsekretion wie die einer geringen Atropingabe. Daß die Wirkung des Agaricins peripherer Natur ist, beweist, daß sie auch dann auftritt, wenn die zu den Drüsen verlaufenden Nerven durchschnitten werden. Vom Atropin unterscheidet sich die Wirkung auch noch dadurch, daß sie keinen Einfluß auf die Speichel- und Tränendrüsen hat, die Pupillen nicht erweitert, die Hemmungsnerven des Herzens nicht lähmt. Auch die Hautsekretion der Frösche wird durch die Agaricinsäure wie durch Atropin beeinflußt: Die Haut dieser Tiere wird erst klebrig, dann vollständig trocken und ist ganz glatt anzufühlen.

Ganz eigenartig ist ein Bericht von VILLARET und EVEN, die als stärkstes Mittel gegen die Schweißausbrüche der Phthisiker das *Acetylcholin* empfahlen.

Die Adstringenzien (Gerbsäure) und die adstringierenden Antiseptica (Formaldehyd), welche zur lokalen äußerlichen Behandlung der Hyperhidrosis Verwendung finden, wirken als Gerbmittel und beeinflussen die sezernierenden Zellen selbst. In diese Gruppe gehört auch die lokal anzuwendende *Jodtinktur,* die ANDRUSZEWSKI als Antihydroticum empfiehlt. Die Ursache der adstringierenden Wirkung der Gerbmittel liegt in der tiefgehenden Einwirkung des Tannins und des Formalins auf die Eiweißkörper und in der Verhinderung ihrer Quellung. Der Angriffspunkt des Tannins ist der ganze Biuretkomplex der N-haltigen Stoffe (RAKUSIN). Sämtliche Stickstoffgruppen des Eiweißes werden mit Ausnahme des Tyrosins durch Tannin gebunden. Nach RAKUSIN verhält sich das Formaldehyd gegenüber Proteinen wie den inneren Anhydriden gegenüber: durch Formalin wird die Carboxylgruppe, die mit der NH_2-Gruppe verbunden war, in Freiheit gesetzt und das Eiweiß erhält dadurch Eigenschaften einer Säure. Die Tanningerbung ist ein umkehrbarer Prozeß, während die Gerbung mit Formaldehyd ein irreversibler chemischer Vorgang ist.

Pharmakologie der Haare.

Wohl auf keinem anderen Gebiete der praktischen Therapie hat sich eine derartige Kritiklosigkeit so unangenehm bemerkbar gemacht wie bei Veröffentlichungen über die Behandlung der Haare. Man muß staunen, wenn man die jeder pharmakologischen und physiologischen Grundlage entbehrenden Anpreisungen gewisser auch ärztlicher Berichte liest und die fast suggestive Naivität beobachtet, mit welcher diese Berichte „nachgeprüft“ und weiter empfohlen werden. Sie erwecken oft den Eindruck, daß nicht nur geschäftliche Interessen, sondern Unkenntnis die Veranlassung mancher „wissenschaftlicher Arbeit“ war. Es mag vielleicht bis zu einem gewissen Grade zur

Entschuldigung dienen, daß eine exakte Beobachtung der Wirkung eines „Haarwuchsmittels“ recht schwer ist und daß man oft nur die Angaben des damit Behandelten auf Treu und Glauben hin als wissenschaftliche Beobachtung hinnehmen muß.

Es war daher sehr verdienstvoll, daß FUHS eine Grundlage schuf, um zunächst die *Wachstumsgeschwindigkeit* der Haare festzustellen. Folgende Tabelle gibt die Befunde von FUHS wieder. Das Haarwachstum ist für einen Monat in Millimeter angegeben:

Lebensjahr	Vorderhaupt	Wirbel	Hinterhaupt	Schläfe
5. Jahr	7,6	8,0	12,0	9,2
10. „	8,8	11,2	9,0	6,8
15. „	11,6	12,0	12,0	10,0
20. „	10,4	10,4	11,6	10,0
25. „	13,2	10,4	11,6	11,6
30. „	10,4	11,6	12,4	11,2
40. „	8,4	10,0	8,8	9,2
50. „	9,2	7,6	9,2	10,0
60. „	8,0	8,4	7,6	6,8

Die Wichtigkeit dieser Befunde ergibt sich aus der Tabelle selbst. Ältere Untersuchungen (OLSHAUSEN) zeigten, daß bei Kindern die Haare durchschnittlich 0,3 mm pro Tag wachsen. BERTHOLD fand an den Barthaaren eines 46jährigen Mannes folgende Wachstumsgeschwindigkeit beim Schnitt nach:

	36 Stunden	24 Stunden	12 Stunden
pro Tag	0,39 mm	0,46 mm	0,62 mm
pro Jahr	142 mm	168 mm	226 mm

BERTHOLD bestimmte gewichtsmäßig die Barthaarproduktion im Frühjahr und Sommer und in den Herbst- und Wintermonaten. Sie betrug im Frühjahr und Sommer 8,505 g, im Herbst und Winter 8,126, was einem Verhältnis 105:100 entspricht (zit. nach METZNER). Dieser Befund stimmt mit den Angaben von FUHS überein, der auch *keine nennenswerten Unterschiede in der Wachstumsgeschwindigkeit zwischen Winter und Sommer* fand.

Nach DANFORTH, dem wir eine Reihe wichtiger Untersuchungen über die *Hypertrichosis* verdanken, entspricht das Haarwachstum ungefähr der Dicke des Haares. Es ist nicht mit Sicherheit festzustellen, ob der Follikel mit ausgewachsenem Haar eine Ruhepause durchmacht, ehe sich ein neues Haar bildet. TROTTER fand in sieben Tagen folgendes Wachstum:

Achselhaare	2,97 mm
Scheitel	2,73 „
Bein	1,62 „
Arm	1,52 „

GIOVANNINI fand in mikroskopischen Schnitten von Follikeln, deren Haare er ausgezogen hatte, eine Neubildung nach 41—72 Tagen. Ohr- und Augenbrauenhaare wachsen acht Wochen lang und bleiben noch drei Monate bis zum Ausfallen stehen. Arm- und Beinhaare blieben wenigstens 11 Wochen, nachdem ihr Wachstum vollendet war, im Follikel stehen. Auch nach SEYMOUR besteht kein Unterschied zwischen Sommer- und Winterwachstum. Er konnte also nicht bestätigen, daß die Haare im Sommer schneller wachsen.

Über die *Lebensdauer* der menschlichen Terminalhaare berichtet PINKUS, daß bei 16 im Frühjahr entstehenden Haaren das Wachstum 210 Tage, bei 7 im

Herbst entstandenen Haaren das Wachsen 189 Tage betrug. Nach TROTTER ist an *symmetrischen Stellen das Haarwachstum gleich.*

Bei tierexperimentellen Untersuchungen muß auf die wichtigen Beobachtungen von KÖNIGSTEIN, die LINSER bestätigte, geachtet werden, daß bei Kaninchen *„Haarwachstumzentren"* vorhanden sind. Bei den Laboratoriumstieren wächst das Haar nach dem Scheren nicht gleichmäßig nach (JESSNER, LÖWE und FAURE, JAFFÉ), sondern nur an einzelnen kleineren oder größeren Inseln, die sich allmählich vergrößern und so die kahlen Stellen bedecken.

Diese hier ausführlicher angegebenen Zahlen sind insofern von Wichtigkeit, als sie bis zu einem gewissen Grade Standardwerte abgeben können für die Prüfung haarwachstumsfördernder Agenzien.

Untersuchungen über einige physikalische Eigenschaften der menschlichen Haare wurden von BASLER vorgenommen. Obwohl seine Befunde von TÄNZER angezweifelt wurden, seien sie doch hier kurz mitgeteilt. Vor BASLER konnte CHENG bei seinen Untersuchungen über die Dehnbarkeit des Haares feststellen, daß das normale Haar bis zu 50% länger werden könne, nicht aber entfettete Haare, so daß er *entfettete* Haare als *minder widerstandsfähig* bezeichnete.

BASLER bezeichnet als *Dehnungsgewicht* jenes Gewicht, welches notwendig ist, um das Haar auf *seine doppelte Länge* auszudehnen. Er berechnet es nach folgender Formel

$$D = \frac{L\,(\text{Haarlänge}) \times H\,(\text{Kraft})}{(\text{Verlängerung})}.$$

Er fand $D = 0{,}5$—$1{,}6$ kg pro Haar. Aus seinen Untersuchungen ergibt sich, daß *das Haar 20mal so elastisch wie ein gleichdicker Zinkdraht* ist. Seine *Tragkraft* ist *gleich* der von *Zink.* Bei Prüfung der *Wurzelfestigkeit* fand er, daß, um ein Haar auszureißen, das durchschnittliche Gewicht bei

Chinesen . . . . 48,4 g
Europäern . . . . . . 31,8 g

beträgt.

Nach einer verbesserten Methode untersuchten BASLER und LI die Wurzelfestigkeit der Chinesenhaare und fanden:

Wurzelfestigkeit	Beim Mann		Bei der Frau	
	Mittelwert	Variationsbreite	Mittelwert	Variationsbreite
Stirn und Scheitel . . .	63,19	10—98	51,99	15—90
Schläfe	46,69	10—90	58,49	10—75
Hinterhaupt	65,59	15—90	54,79	40—75
Unterarm	14,09	5—30	13,09	5—30
Unterschenkel	28,99	5—70	Nacken 63,59	20—90

Der Durchschnittswert der Wurzelfestigkeit ist am Nacken höher als bei Europäern, bei denen er nur 37,7 g beträgt. Dagegen sitzen die Körperhaare beim Europäer fester: am Unterarm 15—20 g, am Unterschenkel 40—50 g. An der Schläfe sitzen die Chinesenmännerhaare weniger fest als die Chinesenfrauenhaare; an allen anderen Körperstellen ist die Festigkeit der männlichen Haare größer.

Über die *Biochemie der Haare* berichten die Arbeiten von IKEUCHI, der den Calciumgehalt untersuchte. Er fand den Calciumgehalt bei

schwarzen Kaninchenhaaren . . . 0,17—0,30%
weißen Kaninchenhaaren . . . . . 0,02—0,10%
braunen Kaninchenhaaren. . . . . 0,13—0,18%.

Der Calciumgehalt menschlicher Haare beträgt bei

männlichen und weiblichen Kindern (1.—16. Lebensjahr)	0,026—0,07%
erwachsenen Frauen	0,065—0,157%
erwachsenen Männern	0,032—0,057%
alten Leuten	0,026—0,048%.

Der Calciumgehalt beträgt bei

schwarzen Haaren	0,054—0,079%
weißen Haaren	0,026—0,035%.

Aus diesen Befunden ist ersichtlich, daß sowohl beim Menschen als auch beim Kaninchen der *Calciumgehalt* mit dem *Pigmentgehalt* in engem Zusammenhang steht. Bei *schwarzen Haaren* ist der *Calciumgehalt* am *höchsten*, bei *weißen* am *niedrigsten*. Der niedrige Wert im Calciumgehalt bei älteren Leuten ist durch die weißen Haare bedingt. Ferner ersieht man, daß der Calciumgehalt der Haare erwachsener Frauen höher als der erwachsener Männer ist. IKEUCHI fand ferner, daß Frauen im geschlechtstätigen Alter einen höheren Calciumgehalt der Haare aufweisen.

ECKSTEIN untersuchte den *Cholesteringehalt* der Haare. Die Haare von jungen Ratten enthalten 4,5% Gesamtlipoide. Nach der Digitoninmethode bestimmt, ist der Cholesteringehalt 11,9% der Lipoide, davon sind 80% freies und 20% gebundenes Cholesterin. Der Lecithingehalt aus dem Phosphorwert berechnet, war 0,8% des Gesamtlipoidgehaltes.

Das *Keratin* der menschlichen Haare besteht elementaranalytisch (zit. nach HAMMARSTEN) aus 50,65% Kohlenstoff, 6,36% Wasserstoff, 17,14% Stickstoff, 20,85% Sauerstoff und 5,00% Schwefel. Der Schwefelgehalt des Keratins der Haare ist wesentlich höher als der der Nägel (2,80%) oder des Horns (3,2%).

STARY untersuchte in letzter Zeit die Elementarzusammensetzung der Männer- und Frauenhaare. Er fand folgende Werte:

	Bei Männern	Bei Frauen
Kohlenstoff	50,72 %	49,73 %
Wasserstoff	6,83 %	6,37 %
Stickstoff	16,55 %	16,15 %

Bezüglich des *Schwefel*gehaltes sei auf die bei Besprechung des Schwefels erhobenen neuen Befunde verwiesen und festgestellt, daß Eiweißschwefel entweder als *Thiolverbindung*-SH (wie z. B. im *Cystein*) oder in der *Disulfidform*-S.S- (wie z. B. im *Cystin*) vorkommen kann.

Nach HOFFMANN ist das menschliche Haar die beste Quelle für Gewinnung des Cystins, doch muß es vor der Hydrolyse frei von Fett sein. Wird zum Entfetten heiße Sodalösung verwendet, so kann kein Cystin mehr gebildet werden, während kalte Sodawaschungen eine Ausbeute von 5% ergeben. Durch Behandlung mit heißer Sodalösung tritt eine Veränderung im Cystinmolekül ein.

Nach den Untersuchungen von HEFFTER und ARNOLD ist Nitroprussidnatrium ein Reagens für die Thiolgruppe. Die Reaktion mit dieser Substanz fällt also mit Cystein positiv aus. Nun konnte HOPKINS in den Geweben eine Substanz finden, ein Dipeptid aus Glutaminsäure und Cystein, das er *„Glutathion"* nannte. Dieses Glutathion ist die Quelle der Schwefelgruppe des Keratins (GIROUD und BULLIARD). HEUBNER schlug vor, die *Thiolform* des Glutathions als *„Glutathiol"*, die Disulfidform als *„Glutathionid"* zu bezeichnen. Nach HOPKINS kommt im *frischen* Gewebe *„Glutathiol"* vor, im *toten Gewebe* die *Disulfidform*. Nun untersuchte KAYE das Verhalten des Nitroprussidnatriums bei Haut und Haaren und fand eine starke Reaktion im Stratum corneum, in den Zellen der Haarfollikel, in den jungen und reifen Haarwurzeln und in den benachbarten Partien der Haare. Sonach enthalten alle diese Gebilde Schwefel in Thiolform. Der Eiweißkörper wäre nach der HEUBNERschen Bezeichnung das „*Glutathiol*“. In den Haarschäften war die Reaktion viel schwächer, und zwar konnte KAYE feststellen, daß Haare mit Pigment die Reaktion stärker gaben als weiße und graue, noch schwächer gaben sie Haare mit Erkrankungen. Seine Beobachtung führt KAYE als Stütze der HOPKINSschen Theorie an, daß Glutathion am *aktiven* Stoffwechsel gebunden sei und die Reaktion vom Aktivitätsgrad des Stoffwechsels abhängig sei. Auch WALKER fand die Reaktion bei stoffwechselaktiven Zellen positiv. Nach GIROUD und BULLIARD kommt Glutathion nur in den äußeren epithelialen Schichten des Haares vor; in den inneren ist es nur in einer begrenzten Region nachweisbar. Sein Verschwinden im Haar ist progressiv, entsprechend dem Keratinisationsprozeß der Rindenschicht.

Die Befunde von KAYE und WALKER wurden von BULLIARD und GIROUD bestätigt. Sie fanden eine positive Nitroprussidnatriumreaktion ausschließlich in den nichtverhornten epithelialen und in den muskulären Elementen der Haut. Auffällig ist eine Anhäufung sulfhydrilhaltiger Substanzen in den Übergangsschichten zwischen unverhorntem und verhorntem Epithel der Epidermis, der Haare und der Nägel. Bezüglich chemischer Natur der reagierenden Substanz sind BULLIARD und GIROUD in Übereinstimmung mit KAYE und im Gegensatz zu WALKER der Ansicht, daß es sich um das Dipeptid Glutaminsäurecystin handelt, also um Glutathion, wie es HOPKINS aus Muskel und Leber isoliert hat. Erwähnenswert wäre noch die Beobachtung von GABBE, daß das Glutathion bei der Arbeit in den Muskeln verbraucht wird. Nach der Ansicht von GIROUD und BULLIARD spielt das Glutathion sowohl als Muttersubstanz beim Zellaufbau der Epidermis als auch als Katalysator für die Oxydation eine Rolle. Es findet sich in großen Mengen im *lebenden* Anteil der Epidermis, d. h. im Rete Malpighii und Stratum granulosum und verschwindet in der Höhe der Hornschicht.

KÖRNER schließt aus der Menge des durch Alkali abspaltbaren Schwefels, daß im Menschenhaar aller Schwefel als Cystin vorkommt. BUCHTALA erhielt aus Menschenhaaren 12,9—14,5% Cystin.

LIGHTBODY, HOWARD D. und HOWARD B. LEWIS befaßten sich mit den Beziehungen zwischen *Eiweiß- und Cystingehalt der Nahrung* und *Wachstum des Haares* bei der weißen Ratte. Die gebildete Haarmenge stand ebenso wie die allgemeine körperliche Entwicklung in Beziehung zum Eiweiß- und Cystingehalt der Nahrung. Eiweiß und Cystin der Nahrung wird aber in *erster Linie* für die Körperentwicklung und für das Wachstum *lebenswichtiger* Organe verwendet und erst in zweiter Linie für das Haarwachstum. Bei *steigendem Casein-* (Cystin-) *Gehalt der Nahrung steigt das Körpergewicht und die Haarmenge.* Der Schwefel- und der Cystingehalt der Haare erwies sich als vom Alter (geringer im jungen Haar), ganz besonders aber vom Cystingehalt der Nahrung abhängig. Nicht schwefelhaltige Aminosäuren der Nahrung (wie z. B. Lysin) üben auf den Schwefel- und Cystingehalt des Haares keinen Einfluß aus.

Nach der Einteilung von UNNA gehört das *Keratin* der *Haaroberhäutchen* zum *Typus A,* während das Keratin in den *Rinden* und *Markzellen* des Haarschaftes zum *Typus C* gehört. Die Markzellen enthalten neben Keratin C noch das sog. Trichohyalin, welches in 40%iger Kalilauge unlöslich ist, sich aber in 50%iger Schwefelsäure in der Wärme löst und sich aus markreichen Haaren leicht isolieren läßt. (Trichohyalin wurde bekanntlich von WALDEYER im Haarmark und von UNNA und EBNER in der Wurzelscheide zuerst beschrieben.) Nach GAVAZZENI ist Trichohyalin ein saurer basophiler Eiweißkörper.

Nachfolgende, der Arbeit von E. FREUND-Wien entnommene Tabelle ergibt eine Übersicht der bisher gefundenen Aminosäurebestandteile in 100 g Substanz.

	Keratin aus Pferdehaar	Keratin aus Kamelhaar
Glykokoll	4,7	0,5
Alanin	1,5	1,60
Vallin	0,9	4,5
Leuzin	7,1	15,3
Serin	0,6	1,1
Asparaginsäure	0,3	2,5
Glutaminsäure	3,7	17,2
Cystin	7,98	7,5
Tyrosin	3,2	3,6
Prolin	3,4	3,7
Histidin	0,61	—
Lysin	1,12	0,2

Der Farbstoff oder die Farbstoffe der Menschenhaare haben einen *niedrigen Stickstoffgehalt* (8,5% SIEBER) und einen *hohen* aber wechselnden *Schwefelgehalt*. Bei der Verbrennung bleiben reichliche Mengen *Eisenoxyd* zurück, die aber wahrscheinlich nicht den Farbstoffen angehören. SPIEGLER gewann aus verschiedenen Haaren ein schwarzbraunes Pulver, das sich in Ammoniak und fixen Alkalien leicht löste und in konzentrierter Schwefelsäure löslich war, aber unlöslich in verdünnten Säuren.

Nach den spektralanalytischen Untersuchungen von L. KRÜGER beruhen die verschiedenen Farbtöne von Haaren auf verschiedener Wirksamkeit des Farbstoffes durch verschiedene Art der Verteilung, Anordnung im Haar usw. in Wechselbeziehung zur Haarstruktur. So wirken undurchsichtige Haare ohne besonderen Farbstoff wie eine allseitig diffus rückwerfende Fläche und erscheinen dadurch weiß. Das Grau ist vermutlich durch die Art der Strukturverhältnisse und der damit verbundenen allgemeinen, gleichmäßigen Schwächung des auffallenden weißen Lichtes bedingt. Die Faktoren der Alterserscheinungen: Lockerung des Zellverbandes, Leerung des Markkanales, Schwinden des Pigmentes wirken gleichmäßig lichtverschluckend, das Haar erscheint grau. Der silbergrau glänzende Ton entsteht durch vermehrtes Eindringen von Luft in das Haar, da dann im Inneren des Haares vielfache Spiegelung des Lichtes auftritt. Schwarz kann spektralanalytisch nicht erfaßt werden, so daß KRÜGER über diese Farbe keine Klarheit erlangen konnte.

Von besonderer Wichtigkeit für die Pharmakologie ist das Verhalten der Haare gegenüber *Sulfhydrat-Ionen*. Zunächst untersuchte BEERMANN das Verhalten des Schwefelwasserstoffs. Die Wirkung dieser Substanz beruht auf seiner Fähigkeit, lebende Zellen leicht zu durchdringen, ferner auf den schwachsauren Charakter, der noch im neutralen oder sogar schwach alkalischen Medium die Existenz von freiem Schwefelwasserstoff gestattet. Schwefelwasserstoff bewirkt intracelluläre Acidität durch Eindringen von H_2S-Moleküle in die Zelle und darauf folgende Spaltung von H'-, SH'- und S''-Ionen.

PULEWKA fand, daß die *Lösung von Hornsubstanz* unter Einwirkung von Schwefelalkalien durch einen *Quellungsvorgang* eingeleitet wird. Entscheidend für die Wirkung dieser Substanz sind die in wässeriger Lösung gebildeten *Sulfhydrat-Ionen*, da das Sulfhydration an Intensität auch die quellungsfördernde Wirkung des Hydroxylions auf Horn übertrifft.

Allerdings bezweifelt HEUBNER, ob die Veränderungen der Hornsubstanz dem *Sulfhydrat-Ion allein* zuzuschreiben seien. Es käme auch eine Anlagerung der *Polysulfide* (da sich die Erdalkalien aus Sulfiden, Polysulfiden, Hydroxyden und Carbonaten zusammensetzen) an die *Disulfidgruppe des Cystins* in Betracht, wodurch schwefelreichere chemische Verbindungen entstünden, die die Veränderungen der mechanischen Eigenschaften des Keratins bedingen würden. Diese HEUBNERsche Annahme würde auch einen von PULEWKA erhobenen Befund erklären, warum bei saurer Reaktion, wo Polysulfide nicht mehr beständig sind, die keratolytische Wirkung fehlt (HEUBNER).

In neueren Untersuchungen vertritt PULEWKA die Ansicht, daß die auflösende Wirkung der Schwefelalkalien auf Keratin nicht allein auf die alkalische Reaktion der Schwefelalkalien zurückzuführen sei, sondern von dem organisch gebundenen Sulfidschwefel entscheidend beeinflußt wird. Sie ist als Folge einer spezifischen Reaktion anzusehen. Durch Vergleich der Wirkungskurve von Natriumsulfidlösung verschiedener Alkalescenz mit der Dissoziationskurve von Natriumsulfid kam PULEWKA zum Schluß, daß der Sulfidschwefel weder in der SH-Form, noch in der Schwefelwasserstofform, sondern in Form des zweiwertigen freien Schwefelions wirkt. Er konnte auch nachweisen, daß Cyanalkalien eine hornlösende Wirkung entfalten, die er auf Spaltung des Cystins zu Cystein zurückführt.

Die Untersuchungen von MENSCHEL, die früher schon ausführlich besprochen wurden, seien hier nur kurz wiederholt. *Alkalien* wirken auf das Haar *quellend:* Es erfolgt eine Überdehnung bis zu zwei Drittel der Länge und *mangelnde Reißfestigkeit.* Schon bei einer Belastung von 2—6 g erfolgt ein Abreißen des durch Lauge gequollenen Haares. Doch ist die *Wirkung der Alkalien auswaschbar* und hinterläßt nur ganz geringfügige Schädigungen. Die Wirkung von Sulfhydraten ist anders wie die der Alkalien. Die Haare werden *brüchig,* es erfolgt keine Überdehnung, aber ein *vollständiges Versagen der Tragkraft.* Die Säuren üben bei nicht langer Einwirkungsdauer keinen schädigenden Einfluß aus. Salicylsäure hat keine Einwirkung auf die mechanischen Eigenschaften des Haares. Dagegen machen *Gerbmittel,* insbesondere *Formalin* die Haare *spröde.*

Diese hier ausführlich geschilderten physikalisch-chemischen Verhältnisse sind für die *Theorie der Depilatorien* von Wichtigkeit.

Bekanntlich stehen die Haare unter *hormonalem* Einfluß. Ohne auf die einschlägige Literatur eingehen zu wollen, sei hier nur kurz erwähnt, daß die verschiedenen innersekretorischen Drüsen Beziehungen zu den Haaren haben. So beobachtet man, daß nach Thyreoidektomie bei den Versuchstieren die Haare entweder kurz werden oder spröde bleiben oder sie wachsen auffallend lang und dicht, lassen sich aber dann leicht büschelweise ausziehen.

So fand SIMPSON SUTHERLAND an Schafen, daß es nach Entfernung der Schilddrüse in einem Teil der Fälle zu starkem Wollausfall und immer zu einer erheblichen Verminderung des Gewichtes der Schafschur komme. Die dabei auftretenden Hautveränderungen lassen sich mit dem menschlichen Myxödem vergleichen. Das Hornwachstum wird sowohl beim Schaf als auch bei der Ziege stark gehemmt.

Klinisch wurden bei *Hypothyreosen* circumscripte *Alopecien* beobachtet, so von LÉOPOLD-LEVI sowie H. DE ROTHSCHILD, sowie PERUTZ und GERSTMANN u. a. CHANG stellte fest, daß *thyreoidektomierte Albinoratten* eine *Verzögerung des Haarwuchses* zeigten, die nach Verfütterung von Thyreoidea wieder zurückging. Andererseits fand er, daß *exzessiv große Dosen* von Schilddrüse das Haarwachstum *verzögere.* ASHER konnte experimentell den Nachweis erbringen, daß Kaninchen, die einen künstlich gesetzten Haardefekt innerhalb vier Wochen regenerieren, nach *Entfernung* der *Schilddrüse* dies nicht mehr zu tun imstande waren. *Ovarienlose Tiere* tun dies nur unvollkommen.

HSI-CHUN CHANG und TEH-PEI FENG fanden an Albinoratten, daß Exstirpation der Schilddrüse und mangelhafte Ernährung, wodurch die Thyreoideaabsonderung verringert wird, das Haarwachstum verlangsamen. Thyreoideaverfütterung bessert das Haarwachstum, dagegen wirken Jod, Tyrosin und Tryptophan nicht so wie Thyreoidea. Diese chinesischen Autoren vermuten, daß der Wechsel in der Stärke des Haarwachstums auf jeweiliger Stärke der Thyreoidsekretion beruhe. Durch Thyreoidfütterung wird das Haar glatter und das Fell schöner, die Haare fallen aber leichter aus.

CUSHING zeigte, daß nach Exstirpation der *Hypophyse* bei Hunden eine gesteigerte Fettablagerung, *Haarausfall* und Atrophie der Genitalorgane auftrat. SAMAJA stellte klinisch bei *Dysfunktion der Hypophyse fehlende Behaarung der Axilla* und *spärliche Genitalbehaarung* fest. Wichtig ist der Einfluß der *Keimdrüsen* auf das Haar. So beschrieb HALBAN erstmalig eine *Hypertrichosis bei Gravidität.* Die bekannten Untersuchungen an *Skopzen,* die TANDLER und GROSZ vornahmen, ergaben, daß bei Angehörigen dieser Sekte das Haupthaar gewöhnlich dicht ist, die Augenbrauen gut entwickelt waren, doch konnten sie niemals an alten Skopzen jene buschigen Augenbrauen sehen, die man sonst bei älteren Männern antrifft. Das Gesicht ist für gewöhnlich bartlos. Alte Skopzen hatten eine Bartbildung, welche nach ihrer Lokalisation und Beschaffenheit jener ähnlich ist, wie man sie bei alten Frauen anzutreffen pflegt. Der Mons veneris ist spärlich behaart, die Begrenzung horizontal verlaufend.

Auch die *Nebenniere* steht mit der Haarbildung in Zusammenhang. Bekannt sind die Fälle, die als *Virilismus suprarenalis* bezeichnet werden und die von OPPENHEIMER und FISHBERG, WEIL und PLICHET, MARGARETE WINKEL u. a. als durch eine *Hyperfunktion der Nebennierenmarksubstanz* ausgelöst angesehen werden. Über *Nebennierenerkrankungen* und *Hypertrichosis* berichten ferner SÉZARY und LOMON, SCHWARTZ, FAWCETT, HADFIELD und PHILLIPS sowie STRAUSS. HOLMES beschrieb einen Fall von einer langsam wachsenden Geschwulst der Nebennierenrinde, die viriles Haarwachstum, Atrophie der Mammae, Veränderungen der Fettverteilung und psychische Anomalien bedingte und nach Entfernung der Geschwulst heilte. Beobachtungsdauer der Heilung war neun Jahre. Über *Hirsutismus* bei *Diabetes* berichten EMILE-WEIL und PLICHET, sowie CROUZEN, MARQUÉZY und LEMAIRE. Auf *pluriglanduläre* Erkrankungen führen den Hirsutismus zurück MOLČANOV und DAVYDOVSKIJ sowie APERT, STAVENIN und BROCA. Einen Fall von Hirsutismus, der Ovariendysfunktion kombiniert mit periodischem Irresein hatte, beschreibt LAIGNEL-LAVASTINE. HALBAN erwähnt eine 29jährige Frau, die mit dem Auftreten eines *Ovarialcarcinoms* einen *virilen* Habitus bekam, der sich in männlicher Behaarung an Gesicht, Kinn, Bauch und Extremitäten und durch Heiserkeit und Tieferwerden der Stimme äußerte. Schwinden der Symptome nach operativer Entfernung des Tumors.

ZUCKER beschrieb einen Fall von malignem Nebennierenrindentumor, der eine im geschlechtsreifen Alter stehende, bis zum Ausbruch der Erkrankung normal entwickelte Frau betraf und die dann nebst einer *Polycythämie* die somatischen Zeichen eines Virilismus zeigte. Der Fall von BINGEL (Virilismus, Uterusmyom und Luteinzellentumor des rechten Ovars) bildete sich nach der Operation zurück.

HALBAN schreibt den *Sekreten der Keimdrüsen keine formative*, sondern nur eine *protektive Wirkung* auf die *Ausbildung der Geschlechtscharaktere* zu. Er schreibt den mit morphogenetischen Wirkungen einhergehenden Ovarial- und Nebennierenrindentumoren deshalb einen *hyperprotektiven* Einfluß auf die Sexualcharaktere zu, weil Geschlechtscharaktere manifest werden, die bei *physiologischer* Hormonwirkung *nicht* in Erscheinung treten. Auch GROSS und HÜHNE berichten über das „*interrenal-genitale Syndrom*": Bei einer früher normal menstruierenden I-Para erlosch in ihrem 33. Lebensjahr die Ovarialtätigkeit, 4 Jahre später trat bei Sistieren der Ovarialfunktion eine allgemeine

Hypertrichose auf. Der Fettstoffwechsel blieb ungestört. Zu einer Umbildung der äußeren Genitalien, der Brustdrüse, des Körperbaues im Sinne einer Maskulinisierung kam es nicht, ebenso blieben Psyche und sexuelles Empfinden weiblich. Es bestand ein Nebennierenrindencarcinom.

Dagegen beschrieb RAMOND bei einem 22jährigen Mädchen das Krankheitsbild des Virilismus (Hypertrichose, Fettsucht und Genitalstörungen), ohne daß ein Nebennierenrindentumor bestand. Auch GINSBURG teilte zwei Fälle von Virilismus mit, die keine Anzeichen einer organischen Affektion der Nebennierenrinde boten. Doch fanden sich Zeichen einer Dysfunktion des endokrinen Apparates, insbesondere der Nebennieren, so daß GINSBURG diese Erkrankungsform als Ergebnis einer pluriglandulären Störung auffaßt. Auch der Nebenniere komme eine protektive Wirkung auf die Entwicklung männlicher Sexualmerkmale zu. Bei gesteigerter Hyperplasie der Nebennierenrinde kann es zu partieller Geschlechtsumstimmung erwachsener Frauen kommen.

Von besonderer Wichtigkeit sind die Untersuchungen von R. O. STEIN über die Ursache der *Glatze*, die von BUSCHKE und GUMPERT, sowie J. NOVAK bestätigt wurden. Auf Grund genauer klinischer Beobachtung kommt STEIN zur völligen Ablehnung der alten Anschauung, daß die die umschriebene Kahlköpfigkeit einleitende *Seborrhöe* die Ursache der langsam fortschreitenden Atrophie der Haarpapille sei. Nach STEIN ist die Glatze nicht eine *Folge der Seborrhöe,* sie ist der Seborrhöe nicht subordiniert, sondern *koordiniert.* Beide sind das *Endergebnis einer gesteigerten Keimdrüsentätigkeit.* STEIN definiert die Glatze als einen *sekundären Geschlechtscharakter männlicher Seborrhoiker.* Beim Nichtseborrhoiker hat die Glatze ihr Analogon in der STEINschen *Calvities frontalis adolescentium.* Beide sind *keimplasmatisch festgelegte Minusvarianten des männlichen Haarkleides* (STEIN). Bei eunuchoiden Individuen oder Eunuchen konnte R. O. STEIN niemals eine Calvities frontalis feststellen, während er sie bei Frauen mit intensiver Hypertrichosis antraf.

Auch das HERTOGHEsche Symptom wird mit *innersekretorischen Störungen* in Zusammenhang gebracht. Es handelt sich dabei um einen *Haarausfall an der äußeren Augenbrauenhälfte.* HERTOGHE und eine Reihe anderer französischer Autoren sehen die Ursache dieser Erscheinung in einer *Unterfunktion der Schilddrüse.* In mäßigen Grenzen tritt ein Haarausfall im lateralen Anteil der Augenbraue *physiologischerweise* im Alter auf, wobei oft gleichzeitig eine Verdichtung der Haare im medialen Anteile zu beobachten ist (NEUDA). Auffallend ist, daß das HERTOGHEsche Symptom auch bei der *Thalliumvergiftung* zu beobachten ist. BUSCHKE und seine Mitarbeiter, die wertvolle Untersuchungen über die Pharmakologie des Thalliums veröffentlichten, die später noch ausführlich besprochen werden sollen, sind der Meinung, daß der laterale Anteil der Augenbraue gleicher Art und Herkunft wie das Stammhaar ist, während der mediale sinneshaarähnlich wäre. Auch R. O. STEIN ist dieser Ansicht. Der Wert dieser Annahme wird aber von BUSCHKE eingeschränkt, da beim Menschen Sinneshaare eigentlich nicht vorkommen (PINKUS). NEUDA meint, daß nicht die Erkrankung eines einzigen Organs im endokrinen Ring die Ursache dieser Erscheinung ist. Für das Zustandekommen des lateralen Ausfalls der Augenbrauenhaare macht er nicht die Schilddrüse, sondern in erster Linie die Keimdrüsen und die Leber verantwortlich.

PULVERMACHER faßt seine Beobachtungen dahin zusammen, daß *Mehrung und Minderung des Haarwachstums von innersekretorischen Einflüssen abhängig sind.* Für die *örtliche* Haarverteilung bei Auftreten oder Verschwinden der Haare in bestimmten Gegenden seien die *Keimdrüsen* und die *Nebennierenrindeninkrete* bedeutsam. Aber auch *Hypophysenzwischenlappen-* und *Thymusveränderungen* spielen dabei eine Rolle. Die *Trophik* des Haares wird durch

Störungen der *Epithelkörperchen,* des *Hypophysenvorderlappens,* der *Keimdrüsen* und der *Thyreoidea* geregelt. *Scham-* und *Achselhaare* sind von den *Keimdrüsen,* der *Hypophyse* und der *Nebennierenrinde* abhängig. Für die *sexuelle Differenzierung* der *Bart-, Achsel-* und *Schamhaare* sind die *Keimdrüsen wichtig.* Auch bei der Nebennierenrinde ist das besondere korrelative Verhältnis zu den Keimdrüsen zu würdigen. *„Die Keimdrüsen steuern direkt im Sinne der dem eigenen Geschlechte entsprechenden Haarart und Topik.“*

SCHERESCHEWSKY spricht besonders der *Schilddrüse, Nebennierenrinde* und den *Keimdrüsen* Bedeutung für das Haar zu. In der Hauptsache begünstigt Hypersekretion den Haarwuchs, während Unterfunktion der endokrinen Drüsen zum Haarausfall führt. Nach SCHERESCHEWSKY beeinflußt die Schilddrüse das Kopfhaar sowie die Augenbrauen, die Keimdrüsen und die Hypophyse wirken auf diejenigen Haare ein, welche die sekundären Geschlechtsmerkmale darstellen, also die Bart-, Achsel- und Schamhaare. Veränderungen der Nebennierenrinde führen zu einer Behaarung, wie sie für das entgegengesetzte Geschlecht charakteristisch ist. *Ob der Einfluß der endokrinen Drüsen ein direkter ist oder indirekt über den Sympathicus zustande kommt, ist eine noch ungeklärte Frage.*

Die Rolle, die der *Sympathicus* für das Haarwachstum spielt, wurde von SAALFELD experimentell untersucht. Er epilierte bei einem Kaninchen beide Ohren. Wurde auf der einen Seite der Halssympathicus durchschnitten, so erfolgte das Haarwachstum auf der operierten Seite viel rascher. Wurde an der Arteria femoralis eines Hundes eine periarterielle Sympathektomie vorgenommen, so trat das gegenteilige Resultat wie bei der Halssympathicusdurchschneidung am Kaninchenohr auf, da die Ektomie nicht gleichbedeutend mit der Durchschneidung war.

Für die Bedeutung des *Nervensystems* beim Haarausfall sprechen die zahlreichen Fälle von Alopecia areata nach Shockwirkung, ferner die Beobachtungen an Kriegsverletzungen des Sympathicus, wie sie unter anderen LÉVY-FRAENKEL und JUSTER mitteilen: Teilweiser Haarausfall oder teilweise exzessives Haarwachstum. SAKURANE und MASUICHI berichten, daß *Adrenalin* beim Kaninchen Haarausfall an der Injektionsstelle bewirkt, der sich auch auf die benachbarten Partien erstreckt. Durch Injektion verdünnter Adrenalinlösungen an diesem kleinen Herd konnten sie eine *Verzögerung* des *Haarwachstums* veranlassen. Wenn sie bei der im Abheilen begriffenen Alopecia areata des Menschen Adrenalin einspritzten, begannen die Haare wieder auszufallen. Pituitrin und Ephedrin hatten keinen Einfluß, den Haarausfall zu befördern, bzw. das Wachstum der Haare zu verhindern. Wurde einem Kaninchen zuerst *Adrenalin* und nachträglich das parasympathikotrope *Cholin* eingespritzt, so war die dadurch erzeugte *Kahlheit* um 30—50% *kleiner. Ergotoxin* hat die gleiche Wirkung wie *Cholin.* IRISAWA TEMUTSU konnte bei neun untersuchten Fällen von Alopecia areata einen enorm gesteigerten Tonus des vegetativen Nervensystems nachweisen.

Über die Beziehungen des *Cholesterinstoffwechsels* zum Haarwuchs liegt eine Untersuchung von JAFFÉ vor. Von der Beobachtung WALTERS ausgehend, daß die Cholesterinausscheidung beim Kaninchen und Meerschweinchen hauptsächlich durch die HARDERschen, Anal-, Präputial-, Talg- und MEIBOMschen Drüsen erfolgt, ging JAFFÉ daran, den Einfluß des Cholesterins für die Haare zu untersuchen, ganz besonders ob Cholesterin für den Stoffwechsel des Haares von Bedeutung sei. JAFFÉ rieb eine Cholesterinlanolinsalbe bei epilierten Kaninchen ein und erzeugte so eine Entwicklung von Wachstumsinseln, wie sie KÖNIGSTEIN zuerst beschrieben hatte, und dann ein schnelles gleichmäßiges Wachstum der ganzen enthaarten Fläche. Klinische Versuche mit einem cholesterinhaltigen Präparat *(Trilysin),* die an der HERXHEIMERschen Klinik in Frankfurt von ELIASSOW vorgenommen wurden, scheinen für die Richtigkeit der Annahme zu sprechen, daß Cholesterin den Haarwuchs in günstigem Sinne beeinflussen kann. Auch JOSEPH lobt dieses Präparat bei Haarausfall, ebenso KRICHEL. Dagegen sah EICHHOLZ keinen Unterschied, ob er Cholesterin-Vaselin, Trilysin oder reines Vaselin einrieb.

Die Pharmakologie der Haare hat zwei Kardinalfragen zu lösen: 1. Wie kann das Haarwachstum angeregt und gefördert werden, 2. wie kann das Gegenteil davon, die definitive Beseitigung des unerwünschten Haarwuchses erzielt werden? Wir müssen gestehen, daß wir leider heute kaum in der Lage sind, diese Fragen zu beantworten, bzw. eine folgerichtige Konsequenz für die Therapie zu ziehen.

Aus den früher erwähnten physiologischen Vorbemerkungen können wir gewisse Hinweise für die Beantwortung der ersten Frage bekommen.

Versuche einer Beeinflussung des Haarwachstums.

Zunächst ist die Frage zu beantworten, ob *mechanische* Momente einen Einfluß auf das Haarwachstum ausüben. Ob Haarschneiden, wie behauptet wird, auf das Wachstum einen beschleunigenden Einfluß hat, ist nicht sicher erwiesen. DANFORTH hält dies für unwahrscheinlich. TROTTER ist der Meinung, daß wiederholtes Rasieren oder intensive Sonnenbräune keine Änderung des Längenwachstums der Haare veranlassen. Nach BULLIARD hat das Abschneiden und Rasieren nicht den geringsten Einfluß auf das Haarwachstum. Das Haarwachstum sei nur abhängig von der guten Blutversorgung der Bulbi. Demgegenüber konnte REMESOW an mikroskopischen Schnitten einer oft rasierten Haut Vermehrung der Mitosen beobachten. SEYMOUR meint, daß nur wirkliches Rasieren eine Wachstumsvermehrung hervorbringt. Durch das *scharfe* Rasieren wird ein Reiz auf die Papille ausgeübt, die dann möglicherweise mit erhöhter Mitosenbildung reagiert. Auch kann die geänderte mechanische Wirkung des abgeschnittenen Haarstumpfes als Reiz wirken (DANFORTH). POENARU-CAPLESCO konnte nach langdauernden Krankheitsprozessen (Phlegmonen, Panaritien) nach 1—2 Monaten eine deutliche *lokale* Hypertrophie des Haarwachstums beobachten, indem die Haare zahlreicher, länger und dicker wurden. Die Ursache dieser Erscheinung dürfte in einer aktiven Hyperämie liegen, die teils durch die bei der Behandlung der Affektionen verwendeten prolongierten Bäder, teils durch den betreffenden pathologischen Vorgang selbst bedingt sein dürfte. LINSER bezeichnet diese Erscheinung als *Hypertrichosis irritativa.*

MEMMESHEIMER stellte histologische und elastometrische Untersuchungen über die Wirkungen lokaler Hautmassagen an. Nach 3 Minuten langer Massage, die durch 3—6 Wochen an ein und demselben Individuum vorgenommen wurde, ließ sich gegenüber den vom gleichen Individuum entstammenden und unter gleichen Bedingungen entnommenen Hautproben eine stärkere Färbbarkeit der Zellkerne in der Epidermis und das Auftreten von Kernfaltungen feststellen. Diese Befunde deutet MEMMESHEIMER im Sinne einer gesteigerten Funktion und Sekretion der Epidermiszellen. Nach Hautmassagen ist eine Gefäßerweiterung in der Cutis sowie eine Flüssigkeitsvermehrung in Cutis und Epidermis zu verzeichnen. Die Intercellularräume der Epidermis sind stärker gefüllt, die Bindegewebsbündel in der Cutis sind verdickt und dadurch straffer und elastischer geworden. Das Ergebnis der elastometrischen Untersuchungen steht in Einklang mit den histologischen Befunden.

Dauernde Hitze und Kälte, wie sie durch klimatische Faktoren bedingt sind, dürften *kaum* auf das Haarwachstum *nennenswert wirken.* DANFORTH schreibt, daß, wenn man glaubt, daß Neger durch das heiße Klima schwach behaart werden, zu erwähnen sei, daß die Eskimo in der Polargegend auch keinen starken Haarwuchs haben. Wohl eher dürfte die *kurzdauernde* Einwirkung von *Kälte,* als deren Folge eine *Hyperämie* auftritt, einen gewissen Einfluß ausüben. Die Hyperämie dürfte die geschädigten Haarpapillen durch Schaffung besserer Ernährungsmöglichkeiten des Haarbodens zur schnelleren Wiederaufnahme ihrer Funktion in normalem Ausmaße befähigen. LORTAT-JACOB empfiehlt bei der Alopecia areata kräftige Einreibung mit *Kohlensäureschnee,* SAUDEK den *Ätherspray,* KAUFMANN den *Sulfoformäther.*

Von den aktinischen Methoden wird der *Bestrahlung mit Höhensonne* ein Erfolg zugeschrieben (THEDERING). BR. BLOCH machte darauf aufmerksam, daß *schwache Röntgenstrahlen* das Haarwachstum günstig beeinflussen.

Auch EICHHOLZ meint, daß Reize, die hyperämisierend wirken, wie Höhensonnebestrahlung, Cignolin-Vaselin und Cignolin-Spiritus haarwuchsfördernd wirken.

SIVORI und REBAUDI untersuchten die Wirkung, welche auf der Haut und dem Haarapparat von Meerschweinchen erzielt wird, wenn man *Abbauprodukte* von Hautstückchen und Haare eines Meerschweinchens verwendet. Leider wird die Darstellung dieser Abbauprodukte nicht mitgeteilt. Es erfolgten nach parenteraler Einfuhr dieser Abbauprodukte *regressive* Erscheinungen mit *Tendenz zur Atrophie.* Nach percutaner Zufuhr wuchsen die Haare und wurden kräftiger. SIVORI und REBAUDI nehmen an, daß die Unterschiede der Wirkung je nach der Einverleibungsart dadurch bedingt sind, daß bei percutaner oder bei oraler Applikation das Abbauprodukt die zur Haarbildung nötigen Elemente mit ihren Fermenten und Hormonen auf die Haut gelangen lasse, welche ihr Wachstum aktivieren. Dagegen scheint die parenterale Zufuhr die Bildung von Antikörpern zu veranlassen, welche die Atrophie bedingen.

ZUNTZ betrat einen neuen Weg, um den Haarwuchs auf direktem Wege zu fördern. Von dem Gedanken ausgehend, daß der vorzeitige Haarschwund durch *Mangel an chemischen Bausteinen des Haares* bedingt sei, stellte ZUNTZ ein *leicht verdauliches Horndialysat* dar, in welchem der wichtigste schwefelhaltige Baustein des Eiweißmoleküls, das *Cystin,* fast verlustlos erhalten ist *(Humagsolan*[1]*).* In Australien wurden Fütterungsversuche an Schafen in großem Maßstab durchgeführt. Es zeigte sich, daß eine Schafrasse, die nur unscheinbare und wenig ergiebige Wolle lieferte, nach Verfütterung mit dem Horndialysate von ZUNTZ eine erstaunliche Besserung nach Qualität und Quantität zeigte (zit. nach POLLAND). Die neue Idee und die tierexperimentellen Erfolge regten eine Reihe von Untersuchern an, sich mit der Frage der Beeinflussung des Haarwachstums durch diese Sondernährstoffe zu befassen. Während REIMER, BIBERGEIL und PRIOR, APEL (Keratin-Iontophorese), ROGNER, PINNER, POLLAND, LICHTENSTEIN, MATONI, SAALFELD, KOPP, STURA u. a. sich sehr günstig aussprachen, BLASCHKO die Erfolge als nicht eindeutig erklärte, sie nur beim seborrhoischen Defluvium gelten ließ, lehnten FUHS, BR. BLOCH, JESSNER, LÖWE und FAURE, sowie NAGAKAWA und SHIMOMURA dieses Mittel ab und konnten weder beim Menschen, noch tierexperimentell Erfolge erzielen. Übrigens wurde in Japan von ASHAHI ein ähnliches Präparat *(„Genkawa")* hergestellt, mit dem KITAHARI günstige Erfolge erzielte. Mit dem dänischen Präparat *Comalonga* erzielten WITH und LEVIN und ÖHMANN gute Resultate. Ob durch die Humagsolanbehandlung auch die gesunden Haare zu verstärktem Wachstum angereizt werden, wie dies FRIEDENTHAL annimmt und POLLAND beobachtet haben soll, ist recht fraglich. Eigenartig ist auch ein Befund von BRAVO: Nach 14 Tage

[1] Übrigens stammen die ersten Versuche, durch Anwendung von Hornsubstanzen das Haarwachstum zu fördern, von KREIBICH.

langem Gebrauch von Humagsolan stellte sich bei einer an Alopecia areata leidenden Kranken eine Hypertrichose im Gesicht, auf Brust und Gesäß ein, während die Alopecie völlig unbeeinflußt blieb.

Auch lokal wurden Spaltungsprodukte von Menschenhaaren als haarwuchsfördernde Mittel empfohlen (WEIDNER, FRIEDENTHAL, POLLAND).

Es ist auch nicht mit Sicherheit festgestellt, ob durch Verwendung der *Hormone* therapeutische Erfolge zu erzielen sind. DARIER mißt der Thyreoideaverfütterung eine Bedeutung für die Behandlung des Haarausfalles zu. So lange nicht wirklich wirksame Keimdrüsenpräparate vorliegen, können wir deren Inkrete, die sicherlich nach den klinischen Beobachtungen und experimentellen Untersuchungen einen großen Einfluß auf die Haarbildung ausüben, nicht als sichere Therapeutica heranziehen.

Ob *Reizstoffe* einen Einfluß auf den Haarwuchs nehmen, ist noch nicht mit Sicherheit entschieden. DANFORTH glaubt, daß reizende Applikationen auf die Haut *keine* haarwuchsbeschleunigende Wirkung ausüben. Es wäre aber immerhin möglich, daß Substanzen, welche auf die Gefäße der Papillen einwirken, eine bessere Durchblutung und Ernährung der Papille veranlassen und eine Verbesserung der Bedingungen für das Leben des Haares schaffen. Aus diesen Gründen empfahl SELLEI die Iontophorese mit *Chinin* und *Ammoniak*. Dies dürfte auch die Erklärung abgeben für die günstige Wirkung innerlich eingenommenen Arsens. Ob auch andere „Reizstoffe mit Capillarwirkung" im Sinne HEUBNERs bei lokaler Applikation diese Wirkung entfalten können, d. h. ob sie auf die Gefäße der Haarpapillen einwirken, muß noch untersucht werden. Nach WASICKY dienen die aus den *Muskatnüssen*, aus den *Macisblüten* und aus dem *Sadebaum* gewonnenen *ätherischen Öle* als Reizmittel des Haarbodens.

In einer ausführlichen experimentellen Untersuchung befaßte sich FORSTER mit der Beeinflussung des Haarwachstums durch äußerliche Mittel. Seine Versuche machte er an Katzen, die an symmetrischen Hautstellen enthaart wurden. In jedem Falle, in welchen die enthaarte Haut mit einem Reizmittel täglich behandelt wurde, trat eine Steigerung des Haarwuchses ein: die Haare wurden dichter und länger als auf der unbehandelten Kontrollseite desselben Tieres. Wurde ein zu starkes Reizmittel verwendet (Ol. terebinthinae, 50% Cantharidentinktur, 50% Capsicumtinktur), so wurde das Haarwachstum zunächst geschädigt. Nach Abheilung der Schädigung wuchsen aber die Haare um so rascher nach, so daß sie zuletzt doch an Länge die der Kontrollseite übertrafen. Am stärksten fand FORSTER die Beeinflussung durch einen stark reizenden Giftstoff, durch eine 1‰ *Dichloräthylsulfidlösung*. Dann folgte in der Reihe das *rohe gelbe Vaselin*. Mit 33% *Cholesterinvaselin, weißem Vaselin* und mit *Haarhydrolysat* erzielte FORSTER auch einen dichten Haarwuchs, aber die Haarlänge blieb etwas hinter der durch Dichloräthylsulfid und durch gelbes Vaselin bewirkten zurück. Recht deutlich wirkte *Oxycholesterin* und 20% *Chinatinktur*, etwas schwächer *Trilysin*, 5% *Chinatinktur* und 50% *Alkohol*. Durch 2% *Cystin*vaselin und 10% *Capsicum*tinktur war die Haarlänge unbeeinflußt, aber das Gewicht der nachgewachsenen Haare erhöht. Ähnlich, aber schwächer wirkte 1% *Senföl*. FORSTER meint, daß die Wirkung des Rohvaselins offenbar auf darin enthaltene Verunreinigungen beruht. Die Versuche FORSTERs ergaben, daß das normale Haarwachstum durch Anwendung sogenannter „spezifischer Wuchsstoffe", wie Cholesterin, Abbauprodukte von Haaren u. dgl. nicht zu beeinflussen ist. Wirksam ist die Massage, deren mechanisches Moment durch chemische Reizstoffe unterstützt wird.

Wie interessant diese Untersuchungen FORSTERs sind, so muß betont werden, daß sie am *normalen* Tier bei *nicht gestörtem Haarwachstum* vorgenommen wurden.

Es müßte geprüft werden, ob bei pilösen, papillösen oder Keratinisationsstörungen des Haares ähnliche Ergebnisse zu erzielen sind.

Habermann prüfte an einem großen Tiermaterial (Mäuse, Ratten Kaninchen, Hunde, Ziege) und zu verschiedenen Jahreszeiten die Beeinflussung des Haarwuchses nach partieller Enthaarung der Rumpfhaut. Er fand eine ausgesprochene Überlegenheit des Cholesterinpräparates *Trilysin* über verschiedene Lösungen und Substanzen, insbesondere über Vaselin und über trockene Massage. Auch bei der durch Thalliumvergiftung bedingten Alopecie konnte der Haarverlust durch örtliche Applikation von Trilysin aufgehalten werden. Bei Kranken, die am Alopecia seborrhoica litten, konnte durch Trilysin ein Rückgang der Schuppenbildung, Verminderung der Talgproduktion und deutliche Erholung des Haarwachstums festgestellt werden.

Wenn wir uns ein Bild über die Wirkung der gegen den Haarschwund empfohlenen Medikamente und Methoden zu machen versuchen, so müssen wir zunächst feststellen, daß verschiedene Autoren oft die diametralsten Standpunkte vertreten. Und wenn wir von den Mitteilungen absehen, die ein anderes als ein rein wissenschaftliches oder kritisch eingestelltes therapeutisches Interesse verfolgen, so müssen wir sagen, daß alle Beobachter, die über ein und dasselbe Medikament im günstigen oder abfälligen Sinne berichten, subjektiv und objektiv recht haben können. Denn *kein* Medikament ist ein *Heilmittel gegen Haarausfall,* und alle hier aufgezählten Substanzen *können* den Haarschwund im günstigen Sinne beeinflussen. Denn die verschiedensten ätiologischen Momente veranlassen eine Alopecie. Wenn wir sehen, daß der fleckförmige Haarschwund bei Syphilitikern, die *Alopecia areolaris* durch eine antiluetische Therapie zurückgeht, so werden wir nicht behaupten können, daß Quecksilber, Wismut und Salvarsan Medikamente sind, welche den Haarschwund beseitigen. R. O. Stein erwähnt folgende Ursachen der Alopecie: 1. infektiöse, von denen die durch Fadenpilze bedingten *(Mikrosporie, Trichophytie* und *Favus)* die wichtigsten sind, 2. toxische, wie sie bei *puerperalen Affektionen,* ferner bei *Typhus, Pneumonie, Lues, Lepra, Influenza, Grippe* und ähnlichen Erkrankungen vorkommen, 3. die atrophischen Alopecien, von denen die *seborrhoischen* die praktisch wichtigsten sind, 4. die cicatriciellen *(Impetigo, Pseudopelade Brocq, Folliculitis decalvans, Lupus erythematodes)* und 5. die *Alopecia areata.* In einer späteren Mitteilung teilt R. O. Stein den Haarausfall ein in 1. *pilogene Alopecien:* Trichorrhexis nodosa, Trichoptilosis, die traumatisch bedingt sind, und in infektiöse Alopecien (Trichophytie, Mikrosporie, Favus) und 2. in *papillogene Alopecien.* Zu letzteren rechnet er a) den Haarausfall infolge Entzündung: Sycosis, Pseudopelade, Folliculitis decalvans, Haarausfall nach Erysipel, Alopecia areolaris und leprosa, den Haarausfall bei Lupus vulgaris und erythematodes, b) den Haarausfall infolge trophoneurotischer Störungen: Alopecia areata, c) den Haarausfall toxischen Ursprungs: Thallium, bakterielle Toxine (Typhus, Grippe, Puerperalprozesse), d) Haarausfall infolge progredienter Atrophie der Haarpapille (Glatze).

Vom physiologisch-pharmakologischen Standpunkt wäre folgende Gruppierung vorzunehmen. Man könnte zwei Hauptgruppen unterscheiden: 1. *Der Haarschwund kann durch äußere, exogene Ursachen bedingt sein* (infektiös: Pilzerkrankungen, Impetigo, Folliculitis decalvans usw.), 2. *die Alopecie kann endogenen Ursprungs sein,* und zwar bedingt a) *durch Ernährungsstörungen der Papille.* In diese Untergruppe fallen die toxischen Alopecien, auch jener Haarausfall, der z. B. bei anämischen jungen Mädchen so häufig zu beobachten ist, b) *durch Dysfunktion der endogenen Drüsen;* c) *durch Dysfunktion der Talgdrüsen* und d) *durch Störungen der Keratinisation.*

Es ist klar, daß man *nur nach Feststellung der Ursache* eine entsprechende therapeutische Beeinflussung vornehmen kann. Andererseits ist aus diesem Schema ersichtlich, daß man mit ein und demselben Medikament bei einem Falle Erfolge erzielen kann, während es bei einem anderen Falle versagt, je nachdem welche Ursache der Haarschwund hat.

Handelt es sich darum Ernährungsstörungen der Papille zu beeinflussen, so werden zunächst Maßnahmen allgemeiner Natur notwendig sein. Auch das Haar führt, um ein oft zitiertes Wort des Physiologen Du Bois-Reymond zu gebrauchen, einen „Kampf der Verzweiflung um Eiweiß und Fett“. Zweckmäßige Ernährung kann oft allein schon zum Erfolge führen. Innerliche Zufuhr von Arsen, Eisen, Chinin, die teils auf die Capillaren der Haarpapille, teils allgemein auf den ganzen Organismus wirken, sind sicherlich für die dadurch bedingten Erkrankungen des Haares von wesentlicher Bedeutung. Ob die äußerliche Zufuhr von Cholesterin, wie sie Jaffé, Eliassow, W. Joseph, Habermann u. a. empfehlen, einen günstigen Einfluß ausübt, muß eigentlich erst in größeren Versuchsreihen geprüft werden. Linser und Kähler bezweifeln die tierexperimentellen Versuche von Jaffé. Konnten sie doch durch kräftiges Einreiben einfacher Vaseline denselben Effekt erzielen wie mit Cholesterin. Immerhin soll ein Versuch mit Trilysin gemacht werden, was ja auch Linser und Kähler vorschlagen.

Viel schwieriger ist es, die Dysfunktionen des endogenen Ringes zu beeinflussen. Einerseits fehlen uns die klinischen Kriterien, mit absoluter Sicherheit Störungen einer innersekretorischen Drüse festzustellen, andererseits lassen die käuflichen Hormone vielfach im Stich.

Auch die Dysfunktion der Talgdrüse ist therapeutischen Maßnahmen gegenüber schwer zugänglich. Nach R. O. Stein kann die Abhängigkeit der Talgdrüsen vom sympathischen Nervensystem als feststehend angenommen werden. Ob aber auch diese Drüsen auf die vegetativen Medikamente ebenso prompt wie die Schweißdrüsen ansprechen, ist fraglich. Bei Hypofunktion der Talgdrüsentätigkeit kann Pilocarpin versucht werden. Paschkis gibt eine $^1/_2$%ige alkoholische Pilocarpin-Salicylat-Lösung. Lassar empfiehlt eine Haarpomade, die 2% salzsaures Pilocarpin, 4% salzsaures Chinin, 10% präcipitierten Schwefel und 20% Perubalsam enthält, R. O. Stein gibt die Tinctura Jaborandi. Doch muß auf die jüngst mitgeteilte Beobachtung von Milko verwiesen werden, der bei einem Kranken nach Einreibung der Kopfhaut mit einem $^1/_2$% Pilocarpinspiritus Symptome einer chronischen Pilocarpinvergiftung auftreten sah. „Pilocarpin ist als haarwuchsförderndes Mittel keineswegs unentbehrlich, und die Gefährlichkeit einer $^1/_2$% Lösung läßt mit Recht die Anwendung der sonst üblichen 2% als sehr bedenklich erscheinen. Wenn wir auch die Gefahren einer Verwechslung bzw. falschen Anwendung einer solchen Lösung noch mit in Betracht ziehen, so darf wohl die Forderung aufgestellt werden, Pilocarpin als Haarwasserzusatz endgültig zu verlassen“ (Milko).

Bei der gegenteiligen Talgdrüsendysfunktion, bei der abnormen Fettproduktion muß dieses überschüssige Fett beseitigt werden, da es einen guten Nährboden für zahlreiche Mikroorganismen (Flaschenbacillen von Unna-Sabouraud ?, Unnasche Morokokken ?, cf. Winkler-Unna) abgibt. Zur Bekämpfung der Seborrhöe eignet sich ganz besonders der *Schwefel,* so in Form der Lassarschen Schwefelpomade oder in Form des von v. Zumbusch angegebenen 40%igen Schwefelpuders oder des *Sulfoderms.* Auch das von L. Kaufmann und M. Joseph angegebene *Sulfoform,* mit dem Kopytowski, Steinthal, Rock, Stein u. a. günstige Resultate erzielten, wirkt dadurch, daß es Schwefel in statu nascendi abgibt. Neben dem Schwefel kommt auch die *Resorcin*behandlung in Betracht. Nach Rost wirkt die *Salicylsäure* in 1—2%iger Salbe „geradezu spezifisch“

auf den seborrhoischen Prozeß ein. Auch die *Teer*präparate und das *weiße Quecksilberpräcipitat* wirken auf die Seborrhöe günstig ein.

Der vierte Faktor sind die Störungen der Keratinisation. Es sei auf das verwiesen, was früher bezüglich der Pharmakologie des Schwefels gesagt wurde. Auch beim Haar erfolgt eine Umwandlung des Cysteins in Cystin, also eine Überführung der Thiolgruppe-SH in die Disulfidform-S.S-. Dies kann einerseits erfolgen durch äußerlich applizierten reaktionsfähigen Schwefel, andererseits aber auch durch innerliche Verabreichung dieser Substanz. Hier dürfte der Angriffspunkt der Horndialysate liegen. Wenn diese Substanz, per os gegeben, im Organismus zu reaktionsfähigem Schwefel umgewandelt wird, so gelangt dieser Schwefel durch die Blutbahn zu den Cysteinen und bewirkt oder beschleunigt die Umwandlung des Cysteins zum Disulfidcystin. Es sei hier nebenbei bemerkt, daß Warburg und Sakuma fanden, daß dieser Prozeß unter dem Einfluß katalytisch wirkender Eisenspuren erfolgt, was vielleicht den günstigen Einfluß der *Eisentherapie* bei der Behandlung des Haarausfalls erklären könnte. Kommt also wirksamer Schwefel aus den Horndialysaten zu den cysteinhaltigen Substanzen des Haares, so regt er eine daniederliegende Verhornung zu kräftigerer Keratinisation an. Nach dieser Anschauung würde das Bedenken von Friedenthal hinfällig werden, die Horndialysate könnten eine stärkere Ausbildung des Haarwachstums auch an anderen als den erkrankten Haaren zur Folge haben. Bei dem normalen Verhornungsprozeß dürfte die eingeführte Schwefelmenge kaum einen wesentlichen Einfluß ausüben; nehmen wir doch durch unsere Nahrung täglich ungefähr 1 g Schwefel auf. Aber gerade bei Störungen der Keratinsation wirkt aktiver Schwefel fast elektiv auf die trägen inaktiven Cysteine und regt dadurch eine Verhornung an. Da aber nicht bei jedem Haarausfall eine Störung im Verhornungsprozeß ätiologisch vorliegt, können die Horndialysate nicht bei allen Fällen wirken. Dadurch können auch die Erfolge und Mißerfolge dieser Medikation erklärt werden.

Beeinflussung der Hypertrichosis.

Auch die Frage nach der Beseitigung der Haare, sei es aus therapeutischen oder kosmetischen Gründen, ist noch weit davon entfernt als gelöst bezeichnet zu werden. Der Angriffspunkt der Mittel, welche dies zu veranlassen imstande wären, kann ein dreifacher sein: 1. *pilär,* 2. *papillär* und 3. *indirekt.* Während Substanzen, die einen pilären Angriffspunkt haben, nur einen vorübergehenden Haarausfall bedingen, veranlassen die Mittel, welche papillär wirken, einen dauernden Haarverlust. Die endogen wirkenden Substanzen, die auch papillär wirken, würden, wenn man sie in einer derartigen Form zur Verfügung hätte, daß sie keine Schädigungen des Gesamtorganismus bedingen, auch einen dauernden Haarverlust zur Folge haben. Nur liegt bei letzteren Körpern die Dosis efficax so nahe der Dosis toxica, daß eine dauernde Epilation durch Medikamente heute noch ein Pium desiderium bedeutet.

Papillär wirkende Medikamente kennen wir nicht, doch sind wir immerhin in der Lage, durch den elektrischen Strom (Elektrolyse, Koagulation) bei richtiger Technik eine Enthaarung mehr oder weniger ausgedehnter Bezirke ohne Hinterlassung entstellender Narben durchzuführen. Auch die Röntgenstrahlen können einen dauernden Haarausfall bewirken. Ritter empfiehlt sie zur Behandlung des verunzierenden starken Frauenbartes. R. O. Stein empfiehlt eine serienweise Bestrahlung: Jede Serie besteht aus drei Sitzungen. Zwischen jeder Sitzung soll ein Zwischenraum von 8—10 Wochen, zwischen jeder Serie eine Behandlungspause von einem halben Jahr eingeschaltet werden. Personen unter 18 Jahren sind einer Röntgenbehandlung der Hypertrichosis nicht zuzuführen. Es braucht nicht erst hervorgehoben zu werden, daß diesem Verfahren gewisse Nachteile auch bei exaktester Technik anhaften, weshalb Vorsicht am Platze ist (NOBL).

NISHIURA beschäftigte sich mit experimentellen Studien über die Einwirkung der Röntgenstrahlen auf das Haar. Als Versuchstier diente die Katze. Der Haarausfall ist durch *Degeneration der Follikelzellen* bedingt. Die Epithelzellen der äußeren Wurzelscheide sind am stärksten radiosensibel. Sie zeigen nach der Bestrahlung eine *vakuoläre Degeneration.* Mit gefilterten Strahlen konnte NISHIURA eine vollständige Verödung des Haarfollikels ohne mikroskopisch nachweisbare Schädigung der Haut erzeugen. Eine Regeneration des Haares erfolgte dann, wenn der Bulbus nicht zerstört war. Nach der Bestrahlung kommt es zu einer Atrophie der Talgdrüsen, während bei den Schweißdrüsen das Stützepithel degeneriert.

Diejenigen Medikamente, welche *pilär* wirken, wurden schon bei der Besprechung der Untersuchungen von MENSCHEL und PULEWKA erörtert. Es seien ihre Befunde hier nochmals kurz wiedergegeben. Auf Grund kolloidchemischer Untersuchungen stellten diese Autoren fest, daß die *Quellung* von Keratinen durch *Erdalkalisulfide* (das sind nach HEUBNER Polysulfide) *bedeutender* ist als durch die entsprechenden *Hydroxyde.* Bei Einwirkung von Sulfhydratlösungen auf die Haare kommt es zu keiner Überdehnung des Haares, wie es die Hydroxyde veranlassen, sondern das Haar wird schon nach fünf Minuten brüchig. Aus diesen Versuchen ergibt sich die Wirkung der sog. *Epilatoria.* Chemisch dürfte nach HEUBNER der Angriffspunkt der Erdalkalipolysulfide im Cystin des Haares liegen. Der Schwefel der Polysulfide dürfte sich an die Disulfidgruppe des Cystins der Hornsubstanz ebenso anlagern, „wie es elementarer Schwefel bei Berührung etwa mit Tetrathionsäure oder mit einem Disulfid Na. S-S. Na u. dgl. tut. Dann würde sich eine neue schwefelreichere chemische Verbindung bilden, deren veränderte mechanische Eigenschaften leicht verständlich wären“ (HEUBNER).

Als *Epilatoria* (Depilatoria) kommen nur solche Substanzen in Frage, welche keine Hautschädigungen hervorrufen und die schon bei gewöhnlicher Temperatur und in kurzer Zeit ihre Wirkung entfalten. Seit langem sind im Gebrauch die *Sulfide* des *Bariums, Strontiums* und *Calciums* sowie das *Arsentrisulfid* (Auripigment, Operment).

LERCHE macht experimentelle Enthaarungsversuche mit verschiedenen Epilatorien und fand, daß die beste Wirkung das *Strontiumsulfid* und das UNNAsche Epilatorium, das aus Schwefelbarium, Zinkoxyd und Mehl besteht, entfaltet.

Es braucht kaum hervorgehoben zu werden, daß die Wirkung der Epilatorien nur eine *vorübergehende* ist und daß die Haare nach kurzer Zeit wieder nachwachsen.

Thallium.

Eine Substanz, welche auf *indirektem* Wege einen vorübergehenden Haarausfall bedingt, ist das *Thallium.* Nach dem periodischen System schließt es sich an das Aluminium an, andererseits leitet es zu den Schwermetallen über. Thallium hat viele Beziehungen zum Blei, sowohl als Element, als auch in den Salzen, als auch biologisch wegen seiner starken Giftigkeit. Es bildet einwertige Thallo- und dreiwertige Thalli-Verbindungen. Als eigentliche Verbindungen kommt es nur in wenigen Mineralien (bis zu $17^0/_0$ im *Crookesit*) vor, sonst nur in geringen Mengen in vielen Schwefel- und Kupferkiesen. Ferner wird es aus dem Schlamm der Bleikammern gewonnen. Im Pflanzenreich kommt es in der Zichorienwurzel und im Tabak vor.

Thallium wird durch Elektrolyse des Thallochlorids als weißes, sehr weiches Metall gewonnen. Thalliumverbindungen färben die nicht leuchtende Flamme schön grün, ihr Spektrum besteht aus einer einzigen grünen Linie (daher der Name ϑαλλός = grüner Zweig).

Thalliumverbindungen werden zu optischen Gläsern verwendet. Ein Thalliumbleiglas hat einen sehr großen Brechungsexponenten. Thalliumchlorid wird in der Glühlampenindustrie herangezogen. Gewerbliche Thalliumvergiftungen können bei Hüttenarbeitern und in der Glasindustrie vorkommen.

Thallosalze erinneren in ihrem toxikologischen Verhalten an die Bleisalze (Kobert, Luck, Keil). Nach den Untersuchungen von Curci zeigen Thallosalze in ihrem pharmakologischem Verhalten Analogien zu den Kalium- und Rubidiumsalzen: Wirkung auf das Herz, enorme Steigerung des Blutdruckes, örtliche Reizwirkung auf Schleimhäute. Nach den Untersuchungen von Swain und Bateman an Kalt- und Warmblütern übertrifft Thallium an Giftigkeit das Blei und zeigt Ähnlichkeit in der Wirkung sowohl mit Blei als auch mit Arsen.

Thalliumacetat ist ein Thallosalz, das Thallium ist in dieser Verbindung einwertig.

Thallium wurde von Crookes 1861 entdeckt und wegen seiner antiidrotischen Wirkung zur Bekämpfung der Nachtschweiße der Phthisiker herangezogen. Dabei fanden Combinale, Huchard, Jeanselme, Vassaux, Giovannini u. a., daß nach Darreichung schon geringer Thalliummengen (dreimal 0,03 bis viermal 0,1) bei den Kranken *teils ein diffuser, teils ein der Alopecia areata ähnlicher Haarausfall* auftrat. Während die Schweißsekretion nur während der Zeit der Verabreichung des Mittels herabgesetzt wurde, trat die Alopecie nach längerer Zeit (bis 34 Tage) auf und endete mit Regeneration des verlorengegangenen Haares. Jacquet war der Meinung, daß Thallium in entgegengesetztem Sinne wie Pilocarpin einwirke. Während dieses durch Anregung der Drüsentätigkeit und Erregung der glatten Muskulatur das Haarwachstum anrege, verhindere Thallium die Schweißsekretion und erzeuge aus entgegengesetzten Gründen einen Haarausfall. Hallopeau und Lafitte empfahlen zur Bekämpfung der Hyperidrosie lokale Applikation von Thalliumsalben. Giovannini konnte histologisch außer gelegentlicher Atrophie der Follikel keine Veränderungen finden. Diese Beobachtungen veranlaßten Poehlmann, Vignolo-Lutati, vor allem Buschke, und in letzter Zeit G. Truffi, sich mit der Thalliumalopecie experimentell zu befassen.

Untersuchungen über die allgemein pharmakologischen Wirkungen des Thalliums liegen von Kobert, Keil sowie Marmé vor, die feststellten, daß Thallium fast so giftig wie Blei sei, die Niere schädige, eine *körnige Degeneration der roten Blutkörperchen* hervorrufe, die Keil von der durch Blei hervorgerufenen nicht unterscheiden kann. Bezüglich gekörnter Erythrocyten sei auf die neuesten Untersuchungen über die experimentelle Thalliumvergiftung von A. Seitz verwiesen, der niemals, auch nicht bei großen subcutanen Gaben, diese Erscheinung beobachten konnte. Die mit Thallium vergifteten Tiere zeigten Muskelschwäche, Ataxie und gelegentlich Konvulsionen. Nach Marmé geht Thallium in Harn, Kot, Galle, Milch, Tränenflüssigkeit und Perikardialflüssigkeit über.

Schon in seinen ersten Mitteilungen (1900 und 1901) wies Buschke darauf hin, daß die Thalliumalopecie nicht durch *direkte Einwirkung des Mittels an Ort und Stelle* entstehe, sondern durch Störungen *funktioneller* Natur. Es wirke nicht *peripher,* sondern auf das *Zentralnervensystem.* Während Buschke sowie Bettmann, der die experimentellen Befunde von Buschke bestätigte, die

Thalliumalopecie *nur* durch innerliche Darreichung erhielten, gelang es VIGNOLO-LUTATI sowie NOBL, auch durch äußerliche Applikation von Thalliumacetat einen vorübergehenden Haarausfall hervorzurufen (1905). Klinisch zog SABOURAUD diese letztere Beobachtung heran, um bei Trichophytien einen Haarausfall zu veranlassen. Doch gab er wegen schwerer allgemeiner Vergiftungserscheinungen bald diese Behandlungsart auf.

Sowohl BUSCHKE als auch POEHLMANN erklärten aber auch diese durch lokale Applikation entstandene Alopecie als *nicht* peripher erzeugt, sondern als nervöse zentrale Vergiftung.

Soviel von den älteren Untersuchungen über die Thalliumalopecie. Es war das große Verdienst von BUSCHKE und seinen Mitarbeitern, die auf einen toten Punkt angelangten Untersuchungen über die Ursache dieses Haarausfalles wieder aufgenommen zu haben, wodurch nicht nur neue theoretische Gesichtspunkte zutage kamen, sondern auch die Möglichkeit geboten wurde, die Thalliumwirkung der Therapie nutzbar zu machen.

Experimentelles. Die Versuche wurden zumeist an Ratten und Mäusen, öfters auch am Kaninchen (FANTON, POEHLMANN) vorgenommen. Zunächst konnte BUSCHKE feststellen, daß bei Ratten und Mäusen sich *Katarakte* entwickelten, auch wenn diese Versuchstiere ganz jung waren. MAMOLI konnte nach Thalliumverfütterung bei $13^0/_0$ seiner Tiere (weiße Ratten) Katarakte feststellen. Die Linsentrübung trat vom 20. Tage an auf, und zwar hauptsächlich familienweise. Da dieser Befund für eine Störung innersekretorischen Ursprungs sprach, wurden von BUSCHKE und PEISER Kaulquappen, das geeignete Objekt für das Studium endokrinologischer Wirkungen, zur Untersuchung herangezogen. Wurde Thallium dem Wasser, in welchem sich die Kaulquappen befanden, zugefügt, so wurde sowohl die Metamorphose als auch das Wachstum der Kaulquappen in hohem Maße gehemmt. Ferner konnten BUSCHKE und PEISER feststellen, daß nach Thalliumverfütterung *jüngere* Versuchstiere (Ratten und Mäuse) in der *Entwicklung außerordentlich zurückblieben.* Bei den älteren Tieren erlischt der *Geschlechtstrieb* vollständig, bei den jüngeren kommt er gar nicht zum Ausdruck. In einigen Fällen konnten sie auch Atrophie der Hoden feststellen. Gelegentlich konnten BUSCHKE und PEISER bei Mäusen eine *Herabsetzung der Chromierbarkeit des Nebennierenmarkes* und bei Meerschweinchen ein *Verschwinden des Adrenalingehaltes in den Nebennieren* finden. Dagegen konnte MAMOLI *keine* Hodenatrophie feststellen, wohl aber beobachtete er *sexuelle Indifferenz, Anaphrodisie* und *Azoospermie.* Selten sah er Veränderungen an den LANGERHANSschen Inseln im Pankreas, welche bei Beginn der Intoxikation mit vorübergehender Hyperglykämie und im weiteren Verlaufe mit Hypoglykämie einhergingen. Die Parathyreoidea zeigte keine Veränderungen. FANTON beobachtete an seinen Kaninchen, daß die männlichen Tiere sexuell frigide wurden. Das Blut zeigte folgende Erscheinungen: Koagulation und Viscosität waren verstärkt, das Hämoglobin vermehrt. Es bestand eine Linksverschiebung der Leukocyten. Bei allen Fällen zeigte sich eine Trübung der Linse beider Augen. Im Harn waren biliäre Pigmente und Spuren von Eiweiß festzustellen. Es bestand Phosphaturie. GINSBERG und BUSCHKE nehmen als Grund für die durch Thallium bedingten Augenveränderungen eine *Schädigung des endokrinen Systems,* speziell der *Epithelkörperchen* an, da die Form der Katarakte mit entzündlichen Erscheinungen an der Iris einherging, ähnlich wie sie durch ERDHEIM und HAYANO bei Zerstörung der Epithelkörperchen erzeugt wurde.

Nach Thalliumzufuhr konnten BUSCHKE, LANGER und PEISER *Skelet*veränderungen bei den Tieren finden, die auch auf eine endokrine Ätiologie hinweisen — Veränderungen, wie sie auch für die mit schweren Störungen des Kalkstoffwechsels einhergehenden Krankheitsbilder bei der Tetanie, der Rachitis und der Osteomalacie angenommen werden. BUSCHKE, CHRISTELLER und LÖWENSTEIN fassen die Skeletveränderungen als generalisierte Knochensystemerkrankungen auf. Bei der Autopsie seiner Kaninchen konnte FANTON rachitiforme Veränderungen der langen Knochen feststellen. Weiters konnten BUSCHKE, ZONDEK und BEERMANN über einen *hemmenden* Einfluß des Thalliums auf den *Brunstzyklus* der Maus durch mikroskopische Untersuchung des Scheidensekretes berichten. Als Angriffspunkt dieser Erscheinung nehmen sie entweder das Ovar oder den Vorderlappen der Hypophyse an, da sie die Aufhebung dieser Hemmung durch Ovarien-, Folliculin- oder Hypophysenvorderlappenverfütterung erreichen konnten.

Ganz eigenartig sind die Beobachtungen, die BUSCHKE bei der *Nachkommenschaft* der unter Thalliumwirkung stehenden Ratten erheben konnte. Es gelang nämlich BUSCHKE, von den durch Thallium alopecisch gewordenen und weiter unter Thalliumwirkung gehaltenen Ratten Junge zu erhalten, welche er als kahl bezeichnete. Auch R. SPITZER konnte an der JADASSOHNschen Klinik in Breslau bei einer bestimmten Versuchsanordnung das Resultat erhalten, daß Rattenjunge kahl wurden, deren Mütter unter Thalliumwirkung gestanden hatten, ohne daß aber bei ihnen eine Alopecie aufgetreten wäre (Abb. 24). EHRHARDT, der den Einfluß der mütterlichen Thalliumvergiftung auf die Nachkommenschaft studierte, beobachtete, daß bei tödlicher Vergiftung des Muttertieres die Jungen nur Störungen des Wachstums und Verzögerung der Haarentwicklung zeigten. Auch MAMOLI erhob ähnliche Befunde.

Ferner beobachteten BUSCHKE und PEISER bei einer großen Anzahl ihrer Versuchstiere schwere *epitheliomartige Wucherung* der Schleimhaut des *Vormagens,* die sich histologisch als Hyperplasien des oberflächlichen Epithels entzündlicher Natur erwiesen. OMLER stellte fest, daß normale Tiere, bei denen Tumortransplantate sonst ohne weiteres angingen, durch Thallium derart umgestimmt werden konnten, daß die Transplantate sich entweder gar nicht oder sonst nur sehr kümmerlich weiter entwickelten. Diese Beobachtung veranlaßte BUSCHKE und CURTH *Thallium* mit *Röntgenstrahlen* bei *Hautcarcinomen,* die strahlenrefraktär geworden waren, zu kombinieren.

Die von BUSCHKE, KLOPSTOCK und PEISER beobachtete *Alkalose* wurde von diesen Autoren entweder als *direkte* Giftwirkung des Thalliums auf das Blutserum angesehen, wobei die Hormonfunktion durch Änderung des Chemismus eine Störung erleidet oder als *direkte Störung im endokrinen Ring,* was auch sein Auswirken in einer Verschiebung der Serumelektrolyte finden muß oder als Kombination und Verstärkung beider Wirkungen.

Was nun den Haarausfall selbst anlangt, der noch von einer Reihe anderer Autoren experimentell erzeugt wurde (OLIVIER, ARAMAKI, BERNHARDT, MAMOLI, CURTIS u. a.), so ist folgendes zu sagen: Am besten reagieren heranwachsende Tiere. Bei den ausgewachsenen Tieren liegt die Dosis epilans zu nahe der Dosis letalis (SPITZER). Nach ARAMAKI eignet sich Thalliumnitrat besser als das essigsaure Salz. POEHLMANN fütterte Tiere zweimal wöchentlich, indem er von einer wässerigen Lösung von Thallium aceticum 0,2: 1000 1—3 ccm mit Milch und eingeweichtem Brot verfütterte. SPITZER injizierte 0,5 ccm einer 1‰igen Lösung 2—3mal wöchentlich, FANTON gab seinen Kaninchen 5—6 mg pro Kilogramm Körpergewicht. Die deutlichen Erscheinungen des Haarausfalls treten nicht vor der 3. bis 4. Woche, meist aber später auf. Schon POEHLMANN betont, daß die Alopecie *nie auf der Bauchhaut auftritt,* was auch BUSCHKE und SPITZER bestätigten. K. LINSER und KÄHLER fanden, daß der Haarausfall in den *Haarwachstumsbezirken manifest* wird. Es werden zuerst die Papillenhaare betroffen. Je weniger alt das Haarwachstumszentrum ist, desto rascher erfolgt der Haarausfall. Nach ungefähr vier Wochen erfolgt eine Regeneration der Haare. Nach DIXON verlieren alle Laboratoriumstiere mit Ausnahme des Meerschweinchens nach Thalliumzufuhr ihre Haare.

POEHLMANN untersuchte Haut, Gehirn, Leber und Nieren von wochenlang mit wässeriger Thalliumacetatlösung gefütterten und fleckweise kahl gewordenen bunten Ratten und konnte spektralanalytisch Thallium ausschließlich nur in den Nieren nachweisen, während OLIVIER nur in der Haut der chronisch vergifteten Tiere dieses Gift spektroskopisch finden konnte.

Auch die mikroskopischen Untersuchungen (BUSCHKE, POEHLMANN u. a.) waren negativ.

FASANI-VOLARELLI applizierte an Kaninchen Thalliumsulfat durch Iontophorese. Er beobachtete ebenfalls einen Haarausfall, den er auf indirektem Wege entstanden annahm, vielleicht durch Beeinflussung des Zentralnervensystems oder der peripheren Nerven.

Aus diesen experimentellen Ergebnissen ist ersichtlich, daß die von BUSCHKE schon 1900 aufgestellte Annahme, daß Thallium *kein peripher angreifendes Gift* ist, zu Recht besteht. Der *Angriffspunkt des Thalliums ist der endokrine Ring*. Ist dieser gestört, so erfolgt der Haarausfall.

Als Stütze der Untersuchungen von BUSCHKE können die Arbeiten von v. BERDE über die Beeinflussung der Thalliumepilation durch Hormone bei Ratten gelten. Durch Kastration von Ratten wurde die Thalliumalopecie nicht günstig beeinflußt. Dagegen war bei Zufügung von Thyreoidea bzw. Parathyreoidea eine mäßig beschleunigende Wirkung zu beobachten, die bei Kombination mit *Thymus*extrakt besonders deutlich war. Die Mortalität der Tiere bei der Thymus-Thallium-Kombination war eine viel geringere als bei den reinen Thalliumtieren. Es ergibt sich demnach, auch entsprechend der klinischen Tatsache, daß die Thalliumtoleranz bei Kindern eine bessere als bei Erwachsenen ist, ferner daß die epilierende Wirkung des Thalliums bei Vorhandensein und mit Hilfe von Thymushormon leichter zur Geltung gelangt. v. BERDE empfiehlt daher für klinische Zwecke eine Kombination des *Thalliums mit Thymusextrakten*. Auch VÁSÁRHELYI konnte in experimentellen Untersuchungen bei gleichzeitiger Verabreichung von Thallium und Hoden-, Ovarium- oder Thymusextrakten zeigen, daß die beiden ersteren keinerlei beschleunigende Einwirkung auf die Thalliumepilation auszuüben vermögen, daß dagegen dem *Thymusextrakt* anscheinend ein beschleunigender Einfluß auf die Thalliumwirkung zukommt. VÁSÁRHELYI ist der Meinung, daß auch bei der menschlichen Therapie das Vorhandensein der *Thymusdrüse* den ausschlaggebenden Einfluß auf die epilierende Wirkung des Thalliums ausübt.

Gegen die Auffassung BUSCHKEs und seiner Mitarbeiter nimmt G. TRUFFI auf Grund ausgedehnter experimenteller Untersuchungen Stellung. Er arbeitete an Ratten, Mäusen, Kaninchen, Meerschweinchen und Katzen. Er versuchte durch Applikation *einer einzigen kleinen wirksamen Dosis* (wie beim Menschen) das chronische Vergiftungsbild zu umgehen. Alle Tiere zeigten sichtlichen Haarausfall, welcher sich bei der Ratte zuerst auf dem Rücken beschränkte und sich dann mehr und mehr ausbreitete und sich bei der Katze hauptsächlich auf der Schnauze einstellte. Die histologische Untersuchung der haarlosen sowie der in Epilation begriffenen Hautstücke ergab regenerative Prozesse der epithelialen Elemente, der Matrix, des Bulbus und der Follikel (Umstände, die nach TRUFFI vollständig ausreichen, um den Haarausfall zu erklären), aber keine besonderen Veränderungen der endokrinen Drüsen. Auch konnte er keine

Veränderungen der inneren Organe, welche der Giftwirkung am meisten empfindlich sind, z. B. Niere (DAL COLLO, TRUFFI) feststellen. Ferner zeigten die Tiere keine funktionellen Störungen des neuro-endokrinen Systems. Auch die Funktion der Eierstöcke und der Hoden war erhalten. Versuche an Frosch- und Krötenlarven, die G. TRUFFI vornahm, ließen keine elektive Wirkung des Thalliums auf die endokrinen Drüsen erkennen. Auch die vorherige Reizung des vegetativen Nervensystems durch Verabreichung von Adrenalin bzw. Pilocarpin löste keine Änderung in der Wirksamkeit des Thalliums aus.

Dagegen erzielte TRUFFI durch percutane Applikation des Thaliumacetats nicht nur eine circumscripte und lokalisierte Alopecie auf der Applikationsstelle, sondern sah auch Haarveränderungen in der Peripherie des behandelten Bezirkes auftreten. Auf Grund seiner Untersuchungsergebnisse nimmt G. TRUFFI im Gegensatz zu den meisten Autoren an, daß bei der Entstehung der Alopecie das Thallium *direkt* und *lokal* auf die Haare wirkt.

Zu diesen schönen Untersuchungen von TRUFFI muß aber bemerkt werden, daß sie gerade im Sinne BUSCHKEs gedeutet werden können. Durch eine ein-

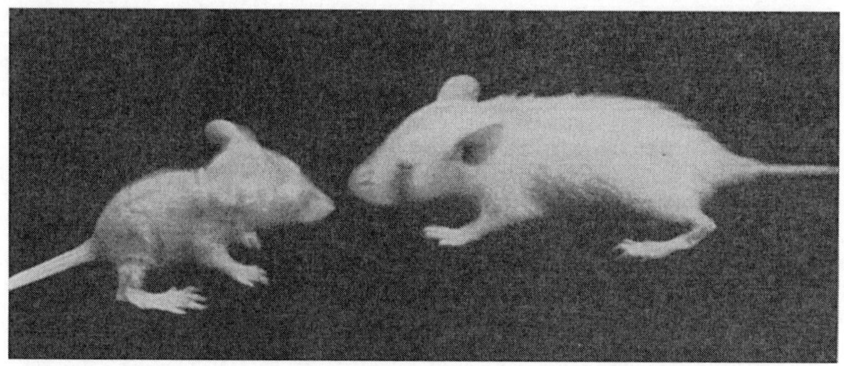

Abb. 24. Alopecie der Rattenjungen nach Thalliumverfütterung der Mutter. (Aus R. SPITZER, Arch. f. Dermat. **140**, 437, Abb. 2 [1922].)

malige kleine aber wirksame Verabreichung von Thalloacetat wird zwar der endokrine Ring *funktionell* geschädigt, ohne daß dabei schon *anatomisch nachweisbare Veränderungen auftreten müssen.* Diese *funktionelle* Störung genügt hinlänglich, um einen Haarausfall mit all seinen histologisch nachweisbaren Läsionen in der Haut zu veranlassen. Auch beim Menschen sehen wir im allgemeinen keine Schädigungen seitens der Drüsen mit innerer Sekretion auftreten. Zur Erzeugung einer Dysfunktion endokriner Drüsen genügen scheinbar schon jene kleinen Mengen Thalliumacetats, wie sie durch Resorption von lokal appliziertem Thallium durch die Haut in den Kreislauf kommen. Auch die später zu erwähnenden Untersuchungen von DIXON scheinen in diesem Sinne zu sprechen.

Klinische Befunde. Soweit ich die Literatur überblicke, war RICARDO E. CICERO in Mexiko der erste, der schon 1917 die Epilationswirkung des per os applizierten Thalliums heranzog, um Dermatomykosen des behaarten Kopfes zu behandeln. Seine 1919 erschienene Mitteilung ist damals nicht zur Kenntnis der europäischen Ärzte gelangt, ebenso wie die 1922 erschienene der Mexikaner URUEÑA und OCHOTERANA. Diese Untersuchungen werden in einer deutschen Veröffentlichung von G. PETER (Mexiko) erwähnt. CICERO berichtete über 354 Fälle, die mit Thallium geheilt wurden. Er gab Kindern unter 4 Jahren

5 mg, älteren 7 mg Thalliumacetat in einem halben Glas Wasser gelöst. Das Mittel wurde *per os ein einziges Mal genommen.* In der dritten Woche trat die vollständige Epilation auf. Nach 3—4 Monaten hatte das Haar wieder seine normale Dichte. Urueña und Ochoterana gaben 7—8 mg pro Kilogramm Körpergewicht. Kindern unter zwei Jahren wurden nur 5 mg verabreicht.

Auf Grund der theoretischen, früher erwähnten Arbeiten von Buschke und Peiser wurde auch in Europa das Thallium zur Behandlung von Pilzerkrankungen der behaarten Kopfhaut herangezogen. Buschke, Langer und Peiser empfahlen *eine einmalige Dosis Thalliumacetat von 8 mg pro Kilogramm Körpergewicht* und erzielten bei 14 geisteskranken Kindern im Alter von 3 bis 11 Jahren, die einer Röntgenepilation nicht unterzogen werden konnten, bei *Trichophytie* und *Mikrosporie* einen vollen Erfolg: 6—8 Tage nach der Verabreichung des Mittels lockerten sich die Haare, ließen sich in den nächsten Tagen immer leichter entfernen, bis schließlich zwischen 16. und 19. Tag der Kopf vollständig haarfrei war. Bei Verabreichung von 6 mg pro Kilogramm Körpergewicht erfolgte keine diffuse, sondern eine fleckförmige Alopecie. Bei der Thalliumepilation beobachteten Buschke und Peiser, daß an der *Stirnhaargrenze* ein *schmaler Streifen Haare* stehen blieb, und daß die *Augenbrauen an der lateralen Hälfte ausfielen,* während sie medial erhalten blieben. Buschke verwies darauf, daß *Thallium nur die Epilation zur Folge hat und nicht auf die Pilze abtötend einwirkt.* Die Regeneration der Haare erfolgt nach ungefähr 4 Wochen, so daß nach etwa 3 Monaten die Haare wieder vollständig vorhanden sind. Diese Ergebnisse von Buschke wurden von einer Reihe von Autoren bestätigt (Dal Collo, Aramaki, Fiocco u. a.). Corvisa wendete es in Fällen an, wo Röntgen versagt und eine totale Enthaarung der Kopfhaut notwendig ist. Ferlugo gibt 8—9 mg pro Kilogramm Körpergewicht, Divella hatte $78^0/_0$ Heilung. In der Diskussion zum Vortrage von Fiocco auf dem Dermatologenkongreß in Padua 1924 berichtete Radaeli über gute Erfolge; Mariani fand, daß das Mittel um so besser wirke und um so weniger gefährlich sei, je *jünger* der damit behandelte Kranke ist. Pasini wies darauf hin, daß die Lanugohaare bestehen bleiben und daß die subcutane und intradermale Applikation wirkungslos sei. Bezüglich Haarregeneration warf Pasini die Frage auf, ob es sich um eine Atrophie der Haarfollikel mit nachfolgender kräftigerer Haarentwicklung handelt oder ob von Anfang an eine Reizwirkung auf den Follikel ausgeübt wird, wobei das besonders schnell gebildete neue Haar das vorhandene alte abstößt. Trotz guter klinischer Erfolge lehnte Pasini dieses Verfahren ab. Capelli faßt die Ergebnisse der Aussprache dahin zusammen, daß *Thallium eine ausschließlich epilierende und keine spezifisch heilende Wirkung ausübt.* Es soll bei *Erwachsenen nicht angewendet* werden, bei Kindern ist *Vorsicht am Platze,* weil gegebenenfalls eine dysendokrine Wirkung zu schweren Komplikationen Anlaß geben könne.

Sehr gute Erfoge hatte Peter in Mexiko zu verzeichnen. Er benützte ebenso wie die anderen mexikanischen Autoren das *Thallium aceticum oxydulatum.* Er meint, daß „das Thallium eine wertvolle Bereicherung unseres Arzneischatzes bedeutet". Er *warnt* aber eindringlich vor einer *Wiederholung der Applikation: Thallium soll nur ein einziges Mal gegeben werden.* Dixon gab bei Kindern 9 mg. Er erwähnt, daß die Wirkung nicht unmittelbar auftritt. Sie erstreckt sich auf das autonome Nervensystem, in geringerem Maße auf Medulla und Rückenmark und läßt ähnlich wie das Strychnin die Reflexe schneller durch das Rückenmark passieren. Dixon konnte zeigen, daß ein schwacher faradischer Strom, den er am Halssympathicus einwirken ließ, noch nicht ausreichte, die Pupille zu dilatieren, während dieser Versuch bei thalliumverfütterten Tieren gelang. Das ganze autonome Nervensystem reagiert ebenso: Normale Reize wirken sich unter Thallium stärker aus. STERN und GREVEL fassen ihre Ergebnisse dahin zusammen, daß sie in der „Thalliumepilation nach BUSCHKE die Methode der Wahl sehen, in der Röntgenepilation nur ein Ultimum refugium, wo erstere versagen sollte". KLEINMANN berichtet über 114 Fälle, die mit Thalliumacetat behandelt wurden, und erzielte auch bei 38 Fällen von Favus gute Resultate. Auch DOSTROWSKY hatte in Palästina im allgemeinen gute Erfolge. Ferner berichten über gute Resultate DRUMMOND, BRONSTEIN, DARIER, LEWIN, RITTER, BRUCK, DUCHAN, POTATSCHNIK, BROWN, GOLDMAN, CASCIO ROCCA, STERN und GREVEL, WOLPERTAS, COVISA u. a. Da die experimentellen und klinischen Erfahrungen zeigten, daß die nach der Thalliumepilation einsetzende Haarregeneration nicht nur prompt erfolgt, sondern ein besseres Haarwachstum bewirkt und zu einem dichteren und schöneren Haarkleid führt, empfahl PEISER das Thalliumacetat für gewisse Fälle von *Alopecia areata*.

ARZT kombinierte die Thalliumepilation mit Trichophytineinspritzungen. Er hatte zwar damit gute Resultate, doch meinte er, ob nicht die Zahl der Rückfälle bei Thalliumbehandlung wegen des Zurückbleibens von Haarstümpfen gerade am Krankheitsherd dadurch größer sei. Ungünstiger sprechen sich MGEUBROFF und LANDESMANN aus, die bezüglich Epilation keine guten Erfolge hatten. Bei der Hälfte ihrer Fälle traten Intoxikationen auf, so daß sie die Röntgenbehandlung der Thalliumepilation vorziehen. Auch WIGLEY ist der Meinung, daß die Thalliumepilation jener mit Röntgenstrahlen unterlegen sei. Am schärfsten spricht sich SABOURAUD aus: „C'est un médicament auquel je n'oserais plus recourrir."

Um die Gefahren einer Überdosierung zu vermeiden, empfahlen BUSCHKE, LANGER und PEISER *geringere* Dosen Thallium (4 mg) und *gleichzeitig Röntgenepilation*. Für dieses kombinierte Verfahren sprechen sich STÜMPKE, BUSCHKE und LANGER, LOURJE und ZWITKIS, STEPHANESCOU, DOCZY, LEVY und BELLUCCI aus, wobei BUSCHKE und LANGER *eindringlichst warnen,* Thallium Personen zu geben, *die das 14. Lebensjahr überschritten haben.* Die Thalliumbehandlung kommt vorläufig „*weder für größere Kinder noch für Erwachsene in Betracht*".

Von *Nebenerscheinungen* wurden beobachtet: Appetitlosigkeit, Gelenkschmerzen, Reizbarkeit (DOWLING, FELUGO, MGEUBROFF und LANDESMANN). INSABATO sah 2mal eine geschwollene und schmerzhafte Leber, außerdem berichtet er über einen Fall von extrapyramidalem hepatolentikulärem Symptomenkomplex vom Typ der Pseudosklerose WESTPHAL-STRÜMPELL. SEASTON und WILSON beobachteten bei 30 Fällen 5mal Nebenwirkungen. MATTEUCCI konnte bei Kindern röntgenologisch Gelenkhautentzündungen feststellen, wobei die Knochen intakt waren. DOSTROWSKY berichtet über eine 1 Woche lang anhaltende Albuminurie. SZENTKIRÁLYI sah eine sekundäre Anämie als Schädigung des die Blutbildung beeinflussenden endokrinen Systems auftreten. DOMBROWSKY berichtet über einen Lichen ruber planus, der im Anschluß an eine Thalliumbehandlung auftrat.

DIVELLA beobachtete bei lokaler Applikation von Thallium einmal Kopfschmerzen und Fieber, bei einem Lupuskranken das Auftreten einer tuberkulösen Meningitis. DAVIES, TWITSON und ANDREWS sahen bei zwei Schwestern nach Verabreichung von 8,5 und 8,75 mg pro Kilogramm Körpergewicht neben Haarausfall Schmerzen in den Knien, epileptiforme Anfälle und Acetonurie. STÜMPKE sah bei Überschreiten der Dosis (9 mg) toxische Erscheinungen auftreten. GOLOSOWKER sah bei 20% seiner Fälle Gelenkschmerzen auftreten. DOWLING und KELMAN führen die toxischen Erscheinungen, die sie beobachteten, auf ein unreines Präparat zurück. Auch NEUENDORFF berichtet über lang andauernde Fußschmerzen.

Auf Grund der älteren Untersuchungen von SABOURAUD und VIGNOLO-LUTATI wurde versucht, Thallium in Salbenform zu applizieren (DARIER, SÁINZ DE AJA und ZULOAGA). LAQUERRIÈRE sowie LOUSTE, JUSTER und DRAMEZ schlugen eine kataphoretische Behandlung mit Thallium vor.

Über *Vergiftung* (Mordversuch und Selbstmord) mit einem thalliumhaltigen Rattengift („Zelio") berichten BRIEGER, KAPS, REDLICH, R. O. STEIN, GREVING und GAGEL, LUBENAU u. a. ALTHOFF teilt 7 Fälle von Thalliumvergiftung mit, die in einer Familie auftraten. Er beantragt, Thallium als starkes Gift dem freien Verkehr zu entziehen und in das Verzeichnis der Gifte aufzunehmen. HABERDA berichtet über einen Giftmord durch Thallium (Rattengift „Zelio"), das die Ehefrau systematisch allen möglichen Speisen und Getränken ihrem Mann beimischte. Im ganzen gab sie ihm innerhalb 2 Wochen $2^1/_2$ Tuben Zeliopaste, also 17 g Thallium. Es trat zunächst Erbrechen ein, dann Schmerzen in den Waden. Dann traten Beschwerden in den Endgliedern der Zehen und Finger sowie Schmerzen in der Bauch- und Magengegend auf. Zunächst bestand Durchfall, der bald einer Obstipation wich. Nach Rückgang dieser Symptome trat eine Alopecie auf. Später kamen noch eine Blepharitis und Gesichtsdermatitis sowie Sehstörungen hinzu. Allmählich trat eine Demenz ein und 3 Monate nach der ersten Thalliumgabe erfolgte der Tod. Bei der Obduktion fand HABERDA Hirnödem, fettige Degeneration des Herzmuskels und Entartung der Nieren.

Über gewerbliche Schädigungen bei Arbeitern mit Thallium berichten TELEKY, BUSCHKE, sowie RUBE und HENDRICHS. Die gewerblichen Thalliumvergiftungen werden bei der Gewinnung des Metalls aus Schwefelkiesrückständen, in der Glasindustrie und in chemischen Fabriken beobachtet. Die Symptome sind: Müdigkeit, Gelenkschmerzen, Haarausfall, Eosinophilie, Lymphocytose, Albuminurie, Sehstörungen.

Versuche, die BUSCHKE vornahm, die toxische Wirkung des Thalliums herabzusetzen, fielen negativ aus. Doch konnten MRONGOVIUS und DUCHAN durch Kombination des Thalliums mit Natriumthiosulfat die Intoxikationsgefahr bedeutend herabsetzen. Auch bei eingetretenen Komplikationen ließ sich durch Natriumthiosulfat (1,0—1,5 g in Wasser gelöst, 3mal täglich) ein rascher Rückgang der Vergiftungssymptome erzielen. Allerdings ergaben die von BUSCHKE, DUCHAN und JOSEPH an Ratten und Mäusen vorgenommenen Untersuchungen kein eindeutiges Ergebnis im Sinne einer Entgiftung des Thalliums durch Natriumthiosulfat. Auch CALUZZI empfahl als Antidot von Thallium das *Natriumthiosulfat*. Er gab Kindern im Alter von 6—9 Jahren 9 mg Thallium pro Kilogramm Körpergewicht und gleichzeitig 1 Woche lang täglich 3mal 1,5 g Natriumthiosulfat. Während dieser Zeit machten sich keine von den sonst zu erwartenden Beschwerden bemerkbar, erst 2 oder 3 Tage nach dem Aussetzen des Thiosulfats klagten 2 Kinder über Schmerzen in den Knien, die 4—5 Tage dauerten. Ausfall und Erneuerung der Haare war normal; das Thiosulfat hatte darauf keinen Einfluß.

Histologisch konnten beim Menschen keine besonderen Veränderungen der thalliumepilierten Haut nachgewiesen werden. DIVELLA fand eine vorübergehende Atrophie der Haarfollikel, FIOCCO Veränderungen der eigentlichen Elemente des Haarfollikels und der Haare selbst, LEIGHEB eine mäßige Hautatrophie und Atrophie der Schweißdrüsen. G. TRUFFI, dem wir die früher erwähnten ausgezeichneten Untersuchungen über die Wirkung des Thalliumacetates verdanken, fand degenerative Veränderungen der epithelialen Elemente der Matrix, des Bulbus und des Follikels. Erwähnenswert sind noch die Beobachtungen von BUSCHKE und PEISER, daß die 3wertigen Thalliumverbindungen zwar nur $^1/_{10}$ der Giftigkeit der einwertigen haben, daß aber bei den Thalliverbindungen trotz entsprechender Erhöhung der Dosis die für die Thallosalze typischen Veränderungen ausbleiben.

In diesem Zusammenhang sei noch auf einige chemische Stoffe hingewiesen, die einen diffusen oder kreisförmigen Haarausfall auf indirektem Wege zu erzeugen vermögen. Es wurde schon oben erwähnt, daß Thallium Erscheinungen hervorzurufen imstande ist, die gewisse Ähnlichkeiten mit der *Bleivergiftung* haben. So konnte STRAUB zeigen, daß Katzen, denen er eine größere Menge Bleisulfat unter die Rückenhaut einspritzte, bei denen er also eine chronische Bleivergiftung erzeugte, zunächst normal blieben, dann abmagerten. 5 Wochen später trat bei ihnen ein ataktischer Gang, Krämpfe und ein *diffuser Haarausfall* auf. Nach ungefähr 60 Tagen starben die Tiere. Auch beim Bleihaarausfall dürfte die Wirkung über das Zentralnervensystem gehen. Auch ARAMAKI gelang es, durch Blei an weißen Mäusen eine Alopecie zu erzeugen. BUSCHKE und BEERMANN untersuchten die chemischen und biologischen Beziehungen zwischen *Blei* und *Thallium*. Es gelang ihnen, durch Blei die *Brunst* der Mäuse zum Stillstand zu bringen. Ferner sahen sie bei diesen Tieren das Auftreten von *Alopecie* und *Wachstumsstörungen*. In einem Falle trat auch eine *Katarakt* auf. Ob aber diese Ergebnisse wirklich dem *Blei* zuzuschreiben seien, erscheint zweifelhaft. Denn auf eine Anfrage von BUSCHKE und BEERMANN teilte die bekannte chemische Fabrik E. Merck in Darmstadt mit, daß auch in den gereinigten Bleisalzen stets Spuren von Thallium vorhanden sind. Die Frage nach der Bleialopecie muß also noch so lange in suspenso bleiben, als es gelingt, Bleisalze von Thallium gänzlich zu befreien.

PAUL EHRLICH beobachtete bei seinen bekannten Untersuchungen über das *Abrin,* das Toxalbuminoid des Jequiritysamens (Abrus precatorius), daß bei Injektionen dieser Substanz *Haarausfall* an der Injektionsstelle auftritt. BETTMANN verfütterte Kaninchen mit Abrincaces (1 mg pro Kilogramm Kaninchen) und beobachtete, daß nach 2—3 Wochen ein meist diffuser, zuweilen auch herdförmiger Haarausfall auftrat.

POEHLMANN erwähnt, daß POHL bei *Schwefelkohlenstoffvergiftungen* bei seinen Versuchstieren gleich aussehende haarlose Stellen beobachtete, wie sie BETTMANN durch Abrinverfütterung erzeugte.

BEZZOLA konnte bei Meerschweinchen, die er fortgesetzt auch mit unverdorbenem *Mais* verfütterte, einen am *Rücken* auftretenden Haarausfall erzeugen. Doch dürfte dieser Haarausfall durch einen *photodynamisch wirkenden Sensibilisator* bedingt sein und dürfte dem *Fagopyrismus* der Rinder und Schafe entsprechen, der bei Fütterung mit Fagopyrum esculentum entsteht. Konnten doch RAUBITSCHEK, HORBACZEWSKI, LODE, HAUSMANN u. a. aus Mais photodynamisch wirkende Substanzen isolieren, die bei den Versuchstieren lichtsensibilisierende Krankheiten hervorrufen, ähnlich wie dies die Porphyrine bei der experimentellen und natürlichen Hydroa aestivale (PERUTZ, ARZT und HAUSMANN, GÜNTHER, MARTENSTEIN u. a.) bewirken.

Zum Schlusse seien noch kurz die

Haarfärbemittel und Haarbleichmittel

besprochen.

Das Ergrauen der Haare ist ein physiologischer Vorgang; doch kommen Anomalien der Haarfarbe bei verschiedenen Krankheiten vor. So berichten LEVINE und LADD über vorzeitiges Ergrauen der Haare bei perniziöser Anämie. Andererseits beschreibt ja bekanntlich SCHRIDDE (seine Angaben wurden unter anderen von ZÖLLNER sowie FRIEDRICH bestätigt, von SIMON nur teilweise anerkannt, von SIMONS und JALLER, HEINE sowie GRUCA und DOWBUSZ abgelehnt) die „Krebshaare": Bei Carcinomatösen, sowohl bei älteren als auch bei jüngeren Individuen, haben die Haare überall dort, wo sie dem Tageslicht besonders ausgesetzt sind, eine tiefschwarze Farbe, sind matter, straffer und dicker als gewöhnlich.

Der Unterschied in der Farbe der Scham- und Achselhaare von jener der Kopfhaare ist physiologisch. Die Schamhaare wiederum sind dunkler getönt als die Achselhaare. Rote Schamhaare sind häufiger als so gefärbte Kopfhaare (GIESELER).

Um die Haarfarbe zu ändern, werden entweder entfärbende Mittel verwendet, oder es erfolgt eine Haarfärbung.

Haarbleichmittel.

Das Bleichen der Naturfarbe der Haare („*Blondieren*") ist ein *oxydativer* Vorgang. Je *intensiver* die *Sauerstoffeinwirkung*, um so *stärker* die *Bleichung*. Wird feuchtes Haar der Sonne ausgesetzt, so erfolgt durch das Licht eine Spaltung des Wassers und der Sauerstoff in statu nascendi wirkt bleichend. Diesen Vorgang benützten die Venezianerinnen der Renaissance, um ihren Haaren die damalige Modefarbe zu verleihen. Beim Waschen der Haare mit Kamillenabkochung wirkt das in den *Kamillen* enthaltene ätherische Öl als Sauerstoffüberträger (BACHSTEZ). Ein starkes Haarbleichmittel ist das *Kaliumpermanganat,* das auch durch Abgeben des Sauerstoffes wirkt. Das gebräuchlichste Blondierungsmittel ist das *Wasserstoffsuperoxyd,* das von THIELLAY zu diesem Zwecke eingeführt wurde. Alle Blondierungsmittel (z. B. Aureoline, Golden Hair Wash) enthalten stets als wirksamen Bestandteil Wasserstoffsuperoxyd (COLMAN).

Es sei schon an dieser Stelle hervorgehoben, daß auch die Blondierungsmittel für das Haar nicht indifferent sind. Sie machen das Haar spröde und verursachen oft ein brennendes, juckendes Gefühl an der Kopfhaut. Welche schwere Verletzungen durch unvorsichtig ausgeführte Entfärbung der Haare entstehen können, zeigt die Patientin von v. BERDE, die eine ausgebreitete Kopfhautgangrän nach Entfärbung der Haare mit Wasserstoffsuperoxyd bekam.

Haarfärbemittel.

Zum Haarfärben werden jene Methoden verwendet, die man nach COLMAN in *physikalische* und *chemische* Prozeduren einteilen kann.

Bei den *physikalisch* wirkenden Mitteln wird die fertig gebildete Farbe auf das Haar aufgetragen, während chemische Haarfärbemittel jene Substanzen sind, bei denen der Farbstoff erst auf den Haaren selbst entsteht.

Die physikalischen Mittel verleihen dem Haar nur kurze Zeit die gewünschte Farbe. Sie werden heute hauptsächlich herangezogen, um Augenbrauen oder Wimpern zu färben. Der Farbstoff (zumeist chinesische Tusche) ist in Wasser suspendiert und enthält fast immer noch ein Bindemittel (Gummi arabicum).

Zur Herstellung der *chemischen* Haarfärbemittel werden sowohl anorganische als auch organische Substanzen herangezogen. Zu den anorganischen Haarfärbemitteln gehören die blei-, silber-, kupfer-, wismut-, kobalt-, eisen- und manganhaltigen Mittel, von denen die silber- und manganhaltigen die noch relativ unschädlichsten sind.

Früher waren *bleihaltige Haarfärbemittel* sehr beliebt. Ihre Wirkung beruht darauf, daß Bleiionen sich mit dem im Haar enthaltenen Schwefel zu unlöslichem schwarzen Bleisulfid verbinden. Die Wirkung tritt „progressiv" auf.

Da aber die bleihaltigen Mittel schwere Gesundheitsschädigungen hervorriefen, kam man von ihrer Anwendung ab.

Bei den *silberhaltigen* Haarfärbemitteln entsteht durch Reduktion einer Silbernitratlösung ein Silberhydrosol. Bei der Darstellung eines Silberhydrosols in Gegenwart eines Schutzkolloids ist dieses für die Farbe des Sols von erheblicher Bedeutung. LIESEGANG mischte zum Studium der Farben des kolloidalen Silbers eine Silbernitratlösung mit einer Gelatinelösung und reduzierte dann mit Hydrochinon. Das Gemisch nahm nacheinander die Farben gelb, orange, braun, oliv, grünschwarz und blauschwarz an. Bei dem Zustandekommen der einzelenen Farbtöne spielt die Teilchengröße eine Rolle. Daneben dürfte die Gestalt der Submikronen, ihre Lagerung zueinander wie die Art der Raumausfüllung von wesentlicher Bedeutung sein.

Wismuthaltige Mittel machen eine blonde bis braune Färbung, kobalthaltige Mittel (z. B. die *Mixture Broux*), die durch Änderung der Konzentration der reduzierenden Substanz (zumeist Pyrogallol) eine Färbung von blond bis schwarz bewirken, sind nicht unschädlich.

Die *organischen* Haarfärbemittel zerfallen in *natürlich vorkommende* und *synthetische Haarfärbemittel.* Zu den ersteren gehören die *Nußextraktfarben,* deren färbendes Prinzip, wie bereits erwähnt, das nicht indifferente Pyrogallol ist (ERDMANN), dann *Henna,* das die gepulverten Blätter des Cypernstrauches *Lawsonia inermis* enthält, und *Reng,* die gepulverten Blätter der Indigopflanze *Indigofera argentea.* Beide zusammengemischt liefern blonde, braune bis schwarze Farben. (LEVIDOV verwendet Henna [„Chna"] gegen Warzen und Condylomata acuminata.) Auch der aus Anacardiumnüssen hergestellte Anacardiumfarbstoff gehört in diese Gruppe. Das aus frischen Blättern hergestellte Präparat reizt durch eine ölige Substanz, das *Cardol* (SOLTSIEN).

Zu den *synthetischen* Haarfärbemitteln gehört die *Pyrogallussäure.* Nach den Untersuchungen von TOMASCZEWSKI und ERDMANN macht die Pyrogallussäure *lokale* und *allgemeine Schädigungen.* Gute Farbstoffe sind die *aromatischen Amine,* von denen das *Paraphenylendiamin* eine ausgezeichnete Farbkraft besitzt. Die dadurch erzielten Färbungen sind sehr natürlich und haltbar. Eine ganze Reihe von Haarfärbemitteln enthalten diese Substanz. Schon durch den Luftsauerstoff wird dieser Körper *oxydiert* und geht beim Behandeln mit *Wasserstoffsuperoxyd* in einen tiefen, dunklen Farbstoff, der BRANDOWSKIschen *Base* über. Letztere läßt sich aus dem *Chinondiimin*[1] ableiten, das als Zwischenprodukt bei der Oxydation des Paraphenylendiamins entsteht.

---

[1] *Chinon* (C = O / CH CH / CH CH / C = O) hat die Formel eines Diketons, enthält also zwei Ketone C = O. Diese Art der Bindung, bei der der Ketonsauerstoff durch die verschiedenen Gruppen ersetzt werden kann, nennt man die *„chinoide Bindung"*. Sie ist besonders bei den Farbstoffen von großer Wichtigkeit. Die Ketongruppe kann auch durch die Imingruppe = NH ersetzt werden (*Imine* entstehen, wenn zwei Wasserstoffatome in einem Molekül Ammoniak NH_3 durch ein Alkylen, z. B. C_3H_6 = NH Propylenimin ersetzt werden). Durch Ersatz der = O-Atome durch = NH-Gruppen entstehen die *Chinonimide:*

O / NH Chinonimin und NH / NH Chinondiimin

Das Paraphenylendiamin hat die Formel NH_2 / NH_2 (Benzolring). Während die aliphatischen Diamine physiologisch gänzlich wirkungslos sind, gehören die aromatischen Diamine zu den stärksten Giften. Alle Phenylendiamine sind giftig, am wenigsten ist das m-Phenylendiamin giftig. Bei der Oxydation des p-Phenylendiamins entstehen je nach der Art des Oxydationsmittels und der Reaktion der Lösung verschiedene Produkte. Dabei entstehen farblose Verbindungen wie Chinondiimin und Chinondichlorimin. Bei vollständiger Oxydation wird das p-Phenylendiamin in farbloses Chinondiimin umgewandelt (zit. nach R. L. MAYER):

NH_2 / NH_2 + O_2 = NH_2 / NH + H_2O

Paraphenylendiamin — Chinondiimin

Nun kann sich das Chinondiimin, das freie Nebenvalenzen hat, mit noch nicht oxydiertem p-Phenylendiamin zu einem dunkelgefärbten Chinhydron verbinden:

NH / NH + NH_2 / NH_2 = NH .... NH_2 / NH .... NH_2

Chinondiimin — p-Phenylendiamin

Für die Entstehung der BRANDOWSKIschen Base aus dem intermediär entstandenen Chinondiimin nimmt E. ERDMANN folgendes Schema an:

NH / NH — $NH=$ ⟨ ⟩ $=NH$ — NH / NH → NH_2 / NH_2 — $\cdot N=$ ⟨ ⟩ $=N\cdot$ — NH_2 / NH_2

3 Moleküle Chinondiimin — BRANDOWSKIsche Base

Die BRANDOWSKIsche Base hat wahrscheinlich die Konstitution eines Tetraamidodiphenylparaazophenylens.

Nun übt das *Chinondiimin eine starke lokale Reizwirkung* auf die Haut aus (ERDMANN), so daß die anfängliche Begeisterung, mit der das Paraphenylendiamin als Haarfärbemittel aufgenommen wurde, sehr bald durch Berichte über schwere Schädigungen, die durch dieses Präparat bzw. durch das während der Färbung entstehende Chinondiimin veranlaßt wurden, wesentlich abflaute und durch die Aufnahme in das Giftverzeichnis dem freien Verkehr entzogen wurde. In der *Pelzfärberei* wird es noch in großen Mengen als salzsaures Paraphenylendiamin NH_2HCl / NH_2HCl (Benzolring) gebraucht und segelt dort unter dem Namen „*Ursol*".

Das *Paraphenylendiamin* ist ein pharmakologisch interessanter Körper und entbehrt auch für die Dermatologie nicht einer gewissen Bedeutung. Meissner konnte feststellen, daß diese Substanz beim Kaninchen eine eigenartige *ödematöse Schwellung* hervorruft, die sich fast nur auf die *Zunge* und auf das *Bindegewebe* von *Hals* und *Kopf* beschränkt. Dieser Befund wurde von einer Reihe amerikanischer Autoren (Gibbs, Hanzlik, Tainter und Hanzlik u. a.) bestätigt. L. Hess und H. Müller konnten zeigen, daß eine Reihe aromatischer Diamine und aromatischer Hydrazine auch eine Ödembildung bewirken. Nach diesen Autoren kommt diese Ödembildung durch *Alteration der Capillaren*, *ohne Hydrämie* zustande. Nun konnte Tainter zeigen, daß eine Anzahl von Stoffen wie *Santonin*, *Pikrotoxin*, *Nicotin* das Paraphenylendiaminödem unterdrückt. Ebenso konnten Tainter und Hanzlik feststellen, daß auch *Adrenalin* oder Stoffe, die stimulierend auf die Sekretion der Nebennieren wirken, hemmend auf diese Ödembildung einwirken. Auch *Atropin* unterdrückt dieses Ödem. Leif T. Poulsson zeigte, daß auch *Pituitrin* eine starke Hemmung bis totale Verhinderung der Ödembildung veranlaßt.

Am Frosch macht p-Phenylendiamin Narkoseerscheinungen, Muskelzucken und eine Muskelstarre, die am curarisierten Tier nicht auftritt, somit peripheren Ursprunges ist (zit. nach Pohl). Am Warmblüter (Kaninchen, Ratte) entsteht das oben beschriebene Ödem, das aber nach vorhergehender Lingualisdurchschneidung an der Zunge ausbleibt (Meissner).

Chinondiimin macht, am Hunde per os gereicht, rasch deutliche Reizerscheinungen, intravenös verabfolgt ist es ungiftig (zit. nach Pohl).

Der homologe Körper des Paraphenylendiamins, das *Toluylendiamin* $C_6H_3 \cdot CH_3 \cdot (NH_2)_2$ wirkt stark hämolytisch. Die Hämolyse tritt aber in vitro nicht ein. Nach E. P. Pick und Joannovic entsteht erst in der Leber das eigentliche Hämolysin.

Bei den *Schädigungen durch Paraphenylendiamin*, die in der Literatur reichlich erwähnt sind — sie können entweder durch mit dieser Substanz (Ursol) gefärbte Pelze oder durch Haarfärbemittel (Phönix, Juvenia, Japanwasser) bedingt sein — muß man die Erscheinungen allergischer Natur von den Reizwirkungen als solchen durch „Körper von Chinonstruktur" (R. L. Mayer) trennen. Oft ist dies aus der Literatur nicht ersichtlich. So war das Bronchialasthma, das Curschmann bei Fellfärbern beobachtete, allergischer Natur. Es gelang ihm die passive Übertragung auf Tiere. Dagegen scheint der Fall, den Ezoe Tamiya erwähnt, durch das Paraphenylendiamin als solches bedingt gewesen zu sein. Die Erscheinungen waren genau dieselben wie beim Tierexperiment: Durch Einnahme von 2 g p-Phenylendiaminen per os erlitt ein 23jähriges Mädchen eine tödliche Vergiftung. Eine Stunde nach Einnahme des Mittels traten Magenschmerzen und Erbrechen ein. 4 Stunden später hochgradiges Ödem des Gesichtes, besonders der Parotisgegend, sowie der Zunge und des Unterkiefers, Exophthalmus, Dyspnoe, Bewußtlosigkeit. Bei der Tracheotomie floß aus der Wunde eine reichliche Menge nicht blutiger, wässeriger Flüssigkeit. Allmähliche Zunahme der Anschwellung, Wadenkrämpfe, 12 Stunden nach Einnahme des Mittels erfolgte der Tod.

Auch der Fall von Viziano dürfte in diese Gruppe gehören: Eine 30jährige Frau erkrankte nach Anwendung eines Haarfärbemittels an starkem Jucken, Erythem, Gelenkschmerzen. Danach trat Hämaturie, Albuminurie, Incontinentia ani et vesicae auf; später kam Fieber hinzu. Schwere Störungen seitens des Zentralnervensystems. 8 Monate nach Auftreten der ersten Krankheitserscheinungen erfolgte der Tod.

Brocq teilt die Fälle ein in: leichteste Form: Rötung und Schuppung, namentlich der Ohrmuscheln; mittlere Fälle: starke Rötung, Schwellung. Sie erinnern an Erysipel; schwerste Fälle: führen zu allgemeiner Erythrodermie.

Blaschko beschreibt die Paraphenylendiamindermatitis folgendermaßen: Bei Kranken, die ein solches Haarfärbemittel verwendeten, erkrankt entweder ohne Vorboten oder, nachdem sich eine Zeitlang stark juckende Flecke auf der Gesichtshaut gezeigt haben, plötzlich die ganze Haut des Gesichtes. Es zeigt sich eine lebhafte Rötung, starkes Jucken und Brennen, es tritt Ödem der Lider auf. Die Haut beginnt stark zu nässen. Die Erkrankung kann auf Haut und Brust übergreifen.

Mit der Frage der Überempfindlichkeit gegen „*Körper von Chinonstruktur*" beschäftigte sich am eingehendsten in letzter Zeit Rudolf L. Mayer an der Jadassohnschen Klinik. Er fand, daß Substanzen, die innerhalb der Haut in „Körper von Chinonstruktur" umgewandelt werden

(z. B. Paraphenylendiamin in Chinondiimin NH_2–C_6H_4–NH_2 → $HN{=}C_6H_4{=}NH$)

die Fähigkeit gewinnen, bei dazu disponierten Menschen Hautreizungen hervorzurufen. Schon Wurster fand 1886, daß in der Haut aller Menschen *aromatische Diamine* und *Aminophenole* zu Körpern von *chinoider Struktur*, zu Chinoniminen und Chinondiiminen, *oxydiert* werden. *Diese Oxydation kann sowohl beim Paraphenylendiamin als auch bei den Azofarbstoffen geschehen.* Die Muttersubstanz der Azofarbstoffe ist bekanntlich das Azobenzol:

$$C_6H_5{-}N{=}N{-}C_6H_5.$$

Durch die in der Haut eines jeden, sowohl des Normal- als auch des Überempfindlichen stattfindenden *Reduktion* der Azofarbstoffe entstehen unter Aufspaltung der —N = N-Gruppe Phenylendiamine oder deren Derivate, die dann ihrerseits zu Chinondiiminen *oxydiert* werden (R. L. Mayer). Diese beiden *Reaktionen*, die Reduktion und nachfolgende Oxydation, sind Vorgänge, die zwangsläufig zu den bei gewissen Menschen *unverträglichen Chinonkörpern* führen. Die Reduktion der Azofarbstoffe, also die Aufspaltung der Azogruppe, ist nach R. L. Mayer eine *biologische Dehydrierung*. Die Azofarbstoffe übernehmen bei der Atmung die Rolle des atmosphärischen Sauerstoffes, „indem sie durch doppelte Hydrierung an der — N = N-Gruppe die zum Atmungsprozeß erforderliche Energie liefern". Die entstehenden Chinonkörper sind Gerbmittel, die sich obligat mit dem Zelleiweiß verbinden. Der Normalempfindliche ist nun gegen die im Organismus entstehenden Chinoneiweißverbindungen in keiner Weise überempfindlich; dagegen besitzt der Allergiker gegen diese Verbindungen eingestellte Antikörper. Bei den wirksamen Azofarbstoffen besteht weder eine isolierte Oxydation an der Aminogruppe — Phenylhydroxylamine erwiesen sich R. L. Mayer als unwirksam —, noch eine Oxydation an der Azogruppe, denn schwer oxydable Azoverbindungen haben eine größere Reizwirkung als leicht oxydierbare. Mayer wies eine Reduktion der Azofarbstoffe durch das Hautgewebe nach, wobei ähnlich wie das Dinitrobenzol bei der Lipschitzschen Atmungsmethode, der Azofarbstoff den Sauerstoff als Wasserstoffacceptor in den Geweben vertritt. An Bakterienkulturen konnte Mayer nachweisen, daß dieser Reduktionsvorgang in jeder Art von lebendem Gewebe tatsächlich stattfindet. Die Entstehung von Phenylendiaminen aus Azofarbstoffen geht in der Haut des Gesunden in gleicher Weise vor sich wie beim Überempfindlichen.

Nur ist beim Allergiker diese Reduktion eine zwangsläufige Selbstvergiftung des Organismus, da beim Überempfindlichen das Endprodukt (wohl durch Reaktion mit den spezifischen Antikörpern) zur Entzündung führt. Wichtig ist ferner, daß die pharmakologischen Wirkungen dieser Substanzen und ihre antigenen Eigenschaften voneinander unabhängig sind. Im Tierexperiment konnte R. L. MAYER die Hautüberempfindlichkeit gegen Körper von Chinonstruktur passiv übertragen: Bei Meerschweinchen, die mit Überempfindlichenserum vorbehandelt waren, konnte er durch Nachinjektion von oxydiertem Ursol, oxydiertem Aminophenol und Chinon einen typischen anaphylaktischen Shock hervorrufen, während sowohl beim Serumspender hautreizende als auch indifferente Azofarbstoffe von solchen Tieren reaktionslos vertragen wurden. Damit bewies R. L. MAYER, daß im Serum von „gegen Chinonkörper Hautüberempfindlichen" Stoffe vorhanden sind, welche im Tierversuch zum anaphylaktischen Shock führen. Außerdem konnte MAYER dadurch zeigen, daß die unveränderten

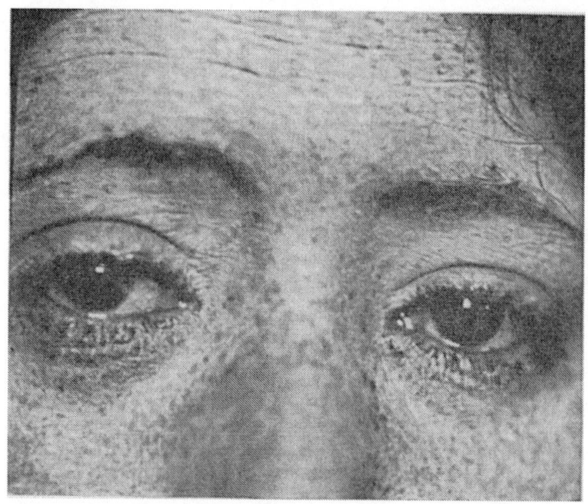

Abb. 25. Paraphenylendiaminschädigung der Augenlider und -brauen.

Azofarbstoffe erst die Generatoren der für die Überempfindlichkeitsreaktion verantwortlichen Antigene sind.

Durch diese bedeutungsvollen Untersuchungen RUDOLF L. MAYERS verliert sowohl die spezifische Ursolüberempfindlichkeit als auch die spezifische Überempfindlichkeit gegen Azoverbindungen ihre bisher angenommene Selbständigkeit. *Beide sind nur Spezialfälle der Gruppenüberempfindlichkeit gegen Körper von Chinonstruktor.*

In letzter Zeit konnte ich einen Fall von Überempfindlichkeit gegen ein paraphenylendiaminhaltiges Haarwasser, das ein 21jähriges Mädchen zum Färben der Augenbrauen benützte, bei gleichzeitiger Überempfindlichkeit gegen Pellidol beobachten.

Andere organische Amine, die zum Haarfärben verwendet werden, sind das *Paraaminophenol*, das *Paraaminodiphenylamin* und *andere Amine*, die alle ebenfalls toxisch sind. Nun konnten TOMASCZEWSKI und ERDMANN zeigen, daß mit dem Einführen einer *Sulfogruppe* in das Molekül der Aminbasen die hautreizende Wirkung wesentlich abnahm. Ein derartiges Präparat ist das *Eugatol*. Eugatol ist kaum schädlich, doch tritt die Färbung auf dem Haar erst nach einigen Stunden auf, weshalb es sich keiner allgemeinen Beliebtheit erfreut.

Ein anderer Weg wurde nun von COLMAN und WOLFFENSTEIN beschritten, indem sie die Theorie der *Küpenfärbung*[1] zu Haarfärbezwecken heranzogen. Die toxischen Diaminbasen werden *vor* der Haarfärbung zu dem unlöslichen Stoff oxydiert, wodurch die Entstehung eines Chinondiimins *auf* dem Haare vermieden wird. Der durch Oxydation außerhalb des Haares entstehende Farbstoff wird durch Reduktion in die entsprechende *Leukoverbindung* übergeführt. Wird nun diese Leukoverbindung auf das Haar aufgetragen, so oxydiert sie leicht, schon durch den Luftsauerstoff und bildet den gewünschten Farbstoff. Dadurch wird verhindert, daß sich Körper von Chinondiiminstruktur auf dem Haare selbst bilden (LÖWY und COLMAN). Zur Entgiftung der Farbaminobasen genügt schon der Zusatz reduzierend wirkender Salze, insbesondere des *neutralen Sulfits,* um eine Aufhebung der Reizwirkung auf die Haut zu veranlassen. Ein nach diesem Gesichtspunkte hergestelltes Präparat ist das „Primal", das M. JOSEPH empfiehlt. Das *Aureol* enthält *Metol* (schwefelsaures Monomethylparaamidometakresol) in alkoholischer Lösung bei Gegenwart von Natriumsulfid. Es wird durch Wasserstoffsuperoxyd auf dem Haare zur gefärbten organischen Base umgewandelt. L. FREUND konnte zeigen, daß helle Haare durch Einwirkung von wässerigen Metollösungen dunkel gefärbt werden. Er wies aber auch schon auf die gesundheitlichen Gefahren des Metols für die Kopfhaut hin. NATHAN T. BEER beschrieb Metoldermatitiden an den Händen von Photographen und konnte sie auch experimentell an Leuten, die behaupteten dagegen immun zu sein, experimentell hervorbringen.

Physikalisch-chemisch handelt es sich bei gewissen Methoden der Haarfärbung um *Aufdrängung.* So braucht das auf dem Haar durch Doppelzersetzung nascierende Silber nicht unbedingt *adsorbiert* zu sein (LIESEGANG). Bei den anorganischen Haarfärbemitteln ist die *verschiedene Haarfärbung* durch *Verschiedenheit des Dispersitätsgrades* bedingt. Die *höhere* Verdünnung gibt das *hochdisperse Aschblond, schwarz* wird durch ein *fahles, grobkörnigeres Metall erzeugt*; *braun* steht *dazwischen* (LIESEGANG). Übrigens spielt auch die *Reflexion des Lichtes* dabei eine große Rolle. So entsteht nach LIESEGANG beispielsweise bei der Puderung des Gesichtes eine von der natürlichen ganz abweichende Lichtreflexion. Da das Licht von jedem einzelnen Teilchen reflektiert wird, erweckt es einen an *Pastellbilder* erinnernden Eindruck. Wird aber ein fettiger Stoff dazwischen gelagert, so wird die Reflexion des Lichtes der natürlichen ähnlicher und erscheint wie ein *Ölgemälde* (LIESEGANG).

Für die Haarfärbung spielt die *individuelle Reaktion* des Haares eine wichtige Rolle. So gibt es nach C. MÜLLER Haare, die sich mit primitiven Färbemitteln, wie Silbernitrat, ganz ausgezeichnet färben, während andere Präparate, wie Henna oder die synthetischen Farbstoffe schlechte Resultate hervorbringen. Die Zeit der Menstruation ist für den Färbeprozeß ganz ungeeignet. Trockenheit der Haare, Schweiß- und Fettabsonderung beeinflussen ebenfalls den Färbeprozeß. ERDMANN wies darauf hin, daß sich Barthaare viel schwieriger

[1] Das *Küpenfärben* besteht darin, daß man einen an sich meist schwer- oder unlöslichen Farbstoff durch Reduktion in eine wasserlösliche Form überführt, ihn in dieser Form auf die Faser bringt und schließlich durch Oxydation den ursprünglichen Farbstoff regeneriert, der sich, festhaftend, auf seiner Unterlage niederschlägt. Die sogenannten Anilinfarbstoffe (fälschlich so genannt, weil Anilin zu ihrer Darstellung verwendet wird; Triphenylcarbinol und Diphenyltolylcarbinol sind die Muttersubstanzen dieser Farbstoffe) werden durch Reduktionsmittel in ungefärbte *Leukoverbindungen* übergeführt, welche bei der Oxydation wieder den ursprünglichen Farbstoff liefern. Die hierher gehörigen Leukoverbindungen enthalten ein O-Atom weniger oder meistens zwei H-Atome mehr als die betreffenden Farbstoffbasen.

färben lassen als das Haupthaar, das Wurzelende der einzelnen Haare wieder schwerer als die Spitzen. Daher ist es generell nicht möglich, ein Haarfärbemittel bezüglich Haarfärbung als gut oder schlecht zu bezeichnen. Anders natürlich bezüglich Reizwirkung. Nach Sabouraud, einem der gründlichsten Kenner des Haares und seiner Erkrankungen, sind *alle Haarfärbemittel schädlich,* einschließlich Henna und Reng. Das Haar leidet immer darunter. Dazu kommen noch andere Schädigungen, die sich in Dermatitiden und Ekzemen dokumentieren. *Am unangenehmsten sind die Schädigungen durch Paraphenylendiamin.* Auch Fasani-Volarelli hält alle Haarfärbemittel, da sie das Haar zerbrechlich machen, für schädlich. Am wenigsten Henna und Reng, am stärksten Paraphenylendiamin. Auch Mc Cafferty hält alle synthetischen Färbemittel für schädlich, ebenso die metallischen Farben, am unschädlichsten noch das Henna. Goldfarb beschrieb einen Fall von Idiosynkrasie gegen Henna. Colle wies darauf hin, daß Blei Neuritis erzeugen kann.

Es kann aber nicht nur der damit Behandelte erkranken, sondern auch der damit Beschäftigte. So teilt Nott den Fall eines Friseurs mit, der an einer chronischen Paraphenylendiaminvergiftung litt.

Wenn ich nach Abschluß der Schilderung der Pharmakologie der Haut noch einige Worte hinzufüge, so tue ich es, weil ich mir bewußt bin, die Darstellung des Stoffes nicht so abgerundet gegeben zu haben, wie es in den übrigen Abschnitten üblich ist. Es mag dies vielleicht nicht zuletzt im Wesen der behandelten Materie liegen: Ein Grenzgebiet, das die verschiedensten Zweige der Medizin zu berücksichtigen hat. Viele verschlungene Wege, die kaum ins Freie zu führen scheinen, Fragen, die noch brennend aktuell, vielumstritten einer definitiven Lösung harren, Theorien und Hypothesen, Sprüche und Widersprüche. Es schien mir reizvoller, statt apodiktisch vorgetragener Lehren den Lauf der Entwicklung zu schildern und auch die widersprechenden Meinungen verschiedener Autoren zu erwähnen, als meine Ansicht über den Gegenstand mitzuteilen.

Ich habe mich bemüht, trotz Subjektivität in der Wahl des Stoffes, bei der Darstellung objektiv zu sein, weshalb ich auch die Ansichten der verschiedenen Autoren oft wörtlich wiedergegeben habe.

Bei der Einteilung des Stoffes habe ich mich an das klassische Werk von Meyer-Gottlieb gehalten, indem ich die Wirkung der einzelnen Medikamente auf Organe und Organteile besprach und nur gelegentlich zusammenfassend über ein Arzneimittel berichtete.

Der physikalischen Chemie wurde ein breiterer Raum gewidmet. Hilft sie uns doch öfter, in das Verständnis einzelner Vorgänge tiefer einzudringen, auch wenn sie uns bei Beantwortung der letzten Fragen im Stiche läßt. Ich habe aber dadurch zu zeigen versucht, daß Theorie und Erfahrung die Grundlagen jeder Arzneibehandlung abgeben. Und wenn gerade in der Dermatologie noch vieles hypothetisch ist, Anschauung gegen Anschauung steht und das letzte entscheidende Wort noch lange nicht gesprochen ist: die Darstellung der Pharmakologie der Haut ist ein Weg und noch kein Ziel.

Literatur[1].

ABDERHALDEN u. LE COUNT: Die Beziehungen zwischen Cholesterin, Lecithin und Kobragift, Tetanustoxin, Saponin und Solanin. Z. exper. Path. u. Ther. **2**, 199 (1906). — ABDERHALDEN u. ZORN: Über die Zusammensetzungen der Schuppen bei Psoriasis. Hoppe-Seylers Z. **120** (1922). — ABE: (a) Effects of the restric. tic. of the pulmonary artery. Tohoku J. exper. Med. **1**, 382 (1920). (b) Über die Behandlung der Psoriasis mit intravenösen Injektionen von Natrium salicylicum. Acta dermat. (Kioto) **4** (1924). — ABE u. SAKATA: Über die Wirkung hyper- und hypotonischer Kochsalzlösungen auf die zentrale Kochsalzregulation, ein Beitrag zur Physiologie der Kochsalzzentren. Arch. f. exper. Path. **105** (1925). — ABEL u. GEILING: Researches on insulin. I. Is insulin an unstable sulphur compound? J. of Pharmacol. **25**, 423 (1925). — ABRAHAMSEN: Zit. nach WAHL: Histochemische Untersuchungen über Vorkommen und Lokalisation der Lipoide in der Haut. — ACKERMANN u. KUTSCHER: Untersuchungen über die physiologische Wirkung einer Secalebase und des Imidazolyläthylamins. Z. Biol. **54**, 387 (1910). — ADDARI: Di un unguento di catrame e zolfo di composizione constante (Sulfanthren). Rass. internaz. Clin. **2** (1929). — ADLERSBERG: (a) Beobachtungen bei einer ausgedehnten Xanthomatose. Arch. f. Dermat. **148** (1925). (b) Gallensekretion und Gallenentleerung. Leipzig-Wien: Franz Deuticke 1929. — ADLERSBERG u. GOTTSEGEN: Wirkung der Leberextrakte im Tierversuch. Arch. f. exper. Path. **142** (1929). — ADLERSBERG u. PERUTZ: (a) Beeinflussung der Regenerationsfähigkeit der Haut durch lokale Applikation von Insulin. Klin. Wschr. **1927, 3**. (b) Zur Frage der Beeinflussung der Regenerationsfähigkeit der Haut durch lokal Insulinapplikation. Dermat Wschr. **1927**, 34. (c) Experimentelle Untersuchungen über die intracutane Quaddelprobe. Arch. f. exper. Path. **150** (1930). (d) Experimentelle Untersuchungen über den Wasserhaushalt der Haut. Mitt. I—III. Arch. f. exper. Path. **150** (1930). (e) Experimentelle Untersuchungen über den Wasserhaushalt der Haut. IV. Mitt. Klin. Wschr. **1930**. — ADLERSBERG u. O. PORGES: (a) Bemerkungen zur Mitteilung von H. CURSCHMANN „Über neurotische Atmungstetanie". Klin. Wschr. **1922**, H. 32. Klin. Wschr. **1922**, H. 43, 2139. (b) Die Einwirkung von Säuren und Alkalien auf die Tetaniekrankheit. Z. exper. Med. **42**, 678 (1924). (c) Zur Theorie und Praxis der kurativen Diabetesbehandlung. Klin. Wschr. **1926**, Nr 32, 1451 u. Nr 33, 1508. — ADLERSBERG u. TAUBENHAUS: Blutdruck, Blutcholesterin und Diurese nach Zufuhr von Gallensäuren. Biochem. Z. **177**, 400 (1926). — ADOLPH: The nature of the activities of the human sweat glands. Amer. J. Physiol. **66** (1923). — AGNOLI: Über den physiologischen Antagonismus von Calciumionen und Ergotamin. Arch. f. exper. Path. **126**, 222 (1927). — ALDER: Über das Vorkommen von Harnsäure im Schweiß bei Gesunden und Kranken. Dtsch. Arch. klin. Med. **119**, 548 (1916). — ALDERSON u. STUART WAY: Unusual reaction from gold. California Med. **28** (1928). — ALDRICH, J. B.: A preliminary report on the active principe of the suprarenal gland. Amer. J. Physiol. **5**, 457 (1901). — ALEXANDER u. MENDEL: Chronische Quecksilbervergiftung durch langdauernden Gebrauch einer Sommersprossensalbe. Dtsch. med. Wschr. **1923**, Nr 31, 1021. — ALIFERI: Zur Frage der Arsencarcinome. Arch. f. Dermat. **147** (1924). — ALLESCHER: Versuch über das Wesen der Wirkung des Pankreasdisperts. Münch. med. Wschr. **1926**, 478. — ALMKVIST: (a) Vergiftung bei äußerer Anwendung von Resorcin. Sv. Läkartidn. **1927**, 24. (b) Quecksilberbeschädigungen. Handbuch der Haut- und Geschlechtskrankheiten von JADASSOHN. Bd. **18**. Berlin: Julius Springer 1928. — ALRUTZ: Die verschiedenen Schmerzqualitäten. Skand. Arch. Physiol. (Berl. u. Lpz.) **21**, 237 (1909). — ALTHOFF: 7 Fälle von Thalliumvergiftung in einer Familie. Dtsch. Z. gerichtl. Med. **1928**, 11. — AMEISENÓWA u. LENARTOWICZ: Freies Cholesterin im Blute von Hautkranken. Przegl. dermat. (poln.) **19**, 18 (1924). — AMSLER: Über inverse Adrenalinwirkung. Pflügers Arch. **185**, 86 (1920). — AMSLER u. E. P. PICK: Pharmakologische Studien am isolierten Splanchnikusgefäßgebiet des Frosches. Arch. f. exper. Path. **85**, 61 (1919). — ANDEER: Das Resorcin in seiner Anwendung bei Hautkrankheiten. Mh. Dermat. **3**, 141 (1884). — ANDÔ: Treatment of skin disease with injection of sodium bromide. Jap. J. of Dermat. **27** (1927). — ANDRÉ-THOMAS: Le reflexe pilomoteur. Paris: Masson & Co. 1921. — ANDRUSZEWSKI: Jodtinktur als altbewährtes Antihidroticum. Dtsch. med. Wschr. **1926**, 19. — ANTINOBON: Ricerche quantitative sull' assorbimento cutaneo. Arch. internat. Pharmacodynamie **31** (1926). — AOKI: Treatment of eczema with bromide. Jap. J. of Dermat. **27** (1927). — APEL: Zur Behandlung des schwachen Haarwuchses nach ZUNTZ-KAPF. Dtsch. med. Wschr. **1922**, 5. — APERT, STEVENIN u. BROCA: Hirsutisme chez un garcon de douze ans. Bull. Soc. méd. Hop. Paris **38** (1922). — ARAMAKI: (a) Studien über Alopecie. Jap. J. of Dermat. **24** (1924). (b) Experimental study of alopecia. Jap. J. of Dermat. **23** (1923). — ARGYRIS u. O. FRANK: Die Resorption der Monoglyceride der höheren Fettsäuren. Z. Biol. **59**, 143

[1] Die Literatur, die keinen Anspruch auf Vollständigkeit erheben kann, wurde bis Ende 1929/Anfang 1930 berücksichtigt.

(1912). — Arloing: Des rapports fonctionells du cordon sympathique cervical avec l'epiderme et les glandes. Arch. de Physiol. **23**, 160 (1891). — Arndt: Nodöses Joderythem. Berl. dermat. Ges., 11. April 1921. Ref. Zbl. Hautkrkh. **1** (1921). — Arning: Die prophylaktische Anwendung des Trypaflavin bei Blasenerkrankungen der Haut. Dermat. Wschr. **1921**, 72. — Arnold: Über den Cysteingehalt der tierischen Organe. Z. physiol. Chem. **70** (1910). — Arnold, W.: Über Kamille, Pfefferminze und Fenchel. Arch. f. exper. Path. **123** (1927). — Aronson: Über konträre Wirkung fiebererregender und fieberhemmender Mittel. Dtsch. med. Wschr. **1988**, H. 3, 45 u. H. 4, 67. — Artom: (a) Tallio. Giorn. ital. Dermat. **67** (1926). (b) Acidosi e dermopatie. Giorn. ital. Dermat. **69**, 787 (1928). — Arzt: (a) Beiträge zur Xanthom- (Xanthomatosis-) Frage. Arch. f. Dermat. **126**, 809 (1919). (b) Mikrosporie. Wien. dermat. Ges., 3. Nov. 1921. Zbl. Hautkrkh. **1922**, 3. (c) Das Hebrasche Wasserbett und seine Verwendung. Acta dermato-vener. (Stockh.) **4** (1923). (d) Zur Geschichte der Universitätsklinik für Dermatologie und Syphilidologie in Wien. Wien. med. Wschr. **1925**, 6. (e) Ferdinand von Hebra und die Dermatologie unserer Zeit. Wien. med. Wschr. **1926**, 44. (f) Thallium aceticum-Epilation bei Hyphomycosen. Wien. dermat. Ges., 27. Jan. 1927. Zbl. Hautkrkh. **23** (1927). (g) Ausgewählte Kapitel aus der Dermatotherapie. Wien. med. Wschr. **1928**, 1. (h) Zur Bäderbehandlung des Juckreizes. Wien. med. Wschr. **1928**, 23. — Arzt u. Hausmann: Zur Kenntnis der Hydroa. Strahlenther. **1920**, 444. — Aschner, Berta: Zur Adrenalinreaktion beim Menschen. Klin. Wschr. **1923**, Nr 23, 1060. — Ascoli u. Fagiuoli: Atti Accad. naz. Lincei **1919**, 28 u. **1920**, 29; Policlinico **1920**. — Asher: Beiträge zur Physiologie der Drüsen. Biochem. Z. **147**, 1924. — Atzeni Tedesco: La refrattometria del sudore. Arch. di Sci. biol. **6** (1924). Aubert: Des modifications subies par la secrétion de la sueur dans les maladies de la peau. Ann. de Dermat. **1877/78**, 376. — Auerbach: Psoriasis mit Natrium salicylicum-Injektionen behandelt. Zbl. Hautkrkh. **9**, 376 (1924). — Auler: Zur Therapie bösartiger Gewächse. Z. Krebsforschg **23** (1926). — Auvermann: Imidazolwirkung. Arch. f. exper. Path. **84**, 155 (1919). — Avery: Insulin fat atrophy a traumatic atrophic panniculitis. Brit. med. J. **1929**, Nr 3560, 597.

Bab: Die Talgdrüsen und ihre Sekretion. Beitr. klin. Med. (Senator-Festschrift) **1904**. — Baba: An experimental study of treating salvarsan intoxication. Jap. J. of Dermat. **24** (1924). — Babalian: La tartrate d'ergotamine dans l'urticaire. Bull. Soc. franç. Dermat. **36** (1929). — Babalian u. Juster: Peut-on prévoir la crise nitroide? J. Méd. Paris **42** (1923). — Bachem u. Kriens: Über Jodabspaltung aus Jodoform und dessen Ersatzpräparaten. Biochem. Z. **120**, 230 (1921). — Bachstez: Haarbleich- und Haarfärbemittel. Truttwin: Kosmetische Chemie. — Bär: Calciumtherapie bei der Arthropathia psoriatica. Münch. med. Wschr. **1928**, 2011. — Bakaltschuk: Der Magen als Mitregulator des Säurebasengleichgewichts. Klin. Wschr. **1928**, 37. — Baker: Intradermal salt solution test in scarlet fever and diphtheria patients. J. amer. med. Assoc. **83**, 1566 (1924). — Balbi u. Revalico: Ricambio di cloruro di sodio nel pemfigo. Giorn. ital. Dermat. **1928**, 69. — Bálint: Ulcusproblem und Säurebasengleichgewicht. Berlin **1927**. — Ballmann: Behandlung der Psoriasis mit Triphal. Med. Klin. **1928**, 21. — Bancroft u. Rogets: Late treatment of burns. Arch. Surg. **16** (1928). — Bang: Mikromethoden zur Blutuntersuchung. 3. Aufl. 1922. — Bantlin: Pellidol und Azodolen (Kalle & Co., A.-G. Biebrich) zur Behandlung der Ekzeme bei exsudativer Diathese. Münch. med. Wschr. **1912**, Nr 39, 2107. — Barborka, Clifford: Fatty atrophy from injections of insulin. J. amer. med. Assoc. **87**, 1646 (1926). — Barbour: Verhalten verschiedener Abschnitte des Arteriensystems zu Adrenalin. Dtsch. med. Wschr. **1912**, Nr 41. — Barcroft u. Kato: Zit. nach Krogh. — Barger u. Dale: (a) Über Mutterkorn. Arch. f. exper. Path. **61**, 113 (1909). (b) Chemical structure and sympathomimetriec action of amines. J. of Physiol. **41**, 19 (1910). (c) β-iminazolylethylamine a depressor constituent of intestinal mucosa. J. of Physiol. **41**, 499 (1910). — Barlocco: Riforma med. **36** (1920). — Barney: Chemical analysis of sweat. J. amer. med. Assoc. **85** (1925) u. **87** (1927). — Baruch: Zur Kenntnis der Nebenwirkung des Natron salicylicum. Berl. klin. Wschr. **1883**, Nr 23, 350. — Basch: (a) Über Schwefelwasserstoffvergiftung bei äußerlicher Applikation von elementarem Schwefel in Salbenform. Arch. f. exper. Path. **111**, 126 (1926). (b) Schwefelwasserstoffvergiftung nach Behandlung der Säuglingsscabies. Mschr. Kinderheilk. **32** (1926). — Basler: (a) Über einige physikalische Eigenschaften der menschlichen Haare. Münch. med. Wschr. **1925**, 12. (b) Die mechanischen Eigenschaften der menschlichen Kopfhaare. Pflügers Arch. **208** (1925). (c) Über Wurzelfestigkeit der Kopfhaare bei Chinesen. Z. Morph. u. Anthrop. **26** (1927). — Basler u. Li: Untersuchungen über die Wurzelfestigkeit der Chinesenhaare. Z. Morph. u. Anthrop. **27** (1928). — Bauer, Julius: Zur Funktionsprüfung des vegetativen Nervensystems. Dtsch. Arch. klin. Med. **107**, 39 (1912). — Bauer, Julius u. Berta Aschner: Über die Austauschvorgänge zwischen Blut und Gewebe. Z. exper. Med. **27**, 191 (1922). — Bauer, Richard u. Nyiri: Über Mastkuren mit Insulin bei Nichtdiabetischen. Med. Klin. **1925**, H. 39, 1456. — Baum: Zur Wirkung und Verwendung der Nebennierenpräparate, insbesondere in der Dermatologie. Arch. f. Dermat. **74**, 59 u. 231 (1905). —

BAUMANN: Über den Jodgehalt der Schilddrüse. Z. physiol. Chem. **21** (1895). — BAUMM: Ein Beitrag zum Kochsalzstoffwechsel beim Pemphigus. Arch. f.Dermat. **100,** 105 (1910). — BAYET: Preuves dermatologique de l'identité de la maladie du goudron et de l'intoxication arsenicale. Le Cancer **1** (1924) — BAZETT u. MC. CLONE: The effect of temperature on the acidity of the skin. J. of Physiol. **64** (1928). — BAZIN: Zit. nach UNNA: Biochemie der Haut. — BECHHOLD: Die Kolloide in Biologie und Medizin. Dresden-Leipzig: Theodor Steinkopff 1919. — BECHTEREW: Der Einfluß der Hirnrinde auf die Tränen-, Schweiß- und Harnabsonderung. Arch. f. Physiol. **1905,** 297. — BECK: Über den Wasserhaushalt des Säuglingsalters im Zusammenhang mit der exsudativen Diathese. Jb. Kinderheilk. **120,** 108 (1928). — BECK, C. u. LANG: Über Säure- und Basenempfindlichkeit der Haut im Zusammenhang mit der p_H-Konzentration beim Ekzem. Arch. f. Dermat. **155** (1928). — BEČKA: (a) Magnesium als Regulator des Calciummetabolismus. Z. exper. Med. **67** (1929). (b) Čas. lék. česk. **1927,** 22. — BECKMANN: Tannic acid treatment of burns. Arch. Surg. **18** (1929). — BEER: Zur Behandlung der Hyperidrosis mit Resorcin. Dtsch. med. Wschr. **1925,** 40. — BEER, NATHAN T.: N. Y. Med. J. **1908,** 506. Zit. nach L. FREUND. — BEERMANN: Some physiol. action of hydrogen sulphide. J. of exper. Zool. **41** (1924). — BEHRING: Zit. nach SCHADE. — BELLUCCI: Metodo di epilazione. Radiol. med. **14** (1927). — BEMALDOZ: Zit. nach KERL. — BENDA: Über das 3—6 Diaminoacridin. Ber. dtsch. chem. Ges. **45** (1912). — BERDE: Über die Beeinflussung der Thalliumepilation durch Hormone bei Ratten. Dermat. Wschr. **1928,** 86, 793. — v. BERDE: (a) Von der OPPENHEIMschen Tartarusbehandlung der Mikropsoriasis. Dermat. Wschr. **1925,** 81, 1263. (b) Kopfhautgangrän nach Entfärbung der Haare mit Wasserstoffsuperoxyd. Dermat. Wschr. **1926,** 82. — BEREND: Die rasche Heilung der exsudativen Ekzeme nach Einatmung von Amylnitrit. Mschr. Kinderheilk. **14** (1918). — BEREZKIN: Topographische Verteilung des Chlors im normalen Tierorganismus. Diss. Petersburg 1895. — BERGER u. EBSTER: Über Ephetonin. Münch. med. Wschr. **1927,** 26. — BERGER, EBSTER u. HEUER: Über Ephetonin. Münch. med. Wschr. **1927,** 3. — BERGMANN: Diskussion zu R. CASSIRER: Die Rolle des vegetativen Nervensystems in der Pathologie der vasomotorisch-trophischen Neurose. Dtsch. Z. Nervenheilk. **45,** 346 (1912). — BERNHARDT: Experimentelles zur Thallium-Kahlheit. Ref. Zbl. Hautkrkh. **14** (1924). — BERNHARDT u. STRAUCH: Die Öl-Wasser- und die Wasser-Öl-Emulsionen in ihrer Beziehung zur Medizin. Z. klin. Med. **104** (1926). — BERNHARDT und ZALEWSKI: (a) Cholesterinämie bei Psoriasis. Przegl. dermat. (poln.) **20** (1925). (b) La cholestérine dans les maladies de la peau. Ann. de Dermat. **7** (1926). — BERNOUILLI: Arch. f. exper. Path. **73** (1911). — BERTACCINI: Ricerche sull' equilibrio acidobase e la riserva d' alcali nel sangue in alcune dermopatie. Giorn. ital. Dermat. **69** (1928). — BERTHOLD: Zit. nach METZNER: Lehrbuch der Physiologie des Menschen von ZUNTZ-LÖWY. Leipzig: F. C. W. Vogel 1920. — BETHE: Capillarchemische Vorgänge als Grundlage einer allgemeinen Erregungstheorie. Pflügers Arch. **163** (1916). — BETTMANN: (a) Abrinalopecie. Verh. internat. dermat. Kongr. **1904.** (b) Zum Reaktionsmechanismus der Hautgefäße. Dtsch. med. Wschr. **1929,** 12. (c) Wesen und Mechanismus der JARISCH-HERXHEIMERschen Reaktion. Klin. Wschr. **1929,** Nr 23, 1060. — BEUĆ: Insulin in der dermatologischen Therapie. Liječn. Vijesn. (serbo-kroat.) **1929,** 51. — BEZZOLA: Beitrag zur Erkenntnis der Ernährung mit Mais. I. Einwirkung der Maisfütterung auf Meerschweinchen. Z. Hyg. **56,** 75 (1907). — BIBERGEIL: Zur Behandlung der Alopecia areata. Dtsch. med. Wschr. **1920,** Nr 47, 1309. — BIBERSTEIN: Passive Übertragung von Überempfindlichkeit gegen chemische Stoffe. 14. Kongr. dtsch. dermat. Ges. Bonn **1925.** Zbl. Hautkrkh. **18** (1926). — BIEBER: Insulin in furunculosis. Med. J. a. Rec. **119,** 114 (1924). — BIEDL: (a) Physiologie und Pathologie der Hypophyse. München-Wiesbaden 1922. (b) Die funktionelle Bedeutung der einzelnen Hypophysenanteile. Med. Klin. **1929,** 33. — BIEDL u. KRAUS: Experimentelle Studien über Anaphylaxie. Wien. klin. Wschr. **1909,** Nr 11, 363. — BIER: (a) Heilentzündung und Heilfieber mit besonderer Berücksichtigung der parenteralen Proteinkörpertherapie. Münch. med. Wschr. **1921,** Nr 6, 163. (b) Wie sollen wir uns zur Homöopathie stellen? Münch. med. Wschr. **1925,** Nr 18, 713 u. Nr 19, 773. — BIERICH: Zur Histogenese des Teerkrebses. Dermat. Wschr. **1922,** 75. — BIJLSMA: Über die Wirkung von subcutan eingespritztem Hinterlappenextrakt auf die Ausscheidung von Wasser und Kochsalz. Klin. Wschr. **1926,** Nr 5, 1352. — BIKELES u. GERSTMANN: (a) Versuche mit schweißtreibenden Mitteln. Neur. Zbl. **20** (1915). (b) Über die vermehrte Schweißabsonderung auf der gelähmten Seite nach Pilocarpininjektionen bei corticalen Läsionen. Neur. Zbl. **20** (1915). — BILLIGHEIMER: (a) Über den Antagonismus zwischen Pilocarpin und Adrenalin. Arch. f. exper. Path. **88** (1920). (b) Über die Wirkungsweise der probatorischen Adrenalininjektion. Dtsch. Arch. klin. Med. **136,** 1 (1921). (c) Das Problem der Schweißdrüseninnervation und seine Bedeutung für die Klinik. Münch. med. Wschr. **1921,** 11. — BINGEL: Virilismus. Dtsch. med. Wschr. **1924.** — BINZ: (a) Das Chinin. Berlin 1875. (b) Über einige neue Wirkungen des Natriumnitrits. Arch. f. exper. Path. **13,** 133 (1881). (c) Zit. nach UNNA-BLOCH. (d) Zit. nach BÜRGI. — BINZ u. MÖLLER: Tierversuche mit Jodoform (CHJ_3)

und mit jodsaurem Natron ($NaJO_3$). Niederrhein. Ges. Natur- u. Heilk., med. Sekt., Sitzg. 23. Juli 1877. Dtsch. med. Wschr. **1877**, Nr 47, 569. — BIRCH: Boraxvergiftung. Brit. med. J. **1928**, H. 1, 177. — BIRK: Hauttalg und Ernährung bei Kindern. Mschr. Kinderheilk. **8**, 394 (1909). — BISCHOFF: Zit. nach URBACH. — BIX: Beitrag zur Diuresetherapie. Wien. klin. Wschr. **1928**, Nr 30, 1080. — BIZZOZERO: (a) Sul cloruro di calcio nell' eczema. Il Dermosifilogr. **1926**, 1. (b) Il cloruro di calcio negli eczemi. Ann. Fac. Med. Perugia **29** (1926). — BLAISDELL: Is ichthyol useless? Boston med. J. **195** (1926). — BLANCO SOLER: Die Blutzuckerkurve bei prädiabetischen Zuständen. An. Acad. méd.-quir. españ. **14**, 382 (1927). — BLASCHKO: (a) Über Hauterkrankungen durch Haar- und Pelzfärbemittel. Dtsch. med. Wschr. **1913**, Nr 49, 2406. (b) Die Behandlung von Haarerkrankungen mit löslichen Hornpräparaten. Dtsch. med. Wschr. **1920**, 19. — BLASI: Glicemia e colesterinemia nella psoriasi e cura insulinica. Giorn. ital. Dermat. **68**, 681 (1927). — BLEYER: Erfahrungen über die Novasuroldiurese. Klin. Wschr. **1922**, Nr 39, 1940. — BLIX: Zit. nach GOLDSCHEIDER. — BLOCH, BR.: (a) Experimentelle Studien über das Wesen der Jodoformidiosynkrasie. Z. exper. Path. **9**, 509 (1911). b) Teeracne. Schweiz. med. Wschr. **1921**, 5. (c) Einiges über die Beziehungen der Haut zum Gesamtorganismus. Klin. Wschr. **1922**, 4. (d) Über Beeinflussung des Haarwachstums durch Röntgenstrahlen. Schweiz. med. Wschr. **1922**, 22. (e) Besprechung des Buches von E. PULAY: Stoffwechsel und Haut. Klin. Wschr. **1924**, Nr 10, 423. (f) Hautkrankheiten und Stoffwechsel. Wien. med. Wschr. **1925**, 50. (g) Haut und Stoffwechsel. Verh. Ges. Verdgskrkh. **1926**, 72—91. (h) Über Beziehungen zwischen Hautkrankheiten und Gesamtorganismus. Karlsbad. ärztl. Vortr. **9** (1928). (i) Über die Beziehungen zwischen Hautkrankheiten und Gesamtorganismus. Z. ärztl. Fortbildg **25** (1928). — BLOCH, BR. u. DREIFUSS: Über die experimentelle Erzeugung von Carcinom. Schweiz. med. Wschr. **1921**, 45. — BLOCH, BR. u. WIDMER: Weitere Untersuchungen über die bei der künstlichen Krebserzeugung wirksamen Teerbestandteile. Arch. f. Dermat. **152** (1926). — BLUM: Neue Gruppe von Verbindungen der Eiweißkörper. Z. physik. Chem. **22**, 127 (1896). — BLUM u. STRAUSS: Jodbindungsfähigkeit und Konstitution der Proteine. Z. physiol. Chem. **112** (1921). — BLUT u. HAJOS: Zur Teerbehandlung des Ekzems. Med. Klin. **1929**, 7. — BODÒ u. SCHEFFER: Fortgesetzte Untersuchungen über das Schicksal intravenös infundierter Fettemulsionen. Arch. f. exper. Path. **124**. 326 (1927). — BOECK: Fall von tödlicher Resorcinvergiftung bei äußerlicher Anwendung des Mittels. Dermat. Wschr. **1915**, 60, 449. — BÖHM u. UNTERBERGER: Beiträge zur Kenntnis der physiologischen Wirkung der arsenigen Säure. Arch. f. exper. Path. **2**, 89 (1874). — BÖHME: JAHRISCH-HERXHEIMERsche Reaktion und Dermographismus. Arch. f. Dermat. **146** (1923). — BÖNNIGER: (a) Die Substituierung des Chlors durch Brom im tierischen Körper. Z. exper. Path. u. Ther. **4**, 414 (1907). (b) Die Substituierung des Chlors durch Brom. III. Mitt. Z. exper. Path. u. Ther. **14**, 452 (1913). — BÖRNSTEIN: Beitrag zum Mineralstoffwechsel der Haut. Calcium- und Kaliumbestimmungen in der Haut von Mäusen nach saurer bzw. basischer Ernährung. Biochem. Z. **172**, 133 (1926). — BOKAI: Experimentelle Beiträge zur Kenntnis der Darmbewegungen. Arch. f. exper. Path. **23**, 209 u. 414 (1887). — BOLTEN: Die Behandlung konstitutioneller Ekzeme. Geneesk. gids **1924**, 1. — BOMMER: (a) Neutralsalzreaktion an der Haut. Klin. Wschr. **1924**, 31. (b) Ergebnisse der Diätbehandlung von Lupus vulgaris. Zbl. Hautkrkh. **32**, 554 (1930). — BONLAY u. LEGER: Zit. nach READ. — BORCHARDT: Zur Physiologie und physiologischen Chemie des Schwitzens. Pflügers Arch. **214**, 169 (1926). — BORNSTEIN: Pharmakologische Beobachtungen an gesunden und kranken Menschen. II. Atropin und Adrenalin als Gegengifte des Morphium. Dtsch. med. Wschr **1921**, Nr 23, 647. — BORY: (a) Nouveau mode de traitement du psoriasis par une solution vraie, injectable de soufre pur. Presse méd. **1917**, H. 32, 331. (b) Le zinc en dermatologie. Progrès méd. **55** (1927). — BOSELLINI: La dermatologia nei suoi rapporti con la medicina interna. Mailand 1921. — BOZENRAAD: Über den Wassergehalt des menschlichen Fettgewebes unter verschiedenen Bedingungen. Dtsch. Arch. klin. Med. **103**, 120 (1911). — BRACK: (a) Die alimentäre Hämoklasie bei Prurigo und ihre klinische Bedeutung. Schweiz. med. Wschr. **1925**, 48. (b) Über Wesen und Bedeutung der alimentären Hämoklasie. Z. exper. Med. **51** (1926). — BRAIN: Zit. nach MEMMESHEIMER. — BRAUN, BURKARD u. DORN: Bakteriologische und klinische Untersuchungen über das Trypaflavin. Bruns' Beitr. **119**. — BRAVO: (a) A note on the treatment of psoriasis vulgaris by intravenous injections of sodium salicylate. Brit. J. Dermat. **34**, 353 (1922). (b) Ein Fall von Hypertrichosis durch innerlichen Gebrauch von Humagsolan. Rev. españ. Urol. **28** (1926). — BRICKER u. SUPONIZKA: Zur Lehre von der Entzündung. Arch. f. exper. Path. **129** (1928). — BRIEGER: (a) Zur Klinik der akuten Chromatvergiftung. Z. exper. Path. u. Ther. **21**, 393 (1920). (b) Thallium-Strychnin-Vergiftung. Dtsch. Z. gerichtl. Med. **10** (1927). — BRILL: (a) Die experimentelle Grundlage zum neuropathischen Typ des Ekzems. Arch. f. Dermat. **150** (1926). (b) Über den Säuregehalt des menschlichen Schweißes bei Hautktanken und Gesunden. Arch. f. Dermat. **156**, 488 (1928). — BRISSON: Etudes chimiques et pharmakodynamique sur les goudrons. Ann. de Dermat. **1909**. — BROCQ: (a) Le goudron de houille brut en dermatologie. Ann. de Dermat. **1909.** (b) Zit. nach Leistikow. (c) Les éruptions causées par les teintures à base de paraphenylène diamine. Presse méd. **1928,** 1115. — Bröking: Vergleichende Untersuchungen über die Ausscheidungsverhältnisse stomachal zugeführten anorganisch und organisch gebundenen Jods beim Menschen. Z. exper. Path. u. Ther. 8, 125 (1911). — Bronstein: Erfahrungen mit Thallium aceticum. Med. Klin. **1927,** 48. — Brown: (a) The mineral content of human, dog and rabbit skin. J. of biol. Chem. **68** (1926). (b) The mineral content of human skin. J. of biol. Chem. **75** (1927). (c) Tinea tonsurans treated with thallium acetate. Arch. of Dermat. **18,** 954 (1928). — Browning, Kennaway, Gulbranson u. Thornton: Stark wirkende Antiseptica. Brit. med. J. **1917.** — Brown, Saleeby u. Schamberg: A study of the toxic effects of certain gold compounds. J. of Pharmacol. **28** (1926). — Bruck: (a) Über die gegenseitige Beeinflussung von Quecksilber und Schwefel im Organismus. (Ein Beitrag zur Frage der Zweckmäßigkeit von Schwefelbädern bei Quecksilberkuren.) Z. exper. Path. u. Ther. **6,** 700 (1909). (b) Über die Anwendung von Aderlaß und Kochsalzinfusion bei der Behandlung von Hautkrankheiten. Berl. klin. Wschr. **1911,** Nr 3, 108. (c) Über die Schuppenflechte im Krieg und ihre Behandlung mit Cignolin. Dermat. Wschr. **1916,** Nr 32, 755. (d) Zur Behandlung des Hautjuckens. Dtsch. med. Wschr. **1927,** 34. (e) Thallium. Zbl. Hautkrkh. **26** (1928). — Bruck u. Glück: Über die Wirkung von intravenösen Infusionen mit Aurum-Kalium cyanatum (Merck) bei äußerer Tuberkulose und Lues. Münch. med. Wschr. **1913,** Nr 2, 57. — Brünauer: Über mikrochemisch-histologisch nachgewiesenes Arsen bei Hyperkeratosis arsenicalis. Arch. f. Dermat. **129** (1921). — Brugsch, Dresel u. Lewy: Beiträge zur Stoffwechselneurologie. I. Mitt. Zur Stoffwechselneurologie der Medulla oblongata. Z. exper. Path. u. Ther. 21, 358 (1920). — Bruhns-Löwenberg: Zit. nach Kerl. — Brüning: Die Chirurgie des vegetativen Nervensystems. Med. Klin. **1923,** 30. — Brunn: (a) Beitrag zur Kenntnis der Wirkung des Hypophysenextraktes auf den Wasserhaushalt des Frosches. Z. exper. Med. **25,** 177 (1921). (b) Salyrgan, ein neues injizierbares Diureticum. Wien. klin. Wschr. **1924,** Nr 37, 901. — Bry, Gertrud: Zur Pharmakologie der Phenylalkylamine. Z. exper. Path. u. Ther. **16,** 186 (1914). — Buchtala: Über das Mengenverhältnis des Cystins in verschiedenen Hornsubstanzen. Z. physiol. Chem. **52,** 474 (1907). — Buck: Histologie der Hautentzündung nach Pyrogallol. Mh. Dermat. **21** (1895). — Bültzlingslöwen: Erfahrungen über ein neues Hautschweißmittel (Resorcin-Perkutol). Münch. med. Wschr. **1924,** Nr 8, 256. — Buengner: Untersuchungen über die Zusammensetzung des menschlichen Fettgewebes. Z. exper. Med. **67,** 147 (1929). — Bünz: Über das Vorkommen von Cholesterinestern im Gehirn. Z. physiol. Chem. **46,** 47 (1905). — Bürger u. Schlomka: Beiträge zur physiologischen Chemie des Alterns. Z. exper. Med. **63** (1928). — Bürgi (a): Größe und Verlauf der Quecksilberauscheidung durch die Nieren bei den verschiedenen üblichen Kuren. Arch. f. Dermat. **79,** 3. u. 305 (1906). (b) Über die Wirkung des Schwefels und der Schwefelquellen. Klin. Wschr. **1925,** Nr 20, 961. (c) Jod. Handbuch der experimentellen Pharmakologie von Heffter-Heubner. Bd. 3, 1. Hälfte. Berlin: Julius Springer 1927. (d) Brom. Handbuch der experimentellen Pharmakologie Bd. **3,** 1. Hälfte. Berlin: Julius Springer 1927. (e) Handbuch der experimentellen Pharmakologie. Bd. **3,** 2. Hälfte. Berlin: Julius Springer 1927. (f) Über die Wirkung des Schwefels. Schweiz. med. Wschr. **1929,** 637. — Bürgi u. Gordonoff: (a) Zur Pharmakologie des Schwefels. Klin. Wschr. **1926,** Nr 11, 466. (b) Über die hypoglykämische Wirkung des Schwefels. Klin. Wschr. **1927,** Nr 3, 119. — Buffa: Sur une combinaison sulfurée des tissus animaux. J. Physiol. et Path. gén. **6,** 645 (1904). — Bulkley: Über die Beziehungen von Krankheiten der Haut. Übersetzt von K. Ullmann. Berlin-Wien: Urban u. Schwarzenberg 1907. — Bulliard: Influence de la section et du rasage répeté sur l'involution du poil. Ann. de Dermat. **4** (1923). — Bulliard u. Gironde: Peau et glutathion. Ann. de Dermat. **10** (1929). — Burnier: Les injections bromurées intraveineuses. Bull. Soc. franç. Dermat. **34** (1927). — Buschke: (a) Experimenteller Beitrag zur Kenntnis der Alopecia areata. Berl. klin. Wschr. **1900,** 53. (b) Über experimentelle Erzeugung von Alopecie durch Thallium. Verh. dtsch. dermat. Ges. Breslau **1901.** (c) Weitere Beobachtungen über die physiologischen Wirkungen des Thallium. Dtsch. med. Wschr. **1911,** 4. (d) Über die antihydrotische Wirkung des Thallium. Klin. Wschr. **1923,** 36. (e) Behandlung des Pemphigus mit Plasmochim. Dtsch. med. Wschr. **1927,** 15. (f) Lupus erythematodes, nach Krysolgan gebessert. Berl. dermat. Ges., 30. Okt. 1926. Zbl. Hautkrkh. **21** (1927). (g) Verringerung bzw. Mangel an freier Salzsäure bei Sklerodermie. Dermat. Wschr. **85** (1927). (h) Über gewerbliche Thalliumvergiftung. Med. Klin. **1928,** 1042. (i) Über experimentelle und klinische Versuche zur Entgiftung des Thallium durch Natriumthiosulfat. Dermat. Wschr. **1928,** 1833. (k) Experimentelle Untersuchungen zum Wirkungsmechanismus des Hypophysins auf den Wasser- und Chloridwechsel. Arch. f. exper. Path. **136** (1928). — Buschke u. Bermann: Über chemische und biologische Beziehungen zwischen Thallium und Blei. Klin. Wschr. **1927,** 6. —Buschke, Christeller u. Löwenstein: Schädelknochenveränderungen bei experimenteller chronischer Thalliumvergiftung. Klin. Wschr. **1927,** 23. — Buschke u. Curth: Über therapeutische Versuche mit Thallium, abgesehen von seiner Verwendung bei Pilzerkrankungen der Haare. Dermat. Z. **53** (1928). — Buschke, Duchan u. Joseph: Über die Anwendung des Natriumthiosulfats zur Verhütung von Komplikationen bei der Thalliumtherapie. Dermat. Wschr. **1928**, 1835. — Buschke u. Fränkel: Über die Funktion der Talgdrüsen und deren Beziehungen zum Fettstoffwechsel. Berl. klin. Wschr. **1905**, Nr 12, 318. — Buschke, Klopstock u. Peiser: Biologisch-chemische Untersuchungen bei experimenteller Rattenrachitis. Med. Klin. **1924**, 11. — Buschke u. Langer: (a) Über kombinierte Thallium-Röntgenepilation. Dermat. Wschr. **1927**, 85. (b) Schleimhautveränderungen bei Ratten infolge Teereinwirkung. Klin. Wschr. **1923**, 2. (c) Schleimhautveränderungen bei Ratten durch Teereinwirkung. Arch. f. Dermat. **145** (1924). — Buschke, Langer u. Peiser: Epilation bei Haarpilzerkrankungen. Dermat. Wschr. **83** (1926). — Buschke u. Ollendorf: Zur Kenntnis der Jodidiosynkrasie der Haut. Dtsch. med. Wschr. **1925**, Nr 51, 2109. — Buschke u. Peiser: (a) Über die endokrine Wirkung des Thalliums. Dermat. Wschr. **74** (1922). (b) Über die Wirkung des Thalliums. Klin. Wschr. **1922**, 20. (c) Experimentelle Untersuchungen über die Wirkung des Thalliums. Med. Klin. **1922**, 23. (d) Experimentelle Erzeugung rachitisähnlicher Knochenveränderungen. Klin. Wschr. **1924**, 13. (e) Zur Ätiologie der Apopecia areata. Dermat. Wschr. **80** (1925). (f) Versuche zur Entgiftung des Thalliums. Klin. Wschr. **1925**, 51. — Buschke u. Sklarz: Zur Kenntnis der Physiologie des Hautsympathicus. Dermat. Wschr. **1921**, 12. — Buschke, Zondek u. Bermann: Der hemmende Einfluß des Thalliums auf den Brunstzyklus der Maus. Klin. Wschr. **1927**, 15. — Busman: Zit. nach Kerl.

Caffier: Kritische Beiträge zum Problem des Ergotismus gangraenosus. (Eigene Beobachtungen und experimentelle Untersuchungen zur Mutterkornfrage auf Grund eines mit Metritis dissecans kombinierten Falles von Extremitätengangrän im Wochenbett.) Zbl. Gynäk. **2**, 140 (1928). — Caluzzi: Il tiosolfato di sodio quale antidoto del tallio nelle cure epilatorie. Il Dermosifilogr. **4**, 399 (1929). — Camerer: Zit. nach Metzner. — Campanacci u. Balducci: Hypoglykämische Wirkung des Schwefels. Klin. Wschr. **1926**, Nr 46, 2166. — Campbell u. Burgers: Intolerance to sugar as a factor in the production of some dermatoses. Brit. J. Dermat. **39**, 187 (1927). — Camurati: Saggi farmacodin. Riv. Clin. pediatr. **20** (1922). — Capelli: Tallio. Giorn. ital. Dermat. **67** (1926). — Carmichael u. Graham: Local fat atrophy following insulin. Lancet **214**, 601 (1928). — Cascio Rocca: L'azione biologica del tallio. Cultura med. moderna **16** (1926). — Cassaet u. Micheleau: Sur deux cas de pemphigus traités par la dechlururation. Arch. gén. Méd. **129** (1906). — Cassuto: Der kolloidale Zustand der Materie. Übersetzt von Joh. Matula. Dresden-Leipzig: Theodor Steinkopff 1913. — Castelotti: Le modificazioni del calibro dei capillari durante l'azione di alcuni farmaci. Biochimica e Ter. sper. **14** (1927). — Cattani: Über die Anwendung des Resorcin bei Hautleiden. Mh. Dermat. **1884**, 274. — Cederkreutz: Ergebnisse der Haut- und Geschlechtskrankheiten von Jesionek. Bd. 3. — Cerchiai: Lo studio della riserva alcalina del sangue in alcune malattie della pelle. Giorn. ital. Dermat. **68**, 1570 (1927). — Chabanier, Lumière, Lebert: De l'action de l'insuline en application générale ou locale dans le cas de plaies atones, chez les diabetiques et les non-diabetiques. Bull. Acad. Méd. **94**, 782 (1925). — Chajes: Die Behandlung juckender Dermatosen mit Steinkohlenteer. Dermat. Z. **12** (1909). — Chang: Specific influence of the thyreoid gland on hair growth. Amer. J. Physiol. **77** (1926). — Chang, Hsi-Chun u. Teh-Pei Feng: Further studies on thyroid and hair growth. Chin. J. Physiol. **3** (1929). Channon u. Harrison: The chemical natur of subcutaneous fat in the normal and sleromatous infant. Biochemic. J. **20**, 84 (1926). — Chauffard u. Brodin: Traitement insulinique du xanthome. Bull. Soc. méd. Hôp. Paris **42**, 1003 (1926). — Chauffard, Brodin u. Jovanowitch: Traitement du xanthome par l'insuline. Bull. Soc. méd. Hôp. Paris **40**, 1573 (1924). — Chauffard u. Laroche: Pathogénie des xanthélasmes. Semaine méd. **30** (1910). — Cheinisse: Presse méd. **32** (1924). — Chen u. Schmidt: The action of Ephedrine, the active principle of the chinese drug Ma Huang. J. of Pharmacol. **24**, 339 (1925). Cheng: Untersuchungen über die Dehnbarkeit des Haares. Arch. f. Dermat. **147** (1924). — Chevens u. Mumford: The sudorific reaction in certains types of psychosis. J. ment. Sci. **72** (1926). — Chiari u. Januschke: Hemmung von Transsudat- und Exsudatbildung durch Calciumsalze. Arch. f. exper. Path. **65** (1911). — Christopher: The therapy of burns. Amer. J. Surg. **5** (1928). — Ciambelotti: Determinazione degli alcali fissi di reserva nel sangue dei dermopatici. Boll. Soc. Biol. sper. **3** (1928). — Cicero: Tratamiento de la tinas por el acetato de talio. Rev. méd. de Puebla **1919** (zit. nach Peter). — Citelli u. Caliceti: Due casi di carcinoma cutaneo guariti coll'anidride arsenioso. Tumori **8** (1921). — Clark: Pruritus in a diabetic patient treated with insulin. Arch. of Dermat. **14** (1926). — Clark, W. M.: The determination of hydrogenious. Baltimore 1922. — Clark u. Lubs: J. Bacter. **2**, 110 (1917). — Clayton: Die Theorie der Emulsionen und der Emulgierung. Deutsche, vom Verfasser erweiterte Ausgabe von Dr. Farmer Löb. Berlin: Julius Springer 1924. — Cloetta u. Waser: Über Beziehungen zwischen Konstitution und Wirkung beim Tetrahydronaphthylamin. Arch. f. exper. Path. **73**, 398 (1913). — Cohen, Applebaum u.

HAINSWORTH: The intracutaneous test its use as a test of the efficiency of the circulation in the extremities. J. amer. med. Assoc. **86**, 1677 (1926). — COHEN, BARNETT: Zit. nach KOLTHOFF: Die Farbenindikatoren. Julius Springer 1926. — COHNHEIM: Chemie der Eiweißkörper. 3. Aufl., 1911. — COLE: The dermatoses due to cosmetics. J. amer. med. Assoc. **82** (1924). — COLMANN: Haarfärbemittel. Handbuch der Kosmetik von MAX JOSEPH. Leipzig: Veit & Co. 1912. — COLMAN u. LÖWY: Über „Primal", ein neues unschädliches Präparat zum Färben von Haaren. Dtsch. med. Wschr. **1911**, Nr 20, 926. — COLMAN u. WOLFFENSTEIN: Zit. nach COLMAN. — COMBINALE: Zit. nach PÖHLMANN. — CONNERTH: Die Anwendung des Resorcin und seine Schädigungen im Kindesalter. Z. Kinderheilk. **39** (1925). — COPELLI: Contrib. alla conoscenza della causa dell'eczema. Soc. dermat. Bologna **1921**. — CORDIER: Anaphylaxie alimentaire et crise d'asthma. Arch. des Mal. Appar. digest. **10**, 28 (1919). — CORONEDI: Zit. nach E. P. PICK: Wasserhaushalt, Diurese und Diuretica. — CORVISA: Thallium. Actas dermo-sifiliogr. **16** (1924). — COVISA: Therapeutische Alopecia durch Thallium. Actas dermo-sifiliogr. **16** (1924). — CROUZON, MARQUÉZY et LEMAIRE: Hirsutisme avec diabète. Bull. Soc. méd. Hôp. Paris **40** (1925). — CSÉPAI: Zur Frage der Adrenalinempfindlichkeit des menschlichen Organismus. Dtsch. med. Wschr. **1921**, Nr 33, 953. — CURCI: Ricerche sperimentali sull'azione biolog. del tallio. Ann. di Chim. **1895**, 395. — CURSCHMANN: (a) Über familiäre atrophische Myotonie. Dtsch. Z. Nervenheilk. **45**, 161 (1912). (b) Klinische Experimente über das anaphylaktische Bronchialasthma bei Fellfärbern. Münch. med. Wschr. **1921**, 195. — CURTIS: A note on epilation by thallium acetate. Lancet **212** (1927). — CUSHING: The function of the pituitary body. J. med. Sci. **1910**. — CUTTING: The treatment of burns. New Orleans med. J. **81** (1928). — CZECZOWSKA u. GOETZ: C. r. Soc. Biol. Paris **98**, 2, 146 (1928). — CZYBULSKI u. SZYMONOVICZ: Anzeiger der Krakauer Akademie der Wissenschaften, 4. Febr. u. 4. März 1895.

DAFERT: Physikalische Untersuchungsmethoden der Pharmazie. D. Capillaranalyse, Viscosimetrie, Wasserstoffionenkonzentration. In Handb. d. biolog. Arbeitsmethoden von E. ABDERHALDEN. Abt. IV, Teil 7/C, S. 177. Berlin-Wien: Urban u. Schwarzenberg 1928. — DAGA: L'assuefazione per l'arsenico puo esser messa in dubbio. Arch. Farmacol. sper. **39** (1925). — DÄHN: Über die Calcium- und Kaliumverteilung in der normalen Haut. Dermat. Wschr. **82**, Nr 13 (1926). — DAL COLLO: Sull'azione biologica del tallio. Sperimentale **78** (1924). — DAL PRATO: Sul meccanisme della diuresi mercuriale. Giorn. Clin. med. **9** (1928). — DALE u. LAIDLAW: The physiological action of β-iminazolylethylamine. J. of Physiol. **41**, 318 (1910). — DANFORTH: Studies on hair with special reference to hypertrichosis I—III. Arch. of Dermat. **11** (1925); IV—VIII. Arch. of Dermat. **12** (1925). — DANIELOPOLU: (a) Les épreuves végétatives. Presse méd. **1923**, H. 59, 649. (b) Principes de thérapeutique végétative. Presse méd. **1925**, H. 40, 657. — DANN: Die Grundlagen der Arzneiverordnungslehre. Dresden: Theodor Steinkopff 1927. — DARIER: (a) Cas de pelade décalvante avec canitie guéri par la medication thyroidienne. Bull. Soc. franç. Dermat. **1924**. (b) Precis de dermatologie. Paris 1927. — DARNET: Das Insulin in der Dermatologie. Semana méd. **13** (1927). — DAVIDSON: (a) Tannic acid in the treatment of burns. Surg. etc. **41** (1925). (b) The prevention of the toxemin of burns. Treatement by tannic acid solution. Amer. J. Surg. **40**, No 5, 114 (1926). — DAVIES: Thallium acetata. Proc. roy. Soc. Med. **20** (1927). — DAVIES, TWITSON u. ANDREWS: A case of thallium poisoning. Brit. med. J. **1927**, 3493. — DAVISON: Absorption of subcut. fat depots of repeated insulin injection. California Med. **26**, 210 (1927). — DECKER: Die Scharlachrotsalbe und ihre Modifikationen. Med. Klin. **1912**, H. 49, 1990. — DEELMANN: Über Histogenese des Teerkrebs. Z. Krebsforschg **19** (1922). — DEHOUGNE: Beiträge zur Magensaftsekretion. Dtsch. Arch. klin. Med. **150**, 70, 78, 170 u. 373 (1926). — DELBANCO u. E. F. MÜLLER: Zur Schwefeltherapie in der Venerologie und Dermatologie. Zbl. Hautkrkh. **20** (1926). — DEPISCH: Über lokale Lipodystrophie bei lange Zeit mit Insulin behandelten Fällen von Diabetes. Klin. Wschr. **1926**, Nr 5, 1965. — DÉR: Heilung trophischer Ulcera durch Insulin. Ungar. dermat. Ges., 5. Okt. 1928. Zbl. Hautkrkh. **29**, 255 (1929). — DESAUX, BAUXIS-LAGRAVE, BOUTELIER u. BARBIER: L'acétonurie au cours des érythrodermies exfoliantes. Bull. Soc. franç. Dermat. **7** (1921). — DESELAERS: Intravenöse Bromtherapie. Dermat. Wschr. **1926**, **31**. — DEUSSING: Zur Behandlung der Salvarsanvergiftung mit Natriumthiosulfat. Dtsch. med. Wschr. **1925**, **44**. — DEWIRTZ: Über Kaliumchromatgeschwüre. Dermat. Wschr. **1929**, 1801. — DIEDEN: (a) Klinische und experimentelle Studien über die Innervation der Schweißdrüsen. Dtsch. Arch. klin. Med. **117**, 180 (1915). (b) Über die Wirkung des Adrenalins auf die Schweißsekretion. Z. Biol. **66**, 387 (1916). (c) Die Innervation der Schweißdrüsen. Dtsch. med. Wschr. **1918**, Nr 38, 1048. — DIERKS: Über die Steigerung der Wirkung des Atropinsulfats, Physostigminsalicylats und Pilocarpinchlorid auf das Auge durch Zusatz von Natriumbicarbonat zu den Lösungen dieser Alkaloidsalze. Arch. f. exper. Path. **113**, 216 (1926). — DIETEL: Ein Beitrag zur Behandlung von Salvarsanschäden. Dtsch. med. Wschr. **1925**, **43**. — DINKIN: Behandlung chronischer Urticaria mit Alkalien und salzarmer Diät. Dtsch. med. Wschr. **1928**, **6**. — DIVELLA: Della proprietà epilatrice dell'acetato tallico. Giorn. ital. Dermat. **67** (1926). — DIXON: Thallium.

Proc. roy. Soc. Med. **20** (1927). — Dobertin: Warum wirken Antiseptica lösend? Unter besonderer Berücksichtigung der unterchlorigen Säure (Pantosept). Eine chemisch-klinische Studie. Münch. med. Wschr. **1924**, Nr 5, 129. — Doble: The acidic value of the urine in skin and other manifestations. Lancet **208** (1925). — Dóczy: (a) Über die Behandlung der Psoriasis und des Lichen ruber planus mit innersekretorischen Präparaten. Dermat. Wschr. **1927**, 50. (b) Beiträge zur Frage der kombinierten Thalliumröntgenepilation. Dermat. Wschr. **1929**, 1806. — Dombray u. Grimaud: Natrium hyposulfid. Bull. Soc. franç. Dermat. **5** (1924). — Dombrowski: Lichen ruber im Anschluß an Thalliumbehandlung. Dermat. Wschr. **1927**, 84. — Donath u. Tanne: Über die Resorption aus der Subcutis, zugleich ein Beitrag zum Studium der Gewebsfunktion. Arch. f. exper. Path. **119**, 222 (1927). — Donders: Zit. nach Rothman-Schaaf: Chemie der Haut. — Donnan: Über die Natur der Seifenemulsionen. Z. physik. Chem. **31**, 42 (1899). — Dostrowsky: Die Thalliumbehandlung der Haarpilzerkrankung. Dermat. Wschr. **1927**, 84. — Douglas: Traitement des brûlures par l'adrénaline. C. r. Soc. Biol. Paris **92** (1925). — Dowling: Thallium depilation. Brit. med. J. **1927**, 3475. — Dowling u. Kelman: Twenty-four cases of Ringworm of the scalp treated by Thallium Epilation. Lancet **212**, 389 (1927). — Dreifuss u. Br. Bloch: Über die künstliche Erzeugung von Mäusecarcinom durch Bestandteile des Teerpechs. Arch. f. Dermat. **140** (1922). — Dresel: Zur Pathogenese und Differentialdiagnose vegetativer Störungen. Die Ionenverschiebungen bei der vagotonischen und sympathikotonischen Disposition sowie bei Tetanie und ihre Beziehungen zur Spasmophilie. Klin. Wschr. **1924**, 311. — Dreser: Pharmakologische Studien über Silberwirkungen. Arch. internat. Pharmacodynamie **1908**, 105. — Drouet u. Verain: (a) L'équilibre acide-base et l'eczéma. Bull. Soc. franç. Dermat. **33** (1926). (b) Eczéma, acidose et insuline. Bull. Soc. franç. Dermat. **33** (1926). — Drummond: Ringworm treated by epilation with thallium. Lancet **212** (1927). — Duchan: Pilzerkrankung in Weißrußland. Med. Welt **1928**, 36. — Dujardin u. Decamp: Faits et consideration à propos du dermogr. Ann. de Dermat. **7** (1926). — Durig: Wassergehalt und Organfunktion. Pflügers Arch. **85**, 401 (1901). — Durig, Neuberg u. Zuntz: Ergebnis der unter Führung von Professor Pannwitz ausgeführten Teneriffaexpedition 1910. IV. Die Hautausscheidung in dem trockenen Höhenklima. Biochem. Z. **72**, 253 (1916). — Durupt: Microméthodes et semimicrométhodes. Paris: Poinat 1924.

Ebbecke: (a) Die lokale vasomotorische Reaktion der Haut und der inneren Organe. Pflügers Arch. **169**, 1 (1917). (b) Die lokale galvanische Reaktion der Haut. Pflügers Arch. **190**, 230 (1921). (c) Über elektrische Hautreizung. Pflügers Arch. **195**, 300 (1922). (d) Über Membranänderung und Fleischl-Effekt. Pflügers Arch. **195**, 324 (1922). (e) Gefäßreaktionen. Erg. Physiol. **22** (1923). (f) Endothelzellen, Rouget-Zellen usw. Klin. Wschr. **1923**, 29. — Eckstein: (a) The fatty acids in the subcutaneous fat of man. J. of biol. Chem. **64**, 797 (1925). (b) The cholesterol content of the hair of the albino rat. Proc. Soc. exper. Biol. a. Med. **23**, 581 (1926). (c) The cholesterol content of hair. J. of biol. Chem. **73**, 363 (1927). — Eckstein, Rominger u. Wieland: Pharmakologische und klinische Beobachtungen über die Wirkung des krystallisierten Lobelins auf das Atemzentrum. Z. Kinderheilk. **28**, 218 (1921). — Eckstein u. Wile: The cholesterol content of the cutaneous epithelium of man. J. of biol. Chem. **67** (1926). — Ehrenwald: Wärmeparästhesien bei intravenösen Calciuminjektionen. Z. Neur. **115** (1928). — Ehrenwald u. Königstein: Klinische und experimentelle Untersuchungen über das Juckgefühl. Wien. klin. Wschr. **1929**, Nr 44, 1397. — Ehrhardt: Der Einfluß mütterlicher Thalliumvergiftung auf die Nachkommenschaft. Klin. Wschr. **1927**, 29. — Ehrismann: Zur Kritik und Theorie von der Identität der Calcium- und Adrenalinwirkung. Arch. f. exper. Path. **134** (1928). — Ehrlich, P.: Über Wesen und Behandlung des Jodismus. Charité-Ann. **10** (1885). — Ehrmann, R.: Über die Wirkung des Adrenalins auf die Hautdrüsensekretion des Frosches. Arch. f. exper. Path. **53**, 137 (1905). — Ehrmann, R.: Über Albuminurie und über die Ausscheidungsverhältnisse der Salicylsäure aus dem Organismus von Gesunden und Gelenksrheumatikern. Münch. med. Wschr. **1907**, Nr 52, 2595. — Ehrmann, S.: (a) Mračeks Handbuch der Hautkrankheiten. Bd. 1. (b) Über den Zusammenhang innerer Krankheiten mit Hautkrankheiten. Wien. med. Wschr. **1922**, 42. (c) Über den Zusammenhang der Neurodermitis mit Erkrankungen des Verdauungstraktes und Störungen der inneren Sekretion. Arch. f. Dermat. **138** (1922). (d) Das Resorcin in der Dermatotherapie. Wien. med. Wschr. **1923**, 6. (e) Beziehungen der ekzematösen Erkrankungen zu inneren Leiden. Slg Abh. Dermat. **1924**, 5. (f) Was ist die Neurodermatitis und wie hängt sie mit Stürungen innerer Organe zusammen? Med. Klin. **1925**, 42. (g) Über kombinierte Licht-Arsentherapie bei Pityriasis lichen. chron. Dermat. Z. **45** (1925). (h) Über den Zusammenhang zwischen Verdauungsstörungen und Dermatosen. Wien. klin. Wschr. **1926**, 26. — Eichelbaum: Die Nebenwirkungen des Salvarsans und ihre Bekämpfung unter besonderer Berücksichtigung des Suprarenins. Dtsch. med. Wschr. **1922**, 24. — Eichelberg: Zit. nach H. H. Meyer-Gottlieb. — Eichholz: Experimentelle Versuche über die Anregung des Haarwuchses durch äußere Behandlung. Dermat. Wschr. **1929**, 161. — Eichwald: Die tierischen Fette und

Wachse. Oppenheimers Handbuch der Biochemie. 2. Aufl. Bd. 1, S. 72. Jena: G. Fischer 1924. — Eiken: Natriumthiosulfat gegen Sanocrysindermatitis. Zbl. Hautkrkh. **24** (1927). — Eimer: Untersuchungen über das Wesen der Perspiration. Arch. f. exper. Path. **125**, 150 (1927). — Eisenstädt u. Zeisler: Pemphigus. Arch. of Dermat. **7** (1923). — Eisner: (a) Heilung einer großen Ulceration durch lokale Insulinbehandlung. Schles. dermat. Ges. Breslau, 28. Mai 1927. Ref. Zbl. Hautkrkh. **25**, 173 (1928). (b) Ref. Zbl. Hautkrkh. **29** (1929). — Eisner u. Kallner: Über die Verwendung der Quaddelprobe zur Aufdeckung von Ödembereitschaft. Klin. Wschr. **1928**, 36. — Elias: Säure als Ursache der Nervenübererregbarkeit. Zugleich ein Beitrag zur Lehre von der Acidose. Z. exper. Med. **7** (1918). — Eliascheff: Contribution à l'étude de la dermatite herpétiforme. Acta dermato-vener. (Stockh.) **4**, 159 (1923). — Eliassow: Cholesterinstoffwechsel und Haarwuchs. Dermat. Wschr. **83** (1926). — Ellinger: (a) Über die Verteilung injizierten Cholins im Tierkörper. Münch. med. Wschr. **1914**, Nr 49, 2336. (b) Aromatische Kohlenwasserstoffe. Heffters Handbuch der experimentellen Pharmakologie. Bd. 1. Berlin: Julius Springer 1923. — Ellinger u. Kotake: Die Verteilung des Broms im Organismus nach Darreichung anorganischer und organischer Brompräparate. Arch. f. exper. Path. **65**, 86 (1911). — Elmer u. Scheps: Wirkung des Insulins auf die Lipochromämie. Klin. Wschr. **1929**, 300. — Emile-Weil u. Plichet: Un cas d'hirsutisme avec diabète sucre. Bull. Soc. med. Hôp. Paris **37** (1921). — Endo: Experimental study of alopecia. Jap. J. of Dermat. **23** (1923). — Engels: Die Bedeutung der Gewebe als Wasserdepot. Arch. f. exper. Path. **51**, 346 (1904). — Engman u. Weiss: Xanthoma diabet. treated with insulin. Arch. of Dermat. 8, 625 (1923). — Ensbrunner: Über die Wirkung des Ephetonins auf Asthma bronchiale. Med. Klin. **1928**, 3. — Eppinger: (a) Über eine eigentümliche Hautreaktion, hervorgerufen durch Ergamin. Wien. med. Wschr. **1913**, Nr 23, 1414. (b) Zur Pathologie und Therapie des menschlichen Ödems. Zugleich ein Beitrag zur Lehre von der Schilddrüsenfunktion. Berlin: Julius Springer 1917. (c) Über die Bedeutung des Strychnins bei der Behandlung inkompensierter Herzfehler. Wien. med. Wschr. **1928**, Nr 43, 1352. — Eppinger u. Hess: Die Vagotonie. Berlin: August Hirschwald 1910. — Erb: Arterienverkalkung nach Adrenalininjektionen. Arch. f. exper. Path. **53**, 172 (1905). — Erben: Vergiftungen. In Dittrich Paul: Handbuch der ärztlichen Sachverständigentätigkeit. Bd. 7, 1. Teil. Wien und Leipzig: Wilhelm Braumüller 1910. — Erlanger: Tiefenwirkung der Entzündung. Z. exper. Path. u. Ther. **9** (1911). — Ezoe Tamiya: Dyspnoe, verursacht durch akute perorale Vergiftung mit dem japanischen Haarfärbemittel „Ruriha". Otologia (Fukuoka) **1** (1928).

Falkson: Z. exper. Path. u. Ther. 8, 17. — Falta: Über Mastkuren mit Insulin und über insuläre Fettsucht. Wien. klin. Wschr. **1925**, Nr 27, 757. — Fanton: (a) L'acetato di tallio. Clin. pediatr. **9** (1927). (b) Ricerche sperimentali con l'acetato di tallio sui conigli. Clin. pediatr. **9** (1927). — Farer: Contributo alla conoscenza del dermografismo. Ann. di Dermat. **7** (1926). — Farini: Zit. nach Trendelenburg. — Fasani-Volarelli: (a) Risultati delle jonizzazioni talliche nel sistema pilifero. Atti. Accad. Fisiocritici Siena **12**, 471 (1920). (b) Contributo alla conoscenza dei medicamenti acantolitici. Patologica **13** (1921). (c) Le tinture. Policlinico **28** (1921). — Faure-Beaulieu u. David: L'insuline dans le traitement des ulcères de jambe. Soc. med. Hôp. Presse méd. **48**, 817 (1925). — Fawcett, Hadfield u. Phillips: Suprarenal virilism. Bristol med.-chir. J. **43** (1926). — Federmann: Desinfektion der Haut mit Jodtinktur. Berl. klin. Wschr. **1910**, 63. — Feldt: (a) Zur Chemotherapie der Tuberkulose mit Gold. Dtsch. med. Wschr. **1913**, Nr 12, 549. (b) Krysolgan und Tuberkuloseproblem. Beitr. Klin. Tbk. **57** (1924). — Fellenberg: Das Vorkommen, der Kreislauf und der Stoffwechsel des Jods. Erg. Physiol. **25** (1926). — Feltisch: Z. Tiermed. **5**, 291 (1901). Zit. nach E. Merck. — Felugo: (a) L'alopecia di tallio. Rinasc. med. **2** (1925). (b) Sulla cura endovenosa mediante i bromuri. Giorn. ital. Dermat. **66** (1925). — Fernández: Der Prozeß der Hautadsorption und seine biologische Wichtigkeit. Semana méd. **2** (1927). — Ferond: L'insulin en dermatologie. Le Scalpel **79** (1926). – Fibiger u. Bang: (a) Experimentelle Untersuchungen über Teerkrebs. Hosp. tid. (dän.) **64** (1921). (b) Experimental production of par cancir in withe mice. Kopenhagen 1921. — Filehne: (a) Arch. f. Physiol. **1879**, 386. (b) Über die Durchgängigkeit der menschlichen Epidermis für feste und flüssige Stoffe. Berl. klin. Wschr. **1898**, Nr 3, 45. — Finkelstein u. Sommerfeld: Zur Pathogenese des Säuglingsekzems. Mschr. Kinderheilk. **25**, 105 (1923). — Finkelstein u. Wilfond: Behandlung des Ekzems mit Atropin. Z. det. Bol. (russ.) **1** (1925). — Fiocco: (a) Tallio e alopecia areata. Giorn. ital. Dermat. **66** (1925). (b) Tallio. Giorn. ital. Dermat. **67** (1926). — Fischer, A. W.: Zur Frage der für den Menschen tödlichen Adrenalindosis. Münch. med. Wschr. **1920**, 872. — Fischer, B.: (a) Die experimentelle Erzeugung von Aneurysmen. Dtsch. med. Wschr. **1905**, 1713. (b) Über einen Todesfall durch Encephalitis haemorrhagica im Anschluß an eine Salvarsaninjektion. Münch. med. Wschr. **1911**, Nr 34, 1803. (c) Grundprobleme der Geschwulstlehre. Frankf. Z. Path. **11**, 1 (1912). (d) Hypophysis und Adipositas hypogenitalis. Frankf. Z. Path. **11**, 145 (1912). (e) Druckänderungen in den Capillaren. Z. Biol. 87 (1928). —

FISCHER: Zur Insulintherapie der Ulcera cruris. Dermat. Wschr. **1927**, 491. — FISCHER, LUDOLPH: (a) Die Einwirkung des Chinins auf die menschliche Haut. Abh. Auslandsk. **26**, Reihe D: Med. u. Veterinärmed. **2**, 89 (1927). (b) Druckänderungen in den Capillaren. Z. Biol. **87** (1928). — FISCHER, MARTIN H.: (a) Das Ödem, eine experimentelle und therapeutische Untersuchung der Wasserbindung im Organismus. Dresden 1910. (b) Die Nephritis. Übersetzt von HANDOVSKY. Dresden: Theodor Steinkopff 1911. (c) Seifen und Proteine. Die Kolloidchemie der Seifen und der Seifenfabrikation. Kolloidchem. Beih. **15**, 1—2 (1922). — FISCHER, W.: Über Ephetonin. Münch. med. Wschr. **1927**, 25. — FISHER: The blood sugar level in some of the common skin disorders. Arch. of Dermat. **18**, 732 (1928). — FLANDIN, DUCOURTIOUX u. PÉCHERY: Cholestérinemie et glycémie au cours du xanthome. Essai du traitement par l'insuline. Bull. Soc. franç. Dermat. **33**, 209 (1926). — FLARER: (a) Ricerche sulla perspirazione insensibile. Boll. Soc. med.-chir. Pavia **1** (1926). (b) La riserva alcalina. Biochimica e Ter. sper. **15** (1928). — FLECKSEDER: (a) Die Kalomeldiurese. Ein Beitrag zur Wirkungsweise des Quecksilbers im Tierkörper. Arch. f. exper. Path. **67**, 409 (1912). (b) Über die Bedingungen der „Hypophysin"-Polyurie beim Menschen. Wien. med. Wschr. **1916**, Nr 25, 1007. (c) Herz- und Gefäßmittel, Diuretica und Spezifica. Wien: Julius Springer 1923. (d) Klinik der Diurese. Wien. klin. Wschr. **1924**, Nr 37, Beih. 15. (e) Steigerung der entwässernden Wirkung des Salyrgans zu Höchstleistungen. Wien. klin. Wschr. **1930**, Nr 5, 186. — FLEISCH: Die Wasserstoffionenkonzentration als peripher regulatorisches Agens der Blutversorgung. Z. allg. Physiol. **19** (1921). — FLEISCHER: Untersuchungen über das Resorptionsvermögen der menschlichen Haut. Habilitationsschrift, Erlangen 1877. — FLETCHER, HENDERSON u. LÖWI: Untersuchungen zur Physiologie und Pharmakologie der Nierenfunktion. III. Mitt. Über den Mechanismus der Coffeindiurese. Arch. f. exper. Path. **53**, 15 (1905). — FLORESCO: Le traitement de brûlures par l'acide tannique. Gaz. Hôp. **100** (1927). — FODOR: Über das Indikationsgebiet des Novasurols als Diureticum. Med. Klin. **1923**, H. 20, 686. — FÖRTIG: Zit. nach KOLLE und ZIELER: Handbuch der Salvarsantherapie. Berlin-Wien: Urban u. Schwarzenberg 1925. — FONROBERT: (a) Das Ozon. Stuttgart: Ferdinand Enke 1916. (b) Der Sauerstoff in der Kosmetik. In „Kosmetische Chemie" von TRUTTWIN. — FORRESE HERDIEN: Peptone therapy. Urologic Rev. **28** (1924). — FORSTER: Beeinflussung des Haarwachstums durch äußerliche Mittel. Arch. f. exper. Path. **144**, 363 (1929). — FOURCADE: Dermatoses et équilibre humoral. Evolut. thér. **7** (1926). — FRAENKEL, S.: (a) Präparate aus der Nebenniere. Wien. klin. Wschr. **1896**. (b) Beiträge zur Physiologie und physiologischen Chemie der Nebenniere. Wien. med. Blätt. **1896**, 13. (c) Die Arzneimittelsynthese. 6. Aufl. Berlin: Julius Springer 1927. — FRÄNKEL: Über Ephetoninwirkung bei Urticaria. Med. Klin. **1928**, 1839. — FRANCK, FRANCOIS: Leçons sur les fonctions motrices du cerveau. p. 244. Paris 1887. — FRANK: Diabetes insipidus und Infundibularregion. Klin. Wschr. **1924**, Nr 3, 847. — FRANK u. VOIT: Die Wirkung von Pilocarpin auf die Zersetzungen im tierischen Organismus. Z. Biol. **44**, 111 (1903). — FREEMANN: Dermatitis herpet. Arch. of Dermat. **5** (1922). — FREI u. R. L. MAYER: Versuch einer chemischen Analyse der Hautüberempfindlichkeit nach Salvarsandermatitis. Arch. f. Dermat. **153** (1927). – FREUDENBERG: (a) Fettstoffwechsel. Biochem. Z. **45** (1912). (b) Die natürlichen Gerbstoffe. ABDERHALDENs Handbuch der biologischen Arbeitsmethoden. Abt. I, Zl. 10. 1920. — FREUDENBERG u. GYÖRGY: (a) Untersuchungen über die Pathogenese der infantilen Tetanie. Klin. Wschr. **1922**, Nr 5, 222. (b) Salmiakbehandlung der Kindertetanie. Klin. Wschr. **1922**, Nr 9, 410. — FREUDENTHAL: Amyloidbefunde in der Haut. Zbl. Hautkrkh. **20**, 26 (1926). — FREUND: Zur Physiologie der Schweißsekretion. Wien. klin. Wschr. **1920**, Nr 46, 1009. — FREUND, E.: (a) Chemie der Haut. In TRUTTWIN: „Kosmetische Chemie". (b) Zur Frage der Jodverträglichkeit bei Lues. Ges. Ärzte Wien, 22. Nov. 1929. Wien. klin. Wschr. **1929**, Nr 48, 1548. — FREUND, EMANUELE: Su ulteriori esperienze con i preparati d'oro nella cura del lupus eritematoso. Giorn. ital. Dermat. **2** (1927). — FREUND, L.: Die Hautschädigungen der Photographen. In OPPENHEIM, RILLE, ULLMANN: Die Schädigungen der Haut durch Beruf und gewerbliche Arbeit. Bd. 2. Leipzig: Voss 1926. — FREY: (a) Verspätete Schmerzempfindungen. Z. Neur. **79**, 324 (1922). (b) Das Vagusherz. Klin. Wschr. **1926**, Nr 7, 249. — FREY u. KUMPIES: Zit. nach FROMHERZ. — v. FREY: Physiologie der Haut. Handbuch der Haut- und Geschlechtskrankheiten. Bd. 1. 1930. — v. FREY u. REIN: Physiologie der Haut. Handbuch der Haut- und Geschlechtskrankheiten. Bd. 1, 2. — FRIEKENHAUS: Histologische Untersuchungen über die Einwirkung des Acid. carbol. liqu. auf die gesunde Haut. Mh. Dermat. **22** (1896). — FRIEBOES: (a) Über eine bisher unbekannte Substanz im Blutserum des Menschen und einiger Tiere. Dtsch. med. Wschr. **1914**, Nr 12, 598. (b) Beiträge zur Anatomie und Biologie der Haut. III. Bau des Deckepithels (II). Epithelregeneration. Atrophien und Hypertrophien des Deckepithels. Sklerodermie. Dermat. Z. **32**, 1 (1921). (c) Beiträge zur Anatomie und Biologie der Haut. IV. Weiteres zum Rongalitweißbild der Hautnerven. Dermat. Z. **32**, 267 (1921). — FRIED: Ratanhiasalbe als Überhäutungsmittel. Dermat. Wschr. **1921**, 72. — FRIEDBERG: Die pharmakologische Funktionsprüfung des vegetativen Nervensystems. Erg. inn. Med. **20** (1921). — FRIEDEMANN u. KWASNIEWSKI: Resorption von der

Haut. OPPENHEIMERs Handbuch der Biochemie. 2. Aufl. Bd. 5. Jena: G. Fischer 1925. — FRIEDENTHAL: Neue Mittel zur Förderung des Haarwuchses. Dermat. Wschr. **73** (1921). — FRIEDRICH: Über die für Carcinom charakteristischen Haarveränderungen. Orv. Hetil. (ung.) **47** (1923). — FRIEDRICHSEN: Die quantitative Bestimmung der Salicylsäure im Blut und deren Wirkungen auf das Herz. Arch. f. exper. Path. **80**, 235 (1917). — FRITSCH: Jodtinktur als Desinfektionsmittel. Beitr. klin. Chir. **75** (1911). — FRITZLER: Veränderungen der Haut durch Jodtinktur. Arch. f. exper. Path. **114** (1926). — FRÖHLICH: (a) Chemotherapie. Wien. klin. Wschr. **40**, 32. Sonderbeilage. (b) Neue Wege der Syphilistherapie. Wien. klin. Wschr. **1921**, 10. (c) Änderungen der Gewebsdurchlässigkeiten. Wien. klin. Wschr. **1928**, Nr 45, 1545. — FRÖHLICH u. WASICKY: Taschenbuch der ökonomischen und rationellen Rezeptur. 2. Aufl. Berlin-Wien: Urban u. Schwarzenberg 1923. — FRÖHLICH u. ZAK: (a) Über medikamentöse Beeinflussung der Gewebsdurchlässigkeit. Wien. klin. Wschr. **1926**, Nr 18, 493. (b) Theophyllin und seine Gewebswirkung als Mittel zur Potenzierung von Giften und Arzneien. Arch. f. exper. Path. **121**, 108 (1927). — FROMHERZ: Hypophysenextrakt und Nierenfunktion. Arch. f. exper. Path. **113**, 358 (1926). — FRÜHWALD: Atophan bei Hautkrankheiten. Dermat. Wschr. **1919**, 69. — FUCHS: Fixe Salvarsanexantheme. Dtsch. med. Wschr. **1919**, Nr 46, 1276. — FÜRBINGER: Zit. nach ELLINGER: Aromatische Kohlenwasserstoffe. In HEFFTERs Handbuch der Pharmakologie. Bd. 1. Berlin: Julius Springer 1923. — FÜRST: (a) Grundriß der Arzneimittellehre für die Behandlung von Hautkrankheiten. Leipzig: Georg Thieme 1928. (b) Pilocarpin in der Dermatologie. Dermat. Wschr. **1928**, 31. — FÜRST, KÄTE: Verminderung der Entzündungsbereitschaft durch Säurezufuhr. Arch. f. exper. Path. **105** (1925). — v. FÜRTH: (a) Über die Einwirkung von Giften auf die Eiweißkörper des Muskelplasma und ihre Beziehung zur Muskelstarre. Arch. f. exper. Path. **37**, 389 (1896). (b) Zur Kenntnis der brenzkatechinähnlichen Substanzen in den Nebennieren. Z. physiol. Chem. **24**, 142 (1897) u. **26** (1898). (c) Zur Kenntnis des Suprarenins. Beitr. chem. Physiol. u. Path. **1**, 243 (1901). (d) Neuere Untersuchungen über die chemische Zusammensetzung der gefäßverengernden Substanzen in den Nebennieren. Biochem. Z. **2** (1903). — v. FÜRTH u. C. SCHWARZ: (a) Über die Einwirkung des Jodothyrins auf den Zirkulationsapparat. Pflügers Arch. **124**, 113 (1908). (b) Über die Steigerung der Leistungsfähigkeit des Warmblütermuskels durch gerinnungsbefördernde Muskelgifte. Pflügers Arch. **129**, 525 (1909). — FUHS: (a) Mikrosporie. Wien. dermat. Ges., 3. Nov. 1921. Zbl. Hautkrkh. **3** (1922). (b) Über die Wachstumsgeschwindigkeit der Kopfhaare. Med. Klin. **1922**, 50. (c) Neue Präparate zur Behandlung der Hautkrankheiten. Wien. klin. Wschr. **1928**, 31. — FUHS u. RIEHL jun.: Über familiäre Salvarsanidiosynkrasie. Arch. f. Dermat. **154** (1928). — FUIJTA: Über anaphylaxiehemmende Wirkung von Calcium. Acta dermat. (Kioto) **6** (1925). — FUNK: Die Vitamine, ihre Bedeutung für die Physiologie und Pathologie. 3. Aufl. München: J. F. Bergmann 1924.

GABBE: Glutathiongehalt der Organe. Klin. Wschr. **1930**, Nr 4, 169. — GALEWSKY: (a) Über Cignolin. Dermat. Wschr. **1916**, 62. (b) Cignolin, ein synthetisches deutsches Chrysarobin. Dtsch. med. Wschr. **1917**, 8. (c) Beitrag zur Krysolganbehandlung des Lupus erythematodes. Dermat. Wschr. **1924**, 79. (d) Zehn Jahre Cignolin. Dermat. Wschr. **1926**, 82. (e) Moderne Teertherapie. Fortschr. Ther. **3** (1927). — GAMBLE, ROSS u. TISDALL: Zit. nach E. SCHIFF: Der Säurebasenhaushalt des gesunden und kranken Menschen. — GANS: (a) Zur Histologie der Arsenmelanose. Beitr. path. Anat. **60**, 22 (1915). (b) Über den Calciumgehalt der kranken und gesunden Haut. Zbl. Path. **33** (1923). (c) Calciumbilder in der Haut. Verh. dtsch. dermat. Ges. 13. Kongr., 21. Mai 1923. Arch. f. Dermat. **145**, 135 (1924). (d) Über die Beziehungen von Hautveränderungen zu den Störungen der endokrinen Drüsen. Zbl. Hautkrkh. **12** (1924). (e) Über die Bedeutung des Schwefels für Biologie und Pathologie der menschlichen Haut. Zbl. Hautkrkh. **20** (1926). (f) Zur Pathogenese der Psoriasis vulgaris. Dermat. Wschr. **1929**, 88 u. 280. — GANS u. PAKHEISER: Über den Calciumgehalt der gesunden und kranken Haut. Dermat. Wschr. **1924**, 78. — GANS u. SCHLOSSMANN: Einfluß kurzwelliger (ultravioletter) Strahlen auf die Permeabilität der Haut (zugleich ein Beitrag zur Genese der Calciumverschiebung). Dermat. Wschr. **80**, 469 (1925). — GAVAZZENI: Trichohyalin. Mh. Dermat. **47** (1908). — GAZA, v.: (a) Wundheilung, Transplantation, Regeneration usw. Handbuch der normalen und pathologischen Physiologie von BETHE, BERGMANN, EMBDEN, ELLINGER. Bd. 14, I. Hälfte. Berlin: Julius Springer. (b) Über den Gewebszerfall. Klin. Wschr. **1926**, 4. — GÉBER u. JUL. BLOCH: Behandlung der Acne vulgaris mit intramuskulären Schwefelinjektionen. Dermat. Wschr. **79** (1924). — GEELMUYDEN: (a) Die Neubildung von Kohlenhydraten im Tierkörper. Erg. Physiol. **21** (1923). (b) Das Verhalten des Fettes in der Leber und im Blute bei der Fettwanderung. — GEGENBACH: Menotoxin oder Menstruationszustand. Z. Geburtsh. **89**, 56 (1925). — GEISLER: Über einige neuere Heilmittel in der Dermatologie. Klin. Wschr. **1926**, 18. — GELBJERG-HANSEN: Natriumthiosulfat bei einem Falle von Sanocrysindermatitis. Zbl. Hautkrkh. **24** (1927). — GELERA: L'equilibrio acido-basico. Milano, Ist. Edit. Scient, 1927. — GELPKE: Capillarvergiftung durch Gold und Platin. Arch. f. exper. Path. **89** (1921). — GENT: Triphal bei Psoriasis. Münch. med. Wschr. **1926**, 25. — GEPPERT:

Die Wirkung unserer Reinigungsmittel. Dtsch. med. Wschr. **1918**, Nr 51, 1409. — GERNGROSS: Über den Einfluß des Formaldehyds auf das Säure- und Alkaliadsorptionsvermögen der tierischen Haut. Collegium **1922**, 488. — GERRARD: Zit. nach CLAYTON. — GERSON: Die Entstehung und Begründung der Diätbehandlung der Tuberkulose. Med. Welt. **1929**, H. 37, 1313. — GERSTMANN: Über Störungen der Schweißsekretion. Jb. Psychiatr. **38** (1918). Festschrift f. OBERSTEINER. — GIAMBELOTTI: Comportamento dell' uricemia, glicemia e cloremia in seguito a somministrazione di calcio per vene. Giorn. ital. Dermat. **68** (1927). — GIESELER: Über die Beziehungen zwischen der Farbe des Kopfhaares und der langen Körperhaare in ihrer Bedeutung für die gerichtliche Medizin. Arch. f. Dermat. **130** (1921). — GILDEMEISTER u. SCHEFFLER: Beobachtungen und Versuche über Dermographismus. Klin. Wschr. **1922**, 28. — GINSBERG u. BUSCHKE: Über die Augenveränderungen bei Ratten nach Thalliumvergiftung. Klin. Mbl. Augenheilk. **71** (1923). — GINSBURG: Zur Frage des Hirsutismus. Russk. Klin. **11**, 494 (1929). — GIOVANNINI: (a) Zwei Fälle von Alopecie nach dem Gebrauch von Thalliumacetat. Dermat. Z. **1899**. (b) Zit. nach DANFORTH. — GIRAUD u. BULLIARD: Glutathion et kératine. C. r. Soc. Biol. Paris **98** (1928). — GJORGJEVIĆ u. PAVLOVIĆ: Zur internen Behandlung der Ichthyosis. Dermat. Wschr. **1923**, Nr 23b. — GLASER: Wesen und Bedeutung des Dermographismus. Z. Neur. **50** (1919). — GLASS: Feuchte Verbände mit abgekochtem Wasser. Dtsch. med. Wschr. **1922**, 8. — GLÄSSNER: Die Wirkung des Glykokolls auf urticarielle Zustände. Klin. Wschr. **1927**, 13. — GLAUBACH u. MOLITOR: Die diuresefördernde Wirkung von Leberextrakt bei niereninsuffizienten Hunden. Wien. klin. Wschr. **1929**, Nr 45, 1437. — GOLDBERGER, E.: Symmetrische Gangrän an den unteren Extremitäten nach Mutterkornmedikation. Zbl. Gynäk. **1928**, 1573. — GOLDFARB: Ein Fall von Idiosynkrasie gegen das Haarfärbemittel Henna. Dermat. Z. **1927**, 50. — GOLDHAMMER: Ratanhiasabe als Überhäutungsmittel. Dermat. Wschr. **84** (1927). — GOLDMAN: Tinea capitis. Arch. of Dermat. **18**, 776 (1928). — GOLDSCHEIDER: Handbuch der normalen und pathologischen Physiologie. Bd. 2, 1. Berlin: Julius Springer 1926. — GOLLWITZER-MEIER: Tetaniestudien. I. Die Guanidintetanie. Z. exper. Med. **40**, 59 (1924). — GOLODETZ: (a) Neue Reaktionen für Cholesterin und Oxycholesterin. Chem.-Ztg **1908**, 14. (b) Die Wirkung des Schwefels auf die Haut. Med. Klin. **1911**, 1085. (c) Chemie nud Pharmakologie der kosmetischen Mittel. In „Handbuch der Kosmetik" von JOSEPH. Leipzig: Veit & Co. 1912. — GOLOSOWKER: Ref. Dermat. Wschr. **85**, Nr 30 (1927). — GOLTDAMMER: Zur inneren Anwendung der Salicylsäure. Berl. klin. Wschr. **1876**, Nr 4, 47. — GONIN: Goudron de houille lavé en thérap. Paris méd. **1926**, 16. — GONZENBACH u. SPENGLER: Pantosept, ein neues Desinfektionsmittel zur Wundbehandlung. Schweiz. med. Wschr. **1924**, Nr 16, 369. — GORDON: Treatment of burns by acid tannic. Lancet **1928**, 214. — GORDON u. FELDMANN: Report of a case of Xanthoma diabeticum. J. Michigan State med. Soc. **23**, 231 (1924). — GORDONOFF, MEYER-BISCH u. P. UNNA jun.: Schwefeltherapie. Leipzig: Georg Thieme 1928. — GORDONOFF u. UMEHARA: Zit. nach GORDONOFF. — GOUGEROT u. BLAMOUTIER: Bull. Soc. méd. Hôp. Paris **15** (1922). — GOW: (a) A note on certain phenomena associated with the protein shock reaction. Quart. J. Med. **13**, 82 (1919). (b) Intravenous protein therapie. Brit. med. J. **1920**, 284. — GRAF: Beitrag zur Frage des Säurebasengleichgewichtes im Blute bei Psoriasis, Ekzem und einigen anderen Dermatosen. Arch. f. Dermat. **158**, 768 (1929). — GREENBAUM: Blood serum calcium in the urticaria with a note on ephedrine therapy. Arch. of Dermat. **16** (1927). — GREVING: Physiologie der vegetativen Zentren im Zwischenhirn. In L. R. MÜLLER: Die Lebensnerven. 2. Aufl. Berlin: Julius Springer 1924. — GREVING u. GAGEL: Über Thalliumvergiftung bei Mensch und Tier. Klin. Wschr. **1928**, Nr 10, 476. — GRIENTSCHNIGG: Z. Stomat. **50** (1924). Zit. nach MEMMESHEIMER. — GRÖER, v.: (a) Über pharmakodynamische Hautreaktionen. Klin. Wschr. **1924**, 4. (b) Die Dermoreaktionen. In ABDERHALDENS Handbuch der biologischen Arbeitsmethoden. Abt. XIII, Teil 2, H. 3. Wien u. Berlin: Urban & Schwarzenberg. — GRÖER, v. u. HECHT: Pharmakodynamische Untersuchungen an der lebenden Haut. Z. exper. Med. **33** (1923). — GROSS u. HÜHNE: Über die Geschwülste der Nebennierenrinde. Bruns' Beitr. **146**, 466 (1929). — GROSSMANN: (a) Novasurol und Salyrgan. Med. Klin. **1925**, H. 46, 1730. (b) Ein neues Gebiet der Lebertherapie. Die genuine Lipoidnephrose. Wien. klin. Wschr. **1928**, Nr 13, 450. — GROSSMANN u. SANDOR: Zur klinischen Pharmakologie der Diuretica. Wien. klin. Wschr. **1925**, Nr 15, 405. — GRUCA u. DOWBUSZ: Über die Haarfarbe bei Krebskranken. Polski Przegl. **5** (1926). — GRÜNDLER: Über Pasten. Mh. Dermat. **1883**, 1029. — GRÜNWALD: Beitrag zur Physiologie und Pharmakologie der Niere. Arch. f. exper. Path. **60**, 360 (1909). — GRUMACH: (a) Autonomes Nervensystem und Haut. Zbl. Hautkrkh. **10** u. 12 (1924). (b) Das Cignolin. Klin. Wschr. **1925**, 41. — GRUSS: Dermatosen und vegetatives Nervensystem. Wien. med. Wschr. **1926**, 28. — GRZYBOWSKI: Versuche der Untersuchungen des Verhaltens der alkalischen Blutreserve bei Hautkrankheiten. Przegl. dermat. (poln.) **21**, 214 (1926). — GRZYBOWSKI: Zur Behandlung der Psoriasis mit Insulin. Przegl. dermat. (poln.) **21** (1926). — GÜNTHER: (a) Über Hämatoporphyrie. Dtsch. Arch. klin. Med. **105**, 89 (1912). (b) Die mechanische Erregbarkeit der Hautmuskeln und Hautgefäße. Erg. inn. Med. **15** (1917). —

GÜNZBERG: Klinische Erfahrungen über Salyrgan, ein neues Diureticum. Dtsch. med. Wschr. **1925**, Nr 15, 604. — GUGGENHEIM: Die biogenen Amine. 2. Aufl. Berlin: Julius Springer 1924. — GUGGENHEIMER u. HIRSCH: Über den Nachweis latenter Ödeme aus dem Verhalten intracutaner Quaddeln einer Normosallösung. Klin. Wschr. **1926**, 704. — GUNDOROW: Beiträge zur Frage über das Resorptionsvermögen der intakten Haut. Arch. f. Dermat. **71**, 17 (1904). — GUTMANN: (a) Über Amyloidose der Haut. Dermat. Z. **1923**, 38 u. **1925**, 42. (b) Ein weiterer Beitrag zum Kapitel der lokalen Amyloidose der Haut. Dermat. Wschr. **1927**, 85. (c) Weiteres über Amyloid der Haut. Dermat. Z. **1928**, 53. — GUY, W. H.: The relation of dermatology to internal medicine. Atlantic med. J. **28** (1924). GYÖRGY: Therapeutische Versuche mit bestrahltem Ergosterin. Klin. Wschr. **1927**, Nr 13, 580. — GYÖRGY, KAPPES u. KRUSE: Das Säurebasengleichgewicht im Blut, mit besonderer Berücksichtigung des Kindesalters. I. H-Ionenkonzentration und CO_2-Gehalt. Z. Kinderheilk. **41**, 700 (1926).

HAAG u. BLOND: Value of sodium thiosulphate in poisoning from oral administration of arsenic. J. amer. med. Assoc. 88 (1927). — HABERDA: Giftmord durch Thallium. Beitr. gerichtl. Med. **7** (1928). — HABERMANN: (a) Über die sog. Kriegsmelanose und ihre Beziehungen zu den Teer- und Schmierölschädigungen der Haut. Berlin 1920. (b) Über Ursachen und Behandlung des Haarausfalles. Dtsch. med. Wschr. **1928**, 37. — HÄBLER: Über eine einfache Methode zur Bestimmung der aktuellen Reaktion von Eiter und Sekreten. Klin. Wschr. **1927**, 16. — HÄBLER u. HUMMEL: Über die schmerzauslösende Wirkung des K-Ions. Klin. Wschr. **1928**, Nr 45, 2151. — HAENELT: Ein Fall von percutaner Resorcinvergiftung. Münch. med. Wschr. **1925**, 10. — HÄUSLER u. LÖWI: Zur Frage der Wirkungsweise des Insulins. I. Mitt. Insulin und Glucoseverteilung zwischen flüssigen und nichtflüssigen Systemen. Pflügers Arch. **210**, 238 (1925). — HAFFNER: Zur Pharmakologie der Adstringentien. Arch. f. exper. Path. **111** (1926). — HAGEN: Teeracne bei Bergleuten. Zbl. Hautkrkh. **17** (1925). — HAGERS Manuale der pharmazeutischen Chemie. 7. Aufl. 1903. — HAHN, v.: Kolloidwissenschaft und Dermatologie. Zbl. Hautkrkh. **21** (1926). — HAHN, C. F.: Reizversuche an Kaninchen bei verschiedener Ernährung. Arch. f. Dermat. **154** (1928). — HALBAN: (a) Über ein bisher nicht beachtetes Schwangerschaftssymptom. Wien. klin. Wschr. **1906**, 1. (b) Tumoren und Geschlechtscharaktere. Z. Konstit.lehre **11** (1925). (c) Beeinflussung der Geschlechtscharaktere durch Tumoren. Wien. klin. Wschr. **1925**, 18. — HALDANE: Biochemic. J. **19** (1925). — HALDANE, HILL u. LUCK: Calcium chloride acidosis. J. of Physiol. **57**, 301 (1923). — HALDER: Über den Einfluß des Ergotamin auf den Grundumsatz Basedowkranker. Schweiz. med. Wschr. **1927**, Nr 18, 411. — HALLE: Über die Bildung des Adrenalins im Organismus. Beitr. chem. Physiol. u. Path. 8 (1906). — HALLOPEAU u. LAFITTE: Sitzg Dermat., 10. Nov. 1898. Ann. de Dermat. **1898**, 1001. — HAMMARSTEN: Lehrbuch der physiologischen Chemie. Wiesbaden: J. F. Bergmann. — HAMPIL: The effect of pure soaps on the bactericidal properties of phenolic germicides. J. Bacter. **16** (1928). — HANDOWSKY: Über die physiologische und therapeutische Bedeutung der Ionen. Dtsch. med. Wschr. **1924**, 16. — HANDOWSKY u. DIETRICH: Gynergeninjektionen. Klin. Wschr. **1926**, Nr 6, 247. — HANSEN: Über Sanokrysinbehandlung der Hauttuberkulose. Dermat. Wschr. **82** (1926). — HARA: Über die Hemmung der Schweißsekretion nach Reizung der hinteren Wurzel. Pflügers Arch. **221** (1929). — HARINGTON: Biochemic. J. **20** (1926). — HARNACK: (a) Das Kalkwasser. Berl. klin. Wschr. **1888**, Nr 18, 352. (b) Über die Zusammensetzung des menschlichen Schweißes und den relativen Salzgehalt der Körperflüssigkeit. Fortschr. Med. **11**, 3, 91 (1893). (c) Versuche zur Deutung der temperaturerniedrigenden Wirkung krampferregender Gifte. Arch. f. exper. Path. **48**, 157 (1903). — HARNACK u. H. MEYER: Untersuchungen über die Wirkungen der Jaborandialkaloide nebst Bemerkungen über die Gruppe des Nicotins. Arch. f. exper. Path. **12**, 366 (1880). — HARRISON: Intradermal salt solution test in lobar pneumonia in children. J. amer. med. Assoc. **84**, 1258 (1925). — HARROWER: Anaphylaxis and the endocrines. N. Y. med. J. **115** (1922). — HARRY: Behandlung des sekundär infizierten Ulcus cruris. Ther. Gegenw., Juli **1922**. — HARTMANN u. ROQUES: Bromstrontiuran. Münch. med. Wschr. **1926**, 44. — HARTWICH: Die Wirkung von Hypophysenextrakten auf die überlebende Froschniere. Verh. dtsch. Ges. inn. Med. **37**, 404 (1925). — HASAMA: Pharmakologische und physiologische Studien über die Schweißzentren. Fol. jap. pharmacol. 8 (1929). — HASSENCAMP: Novasurol als Diureticum. Zbl. inn. Med. **1922**, 6, 105. — HAUCK: (a) Zur Therapie der Psoriasis vulgaris. Arch. f. Dermat. **135**, 208 (1921). (b) Ist die Wiedereinführung des aus dem Handel gezogenen Cignolin wünschenswert? Münch. med. Wschr. **1926**, 36. — HAUSCHKA: Kosmetische Chemie der mineralischen Drogen. In TRUTTWIN: Kosmetische Chemie. — HAUSMANN: (a) Über den Einfluß der Temperatur auf die Innervationszeit und Antitoxinbildung nach Versuchen an Winterschläfern. Pflügers Arch. **113**, 317 (1906). (b) Zur Kenntnis der Arsengewöhnung. Pflügers Arch. **113**, 327 (1906). (c) Zit. nach KOFLER. (d) Zur Ätiologie der Pellagra. Wien. klin. Wschr. **1910**, Nr 36, 1287. (e) Die photodynamische Wirkung des Chlorophylls. Jb. Bot. **46** (1909). (f) Über die sensibilisierende Wirkung der Porphyrine. Biochem. Z. **67** (1914). (g) Zur sensibilisierenden

Wirkung der natürlichen Porphyrine. Biochem. Z. **77** (1916). — HAXTHAUSEN: (a) Untersuchungen über die Pathogenese der Jod- und Bromacne. Dermat. Z. **35**, 54 (1922). (b) Some remarks on the bactericidal properties of zinc oxyde. Brit. J. Dermat. **40** (1928). — HAYASHI: (a) The sensibility of the skin and the H-ion concentration. Jap. J. of Dermat. **26** (1926). (b) Über die Empfindlichkeit der Haut gegen äußere Reize. Jap. J. of Dermat. **26**, 721 (1926). (c) Experimentelle Studien über die Empfindlichkeit der Haut gegen äußere Reize. Jap. J. of Dermat. **26** (1926). (d) Experimentelle Studien über die Empfindlichkeit der Haut gegen äußere Reize. Jap. J. med. **1** (1927). — HAYWARD: Weitere klinische Erfahrungen über die Anwendung der Scharlachfarbstoffe und deren Komponenten zur beschleunigten Epithelisierung granulierender Flächen. Münch. med. Wschr. **1909**, Nr 36, 1836. — HEBRA, F. v.: Hautkrankheiten. In Virchows Handbuch der speziellen Pathologie und Therapie. Bd. 3. Erlangen 1860. — HECHT: Die Haut als Testobjekt. Wien: Julius Springer 1925. — HECHT u. R. WAGNER: Physikalisch-chemische Grundlagen der intracutanen Reaktionen beim Menschen. Z. exper. Med. **33** (1923). — HEFFTER: (a) Beiträge zur Pharmakologie des Schwefels. Arch. f. exper. Path. **51**, 175 (1904). (b) Arch. f. Dermat. **52**. — HEFFTER u. HAUSMANN: Über die Wirkung des Schwefels auf Eiweißkörper. Beitr. chem. Physiol. u. Path. **5**, 213 (1904). — HEFFTER u. KEESER: Arsen und seine Verbindungen. Handbuch der experimentellen Pharmakologie von HEFFTER-HEUBNER. Bd. 3, 1. Hälfte. Berlin: Julius Springer 1927. — HEIDE: Über die Perspiratio insensibilis bei schweißdrüsenlosen Tieren. Arch. f. Dermat. **156**, 684 (1928). — HEINE: Zur Frage der Krebshaare. Münch. med. Wschr. **1923**, **44**. — HEINEKE: Theoretisches und Klinisches zur extrarenalen Ausscheidung kardialer Ödeme. Dtsch. Arch. klin. Med. **130**, 60 (1919). — HEINEN: (a) Über die Behandlung eitriger Wunden mit wässeriger Acetonlösung. Münch. med. Wschr. **1916**, Nr 20, 730. (b) Über Jodoformaceton, ein blutstillendes Antisepticum. Münch. med. Wschr. **1916**, Nr 43, 1537. — HEINZ: Die Wirkung der Adstringentien. Virchows Arch. **116**, 220 (1889). — HEISE: Krysolganbehandlung des Lupus erythematodes. Dermat. Wschr. **80** (1925). — HELLER: (a) Extrarenale Wasserausscheidung und Wasserhaushalt. Klin. Wschr. **1928**, Nr 45, 2146. (b) Zur Lehre von der extrarenalen Wasserausscheidung. Z. exper. Med. **64**, 1 (1929). — HENDERSON: Some haematological and serological aspects of the potassium iodide treatment of leprosy. Trans. fareast. Assoc. trop. Med. Hong-Kong **2**, 355 (1929). — HENRICHSEN: Trypaflavin. Berl. klin. Wschr. **1919**, 36. — HERMANN u. LUCHSINGER: Über die Sekretionsströme der Haut bei der Katze. Pflügers Arch. **17**, 310 (1878). — HERRMANN: Über die Wirkung feuchter Umschläge. Dermat. Z. **50** (1927). — HERRMANN u. FÜRST: Über die Schweißsekretion und ihre Bedeutung bei Dermatosen. Dermat. Wschr. **1929**, 397. — HERRMANNSDORFER: (a) Über den Einfluß der Nahrung auf die Pufferkapazität des Blutes und den Heilverlauf und Keimgehalt granulierender Wunden. Dtsch. Z. Chir. **200**, 534 (1927). (b) Über Wunddiät. Jena 1929. (c) Diskussion zu BOMMER: Ergebnisse der Diätbehandlung von Lupus vulgaris. Zbl. Hautkrkh. **32**, 555 (1930). — HERZFELD: The treatment of burns and scalds by tannic acid. Practitioner **122** (1929). — HESCHELES u. PROGULSKI: Pharmakodynamische Beeinflussung der Hautreaktion. Polska Gaz. lek. **1** (1922). — HERTOGHE: De l'hypothyreoidie benigne chronique du myxoedème fruste. Paris 1899. — HERXHEIMER: (a) Über die Behandlung der Ekzeme mit neuen Teeren. Berl. klin. Wschr. **1908**, 3. (b) Über farblosen Teer und seine therapeutische Verwendung. Münch. med. Wschr. **1923**, Nr 41, 1275. — HERXHEIMER u. ALTMANN: Über Liquor carbonis detergens. Berl. klin. Wschr. **1919**, 49. — HERXHEIMER u. BORN: Über die Teerbehandlung von Hautkrankheiten. Slg Abh. Dermat. H. 4. — HERXHEIMER u. KÖSTER: Über therapeutische Versuche mit Pilocarpin. hydrochlor. bei Parapsoriasis. Berl. klin. Wschr. **1913**, 48. — HERXHEIMER u. NATHAN: Über Sensibilisierung der Haut durch Carboneol gegenüber Sonnenlicht. Dermat. Z. **24** (1917). — HESS, A.: Die Aktivierung von Cholesterin und Nahrungsmitteln mit Hilfe der ultravioletten Strahlen. Dtsch. med. Wschr. **1926**, Nr 14, 577. — HESS, FR. G.: Über Ephetonin. Münch. med. Wschr. **1927**, 13. — HESS, L. u. H. MÜLLER: Beiträge zur Pathologie des Ödems. Z. f. exper. Path. **17**, 59 (1915). — HESS, WEINSTOCK u. HELMAN: The antirachitic value of irradiated phytosterol and cholesterol. J. of biol. Chem. **63**, 305 (1925). — HESSE: (a) Die Atropinfestigkeit der Kaninchen und ihre Beziehung zur unspezifischen Reizbehandlung. Arch. f. exper. Path. **98**, 238 (1923). (b) Experimentelle Grundlagen der Entgiftungstherapien. Med. Klin. **1927**, 50, 1882. — HEUBNER: (a) Über Vergiftung der Blutcapillaren. Arch. f. exper. Path. **56** (1907). (b) Über die Wirkung von intravenösen Infusionen mit Aurum-Kalium cyanatum. Bemerkungen zur Arbeit von C. BRUCK und A. GLÜCK. Münch. med. Wschr. **1913**, Nr 7, 357. (c) Über Phosphorgehalt tierischer Organe nach verschiedener Fütterung. Arch. f. exper. Path. **78**, 24 (1915). (d) Nachr. Ges. Wiss. Göttingen **1922**. (e) Zur Pharmakologie der Reizstoffe. Klin. Wschr. **1923**, Nr 43, 2037. (f) Menthol als Beispiel eines erregenden Giftes. Arch. f. exper. Path. **96** (1923). (g) Über pharmakodynamische Hautreaktionen. Klin. Wschr. **1923**, 44. (h) Weitere Untersuchungen über die Calciumwirkung. Arch. f. exper. Path. **96** (1923). (i) Über die Wirkung des Goldes und anderer Metalle. Beitr. Klin. Tbk. **59** (1924). (k) Zur Pharmakologie der Reizstoffe.

Arch. f. exper. Path. **107** (1927). (l) Chemie und Pharmakologie des Schwefels. Zbl. Hautkrkh. **20** (1926). (m) Schwefel. Handbuch der experimentellen Pharmakologie von HEFFTER-HEUBNER. Bd. 3. I. Hälfte. Berlin: Julius Springer 1927. — HEUBNER u. MEYER-BISCH: Über den Einfluß von Schwefelinjektionen auf den Gelenkknorpel. Biochem. Z. **122**, 128 (1921). — HEUCK: Jodbehandlung der Syphilis. Handbuch der Haut- und Geschlechtskrankheiten von JADASSOHN. Bd. 18. Berlin: Julius Springer 1928. — HEUSS: Die Reaktion des Schweißes beim gesunden Menschen. Mh. Dermat. **14** (1892). — HEYER: Symmetrische Gangrän beider Füße bei febrilem Abort und gleichzeitiger Gynergendarreichung. Zbl. Gynäk. **27**, 1718 (1927). — HIDAKA, SEIICHI: Erfahrungen über die intravenöse Bromtherapie. J. orient. Med. **4** (1926). — HIJMANS VAN DEN BERGH u. ENGELKES: Über die autotoxische intraglobuläre Sulfhämoglobinämie. Klin. Wschr. **1922**, Nr 39, 1930. — HILDEBRANDT: Über die Wirkung des Thyrotoxins und kleinster Joddosen auf den Stoffwechsel. Arch. f. exper. Path. **96**, 292 (1922). — HIRSCHFELD: Über die Wundbehandlung mit Pankreas-Enzym-Präparaten. Klin. Wschr. **1923**, 29. — HLASIWETZ u. BARTH: Zit. nach EHRMANN: Resorcin in der Dermatotherapie. — HODARA: (a) Histologische Untersuchungen über die Einwirkung der Salicylsäure auf die gesunde Haut. Mh. Dermat. **23** (1896). (b) Histologische Untersuchungen über die Wirkung des Chrysarobins. Mh. Dermat. **30** (1900). — HODARA u. BEHDJEL: (a) Experimentelle histologische Untersuchungen über die Wirkung des Sublimats auf die normale Haut. Dermat. Wschr. **1921**, 73. (b) Ein Fall von knötchenförmigem, pustulösem, ekthymatösem, wucherndem Jodausschlag oder Jododerma toxicum. Dermat. Wschr. **1922**, Nr 29, 730. — HÖBER: Lehrbuch der Physiologie des Menschen. 4. Aufl. Berlin: Julius Springer 1928. — HÖGLER u. UEBERRACK: Über den Wasserstoffwechsel nach Schwitzen. Wien. Arch. inn. Med. **13** (1927). — HÖGYES: Anmerkungen über die physiologische Wirkung des Jodoforms und über seine Umwandlung im Organismus. Arch. f. exper. Path. **10**, 228 (1879). — HOFF u. WERNER: Untersuchungen über den Mechanismus der Diuresehemmung durch Pituitrin. Arch. f. exper. Path. **125**, 140 (1927). — HOFFER: Berl. klin. Wschr. **1882**, 857. — HOFFMANN: Sulfur in proteins. J. of biol. Chem. **65** (1925). — HOFFMANN, E.: Zur Behandlung der Salvarsandermatitis. Dermat. Z. **39** (1923). — HOFFMANN, H.: Pemphigus vulgaris. Zbl. Hautkrkh. **26**, 803 (1928). — HOFFMANN, K. F.: Ein Beitrag zur Kasuistik des Pyrogallolerythems. Zbl. Dermat. **13** (1910). — HOFFMANN, R.: Zur Pharmakologie des vegetativen Nervensystems. Wien. Arch. klin. Med. **5** (1923). — HOFFMANN, R. u. H. v. PLANNER: Über pharmako-dynamische Hautreaktionen. 4. Kongr. dtsch. dermat. Ges. Dresden **1925**. Zbl. Hautkrkh. **18** (1926). — HOFMANN: Zit. nach ROTHMAN und SCHAAF. — HOFMEISTER: (a) Über den schweißmindernden Bestandteil des Lärchenschwamms. Arch. f. exper. Path. **25**, 189 (1888). (b) Zit. nach E. FREUND. — HOGBEN u. WINTON: Zit. nach TRENDELENBURG. — HOLLÄNDER: (a) Zur Behandlung der Psoriasis vulgaris mit intravenösen Natrium salicylicum-Injektionen bei gleichzeitiger Salbenapplikation. Dermat. Wschr. **1923**, Nr 45/46, 1325. (b) Indikationen für die chronische Suprareninbehandlung. Dtsch. med. Wschr. **1925**, 11. — HOLLER u. SINGER: Jodspeicherung im erkrankten Organismus. Biochem. Z. **139** (1923). — HOLLÓ u. ST. WEISS: Über die Beeinflußbarkeit der Wasserstoffzahl des menschlichen Blutes. Klin. Wschr. **1928**, 2154. — HOLMES: A case of virilism associated with a suprarenal tumour. Quart. J. Med. **18** (1925). — HOPKINS: (a) Biochemic. J. **15** (1921). (b) Biochemic. J. **19** (1925). — HORBACZEWSKI: Experimentelle Beiträge zur Kenntnis der Ätiologie der Pellagra. Österr. San.wes. **1910**, 345 (Beilage zu Nr. 31). — HORNUNG: Das Verhalten der intracutanen Normosalquaddel bei Schwangeren. Z. Geburtsh. **92** (1927). — HORTON u. BROWN: Systemic histamine-like reactions in allergy due to cold. Amer. J. med. **178**, 191 (1929). — HOTZ: Zur operativen Behandlung des Basedow. Dtsch. med. Wschr. **1926**, 604, 15. — HUCHARD: Zit. nach PÖHLMANN. — HUDELO u. KOURILSKY: L'hyperglycémie dans les dermatoses. Presse méd. **34**, 1041 (1926). — HÜBNER: Die Indikationen der kombinierten externen und intravenösen Psoriasisbehandlung. Dtsch. med. Wschr. **122**, 2. — HÜBSCHMANN: (a) Bromoderma und Kalktherapie. Česká Dermat. **2** (1921). (b) Ein weiterer Beitrag zur intravenösen Bromtherapie. Dermat. Wschr. **1925**, 80. — HUECK: Cholesterin-Stoffwechsel. Verh. dtsch. path. Ges. Würzburg **1925**. — HUECK u. WACKER: Über die Beziehung des Cholesterins zum intermediären Fettstoffwechsel. Biochem. Z. **100**, 84 (1919). — HUERRE: Acide chrysophanique et chrysarobine. Ann. de Dermat. **10** (1929). — v. D. HÜTTEN: Dermat. Wschr. **82**, 98 (1926). — HUNTER: A severe and extensiv burn treated with solution of tannic acid. Canad. med. Assoc. J. **17** (1927). — HUTTON: The tannic acid. treatement of burns. Glasgow med. J. **112** (1929).

IGERSHEIMER: Über Schädigungen des Auges durch Chrysarobin. Klin. Mbl. Augenheilk. **50** (1912). — IHLE: (a) Beitrag zur Behandlung der Hautkrankheiten mit Resorcin. Mh. Dermat. **1885**, 421. (b) Cignolin. Dermat. Wschr. **1917**, 7. — IKEUCHI: Beiträge zur Biochemie der Haut. J. orient. Med. **1** (1927). — IMJANITOFF: Zit. nach MEYER-GOTTLIEB. — INOUYE: Kochsalzretention beim Pemphigus. Jap. J. of Dermat. **27** (1927). — INSABATO: Sindromi extrapirmadili da tallio. Riforma med. **43** (1927). — IRISAWA: Über die Funktion des vegetativen Nervensystems bei Alopecia areata. Jap. J. of Dermat. **27** (1927). — Isenschmid: Über das durch Naphthylaminderivate erzeugte Fieber. Wiss. Ver. städt. Krk.haus Frankfurt a. M., 30. Juni 1914. Münch. med. Wschr. **1914**, Nr 31, 1756. — Isenschmid u. Krehl: Über den Einfluß des Hirns auf die Wärmeregulation. Arch. f. exper. Path. **70**, 109 (1912). — Isenschmid u. W. Schnitzler: Beitrag zur Lokalisation des der Wärmeregulation vorstehenden Zentralapparates im Zwischenhirn. Arch. f. exper. Path. **76**, 202 (1914). — Issekutz u. Vegh: Über Arsengewöhnung. Arch. f. exper. Path. **114**, 206 (1926). — Itzig: Pemphigus. Zbl. Hautkrkh. **25** (1928).

Jacobj: Untersuchungen über die Formaldehyd-Gangrän. Arch. f. exper. Path. **98**, 55 (1923) u. **102**, 93—138 (1924). — Jacobsen: Ekzemheilung durch Vigantol. Dtsch. med. Wschr. **1929**, 748. — Jacobsohn u. Joseph: Untersuchungen über die Wasserstoffionenkonzentration des Harns bei Dermatosen. Med. Klin. **1925**, Nr 47, 1771. — Jacoby u. Bondi: Über die Verteilung der Salicylsäure bei normalen und infizierten Tieren. Beitr. chem. Physiol. u. Path. **7**, 514 (1906). — Jacquet: (a) La pratique dermatologique. Tome 4. Paris 1904. (b) Pelade d'origine dentaire. Ann. de Dermat. **1920**, 97. — Jadassohn: (a) Verh. dtsch. dermat. Ges. Graz **1895**. (b) Verh. dtsch. dermat. Ges. 5. Kongr. **1896**. (c) Über Ekzemtherapie. Praxis **1896**, 4. (d) Dermatotherapie. Notizen. Z. prakt. Ärzte **1897**, 7 u. 8. (e) Über Pyodermien. Slg Abh. Dermat. **1912**. (f) Grundriß der Hautkrankheiten von Darier. Berlin: Julius Springer 1913. (g) Dermatitis herpetiformis mit Jodkalireaktion. Zbl. Hautkrkh. **11**, 282 (1924). (h) Zur Behandlung juckender Hautkrankheiten. Fortschr. Ther. **1** (1925). (i) Zit. nach Paul Unna. (k) Zit. nach Spitzer. — Jaeckle: Über die Zusammensetzung des menschlichen Fettes. Hoppe-Seylers Z. **36**, 53 (1902). — Jaffé: (a) Cholesterinstoffwechsel und Haarwuchs. Klin. Wschr. **1926**, 12. (b) Cholesterinstoffwechsel und Haarwuchs. Klin. Wschr. **1928**, 13. — Jaja: Auroterapia della tuberculosi cutanea. Giorn. ital. Dermat. **69** (1928). — Jambon: Traitement des eczémas par le coaltar. Ann. de Dermat. **1909**. — Jansen u. Karbaum: Zur Frage der Regulation des Säure-Basengleichgewichtes beim normalen Menschen. Dtsch. Arch. klin. Med. **53**, 65 u. 84 (1926). — Jansion u. Marceron: Le „coup de lumière" acridinique. Bull. Soc. franç. Dermat. **7** (1925). — Januschke: Z. exper. Med. 8. — Jeanselme: Zit. nach Pöhlmann. — Jersild: Natriumthiosulfat bei Sanocrysindermatitis. Zbl. Hautkrkh. **24** (1927). — Jesionek: (a) Biologie der gesunden und kranken Haut. Leipzig: F. C. W. Vogel 1916. (b) Zur Diätbehandlung der Hauttuberkulose. Münch. med. Wschr. **1929**, 21 Nr, 867. — Jessner: (a) Zur experimentellen Prüfung von Haarwuchsmitteln. Klin. Wschr. **1924**, 38. (b) Die Pyodermien und ihre Behandlung. Klin. Wschr. **1927**, 30—31. — Jetzler: (a) Versuche über Jodbindung. 1. Mitt. Jodbindung an aromatische Körper. Z. exper. Med. **46**, 486 (1925). (b) Versuche über Jodbindung. 2. Mitt. Jodadsorption und ihre Beeinflussung durch das Ionenmilieu. Z. exper. Med. **50**, 714 (1926). — Joachimoglu: (a) Die Ausscheidung der arsenigen Säure. Arch. f. exper. Path. **80** (1916). (b) Die Ausscheidung der arsenigen Säure und Arsensäure. Biochem. Z. **1925**. (c) Einfluß der Wasserstoffionenkonzentration auf die antiseptische Wirkung des Sublimats. Arch. f. exper. Path. **96** (1928). — Joachimoglu u. Hellenbrand: Über die antiseptische Wirkung des Sublimats in Lösungsmitteln verschiedener Dielektrizitätskonstanten. Arch. f. exper. Path. **105** (1905). — Joannović: Reizgeschwülste. Klin. Wschr. **1923**, 51. — Joannović u. E. P. Pick: Experimentelle Untersuchungen über die Bedeutung der Leber bei der Fettresorption unter normalen und pathologischen Verhältnissen. Wien. klin. Wschr. **1910**, Nr 16, 573. — Jonescu: Pharmakologische Untersuchungen über Tetrahydronaphthylamin. Arch. f. exper. Path. **60**, 345 (1909). — Jono: Über die chemische Zusammensetzung der menschlichen Epidermis. J. orient. Med. **5** (1926). — Jonscher: Behandlung des Lichen urticatus. Pedjatr. polska **3** (1923). — Jordan: Über Proteintherapie bei Haut- und venerischen Krankheiten. Russk. Vestn. Dermat. **1924**. – Joseph, M.: Über die Kunst, das Haar zu färben. Dtsch. med. Wschr. **1924**, 40. — Joseph, M. u. Kaufmann: Über die Verwendung des Sulfoforms in der Dermatologie. Ther. Mh. **27** (1913). — Joseph, W.: (a) Über die Behandlung der Dermatitis herpetiformis Duhring mit Heliobrom. Dermat. Wschr. **1924**, 78. (b) Der Einfluß des Cholesterinpräparates Trilysin auf den Haarausfall. Med. Klin. **1928**, 9. — Jourdanet: Contribution à l'étude du prurit. Ann. de Dermat. **5** (1924). — Jürgensen: Mikrobeobachtungen der Schweißsekretion. Dtsch. Arch. klin. Med. **155** (1927). — Jürgensmeyer: Ein Fall von Idiosynkrasie gegen Tannin. Dtsch. med. Wschr. **1894**, 411. — Jungmann, P. u. Erich Meyer: Experimen elle Untersuchungen über die Abhängigkeit der Nierenfunktion vom Nervensystem. Arch. f. exper. Path. **73**, 49 (1913). — Junkermann: Über konservative Furunkel- und Karbunkelbehandlung. Münch. med. Wschr. **1926**, 14. — Junkersdorf: (a) Beiträge zur Physiologie der Leber. I. Mitt. Das Verhalten der Leber im Hungerzustand. Pflügers Arch. **186**, 238 (1921). (b) Beiträge zur Physiologie der Leber. II. Mitt. Das Verhalten der Leber bei einseitiger Ernährung mit Eiweiß. Pflügers Arch. **186**, 254 (1921). — Junkersdorf u. R. Kühn: Untersuchungen über die Phlorizinglucosurie. V. Mitt. Die Wirkung des Phlorizin bei Ernährung mit kohlenhydratfreier, eiweißreicher Kost. Pflügers Arch. **208**, 604 (1925).

KABELIK: Thiosulfatbehandlung. Česká Dermat. 9 (1928). — KADISCH u. RITTER: Über die Wirkung von Strontium und Brom auf Hauterkrankungen. Ther. Gegenw. 1 (1927). — KÄMMERER u. DORRER: Kurze Mitteilung über die Wirkung des Ephedrin Merck auf Asthmakranke. Münch. med. Wschr. **1926**, Nr 42, 1739. — KAEWEL: Zur Calciumtherapie. Z. klin. Med. **100** (1924). — KAHLENBERG: On the passage of boric acid through the skin by osmosis. J. of biol. Chem. **62** (1924). — KAHN: Zit. nach METZNER. — KAIZUMI: (a) Experimenteller Beitrag zur Wirkung des Krysolgans auf den Tuberkelbacillus. Wien. klin. Wschr. **1924**, 46. (b) Die Heilwirkung des Krysolgans im Experiment. Z. Tbk. **41** (1924). — KALK: (a) Zur Frage der Existenz einer histaminähnlichen Substanz beim Zustandekommen des Dermographismus. Klin. Wschr. **1929**, Nr 8, 64. (b) Ein Beitrag zum Zusammenhang zwischen Wundheilung und Säurebasengleichgewicht. Klin. Wschr. **1929**, Nr 23, 1074. — KAMM, ALDRICH, GROTE, ROWE, BUGBEE: J. amer. chem. Soc. **50**, 2, 573 (1928). — KANTOR: Intramuskuläre Schwefelinjektion. Zbl. Hautkrkh. **11** (1924). — KAPLANSKY u. SOLOWEITSCHIK: Über die Wirkung ultravioletter und Röntgenstrahlen auf die aktuelle Reaktion der Haut. Z. exper. Med. **55**, 111 (927). — KAPOSI: Pathologie und Therapie der Hautkrankheiten. 4. Aufl. Wien-Leipzig: Urban & Schwarzenberg 1893. — KAPP: Über lokale Therapie der Alopecia seborrhoica mit Keratin, insbesondere mit Eigenkeratin auf iontophoretischem Wege. Dtsch. med. Wschr. **1921**, 11. — KAPS: Kriminelle tödliche subakute Thalliumvergiftung. Wien. klin. Wschr. **1927**, Nr 30, 967. — KARPLUS u. KREIDL: (a) Gehirn und Sympathicus. Pflügers Arch. **129** (1909). (b) Gehirn und Sympathicus. Pflügers Arch. **135** (1910). (c) Gehirn und Sympathicus. Pflügers Arch. **143** (1912). — KARTAMISCHEW: (a) Über die Ödembereitschaft bei Pemphigus vulgaris. Arch. f. Dermat. **143** (1923). (b) Zur Frühdiagnose und Wesen des Pemphigus. Arch. f. Dermat. **146** (1924). (c) Untersuchungen über den Leukocytensturz nach Intracutaninjektionen bei Dermatosen. Arch. f. Dermat. **146**, 63 (1924). (d) Pathologische Veränderungen im Stoffwechsel beim Pemphigus. Russk. Vestn. Dermat. **3** (1925). — KARTAMIŠEV: NaCl- und H_2O-Wechsel bei Pemphigus. Diss. Kiew 1928. — KASE KYOJI: Zur physiologischen Wirkung der Salicylsäurederivate. Biochem. Z. **205** (1929). — KAST: Über die Schicksale einiger organischer Chlorverbindungen im Organismus. Z. physiol. Chem. **11**, 277 (1887). — KATZ: (a) Über die Behandlung des Schweißes der Phthisiker. Ther. Gegenw. **2** (1923). (b) Über die Behandlung von Hautkrankheiten mit Pankreasdispert. Dtsch. med. Wschr. **1925**, 10. — KAUF u. ŽAK: Störungen des Wasserhaushaltes. Wien. klin. Wschr. **1927**, 45. — KAUFMANN: Zur dermatotherapeutischen Verwendung des Sulfoforms in Ätherlösung. Dermat. Wschr. **86** (1928). — KAWAMURA: Die Cholesterinverfettung. Jena: Gustav Fischer 1911. — KAYE: Observations on the behaviour of a substance giving the nitroprusside reaction in skin and in hair. Biochemic. J. **18** (1924). — KEESER: Untersuchungen über die Ursache der antiseptischen Wirkung der Mercurisalze. Arch. f. exper. Path. **113** (1926). — KEESER, E. u. J. KEESER: Zur Frage der Arsengewöhnung. Arch. f. exper. Path. **109** (1925). — KEIL: Zit. nach KOBERT. — KELLOG: Über Resorcin in der Dermatotherapie. Histologische Untersuchungen der Einwirkung desselben auf die gesunde Haut. Mh. Dermat. **24**, 233 (1897). — KENDALL: Isolation of the iodine compound which occurs in the thyroid. J. of biol. Chem. **39**, 125 (1919). — KENDALL u. LUCHSINGER: Zur Innervation der Gefäße. Pflügers Arch. **13**, 197 (1876). — KENDALL u. RICHARDSON: Bestimmungen von Jod im Blut und tierischen Gewebe. J. of biol. Chem. **43**, 149 u. 161 (1920). KERL: (a) Schädigungen durch Salvarsan. Handbuch der Haut- und Geschlechtskrankheiten von JADASSOHN. Bd. 18. Berlin: Julius Springer 1928. (b) Kongenitale Lipoidose. Wien. dermat. Ges., 25. Okt. 1928. Zbl. Hautkrkh. **30**, 307 (1929). — KERL u. URBACH: Über eine familiäre lokale Lipoidose der Haut und der Schleimhaut. 90. Verslg dtsch. Naturforsch. Hamburg **1928**. Ref. Zbl. Hautkrkh. **28**, 404 (1929). — KERTI: Veränderungen im roten Blutbild durch Salicylsäurepräparate. Wien. klin. Wschr. **1929**, Nr 51, 1630. — KESTEN: Treatment of urticaria with ephedrine. Arch. of Dermat. **16** (1927). — KIESS: Salicylsäurevergiftung nach cutaner Applikation. Ther. Mh. **1921**, 433. — KILLIAN: Untersuchungen über die Wirkung von Adrenalin, Hypophysenextrakt und Histamin auf den Blutstrom in den kleinsten Gefäßen der Froschzunge. Arch. f. exper. Path. **108** (1925). — KIONKA: Über medizinische Seifen. Arch. f. Dermat. **143** (1923). — KIRSCH: Funktionsstörungen des Blut- und Lymphgefäßsystems der Haut als Folge des Scharlachexanthems. Beziehungen derselben zur Scharlachnephritis -und Hautwassersucht. Z. Kinderheilk. **4**, 97 (1912). — KISLITSCHENKO: Über einen tödlich verlaufenden Fall von Pyrogallolvergiftung. Med. Klin. **1926**, 35. — KISSMEYER: Teermelanose. Arch. f. Dermat. **140** (1922). — KITAHARI: A clinical report of Genkawa. Jap. J. of Dermat. **24** (1924). — KITTSTEINER: (a) Weitere Beiträge zur Physiologie der Schweißdrüsen. Arch. f. Hyg. **78** (1913). (b) Physiologische Chemie des Schweißes. Dermat. Wschr. **1916**. — KLAAR: (a) Über die axillaren Knäueldrüsen der Affen. Arch. f. Anat. **72** (1924). (b) Zur Kenntnis des weiblichen Axillarorgans des Menschen. Wien. klin. Wschr. **1926**, 5. — KLAUDER u. BROWN: Experimental studies in eczema. I. Study of the sensibility of the skin of rabbits to chemical irritants under experimentally induced conditions. Arch. of Dermat. **11**, 283 (1925). — KLAUS:

Zur Frage des Menotoxins. Biochem. Z. **163**, 41 (1925). — Kleinmann: (a) Erfahrungen mit Thalliumacetat. Dermat. Wschr. **84** (1927). (b) Über die Bedingungen der Kalkablagerung in tierischen Geweben. Biochem. Z. **196** (1928). — Klepper: Jodkaliüberempfindlichkeit bei Dermatitis herpetiformis Duhring. Arch. f. Dermat. **153** (1927). — Klewitz: Encephalitis haemorrhagica nach Altsalvarsan. Med. Klin. **1918**, 26. — Kliment: Čas. lék. česk. **1925**, 1417. Zit. nach Adlersberg u. Porges. — Klingmüller: (a) Über die Behandlung von Entzündungen und Eiterungen mit Terpentinöleinspritzung. Dtsch. med. Wschr. **1917**, 41. (b) Die Behandlung von Entzündungen und Eiterung mit Terpentinöleinspritzung. Münch. med. Wschr. **1918**, 33. (c) Saure Bäder. Dermat. Z. **25**, 9 (1918). — Klinkert: Über die Bedeutung des Hautjuckens als Anfangssymptom des allergischen Shocks. Dtsch. med. Wschr. **123**, Nr 24, 787. — Klose: (a) Zur Kenntnis der Körperzusammensetzung bei Ernährungsstörungen. Jb. Kinderheilk. **80**, 154 (1914). (b) Zur Kenntnis der Körperzusammensetzung bei Ernährungsstörungen. II. Mitt. Der Chemismus der Haut bei Ernährungsstörungen. Jb. Kinderheilk. **91**, 157 (1920). — Knoepfelmacher: Untersuchungen über das Fett im Säuglingsalter und über das Fettsklerem. Jb. Kinderheilk. **45**, 177 (1897). — Knoepfelmacher u. Lehndorff: Das Hautfett im Säuglingsalter. Z. exper. Path. **2**, 133 (1906). — Kobayashi: On the relation between pemphigus and the secretion of salt. Jap. J. of Dermat. **25** (1925). — Kobert: (a) Lehrbuch der Intoxikationen. Stuttgart 1906. (b) Lehrbuch der Pharmakotherapie. 2. Aufl. Stuttgart 1908. (c) Ber. dtsch. pharmaz. Ges. **24** (1914) u. Abderhaldens Handbuch der biochemischen Arbeitsmethoden. Bd. 9. Berlin-Wien: Urban & Schwarzenberg 1919. — Koch, R.: Zit. nach E. Rost: Borsäure. Heffters Handbuch der Pharmakologie. Bd. 3, 1. Hälfte, S. 440. Berlin: Julius Springer 1927. — Kochmann u. Hurtz: Über die lokalanästhetische Wirkung der Opiumalkaloide. Arch. f. exper. Path. **96** (1923). — Kölliker: Dtsch. tierärztl. Wschr. **167** (1901). Zit. nach E. Merck. — Kölsch: (a) Über Hautschädigungen durch Teer- und Naphthaabkömmlinge. Zbl. Gewerbehyg. **1919**. (b) Gewerbliche Krankheiten durch Teerabkömmlinge. In Oppenheim-Rille-Ullmann: Die Schädigungen der Haut durch Beruf und gewerbliche Arbeit. Bd. 2. Leipzig: Voß & Co. 1925. — Königsfeld u. Zierl: Klinische Untersuchungen über das Auftreten der Cutis anserina. Dtsch. Arch. klin. Med. **106**, 442 (1912). — Koenigstein: Reaktionsunterschiede zwischen gefärbter und ungefärbter Haut. Arch. f. exper. Path. **97**, 262 (1923). — Koenigstein: (a) Über die Notwendigkeit, die Haut in die Stoffwechseluntersuchungen mit einzubeziehen. 88. Verslg Ges. dtsch. Naturforsch. Innsbruck **1924**. Zbl. Hautkrkh. **14** (1924). (b) Über Amyloidose der Haut. Arch. f. Dermat. **148**, 330 (1925). (c) Über das Verhalten der Haut in chemischer und physiologischer Beziehung nach experimenteller Entfernung der Schilddrüse. 14. Kongr. dtsch. dermat. Ges. Dresden **1925**. Ref. Zbl. Hautkrkh. **18** (1926). (d) Wasserverschiebungen in der Haut unter physiologischen und pathologischen Bedingungen. Ges. Ärzte, 25. Juni 1926. Wien. klin. Wschr. **1926**, Nr 27, 799. (e) Über Wasserverschiebung in der Haut unter physiologischen und pathologischen Bedingungen. Arch. f. Dermat. **154**, 352 (1928). — Koenigstein, Goldberg u. Rappaport: Über die angeblichen Störungen des Inselorgans bei Psoriasis vulgaris. Sitzg Ges. Ärzte Wien, 17. Jan. 1930. Wien. klin. Wschr. **1930**, Nr 4, 125. — Koenigstein u. Urbach: Ein pemphigusartiger Ausschlag bei Urämie, zugleich eine Studie über die RN- und NaCl-Verteilung mit Berücksichtigung der Haut. Wien. klin. Wschr. **1924**, Nr 16, 391. — Köszeg: Über Verteilung der Fette im Organismus. Ein Beitrag zur Pharmakologie wasserunlöslicher Arzneimittel. Arch. f. exper. Path. **101**, 305 (1924). — Kofler, L.: Die Saponine. Wien: Julius Springer 1927. — Kofler, L. u. A. Perutz: Über Liquor cadini detergens. Med. Klin. **1924**, 39. — Kofler, L. u. Schrutka: Vergleichende Untersuchungen über die Toxizität der Saponine und die Entgiftung durch Cholesterin. Biochem. Z. **159**, 327 (1925). Kogerer: Pharmakodynamische Untersuchungen an der lebenden Haut. Z. exper. Med. **38** (1923). — Kohn-Kaposi: Über den innerlichen Gebrauch der Carbolsäure gegen Hautkrankheiten. Arch. f. Dermat. **2** (1869). — Kolbe: Zit. nach Fränkel: Arzneimittelsynthese. — Kolle, Ritz u. Schlossberger: Arb. Inst. exper. Ther. u. Georg-Speyer-Haus **7** (1919). — Kollert: Über die diuretische Wirkung des Novasurols. Ther. Gegenw. **1920**, 10, 340. — Kolm u. E. P. Pick: (a) Über Änderung der Adrenalinwirkung nach Erregung der vagalen Endapparate. Pflügers Arch. **184**, 79 (1920). (b) Über Bedeutung des Kalium für die Selbststeuerung des Herzens. Pflügers Arch. **185**, 235 (1920). (c) Über die Bedeutung des Calciums für die Erregbarkeit der sympathischen Herznervenendigungen. Pflügers Arch. **189**, 137 (1921). d) Über inverse Herzwirkungen parasympathischer Gifte. Pflügers Arch. **190**, 108 (1921). — Kolthoff: (a) Der Gebrauch der Farbindicatoren. 3. Aufl. Berlin: Julius Springer 1926. b) Über die Anwendung von Mischindicatoren in der Acidimetrie und Alkalimetrie. Biochem. Z. **189**, 26 (1927). — Konrich u. Scheller: Über den Einfluß von Röntgenstrahlen auf Cholesteringehalt, Wasserstoffionenkonzentration, Gefrierpunktserniedrigung und Oberflächenspannung des Blutes. Strahlenther. **18**, 263 (1924). — Koppe: Zit. nach Meyer u. Gottlieb: Experimentelle Pharmakologie. — Kopytowski: a) Beitrag zur Kenntnis der Veränderungen der gesunden Haut durch Pyrogalloleinwirkung.

Arch. f. Dermat. **95**, 57 (1909). (b) Beitrag zu den pathologischen Veränderungen der gesunden Haut nach Schwefelwirkung. Arch. f. Dermat. **114** (1913). (c) Ein Beitrag zu den pathologisch-anatomischen Veränderungen der Haut unter der Einwirkung von Formalin. Przegl. dermat. (poln.) **20**, 154 (1925). Ref. Zbl. Hautkrkh. **20**, 166 (1926). (d) Sulfoform. Dermat. Zbl. **47**. — KORKISCH: Die Wasserstoffionenkonzentration im Pferdeschweiß. Pflügers Arch. **213** (1926). — KORNMANN u. SMEREČINSKY: Die Behandlung der Verbrennungen nach DAVIDSON. Odessky med. Z. **4** (1929). — KOSMADIS u. DOBROTVORSKAJA: Über die Behandlung der Psoriasis mit intravenösen Injektionen von Natrium salicylicum. Med. Mysl' (russ.) **3**, 48 (1926). Ref. Zbl. Hautkrkh. **23**, 769 (1927). — KOWALZIG: Erfahrungen mit Kamillosan. Münch. med. Wschr. **1922**, 2. — KRAHÉ: Zur Theorie der Desinfektionswirkung der Hg-Salze. Arch. f. exper. Path. **111** (1926). — KRAKOW: Über die funktionellen Veränderungen des Gefäßsystems der Tiere und des Menschen bei verschiedenen pathologischen Zuständen. Klin. Wschr. **1924**, Nr 9, 368. — KRASSO: Über Salicylsäurevergiftung. Wien. klin. Wschr. **1929**, Nr 50, 1594. — KRAUSE: Zit. nach ROTHMAN-SCHAAF: Chemie der Haut. — KRECKE: Die Behandlung des Paronychismus mit grauer Salbe. Münch. med. Wschr. **1927**, 2. — KREHL: Zur Kenntnis des Digitalisgebrauches und des Wasserwechsels. Dtsch. Arch. klin. Med. **128**, 165 (1929). — KREIBICH: (a) Die Angioneurosen und die hämatogenen Hautentzündungen. Arch. f. Dermat. **95** (1909). (b) Weiterer Beitrag zur abnormen Hautempfindlichkeit. Arch. f. Dermat. **108**, 41 (1911). (c) Die Lokalisation. Arch. f. Dermat. **146** (1924). (d) Zit. nach HABERMANN: Über Ursachen und Behandlung des Haarausfalls. Dtsch. med. Wschr. **1928**, 37. — KREIDL: (a) Die Resorptionstätigkeit der Haut. MRAČEKS Handbuch der Hautkrankheiten. Bd. 1, S. 167. Wien: Alfred Hölder 1902. (b) Physiologie der Haut. In MRAČEKS Handbuch der Hautkrankheiten. Wien: Alfred Hölder 1902. — KREITMAIR: Über einen synthetischen Körper mit der Wirkung des natürlichen Ephedrins. Münch. med. Wschr. **1927**, 5. — KREITMAIR u. HINTZELMANN: Versuch mit aktiviertem Ergosterin. Arch. f. exper. Path. **137** (1928). — KREITMAIR u. MOLL: Hypervitaminose durch große Dosen Vitamin-D. Münch. med. Wschr. **1928**, Nr 15, 637. — KREYBERG: On local alteration of the blood-vessels of tair painted. Brit. J. exper. Path. **8** (1927). — KRICHEL: Haarausfall und Cholesterin. Dtsch. med. Wschr. **1929**, 275. — KRISTIĆ: Pemphigus foliaceus; Untersuchungen über die Kochsalzausscheidung beim Pemphigus. Arch. f. Dermat. **152** (1926). — KRITSCHEWSKY u. POPOV: Über die Therapie der Hauttuberkulose mit intravenösen Injektionen hypertonischer Lösungen von Calcium chloric. Russk. Dermat. **3** (1925). — KROGH: (a) The rate of diffusion of gases through animal tissues. J. of Physiol. **52** (1919). (b) Anatomie und Physiologie der Capillaren. Übersetzt von EBBECKE. Berlin: Julius Springer 1924. — KRONER: Über den Juckreiz. Klin. Wschr. **1924**, Nr 9, 351. — KRONFELD: Über den Zellteilungsrhythmus und seine Regelung. Arch. Entw.mechan. **50** (1922). — KROSZ: Zit. nach BÜRGI. — KRÜGER: Spektralanalytische Untersuchungen von Haarfarben. Wiss. Arch. Landw. **1**, 52 (1929). — KRZYSZTALOWICZ: Ein Fall von Pityriasis lichenoides chronica. Arch. f. Dermat. **124** (1917). — KÜBLER: Über die Angewöhnung an Arsenik. Arch. f. exper. Path. **98**, 185 (1923). — KÜHNE u. EWALD: Verh. naturhist. Ver. Heidelberg **1** (1877). — KÜLBS: Studien über die Wirkung des Nebennierenextraktes. Arch. f. exper. Path. **53**, 140 (1905). — KÜLZ: Über einige gepaarte Glykuronsäuren. Z. Biol. **27**, 247 (1890). — KUHN: Zur Behandlung der Lungentuberkulose mit Kieselsäure. Münch. med. Wschr. **1918**, 52. — KUHN u. REESE: Sodium thiosulphat in treatment of Metallic Intoxication. J. amer. med. Assoc. **85** (1925). — KULKA: Magnesiumhypochlorit (Magnol) und seine Anwendung in der Praxis an Stelle der CURUL-DAKINschen Lösung. Wien. med. Wschr. **1924**, Nr 30, 1581. — KUNDE: Edema. I. Correlation of elastometer findings, disappearance time for intradermally injected salt solution, urinalysis and nitrogen retention of the blood in edema. Arch. int. Med. **38**, 57 (1926). — KUNKEL: Zit. nach BÜRGI. KURTENACKER u. BITTNER: Z. anorg. u. allg. Chem. **142** (1925). — KUZNITZKY: Experimentelle und klinische Beiträge zur Frage der Hauttalgsekretion. Arch. f. Dermat. **114**, 691 (1913). — KWIATKOWSKI: Die Anwendung von Calciumchlorid bei Hautleiden. Przegl. dermat. (poln.) **20** (1925). — KYRLE: (a) Beitrag zur Kenntnis der Resorcinvergiftung bei äußerer Applikation des Mittels. Dermat. Z. **22**, 506 (1915). (b) Über die Quellung der Handteller- und Fußsohlenhaut im Dauerbad nebst einem Vorschlag zur Hintanhaltung derselben. Wien. med. Wschr. **1916**, Nr 28, 1062. — KYRLE u. H. v. PLANNER: Klinische Erfahrungen mit dem BENKÖschen Jodpräparat. Wien. klin. Wschr. **1921**, 10.

LAIGNEL-LAVASTINE: Femmes à barbe et endocrino-psychiatrie. Paris méd. **1921**, 11. — LAMPE: Beitrag zur Gefäßwirkung des Cholacyls. Arch. f. exper. Path. **123**, 50 (1927). — LAMPRONI: Il cloruro di calcio nella cura degli eczema. Riforma med. **39** (1923). — LANCASTER: Bromoderma treated with sodium chlorid. South. med. J. **22** (1929). — LANCHA FAL: Dermatitis durch Anwendung von Teer. Ecos españ. Dermat. **2** (1926). — LANDSBERG: Über die Behandlung torpider Wunden mit Insulin (bei Nichtdiabetikern). Verh. Kongr. Verdgskrankh. Wien **1925**, 393. — LANGE: (a) Ein seltener Fall von Idiosynkrasie gegen Tannin. Dtsch. med. Wschr. **1890**. (b) Novasurol als Diuretikum. Ther. Gegenw. **7**, 251

(1920). — LANGER: Über die chemische Zusammensetzung des Menschenfettes in verschiedenen Menschenaltern. Mh. Chem. 2, 382 (1881). — LANGLEY: Das autonome Nervensystem. I. Teil. Übersetzt von SCHILF. Berlin: Julius Springer 1922. — LANGLEY u. BENNET: Action of pilocarpin arecolin and adrenalin on sweating in the horse. J. of Physiol. 57 (1923). — LANZENBERG: Cas exceptionel d'intolérance à l'iode. Bull. Soc. franç. Dermat. 33 (1926). — LAPIÈRE: Ulcères rebelles de jambe traités par l'insuline. Ann. Soc. méd.-chir. Liège. 59, 95 (1926). — LAPINSKY: (a) Über den Mechanismus und die diagnostische Bedeutung der Dermographie am oberen Teil des Rückens und am hinteren Teil des Halses. Z. Neur. 22, 58 (1914). (b) Zur Frage der gefäßerweiternden Nervenmechanismen. Z. Neur. 106 (1926). — LAQUERRIÈRE: Note prélimin. sur l'électrolyse du thallium sur la peau. J. de Radiol. 7 (1923). — LASCH, W.: (a) Über Fettansatz im Säuglingsalter. Mschr. Kinderheilk. 24, 466 (1923). (b) Weiteres über Fettansatz im Säuglingsalter. Jb. Kinderheilk. 107, 223 (1923). — LASCH, FR. u. A. PERUTZ: Experimentelle Untersuchungen über die Ursache des Leukocytensturzes nach Intracutaninjektionen. Z. exper. Med. 48 (1926). — LASH: Intradermal salt solution test in normal and toxaemic pregnancies. Surg. etc. 43, 40 (1926). — LASSAR: (a) Über Salicylpasten. Mh. Dermat. 2 (1883). (b) Zit. nach JULIUSBERG: Leitfaden der Kosmetik für Ärzte. Berlin-Wien: Urban & Schwarzenberg 1922. — LATZEL: Über gefäßerweiternde Wirkung des Chinins. Wien. klin. Wschr. 1921, 3. — LAUBENHEIMER: Neur. Zbl. 1887. — LAWSON u. CATTANACH: Arsenic poisoning. J. amer. med. Assoc. 85 (1925). — LEAKE: The occurrence of citric acid in sweat. Amer. J. Physiol. 63 (1923). — LEATHES u. MEYER-WEDEL: J. of Physiol. 38 (1909). — LEBEDEFF: (a) Woraus bildet sich das Fett? Pflügers Arch. 31 (1883). (b) Über die intravenöse Infusion von Chinin bei einigen Hautkrankheiten. Ref. Zbl. Hautkrkh. 7 (1923). — LEBEDJEW: Ein neues Verfahren zur Ekzembehandlung. Dermat. Wschr. 1924, 35. — LEBERMANN: Hypophyse und Wasserdiurese. Z. exper. Med. 61, 228 (1928). — VAN LEERSUM: An explanation on the laxative action of white mustard seed. J. of Pharmacol. 8, 285 (1926). — LEHMANN: Was leistet die pharmakologische Prüfung in der Diagnostik der Störungen im vegetativen Nervensystem? Z. klin. Med. 81, 52 (1915). — LEHNER: (a) Ein Beitrag zur entzündungshemmenden Wirkung des Calcium. Klin. Wschr. 1925, 44. (b) Über Kälteurticaria. Klin. Wschr. 1929, 7. — LEHNER u. RAJKA: Nachweis der Jodempfindlichkeit bei der Dermatitis herpetiformis Duhring durch passive Übertragungsversuche. Dermat. Wschr. 2, 1545 (1929). — LEHNER, RAJKA u. TÖRÖK: Die hämoklasische Krise bei Überempfindlichkeitserkrankungen der Haut. Arch. f. Dermat. 153 (1927). — LEIGHEB: Ricerche sperimentali sul tallio. Giorn. ital. Mal. vener. Pelle 69 (1928). — LEITCH u. KENNAWAY: Experimental production of cancer. Brit. med. J. 1922, 3232. — LEITES: Studien über Fett- und Lipoidstoffwechsel. Biochem. Z. 184, 273 (1927). — LEISTIKOW: Therapie der Hautkrankheiten. Hamburg-Leipzig: Voß & Co. 1897. — LENNARTZ: Ekzebrolbehandlung in der Dermatologie. Münch. med. Wschr. 1926, 17. — LENZ: Untersuchungen über die pharmakologischen Elementarwirkungen in der Akridin- und Akridiniumgruppe. Z. exper. Med. 12 (1921). — LEO, v. CARNAP u. HESSE: Über die entzündungswidrige Wirkung der Kieselsäure. Arch. f. exper. Path. 96 (1923). — LEONHARDT: Untersuchungen über die sog. Quaddelzeit bei Kindern. Mschr. Kinderheilk. 39 (1928). — LÉOPOLD-LEVI u. ROTHSCHILD: Corps thyroids et système pileux. Rev. Hyg. et Méd. inf. 9 (1910). — LERCH, MARTIN: Enthaarungsversuche bei Impftieren. Dtsch. tierärztl. Wschr. 28 (1920). — LERICHE: Zit. nach GRUMACH. — LERICHE u. POLICARD: Etat des capillaires pendant l'ecritation du sympathique périarteriel chez l'homme. C. r. Soc. Biol. Paris 76 (1920). — LESCHINSKI: Pemphigus. Ref. Klin. Wschr. 1922, 12. — LESCHKE: Beiträge zur klinischen Pathologie des Zwischenhirns. I. Mitt.: Klinische und experimentelle Untersuchungen über Diabetes insipidus, seine Beziehungen zur Hypophyse und zum Zwischenhirn. Z. klin. Med. 87, 201 (1919). — LESLIE-ROBERTS: On the absorption of salicyl acids by the human skin. Brit. J. Dermat. 40 (1928). — LESSER: Über das Verhalten der Jodpräparate, speziell des Jodkaliums und Jodipins, im Organismus. Arch. f. Dermat. 64, 91 (1903). — LESZCZÝNSKI: (a) Über die Pemphigusbehandlung mit Chinininfusionen. Arch. f. Dermat. 114 (1913). (b) Prurigo mit Insulin behandelt. Zbl. Hautkrkh. 19, 610 (1926). — LESZCZÝNSKI u. BLATT: Pemphigusstudien mittels der Kochsalzquaddel. Arch. f. Dermat. 153 (1927). — LEUBE: Über subcutane Ernährung. Kongr. inn. Med. 13, 418 (1895). — LEUTERITZ: Weltwirtschaft und Statistik. In „Kosmetische Chemie“ von TRUTTWIN. — LEVA: Organuntersuchungen, sowie experimentelle Studien über anhydropische Chlorretention. Z. klin. Med. 82, 1 (1916). — LÉVAI: Insulin in der Wundbehandlung. Wien. klin. Wschr. 1930, Nr 12, 362. — LEVENE: (a) Zur Chemie der Mucine. Hoppe-Seylers Z. 31, 395 (1900). (b) Zur Chemie der Glukothionsäure. Hoppe-Seylers Z. 39, 1 (1903). — LEVI: Nota preventiva sull'uso del nitrito d'amile in dermatologia. Arch. ital. Dermat. 2 (1926). — LEVIDOV: Henna und ihre Anwendung bei Hautkranken. Venerol. (russ.) 6 (1926). — LEVIN u. OEHMANN: Über den Einfluß des Keratins auf die Haarbildung. Sv. Läkartidn. 22 (1925). — LEVINE u. LADD: Pernicious anemia. Bull. Hopkins Hosp. 32 (1921). — LEVY: Epilation durch Thalliumacetat. Nederl. Tijdschr. Geneesk. 71 (1927). — LEVY, MAX: Blutfülle der Haut und Schwitzen. Z. klin. Med. 21,

81 (1892). — LÉVY-FRANCKEL, DUCOURTIOUX und BRÊTILLON: L'insuline chez les glycémiques. Bull. Soc. franç. Dermat. **33**, 500 (1926). — LEVY-FRANCKEL u. JUSTER: La rôle du système endocrino-sympathique. Presse méd. **31** (1923). — LEWANDOWSKI: Stand und Aufgaben der allgemeinen Physiologie und Pathologie des sympathischen Systems. Z. Neur. **14**, 281 (1913). — LEWIN: (a) Die Nebenwirkungen der Arzneimittel. Berlin: August Hirschwald 1899. (b) Steinkohlenteerpech. Münch. med. Wschr. **1913**, 1529. (c) Zur Frage nach den Ursachen der Thalliumalopecie. Arch. f. Dermat. **154** (1928). (d) Zur Frage des Thallium acet. Arch. f. Dermat. **154** (1928). — LEWIN u. GUILLERY: Zit. nach FÜRST. — LEWIS: Reaction to stroking; urticaria factitia. Heart **11** (1924). — LEWIS, THOMAS: Die Blutgefäße der menschlichen Haut und ihr Verhalten gegen Reize. Autor. übersetzt von ERICH SCHILF. Berlin: S. Karger 1928. — LEWIS u. GRANT: Vascular reaction of the skin injury. II. The liberation of a histamin-like in injured skin. Heart **11** (1924). — LEWIS u. HARMER: Vascular reactions of the skin to injury. IX. Heart **14** (1927). — LICHTENSTEIN: Bedeutung der spezifischen Ernährung der Horngebilde durch Humagsolan. Med. Klin. **1925**, 26. — LIEBER: Die physikalisch-chemische Wirkung der Röntgenstrahlen im Organismus. Verh. dtsch. Röntgenges. **16**, 73 (1925). — LIER, VAN: Über die interfibrilläre Substanz der Lederhaut bei Säugetieren. Hoppe-Seylers Z. **61**, 177 (1909). — LIESEGANG: (a) Beiträge zu einer Kolloidchemie des Lebens. **1909**. (b) Untersuchungen zur Polychromie des Silbers. Z. Photogr. **14**, **343** (1915). — LIFSCHÜTZ: (a) Zur Prüfung des gereinigten Wollfettes. Med. Wschr. **1897**, Ther. Beil. **6**, **44**. (b) Die Oxydationsprodukte des Cholesterins in den tierischen Organen (Pfortader: Lebervene). Biochem. Z. **52**, 206 (1913). (c) Zur Ursache der Wasseraufnahmefähigkeit tierischer Fette, insbesondere des Wollfettes. Hoppe-Seylers Z. **114** (1921). — LIGHTBODY, HOWARD D. u. HOWARD B. LEWIS: (a) The relation of the protein and cystine content of the diet to the growth of the hair in the white rat. J. of biol. chem. 82, 485 (1929). (b) Dietary factors in relation to the chemical composition of the hair of the joung white rat. J. of biol. Chem. **82**, **663** (1929). — LINDSAY: Tannic acid treatment of burns. Canad. med. Assoc. J. **17** (1927). — LINSER: (a) Über den Hauttalg beim Gesunden und bei einigen Hauterkrankungen. Dtsch. Arch. klin. Med. **80**, 201 (1904). (b) Über einige mit Serum geheilte Fälle von Urticaria. Med. Klin. **1922**, 4, 136. (c) Über Haarwachstum beim Kaninchen. Zbl. Hautkrkh. **20** (1926). — LINSER, P.: (a) Über intravenöse Sublimatanwendung. Münch. med. Wschr. **1919**, **795**. (b) Die Behandlung der Krampfadern mit Sublimatinjektionen. Med. Klin. **1921**, 48. (c) Die Behandlung der Krampfadern. Ther. Gegenw. **1925**. (d) Die Behandlung der Varicen mit künstlicher Thrombosierung. Dermat. Z. **45** (1925). — LINSER u. KÄHLER: (a) Experimentelles zur Thalliumalopecie. Arch. f. Dermat. **155** (1928). (b) Cholesterinstoffwechsel und Haarwuchs. Klin. Wschr. **1928**, 3 u. 13. (c) Experimentelles zur Thalliumalopecie. Z. Hautkrkh. **1928**, 25. — LIPSCHÜTZ: (a) Experimentelle Erzeugung von Teercarcinom. Wien. dermat. Ges. 3. Nov. 1921. Wien. klin. Wschr. **1921**, 51. Zbl. Hautkrkh. **3** (1922). (b) Untersuchungen über die Entstehung des experimentellen Teerkrebses der Maus. Z. Krebsforschg **21** (1923). (c) Über das experimentelle Melanom der geteerten Maus. Dermat. Wschr. **1923**, **76**. (d) Die Hautveränderungen bei der experimentellen Erzeugung des Teercarcinoms. Arch. f. Dermat. **145** (1924). — LLORET: Generalisierte Erythrodermie und Stomatitis durch Sanocrysin. Actas dermosifiliogr. **19** (1927). — LOCATELLI: Zit. nach SCHEFFER. — LOCHBRUNNER: Über Magnocid. Dtsch. med. Wschr. **1926**, **47**. — LODE: Einfluß der Belichtung bei Fütterung mit Mais. Wiss. ärztl. Ges. Innsbruck, Sitzg 30. Juni 1910. Wien. klin. Wschr. **1910**, Nr 31, 1160. — LÖB, MELITA: Über den Blutzuckerwert bei Hautkrankheiten. Arch. f. Dermat. **152**, 653 (1926). — LÖB, O.: (a) Jodverteilung nach Einfuhr verschiedener Jodverbindungen. Arch. f. exper. Path. **56** (1907). (b) Über Jodverteilung im syphilitischen Gewebe. Arch. f. exper. Path. **69** (1912). — LÖHR: Untersuchungen zur Physiologie und Pharmakologie der Lunge. Z. exper. Med. **39**, 67 (1924). — LOEPER, DECOURT u. GARCIN: La fonction soufrée de la surrénale. Presse méd. **34** (1926). — LOEPER, DECOURT u. LESURE: L'accumulation du soufre dans la peau après surrenalectomie. C. r. Soc. Biol. Paris **98** (1928). — LOEPER, LEMAIRE u. TONNET: La résorption, dans les tissus, de la cholestérine. C. r. Soc. Biol. Paris **98**, 100 (1928). — LOEPER, RAVIER u. TONNET: L'action hypoglycémiante combinée du bore et de l'insuline. Progrès méd. **189** (1929). — LÖW, O.: Der Kalkbedarf von Mensch und Tier. München: Otto Gmelin 1927. — LÖWE: (a) Pharmakologische Grundlagen der Colchicumtherapie der Gicht. Ther. Halbmh. **34** (1927). (b) Resorptionsbedingungen der Kieselsäure. Klin. Wschr. **1922**, 6. — LÖWE u. FAURE: Zur experimentellen Prüfung von Haarwuchsmitteln. Klin. Wschr. **1924**, **34**. — LÖWENFELD: Intravenöse Brombehandlung. Med. Klin. **1925**, **40**. — LÖWENSTEIN: a) Zur Therapie der Parapsoriasis mit Pilocarpin. Dermat. Wschr. **1920**, 70. (b) Diskussionsbemerkung zur Demonstration von ULLMANN: Lupus erythematodes mit Krysolgan geheilt. Wien. dermat. Ges., 5. März 1925. Zbl. Hautkrkh. **17** (1925). — LÖWY: Untersuchungen über die physikalische Hautwasserabgabe. Biochem. Z. **67**, 243 (1914). — LÖWY, A.: Handbuch der Balneologie von DIETRICH und KAMINER. Leipzig: Georg Thieme 1924. — LÖWY u. WECHSELMANN: Zur Physiologie und Pathologie des Wasserwechsels und der Wärmeregulation seitens des

Hautorgans. Virchows Arch. **206**, 79 (1911). — LOJANDER: Untersuchungen über die alimentäre Glykämie bei einigen Hautkrankheiten. Acta dermato-vener. (Stockh.) **9**, 202 (1928). — LOMBROSO: Arch. intern. Physiol. **23**, 321 (1924). — LORTAT-JACOB: Traitement de la pelade par la cryothérapie. Progrès méd. **53** (1925). — LORTAT-JACOB, LEGRAIN u. PELISSIER: Quelques résultats du traitement insulinique chez le psoriasique. Bull. Soc. franç. Dermat. **33**, 101 (1926). — LOURIER u. ZWITKIS: Zur Frage der Behandlung von parasitären Erkrankungen der behaarten Teile des Kopfes mit Thallium. Dermat. Wschr. **1927**, 85, 1518. — LOUSTE, JUSTER u. DRAMEZ: Essais de traitement de l'hypertrichose de la face chez la femme par l'ionisation au thallium. Bull. Soc. franç. Dermogr. et Syph. **34** (1927). — LOUSTE, LÉVY-FRANCKEL u. JUSTER: Psoriasis et insuline. Bull. Soc. franç. Dermat. **33** (1926). — LUBENAU: Vergiftung mit Zeliopaste. Z. Med.beamte **41** (1928). — LUBS u. CLARK: Zit. nach KALTHOFF: Die Farbenindicatoren. Berlin: Julius Springer 1926. — LUCHSINGER: Die Wirkungen von Pilocarpin und Atropin auf die Schweißdrüsen der Katze. Ein Beitrag zur Lehre vom doppelseitigen Antagonismus zweier Gifte. Pflügers Arch. **15**, 482 (1877). — LUCHSINGER u. TRÜMPY: Besitzt normaler menschlicher Schweiß wirklich saure Reaktion? Pflügers Arch. **18**, 494 (1878). — LUCK: Beiträge zur Wirkung des Thalliums. Diss. Dorpat 1891. — LUDOVICI: Ein Fall von Pityriasis amiantacea. Dermat. Wschr. **1922**, 7. — LUERSSEN u. LANGER: Über das Verhalten des vegetativen Nervensystems bei Ekzematikern. Arch. f. Dermat. **149** (1925). — LÜTH: Cignolin bei entzündlichen Dermatosen. Dermat. Wschr. **1927**, Nr 40, 1387. — LUGER: Moderne Diuretica. Wien. med. Wschr. **1925**, Nr 33, 1897; **1925**, Nr 35, 1982. — LUITHLEN: (a) Tierversuche über Hautreaktion. Wien. klin. Wschr. **1911**, Nr 20, 703. (b) Über Chemie der Haut. Wien. klin. Wschr. **1912**, 18. (c) Das gegenseitige Kationenverhältnis bei verschiedener Ernährung und bei Säurevergiftung. Arch. f. exper. Path. **68** (1912). (d) Veränderungen der Hautreaktion bei Injektion von Serum und kolloider Substanzen. Wien. klin. Wschr. **1913**, Nr 17, 653. (e) Über Veränderungen der Hautreaktion. Wien. klin. Wschr. **1913**, Nr 45, 1836. (f) Die Schmerzstillung als Behandlung der Hautentzündung. Wien. klin. Wschr. **1918**, 2. (g) Die Behandlung schlechtheilender Geschwüre mit Gonokokkenvaccine. Wien. klin. Wschr. **1919**, 17. (h) Über abortive Chemotherapie akuter Ophthalmoblennorrhöen. Münch. med. Wschr. 1919, Nr 16, 447. (i) Der Aderlaß, ein Teil der Kolloidtherapie. Wien. med. Wschr. **1919**, 21. (k) Über Kolloidtherapie. Wien. med. Wschr. **1921**, 37. (l) Vorlesungen über Pharmakologie der Haut. Berlin: Julius Springer 1921. (m) Über Kombination von Kolloid- und Organtherapie. Arch. f. Dermat. **131** (1921). (n) Intravenöse Kieselsäuretherapie bei Pruritus senilis. Wien. klin.Wschr. **1922**, Nr 16, 394. (o) Ernährung und Haut. Zbl. Hautkrkh. **7** (1923). (p) Kieselsäuretherapie bei Hautkrankheiten. Wien. med. Wschr. **1923**, 12. (q) Überempfindlichkeit und Ernährungstherapie. Wien. med. Wschr. **1926**, Nr 30, 907. — LUITHLEN und MOLITOR: Pharmakologische Untersuchungen über die Wirkung intracutaner Reize. Arch. f. exper. Path. **108** (1925). — LUNDE u. CLOSS: Über die Bestimmung des Jodspiegels im Blut. Ber. Physiol. 48, 674 (1929). — LUNEDEI: L'uttilità prattica dell' esame dermografico. Riforma med. **11** (1925). — LUSTIG u. BOTSTIBER: Über Jodbindungsvermögen und Lipoidverteilung der Serumeiweißkörper bei Lues und Basedow. Biochem. Z. **220** (1930). — LUTEMBACHER: Les injéctions intraveineuses de salicylate de soude dans le traitement du psoriasis. Ann. de Dermat. **1922**, 7, 362. — LUTZ: Über die Beziehungen zwischen Stoffwechsel und Hautkrankheiten. Schweiz. med. Wschr. **1925**, 39. — LUX: Behandlung juckender Dermatosen mit RINGERscher Lösung und Eigenblut. Dermat. Wschr. **1914**, 59. — LYMAS: Toxikologische Studien über die Wirkung des salicylsauren Natriums auf den tierischen Organismus. Inaug.-Diss. Erlangen 1876. Zit. nach ELLINGER: Handbuch der experimentellen Pharmakologie. Bd. 1. Berlin: Julius Springer 1923.

MACALLUM: ABDERHALDENS Handbuch der biologischen Arbeitsmethoden. **1912**, 5. — MACKERSIE: The diuretic and antidiuretic effect of pituitary extract. J. of Pharmacol. **24**, 83 (1925). — MAGNUS u. SCHÄFER: The action of pituitary extracts upon the kidney. J. of Physiol. **27** (1921). — MAILLARD: Zit. nach SCHADE. — MAINZER: Untersuchungen über den Säure-Basenhaushalt bei einem Falle von neurotischer Atmungstetanie. Z. exper. Med. **55**, 150 (1927). — MALACHOWSKI: La silice en biologie. Evolut. thér. méd.-chir. **7** (1926). — MALASSEZ: Zit. nach UNNA: Biochemie der Haut. — MALIVA: Experimentelle Beiträge zur Kenntnis der Wirkung von sog. Schwefelbädern. Wien. klin. Wschr. **1925**, Nr 48, 1284. — MALOFF: Über die Resorption des Quecksilbers nach Applikation der weißen Präcipitatsalbe. Dtsch. med. Wschr. **1928**, Nr 33, 1381. — MAMOLI: (a) Avvelenamento cronico da tallio. Sperimentale **3**, 229 (1926). (b) Ricerche sulla produzione della cattaratta da tallio. Ann. Ottalm. **55** (1927). — MANGANOTTI: Alterazioni istol. delle ghiandole sudoripare. Sperimentale **1926**, 80. — MANKOWSKI: Behandlung der Hautkrankheiten mittels intravenöser Injektionen von Bromsalzen. Polska Gaz. lek. **24** (1925). — MANOLEY: Zit. nach THOREK. — MANSFELD: (a) Das Wesen der sog. Lipolyse. Zbl. Physiol. **21**, 666 (1907). (b) Über Emulsionstherapie. I. Mitt. Die physiologischen Grundlagen einer neuen Methode der Arzneibehandlung. Wien. klin. Wschr. **1918**, Nr 28, 775. — MARCHAND: Über die Intoxikation durch chlorsaure Salze. Virchows Arch. **77**, 455 (1879). — MARCHIONINI: (a) Physikalisch-chemische Untersuchung über ekkrinen und apokrinen Schweiß. Schweiz. med. Wschr. **1928 II**, 1055. (b) Physikalisch-chemische Untersuchungen an menschlicher Haut. Klin. Wschr. **1928**, 6. (c) Die Wasserstoffionenkonzentration des Schweißes. Klin. Wschr. **1929**, 924. (d) Untersuchungen über die Wasserstoffionenkonzentration der Haut. Arch. f. Dermat. **158**, 290 (1929). — MARFORI: Lehrbuch der klinischen Pharmakologie. Übersetzt von BACHEM. Leipzig: Curt Kabitzsch 1928. — MARIANI: Tallio. Giorn. ital. Dermat. **67** (1926). — MARKWALDER: Balneologie und Pharmakologie. Klin. Wschr. **1922**, Nr 51, 2507. — MARMÉ: Zit. nach KOBERT. — MARSCHAK u. KLAUS: Untersuchungen über die Wärmeregulation. Arch. f. Hyg. **101**, 297 (1929). — MARSCHALL: On the antagonistic action of digitalis and the members of the nitrite group. J. of Physiol. **22**, 1 (1897). — MARTENSTEIN: (a) Experimentelle Untersuchungen bei Hydroa vacciniforme. Arch. f. Dermat. **140** (1922). (b) Behandlung des Lupus erythematodes mit Krysolgan. Klin. Wschr. **1922**, 45. (c) Erfahrungen mit Solgonal bei Lupus erythematodes. Schles. dermat. Ges. Breslau, 19. Febr. 1927. — MARTINI: Pilocarpin gegen Prurigo. Ref. Mh. Dermat. **1883**, 255. — MARX: Fall von akuter tödlicher Formalinvergiftung. Med. Klin. **1919**, 37, 925. — MATONI: Die Bedeutung der spezifischen Ernährung der Horngebilde durch Humagsolan. Med. Klin. **1924**, 41. — MATTEUCI: Sulle lesioni articolari da tallio. Rinasc. med. **4** (1927). — MATUSIS: Über die Behandlung des Ekzems mit intravenösen Brominjektionen. Russk. Vestn. Dermat. **3** (1925). — MATZENAUER: Zit. nach BETTMANN: Klin. Wschr. **1929**, Nr 23, 1060. — MAUTNER u. E. P. PICK: (a) Über die durch „Shockgifte" erzeugten Zirkulationsstörungen. Münch. med. Wschr. **1915**, Nr 34, 1141. (b) Zur Analyse der Gefäßwirkung des Pituitrins. Arch. f. exper. Path. **97**, **306** (1923). (c) Über die durch Shockgifte erzeugten Zirkulationsstörungen. II. Das Verhalten der überlebenden Leber. Biochem. Z. **127**, 72 (1922). — MAVER u. SCHWARTZ: Studies of edema in pneumonia. Arch. int. Med. **17**, 459 (1916). — MAYER, RUDOLF L.: (a) Über Hautreizungen durch Pelzfarben, Entwickler und Pellidol. Med. Klin. **1928**, 24, 193. (b) Die Überempfindlichkeit gegen Körper von Chinonstruktur. Arch. f. Dermat. **156**, 331 (1928). (c) Über Hautüberempfindlichkeit gegen Körper von Chinonstruktur. Klin. Wschr. **1928**, Nr 41, 1958. — MAYER, S.: Die Muskularisierung der capillaren Blutgefäße. Anat. Anz. **21** (1902). — MC. BRIDE u. DENNIE: Treatment of arsphenadrin dermatitis and certain other metallic poisonings. Arch. of Dermat. **7** (1923). — MC. CAFFERTY: Hair dyes and their toxic effects. Arch. of Dermat. **14** (1926). — MC. CLURE u. ALDRICH: (a) Time required for disappearance of interdermally injected salt solution. J. amer. med. Assoc. **81** (1923). (b) The intradermal salt solution test. J. amer. med. Assoc. **83** (1924). — MC. LAUGHLIN u. THEISS: J. amer. leather Assoc. **1924**. Zit. nach URBACH. — MC. NELLY u. ROST: Borsäurevergiftung. J. amer. med. Assoc. **90**, 328 (1928). — MEAKINS u. HARINGTON: The relation of histamine to intestinal intoxication. I. The presence of histamine in the human intestine. J. of Pharmacol. **18**, 455 (1921). — MEHES u. MOLITOR: Zur Lokalisation des Diuresezentrums. Arch. f. exper. Path. **127**, 319 (1927). — MEINERI: Sulla riserva alcalina cutanea regionale. Giorn. ital. Dermat. **68** (1928). — MEIROWSKY u. STIEBEL: Cignolin. Münch. med. Wschr. **1916**, 46. — MELCZER: Untersuchungen über die Ausscheidung harnsaurer Salze durch die Schweißdrüsen. Arch. f. Dermat. **150** (1926). — MELTZER u. AUER: Physiological and pharmacological studies of magnesium salts. II. The toxicity of intravenous injections; in particular the effects upon the centres of the medulla oblongata. Amer. J. of Physiol. **15**, 387 (1905/1906). — MEMMESHEIMER: (a) Über die H-Ionenkonzentration der Hautoberfläche. Klin. Wschr. **1924**, Nr 46, 2102. (b) Einige Versuche über die Quellung der Froschhaut. Arch. f. Dermat. **152** (1926). (c) Histologische und elastometrische Untersuchungen über die Wirkung lokaler Hautmassage. Dermat. Z. **55**, 105 (1929). (d) Von der Verwendung des Jods bei der Behandlung von Haut- und Geschlechtskrankheiten. Dermat. Z. **52** (1928). — MENSCHEL: (a) Über graue Salbe. Arch. f. exper. Path. **96** (1923). (b) Zur Physikochemie der menschlichen Haut und ihre pharmakologische Beeinflußbarkeit. 88. Verslg Ges. dtsch. Naturforsch. Innsbruck **1924**. Zbl. Hautkrkh. **16** (1925). (c) Zur Kolloidchemie und Pharmakologie der Keratinsubstanzen der menschlichen Haut. Arch. f. exper. Path. **110** (1925). — MENTZER u. DU BRAY: Fatty atrophy from injections of insulin. California Med. **26**, 212 (1927). — E. MERCKS Jber. **30**, 168 (1916). — MERK, L.: Die Pellagra. Zbl. Hautkrkh. **17** (1925). — MERKE: Über Gynergen bei Kropfoperationen, insbesondere bei Basedowoperationen. Zbl. Chir. **1925**, 17, 924. — METZNER: (a) Die Absonderung des Hauttalges und des Schweißes. NAGELS Handbuch der Physiologie des Menschen. II. und Erg.-Bd. Braunschweig: F. Vieweg & Sohn 1907. (b) Lehrbuch der Physiologie des Menschen von ZUNTZ u. LÖWY. 3. Aufl. Leipzig: F. C. W. Vogel 1920. MEYER, A. W.: Chirurgische Behandlung der Basedowschen Krankheit. Med. Klin. **1929**, 14. — MEYER, H. H.: (a) Stand der Lehre vom Sympathicus. Dtsch. Z. Nervenheilk. **45**, 330 (1912). (b) Ref. 30. Kongr. inn. Med. **1913**. — MEYER, H. H. u. R. GOTTLIEB: Die experimentelle Pharmakologie als Grundlage der Arzneibehandlung. Berlin-Wien: Urban u. Schwarzenberg 1925. — MEYER, JEAN: (a) Le métabolisme de l'eau dans l'eczéma. Rev.

franç. Dermat. **1** (1925) (b) La solution alcoolique de sulfate de cuivre. Bull. Soc. franç. Dermat. **33** (1926). — Meyer u. Meyer-Bisch: Beitrag zur Lehre vom Diabetes insipidus. Dtsch. Arch. klin. Med. **137**, 225 (1921). — Meyer-Bisch: (a) Untersuchungen über den Wasserhaushalt. II. Mitt. Über den Einfluß kleinster Kochsalz- und Zuckermengen auf die Brustganglymphe des Hundes. Z. exper. Med. **24**, 381 (1921). (b) Über die Behandlung chronisch-deformierender Gelenkerkrankungen mit Schwefel. Münch. med. Wschr. **1921**, Nr 17, 516. — Meyer-Bisch u. Basch: Über das Schicksal parenteral verabreichten Schwefels und seinen Einfluß auf den Stoffwechsel. Biochem. Z. **118**, 39 (1921). — Mgeubroff u. Landesmann: L'acétate de thallium. Rev. franç. Dermat. **3** (1927). — Mibelli: (a) Sull' impiego del' estratto di ratania. Arch. ital. Dermat. **4** (1929). (b) Zit. nach Ullmann. — Michaelis: (a) Prakticum der physikalischen Chemie. 2. Aufl. Berlin: Julius Springer 1922. (b) Die Wasserstoffionenkonzentration und ihre Bedeutung für die Biologie. 2. Aufl. Berlin: Julius Springer 1922. (c) Die Wasserstoffionenkonzentrationen. I. Manuldruck. Berlin: Julius Springer 1927. — Michaelis u. Davidoff: Zit. nach Schade. — Michaelis u. Kramstyk: Die Wasserstoffionenkonzentration der Gewebssäfte. Biochem. Z. **62**, 180 (1914). — Micheleau: Pemphigus et dechloruration. Arch. gén. Méd. **1907**, 527. — Micheli: Dermografismo. Studium 11. 1921. — Mijura: Versuche über die Wirkung der Hypophysenauszüge auf die Harnsekretion. Arch. f. exper. Path. **107**, 1 (1925). — Milian: (a) L'adrénaline antagoniste du salvarsan. Bull. Soc. franç. Dermat. **1913**. (b) Erythème du à benzine par prédisposition morbide des centres sympathiques. Bull. Soc. méd. Hôp. **46**, 1441 (1922). — Milko: Chronische Pilocarpinvergiftung. Klin. Wschr. **1930**, Nr 4, 170. — Mills: The toxic effects of arsenobenzol treatment and their prevention. Brit. J. vener. Dis. **1** (1925). — Minor: Ein neues Verfahren zur klinischen Untersuchung der Schweißabsonderung. Zbl. Neur. **47** (1927). — Mislowitzer: Die Bestimmung der Wasserstoffionenkonzentration. Berlin: Julius Springer 1928. — Mittelbach: Über die desinfizierende Wirkung der Kupfersalze. Zbl. Bakter. **86** (1921). — Mörner: Zur Kenntnis der Bindung des Schwefels in den Proteinstoffen. Z. physiol. Chem. **34** (1901). — Mohr, P.: Über den Schwefelgehalt verschiedener Keratinsubstanzen. Z. physiol. Chem. **20**, 403 (1894). — Mohrmann: (a) Über Nebenwirkungen bei Triphalbehandlung. Münch. med. Wschr. **1926**, 16. (b) Über Nebenwirkungen bei Triphalbehandlung. Münch. med. Wschr. **1927**, 35. — Molčanov u. Davydovskij: Klinik und Pathogenese des Hirsutismus. Russk. Klin. **6** (1926). — Molitor u. Nikoloff: Untersuchungen über den Angriffspunkt diuresebeeinflussender Mittel mit Hilfe der intrarenalen Injektion und der Nierenverkleinerung. Arch. f. exper. Path. **145**, 331 (1929). — Molitor u. E. P. Pick: (a) Die Bedeutung der Leber für die Diurese. Arch. f. exper. Path. **97**, 317 (1923). (b) Zur Kenntnis der Pituitrinwirkung auf die Diurese. Arch. f. exper. Path. **101**, 169 (1924). (c) Über zentrale Regulation des Wasserwechsels. Arch. f. exper. Path. **107** (1925). — Moncorps: (a) Pemphigus. Münch. dermat. Ges., 20. Juni 1927. Ref. Zbl. Hautkrkh. **24** (1927). (b) Über percutane Resorption salbeninkorporierter Medikamente, zugleich ein Beitrag zur Pharmakodynamik derselben. Arch. f. Dermat. **155**, 311 (1928). (c) Ziele, Wirkungsweise und Leistungen dermatologischer Heilmethoden. Jkurse ärztl. Fortbildg **20** (1929). (d) Untersuchungen über die Pharmakologie und Pharmakodynamik der Salben und salbeninkorporierten Medikamente. I.—IV. Mitt. Arch. f. exper. Path. **141**, 25—104 (1929). — Montague: Relation of pruritus of anus to chronic diseases of abdominal and pelvic viscera. J. amer. med. Assoc. **81**, 1661 (1923). — Montgomery: The acid tannic treatment of burns in children. Surg. etc. **48** (1929). — Moog: (a) Einfluß der relativen Luftfeuchtigkeit auf die unmerkliche Hautwasserabgabe. Dtsch. Arch. klin. Med. **138**, 181 (1922). (b) Einfluß von Atropin, Pilocarpin und Adrenalin auf die unmerkliche Hautwasserabgabe. Arch. f. exper. Path. **98**, 75 (1923). (c) Die Bedeutung des Zustandes der Haut auf die unmerkliche Hautwasserabgabe. Z. exper. Med. **42**, 449 (1924). (d) Neuere Untersuchungen über die Perspiratio insensibilis. Verh. dtsch. Ges. inn. Med. **1926**, 299. (e) Über die Bedeutung der Epidermis für die unmerkliche Hautwasserabgabe. Z. exper. Med. **54**, 226 (1927). — Moore: On the chemical nature of a physiologically active substance occuring in the suprarenal gland. J. of Physiol. **17** (1895). — Morawitz: Kombiniertes Vitium cordis. Kieselsäuretherapie bei Ludgentuberkulose. Schwefelbehandlung der Arthritis chronica. Ärztl. Bezirksver., 16. Mai 1922, Würzburg. Ärzte-Abend. Münch. med. Wschr. **1922**, Nr 28, 1065. — Morawitz u. Zahn: Untersuchungen über den Koronarkreislauf. Dtsch. Arch. klin. Med. **116**, 364 (1914). — Moreinis u. Medvedev: Ein Fall von Pemphigus vegetans mit starker Retention der Chloride. Russk. Vestn. Dermat. **5** (1927). — Moretti: Il silicato di sodio nel prurito senile. Giorn. ital. Dermat. **69** (1928). — Mosler: Über Pemphigus. Dtsch. med. Wschr. **1890**, Nr 22, 469. — Mrongovius u. Duchan: Zur Frage der Vermeidung von Komplikationen bei der Thalliumtherapie. Dermat. Wschr. **1928 II**, 1834. — Mühling: Studie über die diuretische Wirkungsweise von Quecksilber. Ausgeführt mit dem organischen Quecksilberpräparat Novasurol. Münch. med. Wschr. **1921**, Nr 45, 1447. — Müller: Über Blutzuckerwerte bei Hautkrankheiten. Arch. f. Dermat. **157** (1929). — Müller, C.: Über Haarfärbekunst. Dermat. Wschr.

1918, 67. — MÜLLER, E. F.: (a) Leukocytensturz infolge unspezifischer Intracutanimpfung. Münch. med. Wschr. **1922**, 43. (b) Leukocytensturz — eine Reflexwirkung des autonomen Systems. Münch. med. Wschr. **1922**, 51. (c) Über die Beziehung der Haut und des autonomen Nervensystems zum qualitativen Blutbild. Münch. med. Wschr. **1924**, 7. (d) Der periphere Leukocytensturz. Münch. med. Wschr. **1924**, 21. (e) Die Haut als immunisierendes Organ. Münch. med. Wschr. **1925**, 4. (f) Über die Abhängigkeit der Leukocytenverteilung vom autonomen Nervensystem. Klin. Wschr. **1926**, 16. (g) Über Pathogenese der akuten Arsenschädigungen der Haut. Münch. med. Wschr. **1926**, 44. (h) Die Bedeutung der physiologischen Schwankungen der peripheren Leukocytenzahl. Klin. Wschr. **1927**, 18. (i) Über das Wesen akut auftretender Erytheme mit besonderer Berücksichtigung von Arsenschädigungen der Haut. Z. klin. Med. **105** (1927). — MÜLLER, F.: Z. angew. Chem. **36** (1926). — MÜLLER, FRANZ: Über die Wirkung des Yohimbin (Spiegel). Ein Beitrag zur Methodik der Prüfung von Vasomotorenmitteln und „Aphrodisiacis". Arch. internat. Pharmacodynamie **17**, 81 (1907). — MÜLLER, L. R.: (a) Die lokale vasomotorische Reaktion der Haut. Arch. f. Physiol. **169** (1917). (b) Die Lebensnerven, ihr Aufbau, ihre Leistungen, ihre Erkrankungen (2. wesentlich erweiterte Auflage des „Vegetativen Nervensystems"). Berlin: Julius Springer 1924. — MÜLLER, O.: Die Capillaren der menschlichen Körperoberfläche. Stuttgart: Ferdinand Enke 1922. — MÜLLER, W.: Beobachtungen zur Frage des Leukocytensturzes nach Intracutanimpfungen, besonders bei allgemeinen Dermatosen. Münch. med. Wschr. **1923**, Nr 36, 1149. — MÜLLER, E. F. u. HÖLSCHER: Die funktionelle Unterbrechung der physiologischen Reizleitung. Z. exper. Med. **61** (1924). — MÜLLER, E. F., MYERS u. PETERSEN: The nature of Shok symptoms occasionally following drugs or vaccines. J. amer. med. Assoc. 88 (1927). — MÜLLER, E. F. u. PETERSEN: (a) Über das splanchno-periphere Gleichgewicht. Klin. Wschr. **1926**, 2. (b) Die Bedeutung der physiologischen Leukocytenschwankung. Klin. Wschr. **1926**, 4. (c) Über die Wirkung der Proteinkörperchen auf die Mageninnervation. Münch. med. Wschr. **1927**, 13. (d) Die Bedeutung der physiologischen Leukocytenschwankung. Klin. Wschr. **1927**, 18. (e) Über Änderungen in der Permeabilität nach Insulin. Z. exper. Med. **54** (1927). — MÜLLER, O. u. INADA: Zur Kenntnis der Jodwirkung bei Arteriosklerose. Dtsch. med. Wschr. **1904**, Nr 48, 1751. — MÜLLER u. PINESS: A synthetic substitute for ephedrine. J. amer. med. Assoc. **91** (1928). — MUIR: The reaction in leprosy and its control. Trans. far-east. Assoc. trop. **2**, 338 (1929). — MUIR, E.: Handbook on leprosy. Cuttack 1921. — MUIR, WALDMAN u. LANDEMAN: Subsidiary uses of potassium iodide in leprosy. Trans. far-east. Assoc. trop. **2**, 362 (1929). — MULZER: Über das Verhalten des Jodoform im Tierkörper. Z. exper. Path. u. Ther. **1**, 446 (1905). — MUNK: Zur Lehre von der Resorption, Bildung und Ablagerung der Fette im Tierkörper. Virchows Arch. **95**, 407 (1884). — MUNK: Realenzyklopädie der gesamten Heilkunde. Bd. 17, 3. Aufl., S. 200. — MURRAY: (a) The production of cancer. Brit. med. J. **1922**, 3232. (b) An analysis of sixty cases of drug poisoning. Arch. of Pediatr. **43** (1926). — MUSCHTER: Über einen Fall von Parapsoriasis. (Sämtliche drei Typen in einem Fall vereint.) Arch. f. Dermat. **121**, 918 (1916). — MUTO: Mitt. med. Fak. Tokyo **15** (1906). Zit. nach MEYER-GOTTLIEB. — MYERS, HOOPER u. THRONE: Gold preparations in therapy. Proc. Soc. exper. Biol. a. Med. **24** (1927).

NADEL: Untersuchungen über das Wesen der intracutanen Quaddel mit physiologischer Kochsalzlösung. Arch. f. Dermat. **156**, 557 (1928). — NAEGELI: (a) Fixes Neosalvarsanexanthem und Adrenalinwirkung. Korresp.bl. Schweiz. Ärzte **39**, 1291 (1917). (b) Dermatitis herpetiformis Duhring. Schweiz. med. Wschr. **1926**, 16. — NAGAKAWA u. SHIMOMURA: A novel method for treating alopecia. Jap. J. of Dermat. **25**, 1 (1925). — NAGEL: (a) Arch. f. exper. Path. **109** (1925). (b) Über die Erhöhung der antiseptischen Wirkung des Sublimats in sauren Lösungen. Z. Hyg. **106** (1926). — NAGELL: Zur Frage der intravenösen Bromtherapie bei Ekzemen. Münch. med. Wschr. **1925**, 47. — NATHAN u. MUNK: Über den Einfluß lokaler Insulinbehandlung auf Ulcerationen. Klin. Wschr. **1927**, 37. — NATHAN und STERN: (a) Über Calcium- und Kaliumschwankungen im Blutserum bei Dermatosen. Klin. Wschr. **1928**, 29. (b) Über Mineralgehalt der Haut unter normalen und pathologischen Verhältnissen. Dermat. Z. **53** (1928) u. **54**, 14 u. 232 (1928). — NEGISHI: Über den Gehalt der fixen Alkalien im Körper bei verschiedenen und die chemischen Blutuntersuchungen bei einigen Hautkrankheiten. Jap. J. of Dermat. **27**, 1 (1927). — NEGESHI-HIRISHI: Über den Gehalt an fixen Alkalien im Körper bei gewissen Hautkrankheiten. Jap. J. of Dermat. **1927**. — NENCKI: Zit. nach S. FRÄNKEL: Arzneimittelsynthese. 6. Aufl. Berlin: Julius Springer 1927. — NENCKI u. SCHOUMOW-SIMANOWSKY: (a) Studien über Chlor und Halogene im Tierkörper. Arch. f. exper. Path. **34**, 313 (1894). (b) Zit. nach BÜRGI. — NEUBAUER, E.: Dehydrocholsäure, ein wirksames, praktisch ungiftiges Glied der Gallensäuregruppe. Klin. Wschr. **1923**, Nr 23, 1065. — NEUDA: Haarausfall im lateralen Anteil der Augenbraue. Wien. klin. Wschr. **1928**, 14. — NEUENDORFF: Erfahrungen mit Thalliumacetat bei Mikrosporie. Klin. Wschr. **1927**, Nr 30, 1451. — NEUFELD, SCHIEMANN u. BAUMGARTEN: Über die chemotherapeutische Wirkung einiger Farbstoffe im Tierversuch gegenüber Infektion. Dtsch. med. Wschr. **1920**, 37. — NEUMARK: (a) Über die Behandlung einiger Hautkrankheiten mit Insulin. Polska Gaz. lek. **6** (1927). (b) Insulinbehandlung einiger Hautkrankheiten. Dermat. Wschr. **1928**, 86. — NEUMARK u. CZACZKOWSKA: Über das Verhalten des Blutzuckers bei Hautkrankheiten. Przegl. dermat. (poln.) **22**, 294 (1927). — NEUSTADT: Ephetonin und Asthma bronchiale. Med. Klin. **1928**, 7. — NIEDERMEYER: Die Wundbehandlung mit Pankreasenzympräparaten. Dtsch. med. Wschr. **1924**, 17. — NIELSEN: Erythromelalgie nach Suicidversuch mit Gynergen. Münch. med. Wschr. **1928**, Nr 17, 736. — NISHIURA: Experimentelle Studien über die Einwirkung der Röntgenstrahlen auf Haare. Acta dermat. (Kioto) **6** (1925). — NITZESCU, POPESCU-INOTESTI u. CADARIN: C. r. Soc. Biol. Paris **90**, 14, 1067. Zit. nach CHAUFFARD, BRODIN u. JOVANOVITCH. — NOBL, G.: (a) Thalliumalopecie. Verh. Wien. dermat. Ges., Juni **1905**. Ref. Arch. f. Dermat. **78** (1905). (b) Zur künstlichen Thrombosierung der Varicen. Wien. klin. Wschr. **1918**, 10. (c) Künstliche Verödung varikös entarteter Venen. Wien. klin. Wschr. **1924**, 45, Sonderbeilage. (d) Intramuskuläre Schwefelinjektionen. Zbl. Hautkrkh. **11** (1924). (e) Erfahrungen über kosmetische Enthaarungsmethoden. Med. Klin. **1924**, 12. (f) Juckende Dermatosen. Wien klin. Wschr. **1925**, 43. Sonderbeilage. (g) Zur Chemotherapie tuberkulöser Hauterkrankungen. Wien. klin. Wschr. **1925**, 44. (h) Der variköse Symptomenkomplex. Zbl. Hautkrkh. **18** (1926). (i) Beziehungen der Dermatologie zur Balneologie. Karlsbad. ärztl. Vortr. **8** (1927). — NOGUCHI: Giftwirkungen an der überlebenden Froschniere. Arch. f. exper. Path. **113**, 343 (1926). — NOGUER-MOLINS: Das viscerale Vagus-Sympathicus-Gleichgewicht. Clin. castellana **30** (1925). — NOLF: (a) De la nature d'hypoleucocytose protopeptonique. Arch. internat. Physiol. **1**, 242 (1904). (b) Les injections intraveineuses de peptone. Clin. ophtalm. **23**, 217 (1919). — NONNENBRUCH: (a) Kritisches Sammelreferat über Novasurol als Diureticum. Dtsch. med. Wschr. **1922**, Nr 17, 572. (b) Physiologie und Pathologie des Wasserhaushaltes. Handbuch der normalen und pathologischen Physiologie von BETHE. Bd. 17. Berlin: Julius Springer 1926. — v. NOORDEN: (a) Die Fettsucht. In NOTHNAGELs Handbuch der speziellen Pathologie und Therapie. (b) Die Zuckerkrankheit. Berlin 1912. — NOTHNAGEL u. ROSSBACH: Handbuch der Arzneimittellehre. 4. Aufl. Berlin 1880. — NOTT: Systemic poisoning by hair dye. Brit. med. J. **1924**, 3297. — NOVAK: Handbuch der Biologie und Pathologie der Frau von HALBAN-SEITZ. Wien-Berlin: Urban u. Schwarzenberg. — NOYONS u. BOUCKAERT: L'influence du tartrate d'ergotamine sur le métabolisme basal dans le goitre exophthalmiques et les hyperthyreoidies en général. C. r. Soc. Biol. Paris **95**, 31, 113 (1926).

OBERMAYER u. E. P. PICK: (a) Biologisch-chemische Studie über das Eiklar. Wien. klin. Rundsch. **1902**, 15, 277. (b) Chemische Grundlagen der Arteigenschaften der Eiweißkörper. Wien. klin. Wschr. **1906**, 12. — OEHME: (a) Zur Lehre vom Diabetes insipidus. Arch. klin. Med. **127**, 261 (1918). (b) Grundzüge der Ödempathogenese mit besonderer Berücksichtigung der neueren Arbeiten dargestellt. Erg. inn. Med. **30** (1926). — OGATA: Einfluß von Aderlässen auf Atmung und Blutdruck. J. Biophysics **1** (1924). — OHLMÜLLER: Zit. nach URBACH. — OLIVER u. SCHÄFER: The physiol. effects of extracts of the suprarenal capsule. J. of Physiol. **18**, 231 (1895). — OLIVIER: L'intoxication chronique par l'acétate de thallium. C. r. **16** (1927). — OLMSTED: Intradermal salt solution test in cardiac disease in children. Arch. int. Med. **37**, 281 (1926). — OLSHAUSEN: Zit. nach METZNER: Lehrbuch der Physiologie des Menschen von ZUNTZ-LÖWY. Leipzig: F. C. W. Vogel 1920. — ONAKA: Über die Wirkung des Arsen auf die roten Blutzellen. Z. physiol. Chem. **70**, 433 (1911). — OPPENHEIM, M.: (a) Beiträge zur Frage der Hautresorption mit besonderer Berücksichtigung der erkrankten Haut. Arch. f. Dermat. **93**, 85 (1908). (b) Zur Ätiologie der schwarzen Haarzunge. Wien. klin. Wschr. **1917**, Nr 23, 712. (c) Ratanhiasalbe als Überhäutungsmittel. Wien. klin. Wschr. **1918**, Nr 16, 146. (d) Die Krätzeplage und ihre Bekämpfung. Wien. med. Wschr. **1918**, 15. (e) Das erste Jahr des Bestandes der Anstalt für Krätzeschnellkuren im Wilhelminenspital. Wien. klin. Wschr. **1920**, 5. (f) Mikroskoporie. Zbl. Hautkrkh. **3**, 428 (1922). (g) Syphilisverlauf und JARISCH-HERXHEIMERsche Reaktion; das Verhalten der Ausscheidung von Quecksilber und Salvarsan bei dieser. Wien. klin. Wschr. **1923**, 40. (h) Ein noch nicht beschriebenes berufliches Kennzeichen an der Haut der Schuhmacher. Arch. f. Dermat. **147**, 359 (1924). (i) Intramuskuläre Schwefelinjektion. Zbl. Hautkrkh. **11** (1924). (k) Klinik der beruflichen und gewerblichen Dermatitiden. In: „Schädigungen der Haut durch Beruf und Gewerbe" von OPPENHEIM-RILLE-ULLMANN. Bd. 2. Leipzig: Voß 1925. (l) Osteomyelitis centralis gonorrhoica. Wien. dermat. Ges., 27. Jan. 1927. Zbl. Hautkrkh. **23** (1927). (m) Lehrbuch der Nervenkrankheiten. — OPPENHEIMER, E.: Gibt es eine spezifische Wirkung der Bromsalze? Arch. f. exper. Path. **89**, 29 (1921). — OPPENHEIMER u. FISHBERG: Virilismus suprarenalis. Arch. int. Med. **34** (1924). — OPPENHEIMER, CARL u. MATULA: Lehrbuch der Chemie. 2. Aufl., Bd. 1. Leipzig: Georg Thieme 1928. — OSTROWSKI: Der Stand der Alkalireserve im Blute. Arch. f. Dermat. **154**, 368 (1928). — OSTWALD, WO.: Beiträge zur Kenntnis der Emulsionen. Kolloid-Z. **6**, 103 (1910). —

Oswald: (a) Über den Chemismus der Entzündung. Z. exper. Path. 8, 226 (1910). (b) Die Eiweißkörper der Schilddrüse. Z. physiol. Chem. 27, 14 (1899). — Ottenstein: Über Säure-Basengleichgewicht und Ekzem. Klin. Wschr. **1929**, Nr 15, 704. — Overton: Beiträge zur allgemeinen Muskel- und Nervenphysiologie. Pflügers Arch. **92**, 115 (1902).

Padtberg: Über die Bedeutung der Haut als Chlordepot. Arch. f. exper. Path. **63**, 60 (1910). — Pagnierz: Conceptions actuelles sur la nature anaphylactique et le traitement de l'asthma. Presse méd. **28**, 65 (1920). — Paisseau u. Alcheck: Purpura hémorragique traité par le choc peptonique. Bull. Soc. méd. Hôp. Paris **39** (1923). — Pal: (a) Wirkung des Morphin, Adrenalin und Neurin auf die Pendelbewegungen des Dünndarms. 8. internat. Physiol.-Kongr. Wien **1910**. Dtsch. med. Wschr. **1910**, Nr 44, 2079. (b) Das Papaverin als Gefäßmittel und Anästheticum. Dtsch. med. Wschr. **1914**, 4. — Paldrock: (a) Der Leukocytensturz bei Leprosen. Dermat. Wschr. **81**, 998 (1925). (b) Die Kohlensäureschnee- und Solganalbehandlung der Lepra. Arch. Schiffs- u. Tropenhyg. **31** (1927). — Panter: Tabische Symptome nach Gynergeninjektionen. Med. Klin. **1926**, 23, 874. — Pari: Centro sudorale cerebrale. Arch. Pat. e Clin. med. **5** (1926). — Parodi: Sulla produzione sperimentale di tumori. Pathologica **14** (1922). — Paschkis: Kosmetik für Ärzte. 3. Aufl. Wien: Alfred Hölder 1905. — Pasini: L'acetato di tallio nella cura delle tigne. Giorn. ital. Dermat. **67** (1926). — Patzschke u. Hahn: Zit. nach Hahn. — Paul u. Kroenig: Z. physik. Chem. **21**, 414 (1896). — Pauli: Über den Übergang der Salicylsäure in die Milch der Wöchnerinnen. Inaug.-Diss. Berlin 1879. — Pautrier: Erythrodermie exfoliante généralisée provoquée chez un psoriasique par un traitement à la thiochrysine. Bull. Soc. franç. Dermat. **35** (1928). — Pautrier, Ambard, Schmid u. Lévy: Ulcère de jambe guéri par l'insuline chez une malade à glycémie normale. Bull. Soc. franç. Dermat. **23**, 52 (1925). — Pawlow: Über Adsorption von Säuren durch die Haut. Kolloid-Z. **40** (1926). — Pawlow u. Timochin: Über die Adsorption von Säure durch die Haut in Zusammenhang mit Quellungserscheinungen. Kolloid-Z. **40** (1926). — Peiser: Haarregeneration und Thallium. Dermat. Wschr. **1928**, 1378. — Pellacani: Über die wirksamen Bestandteile des gemeinen Schwarzkümmels (Nigella sativa L.). Arch. f. exper. Path. **16**, 440 (1883). — Peller u. Strisower: Beobachtungen über den Einfluß der Schweißsekretion beim Menschen. Wien. Arch. inn. Med. **3** (1921). — Pemberton, Cajori u. Crouter: A note on the composition of human sweat. Ann. int. Med. **1**, 1243 (1929). — Pentimalli: Azione dell'ipofisina sulla diuresi salina. Sperimentale **75**, 145 (1921). — Per u. Ratner: Über intravenöse Brominjektionen bei Dermatosen. Venerol. (russ.) **5** (1926). — Percival: The action of partes. Brit. J. Dermat. **41** (1929). — Percival u. Steward: The calcium content of the blood serum in skin diseases. Brit. J. Dermat. **39** (1927). — Perutz: (a) Über Hydroa aestivale und vacciniforme. Arch. f. Dermat. **124** (1917). (b) Über Dermographismus, eine Quecksilberreaktion der Haut bei Syphilitikern. Dermat. Z. **24** (1917). (c) Beiträge zur experimentellen Pharmakologie des männlichen Genitales. II. Mitt. Über Innervation und pharmakologische Beeinflussung der urethralen Drüsen. Klin. Wschr. **1922**, Nr 48, 2381. (d) Die Vaccine- und parenterale Eiweißbehandlung der Haut- und Geschlechtskrankheiten. Wien. med. Wschr. **1924**, 36—38. (e) Moderne Gonorrhöebehandlung. Wien: Moritz Perles 1924. (l) Teilweises Ausbleiben eines luetischen Exanthems nach Thermophorapplikation. Wien. klin. Wschr. **1924**, 21. (g) Zur Pharmakologie des Monobromcamphers. Arch. f. Dermat. **1925**. (h) Die medikamentöse Behandlung der Harnröhrengonorrhöe des Mannes und deren pharmakologische Grundlagen. Wien-Berlin: Urban u. Schwarzenburg 1925. (Spanische Übersetzung von Gonzales Deleito. Barcelona: Manuel Marin 1927.) (i) Beiträge zur Klinik, Pathogenese und Therapie der Terpentindermatitis. Arch. f. Dermat. **152** (1926). (k) Über Unterschenkelgeschwüre. Wien. med. Wschr. **1926**, 13—16. (l) Untersuchungen über die Jodoformdermatitis. Arch. f. Dermat. **154** (1928). (m) Über eine eigenartige Lokalisation von Frostschäden. Dermat. Wschr. **1929**, 88, 709. (n) Allgemeine Therapie der Hautkrankheiten. Berlin-Wien: Julius Springer 1930. (o) Melanose und Hyperkeratose durch Arsen. Wien. dermat. Ges., Sitzg 6. März 1919. Ref. Arch. f. Dermat. **133**, 74 (1921). — Perutz u. Brügel: Über Klinik und Pathogenese der Erlenholzdermatitis. Arch. f. Dermat. **153** (1927). — Perutz, Brügel u. Grünfeld: Zur Pathogenese der Kälteurticaria. Klin. Wschr. **1929**, Nr 43 1999. — Perutz u. Gerstmann: Über eine eigenartige chronische Allgemeinerkrankung der Haut etc. Z. klin. Med. **84** (1916). — Perutz u. Guttmann: (a) Das Verhalten der Haut von Psoriatikern gegenüber intracutanen Einspritzungen krystalloider und kolloider Lösungen. Arch. f. Dermat. **158**, 759 (1929). (b) Zur pathologischen Chemie und zur Jodüberempfindlichkeit bei Dermatitis herpetiformis Duhring. Arch. f. Dermat. **158**, 587 (1929). — Perutz u. L. Kofler: Über die pharmakologische Wirkung des Oleum santali. Arch. f. Dermat. **142** (1923). — Perutz u. B. Lustig: (a) Über Pufferkapazität. Arch. f. exper. Path. **1930**. (b) Die Wasserstoffionenkonzentration der in der Dermatologie verwendeten offizinellen Umschlagwasser. Dermat. Wschr. **1930**. — Perutz u. Merdler: Der Einfluß der Wasserstoffionenkonzentration auf die Bewegungen des Samenstranges. Dermat. Wschr. **1925**, 5. PERUTZ u. R. ROSNER: (a) Zur Frage der Allergie bei der Primeldermatitis. Arch. f. Dermat. **1928**. (b) Zur unspezifischen Luestherapie. Dermat. Wschr. **1928**. — PERUTZ u. SIPPEL: Über Chemotherapie der Hauttuberkulose durch intravenöse Infusionen von Aurum-Kalium cyanatum mit besonderer Berücksichtigung des Schleimhautlupus. Z. Laryng. usw. **7** (1914). Festschrift für O. SEIFERT. — PERUTZ u. TAIGNER: Über die adstringierende Wirkung der in der Gonorrhöetherapie verwendeten Silberpräparate auf die Schleimhaut der Harnröhre. Dermat. Wschr. **74** (1922). — PESERICO u. STELLA: Ricerche sul meccanismo nervoso della secrezione sudorale. Arch. di Physiol. **21** (1923). — PESKET u. RAIMENT: Potassium and sodium in sweat. J. of Physiol. **58** (1924). — PETER: (a) Die Epilierung mit essigsaurem Thalliumoxyd nach Cicero. Crón. méd. mexic. **25** (1926). (b) Die Epilation mit Thallium aceticum oxydulatum. Arch. f. Dermat. **150** (1926). PETERSEN: (a) Über akute Vergiftung mit Natrium salicylicum und subcutanen Injektionen von Acidum salicylicum bei Eryripel. Dtsch. med. Wschr. **1877**, Nr 2, 13 u. Nr 3, 29. (b) Proteintherapie und unspezifische Leistungssteigerung. Berlin: Julius Springer 1923. — PETOW u. WITTKOWER: Über Ephetonin. Münch. med. Wschr. **1927**, 18. — PETRANICH: Cura con insulina. Arch. ital. Dermat. **3** (1927). — PETZAL: Erfahrungen mit Salyrgan. Dtsch. med. Wschr. **1926**, Nr 39, 1651. — PEWNY: Über einen tödlich verlaufenden Fall von Pyrogallolvergiftung. Med. Klin. **1925**, 26. — PFANNENSTIEL: Die Wirkung medizinischer Kohlepräparate auf Darmbakterien. Klin. Wschr. **1927**, Nr 43, 2067. — PHILIPPSON: Über das flüchtige Reizödem der Haut. Arch. f. Dermat. **65** (1903). — PIAZZA MISSORICI: Sulla efficacia dell'anidrite arsenicoso per la cura del cancro della pelle. Arch. ital. Otol. **37** (1926). — PICARD: Über Insulinbehandlung septischer Prozesse an Nichtdiabetikern. Dtsch. med. Wschr. **1927**, Nr 26, 1086. — PICK, E. P.: (a) Untersuchungen über die Proteinstoffe. II. Ein neues Verfahren zur Trennung von Albumosen und Peptonen. Z. physiol. Chem. **24**, 246 (1898). (b) Zur Kenntnis der peptischen Spaltprodukte des Fibrins. I. Teil. Z. physiol. Chem. **28**, 219 (1899). (c) Über Wasserhaushalt, Diurese und Diuretica. Wien. klin. Wschr. **1924**, 37, Beih. 14. (d) Pharmakologie der Haut. Wien. med. Wschr. **1928**, Nr 26, 827. (e) Zit. nach KANTOR. — PICK, E. P. u. JOANNOVIC: Toluylendiaminvergiftung. Z. exper. Path. u. Ther. **7**, 185 (1910). — PICK, E. P. u. R. WAGNER: Über die hormonale Wirkung der Leber auf die Diurese. Wien. med. Wschr. **1923**, Nr 15, 695. — PICK, L. F.: Über die therapeutische Verwendung des Pilocarpins bei Hautkrankheiten. Arch. f. Dermat. **12**, 67 (1880). — PICK, W.: Psoriasis vulgaris, behandelt mit Natrium salicylicum. Zbl. Hautkrkh. **9**, 376 (1924). — PICK, WALTER: Acne und innere Sekretion. Arch. f. Dermat. **131** (1921). — PICKERING: Emulsions. J. chem. Soc. Lond. **91**, 2001 (1907). — PILCHER u. SOLLMAN: (a) Studies on the vasomotor centre. I. The effects of the nitrite group. J. of Pharmacol. **6**, 323 (1915). (b) Endermic reactions. J. of Pharmacol. **9** (1917). (c) The skin-reaction of morphin. Arch. int. Med. **33** (1924). — PINCUSSEN: Mikromethodik. 2. Aufl. Leipzig: Georg Thieme 1923. — PINKUS: (a) Anatomie der Haut. In Handbuch der Haut- und Geschlechtskrankheiten von JADASSOHN. Bd. 1, 1. Teil, S. 1. 1927. (b) Psoriasis. Med. Klin. **1918**, 36, 892. (c) Zur Kenntnis der Lebensdauer der menschlichen Terminalhaare. Z. Morph. u. Anthrop. **24** (1924). — PINKUS, F. u. L. PICK: Zur Struktur und Genese der symptomatischen Xanthome. Dtsch. med. Wschr. **1908**, 34. — PINKUS, G. u. UNNA: Über Gleitpuder in der Dermatologie. Mh. Dermat. **47** (1908). — PINNER: (a) Ein experimenteller Beitrag zur Verdünnungsaktivität. Beitr. Klin. Tbk. **46**, 460 (1921). (b) Beeinflussung des Heilkomponenten durch Gifte. Beitr. Klin. Tbk. **46**, 471 (1921). (c) Behandlung des Haarausfalles mit Humagsolan. Fortschr. Med. **43** (1925). — PISTORIUS: Beiträge zur Pathologie der akuten Arsenikvergiftung. Arch. f. exper. Path. **16**, 188 (1883). — PLATZ: (a) In L. R. MÜLLER: Die Lebensnerven. 2. Aufl. Berlin: Julius Springer 1924. (b) Funktionsprüfung innerer Organe. Berlin: Julius Springer 1924. — PLAZA: Adrenalin als Grundlage der Behandlung der Verbrennungen. Siglo méd. **70** (1922). — PÖHLMANN: Beitrag zur Ätiologie der Alopecia areata. Arch. f. Dermat. **114** (1913). — POENARU-CAPLESCO: Sur l'étiologie et la pathogénie de l'hypertrophie du système pillax. Spital (rum.) **46** (1926). — POHL: Über die Wirkungsweise des Schwefelwasserstoffs und der Schwefelalkalien. Arch. f. exper. Path. **22**, 1 (1887). (b) Jod und Jodalkalien. Handbuch der Haut- und Geschlechtskrankheiten. Bd. 18. Berlin: Julius Springer 1928. (c) Formaldehyd. In: Lehrbuch der Toxikologie von STARKENSTEIN, ROST und POHL. S. 300. Berlin-Wien: Urban u. Schwarzenberg 1929. (d) Phenylalkylbasen. In: Lehrbuch der Toxikologie von STARKENSTEIN, ROST u. POHL. S. 345. Berlin-Wien: Urban u. Schwarzenberg 1929. (e) Zit. nach POULSSON. POHLE: Der Einfluß des Nervensystems auf die Osmoregulation der Amphibien. Pflügers Arch. **182**, 215 (1920). — POKORNY u. KARTAMISCHEW: Zur Ödembereitschaft der Dermatitis Duhring. Arch. f. Dermat. **144** (1923). — POLANO u. DIETL: Die Einwirkung der Hautabsonderung bei der Menstruierenden auf die Hefegärung. Münch. med. Wschr. **1924**, Nr 40, 1385. — POLETTINI: Sul cancro sperimentale da catrame nel topo bianco. Patologica (Genova) **20** (1928). — POLICARD u. TRITCOVITCH: Sur le mode de fonctionnement histophysiologique des glandes sébacées. J. Méd. Lyon **3** (1922). — POLLAK, L. u. ROBITSCHEK: Über die therapeutische Verwendbarkeit des Ephedrins in der inneren Medizin. Wien. klin. Wschr. **1926**, Nr 26, 753. — POLLAND: Der Haarausfall, seine Ursachen und neue Wege zu seiner Bekämpfung. Zbl. Hautkrkh. **23** (1927). — POLONSKY: Das vasomotorische Nachröten und seine diagnostische Bedeutung. Inaug.-Diss. Berlin 1911. — POLZIN: Cignolin bei Acne. Dermat. Wschr. **71** (1920). — POMARET u. BLAMOUTIER: Recherches sur l'acidose au cours des erythrodermies. Bull. soc. franç. Dermat. **3** (1922). — POPEL: Über Frühdiagnose des Pemphigus. Russk. Vestn. Dermat. **3** (1925). — POPESCU: Beiträge zum Studium der Alkalireserve des Blutes bei einigen Dermatosen. Spital (rum.) **48** (1928). — POPPER, A.: Über das Verhalten der Haut schilddrüsenloser Tiere. Diss. Göttingen 1927. — PORGES, OTTO: (a) Über den Zusammenhang zwischen Verdauungsstörungen und Dermatosen und dessen Bedeutung für die Behandlung gewisser Hautkrankheiten. Wien. klin. Wschr. **1926**, 20. (b) Heilung der genuinen Lipoidnephrose durch Leberdiät. Wien. klin. Wschr. **1927**, Nr 52, 1640. (c) Die Behandlung des Hyperthyreoidismus. Med. Klin. **1927**, 6, 194. — PORGES, O. u. D. ADLERSBERG: Die Behandlung der Zuckerkrankheit mit fettarmer Kost. Berlin-Wien: Urban u. Schwarzenberg 1929. — PORGES, O., LEIMDÖRFER u. MARCOVICI: (a) Über die Kohlensäurespannung des Blutes in pathologischen Zuständen. Z. klin. Med. **73**, 389 (1911). (b) Über die Kohlensäurespannung des Blutes in pathologischen Zuständen. II. Mitt. Über die Kohlensäurespannung des Blutes in der kardialen und pulmonalen Dyspnoe. Z. klin. Med. **77**, 446 (1913). — PORGES, O. u. E. NEUBAUER: Physikalisch-chemische Untersuchungen über das Lecithin und Cholesterin. Biochem. Z. **7**, 152—177 (1908). — POSPELOW: (a) Beitrag zur Milchtherapie bei Haut- und Geschlechtskrankheiten. Dermat. Wschr. **1924**, 79. (b) Zur Frage der sogenannten unspezifischen oder Proteintherapie. Venerol. (russ.) **1** (1924). — POTASCHNIK: Über die Verwendung des essigsauren Thalliums bei Pilzerkrankungen. Dermat. Z. **57**, 64 (1929). — POULSSON: Lehrbuch der Pharmakologie. Übersetzt von LESKIEN. Leipzig: S. Hirzel 1922. — POULSSON, LEIF: Über die exsudationshemmende Wirkung des Pituitrins. Arch. f. exper. Path. **120**, 120 (1927). — PRAAG: Zit. nach MERCK. — PREININGER: Wasserstoffionenkonzentration im Blute bei einigen entzündlichen und nichtentzündlichen Dermatosen. Dermat. Wschr. **1927**, 85. — PRIESEL u. R. WAGNER: (a) Die optimale Insulinverteilung in der Behandlung des kindlichen Diabetes mellitus. Klin. Wschr. **1926**, Nr 1, 10. (b) Über lokale Lipodystrophie nach Insulininjektion. Z. Kinderheilk. **45**, 453 (1928). — PRINGSHEIM: (a) Darstellung und chemische Beschaffenheit der Xanthomsubstanz. Dtsch. med. Wschr. **1908**, 2445. (b) Über die Beeinflussung des hämoglobinurischen Anfalles durch Cholesterin. Münch. med. Wschr. **1912**, Nr 32, 1757. — PRIOR: Humagsolan bei Alopecia areata. Dtsch. med. Wschr. **1920**, Nr 40, 1114. — PROCTER u. WILSON: Theory of vegetable tanning. J. chem. Soc. Lond. **109**, 1327 (1916). — PULAY: (a) Stoffwechselpathologie und Hautkrankheiten. Dermat. Wschr. **1921**, 39, 47 u. 48. (b) Intermediärer Stoffwechsel und Hautkrankheiten. Dermat. Wschr. **1922**, 51. (c) (Zusammenfassend:) Stoffwechsel und Haut. Berlin-Wien: Urban u. Schwarzenberg 1923. — PULEWKA: (a) Die harnlösende Wirkung der Schwefelalkalien. Hoppe-Seylers Z. **146** (1925). (b) Untersuchungen über die Keratolyse. Arch. f. exper. Path. **128** (1928). (c) Weitere Untersuchungen über Keratolyse. Arch. f. exper. Path. **140**, 181 (1929). — PULVERMACHER: (a) Einführung in den Begriff der inneren Sekretion usw. Zbl. Hautkrkh. 8 (1923). (b) Von den Beziehungen der endokrinen Drüsen. Zbl. Hautkrkh. **13** (1924).

QUINQUAUD: Du xanthélasme généralisé. Soc. clin. Paris, 28. Nov. 1878.

RAAB: (a) Pituitrin-Fettstoffwechselwirkung und vegetatives Nervensystem. Z. exper. Med. **62** (1929). (b) Hypophyse-Zwischenhirnsystem und Fettstoffwechsel. Wien. klin. Wschr. **1929**, 8. (c) Zur Frage Pituitrin und Wasserhaushalt. Wien. Arch. inn. Med. **17**, 471 (1929). — RABBENO: (a) Contributo alla studio della secrezione sebacea. Giorn. ital. Mal. vener. Pelle **65** (1924). (b) Sull'azione farmacologica dei saponi. I. Arch. Sci. med. **50** (1927). (c) Sull'azione farmacologica dei saponi. II. Arch. di Sci. biol. **10** (1927). (d) Sull'azione farmacologica dei saponi. III. Haematologica (Palermo) **9** (1928). (e) Über pharmakologische Wirkung der Seifen. Arch. f. exper. Path. **134** (1928). — RACHMILEWITSCH: Untersuchungen über die Desinfektionswirkung der Jodtinktur. Z. Hyg. **92**, 51 (1921). — RACINOWSKI: Das mikroskopische Bild der mit Chrysarobin behandelten Psoriasis. Przegl. dermat. (poln.) **22** (1927). — RADAELI: Tallio. Giorn. ital. Dermat. **67** (1926). — RADU: Sur l'effacacitè de l'adrénaline dans l'urticaria. Bull. Assoc. psychiatr. roum. **5** (1923). — RAHMLOW u. RITTERBAND: Zur Dehydrocholdiurese. Dtsch. med. Wschr. Nr 47, 1992. — RAUDA: Formaldehyd auf überlebende Organe. Z. exper. Med. **43**, 549 (1924). — RAIZISS, SEVERAC u. MOETSCH: Bacterial chemothérapy with special reference to mercury dyestuffs. J. of Pharmacol. **26** (1926). — RAJKA: (a) Weiterer Beitrag zur Pathogenese der Hyperämie bei der Entzündung. Klin. Wschr. **1925**, 21. (b) Die Urticaria factitia. Klin. Wschr. **1926**, 25. — RAKUSIN: (a) Die tierische Haut als amphoteres und kolloides Protein. Kolloidchem. Beih. **15** (1922). (b) Über das Verhalten von Eisen-

und Tonerdehydrat gegen arsenige Säure und Arsensäure. Münch. med. Wschr. **1928**, 1121. — Ramond: Virilisme pilaire. Presse méd. **1929**, 821. — Ransom: Saponin und sein Gegengift. Dtsch. med. Wschr. **1901**, Nr 13, 194. — Rasch: Treatment of parapsoriasis. Brit. J. dermat. **35** (1923). — Raubitschek: Zur Pathogenese der Pellagra. Wien. klin. Wschr. **1910**, Nr 26, 963. — Ravaut: Zit. nach Kerl. — Ravaut, Bith u. Ducourtioux: (a) L'action de l'insuline sur l'évolution du psoriasis. Bull. Soc. franç. Dermat. **32**, 275 (1925). (b) Psoriasis et insuline. Bull. Soc. franç. Dermat. **33** (1926). — Raymond, Lacroix u. Hadida: Glycémie et dermatoses. Rev. franç. Dermat. **2**, 625 (1926). — Read: (a) Metabolism studies with chaulmoogra oil. J. of biol. Chem. **62** (1924). (b) The toxicity of chaulmoogra oil. J. of Pharmacol. **24**, 221 (1924). — Redlich: (a) Quecksilberintoxikation nach einmaliger Novasurolinjektion. Wien. klin. Wschr. **1925**, 13. (b) Akute Thalliumvergiftung. Wien. klin. Wschr. **1927**, 21. — Regenbogen: Über die alkalotische Beseitigung der Stase im entzündeten Gewebe. Frankf. Z. Path. **38** (1928). — Reichenbach, H.: Die desinfizierenden Bestandteile der Seifen. Z. Hyg. **59**, 296 (1908). — Reilly: Tod durch Pyrogallolvergiftung. Ref. Dermat. Wschr. **1898**. — Reimer: Röntgenschädigung. Fall von primärer Geschwürsbildung unter dem Einfluß von Röntgenstrahlen und sekundärer Geschwürsbildung in röntgengeschädigtem Gewebe, oberflächlicher Natur, an ein und derselben Patientin. Med. Klin. **1921**, 11, 327. — Reinsberg: Zit. nach Finger in Oppenheim-Rille-Ullmann, „Schädigungen der Haut usw." Bd. 2. Leipzig: Voß. — Remesow: Zit. nach Danforth. — de Rey-Pailhade: Zit. nach Heubner. — Reyher u. Walkhoff: Über die toxische Wirkung ultraviolett bestrahlter Milch. Münch. med. Wschr. **1928**, Nr 25, 1071. — Reznicek: Klinische Studien über Dermographismus. Wien. klin. Wschr. **1914**, 44, 1424. — Rhode: Untersuchungen über lokalanästhetische Wirksamkeit bei Antipyreticis, Opiumkaloiden und Salzen. Arch. f. exper. Path. **91**, 173 (1921). — Ribadeau-Dumas, Max Lévy, Dupuy u. Mignon: Les troubles du métabolisme de l'eau chez les nourrisons eczémateux. Nourrisson **17** (1929). — Richardson: Clinical calorimetry. J. of biol. Chem. **67**, 397 (1926). — Richet: (a) Des propriétés chimiques et physiologiques du suc gastrique chez l'homme et les animaux. J. Anat. et Physiol. **1878**, 170. (b) De la toxicité du thallium. C. r. Soc. Biol. Paris **51**, 252 (1899). — Richter: Zur Theorie und Praxis der Homöopathie auf Grund unserer bisherigen Erfahrungen. Münch. med. Wschr. **1925**, Nr 51, 2181. — Ricker: Zit. nach Heubner. — Ricker u. Regendanz: Beiträge zur Kenntnis örtlicher Kreislaufstörungen. Zit. nach Heubner. Rischbieter: Das isolierte Kaninchenohr als überlebendes Gefäßpräparat. Z. exper. Med. **1**, 355 (1913). — Ritter: (a) Die Behandlung der Hypertrichosis mit Röntgenstrahlen. Arch. f. Dermat. **131** (1921). (b) Experimentelles und Klinisches zur chirurgischen Antisepsis mit spezieller Berücksichtigung des Pantosepts. Schweiz. med. Wschr. **1924**, Nr 16, 372. (c) Über den Eiweiß- und Harnstoffgehalt des Pferdeschweißes. Pflügers Arch. **213** (1926). (d) Teeracne. Zbl. Hautkrkh. **19** (1926). (e) Thallium. Zbl. Hautkrkh. **26** (1928). — Roberts: The chloracetic acids. Brit. J. Dermat. **38** (1926). — Rock: Das Sulfoform in der dermatologischen Praxis. Dermat. Zbl. **23** (1914). — Roch u. Saloz: Idiosynkrasie à l'égard de la farine de lin; choc hémoclasiques et cuti-réaction. Bull. Soc. méd. Hôp. Paris **20**, 888 (1921). — Röhmann: Biochemie. Berlin: Julius Springer 1908. — Rösing: Zit. nach Heffter. — Roffo: Das Cholesterin der Haut. Bol. Inst. Med. exper. Cánc. Bueneos Aires **4** (1928). — Roger, Binet u. Leblanc: 12. internat. Physiol.-Kongr. Stockholm, 3.—6. Juli 1926, 141. — Rogner: Humagsolan. Wien. med. Wschr. **1924**, 6. — Rohde: Entzündung und Wasserstoffionenkonzentration. Dtsch. med. Wschr. **1927**, 9. — Rollet: Beiträge zur Physiologie des Geruchs, des Geschmacks, der Hautsinne und der Sinne im allgemeinen. Pflügers Arch. **74**, 383 (1899). — Roscher: Med. Klin. **1924**, 32. — Rosemann: Beiträge zur Physiologie der Verdauung. Pflügers Arch. **142**, 447 (1911). — Rosenberg: Über auffallend günstige Beeinflussung der diabetischen Stoffwechsellage durch komplizierende Erkrankungen. Klin. Wschr. **1925**, Nr 4, 159. — Rosenfeld: (a) Fettbildung. Erg. Physiol. I. **1902**, 651. (b) Fettbildung. Erg. Physiol. I. **1903**, 50. (c) Hauttalg und Diät. Zbl. inn. Med. **40**, 986 (1906). — Rosenheim: On the preparation of cholesterin from brain. J. of Physiol. **34**, 104 (1906). — Rosenheim u. Webster: (a) Biochemic. J. **20**, 537 (1926). (b) On the nature of the parent substance of Vitamin D. Lancet **1927 I**, 306. — Rosenow: Der Einfluß parenteraler Calciumzufuhr auf die Durchlässigkeit der Gefäße. Berl. klin. Wschr. **1921**, 2. — Rosenstirn: Jodine irritation does not produce cancer. J. Canc. Res. **10** (1926). — Rosenthal: Biochemical studies of the skin. J. amer. leath. chem. Assoc. **11**, 463 (1916). — Rosenthal u. Braunisch: Xanthomatosis und Hypercholesterinämie. Ein Beitrag zur Frage ihrer genetischen Beziehungen. Z. klin. Med. **92**, 429 (1921). — Rosenthal u. Holzer: Über die nervöse Beeinflussung des Agglutininspiegels, zugleich ein Beitrag zum Mechanismus der leistungssteigernden parenteralen Reiztherapie. Berl. klin. Wschr. **1921**, Nr 25, 675. — Roskam: Urticaire, pepton. C. r. Soc. Biol. Paris **84** (1921). — Rost: (a) Diskussion zu den Referaten über Ekzem. 13. Kongr. dtsch. dermat. Ges. München. Arch. f. Dermat. **145** (1924). (b) Borsäure. Heffters Handbuch der experimentellen Pharmakologie. Bd. 3, 1. Hälfte. Berlin:

Julius Springer 1927. (c) Blutzucker und Haut. Dtsch. med. Wschr. **1929**, 173. — Rost, E.: Schweflige Säure. Handbuch der experimentellen Pharmakologie von Heffter-Heubner. Bd. 3, 1. Hälfte. Berlin: Julius Springer 1927. — Roth: Action of the Quinine on the leucoc. J. of Pharmacol. **4** (1912). — Rothman: (a) Resorption durch die Haut. Handbuch der normalen und pathologischen Physiologie von Bethe, Bergmann, Embden und Ellinger. Bd. 4. Berlin: Julius Springer 1929. (b) Über den Einfluß einiger dermotherapeutischer Grundsubstanzen auf die insensible Wasserabgabe der Haut. Arch. f. Dermat. **131** (1921). (c) Über die Juckempfindung in ekzematös erkrankter Haut. Arch. f. Dermat. **150** (1926). — Rothman u. Schaaf: Chemie der Haut. Handbuch der Haut- und Geschlechtskrankheiten von Jadassohn. — Rothstein: Nochmals zur Frage der Kochsalzretention. Berl. klin. Wschr. **1920**, Nr 44, 1053. — Rouget: Mémoire sur le développement, le structure et les propriétés etc. Arch. de Physiol. **5** (1873). — Roussy, Leroux u. Oeyre: Le cancer expérimental du goudron chez la souris. Bull. Assoc. franç. Étude Canc. **11** (1922). — Roux: Zit. nach Bürgi. — Rowntree, Keith u. Barier: Novasurol in the treatment of ascites in hepatic disease. J. amer. med. Assoc. **85**, 1187 (1925). — Roy u. Brown: The blood pressure in the arteriols. J. of Physiol. **2** (1879). — Rube u. Hendricks: Gewerbliche Thalliumvergiftung. Med. Welt **1927**, 20, 733. — Rütz: Über Vorbereitung und Nachbehandlung von Basedowoperationen mit Gynergen (Sandoz). Med. Klin. **1926**, 19, 738. — Rupel: Chancroidal ulcers treated locally with antimony and potassium tartrate solutions. J. amer. med. Assoc. **86**, 544 (1926). — Rusch: Ein Fall von schwerer Pyrogallolvergiftung. Wien. klin. Wschr. **1901**, 52. — Russetzki: Sur l'etude du dermographism. Gaz. hop. **100** (1927). — Rusznyak: Die Schwefelbehandlung der arteriellen Hypertonie. Klin. Wschr. **1924**, Nr 7, 272. — Rygier u. Müller: Steinkohlenteer in der Dermatologie. Arch. f. Dermat. **114** (1913).

Saalfeld: (a) Über Warzenbehandlung. Med. Klin. **1911**, 1937. (b) Zur Behandlung des Haarausfalles. Med. Klin. **1927**, 24. — Sabbatini: Über die Wirkung des kolloiden Schwefels je nach dem Wege seiner Einführung in den Organismus. Biochem. Z. **59**, 378 (1914). (b) Wirkung der auf chemischem Wege bereiteten kolloiden Kohle. Biochem. Z. **59**, 408 (1914). — Sabouraud: (a) Nouvelles recherches sur l'étiologie de la pelade. Ann. de Dermat. **1910**, 11. (b) La pelade hereditaire. Ann. de Dermat. **1911**, 2. (c) Le soufre dans la thérapeutique dermatologique externe. Presse méd. **30** (1922). (d) Entretiens dermatologique à l'école Lailler. Bd. 2. Maladies du cuir chevelu. Paris: Masson & Co. 1924. (e) Les teintures de cheveux. Presse méd. **32** (1924). — Sachs, O.: (a) Klinische und experimentelle Untersuchungen über die Einwirkung von Anilinfarbstoffen auf die menschliche und tierische Haut. Wien. klin. Wschr. **1911**, Nr 45, 1551. (b) Über die Wirkung des Urotropins auf die Gewebsprodukte der Syphilis. Wien. klin. Wschr. **1916**, Nr 32, 1014. (c) Behandlung der Angina necrotica (Plaut-Vincent), Angina lacunaris, sowie einiger Formen von Stomatitis mit intravenösen Injektionen einer $40^0/_0$igen sterilen Urotropinlösung. Wien. klin. Wschr. **1919**, Nr 24, 629. (d) Beitrag zur Therapie der Trichophytininfektion. Wien. klin. Wschr. **1919**, Nr 51, 1229. (e) Behandlung der Psoriasis mit intravenösen Injektionen von Natrium salicylicum. Wien. klin. Wschr. **1921**, Nr 16, 185. — Sack, W. Th.: Ephetonin bei Ekzem. Dermat. Wschr. **1928**, 25. — Sáinz de Aja: (a) Pilocarpin bei Parapsoriasis. Actas dermo-sifiliogr. **13** (1921). (b) Das Natrium salicylicum in der Dermatologie. Actas dermo-sifiliogr. **16**, 139 (1924). (c) Ein Fall von akutem Jodismus. Rev. Méd. Sevilla **43** (1924). — Sáinz de Aja u. Zuloaga: Enthaarung durch Thalliumsalben. Actas dermo-sifiliogr. **3** (1921). — Sakanoue: Studien über Urticaria. Jap. J. of Dermat. **26** (1926). — Sakata: Über Änderung der Chlor- und Wasserverteilung im tierischen Körper unter Coffeinwirkung. Arch. f. exper. Path. **105** (1925). — Sakurai: Studies in Chrysarobin. Acta dermat. (Stockh.) **11** (1928). — Sakurane u. Masuichi: Studien über die Ätiologie der Alopecia areata. Jap. J. of Dermat. **27** (1927). — Salomonsen u. Madsen: Zit. nach Weichardt u. Schrader: Über unspezifische Leistungssteigerungen. Münch. med. Wschr. **1919**, 11. — Salter: Zit. nach Schwenkenbecher. — Salzer: Verbrennungsbehandlung mit Tanninlösung. Ges. Ärzte Wien, 9. März 1928. Wien. klin. Wschr. **1928**, Nr 11, 394. — Samaja: Insufficienza ipofisaria con mixedema. Riv. sper. Freniatr. **44** (1921). — Samberger: Eine neue Behandlungsmethode des akuten Ekzems. Dermat. Wschr. **1914**, Nr 30, 899. — Samuel: Über eine Art von Immunität nach überstandener Crotonentzündung. Virchows Arch. **127** (1892). — Sanguinetti: Dtsch. med. Wschr. **1922**, 9. — Sannicardo: (a) Il ricambio ed il meccanismo di azione del calcio. Giorn. ital. Dermat. **68** (1927). (b) Sul meccanismo di azione del calcio. Giorn. ital. Dermat. **69** (1928). — Sarbo: Ein Fall von diagnostizierter und durch die Sektion bestätigter Encephalitis der Linsenkerne. Neur. Zbl. **15**, 498 (1920). — Sarvonat u. Cremieux: J. Physiol. et Path. gén. **13**, 589. Zit. nach Bürgi. — Satriano: Über die Wirksamkeit der laufenden Sterilisation von Lassarscher Paste und die Kombination einiger Antiseptica. Semana méd. **1929 I**, 1199. — Saudek: (a) Therapeutische Erfahrungen mit Cignolin. Dermat. Wschr. **65** (1917). (b) Ätherspray zur Beschleunigung des Haarwuchses. Česká Dermat. **8** (1927). (c) Ätherspray zur Förderung des Haarwachstums. Dermat. Wschr. **1927**, 85. — SAUERBRUCH: (a) Wundinfektion, Wundheilung und Ernährungsart. Münch. med. Wschr. **1924**, Nr 38, 1299. (b) Diskussion zu BOMMER: Zbl. Hautkrkh. **32**, 555 (1930). — SAUERBRUCH, HERRMANNSDOERFER u. GERSON: Über Versuche, schwere Formen der Tuberkulose durch diätetische Behandlung zu beeinflussen. Münch. med. Wschr. **1926**, Nr 2—3, 47 u. 108. — SAUNDERS: Zit. nach CLAYTON. — SAUVENEAU: Jodoformamblyopie. Soc. Ophtalm. Paris, 6. April 1909. Klin. Mbl. Augenheilk. Mai **1909**. — SAXL u. DONATH: Über Exsudationshemmung durch Pituitrin und einige andere auf das retikuloendotheliale System wirkende Substanzen. Klin. Wschr. **1925**, Nr 39, 1866. — SAXL u. ERLSBACHER: (a) Entwässerungstherapie bei Exsudaten. Wien. klin. Wschr. **1929**, 31, 1013. (b) Eine verbesserte Form der peroralen Salmiaktherapie. Wien. klin. Wschr. **1930**, Nr 4. 111. — SAXL u. HEILIG: (a) Über die Novasuroldiurese. Wien. klin. Wschr. **1920**, Nr 43, 943. (b) Über die diuretische Wirkung von Novasurol und andere Quecksilberinjektionen. Wien. Arch. inn. Med. **3**, 141 (1921). — SCHADE: (a) Über eine neugefundene Eigenschaft des Quecksilbers. Münch. med. Wschr. **1903**, 227. (b) Die elektrokatalytische Kraft der Metalle. Leipzig: F. C. W. Vogel 1904. (c) Die Bedeutung der Katalyse in der Medizin. Kiel: Mühlau 1907. (d) Die osmotische Hypertonie des Entzündungsherdes. Münch. med. Wschr. **1907**, 18. (e) Die physikalische Chemie in der inneren Medizin. Dresden-Leipzig: Theodor Steinkopff 1920. (f) Die Entzündung. Zbl. Path. **33** (1923). (g) Die Molekularpathologie in ihrem Verhältnis zur Cellularpathologie und zum klinischen Krankheitsbild am Beispiel der Entzündung. Münch. med. Wschr. **1924**, 1. — SCHADE, CLAUSEN, HÜBLER, MOCLUZUKI u. BIRNER: Weitere Untersuchungen zur Molekularpathologie der Entzündung. Z. exper. Med. **49** (1926). — SCHADE u. MARCHIONINI: (a) Zur physikalischen Chemie der Hautoberfläche. Arch. f. Dermat. **154** (1928). (b) Der Säureanteil der Haut. Klin. Wschr. **1928**, 1. (c) Zur physikalischen Chemie der Hautoberfläche. Arch. f. Dermat. **154** (1928). — SCHADE, NEUKIRCH u. HALPERT: Über lokale Acidosen des Gewebes und die Methodik ihrer intravitalen Messung, zugleich ein Beitrag zur Lehre der Entzündung. Z. exper. Med. **24** (1921). — SCHÄFER u. HERRING: The action of pituitary extracts upon the kidney. Trans. roy. Soc. London **199** (1908). — SCHÄFER u. OLIVER: On the physiological action of extracts of pituitary body. J. of Physiol. **16**, 277 (1894). — SCHÄFFER: Experimentelle Untersuchungen über den Einfluß der lokalen Behandlung auf die Entzündung. Berl. klin. Wschr. **1910**, Nr 19, 886. — SCHAER: Zit. nach R. O. STEIN. — SCHAPIRO-GRODOWKA: Zur Kenntnis der Pyrogallolvergiftung. Ref. Dermat. Wschr. **1914**, 59. — SCHARRER: Chemie und Biochemie des Jods. Stuttgart: Ferdinand Enke 1928. — SCHAUMANN u. HEDÉN: Sur le traitement du lupus èrythémateux par le krysolgan. Bull. Soc. franç. Dermat. **34** (1927). — SCHEEPE: Bromnatrium in der Dermatologie. Geneesk. Tijdschr. **65** (1925). — SCHEER, K.: Die Beeinflußbarkeit der Spasmophilie durch Salzsäuremilch. Jb. Kinderheilk. **97**, 310 (1922). — SCHEFFER: Über das Schicksal körperfremder Fette im Organismus. Arch. f. exper. Path. **134** (1928). — SCHENK: Wirkungsweise des Histamins. Arch. f. exper. Path. **89**, 332 (1921). — SCHERBER: Pemphigus vulgaris. Zbl. Hautkrkh. **23** (1927). — SCHERER: Zit. nach UNNA-GOLODETZ. — SCHERESCHEWSKY, N. A.: De l'influence des sécrétions endocriniennes sur la pousse des poils. Rev. franç. Endocrin. **3** (1925). — SCHICK: Das Menstruationsgift. Wien. klin. Wschr. **1920**, Nr 19, 395. — SCHIEFFERDECKER: (a) Die Hautdrüsen des Menschen und der Säugetiere. Biol. Zbl. **37** (1917). (b) Über morphologische Sekretionserscheinungen in den ekkrinen Hautdrüsen des Menschen. Arch. f. Dermat. **132** (1921). (c) Die Hautdrüsen des Menschen und der Säugetiere. Stuttgart 1922. — SCHIFF, E.: Der Säure-Basen-Haushalt des gesunden und kranken Kindes. Erg. Med. **12** (1928). — SCHILF: (a) Die Innervation der Schweißdrüsen. Klin. Wschr. **1923**, 11. (b) Das vegetative Nervensystem. Berlin: Julius Springer 1925. — SCHIRMER: Über die Zusammensetzung des Fettgewebes unter verschiedenen physiologischen und pathologischen Bedingungen. Arch. f. exper. Path. **89**, 263 (1921). — SCHITTENHELM: Zur Proteintherapie. Münch. med. Wschr. **1919**, 49. SCHITTENHELM u. STOCKINGER: Anaphylaxiestudien bei Mensch und Tier. IV. Mitt. Über die Idiosynkrasie gegen Nickel („Nickelkrätze") und ihre Beziehung zur Anaphylaxie. Z. exper. Med. **45**, 58 (1925). — SCHLESINGER, H.: Über die spinalen Schweißbahnen und Schweißzentren beim Menschen. Arch. f. Dermat. **1900**. Festschrift für KAPOSI. — SCHMIDT: Lehrbuch der pharmazeutischen Chemie. II. 1899/1900. — SCHMIDT, M. B.: Über vitale Fettfärbung in Geweben und Sekreten durch Sudan und geschwulstartige Wucherungen der ausscheidenden Drüsen. Virchows Arch. **253**, 432 (1924). — SCHMIDT-LABAUME: Über elastometrische Messungen nach Applikation quellungsfördernder und -hemmender Lösungen. Arch. f. Dermat. **155** (1928). — SCHMIDTMANN: (a) Über intracelluläre Wasserstoffionenkonzentration. Z. exper. Med. **57** (1927). (b) 40. Kongr. dtsch. Ges. inn. Med. Wiesbaden. Ref. Klin. Wschr. **1928**, Nr 23, 1106. — SCHMIEDEBERG: Grundriß der Pharmakologie. 5. Aufl. Leipzig 1906. — SCHMIEDEN: Epithelwachstum unter Einwirkung von Scharlach. Ref. Zbl. Chir. **1908**, 6, 153. — SCHNEIDER: Recherche dans la sueur humaine de l'acide urique. Rev. Méd. **53** (1925). — SCHÖN: Über schweißhemmende Mittel. Klin. Wschr. **1923**, 28. — SCHOLTZ, jun., HANS-GEORG: Reaktion des

Harns von Hautkrankheiten. Dermat. Wschr. **1929**, 29. — SCHOLZ u. HINKEL: Zur Frage der Chlorretention. Dtsch. Arch. klin. Med. **112**, 343 (1913). — SCHRAMM: Noch ein Fall von Idiosynkrasie gegen Tannin. Dtsch. med. Wschr. **1890**, 250. — SCHREINER: (a) Differente Beurteilung der Salicylsäure- und Thymusbehandlung bei der Psoriasis. Dermat. Wschr. **1925**, 281. (b) Psoriasis und Thymus. Arch. f. Dermat. **154** (1928). — SCHREUS: Die Behandlung der Urticaria mit Alkali nebst Bemerkungen über den Säurebasenhaushalt bei Urticaria und anderen Dermatosen. Dermat. Z. **53** (1928). — SCHREUS u. ESSER: Beitrag zur Therapie des Pemphigus vulgaris. Dermat. Wschr. **1926**, 37. — SCHREUS u. SCHULZE: Praktische Erfahrungen mit der potentiometrischen und colorimetrischen p_H-Bestimmung im Serum. Z. exper. Med. **64**, 540 (1929). — SCHRIDDE: Krebshaare. Münch. med. Wschr. **1922**, 45. — SCHRÖDER u. PAESSLER: Zit. nach ROTHMAN u. SCHAAF. — SCHILLER: Über den Einfluß des Arsens auf das Carcinom. Z. Krebsforschg **23** (1926). — SCHÜTZ: Über örtlich sekretionshemmende und sekretionsbefördernde Wirkung. Arch. f. exper. Path. **27**, 202 (1890). — SCHULEMANN: Vitale Färbungen mit sauren Farbstoffen. Biochem. Z. **80** (1917). — SCHULZ: Worauf begründet sich die therapeutische Bedeutung des Arsens bei Erkrankungen der Haut? Mh. Dermat. **1** (1885). — SCHULZ, HUGO: (a) Studien über die Pharmakodynamik des Schwefels. Greifswald 1896. (b) Über den Kieselsäuregehalt menschlicher und tierischer Gewebe. Pflügers Arch. **84**, 67 (1901). (c) Einige Bemerkungen über Kieselsäure. Münch. med. Wschr. **1902**, Nr 11, 440. (d) Über den Kieselsäuregehalt der menschlichen Nabelschnur. III. Mitt. Pflügers Arch. **144**, 346 (1912). (e) Die quantitative Ausscheidung der Kieselsäure durch den menschlichen Harn. Pflügers Arch. **144**, 350 (1912). — SCHUR u. GOLDFARB: Zur Physiologie und Pathologie der Talgsekretion. Wien. klin. Wschr. **1927**, 40. — SCHUTT: Die Hyperthermie bei Tetrahydronaphthylamin. Arch. internat. Pharmacodynamie **24**, 153 (1918). — SCHWARTZ: (a) Sur un cas d'hirsutisme. Méd. Alsace et Lorraine **4** (1925). (b) Erfahrungen mit Triphal. Dtsch. med. Wschr. **1926**, 13. — SCHWARTZE: The so-called habituation to „arsenic" variation in the toxicity of arsenious oxide. J. of Pharmacol. **20**, 181 (1923). — SCHWENKENBECHER: (a) Das Absorptionsvermögen der Haut. Arch. f. Physiol. **1904**, 121. (b) Über Mentholvergiftung des Menschen. Münch. med. Wschr. **1908**, Nr 28, 1495. (c) Die Haut als Exkretionsorgan. Handbuch der normalen und pathologischen Physiologie von BETHE usw. Bd. 4, S. 739. Berlin: Julius Springer. (d) Die Wasserabgabe der Haut bei hydropischen Zuständen. Verh. dtsch. Ges. inn. Med. **1926**. — SCHWENKENBECHER u. SPITTA: Über die Ausscheidung von Kochsalz und Stickstoff durch die Haut. Arch. f. exper. Path. **56** (1907). — SCOMAZZONI: Il rapporto K : Ca nel sangue in alcune dermatosi. Giorn. ital. Dermat. **66** (1925). — SCOTT u. OTT: The action of glandular extracts upon the contraction of the uterus. J. of exper. Med. **11**, 326 (1908). — SCREMIN: Come si comparta la cute in presenza di soluzioni acide? Boll. Soc. Biol. sper. **1** (1926). — SEASTON u. WILSON: Thallium acetat depilation. Brit. med. J. **1927**, 3475. — SEHLEN: Ergebnisse der bakteriologischen Untersuchungen bei der Chrysarobinbehandlung der Trichophytie. Mh. Dermat. **9** (1889). — SEIDENSCHNUR: Z. angew. Chem. **1901**. — SEITZ: Thalliumvergiftung. Klin. Wschr. **1930**, Nr 4, 156. — SELLEI: Ätiologie und Behandlung des seborrhoischen Kopfhaarausfalles. Dermat. Wschr. **1927**. — SELLEI u. LIEBNER: Über die intravenöse Anwendung von Natrium bromatum. Ref. Zbl. Hautkrkh. **17** (1925). — SELLENINGS: The tannic treatment of burns. Ann. Surg. **87** (1928). — SEMERAU-SIEMIANOWSKI, RACHON u. MANCEWICZ: Influence de l'iode sur les vaisseaux capillaires dans l'organisme humain. C. r. Soc. Biol. Paris **100** (1929). — SEMLER: Zur diuretischen Wirkung der Gallensäuren. Med. Klin. **1926**, 23, 885. — SEQUEIRA: Case of xanthoma diabeticum. Proc. roy. Soc. Med. **17**, 2 (1923). — SERNA: Rev. españ. Urol. **26**, 62 (1926). — SEYMOUR: The effect of cutting upon the rate of hair growth. Amer. J. physiol. **78** (1926). — SÉZARY u. BENOIST: Traitement du prurit et des dermatoses prurigeneuses par le méthode de LEBEDJEW. Bull. Soc. méd. Hôp. Paris **43** (1928). — SÉZARY u. LOMON: Tumeur surrénale dans un cas d'hirsutisme. Bull. Soc. méd. Hôp. Paris **39** (1924). — SHARLIT u. HIGHMAN: The use of chromogenic indicators in dermatology. Arch. of Dermat. 8 (1923). — SHARLIT u. SCHEER: The hydrogen-ion concentration of the superface of the healthy intact skin. Arch. of Dermat. **7** (1923). — SICILIA: Rationelle Behandlung der Psoriasis. Rev. méd. Sevilla **40** (1921). — SIEBEN: Über die Behandlung der Purpura mit Calcium. Med. Klin. **1921**, 4. — SIEBER: (a) Zit nach HAMMARSTEN: Lehrbuch der physiologischen Chemie. (b) Zit. nach FONROBERT. — SIEBERT: Der Schwefel in der Gewebs- und Reiztherapie. Dermat. Wschr. **1926**. — SIEBURG u. PATZSCHKE: Menstruation und Cholinstoffwechsel. Z. exper. Med. **36**, 324 (1923). — SIEMERING: Zit. nach STRAUSS. — SILBERSTEIN: Zur Pathogenese der Salvarsandermatitis und über den Arsennachweis in der Haut nach Salvarsanbehaddlung. Arch. f. Dermat. **144**, 260 (1923). — SILBERSTEIN u. SEGADLO: Experimenteller Beitrag zur unspezifischen leistungssteigernden Therapie. Arch. f. Dermat. **153** (1927). — SIEMENS: Über rezessiv-geschlechtsgebundene Vererbung bei Hautkrankheiten. Arch. f. Dermat. **138**, 68 (1921). — SIMÕES RAPOSO: Le cancer à l'arsenic. C. r. Soc. Biol. Paris **98** (1928). — SIMON: (a) Über Prurigo und die Behandlung derselben mit Pilocarpin. Berl. klin. Wschr. **1879**, Nr 49, 721. (c) Zur Frage der Krebshaare. Zbl. Gynäk. **24** (1927). — SIMONS u. JALLER: Über „Krebshaare". Z. Krebsforschg **21** (1923). — SIMONSON: Zur Physiologie des Energieumsatzes beim Menschen. I. Mitt. Beiträge zur Physiologie der Arbeit, der Restitution und der Atmung. Pflügers Arch. **214** (1926). — SIMPSON SUTHERLAND: Effects of thyreoidectomy on the cutaneous system in the sheep and gat. Quart. J. exper. Physiol. **14** (1924). — SINGER: Über die Behandlung von Haut- und Geschlechtskrankheiten mit Terpentin. Dermat. Wschr. **1920**, 70. — SIROTA: Zur Pathogenese und Therapie der Acne vulgaris. Dermat. Wschr. **1927**. — SIVORI u. REBAUDI: L'azione antagonista inbibente ed attivante della cute etc. Riforma med. **39** (1923). — VAN SLYKE-CULLEN: J. of biol. Chem. **1917**, 350; **1918**, 517 u. **1922**, 359. — SMELOW: Behandlung der Psoriasis mit Natrium salicylicum. Venerol. (russ.) **4** (1924). — SMIRNOW: Über die vagotrope Wirkung des Adrenalins. Z. exper. Med. **55**, 24 (1927). — SMITH: The treatment of psoriasis by intravenous injections of salicylate of soda. Brit. J. Dermat. **37**, 33 (1925). — SNYDER: Biochem. Zbl. **3**, 169. Zit. nach BÜRGI. — SOBOTKA: Zur Physiologie der pilomotorischen und der ihnen verwandten Erscheinungen beim Menschen. Arch. f. Dermat. **105** (1910). — SÖRENSEN: Über die Messung und die Bedeutung der Wasserstoffionenkonzentration bei enzymatischen Prozessen. Biochem. Z. **21**, 131 (1909). — SOLTSIEN: Zit. nach COLMAN. — SOXHLET: Zit. nach HÖBER: Lehrbuch der Physiologie des Menschen. — SPERANSKAJA-STEPANOWA: Zur Physiologie der Hautdrüsen des Frosches. Pflügers Arch. **209**, 22 (1925). — SPIEGEL: Grundlagen der Schmerzbehandlung. Wien. klin. Wschr. **1929**, 8, 228. — SPIEGLER: (a) Über das Haarpigment. Beitr. chem. Physiol. u. Path. **4** (1904). (b) Über das Haarpigment nebst Versuchen über das Chorioidealpigment. Beitr. chem. Physiol. u. Path. **10** (1907). — SPIETHOFF: (a) Zur therapeutischen Verwendung des Eigenserums. Münch. med. Wschr. **1913**, Nr 10, 520. (b) Der Schwefel in der Gewebs- und Reiztherapie. Dermat. Wschr. **1925**. 1077. (c) Die vasomotorischen Erscheinungen beim Ekzem. Arch. f. Dermat. **1925**, 1449. — SPINDLER: Über Heilerfolge mit Bromstrontiuran. Dtsch. med. Wschr. **1927**, 35. — SPIRO: (a) Die Wirkung von Wasserstoffsuperoxyd und von Zucker auf die Anaerobier. Münch. med. Wschr. **1915**, Nr 15, 497. (b) Resorption und Assimilation. In: ZUNTZ-LÖWY: Lehrbuch der Physiologie des Menschen. 3. Aufl., S. 579. Leipzig: F. C. W. Vogel 1920. (c) Über Ergotamin (Gynergen-Sandoz). Schweiz. med. Wschr. **1921**, Nr 32, 737. (d) Dtsch. med. Wschr. **1924**, Nr 16, 633. — SPIRO u. SCHEURLEN: Die gesetzmäßigen Beziehungen zwischen Lösungszustand und Wirkungswert der Desinfektionsmittel. Münch. med. Wschr. **1897**, Nr 4, 81. — SPIRO u. STOLL: Über die wirksamen Substanzen des Mutterkorns. Schweiz. med. Wschr. **1921**, Nr 23, 525. — SPITZER: (a) Experimentelle Untersuchungen zur Kenntnis der Thallium-Alopecie. Arch. f. Dermat. **140** (1922). (b) Jodempfindlichkeit bei Dermatitis herpetiformis. Arch. f. Dermat. **142**, 310 (1923). — SPRING: Kolloid-Z. **1909**, 4 u. **1910**, 6. — SPRINZ: Physiologie der Haut. TRUTTWIN: Kosmetische Chemie. Leipzig: Joh. Ambrosius Barth 1920. — SQUIER u. WERTHEIMER: Sezerniert der Hypophysenvorderlappen in den Liquor cerebrospinalis? Z. exper. Med. **64**, 804 (1929). — SSENTJURIN: Über den Einfluß des Pituitrins auf die peripheren Gefäße. Z. exper. Med. **63** (1928). — STAEHELIN: Sitzg med. Ges. Basel, 3. Juli 1924. Schweiz. med. Wschr. **1925**, Nr 16, 350. — STALKER: Erythromelalgie treated with colloidal calcium. Brit. med. J. **1923**, 3287. — STAPPERT: Queksilber als eiterungsförderndes Mittel. Münch. med. Wschr. **1927**, 14. — STARKENSTEIN: (a) Der Einfluß experimentell-pharmakologischer Forschung auf die Erkennung und Verhütung pharmakotherapeutischer Irrtümer. Leipzig: Georg Thieme 1923. (Irrtümer der allgemeinen Diagnostik und Therapie, sowie deren Verhütung von SCHWALBE.) (b) Die physiologischen und pharmakologischen Grundlagen der Calciumtherapie. Ther. Mh. **1921**. — STARKENSTEIN, ROST, POHL: Toxikologie. Berlin-Wien: Urban u. Schwarzenberg 1929. — STARLING: The influence of mechanical factors on lymph production. J. of Physiol. **16** (1894). — STARY: (a) Über die Elementarzusammensetzung des Haares. Hoppe-Seylers Z. **150** (1925). (b) Über Erregung der Wärmenerven durch Pharmaka. Arch. f. exper. Path. **105** (1925). — STEENBOCK u. BLACK: Fat-soluble vitamins. XXIII. The induction of growth-promoting and calcifying properties in fats and their unsaponifiable constituents by exposure to light. J. of biol. Chem. **64**, 263 (1925). — STEIN, R. O.: (a) Experimentelle und histologische Untersuchungen über Hautgewöhnung. Arch. f. Dermat. **47** (1909). (b) Die Fadenpilzerkrankungen des Menschen. München: Lehmann 1914. (c) Die verschiedenen Ursachen der Alopecie. Med. Klin. **1916**, 3, 4. (d) Untersuchungen über die Ursache der Glatze. Wien. klin. Wschr. **1924**, 1. (e) Sulfanthren. Wien. klin. Wschr. **1925**, 32. (f) Regulation der Talgdrüsen. Wien. med. Wschr. **1926**, 31. (g) Durch Plasmochin geheilter Pemphigus. Wien. dermat. Ges., 2. Dez. 1926. Zbl. Hautkrkh. **23** (1927). (h) Welches sind die besten Behandlungsmethoden der Hypertrichose? Wien. klin. Wschr. **1927**, 17. (i) Thallium-Alopecie. Zbl. Hautkrkh. **24**, 1927. (k) Der Haarausfall und seine Behandlung. Mitt. Volksgesdh.amt **1928**, 4. — STEINACH u. KAHN: Echte Kontraktilität und motorische Innervation der Blutcapillaren. Pflügers Arch. **97** (1903). — STEINER: (a) Zur Thymustherapie der Psoriasis vulgaris.

Dermat. Wschr. **1924**, 18. (b) Die Behandlung der Mikrosporie mit Tartarus stibiatus-Salbe (nach Oppenheim) und hierbei auftretende besondere Eigentümlichkeiten des Verlaufes dieser Erkrankung. Dermat. Wschr. **1925**, 51. — Stejskal: Die Permeabilität der Hautdecke. Zbl. Hautkrkh. **26**, 537 (1928). — Stepanescou: Sur la méthode épilatoire mixte. Bull. Soc. roum. Dermat. **1**, 90 (1929). — Stern, C.: (a) Über Aderlaß in der Dermatologie. Arch. f. Dermat. **132** (1921). (b) Über die Bedeutung der chemischen Reaktion bei Salben. Klin. Wschr. **1926**, 38. — Stern, F.: Über das „Salbengesicht" bei epidemischer Encephalitis. Neur. Zbl. Erg.-Bd. **64** (1921). — Stern, R.: Über antiseptische Beeinflussung von Galle und Harn durch innere Anwendung von Desinfizientien. Z. Hyg. **59**, 129 (1908). — Stern u. Grevel: Über Erfahrungen mit der Epilation durch Thallium aceticum. Dermat. Wschr. **1927**, 1021. — Sternthal: Dermat. Wschr. **61**. — Stiefler: Seborrhoea faciei als isolierte postencephalitische Restveränderung. Wien. klin. Wschr. **1924**, Nr 14, 334. — Stillians: Pemphigus. Arch. of Dermat. **7** (1923). — Stöber: Die Erzeugung atypischer Epithelwucherungen durch Injektion von Scharlachrot- und Amidoazotoluolöl ins subcutane Gewebe des Menschen. Münch. med. Wschr. **1910**, Nr 14, 739. — Störmer: Insulintherapie bei Furunkulose. Klin. Wschr. **1925**, Nr 4, 477. — Stokes: Zit. nach Kerl. — Strandberg: (a) Resorcinintoxikation. Zbl. Hautkrkh. **23** (1927). (b) Vergiftung bei äußerer Anwendung von Resorcin. Sv. Läkartidn. **24** (1927). Zit. Zbl. Hautkrkh. **24** (1927). — Stransky: Über gewisse Mitempfindungen. Zbl. Neur. **106**, 583 (1926). — Strassen: Intravenöse Trypaflavinbehandlung der chronischen Urticaria. Med. Klin. **1922**, 19. — Straszyński: Zur Frage der Bedeutung der reflektorischen Vorgänge im Organismus. Arch. f. Dermat. **153** (1927). — Straub: Über chronische Vergiftung, speziell die chronische Bleivergiftung. Dsch. med. Wschr. **1911**, 32. — Strauch: Über die Bedingungen der Aufnahme und Abgabe von Wasser oder Medikamenten durch Salbengrundlagen. Bruns' Beitr. **141** (1927). — Strauss: (a) Über die Nierenentlastung beim Schwitzen. Dtsch. med. Wschr. **1904**, 34, 1236. (b) Über Hirsutismus und Virilismus suprarenalis. Dtsch. med. Wschr. **1926**, 50. — Strauss, E.: (a) Studien über Albuminoide. Heidelberg: Karl Winter 1904. (b) Chemie der Hornsubstanzen. Dermat. Wschr. **1920**, 22. — Stricker: (a) Zit. nach Krasso. (b) Zit. nach Fränkel: Arzneimittelsynthese. (c) Untersuchungen über die capillaren Blutgefäße in der Nickhaut des Frosches. Sitzgsber. Akad. Wiss. Wien., Math.-naturwiss. Kl. **1865**, 16. — Stross: Zur Pharmakologie des Camphers. Arch. f. exper. Path. **95** (1922). — Stross u. Wiechowski: Zur Pharmakologie des Camphers. Verh. dtsch. pharmakol. Ges. Freiburg **1921**, 1. — Stühlinger: Zit. nach Marfori: Klinische Pharmakologie. — Stümpke: (a) Liegen beim Pemphigus Störungen der Kochsalzausscheidung vor? Arch. f. Dermat. **108**, 467 (1911). (b) Die kombinierte Thallium-Röntgenepilation. Dermat. Wschr. **1927**. — Stümpke u. Soika: (a) Biochemische Untersuchungen bei Hautkrankheiten. Med. Klin. **1924**, 29. (b) Biochemische Untersuchungen bei Hautkrankheiten. Klin. Wschr. **1927**, Nr 6, 639. — Stura: L'„humagsolan" quale eccitante specifico della crescita dei peli. Giorn. ital. Mal. vener. Pelle **62** (1921). — Süssmann: Studien über die Resorption von Blei und Quecksilber durch die unverletzte Haut des Warmblüters. Arch. f. Hyg. **90**, 175 (1921). — Sunderman u. Weidman: Hypercholesterolemia. Arch. of Dermat. **12** (1925). — Sutton: Med. J. Austral. **1** (1923). — Swain u. Bateman: The toxity of thallium salts. J. of biol. Chem. **9**, 137 (1910). — Swingle: The relation of the pars intermedia of the hypophysis. J. of exper. Zool. **34**, 119 (1921). — Szentkirályi: Sekundäre Anämie nach Thallium. Dermat. Wschr. **1927**. — Szilli: (a) Experimentelle Untersuchungen über Säureintoxikation. Pflügers Arch. **115**, 82 (1906). (b) Weitere Untersuchungen über Vergiftung mit anorganischen und organischen Säuren. Pflügers Arch. **130**, 134 (1909).

Tachau: Salvarsannebenwirkungen. Slg Abh. Dermat. **1923**. — Tänzer: (a) Über Nikotianaseife. Mh. Dermat. **21**, 631 (1895). (b) Die mechanischen Eigenschaften des menschlichen Kopfhaares. Pflügers Arch. **213** (1926). — Takács: Untersuchungen über die Wirkung von Ephedrin. Wien. klin. Wschr. **1928**, 1373. — Takamine: The isolation of the active principe of the suprarenal gland. J. of Physiol. **27**, 29 (1901). — Takei: A few contribution to the study of pemphigus. Jap. J. of Dermat. **25** (1925). — Talbert: The ash of human sweat produced by heat and work. Amer. J. Physiol. **63** (1923). — Talbert, Finkle u. Katinki: Simultanous study of the constitution of the sweat. Amer. J. Physiol. **82** (1927). — Talbert u. Hangen: Simultaneous study of the constituents of the sweat, urine and blood etc. I. Chlorides. Amer. J. Physiol. **81**, 74 (1927). — Talbert, Silvers u. Johnson: Total nitrogen of sweat and urine. Amer. J. Physiol. **91** (1927). — Tandler u. Grosz: Die biologischen Grundlagen der sekundären Geschlechtscharaktere. Berlin: Julius Springer 1913. — Tappeiner: Lehrbuch der Arzneimittellehre. 14. Aufl. Leipzig: F. C. W. Vogel 1920. — Tarchanoff: Beobachtungen über contractile Elemente in den Lymph- und Blutcapillaren. Pflügers Arch. **9** (1874). — Taubert: Resorcin-Percutol, das neue Antihidroticum. Münch. med. Wschr. **1924**, Nr 32, 1117. — Taubmann: Die Gefäßwirkung der Bleisalze. Arch. f. exper. Path. **118** (1926). — Teleky:

Gewerbliche Thalliumvergiftung. Wien. med. Wschr. **1928**, Nr 16, 506. — Tenenbaum: Über die Behandlung schwerer Hautverbrennung mit Adrenalin. Warszaw. Czas. lek. **2** (1925). — Teutschländer: Über die endgültigen Ergebnisse zum Nachweis carcinogener Komponenten. Z. Krebsforschg **20** (1923). — Thedering: Haarkrankheiten und Glatze. Oldenburg: Stalling 1922. — Theobald: Bienenwachs in der gegenwärtigen Heilkunde. Arch. Bienenkde **7** (1926). — Thiellay: Zit. nach Colman. — Thiemich: Zur Kenntnis der Fette im Säuglingsalter. Hoppe-Seylers Z. **26**, 189. — Thöle: Über Jucken und Kitzeln in Beziehung zu Schmerzgefühl und Tastempfindung. Neur. Zbl. **31**, 610 (1912). — Thomas u. Kelly: J. amer. chem. Soc. **44** (1922). — Thommen: The ineffiency of intraven. injections in asthma, hay fever etc. N. Y. State J. Med. **26** (1926). — Thorek: Neuere amerikanische Literatur. Wien. med. Wschr. **1925**, Nr 1, 58. —Throne, Laird van Eyck, Marples u. Meyers: The treatment of eczema with sodium thiosulfate. Urologic Rev. **30** (1926). — Thudichum: Die chemische Konstitution des Gehirns des Menschen und der Tiere. Tübingen 1901. — Tigerstedt: Lehrbuch der Physiologie. 1907. — Török: Krankheiten der Schweißdrüsen. Mračeks Handbuch der Hautkrankheiten. Wien: Alfred Hölder 1902. (b) Z. Psychol. **46** (1907). — Török u. Hari: Experimentelle Untersuchungen über die Pathogenese der Urticaria. Arch f. Dermat. **65** (1903). — Török, Lehner u. Kenedy: Experimentelle Untersuchungen über die Durchlässigkeit der Capillarwände bei der Entzündung. Z. exper. Med. **45** (1925). — Tomaszewski u. Erdmann: Über neue Haarfärbemittel. Münch. med. Wschr. **1906**, Nr 8, 359. — Tonietti: Anaphylaxiestudien beim Menschen. Z. exper. Med. **45**, Nr 1, 30 u. 51 (1925). — Tonijan: Zur Frage der Zusammensetzung des Schweißes beim Pruritus cutaneus. Russk. Vestn. Dermat. **6** (1928). — Touton: Stoffwechselstörungen und Hautkrankheiten. Fortbild.-Vortr. über Stoffwechsel- und verwandte Krankheiten. Wiesbaden 1926. — Townson: Zit. nach Rothman: Resorption durch die Haut. — Traube-Mengarini: Über die Permeabilität der Haut. Arch. f. Anat. Erg.-Bd. **1** (1892). — Trendelenburg: Pharmakologie und Physiologie des Hypophysenhinterlappens. Erg. Physiol. **25**, 364 (1926). — Triebenstein: Über Entrundung der Hornhaut und angeborene Irisanomalien. Klin. Mbl. Augenheilk. **68**, 578 (1922). — Trotter: (a) The resistance of hair to certain supponed growth stimulants. Arch. of Dermat. **7** (1923). (b) Hair growth and shaving. Anat. Rec. **37** (1928). — Truffi: Lesioni verrucoidi da catrame. Giorn. ital. Mal. vener. Pelle **65** (1924). — Truffi, G.: (a) Sull' alopecia da tallio. Giorn. ital. Dermat. **1** (1928). (b) Azione biologica dell' acetato di tallio. Arch. di Sci. biol. **13** (1929). (c) Über die biologische Wirkung des Thalliumacetats. Dermat. Wschr. **88**, 409 (1929). — Tscherkess: (a) Über die Einwirkung von Bleisalzen auf die Gefäße. Arch. f. exper. Path. **108** (1925). (b) Über die Wirkung der arsenigen Säure und der Arsensäure auf die Gefäße. Arch. f. exper. Path. **114** (1926). — Tscherning: Über Salyrgan. Dtsch. med. Wschr. **1927**, Nr 35, 1465.

Ullmann: (a) Cignolin, ein synthetisches Chrysarobinersatzmittel in der Hauttherapie. Wien. med. Wschr. **1920**, 5. (b) Arsenwirkung, Arsengewöhnung und Arsenvergiftung. Wien. klin. Wschr. **1922**, 20—22. (c) Krysolgan bei Lupus erythematodes und Tuberkuliden. Dermat. Wschr. **1923**, 51. (d) Die Arsentherapie in der Dermatologie auf Grund der biochemischen Tatsachen. Zbl. Hautkrkh. **13** (1924). (e) Lupus erythematosus, mit Krysolgan geheilt. Wien. dermat. Ges. 5. März 1925. Zbl. Hautkrkh. **17** (1925). (f) Rohöl, Paraffin und die Kohlenwasserstoffgruppe des Kohlenteers. Oppenheim-Rille-Ullmann: Die Schädigungen der Haut durch Beruf und gewerbliche Arbeit. Bd. 2. Leipzig: Voß 1925. (g) Erfahrung über Natriumthiosulfat bei Salvarsanschädigungen. Dermat. Wschr. **1926**, 1. Unna: (a) Überhäutung und Überhornung. Berl. klin. Wschr. **1883**. (b) Fettsalben und Kühlsalben. Mh. Dermat. **6** (1884). (c) Das Ekzem im Kindesalter. Dtsch. med. Ztg. **1884**, 43—49. (d) Heilung eines Falles von Lepra. Mh. Dermat. **1885**, Erg.-H. (e) Ichthyol und Resorcin als Repräsentanten der Gruppe reduzierender Heilmittel. Dermat. Stud. H. 2, Mh. Dermat. **1886**, 544. (f) Zur Kenntnis der Kerne. Mh. Dermat. **20** (1895). (g) Über Ichthyol. Mh. Dermat. **25** (1897). (h) Weitere Versuche über reduzierende Heilmittel. Dtsch. med. Ztg. **1897**, 69. (i) Allgemeine Therapie der Hautkrankheiten. (Einzelabteilung aus dem Lehrbuch der allgemeinen Therapie und der therapeutischen Methodik von Eulenburg und Samuel.) Berlin-Wien: Urban u. Schwarzenberg 1899. (k) Ichthyolcollodium gegen Gefäßmäler der Säuglinge. Mh. Dermat. **30** (1900). (l) Kühlpasten. Mh. Dermat. **30** (1900). (m) Pathologie und Therapie des Ekzems. Wien: Alfred Hölder 1903. (n) Die Darstellung der Säurekerne. Mh. Dermat. **41** (1905). (o) Über das Lanolin der menschlichen Haut. Mh. Dermat. **45** (1907). (p) Über die Bedeutung und Zusammensetzung der Hornsubstanz. Med. Klin. **1908**, 33. (q) Über Verhornung. Med. Klin. **1909**, V. (r) Die Reduktionsorte und Sauerstofforte des tierischen Gewebes. Arch. mikrosk. Anat. **78** (1911). (s) Der locker gebundene Schwefel der Hornsubstanz. Dtsch. med. Ztg. **1911**, 52. (t) Biochemie der Haut. Jena: Gustav Fischer 1913. (u) Kreidepasten. Dermat. Wschr. **1914**, 59. (v) Die Sauerstoffmittel in der Dermatologie. Dermat. Wschr. **1914**, 59. (w) Kriegsaphorismen eines Dermatologen. Berl. klin. Wschr. **1916**, Nr 3, 53. (x) Cignolin als Heilmittel der Psoriasis. Dermat. Wschr. **1916**, 62. (y) Kriegsaphorismen eines

Dermatologen. Berlin: August Hirschwald 1917. (z) Über die Einwirkung von Cignolininjektionen auf das Hautgewebe. Dermat. Wschr. **1919**, 69. (aa) Die hornerweichenden und hornlösenden Mittel. Dtsch. med. Wschr. **1921**, 29. (bb) Klinische Vorträge über Hautkrankheiten. Dtsch. med. Wschr. **1921**, 10, 11, 12 u. 14. (cc) Chromolyse. Handbuch der biologischen Arbeitsmethoden von ABDERHALDEN. 1921. (dd) Zur Frage der Salbengrundlage. Dtsch. med. Wschr. **1926**, 5. — UNNA, P. jun.: Allgemeine Pathophysiologie und Therapie der Haut. Handbuch der praktischen Therapie als Ergebnis experimenteller Forschung, herausgeg. von VON DEN VELDEN u. P. WOLFF. Bd. 1, 2. Hälfte. Leipzig: Joh. Ambrosius Barth 1926. — UNNA, EUGEN: Chemie der kosmetischen Salben. Handbuch der kosmetischen Technik von H. TRUTTWIN. Leipzig: Joh. Ambrosius Barth 1920. — UNNA, P.: Woraus besteht die Schwärze des Comedos? Virchows Arch. **82** (1880). — UNNA-BLOCH: Die Praxis der Hautkrankheiten. Berlin-Wien: Urban u. Schwarzenberg 1908. — UNNA u. GOLODETZ: (a) Neue Studien über die Hornsubstanz. Mh. Dermat. **44** (1907). (b) Der mikrochemische Nachweis des Cholesterins der menschlichen Haut. Mh. Dermat. **47** (1908). (c) Neue Studien über die Hornsubstanz. Mh. Dermat. **47** (1908). (d) Die Hautfette. Biochem. Z. **20** (1909). (e) Das Reduktionsvermögen der histologischen Elemente der Haut. Mh. Dermat. **48** (1909). (f) Hautreagentien. Mh. Dermat. **50** (1910). (g) Die Oxydation des Chrysarobins auf der menschlichen Haut. Mh. Dermat. **51** (1910). (h) Zur Chemie der Haut. VI. Mh. Dermat. **50**, 451 (1910). (i) Zur Chemie der Haut. Mh. Dermat. **51** (1910). (k) Die Verteilung des Sauerstoffs und der Sauerstoff-Fermente in der Haut. Dermat. Wschr. **1912**, 54. — UNNA u. MERIAN: Die osmotische Auslaugung des Inhalts intakter Hornzellen. Arch. f. Dermat. **111** (1911). — UNNA u. SCHUMACHER: Lebensvorgänge in der Haut der Menschen und der Tiere. Wien: Franz Deuticke 1925. — URBACH: (a) Kritische Bemerkungen zu den blutchemischen Arbeiten E. PULAYS. Klin. Wschr. **2**, 17. (b) Röntgenologische und klinische Befunde im Magen-Darmtrakt bei Ekzemen und ihre Bedeutung für eine kausale Therapie. Arch. f. Dermat. **142**, 29 (1923). (c) Überempfindlichkeit gegen Körper der Dioxybenzolgruppe. Zbl. Hautkrkh. **12** (1924). (d) Diskussion zu MEMMESHEIMER: Über physikalisch-chemische Blutuntersuchung bei Gesunden und Kranken. Verh. dtsch. dermat. Ges. 13. Kongr. München, 22. Mai 1923. Arch. f. Dermat. **145**, 220 (1924). (e) Zur Pathogenese der cutanen Idiosynkrasie. Arch. f. Dermat. **148** (1924). (f) Zur Chemie der Pemphigushaut. 88. Verslg. Ges. dtsch. Naturforsch. Innsbruck **1924**. Ref. Zbl. Hautkrkh. **14** (1924). (g) Zur Pathogenese des Pemphigus. Wien. dermat. Ges., 4. Juni 1925. Ref. Zbl. Hautkrkh. **18** (1926). (h) Zur Chemie der alten und kranken Haut. Arch. f. Dermat. **155** (1928). (i) Beiträge zu einer physiologischen und pathologischen Chemie der Haut. II. Mitt. Arch. f. Dermat. **156**, 73 (1928). (k) Beiträge zu einer physiologischen und pathologischen Chemie der Haut. IV. Mitt. Über eine familiäre Lipoidose der Haut und Schleimhäute auf Grundlage einer diabetischen Stoffwechselstörung. Arch. f. Dermat. **157**, 451 (1929). — URBACH u. FANTL: Methoden zur quantitativen-chemischen Analyse der Haut. Biochem. Z. **196** (1928). — URBACH u. KONRAD: Über eine durch den langwelligen Anteil des Sonnenspektrums erzeugte Lichtdermatose. Strahlenther. **32** (1929). — URBACH u. SICHER: Der Zuckergehalt der Haut. Wien. klin. Wschr. **1928**, 1481. — URBACH u. WIEDMANN: Experimentelle Untersuchungen über die allergische Natur und den primären Angriffspunkt der Überempfindlichkeit bei der Prurigo simplex acuta. Arch. f. Dermat. **156**, 593 (1928). — URUEÑA: Le traitement des teignes par l'acétate de thallium. Paris: Masson & Co. 1928. — URUEÑA u. OCHOTERANA: Les tinas en México, su tratamiento con el acetato de talio. Bol. Univ. Nacion. México. **1922**. Zit. nach PETER.

VALLERY-RADOT, PASTEUR u. BLAMOUTIER: (a) Traitement du strophulus par la peptono-therapie. Paris méd. **17** (1926). (b) Remarques à propos des injections intraderm. de peptone. Bull. Soc. med. Hôp. Paris **42** (1927). — VALLERY-RADOT, PASTEUR, BLAMOUTIER u. LAUDET: Urticaire et réserve alcaline. Bull. Soc. méd. Hôp. Paris **42** (1926). — VÁSÁRHELYI: Zur Frage der Beeinflußbarkeit der Thalliumwirkung durch Extrakte endokriner Drüsen. Dermat. Z. **56**, 412 (1929). — VASSAUX: Zit. nach PÖHLMANN. — VEIEL: (a) Über die Behandlung tuberkulöser Prozesse mit Pyrogallol. Arch. f. Dermat. **43**, 44 (1898). (b) Die Behandlung der Bartflechte. Med. Korresp.bl. **89** (1919). — VEIL: (a) Über intermediäre Vorgänge beim Diabetes insipidus. Biochem. Z. **91**, 317 (1918). (b) Über die Bedeutung der Ionenacidität des Harns für allgemein-klinische Vorgänge. Klin. Wschr. **1922**, 44, 2176. (c) Die Physiologie und Pathologie des Wasserhaushaltes. Erg. inn. Med. **23**, 648 (1923). — VEIL u. BOHN: Beobachtungen des Wasser- und Salzstoffwechsels bei Thyreoidea- und Ovarialextraktbehandlung. Dtsch. Arch. klin. Med. **139**, 212 (1922). — VEIL u. GRAUBNER: Beiträge zur klinischen Pharmakologie. II. Mitt. Studien über die Wirkung des Salicyls und des Coffeins auf den Säurebasenhaushalt des Gesunden als Grundlage für die Wirkungsweise von Kombinationspulvern. Arch. f. exper. Path. **117**, 208 (1926). — VEILCHENBLAU: Über die Schutzfunktion der Haut. Zbl. Hautkrkh. **23**, 11 (1920). — VAN DEN VELDEN: (a) Die Nierenwirkung von Hypophysenextrakten beim Menschen. Berl. klin. Wschr. **1913**, Nr 45, 2083. (b) Über Bromtherapie. Dtsch. med.

Wschr. **1929 II**, 1752. — Velich: I. Über die Einwirkung der örtlichen Applikation des Nebennierenextraktes auf die Blutgefäße der Haut des Menschen. Wien. med. Bl. **1897**, 735. — Veyrières: (a) Huile de pétrole. Rev. franç. Dermat. **1** (1925). (b) La graisse de cheval. Bull. méd. **40** (1926). (c) Les adstringents en dermatologie. Bull. méd. **40** (1926). (d) Zit. nach Percival. — Veyrières u. Ferreyrolles: Quelques médicaments utiles en dermatologie. Bull. méd. **35** (1921). — Vieth: Die dermatologisch wichtigen Bestandteile des Teers. Ther. Gegenw. **1903**. — Vignolo-Lutati: (a) Sulle alopecie sperimentali di acetato di tallio. Giorn. ital. Mal. vener. Pelle **1**, 33 (1905). (b) Osservazioni sulle alopecie talliche. Giorn. ital. vener. Mal. Pelle **1908**, 217. — Villaret u. Even: L'acétylcholine et les sueurs des tuberculeux. Presse méd. **1928**, 98, 1561. — Vimtrup: (a) Anatomie der Capillaren. Klin. Wschr. **1922**, 34. (b) Beitrag zur Anatomie der Capillaren. Z. Anat. **65** (1922). — Vinci: Zit. nach Ellinger. — Viziano: Avvelenamento letale da parafenilendiamina. Med. del lavoro **16** (1925). — Vogt: (a) Über Diätkuren, besonders über Mastkuren mit Insulinpillen. Med. Klin. **1926**, Nr 25, 944. (b) Über die Insulinbehandlung nichtdiabetischer Erkrankungen. Med. Klin. **1927**, 6, 7, Beih. — Voit: Untersuchungen über das Vorkommen von Harnsäure im menschlichen Schweiß. Arch. f. exper. Path. **116** (1926). — Volkmann: Zit. nach Urbach. — Vollmar: Ein Fall von Pyrogallolvergiftung. Dtsch. med. Wschr. **1898**, 3. — Vollmer: Zur Biologie der Haut. Klin. Wschr. **1923**, Nr 41, 1878. — Vossenaar: Einige Untersuchungen über die Pechkrankheit bei Brikettarbeitern. Ref. Zbl. Hautkrkh. **9** (1924). — Vulpian: Gaz. med. et chir. **1873**, 263.

Wada, Kametoshi: Chemische und histologische Studien zur experimentellen Hypercholesterinämie. Trans. jap. path. Soc. **15** (1925). — de Waele: Contribution à l'étude de l'anaphylaxie. Bull. Acad. Méd. Belg. **21**, 715 (1907). —Wälsch: Zur Histologie der Arsenkeratose. Arch. f. Dermat. **86**, 245 (1907). — Waguer, O.: Chemie des menschlichen Hautfettes. Čas. lék. česk. **66** (1927). — Wahl: Histochemische Untersuchungen über Vorkommen und Lokalisation der Lipoide in der Haut. Arch. f. Dermat. **156**, 286 (1928). — Wahlgren, V.: Über die Bedeutung der Gewebe als Chlordepots. Arch. f. exper. Path. **61**, 97 (1909). — Walker: A nitroprusside reaction given by skin. J. of Physiol. **59**, 32 (1924). — Walter: Über die Hautdrüsen und Lipoidsekretion bei kleinen Nagern. Beitr. path. Anat. **173**, 142 (1925). — Warburg u. Sakuma: Über die sogenannte Autoxydation des Cystein. Pflügers Arch. **200**, 203 (1923). — Warkany: (a) Die phosphatämische Kurve des normalen und rachitischen Organismus. I.—III. Mitt. Z. Kinderheilk. **46**, 1 (1928); **46**, 716 (1928) u. **48**, 654 (1930). (b) Über die Wirkungsweise des bestrahlten Ergosterins. Klin. Wschr. **1930**, Nr 9, 63. — Warkany u. A. Wasitzky: Untersuchungen über den Kalkgehalt des Blutserums bei D-Hypervitaminosen. Z. Kinderheilk. **48**, 442 (1929). — Wartanjantz: Über Behandlung einiger Hautkrankheiten mit intravenösen Brominjektionen. Ref. Dermat. Z. **51** (1927). — Wasicky: (a) Pharmazeutische Post **1917**. (b) Lehrbuch der Physiopharmakognosie. 1. Teil. Wien-Leipzig: Fromme 1929. (c) Harze und Balsame in der Kosmetik. Kosmetische Chemie von Truttwin. (d) Die pflanzlichen Drogen in der Kosmetik. Handbuch der kosmetischen Chemie von Truttwin. Leipzig: Joh. Ambrosius Barth 1920. (e) Kosmetische Chemie der tierischen Drogen. Handbuch der kosmetischen Chemie von Truttwin. — Wastl, H.: Über die Wirkung des Adrenalins auf die Drüsen der Krötenhaut. Z. Biol. **74**, 77 (1921). — Waterman: Physikalisch-chemische Untersuchungen über das Carcinom. Biochem. Z. **133** (1922). — Wechsberg: Einfluß chemischer Gegenreize auf die Entzündung. Z. klin. Med. **37**, 360. — Weckesser: Zur Behandlung der Psoriasis mit Natrium salicylicum. Dermat. Z. **44** (1925). — Wederhake: Grundsätze der Wundbehandlung. Münch. med. Wschr. **1917**, Nr 48, 1546. — Weichhardt: (a) Über Proteinkörpertherapie. Münch. med. Wschr. **1918**, 22. (b) Über unspezifische Leistungssteigerung. Münch. med. Wschr. **1911**, 11. (c) Über die theoretischen Grundlagen der Proteinkörpertherapie. Wien. klin. Wschr. **1924**, 29. — Weidenfeld: Über mechanische Reizbarkeit der Haut (Dermographismus), zugleich eine Studie über Adrenalinwirkung auf die Haut. Arch. f. Dermat. **99**, 229 (1910). — Weidner: Zit. nach Friedenthal. — Weil u. Plichet: (a) Un cas d'hirsutisme avec diabète sucre. Bull. Soc. méd. Hôp. Paris **37** (1921). (b) Virilismus suprarenalin. Bull. Soc. méd. Hôp. Paris **45** (1921). — Weill, Dufourt u. Delore: Deux cas d'intoxication aigue par la nicotine. Soc. méd. Hôp. Lyon, 20. Nov. 1923. Presse méd. **1923**, 100, 1054. — Weinmann: Zur Therapie der Parapsoriasis. Arch. f. Dermat. **124** (1918). — Weinsheimer: Über Kamillosansalbe. Klin. Wschr. **1923**, 5. — Weiss: (a) Beobachtungen und mikroskopische Darstellung der Hautcapillaren am Menschen. Dtsch. Arch. klin. Med. **119** (1916). (b) Die rationelle Verwendung der Salbei. Fortschr. Ther. **2** (1926). — Weitgasser: Ein Fall von Pemphigus vegetans. Dermat. Z. **44** (1925). — Wells u. Hedenburg: Untersuchungen über die Biochemie und Chemotherapie der Tuberkulose. I. Die Permeabilität der Tuberkel für Jodverbindungen und Proteine. J. inf. Dis. **11**, 349. — Wenzel: Über sklerotische Organveränderungen insbesondere der Arterien. Arch. f. exper. Path. **137** (1928). — Werder: Zur Kenntnis der Schwefelwirkung. Arch. f. exper.

Path. **95**, 238 (1922). — WERNER: (a) Über Trypaflavinbehandlung bei kokkogenen Pyodermien. Dtsch. med. Wschr. **1918**, 51. (b) Trypaflavin in der Dermatologie. Münch. med. Wschr. **1920**, 22. — WERTHEIMER, E.: Über die Quellung geschichteter Membranen und ihre Beziehung zur Wasserwanderung. Pflügers Arch. **208**, 669 (1925). — WERTHER: Dermatitis herpetiformis mit Überempfindlichkeit gegen Jod. Vereigg. Dresden. Dermat., 3. Dez. 1924. Zbl. Hautkrkh. **16** (1925). — WESSELY: (a) Über die Resorption aus dem subkonjunktivalen Gewebe nebst einem Anhang: Über die Beziehung zwischen Reizwirkung gewisser Lösungen und ihre osmotischen Eigenschaften. Arch. f. exper. Path. **49**, 417 (1903). (b) Über die Wirkung des Scharlachrotöls auf die menschliche Epidermis (Selbstversuch). Med. Klin. **1910**, 14, 542. — WESTPHALEN: Zur Krysolganbehandlung des Lupus erythematodes. Dtsch. med. Wschr. **1923**, 50. — WHITE: The use of crude coal tar. Arch. of Dermat. **12** (1925). — WHITE, LESTER u. IRVINE-JONES: Factors affecting the disappearance time of intradermal injections. Amer. Heart J. **2** (1927). — WHITE u. RABINOWITSCH: Sympathetic and parasympathetic response after intradermal injections. Proc. Soc. exper. Biol. a. Med. **24** (1927). — WICHERT, JAKOWLEWA u. POSPELOFF: Z. klin. Med. **1924**. — WICHMANN: Ergebnisse der Diätbehandlung der Hauttuberkulose. Zbl. Hautkrkh. **32**, 554 (1930). — WIDAL, ABRAMI u. BRISSAUD: Proteintherapie. Presse méd. **29**, 181 (1921). — WIDMARK: Zit. nach BECHHOLD. — WIECHOWSKI: (a) Anmerkung zu STARY: Über Erregung der Wärmenerven durch Pharmaca. Arch. f. exper. Path. **105**, 86 (1925). (b) Die Bedeutung der schweißtreibenden Tees. Med. Klin. **1927**, 16. — WIELAND: Über den Mechanismus der Oxydationsvorgänge. Erg. Physiol. **20**, 477 (1922). — WIGLEY: The treatment of ringworm of the scalp with thallium acetate. Brit. med. J. **1928**, **3543**, 984. — WIKI: Zit. nach KOCHMANN und HURTZ. — WILBRAND: Schweißabsonderung und Blutzusammensetzung. Biochem. Z. **118** (1921). — WILD u. ROBERTS: The absorption of mercurials from vintments applied to the skin. Brit. med. J. **1926**, 3416. — VAN DER WILLINGEN: Die Abführwirkung des Schwefels. Pflügers Arch. **186** (1921). — WILSON: Treatment of burns. Brit. med. J. **1928**, 3524. — WINDAUS: Die Konstitution des Cholesterins. Nachr. Ges. Wiss. Göttingen, Math.-physik. Kl. **1919**. — WINDAUS u. HESS: Nachr. Ges. Wiss. Göttingen, Math.-physik. Kl. **1926**. — WINKEL: Virilismus suprarenalis. Dtsch. Arch. klin. Med. **159** (1928). — WINKLER: (a) Die Nebennierenpräparate als diagnostisches Hilfsmittel in der Dermatologie. Mh. Dermat. **46**, 126 (1908). (b) Die cerebrale Beeinflussung der Schweißsekretion. Pflügers Arch. **125** (1908). (c) Die Verwendung des Amylnitrits in der Dermatologie. Dermat. Wschr. **1925**. — WINKLER u. UNNA: Das seborrhoische Ekzem. Handbuch der Haut- und Geschlechtskrankheiten. Herausgeg. von JADASSOHN. Bd. 6, 1. Teil. Berlin: Julius Springer 1927. — WINTERNITZ: (a) Zur Lehre von der Hautresorption. Arch. f. exper. Path. **28** (1891). (b) Über die entzündungswidrige Wirkung ätherischer Öle. Arch. f. exper. Path. **46**, 163 (1901) (c) Zur Wirkung der Balsamica. Arch. f. Dermat. **65**, 409 (1903). — WIRZ: Die Beseitigung von Teleangiektasien mittels Spitzbrenner in iontophoretischer Anästhesie. Dermat. Wschr. **75** (1922). — WITH: Über interne Behandlung von Haarerkrankungen mit Hornhydrolysaten. Hosp.tid. (dän.) **3** (1922). — WITTMANN: Die Behandlung des Schleimhautlupus der Nase mit Pyrogallussäure. Münch. med. Wschr. **1903**. — WOLFF: Handbuch der Hautkrankheiten. Herausgeg. von MRAČEK. Bd. 1. — WOLFFBERG: Über die Veränderung der Indigoausscheidung durch den Harn bei innerlichem Gebrauch der Salicylsäure. Ein Beitrag zur Frage nach dem Ursprung des Harnindigo. Dtsch. Arch. klin. Med. **15**, 403 (1875). — WOLPERTAS: Thalliumacetat bei Pilzerkrankungen des Kopfes (litauisch). Zbl. Hautkrkh. **24** (1927). — WOLTERS: Eudermol und seine Anwendung bei Scabies. Ther. Mh. **1898**, 443. — WURSTER: Ber. dtsch. chem. Ges. **1886**, 19, 3195. Zit. nach R. L. MAYER. — WYSS: (a) Über das Verhalten der Bromsalze im menschlichen und tierischen Organismus. Arch. f. exper. Path. **55**, 266 (1906). (b) Über das Verhalten der Bromsalze im menschlichen und tierischen Organismus. Arch. f. exper. Path. **59**, 186 (1908). (c) Die pharmakologischen Grundlagen der Bromtherapie bei der genuinen Epilepsie. Dtsch. med. Wschr. **1913**, Nr 8, 345.

YAMAGIWA: Über die künstliche Erzeugung von Teercarcinom. Virchows Arch. **233** (1921). — YAMASAKI: Über die Fermente der Haut. Biochem. Z. **147**, 203 (1924).

ZADIK: Zur Pankreassalbentherapie. Dtsch. med. Wschr. **1925**, 30. — ZAK u. WERMER: Klinische Studien über die Wirkung von Diureticis auf Gewebe. Wien. klin. Wschr. **1925**, 44. ZAKARIAS: (a) Die Osmotherapie in der Dermatologie. Dermat. Wschr. **1924**. (b) Chem. Ztg. Cöthen **1927**, 34. (c) Kolloidsalbentherapie und -Kosmetik. Sudeten-dtsch. Apoth.ztg. **1929**, 24. — ZECHLIN: Über konservative Behandlung von Furunkeln. Münch. med. Wschr. **1926**, 42. — ZIEGLER: Über parenterale Resorption und Transport von Neutralfett. Z. exper. Med. **24**, 242 (1921). — ZIELER: (a) Praktische Behandlung der Pyodermie. Dtsch. med. Wschr. **1926**, 5. (b) Zur Behandlung von Hautkrankheiten, insbesondere der Furunkulose mit homöopathischen Schwefelgaben. Dtsch. med. Wschr. **1926**, 17. — ZIEMKE: Über Todesfälle nach Einverleibung von Suprareninlösungen. Dtsch. Z. gerichtl. Med. **5**, 515 (1925). — ZIMMERN, NICOLLEAU u. ARVANITAKIS: Anesthésie cutanée par introduction électrolytique de carbaine. Bull. Soc. franç. Dermat. **34** (1927). — ZINSSER: Die „gelbe" Salbe. Münch. med. Wschr. **1927**, Nr 23, 982. — ZÖLLNER: Haarfarbe und Haarwuchs. Zbl. Chir. **38** (1923). — ZONDEK u. ASCHHEIM: Das Hormon des Hypophysenvorderlappens. Darstellung, chemische Eigenschaften, biologische Wirkungen. Klin. Wschr. **1928**, Nr 18, 831. — ZSCHIESCHE: Die unspezifische Eiweißtherapie. Leipzig: Richter 1921. — ZUCKER: Maligner Nebennierenrindentumor mit Virilismus und Polycythämie. Wien. klin. Wschr. **1929**, Nr 32, 1045. — ZULEGER: Psoriasis vulgaris, behandelt mit Natrium salicylicum. Zbl. Hautkrkh. **9**, 376 (1924). — ZUMBROICH: Ein tödlich verlaufener Fall von Vergiftung mit Salicylsäure im Kindesalter nach äußerer Anwendung. Mschr. Kinderheilk. **15**, 167 (1918). — ZUMBUSCH, V.: (a) Therapie der Hautkrankheiten. Leipzig-Wien: Franz Deuticke 1908. (b) Arch. f. Dermat. **111** (1912). (c) Ergebnisse der Haut- und Geschlechtskrankheiten von JESIONEK. Bd. 2. — ZUNTZ: Beeinflussung des Wachstums der Horngebilde durch spezifische Ernährung. Dtsch. med. Wschr. **1920**, 6. ZUVIRIA: Insulin in der Behandlung der Ekzeme beim Säugling. Arch. lat.-amer. Pediatr. **20**, 470 (1926). — ZWICK: Beitrag zur percutanen Resorption: Versuche über die Spaltung von Jodsalzen in der menschlichen Haut. Korresp.bl. Schweiz. Ärzte **1917**, 39, 1319.

Dermatologische Arzneimittel.

Von

Conrad Siebert - Berlin-Charlottenburg.

Mit 24 Abbildungen.

Verbindungen des Wasserstoffs und Sauerstoffs.

Wasserstoff und *Sauerstoff* spielen als Elemente keine Rolle in der Behandlung von Hautkrankheiten, wohl einige Verbindungen beider.

Wasser, H_2O.

Von Bedeutung ist sowohl das mannigfach verunreinigte, in der Natur vorkommende Wasser als auch das chemisch reine, das destillierte Wasser.

Das aus der Atmosphäre niedergeschlagene Wasser (Regen) sammelt sich auf undurchlässigen Erd- und Gesteinschichten (Grundwasser). Während des Durchganges durch die Erde sättigt es sich mit Kohlensäure. Solches kohlensäurehaltige Wasser löst die sonst in reinem Wasser unlöslichen Carbonate des Calciums, Magnesiums und Eisenoxyduls der Erdschichten zu Bicarbonaten. Außerdem sind im Grundwasser Sulfate und Chloride des Calciums, Magnesiums, Eisens und der Alkalien enthalten. Durch Brunnen wird dieses Grundwasser gehoben. Gelingt es dem Grundwasser, unten durch undurchlässige Schichten aufgehalten, sich seitlich einen Ausweg zu verschaffen, so tritt es als Quelle zutage. Wasser, das Kalksalze gelöst enthält, bezeichnet man als *hartes* Wasser.

Fluß- und *Regenwasser* sind arm an Kalk- und Magnesiumsalzen. Man bezeichnet dieses daher als *weiches* Wasser. Beim Fließen des Wassers werden unter Kohlensäureabgabe die Bicarbonate des Calciums und Magnesiums in unlösliche Monocarbonate übergeführt. Das Regenwasser (Schnee, Hagel, Reif) ist eine Art destilliertes, d. h. ein aus Wasserdampf verdichtetes Wasser, das noch Bestandteile der Atmosphäre und den darin enthaltenen Staub enthält. Im Regenwasser sind daher ganz geringe Mengen von Gasen, wie Stickstoff, Sauerstoff, Kohlensäure, ferner kohlensaures, salpetersaures, salpetrigsaures Ammon vorhanden.

Hartes Wasser wird im allgemeinen von der Haut *schlechter* vertragen als weiches. Es macht die Haut leicht rauh und rissig, besonders wenn sie trocken und fettarm ist. Seifen schäumen in hartem Wasser wenig oder gar nicht, da sich aus den löslichen Kali- oder Natronseifen unlösliche Kalkseifen bilden. Hartes Wasser kann man durch längeres Kochen weich machen. Die Bicarbonate des Calciums, Magnesiums, auch des Eisens werden in der Wärme unter Kohlensäureabspaltung zerlegt, und die Monocarbonate scheiden sich ab. Ferner macht Zusatz von Pottasche, Soda, Borax und doppelkohlensaurem Natron hartes Wasser weich. Die beiden letztgenannten Mittel, $^1/_2$—1 Teelöffel auf eine Waschschüssel Wasser, sind wegen ihrer Reizlosigkeit besonders zu empfehlen.

Destilliertes Wasser, Aqua destillata,

durch Verdichtung aus Wasserdampf gewonnenes Wasser, soll fast chemisch rein sein. Es werden aber bei der Aufbewahrung Bestandteile des Glases und Kohlensäure aus der Luft aufgenommen. Es geraten auch Bakterien, Schimmel-, Hefepilze und Algen hinein, die sich in destilliertem Wasser vermehren können. Es muß daher unter besonderen Vorsichtsmaßregeln aufbewahrt werden, damit die Verunreinigungen ein zulässiges Maß nicht überschreiten.

Zweimal destilliertes keimfreies Wasser, Aqua redestillata (bidestillata) sterilisata.

Die Herstellung erfolgt in gläsernen Destillierapparaten; das Wasser wird in sterilen Gefäßen aufgefangen. Das so gewonnene Produkt wird nochmals in gleicher Weise der Destillation unterworfen.

Ein destilliertes Wasser von ganz besonderer Reinheit ist

Ampullen-Wasser, Ampuva.

Dieses Wasser wird dreimal destilliert, und zwar das dritte Mal in Apparaten aus Bergkrystall. Beim Kochen des Wassers in Glasgefäßen, auch solchen aus Jenaerglas, können Spuren der Bestandteile des Glases in das Destillat übergehen, was durch die Bergkrystallapparate vermieden wird. Das so hergestellte Wasser kommt in Ampullen und wird nach Prüfung derselben auf Dichtigkeit pasteurisiert.

Hersteller: Dr. Fresenius, Hirschapotheke, Frankfurt a. M.

Handelsform: Ampullen zu 10, 20 und 30 ccm.

Anwendung: Destilliertes Wasser soll zu allen Lösungen verwendet werden, die zu arzneilichem Gebrauch bestimmt sind. Bei Lösungen, die zu subcutanen oder intravenösen Einspritzungen dienen, ist darauf zu achten, daß ein möglichst frisch hergestelltes und sterilisiertes Wasser verwendet wird. Das wenig Keime enthaltende Leitungswasser der Städte ist sterilisiert zu den genannten Zwecken einem alten abgestandenen destillierten Wasser vorzuziehen. Das Ampullenwasser, *Ampuva,* kommt für Salvarsan z. B. Silbersalvarsan in Frage.

Wasserstoffsuperoxydlösung, Wasserstoffperoxydlösung, Hydrogenium peroxydatum solutum.

Wasserstoffsuperoxyd H_2O_2 kommt in der Natur nach starken Gewittern vor. Es findet sich fast immer im Regen und Schnee. Es entsteht auch beim Verdunsten von ätherischen Ölen bei starker Luftfeuchtigkeit. Es kann hergestellt werden durch Einwirkung von Säuren auf Bariumsuperoxyd oder Natriumsuperoxyd.

Wasserstoffsuperoxydlösung bildet eine klare, farb- und geruchlose, schwach bitter schmeckende, auf Lackmus schwach sauer reagierende Flüssigkeit, die 3 Gew.-% H_2O_2 enthält und von der 1 Volum 10 Volum Sauerstoff unter geeigneten Bedingungen entwickelt. Sie ist ein kräftiges Oxydationsmittel, kann aber auch starke Reduktionswirkungen äußern; z. B. mit Kaliumpermanganatlösung zusammengebracht reduziert sie diese und geht unter Sauerstoffabgabe in Wasser über. Beim Zusammenbringen mit tierischen Geweben, Wunden, Blut, Eiter usw. findet unter Schaumbildung Sauerstoffentwicklung statt. Ein in allen Zellen enthaltenes Ferment, die *Katalase,* spaltet H_2O_2 ab.

Durch vorsichtiges Einengen bei der Herstellung von H_2O_2 kann man zu hochprozentigen Präparaten gelangen, wie dem

Perhydrol,

eine chemisch reine Wasserstoffsuperoxydlösung mit einem Gehalt von 30 Gew.-% H_2O_2, 1 Volum = 100 Volum Sauerstoff. Da ein in Glasflaschen aufbewahrtes H_2O_2, besonders ein hochkonzentriertes, leicht von dem Alkali des Glases zersetzt wird, so kommt Perhydrol in mit Paraffin ausgekleideten Flaschen mit Paraffinstopfen in den Handel.

Hersteller: E. Merck, Darmstadt.

Handelsform: Originalflaschen zu 50 g, 200 g und 1 kg.

Solch hochprozentiger Präparate mit etwa 30% H_2O_2 gibt es noch eine ganze Anzahl: *Hydrogenium peroxydatum decemplex* (Dr. Henning, Berlin W 35), *Peraquin* (Dr. Henning, Berlin W 35), *Chemidrol* usw.

Wasserstoffsuperoxyd kann auch in eine *feste* Form gebracht werden. Manche organische Salze und organische Verbindungen *binden* es in ähnlicher Weise wie Krystallwasser. Beim Auflösen dieser Präparate in Wasser erhält man H_2O_2-Lösungen. Solche Präparate sind:

Perhydrit (E. Merck, Darmstadt) in OP von 25 und 50 g, in Tabletten zu 1 g, 10, 25 und 50 Stück.

Ortizon (Farbenfabriken Leverkusen).

Beides sind *Harnstoff-Wasserstoffsuperoxydverbindungen* mit einem Gehalt von 34 bis 36% H_2O_2. Dem *Perhydrit* sind zur besseren Haltbarkeit geringe Mengen einer acetylierten Oxyaminosäure, dem *Ortizon* eine kleine Menge Stärke zugesetzt.

Wirkung: Der leichte Zerfall des Wasserstoffsuperoxyds in naszierendem Sauerstoff und Wasser macht es zu einem *kräftigen Desinfektionsmittel,* das allerdings nicht von anhaltender Wirkung ist, da diese nur an die Gasentwicklung gebunden ist. In geschlossenen Körperhöhlen ist der Gebrauch von H_2O_2 zu vermeiden. Es besteht die experimentell bewiesene und auch praktisch beobachtete Möglichkeit, daß unzersetztes H_2O_2 von größeren Wundflächen und serösen Häuten aus resorbiert werden kann. Gasbildung aus solch resorbiertem H_2O_2 im Gefäßsystem kann zu tödlichen Embolien führen. Geeignet ist es wegen seiner keimtötenden und Geruch beseitigenden Eigenschaften zu Umschlägen auf gangränöse und stinkende Wunden. Es besteht auch die Möglichkeit, daß zersetzte Gewebsbestandteile und selbst Bakterien durch die Sauerstoffentwicklung aus der Tiefe an die Oberfläche gerissen werden (Spiro). Man hat auch von dem gleichen Gesichtspunkte ausgehend versucht, Einspritzungen von H_2O_2 in die Harnröhre zu Provokationszwecken bei Gonorrhöe zu benutzen. Desinfektionsmittel bei Schleimhauterkrankungen des Mundes.

H_2O_2 hat die Eigenschaft Pigmente zu zerstören und ist daher ein *Bleichmittel* für Haare, kleine Nävi, Epheliden. Die konzentrierten H_2O_2-Präparate wirken auch als gelinde *Ätzmittel.*

Anwendung: Das offizinelle H_2O_2 unverdünnt zum Ausspülen von Wunden, und Umschlägen; als Mund- und Gurgelwasser 1—2 Teelöffel auf ein Glas Wasser.

Zur *Bleichung* des *Kopfhaares* wird nach gründlichem Waschen mit Seife und etwas Sodazusatz das getrocknete Haar mit dem offizinellen H_2O_2 behandelt, bis der gewünschte Farbton erreicht ist. Zur *Entfärbung* von *Flaumhaaren, Komedonen, Chloasmen, Lentigines* verwendet man Salben mit Perhydrol.

Rp. Perhydrol Merck . . . . . 1,0—2,0
Lanolini 6,0
Vaselini flav. ad 10,0
(Schäffer.)

Rp. Hydrogen. peroxyd. 25,0
Glycerin. 25,0
Eucerin. anhydric. . 50,0
(Unna.)

Epheliden und kleinere Pigmentflecke werden mit reinem Perhydrol betupft. Anwendung von reinem Perhydrol und von mit ihm hergestellten Salben im Gesicht ruft manchmal ein vorübergehendes Brennen in den Augen hervor; daher beim Auftragen kurze Zeit die Augen schließen.

Natriumperborat, Natrium perboricum, Überborsaures Natrium, $NaBO_3 + 4 H_2O$.

Eine Lösung von Borax wird mit Natronlauge versetzt, der mit Eis gekühlten Mischung wird konzentrierte Wasserstoffsuperoxydlösung zugesetzt. Das abgeschiedene Natriumperborat wird auf ein Filter gebracht, mit Eiswasser gewaschen und bei gewöhnlicher Temperatur getrocknet. Weißes krystallinisches Pulver, in trockener Luft beständig, löslich in etwa 50 Teilen Wasser. Die Löslichkeit in Wasser wird durch Zusatz von Borsäure oder Glycerin erhöht. Die wässerige Lösung bläut Lackmuspapier. Beim Erwärmen zersetzt sich die Lösung unter Entweichen von Sauerstoff. Lösungen von Natriumperborat dürfen nicht über 40° erwärmt werden.

Wirkung: Antisepticum bei Geschwüren.

Anwendung: In Pulverform oder in Lösungen 2,0:100,0.

Pergenol

ist eine Mischung von molekularen Mengen Natriumperborat und Natriumbitartrat, die beim Lösen in Wasser H_2O_2, Borsäure und neutrales Natriumtartrat gibt.

Hersteller: Byk-Guldenwerke, Berlin NW 7.

Handelsform: OP mit 25 Tabletten zum Auflösen und OP mit 25 Pastillen zu 0,1 Pergenol.

Natriumsuperoxyd, Natrium peroxydatum (superoxydatum), **Natriumperoxyd,** Na_2O_2

wird dargestellt, indem metallisches Natrium in Aluminiumrohren, die in eiserne Rohre eingeschlossen sind, in einem Strom von trockener und kohlendioxydfreier Luft nicht über

300° erhitzt wird. Weißes Pulver, das sich in kaltem Wasser mit zischendem Geräusch und unter Selbsterhitzung zu Natriumsuperoxydhydrat $Na_2O(OH)_2$, löst. Die wässerige Lösung gibt langsam in der Kälte, rascher beim Erhitzen, Sauerstoff ab, unter Bildung von Natriumhydroxyd.

Natriumsuperoxydseife, Pernatrolseife, Sapo Natrii peroxydati (UNNA) besteht aus 3 Teilen Paraffinum liquidum, 7 Teilen Sapo medicatus und 1—20% Natriumsuperoxyd.

Wirkung: Wie H_2O_2 depigmentierend. Durch Zusatz von Borsäure ist die erweichende Wirkung des bei Zersetzung des Produktes entstehenden Natriumhydroxyds aufgehoben.

Anwendung: Die salbenartige Seife wird auf der Haut mit einem Wattebausch eingeschäumt und nach einer gewissen Zeit, 2—10 Minuten, entfernt. Bei Anwendung im Gesicht Augen schließen, da sonst leicht Brennen in denselben eintritt. Da es mitunter Reizungen gibt, mit der schwächsten Konzentration beginnen.

Hersteller: W. Mielck, Schwan-Apotheke, Hamburg 36.

Handelsform: In Blechdosen und Tuben zu 50 g, 1%ig, 2½%ig, 5%ig, 10%ig, 20%ig.

Pernatrolstift,
5%ige Natriumsuperoxydseife in fester Form.

Anwendung: Zur Behandlung kleiner Hautstellen. Nachdem diese angefeuchtet sind, reibt man sie so lange mit dem Stift, bis sich ein dichter, weißer Schaum gebildet hat, den man längere oder kürzere Zeit einwirken läßt.

Hersteller: Wie oben.

Zinksuperoxyd, Zinkperhydrol, Zincum peroxydatum
wird hergestellt durch Einwirkung von H_2O_2 auf Zinkoxyd und besteht aus gleichen Teilen Zinksuperoxyd (ZnO_2) und Zinkoxyd. Weißes amorphes Pulver, unlöslich in Wasser, löslich in verdünnten Säuren unter Bildung von H_2O_2.

Wirkung: Gleichzeitige Wirkung des Zinkoxyds und H_2O_2. Vor dem Natriumsuperoxyd hat es den Vorzug, daß es bei Abgabe des wirksamen Sauerstoffes nicht in einen stark ätzenden Stoff, Natriumhydroxyd, sondern in das mild wirkende Zinkoxyd übergeht.

Anwendung: Als reizloses Antisepticum und Adstringens. Als Streupulver 10—25%ig mit Talkum gemischt, als Salben 5—10%ig, aber nur mit Vaseline oder Lanolin hergestellt. Mit Schweineschmalz oder anderen tierischen und pflanzlichen Fetten bildet es allmählich zinksaures Fett, das mitunter reizen kann.

Ektogan
besteht aus 45—60% Zinkperoxyd und Zinkhydroxyd.

Wirkung und *Anwendung:* Wie Zinksuperoxyd.

Hersteller: Kirchof & Neirath, Berlin W 15.

Menthoxol (Menthoxyl),
3%ige Wasserstoffsuperoxydlösung mit 1% Menthol und 38% Alkohol.

Camphoroxol,
3%ige Wasserstoffsuperoxydlösung mit 1% Campher und 32% Alkohol.

Naphthoxol,
3%ige Wasserstoffsuperoxydlösung mit 2% Naphthol und 38% Alkohol.

Alle drei Präparate werden als gut desodorierende, granulationsanregende Desinfektionsmittel empfohlen bei Abscessen, Phlegmonen, Geschwüren und granulierenden Wunden.

Anwendung: 5—10% ige Lösung.

Hersteller: Chemische Fabrik C. Raspe, Berlin-Weißensee.

Chlor und seine Verbindungen.

Chlor, Cl, Chlorgas

kommt nur in gebundenem Zustande in der Natur vor. Es ist ein grünlich gelbes Gas von erstickendem Geruch. Nach K. B. LEHMANN kann bereits ein Gehalt von 0,01% Chlor in der Luft *lebensgefährlich* wirken. Es ist bei mittlerer Temperatur $2^1/_2$mal schwerer als die Luft. Dargestellt wird es aus Salzsäure durch Oxydation mittels verschiedener sauerstoffreicher Verbindungen wie Mangandioxyd (Braunstein), Kaliumpermanganat, Chlorkalk usw.

Die zersetzende Wirkung, die Chlor gegenüber vielen organischen Stoffen hat und die Eigenschaft Leben zu zerstören, macht Chlor zu einem hervorragenden *Bleich- und keimtötenden Mittel.* Ganz trockenes Chlor übt auf viele Stoffe keine zersetzende Wirkung aus, und um die Bleichwirkung des Chlor auszulösen ist immer eine geringe Menge Feuchtigkeit notwendig. Es wirkt bei Gegenwart von Wasser auf alle organischen Stoffe als *Oxydationsmittel.* Es entzieht durch seine hohe Affinität zu Wasserstoff denselben dem Wasser und macht Sauerstoff in statu nascendi frei.

Arzneiliche Verwendung findet

Chlorwasser, Aqua chlorata, Chlorum solutum,

eine wässerige Lösung von Chlor. Klare, gelbgrüne, stark nach Chlor riechende Flüssigkeit, die blaues Lackmuspapier bleicht ohne es vorher zu röten. In 1000 Teilen sind etwa 4 bis 5 Teile Chlor. Im Licht zersetzt sich das Chlorwasser zu Chlorwasserstoff und Sauerstoff, weshalb es in dunklen Flaschen aufzubewahren ist. Dargestellt wird es, indem gewaschenes Chlorgas in Wasser aufgefangen wird.

Wirkung: Keimtötend und Geruch beseitigend.

Anwendung: Zur Behandlung jauchender Wunden und Geschwüre.

Chlorkalk, Calcaria chlorata

besteht in der Hauptsache aus den Verbindungen $ClCaOCl + H_2O$ und $ClCaOCl \cdot Ca(OH)_2$. Die erstere ist ein Calciumsalz zugleich des Chlorwasserstoffes und der unterchlorigen Säure, die zweite eine basische Verbindung der ersteren mit Calciumhydroxyd. Beim Zusammenbringen von Chlorkalk mit Wasser bleibt Calciumhydroxyd, das aus der basischen Verbindung zurückbleibt, ungelöst. Dargestellt wird Chlorkalk durch Einwirkung von Chlor auf gelöschten Kalk.

Weißes oder weißliches Pulver von eigenartigem Geruch, nur teilweise in Wasser löslich. Die wässerige Lösung bläut Lackmuspapier zuerst und bleicht es dann. Beim Zusammenbringen von Chlorkalk mit Säuren wird Chlor entwickelt; dieses durch Säuren freiwerdende Chlor wird als „*wirksames Chlor*" bezeichnet. Guter Chlorkalk enthält 37—39% wirksames Chlor. Bei Aufbewahrung vermindert sich nach und nach der Gehalt bis auf 30% und darunter. Das Arzneibuch verlangt mindestens 25%.

Mischungen von Chlorkalk mit brennbaren Stoffen, wie Schwefel, flüchtige Öle, Benzin, Petroleum u. dgl. *erhitzen sich* und können *explodieren.* Mit Ammoniak kann Chlorkalk den explosiven Chlorstickstoff bilden.

Wirkung: Durch Abgabe von Sauerstoff und Chlor keimtötende Wirkung, ferner auch adstringierend und entzündungswidrig.

Anwendung: Als Streupulver; in wässeriger filtrierter Lösung, 1,0 auf 20,0—100,0 Wasser, als Verbandwasser, Einspritzung bei Gonorrhöe; 5—10%ige Salben mit Vaseline gegen Frostbeulen (BINZ).

DAKINsche Lösung, Natriumhypochloritlösung.

Die gewöhnliche, durch Umsetzen von Chlorkalk und Natriumcarbonat hergestellte Lösung enthält neben Natriumhypochlorit, Natriumchlorid auch Natriumhydroxyd, das sich bei der Wundbehandlung durch Reizwirkungen unangenehm bemerkbar macht. Durch Zusatz von Borsäure wird diese Reizwirkung aufgehoben. Nach ROSENTHALER ist die DAKINsche Hypochloritlösung nur kurze Zeit haltbar. Nach 4 Wochen soll der Gehalt an Hypochlorit um die Hälfte sinken. Durch ein sehr sorgfältiges Verstopfen der ganz gefüllten braunen Flaschen können die Lösungen länger unzersetzt gehalten werden. Da eine alkalische Natriumhypochloritlösung haltbarer ist als eine neutrale, so tut man gut, die Borsäure erst kurz vor Gebrauch zuzusetzen. Die Lösung wird ohne Borsäure aufbewahrt.

Wirkung und *Anwendung:* Als Desinfektionsmittel für Wunden und Geschwüre. Die antiseptische Kraft beruht auf Freiwerden von nascierendem Sauerstoff.

Calciumhypochlorit, Calcium hypochlorosum, Caporit, Hyporit.

Nach einem patentierten Verfahren wird durch Eindampfen von Chlorkalklösungen im Vakuum oder Chlorierung von Kalkmilch und Eindampfen im Vakuum ein ziemlich reines Calciumhypochlorit dargestellt, das mit Natriumchlorid versetzt als *Caporit* in den Handel kommt. Die Menge des Natriumchlorids ist so bemessen, daß das Caporit mit Salzsäure 40% seines Gewichtes freies Chlor gibt. Der Gehalt an wirksamem Sauerstoff beträgt 9%.

Weißes Pulver, kräftig nach unterchloriger Säure riechend, in Wasser leicht und klar löslich. Die Lösung ist sehr schwach alkalisch.

Wirkung: Antisepticum wie Chlorkalk.

Anwendung: In wässeriger Lösung 0,15—0,2 : 100,0 zu desinfizierenden Umschlägen. Kommt auch als Streupulver und Salben 5—10% in den Handel.

Hersteller: I.G.-Farbenindustrie A.G., Leverkusen a. Rh.

Magnocid,

ein basisches Magnesiumhypochlorit; Mg (OH) (OCl), in Wasser schwer lösliches Pulver von schwachem Geruch nach unterchloriger Säure. Gehalt an wirksamem Chlor etwa 32%. Soll beständiger als das oben beschriebene Calciumhypochlorit sein und die Lösungen sind haltbarer als z. B. die Dakinsche Lösung.

Wirkung und *Anwendung:* Zur Wundbehandlung entweder die reine Substanz, oder das etwa 8% wirksames Chlor enthaltende Magnocid-Streupulver. Magnocid-Glycerin-Paste zeigt auf der Haut eine allmähliche, aber lang anhaltende Chlorabspaltung. Zu Umschlägen auf jauchende Geschwüre Magnocidwasser. Man schüttelt etwa 20 g Magnocid mit 1 Liter Wasser und läßt danach eine Stunde absetzen. Das darüber stehende Wasser ist lange haltbar, denn es ergänzt etwaige Verluste an unterchloriger Säure aus dem Bodensatz. Dieser kann zu wiederholten Malen mit Wasser übergossen werden, ohne daß das Wasser an Wirksamkeit einbüßt.

Hersteller: E. Merck, Darmstadt.

Handelsform: Päckchen zu 1 g in Beuteln zu 5, 10 und 100 Stück, Gläser zu 25 g, 100 g und 500 g; Tabletten zu 1 g in OP zu 20, 100, 500 Stück; Glycerin-Paste in Tuben zu 25 und 50 g. Streupuder OP zu 25 und 100 g.

Kaliumchlorat, chlorsaures Kalium, Kalium chloricum, $KClO_3$

entsteht durch Einleiten von Chlor in Kalilauge und Erhitzen der Lösung zum Sieden.

Farblose glänzende Krystalle oder Krystallmehl, luftbeständig, gibt beim starken Erhitzen Sauerstoff ab. Gemische von Kaliumchlorat mit brennbaren oder leicht oxydierbaren Stoffen können leicht durch Reibung oder Stoß zur Explosion gebracht werden. In 17 Teilen Wasser von 15°, in 2 Teilen siedendem Wasser, in 130 Teilen Weingeist löslich.

Wirkung: Schwach keimtötend durch Sauerstoffabgabe. Innerlich verabreicht soll es dem Harn, da es zum größten Teil unverändert ausgeschieden wird, antiseptische Eigenschaften verleihen.

Die *innerliche* Darreichung hat mit der *größten Vorsicht* zu erfolgen, da das resorbierte Salz verhältnismäßig leicht in die roten Blutkörperchen eindringt und das Hämoglobin in Methämoglobin verwandelt. Das Blut wird bräunlich bis schokoladenfarben und zeigt die charakteristischen Spektralstreifen im Rot. Der Harn nimmt eine rotbraune bis schwärzliche Färbung an und enthält Eiweiß, Blutkörperchenschollen, Methämoglobin und Hämatin. Durch Verstopfung der Nierenkanälchen kommt es schließlich zu Anurie und zum Tode unter urämischen Erscheinungen. Dosen über 10 g rufen häufig schon schwere Vergiftungserscheinungen hervor, 10—15 g wirken meistens tödlich. Als Gegenmittel wird genannt: Anregung der Diurese, Aderlaß, Kochsalzinfusion.

Da bei Infektionskrankheiten, bei Dyspnoe und Acidosis die Widerstandsfähigkeit der roten Blutkörperchen gegen das Eindringen von Salzen herabgesetzt ist, verbieten solche Zustände, wie auch Nephritis, die Darreichung von Kaliumchlorat.

Anwendung: Als Gurgelwasser oder Mundwasser eine Tischmesserspitze auf ein Glas Wasser, wobei zu bemerken, daß bei diesem Gebrauch schon öfter bei Kindern durch Verschlucken der Lösung schwere Vergiftungserscheinungen hervorgerufen sind. Innerlich bei Pyelitis und Cystitis 4—6 g pro die. 1—2%ige Lösung zu desinfizierenden Umschlägen.

Liquor antihydorrhoicus Brandau,

gegen Fußschweiß; soll angeblich aus gechlorten Äthern bestehen. Enthält aber wohl 75 Teile Salzsäure (25%), 25 Teile Alkohol, 1 Teil Glycerin und ist mit Lackmus gefärbt. Zu Hand- und Fußbädern.

Hersteller: Dr. Brandau, Wilhelmshöhe b. Kassel.

Brom und seine Verbindungen.

Brom

findet sich häufig als Begleiter des Chlors, wie dieses gebunden an Metalle, besonders Natrium, Kalium, Magnesium. Das Meerwasser enthält etwa 0,008% Brom. Salze des Broms sind in vielen Mineralquellen enthalten. Die bei der Verarbeitung der Staßfurter Salze zu Kalisalzen gewonnenen Mutterlaugen werden zur Herstellung von Brom benutzt. Die Darstellung erfolgt entweder durch Destillation von Bromiden mit Mangansuperoxyd und Schwefelsäure oder durch elektrolytische Zerlegung der Metallbromide.

Brom ist eine dunkelrotbraune, chlorähnlich riechende schwere Flüssigkeit. Spez. Gew. 3,187. Da es schon bei mittlerer Wärme Bromdämpfe abgibt, wird es unter Wasser aufbewahrt. Es löst sich in 33 Teilen Wasser, leicht in Alkohol, Äther, Schwefelkohlenstoff und Chloroform. Brom wird durch Chlor aus seinen Salzen frei gemacht. Stärkekleister färbt es orange. Bromdämpfe sind giftig und reizen heftig die Atmungsorgane.

Reines Brom findet kaum noch arzneiliche Verwendung.

Bromwasserstoffsäure, Acidum hydrobromicum.

Als Bromwasserstoffsäure werden wässerige Lösungen von Bromwasserstoff HBr mit 25% Gehalt bezeichnet. Der gasförmige Bromwasserstoff ist ein farbloses wie Chlorwasserstoff riechendes Gas. Seine Lösung in Wasser ist eine farblose, sehr sauer schmeckende Flüssigkeit, die mit Ammoniakdämpfen dichte weiße Nebel bildet. Durch Licht und Luft wird die Lösung unter Gelbfärbung und Auftreten von freiem Brom langsam zersetzt.

Wirkung: Ätzwirkung auf Haut und Schleimhaut.

Anwendung: Unverdünnt als Ätzmittel bei Zahnfleischentzündungen und Schleimhautgeschwüren.

Ammoniumbromid, Bromammonium, Ammonium bromatum, NH_4Br

wird hergestellt, indem man Brom tropfenweise in Ammoniak einfließen läßt. Prismatische Krystalle oder weißes Krystallpulver, von salzigem Geschmack. Löslich in 1,5 Teilen kaltem und 0,7 Teilen siedendem Wasser, auch in 150 Teilen kaltem oder 15 Teilen siedendem Alkohol. Die wässerige Lösung rötet blaues Lackmuspapier schwach. Beim Erhitzen ist das Salz völlig flüchtig. 81% Bromgehalt.

Calciumbromid, Bromcalcium, Calcium bromatum, $CaBr_2$

wird hergestellt, indem Bromwasserstoffsäure unter Erwärmen bis zum geringen Überschuß mit Calciumcarbonat versetzt wird. Weiße, körnige Salzmasse, von scharf bitter salzigem, brennendem Geschmack, aus der Luft stark Wasser aufnehmend. Löslich in 0,7 Teilen Wasser, in 1 Teil Alkohol. Die wässerige Lösung ist neutral, etwa 79,5% Bromgehalt.

Natriumbromid, Bromnatrium, Natrium bromatum, $NaBr$

wird aus dem Bromeisen der Chlorkaliumfabriken durch Umsetzen mit Natriumcarbonat hergestellt. Weißes krystallinisches Pulver, löslich in 1,2 Teilen Wasser und in 12 Teilen Alkohol. Salziger Geschmack. 77% Bromgehalt.

Sedobrol

sind Würfel aus 1,1 g Bromnatrium, 0,1 g Kochsalz, etwas Fett und enthalten als Würze pflanzliche Extraktstoffe. In etwa 100 g heißem Wasser gelöst, geben die Würfel ein schmackhaftes, der Fleischbrühe ähnliches Getränk, 1—3mal täglich 1—2 Würfel.

Hersteller: F. Hoffmann-La Roche & Co. A.G., Berlin N.

Handelsform: Dosen mit 10, 30, 60, 100 usw. Stück.

Kaliumbromid, Bromkalium, Kalium bromatum, KBr
wird dargestellt durch Umsetzen von Eisenbromürbromid mit Kaliumcarbonat oder durch Umsetzen von Bariumbromid mit Kaliumsulfat. Farblose, würfelförmige, glänzende, luftbeständige Krystalle oder weißes krystallinisches Pulver von salzigem Geschmack. Löslich in 1,7 Teilen Wasser und in etwa 200 Teilen Alkohol. Bromgehalt etwa 67%.

Lithiumbromid, Bromlithium, Lithium bromatum, LiBr
wird dargestellt durch Einbringen von Bromwasserstoffsäure in mit Wasser angeriebenes Lithiumcarbonat. Weißes, an der Luft leicht zerfließliches Krystallpulver; Geschmack schwach bitter salzig. Löslich in 0,6 Teilen Wasser mit neutraler Reaktion. Leicht löslich auch in Alkohol und Alkohol-Äther. Bromgehalt etwa 90%.

Magnesiumbromid, Brommagnesium, Magnesium bromatum, $MgBr_2 + 6\,H_2O$
wird hergestellt durch Neutralisation von Bromwasserstoffsäure mit Magnesiumoxyd. Farblose, leicht zerfließliche Krystalle. Bromgehalt, etwa 55%.

Strontiumbromid, Bromstrontium, Strontium bromatum (crystallisatum), $SrBr_2 + 6\,H_2O$
wird dargestellt durch Neutralisation verdünnter Bromwasserstoffsäure mittels Strontiumcarbonat. Lange säulenförmige Krystalle, an der Luft zerfließend, löslich in Wasser 1 + 1, auch in Alkohol. Bromgehalt etwa 45%.

Wirkung der Bromsalze: Da die Bromwirkung auf das Bromidanion zurückzuführen und das metallische Kation ohne sonderliche Bedeutung ist, so bleibt die Wirkung aller Bromsalze die gleiche und nur abhängig in der Stärke der Wirkung vom Bromgehalt. Bromsalze wirken als Schlaf- und Beruhigungsmittel, indem sie in dem Sinne auf die Großhirnrinde einwirken, daß sie nervöse Übererregbarkeiten beseitigen. Hiervon macht man in der Dermatologie besonders zur Bekämpfung des Juckreizes Gebrauch. Bromsalze müssen immer erst einige Zeit gegeben werden, bis sich ihre beruhigende Wirkung einstellt. Diese pflegt dann die Verabreichung einige Zeit zu überdauern, da Brom vom Organismus zum Teil zurückgehalten wird, wobei die Bromsalze die Chloride verdrängen. Um die Bromwirkung zu steigern empfiehlt es sich während der Verabreichung von Brom die Kochsalzzufuhr möglichst einzuschränken.

Nebenwirkungen: Die leichtesten Formen des Bromismus betreffen hauptsächlich Haut (Bromacne, Bromoderma) und Schleimhäute (Bromschnupfen, Conjunctivitis, Katarrhe der Luftwege). Bei chronischer Bromvergiftung treten Magen- und Darmstörungen auf, die vielleicht als Ausscheidungsvorgänge zu deuten sind, und zu Abmagerung und Kachexie führen können. Schließlich können Störungen im Zentralnervensystem, Abnahme des Gedächtnisses, Apathie, Sensibilitäts- und Motilitätsstörungen auftreten. Reichliche Kochsalzzufuhr kann durch Beschleunigung der Ausscheidung des angestauten Broms diese Zustände beseitigen.

Anwendung: Erfolgt per os und intravenös. Die gebräuchlichsten Bromsalze sind Bromkalium und Bromnatrium. Das letzte wird häufig bevorzugt, da man der Kalikomponente des anderen eine ungünstige Wirkung auf die Herztätigkeit nachsagt. Man gibt 0,5—2,0 g pro dosi 3mal tägl. möglichst stark mit Wasser verdünnt nach den Mahlzeiten, um unbequeme Wirkungen auf den Magen auszuschalten. *Mixtura nervina:* Kalii bromat. 8,0 Ammonii bromat., Natr. bromat. āā 4,0 Aq. destill. ad 200,0. 3mal tägl. 1 Eßlöffel. Eine ähnliche mit Kohlensäure gesättigte Lösung kommt als Erlenmeyersches *Bromsalzwasser* in den Handel. Auch trockene erst bei der Lösung Kohlensäure entwickelnde Bromsalzmischungen kommen in den Handel (Sandowsches brausendes Bromsalz). In den beiden letztgenannten Präparaten soll die Kohlensäure die Aufsaugung der Bromsalze beschleunigen. Bei der innerlichen Darreichung von Bromsalzen bei stark juckenden Hautleiden ist mitunter empfehlenswert diese mit Antipyrin zu vereinen, da dieses mit seiner leicht narkotischen Wirkung die Bromwirkung unterstützt. Man verschreibt so, daß auf 1 g Bromsalz etwa 0,5 g Antipyrin kommt, also etwa Natr. bromat. 12,0, Antipyrin 6,0, Aq. destill. ad 200,0, 3mal tägl. 1 Eßlöffel. Bei stark juckenden Hautleiden, die die Nachtruhe stören, erhöhe man die abendliche Dosis in der Weise, daß man etwa 2 Stunden vor dem Schlafengehen einen Eßlöffel voll gibt und kurz vor dem Zubettgehen noch einen weiteren.

Die *intravenöse Bromtherapie* ist von LEBEDJEW eingeführt. C. WOLF empfiehlt von einer 10%igen sterilen Bromnatriumlösung in Kochsalz (Natr. bromat. 2,0, Sol. Natr. chlorat. [0,85%] 20,0) anfangs 5 ccm, am folgenden Tage 10 ccm in die Vene zu spritzen. Man gibt täglich, oder wöchentlich 2—3, im ganzen 10—15 Einspritzungen.

Zur intravenösen Brombehandlung dient noch:

Ekzebrol,

10%ige Lösung von *Strontium bromatum* in 20%iger Traubenzuckerlösung. Man spritzt 10 ccm, wobei ein Hitzegefühl auftritt, das aber bald verschwindet.

Hersteller: E. Tosse & Co., Hamburg 22.

Handelsform: Ampullen mit 10 ccm.

Ectobrom,

Lösung von 10%igem Natriumbromid in 4%iger Caloroselösung. Alle 2 Tage eine intravenöse Einspritzung von 3—5 ccm, steigend bis zu 10 ccm.

Hersteller: Chem. Fabrik Güstrow in Güstrow i. M.

Handelsform: OP mit 5 Ampullen.

Um das Einnehmen des Broms angenehm zu gestalten, und um gewisse Nebenwirkungen des Broms auszuschalten, hat man eine Anzahl organischer Verbindungen geschaffen. Es ist zu bemerken, daß diese Präparate im allgemeinen weniger Brom enthalten als die Bromsalze, weshalb sie sich für die Bekämpfung des Juckreizes nicht besonders eignen, da es hier auf eine schnelle und prompte Bromwirkung ankommt. Diese Präparate sollen daher nur kurz erwähnt werden:

Bromipin,

ein Additionsprodukt des Sesamöls mit Brom (10% und 33%), tägl. 2—3 Teelöffel. *Bromipin solidum saccharatum* ist trockenes Bromipin (33⅓%) in Tabletten zu 1,2 Bromipin.

Hersteller: E. Merck, Darmstadt.

Handelsform: in OP zu 100 g (10%), zu 50 g (33⅓%); in Täfelchen (33⅓%), OP zu 25 und 50 Stück.

Sabromin,

dibrombehensaures Calcium, mit etwa 29% Brom und 3,8% Calcium. 1—2 g mehrmals tägl.; unlöslich in Wasser.

Hersteller: I.G.-Farbenindustrie A.G., Leverkusen a. Rh.

Bromalbacid, Albumen bromatum,

Eiweißkörper mit intramolekular gebundenem Brom. Gelblich weißes, wasserlösliches Pulver. An Stelle der Bromalkalien in Dosen zu 0,5 g.

Hersteller: Ludw. Wilh. Gans, Frankfurt a. M.

Bromeigon,

Eiweißkörper mit intramolekular gebundenem Brom. Hellbraunes, süßlich schmeckendes Pulver, 10% Brom enthaltend, unlöslich in Wasser. Messerspitzenweise an Stelle der üblichen Brompräparate. *Peptobromeigon* von derselben äußeren Beschaffenheit und gleichem Bromgehalt ist wasserlöslich und wird am besten in 20%iger Lösung gegeben.

Hersteller: Chem. Fabrik Helfenberg A.G., Helfenberg i. Sa.

Bromglidine,

Verbindung von Brom mit Glidine (Weizenkleber), in Tabletten mit 0,05 Brom pro dosi.

Hersteller: Dr. V. Klopfer, Dresden-Leubnitz.

Bromalin,

eine Verbindung des Hexamethylentetramins und Bromäthyls mit 32,13% Brom. Weißes, krystallinisches in Wasser leicht lösliches Pulver. 2—4 g mehrmals täglich.

Hersteller: E. Merck, Darmstadt.

Handelsform: OP mit Tabletten zu 10 und 50 Stück.

Ureabromin,

Verbindung von Calciumbromid mit Harnstoff. 36% Brom. 3 mal tägl. eine Tablette. Weißes, etwas hygroskopisches, in Wasser leicht lösliches Krystallpulver.

Hersteller: Gehe & Co., A.G., Dresden.

Handelsform: OP mit 20 Tabletten zu 1 g.

Adamon,

Dibromdihydrozimtsäureborneolester mit 35% Brom und 35% Borneol, 2—3 mal tägl. 0,5—1 g. Weißes, fast geruch- und geschmackloses Pulver, in Wasser unlöslich.

Hersteller: I.G.-Farbenindustrie A.G., Leverkusen a. Rh.

Handelsform: OP mit 20 Tabletten zu 0,5 g.

Bromhaltige Präparate wie *Bromural, Adalin, Neuronal,* gehören nicht hierher, da die Wirkung auf dem ungespaltenen lipoidlöslichen Molekül beruht. Es sind daher Schlafmittel.

Ein Präparat, das innerliche und äußerliche Anwendung findet, ist das

Bromocoll,

Bromtanninleimverbindung mit 20% organisch gebundenem Brom und 30% Leim. Schwach gelbliches, geruchloses und geschmackloses Pulver, das man innerlich zu 1—6 g mehrmals täglich gibt. Äußerlich gebraucht man das *Bromocollum solubile,* das 62,5% Bromocoll und 37,5% Borax enthält. Am meisten benutzt wird eine gebrauchsfertig hergestellte 10%ige Lösung des B. solubile, das auf die Haut aufgepinselt werden kann. Man benutzt es ferner als Salbe 5—10%ig, als Trockenpinselung 10—20%ig, rein auch als Streupulver.

Frostinsalbe,

10%ige Bromocollresorbinsalbe gegen offene Frostschäden.

Hersteller: I.G.-Farbenindustrie A.G., Leverkusen a. Rh.

Handelsform: Bromokolltabletten OP mit 50 Stück zu 0,5 g; 20% Bromokollsalbe in Tuben zu 25 und 100 g; 10% Bromokollseife, Bromokoll-Suppositorien.

Jod und seine Verbindungen.

Jod

findet sich an Natrium gebunden im Meerwasser (0,001%), in Salzlagern, Salzsolen, Mineralquellen. Bemerkenswert ist das von Baumann entdeckte Vorkommen von Jod in der Schilddrüse, etwa 0,3%. Der Chilisalpeter enthält etwa 0,1% jodsaures Natrium. Aus dem Meerwasser wird das Jod von vielen darin lebenden tierischen oder pflanzlichen Organismen aufgenommen und zu organischen Jodverbindungen umgeformt.

Zur Gewinnung dienen entweder die Asche von bestimmten Meeresalgen (Fucus, Laminaria) oder die Mutterlaugen des Chilisalpeters.

Jod bildet schwarzblaue, metallisch glänzende rhombische Blättchen von eigentümlichem chlorähnlichen Geruch. Beim Erhitzen bilden sich violette Dämpfe. Jod verflüchtigt sich schon bei gewöhnlicher Temperatur und bedeckt, in einem verschlossenen Gefäß aufbewahrt, die Wände desselben mit kleinen glänzenden Krystallen.

Jod löst sich in ungefähr 4500 Teilen Wasser, in 9 Teilen Alkohol und in etwa 200 Teilen Glycerin mit brauner Farbe. Sehr leicht löst es sich in Äther und in Kaliumjodidlösung mit brauner, in Chloroform und in Schwefelkohlenstoff mit violetter Farbe.

Jodtinktur, Tinctura jodi,

7 Teile Jod und 3 Teile Kaliumjodid in 90 Teilen Alkohol ohne Erwärmen gelöst. Dunkelbraune, nach Jod riechende Flüssigkeit.

Wirkung: Jod in Substanz oder als Jodtinktur äußerlich wirkt auf normale Haut und Schleimhäute reizend, auf chronische Entzündungsprozesse aufsaugend. Die Haut wird von Jodtinktur braun gefärbt, und nach wiederholter Anwendung stoßen sich unter Entzündungserscheinungen die obersten Hautschichten ab. Innerlich erzeugt es in größeren Gaben gastritische Erscheinungen. Gegenmittel ist Stärke. Kleine Mengen zeigen die allgemeine innerliche Jodwirkung. Jod ist auch ein *kräftig keimtötendes* Mittel.

Anwendung: Als keimtötendes oder aufsaugendes Mittel. Hauptsächlich *äußerlich* als Jodtinktur zu Pinselungen. *Innerlich* als billiger Ersatz für Jodalkalien 2—5 Tropfen in Milch oder Schleimsuppe. Größe Einzelgabe 0,2; größte Tagesgabe 0,6 g.

Farblose Jodtinktur, Tinctura Jodi decolorata,

eine klare farblose Flüssigkeit, hergestellt aus Jod, Natriumthiosulfat, Ammoniak und Alkohol. Kann eine wirkliche Jodtinktur nicht ersetzen.

Jodsalbe, Unguentum Jodi,

5 Teile Jod, 25 Teile Kaliumjodid, 20 Teile Wasser und 200 Teile Schweinefett.

Lugolsche Lösung, Solutio Jodi Lugol, Liquor Jodi compositus,

Jodi 2,0, Kalii jodati 5,0, Aquae destillatae 193,0 (F. M. Berol) oder: Jodi 10,0, Kalii jodati 20,0, Aquae destillatae 170,0.

Wirkung: Hautreizend, resorbierend.

Anwendung: Pinselungen.

Jodvaselin

wird durch 4—5stündiges Behandeln von 100,0 Vaselin oder Vaselinöl mit 4,0 Jod auf dem Wasserbad bei 50—60° hergestellt. Schwärzliches Präparat, das von reizloser Wirkung sein soll.

Jodex

wird hergestellt, indem einer indifferenten Salbengrundlage 4% Jodum resublimatum puriss. ohne Vermittlung von Alkalien einverleibt wird.

Wirkung und *Anwendung:* Ulcus cruris, parasitäre Hautleiden, Drüsenerkrankungen, Pyodermien.

Hersteller: Chem. Werke Dr. Klopfer, Dresden.

Handelsform: OP in Porzellankruke.

Jodneol-Boer,

eine Seifensalbe mit 6 bzw. 10% Jod, teils frei, teils an Rizinoleinsäure gebunden. Braune Salbe. Resorbens; bei Pernionen.

Hersteller: Apotheker Carl Boer, Berlin NO. 18.

Presojod, Preglsche Lösung

soll nach Pregl etwa 0,035—0,04% freies Jod, ferner Natriumjodid, Natriumhypojodit und Natriumjodat enthalten. Eine Lösung, die mit dem Preglschen Originalpräparat übereinstimmt, soll man nach A. Hermann in folgender Weise erhalten: Eine Lösung von 6 g krystallisiertem, nicht verwittertem Natriumcarbonat in 30 g Wasser wird mit 3 g fein verriebenem Jod versetzt. Die Auflösung des Jods dauert längere Zeit und darf nicht durch stärkeres Erhitzen beschleunigt werden. Die Mischung bleibt einen halben Tag oder länger unter häufigem Schütteln an einem mäßig warmen Ort stehen, oder man erwärmt sie auf dem Wasserbade gelinde bis etwa 40°. Wenn alles Jod gelöst ist, gibt man 4 g Natriumchlorid hinzu und füllt mit Wasser auf 1 Liter auf. Der meist noch etwa zu hohe Gehalt an freiem Jod wird dadurch herabgesetzt, daß man die Lösung so lange gelinde erwärmt, bis 20 ccm durch 0,55—0,65 ccm $^1/_{10}$ n-Natriumthiosulfatlösung entfärbt werden. Die Lösung ist isotonisch.

Wirkung: Durch fortwährende Abspaltung kleinster Jodmengen desinfizierend. Auch unspezifisches Reizmittel.

Anwendung: Als Desinfektionsmittel für Wunden, Ulcerationen usw. (1 : 5). *Presojod konzentriert (Septojod),* besitzt den 10fachen Jodgehalt wie die Preglsche Lösung; nur zur Einspritzung in den Muskel oder die Vene. Man beginnt intravenös mit 10—20 ccm und kann steigen bis 1 ccm pro kg Körpergewicht als Höchstmaß. In den Muskel spritzt man nicht mehr als 20 ccm.

Presojodpepsinat,

zur Erweichung von Narben. Man injiziert 1—2 ccm direkt ins Narbengewebe unter Zusatz von etwa 1,5—2 ccm $^1/_2$% Novokainlösung mit Suprarenin.

Hersteller: Dr. Joachim Wiernik & Co., A.G., Berlin-Waidmannslust.

Handelsform: Presojod einfach in OP zu 250, 500, 1000, 2500 ccm; konzentriert OP zu 50, 100, 250, 500 ccm und Ampullen zu 1, 2, 10 und 20 ccm. Presojodtabletten zur Herstellung von Mund- und Gurgelwasser (1 Tablette für je 100 ccm Lösung).

Jodsalze.

Ammoniumjodid, Jodammonium, Ammonium jodatum, NH_4S.

Bei der Darstellung wird aus Eisenpulver und Jod zuerst eine Lösung von Ferrojodid in Wasser hergestellt, die mit konzentrierter Ammoniaklösung gefällt und dann filtriert wird. Das Filtrat wird zur Trockne eingedampft. Auch kann eine Kaliumjodidlösung mit einer Ammoniumsulfatlösung unter Zusatz von Alkohol gemischt werden. Nach Abfiltrieren des sich ausscheidenden Kaliumsulfats wird das Filtrat unter Zusatz von etwas Ammoniak eingedampft.

Farblose, säulenförmige Krystalle oder weißes Krystallmehl, geruchlos von kühlend-salzigem Geschmack. Löslich in 4 Teilen kaltem oder in 0,5 Teilen siedendem Wasser. Die Lösungen sind neutral. An der Luft verliert das Salz allmählich Ammoniak und nimmt dann saure Reaktion an.

Kaliumjodid, Jodkalium, Kalium jodatum, KS

wird hergestellt durch Eintragen von Jod in Kalilauge unter Erwärmen. Farblose, glänzende, durchscheinende oder porzellanartige weiße, würfelförmige Krystalle von scharfem, salzigem, etwas bitterem Geschmack; es schmilzt bei 639° und verdampft bei stärkerem Erhitzen. Reines Kaliumjodid hält sich an der Luft; es wird aber feucht, wenn es etwas Natriumjodid enthält und färbt sich dann unter Abspaltung von Jod gelblich. Es löst sich unter Kälteentwicklung sehr leicht in Wasser (0,75 Teile), auch in 12 Teilen Alkohol. Etwa 76,6% Jod.

Kaliumjodidsalbe, Unguentum Kalii jodati

besteht aus Kal. jodat. 2,0, Aqua destill. 1,5, Natr. thiosulf. 0,025, Adeps suillus 16,5. Die Salbe muß rein weiß aussehen.

Lithiumjodid, Jodlithium, Lithium jodatum, LiJ

wird hergestellt durch Neutralisation von Lithiumcarbonat mit Jodwasserstoffsäure. Weißes, krystallinisches Pulver, das sich an der Luft gelblich färbt und zerfließt. Sehr leicht löslich in Wasser und Alkohol.

Natriumjodid, Jodnatrium, Natrium jodatum, NaJ

wird in der gleichen Weise wie Kaliumjodid mit der entsprechenden Natriumverbindung hergestellt. Krystallisiert mit 2 Mol. Krystallwasser in monoklinen Krystallen, die in warmer Luft verwittern und beim Erhitzen in ihrem Krystallwasser schmelzen. Bei über 40° krystallisiert es wasserfrei in Würfeln. Das käufliche Natriumjodid ist nicht völlig wasserfrei (meist bis zu 5% Wasser). Es bildet ein krystallinisches, an der Luft feucht werdendes Pulver, löslich in 0,6 Teilen Wasser, in 3 Teilen Alkohol.

Rubidiumjodid, Jodrubidium, Rubidium jodatum, RbJ

wird hergestellt durch Erhitzen von Rubidiumalaun in wässeriger Lösung mit Calciumhydroxyd und Calciumjodid und Eindampfen der Lösung. Farblose Krystalle oder krystallinisches Pulver, an der Luft beständig, sehr leicht löslich in Wasser.

Wirkung: Im Organismus setzt sich Kaliumjodid mit Natriumchlorid zu Natriumjodid und Kaliumchlorid um. Durch die Bildung dieser beiden neuen Salze tritt eine osmotische Wirkung ein, die teilweise den resorptionsbefördernden Einfluß auf krankhafte Gewebsprodukte erklären kann. Jodnatrium kreist unverändert im Blut, scheint aber dieselben Wirkungen zu haben wie das Jodkalium. Die Sekretion der Augen-, Nasen-, Bronchialschleimhaut kann gesteigert werden. Menstruation kann hervorgerufen oder verstärkt werden, während die Milchsekretion nach größeren Dosen abnehmen soll. Jodsalze werden sehr schnell ausgeschieden. Beginn der Ausscheidung schon nach 7—8 Minuten.

Trotz des schnellen Beginnes nimmt die Ausscheidung lange Zeit in Anspruch. Nach einigen wenigen größeren Dosen werden durchschnittlich 65—85% durch die Nieren in 3—4 Tagen ausgeschieden. Ein ganz kleiner Teil wird in der Schilddrüse als *Jodothyrin* zurückgehalten. Kleinere Mengen werden im Speichel, in den Tränen, im Darmsekret, in der Galle, durch die Schleimhaut der Atmungs- und der Geschlechtsorgane, sowie in der Milch, durch die es auf den Säugling übertragen werden kann, ausgeschieden. Bei Nierenleiden ist die Ausscheidung häufig gehemmt und hier ist Vorsicht bei der Verordnung von Jodsalzen geboten. Durch die unversehrte Haut werden Jodsalze z. B. aus Bädern nicht aufgenommen, wohl aber aus Jodkaliumsalbe, weil sich hier aus dem Wasser und Fett der Salbe Wasserstoffsuperoxyd bildet, durch welches freies Jod entsteht, das leicht von der Haut aufgesaugt wird.

Im Organismus verteilt das Jodkalium sich in einer ganz bestimmten Art: die höchste prozentuale Jodmenge befindet sich in der Schilddrüse, dann im Blut und in der Haut, während Knochensubstanz, Fettgewebe, Hirn und Rückenmark jodfrei sind. Diese Verteilung verschiebt sich bei pathologischen Zuständen. Es ist nachgewiesen (O. Loeb, Jacoby und von den Velden), daß bei Eiterungen, Carcinom, Syphilis und Tuberkulose 2—3mal so viel Jod in den erkrankten Geweben, wie in den entsprechenden gesunden sich findet, was für die therapeutische Wirksamkeit wohl von Wichtigkeit ist.

Nebenwirkungen: Sind bei Darreichung von Jodalkalien recht häufig, wie Kopfschmerzen, Schnupfen (Jodschnupfen), Tränenfluß, verstärkte Speichelabsonderung, Parotitis, Stirnhöhlenkatarrh, Bronchialkatarrh (Jodhusten). Auch Appetitlosigkeit und Magenbeschwerden können vorhanden sein. Meist später als die oben erwähnten Erscheinungen treten solche von seiten der Haut auf, kleine Pusteln (Jodacne), in schwereren Fällen tumorartige Gebilde (Jododerma tuberosum). Seltener sind schon Purpura, Ödeme, tiefergehende Eiterungen, vesiculöse und bullöse Ausbrüche, mitunter von Fieber begleitet.

Die Ursache der toxischen Haut- und Schleimhauterscheinungen ist wohl Bildung von freiem Jod.

Nach sehr langdauerndem Jodgebrauch hat man Abmagerung *(Jodkachexie)* und Zustände beobachtet, die sich in Unruhe, Angst, Reizbarkeit, Schlaflosigkeit, Herzklopfen und in sehr raschem und unregelmäßigem Puls äußern. In den schwersten Fällen entwickeln sich Hyper- und Parästhesien, unsicherer Gang, Paralysen und Verblödung.

Bei Kropfkranken, auch bei äußerlich nicht sichtbarer Drüsenvergrößerung, und zwar bei solchen mit entarteten Strumen entwickelt sich oft schon nach ganz geringen Jodgaben das Bild des *Thyreoidismus*, bzw. der Basedowschen Krankheit mit Einschluß der schnellen Abmagerung und Schwächung.

Anwendung: Jodkalium ist das gebräuchlichste Jodsalz. Jodnatrium hat wohl dieselbe Wirkung. Es wird aber häufig wegen der fehlenden herzerregenden Wirkung dem Kalium vorgezogen. Jodammonium gilt seines höheren Jodgehaltes wegen als wirksamer, ruft aber, da es leichter freies Jod abgibt als die anderen Jodsalze, öfter Nebenerscheinungen hervor. Jodrubidium ist das Salz, das die geringsten Nebenerscheinungen auslöst, ist aber sehr teuer.

Jodsalze werden hauptsächlich bei Behandlung cerebraler und später Formen der Syphilis verwendet. In der Dermatologie wirkt es sehr gut auf Aktinomykose und Sporotrichose. In sehr großen Dosen, allerdings mit zweifelhaftem Erfolg, ist es auch bei Psoriasis verwendet worden.

Bei den genannten Erkrankungen muß man wenigstens 0,5—1,0 3mal pro die geben. Wirken diese Gaben nicht, dann geht man bis 2,0 ja bis 3,0 pro Gabe in die Höhe. Um die schädigende wasserentziehende Salzwirkung auf die Magenschleimhaut auszuschalten, reicht man Jodsalze immer nach den

Mahlzeiten. Man kann die Jodlösung auch in einem Glas Milch geben, was besonders bei hohen Joddosen angebracht ist, da durch die Milch die Diurese gefördert wird.

Man beginnt die Verabreichung von Jodsalzen am besten erst mit kleineren Dosen, um die Empfindlichkeit zu prüfen. Auf diese Weise schleicht man sich auch bei jodempfindlichen Patienten ein. Es pflegt sich allmählich eine Widerstandsfähigkeit zu entwickeln, und es ist daher nicht richtig, wenn der Kranke bei den ersten Anzeichen eines Jodschnupfens sofort das Einnehmen abbricht. Man halte den Patienten an, das Jod weiter zu nehmen, indem man durch Gaben von Antipyrin, Pyramidon oder dgl. die Beschwerden zu mildern sucht.

Zweckmäßig ist es von vornherein die Jodsalzlösungen mit *Antipyrin* zu verabreichen, etwa:

Rp. Kal. jodat. . . . . . . 7,0—12,0
Antipyrin. . . . . . . 6,0—10,0
Aq. destill. ad 200,0

An Stelle des Antipyrins kann auch *Pyramidon* in den entsprechenden kleineren Dosen, in genanntem Falle 2,5—4,0 gegeben werden.

Als weiteres Mittel zur Bekämpfung des Jodismus, besonders der Hypersekretionen, ist hinzuzufügen $^1/_2$ mg Atropin zu jeder Dosis (1—$1^1/_2$ mg tägl.). Empfohlen ist auch die Sulfanilsäure:

Pp. Acid. sulfanil. 5,0
Natr. bicarb. 2,5
Aq. destill. ad 200,0
2stündl. einen Eßlöffel.

Jodschwefel, Sulfur jodatum

ist wohl keine einheitliche chemische Verbindung, sondern im wesentlichen eine feste Lösung von Jod und Schwefel ineinander. Es wird hergestellt durch Zusammenschmelzen von 1 Teil Schwefel und 4 Teilen Jod.

Es wird hauptsächlich in homöopathischen Verreibungen D 6 und D 3 gegen Furunkulose und Acne gebraucht (BIER).

Organische Jodverbindungen.

Jodoform, Jodoformium, Trijodmethan, Formyltrijodid, CHJ_3

entsteht durch Einwirkung von Jod bei Gegenwart von Alkalien auf zahlreiche organische Verbindungen wie Alkohol, Aceton, Milchsäure, Zucker, Dextrin, Eiweißstoffe usw. Dargestellt wird es, indem man in eine erwärmte Mischung von Natriumcarbonatlösung und Alkohol zerriebenes Jod einbringt.

Glänzende, citronengelbe, durchdringend riechende, kleine hexagonale Krystallblättchen oder größere säulenförmige oder tafelförmige Krystalle, löslich in Alkohol, Collodium, Äther, Chloroform, Petroläther, Schwefelkohlenstoff, ätherischen und fetten Ölen. Es ist schon bei gewöhnlicher Temperatur merklich flüchtig und destilliert mit den Dämpfen von siedendem Wasser unverändert über. Lösungen in Äther oder Alkohol zersetzen sich im Licht bei Luftzutritt unter Braunfärbung (Ausscheidung von Jod).

Jodoformium desodoratum, geruchloses Jodoform.

Zur Verdeckung des Geruches werden 10 g Jodoform mit 2 Tropfen Sassafrasöl gemischt. Auch Zusatz von frisch geröstetem, fein gepulvertem Kaffee oder von Cumarin ist zu empfehlen.

Wirkung: Antiseptisch und granulationsanregend. Dem Jodoform als solchem kommen keine besonders starken keimtötenden Eigenschaften zu. Auf Wundflächen wird es durch die Sekrete teilweise gelöst, und da es im allgemeinen ein sehr unbeständiger Körper ist, wird aus ihm zwar langsam aber beständig Jod frei gemacht, das vermöge seiner starken Reaktionsfähigkeit keimtötend, desodorierend und durch seine Reizwirkung auch granulationsbildend wirkt. Auch schwach blut- und schmerzstillende Eigenschaften werden ihm nachgesagt.

Das aus dem Jodoform entstehende Jod wird resorbiert und erscheint im Harn zum Teil als Jodsalz, zum Teil aber auch in noch unbekannter organischer Bindung. Jodoform kann daher die Erscheinungen des Jodismus mit allen seinen Änderungen hervorrufen. Es muß aber auch ungespaltenes Jodoform aufgenommen werden, denn bei reichlicher Aufnahme entsteht ein charakteristisches von dem der Jodsalze abweichendes Vergiftungsbild. Nachdem unbestimmte Störungen von seiten des Zentralnervensystems vorausgegangen sind, treten seelische Erregungszustände, Halluzinationen, Delirien auf, die mit Benommenheit abwechseln, Erscheinungen, die sich durch die Aufnahme des Jodoforms in einer neurotropen Jodverbindung erklären (Loeb). Auch bei noch so starker Zufuhr von Jodsalzen bleibt das Zentralnervensystem immer jodfrei. Das in das Gehirn aufgenommene Jodoform wirkt narkotisch, wie das ihm verwandte Chloroform, nur erfolgt sowohl Aufnahme als auch Ausscheidung sehr viel langsamer als beim Chloroform, weshalb sich Jodoformvergiftungen tage- und wochenlang hinziehen können. Die Behandlung kann nur in sofortigem Aussetzen des Mittels bestehen. Auf der Haut macht es häufig ausgedehnte Entzündungen. Es gibt Menschen, die schon bei den kleinsten äußerlich angewendeten Dosen von Jodoform auf das Heftigste mit Ausschlägen reagieren. Vor Anwendung soll man die Patienten vorher befragen, ob sie schon Erfahrung mit Jodoformanwendung gemacht hätten.

Anwendung: Bei Geschwüren aller Art, als Streupulver, als Salben mit Vaseline 5—10%, als Gaze, als Collodium 10%; als Suspension in Glycerin oder Öl zur Einspritzung in Absceßhöhlen (Bubonen). 30%ige Suspensionen in Öl sind bei Lepra subcutan zu 2—8 ccm (Vorsicht!) angewendet. Zu Pinselungen auch 10%ige Lösung in Aceton. Für die Harnröhre und für Fisteln mit Gelatine oder Gummi arabicum hergestellte Stäbchen.

Die Anwendung wird leider durch den durchdringenden und den den meisten Menschen sehr unangenehmen Geruch eingeschränkt. Streut man vorsichtig mittels eines Wattestäbchens das Pulver auf das Geschwür, so daß nichts auf die umgebende Haut, geschweige denn auf die Bekleidungsstücke kommt, und bedeckt man das so versorgte Geschwür mit einem Läppchen mit Borvaseline, so ist der verräterische Geruch für die Umgebung des Patienten meistens nicht wahrnehmbar.

Bei dem *Jodoformium desodoratum* (s. o.) ist der Geruch nur etwas verdeckt und nicht beseitigt.

Der innere Gebrauch des Jodoforms, das in kleineren Dosen eine milde Jodsalzwirkung entfaltet, ist heute ohne praktische Bedeutung.

Jodoformium bituminatum

ist durch Zusatz von Teer geruchschwach gemachtes Jodoform.

Hersteller: Hell & Co., Troppau.

Eka-Jodoform

ist eine Mischung von Jodoform mit 0,05% Paraformaldehyd.

Hersteller: Schering-Kahlbaum A.G., Berlin.

Jodoformsalbe, Unguentum Jodoformii,

1 Teil Jodoform und 9 Teile Vaseline.

Jodoformgelatine nach Unna. Gelatina Jodoformii:

Rp.	Gelatinae albae	5,0
	Aq. destillat.	70,0
	Glycerini	20,0
	Jodoformii	5,0

Jodoformin, $CHJ_3(CN_2)_6N_4$

ist Hexamethylentetramin-Jodoform und wird durch Verreiben der beiden Bestandteile unter Zusatz von Alkohol hergestellt. Es enthält 74% Jodoform. Feines, weißliches, in trockenem Zustande nur mäßig, in feuchtem stärker nach Jodoform riechendes Pulver, das am Lichte sich gelb färbt. Bei Gegenwart von Wasser, namentlich in der Wärme, zersetzt es sich unter Abspaltung von Jodoform. Unlöslich in Alkohol, Äther und Chloroform.

Wirkung: Wie durch Wasser, wird es auch durch Wundsekrete zerlegt und zeigt dann Jodoformwirkung.

Anwendung: Als geruchschwaches Ersatzmittel für Jodoform.

Hersteller: Dr. L. C. Marquart, Beuel a. Rh.

Jodoformal

ist Jodoformin-Äthyljodid $(CH_2)_6N_4 \cdot CHJ_2 \cdot C_2H_5J$ und entsteht durch Einwirkung der beiden Bestandteile aufeinander. Citronengelbe, flache Nadeln oder Pulver, schwach nach Jodoform riechend.

Wirkung: Wie Jodoform.

Anwendung: Als geruchschwaches Jodoformpräparat.

Hersteller: Wie oben.

Jodoformogen,

Jodoformeiweiß mit 10% Jodoform, wird durch Einwirkung einer alkoholischen Jodoformlösung auf eine Eiweißlösung und nachheriges Erhitzen des Niederschlages hergestellt. Hellgelbes, in Wasser unlösliches, nur schwach nach Jodoform riechendes Pulver, das bei 100° sterilisiert werden kann.

Wirkung: Wie Jodoform, aber schwächer, daneben aber gut austrocknend.

Hersteller: Knoll A.G., Ludwigshafen a. Rh.

Jothion

ist sym.-Dijodhydrin oder 1,3-Dijod-2-oxypropan, $CH_2J \cdot CH(OH) \cdot CH_2J$, wird dargestellt durch Einwirkung von Jodwasserstoffsäure auf Glycerin oder durch Erhitzen von sym.-Dichlorhydrin mit Kaliumjodid und Wasser. Schwach gelb gefärbte, ölartige Flüssigkeit von nicht unangenehmem Geruch. Löslich in etwa 75—80 Teilen Wasser, in 20 Teilen Glycerin; sehr leicht löslich in organischen Lösungsmitteln. Es spaltet mit Alkalien und Ammoniak leicht Jod ab, ebenso beim Erhitzen. Jodgehalt 79—80%.

Wirkung: Das Jod des Präparates wird leicht von der Haut aufgenommen, daher zur percutanen Jodeinverleibung verwendet.

Anwendung: nur äußerlich, 5—20%ige Lösung in Olivenöl oder: Jodthion 1,0—5,0 Spirit. Glycerin. āā 5,0 zu Pinselungen bei Pruritus vulvae, Dermatomykosen, Bubonen, Epididymitis. Für Anwendung am Hoden jedoch nicht mehr als 2% Jothion der Lösung zusetzen, da sonst leicht Reizung eintritt. Wenn Jodalkalien intern nicht vertragen werden, macht man Einreibekuren wie mit Hg-Salben.

Rp. Jothion. 5,0
Lanolin. Vaselin. āā 2,5
D. tal. dos. VI.

Eine solche Dosis wird ½ Stunde lang auf einen Körperbezirk verrieben.

Hersteller: I.G.-Farbenindustrie A.G., Leverkusen a. Rh.

Handelsform: 10% Jodthionöl, OP zu 5 und 25 g, 10% Jodthionlösung, OP mit 10 ccm.

Alival, Monojoddioxypropan, $CH_2J \cdot CH(OH) \cdot CH_2OH$

leitet sich von Glycerin ab durch Ersatz einer der Hydroxylgruppen durch ein J-Atom. Wird dargestellt durch Einwirkung von Alkalijodiden auf Glycerinchlorhydrin in alkoholischer Lösung. Kleine, geruch- und farblose seidenglänzende Krystalle von bitterem Geschmack, in Verdünnung aber fast geschmacklos; leicht löslich in Wasser, Alkohol und Äther. 63% Jod.

Wirkung: Wie Jodalkalien, kann sowohl innerlich wie subcutan zugeführt werden.

Anwendung: Innerlich 3mal tägl. 0,3—0,6 g; als Einspritzung tägl. 1 Ampulle in die Glutäen. 10—25%ige Salben.

Hersteller: I.G.-Farbenindustrie A.G., Leverkusen a. Rh.

Handelsform: OP mit 10 und 20 Tabletten zu 0,3 g; OP 33%ige Lösung mit 5 und 10 Ampullen zu 2 ccm.

Jodostarin, Dijodstearolsäure, $C_{17}H_{31}J_2COOH$

wird hergestellt durch Erhitzen einer Lösung von Stearolsäure in Eisessig mit der berechneten Menge Jod auf 50—60°. Feine weiße Krystallblättchen, die bei 47—48° schmelzen, geruch- und geschmacklos, unlöslich in Wasser, löslich in Alkohol und allen anderen Fettlösungsmitteln. 47,5% Jod.

Wirkung: Wie Jodalkalien.

Anwendung: 0,25—0,5 g, 3mal tägl.

Hersteller: F. Hoffmann - La Roche A.G., Berlin N.

Handelsform: OP mit 10 und 20 Tabletten zu 0,25 g.

Sajodin, Calcium monojodbehenicum, monojodbehensaures Calcium, $[C_{21}H_{42}JCOO]_2Ca$

wird dargestellt, indem man die Erucasäure des Rüböls mit einer Jodwasserstofflösung in Eisessig einige Tage unter Druck auf 60—70° erwärmt, wobei die Erucasäure Jodwasserstoff addiert und in Monojodbehensäure[1] übergeht. In eine alkoholische Lösung dieser Säure wird eine ammoniakalische Lösung von Calciumchlorid eingetragen. Weißes, sich etwas fettig anfühlendes Pulver, geruch- und geschmacklos, unlöslich in Wasser, Spuren in Alkohol und Äther löslich, leichter löslich in Chloroform und Benzol. 24,6% Jod.

Wirkung: Wie Jodalkalien.

Anwendung: 0,5—1,0 3mal tägl.

Hersteller: I.G.-Farbenindustrie A.G., Leverkusen a. Rh.

Handelsform: OP mit 20 Tabletten zu 0,5 g.

Eisen-Sajodin

ist das Ferrisalz der Monojodbehensäure, enthält etwa 5,6% Eisen und etwa 25% Jod. Es ist in fetten Ölen löslich.

Wirkung: Kombinierte Jodalkali- und Eisenwirkung.

Anwendung: Wie Sajodin.

Hersteller und *Handelsform:* Wie oben.

Lipojodin, Dijodbrassidinsäureäthylester, $C_{21}H_{39} \cdot J_2COOC_2H_5$.

Durch Wasserstoffabspaltung wird aus Erucasäure, die der Brassidinsäure, $C_{21}H_{41}COOH$, isomer ist, die Behenolsäure gewonnen, die in den Äthylester übergeführt wird, aus welchem man durch Anlagerung von Jod die genannte Verbindung erhält. Farblose, feine, geruch- und geschmacklose Nadeln oder Schüppchen. Unlöslich in Wasser, leicht löslich in fetten Ölen und organischen Lösungsmitteln. 41% Jod.

Wirkung: Wie Jodalkalien.

Anwendung: 1—3mal tägl. 0,3 g.

Hersteller: Gesellschaft für chemische Industrie Basel.

Handelsform: OP mit 20 Tabletten zu 0,3 g.

Jodipin, jodiertes Sesamöl,

dargestellt durch Einwirkung von Jodwasserstoff auf Sesamöl, wobei an die Glyceride der ungesättigten Fettsäuren HJ angelagert wird. Die Jodierung wird bis zum Jodgehalt von 10—20—40% durchgeführt. Jodipin mit 10% Jod ist hellgelb, das mit 20% Jod ist schon dickflüssiger und hellbraun.

Wirkung: Milde Jodalkaliwirkung. Da es den Magen unzersetzt passiert, macht es keine Verdauungsstörungen. 7,65 g Jodipin 10%ig bzw. 3,85 Jodipin 20% = 1 g Kaliumjodid. Subcutan oder intramuskulär eingespritzt entfaltet es eine schwache aber sehr lange, die Einspritzungen überdauernde Jodwirkung.

---

[1] Behensäure, $C_{21}H_{43}COOH$, ist eine gesättigte Fettsäure des Behenöls, Oleum Moringae, das aus den Samen der in Ostindien heimischen Moringa pterygosperma Gärtner gewonnen wird.

Anwendung: Innerlich tägl. 2—3 Teelöffel des 10%igen Jodipins, oder 3mal tägl. 3—4, Kinder 3mal tägl. 1—2 Tabletten, die 0,05 Jod enthalten in Form einer Jodipintrockenemulsion.

Subcutan oder intramuskulär 1—2 ccm 20% oder 40% Jodipin alle 1—2 Tage; läßt man längere Zwischenzeiten, kann man 5—10 ccm einspritzen. Das Präparat, da sehr dickflüssig, vorher anwärmen und mit einer recht dicken Nadel einspritzen.

Hersteller: E. Merck, Darmstadt.

Handelsform: 10% OP mit 100 g; 20% OP mit 50 und 100 g, in Ampullen zu 1 ccm und 2 ccm OP zu 10 Stück; 40% OP mit 25 g und 100 g, Ampullen zu 1 ccm und 2 ccm OP zu 10 Stück. Tabletten OP mit 20 und 50 Stück.

Dijodyl,

Ricinstearolsäuredijodid, $CH_3(CH_2)_5 \cdot CH(OH) \cdot CH_2 \cdot CJ : CJ \cdot (CH_2)_7COOH$ entsteht durch Einwirkung von Jod auf Ricinstearolsäure; farb-, geruch- und geschmacklose, in Wasser unlösliche Krystallnadeln; löslich in den meisten organischen Lösungsmitteln. Leicht löslich auch in verdünnter Alkalilauge. 46% Jod.

Wirkung: Wie Jodalkalien. Jod wird erst im Darm abgespalten.

Anwendung: 0,3 g 3—4mal tägl., Kinder die Hälfte, in Kapseln oder Tabletten. Letztere sind gut zu zerkauen.

Hersteller: J. D. Riedel, A.G., Berlin.

Handelsform: OP mit 20 Kapseln zu 0,3, OP mit 10 Tabletten zu 0,15 und 0,3, OP mit 20 Tabletten zu 0,3 g.

Jodlecithin,

dargestellt durch Einwirkung von Jodwasserstoff auf Lecithin, in Tetrachlorkohlenstoff gelöst. Gelbbraune, wachsartige Masse, löslich in Alkohol, Aceton, Chloroform. 20% Jod.

Wirkung: Kombinierte milde Jodalkali- und Lecithinwirkung.

Anwendung: 3—4mal tägl. 1—2 Tabletten, die 0,06 g Jod enthalten.

Hersteller: J. D. Riedel, A.G., Berlin-Britz.

Jodocitin.

Ein Jodpräparat in Tabletten, das Jod an Lecithin und Eiweiß gebunden enthalten soll, und zwar 60% in organischer und 40% in anorganischer Bindung. Jede Tablette enthält 0,06 Jod, bzw. 0,25 g Jodlecithin. 3mal tägl. 1—2 Tabletten.

Hersteller: Dr. Max Haase & Co., Berlin.

Handelsform: OP zu 20 Tabletten.

Jodival, α-Monojodisovalerylcarbamid, $(CH_3)_2CH \cdot CHS \cdot CO \cdot NHCONH_2$ wird dargestellt aus Monobromisovalerylcarbamid (Bromural) durch Einwirkung von Kaliumjodid. Weißes, krystallinisches Pulver von schwach bitterem gewürzigem Geschmack, leicht nach Baldrian riechend; schwer löslich in Wasser, leicht löslich in Alkohol und Äther. Im Licht bräunt es sich leicht oberflächlich. 47% Jod.

Wirkung: Wie Jodalkalien, hat aber durch seine Bromuralkomponente noch sedative Wirkung.

Anwendung: 0,3 g mehrmals tägl.

Hersteller: Knoll A. G., Ludwigshafen a. Rh.

Handelsform: OP mit 10 und 20 Tabletten à 0,3 g.

Achijodin,

α-Monojodisovalerianoglykolcarbamid $(CH_3)_2CH \cdot CHJ \cdot CO \cdot OCH_2CO \cdot NHCONH_2$ entsteht durch Einwirkung von Kaliumjodid auf α-Monobromvalerianoglykolylcarbamid. Weißes krystallinisches Pulver, fast unlöslich in Wasser, löslich in Alkohol. Etwa 40% Jod.

Wirkung: Wie Jodalkalien, und sedativ durch die Baldriansäure.

Anwendung: 3mal tägl. eine Tablette.

Hersteller: Dr. A. Voswinkel, Berlin W 57.

Handelsform: Tabletten zu 0,35 g.

Novojodin,
Gemisch von Hexamethylentetramindijodid $(CH_2)_6N_4J_2$ und Talkum zu gleichen Teilen. Hexamethylentetramindijodid entsteht durch Fällung einer Lösung von Hexamethylentetramin mit einer Jod-Jodkaliumlösung. Ein lockeres, feines, hellbraunes Pulver, geruchlos, unlöslich in Wasser und anderen Lösungsmitteln. 63% Jod.

Wirkung: Antisepticum.

Anwendung: Streupulver, Verbandsstoffe, Stäbchen, Suppositorien usw.

Hersteller: Dr. R. Scheuble & Co., Tribuswinkel, Nieder-Österreich.

Spezialnovojodin,
ein Gemisch von gleichen Teilen Hexamethylentetramindijodid und Tricarbin (Kohlensäureglycerinester). Feines orangegelbes Pulver. Wird an Stelle des Novojodins gebraucht, wenn der Talkumzusatz des genannten Präparates stört.

Wirkung, Anwendung und *Hersteller:* Wie oben.

Aristol, Annidalin, Dithymoljodid, Dijodditbymol, Thymolum jodatum, $[C_6H_2(CH_3)(C_3H_7)OJ]_2$
wird dargestellt durch Versetzen einer Thymollösung in Natronlauge mit Jod-Jodkaliumlösung. Rotbraunes, geschmackloses, in Wasser unlösliches, lichtempfindliches Pulver von schwachgewürzigem Geruch. In Alkohol, Äther und fetten Ölen löst es sich mit geringem Rückstande. 45% Jod.

Wirkung: Geruchloser Jodoformersatz.

Anwendung: Bei Verbrennungen, Psoriasis, Sykosis, Ulcus cruris, Lupus exulcerans als 5—10% Salben. Bei Herstellung von Aristolsalben muß dieses erst bei gelinder Wärme (nicht über 40°) in Olivenöl gelöst werden. Bei Psoriasis auch als 10%ige Traumatizin- oder Collodiumsuspension. Als Pulver, gegebenenfalls mit Cycloform gemischt, wirkt es schmerzstillend und granulationsanregend bei Brandwunden.

Hersteller: I.G.-Farbenindustrie A.G., Leverkusen a. Rh.

Europhen, Isobutyl-o-kresoljodid, Formel unsicher,
feines gelbes Pulver, unlöslich in Wasser, löslich in Alkohol, Äther, Chloroform und fetten Ölen. Das sehr leichte, trockene Pulver ist beständig; feucht spaltet es Jod ab, ebenso auch, wenn es mit Alkalien und Alkalicarbonaten zusammengebracht wird. 28,1% Jod. Dargestellt wird es aus Isobutyl-o-kresol durch Einwirkung von Jod in alkalischer Lösung.

Wirkung: Geruchloser Ersatz für Jodoform.

Anwendung: Bei Ulcus molle wirkt es fast so spezifisch wie Jodoform. Als reines Streupulver kann es manchmal die umgebende Haut reizen. Man verordnet es daher gemischt 1+1—4 Teilen Borsäurepulver (nicht mit Zinkoxyd oder Amylum wegen der Gefahr der Zersetzung). Auch 5—10% Salbe oder ölige Lösung. Es ist sehr viel teurer als Jodoform. Da es aber ein sehr geringes spezifisches Gewicht hat, braucht man nur geringe Gewichtsmengen zu verordnen.

Hersteller: I.G.-Farbenindustrie A.G., Leverkusen a. Rh.

Neoform,
basisches Trijodphenolwismut, wird aus Trijodphenol und Wismutnitrat in gleicher Weise hergestellt, wie Tribromphenolwismut (Xeroform). Gelbes, schwach riechendes, licht- und luftbeständiges Pulver, in den gewöhnlichen Lösungsmitteln unlöslich.

Wirkung: Antisepticum und Adstringens.

Anwendung: Als Streupulver.

Hersteller: Carlo Erba, Mailand.

Isoformpulver, Parajodoanisolum mixtum,
ein Gemisch aus gleichen Teilen p-Jodanisol (Isoform) $CH_3OC_6H_4JO_2$ und Calciumphosphat. Isoform wird dargestellt, indem p-Jodanisol mit Chlor und einer Lösung von Natriumhypochlorit behandelt wird. Reines p-Jodoanisol sind glänzende Blättchen, in Wasser, Alkohol, Äther fast unlöslich, löslich in heißem Wasser und Eisessig. Bei 225° zersetzt

es sich unter Explosion. Isoformpulver ist ein weißes, lockeres Pulver von schwach anisartigem Geruch. Lichtempfindlich.

Wirkung: Nicht frei von Reizwirkungen. Antisepticum und Desodorans.

Anwendung: Als Salben, Pasten, Urethralstäbchen, Gaze, 2—10%.

Hersteller: F. Wulf A.G., Werl i. Westf.

Jodophenin, Jodphenacetin, $C_{20}H_{25} \cdot J_3N_2O_4$
wird dargestellt aus einer Lösung von Phenacetin in Eisessig, der Salzsäure und Jod-Jodkaliumlösung zugefügt wird. Schokoladenbraunes, krystallinisches Pulver, fast unlöslich in Wasser. 50% Jod.

Wirkung: Antisepticum.

Anwendung: Streupulver, 10%ig in Collodium wie Jodoform.

Hersteller: J. D. Riedel, Berlin-Britz.

Jodylin,
jodsalicylsaures Wismut, hellgraues amorphes Pulver, schwach nach Jod riechend, süßlich schmeckend, unlöslich in Wasser, Alkohol, Äther, Chloroform und Alkalien. Läßt sich unzersetzt auf 130° erhitzen, daher sind mit Jodylin imprägnierte Verbandstoffe sterilisierbar.

Wirkung: Antisepticum.

Anwendung: Streupulver, rein oder mit Talkum, 10%ige Salbe, Gaze, Suppositorien.

Hersteller: C. Stephan A.G., Dresden Altstadt 19.

Sanoform, Dijodsalicylsäuremethylester, Methylium dijodsalicylicum, $C_6H_2J_2(OH)COOCH_3$
wird dargestellt durch Einwirkung von Jod und Jodsäure auf Salicylsäuremethylester. Farblose, geruch- und geschmacklose, lichtbeständige Nadeln, schwer löslich in Wasser und Glycerin, löslich in heißem Alkohol, Fetten und in Äther. 62,8% Jod.

Wirkung: Geruchloses, aber schwach wirkendes Antisepticum.

Anwendung: Als Streupulver, 10%ige Salbe, Gaze, Collodium.

Hersteller: I.G.-Farbenindustrie A.G., Leverkusen a. Rh.

Sozojodolsäure, Dijodparaphenolsulfonsäure **Acidum dijodparaphenolsulfonicum,** $C_6H_2J_2(OH)SO_3H$ [3, 5, 4, 1] + 3 H_2O,
farblose, leicht in Wasser, Alkohol und Glycerin lösliche Nadeln. Wird dargestellt durch Einwirkung von Chlorjod auf eine wässerige Lösung von paraphenolsulfonsaurem Kalium. Aus dem so erhaltenen Kaliumsalz wird die Säure gewonnen durch Umsetzen in das Bariumsalz und Zerlegen desselben durch Schwefelsäure.

Wirkung: Antisepticum.

Anwendung: Als wässerige Lösung 2—3,0 : 100,0.

Von den Salzen der Sozojodolsäure interessieren hier:

Sozojodol-Kalium, Kalium sozojodolicum, Sozojodol schwer löslich, **Kalium dijodparaphenolsulfonicum,** $C_6H_2J_2(OH)SO_3K$,
farblose prismatische Krystalle oder trockenes Pulver, geruchlos, schwer löslich in Wasser (2%), in Glycerin (3%), fast unlöslich in Alkohol (0,2%) und unlöslich in Äther.

Wirkung: Sekretionsbeschränkend und austrocknend.

Anwendung: Mit der gleichen bis fünffachen Menge Talkum gemischt als Streupulver bei Ekzemen, 5—10%ig zu Brandsalben.

Sozojodol-Natrium, Sozojodol leicht löslich, **Natrium sozojodolicum, Natrium dijodparaphenolsulfonicum,** $C_2H_2J_2(OH)SO_3Na$ + 2 H_2O.

Farb- und geruchlose Nadeln, in 12 Teilen Wasser löslich, auch in Glycerin. Die wässerigen Lösungen reagieren sauer.

Wirkung: Wie das Kaliumsalz (s. o.).

Anwendung: Auf Wunden und Geschwüre, rein, als 2—3%ige Lösung, als Salbe.

Sozojodol-Zink, Zincum sozojodolicum, Zincum dijodparaphenolsulfonicum, $[C_6H_2J_2(OH)SO_3]_2Zn$,

farblose, geruchlose Nadeln oder krystallinisches Pulver, löslich in 25 Teilen Wasser, in 2 Teilen Alkohol. Die wässerige Lösung reagiert sauer.

Wirkung: Antisepticum und Adstringens.

Anwendung: Als 2—10%iges Streupulver, als 1—6%ige Lösungen. Höhere Konzentrationen ätzen.

Hersteller der Sozojodolpräparate: H. Trommsdorff, Aachen.

Anusol, jodresorcinsulfonsaures Wismut.

Wirkung: Antisepticum und Adstringens.

Anwendung: Als Salben und hauptsächlich als Zäpfchen.

Hersteller: Goedeke & Co., Leipzig.

Jodoglobin-Zyma, Dijodthyrosin (Jodgorgonsäure), $C_6H_2J_2(OH)CH_2CH(NH_2)COOH$ [3, 5, 4,1] findet sich in Korallen und in Badeschwämmen und

entsteht durch Einwirkung von Jod in alkalischer Lösung auf Thyrosin. Farblose, geruchlose Krystalle, sehr wenig löslich in Wasser, löslich in verdünnten Säuren und Alkalien. 58,7% Jod.

Wirkung: Schwache Jodalkaliwirkung.

Anwendung: Innerlich als Pulver, Tabletten; in schwach alkalischen Lösungen intramuskulär.

Hersteller: Chemische Fabrik Zyma, G. m. b. H., Erlangen.

Nosophen

(früher auch *Jodophen*) ist Tetrajodphenolphthalein $C_{20}H_{10}O_4J_4$, bräunlich gelbes, sehr voluminöses Pulver, geruch- und geschmacklos, unlöslich in Wasser, schwer löslich in Alkohol, etwas leichter löslich in Eisessig und Chloroform, leicht löslich in Äther. Mit Alkalien bildet es in Wasser lösliche Salze. Durch Säuren wird es wieder ausgeschieden. Dargestellt wird es, indem eine Lösung von Phenolphtalein in Natronlauge mit einer Jod-Jodkaliumlösung versetzt wird. Nach Ansäuren mit Salzsäure fällt das Tetrajodphenolphtalein aus. 61,8% Jodgehalt.

Wirkung: Antisepticum.

Anwendung: Bei Ulcus molle, Balanitis, Herpes progenitalis, nach gründlicher Reinigung der zu bestreuenden Fläche.

Hersteller: Chemische Fabrik Rhenania A.G., Aachen.

Antinosin, Nosophen-Natrium, Natrium nosophenicum, $C_{20}H_8J_4O_4Na_2$

wird dargestellt durch Auflösen von Nosophen in Natronlauge und Eindampfen der Lösung. Blaue, in Wasser, Alkohol und Glycerin leicht lösliche Prismen. Die Lösungen sind blau gefärbt. Das trockene Präparat ist gegen die Kohlensäure der Luft empfindlich.

Wirkung und *Anwendung:* Wie Nosophen.

Anwendung: Als Streupulver, als 2%ige Lösung zu Umschlägen auf Wunden und Geschwüre.

Hersteller: Chemische Fabrik Rhenania A.G., Aachen.

Thiophendijodid, Thiophenum bijodatum, $C_4H_2J_2S$ oder $\begin{matrix} CH = CJ \\ | \\ CH = CJ \end{matrix} \!\!> S$

wird erhalten durch Einwirkung von Jod und Jodsäure auf Thiophen. Farblose, tafelförmige, gewürzig riechende, leicht flüchtige Krystalle; unlöslich in Wasser, leicht löslich in Äther, Chloroform und heißem Alkohol. 75,6% Jod und 9,5% Schwefel.

Wirkung: Antisepticum und Desodorans.

Anwendung: Als Streupulver rein oder mit Dermatol gemischt.

Hersteller: E. Merck, Darmstadt.

Jodol, Jodolum, Pyrrolum tetrajodatum, Tetrajodpyrrol,

C_4J_4NH oder $\begin{matrix} CJ = CJ \\ | \\ CJ = CJ \end{matrix} \!\!>\! NH$

entsteht durch Einwirkung von Jod und Jodsäure auf Pyrrol. Sehr feines, lockeres hellgelbes, lichtempfindliches, geruch- und geschmackloses Pulver, in Wasser schwer löslich, etwa 1:5000, wenig löslich in wässerigen Alkalilösungen. Leicht löslich in Alkohol, Äther und fetten Ölen.

Wirkung: Antisepticum; innerlich Jodalkaliwirkung.

Anwendung: Als Streupulver, 5—10%ige Salben und Pinselungen. Innerlich 0,1—0,15 g tägl. 3mal.

Hersteller: I.G.-Farbenindustrie A.G., Leverkusen a. Rh.

Handelsform: OP mit 25 Tabletten zu 0,25 g = 0,111 g Tetrajodpyrrol.

Jodolen

besteht aus Jodol und Eiweiß. Gelbliches, geruch- und geschmackloses, in den meisten Lösungsmitteln unlösliches Pulver. Enthält 9—10% Jodol. Kommt nur noch als Jodolenum internum in den Handel.

Wirkung: Innerlich Jodalkaliwirkung.

Anwendung: Innerlich 1,0—1,5 g 3mal tägl.

Hersteller: Kalle & Co., Biebrich a. Rh.

Azodolen,

eine Mischung aus gleichen Teilen Pellidol (s. S. 488) und Jodolen (s. o.). Blaßgelbes, nicht färbendes Pulver.

Wirkung: Epithelisierend, austrocknend, antiseptisch.

Anwendung: Zur raschen Epithelisierung granulierender Wundflächen und zur Ekzembehandlung als 2%ige Salbe, 2%ige Zinkpaste und 5%iges Boluspulver.

Hersteller: I.G.-Farbenindustrie A.G., Leverkusen a. Rh.

Handelsform: OP Streudose mit 5%igem Azodolen-Boluspuder; Tuben mit 50 und 80 g 2%ige Azodolensalbe und 2%ige Azodolenzinkpaste.

Vioform, 7, 5, 8-Jodchloroxychinolin, Chinolinum chlorojodatum, $C_9H_4JCl(OH)N$

wird dargestellt, indem zunächst o-(8)-Oxychinolin zu 5-Chlor-8-oxychinolin chloriert wird, dieses dann in alkalischer Lösung mit Jod-Jodkalium oder in saurer Lösung mit Kaliumjodid und Chlorkalk behandelt wird. Lockeres, graugelbes Pulver, fast geruch- und geschmacklos, an feuchter Luft sich zusammenballend. Fast unlöslich in Wasser, schwer löslich in Alkohol, Äther, Chloroform. 41,2% Jod. Läßt sich unzersetzt sterilisieren.

Wirkung: Austrocknendes Antisepticum.

Anwendung: Bei nässenden Ekzemen als Streupulver entweder rein oder mit Talkum āā. Als 5—10%ige Salbe, Paste, Glycerinsuspension. Verbandgaze. Vioformsalbe nach ALEXANDER:

Rp. Vioform. . . . . 1,0—1,5
Bismut. subnitric. . . . 2,25
Lanolin. Vaselin. āā ad . 25,0

Hersteller: Gesellschaft für chemische Industrie, Basel.

Loretin, 8-Oxy-7-jodchinolin-5-sulfonsäure, $C_9H_4NJ(OH)SO_3H$.

Schwefelgelbes, fast geruch- und geschmackloses, krystallinisches, lichtempfindliches Pulver, schwer löslich in kaltem und heißem Wasser, wenig löslich auch in Alkohol, unlöslich in Äther und fetten Ölen. 36,2% Jod.

Wirkung: Antisepticum.

Anwendung: 10—20%iges Streupulver, 5—10%ige Salben oder Collodium. Gaze.

Loretin-Natrium, Natrium loretinicum,

das Natriumsalz des Loretins, ist in Wasser mit orangegelber Farbe löslich. 1—3%ige Lösungen zu feuchten Verbänden.

Loretin-Wismut, Bismutum loretinicum,
gelbes, in Wasser unlösliches Pulver, als Streupulver bei Wunden und Geschwüren.
Hersteller: Dr. Schuchardt, Görlitz.

Yatren, früher **Tryen** und **Trygen** genannt,
ist 8-Oxy-7-jodchinolinsulfonsäure, gemischt mit 20% Natriumbicarbonat. Hellgelbes, krystallinisches, leicht süßlich schmeckendes Pulver, das zu 4% in kaltem und zu 10% in heißem Wasser löslich ist. Die an und für sich sterilen Lösungen dürfen nicht gekocht werden. Es hat eine bactericide Tiefenwirkung, da es mit Eiweiß keine Verbindung eingeht und sogar zu 3% in Serum löslich ist.

Wirkung: Antisepticum; eingespritzt ein unspezifisches Reizmittel, ohne störende Allgemeinerscheinungen. Wird meistens kombiniert mit Eiweiß oder mit spezifischen Impfstoffen, wie solchen aus Staphylokokken, Streptokokken, Trichophytonpilzen (s. Kap. Vaccins, S. 560 f.) gegeben.

Anwendung: 10%ig mit Talkum als granulationsanregendes Streupulver. Schmerzstillender Wundpuder ist: Propäsin 1,0, Yatren 10,0; 3%ige Yatrenlösung zu Umschlägen. Auch als Gaze.

Hersteller: Beringwerke, Marburg a. L.

Jodeiweißverbindungen.

Jodalbacid,
eine Natriumverbindung von jodiertem Eiweiß, mit 10% intramolekular gebundenem Jod. Gelbliches, geruch- und geschmackloses Pulver, das in wenig Wasser aufquillt, in viel Wasser sich aber beim Kochen leicht auflöst. 8—9% Jod.

Wirkung: Milde Jodalkaliwirkung.

Anwendung: Mehrmals tägl. 1 g.

Hersteller: L. W. Gans A.G., Oberursel.

Jod-Eigone
sollen Jodeiweißverbindungen mit organisch gebundenem Jod sein.

α-Jodeigon,
hellockerfarbiges Pulver, das etwa zur Hälfte in Wasser löslich ist. Es enthält etwa 20% Jod als Jodwasserstoff in lockerer Bindung mit Eiweiß, das schon durch kaltes Wasser größtenteils unter Freiwerden des Jodwasserstoffes gelöst wird. 2/3 des Jodgehaltes erscheint in dem wässerigen Auszug als freie Jodwasserstoffsäure, der Rest des Jods ist teils fest gebunden, teils als salzartige Verbindung mit unbekannten Körpern.

Wirkung: Antisepticum, Desodorans.

Anwendung: Streupulver. 10—30%ige Salbe. Suppositorien.

α-Jod-Eigon-Natrium, Natrium jodoalbuminatum.
Helles, fast weißes, vollkommen geruch- und geschmackloses Pulver, mit etwa 15% Jod. Leicht löslich in Wasser. Es ist im wesentlichen ein Gemisch aus Natriumjodid und Natriumalbuminat.

Wirkung: Schwache Jodalkaliwirkung.

Anwendung: Innerlich mehrmals tägl. 1 g.

β-Jod-Eigon, Jod-Pepton, Peptonum jodatum.
Das Jod ist hier statt an Eiweiß an Pepton gebunden. Bräunliches Pulver in Wasser zu einer bräunlichen Flüssigkeit sich lösend, die stark sauer reagiert.

Wirkung: Schwache Jodalkaliwirkung.

Anwendung: Als innerliches Jodpräparat bei geschwächten Verdauungsorganen.

Hersteller: Chemische Fabrik Helfenberg A.G., Helfenberg bei Dresden.

Jodferratin
ist Ferratin (Ferrialbuminsäure) mit 6% organisch gebundenem Jod. Zimtbraunes, fast geschmackloses Pulver, löslich in schwach alkalischem Wasser; durch Säuren wird es aus den Lösungen wieder ausgefällt.

Hersteller: C. F. Böhringer & Söhne, G. m. b. H., Mannheim-Waldhof.
Handelsform: OP mit 50 Tabletten zu 0,25 g.

Jodferratose, Sirupus Ferratini jodati,
versüßte Lösung von Jodferratin mit je 0,3% Jod und Eisen.
Wirkung: Milde Jodwirkung, roborierend.
Anwendung: Jodferratin 3—4mal tägl. 0,5 g. Jodferratose Erwachsene 3—4 Eßlöffel tägl., für Kinder die Hälfte.
Hersteller: C. F. Böhringer & Söhne, G. m. b. H., Mannheim-Waldhof.
Handelsform: OP 250 g.

Jodtropontabletten
enthalten pro Stück 0,05 g Jod an Tropon, ein Eiweißnährpräparat, das 90% durch Pepsin verdauliches Eiweiß enthält, gebunden.
Wirkung: Roborierend und milde Jodalkaliwirkung.
Anwendung: 3mal tägl. 2 Tabletten nach den Mahlzeiten.
Hersteller: Troponwerke Köln a. Rh.
Handelsform: OP mit 20 Stück.

Jotifixtabletten,
ein Jodeiweißpräparat in Tabletten mit 0,01, 0,03 und 0,05 g Jod.
Wirkung: Milde Jodalkaliwirkung.
Anwendung: 3—4mal tägl. 1—2 Tabletten.
Hersteller: A.G. für medizinische Produkte, Berlin.
Handelsform: OP zu 30 Stück.

Jobramagtabletten.
Jede Tablette enthält an leicht verdauliches Eiweiß gebunden 0,01 g Jod und 0,025 g Brom.
Wirkung: Milde Jod- und Bromwirkung.
Anwendung: 3mal tägl. 1—2 Tabletten.
Hersteller: Albert Mendel A.G., Berlin-Schöneberg.
Handelsform: OP mit 20 und 50 Stück.

Projodin, Protojod, Jodprotein, früher **Lactojod** genannt, ist jodiertes Casein, dargestellt durch Einwirkung von Jod auf gelöstes Casein. Gelblich weißes, fast geruch- und geschmackloses Pulver. Unlöslich in Wasser und verdünnten Säuren. 8% Jod.
Wirkung: Milde Jodalkaliwirkung.
Anwendung: 3—5mal tägl. 2 Tabletten.
Hersteller: Dr. A. Wolff, Bielefeld.

Jodglidine
ist eine Verbindung von Jod mit Glidine (Lecithineiweiß, Dr. KLOPFERs Weizeneiweiß oder Weizenmehlextrakt), 10% Jodgehalt. Braunes, amorphes Pulver. Kommt in Tabletten mit 0,05 g Jod in den Handel.
Wirkung: Milde Jodalkaliwirkung.
Anwendung: 2—6mal tägl. eine Tablette.
Hersteller: Dr. V. Klopfer, Dresden-Leubnitz.
Handelsform: OP mit 20 Tabletten.

Testijodyl,
ein jodiertes Blutpräparat. In mit Wasser versetztem Blut werden die Eiweißstoffe gefällt, die dann mit einer alkoholischen Jodlösung behandelt und getrocknet werden. Dunkelbraunes, fast geschmack- und geruchloses Pulver. In Wasser und verdünnten Säuren unlöslich, leicht löslich in Alkalilösungen. Etwa 15% Jod und 0,25% Eisen.
Wirkung: Milde Jodalkaliwirkung, roborierend.
Anwendung: 3—4mal tägl. 1 g.
Hersteller: Dr. L. Oestreicher, Berlin W 35.

Anorganisch-organische Jodverbindungen.

Airol, Wismutoxyjodidgallat, Bismutum oxyjodatogallicum, Bismutum oxyjodogallicum, $C_6H_9(OH)_3COOBi(OH)J$

wird dargestellt durch Erwärmen von frisch gefälltem Wismutoxyjodid und Gallussäure in Wasser oder auch durch Erwärmen von Wismutsubgallat mit Wasser und Jodwasserstoffsäure. Graugrünes bis dunkelgraues, geruchloses, in Wasser kaum lösliches Pulver; in heißem Wasser und in Alkohol löst es sich teilweise zu einer orangeroten Flüssigkeit.

Wirkung: Antiseptisch, austrocknend, granulationsbildend; reizlos.

Anwendung: Als Streupulver bei stark absondernden Wunden und Geschwüren. Bei kleinen Wunden als 5—10%iges Collodium. Bei Brandwunden, Pemphigusblasen 5—25%ige Salben. Salben dürfen kein Wasser enthalten. Als Abschluß genähter Wunden z. B. Circumcisionen, die BRUNSsche

Airolpaste, Pasta Airoli

Rp.	Airol.	0,5
	Mucilag. Gummi arab. . .	10,0
	Glycerin.	10,0
	Boli alb. q. s. ut f. pasta mollis.	

Wenn Berührung mit Metallen vermieden wird, hält sich die Paste längere Zeit.

Hersteller: F. Hoffmann-La Roche A.G., Berlin N.

Ibit, Wismutoxyjodidtannat

wird ähnlich wie Airol dargestellt, aber unter Verwendung von Tannin an Stelle der Gallussäure. Graugrünes, in Wasser unlösliches Pulver.

Wirkung und *Anwendung:* Wie Airol.

Hersteller: Gesellschaft für chemische Industrie, Basel.

Jodogallicin, Verbindung von Gallussäuremethylester (Gallicin) mit Wismutoxyjodid, $C_6H_2(COOCH_3)(OH)_2O \cdot Bi(OH)J$.

Leichtes, amorphes, dunkelgraues, in Wasser unlösliches Pulver, wird durch Säuren und Alkalien zerlegt, ebenso bei längerem Verweilen in Wasser. 23,6% Jod, 38,4% Wismut.

Wirkung und *Anwendung:* Wie Airol.

Hersteller: Sandoz A. G., Nürnberg.

Jodomenin,

ein Casein-Jod-Wismutpräparat, eigelb bis orangefarbenes Pulver, unlöslich in verdünnten Säuren, löslich in verdünnten Alkalien. 10% Jod, 2% Wismut. 1 g entspricht 0,06 g Jodkalium.

Wirkung: Milde Jodalkaliwirkung, wird gut vom Darm vertragen.

Anwendung: Mehrmals tägl. 0,5 g.

Hersteller: Joh. A. Wülfing, Berlin SW 48.

Isapogen,

eine klare, bräunliche, auf der Haut fast farblose Flüssigkeit von sirupähnlicher Beschaffenheit; riecht nicht unangenehm nach Jod und Campher. Es enthält 6% Jod und 6% Campher an vegetabilische Fette gebunden. Das Jod ist teils organisch, teils in einfacher Lösung anwesend. Eine geringe Menge gliedert sich bei der Herstellung durch Addition an entstehende ungesättigte Verbindungen an. Löst sich in Wasser zu einer milchig-weißen, haltbaren, schwach sauren Lösung. Löslich in Alkohol, Glycerin, Äther, Chloroform, Benzol, Terpentinöl. Mit Lanolin und Ungt. Paraffini lassen sich haltbare Salben herstellen.

Wirkung: Antisepticum, Resorbens.

Anwendung: Bei parasitären Hautleiden, Frostbeulen, Alopecia areata, lokalem Pruritus als reine Substanz. In Verdünnung 1 : 6—3 mit Wasser oder Alkohol erhält man juckstillende und desinfizierende Waschmittel (Pruritus localis, Seborrhoe).

Hersteller: Chemische Fabrik Schürholz, G. m. b. H., Köln-Zollstock.

Handelsform: OP 30 g.

Andriol-Uran-Salbe (mite, normal und fortior)
enthält joduransaure, radioaktive Salze (Joduran) in Lanolin-Vaselin-Grundlage.

Anwendung: Dick aufgetragene Salbenverbände bei allen chronischen flächenhaften und geschwürigen Hautleiden, bei Dermatomykosen, Pyodermien usw.

Andriol-Wismut-Salbe enthält jodwismutsaures Natrium.

Anwendung: Bei Hautcarcinomen, Lupus vulgaris, Ekzemen, allen Geschwürsformen der Haut.

Chronexal, Joduran und Zinkoxyd in Penetran (s. d.) und Lanolin.
Anwendung: Ekzeme, auch nässende.
Hersteller: Dr. H. Truttwin, Dresden A 1.
Handelsform: OP in Tiegel zu 20, 50, 150 g.

Schwefel und seine Verbindungen.

Schwefel
wird seit den ältesten Zeiten gegen Hautleiden gebraucht. Der alte griechische Name ϑεῖον (theion) findet sich in der Bezeichnung für manche Schwefelverbindungen wieder, z. B. Thioschwefelsäure.

Schwefel kommt teils frei in erloschenen oder noch tätigen vulkanischen Gebieten, teils gebunden in verschiedenen Mineralien vor. Er ist schön gelb gefärbt, *unlöslich* in Wasser, *schwer* löslich in Alkohol, Äther, fetten Ölen, *leicht* löslich in Schwefelkohlenstoff.

Handelssorten, die für die Hautleiden in Frage kommen, sind:

Schwefelblüte, Schwefelblumen, Sulfur sublimatum, Flores Sulfuris,
gelbes, etwas feuchtes und sich daher leicht zusammenballendes Pulver, z. T. aus amorphen, z. T. aus krystallinischen Teilchen bestehend. Das Produkt wird durch Sublimation von rohem Schwefel gewonnen, enthält noch etwas Schwefelsäure und schmeckt säuerlich. Auch geringe Mengen arseniger Säure sind noch darin vorhanden.

Wegen der angegebenen Verunreinigungen empfiehlt es sich im allgemeinen *nicht,* dieses Präparat therapeutisch zu verwenden.

Gereinigter Schwefel, Sulfur depuratum, Sulfur lotum,
ein durch Waschen der Schwefelblüte mit Ammoniak erhaltenes Präparat. Gelbes, trockenes, geruch- und geschmackloses Pulver von neutraler Reaktion.

Präzipitierter Schwefel, Sulfur praecipitatum, Lac Sulfuris, Schwefelmilch,
feines amorphes, gelblich weißes, geruch- und geschmackloses Pulver. Es wird durch Fällen bestimmter gelöster Schwefelkalkverbindungen erhalten.

Dieses Präparat ist wegen seiner Reinheit und der Feinheit seines Kornes (stark vergrößerte Oberfläche) den anderen genannten Schwefelpräparaten *vorzuziehen.*

Es ist zu vermeiden Schwefel mit *oxydierenden* Substanzen wie Chlorkalk, Kalium permanganicum usw. zusammenzubringen, da solche Mischungen beim Aufbewahren *explosiv* werden können. Ferner darf man Schwefel nicht mit Blei-Silber-Wismutverbindungen zusammenbringen. Es entstehen die dunkelgefärbten Sulfide dieser Metalle.

Wirkung: Diese beruht letzten Endes darauf, daß aus dem elementaren Schwefel bei Berührung mit organischen Substanzen (z. B. der Haut) sich geringe Mengen von Schwefelwasserstoff und Schwefelalkalien bilden. Schwefel wirkt antiparasitär, daher seine Verwendung bei Dermatomykosen, Krätze usw. Kleinere Dosen wirken nach UNNA bei äußerem Gebrauch hornschichtbildend, größere entzündungserregend und dadurch keratolytisch.

Bei *innerlicher* Einverleibung von Schwefel wird auch im Darm Schwefelwasserstoff gebildet, der in geringen Mengen durch Haut, Schleimhaut und Lungen ausgeschieden wird. Es besteht die Möglichkeit, daß auch auf diese Weise eine Wirkung auf Hautkrankheiten ausgelöst wird und nicht nur über den Darm durch Desinfektion des Inhaltes und durch Abführen, denn Schwefel ist ein angenehmes Abführmittel, das einen weichen Stuhl ohne Durchfälle macht. Dem Schwefel wird als allgemeine Wirkung auch nachgesagt, daß er regulierend auf die Hautgefäße und den Hautstoffwechsel einwirke.

Äußerlich angewendet macht Schwefel gar nicht selten Reizungen und zwar in allen Anwendungsformen. Am häufigsten scheinen diese bei seiner trockenen Verwendung als Puder einzutreten.

Anwendung: Als Puder rein zur Nachbehandlung bei Krätzekuren; āā mit Zinkoxyd oder āā mit Borsäure und Zinkoxyd bei Seborrhoea oleosa der Kopfhaut und des Gesichtes, Pyodermien, Dermatomykosen; als Trockenpinselungen 2—20% bei Acne, Furunculose, Pyodermien, chronischen Ekzemen usw.; als Salben und Pasten 2—20%, vielfach im Verein mit anderen Arzneimitteln wie Salicylsäure, Resorcin, Teer usw.

Innerlich bei chronischen Hautleiden, Acne, Furunculose, Urticaria usw., besonders, wenn man sich von einer angeregten Darmperistaltik etwas verspricht. Durch die vom Schwefel ausgehende vermehrte Schwefelwasserstoffbildung im Darm wird eine lebhaftere Darmtätigkeit ausgelöst. Schwefel wird hier meistens zusammen mit Rhabarber und kohlensaurer Magnesia verabreicht.

Rp. Sulf. praecip.
Rhiz. Rhei pulv.
Magnes. carbonic. āā 10,0
3mal tägl. 1/2—1 Teelöffel in Wasser gerührt. (NEISSER.)

Bei Arzneiexanthemen oder Vergiftungen mit Quecksilber, Wismut, Arsen oder Salvarsan (Sulf. praecip. Sacchar. Lact. āā 15,0, 3mal tägl. eine Tischmesserspitze) (SPIETHOFF).

Zur *Reiztherapie* als *intramuskuläre* Einspritzung 10%ige *ölige Suspension* von Sulf. praecip., 1—4 ccm intraglutäal. (häufig schmerzhaft, Temperaturanstieg, Schüttelfrost).

Emulsio Sulfuris.

Rp. Sulfuris praecipitati
Aquae destillatae
Spiritus āā 10,0
Glycerini 5,0

Gelatina Sulfuris UNNA.

Rp. Gelatinae albae 5,0
Aq. destillat. 65,0
Glycerini 20,0
Sulf. praecipitat. 10,0

Linimentum cosmeticum HEBRA.

Rp. Sulf. praecipitat.
Glycerini
Spirit. dilut.
Kalii carbonic.
Aetheris āā 10,0

Umschütteln, abends mit einem Pinsel auftragen und morgens abwaschen (gegen Acne, Comedonen, seborrhoische Ekzeme).

Liquor antipsoricus HEBRA.
HEBRAS *Krätzetinktur.*

Rp. Florum Sulfuris
Cretae laevigatae āā . . 50,0
Olei Rusci 150,0
Sapon. virid.
Spirit. dilut. āā 300,0

Umschütteln; zum Einreiben. Ausreichend für 6—8 Personen. Nach einem Bade und Abwaschen des Körpers mit grüner Seife werden die betreffenden Körperstellen eingerieben. Nach 2 Tagen Wiederholung, nach weiteren 2 Tagen ein Reinigungsbad.

Pasta Sulfuris cum Acido acetico UNNA.

Rp. Lanolini 6,0
Acid. acetic. dilut.. . . . 7,0
Adipis benzoat. 6,0
Sulf. praecipitat. 20,0

Gegen Rosacea und Acne.

Pasta Sulfuris ZEISSL.
ZEISSL*sche Schwefelpaste.*

Rp. Sulf. praecip.
Glycerin
Spiritus āā 10,0
Acet. glacial. 3,0

Remedium contra Scabiem LASSAR.
LASSARS *Krätzemittel.*

Rp. Calcariae ustae 60,0
Sulf. praecipitat. . . . 25,0
Aq. destill. 250,0

Unguentum sulfuratum.
Schwefelsalbe (Unguentum Sulfuris).

Rp. Sulf. depurat.. 10,0
Adipis benzoati 20,0

Unguentum sulfuratum compositum.

Rp. Sulfuris depurati
Zinci sulfuric. crystall. āā 2,0
Adipis benzoat. 8,0

Unguentum Sulfuris alkalinum.
Unguentum sulfuratum HELMERICH.

Rp. Kal. carbonici
Aq. destillat.
Sulf. depur. āā 10,0
Ol. Papaveris 5,0
Adip. suill. 35,0

Unguentum contra Scabiem.
Krätzsalbe.

Rp. Sulfuris depurati 20,0
Rhizomatis Veratri . . . 6,0
Kalii nitrici 1,0
Saponis kalini 20,0
Adipis suilli 60,0

Unguentum contra Scabiem Hebra.
HEBRAsche *Krätzesalbe.*

Rp. Sulf. sublimati
Olei Fagi empyreumatici 15,0
Cretae laevigatae 10,0
Saponis kalini
Adipis suilli āā 30,0

Unguentum Sulfuris cum Vaselino.

Rp. Sulfur. sublimat. 12,5
Sapon. kalin.
Vaselin. flavi āā. 25,0

Unguentum Wilkinsonii (contra scabiem).
Unguentum sulfuratum compositum.

Rp. Cretae albae praecip. . . 10,0
Sulf. sublimat.
Olei Rusci āā 15,0
Sapon. kalin.
Adipis suilli āā 30,0

Pasta Zinci sulfurata UNNA.
Schwefelzinkpaste UNNA.

Rp. Sulf. praecip. 10,0
Zinc. oxydat. 14,0
Terr. siliceae 4,0
Ol. benzoinat. e. Resina . 12,0
Adip. benzoinat. e. Resina 60,0

Pasta Zinci sulfurata composita UNNA.
Zusammengesetzte Schwefelzinkpaste UNNA.

Rp. Pasta Zinci sulfur.
Pasta Zinci moll. . . . āā 50,0

KUMMERFELDsches Waschwasser, Aqua Kummerfeldi

ist eine bei Acne, Komedonen, seborrhoischem Ekzem viel verwendete Verordnungsform. Die Vorschriften dieser Schwefelsuspension sind sehr verschieden. Die Menge des beigegebenen Schwefels schwankt zwischen 2—30%. Die meisten Vorschriften haben einen Zusatz von Camphora trita oder Spiritus camphoratus, der sowohl desinfizierend als auch hyperämisierend wirkt. Ferner setzen fast alle Vorschriften Gummi arabicum zu. Durch Erhöhung der Viscosität der Suspensionsflüssigkeit verhindert er das schnelle Niedersinken des Schwefels nach dem Aufschütteln und wirkt auch als Fixierungsmittel für den Schwefel und den Campher auf der Haut. Die eigentliche Suspensionsflüssigkeit macht man entweder durch Zusatz von Borax *alkalisch* oder es wird von vornherein das leicht alkalische *Kalkwasser* verwendet. Durch die Alkaleszenz wird die die Acne kennzeichnende gesteigerte Verhornung erweicht, ebenso die schuppigen Auflagerungen bei Seborrhoe und Ekzemen.

Vorschriften für KUMMERFELDsches *Waschwasser* sind:

Rp. Camph. trit.
Gummi arabic. āā . . . 6,0
Sulfur. praecip. 20,0
Aq. Calc. ad 200,0

Rp. Sulf. praecip. 12,0
Camph. trit. 1,0
Gummi arabic. 6,0
Aq. Calc.
Aq. Rosar. āā ad . . . 200,0

Rp. Sulf. praecip.
Spirit.
Aq. Rosar. āā 30,0
Mucilag. Gummi arabic. ad . . . 100,0. (VEIEL.)

Schwefel wird vielfach medizinischen Seifen einverleibt, rein oder zusammen mit anderen Heilmitteln. (Vgl. Seifen S. 450.)

Sufrogel-Heyden,

eine 0,3%ige sterile Suspension von fein verteiltem Schwefel in Gelatine, bei etwa 26° schmelzend.

Wirkung und *Anwendung:* Zur Einspritzung in den Muskel bei Psoriasis, Acne, Rosacea. Alle 5—6 Tage steigend 0,2—0,3—0,5, ausnahmsweise 1 ccm.

Handelsform: Originalpackungen 3 Ampullen zu 1 ccm.

Hersteller: Chemische Fabrik von Heyden, Dresden-Radebeul.

BORYsche Mischung. Zusammengesetzte Schwefeleinspritzung,

Rp. Sulf. praecip. pur. 1,0
Guajacol. 5,0
Camph. 10,0
Eukalyptol. 20,0
Ol. Sesam. ad 100,0

wird nach HAUCK bei Psoriasis angewendet. 2—5 ccm alle 8 Tage intramuskulär. 10 bis 12 Einspritzungen.

Thiolan, Sulfolan, Unguentum sulfuratum mite,
wird angeblich dadurch hergestellt, daß Lanolin. anhydric. mit 3% Schwefel unter beständigem Umrühren mehrere Stunden auf 150° erhitzt und dann durch einen Heißwassertrichter filtriert wird. Diese Lösung wird dann mit flüssigem Paraffin oder mit Ölen auf Salbenbeschaffenheit gebracht.

Wirkung und *Anwendung:* Wie Schwefelsalben.

Hersteller: Dr. Stich, Kreuzapotheke, Leipzig.

Unguentum petrolatum.

Rp. Cerae albae
Sulf. praecip. āā 7,5
Olei petrolati (Paraffin. liquidi) . 60,0
Aq. Rosar. 30,0
Natr. biboracici 1,0

Anwendung: Gegen Kopfschuppen und Haarausfall.

Kolloide Schwefelpräparate.

Sulfidal, Sulfoid, Sulfur colloidale, ein in Wasser kolloid löslicher Schwefel.

Wird hergestellt durch Fällen von Schwefel aus Polysulfiden in Gegenwart von Eiweißstoffen. Grauweißes Pulver, etwa 75% Schwefel und etwa 25% Eiweißsubstanzen. Die Lösungen sehen milchähnlich, in durchfallendem Lichte bläulich schillernd aus. Sie sind immer möglichst frisch zu bereiten, da nach einiger Zeit Schwefel ausfällt. Unlöslich in Alkohol, Äther, Aceton und konz. Kochsalzlösung. Säuren, sowie Alkali- und Ammoniumsalze fällen den kolloidalen Schwefel aus. Der Niederschlag löst sich aber wieder beim Verdünnen mit Wasser auf. Durch Eiweißstoffe werden die Lösungen nicht geändert. Mit Fetten, Lanolin, Vaselin, Seifen leicht zu verarbeiten.

Wirkung: Wie Schwefel.

Anwendung: 2—5—10%ige Lösungen zu Gesichts- und Kopfwaschungen; 10—20%ig als Trockenpinselung, Salbe und Paste.

Handelsform: in Substanz und als *Sulfidalpaste* in Tuben zu 25 g und 50 g.

Hersteller: Chemische Fabrik von Heyden A.G., Dresden-Radebeul.

Sulfur colloidale pro injectione
ist kolloider Schwefel mit etwa 6% Schwefel. Weißes Pulver in Wasser zu einer milchähnlichen Flüssigkeit löslich.

Wirkung: Wahrscheinlich als unspezifisches Reizmittel wirkend.

Anwendung: Bei chronischen Hautleiden.

Hersteller: Chemische Fabrik v. Heyden A.G., Dresden-Radebeul.

Handelsform: OP mit 3 Ampullen zu 0,2 g und 0,5 g.

Catamin
ist eine Salbe aus kolloidem Schwefel (5%), Zinkoxyd (10%), juckstillenden Pflanzenextrakten und Vaselin. Ganz angenehm riechend.

Wirkung: Antiparasitär und juckstillend.

Anwendung: Bei Krätze. Einreibungen an drei aufeinander folgenden Tagen. Auch bei anderen parasitären, pruriginösen und ekzematösen Leiden zu verwenden.

Hersteller: J. D. Riedel, Berlin-Britz.

Handelsform: OP Tuben zu 30 und 50 g. Topf mit 130 g.

Kolloider Schwefel für Bäder nach L. SARASON (D.R.P.)
wird dargestellt, indem Glycerin mit Schwefelwasserstoff gesättigt und dann Schwefeldioxyd eingeleitet wird. Der Schwefel bleibt bei Verdünnen des Glycerins mit Wasser in kolloider Lösung.

Sulfoderm-Puder,

bräunlich gefärbtes, voluminöses Pulver von angenehmem Geruch, hautfarben. Die einzelnen Teilchen des Puders sind mit kolloidem Schwefel überzogen. Der Schwefel ist infolge fester Adsorption von der Pudersubstanz nicht zu trennen.

Wirkung: Infolge der stark vergrößerten Oberfläche starke Schwefelwirkung trotz des geringen absoluten Gehaltes.

Anwendung: Bei allen durch Schwefel beeinflußbaren Leiden, besonders zur Trockenbehandlung der Seborrhoea oleosa des Gesichtes und des Kopfes.

Hersteller: Chemische Fabrik von Heyden A. G., Dresden-Radebeul.

Handelsform: OP zu 35 g. *Sulfoderm-Kompakt* in Metalldose als fester parfümierter, hautfarbener Puder zur Tagesbehandlung.

Sulfoliva,

eine der Unguentum leniens ähnliche, vollständig reizlose Creme mit 5% kolloidem Schwefel. Acne, Seborrhoe und seborrhoisches Ekzem.

Hersteller: Hochschul-Apotheke, Berlin NW 6.

Schwefeldiasporal,

ein kolloider Schwefel, der sehr beständig sein soll. Kommt in den Handel als Substanz zur Herstellung von Haarwässern; als Salbe, Creme, Zinkpaste. Tragantcreme (fettfrei, schwach, sauer); Lösung (verbesserte Aqua Kummerfeldii); Tinktur (Tinctura antiseborrhoica); Seife.

Hersteller: Chemisches Werk Dr. Klopfer, Dresden A. 20.

Anorganische Verbindungen des Schwefels.

Schwefelkohlenstoff, Carboneum sulfuratum, Alcohol sulfuris, Kohlendisulfid, CS_2,

farblose, stark lichtbrechende, unangenehm riechende Flüssigkeit von hohem spez. Gewicht (1,272) und niedrigem Siedepunkt (46°). Seine Dämpfe sind leicht entzündlich und geben mit Luft gemischt stark explosive Gase. Eine Entzündung kann schon beim Zusammentreffen mit warmen Metallteilen stattfinden. Bei beschleunigter Verdunstung erstarrt es zum Teil zu einer weißen krystallinischen Masse.

Anwendung: Zum Abtöten von Läusen in Kleidern. Man läßt in abgedichtetem Raum 150 ccm auf 1 cbm 24 Stunden einwirken. Vorsicht wegen der Explosionsgefahr. Sabouraud verwendet 2—3%ige Lösungen von Schwefel in Schwefelkohlenstoff bei seborrhoischen Prozessen. Stark feuergefährlich!

Schwefelcalcium, Calcium sulfuratum crudum, Calciumsulfid

wird gewonnen durch Erhitzen von 5 Teilen gebranntem Kalk und 4 Teilen Calciumsulfat. Graugelbliches oder schwach rötliches Pulver, ein Gemisch von Calciummono- und -polysulfiden nebst Calciumsulfat.

Wirkung: Stark hornlösend.

Anwendung: Als Enthaarungsmittel. Calc. sulfurat. Unguent. Glycerin. āā 15,0. Mit einem Holzspatel dick auftragen, nach 5—10 Minuten abkratzen, abwaschen, eine milde Salbe darüberlegen.

Calciumhydrosulfid, Calcium hydrosulfuratum, Calciumsulfhydrat. Calcaria hydrosulfurata $Ca(SH)_2$,

nur in Lösung bekannt, die erhalten wird, wenn man Schwefelwasserstoff in einen dünnen Kalkbrei einleitet und dann filtriert.

Wirkung: Hornlösend.

Anwendung: Als Enthaarungsmittel. Martins *Enthaarungsmittel* ist das unfiltrierte Gemisch, das beim Einleiten des Schwefelwasserstoffes in den Kalkbrei entsteht.

Schwefelkalklösung, Liquor Calcii sulfurati, Calcium sulfuratum solutum, Vlemingkxsche Lösung, Solutio Vlemingkx

ist eine wässerige Lösung von Kalkschwefelleber. Braunrote Flüssigkeit nach Schwefelwasserstoff riechend. Wird hergestellt durch Kochen von 1 Teil Kalk mit 2 Teilen Schwefel. Enthält als wesentlichen Bestandteil Calciumpentasulfid und daneben Calciumthiosulfat (CaS_2O_3).

Wirkung: Schwefelwirkung, Schälmittel.

Anwendung: 2—20%ige Trockenpinselungen bei Acne, besonders des Körpers, rein als Pinselungen bei Scabies. Hauptsächlich zur Bereitung von Schwefelbädern benutzt. Für ein Kinderbad etwa 50 g, für Erwachsene 100—200 g. Bezüglich der Wannen gilt das bei Schwefelleber (s. u.) Gesagte.

Bariumsulfid, Barium sulfuratum, Schwefelbarium BaS

wird hergestellt durch Glühen eines Gemisches von gemahlenem Schwerspat und Kohle. Weißes oder gelbliches oder durch beigemischte Kohle graues Pulver oder Stücke. In Wasser löst es sich bis auf die Beimengung von Kohle und Bariumsulfat unter Bildung von Bariumhydroxyd und Bariumsulfhydrat.

Wirkung: Hornlösend.

Anwendung: Zur Herstellung von Enthaarungsmitteln. Wird mit Zinkoxyd āā zu einer Paste verrieben, dick aufgetragen und 1—5—10 Minuten darauf gelassen, dann entfernt und eine milde Salbe aufgelegt.

Pulvis depilatorius Unna. (*Enthaarungsmittel* Unna.)

Rp. Baryi sulf. (flav.) 45,0
Zinc. oxydat. 27,5
Amyl. Oryzae 27,5
Ol. Lavandul.
Ol. Melissae
Ol. Verbenae āā gtts. III

Atrix,

eine gebrauchsfertige Enthaarungscreme der Firma P. Beiersdorff & Co., Hamburg.

Depilatorium-Beiersdorff,

ein pulverförmiges Enthaarungsmittel aus Alkalipolysulfiden.

Hersteller: P. Beiersdorff & Co., Hamburg.

Schwefelleber, Hepar sulfuris, Kalium sulfuratum

besteht im wesentlichen aus Kaliumtrisulfid und wird durch Erhitzen von Kaliumcarbonat und Schwefel erhalten. Das frische Präparat besteht aus leberbraunen Bruchstücken, beim Liegen werden diese gelbgrün. Geruch nach Schwefelwasserstoff.

Anwendung: Zur Bereitung von *Schwefelbädern.* 50—150 g auf ein Bad. Emaillierte Wannen. Bei Zinkwannen das Badewasser nach Gebrauch sofort ablassen. Zusatz von Säuren zur stärkeren Schwefelwasserstoffentwicklung *nicht unbedenklich* wegen der Giftigkeit dieses Gases (s. u.).

Schwefelwasserstoff, Wasserstoffsulfid, H_2S,

unangenehm nach faulen Eiern riechendes, farbloses, mit bläulicher Flamme brennendes, stark *giftiges* Gas. Entsteht in kleinen Mengen bei Anwendung des Schwefels auf der Haut, nach innerlicher Darreichung in etwas größerer Menge im Darm. Bildet sich bei Bereitung von Schwefelbädern und ist in einer Anzahl von natürlichen Mineralwässern enthalten.

Schwefligsäureanhydrid, Acidum sulfurosum anhydricum, Schwefeldioxyd, SO_2.

Das Schwefeldioxyd SO_2 wird gewöhnlich als *schweflige Säure* bezeichnet. Die eigentliche schweflige Säure, H_2SO_3, ist nicht beständig und zerfällt in Wasser und in das Anhydrid. Wird erhalten durch Verbrennen von Schwefel an der Luft oder durch Erhitzen von konzentrierter Schwefelsäure mit Kupfer oder Kohle. Farbloses Gas von stechendem Geruch; feuchtes Lackmuspapier wird zunächst gerötet, dann gebleicht. Reichlich sich lösend in Wasser und Alkohol, ebenso in Eisessig. Bei —10° unter gewöhnlichem Druck oder bei gewöhnlicher Temperatur unter etwa 6 Atm. Druck wird das Gas zu flüssigem Schwefeldioxyd. In geringen Mengen eingeatmet reizt das Gas zum Husten, in größeren wirkt es tödlich. Die wässerige Lösung ist ein kräftiges Reduktionsmittel.

Wirkung und *Anwendung:* Starkes Desinfektionsmittel, das nach LENZ gasförmig zur Entlausung und zur Krätzebehandlung verwendet wird.

Schweflige Säure, Acidum sulfurosum,

wässerige Lösungen von Schwefeldioxyd mit annähernd 6% SO_2. In den Lösungen ist ein Teil des Schwefelsäureanhydrids mit Wasser zu schwefliger Säure H_2SO_3 vereinigt. Beim Erhitzen wird alles Schwefeldioxyd ausgetrieben, da die schweflige Säure zerfällt. Darstellung durch Einleiten von Schwefligsäureanhydrid in Wasser. Klare, farblose Flüssigkeit von stechendem Geruch. An der Luft nimmt die Lösung allmählich Sauerstoff auf und bildet Schwefelsäure.

Wirkung und *Anwendung:* Äußerlich zu Pinselungen bei parasitären Erkrankungen, jauchenden Wunden und Geschwüren.

Thioschwefelsäure, $H_2S_2O_3$

in freier Form nicht beständig; findet als Natriumsalz,

Natriumthiosulfat, Natrium thiosulfuricum,

fälschlich unterschwefligsaures Natron, Natriumhyposulfit, Natrium hyposulfurosum (subsulfurosum) genannt, Verwendung. Es entsteht, wenn wässerige Natriumsulfitlösung mit Schwefel gekocht wird. Farblose, bei etwa 50° schmelzende Krystalle, sehr leicht löslich in Wasser (1 + 1). Auf Zusatz von Säuren fällt Schwefel unter Bildung von schwefliger Säure aus.

Wirkung: Wie Schwefel.

Anwendung: 5—10%ige Lösung gegen Hautjucken, in gleicher Stärke als Salbe oder Paste bei Psoriasis. Gegen Analjucken.

Rp. Natr. thiosulfuric. 3,0
Phenol. liquefact. 5,0
Glycerin. 20,0
Aq. destill. ad 100,0

Innerlich 0,05—1,5 g tägl. 3mal als Lösung bei chronischen Hautleiden. (PENZOLDT.)

Intravenös wird Natrium thiosulfuricum bei verschiedenen Hautleiden, bei Arsen- und Salvarsanvergiftungen gegeben und bei Metallvergiftungen wie durch Quecksilber, Wismut, Gold, Silber, besonders aber bei den durch diese Gifte hervorgerufenen Dermatitiden. Tägl. steigend 0,3, 0,45, 0,6, 0,8 g, dann jeden 2. Tag 1,2, 1,5, 1,8 g jede Gabe in 10 ccm sterilem destilliertem Wasser gelöst.

Handelsform: Zur intravenösen Einspritzung: z. B. Natrium thiosulfuricum purissimum recrystallisatum „Beiersdorff". Trockene Substanz in Ampullen eingeschmolzen. OP enthält 1 Ampulle zu 0,6, 2 Ampullen zu je 0,75 und 7 Ampullen zu je 1 g trockene Substanz.

Hersteller: P. Beiersdorff & Co., Hamburg und E. Merck, Darmstadt.

Organische Schwefelverbindungen.

Mitigal, Dimethylphenylendisulfid oder Dimethylthianthren, $CH_3 \cdot C_6H_3 \cdot S_2 \cdot C_4H_3 \cdot CH_3$, wird hergestellt aus Toluol durch Erhitzen mit Schwefel und Aluminiumchlorid,

gelbe, ölige, fast geruchlose Flüssigkeit. Schwer löslich in Wasser, leicht löslich in absolutem Alkohol, Aceton, Benzol. Konzentrierte Schwefelsäure färbt es kornblumenblau.

Wirkung: Antiparasitär, juckstillend.

Anwendung: Krätze, 3 Tage abends einreiben. Bei seborrhoischen Ekzemen, Dermatomykosen morgens und abends rein aufpinseln.

Hersteller: I.G.-Farbenindustrie A.G., Leverkusen a. Rh.

Handelsformen: OP 75 g und 150 g.

Sulfoform, Triphenylstibinsulfid $(C_6H_5)_3SbS$.

Weiße, geruchlose Krystallnadeln, in Wasser unlöslich, in Alkohol, Äther und Petroläther wenig löslich, in Benzol, Chloroform, Eisessig und fetten Ölen leicht löslich.

Wirkung: Das Präparat gibt leicht auf der Haut Schwefel ab, wobei eine Bindung der sich dabei bildenden Schwefelsäure erfolgt.

Anwendung: Bei allen durch Schwefel beeinflußbaren Krankheiten, besonders aber bei seborrhoischen Kopfkrankheiten, als 2—10%ige Salben und Pasten, als *Sulfoformöl* (10%ige Lösung in Olivenöl), *Sulfoformspiritus austrocknend* (fettfreie Lösung in Alkohol), *Sulfoformspiritus einfettend* (Lösung in Alkohol mit Ricinusöl).

Hersteller: Dr. Ludwig Kaufmann, Berlin-Wilmersdorf.

Handelsform: Sulfoformöl OP zu 30,0, 50,0, 100,0. Sulfoformspiritus OP zu 50,0.

Thioderma,

angeblich anorganisch-organisch gebundener Schwefel, teils gelöst, teils in Kolloidform mit etwa 7% Schwefel (auf SO_2 berechnet). Flüssigkeit.

Wirkung und *Anwendung:* Bei Ekzemen und zu Krätzkuren. Soll Krätzeheilung in 1 Tag ermöglichen. Bad, 3mal in 12 Stunden einreiben und in Decken einpacken. Bettruhe (LINSER).

Hersteller: Karolawerk A.G., Eisenach.

Handelsform: OP zu 250 g.

Aulin.

Der wirksame Bestandteil, 10%ig gelöst in Vaselinöl und Tetralin, ist eine organische Schwefelverbindung, das Bisäthylxanthogen $C_2S_4(OC_2H_5)_2$. Gelbe Krystalle bei 32° schmelzend. Unlöslich in Wasser, leicht löslich in Ölen, Äther und anderen lipoidlöslichen Substanzen.

Wirkung und *Anwendung:* Krätzemittel; in vielen Fällen genügt eine einmalige Einreibung, der nach einigen Stunden ein Bad folgt. Bei älteren Fällen ist eine zweimalige Einreibung erforderlich. Auch gegen Pediculi pubis. Hier läßt man einreiben und nach einer Stunde die betreffenden Stellen abwaschen.

Hersteller: C. F. Boehringer & Söhne, G. m b. H. Mannheim-Waldhof.

Handelsform: OP mit 50, 100 und 1000 g.

Aulinogen (Auligen)

ist ein Bisäthylxanthogen von ganz besonderer Reinheit mit 52% Schwefel. Gelbliche Krystalle, die bereits unter Körpertemperatur schmelzen. In Wasser unlöslich, in kaltem Alkohol schwer löslich, in Äther, Aceton, Benzin, Tetralin sowie fetten und mineralischen Ölen leicht löslich.

Wirkung und *Anwendung:* Wie Schwefel besonders bei Ekzemen, Neurodermitis usw. Es soll nie in Substanz verwendet werden, sondern als 1—4%ige Vaseline, als 8%iges Öl, als 5% Suppositorien.

Hersteller: Wie oben.

Stickstoff und seine Verbindungen.

Stickstoff,

das farblose Gas, das etwa 4/5 des Volumens der atmosphärischen Luft ausmacht, spielt als solches kaum eine Rolle in der Heilkunde, wohl aber einige Verbindungen desselben.

Ammoniakflüssigkeit, Ätzammoniak, Salmiakgeist, Liquor Ammonii caustici,

ist eine Lösung des farblosen, stechend riechenden Ammoniakgases NH_3 in Wasser. Das Gas löst sich sehr leicht in Wasser. 1 Liter Wasser nimmt bei 20° 654 Liter = 498 g Ammoniakgas auf. Die bei dieser Temperatur gesättigte Lösung enthält also rund 33% des Gases neben einer kleinen Menge Ammoniumhydroxyd; der größte Teil des Ammoniaks ist in dem Wasser nur gelöst. Es gibt Ammoniakflüssigkeit mit 10% (Arzneibuch), 20%, 25% und 32% NH_3.

Wirkung und *Anwendung:* Zum Betupfen von Insektenstichen, wobei die Säure des Stichsekretes abgestumpft werden soll. Zum gleichen Zweck als Salbe zu gleichen Teilen mit Lanolin oder Eucerinum anhydricum.

Ammoniumcarbonat, Ammonium carbonicum, kohlensaures Ammonium, Sal volatile, Hirschhornsalz des Handels

ist ein Gemisch von Ammoniumbicarbonat und Ammoniumcarbaminat (carbaminsaures Ammonium) $CO_3HNH_4 + NH_2COONH_4$. Farblose, dichte, harte, durchscheinende krystallinische Stücke oder weißes krystallinisches Pulver von ammoniakalischem Geruch. 1 Teil löst sich in 5 Teilen Wasser langsam, aber vollständig auf. Die wässerige Lösung enthält neben Ammoniumbicarbonat neutrales Ammoniumcarbonat. An der Luft verflüchtigt sich das Ammoniumcarbaminat schon bei gewöhnlicher Temperatur und die Stücke bedecken sich mit einem weißen Pulver, das aus Ammoniumbicarbonat besteht. Bei längerer nicht sorgfältiger Aufbewahrung zerfällt es schließlich ganz zu Ammoniumbicarbonat.

Anwendung: Innerlich bei hyperämischen Formen der Urticaria (UNNA), bei Erythema nodosum.

Rp. Ammonii carbonic. . . . 5,0
Liq. Ammon. anisat. . . 5,0
Sir. simpl. 20,0
Aq. Menth. pip. ad . . 200,0
3mal tägl. 1 Kinderlöffel zwischen den Mahlzeiten.

Rp. Sol. Ammon. carbonic. 5,0 : 100,0
Alle 2 Stunden 1 Kaffeelöffel in 1 Weinglas Wasser.

Hydroxylaminhydrochlorid, Hydroxylaminum hydrochloricum, salzsaures Hydroxylamin, $NH_2OH \cdot HCl$.

Es wird dargestellt, indem zunächst aus einer Mischung von Salpetersäure und verdünnter Schwefelsäure durch elektrische Reduktion Hydroxylaminsulfat hergestellt wird, aus welchem man die gewünschte Verbindung durch Umsetzen mit Bariumchlorid und Eindampfen erhält. Farblose, in Wasser sehr leicht lösliche Krystalle, auch löslich in Alkohol und Glycerin. Die salzig schmeckende wässerige Lösung rötet Lackmuspapier und reduziert Silber- und Quecksilbersalze zu Metall; auch Kaliumpermanganat wird leicht reduziert; aus alkalischer Kupfertartratlösung scheidet sie Kupferoxydul ab.

Wirkung: Wegen seiner stark *reduzierenden* Wirkung ist es an Stelle von *Chrysarobin, Anthrarobin* und *Pyrogallol* bei Hautkrankheiten verwendet worden. Leider behindert die Giftigkeit sehr die Anwendung. Hydroxylamin geht im Organismus durch Oxydation in salpetrige Säure über und bedingt Nitritvergiftung, die als bemerkenswertestes Zeichen eine Zersetzung des sauerstoffhaltigen Blutes unter Bildung von Methämoglobin hervorruft.

Anwendung: 1%ige Lösungen in Glycerin und Alkohol zu gleichen Teilen oder 1—2%ige Salben mit Lanolin. Wegen der großen Giftigkeit nur kleine Stellen behandeln. (Psoriasis, Trichophytie, Lupus.)

Rauchende Salpetersäure, Acidum nitricum fumans,

entsteht durch Erhitzen von Natriumnitrat, Kaliumnitrat und Schwefelsäure in bestimmten Mengenverhältnissen. Klare rotbraune Flüssigkeit, die gelbrote, die Schleimhäute stark reizende Dämpfe von sich stößt. Es ist eine Salpetersäure, die 85—95% HNO_3 und Stickstoffperoxyd N_2O_4 gelöst enthält.

Wirkung: Starkes Oxydationsmittel, das tierische Gewebe schnell zerstört.

Anwendung: Als Ätzmittel bei Warzen, Nävi usw. Bei Gebrauch ist die gesunde Umgebung durch Einstreichen mit Vaseline zu schützen. Im allgemeinen ist von dem Gebrauch abzuraten, da es häufig häßliche hypertrophische Narben macht. Nicht ganz so unangenehme Wirkungen hat die *rohe Salpetersäure, Acidum nitricum crudum* mit einem Gehalt von 61—65% HNO_3 und etwas Stickstoffperoxyd.

Phosphor.

Phosphor, Phosphorus,

wird dargestellt aus Knochenasche oder Phosphorit durch Überführung des tertiären Calciumphosphates in Calciummetaphosphat und Glühen des letzteren mit Kohle, oder durch Erhitzen von tertiärem Calciumphosphat mit Sand und Kohle im elektrischen Ofen. Der Phosphor tritt in verschiedenen allotropen Formen auf: 1. gewöhnlicher weißer oder gelber Phosphor, 2. roter oder amorpher Phosphor, 3. HITTORFscher Phosphor. Arzneiliche Verwendung findet nur die erstgenannte Art.

Der *weiße Phosphor* kommt in den Handel in Stangen von etwa 1—2 cm Dicke, die durch Aufsaugen des geschmolzenen Phosphors in Glasröhren und Erkaltenlassen hergestellt werden. Verpackt wird er in Gläsern, die mit Wasser gefüllt sind, die dann in mit Sand gefüllte Blechbüchsen gestellt werden. Weißliche, gelblich bis rötlichweiße, durchscheinende krystallinische Masse, die bei mittlerer Temperatur wachsweich, in der Kälte spröde ist. Spez. Gew. 1,83, Schmelzp. 44—45°. Er ist schon bei gewöhnlicher Temperatur etwas flüchtig, leichtflüchtig in Wasserdampf. An der Luft raucht er unter Auftreten eines eigenartigen Geruches (Ozonbildung). Im Dunkeln tritt ein Leuchten der Dämpfe auf, was auf eine Oxydation des Phosphors zu Phosphortrioxyd zurückzuführen ist. Werden größere Mengen Phosphor der Oxydation durch die Luft ausgesetzt, so kann es dabei zu einer solchen Wärmeentwicklung kommen, daß er sich entzündet und zu Phosphorpentoxyd verbrennt. Die Entzündungstemperatur liegt bei 41°, deshalb kann Phosphor sich auch leicht durch Reibung entzünden. In Wasser ist Phosphor fast unlöslich. 1 Liter Wasser löst nur 3 mg Phosphor. Löslich in Fetten und ätherischen Ölen, Äther, Alkohol, Chloroform, Schwefelkohlenstoff. 100 Teile fettes Öl lösen langsam etwa 2 Teile Phosphor. Aus der Lösung in Schwefelkohlenstoff scheidet er sich beim Verdunsten in glänzenden Krystallen aus. Beim raschen Verdunsten der Lösung, z. B. auf Filtrierpapier entzündet sich der zurückbleibende fein verteilte Phosphor sofort an der Luft.

Phosphorlebertran, Oleum Jecoris Aselli phosphoratum:

Rp. Phosphor. . . . . 0,005—0,01
Ol. Jecoris Aselli ad . . 100,0
2mal tägl. 1 Teelöffel.

Wirkung: In sehr kleinen Mengen $^1/_2$ bis 1 mg pro Tag dem Menschen beigebracht, äußert der Phosphor seinen steigernden Einfluß auf den Stoffwechsel, d. h. auf Wachstum und Neubildung von Geweben. Es wird auch beim Menschen zu Beginn der Phosphorwirkung die Zahl der roten Blutkörperchen vermehrt, und auch nach hohen vergiftenden Dosen scheint die Bildung der roten Blutkörperchen stark gesteigert zu sein. Bei wachsenden Personen wird die Knochenbildung durch Phosphor in sehr deutlich erkennbarer Weise beeinflußt, daher die bekannte Verwendung bei Rachitis, Osteomalacie und schwer heilenden Knochenbrüchen.

Phosphor ist ein *sehr starkes Gift*. Größte Einzelgabe 0,001, größte Tagesgabe 0,003 g. Die akute Vergiftung zeigt meistens zunächst eine örtliche Wirkung im Magen und nach einer mitunter symptomfreien Zwischenzeit die Folgen der Aufsaugung. Von seiten des Magens beobachtet man Schmerzen, häufiges Aufstoßen und schließlich Erbrechen von Mageninhalt, der nach Knoblauch riecht und im Dunkeln leuchtet. Nach einer schon erwähnten symptomfreien Zwischenzeit tritt dann am zweiten und dritten Tage nach der Vergiftung der sehr kennzeichnende Ikterus auf. Die Leber ist empfindlich und wird von Tag zu Tag merklich größer. Es tritt jetzt wieder Erbrechen auf, und der Allgemeinzustand verschlechtert sich. Angstgefühl, Muskelschwäche, schlechte Herztätigkeit, Fieber, Blutungen der Haut und der Schleimhäute; schließlich subnormale Temperaturen. Das Bewußtsein ist meist erhalten bis kurz vor dem Tode, vorher treten Somnolenz, Koma und mitunter auch Krämpfe ein. Als Grundlage der erwähnten Symptome sind schwere Schädigungen im Stoffwechsel anzusehen, worauf die ausgedehnten fettigen Entartungen in Leber, Herz, Nieren, z. T. auch im Zwerchfell und in den übrigen Muskeln hinweisen. Auch die Capillarendothelien verfetten.

Bei akuter Phosphorvergiftung gibt man Cupr. sulfuric. als Brechmittel, oder besser Ausspülung des Magens mit Kalium permang. 2,0 : 1000,0.

Anwendung: Wie schon erwähnt, muß man bei der Verabreichung von Phosphor seiner großen Giftigkeit wegen sehr vorsichtig sein. Es ist schon nach einer Einzelgabe von 2 mg bei einem Kinde bereits eine tödliche Vergiftung beobachtet worden. Man gibt ihn in der Dermatologie bei Dermatitis herpetiformis, bei Pemphigus, Ekzemen, Psoriasis, Lupus und bei allen Hautleiden, die mit neurasthenischen Erscheinungen zusammengehen. Neuerdings auch als Unterstützung bei der Diätbehandlung der Tuberkulose nach SAUERBRUCH-GERSON:

Rp. Phosphor. . . . . 0,001—0,01
Olei Jecor. Asell. ad . . . 100,0
2mal tägl. 1 Teelöffel.

Arsen und seine Verbindungen.

Arsen

wurde schon im Altertum als Arzneimittel verwendet. Interesse für uns haben hauptsächlich die Sauerstoffverbindungen des Arsens, die beiden Anhydride: As_4O_6 *Arsenigsäureanhydrid* und As_2O_5 *Arsensäureanhydrid.* Die beiden entsprechenden Säuren sind: H_3AsO_3 und H_3AsO_4, *arsenige Säure* und *Arsensäure,* die letzte hat durch ihren Zusammenhang mit den Salvarsanpräparaten ihre besondere Bedeutung gewonnen. Pharmakologisch wirksam sind in Arsenverbindungen letzten Endes die Anione AsO_3 und AsO_4.

Arsenigsäureanhydrid, Acidum arsenicosum, arsenige Säure, weißer Arsenik, Arsentrioxyd, As_2O_3 resp. As_4O_6

findet sich in der Natur als Arsenblüte und bildet sich beim Verbrennen des Arsens an der Luft. Er wird hauptsächlich durch Rösten des Arsenkies oder arsenhaltiger Kobalt- und Nickelerze und Verdichten der sich entwickelnden Dämpfe gewonnen.

Frisch sublimiert bildet Arsentrioxyd eine glasartige amorphe Masse, die allmählich von außen nach innen porzellanartig weiß und undurchsichtig wird, wobei das amorphe Arsentrioxyd in eine krystallinische Form übergeht. Gepulvertes Arsentrioxyd besteht aus der krystallinischen Form.

Die amorphe arsenige Säure löst sich schneller und reichlicher als die krystallinische. Eine gesättigte Lösung der amorphen Säure ist nicht beständig; es scheidet sich allmählich die weniger lösliche krystallinische Säure ab. Diese löst sich langsam in etwa 65 Teile kalten Wassers, schneller in 15 Teile kochenden Wassers. In Alkohol ist Arsentrioxyd sehr wenig, in Äther, Chloroform kaum löslich, leichter in Glycerin. Leicht löst es sich in Salzsäure und in Lösungen der Alkalihydroxyde und Carbonate, mit denen es Salze der arsenigen Säure bildet. Durch Oxydation mit Salpetersäure, Chlor, Brom, Jod, Kalium permanganat u. a. wird Arsentrioxyd in Arsensäure übergeführt.

Wirkung und *Nebenwirkung:* Die arsenige Säure ist ein starkes Gift; kennzeichnend für die akute Arsenvergiftung sind heftige Magen-Darm-Erscheinungen (choleraähnliches Bild), die nicht auf Ätzwirkung zu beziehen sind, da sie auch nach subcutaner und intravenöser Einverleibung auftreten, sondern in der Hauptsache auf eine starke Capillarerweiterung im Darm. Bei langsamem Vergiftungsverlauf werden schwere Ernährungsstörungen infolge fettiger Entartung (Leber, Herz, Nieren), Steigerung der Stickstoffausfuhr, Hautausschläge, Blutungen und Lähmungen beobachtet.

Eine chronische Vergiftung mit kleinen allmählich gesteigerten Gaben kommt selten und nur unter besonderen Umständen zustande, da der Körper bis zu einem gewissen Grade sich an das Gift gewöhnt (Arsenikesser der Steiermark). Nach CLOETTA soll diese Gewöhnung darauf beruhen, daß die Darmschleimhaut für das Arsen undurchlässig wird. Es tritt keine Aufsaugung ein, oder eine zum mindesten stark beschränkte (G. JOACHIMOGLU). Die Gewöhnung an das Arsen ist also nur eine scheinbare, und unter die Haut gespritztes Arsen soll bei vom Darm aus gegen Arsen unempfindlichen Menschen und Tieren in unverminderter Weise giftig wirken. ULLMANN ist es allerdings gelungen, durch chronische intravenöse, *nicht* subcutane Zufuhr von Arsen Menschen und Tiere an sonst giftige Dosen (bis 0,03 g As_4O_6 als Einzelgabe) zu gewöhnen.

Obgleich im allgemeinen die üblichen therapeutischen Arsengaben gut vertragen werden, gibt es doch Personen mit einer gewissen Empfindlichkeit, die bald zum Aufgeben der Darreichung zwingt. Beginnt man nach Wochen wieder mit dem Mittel, so beobachtet man schon bei viel kleineren Dosen unangenehme Nebenerscheinungen. Es ist also eine weitgehendere Überempfindlichkeit eingetreten.

Innere Arsendarreichung führt zur Hebung des ganzen *Ernährungszustandes.* Die Oxydationsprozesse des Organismus werden gehemmt, die assimilatorischen Vorgänge werden verstärkt. Daher entsteht Gewichtszunahme und gegebenenfalls Wachstumsförderung. Wahrscheinlich wird auch Bildung der roten Blutkörperchen bzw. des Hämoglobins gesteigert.

Beim Überschreiten eines gewissen Maßes der Arsenzufuhr können nun diese aufbauenden Vorgänge in zerstörende übergehen, und zwar erfolgt dieser Umschwung gewissen pathologischen Zellen gegenüber schneller als normalen. Daher die Verwendung hoher Arsengaben bei malignen Lymphomen, Mycosis fungoides usw.

Dem Arsen kommt, wie schon bei der akuten Vergiftung erwähnt, eine bestimmte Wirkung auf die *Capillargefäße* zu. Bei chronischen Vergiftungen, mitunter auch schon bei längerer arzneilicher Darreichung zeigt sich die *Capillarlähmung* (Hyperämie) und die degenerativen Folgen an den sichtbaren Schleimhäuten und an der Körperhaut: am Auge *Conjunctivitis,* Ödem der Lider, in der Nase *Rhinitis,* im Rachen *Angina.* Auf der Haut treten die bekannten erythematösen Exantheme auf, auch *Herpes zoster* und als Endzustand schleichender Hautentzündungen die *Arsenmelanose.* Wahrscheinlich sind die polyneuritischen Erscheinungen bei chronischer Arsenvergiftung letzten Endes auf Capillarschädigung zurückzuführen.

Solche Wirkungen auf die Capillaren sind wahrscheinlich der Grund, weshalb wir das Arsen bei manchen chronischen Krankheiten wie Lichen ruber, Psoriasis vulgaris, chronischen Ekzemen usw. mehr oder minder hoch schätzen. Aus dem gleichen Grunde muß man sich aber *hüten* Arsen bei frisch entzündlichen Leiden zu geben, da leicht Verschlimmerungen ausgelöst werden können.

Arsen wird in allen Geweben des Körpers abgelagert. Im Epithel verbleibend, wirkt es mitunter als Reiz, der die Hornbildung vergrößert und beschleunigt, *Arsenhyperkeratose.*

In manchen Fällen von Lichen ruber planus, Psoriasis und anderen Hautleiden kann nach Arsen eine ähnliche Erscheinung wie die HERXHEIMERsche *Reaktion* nach Hg, Salvarsan usw. beobachtet werden. Beim Arsen pflegt diese nicht so plötzlich wie bei den genannten Mitteln, sondern erst nach einiger Zeit aufzutreten (JADASSOHN).

Aus dem Körper wird das Arsen nur sehr langsam und vielleicht überhaupt nicht vollständig *ausgeschieden.* An der Ausscheidung beteiligen sich auch Schweiß-, Talg- und Milchdrüsen. Daher geht Arsen von der nährenden Mutter auf den Säugling über, was therapeutisch ausgenutzt werden kann. Bei Personen mit starker Schweißabsonderung erfolgt die Abscheidung etwas schneller. Ob und in welcher Form Arsen im Körper verbleibt ist nicht bekannt. K. ULLMANN fand die Nachhaltigkeit der Arsenwirkung nach intravenöser Einverleibung entsprechend der rascheren und ausgiebigeren Ausscheidung sehr viel geringer als nach subcutaner.

Arsen ist auch Ätzmittel. Die mit Arsen in Substanz oder konzentrierten Lösungen in Berührung kommenden Zellen sterben ab und zerfallen bald nekrotisch. Durch Arsenätzungen können tiefgehende Gewebszerstörungen hervorgerufen werden.

Anwendung: Acidum arsenicosum: Maximaldosis pro dosi 0,005; pro die 0,015. Immer nach den Mahlzeiten geben, um Reizungen der Verdauungsorgane zu vermeiden. Als *Lösung:* Sol. Acid. arsenicos. 0,25, Aq. destillat. 50,0; 3mal tägl. 3—5 Tropfen, jeden dritten Tag um 1 Tropfen steigen bis zu 10 Tropfen, dann langsam zur Anfangsdosis zurückkehren. Auf Arsenlösungen bildet sich leicht Schimmel, daher sind nur immer kleine Mengen zu verschreiben.

Das allmähliche Ansteigen der Arsendosis findet seine natürliche Erklärung, während für den seit alters her geübten Abfall eine solche fehlt.

Als *Pillen* hauptsächlich in Form der asiatischen Pillen: Acid. arsenicos. 0,1, Extr. Faecis 4,0, Piper. nigri 3,0, Glycerin. 3,0. Aq. 1,0 M. f. pil. Nr. 100. Mit 3mal tägl. 1 Pille beginnend bis 3mal tägl. 5 Pillen (Maximaldosis) steigen. Verordnet man in obiger Formel Acid. arsenicos. 0,25 oder gar 0,5 statt 0,1 g, so kann man entsprechend die Zahl der Pillen herabsetzen, besonders wenn man die Maximaldosis überschreiten will, was oft nicht zu vermeiden ist, um starke Arsenwirkungen zu erzielen.

Handelsfertiges Präparat: Comprettae (M. B. K.) c. Acid. arsenicos. à 0,001 g.

Hersteller: E. Merck, Darmstadt, C. F. Boehringer & Söhne, Mannheim, Knoll A.G., Ludwigshafen a. Rh.

Handelsform: OP zu 50 und 100 Stück.

Zur *intravenösen* Einspritzung: Acid. arsenicos. 0,1. Aq. destill. ebullient. 10,0. Tägl. eine Einspritzung mit 0,1 ccm beginnend, zu steigern bis 1 ccm.

Zur *subcutanen* Einspritzung empfehlen sich aber mehr die Salze der arsenigen Säure (s. u.).

Als *Ätzmittel* kann arsenige Säure wegen der Giftigkeit nur mit Vorsicht und bei kleinen Herden verwendet werden (Lupus, Cancroid). *Kosmesche Ätzpaste:* Acid. arsenicos. Kreosot. āā 1,0, Opii pur. 0,5, Hydrarg. sulfur. rubr. 3,0, Vaselin. 12,0—24,0. Die Ätzungen hiermit sind nicht schmerzlos.

FOWLERsche Lösung, Liquor Kalii arsenicosi, Solutio arsenicalis Fowleri.

Im wesentlichen eine durch Umsetzung von arseniger Säure mit Kaliumcarbonat oder -bicarbonat erhaltene Lösung von Kaliumarsenit. 1 Teil arseniger Säure, 1 Teil Kaliumbicarbonat und 2 Teile Wasser werden bis zur völligen Lösung gekocht, der Lösung werden 50 Teile Wasser, hierauf 3 Teile Lavendelspiritus sowie 12 Teile Weingeist und dann so viel Wasser zugesetzt, daß das Gesamtgewicht 100 Teile beträgt. Klare, alkalisch reagierende Flüssigkeit. Die Lösung wird aromatisiert um Verwechselungen möglichst auszuschließen. Bei mit Auflösen durch Öl dargestelltem Lavendelspiritus trübt sich das Präparat. Es muß destillierter Lavendelspiritus verwendet werden.

Maximaldosis: 0,5 g pro dosis, 1,5 g pro die.

Anwendung: Innerlich als Tropfen. Liq. Kalii arsenicosi (Fowleri) 5,0. Aq. Menth. pip. ad 15,0 3mal tägl. 6—10 Tropfen, allmählich auf die doppelte Dosis steigen. Bei Kindern im 1. bis 2. Lebensjahr: Liq. Kalii arsenicos. gtts. X, Aq. destill. ad 100,0. Tägl. 1—3 Teelöffel (1 Teelöffel = $^1/_2$ Tropfen).

Wird auch, aber jetzt nur selten zur *subcutanen* Einspritzung verwendet. Liq. Kalii arsenicos. Aq. destill. āā 15,0. Tägl. 1 Spritze. Mit 0,1 ccm beginnend, allmählich steigend tägl. um 0,1 ccm bis 1,5 ccm, dann wieder fallend.

Arsenigsaures Natrium, Natrium arsenicosum,

farbloses, in Wasser lösliches Pulver.

Anwendung: Innerlich als Tropfen oder Pillen zu 0,001—0,005: Natr. arsenicos. 0,1 bis 0,2, Pulv. et. Succ. Liquirit. āā 5,0. f. pil. Nr. 100. 3mal tägl. 1 Pille, steigend bis 3mal tägl. 3 Pillen und dann wieder fallend.

Zur *Einspritzung unter die Haut* oder in den *Muskel:* Natr. arsenicos. 0,5 Aq. phenolat. (3%) ad 50,0. Tägl. oder jeden 2. Tag $^1/_2$—1 ccm.

Eine alte von NEISSER angegebene Formel lautet:

Rp. Acid. arsenic. 0,3
Natr. carbonic. q. s. ad saturat.
Aq. carbolisat. (3%) ad 30,0

wobei das Natriumsalz der arsenigen Säure entsteht.

Gelbes Schwefelarsen, Arsenum sulfuratum rubrum, Arsentrisulfid, Auripigment (reines), As_2S_3.

Es entsteht, wenn Arsentrioxyd in verdünnter Salzsäure gelöst und die Lösung mit Schwefelwasserstoff gesättigt wird. Der Niederschlag wird abfiltriert, gewaschen und getrocknet. Gelbes, amorphes, in Wasser und Salzsäure unlösliches Pulver, löslich in Alkalien, Alkalicarbonaten und Alkalisulfiden, auch in Ammoniakflüssigkeit, in Ammoniumcarbonat- und in Ammoniumsulfidlösung. Beim Erhitzen färbt es sich dunkel und verbrennt zu Arsentrioxyd und Schwefeldioxyd.

Wirkung und *Anwendung:* Ätzmittel, als Depilatorium:

Rp. Auripigment. 2,0
Calcar. hydric. 10,0
Amyl. 5,0

Mit etwas Wasser zu einem Brei anrühren und 2—3 Minuten auftragen.

Monomethylarsinsaures Natrium, Methyldinatriumarsinat, Natrium methylarsinicum, Arrhenal (Adrian & Co., Paris), $CH_3AsO(ONa)_2 + 5\,H_2O$

entsteht durch Einwirkung von Methyljodid auf arsenigsaures Natrium bei Gegenwart von Alkali. Farblose, prismatische, leicht in Wasser lösliche (1:2) Krystalle. Die wässerige Lösung bläut Lackmuspapier und wird durch Phenolphthalein gerötet. Etwa 27% Arsen.

Wirkung: Wie Natriumkakodylat (s. u.). Es soll die Verdauungsorgane weniger belästigen als das Natriumkakodylat und nicht den unangenehmen Knoblauchgeruch des Atems verursachen.

Anwendung: Zu 0,025—0,1 g tägl. innerlich oder subcutan in wässeriger Lösung. Nach 7 Tagen einige Tage Pause.

Handelsform: Amphiolen „MBK" mit 0,01, 0,03, 0,05, 0,1 g in OP zu 5 und 10 Stück.

Arsamon,

eine 5%ige Lösung von monomethylarsinsaurem Natrium, die angeblich noch einen die Einspritzung schmerzlos machenden Zusatz hat. In Ampullen zu 1 ccm = 0,05 g der Substanz = 0,0135 As.

Wirkung: Mild wirkendes Arsenpräparat.

Anwendung: Subcutan oder intramuskulär alle 1—2 Tage 1 ccm der 5%igen Lösung, mehrere Wochen lang (20—30 Einspritzungen).

Hersteller: Chemische Fabrik von Heyden, Radebeul b. Dresden.

Handelsform: OP mit 3 und 10 Ampullen zu 1 ccm, OP mit 6 Ampullen zu 5 ccm und 10 ccm.

Astonin

„schwach" besteht aus einer Lösung von Natr. glycerinophosphoric. 0,1 g, Natr. monomethylarsenicic. 0,05 g und Strychnin. nitric. 0,0005 g. *Astonin „stark"* enthält die $1^1/_2$fache Menge Arsen und Strychnin; Ampullen zu 1 ccm.

Wirkung: Milde Arsenwirkung und roborierend.

Anwendung: Wie Arsamon.

Handelsform: MBK Amphiolen OP mit 10 Stück schwach oder stark.

Kakodylsäure, Dimethylarsinsäure, Acidum kakodylicum, $(CH_3)_2AsO \cdot OH$.

Durch Erhitzen von trockenem Kaliumacetat und Arsentrioxyd zu gleichen Teilen erhält man Kakodyloxyd neben wenig Kakodyl. Durch Oxydation mit Quecksilberoxyd und Wasser wird beides in Kakodylsäure übergeführt.

Die Kakodylsäure als solche findet keine Verwendung, nur ihre Salze.

Natriumkakodylat, kakodylsaures Natrium, Natrium kakodylicum, $(CH_3)\,2\,AsO \cdot ONa + 3\,H_2O$

wird erhalten durch Einwirkung von Natriumcarbonat auf Kakodylsäure. Weißes, fast geruchloses, an der Luft leicht feucht werdendes Pulver. In Wasser leicht löslich (1:1), auch in Alkohol. Die wässerige Lösung bläut Lackmuspapier leicht. 54% Arsen.

Wirkung: Die Salze der Kakodylsäure sind besonders mit der Begründung warm empfohlen worden, daß man in dieser Form dem Körper ohne Schaden große Arsenmengen zuführen könnte. Wahrscheinlich liegen die Verhältnisse so, daß das intakte Molekül der Kakodylsäure oder ihr Ion ungiftig ist, daß aber im Körper eine Umsetzung in Arsenik oder Arsensäure erfolgt. Wieviel aber von der aufgenommenen Kakodylsäure den Körper ungespalten verläßt und wieviel in anorganisches Arsen umgewandelt wird, ist unbekannt. Es ist noch darauf hinzuweisen, daß die an und für sich geruchlose Kakodylsäure sowohl bei innerer als bei subcutaner Darreichung teilweise zu Kakodyloxyd und vielleicht auch sogar zu Kakodyl reduziert wird, das durch die Lungen ausgeschieden dem Atem einen unangenehmen knoblauchartigen Geruch verleiht. Im ganzen haben wir bei den Kakodylpräparaten nur mit einer *milden* Arsenwirkung zu rechnen.

Anwendung: Innerlich als Pillen bis 0,1 g pro dosi, bis 0,3—0,4 g pro die. Die subcutane tägl. Dosis 0,03—0,1. Kommt auch als Amphiolen „MBK" in den Handel, und zwar OP zu je 10 Stück in den Stärken von 0,01, 003, 005, 0,1 g Natrium kakodylicum. Auch in OP für Kuren mit steigenden und fallenden Gaben.

Schwache Kur: OP mit 20 Amphiolen von 0,01—0,1 g auf- und absteigend. Starke Kur: Desgleichen von 0,01—0,15 g.

Calcodylin, Calciumkakodylat, $[(CH_3\ 2\ AsO_2]\ 2\ Ca$

kommt 2,5%ig in RINGERscher Flüssigkeit gelöst in den Handel. Das reine Calcodylin ist weißes, in Wasser und Alkohol leicht lösliches Pulver.

Wirkung: Wie andere kakodylsaure Salze.

Anwendung: Subcutan zu 1 ccm = 12 mg Arsen.

Hersteller: Artur Jaffé, Berlin O 2.

Arsanilsaures Natrium, p-aminophenylarsinsaures Natrium, Atoxyl, Natrium arsanilicum, $NH_2C_6H_4 \cdot AsO_3HNa[1,4] + 4\ H_2O$.

Arsanilsäure (p-Aminophenylarsinsäure) erhält man durch Erhitzen von Anilin mit Arsensäure. Nach Abkühlen wird mit Natriumcarbonatlösung neutralisiert, die Lösung filtriert und mit Salzsäure versetzt. Die auskrystallisierte Arsanilsäure wird aus Wasser umkrystallisiert. Das (saure) Natriumsalz wird mittels wässeriger Natriumcarbonatlösung hergestellt.

Weißes, krystallinisches Pulver, säuerlich schmeckend, löslich in etwa 6 Teilen kaltem Wasser, noch leichter löslich in heißem Wasser.

Wirkung: Ausgehend von der Wirksamkeit des Atoxyls gegen die afrikanische Schlafkrankheit wurde es auch gegen Syphilis versucht. Zur Beeinflussung dieser Krankheit waren aber große Dosen erforderlich, die zu schweren Vergiftungen (Opticusatrophie) führten. Bei größeren Gaben kann man häufig Magen-Darmerscheinungen, allgemeine Schwäche und Somnolenz, schlechte Herztätigkeit, häufiger Nisus, Urinretention, Gehörschwäche und dann die schon erwähnten Sehstörungen beobachten. Von der Verwendung zur Syphilisbehandlung ist man abgekommen. In kleineren Dosen wird es bei Hautkrankheiten noch verwendet.

Da die Lösungen sich allmählich zersetzen, besonders konzentriertere, so sollen auch nur schwach gelb gewordene Lösungen *nicht* mehr gebraucht werden.

Anwendung: Am besten als subcutane Einspritzung, da innerlich gegeben leicht Appetitstörungen auftreten. Von einer 20%igen Lösung 0,2 ccm subcutan und allmählich steigen bis 1 ccm = 0,2 g Atoxyl, die höchste Einzelgabe!, alle zwei Tage oder in größeren Zwischenräumen.

Hersteller des wortgeschützten Atoxyl: Vereinigte chemische Werke Charlottenburg.

Acetylarsanilsaures Natrium, Acetyl-p-aminophenylarsinsaures Natrium, Natrium acethylarsanilicum, Arsacetin, $CH_3CO \cdot NH \cdot C_6H_4 \cdot AsO_3HNa[1,4] + 4\ HgO$.

Durch Einwirkung von Essigsäureanhydrid auf Arsanilsäure entsteht Acetylarsanilsäure, die mit Natriumcarbonat in das saure Natriumsalz überführt wird. Weißes, krystallinisches Pulver, löslich in 10 Teilen kaltem und in 3 Teilen siedendem Wasser. Die wässerige Lösung rötet Lackmuspapier schwach.

Wirkung: Wie arsanilsaures Natrium (Atoxyl), vor dem es den Vorzug geringerer Giftigkeit hat, aber auch nicht harmlos ist.

Anwendung: Innerlich 10%ige Lösung 3mal tägl. 8—10 Tropfen, subcutan tägl. 1 ccm einer 3%igen Lösung. Größte Einzelgabe 0,2 g.

Hersteller: I.G.-Farbenindustrie A.G., Leverkusen a. Rh.

Hectine, benzolsulfon-p-aminophenylarsinsaures Natrium, $C_6H_5SO_2NH \cdot C_6H_4AsO(OH)ONa$
ein weiterer Entgiftungsversuch des Atoxyls. Entsteht durch Einwirkung von Benzolsulfonchlorid auf Natriumarsanilat. Farblose, in Wasser lösliche Krystalle. Findet wohl nur in Frankreich Verwendung.

Salvarsanpräparate.

Salvarsan, Diaminodioxyarsenobenzolhydrochlorid.

$$\begin{matrix}[3]HCl \cdot H_2N \\ [4]HO\end{matrix}\rangle C_6H_3\underset{[1]}{As} = \underset{[1]}{As}C_6H_3\langle\begin{matrix}NH_2 \cdot HCl[3] + 2H_2O \\ OH[4]\end{matrix}$$

Darstellung: durch Erhitzen von Phenol mit Arsensäure erhält man p-Oxyphenylarsinsäure, die durch Salpetersäure in m-Nitro-p-oxyphenylarsinsäure übergeführt wird. Durch Reduktion mit Natriumamalgam in methylalkoholischer Lösung oder mit Natriumhydrosulfit wird die Nitrooxyphenylarsinsäure zur Aminooxyphenylarsinsäure und diese weiter zur Arsenoverbindung reduziert, indem sich nach Reduktion der Arsinsäuregruppe, die beiden As-Atome zweier Molekeln mit doppelter Bindung zusammenlegen. Das Diaminodioxyarsenobenzol wird dann mit Salzsäure in das Hydrochlorid übergeführt.

Zartes gelbes Pulver, in Wasser und Methylalkohol leicht löslich, weniger leicht löslich in Alkohol, unlöslich in Äther. Die wässerigen Lösungen sind gelb und röten Lackmuspapier. An der Luft oxydiert es sehr leicht und wird dann stark giftig; es kann daher nur in zugeschmolzenen Ampullen, aus denen die Luft durch Wasserstoff oder andere indifferente Gase verdrängt ist, in den Handel gebracht werden. Der Arsengehalt beträgt auf das wasserfreie Salz berechnet 34%.

Hersteller der Salvarsanpräparate: I. G.-Farbenindustrie A. G., Leverkusen a. Rh.

Handelsform: Ampullen zu 0,05, 0,1, 0,2, 0,3, 0,4, 0,5, 0,6 g.

Salvarsan-Natrium, die Dinatriumverbindung des Diaminodioxyarsenobenzols.

$$\begin{matrix}[3]\ H_2N \\ [4]\ NaO\end{matrix}\rangle C_6H_3\underset{[1]}{As} = \underset{[1]}{As}C_6H_3\langle\begin{matrix}NH_2\ [3] \\ ONa\ [4]\end{matrix}$$

vermischt mit Natriumchlorid, und zwar in einem solchen Verhältnis, daß 1,5 Teile Salvarsan-Natrium 1 Teil Salvarsan entspricht. Die wässerige Salvarsan-Natriumlösung ist einer mit Natronlauge hergestellten Lösung des Alt-Salvarsans gleich.

Feines, goldgelbes Pulver von eigenartigem Geruch, leicht in Wasser löslich. An der Luft wird es leicht oxydiert, färbt sich dunkel, wird nahezu unlöslich und stark giftig. Auch in wässerigen Lösungen oxydiert es leicht unter Verfärbung; daher sind nur immer ganz frisch bereitete Lösungen zu verwenden. In zugeschmolzenen Ampullen mit indifferenter Gasfüllung ist das Präparat haltbar. Arsengehalt etwa 20%.

Handelsform: Ampullen mit 0,045, 0,075, 0,15, 0,3, 0,45, 0,6, 0,75, 0,9. Die letzten 6 Dosen werden als Dosierung I—VI bezeichnet.

Neosalvarsan, diaminodioxyarsenobenzolmonomethansulfinsaures Natrium.

$$\begin{matrix}[3]\ H_2N \\ [4]\ HO\end{matrix}\rangle C_6H_3\underset{[1]}{As} = \underset{[1]}{As}C_6H_3\langle\begin{matrix}NHCH_2OSONa\ [3] \\ OH\ [4]\end{matrix}$$

eine Verbindung des Diaminodioxyarsenbenzols mit Formaldehydnatriumsulfoxylat, vermischt mit einem indifferenten Salz. 0,15 Neosalvarsan = 0,1 Alt-Salvarsan. Gelbliches Pulver von eigenartigem Geruch; leicht löslich in Wasser, unlöslich in absolutem Alkohol und Äther. Die Lösungen sind neutral oder nahezu neutral. Auch sie oxydieren sehr schnell an der Luft und sind daher immer unmittelbar kurz vor dem Gebrauch herzustellen. 20% Arsen. Dargestellt wird Neosalvarsan durch Einwirkung von Formaldehydnatriumsulfoxylat auf Salvarsan und Überführung der daraus entstehenden Verbindung in das Natriumsalz.

Handelsform: Ampullen wie bei Salvarsan-Natrium. Außerdem in Dosierung I—VI in Iso-Doppel-Ampullen erhältlich, die gleichzeitig das notwendige Lösungswasser enthalten. Ferner kombinierte Packungen mit Lactoselösung, für die schwächeren Dosen bis Dosierung II mit 5 ccm steriler Lactoselösung, bei den stärkeren mit 8 ccm.

Sulfoxylsalvarsan, das Natriumsalz der p-Arsenophenyldimethylaminopyrazolonmethylensulfoxylsäure
wird dargestellt, indem Phenyldimethylnitropyrazolonarsinsäure reduziert wird und das Reduktionsprodukt mit Formaldehydnatriumsulfoxylat umgesetzt wird. Gelbes, leicht in

Wasser lösliches Pulver. Im Handel nur in wässeriger Lösung von gelber Farbe in Ampullen, die in 100 ccm 5 g Sulfoxylsalvarsan und 12 g Milchzucker enthält. 20% Arsen.

Handelsform: Ampullen mit 5%iger Lösung zu 8, 10, 12 ccm.

Silbersalvarsan, das Natriumsalz des Silber-Dioxydiamidoarsenobenzols.

Braunschwarzes, in Wasser klar lösliches Pulver. Die Lösung reagiert alkalisch. Durch die Luft wird das Präparat bald zu einer sehr giftigen Verbindung oxydiert. Diese Zersetzung ist zunächst an der Farbe des Pulvers nicht zu erkennen. Diese ändert sich erst nach einiger Zeit. Zersetzte Silbersalvarsansubstanz löst sich nicht mehr klar in Wasser. 20—21% Arsen, 13—14% Silber.

Handelsform: Ampullen mit 0,05, 0,1, 0,15, 0,2, 0,25, 0,3 g. Von 0,15 g an auch Iso-Doppel-Ampullen s. Neosalvarsan.

Neosilbersalvarsan, eine molekulare Verbindung von Silbersalvarsan und Neosalvarsan.

Schwarzbraunes Pulver in Ampullen, außerordentlich leicht und klar löslich in Wasser. Reaktion der Lösung leicht alkalisch. Es oxydiert an der Luft weniger leicht als das Neosalvarsan, ist aber immerhin auch diesem Prozeß, der zu giftigen Verbindungen führt, unterworfen.

Bei Luftzutritt in die Ampulle durch kleinste Sprünge verändert sich die Farbe des Pulvers zunächst nicht; eine Änderung tritt erst mit der Zeit ein. Lösungen von zersetztem Neosilbersalvarsan zeigen im mikroskopischen Bilde Schollen und Kügelchen, sind nicht mehr durchsichtig, zeigen eine mehr oder minder starke Opalescenz oder rötliche Verfärbung an Stelle der sonst ichthyolbraunen Farbe.

Handelsform[1]*:* Ampullen mit 0,1, 0,2, 0,3, 0,4, 0,45 g und Isoampullen zu 0,2, 0,3, 0,4, 0,45 g.

Wirkung: Salvarsanpräparate werden außer bei Syphilis mit sicherer Wirkung bei manchen tropischen Hautleiden, wie Frambösie, Aleppobeule, Kala-Azar angewendet. Auch bei anderen Hautkrankheiten führt das Salvarsan zu Rückbildungen, wie Lichen ruber, Psoriasis, Pemphigus, Milzbrand, Dermatitis herpetiformis u. a. Im allgemeinen ist das Salvarsan hier nicht der sonstigen Arsenbehandlung überlegen.

Anwendung: Die angeführten Salvarsanpräparate werden fast ausschließlich intravenös eingespritzt. Die notwendigen Lösungen müssen vom Arzte unmittelbar vor der Einspritzung hergestellt werden, mit Ausnahme des Sulfoxylsalvarsans, das in gebrauchsfertigen Lösungen in Ampullen eingeschmolzen in den Handel kommt.

Zubereitung der Lösungen:

Salvarsan (Altsalvarsan): Um die an und für sich stark saure Lösung gebrauchsfertig zu machen, wird Natronlauge zugesetzt, damit durch das Natriumhydroxyd zuerst das schwerlösliche Diaminodioxyarsenobenzol aus dem Hydrochlorid abgespalten wird, das dann bei weiterem Zusatz von Natriumhydroxyd wieder in Lösung geht. (Näheres siehe bei LINSER, dieses Handbuch, Bd. XVIII, S. 574f.)

Neosalvarsan
wird in Ampullenwasser oder in sterilem Leitungswasser gelöst.

Natriumsalvarsan
in gleicher Dosierung wie das Neosalvarsan gegeben; je 0,1 g wird in 1—2 ccm Aq. bidestill. oder 0,4% Kochsalzlösung kalt gelöst.

Silbersalvarsan
löst man in 20 ccm redestilliertem Wasser in einem kleinen Kölbchen, indem man das Pulver allmählich auf das Wasser aufstreut. Gegebenenfalls soll die Lösung durch einen sterilen Wattebausch filtriert werden.

Neosilbersalvarsan
löst man in Aq. bidestill., und zwar die erforderliche Dosis in 10 ccm.

---

[1] Salvarsanpräparate dürfen nur in den Handel gebracht werden, nachdem sie einer staatlichen Prüfung in dem Staatsinstitut für experimentelle Therapie in Frankfurt a. M. unterzogen und darauf hin gekennzeichnet sind.

Dosierung der Salvarsanpräparate:

Salvarsan (Alt-Salvarsan):

Männer:	0,3—0,4	als Einzelgabe;	3—4	g für die ganze Kur
Frauen:	0,2—0,3	,, ,, ;	2—3	,, ,, ,, ,, ,,
Kinder:	0,1—0,2	,, ,, ;	1	,, ,, ,, ,, ,,
Säugl.:	0,01—0,05	,, ,, ;	0,5	,, ,, ,, ,, ,,

(pro kg Körpergewicht: 0,005—0,0075.)

Pausen zwischen den einzelnen Salvarsangaben 5—10 Tage.

Salvarsannatrium:

Männer:	0,45—0,6	als Einzelgabe;	4—5	g für die ganze Kur
Frauen:	0,3—0,45	,, ,, ;	3—4	,, ,, ,, ,, ,,
Kinder:	0,15—0,3	,, ,, ;	1—2	,, ,, ,, ,, ,,
Säugl.:	0,03—0,075	,, ,, ;	0,5—1	,, ,, ,, ,, ,,

(pro kg Körpergewicht 0,0075—0,015.)

Neosalvarsan:

Männer:	0,45—0,6	als Einzelgabe;	4—5	g für die ganze Kur
Frauen:	0,3—0,45	,, ,, ;	3—4	,, ,, ,, ,, ,,
Kinder:	0,15—0,3	,, ,, ;	1—2	,, ,, ,, ,, ,,
Säugl.:	0,03—0,075	,, ,, ;	0,5—1	,, ,, ,, ,, ,,

(pro kg Körpergewicht 0,0075—0,015.)

Silbersalvarsan:

Männer:	0,05—0,01—0,3	als Einzelgabe
Frauen:	0,05—0,1—0,25	,, ,,
Kinder:	0,25—0,05—0,1	,, ,,
Säugl.:	0,003—0,006 pro kg Körpergewicht.	

Man beginnt mit den kleinsten Dosen und steigt mit denselben allmählich in Abständen von 4—8 Tagen. — Gesamtdosis bei reiner Silbersalvarsanbehandlung etwa 1,75 g.

Neosilbersalvarsan:

Einzeldosen für Erwachsene 0,1, 0,2, 0,3, 0,4, 0,45 g. Säuglinge erhalten 0,01—0,015 g pro kg Körpergewicht. Die Gesamtdosis, innerhalb 6—8 Wochen gegeben, darf beim Erwachsenen 4,5 g nicht übersteigen.

Sulfoxylsalvarsan

gibt man alle 2—3 Wochen steigend 8—10—12 ccm der fertigen Lösung. Zu einer Kur gehören 5—8 Einspritzungen. Dann macht man eine Pause von 2—3 Monaten. Säuglinge erhalten 0,15—0,3 ccm pro kg Körpergewicht.

Myo-Salvarsan, das Natriumsalz der m-Diamino-p-Dioxyarsenobenzoldimethansulfonsäure, $C_{12}H_{10}O_2As_2N_2 \cdot (CH_2SO_3Na)_2$

entsteht durch Einwirkung von Formaldehydbisulfat-Natrium auf m-Diamino-p-Dioxyarsenobenzol. Gelbes, leicht in Wasser lösliches Pulver, unlöslich in Alkohol und Äther. Arsengehalt 18,5—19,5%.

Wirkung: Salvarsanpräparat, das sich intramuskulär einspritzen läßt. Die subcutane Einverleibung soll man möglichst vermeiden, da schmerzhaft.

Anwendung: Für die intramuskuläre Einspritzung löst man das Pulver einer Ampulle in 2—5 cm sterilem, frisch destillierten oder auch Brunnenwasser auf. Auch 0,4% Kochsalzlösung läßt sich verwenden. Ein Erhitzen der fertigen Lösungen ist zu vermeiden. Man beginnt mit 0,15 g, bei guter Verträglichkeit steigt man auf 0,3, 0,45 bzw. auf 0,6 g. Die zu einer Kur verwandte Gesamtmenge soll etwa 5—6 g betragen.

Bei ganz kleinen Kindern bis zu 5 kg Gewicht kann als Einzeldosis anfänglich 0,005—0,01 g gewählt werden. Größeren Kindern im Gewicht von 6—8 kg gibt man zunächst 0,015—0,02, Kindern von 10 kg 0,02—0,03 g und Kindern bis zu 15 kg 0,06—0,1 g.

Handelsform: Ampullen mit der trockenen Substanz zu 0,01, 0,02, 0,05, 0,075, 0,15, 0,3, 0,45 und 0,6 g.

Besondere Zubereitungen des Salvarsans (Alt-Salvarsans) zur intramuskulären Einspritzung:

ISAAK-Injektion, Injectio ISAAK.

Gebrauchsfertige Zubereitungen des Alt-Salvarsans zur Einspritzung in den Muskel in zwei Formen: Nr. 1. Eine bei gewöhnlicher Temperatur starre, in der Hand flüssig werdende Fett-Öl-Suspension mit Salvarsan, bestehend aus einer Mischung von süßem Mandelöl mit einem tierischen Fett und 0,11 bzw. 0,22 g Salvarsan. Nr. 2. Eine schwach saure, wässerige Lösung von 0,11 bzw. 0,22 g Salvarsan in 2,2 bzw. 4,4 ccm Wasser. Die Präparate sollen steril und haltbar sein.

Hersteller: Apotheker B. Hadra, Berlin C 2.

Joha,

haltbare 40%ige Salvarsanverreibung mit Jodipin und Adeps Lanae anhydric. zur intramuskulären Einspritzung. Vor dem Gebrauch wird die Ampulle zur Verflüssigung kurz in heißes Wasser gehalten. Dicke Kanülen verwenden.

Hersteller: Dr. Kade, Berlin SO 26, Oranien-Apotheke.

Salvarsanähnliche Präparate zur oralen Darreichung.

Spirocid, 4-Oxy-3-acetylaminophenylarsinsäure, $C_6H_3(OH)(NHOCCH_3)AsO_3H_2$ [4, 3, 1],

wird dargestellt, indem 4-Oxy-3-Nitrophenylarsinsäure reduziert und die entstandene Aminoverbindung durch Acetylierung in die Acetylverbindung übergeführt wird. Weißes, geruchloses, krystallinisches, in Wasser schwer, in Alkalien leicht lösliches Pulver. Die wässerige Lösung rötet blaues Lackmuspapier. Etwa 27% Arsen. Das Präparat wird von dem Sauerstoff der Luft nicht angegriffen.

Wirkung: Internes Mittel gegen Syphilis, Framboesie, Recurrens, auch bei chronischen Hautkrankheiten.

Anwendung: Innerlich jeden zweiten Tag 3—4mal 0,25 g. Im ganzen 14 g innerhalb von 4 Wochen. Bei ganz kleinen Kindern beginnt man mit zweimal tägl. $^1/_4$ Tablette zu 0,25, später 4mal $^1/_4$ Tablette. Kinder im 2. Lebensjahre 4mal tägl. $^1/_2$ Tablette. Da es von Kindern meist gut vertragen wird, kann man hier bis zur Gesamtmenge von 10—15 g geben.

Hersteller: I.G.-Farbenindustrie A.G., Leverkusen a. Rh.

Handelsform: OP mit 50 Tabletten zu 0,01, OP mit 30 Tabletten zu 0,25 g.

Stovarsol,

ein französisches Präparat, dem deutschen Spirocid gleichend. Tabletten zu 0,01 g für Kinder und zu 0,25 für Erwachsene.

Hersteller: Poulenc frères, Paris.

Weitere Arsenpräparate zur Behandlung von Hautkrankheiten.

Arsan,

eine Verbindung von Arsentrioxyd mit Glidin (Kleber). Bräunliches amorphes, in Wasser unlösliches Pulver. 3,8—4,4% Arsen.

Wirkung: Allgemeine Arsenwirkung.

Anwendung: Innerlich in Tabletten zu 0,001 g As.

Hersteller: Dr. V. Klopfer Dresden-Leubnitz.

Handelsform: OP mit 30 Tabletten.

Arsylen,

eine Allylarsinsäure, kommt in den Handel zum Einnehmen als Calciumsalz, zum Einspritzen als Natriumsalz.

Wirkung und *Anwendung:* Bei Lichen ruber, Acne, Psoriasis, Lichen chronicus Vidal, usw.

Hersteller: F. Hoffmann-La Roche & Co., A.G., Berlin.

Handelsform: OP mit 80 Körnern zu je 0,01 g Arsylen zum innerlichen Gebrauch. OP mit 12 Ampullen zu 1,1 oder 2,2 ccm. Es enthält jeder ccm 0,05 g Arsylen.

Elarson (chlorarsenobehenolsaures Strontium), das Strontiumsalz einer Chlor und Arsen in Bindung an Kohlenstoff enthaltenden hochmolekularen Fettsäure, der Behenolsäure,

entsteht durch Einwirkung von Arsentrichlorid auf Behenolsäure. Nahezu farbloses, in Wasser unlösliches, geschmackloses Pulver. 13% Arsen.

Wirkung: Allgemeine Arsenwirkung.

Anwendung: Innerlich in Tabletten; jede enthält 0,5 mg Arsen. Erwachsene 3mal tägl. 1, steigend auf 3mal tägl. 2—3—4 Tabletten nach dem Essen.

Hersteller: I.G.-Farbenindustrie A.G., Leverkusen a. Rh.

Handelsform: OP mit 60 Tabletten.

Solarson, eine Lösung des Mono-Ammoniumsalzes der Heptinchlorarsinsäure, $CH_3(CH_2)_4CCl : CHAsO(OH)ONH_4$

in physiologischer Kochsalzlösung mit einem Gehalt von 1% Heptinchlorarsinsäure. 1 ccm der Lösung enthält 0,003 g Arsen.

Wirkung: Milde Arsenwirkung.

Anwendung: Subcutan; in zwei Stärken: I. Ampullen zu 1,2 ccm; II. Ampullen zu 2,2 ccm. Tägl. eine Ampulle unter die Haut oder in den Muskel. Nach 12 Einspritzungen eine Woche Pause, dann in gleicher Weise Fortsetzung.

Hersteller: I.G.-Farbenindustrie A.G., Leverkusen a. Rh.

Handelsform: OP mit 12 und 50 Ampullen zu 1 ccm und zu 2 ccm. Ampullen mit 20 ccm.

Optarson,

eine Solarson-Strychninkombination; wasserhelle, sterile Flüssigkeit, die in 1 ccm 1 mg A_2O_3 in Form von Solarson und 1 mg Strychnin enthält.

Wirkung: Milde Arsenwirkung im Verein mit tonisierender Strychninwirkung.

Anwendung: Subcutan und intravenös.

Hersteller: I.G.-Farbenindustrie A.G., Leverkusen a. Rh.

Handelsform: OP mit 12 Ampullen und mit 20 Ampullen zu 1 ccm.

Antimon und seine Verbindungen.

Antimon, Stibium,

ein silberweißes, schwach ins bläuliche spielendes, glänzendes, hartes, sprödes Metall, von blättrig krystallinischem Gefüge. Es wird gewonnen durch Rösten von Grauspießglanzerz an der Luft. Das entstehende Antimonoxyd wird mit Kohle reduziert.

Antimonverbindungen

haben eine weitgehende pharmakologische Verwandtschaft mit den Arsenverbindungen, die sich auch auf Wirksamkeit gegenüber Trypanosomen und Spirillosen erstreckt. Nur diejenigen Verbindungen sind aber wirksam, aus denen im Organismus Antimon in Ionenform entsteht (THOMSON und CUSHNY). Einzelne Verbindungen werden auch als Ätzmittel gebraucht.

Antimonchlorürlösung, Liquor Stibii chlorati, flüssige Antimonbutter, Spießglanzbutter

wird hergestellt durch Auflösen von krystallsiertem Antimontrichlorid in verdünnter Salzsäure und Einstellung mit verdünnter Salzsäure auf das spez. Gewicht von 1,34—1,36. Ölige, klare, farblose oder durch geringen Eisengehalt schwach gelblich gefärbte Flüssigkeit, beim Erhitzen vollständig flüchtig. Mit der 4—5fachen Menge Wasser gibt sie einen weißen Brei. Sie enthält etwa 33,3% Antimonchlorid.

Wirkung und *Anwendung:* Als Ätzmittel bei starken Granulationen, bei jauchenden Wunden. Man hat auch Lupus vulgaris damit behandelt, indem man kleine mit Liquor Stibii chlorati getränkte Holzsplitter in die einzelnen Lupusknötchen stach, und sie 24 Stunden darin stecken ließ (UNNA). Auch als Salbe zur Lupusbehandlung.

Unguentum viride contra Lupum UNNA.
Grüne Lupussalbe nach UNNA.

Rp. Liqu. Stibii chlorat.
Acid. salicylic. āā 10,0
Kreosot. 20,0
Extr. Cannab. ind. 20,0
Adip. Lanae anhydric. 40,0

Brechweinstein, Antimonyl-Kaliumtartarat, weinsaures Antimonyl-Kalium, Tartarus stibiatus, $C_4H_4O_6K(SbO) + 1/2\ H_2O$

wird hergestellt, indem eine innige Mischung von Antimonoxyd und Weinstein in heißem Wasser zur Lösung gebracht wird. Aus dieser Lösung wird der Brechweinstein durch Auskrystallisieren gewonnen. Farblose, tetraedrische Krystalle, die allmählich verwittern oder krystallinisches Pulver. Löslich in 17 Teilen Wasser von 15° und 3 Teilen siedendem Wasser; unlöslich in Alkohol. Die wässerige Lösung rötet Lackmuspapier schwach und schmeckt widerlich süß.

Wirkung: Ätiotrope Wirkung gegenüber Trypanosomen und Spirillosen. Verhältnismäßig giftiges Arzneimittel, das nur *vorsichtig* zu verwenden ist. Als Nebenwirkungen kommen in Betracht Nausea und Erbrechen. Bei längerem Verweilen im Magendarmkanal ausgebreitete Schädigung der Schleimhautepithelien, wodurch dann eine resorptive Antimonvergiftung hervorgerufen werden kann, die in wesentlichen Merkmalen mit einer Arsenvergiftung übereinstimmt: Lähmung der Blutcapillaren, besonders im Darm, heftige Durchfälle, Herzschwäche, dazu Lähmungen im Bereiche des Zentralnervensystems, Apathie, motorische Paresen.

Bekämpfung von *Brechweinsteinvergiftung:* Ausspülung von Magen und Darm. Als Gegengift gibt man Tannin, schwarzen Kaffee oder Tee. Die sich bildende schwerlösliche Gerbstoffverbindung kann mit dem Magenschlauch entfernt werden. Auch Magnesia kann wie bei der Arsenvergiftung gegeben werden. Bei Kollaps gibt man die gewöhnlichen Exzitantien; gegen Durchfälle und dauerndes Erbrechen schleimige Mittel, Opium, Atropin, Eispillen usw.

Anwendung: Bei *Lymphomatosis inguinalis suppurrativa (subacuta)* innerlich oder, was vorzuziehen, intravenös. Man spritzt in die Blutbahn Gaben von 0,04—0,12 g als 1‰ige Lösung jeden 2. bis 3. Tag. *Höchstgabe* pro dosi 0,1, pro die 0,3 g.

Brechweinsteinsalbe, Unguentum Tartari stibiati,

ist eine mit weißer Vaseline hergestellte 20%ige Brechweinsteinsalbe.

Wirkung: Dient als hautreizende Salbe und ruft einen pustulösen Ausschlag hervor. Der Brechweinstein enthält das Ion Antimonyl (SbO)′, das anscheinend keine unmittelbare Giftwirkung hat. Durch Säuren wird das Salz zerlegt unter Bildung von orthoantimonige Säure bzw. Antimonoxyd. Der Brechweinstein auf die Haut gebracht, wirkt nur dort reizend, wo er durch saure Sekrete zerlegt wird, d. h. an den Mündungen der Hautfollikel. Es bilden sich hier kleine Nekrosen in Form von Pusteln, die oft mit Variola eine gewisse Ähnlichkeit haben.

Stibenyl, acetyl-p-aminophenylstibinsaures Natrium, $CH_3CO \cdot NH \cdot C_6H_4SbO_3HNa + H_2O$

entspricht in seiner chemischen Zusammensetzung der Arsenverbindung Arsacetin und wird durch Einwirkung von Antimonoxyd auf diazotiertes p-Aminoacetanilid gewonnen. Schwach gelbliches Pulver, in 10 Teilen Wasser löslich. 33% Antimon.

Wirkung: Gegen Trypanosomen- und Spirochätenerkrankungen, Lepra und andere Infektionskrankheiten.

Anwendung: 0,05—0,1 g in die Vene oder in den Muskel als Anfangsdosis, allmählich steigern bis 0,4 g pro Einspritzung. Jeden 3. bis 4. Tag eine Einspritzung.

Hersteller: I.G.-Farbenindustrie A.G., Leverkusen a. Rh.
Handelsform: OP mit 3 und 10 Ampullen zu 0,1 g und 0,3 g.

Stibosan, acetyl-p-amino-m-chlorphenylstibinsaures Natrium, $CH_3CO \cdot NH \cdot C_6H_3Cl \cdot SbO_3HNa$,
schwach gefärbtes Pulver, das sich in Wasser zu einer gelbbräunlichen, klaren neutralen oder ganz schwach alkalischen Flüssigkeit löst. Etwa 31% Antimon.

Wirkung: Bei Leishmaniosis, venerischem Granulom. Kala-Azar und anderen tropischen Erkrankungen, Lepra.

Anwendung: Intramuskulär und auch intravenös 0,2—0,3 g in 1—2%iger Lösung.

Hersteller: I.G.-Farbenindustrie A.G., Leverkusen a. Rh.
Handelsform: OP mit 3 und 10 Ampullen zu 0,1 g und zu 0,3 g.

Neostibosan, p-Aminophenylstibinsaures Diäthylamin,
in stark entgifteter Modifikation. 42% fünfwertiges, fest an Kohlenstoff gebundenes Antimon.

Wirkung und *Anwendung:* Wie oben. Es wird sowohl intravenös und intramuskulär in 5% und 25%iger Lösung gegeben, die immer frisch in der Ampulle herzustellen ist. Erwachsene anfangs 0,2, dann 0,3. Höchstdosis 0,45 g.

Hersteller: Wie oben.
Handelsform: Trocken-Ampullen mit 0,05, 0,1, 0,2, 0,3 g.

Antimosanlösung „Heyden 661"
ist eine 5%ige sterile Lösung eines Komplexsalzes des Antimonoxyds mit einem Brenzkatechinderivat. Die Verbindung ist ein weißes Pulver mit 12% Antimon in dreiwertiger Form. Leicht löslich in Wasser.

Wirkung: Wie oben.
Anwendung: Wie Stibenyl. 2 ccm, steigend bis 8 ccm.
Hersteller: Chemische Fabrik von Heyden, A.G., Dresden-Radebeul.
Handelsform: OP mit 5 Ampullen zu 5 und zu 8 ccm.

Sulfoform, Triphenylstibinsulfid s. unter Schwefel S. 328.

Wismut.

Wismut
kommt gediegen in der Natur vor im Granit, Gneis, Glimmerschiefer und Hornblendschiefer (sächsisches Erzgebirge, Kalifornien, Mexiko, Bolivien, Chile). Natürlich sich vorfindende Wismutverbindungen sind *Wismutglanz* oder Bismutit, *Wismutocker* oder Bismit, *Kupferwismutglanz* und *Tetradymit.* In geringen Mengen kommt Wismut auch in vielen Silber- und Bleierzen vor.

Metallglänzendes, sprödes Element von eigentümlich rötlichem Schein und großblättrigem, krystallinischem Gefüge. Smp. 270°. Bei Luftzutritt verbrennt es mit bläulicher Flamme. Bei gewöhnlicher Temperatur verändert es sich an der Luft nicht. Wismut ist unlöslich in verdünnter Salz- und Schwefelsäure, von Salpetersäure wird es aber schon in der Kälte gelöst.

Wismut bildet leicht basische Salze mit der Gruppe-Bi = O (Bismutylgruppe).

Wismutverbindungen werden einmal zur Behandlung von Wunden, Geschwüren usw. also äußerlich angewendet und dann als Einspritzungen zur Syphilisbehandlung. Auch Versuche mit Einreibungskurven sind gemacht. Die basischen in Wasser unlöslichen Wismutsalze werden von granulierenden Wundflächen nicht merklich resorbiert. Kommen sie aber mit *frischen* Wunden in Berührung, so werden sie ohne Ausnahme in eine unbekannte lösliche Verbindung übergeführt und resorbiert. Es können dabei schwere *Wismutvergiftungen* entstehen, deren Bild dem der Quecksilbervergiftung ähnlich ist. Der schon häufig bei nicht zu Vergiftungserscheinungen führenden Dosen auftretende *Wismutsaum,* eine fahle, schwärzliche Verfärbung des Zahnfleischsaumes, geht bei ernsteren Vergiftungen in schmutzig dunkel gefärbte Geschwüre über; solche können auch an der Zunge auftreten. Es stellen sich unter Durchfällen Nekrosen im Dickdarm ein und in den Nieren entsteht eine Glomerulusnephritis. Die Geschwürbildung im Munde und Darm hängt mit einer intracellulären und intravasculären Fällung des Metalloxydes durch in der Mundhöhle und im Darm entstehenden Schwefelwasserstoff zusammen.

Die Wismutverbindungen sind nicht ganz so ungiftig wie sie häufig hingestellt werden. Man hat bei äußerer Anwendung nur etwas zu befürchten, wenn sehr ausgedehnte Wundflächen, wie bei Verbrennungen behandelt werden. Das gleiche gilt auch für eine Überdosierung der zur Syphilisbehandlung verwendeten Wismutpräparate.

Die örtliche Wirkung ist eine adstringierende, desinfizierende.

Wismutoxychlorid, basisches Wismutchlorid, Bismutum oxychloratum, BiOCl wird dargestellt durch Einträufeln einer Wismutnitratlösung in eine verdünnte Natriumchloridlösung oder in stark verdünnte Salzsäure. Feines weißes Pulver; unlöslich in Wasser, löslich in Salz- oder Salpetersäure.

Wirkung: Leicht schälende und bleichende Wirkung.

Anwendung: Zur Herstellung von Puder und Schminken. Zu Salben gegen Sommersprossen und Hyperpigmentierung.

Rp. Bismut. oxychlorat. . . 0,5—1,0
Hg. bichlorat. . . . . 0,03—0,05
Sol. Hydrog. peroxydat. 20,0
Adipis Lanae 5,0
Vaselin. 10,0

Wismutoxychloridsalbe nach UNNA.

Rp. Bismut. oxychlorat. . . . 10,0
Adip. Lanae anhydric. . . 10,0
Adip. benzoinat. e Resina 80,0

Markasit-Seife,
eine überfettete Wismutoxychloridseife in Stücken gegen Sommersprossen, Mitesser, Acne usw.

Hersteller: P. Beiersdorff & Co., Hamburg.

Bismolan-Gleitsalbe, Bismolan-Paste und **Bismolan-Suppositorien** enthalten Wismutoxychlorid, die Suppositorien auch Suprarenin, Eucain und Menthol.

Hersteller: Vial & Uhlmann, Frankfurt a. M.

Wismutoxyjodid, basisches Wismutjodid, Bismutum oxyjodatum, BiOJ wird dargestellt durch Zusammenbringen von basischem Wismutnitrat mit Kaliumjodidlösung und Erhitzen. Schweres, ziegelrotes Pulver, Geruch nach Jod, unlöslich in Wasser und Alkohol.

Wirkung: Antisepticum und Adstringens.

Anwendung: Streupulver bei Wunden und Geschwüren.

Lösliches Wismutphosphat, Bismutum phosphoricum solubile, ist ein Wismut-Natriumphosphat;
wird dargestellt durch Zusammenschmelzen von Wismutoxyd mit Metaphosphorsäure und Natriumphosphat. Weißes, krystallinisches Pulver, löslich in 2 Teilen Wasser. Die Lösung bläut Lackmuspapier.

Bismutol,
Gemisch aus Bismutum phosphoricum solubile und Natrium salicylicum.

Wirkung: Antisepticum.

Anwendung: Als Streupulver mit Talkum 1 : 5, ferner in Salben 10—20%, als Lösung zu Umschlägen 1—4%.

Hersteller: Dr. Radlauers, Kronenapotheke Berlin W.

Wismutsubacetat nach FRERICHS, Bismutum subaceticum FRERICHS, $CH_3COOBiO$
ist ein nach besonderem Verfahren hergestelltes basisches Wismutacetat. Weißes, äußerst feines und zartes Pulver, geruch- und geschmacklos, unlöslich in Wasser.

Wirkung: Antisepticum, Adstringens.

Anwendung: Streupulver, 5—10—20%ige Salben.
Hersteller: E. Merck, Darmstadt.

Basisches Wismutgallat, Dermatol, Bismutum subgallicum, $C_6H_2(OH)_3COOBi\ (OH)_2$.

Darstellung: Reines Wismut wird in Salpetersäure gelöst, die Lösung eingeengt. Nach dem Erkalten wird verdünnte Essigsäure zugegeben bis sich das Wismutnitrat gelöst hat. Dieser Lösung wird eine wässerige Lösung von Gallussäure zugegeben. Der Niederschlag wird gesammelt, gewaschen und getrocknet. Gelbes, amorphes, geruch- und geschmackloses, in Wasser, Alkohol, Äther unlösliches Pulver. Gehalt an Wismut mindestens 46%.

Wirkung: Schwach antiseptisch, Granulationsbildungen fördernd, austrocknend.

Anwendung: Bei akuten Ekzemen, Intertrigo, Balanitis, Herpesausbrüchen, Ulcus cruris, Verbrennungen usw. Als Streupulver rein oder mit Talkum āā, als 10%ige Salbe oder Paste.

Hersteller des wortgeschützten „Dermatol“: I.G.-Farbenindustrie A.G., Leverkusen a. Rh.

Handelsform: Außer der reinen Substanz 20% Dermatol-Streupulver zu 25, 50, 100 g.

Pulvis inspersorius cum Bismuto subgallico.
Streupulver mit Bismutum subgallicum.

Rp. Bismuti subgallici 20,0
Talci pulv. 20,0
Amyli Tritici 10,0

Wismutsubnitrat, basisches Wismutnitrat, Bismutum subnitricum.

Die Zusammensetzung entspricht nach THOMS ungefähr der Formel: $4\ NO_3BiO + BiOOH + 4$ (oder 3) H_2O. Es wird dargestellt, indem krystallisiertes Wismutnitrat in siedendes Wasser eingebracht wird. Der Niederschalg wird gewaschen und getrocknet. Weißes, mikrokrystallinisches Pulver, das geruchlos ist und angefeuchtetes Lackmuspapier rötet. Es ist unlöslich in Wasser, löslich in Salpeter- und Salzsäure und verdünnter Schwefelsäure. 70,8—73,5% Wismut.

Wirkung: Leicht antiseptisch, adstringierend; bildet auf Wunden und Geschwüre als Streupulver verwendet, einen fest anhaftenden Überzug, der sekretionsbeschränkend wirkt.

Anwendung: Als Streupulver rein oder 20%ig mit Talkum gemischt, als Salben 10%ig.

Unguentum Bismuti, Wismutsalbe.

Rp. Bismuti subnitrici 5,0
Unguenti lenientis 20,0

Unguentum Bismuti NEISSER. *Wismutsalbe nach* NEISSER.

Rp. Bismut. subnitrici
Zinc. oxydati āā. . . 0,6—3,0
Ungt. lenient.
Ungt. e crei āā ad . . 30,0

Epithelogen, BECKs Wismutpaste

besteht aus: 30 Teilen Wismutcarbonat, 30 Teilen Wismutsubnitrat, 60 Teilen Vaselin, 5 Teilen Paraffinsalbe und 5 Teilen weißem Wachs.

Bardella-Wismutbrandbinden nach v. BARDELEBEN

sind Mullbinden mit Bismutum subnitricum, Zinc. oxydat. und Talkum bestreut; werden verwendet bei *Verbrennungen, nässenden Ekzemen, Unterschenkelgeschwüren* und als Nabelverband bei Neugeborenen.

Basisches Wismutsalicylat, Wismutsubsalicylat, Bismutum subsalicylicum, $C_6H_4(OH)COOBiO$.

Weißes, geruch- und geschmackloses, in Wasser und in Alkohol unlösliches Pulver. Gehalt mindestens 56,4% Wismut.

Wirkung: Adstringierend und schwach antiseptisch.

Anwendung: Wundbehandlung.

Tribromphenolwismut, Xeroform, Bismutum tribromphenylicum, richtiger Bismutum tribromphenolicum, $(C_6H_2Br_3O)_2BiOH + Bi_2O_3$.

Es wird dargestellt durch Umsetzen einer Lösung von Wismutnitrat in verdünnter Essigsäure mit einer Lösung von Tribromphenolnatrium. Feines, schweres, citronengelbes bis schmutzig orangegelbes Pulver, fast geschmack- und geruchlos, unlöslich in Wasser, Alkohol und anderen organischen Lösungsmitteln. Lichtbeständig, sterilisierbar.

Wirkung: Austrocknend, adstringierend, antiseptisch (Phenolkomponente), schmerzlindernd, desodorierend, epithelisierend.

Anwendung: Rein oder mit Talkum gemischt (50%) als Streupulver, 5—10—20%ig als Salben oder Pasten. Bei nässenden Ekzemen, bei Intertrigo, Balanitis, Verbrennungen, Unterschenkelgeschwüren usw.

Hersteller des wortgeschützten Xeroforms: Chemische Fabrik von Heyden, Dresden-Radebeul.

Handelsform: Streudosen zu 5, 10, 25, 100 g.

Bismutose, eine Wismuteiweißverbindung mit etwa 22% Wismut und etwa 66% Eiweißstoffen.

Es wird hergestellt, indem krystallisiertes Wismutnitrat in gesättigter Natriumchloridlösung gelöst wird. Die Lösung wird dann einer Lösung von Eieralbumin zugegeben. Die ausgeschiedene Masse wird gekocht, abgesaugt und gewaschen. Ein weißes geschmackloses Pulver, in Wasser unlöslich, in verdünnter Alkalilauge löslich.

Wirkung: Adstringierend.

Anwendung: Als Streupulver.

Hersteller: I.G.-Farbenindustrie A.G., Leverkusen a. Rh.

Handelsform: OP mit 25, 50, 100, 250 g.

Crurin, Chinolin-Wismutrhodanid, $Bi(SCN)_3 + 2\,C_9H_7N \cdot HSCN$.

Darstellung erfolgt durch Lösen von Wismutnitrat und Kaliumrhodanid in Wasser. Diese Lösung wird tropfenweise unter Umrühren einer Chinolinrhodanidlösung zugefügt. Der rote Niederschlag wird gewaschen und getrocknet. Körniges, rotgelbes Pulver, etwas scharf riechend, unlöslich in Wasser, Alkohol, Äther. Bei längerer Berührung mit Wasser entstehen heller gefärbte basische Wismutverbindungen.

Wirkung: Adstringierend, antiseptisch, granulationsbildend, nicht ohne Reizwirkung.

Anwendung: Als Streupulver āā mit Amylum bei Unterschenkelgeschwüren.

Hersteller: I.G.-Farbenindustrie A.G., Leverkusen a. Rh.

Handelsform: Crurin purum und Crurin-Streupulver, dieses in OP zu 25, 50, 100 g.

Helkomen, basisches dibrom-β-oxynaphtholsaures Wismut, $C_{10}H_4B_2(OH)COOH$,
ein fein gelbliches, geruchloses, in Wasser unlösliches Pulver.

Wirkung: Antiseptisch und adstringierend.

Anwendung: Streupulver und Salben.

Hersteller: Gedeon Richter, Budapest.

Noviform, tetrabrombrenzkatechin-Wismut, $(C_6B_4O_2)_2BOH$
wird dargestellt, indem eine angesäuerte Lösung von Wismutnitrat zu einer Lösung von Tetrabrombrenzkatechin und Natriumhydroxyd zugegeben wird. Nach vorsichtigem Erwärmen wird der Niederschlag gesammelt, mit Wasser und Alkohol gewaschen und getrocknet. Feines gelbes, geruch- und geschmackloses, in Wasser, Alkohol, Äther unlösliches Pulver. 32% Wismutoxyd. Es ist ein *Xeroform,* bei dem die Phenolgruppe durch die Brenzkatechingruppe ersetzt ist.

Wirkung: Dem Xeroform ähnlich, schwach antiseptisch, austrocknend, sekretionsvermindernd.

Anwendung: Als Streupulver rein oder gemischt mit Talkum, als 2—5—10%ige Salbe.

Hersteller: Chemische Fabrik von Heyden, Dresden-Radebeul.

Handelsform: Schachteln zu 10 g, Dosen zu 25 und 100 g, Streuflaschen zu 5 g. Noviformsalbe 5%. OP zu 5 und 50 g.

Thioform, basisches Wismutdithiosalicylat,

wird erhalten durch Einwirkung von Natriumdithiosalicylat auf Wismutnitrat bei Gegenwart von Natriumhydroxyd. Gelbbraunes, geruchloses, in Wasser unlösliches Pulver.

Wirkung: Stark austrocknend, sekretionsbeschränkend.

Anwendung: Als Streupulver, als 10%ige Salbe bei nässenden Ekzemen, bei Unterschenkelgeschwüren.

Hersteller: Speyer & Grund, Frankfurt a. M.

Milanol, basisches Wismutsalz des sauren Malonsäuretrichlorbutylesters, $[CCl_3 \cdot C(CH_3)_2O \cdot OC \cdot CH_2COO]_2BiOH$.

Weißes in Wasser unlösliches, in Chloroform lösliches Pulver. Etwa 60% Wismut.

Wirkung: Adstringierend, juckstillend.

Anwendung: Als Puder, Salben bei Ekzemen.

Hersteller: Attenstädt & Redeker, Hemelingen.

Combustin,

eine Salbe enthält 2% einer Wismutverbindung, wahrscheinlich Subnitrat, Stärke, Zinkoxyd, eine Aluminiumverbindung (0,3%), etwas Borsäure und Perubalsam. Die Grundlage ist eine mit einem wachsartigen Stoff versetzte Vaseline.

Wirkung und *Anwendung:* Verbrennungen, Ekzeme, Ulcus cruris.

Hersteller: Chemische Fabrik Fährbrücke i. S.

Lyssiasalbe

enthält angeblich Bismut. oxyjodat, Dioxychinolin sulf., Bals. peruvian., Acid. carbolicum, Extr. Hamamel., Ol. Cacao, Zinc. oxydatum, Amylum, Nafalan, Adeps Lanae, Vaselin.

Hersteller: Fabrik chemisch-pharmazeutischer Produkte, Wiesbaden.

Bor und seine Verbindungen.

Bor

kommt in der Natur vor als Borsäure und in Form von Salzen derselben.

Borsäure, Acidum boricum, Acidum boracicum, $B(OH)_3$

wird aus den in den vulkanischen Gegenden Toskanas der Erde entströmenden, Borsäure enthaltenden Dämpfen gewonnen. In Deutschland stellt man Borsäure aus dem Pandermit her, einem in Kleinasien vorkommenden, hauptsächlich aus Calciumborat bestehenden Mineral.

Farblose, geruchlose, sich fettig anfühlende Krystallschuppen oder ein feines weißes Pulver von säuerlichem Geschmack, löst sich in 25—30 Teilen kaltem oder 3—4 Teilen siedendem Wasser, auch in 20 Teilen Alkohol oder 5 Teilen Glycerin; in Äther ist sie wenig löslich. Bei längerem Erhitzen auf 100—105° wird Wasser abgegeben, und es entsteht Metaborsäure (HBO_2). Bei weiterem Erhitzen auf 140—160° gibt die Metaborsäure weiter Wasser ab, und es bildet sich Pyroborsäure $H_2B_4O_7$, eine glasartige Masse. Wässerige Lösungen röten Lackmus nur undeutlich, nach Zusatz von Glycerin wird die saure Reaktion deutlicher.

Wirkung: Mildes, keimtötendes, hauptsächlich aber entwicklungshemmendes Mittel, mit entzündungswidrigen Eigenschaften (Hermann), die auf Entquellung des entzündeten Gewebes beruhen. Auch keratoplastische Eigenschaften gehören ihr an. Da die schwach dissoziierte Säure kaum ätzend wirkt, so schädigt sie in keiner Weise die Gewebe und kann auch an empfindlichen Schleimhäuten, z. B. zu Blasenspülungen, verwendet werden, ohne unangenehme subjektive Erscheinungen auszulösen. Obgleich die Borsäure nicht ganz ungiftig, kommt, wie sie in der Dermatologie verwendet wird, eine Vergiftungsgefahr kaum in Frage.

Anwendung: 2—3%-Lösungen (4%ige Lösungen fallen bei einer niederen Zimmertemperatur schon aus) zu Umschlägen, Harnröhren- und Blasenspülungen.

Borsäure gepulvert 10—20—30%ig mit Talkum gemischt, als Wundstreupulver gegen Fußschweiße. 5—10—20%ig als Salben und Pasten.

Boroglycerin, Acidum glycerinoboricum, Glycerinborsäure.

Borsäure und Glycerin werden im Sandbade erhitzt, auf Glasplatten ausgegossen und getrocknet. Die dann abgestoßene hellgelbe durchsichtige Masse ist leicht löslich in Wasser und Alkohol.

Wirkung: Mildes, keimtötendes Mittel.

Anwendung: In etwa 5%iger wässeriger Lösung.

Borsalbe, Unguentum Acidi borici, Vaselinum boricum.

1 Teil Borsäurepulver mit 9 Teilen weißer Vaseline feinst verrieben.

Wirkung: Antiseptische, Überhäutung fördernde Salbe.

Borsyl,

ein Schweißpuder, der aus Borsäure, borsauren Alkalien und Cetylalkohol bestehen soll.

Hersteller: Borsyl, chemische Fabrik, Dahme i. M.

Lanolimentum Boroglycerini.
Borglycerin-Lanolin.

Rp.	Acid. boric.	1,0
	Glycerini	4,0
	Aquae	20,0
	Paraffin. solid.	20,0
	Paraffin. liquid.	30,0
	Adipis Lanae	5,0
	Ol. Bergamott.	0,5
	Ol. Citri	0,5

Pasta aseptica. Aseptische Paste.

Rp.	Acid. salicylici	0,5
	Acid. boric.	5,0
	Zinc. oxydat.	10,0
	Vaselin.	34,5

Pulvis inspersorius c. acido borico.
Borstreupulver.

Rp.	Acid. boric. pulv.	5,0
	Talc.	10,0
	Amyl. Oxyzae pulv.	35,0

Solutio boro-salicylica.
Bor-Salicylsäurelösung.

Rp.	Acid. boric.	
	Acid. salicyl. āā	1,2
	Aq. destillat.	197,6

Unguentum boroglycerinatum.
Bor-Glycerinsalbe.

Rp.	Acid. boric.	2,5
	Glycerini	
	Ungt. Paraffin. āā	6,25
	Adip. Lanae	8,0

Byrolin,

ein aromatisiertes Borglycerinlanolin.

Hersteller: Dr. Graf & Co., Berlin-Schöneberg.

Natrium(bi)borat, Natriumpyroborat, Natriumtetraborat [1], Borax, Natrium boracicum, biboracicum, Natrium(bi)boricum, $Na_2B_4O_7 + 10\ H_2O$.

Beim Erhitzen der Borsäure auf 140—150° bildet sich Pyro- und Tetraborsäure. Das Natriumsalz dieser Säure findet sich in dem als *Tinkal* bezeichneten Mineral, aus dem es durch Umkrystallisieren gewonnen wird. Auch durch Umsetzen des Pandermit (s. Borsäure) mit Soda bei Gegenwart von Wasserdampf im Autoklaven wird es hergestellt.

Weiße, harte Krystalle, krystallinische Stücke oder Pulver, schmilzt beim Erhitzen im Krystallwasser und geht beim weiteren Erhitzen in eine glasige Masse über. Borax löst sich in ungefähr 25 Teilen Wasser von 15°, in 0,5 Teilen siedendem Wasser, reichlich auch in Glycerin, ist aber in Alkohol nahezu unlöslich. Die wässerigen Lösungen bläuen Lackmuspapier. Lösungen von Borax und Glycerin zeigen gegen verschiedene Indikatoren saure Reaktion.

Wirkung: Borax hat eine schwach antiseptische und entwicklungshemmende Eigenschaft. Durch hydrolytische Dissoziation hat Borax sowohl milde Alkaliwirkung als auch Borsäurewirkung. Infolge der Alkaliwirkung eignet es sich als Zusatz zu hartem Wasser (s. S. 297) und als Entfettungsmittel bei Hypersekretion der Talgdrüsen (Seborrhoea oleosa). Außerdem hat es hornschicht-

[1] Die Bezeichnung *Natriumtetraborat* kann zu Verwechslungen Veranlassung geben mit einem anderen Präparat, das auch als Natrium tetraboricum bezeichnet wird, dem sog. neutralen Borax s. u.

lösende Eigenschaften und ist daher ein mildes Schälmittel bei Sommersprossen und anderen oberflächlichen Hyperpigmentierungen.

Anwendung: Als 2—5%ige Lösungen zu Waschungen, $^1/_2$—1 Teelöffel auf eine Waschschüssel Wasser, um hartes Wasser weich zu machen. 10—20%ige Lösungen in Glycerin zum Bepinseln von Sommersprossen und anderen Hyperpigmentationen. In der gleichen Verordnungsweise auch bei Erkrankungen der Mundschleimhaut, besonders solcher infektiöser Natur, wie Soor.

Neutraler Borax, Natrium boricum neutrale, Natrium tetraboricum,

womit ein Gemisch von Borax und Borsäure verstanden wird. Je 1 Teil Borax und Borsäure werden in 1 Teil Wasser gelöst (heiß) und zur Trockne eingedampft.

Wirkung: Leicht antiseptisch, adstringierend, noch reizloser als Borax, dessen Alkalescenz hier genommen ist.

Kaiserborax,

eine besondere Handelsmarke des Borax, die den Forderungen des Arzneibuches genügt.

Antorin

soll 10% Borsäure, 3% Weinsäure, 1% Gaultheriaöl, 2% Fruchtäther und 84% Rosenspiritus enthalten. Gegen übermäßige Schweißabsonderung.

Hersteller: H. Noffke, Berlin SW.

Kohlenstoff.

Von den verschiedenen Abarten des Kohlenstoffes, *Diamant, Graphit* und *amorphe Kohle,* finden nur Graphit und amorphe Kohle arzneiliche Verwendung.

Gereinigter Graphit, Graphites depuratus.

Graphit als Mineral findet sich eingesprengt im Urgestein in derben schuppigen oder dichten krystallinischen Massen in Böhmen, Mähren, Bayern, England, Ceylon usw. Künstlicher Graphit scheidet sich beim Erstarren von geschmolzenem kohlenstoffreichen Eisen an der Oberfläche der Blöcke aus (Hochofengraphit). Der *natürliche* Graphit fühlt sich zart und fettig an und färbt stark ab. *Hochofengraphit* bildet ein glänzend grauschwarzes, schuppiges Pulver. Gereinigt wird Graphit, indem er erst geschlemmt, mit Wasser ausgekocht und dann in leichter Wärme mit einer verdünnten Mischung von Salpetersäure und Salzsäure behandelt wird. Der *gereinigte Graphit* ist ein feines grauschwarzes, schlüpfrig anzufühlendes Pulver, das auf Papier abfärbt, beim Erhitzen auf Platinblech nicht schmilzt und nur schwierig verbrennt. Es ist in den gewöhnlichen Lösungsmitteln, auch in Säuren unlöslich, an Ätzlauge gibt es meist etwas Kieselsäure ab.

Wirkung und *Anwendung:* Äußerlich in Salben oder Puder als austrocknendes Mittel. Früher besonders bei herpetischen Krankheiten empfohlen.

Gepulverte Holzkohle, Carbo Ligni pulveratus.

Die gewöhnliche Holzkohle wird durch Verkohlung von Holz und Holzabfällen in Meilern und Retorten gewonnen, besonders aus Fichten- und Buchenholz. Diese Holzkohle erhitzt man in einem eisernen oder irdenen Gefäß unter Verschluß so lange zum Glühen, bis keine Dämpfe mehr entweichen. Die so zum zweiten Male geglühte Kohle wird dann gepulvert und bildet ein rein schwarzes Pulver, das beim Erhitzen ohne Flamme verbrennt und dabei eine grauweiße alkalische Asche hinterläßt.

Tierkohle, Carbo animalis, medicinalis, Blutkohle.

Unter der Bezeichnung „Tierkohle" kommen verschiedene durch Verkohlung tierischer Stoffe, besonders von Knochen, Fleisch und Blut gewonnene Kohlen in den Handel. Gewöhnlich versteht man unter Tierkohle die Knochenkohle; die arzneilich benutzte Tierkohle ist gewöhnlich eine *Blutkohle.* Zu ihrer Herstellung wird frisches Blut mit gereinigter Pottasche und krystallisiertem Natriumcarbonat gemischt und die Mischung in einem eisernen Kessel zur Trockne eingedampft. Die trockene Masse wird dann in einen eisernen Tiegel gebracht und so lange erhitzt, bis keine Dämpfe mehr entweichen. Nach dem Erkalten wird die Kohle gepulvert, abwechselnd mit heißem Wasser, verdünnter Salzsäure und zuletzt wieder mit heißem Wasser gewaschen. Nachdem alle Säure ausgewaschen ist, wird die Kohle nochmals getrocknet. Schwarzes, sehr wenig glänzendes Pulver.

Die fein verteilte Kohle hat in einem sehr hohen Grade die Fähigkeit in Wasser gelöste oder auch fein suspendierte Stoffe zu *adsorbieren*, eine Eigenschaft, die zum Entfärben von Flüssigkeiten in Chemie und Technik vielfach benutzt wird. Nach WIECHOWSKIS Untersuchungen werden Gifte wie z. B. Phenol, Strychnin, Morphin, Bakterientoxine usw. von Kohle, wenn sie in genügender Menge genommen wird, so vollständig und anhaltend adsorbiert, daß die Giftkohlenmischungen sowohl im Darm wie subcutan völlig ungiftig sind. Auf Grund dieser Untersuchung ist zu verstehen, daß Zufuhr von Kohle, etwa 10 bis 30 g und mehr als wässeriger Brei, auch im Magen-Darmkanal vorhandene Gifte, irritierende Stoffe und auch wohl Bakterien binden und unschädlich machen kann, zumal wenn durch nachfolgende Abführmittel die Kohle mit ihren adsorbierten Giften rasch aus dem Darm entfernt wird.

Die *Adsorptionskraft* eines Kohlenpräparates kann man in folgender Weise feststellen: 0,5 g der bei 120° getrockneten, fein verriebenen und gesiebten Kohle werden in einem geschlossenen Glasstopfenglas mit einer Lösung von 0,15 g Methylenblauhydrochlorid Merck in 100 ccm Wasser 1 Minute lang geschüttelt. Die blaue Färbung der Lösung muß dann völlig verschwunden sein. Zur besseren Erkennung der Entfärbung kann man durch Asbest oder Glaswolle filtrieren, nicht aber durch Filtrierpapier, da dieses noch vorhandenen Farbstoff zurückhalten kann.

In der Dermatologie wendet man es an bei Krankheitsbildern, die in dem Verdacht stehen, durch intestinale Intoxikationen hervorgerufen zu sein, wie z. B. Urticaria, Erytheme usw.

Es wird eine ganze Anzahl von Spezialpräparaten von Kohle hergestellt, bei denen besonderer Wert auf hohes Adsorptionsvermögen gelegt wird.

Carbo medicinalis „Ingelheim" kommt in den Handel in Beuteln mit 50, 100, 200, 500 g und als Tabletten zu 0,25 g als OP mit 25 und 50 Tabletten.

Carbo medicinalis *Merck* ist infolge ihrer besonderen Herstellung eine sehr energisch adsorbierende Kohle, die in Form von Pulver, Granulat und Kompretten in den Handel kommt. Man gibt 2—3 Eßlöffel in Wasser, Kindern 1—2 Teelöffel mehrmals. Von dem Granulat $^1/_2$—1 Teelöffel, von den Kompretten 1—2 Stück zu 0,5 g.

Handelsform: Als Pulver OP zu 25, 50, 100, 250, 500 g; als Granulat 25, 100 g; als Kompretten zu 0,1 g mit Silber überzogen OP mit 50 Stück, zu 0,25 g, OP mit 20, 25 und 50 Stück.

Yxin[1]-Kohle (Granulat),

ein Kohle-Bolus-Präparat mit etwa 1% Silber, und Sinon als Geschmackskorrigens.

Hersteller: Hugo Rosenberg, Freiburg i. Br.

Von anorganischen Verbindungen des Kohlenstoffes hat für die Dermatologie nur noch Bedeutung das

Kohlendioxyd, Acidum carbonicum, Kohlensäureanhydrid, CO_2, kurz als **„Kohlensäure"** bezeichnet.

Es findet sich in freiem Zustande in der atmosphärischen Luft zu etwa 0,04%. Es ist weiter enthalten in vielen Mineralquellen und Solen, oft bis zu 90 Vol.-% in diesen Wässern gelöst. In vulkanischen Gegenden entströmt es gasförmig der Erde, so in der Eifel, im Rheinland, bei Sondra in Sachsen-Koburg, in der bekannten Hundsgrotte in Neapel usw. Gebunden kommt es in der Natur hauptsächlich vor als Calciumcarbonat im Kalkstein, Kreide, Marmor, Kalkspat, ferner als Natrium-, Baryum-, Strontium-, Magnesium-, Zink-, Mangan- und Eisencarbonat.

Im großen wird Kohlendioxyd aus den natürlichen Kohlensäurequellen gewonnen, in Deutschland besonders in Hönningen im Rheinland, ferner durch Verbrennen von Kohle (Koks) und durch Glühen von Kalkstein beim Brennen desselben. Das Gas wird zunächst mit Wasser gewaschen, dann mit Kaliumcarbonatlösung in Berührung gebracht. Hat die Kaliumcarbonatlösung genügend Kohlensäure aufgenommen, wobei sich Kaliumbicarbonat bildet, so wird sie erhitzt. Unter Rückbildung von Kaliumcarbonat wird Kohlendioxyd frei, das durch Calciumchlorid getrocknet in Stahlflaschen hineingepreßt wird.

In den Handel kommt das Kohlendioxyd durch starken Druck (30 Atmosphären bei 0°) verflüssigt, als „*flüssige Kohlensäure*" in Stahlflaschen, die amtlich auf einen Druck von 250 Atm. geprüft sind. Die Prüfung dieser Stahlflaschen ist alle 3 Jahre zu wiederholen.

Kohlendioxyd ist ein farbloses, nicht brennbares, Verbrennung und Atmung nicht unterhaltendes Gas, von säuerlichem, stechendem Geruch und Geschmack. Feuchtes

[1] „Yxin" ist ein Reaktionsprodukt aus Silberoxyd und Stärke, das unter Einwirkung eines zugesetzten Enzyms kolloides Silber, Sauerstoff und Glucose abspaltet.

Lackmuspapier wird vorübergehend gerötet. Es ist 1,52 mal schwerer als Luft. In Wasser ist es ziemlich leicht löslich, noch leichter löslich in Alkohol, Benzin und anderen Kohlenwasserstoffen. Durch Erhitzen kann die Kohlensäure aus ihren wässerigen Lösungen wieder herausgetrieben werden.

Das *flüssige* Kohlendioxyd ist eine farblose Flüssigkeit, die bei — 78° siedet. Der Druck den das flüssige Kohlendioxyd ausübt ist bis 31° lediglich abhängig von der Temperatur. Er beträgt bei + 5° = 40,5, bei + 20° = 58,5, bei + 30° = 73 Atm. Über 31° hinaus ist der Druck sowohl von der Temperatur als auch von dem Grade der Füllung der Flasche abhängig. Es kann gefährlich werden Kohlensäureflaschen über 31° hinaus zu erwärmen. Man soll die Flaschen möglichst bei einer mittleren Temperatur von 15—20° aufbewahren.

Läßt man flüssige Kohlensäure aus der Stahlflasche in einen Sack aus Leder oder Wollstoff einströmen, so wird durch die entstehende Verdunstungskälte das Kohlendioxyd fest und die „feste Kohlensäure" als schneeige Masse in dem Sack zurückgehalten. Der Übergang von dem flüssigen in den festen Zustand erfolgt etwa bei — 70°. Mit Äther oder Aceton übergossen bildet die feste Kohlensäure eine breiige Masse, die als Kältemischung dient. Die feste Kohlensäure vergast allmählich an der Luft ohne vorher zu schmelzen. Preßt man sie zu Stücke und schlägt man diese in wollene Tücher, so kann man die feste Kohlensäure mehrere Stunden lang halten.

Da festes Kohlendioxyd stets von einer Gasschicht umgeben ist, so kann man es trotz seiner niedrigen Temperatur kurze Zeit zwischen die Finger nehmen, wenn man es nicht drückt. Bei stärkerem Druck ruft es akute Erfrierungen hervor, worauf seine therapeutische Verwendung in der Dermatologie beruht.

Wirkung: Feste Kohlensäure mit Druck auf die Haut gebracht bringt diese, wie schon erwähnt, zum Gefrieren. Als Folge können Erytheme, blasige Abhebungen und Nekrosen entstehen. Der Grad der Einwirkung ist von dem angewandten Druck und der Zeitdauer abhängig. Durch die Erfrierung gelingt es, gewisse pathologische Bildungen, besonders solche von Geschwulstcharakter wie Warzen, Nävi, Angiome, Kankroide u. dgl. teils mit teils ohne Narbenbildungen zu beseitigen.

Anwendung: Die Anwendung der festen Kohlensäure erfolgt mit Hilfe besonderer Instrumentarien, die es gestatten der festen Kohlensäure besondere für den einzelnen Fall gewünschte Form zu geben. Näheres ist darüber an geeigneter Stelle des Handbuches nachzusehen.

Silicium und seine Verbindungen.

Silicium

kommt in der Natur nur in Verbindung mit Sauerstoff als Kieselsäure und als Salze dieser Säure vor. Die Kieselsäure gehört wahrscheinlich zu den unentbehrlichen Bestandteilen des tierischen Organismus. Sie findet daher therapeutische Verwendung bei Krankheiten, bei denen sich eine Verarmung des Körpers an Kieselsäure nachweisen läßt, wie bei Tuberkulose und bei Erkrankungen im Greisenalter, z. B. Pruritus senilis, Ekzeme usw. Ferner hat LUITHLEN festgestellt, daß bei Einspritzungen von Kieselsäure unter die Haut oder in die Blutbahn die Haut auf Entzündungsreize viel schwächer als sonst reagiert (Kolloidtherapie).

Siliciumdioxyd, Kieselsäureanhydrid, SiO_2

findet sich in den Halmen von Gräsern, im Schilfrohr, in den Schachtelhalmen, im Bambusrohr als Festigungsmittel.

Gereinigte Kieselgur, Terra silicea purificata, Kieselerde, Infusorienerde,

besteht aus den Schalen abgestorbener Kieselalgen (Diatomeen). Man findet die rohe Kieselgur als mächtige Ablagerungen früherer Seen in der Lüneburger Heide, in der Mark Brandenburg (in Berlin), in Böhmen, in Australien und noch an anderen Stellen. Zur Reinigung wird das Rohprodukt mit verdünnter Salzsäure gekocht, mit Wasser geschlämmt, gewaschen und geglüht.

Sie stellt ein feines weißliches Pulver dar mit den Eigenschaften des reinen *Siliciumdioxyds,* das leicht Feuchtigkeit aus der Luft annimmt. Mikroskopisch lassen sich noch die Kieselschalen der Diatomeen erkennen.

Wirkung: Wegen ihrer Fähigkeit Flüssigkeit aufzunehmen wird die Kieselgur zum Austrocknen von nässenden Hautleiden benutzt.

Anwendung: Hauptsächlich als Pasten.

Unnas *Kieselgur-Zinkpaste:*

Rp. Terrae siliceae 5,0
Zinc. oxydat. 25,0
Ol. benzoinat. e Resina . . . 10,0
Adipis. benzoinat. e Resina . . 60,0

Mittels Kieselgur und Milchsäure stellt man auch eine *Milchsäure-Paste* zu Ätzzwecken her.

Gefällte Kieselsäure, Acidum silicicum präcipitatum, Acidum silicicum via humida paratum, Silicea präcipitata, Metakieselsäure, H_2SiO_3.

Wasserglaslösung (Liquor Natrii silicici) wird mit Wasser verdünnt und mit Salzsäure versetzt bis eine Probe mit Dimethylaminazobenzol versetzt deutlich rot wird. Die Mischung wird dann zur Trockne verdampft, der Rückstand mit warmem Wasser bis zum Verschwinden der sauren Reaktion ausgewaschen. Die Kieselsäure wird dann abgepreßt, getrocknet und zerrieben.

Zartes weißes sehr leichtes Pulver, unlöslich in Wasser, leicht löslich in Natronlauge.

Acidum silicicum pultiforme

ist eine nur abgepreßte, gewaschene, aber nicht getrocknete Kieselsäure.

Silicad

war eine Salbengrundlage, die aus obiger nicht getrockneter Kieselsäure bestand.

Neben der gefällten Kieselsäure läßt sich noch eine gelöste durch Dialyse gewinnen. Da frisch gefällte Kieselsäure auch in Salzsäure leicht löslich ist, so fügt man einer Natriumsilikatlösung verdünnte Salzsäure zu. Es tritt keine Fällung ein. Durch Dialyse kann man das entstandene Natriumchlorid und die überschüssige Salzsäure entfernen. Die so erhaltene reine Kieselsäurelösung kann durch Eindampfen konzentriert werden, wobei sie jedoch leicht die Form einer Gallerte annimmt.

Natrium silicicum purissimum (Merck),

bei Pruritus senilis 0,5—1,0—2,0 ccm 1%iger Lösung jeden 2. bis 3. Tag in die Vene. Im ganzen 6 Einspritzungen. „MBK"-Amphiolen mit 0,01 g in 1 ccm und 0,02 g in 2 ccm.

Salusil,

ein pulverförmiges Kieselsäure-Gel, das auf elektroosmotischem Wege gewonnen wird. Staubfeines weißes Pulver. *Jodsalusil* enthält 1% freies Jod; ein Jodoformersatz. E.-T.-Salusil enthält 5% basisches Aluminiumacetat. Austrocknendes Antiseptikum.

Hersteller: Chemische Fabrik Bram-Oelzschau b. Leipzig.

Fissan,

eine Substanz, die aus Milcheiweiß, Diatomeen und einem bestimmten Kieselsäurederivat, einem basischen Siliciumfluorid besteht. Letzteres kann große Mengen Wasser aufnehmen, ohne zu verklumpen und feucht zu werden. Weiter hat es eine außerordentlich große Oberfläche 150 qm pro Gramm, und das Raumvolumen eines Kilogramms beträgt 20 Liter.

Wirkung: Sehr reizloses Ekzemmittel, das aber auch bei anderen Hautleiden z. B. parasitärer Art u. dgl. Verwendung findet.

Anwendung: Es ist erhältlich als *Fissan-Schüttelmixtur* (mit Glycerin emulgiert), als *Fissan-Öl* in einer sich nicht zersetzenden Ölemulsion. Als *Fissan-Puder, Fissan-Schweißpuder* (mit besonders hohem Gehalt an Diatomeen). Als *Fissan Paste,* die keine Vaseline enthält und eine Milcheiweiß-Fettemulsion darstellt.

Hersteller: Deutsche Milchwerke A.G., Zwingenberg (Hessen).

Silacid,

eine 2%ige Lösung von kolloider Kieselsäure in Ampullen zu 1,1 ccm.

Wirkung: Wird als unspezifisches Reizmittel verwendet.

Anwendung: Als intramuskuläre Einspritzung bei Furunkulose, gonorrhoischen Komplikationen usw.

Hersteller: Lecinwerke, Dr. Laves, Hannover.

Silicol,

eine an Eiweiß (Pseudonuclein) adsorbierte Kieselsäure (20%) zur innerlichen Verabreichung.

Wirkung: Bei chronischen Hautleiden, besonders des Greisenalters.

Anwendung: Innerlich in Tabletten mit je 0,1 g Kieselsäurekolloid, 3mal tägl. 1—2 Tabletten.

Hersteller: Lecinwerk, Dr. Laves, Hannover.

Siliquid,

eine durch Kochen sterilisierbare kolloide Lösung von Kieselsäure (0,25%). Die Lösung besitzt einen hohen Dispersitätsgrad, ist neutral, frei von Schutzkolloiden; geruch- und geschmacklos.

Wirkung: Wie andere Kieselsäurepräparate.

Anwendung: 5—10 Tropfen mehrmals tägl. oder intravenös alle drei Tage von 1 ccm steigend auf 2—5 ccm.

Hersteller: C. F. Böhringer & Söhne, G. m. b. H., Mannheim-Waldhof.

Handelsform: OP mit 20 und 50 g; OP mit 5 Ampullen zu je 5 ccm.

Silistren, Orthokieselsäuretetraglykolester, $Si(OCH_2CH_2OH)_4$.

Hellweingelbe, zähe, nicht unzersetzt destillierbare Flüssigkeit mit etwa 10% Alkohol. Eigenartig angenehm und süß schmeckend (18—20% Kieselsäure).

Wirkung: Wie andere Kieselsäurepräparate.

Anwendung: 15—30 Tropfen, Kinder 6—15 Tropfen in Wasser, 3mal tägl. nach dem Essen.

Hersteller: I.G.-Farbenindustrie A.G., Leverkusen a. Rh.

Handelsform: OP mit 30 g.

Silargel,

Chlorsilber-Kieselsäure-Gel mit 0,5% Ag. Weißes, geruchloses, fast geschmackloses Pulver, völlig reizlos und ungiftig.

Wirkung und *Anwendung:* Als mild desinfizierendes, stark adsorbierendes Streupulver bei Geschwüren, Brandwunden, infizierten Wunden, nässenden Ekzemen.

Hersteller: Chemische Fabrik von Heyden, Dresden-Radebeul.

Handelsform: Blechdosen zu 25 und 100 g.

Adsorgan,

ist Chlorsilber-Kieselsäure-Gel und Silberkohle in aromatisierter und granulierter Form.

Wirkung und *Anwendung:* Innerlich bei Hautleiden, als deren Ursache man intestinale Intoxikationserscheinungen vermutet.

Hersteller: Chemische Fabrik von Heyden, Dresden-Radebeul.

Handelsform: OP zu 25 und 50 g.

Zinn und seine Verbindungen.

Zinn

kommt an Sauerstoff gebunden vor als Zinnstein (Kassiterit) in England (Cornwallis), Banca, Malacca, Peru, Australien und in Deutschland im sächsischen Erzgebirge bei Altenberg, seltener in Verbindung mit Schwefel als Zinnkieß oder Stannin. Gewonnen wird das Metall aus dem Zinnstein durch Reduktion mit Kohle.

Silberweißes, glänzendes weiches Element von metallischen Eigenschaften. Schmelzpunkt 231;5°. Es ist an der Luft ziemlich beständig und verbrennt erst bei hoher Temperatur mit hellem weißem Licht zu Zinnoxyd. Wird Zinn auf 200° erhitzt, so wird es so spröde, daß es gepulvert werden kann.

Die arzneiliche Verwendung des Zinns ist immer eine äußerst eingeschränkte gewesen. Das Metall hat erst in letzter Zeit wieder etwas lebhafteres therapeutisches Interesse auf Grund folgender Beobachtungen erweckt. Man hat in Frankreich gefunden, daß die Arbeiter, die in Verzinnungswerkstätten tätig sind, nicht an Furunkulose erkranken. Diese Erfahrung und die gelegentliche Verwendung von Zinnstaub als Volksmittel gegen Furunkulose veranlaßten Alb. Frouin und R. Gregoire die Wirkung des metallischen Zinns und einiger Zinnverbindungen theoretisch und praktisch bei Staphylokokkenerkrankungen zu untersuchen. Es wurde im Tierversuch festgestellt, daß Zinn resorbiert wird, mag es eingegeben oder eingespritzt werden. Im klinischen Versuch wurde gefunden, daß es bei Staphylokokkenerkrankungen der Haut, bei Furunkulose, Acne, Sykosis wirksam ist. Besonders bei allgemeiner Furunkulose soll die Wirkung sehr schnell eintreten.

Es sind eine ganze Anzahl von Zinnverbindungen zur Behandlung obengenannter Krankheiten in den Handel gekommen, bei denen es sich durchweg um Mischungen von fein verteiltem Zinn mit Oxydverbindungen des Zinns handelt.

Lerastan

enthält neben metallischem Zinn, bleifrei und in feinster kolloider Verteilung, eine „leicht resorbierbare" Sauerstoffverbindung des Zinns. Außerdem enthält das Produkt noch Radix Bardanae, eine Droge, die auf Hautkrankheiten Einfluß haben soll.

Anwendung: Kommt in den Handel als Tabletten, die in Wasser leicht zerfallen. Man gibt in der Regel 3mal tägl. 2—3 Tabletten, Kinder erhalten je nach dem Alter 2—3mal tägl. $^1/_2$ bis 1 Tablette in Wasser. Die Dauer der Behandlung beträgt etwa 10—14 Tage. Es empfiehlt sich das Mittel auch nach Abheilung der Furunkulose noch einige Zeit weiter zu geben.

Handelsform: OP mit 50 und 75 Tabletten zu 0,25 g.

Hersteller: Chemische Fabriken Dr. Joachim Wiernik & Co. A.G., Berlin-Waidmannslust.

Stannoxyl

besteht aus bleifreiem Zinnoxyd und metallischem Zinn. Kommt in den Handel als graue Pastillen von leicht metallischem, aber nicht unangenehmem Geschmack. Es erhalten Erwachsene pro Tag 4—8 Stück, Kinder 2—4 Stück.

Hersteller: Laboratoire Robert et Carriere, Paris.

Stannosan,

Tabletten, die neben geringen Mengen eines Oxyd metallisches Zinn „in besonders aktiver Form" enthalten sollen. 3mal täglich 2—3 Tabletten, Kinder die Hälfte.

Hersteller: Chemisch-pharmazeutische Werke, Bad Homburg.

Kalium und seine Verbindungen.

Kalium,

ein silberweißes, stark glänzendes Metall, wird gewonnen durch Destillation aus einem Gemisch von Kaliumcarbonat und Kohle, oder durch Einwirkung von Eisen auf Kaliumhydroxyd bei Weißglut, oder durch Elektrolyse von geschmolzenem Kaliumchlorid oder Kaliumhydroxyd. Das blanke Metall oxydiert an der Luft sofort, wird blind und überzieht sich mit einer Schicht von Kaliumoxyd oder Kaliumhydroxyd. Auf Wasser gebracht, zerlegt es dieses sofort unter Bildung von Kaliumhydroxyd in Wasserstoff, der mit violetter Flamme verbrennt. In den Handel gelangt es in Kugeln von etwa 1 cm Durchmesser, die unter reinem Petroleum aufbewahrt werden.

Von Kaliumverbindungen interessieren uns hier nur das *Kaliumkarbonat* und *Kaliumhydroxyd.* Bei manchen Kaliumsalzen, die ein hohes therapeutisches Interesse haben, wie Jodkalium, Bromkalium usw. hat das Kaliumion als solches keine pharmakologische Bedeutung, sondern nur dem *anderen* Ion der betreffenden Verbindung kommt diese zu. Ebenso hat auch beim Kaliumcarbonat und beim Kaliumhydroxyd, das Kaliumion keinen Anteil an der Wirkung, sondern diese hängt von bei Lösung und Dissoziation auftretenden Hydroxylionen ab. Daß die Kaliumionen nichts mit der Wirkung zu tun haben, kann man daraus ersehen, daß diese z. B. auch im Chlorkalium vorhanden sind, das weder alkalisch reagiert noch ätzend wirkt. Nach der Formel $KOH = K + OH$ erfolgt die Dissoziation. Auch die Carbonate liefern Hydroxylionen, wirken aber weniger stark, da die Dissoziation unvollständig ist. Die sauren Carbonate, die *doppelkohlensauren Salze,* werden ebenfalls zu Hydroxyl dissoziiert, aber nur in beschränktem Maße, weshalb ihre Wirkung eine schwache ist.

Kaliumcarbonat, Kalium carbonicum (purum), kohlensaures Kalium, Pottasche, K_2CO_3

wird erhalten durch Erhitzen von Kaliumbicarbonat in blanken eisernen Schalen. Früher wurde die Verbindung ausschließlich aus der Holzasche gewonnen (Pottasche). Rohes Kaliumcarbonat wird jetzt viel hergestellt aus Schlempekohle, die bei der Melasseentzuckerung durch Eindampfen und Erhitzen der letzten Mutterlauge erhalten wird und alle Kaliumsalze der Zuckerrüben enthält, ebenso aus dem Verdampfungs- und Verbrennungsrückstand der Wollwaschwässer, die die Kaliumverbindungen des Wollschweißes und außerdem die zum Reinigen verwendeten Kaliseifen enthalten.

Weißes, körniges aus der Luft begierig Wasser aufnehmendes Pulver. Sehr leicht löslich in Wasser, in Alkohol unlöslich. Die wässerigen Lösungen bläuen Lackmuspapier. Bei Rotglut schmilzt es, bei Weißglut ist es flüchtig.

Wirkung: In stärkeren Konzentrationen wirkt es ätzend, in schwächeren erweicht es die Hornschicht und entfettet die Haut.

Anwendung: Bei *Seborrhoea oleosa* des Gesichtes und der Kopfhaut als Zusatz (Messerspitze) zu dem Waschwasser, zu Hand- und Fußbädern bei *Tylositas* etwa 10,0 auf ein Teilbad. Zur Entfernung von Schuppen und Krusten bei *Psoriasis, Ichthyosis* als Vollbäder mit 100—200 g. Als Zusatz zu Salben, um diesen größere Tiefenwirkung zu verleihen, z. B. zu 5—10% bei Schwefelsalben gegen Scabies. Als Zusatz zu Kopfwässern, zu Kopfwaschpulvern. Bei längerem Gebrauch solcher Präparate bekommt dunkles Haar einen rötlichen Schimmer.

Kaliumhydroxyd, Kalium hydroxydatum (purum), Ätzkali, Kali causticum fusum, KOH,

wird gewonnen durch Kochen einer Lösung von rohem Kaliumcarbonat mit Calciumhydroxyd oder einer Lösung von Kaliumsulfat mit Baryumhydroxyd oder durch Elektrolyse einer Kaliumchloridlösung. Die Rohprodukte werden mit Hilfe von Alkohol einem Reinigungsprozeß unterworfen. Weiße, harte, krystallinische Massen in Stangen- oder Tafelform, an der Luft sehr leicht zerfließlich. Unter Wärmeentwicklung sehr leicht in Wasser löslich (1+1), auch ziemlich leicht in Alkohol löslich. Dermatologisches Interesse hat, abgesehen von der Verwendung des Kaliumhydroxydes in der Wiener Ätzpaste und Ätzpaste nach UNNA (s. S. 362).

Kalilauge, Liquor Kali caustici, Kaliumhydroxydlösung,

eine 15%ige wässerige Lösung von Kaliumhydroxyd, eine klare, farblose, Lackmus bläuende Flüssigkeit.

Wirkung: Bringt die Hornschicht leicht zum Quellen und zerstört sie. Ätzmittel.

Anwendung: 25—50%ig mit Wasser verdünnt oder auch rein zum Pinseln von tylotischen Ekzemen, Hyperkeratosen, Schwielen usw. Auch in alkoholischer Lösung: Kali caustic. 1,0. Alkohol absolut. 6,0.

Natrium und seine Verbindungen.

Natrium

kommt in seinen Verbindungen weit verbreitet in der Natur vor, z. B. als Natriumchlorid (Steinsalz) in großen Lagern. Gelöst kommt Natriumchlorid in den Salzsolen, im Meerwasser und in kleinen Mengen in jedem Quellwasser vor. Mit Kieselsäure verbunden findet sich Natrium oft in Begleitung von Kaliumverbindungen in Form vieler Silikate. Die Strand- und Meerpflanzen enthalten reichliche Mengen von Natriumverbindungen, ebenso die tierischen Gewebssäfte (Natriumchlorid).

Natrium kann in derselben Weise hergestellt werden wie Kalium. Es läßt sich durch Glühen eines Gemenges von Natriumcarbonat und Kohle leichter abscheiden als Kalium aus dem Kaliumcarbonat. Läßt man Magnesiumfeile bei hoher Temperatur auf Natriumhydroxyd oder Soda einwirken, so werden diese unter heftiger Reaktion zu Natrium reduziert. Meistens wird es durch Elektrolyse aus geschmolzenem Ätznatron gewonnen.

Stark glänzendes, silberweißes bei gewöhnlicher Temperatur wachsweiches *Metall,* das bei 97,8° schmilzt. Es oxydiert schnell an der Luft. Wasser zersetzt es mit Heftigkeit, wobei die geschmolzene Natriumkugel schnell auf dem Wasser hin und her fährt, ohne daß der sich bildende Wasserstoff zur Entzündung kommt.

Was *allgemein* über Natriumsalze, Natriumhydroxyd und Natriumcarbonat zu sagen ist, deckt sich mit dem, was in dem Abschnitt *Kalium* über die *analogen* Verbindungen ausgeführt ist.

Natriumbicarbonat, Natrium bicarbonicum, doppeltkohlensaures Natrium, $NaHCO_3$

entsteht beim Einleiten von Kohlensäure in konzentrierte Natriumcarbonatlösung. Bei raschem Einleiten von Kohlensäure fällt das Natriumbicarbonat pulverförmig zu Boden, bei langsamem scheidet es sich in Krystallkrusten an den Gefäßwandungen ab.

Weißes krystallinisches Pulver von leicht salzigem und leicht alkalischem Geschmack. Löslich in Wasser von 15^0 zu 12—13 Teilen, unlöslich in Alkohol. Die unzersetzte Lösung eines reinen Natriumbicarbonats bläut rotes Lackmuspapier schwach, rötet aber Phenolphthaleinlösung nicht. Trockenes Natriumbicarbonat gibt selbst auf 100^0 erwärmt kaum Kohlensäure ab, in feuchtem Zustande verliert es diese schon bei mäßiger Wärme. Es löst sich in Wasser von niedriger Temperatur ohne Zersetzung. Bei kräftigem Schütteln oder beim Erwärmen gibt die Lösung Kohlensäure ab, wobei ein Teil des Natriumbicarbonats in Natriumsesquicarbonat übergeht. Durch Säuren wird es unter Kohlensäureentwicklung zerlegt.

Wirkung: Milde Alkaliwirkung; entfettend, die Hornschicht erweichend.

Anwendung: Als Zusatz zu hartem Wasser, um es weich zu machen; als Zusatz zu Waschwasser, zu Bädern ($^1/_4$—$^1/_2$ kg) um die entfettende Wirkung der Seife zu verstärken, als Zusatz zu Kopfwässern bei Seborrhoea oleosa. Auch reine Lösungen als Kopfwasser.

Haarwasser (POHL-PINKUS).

Rp. Sol. Natr. bicarbonici 3,0/170,0
Glycerin.
Spirit. Lavandul. āā ad 200,0

Alle Haarwässer mit Zusatz von Natrium bicarbonicum geben dem Haar bei längerer Anwendung einen rötlichen Schimmer. Bestandteil von Kopfwaschpulvern.

Natriumcarbonat, Natrium carbonicum, reines kohlensaures Natrium, Soda, $Na_2SO_3 + 10\,H_2O$.

Rohsoda wird hauptsächlich nach drei Verfahren dargestellt, dem LEBLANCschen, dem *Ammoniak-Soda-Verfahren* und auf *elektrolytischem* Wege. Das reine Natriumcarbonat gewinnt man aus den Rohprodukten durch wiederholtes Umkrystallisieren. Rohsoda kommt entweder *krystallisiert* oder *calciniert* in den Handel. Das krystallisierte Produkt bildet große farblose Krystalle mit 10 Mol. Wasser, das calcinierte ist durch Erhitzen zum Teil vom Wasser befreit und stellt ein weißes oder grauweißes Pulver dar.

Reines Natriumcarbonat sind farblose, durchsichtige Krystalle von laugenhaftem Geschmack, die an der Luft leicht verwittern. 1 Teil krystallisiertes Natriumcarbonat löst sich in 1,6 Teilen Wasser unter Temperaturerniedrigung. Die wässerige Lösung bläut Lackmuspapier und wird durch Phenolphthalein gerötet. In Alkohol ist Natriumcarbonat kaum löslich, außerordentlich leicht aber in siedendem Wasser.

Wirkung: Wie Natrium bicarbonicum, nur ist die Wirkung eine sehr viel stärkere.

Anwendung: Als Vollbäder (100 g auf ein Vollbad) oder örtliche Bäder zur *Erweichung* von Schuppen, Krusten und tylotischen Auflagerungen bei Psoriasis, hyperkeratotischen Ekzemen, Ichthyosis, Schwielenbildungen usw. Gewisse Vorsicht bei der Anwendung erforderlich, da durch zu starke Einwirkung Reizzustände entstehen können. Zusatz zu Kopfwässern, Kopfwaschpulvern. Vorsicht! Verfärbung der Haare.

Carbonal,

ein Wundstreupulver aus Natriumbicarbonat, Weinsäure und Zucker. Die schwach antiseptischen und anästhesierenden Eigenschaften der Kohlensäure sollen hier nutzbar gemacht werden.

Hersteller: Dr. V. Klopfer, Dresden-L.

Natriumchlorid, Natrium chloratum, Chlornatrium, Kochsalz, NaCl.

Chemisch reines Kochsalz erhält man, wenn man das in den unreinen Produkten enthaltene Calcium und Magnesium durch Natriumcarbonat in der Hitze ausfällt. Die Lösung wird filtriert, das Filtrat schwach mit Salzsäure angesäuert und so lange eingeengt, bis die Hauptmenge des Natriumchlorids sich abgeschieden hat. Es wird auf einem Filter gesammelt, kurz mit kaltem Wasser gewaschen und getrocknet. Die Mutterlauge wird verworfen. *Weiße würfelförmige Krystalle* oder *weißes krystallinisches Pulver,* von rein salzigem Geschmack. Löslich in 2,9 Teilen Wasser. Nahezu gleich löslich in kaltem und in warmem Wasser. Die wässerige Lösung verändert Lackmuspapier nicht. In wasserfreiem Alkohol ist es unlöslich. Beim Erhitzen zerknistern die Krystalle, indem die in ihnen eingeschlossene Mutterlauge diese sprengt.

Wirkung: Hauptsächlich auf physikalische Eigenschaften der Lösungen beruhend. Konzentrierte Lösungen wirken durch Wasserentziehung ätzend.

Anwendung: In Substanz mit wenig Wasser zu einer Paste verrieben auf kleine Lupusherde gebracht verätzt es diese, eine nicht ganz schmerzlose Behandlung des Lupus nach MARTENSTEIN. 15—20—30%ige Lösungen werden in Krampfadern eingespritzt, um sie zur Verödung zu bringen (KARL LINSER). Auch hier findet eine Ätzwirkung der starken Lösungen auf die Venenintima statt, die mit einem festanhaftenden Thrombus darauf reagiert. Als schwache Lösungen sog. physiologische Kochsalzlösungen (s. u.) das mildeste und reizloseste Mittel zu Umschlägen und feuchten Verbänden.

Varicophtin,

eine 20%ige Kochsalzlösung mit einem haltbaren Zusatz eines bezugscheinfreien Anästhetikums zur Verödung von Krampfadern. Durch das Anaestheticum sollen die bei der Einspritzung von reinen Kochsalzlösungen häufig auftretenden Muskelkrämpfe beseitigt oder wenigstens gemildert werden.

Hersteller: Chemische Fabrik von Heyden A.G., Dresden-Radebeul.

Handelsform: Ampullen zu 10 ccm.

Varimed, jetzt **Varimedyl.**

20%ige Kochsalzlösung mit Zusatz von gesättigtem tertiären Trichlorbutyl-Alkohol als Anaestheticum.

Wirkung und *Anwendung:* Wie oben.

Hersteller: AG. für medizinische Produkte. Berlin N 65.

Handelsform: OP mit 1 und 3 und 5 Ampullen zu 10 ccm.

Seesalz, Sal marinum, Meersalz,

wird in den südlichen Küstenländern durch Verdunstenlassen des Meerwassers gewonnen. Schmutziggraue oder gelblichweiße Krystalle oder grobe Salzmassen, die an der Luft leicht feucht werden. Enthält außer Natriumchlorid die übrigen Salze des Meerwassers, ferner Ton und Sand, zuweilen auch Kupfer und Blei.

Wirkung: Hautreizendes, die Durchblutung der Haut förderndes Mittel.

Anwendung: Als Bäder besonders bei chronischen Hautleiden der Kinder; als unterstützende Behandlung bei lupösen und anderen tuberkulösen Krankheiten. 3—6 kg zu einem Vollbad für Erwachsene, 1—3 kg zu einem solchen für Kinder.

Physiologische Kochsalzlösung, Solutio Natrii chlorati physiologica, Serum factitium.

Soweit arzneilich verwendet, eine 0,9%ige Natriumchloridlösung, der früher noch 0,015% Natriumcarbonat zugesetzt wurde. Dieser Zusatz fällt nach dem D.A.B. 6 fort. Lösungen mit Zusatz von Natriumcarbonat dürfen nicht zur Ausführung der Wassermannschen Reaktion benutzt werden, da sie rote Blutkörperchen hämolysieren.

Wirkung: Bei subcutaner oder intravenöser Zuführung von größeren Mengen kommt die Wirkung wohl auf eine unspezifische Reiztherapie hinaus. *Organismus-Waschung* nach BRUCK, eine intravenöse Einverleibung einer größeren Menge physiologischer Kochsalzlösung nach einem größeren Aderlaß.

Anwendung: Bei *Urticaria* und anderen *stark juckenden* Hautkrankheiten.

Ringersche Lösung,
eine indifferente Calcium enthaltende alkalische Salzlösung, für die es mehrere Vorschriften gibt, die nicht unbeträchtlich voneinander abweichen.

Rp.	Natr. chlor.	7,5	oder Rp.	Natr. chlorat.	9,0
	Calc. chlorat.	0,125		Calc. chlorat.	0,24
	Kal. chlorat.	0,075		Kal. chlorat.	0,42
	Natr. bicarbon.	0,125		Natr. bicarbon.	0,3
	Aq. destill.	1000,0		Aq. destill.	1000,0

Nach D.A.B. 6:	Natr. chlorat.	8,0
	Calc. chlorat.	0 4
	Kal. chlorat..	0,1
	Natr. bicarbonic.	0,1
	Aq. destill.	1000,0

Wirkung: Wie physiologische Kochsalzlösung.

Anwendung: Zu Einspritzungen *unter die Haut,* bei *Urticaria,* anderen chronischen *juckenden* Hautleiden, *Schwangerschaftsdermatosen,* tägl. 100 ccm und mehr bis zu einer Gesamtmenge von 1000—2000 ccm der sterilisierten Lösung.

Normosal (Serumsalz)
ist ein auf Grund der Ionenanalyse des Blutserums zusammengesetztes steriles Salzgemisch zur Herstellung einer dem Blutserum isotonischen, also wirklich physiologischen Lösung. Es enthält unter anderem Kochsalz, Natriumbicarbonat, saures Natriumphosphat, Chlorcalcium.

Wirkung: Wie physiologische Kochsalzlösung. Unter die Haut gespritzt wird es 8—10mal so schnell aufgesaugt wie physiologische Kochsalzlösung.

Anwendung: Das Salz ist in der 100fachen Menge abgekochten und wieder auf Handwärme abgekühlten Wassers durch Umschwenken zu lösen. Die Lösungen dürfen *nicht* gekocht werden und sind möglichst frisch zu verwenden. Zu subcutanen und intravenösen Einspritzungen.

Hersteller: Sächsisches Serumwerk, Dresden A.

Handelsform: Ampullen mit 1, 10, 50, 100 g der Substanz.

Natriumhydroxyd, Natrium hydroxydatum (hydricum), Ätznatron, NaOH und die daraus hergestellte **Natronlauge, Liquor Natri caustici,**
sind dem Kaliumhydroxyd und der Kalilauge analoge Produkte. In der Dermatologie bevorzugt man die Kaliverbindungen, da sie stärker lösend auf Hornschichten einwirken als die Natronverbindungen.

Calcium und seine Verbindungen.

Calciumverbindungen
sind sehr verbreitet in der Natur als Calciumchlorid im Meerwasser und in Mineralwässern, als Calciumfluorid (Flußspat), als Calcium-Magnesiumchlorid (Tachydrit), als Calciumsulfat, Calciumphosphat (Phosphorit), als Calciumcarbonat in Gestalt von Kreide, Kalkstein, Marmor.

Calcium wird durch *Elektrolyse* aus Calciumchlorid gewonnen. Graues, glänzendes Metall von großer Dehnbarkeit. Es schmilzt bei 800° und verbrennt mit leuchtend gelbem Licht. An feuchter Luft läuft das Metall schnell an und überzieht sich mit einer Schicht von Hydroxyd. Wasser wird von Calcium schon bei gewöhnlicher Temperatur zersetzt.

Calcium ist für den allgemeinen Stoffwechsel und damit auch für die Hauttätigkeit *unbedingt erforderlich.* Es ist ein unentbehrlicher Bestandteil der Leukocyten, Drüsen-, Nerven- und Muskelzellen. Die Empfindlichkeit des Nervensystems gegen Giftwirkung wird durch Kalkentziehung gesteigert. Calcium wirkt entzündungshemmend; es *vermindert* die *Entzündungsbereitschaft* der Gewebe. Worauf diese Wirkungen beruhen, steht nicht sicher fest, wahrscheinlich spielt ein Einfluß des Calciums auf die Capillaren eine Rolle, deren Durchlässigkeit es vermindert. Durch Calcium wird die *Gerinnbarkeit* des Blutes *erhöht.* In diesem Sinne werden hauptsächlich *Calciumsalze* verwendet.

Calciumoxyd (Ätzkalk) s. S. 362.

Calciumborat, Calcium boricum (pyroboricum, tetraboricum), $CaB_4O_7 + 6\ H_2O$.
Eine Calciumchloridlösung wird mit einer Boraxlösung vermischt. Beide Lösungen sind vorher auf 30—40° erwärmt. Der sofort entstehende Niederschlag wird gewaschen und getrocknet. *Weißes Pulver* oder *weiße Massen,* geschmacklos, in kaltem Wasser kaum löslich, leichter löslich in Glycerin, besonders beim Erwärmen.

Wirkung: Antisepticum, Adstringens, Desodorans.

Anwendung: Bei nässenden Ekzemen, Verbrennungen, Bromhydrosis als Streupulver oder 10—20%ige Salben.

Calciumcarbonat, Calcium carbonicum, kohlensaures Calcium, $CaCO_3$
kommt in der Natur als Kalk- oder Doppelspat, als Argonit, als Marmor, als Kalkstein usw. vor. Auch der Muschelkalk besteht im wesentlichen aus Calciumcarbonat, desgleichen Korallen, Schneckengehäuse, Krebssteine, Eierschalen und die Kreide. Diese ist eine Anhäufung von Schalen kleinster Seetiere. Ein rohes aus Kreide gewonnenes Calciumcarbonat heißt „Schlemmkreide".

Pulvis cutifricius UNNA. *Schleifpulver* UNNA.

Rp. Marmor. pulv. 20,0
Sapon. medic. pulv. 10,0
Ol. Citronellae
Ol. Lavandulae āā gtts. I.

Gefälltes Calciumcarbonat, Calcium carbonicum praecipitatum.
Aus weißem Marmor und verdünnter Salzsäure stellt man eine Calciumchloridlösung her, befreit diese durch Zusatz von Chlorwasser und Behandeln mit Calciumhydroxyd von Eisen und fügt zu der filtrierten warmen Lösung eine solche von Natriumcarbonat in Wasser bis zur schwach alkalischen Reaktion zu. Man läßt den Niederschlag sich absetzen, hebert die darüberstehende Flüssigkeit ab, wiederholt diesen Vorgang noch einmal und bringt den Niederschlag dann auf ein Filter. Hier wird er solange gewaschen, bis das Waschwasser keine Spur von Chlor mehr zeigt. Dann wird der Niederschlag ausgepreßt und bei gelinder Wärme getrocknet.

Weißes, zartes, geschmackloses, mikrokrystallinisches Pulver, fast unlöslich in Wasser, leichter löslich in kohlensäurehaltigem Wasser unter Bildung von Calciumbicarbonat. In Salzsäure, Salpetersäure und verdünnter Essigsäure löst es sich unter Aufbrausen und Entwicklung von Kohlensäure.

Anwendung: Als mildes Streupulver; zur Pastenherstellung z. B.:

Rp. Calc. carbon.
Zinc. oxyd.
Ol. Lini
Aq. Calcariae āā . . 12,5 (UNNA.)

Es dient auch vielfach als Grundlage für Zahnpasten.

Calciumchlorid, Calcium chloratum, Chlorcalcium, $CaCl_2$.
Man unterscheidet 3 Handelsformen:

1. *Krystallisiertes Calciumchlorid,* Calcium chloratum crystallisatum. Weißer Marmor wird mit Salzsäure übergossen. Nach Aufhören der Gasentwicklung wird auf dem Sandbade erhitzt. Die Lösung wird dann mit Chlorwasser versetzt; nach einigem Stehen wird das überschüssige Chlor durch Erhitzen verjagt, die Lösung mit Kalkmilch versetzt und nach dem Absetzen filtriert. Die so von Eisen, Mangan und Magnesium befreite Lösung wird mit Salzsäure neutralisiert und zur Sirupdicke eingeengt. Die beim Stehen sich ausscheidenden Krystalle werden schnell durch Wälzen auf Filtrierpapier getrocknet und gleich in trockene gut schließende Gefäße gebracht.

Farblose säulenförmige Krystalle oder *farblose Krystallmassen,* immer etwas feucht, an der Luft leicht zerfließlich, Geschmack salzig bitter und scharf. Sehr leicht in Wasser mit neutraler Reaktion löslich, auch in Alkohol. Es enthält etwa 50% Krystallwasser. Beim Erhitzen schmilzt es und gibt bei 200° einen Teil des Krystallwassers ab.

Wirkung: Entzündungshemmend, Durchlässigkeit der Capillaren herabsetzend, sympathikotonisch, juckstillend.

Anwendung: Urticaria, andere anaphylaktische Hautleiden, Hautblutungen, juckende Hautleiden, Arzneiexantheme (z. B. Salvarsan), Pernionen. Innerlich 1—4 g pro Tag.

Rp. Calcii chlorat. cryst. 30,0
Succ. Liquirit. 30,0
Aq. destill. ad. 300,0
3 mal täglich einen Kaffeelöffel.

Es soll niemals mit Saccharum oder Sirup verschrieben werden.

Auch als „MBK“ Compretten zu 0,1 g Calcium chloratum purum crystallisatum Merck, Erwachsene bis 15 Stück pro Tag. Vor dem Schlucken zerkauen. OP zu 50 und 250 Stück.

Intravenös: 10%ige Lösung 5—10 ccm, sehr langsam einspritzen. Die Kranken sind auf das an sich völlig unschädliche Wärmegefühl, das im ganzen Körper während der Einspritzung auftritt, hinzuweisen. Wöchentlich 2—3mal, im ganzen etwa 10 Einspritzungen.

2. *Getrocknetes Calciumchlorid, Calcium chloratum siccum (purissimum, neutrale)* wird durch Erhitzen von chemisch reinen Calciumchlorid auf 200° hergestellt, ein *körniges weißes Pulver*. Es hat etwa den doppelten Gehalt an Calcium wie die krystallisierte Verbindung. Soll bei innerlicher Verabreichung manchmal zu Appetitlosigkeit, Erbrechen und Obstipation führen.

3. *Rohes Calciumchlorid, Calcium chloratum crudum* wird in chemischen Fabriken als Nebenprodukt gewonnen. Weiße oft schmutzige Krystallmassen.

Anwendung: Zu Bädern etwa 200 g auf ein Bad.

Arnotan (nach Allard)

ist eine *Chlorcalciumgummilösung* mit 5% Chlorcalcium.

Wirkung: Wie Calcium chloratum.

Anwendung: Intravenös.

Hersteller: P. Beiersdorff & Co., Hamburg 30.

Calciril,

eine Zusammenstellung von Calciumchlorid mit fruchtsaurem (diglykolsaurem) Natrium, neben Bindemitteln und Geschmackskorrigentien. Neutrales weißes, leicht in Wasser lösliches Pulver.

Wirkung: Wie Calciumchlorid, es soll aber besser vertragen werden wie dieses.

Anwendung: Als Tabletten zu 1 g mit je 0,2 g Calciril, entsprechend einem Ca-Gehalt von 0,2 g Calciumchlorid, 3mal tägl. 2—4 Tabletten.

Hersteller: Calcion G. m. b. H., Berlin W 30.

Kalzine, Chlorcalciumgelatine

enthält 5% Calciumchlorid und 10% sterilisierte Gelatine.

Wirkung: Wie Calcium chloratum.

Anwendung: Zur Einspritzung in den Muskel. Durch die Gelatine wird die lokale Reizwirkung des Chlorcalciums abgeschwächt. Bei hämorrhagischer Diathese.

Hersteller: E. Merck, Darmstadt.

Mugotan,

10%ige Lösung von Calciumchlorid in 3%iger Lösung von Gummi arabicum.

Wirkung: Wie Calcium chloratum.

Anwendung: Intravenös.

Hersteller: P. Beiersdorff & Co., Hamburg.

Noridal-Suppositorien

enthalten pro dosi:

Calc. chlorat. 0,05
Kal. jodat 0,01
Paranephrin. 0,001
Bals. Peruv. 0,1

Wirkung: Das Calciumchlorid soll hier vornehmlich als blutstillendes und die Gerinnung förderndes Mittel wirken.

Anwendung: Bei Hämorrhoiden.

Normalin,
ein Calciumchloridpräparat in dragierten Tabletten, die pro Stück 0,25 g krystallisiertes Calciumchlorid in Agar-Agar enthalten.

Wirkung: Wie Calcium chloratum.

Anwendung: 3mal tägl. 2—3 Tabletten nach den Mahlzeiten.

Hersteller: Chemische Fabrik Helfenberg A.G., Helfenberg b. Dresden.

Afenil, Calciumchlorid-Carbamid, Calciumchloridharnstoff, $CaCl_2 + 4\,CO(NH_2)_2$
wird dargestellt durch Zusammenbringen von Harnstoff und Calciumchlorid in alkoholischer Lösung. Weißes, an der Luft beständiges Pulver, in Wasser leicht löslich, in Alkohol unlöslich. 11,42% Calcium, 68,28% Harnstoff.

Wirkung: Wie Calcium chloratum.

Anwendung: Intravenös, 10%ige Lösung, 10 ccm jeden 2. bis 3. Tag. Auch hier tritt das Wärmegefühl bei den Einspritzungen auf.

Es kann auch gegebenenfalls intramuskulär 5—10 ccm eingespritzt werden, wobei allerdings mäßige Schmerzen auftreten. *Nicht* verwendet soll *Afenil* werden bei *Herzkranken, Arteriosklerotikern* und *Zuckerkranken.*

Hersteller: Knoll A.G., Ludwigshafen.

Handelsform: OP mit 1 und 5 Ampullen zu 10 ccm.

Calciglycin, eine Verbindung von Calciumchlorid und Aminoessigsäure (Glykokoll), $2\,CH_2NH_2COOH + CaCl_2 + 4\,H_2O$.
Es entsteht durch Zusammenbringen von Aminoessigsäure mit Calciumchlorid. Weißes krystallinisches Pulver, luftbeständig, fast geschmacklos, sehr leicht löslich in Wasser, schwerer löslich in verdünntem Alkohol.

Wirkung: Wie Calcium chloratum.

Anwendung: In Tabletten zu 0,25 g = 0,2 g $CaCl_2 + 6\,H_2O$. Davon 3mal tägl. 3 Tabletten, für Kinder 1—2 Tabletten 3mal tägl.

Hersteller: Chemische Fabrik Arthur Jaffé, Berlin O 27.

Calciumlactat, Calcium lacticum, milchsaures Calcium, $[CH_3CH(OH)COO]_2Ca + 5\,H_2O$
wird bei der Darstellung der Milchsäure als Zwischenprodukt gewonnen. Weißes krystallinisches Pulver, Geschmack wenig hervortretend, langsam löslich in 20 Teilen kaltem Wasser, leicht löslich in siedendem Wasser, wenig löslich in kaltem Alkohol. Die wässerige Lösung reagiert neutral.

Wirkung: Wie Calcium chloratum, schmeckt aber angenehmer wie dieses.

Anwendung: Innerlich 0,5—2,0 mehrmals tägl. in Lösung oder Calc. lact., Calc. phosphor. āā 25,0, mehrmals tägl. 1 Messerspitze bis einen Teelöffel in Wasser, Suppe usw. Auch in Form der mit Zucker überzogenen Comprettae c. Calcio lactico („MBK“) zu 0,5 g, tägl. 5—6 Kompretten für Erwachsene. Unzerkaut herunterschlucken. (OP zu 50 und 250 Stück.)

Kalzan,
ein aus milchsaurem Calcium und milchsaurem Natrium bestehendes Doppelsalz.

Wirkung: Wie Calcium chloratum.

Anwendung: In Tabletten mit 0,5 g Calcium-Natriumlactat, 3mal tägl. 3 bis 5 Tabletten.

Hersteller: Joh. A. Wülfing, Berlin SW 48.

Oscalsan,
Doppelsalz aus Calciumchlorid, Calciumlactat und Calciumbilactat. Saures milchsaures Salz, das im Magen sofort freie Milchsäure abspaltet, wodurch die Kalksalze leichter resorbiert werden.

Wirkung und *Anwendung:* Wie die anderen Kalksalze.

Hersteller: Dr. Colman, G. m. b. H., Berlin W. 15.

Handelsform: Wohlschmeckende Drops in OP mit 75 Stück und Pulver in OP mit 100 g.

Calciumoxyd, Calcium oxydatum, Calcaria usta, reiner Ätzkalk, reiner gebrannter Kalk, CaO

wird erhalten durch Glühen von reinstem weißen Kalkstein oder von Marmor bei 900 bis 1000°. Weiße, dichte Massen, die an der Luft allmählich zu einem Pulver zerfallen, das aus Calciumcarbonat und Calciumhydroxyd besteht. Mit Wasser versetzt erhitzt es sich sehr stark und zerfällt zu weißem Calciumhydroxyd, *gelöschter Kalk*. Dieser gibt mit etwa der zehnfachen Menge Wasser versetzt eine milchige weiße Flüssigkeit, die *Kalkmilch*.

Wirkung: Ätzmittel, Desinfektionsmittel.

Anwendung: Zu Ätzpasten.

Causticum viennense (*Viennae*). *Wiener Ätzpaste.*

Rp. Calcariae ustae 50,0
Kali caustici pulv. . . . 60,0

Die beiden Substanzen werden getrennt fein verrieben und dann gemischt. Vor dem Gebrauch wird das Pulver mit etwas Alkohol zu einer Paste verrieben.

Pasta caustica UNNA. *Ätzpaste nach* UNNA.

Rp. Calcariae ustae
Kali caustici fusi
Sapon. kalini.
Aquae āā.

10 Minuten liegen lassen, abwaschen. Schmerzhaft. Bei kleinen Lupusherden, Carcinom, kleinen Tumoren.

Calciumhydroxyd, Calcium oxydatum hydricum, $Ca(OH_2)$.

Herstellung siehe bei Calciumoxyd. Es soll möglichst gleich nach dem Erkalten verbraucht werden. In dicht schließenden Gläsern läßt es sich einige Zeit aufbewahren. Am besten wird es jedesmal frisch hergestellt. Dient zur Herstellung von Kalkwasser.

Kalkwasser, Aqua Calcariae,

eine gesättigte Lösung von Calciumhydroxyd in Wasser mit einem Gehalt von 0,15—0,17% Calciumhydroxyd. Klare farblose Flüssigkeit, die Lackmus stark bläut und sich an der Luft unter Kohlensäureaufnahme durch Ausscheidung von Calciumcarbonat trübt.

Wirkung: Leichtes, reizloses Adstringens. Auf Wundflächen und nässenden Hautstellen wird aus dem Kalkwasser durch die kohlensauren Salze der Sekrete fein verteiltes Calciumcarbonat ausgefällt, und alle kleinen Fettröpfchen werden in unlösliche Kalkseifen verwandelt. Es entsteht so ein feiner Niederschlag, der eine schützende Decke bildet.

Anwendung: Unverdünnt zu Umschlägen; auch zu Kühlpasten.

Rp. Aq. Calcar.
Ol. Lini āā 20,0
Zinc. oxydat. Cretae alb. āā . 30,0

Kalkliniment, Linimentum Calcis, Linimentum contra Combustiones, Brandliniment.

Eine Emulsion, die durch kräftiges Schütteln von gleichen Teilen Kalkwasser und Leinöl hergestellt wird. Es soll immer frisch hergestellt werden.

Wirkung: Bei Verbrennungen; mildes und schmerzstillendes Adstringens.

Anwendung: Zu Umschlägen und Verbänden.

Calciumbisulfit, Calcium bisulfurosum, $Ca(HSO_3)_2$,

nur in wässeriger Lösung bekannt als

Calciumbisulfitlösung, Solutio Calcii bisulfurosi, Calcium bisulfurosum liquidum.

Marmorkalk wird gelöscht und mit Wasser verdünnt. In die Mischung wird so lange Schwefeldioxyd eingeleitet, bis der Kalk gelöst ist. Man verdünnt die Lösung schnell mit ausgekochtem und unter Luftabschluß erkaltetem Wasser bis zum spezifischen Gewicht von 1,08 und füllt sie schnell in kleine Flaschen mit Glasstopfen, die mit Paraffin gut abgedichtet werden.

Wirkung: Antisepticum.

Anwendung: Verdünnt zu Umschlägen bei Pyodermien usw., als Gurgelwasser.

Calciumbisulfitsalbe Unna. *Unguentum Calcii bisulfurosi* Unna.

Rp. Solut. Calcii bisulfurosi (spez. Gew. 1,06—1,10) . . . 40,0
Unguent. cerei 10,0
Adipis Lanae 20,0

Calciumthiosulfat, Calcium thiosulfuricum, Calcium hyposulfurosum, Calcium subsulfurosum, unterschwefligsaures Calcium, $CaS_2O_3 + 6\ H_2O$.

Schwefel und mit Wasser gelöschter Ätzkalk werden unter Wasserzusatz in einem Tiegel längere Zeit gekocht und dann filtriert. In das rotgelbe Filtrat wird so lange Schwefeldioxyd eingeleitet bis die Flüssigkeit farblos ist, die dann bei 60° eingeengt und zur Krystallisation gebracht wird. Große farblose prismatische Krystalle, leicht löslich in Wasser. Beim Erhitzen der Lösung über 60° zerfällt es in Schwefel und Calciumsulfit.

Wirkung: Desinfektionsmittel.

Anwendung: 20—40%ige Salbe mit Lanolin und Vaselin hergestellt, bei Psoriasis, chronischem Ekzem, Pityriasis versicolor. Zur Herstellung der Salben wird eine Solutio Calcii subsulfurosi, die 5% freie schweflige Säure enthält, verwendet. Beim Gebrauch Vorsicht, da leicht Reizungen in Gestalt von Pustelbildungen entstehen.

Tricalcol

ist ein kolloides Tricalciumphosphat mit Casein als Schutzkolloid. 20% Calciumphosphat, 80% Casein. Weißes, geschmackloses in Wasser unlösliches Pulver. Es wird löslich nach Zusatz von geringen Mengen Natriumcarbonat oder Natriumbicarbonat.

Wirkung und *Anwendung:* Als Calciumpräparat 3mal tägl. 2 g für Erwachsene, 1 g für Kinder in Wasser oder Milch.

Mineralogen,

eine Mischung von anorganischen Calcium- und Magnesiumsalzen nach Gerson. Zur Unterstützung von Diätbehandlung der Hauttuberkulose (Lupus vulgaris usw.) nach Sauerbruch-Herrmannsdorfer-Gerson.

Anwendung: 3mal tägl. nach dem Essen 1 gehäuften Teelöffel in Wasser aufschwemmen und mit Holzlöffel gut verrühren.

Hersteller: Pharma, M. Loebinger & Co., Berlin-Charlottenburg, Wilmersdorferstraße.

Hecalcin,

ein Calciumpräparat zur Einspritzung in die Vene, mit etwa 15% Calcium, das teils als Ion abgespalten wird, teils an einen großen organischen Komplex gebunden ist, welcher die Lösung hypertonisch macht.

Hersteller: Chemische Fabrik Helfenberg, Helfenberg i. Sa.

Calcium-Sandoz,

eine Verbindung von Calcium und Gluconsäure, die innerlich, intravenös und *auch intramuskulär* gegeben wird.

Anwendung: In die Vene oder in den Muskel alle 2—3 Tage Erwachsenen 10 ccm, Kindern 2—5 ccm. Pulver: Erwachsene 2—3 mal tägl. 1 gehäuften Kaffeelöffel, Kindern die Hälfte. Tabletten: 1 Tablette zu 3 g enthält 50% Calciumgluconat. Erwachsene 3 mal tägl. 2 Tabletten. Kinder 1/3—1 Tablette 3 mal tägl. Zur Erzielung prompterer Wirkung wird kombinierte Anwendung innerlich und intravenös oder intramuskulär empfohlen.

Hersteller: Sandoz, A. G.. Nürnberg.

Handelsform: OP mit 1, 5 und 20 Ampullen zu 10 ccm, mit 2 und 10 Ampullen zu 5 ccm. Pulver OP mit 50, 100 und 500 g. Tabletten OP mit 50 und 150 Stück.

Strontium.

Strontium

findet sich in der Natur als Sulfat (Cölestin) und als Carbonat (Strontianit). Das Metall wird durch Elektrolyse aus geschmolzenem Strontiumchlorid gewonnen. Dehnbares, hellsilberglänzendes Metall, an der Luft gelb anlaufend, weicher als Calcium, aber sonst ihm ähnlich.

Es übt auf die sensiblen und auf die motorischen Nerven eine hemmende Wirkung aus und hat daher entzündungswidrige und schmerzstillende Eigenschaften. Bei Fütterung mit kalkarmer Nahrung, der man Strontium zusetzt, kann es sogar in geringer Menge in der Knochensubstanz an Stelle des Calciums abgelagert werden. Es verhält sich biologisch ähnlich wie Calcium.

Strontiuran,
eine Verbindung von Harnstoff mit Strontiumchlorid, ein dem Afenil analoges Präparat.

Wirkung: Wie Afenil, soll aber weniger unangenehme Nebenerscheinungen wie dieses (Übelkeit, Hitzegefühl, Brechreiz) hervorrufen.

Anwendung: Als 10%ige Lösung in Ampullen zur intravenösen Injektion, bei Urticaria, juckenden Hautleiden, Arzneiausschlägen. Man gibt jeden dritten Tag 5—10 ccm.

Neostrontiuran,
ist eine zur Einspritzung unter die Haut und in den Muskel bestimmte Lösung mit gleichem Strontiumgehalt.

Hersteller: Dr. R. und O. Weil, Frankfurt a. M.

Neostrontan,
zur innerlichen Verabreichung als bernsteinsaures und milchsaures Strontium; zur intravenösen Einspritzung als Chlor-Bromverbindung in 10 und 20%igen wässerigen Lösungen. Ampullen zu 5 ccm.

Hersteller: E. Tosse, Hamburg.

Strontisal,
Strontiumsalicylat in Tabletten zu 0,5 g zum inneren Gebrauch oder Ampullen mit 10 ccm Lösung (1 : 20) zur intravenösen Einspritzung.

Hersteller: Chemische Werke Marienfelde A.G.

Eine weitere Strontiumverbindung ist noch *Strontícol,* eine dem Tricalcol analoge kolloide Strontiumphosphatverbindung.

Ekzebrol,
farblose Flüssigkeit, bestehend aus 10% Strontiumbromat in 20%iger Traubenzuckerlösung.

Wirkung und *Anwendung:* In die Blutbahn 10 ccm bei Ekzem, Prurigo, Urticaria, toxischen Erythemen, Lichen ruber planus, frischen Psoriasisfällen. Bei der Einspritzung tritt starkes Wärmegefühl im Körper auf.

Hersteller: E. Tosse, Hamburg.

Handelsform: Ampullen zu 10 ccm.

Radium, Mesothorium, Thorium X.

Das von Frau Curie 1898 entdeckte radioaktive Element *Radium* findet sich zusammen mit Baryum in Uranerzen, besonders in dem Uranpecherz von Joachimsthal in Böhmen. In Spuren findet es sich weitverbreitet in Gesteinen, im Meerwasser und vielen Mineralwässern und deren Abscheidungen. Das Radium gehört zu den Metallen der Calciumgruppe.

Radiumsalze werden aus den Rückständen gewonnen, die bei der Verarbeitung des Uranpecherzes auf Uranverbindungen verbleiben. Das Radium wird aus den Rückständen zunächst mit dem Baryum zusammen als Sulfat abgeschieden. Die Sulfate werden in Bromide übergeführt und diese durch sehr oft wiederholtes Umkrystallisieren, bis zu 100mal (!), getrennt. Aus 10 000 kg der Rückstände, die etwa 150 000 kg des ursprünglichen Erzes entsprechen, kann man etwa 2—3 g reines Radiumbromid erhalten.

Radiumbromid, Radium bromatum, $RaBr_2 + 2\,H_2O$. Farblose Krystalle, die im Dunkeln leuchten und sich bei der Aufbewahrung allmählich gelblich braun färben. Es ist in Wasser etwas weniger löslich als Baryumbromid. Die Flamme wird durch Radiumbromid rot gefärbt. Das Radiumbromid sendet wie das Metall selbst und alle seine Verbindungen fortwährend Strahlen aus, die ein geladenes Elektroskop bei der Annäherung entladen, da durch die Radiumstrahlen die Luft ionisiert und leitend wird. Aus dem ionisierten Sauerstoff bildet sich dabei *Ozon.* Wasser wird durch Bariumsalze in Wasserstoff und Sauerstoff zerlegt, wobei noch eine geringe Menge von Wasserstoffsuperoxyd entsteht. Nicht radioaktive Stoffe werden in der Nähe von Radium vorübergehend radioaktiv.

Manche Mineralien zeigen bei der Einwirkung von Radiumstrahlen ein Aufleuchten. So kann man z. B. Diamanten auf diese Weise von Nachahmungen unterscheiden. Manche Salze werden durch Radiumstrahlen gefärbt, so wird Natriumchlorid braun, manganhaltiges Glas wird allmählich violett gefärbt. Phosphorescenzfähiges Zinksulfid wird durch Radiumstrahlen zu lebhaftem grünlichgelbem Leuchten erregt.

Die Radiumstrahlen durchdringen lichtdichte Stoffe selbst Metalle und wirken durch diese hindurch auf photographische Platten ein.

Die Strahlung des Radiums beruht auf einem Zerfall der Radiumatome, der unter Freiwerden einer großen Energiemenge stattfindet. Eine gegebene Menge Radium zerfällt in rund 1750 Jahren zur Hälfte. 1 g Radium entwickelt in einem Jahre rund 1200 Calorien. Radiumverbindungen haben deshalb eine etwas höhere Temperatur als ihre Umgebung. Bei diesem Zerfall entstehen in bestimmter Reihenfolge neue radioaktive Elemente und schließlich inaktives Blei.

Über die physikalischen Eigenschaften, über die biologischen Wirkungen und über die therapeutische Verwendung der Radiumstrahlungen wird an anderer Stelle des Handbuches gesprochen. Es soll nur erwähnt werden, daß man, um das Radium auf menschliche Organe zur Einwirkung zu bringen, es in Kapseln aus Kautschuk oder Metall bringt, die auf einer Seite durch eine dünne Glimmer- oder Celluloidplatte geschlossen sind. In dieser Form entfaltet es eine *direkte* Wirkung auf die Gewebe. Eine zweite Form der Radiumtherapie, die *indirekte* Anwendungsweise, beruht auf der Anwendung der Emanation des Radiums. Man induziert Flüssigkeiten oder feste Körper und verwendet die nunmehr selbst radioaktiv gewordenen Substanzen. Radioaktives Wasser erhält man durch Abdestillieren des Wassers aus einer Radiumsalzlösung. Dieses Wasser wird zu Einspritzungen in Tumoren usw. verwendet.

Trinken von emanationshaltigem Wasser hat sich neben anderen chronischen Krankheiten auch bei Hautkrankheiten als wirksam erwiesen. Solches Wasser wird auch zu Bädern, Kompressen usw. verwendet. Auch die Heilwirkung einer Anzahl von Mineralwässern, wie z. B. die von Gastein, Wildbach, Kreuznach usw. wird zum Teil dem Gehalt an Radiumemanation zugeschrieben.

Es gibt eine unendliche Anzahl Präparate, die die Emanation des Radiums enthalten oder enthalten sollen, in den verschiedensten Formen und zu den verschiedensten Zwecken, auf die aber hier nicht weiter eingegangen werden soll.

Mesothorium ist 1907 von O. Hahn als radioaktives Zerfallprodukt des Thoriums entdeckt worden. Es kommt als Mesothoriumbromid in den Handel und wird gewonnen aus den Rückständen, die bei der Verarbeitung von Monazitsand auf Thoriumsalze verbleiben. 1000 kg Monazitsand mit 5% ThO_2 enthalten 4,5 mg Mesothorium. Das Mesothoriumbromid ist, wie auch andere Mesothoriumverbindungen nicht einheitlich zusammengesetzt. Es enthält stets etwa 25% Radiumbromid, von dem es nicht zu trennen ist. Der Rest besteht aus verschiedenen radioaktiven Elementen der Thoriumreihe: Mesothorium 1, Mesothorium 2 und Radiothorium. Mesothorium 1 sendet nur sehr schwach ionisierend wirkende Strahlen aus und verwandelt sich allmählich in Mesothorium 2. Diese Verwandlung erfolgt zur Hälfte in 5,5 Jahren. Das Mesothorium 2 sendet Strahlen aus unter Bildung von Radiothorium. Mesothorium 2 hat nur eine Halbwertszeit von 6,2 Stunden. Durch die Bildung des Radiothoriums mit der Halbwertszeit von 2 Jahren nimmt die Radioaktivität noch zu, so daß das Mesothoriumbromid nach 3,2 Jahren seine Höchstwirkung zeigt. Die Strahlung des Mesothoriums ist in ihrer Wirkung ähnlich wie des Radiums, aber stärker.

Therapeutische Verwendung wie beim Radium.

Thorium-X-Degea (Deutsche Gasglühlicht-Auer Gesellschaft) ist ein direktes Zerfallprodukt des Radiothors und ein sehr kurzlebiger, radioaktiver Körper. Im Gegensatz zur Radioemanation ist es ein fester Stoff, der leicht Salze bildet und mit Wasser und anderen Lösungsmitteln beständige Lösungen von jeder gewünschten Konzentration gibt. Thorium-X läßt sich auch leicht an andere feste Stoffe binden. Die Menge wägbarer Materie, welche in den Thorium-X-Präparaten zur Anwendung kommt, ist so gering, daß eine Wägung unmöglich ist. Man bewertet sie daher nach der Intensität ihrer radioaktiven Strahlung.

Frisch hergestelltes Thorium-X enthält noch nicht seine sämtlichen Zerfallsprodukte im radioaktiven Gleichgewicht. Dieselben entstehen erst im Laufe der Alterung. Daher kommt es, daß derartige Präparate im Verlauf des ersten Tages durch die Nachbildung der Zerfallsprodukte eine Zunahme ihrer Aktivität zeigen und erst nach zwei Tagen wieder ihre Anfangsaktivität erlangen. Die Halbwertszeit beträgt $3^1/_2$ Tage. Thorium-X hat ähnliche biologische Wirkungen nur in gemilderter Form wie das Radium.

In den Handel kommt Thorium-X in zwei Formen als *Thorium-X-Degeasalbe* und als *Thorium-X-Degea-Alkohol* (Propylalkohol). Die Präparate wurden früher auch als „Doramad“ bezeichnet. Es kann auch in wässeriger Lösung geliefert werden. Die rasch abnehmende Aktivität der Thorium-X-Präparate verlangt daher ihre sofortige Verwendung.

Sie werden dem Verbraucher unmittelbar vom Werk auf dem schnellsten Postwege übersandt. Auf jeder Packung ist das Herstellungsdatum und die zu diesem Zeitpunkt vorhandene Aktivität (eine elektrostatische Einheit = 1 e. s. E. = 1000 Mache-Einheiten [1000 M.E.]) verzeichnet [1]. Wird bei mehr als zweitägiger Laufzeit am Verwendungstage eine bestimmte Aktivität verlangt, so ist dies bei der Bestellung anzugeben, damit eine entsprechende Überdosierung erfolgt. Die normale Konzentration von Thorium-X ist je 1000 e. s. E. in 1 g Salbe oder in 1 ccm Alkohol. Diese Dosierung kann verringert oder auch mehrfach gesteigert werden.

Da eine Schädigung des Gesamtorganismus niemals zu befürchten ist, kann die Behandlung auch mit sehr hohen Dosen erfolgen.

Für eine Hautfläche von Handtellergröße etwa 100 qcm verwendet man 1 g Salbe oder 1 ccm Alkohol. Vor dem Gebrauch wird die zu behandelnde Hautfläche gründlich gesäubert, vorhandene Schuppen werden entfernt. Die Salbe wird mittels Holz- oder Porzellanspatels auf die erkrankten Stellen aufgetragen und sorgfältig eingerieben. Um eine Pigmentierung der gesunden Haut zu vermeiden, ist darauf zu achten, daß nur die erkrankten Partien eingestrichen werden. Entstandene Pigmentierung pflegt nach einiger Zeit wieder zu verschwinden. Durch Abschluß der behandelten Hautpartien mittels BILLROTH-Batists, Gummistoffs usw. wird das Entweichen von gasförmiger Emanation verhindert und dadurch die Wirkung der Salbe verstärkt. Der Verband soll 24—48 Stunden liegen bleiben. Mit Thorium-X-Degea-Alkohol verfährt man in gleicher Weise. Die überstrichenen Stellen kann man ebenso durch einen luftdichten Verband schützen, oder man überstreicht sie auch mit Collodium elasticum oder Mastisol.

Die *Anwendungsgebiete* für Thorium-X-Degea sind Psoriasis, Ekzem, Seborrhoe, Pityriasis, Acne rosacea, Lichen Vidal, Lichen ruber, Lupus erythematodes, Folliculitis barbae, Sklerodermie, Naevus, Röntgenverbrennungen u. a. m.

Hersteller: Deutsche Gasglühlicht-Auer-Gesellschaft m. b. H., Berlin O 17.

Magnesium.

Magnesium

findet sich in der Natur als Carbonat (Magnesit) zusammen mit Calciumcarbonat (Dolomit), ferner als Sulfat, Chlorid und Silikat. Talk, Serpentin, Meerschaum sind unreine Magnesiumsilikate. Reines Magnesium ist ein silberweißes, glänzendes Metall von spez. Gew. 1,75, das sich leicht zu Drähten ausziehen läßt und mit weißem glänzenden Licht verbrennbar ist unter Bildung von Magnesiumoxyd. Das Metall wird neuerdings fast ausschließlich durch Elektrolyse aus geschmolzenem Chlormagnesium oder Carnallit gewonnen.

Arzneilich werden einige unlösliche Magnesiumverbindungen als Puderbestandteile benutzt. Lösliche Salze werden subcutan als Beruhigungsmittel bei juckenden Hautleiden verwendet. Die Magnesiumionen setzen, wenn sie dem Organismus intravenös oder subcutan zugeführt werden, die Erregbarkeit aller Teile des Nervensystems stark herab.

Basisches Magnesiumcarbonat, basisch-kohlensaures Magnesium, Magnesium carbonicum, Magnesium carbonicum leve.

Das leichte basische Magnesiumcarbonat hat keine streng einheitliche Beschaffenheit. Die durchschnittliche Zusammensetzung ist etwa $3\ MgCO_3 + Mg(OH)_2 + 3\ H_2O$ oder $4\ MgCO_3 + Mg(OH)_2 + 4\ H_2O$. Die wechselnde Beschaffenheit beruht auf Verschiedenheit der bei der Herstellung angewendeten Temperaturen und Konzentrationen der Lösungen. Es wird gewonnen durch Umsetzung von Magnesiumsulfat mit Natriumcarbonat. Beide Stoffe läßt man in Lösung unter Erhitzen bis zum Sieden aufeinander einwirken. Der gesammelte Niederschlag wird bis zur Beseitigung der Sulfate gewaschen und bei 70° getrocknet.

Magnesiumcarbonat kommt in den Handel als ziegelförmige, sehr leichte Stücke, die sich durch Reiben durch ein Haarsieb in ein weißes lockeres Pulver verwandeln lassen. In destilliertem Wasser ist es nur sehr wenig löslich, etwa 1 : 2500, in heißem Wasser noch weniger. Die Lösung bläut Lackmus schwach. In kohlensäurehaltigem Wasser ist es leichter löslich unter Bildung von Magnesiumbicarbonat. Beim Glühen verliert es Kohlensäure und Wasser, und es bleibt Magnesiumoxyd zurück.

[1] Als Grundlage für die Messung dient die Eigenschaft der α-Strahlen die Luft elektrisch leitfähig zu machen, zu ionisieren. Als Einheit wurde diejenige Menge Thorium-X gewählt, welche in einem elektrischen Felde einen Sättigungsstrom von einer elektrostatischen Einheit (1 e. s. E.) erzeugt.

Wirkung: Aufsaugend, austrocknend.

Anwendung: Als Puder entweder rein oder mit anderen Puderstoffen zusammen, zur Pastenbereitung.

Kühlpaste mit kohlensaurer Magnesia nach UNNA.

Rp.	Magnes. carbonic.	5,0	Rp.	Magnes. carbonic.	5,0
	Aquae destill.	10,0		Liq. Alumin. acet.	10,0
	Lanolin.	10,0		Euzerin.	10,0

Schweres Magnesiumcarbonat, Magnesium carbonicum ponderosum,
Herstellung ähnlich wie bei dem basischen Magnesiumcarbonat, nur werden die zusammengebrachten Lösungen so lange erhitzt, bis der Niederschlag dicht und pulvrig geworden. Feines, weißes, ziemlich schweres Pulver, das sich chemisch wie das leichte Magnesiumcarbonat verhält.

Wirkung und *Anwendung:* Wie bei dem leichten Magnesiumcarbonat; wird in Deutschland aber kaum angewendet.

Magnesiumhypochlorit, Magnesium hypochlorosum, Magnesia chlorata, Chlormagnesia, $Mg(OCl)_2$
wird erhalten durch Umsetzen von Chlorkalk mit Magnesiumsulfat. Eine mit dem Blutserum isotonische Magnesiumhypochloridlösung für die Wundbehandlung erhält man, indem man 28 g Chlorkalk (25%) mit 18,2 g krystallisiertem Magnesiumsulfat verreibt. Die Mischung wird nach und nach mit 1000 g Wasser versetzt und dann nach Absetzen filtriert. Immer frisch bereiten!

Wirkung: Desinfizienz und Adstringens.

Anwendung: Zur Wundbehandlung wie Chlorkalklösung, zu Mundspülwasser.

Magnesiumoxyd, Magnesium oxydatum, Magnesia usta, Magnesium oxydatum leve, gebrannte Magnesia.
Die zerbröckelten Stücke des Magnesiumsubcarbonats werden in einem Windofen in unglasierten irdenen Gefäßen so lange erhitzt, bis eine entnommene Probe in Wasser aufgeschwemmt mit verdünnter Schwefelsäure versetzt, nicht mehr aufbraust.

Weißes, zartes, sehr lockeres und sehr leichtes Pulver, in Wasser so gut wie unlöslich, in verdünnten Säuren aber sehr leicht löslich. An der Luft zieht es leicht Feuchtigkeit und Kohlensäure an, wobei es zum Teil in basisches Magnesiumcarbonat übergeht. Rührt man es mit 10—12 Teilen Wasser an, so entsteht nach einigen Tagen eine breiige Masse von Magnesiumhydroxyd. Mit Wasser angeschüttelt bläut es Lackmuspapier.

Talk, Talcum, Talkstein, Speckstein,
ein natürliches Magnesiumpolysilikat $Mg_3H_2Si_4O_{12}$. Das Mineral bildet weiße oder grünlich weiße, strahlig- oder blättrig-krystallinische Massen, die sich leicht zerreiben lassen. Feines weißes, sich fettig anfühlendes Pulver. Unlöslich in Wasser und in kalten verdünnten Säuren. Beim Erhitzen mit Salzsäure gehen kleinere Mengen in Lösung. Beim Erhitzen verändert es sich äußerlich nicht, gibt aber Wasser ab.

Wirkung: Hat die Eigenschaft auf die Haut gebracht fest an dieser zu haften. Austrocknende und aufsaugende Wirkung.

Anwendung: Zu Schminken, Pudern, Pasten.

Fettpuder:

Rp.	Zinc. oxydat.	20,0
	Lanolin. anhydric.	5,0
	Talc. ad	100,0

Magnobrol, Magnesium-Brom-Aminoessigsäure, $MgBr_2 + CH_2(NH_2)COOH$
kommt als Lösung (10%ig) zur intramuskulären Einspritzung und als Magnobrol-Pulver zum Einnehmen in den Handel.

Wirkung: Juckstillendes, entzündungswidriges Mittel bei Ekzem, Pruritus, Urticaria, Arzneiexanthem usw.

Anwendung: 3 Tage lang täglich 1 Einspritzung von 10 ccm in den Muskel und gleichzeitig 3mal tägl. 1 Teelöffel voll Pulver in Wasser eingerührt. Kinder $^1/_3$—$^1/_2$ dieser Dosen. Säuglinge 1—2 ccm als Einspritzung und eine kleine Messerspitze Pulver. Das Pulver kann in angegebener Weise längere Zeit genommen werden. Die Einspritzungen können nach einer Pause von 3 Tagen wiederholt werden.

Hersteller: Milkat, G. m. b. H., Hamburg 11.

Handelsform: OP mit 3 Ampullen zu 10 ccm und OP Pulver zu 30 g.

Emede-Wundpulver

enthält in der Hauptsache feine kolloide Magnesiumsilikate. Feines, weißes, sich fettig anfühlendes Pulver.

Hersteller: Max Elb, G. m. b. H., Dresden.

Zink und seine Verbindungen.

Zink

kommt in der Natur in einer Anzahl von Mineralien vor, wie *Galmei* oder *Zinkspat* (Zinkcarbonat), *Zinkblende* (Zinksulfid), *Goslarit* oder *Zinkvitriol, Zinkspinell* oder *Gahnit* usw.

Reines Zink ist ein bläulichweißes, glänzendes Metall von blättrig krystallinischem Bruche. In der Kälte, sowie beim Erhitzen über 200° wird es so spröde, daß man es mit einem Hammer zertrümmern kann. Bei Luftzutritt weiter erhitzt, verbrennt es mit grünem Licht zu Zinkoxyd, das sich in lockeren weißen Flocken niederschlägt (Zinkblüte). Feuchte und kohlensäurehaltige Luft überzieht das Metall mit einer weißgrauen Schicht von Zinkoxyd bzw. basischem Zinkcarbonat. Verdünnte Salz- und Schwefelsäure lösen Zink unter Wasserstoffentwicklung zu Zinkchlorid bzw. Zinksulfat.

Die *Wirkung* der Zinkverbindungen ist in der Hauptsache eine *adstringierende,* unter Umständen auch eine *ätzende.*

Zinkacetat, Zincum aceticum, essigsaures Zink, $(CH_3COO)_2Zn + 2\,H_2O$, weiße, glänzende, sich fettig anfühlende, schwach nach Essigsäure riechende Blättchen, löslich in 3 Teilen kaltem und 1,5 Teilen heißem Wasser, auch in Alkohol löslich. Die wässerige Lösung rötet Lackmuspapier und schmeckt stark metallisch.

Wirkung: Adstringierend, und infolge der Essigsäurekomponente auch *bleichend.*

Anwendung: 1—5%ige Salben bei Sommersprossen.

Lapis calaminaris, Galmei,

das gemahlene Galmeierz, das hauptsächlich aus Zinkcarbonat und Zinksilicat besteht, wird gepulvert als austrocknender Puder benutzt.

Unguentum exsiccans, Galmeisalbe,

eine Salbe, die in der Volksmedizin hauptsächlich zur Behandlung von Unterschenkelgeschwüren und nässenden Ekzemen Verwendung findet:

Rp.	Adipis suilli	100,0
	Cerae flavae	25,0
	Boli rubrae	
	Cerussae	
	Lapidis calaminaris	
	Lithargyri	ãã 15,0
	Camphorae	2,0
	Olei Arachidis	4,0

Zinkchlorid, Zincum chloratum, Chlorzink, $ZnCl_2$

bildet sich beim Übergießen von metallischem Zink mit verdünnter Salzsäure. Weißes, krystallinisches Pulver oder Stäbchen; zieht aus der Luft begierig Feuchtigkeit an und zerfließt zu einer klaren oder durch basisches Zinkchlorid getrübten Flüssigkeit. Leicht löslich in Wasser, Alkohol, Äther. Die wässerige Lösung rötet Lackmuspapier und schmeckt metallisch und ätzend. Verdünnte wässerige Lösungen sind durch basisches Zinkchlorid trübe, auf Zusatz von wenig Salzsäure klären sie sich.

Wirkung: In starken Konzentrationen *ätzend,* in schwächeren *adstringierend.*

Anwendung: Als *Ätzmittel* meist in Form von Stiften, *Zincum chloratum in bacillis,* die entweder aus reinem Zinkchlorid oder aus Gemengen mit Salpeter in verschiedenen Verhältnissen hergestellt sind. Auch in Form von Ätzpasten mit Amylum oder Eibischwurzelpulver gemischt und mit Wasser angerührt, z. B.:

Pasta escharotica Canquoin, Pasta Zinci chlorati,

Chlorzink-Ätzpaste.

Rp. Zinci chlorati	8,0	oder Rp. Zinci chlorati	10,0
Aquae destillatae	1,0	Amyli Tritici	20,0
Zinci oxydati	2,0	Glyzerini	4,0
Farinae Tritici	6,0		

Es wird zunächst das Zinkchlorid in dem Wasser gelöst, mit dieser Lösung werden die festen Bestandteile zu einem Teig angestoßen, daraus Stücke geformt, die bei einer von 50—100° steigenden Wärme getrocknet und über Ätzkalk aufbewahrt werden. Diese Ätzpaste kann auch mit einem geringeren Gehalt an Zinkchlorid hergestellt werden.

Anwendung: Meistens schmerzhaft.

Pasta escharotica composita Canquoin.
Zusammengesetzte Ätzpaste nach Canquoin.

Rp. Liquoris Stibii chlorati
Zinc. chlorati āā 10,0
Farinae Tritici 15,0

Basisches Zinkgallat, Zincum gallicum (subgallicum),
basisch gerbsaures Zink, ein graugrünliches in Wasser unlösliches Pulver.

Wirkung: Adstringens.

Anwendung: Als Streupulver und als Salben bei Ekzemen.

Zinkjodid, Zincum jodatum, Jodzink, ZnJ_2
wird dargestellt durch Erhitzen von Zinkfeile mit Jod. Die Lösung wird bei gelinder Wärme zur Trockne eingedampft. Weiße, körnige, leicht zerfließliche Salzmasse, leicht löslich in Wasser und Alkohol. Die wässerige Lösung rötet Lackmuspapier.

Wirkung: Ätzmittel. Adstringens.

Anwendung: Als Ätzmittel in 20—30%iger Lösung; als 5%ige Salbe bei *Schuppenflechte.*

Zinklactat, Zincum lacticum, milchsaures Zink, $Zn(C_3H_5O_3)_2 + 3\ H_2O$
wird dargestellt, indem man in verdünnte Milchsäure Zinkoxyd unter Erwärmen einbringt, heiß filtriert und die Lösung auskrystallisieren läßt. Weiße, glänzende, nadelförmige Krystalle meistens zu Krusten vereinigt oder ein weißes Pulver von säuerlich zusammenziehendem Geschmack. Löslich in 60 Teilen kaltem und in 6 Teilen heißem Wasser, unlöslich in Alkohol. Die wässerigen Lösungen röten Lackmuspapier.

Wirkung: Adstringens.

Anwendung: Zu Umschlägen.

Zinkoxyd, Zincum oxydatum, ZnO.

Arzneiliche Verwendung finden zwei Präparate, das *Zincum oxydatum,* das *reine* Zinkoxyd, und das *Zincum oxydatum crudum* sive *venale,* das *rohe Zinkoxyd,* das durch andere Metalloxyde verunreinigt ist.

Das Zincum oxydatum crudum wird in den Apotheken nur dann abgegeben, wenn es als solches auf der Verordnung vermerkt ist, sonst wird immer, auch als Streupulver, das reine Präparat verarbeitet. Das Zincum oxydatum crudum führt auch die Bezeichnungen *Zinkweiß, Zinkblumen, Flores Zinci.*

Zinkoxyd ist ein weißes oder gelbliches, zartes, amorphes, in Wasser unlösliches, in verdünnten Säuren lösliches Pulver. Bei Erhitzen wird es gelb, beim Erkalten wieder weiß. Es ist geruch- und geschmacklos, zieht aus der Luft Kohlensäure und Feuchtigkeit an.

Das *rohe* Zinkoxyd wird durch Verbrennen von Zinkdampf an der Luft hergestellt, das reine Präparat durch Erhitzen von scharf getrocknetem, gefälltem, basischem Zinkcarbonat auf 300°.

Wirkung: Zinkoxyd hat die physikalischen Wirkungen des Puders gepaart mit *leicht adstringierenden* Eigenschaften. Es wirkt bei Entzündungen schützend, durch Förderung der Verdunstung kühlend und austrocknend. Obgleich Zinkoxyd auch von einer entzündeten Haut meistens gut vertragen wird, so kann es doch hin und wieder zu leichten Reizungen führen.

Anwendung: Als Streupuder rein oder āā mit Talkum oder Amylum.

Pulvis exsiccans. Pulvis inspersorius Zinci oxydati. (Zinkstreupulver.)

Rp. Zinc. oxyd.
Amyl. Tritic. āā 25,0

Pulvis salicylicus cum Zinco oxydato. (Zinksalicylstreupulver.)

Rp. Acid. salicylici 1,0
Zinc. oxydati 9,0
Amyli Tritic. 20,0
Talci 20,0

Als sogenannte *Trockenpinselungen* oder *Schüttelmixturen*[1]. Dies sind Suspensionen, die auf die Haut gebracht, bald eintrocknen und einen Puderüberzug zurücklassen. Einer solchen einfachen Trockenpinselung können alle möglichen lösliche und unlösliche Arzneimittel beigegeben werden. Es ist nur darauf zu achten, daß das Gewichtsverhältnis zwischen den flüssigen und den festen Substanzen möglichst das gleiche bleibt. Füge ich 10% Schwefel einer Trockenpinselung zu, so sind 10% von dem Zinkoxyd und Talkum abzuziehen. Will ich andererseits eine Trockenpinselung mit 10% Liquor Carbonis detergens hergestellt haben, so sind bei der Verordnung 10% von den flüssigen Bestandteilen abzuziehen.

Trockenpinselungen oder *Schüttelmixturen*

Rp. Zinc. oxydat.
Talc.
Glycerin.
Aq. destillat. āā 25,0

oder leichter auf der Haut trocknend:

Rp. Zinc. oxydat.
Talc. āā 25,0
Glycerin.
Spirit. dilut.
Aq. destillat. āā ad . . . . . . 100,0 (NEISSER.)

Der Spiritus befördert hier die Verdunstung des verwendeten Wassers. Das Glycerin erhält die Haut geschmeidig, da bei längerer Verwendung von Zinkoxyd und Talkum die Haut bald anfängt trocken zu werden.

Lotio Zinci (K. HERXHEIMER).

Rp. Zinkoxyd
Glycerin āā 10,0
Destilliertes Wasser 35,0

zum Aufpinseln. Bei heftigen Entzündungserscheinungen können auch Umschläge damit gemacht werden.

Ausgedehnte *Verwendung* findet Zinkoxyd zur Herstellung von Salben und Pasten, die entzündungswidrig und austrocknend wirken. Als eine sehr milde Verordnungsform gilt das

Zinköl, Oleum Zinci, Zinc. oxydat. Ol. Olivar. āā.

Will man die Beschaffenheit weicher oder härter haben, so verringert oder erhöht man den Gehalt an Zinkoxyd, z. B. Zinc. oxydat. 40,0 oder 60,0 unter entsprechender Anpassung des Ölgehaltes. An Stelle des Olivenöls kann auch das billigere Ol. Arachidis verwendet werden.

Zinkpaste, Pasta Zinci.

Die allgemein gebräuchliche Grundformel lautet: Zinc. oxydat. Talci āā 12,5, Vaselini ad 50,0.

[1] Man findet öfter, daß die Trockenpinselungen als *Linimentum Zinci* bezeichnet werden, was pharmazeutisch unrichtig ist. Linimente entstehen durch das Zusammengießen zweier flüssiger Bestandteile, die an und für sich nicht mischbar sind und bei denen durch Schütteln eine Emulsionsbildung eintritt. Aus Leinöl und Kalkwasser erhalte ich z. B. ein Liniment, das bekannte Brandliniment. Als lateinische Bezeichnung für die Trockenpinselung wäre *Suspensio Zinci* zu wählen.

LASSARsche Paste, Pasta Zinci salicylata, Zinksalicylsäure-Paste
ist eine Zinkpaste mit 2% Salicylsäure: Acid. salicyl. 1,0, Zinc. oxyd. Talc. āā 12,0, Vaselin. ad 50,0.

Zinksalbe, Unguentum Zinci
besteht aus 1 Teil rohem Zinkoxyd und 9 Teilen Benzoeschmalz.

WILSONsche Salbe. Unguentum Zinci benzoatum. Zinkbenzoesalbe.

Rp. Zinc. oxydat. 10,0
Adipis benzoat. 40,0

Zinkleim, Gelatina Zinci oxydati, s. Gelatine S. 429.

Pasta Zinci oxydati (UNNA).
UNNAsche *Zinkpaste.*

Rp. Terrae silic.. 5,0
Zinc. oxydat. 25,0
Olei benzoat. 10,0
Adip. benzoat. 60,0

Pasta Zinci composita (UNNA).
UNNAS *zusammengesetzte Zinkpaste.*

Rp. Pastae Zinci (UNNA)
Pastae Zinci moll. (UNNA) āā 50,0

Pasta Zinci mollis (UNNA).
UNNAS *weiche Zinkpaste.*

Rp. Aquae Calcis
Ol. Lini āā 20,0
Calc. carbon. praecip.
Zinci oxydat. āā 30,0

Pasta Zinci sulfurata.
Schwefelzinkpaste.

Rp. Zinci oxydat. crud.
Sulf. praecip.
Terr. siliceae
Adip. Lanae āā 5,0
Ol. Rapae 10,0
Aq. destillat. 20,0

Pasta Zinci sulfurata (UNNA).
UNNAS *Schwefelzinkpaste.*

Rp. Terrae siliceae. 4,0
Zinc. oxydat. 14,0
Sulf. praecip. 10,0
Ol. benzoat. 12,0
Adip. benzoat. 60,0

Pasta Zinci sulfurat. comp. (UNNA).
UNNAS *zusammengesetzte Zink-Schwefelpaste.*

Rp. Pastae Zinci sulfur.
Pastae Zinci moll. āā . . 50,0

Pasta Zinci sulfurat. rubra (UNNA).
UNNAS *rote Schwefelzinkpaste.*

Rp. Cinnabaris 1,0
Pastae Zinci sulfur. . . . 99,0

Pasta Sulfuris cuticolor (UNNA).
UNNAS *hautfarbene Schwefelpaste.*

Rp. Ichthyol.
Cinnabar. āā 2,5
Glycerin. 10,0
Zinc. oxydat. 20,0
Gelanthcreme (Mielck) . 25,0
Sulf. praecip. 40,0

Pasta Zinci cuticolor (UNNA).
UNNAS *hautfarbene Zinkpaste.*

Rp. Boli rubrae 0,6
Glycerini 3,0
Pastae Zinci (UNNA) . . 97,0
Solut. Eosin. (1:500) gtts. XX

Zink-Kreidepasten nach UNNA.

Rp. 1. Calcii carbonic. 40,0
Zinc. oxydat. 20,0
Mucilag. Gummi arab. . . 20,0
Glycerini 10,0
Aq. Calcis 10,0
Thymoli seu Mentholi . . 1‰
2. Gelanthcreme 40,0
Calcii carbonic. 40,0
Zinc. oxydat. 20,0

Pasta serosa SCHLEICH.
100,0 Zincum serosum Schleich (s. u.) werden mit einer sterilisierten Lösung von 5,0 Gelatine in 45,0 Wasser verrieben, dann werden 20,0 SCHLEICHsche Wachspasta, 20,0 Peptonpasta, eine aus 0,2 g Campher hergestellte Emulsion und 5 Tropfen Lysol hinzugegeben.

Pulvis serosus cum Glutolo,
eine Mischung von frischen Mengen Zincum serosum mit Glutol Schleich (s. S. 419).

Serumpaste SCHLEICH
eine Paste aus 1 Teil Zinkoxyd mit 2 Teilen frischem Rinderblut.

Zincum serosum SCHLEICH
ist eine Mischung von Zinkoxyd mit Rinderserum, die auf Glasplatten getrocknet wird.

Zinksuperoxyd s. S. 300.

Zinkparaphenolsulfonat, p-phenolsulfonsaures Zink, Zincum p-phenolsulfonicum, Zincum sulfocarbolicum, $[C_6H_4(OH)SO_3]_2Zn + 8\ H_2O$.

Es wird dargestellt, indem zunächst eine Mischung von Phenol und konzentrierter Schwefelsäure einige Tage erhitzt, in Wasser gegossen und mit Baryumcarbonat in der Wärme neutralisiert wird. Die Lösung des phenolsulfonsauren Baryums wird abfiltriert. Nach vorheriger Bestimmung des Baryumgehaltes wird die zur Umsetzung nötige Menge Zinksulfat in der Wärme zugesetzt.

Farblose oder schwach rötliche Krystalle, die geruchlos sind oder schwach nach Carbolsäure riechen; an der Luft verwittern sie. Löslich in 2 Teilen Wasser und in 3 Teilen Alkohol. Die Lösungen reagieren schwach sauer.

Wirkung: Adstringierend und schwach antiseptisch.

Anwendung: Zu Umschlägen 1 : 1000,0—500,0.

Zinkphenolat, Zincum phenylicum (phenolicum), $(C_6H_5O)_2Zn$ entsteht durch Einwirkung von Phenol auf Zinkoxyd in berechneten Mengen. Weißes, in Wasser und Alkohol wenig lösliches Pulver.

Wirkung: Adstringens und schwaches Antisepticum.

Anwendung: Als Streupulver bei nässenden Hautleiden.

Zinksalicylat, Zincum salicylicum, salicylsaures Zink, $[C_6H_4(OH)COO]_2Zn + 3\ H_2O$ wird dargestellt durch Erhitzen von Lösungen von Zinksulfat und Natriumsalicylat und Auskrystallisieren. Farblose, glänzende Nadeln von metallisch süßem Geschmack. Löslich in 25 Teilen Wasser, in 4 Teilen Alkohol, in 36 Teilen Äther.

Wirkung: Adstringens und Antisepticum.

Anwendung: Bei Hautkrankheiten als Streupulver, Salben.

Zincum sozojodolicum s. S. 317.

Zinksulfat, Zincum sulfuricum, schwefelsaures Zink, Zinkvitriol, $ZnSO_4 + 7\ H_2O$ wird erhalten durch Behandeln von Zink mit Schwefelsäure. Farblose rhombische Prismen oder kleine Nadeln, die an der Luft oberflächlich verwittern und beim Erwärmen in ihrem Krystallwasser schmelzen. Geschmack scharf metallisch salzig. Löslich in 0,6 Teilen kaltem Wasser.

Wirkung: Antiseptisch, adstringierend, in stärkeren Konzentrationen ätzend.

Anwendung: Zu Umschlägen 1,0 bis 5,0 auf 1000,0.

Zinkpermanganat, Zincum permanganicum, übermangansaures Zink, $Zn(MnO_4)_2 + 6\ H_2O$.

Es wird zu einer Lösung von Zinksulfat so lange Baryumpermanganatlösung zugegeben, als noch eine Fällung von Baryumsulfat entsteht. Die vom Niederschlag getrennte Flüssigkeit wird vorsichtig bis zur Krystallisation eingeengt.

Dunkelrote, fast schwarze an der Luft zerfließende in Wasser leicht lösliche Krystalle. Die Lösungen zersetzen sich leicht an der Luft, in verschlossenen dunklen Gefäßen schwerer. Das Zinkpermanganat zersetzt sich noch leichter als Kaliumpermanganat unter Sauerstoffabgabe; es muß daher jede Berührung mit leicht oxydierbaren Stoffen vermieden werden, da heftige Explosionen entstehen können.

Wirkung: Antiseptisch und adstringierend.

Anwendung: Zu Umschlägen 1 : 2000—1000.

Zinkstearat, Zincum stearinicum, stearinsaures Zink, $(C_{17}H_{55}COO)_2Zn$ wird erhalten durch Umsetzen von Zinksulfat mit stearinsaurem Alkali in wässeriger Lösung.

Wirkung: Soll nach K. HERXHEIMER gut juckstillend bei Strophulus und Pruritus wirken. Bei Brandwunden.

Anwendung als Salbe: Zinc. stearinici 2,5 Vaselin. Lanolin. āā ad 50,0.

Zinktannat, Zincum tannicum, gerbsaures Zink.

Reines Zinkoxyd wird mit einer Tanninlösung und Alkohol gemischt, wobei Zinktannat ausfällt. Feines gelbliches Pulver von wechselnder Zusammensetzung, von kaum adstringierendem Geschmack. Unlöslich in Wasser und Alkohol, löslich in verdünnter Essigsäure und Ammoniakflüssigkeit.

Wirkung: Adstringens.

Quecksilber und seine Verbindungen.

Quecksilber

kommt nur selten gediegen in Form kleinster Tröpfchen in Gestein eingesprengt vor (Jungfern-Quecksilber), häufiger in Verbindung mit Schwefel als Zinnober oder Cinnabarit. Quecksilberhornerz ist eine Chlorverbindung, Coccinit eine Jodverbindung. Mit organischen Stoffen (Idrialin) gemischt bildet Zinnober den Idralit.

Hauptfundorte des Zinnobers sind *Almaden* in Spanien mit seinen schon 2000 Jahre alten Gruben, *Idria* in Krain, einige Gegenden in Steiermark, Kärnten, Ungarn, in Nikitowka in Südrußland, verschiedene Orte in Peru, Kalifornien, Mexiko.

Gewonnen wird das *Quecksilber* aus dem Zinnober durch verschiedene Methoden, die darauf hinauskommen den Schwefel von dem Quecksilber zu trennen und letzteren abzudestillieren.

Die Versendung des Quecksilbers erfolgt in eisernen Flaschen, seltener in Schläuchen oder in Bambusrohr. Das Quecksilber des Handels ist niemals rein und enthält gegen 2% andere Metalle, wie Blei, Kupfer, Zinn, Wismut, Silber. Infolge des Gehaltes an fremden Metallen bildet sich auf der Oberfläche eines solchen Quecksilbers ein graues Häutchen, Amalgam. Die weitere Reinigung des Quecksilbers besteht in Durchgießen durch ein Papierfilter, in dessen Spitze ein ganz feines Loch ist, wodurch es von Staub und anderen Unreinigkeiten befreit wird. Zwecks Beseitigung von fremden Metallen wird das Quecksilber entweder in dünnem Strahl durch eine hohe Schicht Salpetersäure gegossen, oder es wird mit Chromsäure- oder Ferrichloridlösung oder Schwefelsäure geschüttelt.

Flüssiges, stark silberglänzendes *Metall.* Bei — 38,89° wird es fest und bildet dann eine schmiede- und hämmerbare Masse. Bei 357° und 760 mm siedet es. Schon bei mittlerer Lufttemperatur gibt es beträchtliche Mengen von Quecksilberdampf ab. Aufenthalt in Räumen, in denen offene Quecksilbergefäße stehen, oder in denen Quecksilber verschüttet ist, ist daher gesundheitsschädlich.

Bei gewöhnlicher Temperatur wird Quecksilber durch den Sauerstoff der Luft nicht verändert. Wird es aber bis nahe an den Siedepunkt erhitzt, so überzieht es sich mit einer Schicht von rotem Quecksilberoxyd. Schüttelt man Quecksilber anhaltend mit Wasser, Äther, Chloroform, Terpentinöl, so wird es in ein feines graues Pulver (Äthiops per se) verwandelt. In einem solch fein verteiltem Zustande befindet sich das Quecksilber in einer Anzahl von pharmazeutischen Präparaten.

Mit Chlor, Brom, Jod verbindet Quecksilber sich schon bei gewöhnlicher Temperatur. Beim Zusammenreiben mit Schwefel bildet sich schwarzes Schwefelquecksilber, das beim Erwärmen mit Schwefelammonium oder Schwefelalkalien in die rote Modifikation, Zinnober, übergeführt werden kann.

Von Salzsäure und kalter Schwefelsäure wird Quecksilber nicht angegriffen. Salpetersäure löst es unter Entwicklung von Stickstoffoxyd in der Kälte zu Oxydul-, in der Hitze zu Oxydsalzen. Mit einer Anzahl von Metallen vereinigt sich Quecksilber zu homogenen festen oder weichen Mischungen, sogenannte Amalgame, aus denen beim Erhitzen das Quecksilber entweicht.

Quecksilber bildet zwei Reihen von Verbindungen: *Quecksilberoxyd-* oder *Merkuri-* (Hydrargyri-) Verbindungen und *Quecksilberoxydul-* oder *Merkuro-* (Hydrargyro-) Verbindungen.

Das Quecksilber ist ein ausgesprochenes Protoplasmagift und zeigt tierischen Zellen und Mikroorganismen gegenüber eine große Giftigkeit, die durch Quecksilberionen bedingt ist. Daher haben die löslichen und dissoziierbaren Verbindungen nach dieser Richtung hin die stärkste Wirkung, die wohl mit der starken Affinität der Hg-Ionen zu Eiweiß, es entstehen Fällungen, zusammenhängt.

Das Quecksilber ist in erster Linie ein kräftiges *Desinfektionsmittel;* ob gerade in dieser Eigenschaft seine Stellung bei der Syphilisbehandlung beruht, ist noch zweifelhaft. Wahrscheinlich ist sogar, daß die Wirkung hier auf einer Steigerung natürlicher Abwehrkräfte beruht. Weiter findet es Verwendung als Resorbens bei Drüsenschwellungen, infiltrativen Hautveränderungen, Furunkeln, Phlegmonen usw. Lösliche Quecksilbersalze sind in nicht zu schwachen Konzentrationen Ätzmittel, besonders auf den Schleimhäuten. Auf der Körperhaut wirken sie schälend. Daher ihre Verwendung zur Beseitigung von Hyperpigmentationen. Schäl- und Desinfektionswirkung vereinen sich in der Verwendung bei Pilzkrankheiten der Haut. Gewisse schwer lösliche Quecksilberverbindungen werden als Ekzemmittel gebraucht.

Kleinere therapeutische Dosen werden vom Organismus meistens ohne Störungen vertragen. Wirkungen, die beobachtet werden können, sind eine ziemlich inkonstante Vermehrung der Urinmenge, dann eine beim Menschen und beim Tier nachgewiesene Zunahme der Zahl der roten Blutkörperchen und des Körpergewichtes (SCHLESINGER). Diese Erscheinung ist wohl darauf zurückzuführen, daß das giftige Quecksilber in kleinsten Dosen an die Körperzellen gebracht, diese einem allgemeinen biologischen Gesetze folgend stimuliert.

Die Quecksilbervergiftungen teilt man am besten in akute, subakute und chronische ein.

Eine *akute* Quecksilbervergiftung kann eintreten, wenn unlösliche, in den Muskel eingespritzte Präparate plötzlich aufgesaugt werden. Die Wirkungen betreffen hauptsächlich Dickdarm und Nieren. Es treten heftige Leibschmerzen, sehr quälende Tenesmen und häufige Darmentleerungen mit Schleimhautteilen auf. Gleichzeitig vermindert sich die Urinsekretion stark. Im Urin sind Eiweiß, Nierenepithelien, Blutkörperchen. Von allgemeinen Symptomen gesellen sich hinzu, kleiner fadenförmiger Puls, schwache unregelmäßige Atmung, Sinken der Temperatur, schwere Kollapserscheinungen. Der Tod tritt entweder bald ein durch Herzlähmung oder später infolge der Nierenstörungen.

Die *subakute* Vergiftung entsteht, wenn Zuführung und Ausscheidung des Metalles nicht im richtigen Verhältnis steht. Die hauptsächlichsten Erscheinungen sind Entzündungen des Zahnfleisches, der Mundschleimhaut und des Darmes. Die ersten Erscheinungen der Giftwirkung auf die Mundschleimhaut, der beginnenden *Stomatitis mercurialis*, sind unangenehmer Metallgeschmack, übler Geruch aus dem Munde, Schwellung und Rötung der Zahnfleischpyramiden. Die Zähne scheinen dem Gefühle nach zu lang zu sein, lockern sich und sind beim Kauen empfindlich. Unterbricht man jetzt nicht die Quecksilberanwendung, so kommt es zu einem starken Speichelfluß. Das Zahnfleisch, die Zunge, deren Seitenränder tiefe Eindrücke der Zähne zeigen, die ganze Mundschleimhaut, die Tonsillen schwellen an. Beim weiteren Fortschreiten der Erkrankung kann es nun zu schweren Geschwürbildungen am Zahnfleisch, der Zunge, den Tonsillen kommen. Unter Umständen kann es, was aber bei therapeutischen Vergiftungen kaum jemals der Fall sein wird, zu Periostitis Nekrose des Alveolarrandes und Verlust der Zähne kommen (Berufsvergiftungen bei Spiegelarbeitern usw.). Der Tod kann hier durch Behinderung der Ernährung, Entkräftung, Infektion und septische Erscheinungen eintreten. Von seiten des Darmes machen sich Leibschmerzen, Meteorismus, Durchfälle, in schweren Fällen solche blutiger Natur, bemerkbar.

Die *chronische* Form der Quecksilbervergiftung interessiert uns hier nicht so, da sie hauptsächlich in technischen Betrieben vorkommt. Dort treten besonders Erscheinungen von seiten des Zentralnervensystems in den Vordergrund, wie eine eigentümliche psychische Erregbarkeit, Tremor mercuralis, choreaähnliche Zustände, heftige Konvulsionen, Paresen, Sensibilitätsanomalien, Schwindelanfälle, die sich zu epileptiformen Erscheinungen auswachsen können.

Bei einer eingetretenen Quecksilbervergiftung ist die Hauptsaehe das Aussetzen der weiteren Zufuhr. Das Zahnfleisch wird mit Chromsäure, Argentum nitricum usw. geätzt; fleißiges Spülen des Mundes mit üblichen antiseptischen Mitteln. Bei starken Durchfällen bewähren sich größere Gaben von Opium. Außerdem wird das Eingeben von Schwefel und Schwefelbäder empfohlen in der Annahme, daß im Kreislauf befindliches Quecksilber durch Schwefel in unlösliches Quecksilbersulfid übergeführt wird.

In fein verteiltem Zustande und in Dampfform wird das metallische Quecksilber sehr leicht von der Haut, der Lunge, dem Darmkanal, dem subcutanen Gewebe aufgenommen. Lösliche Verbindungen gehen aus dem Darmkanal ziemlich rasch in den Kreislauf über, durchdringen aber nicht die gesunde Haut. Alle Quecksilberverbindungen unterliegen bei ihrer Aufnahme in den Organismus der gleichen chemischen Umsetzung, sie bilden Quecksilbereiweißverbindungen, die in überschüssigem Eiweiß und Chlornatrium löslich sind oder Doppelsalze aus Quecksilbereiweiß und Kochsalz. In solchem Zustande kreißt das Quecksilber und verteilt sich stets in derselben Weise im Körper. In der größten Menge wird es in den Nieren abgelagert, dann in der Leber, in ganz geringen Spuren in allen übrigen Körperteilen.

Kolloides Quecksilber, Hydrargyrum colloidale, Hyrgol.

Eine stark verdünnte Mercuronitratlösung wird in eine ebenfalls stark verdünnte Stannonitratlösung gegossen, wobei eine tiefbraune Lösung entsteht. Aus dieser wird mit einer konzentrierten Lösung von Ammoniumcitrat das kolloide Quecksilber ausgesalzen. Es wird dann vorsichtig mit Ammoniak neutralisiert. Nach Absetzen wird die Flüssigkeit abgehebert und das Präparat nach Absaugen auf Tonplatten getrocknet.

Matte, schwarze poröse Stückchen, nur stellenweise Metallglanz zeigend. Mit Wasser gibt es eine schwarze kolloide Lösung, die neutral und frei von Ätzwirkung ist. Durch

Erhitzen wird die Farbe silbergrau; die gleiche Änderung bewirken Natronlauge sowie einige Säuren. Salpetersäure löst das Präparat auf. Beim trockenen Reiben in einem Porzellanmörser kommt es leicht zur Bildung von Quecksilberkügelchen.

Das kolloide Quecksilber enthält etwa 73—80% Quecksilber, außerdem Zinnsalze, Ammoniumsalze (Nitrate und Citrate). Beim Lösen bleibt übrigens eine kleine Menge ungelösten Rückstandes zurück.

Wirkung und *Anwendung:* Als Resorbens äußerlich bei Drüsenentzündungen, entzündlichen Hautinfiltraten, Furunkel, Phlegmonen usw.

Hersteller: Hyrgol. Chemische Fabrik von Heyden, Dresden-Radebeul.

Unguentum Hydrargyri colloidalis Werler, Mercurcolloidsalbe

Rp. Hydrargyri colloidalis
Aq. destillat. ää 10,0
Adipis suilli. 60,0
Cerae albae 15,0
Ätheris 1,5

Unguentum Hyrgoli,
eine dünne Salbe von schwärzlicher Farbe, die sich leichter als die gewöhnliche graue Salbe in die Haut einreiben läßt. Soll niemals Hautreizungen geben.

Emplastrum Hydrargyri colloidalis,
bei Drüsenschwellungen und Geschwüren.

Quecksilbersalbe, Unguentum Hydrargyri cinereum, graue Salbe.

Die Herstellung einer guten grauen Salbe bringt gewisse technische Schwierigkeiten mit sich. Das Abtöten des Quecksilbers, d. h. das Verteilen des Quecksilbers in für das Auge unsichtbare Kügelchen, ist nicht immer ganz leicht. Früher, als man die Salbe nur mit Adeps herstellte, nahm man zur Erleichterung der Abtötung Terpentin, Terpentinöl, Chloroform, alles Stoffe, die die Haut bei Anwendung der Salbe oft reizten. Seitdem für die Herstellung wasserfreies Wollfett vorgeschrieben, ist die Arbeit erleichtert: 30 Teile Quecksilber werden in kleinen Mengen nach und nach mit einem Gemisch aus 5 Teilen wasserfreiem Wollfett und 1 Teil Olivenöl verrieben. Nach vollendeter Abtötung fügt man nach und nach, ebenfalls zunächst in kleinen Mengen, ein nahezu erkaltetes Gemisch aus 40 Teilen Schweinefett und 24 Teilen Hammeltalg hinzu.

Wirkung: Resorbens, antiparasitäres Mittel.

Anwendung: Bei Drüsenschwellungen entzündlicher Natur; bei Furunkel, Phlegmonen, Lymphgefäßentzündungen, bei Kopf- und Filzläusen; zur Abtötung von Eiern der Oxyuren (Einstreichen des Afters).

Unguentum Hydrargyri cinereum Adipe Lanae paratum,
30 Teile Quecksilber werden mit einem Gemisch aus 5 Teilen Wollfett und 1,5 Teilen Erdnußöl verrieben, und die Verreibung wird mit 55 Teilen Wollfett und 8,5 Teilen Erdnußöl gemischt.

Unguentum Hydrargyri cinereum concentratum, verstärkte Quecksilbersalbe
wird im allgemeinen eine 50%ige graue Salbe bezeichnet.

Unguentum Hydrargyri dilutum, Läusesalbe, Merkurialsalbe, Unguentum contra pediculos, Unguentum neapolitanum.

Als Ungeziefermittel wird eine verdünnte Salbe aus 200 Teilen offizineller Salbe, 150 Teilen Hammeltalg und 250 Teilen Schweinefett verwendet. Bei Aufbewahrung dieser Salbe bildet sich allmählich die Haut reizendes öl- oder fettsaures Quecksilber, besonders wenn aus Sparsamkeitsgründen zur Herstellung ranziges Fett verwendet wird, was entschieden abzulehnen ist.

Unguentum Hydrargyri cinereum cum Resorbino paratum, Resorbinquecksilber.

Diese fabrikmäßig hergestellte Salbe hat einen Gehalt von $33^1/_3$% Hg. Sie wird schneller von der Haut aufgenommen als die offizinelle Salbe, verschwindet in ihr bald und hinterläßt einen trockenen leicht grauen Überzug (Resorbin s. S. 449).

Anwendung: Wie die offizinelle Salbe.

Hersteller: I.G.-Farbenindustrie Leverkusen a. Rh.

Handelsform: In Glasröhren, die nach Gramm eingeteilt sind.

Sapo Hydrargyri (F. M. Germ.), Quecksilberseife.

Rp.	Ungt. Hydrarg. ciner.	60,0
	Sap. kalin.	30,0

Sapo Hydrargyri mollis, weiche Quecksilberseife.

Rp.	Hydrargyri	100,0
	Sebi benzoat.	7,0
	Adipis benzoat.	13,0
	Sapon. kalin.	155,0
	Sapon. domestic. pulv.	25,0

Quecksilberpflaster s. S. 460.

Merkuriacetat, Hydrargyrum aceticum oxydatum, essigsaures Quecksilberoxyd, $(CH_3COO)_2Hg$.

Quecksilberoxyd wird mit verdünnter Essigsäure erwärmt, die durch Glaswolle filtrierte Flüssigkeit wird zur Krystallisation gebracht. Farblose, glänzende, tafelförmige Krystalle, in 4 Teilen Wasser und in Alkohol, Äther löslich. Die wässerigen Lösungen reagieren sauer. An der Luft gibt es Essigsäure ab und nimmt oberflächlich gelbliche Färbung an.

Wirkung: Schälmittel.

Anwendung: Zu Waschungen bei Sommersprossen, 1:300.

Quecksilberchlorid, Hydrargyrum bichloratum (corrosivum), Mercurichlorid, Sublimat, Ätzsublimat, $HgCl_2$.

Darstellung erfolgt im großen durch Sublimation eines Gemisches von Mercurisulfat und Natriumchlorid. Im kleinen erhält man es durch Auflösen von Quecksilberoxyd in verdünnter Salzsäure und Eindampfen der Lösung. Das sublimierte Quecksilberchlorid bildet weiße, durchscheinende, strahlig-krystallinische Stücke, schmilzt beim Erhitzen und verflüchtigt sich. Es löst sich in 16 Teilen Wasser von 15°, 3 Teilen siedendem Wasser, 3 Teilen Alkohol und in etwa 17 Teilen Äther. Die wässerige Lösung rötet blaues Lackmuspapier und wird auf Zusatz von Kochsalz neutral. Diese Erscheinung ist darauf zurückzuführen, daß Quecksilberchlorid und Natriumchlorid komplexe Salze von der Zusammensetzung $NaHgCl_3$ und Na_2HgCl_4 bilden. Diese Salze dissoziieren sich in ihren Lösungen in die Ionen $Na^{\cdot}$, $HgCl_3{}'$ und $Na^{\cdot\cdot}$ und $HgCl_4{}''$. Zwischen den komplexen Salzen und ihren Komponenten besteht ein Gleichgewichtszustand $2\ NaClHgCl_2 \rightleftarrows Na_2HgCl_4$, so daß die mit Natriumchlorid versetzte Quecksilberchloridlösung weniger Quecksilberionen enthält als die reine Quecksilberchloridlösung. Die Desinfektionskraft des Sublimats wird aber durch die Quecksilberionen bedingt, woraus sich die geringere Wirksamkeit der mit Natriumchlorid versetzten Lösungen erklärt.

Die trockene Substanz wird vom Licht nicht zersetzt, wohl aber wässerige Lösungen nach längerem Belichten unter Bildung von Quecksilberchlorür. In gleicher Weise zersetzen organische Stoffe wie Zucker, Gummi, Fette, Harze langsam die Lösungen von Quecksilberchlorid. Die Zersetzung wird durch Licht und Wärme gefördert. Mit Eiweiß gibt Sublimat unlösliche Verbindungen, ebenso mit den meisten Alkaloiden.

Wirkung: Antisyphiliticum, Antisepticum, Ätzmittel, Schälmittel. Wegen seiner starken Affinität zu Eiweißstoffen ist es nicht frei von Reizwirkungen.

Anwendung: Zu Waschungen: 1 : 1000 wässerige Lösung, als Schälmittel bei Sommersprossen, Pigmentationen:

Rp.	Hg. bichlorat.	0,25—1,0
	Glycerin.	5,0
	Spirit. ad	100,0

Zum gleichen Zwecke als Salbe $^1/_4$—$1^0/_0$ig.

Gegen Läuse: Hg. bichlorat. 0,5—1,0, Aceti 300,0; Salbe 0,5—$1^0/_0$ig (auch gegen Filzläuse). Bei Haarwässern Zusatz von 0,1—0,$2^0/_0$. Zu Bädern 2—5 g auf ein Bad in Holzwannen.

Sublimatpastillen, Pastilli Hydrargyri bichlorati, Quecksilberchloridpastillen.

Die Pastillen werden hergestellt aus einem Gemisch von gleichen Teilen Quecksilberchlorid und Natriumchlorid. Das Gemisch löst sich leichter in Wasser infolge der Bildung der Komplexsalze (s. o. bei Quecksilberchlorid). Zur Vermeidung von Vergiftungen werden die Pastillen gefärbt; sie enthalten 0,5 g und 1 g Sublimat.

Angerers Sublimatpastillen bestehen aus je 0,5 g Sublimat und Kochsalz, mit Eosin gefärbt.

Aqua phagedaenica (flava).
Phagedänisches Wasser.

Rp. Hydr. bichlor. pulv. subtss. 1,0
Aq. Calcis. 300,0

Gelatina Hydrargyri bichlorati UNNA.
Sublimatgelatine.

Rp. Gelat. alb. 10,0
Aq. destill. 40,0
Glycerin. 50,0
Hydrarg. bichlor. 0,1

LASSARS *Sublimat-Carbolsalbe.*

Rp. Hydrarg. bichlor. . . 0,05—0,1
Phenol. liquefact. . . 1,0—2,0
Unguent. Zinc. benzoat. ad 50,0

Unguentum Hydrargyri bichlorati UNNA.
Sublimatsalbe nach UNNA.

Rp. Hydrarg. bichlor. . . 0,05—0,5
Aq. destill. q. s.
Olei Olivarum 5,0
Lanolini anhydrici ad . 50,0

Unguentum contra lichen UNNA.
Lichensalbe UNNA.

Rp. Hydrarg. bichlorat. . . . 0,1
Phenol. liquefact. 4,0
Ungt. Zinc. benzoat. ad 100,0

NEISSER-SIEBERTsche Desinfektionssalbe, hauptsächlich zur Syphilisprophylaxe empfohlen, wird auch gegen Filzläuse gebraucht, besteht aus:

Rp. Sublimat 0,3
Natriumchlorid 1,0
Traganth 2,0
Stärke 4,0
Gelatine 0,7
Alkohol 25,0
Glycerin 17,0
Wasser . . . . ad 100,0

Hersteller: Byk-Guldenwerke, Chem. Fabrik. A. G., Berlin.
Handelsform: In Tuben.

Quecksilberjodid, Hydrargyrum bijodatum (rubrum), HgJ_2, Merkurijodid.

Eine Quecksilberchloridlösung wird in eine Kaliumjodidlösung gegossen. Der Niederschlag wird gesammelt, gewaschen und getrocknet. Fein krystallinisches, schweres rotes Pulver, fast unlöslich in Wasser, löslich in etwa 250 Teilen kaltem oder in 40 Teilen siedendem Alkohol und in 60 Teilen Äther. Auch fette Öle lösen kleine Mengen. Sehr leicht löslich ist es in Kaliumjodidlösung unter Bildung von Kaliumquecksilberjodid. Löslich ist es auch in Chloroform, Glycerin, Eisessig, heißer Salpeter- und Salzsäure. Die Lösungen sind farblos.

Quecksilberjodid kann in zwei Spielarten auftreten. Beim Erhitzen auf 150° wird es gelb, schmilzt und sublimiert in gelben Krystallen, die beim Abkühlen und besonders beim Reiben wieder rot werden.

Wirkung: Antisepticum.

Anwendung: Quecksilberjodid wirkt örtlich stark reizend. 0,5—7% als Salbe; mit Hilfe von Kaliumjodid gelöst zu Pinselungen, bei Lupus und geschwürigen Formen der Hauttuberkulose.

Sozojodol-Quecksilber, Hydrargyrum dijodparaphenolsulfonicum, Hydrargyrum sozojodolicum, dijodparaphenolsulfonsaures Quecksilberoxyd, $C_6H_2J_2\langle{}^{O}_{SO_3}\rangle Hg$.

Durch Fällen einer Lösung von Sozojodolnatrium mit Mercurinitrat dargestellt. Orangegelbes sehr feines Pulver, in Wasser und Alkohol fast unlöslich, leicht löslich in Kochsalzlösung. 32% Quecksilber.

Wirkung: Adstringens.
Anwendung: 1%ige Salbe bei Hautkrankheiten namentlich bei Ulcus cruris.
Hersteller: H. Trommsdorff, Aachen.

Makabin,

eine 1%ige Sozojodolquecksilbersalbe (Ulcus cruris).
Hersteller: Wie oben.

Quecksilberoleat, Hydrargyrum oleinicum (25%), ölsaures Quecksilberoxyd.

Gelbes Quecksilberoxyd wird mit Alkohol angerührt und dann Ölsäure hinzugegeben. Die Mischung wird gerührt bis sie dick geworden ist und dann bis auf höchstens 60° erwärmt.

Schwach gelblich weiße, etwas durchscheinende Masse, die deutlich nach Ölsäure riecht, in Alkohol und Äther wenig löslich, leichter in Benzin, vollständig löslich in fetten Ölen. Es enthält 88% Mercurioleat = 25% Quecksilberoxyd, der Rest setzt sich zusammen aus freier Ölsäure und etwas Wasser.

Wirkung: Antiparasitäres und entzündungswidriges Mittel.

Anwendung: An Stelle der grauen Quecksilbersalbe. Da das reine Präparat ziemlich leicht die Haut reizt, so wird es als 10—25%ige Salbe mit Adeps oder Vaseline verdünnt verwendet. Bei Drüsenschwellungen: Hg. oleinic. 10,0, Adeps benzoat. 30,0.

BROOKEsche *Paste* (bei Folliculitis, Sycosis coccogenes):

Rp.	Hg. oleinic. (5%ig)	28,0
	Vaselin. flav.	14,0
	Zinc. oxydat. Amyl. āā	7,0
	Acid. salicyl.	1,5
	Ichthyol.	1,0

Quecksilberoxycyanid, Hydrargyrum oxycyanatum $Hg(CN)_2 \cdot HgO$ erscheint in zwei Formen im Handel, das eigentliche Quecksilberoxycyanid und ein mehr Quecksilbercyanid enthaltendes Salz. Das cyanidhaltige Quecksilberoxycyanid ist das Präparat, das im Handel schlechtweg mit Hydrargyrum oxycyanatum bezeichnet wird. Das eigentliche Quecksilber oxycyanid wird auch als *Hydrargyrum oxycyanatum verum Holdermann* bezeichnet.

Quecksilberoxycyanid kann beim trockenen Verreiben explodieren, daher ist dieses unter allen Umständen zu vermeiden. Auch die Aufbewahrung in Gläsern mit Glasstopfen ist unzweckmäßig, weil zwischen Stopfen und Flaschenhalswand gelangende Teilchen durch Reibung mit dem Stopfen zur Explosion gebracht werden können, die sich dann leicht auf den ganzen Inhalt überträgt. Die Explosionen sind besonders durch die sich dabei bildenden giftigen Gase und Quecksilberdämpfe gefährlich.

Uns interessiert eigentlich nur

Cyanidhaltiges Quecksilberoxycyanid, Hydrargyrum oxycyanatum (cyanidhaltig), ein Gemisch von etwa 33,3% Quecksilberoxycyanid $Hg(CN)_2 \cdot HgO$ und 66,6% Quecksilbercyanid $Hg(CN)_2$. Frisch gefälltes, gut gewaschenes Quecksilberoxyd wird vom anhängenden Wasser möglichst befreit und in eine heiße Quecksilbercyanidlösung gebracht und so lange erhitzt bis das Quecksilberoxyd gelöst ist; die filtrierte Lösung wird zur Trockne eingedampft.

Weißes krystallinisches Pulver. Mikroskopisch besteht die Hauptmenge aus den nadelförmigen Krystallen des Quecksilbercyanids, daneben befinden sich Krystalle von Oxycyanid. Beim Lösen in Wasser bleiben Teile des schwerer löslichen Quecksilberoxycyanids zurück, die sich beim Erwärmen aber auch lösen. Eine Lösung von 1 Teil in 20 Teilen heißem Wasser scheidet auch bei tagelangem Stehen keine Krystalle aus. Die Lösungen fällen kein Eiweiß. Bei Herstellung wässeriger Lösungen darf das Gefäß nicht direkt über der Flamme erhitzt werden, weil die am Boden liegende Substanz durch Überhitzung leicht Quecksilberoxyd bilden kann, das nicht mehr in Lösung geht. Die Lösungen vertragen sich nicht mit Säuren, sauren Salzen und Salzen schwacher Basen, z. B. Alkaloidsalzen.

Wirkung: Antisepticum.

Anwendung: Als Antisepticum zu Umschlägen, zum Waschen der Haut, Lösungen 1 : 5000—1000. Zu diesem Zwecke in Tabletten erhältlich.

Quecksilberoxyd (rotes), Hydrargyrum oxydatum (rubrum), Mercurioxyd, Hydrargyrum oxydatum, HgO.

Quecksilber wird in Salpetersäure unter Erwärmen gelöst, die Lösung zur Trockne verdampft, der Rückstand nochmals innig mit Quecksilber gemischt. Es bildet sich nun Mercuronitrat. Dieses wird im Sandbade so lange erhitzt, bis kein Stickoxyd mehr entweicht. Nach dem Erkalten wird das Quecksilberoxyd mit Wasser, dem etwas Natronlauge zugesetzt ist, leicht erwärmt, um Spuren von unzersetztem Nitrat zu beseitigen, dann wird mit Wasser geschlämmt, gewaschen und unter Lichtabschluß getrocknet.

Gelbrotes, sehr feines krystallinisches Pulver. Beim Erhitzen färbt es sich dunkelviolett und verflüchtigt sich beim stärkeren Erhitzen vollständig unter Zerfall in Quecksilber und Sauerstoff. Den gleichen Zerfall erleidet es auch unter dem Einflusse des Lichtes. In Wasser ist es nur in sehr geringem Maße mit schwach alkalischer Reaktion löslich. Von verdünnter Salz- und Salpetersäure wird es klar gelöst.

Wirkung: Antiseptisches und Ekzemmittel.

Anwendung: In Form von Streupulver bei Geschwüren. Bei Lidrandentzündungen und bei Lidekzemen als Salbe 1—10%ig.

Quecksilberoxydsalbe (rote), Unguentum Hydrargyri rubrum, rote Präcipitatsalbe:

10% Hg. oxydat. rubr. in weißer Vaseline. Die Salbe ist möglichst frisch hergestellt zu verwenden, da sie sich nicht vor Licht und Luft geschützt infolge Reduktion des Quecksilberoxyds an der Oberfläche leicht grau färbt.

Gelbes Quecksilberoxyd, Hydrargyrum oxydatum flavum, gefälltes Quecksilberoxyd, HgO.

Quecksilberchloridlösung von 30° wird allmählich unter Umrühren mit einer verdünnten Natronlauge versetzt. Der Niederschlag wird mit Wasser von 30° gewaschen und bei gleicher Temperatur vor Licht geschützt getrocknet. Gelbes amorphes Pulver, das sich beim Erhitzen unter Bildung von Quecksilber verflüchtigt. In Wasser fast unlöslich, in verdünnter Salz- und Salpetersäure leicht löslich. Es wird durch Licht leichter zersetzt und durch organische Stoffe und andere Reduktionsmittel leichter reduziert als das rote Quecksilberoxyd.

Wirkung: Wie rotes Quecksilberoxyd, wirkt nur wegen seiner feineren Verteilung energischer als jenes Präparat.

Anwendung: Bei Lidekzemen als Salbe 0,1—0,3 : 10,0.

Zur Herstellung von Augensalben verwendet man am besten ein frisch gefälltes — nicht getrocknetes — Quecksilberoxyd, *Hydrargyrum oxydatum flavum pultiforme.*

Gelbe Quecksilberoxydsalbe, Unguentum Hydrargyri oxydati flavi pultiformis, Schweißingers Augensalbe

wird mit frisch gefälltem Quecksilberoxyd bereitet und enthält davon 0,5—5%.

Unguentum Hydrargyri oxydati pultiformis SCHANZ:

Rp. Hydrarg. oxyd. pultiformis . . . 0,1
Aq. destill. 1,0
Adip. Lanae 2,0
Vaselin. alb. 7,9

Unguentum Hydrargyri rubri camphoratum, LASSARsche *Quecksilber-Camphersalbe:*

Rp. Hydrarg. oxydat. rubri
Camphorae tritae āā 2,0
Unguent. rosati 30,0

Unguentum ophtalmicum (F. M. Berol. u. Germ.)

Rp. Hydrargyri oxydati flavi 0,1
Vaselin. alb. ad 10,0

Weißes Quecksilberpräcipitat, Hydrargyrum praecipitatum album, Quecksilberamidchlorid, $HgNH_2Cl$.

In eine Quecksilberchloridlösung wird unter Umrühren 10%ige Ammoniakflüssigkeit eingebracht. Der Niederschlag wird auf einem Filter gesammelt und mit einer bestimmten Menge Wasser gewaschen, da es sonst abweichende Präparate gibt, und bei 30° unter Lichtabschluß getrocknet. Weißes, amorphes Pulver oder leicht zerreibliche Stücke. In Wasser und Alkohol fast unlöslich, in verdünnter Salpetersäure und verdünnter Essigsäure klar löslich. Ziemlich leicht löslich unter Bildung von komplexen Salzen in Ammoniumchlorid- und Ammoniumcarbonatlösungen. Beim Erhitzen verflüchtigt es sich ohne zu schmelzen. Durch Licht wird es unter Bildung von metallischem Quecksilber zersetzt.

Quecksilberpräcipitat mit Jod zusammengebracht gibt *explosive* Verbindungen, besonders wenn noch Alkohol dazu kommt. Daher ist es auf das strengste zu vermeiden Hg. präcipitatum album mit Jod und Alkohol oder mit Jodtinktur zusammenzubringen. Übrigens wirkt Brom in ähnlicher Weise auf diese Quecksilberverbindung ein.

Wirkung: Mittel gegen Ekzem, Impetigo, Psoriasis, Acne; Schälmittel; gegen tierische Parasiten (Läuse).

Anwendung: Als 1—10%ige Salbe, 20%ig bei Hyperpigmentationen.

Quecksilberpräcipitatsalbe, Unguentum Hydrargyri album, weiße Präcipitatsalbe,
10% frisch gefälltes Quecksilberpräcipitat mit Wollfett und weißer Vaselin.

Hebras Sommersprossensalbe:

Rp. Hg. präcipitat. alb.
Bismut. subnitric. āā 5,0
Unguent. Glycerin. 20,0

Bleichende Salbe nach JESSNER.
(Hyperpigmentationen.)

Rp. Hg. praecip. alb. 3,0
Hg. bichlorat. corros. . . 0,1
Bismut. subnitric. 1,0
Vaselin. ad 10,0

Lagosa-Salbe
(gegen Kopfekzeme, Kopfpsoriasis).

Rp. Hg. praecip. alb.
Bals. peruvian. āā . . . 2,0—5,0
Phenol. liquefact. . . . 1,0
Ungt. mollis ad 50,0

Präcipitat-Wismutsalbe NEISSER.

Rp. Hg. praecip. alb.
Bismut. subnitr. āā . . . 5,0
Ungt. lenientis
Ungt. cerei āā ad . . . 50,0

Quecksilbersulfid, Hydrargyrum sulfuratum, Schwefelquecksilber,
kommt in zwei Formen vor: 1. schwarz und amorph, 2. rot und krystallinisch.

Dermatologisch interessiert nur

Rotes Quecksilbersulfid, Hydrargyrum sulfuratum rubrum, Zinnober, Cinnabaris, HgS.

Wird dargestellt durch Sublimation eines innigen Gemisches von Quecksilber und Schwefel. Es kann auch durch Erhitzen von Quecksilber und Schwefel in Kalilauge auf 45° erhalten werden, wobei sich das amorphe schwarze Quecksilbersulfid in die rote Form umwandelt. Lebhaft rotes Pulver, das sich beim Erhitzen an der Luft in mit kaum sichtbarer Flamme verbrennendem Schwefel und in sich verflüchtendes Quecksilber zersetzt. Beim Erhitzen unter Luftabschluß sublimiert es unzersetzt. In Wasser, Alkohol, Salzsäure und Salpetersäure, ebenso in verdünnter Kalilauge unlöslich. Im Licht zersetzt es sich allmählich unter Abscheidung von Schwefel.

Wirkung: Antiparasitär, desinfizierend; bei Pyodermien und anderen infektiösen Leiden, seborrhoischen Ekzemen usw.

Anwendung: Als Salbe 1%ig, meistens zusammen mit Schwefel bei Pyodermien und Dermatomykosen:

Rp. Hg. sulfurat. rubr. 0,2
Sulf. praecip. . . . . 2,0—4,0
Unguent. lenient.
Unguent. cerei āā ad 20,0

Auch als Trockenpinselung:

Rp. Hg. sulfurat. rubr. 1,0
Sulf. praecip. . . . . .10—20,0
Zinc. oxyd.
Talc. āā 15,0
Glycerin. Spirit. 50% āā ad . . . 100,0

Unguentum rubrum sulfuratum LASSAR, LASSARs *rote Salbe:*

Rp. Cinnabaris
Olei Bergamottae āā 1,0
Sulfuris depurati 25,0
Vaselini flavi ad 100,0

Pasta Zinci sulfur. rubra UNNA. *Rote Schwefel-Zinkpaste* (UNNA).

Rp. Hg. sulfur. rubr. 1,0
Past. Zinci sulfurat. . . . 99,0

Pasta Sulfuris cuticolor UNNA. *Hautfarbene Schwefelpaste* (UNNA).

Rp.	Ichthyol	2,5
	Cinnabar	2,5
	Glycerin	15,0
	Zinc. oxydat.	20,0
	Gelanthcreme	25,0
	Sulf. praecip.	35,0

Afridol,

das Natriumsalz der Oxymercuriorthotoluylsäure, $CH_3 \cdot C_6H_3(HgOH)COONa$. Desinfektionsmittel für Seifen s. S. 454.

Asterol,

ein Gemisch von p-phenolsulfonsaurem Quecksilberoxyd $[C_6H_4(OH)SO_3]_2Hg$ und Ammoniumtartrat. Eine Lösung von p-Phenolsulfonsäure wird mit frisch gefälltem Quecksilberoxyd gesättigt, dann wird der Lösung gelöstes Ammoniumtartrat zugesetzt. Die filtrierte Mischung wird zur Trockne eingedampft. Weißes mikrokrystallinisches Pulver mit schwach gelblichem Stich, in warmem Wasser bis zu 2% löslich; höhere Lösungen bis 8% lassen sich mit Zusatz von Borax herstellen. Eiweiß wird nicht gefällt. 14% Quecksilber.

Wirkung: Antisepticum. Eine 5%ige Lösung soll einer 1%igen Sublimatlösung gleichwertig sein.

Anwendung: 0,2—0,4%ige Lösung zu Umschlägen, Waschungen bei Pyodermien, Furunkulose usw.

Hersteller: F. Hoffmann-La Roche & Co., A.G. Berlin.

Modenol,

methylarsinsaures Natrium (Arrhenal) und Mercurisalicylsäure in wässeriger Lösung in Ampullen zu 2 ccm. 0,4% Quecksilber, 0,6% Arsen.

Wirkung: Roborans.

Anwendung: Bei *Tuberkuliden* empfohlen. Tägl. eine Injektion, im ganzen etwa 10—15.

Handelsform: „MBK". Amphiolen zu 2 ccm in OP zu 10 Stück.

Dieses Präparat ist nachgebildet dem französischen

Enesol.

Soll angeblich salicylarsinsaures Quecksilber enthalten. Der Gehalt an Quecksilber ist nur halb so hoch als er angegeben wird. Die Zusammensetzung deckt sich mit obigem Präparat.

Hersteller: Clin & Co., Paris.

Sublamin, $HgSO_4 \cdot 2\,C_2H_8N_2 + 2\,H_2O$,

eine Verbindung von Quecksilbersulfat mit Äthylendiamin; weiße in Wasser sehr leicht lösliche Nadeln, leicht löslich auch in Glycerin, schwer löslich in Alkohol. Die wässerige Lösung fällt kein Eiweiß. 44% Quecksilber.

Wirkung: Antisepticum, ein Ersatz für Sublimat, aber weniger giftig. 1,66 g Sublamin entspricht an Quecksilbergehalt etwa 1 g Sublimat.

Anwendung: Den wässerigen Lösungen darf kein Kochsalz zugesetzt werden. Zur Händedesinfektion, zu Umschlägen Lösung 1 : 1000, zu Scheidenspülungen 1 : 2000, zu Blasenspülungen 1 : 5000.

Sublaminpastillen

enthalten je 1 g Sublamin und sind mit Eosin rot gefärbt.

Hersteller: Schering-Kahlbaum A.G., Berlin.

Handelsform: OP mit 10 und 20 Tabletten zu 1,0.

Blei.

Blei

kommt sehr selten gediegen vor, meist als Schwefelverbindung, Bleiglanz, PbS, in Oberschlesien, im sächsischen Erzgebirge, im Harz, in der Rheinprovinz und in Westfalen, besonders aber in Nordamerika, Mexiko, Brasilien, Queensland. Das Blei wird gewonnen dadurch, daß nacheinander erst bei Luftzutritt, dann bei Luftabschluß Bleiglanz erhitzt wird.

Bläulich graues, auf frischer Schnittfläche stark glänzendes, sehr weiches und dehnbares Metall. An trockener reiner Luft wird Blei nicht verändert, an feuchter kohlensäurehaltiger Luft überzieht es sich mit einer Schicht von Bleioxydul (Pb_2O) bzw. mit einer grauweißen Schicht von basischem Bleicarbonat. Beim Erhitzen unter Luftzutritt geht es in Bleioxyd, Bleiglätte über.

Blei spielt *toxikologisch* eine große Rolle. Es wird vom Darmkanal aus langsam, aber doch leichter als die meisten anderen Schwermetalle aufgesaugt. Auch von Wundflächen erfolgt eine Aufnahme, und wenn die Verbindungen des Bleies in Form eines feinen Staubes eingeatmet werden, können sie auch durch die Lungen eintreten. In den Körper aufgenommenes Blei verbleibt sehr lange in demselben und lagert sich in fast allen Organen ab, am meisten in Leber, Milz, Nieren und Gehirn. Die langsame Ausscheidung erfolgt durch die Nieren, Darmepithel, Galle, Speichel und Milch. In den Darm ausgeschiedene Bleiverbindungen werden dort in unlösliches Schwefelblei übergeführt.

Die örtlichen Wirkungen der Bleiverbindungen bestehen darin, daß sie mit Eiweiß unlösliche, feste Niederschläge bilden und ihre Wirkung nur auf die Oberfläche beschränken, d. h. sie wirken adstringierend. Bei einer normalen Haut verhalten sie sich ziemlich gleichgültig; erst wenn die Oberhaut durch längere Verwendung von Bleiumschlägen, Salben oder Pflastern erweicht ist, kann sich die adstringierende Wirkung bemerkbar machen. Auf Flächen, die vom Epithel entblößt sind, bildet sich ein fester Schorf, dessen Festigkeit noch dadurch erhöht wird, daß die Kohlensäure der Luft und die Alkalien der Gewebe Bleicarbonat ausfällen. Bei Anwendung auf größeren Wundflächen wird im Munde ein süßlicher Geschmack wahrgenommen.

Infolge der sehr langsamen Resorption beobachtet man arzneiliche Vergiftungen selten. Bei Verwendung von Bleisalben z. B. Diachylonsalben in der Nähe des Mundes und an den Händen wird man besonders bei Kindern darauf achten müssen, daß nichts verschluckt werden kann.

Akute Bleivergiftungen kommen selten vor, häufiger chronische, wie wir sie in technischen Betrieben, in denen Blei verarbeitet wird, gar nicht so selten zu sehen bekommen. Die Anzeichen einer chronischen Bleivergiftung sind zunächst unbestimmter Natur, Stuhlverstopfung, verminderte Arbeitskraft, Abmagerung, Anämie, Amenorrhöe, Neigung zu Aborten. Wichtig ist eine in dieser Zeit sich schon vorfindende Blutveränderung. Die roten Blutkörperchen zeigen Körnchen, die basophile Farbstoffe aufnehmen. Sehr frühzeitig tritt auch schon der sog. Bleisaum auf, eine schiefergraue Verfärbung des Zahnfleisches, die durch eine Ablagerung von Schwefelblei im Zahnfleisch entstehen soll. Ein solcher Bleisaum hält sich noch lange, nachdem schon die Zuführung von Blei aufgehört hat. Die Bleivergiftung pflegt sich dann weiter zu einer sehr langwierigen Krankheit zu entwickeln, deren Haupterscheinungen in starken Darmkolikanfällen (Bleikolik), in starken Muskelschmerzen in Nähe der Gelenke der Beine, seltener der Arme (Bleiarthralgie, Arthralgia saturnina), in Lähmungen (Bleilähmungen), Paralysis saturnina, und in Hirnleiden verschiedenster Art, die man als Encephalopathia saturnina zusammenfaßt, bestehen. Das gewöhnlichste Symptom sind hartnäckige Kopfschmerzen, die Vorläufer von Geisteskrankheiten sein können. Nicht selten bilden Krämpfe von epileptiformem Charakter den Abschluß.

Neben den angeführten Hauptsymptomen der Bleivergiftung können noch vorkommen, kurzdauernde Anästhesien mit wechselndem Sitz, vorübergehende Amblyopien, Entzündung und Degeneration des Nervus opticus, Schrumpfniere mit allen ihren Folgen. Auch eine Arthritis urica kann als Spätsymptom einer Bleivergiftung auftreten.

Bei *akuten* Bleivergiftungen wird der Magen entleert, und es werden schleimige Getränke, Milch, Eiweiß und schwefelsaure Salze wie Glaubersalz, Bittersalz gegeben, die unlösliches Bleisulfat bilden. Die *chronische* Vergiftung ist immer ernst, da nach längerem Wohlbefinden von neuem die ernstesten Erscheinungen auftreten können. Man muß versuchen die Ausscheidung des Bleies zu fördern durch Jodkalium, warme Bäder, abführende Mineralwässer. Bei Bleikoliken sind warme Umschläge, warme Bäder und Opium oder Morphium zweckmäßig. Durch Einläufe von Wasser, Öl oder Glycerin muß man versuchen, Darmentleerung herbeizuführen. Innere Abführmittel scheinen den Zustand häufig zu verschlimmern. Auch die anderen Symptome der chronischen Bleivergiftung kann man nur symptomatisch behandeln.

An den Stellen der Anwendung von Bleipräparaten können Verfärbungen der Haut auftreten, besonders wenn die Patienten sich in einer schwefelwasserstoffhaltigen Atmosphäre aufhalten. Es dürfen daher bei Bleianwendung nicht gleichzeitig Schwefelverbindungen als Salben, Puder oder Bäder gebraucht werden. Auch hier besteht die Gefahr der Hautverfärbung durch Bildung von Schwefelblei. Diese Verfärbungen brauchen oft lange Zeit, bis sie wieder verschwinden.

Bleiacetat, Plumbum aceticum, essigsaures Blei (neutrales), Bleizucker, $(CH_3COOH)_2Pb + 3\ H_2O$

wird dargestellt, indem fein zerriebene Bleiglätte unter Erwärmen in verdünnter Essigsäure gelöst und heiß filtriert wird. Beim Abkühlen krystallisiert das Salz aus. Farblose, durchschimmernde, leicht verwitternde Krystalle oder weiße Krystallmassen, die schwach nach Essigsäure riechen und sich allmählich an der Luft mit einer Schicht von Bleisubcarbonat bedecken. Löslich in 2,3 Teilen Wasser von 15°, in 0,5 Teilen Wasser von 100°, auch in 28 Teilen Alkohol. Die wässerige Lösung ist in der Regel etwas opalisierend getrübt (durch Kohlensäuregehalt des Wassers); sie bläut Lackmuspapier. Der Geschmack ist anfangs süß, nachher adstringierend metallisch.

Wirkung und *Anwendung:* Adstringierendes Mittel.

Bleiessig, Liquor Plumbi subacetici, Bleisubacetatlösung.

Eine wässerige Lösung von basischem Bleiacetat, $CH_3COOPbOH$ (etwa 25%ig = 18—19% Pb). Der Bleiessig wird dargestellt, indem man zunächst zerriebenes krystallisiertes Bleiacetat mit 100 Teilen Bleiglätte vermischt, etwas Wasser zugibt und so lange auf dem Wasserbade erhitzt, bis die Mischung weiß geworden ist. Unter weiterem Erhitzen gibt man noch mehr Wasser zu, bis nur noch sehr kleine Mengen eines Bodensatzes zu bemerken sind. Man läßt das Gemisch dann erkalten, in einer verschlossenen Flasche absetzen und filtriert. Er ist eine klare, farblose, zusammenziehend süßlich schmeckende Flüssigkeit, die Lackmuspapier bläut, durch Phenolphthalein aber nicht gerötet wird. Er mischt sich klar mit kohlensäurefreiem destilliertem Wasser, auch mit Alkohol, trübt sich aber unter Abscheidung von basischem Bleicarbonat auf Zusatz von Brunnenwasser oder durch den Zutritt von kohlensäurehaltiger Luft. Ammoniakflüssigkeit (carbonatfrei) gibt in der Kälte keinen Niederschlag; beim Erwärmen wird Bleihydroxyd abgeschieden.

Wirkung und *Anwendung:* Äußerlich als austrocknendes mild adstringierendes Mittel zu Umschlägen, etwa 1 Teelöffel auf 1 Tasse Wasser.

Bleiwasser, Aqua Plumbi

eine 2%ige Mischung von Bleiessig und destilliertem Wasser. Es darf etwas trübe sein und wird am besten vor Gebrauch geschüttelt.

Bleiwasserliniment BOECK.

Rp.		
	Talc.	
	Amyl. āā	50,0
	Glycerin.	20,0
	Aq. Plumbi	100,0

Wirkung und *Anwendung:* Zu Entzündung bekämpfenden Pinselungen.

Goulards Bleiwasser, Aqua Plumbi Goulardi

wird hergestellt durch Mischen von Bleiessig 2 Teile, Alkohol (verdünnt) 8 Teile und Brunnenwasser 90 Teile.

Bleisalbe, Unguentum Plumbi,

1 Teil Bleiessig, 9 Teile weiche Salbe.

Gelatina Plumbi acetici UNNA.

Rp.		
	Gelatinae albae	5,0
	Aq. destill.	65,0
	Glycerin.	20,0
	Plumbi acetici	10,0

Blei-Eucerinsalbe nach UNNA.

Rp.		
	Liquor. Plumbi subacet.	10,0
	Aq. destill.	40,0
	Eucerin. anhydr.	50,0

Unguentum contra decubitum. (Dekubitussalbe.)

Rp.		
	Zinci sulfurici	2,5
	Plumbi acetici	5,0
	Tinct. Myrrhae	1,0
	Vaselin. ad	50,0

Basisches Bleicarbonat, Plumbum subcarbonicum, Cerussa, Bleiweiß.

Zusammensetzung annähernd $2\ PbCO_3 + Pb(OH)_2$; entsteht durch Einwirkung von Essigsäure und Kohlendioxyd auf Blei oder von Kohlendioxyd auf basisches Bleiacetat. Schweres, weißes Pulver oder leicht zerreibliche Stücke. Spez. Gew. 5,5—5,6, löslich in verdünnter Salpetersäure oder verdünnter Essigsäure unter Kohlendioxydentwicklung.

Wirkung und *Anwendung:* Wurde früher vielfach als austrocknendes Mittel unvermischt oder mit Talkum zusammen angewendet. Man stellte auch Pasten mit Leinöl her. Die Verwendung zu kosmetischen Mitteln ist verboten.

Bleiweißpflaster, Emplastrum Cerussae,

ein Gemisch von Bleipflaster mit überschüssigem Bleiweiß. Das Pflaster ist zunächst sehr weich, wird aber bei längerer Aufbewahrung hart und spröde.

Bleiweißsalbe, Unguentum Cerussae
besteht aus 3 Teilen Bleiweiß und 7 Teilen weißer Vaseline.

Campherhaltige Bleiweißsalbe, Unguentum Cerussae camphoratum
besteht aus 1 Teil Campher und 19 Teilen Bleiweißsalbe.

Gelatina Plumbi carbonici UNNA, *Gelatina Cerussae* UNNA.

Rp. Gelatinae albae 5,0
Aq. destill. 65,0
Glycerini 20,0
Plumbi carbonici 10,0

Bleijodid, Plumbum jodatum, PbJ_2.
Eine kochende Lösung von Kaliumjodid wird mit einer kochenden Lösung Bleinitrat unter Umrühren vermischt. Der Niederschlag wird nach dem Erkalten gesammelt, mit kaltem Wasser ausgewaschen und an einem lauwarmen Ort getrocknet. Gelbes, schweres, krystallinisches geschmackloses Pulver, das erhitzt zu einer braunen Flüssigkeit schmilzt unter Entwicklung von Joddämpfen und Hinterlassen von citronengelbem Bleioxyjodid. Löslich in 1300 Teilen kaltem Wasser oder in 200 Teilen kochendem Wasser. Die heiß hergestellte Lösung ist farblos und scheidet beim Erkalten das Bleijodid in glänzenden, goldgelben, sechsseitigen Blättchen ab. Nur wenig löslich in Alkohol und Äther sowie in verdünnter Kaliumjodidlösung, löslich in konzentrierter Kaliumjodidlösung, in Alkalilauge und in Lösungen der Alkaliacetate und von Ammoniumchlorid und Natriumthiosulfat.

Wirkung und *Anwendung:* Resorbens. Als Salben und Pflaster 10—20%ig.

Bleioxyd, Lithargyrum, Bleiglätte, PbO.

Das durch Oxydation von geschmolzenem Blei an der Luft entstehende Bleioxyd wird als Bleiglätte (Lithargyrum) bezeichnet. Ein durch Erhitzen von Bleinitrat oder Bleiweiß erhaltenes Produkt wird als Massikot bezeichnet und findet keine arzneiliche Verwendung. Bleiglätte wird erhalten durch Oxydation vom geschmolzenem Blei an der Luft, bei der Gewinnung von Silber und silberhaltigem Blei. Durch rasches Abkühlen erhält man Bleioxyd von gelber Farbe, Silberglätte, bei langsamem Abkühlen eines von rötlicher Farbe, Goldglätte. Zum arzneilichen Gebrauch wird die Bleiglätte gepulvert.

Gelbes oder rotgelbes Pulver, spez. Gew. 9,2—9,5, in Wasser fast unlöslich, löslich in verdünnter Salpetersäure und verdünnter Essigsäure. Beim Erhitzen wird es dunkelrot, beim Erkalten wieder rötlich gelb. An der Luft zieht es allmählich Kohlensäure an. Die Bleiglätte des Handels enthält immer basisches Bleicarbonat, mitunter bis zu 10%.

Anwendung: Zu Salben, Streupulvern, hauptsächlich aber zur Herstellung von Bleipflaster und Bleipflastersalben (Diachylonsalben), s. S. 459.

Gelatina Lithargyri UNNA.

Rp. Gelatinae albae 5,0
Aq. destill. 65,0
Glycerin. 20,0
Lithargyri 10,0

Pasta Lithargyri UNNA.

Rp. 1. Lithargyri 6,0
2. Aceti 18,0
3. Amyli tritici 5,0
4. Aquae 15,0
5. Glycerin. 20,0

Man löst 1 in 2, dampft zum Brei ein. Diesem setzt man die Anreibung von 3—5 zu und erhitzt aufs neue bis 40 Teile einer Pasta entstanden sind.

Unguentum anteczematicum UNNA.

Rp. 1. Lithargyri 25,0
2. Aceti 75,0
3. Ol. Oliv. 22,0
4. Adipis benzoat. 25,0

Man kocht 1 mit 2 bis zum Gewicht von 50,0 und mischt 3 und 4 darunter.

Rotes Bleioxyd, Minium, Plumbum oxydatum rubrum, Mennige, Pb_3O_4
wird dargestellt durch Oxydation von Bleioxyd unter Erhitzen bei Luftzutritt. Auch durch Erhitzen von Bleiweiß an der Luft erhält man Mennige. Lebhaft rotes, feines Pulver,

spez. Gew. 8,6—9,0, in Wasser unlöslich. Beim Glühen wird die Mennige violett, dann schwarz und beim Erkalten wieder rot. Beim Erhitzen auf über 550° gibt sie Sauerstoff ab und hinterläßt Bleioxyd.

Wirkung und *Anwendung:* Zur Herstellung einiger wenig] gebrauchter Salben und Pflaster.

Stearinsaures Blei, Plumbum stearinicum

wird dargestellt durch Fällen einer Stearinseifenlösung mit Bleiacetatlösung. Feines, fettig anzufühlendes, weißlich gelbes Pulver, in Wasser unlöslich.

Diachylonstreupulver (Pulvis inspersorius diachylatus).

Rp. Acidi borici pulv. 3,0
Plumbi stearinici pulv. 9,0
Amyli 88,0

Bleitannat, Plumbum tannicum, gerbsaures Blei

wird dargestellt, indem Bleiessig unter beständigem Umrühren in eine kalte Lösung von Gerbsäure eingetragen wird. Der Niederschlag wird gewaschen und bei nicht über 30° getrocknet. Feines, gelblich graues, in Wasser unlösliches, geschmackloses Pulver.

Wirkung und *Anwendung:* Äußerlich als Streupulver und in Salben bei brandigen Geschwüren.

Feuchtes Bleitannat, Plumbum tannicum pultiforme, Cataplasma ad decubitum, Unguentum (Linimentum) ad decubitum Autenriethi.

8 Teile mittelfein zerschnittene Eichenrinde werden mit genügenden Mengen Wasser eine halbe Stunde gekocht, so daß 40 Teile wässeriger Auszug erhalten werden. Der filtrierten Abkochung wird nach dem Erkalten (!) unter Umrühren so lange Bleiessig (etwa 4 Teile) zugesetzt, wie ein Niederschlag entsteht. Der abfiltrierte, nicht ausgewaschene, noch feuchte, ungefähr 12 Teile betragende Niederschlag wird in ein Glas gebracht und mit 1 Teil Alkohol vermischt. Ist immer frisch herzustellen.

Gerbsäure-Bleisalbe, Unguentum Plumbi tannici, Unguentum ad decubitum

eine Verreibung von frisch hergestelltem Bleitannat (Acidum tannicum 1 Teil, Liquor Plumbi subacetici 2 Teile, Adeps suillus 17 Teile). Die Gerbsäure wird mit dem Bleiessig zu einem gleichmäßigem Brei verrieben und dieser mit dem Fettkörper gemischt.

Wirkung und *Anwendung: Decubitus, Verbrennungen.*

Thallium.

Thallium

findet sich nur gebunden bis zu 17% im Crookesit, in kleinerer Menge in vielen Schwefel- und Kupferkiesen, in einigen Solen, besonders in der Nauheimer, im Sylvin und Carnallit. Es wird durch Elektrolyse seines Chlorids als weißes, sehr weiches Metall erhalten, an feuchter Luft oxydierend, bei 290° schmelzend, gegen 1600° verdampfend. Spez. Gew. 11,8. Thalliumverbindungen färben nichtleuchtende Flammen schön grün und das Spektrum dieser Flammen besteht aus einer einzigen grünen Linie. Der Name Thallium stammt aus dem Griechischen, *θάλλος* = grüner Zweig.

Thallium tritt ein- und dreiwertig auf. Seinem Verhalten nach gehört es einerseits zu den Akalimetallen, da es einwertig ein lösliches Hydroxyd, Sulfat, Carbonat und Silicat bildet und in den Alaunen das Alkalimetall ersetzen kann. Andererseits schließt es sich durch sein schwer lösliches Chlorür und Jodür, sein unlösliches Sulfit und seine physikalischen Eigenschaften dem Blei an.

Arzneiliche Verwendung findet nur das

Thalliumacetat, Thallium aceticum, genannt **Thallium-Depilatorium Kahlbaum, $C_2H_3O_2Tl$.**

Bei der innerlichen Verabreichung erfolgt nach einigen Tagen ein Ausfallen des Haarkleides (Buschke). Es wird hauptsächlich bei Kindern, die an Pilzerkrankungen der Kopfhaut leiden, gegeben, wenn man die in diesen Fällen notwendige Enthaarung nicht durch Röntgenbestrahlungen vornehmen kann. Die spezifischen Wirkungen des Thalliums beruhen im wesentlichen auf Beeinflussung des vegetativ-endokrinen Systems.

Das *Thalliumacetat* ist *nicht* ganz *ungiftig,* daher ist seine Verwendung nur mit gewissen Vorsichtsmaßregeln durchzuführen. Das Thallium-Depilatorium soll nur bei Kindern bis zur Pubertät verwendet werden. Es ist am besten in Zuckerwasser gelöst auf leeren Magen zu geben. Die Dosierung muß außerordentlich sorgfältig vorgenommen werden, da Überdosierung Vergiftungserscheinungen, Unterdosierung unvollständige Enthaarung zur Folge hat. Man gibt pro Kilogramm Körpergewicht, nackt gewogen, 8 mg, bei Säuglingen 5—6 mg. Zu diesem Zweck stellt man sich die gewünschte Milligrammenge aus den Tabletten zusammen, die mit 100, 10 und 1 mg hergestellt werden. Am 7. bis 9. Tage beginnt die Epilation und ist am 16. bis 20. Tage beendet. Sobald der Haarausfall beginnt, kann man durch Ausziehen der Haare den Vorgang beschleunigen. Das Wiederwachsen des Haarkleides beginnt etwa 4 Wochen nach dem Ausfall. Eine Wiederholung der Thalliumbehandlung innerhalb eines Vierteljahres ist möglichst zu vermeiden, um Nebenerscheinungen zu verhindern.

Die Kinder dürfen nicht untergewichtig und müssen nach jeder Richtung hin gesund sein. Frische Infektionskrankheiten bilden eine strikte Gegenanzeige, auch Anginen. Darm, Nieren, Nervensystem, Augen müssen völlig in Ordnung sein.

Hersteller: Schering-Kahlbaum A.G., Berlin.

Handelsform: OP zu 50 Tabletten zu 0,1; 0,01 und 0,001 g.

Kupfer.

Kupfer

kommt in Nordamerika gediegen vor; hauptsächlich aber wird es als Erz gefunden: *Rotkupfererz, Schwarzkupfererz, Kupferglanz, Kupferindig, Kupferkies, Buntkupferkies.* Kleine Mengen Kupfer kommen in vielen anderen Erzen, z. B. in Eisenerzen vor. Auch in Pflanzen und Tieren, besonders wirbellosen, werden kleine Mengen von Kupfer gefunden. Beim Menschen ist es schon häufig nachgewiesen, spielt aber hier physiologisch keine Rolle und ist als ein zufälliger Befund anzusehen. Rotes, glänzendes, sehr dehnbares Metall, spez. Gew. 8,96. Beim Schmelzen nimmt es Gase auf, die beim Erkalten unter Zischen und Spritzen wieder entweichen. An trockener Luft hält sich Kupfer unverändert, an feuchter kohlensäurehaltiger Luft überzieht es sich mit einer Schicht von grünem *basisch-kohlensaurem Kupfer* (Patina) oder *Kupferrost,* fälschlich mitunter als Grünspan bezeichnet, während wirklicher Grünspan eine basisch essigsaure Verbindung ist. Beim Erhitzen an der Luft bildet sich eine schwarze Schicht von Kupferoxyd. Beim Luftabschluß wird Kupfer von verdünnter Säure wie Salz- oder Schwefelsäure nicht angegriffen, ebenso auch nicht von Essigsäure oder anderen organischen Säuren. Man kann daher essighaltige Speisen oder Pflanzensäfte in kupfernen Gefäßen kochen, ohne daß dabei Kupfer in Lösung geht. Erkalten derartige Stoffe aber in kupfernen Kesseln und wird so ein Luftzutritt ermöglicht, so kann Kupfer selbst von schwachen Säuren gelöst werden.

In der Dermatologie werden Kupferverbindungen hauptsächlich ihrer ätzenden, adstringierenden und desinfizierenden Wirkungen wegen angewendet. Im allgemeinen ist aber Kupfer mehr ein *Ätzmittel* als ein entzündungswidriges Mittel. Seine Desinfektionskraft wird neuerdings auch gegen menschliche Parasiten (Läuse) ausgenutzt.

Beim Menschen wird Kupfer von Wundflächen leicht, vom Darm aus schwerer aufgenommen, aber immerhin in nachweisbaren Mengen, die sich in der Leber ablagern. Die Ausscheidung scheint schnell vor sich zu gehen, hauptsächlich durch Galle, in geringerem Maße durch Urin, Speichel, Milch.

Kupferacetat, Cuprum aceticum, essigsaures Kupfer, Aerugo crystallisata, krystallisierter (destillierter) Grünspan, $(CH_3COO)_2Cu + H_2O$.

Basisches Kupferacetat (Grünspan) wird mit Wasser und verdünnter Essigsäure angerieben, zum Sieden erhitzt und noch soviel verdünnte Essigsäure zugegeben, wie zur Auflösung des Grünspans nötig ist. Aus der filtrierten Lösung scheidet sich das Kupferacetat beim Erkalten krystallinisch aus. Dunkelbläulichgrüne, prismatische Krystalle von metallischem Geschmack, löslich in 14 Teilen kaltem oder 5 Teilen siedendem Wasser, auch in etwa 16 Teilen Weingeist. Zur völligen Auflösung ist gewöhnlich der Zusatz einer kleinen Menge Essigsäure erforderlich. An der Luft verwittern die Krystalle oberflächlich.

Wirkung und *Anwendung:* Äußerlich als mildes Ätzmittel in Form von Streupuder, Salben (2%ig).

Basisches Kupferacetat, Cuprum subaceticum, Aerugo, Grünspan.

In den Handel kommen zwei Sorten: grüner und blauer Grünspan. Arzneiliche Verwendung findet nur der grüne Grünspan, der durch Einwirkung von mit Essig getränkten Zeugstücken auf Kupferplatten oder durch Besprengen dieser mit heißem Essig gewonnen wird. Er besteht im wesentlichen aus Halbbasischkupferacetat $[Cu(CH_3COO)_2]_2 + Cu(OH)_2 + 5\ H_2O$ neben wenig Zweifachbasischkupferacetat, $Cu(CH_3COO)_2 + Cu(OH)_2 + H_2O$.

Feines grünes Pulver oder feste, schwer zerreibliche grüne oder bläulichgrüne Massen. In Wasser ist der Grünspan nur teilweise löslich, indem sich halbbasisches Kupferacetat mit blaugrüner Farbe löst, während zweifach basisches Kupferacetat als blaues krystallinisches Pulver zurückbleibt. In verdünnter Schwefelsäure und verdünnter Essigsäure löst es sich vollständig, auch in Ammoniakflüssigkeit, hier mit schieferblauer Farbe.

Wirkung und *Anwendung:* Als ätzendes Streupulver bei stark wuchernden Geschwüren, auch als Salben (10%ig) und Pflaster.

Grünspanpflaster, Ceratum Aeruginis, Grünspancerat, Hühneraugenpflaster besteht aus Grünspan (5%), gelbem Wachs, Fichtenharz und Terpentin.

Grünspansalbe, Unguentum Aeruginis besteht aus Grünspan (4%), Weihrauch, gelbem Wachs, Terpentin und Olivenöl.

Cusylol (Cusol), Cuprum citric. solubile „Arlt“, blaues körniges, in Wasser leicht lösliches Pulver, nicht ätzend, mit 18,6% Kupfer.

Wirkung und *Anwendung:* Adstringens, als Salbe und Streupulver.

Hersteller: I.G.-Farbenindustrie A.G., Leverkusen a. Rh.

Handelsform: Pulv. Cusyloli ad unguentum „Arlt“ dient zur Bereitung der Salben. *Pulv. Cusyloli ad inspersionem „Arlt“* zur Bereitung von Streupulvern.

Kupferjodür, Cuprum jodatum, Cuprojodid, CuJ wird dargestellt, indem eine Lösung von Kupfersulfat und Ferrosulfat unter Umrühren mit einer Lösung von Kaliumjodid versetzt wird. Der entstandene Niederschlag wird gewaschen und getrocknet. Weißliches Pulver, unlöslich in Wasser und verdünnten Säuren, löslich in Ammoniakflüssigkeit und Kaliumjodidlösung. Es enthält 66,7% Jod.

Wirkung und *Anwendung:* Salbe (10%ig) als Resorbens.

Kupfernitrat, Cuprum nitricum, Cuprinitrat, salpetersaures Kupferoxyd, $Cu(NO_3)_2 + 3\ H_2O$ wird dargestellt durch Auflösen von Kupferspänen in erwärmter Salpetersäure. Die Lösung wird dann bis zum Salzhäutchen eingedampft. Die beim Erkalten ausgeschiedenen Krystalle werden auf einem Trichter gesammelt und zwischen Fließpapier abgepreßt. Lasurblaue Krystalle, wasseranziehend, leichtlöslich in Wasser und Alkohol.

Wirkung und *Anwendung:* Wie Kupfersulfat (s. d.), von dem es sich in seiner Wirkung nicht wesentlich unterscheidet.

Kupferoxyd, Cuprum oxydatum, CuO.

Das zum arzneilichen Gebrauch bestimmte Kupferoxyd soll durch Glühen von basischem Kupfercarbonat dargestellt werden. Schwarzes, glanzloses, schweres, amorphes Pulver in verdünnter Salpetersäure leicht löslich. In Ammoniakflüssigkeit löst es sich langsam mit blauer Farbe zu Kupferoxydammoniak.

Wirkung und *Anwendung:* Als resorbierendes Mittel in Form von 5—10%igen Salben.

Kupferparaphenolsulfonat, Cuprum phenolsulfonicum, p-Phenolsulfonsaures Kupferoxyd, Cuprum sulfocarbolicum, Kupfer-Aseptol, $[C_6H_4(OH)SO_3]_2 \cdot Cu + 5\ H_2O$ entsteht durch Umsetzung von p-phenolsulfonsaurem Barium mit Kupfersulfat in heißer wässeriger Lösung und Eindampfen bis zur Krystallisation. Grüne rhombische Prismen oder hellgrüne Nadeln, löslich in Wasser und Alkohol. Die wässerige Lösung wird durch überschüssige Ammoniakflüssigkeit tiefblau gefärbt.

Wirkung und *Anwendung:* Als Antisepticum zu Verbänden und Umschlägen. 1 : 200 bis 100.

Kupfersulfat, Cuprum sulfuricum, schwefelsaures Kupferoxyd, reines Kupfervitriol, $CuSO_4$ wird hergestellt durch Lösen von Kupferschnitzel in einem Gemisch aus konzentrierter Schwefelsäure und Salpetersäure unter Erwärmen. Nach Auflösung des Kupfers wird die Lösung eingedampft, und der Rückstand im Sandbade erhitzt bis Dämpfe von Schwefelsäure entweichen. Nach dem Erkalten wird der Rückstand in siedendem Wasser gelöst und zur Krystallisation gebracht. Durchscheinende, lasurblaue, schiefrhombische Krystalle von metallischem Geschmack, an der Luft allmählich verwitternd, löslich in 3,5 Teilen kaltem oder 1 Teil heißem Wasser, unlöslich in Alkohol. Die wässerige Lösung rötet Lackmuspapier. Durch Erhitzen bis 100° verliert das Salz 4 Mol. Krystallwasser, bei 200° wird es völlig entwässert und bildet ein weißes Pulver, das wieder begierig Wasser aufnimmt und sich wieder blau färbt.

Wirkung und *Anwendung:* Kupfersulfat in Substanz und in konzentrierten Lösungen (über 10%) werden als *Ätzmittel* benutzt. Seine Wirkung ist eine ganz energische aber nur oberflächliche. Beide Komponenten des Salzes spielen hierbei eine Rolle. Das Kupfer verbindet sich mit dem Eiweiß zu einem festen Albuminat, und die freiwerdende Schwefelsäure hat auch ihren Anteil an der Ätzwirkung. In verdünnten Lösungen, 0,5—2%ig, als Umschläge, wirkt es *adstringierend,* außerdem *antiseptisch.*

Lecutyl,

eine Verbindung von zimtsaurem Kupfer und Lecithin. Es ist ein dunkelgrünes, leicht in Äther und Chloroform lösliches Pulver. Kommt in den Handel als Lecutylsalbe und Lecutylpillen. Die Salbe hat einen Kupfergehalt von 5% und enthält noch als schmerzstillendes Mittel 10% Cycloform.

Wirkung und *Anwendung:* Zur Behandlung von Hauttuberkulose (Lupus vulgaris) örtlich und innerlich. Die Salbe soll elektiv tuberkulöses Gewebe zerstören. Die Lecutylpillen enthalten 0,005 g Kupfer. Unter Urinkontrolle sind täglich 1—2 Pillen zu nehmen.

Hersteller: Serinol G. m. b. H., Bonn a. Rh.

Kupferdermasan,

kommt in den Handel als: 1. *Kupfer-Dermasan mit Oberflächenwirkung,* ein Esterdermasan mit 1% einer organischen Kupferverbindung. Grünlichblaue Salbe, dient zur raschen Epithelisierung von Wundflächen, torpiden Geschwüren usw. 2. *Kupfer-Dermasan mit Tiefenwirkung* enthält 2% Kupferverbindung. Zur Lupusbehandlung trägt man nach G. BETTIN zunächst das Kupferdermasan mit Tiefenwirkung zweimal 24 Stunden auf den Lupusherd, dann eine Mischung desselben mit Kupferdermasan mit Oberflächenwirkung im Verhältnis von 4: 1, dann 3: 2, dann 2: 3, dann 1: 4, schließlich nur das milde Kupferdermasan als Überhäutungsmittel je zweimal 24 Stunden auf. Die umgebende Haut bleibt intakt, während der Lupusherd zumeist mit schmierigem graugrünem Eiter bedeckt ist. Nach der dritten Anwendung ist meist der Geschwürsgrund gereinigt. Es hinterbleiben glatte, weiße Narben.

Hersteller: Dr. R. Reiß, Berlin NW 87.

Cuprex

enthält eine organische lipoidlösliche Kupferverbindung in einem organischen Lösungsmittel. Klare, blaugrüne, aromatisch riechende Flüssigkeit (feuergefährlich).

Wirkung und *Anwendung:* Zur Abtötung von Kopf-, Filz- und Kleiderläusen. Bei Kopfläusen verreibt man etwa 50 g auf die Kopfhaut, läßt eine Stunde wirken, dann Abwaschen mit warmem Seifenwasser. Lockert auch die Nisse, so daß diese leicht mit einem Staubkamm entfernt werden können. Behandlung der Filzläuse dem entsprechend.

Hersteller: E. Merck, Darmstadt.

Handelsform: OP zu 25, 50, 100, 200, 500 und 1000 ccm.

Cuprex neu

ist eine farblose und fast geruchlose Lösung einer organischen Kupferverbindung, die wie Cuprex verwendet wird.

Hersteller und *Handelsform:* Wie oben.

Cuprocollargol s. S. 391.

Philoninsalbe

ist eine jodorthochinolinsulfosaures Kupfer, Trypaflavin, Silbersulfid, Perubalsam, Borsäure enthaltende Salbe zur Behandlung von Unterschenkelgeschwüren.

Hersteller: Chemische Fabrik Promonta, Hamburg 26.

Silber und seine Verbindungen.

Silber

kommt zum Teil gediegen, zum Teil als Verbindung mit anderen Elementen, wie Schwefel, Arsen, Kupfer in der Natur vor.

Rein weißes, glänzendes Metall, sehr dehnbar, zu dem feinsten Draht ausziehbar, läßt sich auch zu den feinsten Blättchen ausschlagen (Blattsilber). An der Luft oxydiert Silber auch in der Glühhitze nicht, nimmt aber beim Schmelzen reichlich Sauerstoff auf. Enthält die Luft der Umgebung Schwefelwasserstoff, so schwärzt es sich unter Bildung von Schwefelsilber. Es schmilzt bei 1000° und läßt sich bei hoher Temperatur destillieren. Es ist unlöslich in Salzsäure und kalter verdünnter Schwefelsäure, löslich in Salpetersäure.

Argentum praecipitatum, gefälltes Silber, molekulares Silber,

ein pulverförmiges Silber, erhalten durch Reduktion von Silberchlorid mit Zink. Graues Pulver.

Wirkung: Antisepticum durch oligodynamische Wirkung.

Anwendung: Als Silberverbandstoffe.

Kolloides Silber, Argentum colloidale, Collargol, Credésches Silber.

Ein höchst fein verteiltes wasserlösliches Silber mit Eiweißstoffen als Schutzkolloiden. 70% Silber.

Kolloides Silber wird dargestellt durch Reduktion von Silbernitrat mittels Ferrosulfat und Natriumcitrat. Auch durch elektrische Zerstäubung unter Wasser läßt es sich darstellen.

Grün- bis blauschwarze, metallisch glänzende Blättchen. Die wässerigen Lösungen sind im auffallenden Lichte dunkelgrünbraun, im durchfallenden rotbraun. Stark verdünnte Lösungen erscheinen im durchfallenden Licht klar, im auffallenden trübe. Im Ultramikroskop erkennt man in den Lösungen die einzelnen Silberteilchen. Durch Säuren und Salze wird die Lösung „ausgeflockt"; durch Neutralisieren der Säure oder durch Verdünnen mit Wasser tritt wieder Lösung ein.

Wirkung: Das kolloide Silber ist ein lokales und ein allgemeines *Antisepticum,* dessen Wirkung allerdings nicht immer zuverlässig ist. Um Allgemeinwirkungen zu erzielen, spritzt man es am besten in die Blutbahn (Credé). Es kann auch als Salbe nach Art einer Schmierkur in die Haut eingerieben werden. Nach einmaliger Injektion verschwindet das Silber rasch aus dem Blut und verteilt sich auf verschiedene innere Organe, wie Leber, Milz, Knochenmark, Lungen, während das Gehirn frei bleiben soll (Kaninchenversuche von Voigt). Intravenös eingespritzt übt es einen Reiz auf das Knochenmark aus und bewirkt Leukocytose. Es hat eine große *Adsorptionswirkung* durch die äußerst feine Verteilung und die dadurch bedingte enorme Gesamtoberfläche.

Anwendung: Phlegmone, Lymphangitis, Furunkulose, Erysipel. Man spritzt anfangs 2 ccm einer 0,5—2%igen Lösung und steigt um 1—2 ccm bis auf 8 bis 10 ccm. Nach der Einspritzung treten gewisse Erscheinungen einer Allgemeinreaktion auf, wie Temperatursteigerung, Frösteln, Kopfschmerz. Die intravenösen Gaben werden täglich oder 1—2mal wöchentlich gegeben. Da schwache Collargollösungen bis zu 2% leicht von selbst ausflocken, so sind wegen einer möglichen Gefahr der Embolie die Lösungen immer frisch vor der Einspritzung und ohne Erwärmen herzustellen, oder es sind die Ampullenpräparate zu wählen. Es wird auch rectal verwendet, 1—5 g in 50—100 ccm warmem Wasser gelöst.

Äußerlich und zu *Einreibungskuren* nimmt man eine 15%ige Collargolsalbe. 1—3 g werden 15 Minuten in die vorher gereinigte Haut eingerieben, tägl. 1—4 solche Einreibungen.

Silbersalbe, Unguentum Argenti colloidalis.

Das Arzneibuch läßt die Salbe herstellen aus einer Lösung von 15 Teilen kolloidem Silber in 5 Teilen Wasser und einer Salbengrundlage aus 73 Teilen Benzoeschmalz und 7 Teilen gelbem Wachs.

Credésche Salbe, Unguentum Argenti colloidalis Credé,

hat die gleiche Zusammensatzung wie obige Salbe nur soll ihr der Wachszusatz fehlen.

Hersteller des *Collargols:* Chemische Fabrik von Heyden, A.G., Dresden-Radebeul. Sterile feste Substanz in OP mit 3 und 10 Ampullen zu 0,4 g und 1 g; 12%ige Lösung, OP mit 6 Ampullen zu 5 ccm. Unguentum Credé, in OP zu 10, 25, 50 und 100 g.

Es gibt noch eine weitere Anzahl von kolloiden Silberpräparaten, die hauptsächlich zu Einspritzungen in die Blutbahn oder unter die Haut bestimmt sind.

Argoferment,

durch Elektrolyse gewonnenes kolloides Silberpräparat mit 0,02% Silber. Dunkelrotbraune Flüssigkeit, die neben Silber noch eine minimale Menge eines organischen Kolloids enthält und Salze, die die Lösung isotonisch machen.

Hersteller: G. und R. Fritz Petzold & Süß, Wien.

Dispargen,

Silberkolloid von hoher Dispersität mit 30% Silber; glänzende schwarze Blättchen, die in Wasser quellen und sich in einigen Stunden lösen. Die Lösungen sind klar, zeigen bei auffallendem Lichte eine blaue Opalescenz, sind sonst grünlichrötlich. Die frisch hergestellten Lösungen sind binnen 48 Stunden durch Selbststerilisation keimfrei.

Wirkung: Wie Argentum colloidale; bei intravenösen Einspritzungen Temperaturerhöhung, bisweilen Schüttelfrost.

Anwendung: 2%ige Lösung in die Vene 2—5—10—15 ccm tägl. Auch 2—3mal tägl. 5 ccm. Die Lösungen werden am besten mit 50%iger Traubenzuckerlösung verdünnt.

Hersteller: Chemische Fabrik Reisholz b. Düsseldorf.

Handelsform: OP mit 12 Ampullen zu 2 ccm und OP mit 6 Ampullen zu 5 ccm.

Elektrocollargol,

eine kolloide Silberlösung mit 0,06% Silber, rotbraune im durchfallendem Lichte klar, in auffallendem Lichte trübe Flüssigkeit. Das kolloide Silber ist durch elektrische Zerstäubung hergestellt.

Wirkung: Wie Argentum colloidale.

Anwendung: Kommt in den Handel in Ampullen in zwei Stärken. Schwach = 0,06%ige Lösung, OP mit 3 oder 6 Ampullen zu 5 ccm. Stark = Elektrocollargol konzentriert = 0,6%ige Lösung, OP mit 3 Ampullen zu 5 ccm, mit 6 Ampullen zu 5 ccm, mit 1 Ampulle zu 50 ccm. Von der schwachen Lösung 1—2 Ampullen, von der starken ½ bis 1 Ampulle zu 5 ccm in die Blutbahn; in den Muskel höchstens bis zu 2 ccm.

Hersteller: Chemische Fabrik von Heyden, Dresden-Radebeul.

Fulmargin,

durch elektrische Zerstäubung hergestellte, stabilisierte, kolloide Silberlösung von hohem Dispersistätsgrade. Silbergehalt wird verschieden angegeben 0,1—0,3%. Es soll frei von Schutzkolloiden sein.

Wirkung: Wie Argentum colloidale. Es soll wegen seiner sehr feinen Verteilung auch adsorptive Wirkung auf Bakterientoxine haben.

Anwendung: Einspritzung in den Muskel oder in die Vene tägl. 1—2 Ampullen, bei Kindern eine Ampulle von 5 ccm.

Hersteller: H. Rosenberg, Freiburg i. Br.

Handelsform: OP 1, 3, 6 Ampullen zu 5 ccm.

Lysargin,

kolloides Silber, stahlblaue, glänzende Lamellen, leicht löslich in Wasser mit leuchtend gelbbrauner Farbe, 80—82% Silber, hat die Lysalbinsäure (Protalbinsäure) als Schutzkolloid. Lysalbinsäure wird durch Einwirkung von Natronlauge auf Hühnereiweiß erhalten.

Wirkung und *Anwendung:* Wie Argentum colloidale.

Hersteller: I.G.-Farbenindustrie A.G., Leverkusen a. Rh.

Cuprocollargol,
elektrokolloide Kupfer-Silberlösung mit 0,05% Cu und 0,05% Ag.

Wirkung und *Anwendung:* In die Blutbahn 5—10 (—20) ccm jeden 3. bis 4. Tag. Anwendungsgebiet wie kolloides Silber.

Hersteller: Chemische Fabrik von Heyden, Dresden-Radebeul.

Handelsform: OP mit 3 Ampullen zu 5 ccm und mit 5 Ampullen zu 10 ccm.

Aurocollargol, Goldsilberlösung Heyden,
elektrokolloide Goldsilberlösung mit 0,006% Au nnd 0,06% Ag.

Wirkung und *Anwendung:* Wie oben.

Hersteller und *Handelsform:* Wie oben.

Silberacetat, Argentum aceticum, essigsaures Silber, CH_3COOAg.

Essigsaures Silber wird hergestellt durch Ausfällen von Silbernitrat durch Natriumacetat. Weißes, aus mikroskopischen Prismen bestehendes Pulver von widerlich metallischem Geschmack. Löslich in 100 Teilen kaltem oder in 15 Teilen siedendem Wasser; am Lichte wird es grauviolett.

Wirkung: Desinfiziens.

Anwendung: Umschläge 0,5—1%ig.

Silbercitrat, Argentum citricum, Itrol, citronensaures Silber, $C_3H_4(OH)(COOAg)_3$.

In eine mit Citronensäure versetzte Natriumbicarbonatlösung wird Silbernitratlösung eingebracht. Der entstehende Niederschlag wird gewaschen und getrocknet. Weißes schweres Pulver, wenig lichtempfindlich, schwer löslich in Wasser (in 3800 Teilen).

Wirkung: Nicht ätzendes Antisepticum.

Anwendung: Bei Geschwüren 10%ige Salbe oder Aufstreuen der reinen Substanz. Zu Umschlägen Lösungen 1 : 4000.

Itrolflecke werden durch Einlegen der Wäsche in eine Lösung von 10 g Merkurichlorid, 25 g Natriumchlorid und 2 Liter Wasser beseitigt. Mit Wasser gut nachspülen.

Hersteller: Chemische Fabrik von Heyden, Dresden-Radebeul.

Handelsform: OP mit 50 Tabletten zu 0,1 g zur Herstellung von Lösungen.

Silberfluorid, Argentum fluoratum, Fluorsilber, Tachiol, $AgF + H_2O$,
wird erhalten durch Auflösen von Silberoxyd oder Silbercarbonat in Flußsäure und Verdunsten des Lösungsmittels. Gelbliche, leicht zerfließliche Krystallmassen. In Wasser leicht löslich.

Wirkung: Antisepticum.

Anwendung: Wässerige Lösung 1 : 1000 zu Umschlägen.

Hersteller: E. Merck, Darmstadt.

Silberlactat, Argentum lacticum, Actol, milchsaures Silber, $CH_3CH(OH)COOAg + H_2O$.

Es wird dargestellt, indem aus einer Lösung von Silbernitrat durch einen Überschuß von Natriumcarbonat das Silber als Carbonat ausgefällt wird. Das erhaltene Silbercarbonat wird in verdünnter Milchsäure unter Erhitzen aufgelöst und die Lösung zur Krystallisation gebracht. Weißes krystallinisches Pulver, löslich in 15 Teilen Wasser, auch löslich in eiweißhaltigen Flüssigkeiten. Die Krystalle färben sich an der Luft leicht bräunlich.

Wirkung: Antisepticum.

Anwendung: Zu Umschlägen. Lösungen 1 : 4000—1 : 100.

Hersteller des *Actols:* Chemische Fabrik von Heyden A.G., Dresden-Radebeul.

Silbernitrat, Argentum nitricum, salpetersaures Silber, Höllenstein, $AgNO_3$,
wird erhalten durch Auflösen von reinem Silber in reiner Salpetersäure. Farblose, rhombische Tafeln, welche sich in 0,6 Teilen Wasser zu einer neutralen Flüssigkeit lösen. Ferner lösen sie sich in etwa 10 Teilen Alkohol und in einem Überschuß von Ammoniakflüssigkeit. Erhitzt man es auf 200°, so kann das Silbernitrat in Stangen ausgegossen werden.

Wirkung: Silbernitrat wirkt in Substanz vermöge seiner starken Affinität zu Eiweißstoffen *ätzend.* Obgleich die Ätzung an und für sich kräftig ist, so geht sie doch nicht tief, da das sich bildende unlösliche Silberalbuminat der Ätzwirkung ein Ziel setzt.

Schwächere Höllensteinlösungen, unter 0,25%ige, wirken *adstringierend, sekretionsbeschränkend,* entzündungswidrig. Bei *langdauernder* Verwendung von Silbernitrat zur örtlichen Behandlung kann mitunter eine örtliche *Argyrie* beobachtet werden, d. h. eine Ablagerung von reduziertem Silber, die der Haut oder der Schleimhaut eine schiefergraue bis schwärzliche Verfärbung gibt. Es soll aber nochmals betont werden, daß doch eine *sehr* lange Behandlungsdauer dazu erforderlich ist, um diese Erscheinungen hervorzurufen. Bei jahrelanger innerlicher Verabreichung von Silbernitrat, die heute wohl kaum vorkommt, kann es zu einer Argyrie der ganzen Hautdecke kommen. Die durch Argyrie gesetzten Veränderungen sind nicht mehr zu beseitigen. In letzter Zeit ist die innerliche Verabreichung von Hexamethylentetramin dagegen empfohlen worden.

Bei Vergiftungen mit Höllenstein, z. B. durch Verschlucken eines abgebrochenen Stiftes bei Ätzung in der Mundhöhle, gibt man reichlich Eiweiß und Milch, um das Silbernitrat in eine unlösliche Silbereiweißverbindung überzuführen. Abgesehen von Übelkeit, Erbrechen und Magenbeschwerden sind diese Unglücksfälle meistens von keinen schwerwiegenden Folgen begleitet.

Zur Verdünnung von Silbernitratlösungen darf nur destilliertes Wasser verwendet werden, da die Chloride des Leitungswassers mit ihm unlösliches Silberchlorid bilden.

Anwendung: Zu kräftigen Ätzungen bedient man sich des Höllensteinstiftes Um gegebenen Falles eine gemilderte Wirkung zu haben, nimmt man den *Lapis mitigatus (Argentum nitricum cum Kalio nitrico).* Dieses ist ein Ätzstift, der durch Zusammenschmelzen von 1 Teil Argentum nitricum mit 2 Teilen Kaliumnitrat hergestellt wird und auch von größerer Festigkeit ist.

Zum Ätzen gebraucht man auch 2—5—10%ige Lösungen, bei chronischen Hautleiden auch 5—10%ige Lösungen in Spiritus dilut. Umschläge von Lösungen 1 : 1000 werden bei nässenden Ekzemen angewendet.

Spiritus Argent. nitric. UNNA.

Rp. Argent. nitric. 5,0
Aq. destill. 10,0
Spirit. Aeth. nitros. . . 85,0

Unguentum Argenti nitrici compositum, Höllensteinsalbe, Lapissalbe, wirkt granulationsanregend und epithelisierend, reizt aber manchmal auch die Umgebung von Wunden und Geschwüren.

Rp. Argent. nitric. 3,0
Zinc. oxydat. Bals. peruvian. āā . 10,0
Adipis suilli 80,0

oder

Rp. Argent. nitric. 1,0
Bals. peruvian. 10,0
Vaselin. flav. ad 100,0

Argoplax,

eine komplexe, organische Silberverbindung von Silbernitrat mit Glycocoll $(C_2H_5O_2N)_{12} \cdot AgNO_3$. Weißes krystallinisches, lichtempfindliches Pulver mit 16% Silber, wasserlöslich mit neutraler Reaktion. Lösungen möglichst unter Lichtabschluß herstellen.

Wirkung: Antisepticum.

Anwendung: Zu Umschlägen 0,1—2%ige Lösung.

Hersteller: F. Hoffmann-La Roche & Co., A.G. Berlin.

Handelsform: OP Röhrchen zu 1 g.

Argentol, oxychinolinsulfonsaures Silber, $C_9H_5(OH)N \cdot SO_3Ag$,

entsteht durch Umsetzen einer Lösung von oxychinolinsulfonsaurem Natrium mit Silbernitrat. Gelbliches, fast geruchloses Pulver, in kaltem Wasser schwer, in heißem Wasser leichter löslich. Erhitzt man das Pulver längere Zeit mit Wasser, so wird Silber in feinster Verteilung ausgeschieden. 32,5% Silber.

Wirkung: Antisepticum.

Anwendung: Bei Wunden und Geschwüren als Streupulver oder als 1 bis 2%ige Salben.

Hersteller: Franz Fritsche & Co., Hamburg 39.

Argobol,

ein Gemisch von Silberphosphat, Ag_3PO_4, mit Bolus. 2% Silber. Wird nach einem patentierten Verfahren durch Umsetzen von Silbernitrat mit Natriumphophat in Gegenwart von Bolus hergestellt. Gelblich weißes, in Wasser unlösliches Pulver.

Wirkung: Austrocknendes Antisepticum.

Anwendung: Streupulver.

Hersteller: I.G.-Farbenindustrie A.G., Leverkusen a. Rh.

Handelsform: OP mit 100 g.

Ichthargan, Ichthyolsilber,

braunes, amorphes, geruchloses und beständiges Pulver; löslich in Wasser, Glycerin und verdünntem Alkohol. Wässerige Lösungen dem Lichte ausgesetzt, färben sich allmählich dunkler. Es enthält 30% Silber an organische aus der Ichthyolsulfosäure gewonnene stark schwefelhaltige (15%) Körper gebunden.

Wirkung: Antisepticum und Adstringens.

Anwendung: Als Streupulver mit 1—5%ig mit Talkum; bei Pemphigus verordnet BALLIN:

Rp. Ichthargan 5,0
Tragacanth. 1,5
Aq. destill. ad 50,0
Zum Aufstreichen.

Unguentum Ichthargan UNNA.
Ichthargansalbe UNNA.

Rp. Ichthargan 0,5
Aq. destill. 1,0
Lanolin.
Vaselin. āā ad 50,0

1%ige Salbe mit Euzerin. anhydric. bei Lippenekzemen.

Hersteller: Ichthyolgesellschaft Cordes-Hermanni & Co., Hamburg.

Ichthargol,

eine Ichthyol-Silberverbindung mit 12% Silber, braunes, geruchloses, in Wasser unlösliches Pulver.

Hersteller: Wie oben.

Neoichthargan,

eine Ichthyol-Silberverbindung, die durch Fällung von ichthyolsulfonsaurem Natrium mit Silbernitrat gewonnen wird. Fast schwarzes, geruchloses, in Wasser und Alkohol unlösliches Pulver, das sich aber in Chloroform leicht löst. 12% Silber, 15% Gesamtschwefel, davon 11,3% Sulfidschwefel (nicht oxydierter Schwefel) und 3,7% Sulfonschwefel (oxydierter Schwefel).

Wirkung: Mildes Adstringens und Antisepticum.

Anwendung: Bei Ekzemen als 2%ige Salbe.

Hersteller: Wie oben.

Handelsform: 2%ige Unguentum Neoichthargani in OP.

Albumosesilber, Argentum proteinicum, Protargol.

Die im Handel befindlichen als Argentum proteinicum bezeichneten Präparate sind dem unter Markenschutz stehenden „*Protargol*" nicht ganz gleichwertig, was vielleicht auf die Verwendung eines besonderen Eiweißstoffes bei dem letztgenannten Präparat zurückzuführen ist.

Hergestellt werden die Silberalbumosen, indem eine Silbersalzlösung mit Pepton gefällt und der entstandene Niederschlag bis zur Lösung mit Protalbumose digeriert wird. Diese Lösung wird im Vakuum zur Trockne eingedampft. Ein anderer Weg der Darstellung besteht darin, daß man eine Peptonlösung mit frisch gefälltem feuchtem Silberoxyd schüttelt und die Silberpeptonlösung mit Protalbumosen digeriert.

Feines hellbräunliches Pulver, in Wasser leicht löslich, unlöslich in Alkohol und Äther. Das Silber ist in der Verbindung fest gebunden und auch mit Salzsäure nicht abspaltbar. Es gibt mit Eiweiß und Kochsalz keine Niederschläge. Es löst sich nur unter gewissen Vorsichtsmaßregeln (in dünner Schicht auf kaltes Wasser aufstreuen) leicht in Wasser. So kann man bis 20%ige Lösungen herstellen. Es kommt jetzt ein *Protargolgranulat* in den Handel, bestehend aus 1 Teil Protargol und 2 Teilen reinstem Harnstoff, das sich schneller löst. Man muß bei seiner Verwendung die dreifache Menge des gewöhnlichen Protargols nehmen.

Wirkung: Antisepticum.

Anwendung: Bei Wunden und Geschwüren, besonders Unterschenkelgeschwüren 5—10%ige Salben. Sehr wirksam bei mit Pyocyaneus infizierten Wunden.

Die Salben können mit Vaseline hergestellt werden, oder

Rp. Protargol. . . . . 1,5—3,0
solve in Aq. frigid. 5,0
tere c. Lanolin. anhydric. 12,0
adde Vaselin. fl. ad 30,0

Protargolpaste bei Ulcus cruris:

Rp. Protargol. . . . . 5,0—7,5
Terr. silic. 2,5
Glycerin. 32,5
Magn. carbon. 7,5

Argaldon (Argaldin),

eine Kombination von Silbereiweiß mit Hexamethylentetramin, die bei Berührung mit Gewebssäften Formaldehyd entwickelt. Hellbraunes, in Wasser sehr leicht lösliches Pulver, die Lösungen sind haltbar.

Wirkung: Antisepticum.

Anwendung: Umschläge mit $^1/_4$—2%igen Lösungen, Pinselungen mit 5%igem Argaldon-Glycerin.

Hersteller: Pharmazeutische Industrie, G. m. b. H., Wiesbaden.

Handelsform: Tabletten von 0,5 g mit je 0,3 g Argaldon.

Argyrol, Vitellinsilber,

eine Silberverbindung des Nucleoalbumins des Eigelbs. Schwarze, glänzende, hygroskopische Lamellen, leicht löslich in Wasser und Glycerin, unlöslich in Alkohol. Die wässerigen Lösungen, die nicht mit Eiweiß und Kochsalz reagieren, sind je nach ihrer Konzentration gelblich bis schwarz gefärbt. Erhitzen verändert die Lösungen nicht. 30% Silber.

Wirkung: Antisepticum.

Anwendung: Umschläge 1—3%ig.

Hersteller: A. C. Bornes & Co., Philadelphia.

Omorol,

eine in Wasser unlösliche Silbereiweißverbindung. Feines gelbes Pulver, mit 10% Silber, das fest an Proteinkörper gebunden ist, bis zu 3% in physiologischer Kochsalzlösung löslich, ebenso in alkalischen Flüssigkeiten wie Serum, Schleimhautsekrete.

Wirkung: Antisepticum.

Anwendung: Als Streupulver besonders bei Hautdiphtherie.

Hersteller: Chemische Fabrik von Heyden A.G., Dresden-Radebeul.

Targesin,

komplexe Diacetyltanninsilbereiweißverbindung (SIEBERT und HENRYK COHN). Metallisch glänzende, blauschwarze, leicht wasserlösliche (bis zu 50% und darüber) Lamellen. Die Lösungen reagieren schwach sauer, sind licht und wärmebeständig. Sie können auch mit gewöhnlichem Leitungswasser hergestellt werden. Sowohl Silber wie Tannin ist gut maskiert, daher keine Fällung mit Eiweiß und Kochsalz.

Wirkung: Antisepticum und Adstringens, das sich durch völlige Reizlosigkeit auszeichnet.

Anwendung: Bei subakutem, chronischen und intertriginösen Ekzem, Pyodermien, Impetigo, Ulcus cruris. Pinselungen mit 2—5%iger Lösung, 2%iger Targesintrockenpinselung; 5%ige Targesin-Zinkpaste, 5%ige Euzerinsalbe, auch bei Lidekzemen. Bei Ulcus cruris auch Einstreuen von Targesinpulv. Talcum āā.

Bei Hämorrhoiden, Fissura ani, Analekzem, Pruritus ani, 10%ige Targesinzäpfchen.

Hersteller: Goedecke & Co., Berlin-Charlottenburg.

Handelsform: Außer der Substanz OP Targesin-Augensalbe. OP Targesinzäpfchen 10%.

Gold

kommt in der Natur fast ausschließlich *gediegen* vor. Die Hauptfundstätten sind Kalifornien, Mexiko, Südamerika, Australien, Ungarn, Siebenbürgen, Ural und neuerdings Alaska. Es ist im Sand vieler Flüsse enthalten, auch in Deutschland, sowie gelöst im Meerwasser (etwa 0,02 mg Gold in einer Tonne Meerwasser).

Gold ist ein gelbes, stark glänzendes Metall von hoher Politurfähigkeit. In reinem Zustande ist es sehr weich, fast wie Blei. Von Luft oder reinem Sauerstoff wird Gold auch bei hohen Temperaturen nicht verändert, ebenso auch nicht von den gewöhnlichen Säuren. Königswasser und Säuregemische, die freies Chlor oder freies Brom enthalten, lösen es leicht.

Die arzneiliche Verwendung von Goldverbindungen hat in den letzten Jahren größeren Umfang angenommen, nachdem es gelungen, Verbindungen von geringerer Giftigkeit herzustellen. Als Nebenwirkungen sind zu nennen: *Hautausschläge* (Gefäßschädigungen besonders der Capillaren), *anaphylaktische Erscheinungen.* Verwendung haben Goldpräparate hauptsächlich gefunden bei Hauttuberkulose, Lepra, Psoriasis, Lupus erythematosus. Bei der letzten Erkrankung werden wohl die besten Erfolge erzielt.

Collaurin, kolloides Gold.

Dunkelrote glänzende Blättchen mit etwa 75% Gold und 25% Schutzkolloid. Die wässerige Lösung erscheint rötlich schwarz, metallisch schimmernd, in durchfallendem Lichte purpurrot.

Wirkung: Innerliches antiseptisches Mittel.

Anwendung: Bei tuberkulösen und syphilitischen Erkrankungen innerlich zu 0,03 bis 0,06 g.

Hersteller: Chemische Fabrik von Heyden, Dresden-Radebeul.

Aurocollargol s. S. 391.

Folgende sechs Goldpräparate haben wohl die größte Verbreitung auf dermatologischem Gebiete gefunden und sind hier ihrer wahrscheinlichen Giftigkeit nach geordnet, das ungiftigste Präparat am Ende der Aufstellung:

1. Kalium-Goldcyanid, Aurum-Kalium cyanatum, $2\,KAu(CN)_4 + 3\,H_2O$.

Zur Herstellung wird eine konzentrierte Lösung von 54 Teilen neutralem Goldtrichlorid in eine konzentrierte heiße Lösung von 46 Teilen reinstem Kaliumcyanid gegossen; das beim Erkalten sich ausscheidende Salz wird abgesaugt und aus Wasser umkrystallisiert. Durchsichtige tafelförmige Krystalle, in Wasser löslich, in Alkohol unlöslich.

Wirkung und *Anwendung:* Wie die anderen Goldpräparate. Nach Bruck und Glück werden 2—5 ccm einer 1%igen Lösung (0,02—0,05 g des Salzes) mit 50—100 ccm steriler physiologischer Kochsalzlösung verdünnt und intravenös eingegossen. Etwa 12 Eingießungen in 4 Wochen.

Sanocrysin

ist ein Natrium-Goldthiosulfat, $Na_2[Au(S_2O_3)_2]$. Schneeweißes, krystallinisches Pulver, in Wasser löslich. Scheint kein ungefährliches Mittel zu sein. Dosis: 0,5 ccm einer 5%igen wässerigen Lösung intravenös.

2. Krysolgan, 4-Amino-2-aurothiophenolcarbonsaures Natrium, $C_6H_3(NH_2)(SAu)COONa$.

Man läßt Kaliumauribromid auf 4 Amino-2-thiophenolcarbonsäure einwirken und verwandelt die erhaltene Aminoaurothiophenolcarbonsäure mit Natronlauge in das Natronsalz. Grünlichgelbes Pulver, leicht löslich in Wasser, nicht löslich in Alkohol und Äther.

Wirkung: Zur Behandlung tuberkulöser Krankheiten der Haut und Schleimhäute, Lepra; besonders günstige Wirkung bei Lupus erythematodes. Verursacht Herd- und Allgemeinreaktion ähnlich wie Tuberkulin.

Anwendung: Intravenös, mit $^1/_{10}$ mg beginnend. Die Lösungen sind jedesmal frisch herzustellen mit sterilem destillierten Wasser. Man spritzt am besten 1 ccm destilliertes Wasser in die Ampulle, löst die Substanz und saugt wieder mit der Kanüle auf. Solange Reaktionen lokaler oder allgemeiner Natur (Temperaturmessung!) eintreten, keine Steigerung der Dosis, und je nach der vorhanden gewesenen Reaktion Wiederholung der gleichen Dosis nach 2—4 Wochen. Bei Eintritt anaphylaktoider Exantheme Aussetzen der Behandlung auf 4—8 Wochen. Die einzelnen Dosen erhöht man im gegebenen Falle um das 2—$2^1/_2$fache bis zur Höchstdosis von 0,025 g. Gesamtdosis 0,075—0,25 g. Gegenanzeige bildet Lungentuberkulose.

Man kann die Krysolgankur auch mit einer Tuberkulinkur vereinigen, indem man während der Pausen Tuberkulin in kleinsten Dosen spritzt. Beginnend mit $^1/_{10\,000}$ mg Alttuberkulin oder in Fällen, in denen Krysolgan keine Herdreaktion mehr auslöst, wird zuerst eine größere Dosis Tuberkulin, etwa $^1/_{100}$—1 mg, gespritzt und 24 Stunden später das Krysolgan.

Bei Lepra wird empfohlen (SCHNAUDIGEL) Krysolgan in Dosen von 0,01 bis 0,05 g zu geben.

Hersteller: Schering-Kahlbaum A.G., Berlin.

Handelsformen: Ampullen mit 0,0001, 0,0005, 0,001, 0,005, 0,01, 0,025, 0,05, 0,1 g.

3. **Triphal,** das Natriumsalz der Aurothiobenzimidazocarbonsäure,

$$[2,3]\ Au \cdot S \cdot C\!\left\langle\!\begin{matrix}HN\\N\end{matrix}\!\right\rangle\! C_6H_3COONa\ [6] + 2\,H_2O.$$

Hellgelbes in Wasser mit alkalischer Reaktion leicht lösliches Pulver, auch in Glycerin leicht löslich. Unlöslich in Alkohol und Äther. Der Goldgehalt etwa 44%.

Wirkung: Wie Krysolgan, soll aber ungiftiger sein, ist auch zur Psoriasisbehandlung empfohlen (RITTER).

Anwendung: Intravenös; subcutane und muskuläre Einspritzung soll möglichst vermieden werden. Die Dosis wird in 1—5 ccm sterilem, destilliertem Wasser gelöst. Bei Lupus erythematosus gibt man es allmählich steigend von 0,005—0,2 g. Sonstiges Verhalten wie beim Krysolgan.

Hersteller: I.G.-Farbenindustrie A.G., Leverkusen a. Rh.

Handelsform: Ampullen mit 0,001, 0,0025, 0,005, 0,01 0,025, 0,05, 0,1 g. Dieselben Dosen auch in Iso-Doppelampullen.

4. **Solganal,** $C_6H_3\!\left\langle\!\begin{matrix}SO_3Na\\SAu\\NHCH_2SO_3Na\end{matrix}\right.$

ist eine aromatische Goldverbindung, und zwar das Dinatriumsalz der 4-Sulfonmethylamino-2-auromerkaptobenzol-1-sulfonsäure mit 36,5% Gold. Ein farbloses Pulver, sehr leicht in Wasser mit neutraler Reaktion löslich, unlöslich in organischen Lösungsmitteln. Die konzentrierten wässerigen Lösungen besitzen gelbbraune Farbe und sind durch Alkohol fällbar.

Wirkung: Bei akuten und chronischen septischen Infektionen, bei Lupus erythematosus, Lupus vulgaris, Lepra. Es soll relativ ungiftig sein, besonders für die Nieren. Es werden daher irgendwelche bleibende Schädigungen selbst nach einer Einzeldosis von 2 g nicht beobachtet. Es ist aber nicht notwendig, über die optimale Dosis von 1 g hinauszugehen. Gelegentlich auftretende Exantheme sollen von selbst in einigen Tagen schwinden auch bei Fortsetzung der Solganalbehandlung.

Anwendung: Intravenös. Das Präparat kommt als Lösung in Ampullen in den Handel; um die Exanthembereitschaft noch weiter herabzudrücken, empfiehlt es sich, die Lösung in den Ampullen zu gleichen Teilen mit einer 1,8%igen Kochsalzlösung zu verdünnen, wodurch die Konzentration einer physiologischen Kochsalzlösung erzielt wird.

Bei *Lupus erythematosus* wird nach MARTENSTEIN mit 1 mg begonnen und über 10 mg, 20 mg, 50 mg bis 100 mg gesteigert. Gesamtdosen individuell. Bisher verabreichte höchste Gesamtdosis 0,82 g.

Bei *Lepra* empfiehlt PALDROCK nach 3—4maliger Kohlensäureschneebehandlung innerhalb von 3—4 Monaten 1—2mal wöchentlich Dosen von 0,1 beginnend bis 1 g steigend einzuspritzen. Bei nicht vorbehandelten Patienten ist mit 0,001 g zu beginnen.

Hersteller: Schering-Kahlbaum A.G., Berlin.

Handelsform: In Originalkartons mit je 1 Ampulle:

Dosis	I	0,01 g in 1	ccm	(1%ige	Lösung)
„	II	0,05 g in 1	„	(5%ige	„
„	III	0,1 g in 1	„	(10%ige	„
„	IV	0,25 g in 2,5	„	(10%ige	„
„	V	0,5 g in 5	„	(10%ige	„
„	VI	1,0 g in 10	„	(10%ige	„)

5. Solganal B, Aurothioglucose, $C_6H_{11}O_5SAu$,

ein ganz neu eingeführtes Goldpräparat, das *intramuskulär* und *subcutan anwendbar* ist (A. FELDT). Solganal B ist im Gegensatz zu Solganal und anderen organischen Goldverbindungen, die Alkalisalze komplexer aromatischer Goldsäuren sind, ein aliphatisches neutrales Derivat. Goldgehalt 50%. Ein gelbliches Pulver, sehr leicht löslich in Wasser mit neutraler Reaktion. Konzentrierte wässerige Lösungen sind dunkelbraun gefärbt. Aus den wässerigen Lösungen wird Solganal B durch Alkohol in unveränderter Form gefällt.

Wirkung: Wie die anderen Goldpräparate. Nebenerscheinungen sollen selten sein, und wenn sie auftreten, in milden, bald abklingenden Formen.

Anwendung: 10%ige Lösungen sind gewebsisotonisch. Wesentlich stärkere oder schwächere Lösungen sind infolge der Anisotonie schmerzhaft. Lupus erythematosus pflegt meistens schon auf kleine Dosen zu reagieren, es reichen gewöhnlich $^1/_{10}$ Dosis 1 bis Dosis III (0,001 g bis 0,1 g) zur Heilung aus. Man gibt es anfangs 2mal, dann 1mal wöchentlich. Bei Hauttuberkulose und tuberöser oder gemischter Lepra gibt man $^1/_{10}$ Dosis 1 bis Dosis V (0,001—0,5), bei chronischen Streptomykosen und anästhetischer Lepra Dosis 1 bis Dosis V (0,01 g bis 0,5 g). Das Lösungsmittel ist den betreffenden Dosen in Ampullen gesondert beigegeben.

Hersteller: Schering-Kahlbaum A.G., Berlin.

Handelsform: In Originalkartons mit je 1 Ampulle trockenen Pulvers und 1 Ampulle Lösungsmittel:

Dosis	I:	0,01 g	Solganal B	und	1	ccm	physiologische Kochsalzlösung
„	II:	0,05 g	„	„ „	0,5	„	Aqua dest.
„	III:	0,1 g	„	„ „	1	„	
„	IV:	0,25 g	„	„ „	2,5	„	
„	V:	0,5 g	„	„ „	5	„	
„	VI:	1,0 g	„	„ „	10	„	

6. Lopion,

ein auroallylthioharnstoffbenzoesaures Natrium mit etwa 43% Gold. Ein trockenes, in Wasser leicht lösliches Pulver. Die Lösungen erscheinen je nach der Konzentration heller oder dunkler bräunlich.

Wirkung: Es soll sich durch herabgesetzte Giftigkeit gegenüber den anderen Goldpräparaten auszeichnen. Bei Lupus erythematodes.

Anwendung: Intravenös, die Dosis wird in 5—10 ccm sterilem destilliertem Wasser gelöst. Die Anfangsdosis beträgt gewöhnlich 0,01 bzw. 0,025, die zweite 0,05, die dritte 0,075, die vierte 0,1 g. Dann folgt jeweils eine Erhöhung um 0,05.

Hersteller: I.G.-Farbenindustrie A.G., Leverkusen a. Rh.

Handelsform: Einzelampullen mit 0,01, 0,025, 0,05, 0,1, 0,25, 0,5, 0,75 g.

Neben den eben genannten gebräuchlichsten Goldpräparaten wäre noch zu erwähnen:

Aurophos,

eine Natrium-Goldverbindung einer aminoarylphosphiniger Säure und der Thioschwefelsäure. Weißes, in Wasser leicht lösliches Pulver mit 27,3% Gold. Kommt in sterilen Lösungen in den Handel.

Wirkung und *Anwendung:* Wie die anderen Goldpräparate. Intravenöse Einspritzungen. Mit 0,001 beginnend um je 1 mg steigen bis 0,01. Auch höhere Dosen 0,1—0,3—0,5.

Hersteller: I.G.-Farbenindustrie A.G., Leverkusen a. Rh.

Handelsform: Ampullen mit 0,001, 0,0025, 0,005, 0,01 g gelöst in je 1 ccm Aq. destill. steril. und Trockenampullen mit 0,025, 0,05, 0,1, 0,25 g kombiniert mit je 2,5 ccm Aq. destill. steril.

Aurocantan,
Kantharidyläthylendiaminaurocyanid mit 39% Gold, weißes, in Wasser und Alkohol leicht lösliches Krystallpulver.

Wirkung und *Anwendung:* Wie andere Goldpräparate. Beginnend intravenös mit 1 ccm der Lösung = 0,025, steigend auf 0,05 und 0,075 g. Wöchentlich 1—2 Einspritzungen.

Hersteller: I.G.-Farbenindustrie A.G., Leverkusen a. Rh.

Handelsform: Ampullen mit 1 ccm 2,5%iger Lösung.

Aluminium und seine Verbindungen.

Aluminiumverbindungen
kommen in der Natur außerordentlich verbreitet vor. Korund, Saphir, Rubin, Smirgel sind durch Eisen oder andere Stoffe verunreinigtes Aluminiumoxyd. Aluminiumhydroxyde sind die Mineralien Bauxit und Diasphor; Kryolith ist ein Aluminium-Natriumfluorid. Im wesentlichen aus Aluminiumsilicat bestehen Kaolin, weißer und roter Bolus; zu den Aluminium-Doppelsilicaten gehören Feldspat und Glimmer. Gewonnen wird das Aluminium durch Elektrolyse einer Lösung von Tonerde in geschmolzenem Kryolith und Flußspat.

Zinnweißes, glänzendes, geschmeidiges Metall von geringem spezifischem Gewicht (2,6—2,7). An trockener und an feuchter Luft ist es ziemlich beständig; von kohlensäurehaltigem Wasser wird es nur wenig angegriffen, mehr von salzhaltigem, besonders aber von alkalischen Flüssigkeiten und von stärkeren Säuren.

In seinen Verbindungen ist das Aluminium dreiwertig. Das Oxyd Al_2O_3 wird als Tonerde bezeichnet und die Salze vielfach als Tonerdesalze. Die Salze sind ungiftig, vorausgesetzt, daß die betreffende Säure ungiftig ist. Die meisten löslichen Aluminiumsalze fällen Eiweiß und wirken adstringierend wie die Zinksalze, aber stärker antiseptisch als diese.

Basisches Aluminiumacetat, Aluminium aceticum, Aluminium subaceticum.

Als dreisäurige Base kann das Aluminiumhydroxyd mit Essigsäure verschiedene basische Salze bilden, z. B. $CH_3COOAl(OH)_2$ und $(CH_3COO)_2AlOH$. Man bezeichnet das erstere als Aluminium-$^1/_3$-Acetat oder als $^2/_3$-basisches Aluminiumacetat, das zweite als Aluminium $^2/_3$-Acetat oder als $^1/_3$-basisches Aluminiumacetat. Das $^2/_3$-Acetat ist in Wasser löslich und ist im Liquor Aluminii acetici enthalten. Das $^1/_3$-Acetat ist in Wasser unlöslich.

Aluminiumacetatlösung, Liquor Aluminii acetici, essigsaure Tonerdelösung,
eine etwa 8%ige wässerige Lösung von Aluminium-$^2/_3$-Acetat. In eine Lösung von Aluminiumsulfat wird mit Wasser angeriebenes Calciumcarbonat gebracht und der Mischung nach und nach verdünnte Essigsäure zugesetzt. Die Mischung bleibt stehen bis keine Gasentwicklung mehr erfolgt. Der Niederschlag wird dann abgeseiht, und wenn nötig mit Wasser auf das von dem Arzneibuch verlangte spezifische Gewicht gebracht. Bei diesem Vorgange setzt sich das Aluminiumsulfat mit dem Calciumcarbonat unter Entweichen von Kohlensäure zu Calciumsulfat und Aluminiumhydroxyd um, letzteres geht auf Zusatz der Essigsäure als $^2/_3$-Acetat in Lösung.

Klare farblose Flüssigkeit, die Lackmuspapier rötet. Geschmack süßlich zusammenziehend. Riecht schwach nach Essigsäure. Die Lösung ist nicht sehr beständig und zersetzt sich allmählich von selbst unter Abscheidung unlöslicher Verbindungen. Durch Zusatz von 2% Borsäure läßt die Lösung sich dauernd klar halten.

Wirkung: Antisepticum, Adstringens. Die essigsaure Tonerdelösung kann Eiweiß fällen, was jedoch von der Konzentration abhängig ist. Eine 1%ige Lösung fällt Serumeiweiß reichlich, eine 4%ige Lösung tut dies nicht. Die essigsaure Tonerdelösung hat eine starke quellungshemmende Wirkung; nässende Flächen werden schnell trocken. Nach dieser Richtung hin wirkt sie stärker wie Borsäurelösung. Diese hat wieder die größere Reizlosigkeit für sich, denn essigsaure Tonerde wirkt auf Schleimhäute und auf epithelfreie Wundflächen leicht ätzend (HERRMANN).

Anwendung: Zu Umschlägen bei akut entzündlichen Prozessen z. B. nässenden Ekzemen, Balanitis, Phimosen. Man verdünnt 1 : 50—1 : 10. Gewöhnlich nimmt man einen Eßlöffel auf $^1/_2$—1 Liter Wasser. Da, wie erwähnt, bei nässenden Ekzemen leicht Reizungen auftreten können, so verdünnt man in solchen Fällen nicht mit Wasser, sondern mit 2%iger Borsäurelösung (SCHAEFFER) und kann dann auch etwas mehr essigsaure Tonerde nehmen als man es sonst tun würde. Zu Mundspülungen nimmt man einen Teelöffel auf ein Glas Wasser. Als Zusatz zu Kühlsalben 5—10—20%. Zu Vaginalspülungen 1—2 Eßlöffel auf ein Liter Wasser.

Kühlsalbe mit essigsaurer Tonerde nach UNNA.

Rp. Liq. Alumin. acetic.
Euzerin. anhydric. āā . . . 25,0

Kühlsalbe essigsaure Tonerde.

Rp. Liquor. Alumin. acetic. . . 3,0
Aq. destillat. 6,0
Lanolin.
Vaselin. āā ad 30,0

Aluminiumacetotartratlösung, Liquor Aluminii acetico-tartarici, essigweinsaure Tonerdelösung.

In einer Porzellanschale wird eine Aluminiumacetatlösung mit Weinsäure versetzt und auf dem Wasserbade unter Umrühren eingeengt. Dann wird Essigsäure zugesetzt, die Mischung kühl gestellt, öfter umgeschüttelt und filtriert.

Klare, farblose oder schwach gelbliche, sirupdicke Flüssigkeit schwach nach Essigsäure riechend, Lackmuspapier rötend. Geschmack süßlich zusammenziehend. 45% Aluminiumacetotartrat.

Wirkung: Wie Liquor Alumini acetici, nur stärker, da die Lösung 4mal so stark ist als diese.

Anwendung: 1 Teelöffel bis 1 Eßlöffel auf 1 Liter Wasser zu Umschlägen, zu Spülungen usw.

Alsol,

eine 50%ige Aluminiumacetotartratlösung mit Zusatz von 5% Essigsäure, um Trübungen durch Kalk- und Magnesiumcarbonate beim Verdünnen mit gewöhnlichem Wasser zu verhindern.

Wirkung und *Anwendung:* Wie oben.

Hersteller: Athenstaedt & Redecker, Hemelingen bei Bremen.

Handelsform: OP mit Alsol-Creme (Tuben), Alsol-Streupuder.

Liquor Nov-Alsoli,

eine Lösung von essigameisensaurem Aluminium, wird in der gleichen Weise hergestellt wie essigweinsaures Aluminium, nur wird die Weinsäure durch eine entsprechende Menge Ameisensäure ersetzt. Farblose, fast geruchlose Flüssigkeit, Geschmack sauer und zusammenziehend.

Hersteller: Athenstaedt & Redecker, Hemelingen bei Bremen.

Lenicet,

ein basisches Aluminiumacetat, wird nach einem Patentverfahren durch Erhitzen von Aluminiumacetatlösungen, die stark mit Essigsäure angesäuert sind, hergestellt. Sehr lockeres schneeweißes Pulver. Wenig löslich in Wasser, leichter löslich in Säuren und Alkalien. Luft- und lichtbeständig, nicht wasseranziehend. 30% Al_2O_3 und 62% Essigsäure.

Wirkung: Antisepticum, Adstringens, Desodorans.

Anwendung: Bei Hyperidrosis, Ekzemen, Erythemen, Pruritus, Urticaria, Intertrigo, als 10—50%iger Puder oder Salbe.

Hersteller: Dr. Rudolf Reiß, Berlin NW 87.

Handelsform: Formalin-Lenicetpaste, Formalin-Lenicetpuder, Lenicet-Bolus 20%, auch mit 5% Silber, Ichthyol, 1% Jod, 5% Peroxyd, Lenicet-Brandsalbe, Lenicet-Hautcreme, Lenicet-Kinderpuder, Lenicet-Paste, Lenicet-Salbe, Peru-Lenicet-Salbe, Lenicet-Silberpuder $^1/_2$ und 1%ig, Lenicet-Wundpuder.

Eston, Formeston, Subeston

sind drei feste Tonerdepräparate, welche in einer alkalischen Umgebung langsam, aber dauernd essigsaure Tonerde abspalten. *Eston* soll ein basisches $^2/_3$-Aluminiumacetat sein. Ein feines weißes, in Wasser fast unlösliches Pulver.

Anwendung: Gemischt mit indifferentem Pulver; $5^0/_0$ig als Kinderpuder, $20^0/_0$ig als Wund- und Schweißpuder, als Wundsalbe, Eston-Eumattan-Creme bei Brandwunden, Eston-Frostsalbe, Eston-Schwefel-Vaseline.

Hersteller: Chemische Fabrik Kripke, Berlin-Neukölln.

Formeston

soll ein basisches Aluminiumacetat-Formiat sein. Eigenschaften wie Eston; angeblich aber wirksamer.

Subeston

soll $^1/_3$-Acetat sein, wirkt aber nicht so energisch wie die vorgenannten Mittel.

Anwendung: Nur rein, nicht mit anderen Mitteln gemischt.

Tonacet,

ein Aluminiumsubacetat.

Hersteller: Hageda, Berlin.

Handelsform: OP als Salbe und als Wundpuder.

Mollentum basicum,

eine basisch essigsaure Tonerde enthaltende Salbe bei Ekzemen.

Mollentum scabiosum,

Krätzemittel mit $20^0/_0$ Schwefel und $2^0/_0$ Salicylsäure.

Hersteller: Tosse & Co., Hamburg.

Handelsform: OP in Tuben.

Aluminiumborat, Aluminium boricum, $Al_2(B_4O_7)_3$.

Wässerige Boraxlösung wird mit einer Aluminiumsulfatlösung gefällt, der Niederschlag gewaschen und getrocknet. Weißes in Wasser unlösliches Pulver, löslich in Säuren und Alkalien.

Wirkung: Antisepticum.

Anwendung: Wundstreupulver.

Bor-ameisensaures Aluminium, Aluminium boro-formicicum.

In eine erwärmte Lösung von Borsäure und Ameisensäure bringt man soviel frisch gefälltes und gewaschenes Aluminiumhydroxyd wie gelöst wird. Nach Absetzen wird filtriert und das Filtrat durch Abdampfen zur Krystallisation gebracht. Perlmutterglänzende, in Wasser und Alkohol lösliche Schuppen. Die wässerige Lösung reagiert sauer, schmeckt süßlich zusammenziehend und wird durch Alkali nicht gefällt.

Wirkung: Desinfiziens, Adstringens.

Anwendung: Zu Umschlägen.

Cutol,

ein Gemisch von Aluminiumborat und Aluminiumtannat. Eine Lösung von Gerbsäure und Borax wird unter Umrühren in eine Lösung von Aluminiumsulfat eingetragen. Der entstehende Niederschlag wird gewaschen und bei niedriger Temperatur getrocknet. Hellbraunes, in Wasser unlösliches Pulver.

Wirkung: Antisepticum, Adstringens.

Anwendung: Bei nässenden Ekzemen, Ulcerationen, Erosionen, Verbrennungen usw., als Streupulver oder Salben 5—$20^0/_0$ig.

Cutol löslich,

ein durch Zusatz von Weinsäure löslich gemachtes Cutol, trockenes, sehr feines, in Wasser leicht lösliches Pulver.

Wirkung: Adstringens, Antisepticum.

Anwendung: $1^0/_0$ige Lösung zu Umschlägen bei Brandwunden.

Boral, borweinsaures Aluminium.

Aluminiumborat und Weinsäure werden im Dampfbade bis zur Auflösung erwärmt und die filtrierte Lösung eingedampft. Weißes krystallinisches Pulver. In Wasser leicht löslich, von säuerlichem Geschmack. Die Lösungen zersetzen sich nicht.

Wirkung: Wie Liquor Aluminii acetici.

Anwendung: Als 5—10%ige Lösungen und Salben.

Hersteller: Peko, G. m. b. H., Berlin SO 16.

Aluminiumformiat, ameisensaures Aluminium, Aluminium formicicum,
wird nach einem patentierten Verfahren erhalten. Farblose, luftbeständige, in Wasser leicht lösliche Krystalle.

Ormizet,
eine Alkalisulfat enthaltende Lösung von Aluminiumformiat. Wasserhelle, geruchlose Lösung mit einem Gehalt von 5% an Salzen.

Wirkung und *Anwendung:* Wie Liquor Aluminii acetici, auch als Ormizet Wund- und Kinderpaste und als Ormizet-Creme erhältlich.

Hersteller: Albert Mendel A.G., Berlin-Schöneberg.

Alformin,
eine konzentrierte Lösung von basischem Aluminiumformiat, Liquor Aluminii subformicici, mit 14% $Al(OH)(OOCH)_2$ und mit 3% freier Ameisensäure. Die Lösung bleibt auch beim Erhitzen klar.

Wirkung und *Anwendung:* Wie Liquor Aluminii acetici.

Hersteller: Max Elb A.G., Dresden A 28.

Moronal,
ein basisches formaldehydschwefligsaures Aluminium $CH_2(OH)OSO_2 \cdot Al(OH)_2$. Weißes, feinkrystallinisches, geruchloses Pulver, leicht löslich in Wasser (3+2) und in einem Gemisch von Alkohol und Wasser zu gleichen Teilen. Die wässerigen Lösungen werden durch Kochen nicht verändert.

Wirkung: Wie Liquor Aluminii acetici.

Anwendung: In 1—2%iger Lösung, als 3%iges Streupulver mit Bolus, als 3%ige Salbe.

Hersteller: Chemische Fabrik von Heyden, Dresden-Radebeul.

Handelsform: In Substanz und in 25%iger Lösung, OP mit 100 ccm und 1 Liter.

Gallal, basisches Aluminiumgallat, basisch gallussaures Aluminium, Aluminium subgallicum, $Al(OH)_2OOCC_6H_2(OH)_3$.

In einer Natriumcarbonatlösung wird Gallussäure gelöst. In diese Natriumgallatlösung wird eine Aluminiumsulfatlösung eingetragen. Der entstandene Niederschlag wird gewaschen und getrocknet. Bräunliches, fast geschmackloses Pulver.

Wirkung und *Anwendung:* Als Desinfiziens und Adstringens.

Hersteller: J. D. Riedel, Berlin-Britz.

Aluminiumhydroxyd, Aluminium hydroxydatum, Tonerdehydrat,
ist ein wasserhaltiges Aluminiumhydroxyd $Al(OH)_3$. Eine erwärmte Lösung von Aluminiumsulfat wird unter Umrühren in eine verdünnte Ammoniaklösung hineingegossen. Der Niederschlag wird mittels Abgießens und mit heißem Wasser gereinigt, bis er frei von Schwefelsäure ist. Dann wird er auf einem Leinentuch gesammelt, vorsichtig abgepreßt und zunächst bei 40° und schließlich bei 100° getrocknet und zerrieben. Weißes, leichtes, amorphes Pulver, geschmacklos, unlöslich in Wasser, löslich in verdünnten Säuren und in Alkalilaugen.

Wirkung und *Anwendung:* Als austrocknendes Streupulver bei nässenden Ekzemen und bei stark absondernden Geschwüren.

Aluminiumlactat, Aluminium lacticum, milchsaures Aluminium, $[CH_3 \cdot CH(OH)COO]_3Al$,
entsteht durch Umsetzen von Calciumlactat mit Aluminiumsulfat oder durch Lösen von frisch gefälltem Aluminiumhydroxyd in Milchsäure. Nachfolgende Reinigung durch Umkrystallisieren. Weißes oder schwach gelblich weißes, feinkörniges Pulver von mild-

saurem Geschmack. Löslich in Wasser. Eine heiß hergestellte Lösung mit 8% Aluminiumlactat bleibt beim Erkalten klar. Stärkere Lösungen geben Abscheidungen.

Wirkung und *Anwendung:* Eine Lösung mit 7% Aluminiumlactat kann an Stelle der Aluminiumacetatlösung angewendet werden.

Lacalut,
ist Aluminiumlactat.

Wirkung und *Anwendung:* s. oben.
Hersteller: C. H. Boehringer Sohn A.G., Hamburg 5.
Handelsform: OP Beutel mit 5 und 10 g; Tabletten 20 Stück zu 0,5 g.

Alucetol.
Tabletten mit etwa 1 g Aluminium acetico-lacticum. Löslich in warmem und kaltem Wasser.

Wirkung und *Anwendung:* Als 0,5—1%ige Lösung wie essigsaure Tonerde.
Hersteller: Gehe & Co. A.G., Dresden N.
Handelsform: OP mit 20 Tabletten.

Algal
ist milchweinsaures Aluminium, bestehend aus je einem Molekül Weinsäure und Milchsäure und 1 Atom Aluminium. Weißes, trockenes, in Wasser mit schwachsaurer Reaktion lösliches Pulver. 10% Aluminium. Eine 10%ige Algallösung entspricht hinsichtlich des Aluminiumgehaltes ungefähr dem Liquor Aluminii acetici, vor dem es den Vorzug geringerer Reizwirkung und besserer Haltbarkeit der Lösung hat.

Hersteller: Pharmax Ges. Berlin.

Lavatal
ist ein zusammengeschmolzenes Gemisch von Algal und Natriumperborat. Ein weißes Pulver, das bei Berührung mit Wasser oder Körperflüssigkeiten Sauerstoff abspaltet.

Wirkung und *Anwendung:* In wässeriger Lösung als Antisepticum.
Hersteller: Pharmax Ges. Berlin.

Alacetan, basisches Aluminiumacetatlactat, $\genfrac{}{}{0pt}{}{CH_3COO}{CH_3CH(OH)COO}\rangle AlOH$,
weißes, krystallinisches, schwach nach Essigsäure riechendes Pulver. Löslich in 2 Teilen Wasser.

Wirkung und *Anwendung:* Wie essigsaure Tonerde.
Hersteller: Chemische Fabrik Albert C. Dung, Freiburg i. B.

β-naphtholdisulfonsaures Aluminium. Aluminium naphtholdisulfonicum, Aluminium naphtholsulfonicum, Alumnol, $[C_{10}H_5(OH)(SO_3)_2]_3Al_2$.

Es wird dargestellt, indem eine Lösung von β-naphtholdisulfonsaurem Baryum mit einer Lösung der berechneten Menge Aluminiumsulfat versetzt wird. Nach Abfiltrieren des Baryumsulfates wird die Lösung eingedampft. Weißes oder schwach rötliches Pulver, leicht löslich in kaltem Wasser und in Glycerin, wenig löslich in Alkohol, unlöslich in Äther. Auf Silbernitrat wirkt es reduzierend.

Wirkung: Antiseptisch und adstringierend. Als Lösungen von 0,5—3%, als Ätzmittel in Lösungen von 10—20%.

Acetoform (essigsaure Tonerde fest, Kalle)
soll essigcitronensaures Aluminium-Hexamethylentetramin sein. Es wird hergestellt, indem Aluminiumacetatlösung mit Citronensäure und Hexamethylentetramin versetzt wird. Die Lösung wird nach einiger Zeit unter vermindertem Druck bei 60—70° zur Trockne eingedampft. Schweres, weißes, hygroskopisches Pulver, leicht wasserlöslich, von säuerlichem Geruch und süßlichem Geschmack. Die Lösungen, die Lackmuspapier röten, sollen auch bei längerer Aufbewahrung haltbar sein. Der Gehalt an Aluminium beträgt 4,2%, was etwa 25% basischem Aluminiumacetat entspricht.

Wirkung: Wie essigsaure Tonerde.
Anwendung: Als 0,5—3%ige Lösung, 2%ige Salbe oder als Puder mit Bolus.
Hersteller: Kalle & Co., A.G., Biebrich a. Rh.
Handelsform: In Aluminiumröhrchen zu 10, 25, 100 g. Als 1½%iger und 2½%iger Acetoform-Bolus-Puder in Streudose; als 2%ige Salbe in Tuben und in Dosen zu 50 und 80 g.

Albertan,
Aluminiumverbindung eines Kondensationsproduktes höherer Phenole und Formaldehyd mit 8% Aluminium. Gelbliches, voluminöses, unlösliches Pulver. Antisepticum. Bei Balanitis empfohlen.

Hersteller: Albert & Lohmann, Fahr (Rhl.).

Icca,
Kosmetikum „auf Basis der essigsauren Tonerde".

Wirkung und *Anwendung:* Gegen Achselschweiß. Schwach rötliche Flüssigkeit in OP.

Hersteller: Dr. Hans Truttwin Dresden A. 1.

Weißer Ton, Bolus alba, Argilla, Kaolin.

Der natürliche eisenfreie Ton, der unter den Bezeichnungen Porzellanerde und Kaolin zur Herstellung von Porzellan und Steingut dient, besteht im wesentlichen aus wasserhaltigem Aluminiumsilikat wechselnder Zusammensetzung, vermischt mit wechselnden Mengen Sand und Calciumcarbonat. Für pharmazeutische Zwecke wird der Ton durch Ausziehen mit verdünnter Salzsäure vom Calciumcarbonat und durch Schlemmen vom Sand befreit. Nach Auswaschen und Absetzenlassen wird er einige Zeit auf etwa 100° erhitzt, dann getrocknet, verrieben und gesiebt. Das Erhitzen ist notwendig, da Tetanusbakterien in dem rohen Ton gefunden sind.

Weißliche, zerreibliche, leicht abfärbende, erdige Masse oder ein weißliches Pulver. Unlöslich in Wasser und verdünnten Säuren. Mit wenig Wasser befeuchtet, gibt er eine plastische Masse von eigenartigem Geruch.

Da der Ton auch innerlich zu Adsorptionszwecken benutzt wird, ist die Bestimmung des Adsorptionsvermögens von Wichtigkeit: Man gibt zu einer Lösung von 0,1 Methylenblau in 100 ccm Wasser 2,5 g Ton und schüttelt in einem Glasstopfenglas eine Minute lang kräftig durch. Ist beim Absetzen die Lösung noch nicht entfärbt, so werden weitere 2,5 g Ton zugesetzt und wieder eine Minute geschüttelt. Nach dem Absetzen soll die Lösung dann entfärbt sein (Rapp). Die Unterschiede des Adsorptionsvermögens der einzelnen Tonsorten des Handels sind sehr unterschiedlich. Durch zu starkes Erhitzen beim Sterilisieren des Tons nimmt das Adsorptionsvermögen erheblich ab.

Wirkung und *Anwendung:* Innerlich bei Hautleiden, bei denen man einen Zusammenhang mit intestinalen Vergiftungserscheinungen annimmt. Äußerlich als austrocknendes Mittel. Als Zusatz zu Bädern bei erkrankter und empfindlicher Haut (500 g auf 1 Bad). Zur Herstellung von Pasten. Auch bei äußerlicher Verwendung benutzt man am besten immer einen sterilisierten Bolus.

Pasta Kaolin. glycerinat. Unna. *Bolus-Glycerinpaste nach* Unna.

Rp. Kaolin.
Glycerin. āā 50,0

Pasta Kaolin. glycerinat. cum Ichthyolo Unna.
Kaolin-Glycerin-Ichthyol-Paste nach Unna.

Rp. Ichthyol. 10,0
Glycerin. 30,0
Kaolin. 60,0

Pasta Kaolini glycerinata cum Aceto Unna.
Bolus-Glycerin-Essig-Paste nach Unna.

Rp. Aceti 10,0
Glycerin. 30,0
Kaolin. 60,0

Pasta Liermann,
eine aseptische Boluswundpaste, besteht aus 50% feinstem gepulvertem sterilem Bolus, glycerinhaltigem Alkohol und 1% Azodermin.

Roter Bolus, Bolus rubra,
ist ein natürlich vorkommender Eisenoxyd enthaltender Ton. Er bildet eine lebhaft rote erdige Masse, die sich fettig anfühlt und sich leicht zerreiben läßt. Gegen Wasser verhält er sich wie der weiße Ton.

Wirkung und *Anwendung:* Als Färbemittel für Puder und Schminken.

Pulvis cuticolor, Unna. *Hautfarbener Puder nach* Unna.

Rp. Bolus rubrae 2,5
Bolus albae 12,5
Magnes. carbon. 20,0
Zinc. oxydat. 25,0
Amyl. Oryzae 40,0

Bimsstein, Lapis Pumicis,
ein vulkanisches Mineral, das in Deutschland besonders in den vulkanischen Gegenden des Rheinlandes vorkommt. Er besteht m wesentlichen aus Aluminiumalkalisilikat wie die Feldspate und der Obsidian, aus denen er durch vulkanische Schmelzung entstanden ist. Er enthält außerdem kleine Mengen von Calcium, Magnesium, Mangan und Eisensilicaten. Bisweilen sind auch kleine Mengen von Chloriden, auch Spuren von Ammoniumsalzen vorhanden.

Spröde, scharf und rauh anzufühlende Stücke von weißlicher, grauer, gelblicher und bräunlicher Farbe. Durch und durch porös, zuweilen mit langgewundenen fadenähnlichen Lagen durchzogen, mehr oder weniger seidenartig glänzend und auf dem Bruche kleinmuschelig glasglänzend. Er schwimmt auf dem Wasser, sinkt aber unter, sobald seine Poren mit Wasser gefüllt sind. Für arzneiliche Zwecke wird der weiße oder weißlichgraue Obsidianbimsstein (Perlitbimsstein) verwendet, der leichter und weicher als die dunkleren Sorten ist.

Wirkung und *Anwendung:* In Stücken zum Abreiben von Hautverdickungen, Hühneraugen und Frauenbart. Für den letzteren Zweck gibt es besonders nach SCHWENTER-TRACHSLER zugeschliffene Poliersteine, und zwar einen wetzsteinförmigen und einen mit Handgriff versehenen (W. Mielck, Schwanenapotheke, Hamburg 36). Nach K. UNNA wird der Polierstein mit Pernatrolseife zusammen gebraucht: Einschäumen mit Pernatrolseife 2—10 Minuten, die noch feuchte Haut 2—5 Minuten mit Polierstein bearbeiten, trocken abwischen und eine milde Salbe auflegen.

Aluminiumsulfat, Aluminium sulfuricum, schwefelsaures Aluminium, schwefelsaure Tonerde, $Al_2(SO_4)_3 + 18\,H_2O$,
wird dargestellt durch Zusammenbringen von eisenfreiem, gefälltem, noch feuchtem Aluminiumhydroxyd mit Schwefelsäure. Weiße, krystallinische Masse, Bruchstücke von dickeren oder dünneren Platten, löslich in 1,2 Teilen Wasser mit saurer Reaktion, in Weingeist fast unlöslich.

Wirkung und *Anwendung:* Adstringens und Antisepticum. Äußerlich zum Verband eiternder und schlecht heilender Wunden, 1—5%ig.

Basisches Aluminiumsulfat, Liquor Aluminii subsulfurici, basisch schwefelsaures Aluminium.

Eisenfreies Aluminiumsulfat wird mit Ammoniakflüssigkeit gefällt. Der gesammelte gewaschene Niederschlag wird noch feucht in eine Porzellanschale gebracht, es wird dann noch weiteres eisenfreies Aluminiumsulfat zugegeben und im Wasserbade eingeengt. Weißlich-trübe, sauer reagierende, zusammenziehend schmeckende Flüssigkeit, die in der Ruhe Aluminiumhydroxyd absetzt und daher vor Gebrauch umzuschütteln ist. Man nimmt an, daß die Lösung das basische Aluminiumsulfat $3\,Al_2(SO_4)_3 + 4\,Al(OH)_3$ enthält.

Wirkung und *Anwendung:* Mildes Antisepticum und Adstringens, ist zum Gebrauch mit der 10fachen Menge Wasser zu verdünnen.

Alaun, Alumen, Kaliumalaun, Aluminium-Kaliumsulfat, $AlK(SO_4)_2 + 12\,H_2O$,
wird dargestellt durch Zusammenbringen von Aluminiumsulfat und Kaliumsulfat in berechneter Menge in wässeriger Lösung und Auskristallisieren. Farblose, durchscheinende, harte Krystalle oder Krystallmassen aus regulären Oktaedern oder weißes Krystallpulver. In trockener Luft verwittern die Krystalle oberflächlich. Geschmack zuerst süßlich, dann herb zusammenziehend. Löslich in 11 Teilen kaltem, in 0,25 Teilen siedendem Wasser, unlöslich in Alkohol. Die wässerige Lösung ist stark sauer. Bei 92° schmilzt der Alaun in seinem Krystallwasser, auf 200° erhitzt gibt er das ganze Krystallwasser ab, und es bleibt ein weißes lockeres Pulver, der gebrannte Alaun (s. u.), zurück [1].

Wirkung und *Anwendung:* Ätz- und Desinfektionsmittel. In Substanz als Ätzmittel, z. B. bei spitzen Kondylomen.

Rp. Aluminis ust.
Pulvis Sabinae [2] āā 5,0

[1] Unverträglich mit Alaun sind alle Gerbstoff enthaltenden Substanzen, Salze des Quecksilbers, Bleies, Carbonate der Alkalien, Brechweinstein.

[2] *Pulvis Sabinae* wird hergestellt aus den getrockneten jüngsten Zweigspitzen des Sadebaums (Summitates Sabinae, Herba Sabinae) von Juniperus Sabina L., heimisch auf den Gebirgen von Mittel- und Südeuropa, Kaukasus und Nordasien. Strauchig, in der Kulturform baumartig, mit dichten, buschigen Zweigen. Die Pflanze enthält in den Zweigen ein stark reizendes, zelltötendes ätherisches Öl.

Gelöst, zu adstringierenden und entzündungswidrigen, örtlichen und allgemeinen Bädern (z. B. Frostschäden).

Gebrannter (entwässerter) Alaun, Alumen ustum,
ein Alaun, dessen Krystallwasser durch Erwärmen bis auf etwa 200° entfernt ist. Weißes Pulver in 30 Teilen Wasser langsam, aber vollständig bis auf eine geringe Trübung löslich.

Wirkung und *Anwendung:* Adstringens und Antisepticum. Da der gebrannte Alaun sich in Wasser langsamer löst als der gewöhnliche Alaun, so ist seine Wirkung als Ätzmittel im allgemeinen eine mildere.

Chrom.

Chrom
als Metall findet keine Verwendung, sondern nur Verbindungen desselben. Die Verbindungen des Chroms werden aus dem natürlich vorkommenden Chromeisenstein gewonnen. Dieses Mineral wird unter Zusatz von Kalk an der Luft erhitzt, wobei neben Eisenoxyd Calciumchromat entsteht, das mit Kalium- oder Natriumcarbonat oder Natriumsulfat zu Kalium- oder Natriumchromat umgesetzt wird, woraus dann die anderen Chromverbindungen hergestellt werden.

Von den Chromverbindungen wird in der Medizin hauptsächlich das *Chromsäureanhydrid* oder *Chromtrioxyd,* kurz *Chromsäure* genannt, benutzt. Von Wunden können die Chromverbindungen leicht resorbiert werden und Vergiftungen hervorrufen, die in Erbrechen und Durchfällen bestehen, wobei gelb oder grünlich gefärbter, später blutiger Magen- und Darminhalt entleert wird. Daher ist bei Verwendung von Chromsalzen immer eine gewisse Vorsicht geboten. Als Gegengifte gelten Kalkwasser, Eiweißlösung, Milch, Zucker.

Chromsäure, Acidum chromicum, Chromtrioxyd, Chromsäureanhydrid, CrO_3.
Die Verbindung ist keine Säure, sondern das Anhydrid der nicht beständigen Chromsäure H_2CrO_4. Zur Darstellung wird Kaliumdichromat in Wasser gelöst und mit konzentrierter Schwefelsäure zunächst erwärmt und dann erkalten gelassen. Nach einiger Zeit haben sich Krystalle von Kaliumbisulfat ausgeschieden. Die Flüssigkeit wird abgegossen auf 80° erwärmt und nochmals mit Schwefelsäure versetzt. Es wird allmählich so viel Wasser zugegeben, daß sich etwa ausscheidende Chromsäure wieder löst. Dann wird bis zur Krystallisation abgedampft. Die abgesaugten Krystalle werden mit starker Salpetersäure gewaschen und im trockenen warmen Luftstrom getrocknet.

Das reine, schwefelsäurefreie Chromtrioxyd bildet dunkelbraunrote, wenig hygroskopische Nadeln, das schwefelsäurehaltige bildet scharlachrote Krystalle und ist stark wasseranziehend. Es löst sich sehr leicht in Wasser. Beim Erhitzen auf etwa 200° schmilzt es zu einer fast schwarzen Flüssigkeit, bei etwa 300° zerfällt es in grünes Chromoxyd und Sauerstoff. Beim Erwärmen mit Schwefelsäure wird Sauerstoff, beim Erwärmen mit Salzsäure Chlor entwickelt. Zahlreiche leicht oxydierbare, anorganische und organische Stoffe reduzieren die Chromsäure zu Chromoxyd, mitunter unter sehr heftiger Reaktion, so daß beim Zusammenbringen mit Alkohol, Glycerin, Zucker, Gerbsäure, Kork u. dgl. unter Umständen eine Entzündung eintreten kann.

Wirkung: Ätzmittel. In Substanz und in starken Lösungen ätzt es tief, aber langsam und hinterläßt einen trockenen Ätzschorf, der sich nach 6 bis 8 Tagen abstößt. Verdünnte Lösungen fällen Eiweiß und härten Gewebe. Bei schwächeren Lösungen macht sich mehr eine adstringierende Wirkung bemerkbar.

Anwendung: Als Ätzmittel. Bei Warzen, Papillomen und anderen kleinen Hautgeschwülsten werden mit einem Glasstäbchen einige Krystalle direkt aufgetragen oder 30—50%ige Lösungen verwendet. Bei Leukoplakien, Zahnfleischentzündungen, Kondylomen, kleinen torpiden Geschwüren 10%ige Lösungen. Gegebenenfalls läßt man nach Boeck der Chromsäureätzung gleich eine Ätzung mit 10%iger Höllensteinlösung oder mit einem Höllensteinstift folgen. Es tritt dabei eine braunrote Verfärbung der verätzten Partien ein. Nach Anwendung der Chromsäure im Munde lasse man reichlich mit Wasser nachspülen. Bei Fußschweiß wird nach einem Fußbade auf die gut abgetrocknete Haut eine 5%ige Lösung wöchentlich einmal, im ganzen etwa 3mal aufgepinselt. Rhagaden und andere wunde Stellen sind dabei auszusparen (Resorptionsgefahr).

Doppelchromsaures Kalium, Kaliumdichromat, Kalium dichromicum, Kalium chromicum rubrum, saures chromsaures Kalium

wird aus Chromeisenstein durch Glühen mit Kaliumcarbonat und -nitrat gewonnen. Große dunkelorangerote, wasserfreie, luftbeständige Tafeln oder Säulen, die erhitzt zu einer dunkelbraunen Flüssigkeit schmelzen. Löslich in 10 Teilen Wasser bei 15°, bei 100° in $1^1/_4$ Teilen.

Wirkung und *Anwendung:* Wie Chromsäure.

Eisen und seine Verbindungen.

Das *technische Eisen* enthält stets Kohlenstoff, öfter auch andere Metalle wie Mangan, Chrom, Nickel, Wolfram usw. Das gewöhnliche Eisen enthält meist auch kleine Mengen von Schwefeleisen. Eisenphosphid und Eisensilicid, ferner Arsen, Kupfer und Zink verunreinigen es häufig. Zur Darstellung von Eisenverbindungen für arzneiliche Zwecke soll möglichst *reines* Eisen verwendet werden. Der Klavierdraht z. B. besteht bis zu 99,6% aus sehr reinem Eisen, auch der sog. Blumendraht ist fast reines Eisen.

Reines Eisen ist silberweiß, sehr zähe. Spez. Gew. 7,6—7,8, Schmelzpunkt etwa 1600°. Kohlenstoffhaltiges Eisen ist härter als reines Eisen und leichter schmelzbar. An der Luft geglüht verbrennt das Eisen zu Eisenoxyduloxyd Fe_3O_4; im reinen Sauerstoff verbrennt es mit sehr hellem Feuerschein. Mit Wasser zusammengebracht rostet es, ein Vorgang, der durch einen Gehalt des Wassers an Säuren, besonders Salzsäure und auch Kohlensäure beschleunigt wird. Auch Salze, besonders Chloride, beschleunigen das Rosten, während Alkalien, auch Calcium- und Magnesiumoxyd und -hydroxyd das Rosten verhüten.

Das Eisen ist in seinen Verbindungen zweiwertig, Ferro- oder Eisenoxydulverbindungen, und dreiwertig, Ferri- oder Eisenoxydverbindungen.

Der pharmakologische Wert des Eisens beruht hauptsächlich auf seinen blutbildenden Eigenschaften. Von diesen Wirkungen soll hier abgesehen werden, obgleich sie bei Behandlungen von Hautleiden die mit chlorotischen und anämischen Erscheinungen einhergehen, von großem Nutzen sind. Rein dermatologisch kommen gewisse adstringierende und antiseptische Eigenschaften von Eisenverbindungen in Betracht.

Braunes Eisenoxydhydrat, Ferrum oxydatum hydricum, Ferrum oxydatum fuscum,

besteht im wesentlichen aus Ferrihydroxyd, $Fe(OH)_3$. Aus Eisenchlorid wird das Eisenhydroxyd mit Ammoniakflüssigkeit ausgefällt. Nach Auswaschen und Auspressen wird es bei nicht über 30° getrocknet. Feines rotbraunes Pulver, geschmacklos, unlöslich in Wasser, löslich in verdünnten Säuren.

Wirkung und *Anwendung:* Als Antisepticum und Adstringens, als Einstreupulver bei jauchenden Wunden und Geschwüren.

Eisenchloridlösung, Liquor ferri sesquichlorati,

eine wässerige Lösung von Ferrichlorid $FeCl_3$, die man durch Einleiten von Chlor in eine Lösung von Eisenchlorür $FeCl_2$ erhält oder durch Erhitzen der letzteren mit Salzsäure und Salpetersäure. Der Gehalt beträgt 29% $FeCl_3$ = 10% Fe.

Eine klare, gelbbraune Flüssigkeit, die stark zusammenziehend schmeckt.

Wirkung und *Anwendung:* Eisenchloridlösung fällt Eiweiß und wirkt daher in konzentrierter Form auf Schleimhäute und Wunden ätzend, in starker Verdünnung adstringierend. Äußerlich rein als Ätzmittel bei Granulationen, Kondylomen usw., als blutstillendes und Ätzmittel nach chirurgischer Entfernung (mit scharfem Löffel) von Warzen, Papillomen usw.

Krystallisiertes Ferrosulfat, Ferrum sulfuricum crystallisatum (oxydulatum), schwefelsaures Eisenoxydul. Reines Eisenvitriol, $FeSO_4 + 7\ H_2O$,

wird dargestellt durch Auflösen von Eisen in Schwefelsäure. Blaß-grünlichblaue Krystalle, löslich in 1,8 Teilen kaltem Wasser oder 0,5 Teilen siedendem Wasser; in Alkohol oder Äther unlöslich. Die wässerige Lösung ist blaßgrünlichblau, reagiert sehr schwach sauer und verwandelt sich unter Sauerstoffaufnahme aus der Luft allmählich in eine Ferroferrisalzlösung von braungelber Farbe, aus der sich ein gelbes, basisches Salz, Ferroferrioxysulfat abscheidet. Beim Liegen an der Luft verwittern die Krystalle allmählich, bei 30 bis 40° sogar ziemlich schnell zu einem fast weißen Pulver. In feuchter Luft wird es braungelb unter Bildung von Ferroferrioxysulfat.

Gefälltes Ferrosulfat, Ferrosulfat, Ferrum sulfuricum, $FeSO_4 + 7\ H_2O$
wird hergestellt durch Auflösen von Eisen in konzentrierter Schwefelsäure und durch Ausfällen mit Alkohol.

Wirkung und *Anwendung:* Als Adstringens, besonders zu Bädern, 25—50 g auf ein Vollbad.

Eisenvitriol, Ferrum sulfuricum crudum, Rohes Ferrosulfat
wird im großen durch Rösten von Schwefelkies FeS_2, Auslaugen mit Wasser und Eindampfen der Lösung gewonnen. Grüne Krystalle, in 2 Teilen Wasser trübe löslich. Gewöhnlich verunreinigt mit Mangan-, Zink- und Aluminiumsulfat, zuweilen auch Kupfersulfat.

Wirkung und *Anwendung:* Wie oben.

Resistansalbe,
enthält in einer indifferenten Grundlage das Produkt Resistan, „ein Komplex aus Eisen-Phosphor-Oxyden" mit 0,705% Eisen und 0,556% Phosphor. Granulationsbildende und epithelisierende Salbe.

Hersteller: Dr. Devrient, Berlin N 58.

Handelsform: OP in Tuben.

Mangan und seine Verbindungen.

Mangan
kommt als Begleiter des Eisens in vielen Erzen vor. Das wichtigste Manganerz ist der *Braunstein* oder *Pyrolusit,* ferner sind zu nennen Hausmannit, Braunit, Manganspat und Manganblende. Mangan wird aus seinen sauerstoffhaltigen Erzen durch Reduktion mittels Kohle bei sehr hoher Temperatur gewonnen. Es ist ein sehr schwer schmelzbares, hartes und sprödes, grauweißes Metall.

Mangan ist dem Eisen nahe verwandt. Nach Untersuchungen von BERTRAND ist Mangan als normaler und mithin vermutlich als *notwendiger* Bestandteil aller tierischen Organismen anzusehen. Verbindungen dieses Metalles werden daher mit Eisen zwecks Blutbildung oder zur Verbesserung des Blutes gegeben. Die leicht Sauerstoff abgebenden Salze der Übermangansäure sind Desinfektionsmittel.

Kaliumpermanganat, Kalium permanganicum, übermangansaures Kalium, Kalium hypermanganicum (supermanganicum, oxymanganicum), Chamaeleon, $KMnO_4$.

Ein Gemisch von Kalilauge, Kaliumchlorat und Braunstein wird zur Trockne verdampft und in einem Tiegel bis zur teigigen Beschaffenheit, aber nicht bis zum Schmelzen, erhitzt. Nach dem Erkalten wird die Masse in Wasser gelöst. Die Lösung enthält neben Kaliumchlorid Kaliummanganat. In diese wird jetzt Kohlensäure eingeleitet, wobei unter Abscheidung von Mangandioxydhydrat und Bildung von Kaliumcarbonat, das Kaliummanganat in Kaliumpermanganat übergeführt wird.

Dunkelviolette, stahlblau glänzende Prismen. Frisch aus Wasser krystallisiert zeigen die Krystalle einen grünlichen Schimmer. Leicht löslich in 16 Teilen Wasser von 15° und in 3 Teilen siedendem Wasser. Kaliumpermanganat gibt bei Berührung mit einer großen Zahl von organischen Stoffen einen Teil seines Sauerstoffes ab; es ist ein kräftiges Oxydationsmittel. Die Oxydation erfolgt unter Abscheidung von Mangandioxydhydrat.

Werden organische Stoffe wie Alkohol, Glycerin, ätherische Öle, Zucker und viele andere mit *trockenem* Kaliumpermanganat zusammengebracht oder zusammengerieben, so treten *Entzündungen* und *Explosionen* ein, ähnlich wie bei Kaliumchlorat. Auch durch konzentrierte Schwefelsäure können Gemische von Kaliumpermanganat und organischen Stoffen zur Entzündung und Explosion gebracht werden.

Auf die Haut gebracht rufen Kaliumpermanganatlösungen Braunfärbung hervor, die auf Abscheidung von Mangansuperoxydhydrat zurückzuführen ist.

Lösungen von Kaliumpermanganat dürfen wegen ihres Verhaltens zu organischen Stoffen nicht durch Papier filtriert werden, wohl aber durch Asbest oder weißen gewaschenen Sand.

Wirkung: Antisepticum, Desodorans, Antihydroticum. Bei Epitheldefekten wirken konzentrierte Lösungen ätzend. Schleimhäute werden bereits von 1%igen Lösungen geätzt. Die schmerzhafte Ätzung bildet einen oberflächlichen braunschwarzen Schorf.

Anwendung: Als Mundwasser Lösung 1 : 30,0, davon einige Tropfen auf ein Glas Wasser. Bei Harnröhrenentzündungen zu Einspritzungen in die Harnröhre Lösungen 0,05—0,1%ig, zu Blasenspülungen 1 : 10000—1 : 1000; bei

Furunkulose, Pyodermien Pinselungen 1—5%ig; zu Bädern bei infektiösen Hautkrankheiten, bei unangenehmem Schweißgeruch 5 g auf ein Bad für Erwachsene, 3 g für Kinder; auf Fußbäder entsprechend weniger. Keine Holzwannen!

Zincum permanganicum s. S. 372.

Didym, Cer und ihre Verbindungen.

Das früher als Element angesehene *Didym* ist von Auer von Welsbach in die beiden Elemente *Neodym* (Nd) und *Praseodym* (Pr) zerlegt worden. Die Didymsalze des Handels bestehen aus einem Gemisch der Salze dieser beiden Elemente. Sie enthalten auch kleine Mengen von Cersalzen und Salzen anderer seltener Erden. Didymverbindungen werden als Nebenprodukt bei der Gewinnung von Thoriumsalzen aus Monazit, Cerit und ähnlichen Mineralien gewonnen.

Didymsalicylat, Didymum salicylicum, Dymal,
sehr feines, in Wasser und Alkohol schwer lösliches Pulver.

Wirkung und *Anwendung:* Als adstringierendes, antiseptisches, austrocknendes Mittel bei Verbrennungen, Ekzemen, Herpes usw. als Streupulver oder als Salben (10%ig mit Lanolin).

Hersteller: Chininfabriken Zimmer & Co., Frankfurt a. M.

Cer
findet sich als Silicat neben Thorium und anderen selteneren Erdmetallen, besonders in dem skandinavischen Cerit, ferner in dem brasilianischen Monasit. Cerverbindungen haben in der pharmakologischen Wirkung Ähnlichkeit mit Aluminium.

Ceolat
sind Cersalze von Fettsäuren. In den Handel kommen: Ceolatlösung mit 10% Ceracetat, Ceolatpulver bestehend aus stearinsaurem Cer und Ceolatsalbe, eine weiße, fettfreie Paste mit 30% Cerstearat.

Wirkung und *Anwendung:* Wie essigsaure Tonerde.

Hersteller: Kunheim & Co., Berlin-Niederschöneweide.

Zergallin, basisch gallussaures Cer $(C_7H_5O_5)_2CrOH$,
hellgraues, feines, in Wasser, Alkohol, Äther, Chloroform und Alkalien unlösliches Pulver.

Wirkung und *Anwendung:* Als austrocknendes Wundstreupulver.

Introcid,
eine Ceriumjodverbindung gegen Lymphogranulomatosis, Aktinomykosis, Tuberkulose.

Wirkung und *Anwendung:* Alle 3 Tage 1—2—3 ccm in den Muskel oder in die Vene.

Hersteller: Hans Potratz, G. m. b. H., Hamburg 39.

Dextrocid,
eine Zusammenstellung des Interocids mit Dextrose. Dient zur Behandlung von Tumoren in Verbindung mit Bestrahlung.

Hersteller: Hans Potratz, G. m. b. H., Hamburg 39.

Jodalcet, Jod-Cer-Aluminiumverbindung.

Wirkung und *Anwendung* als Wunddesinfiziens.

Hersteller: Dr. Rudolf Reiss, Berlin NW 87.

Kohlenwasserstoffe.

(Gesättigte Kohlenwasserstoffe.)

Die gesättigten Kohlenwasserstoffe sind Abkömmlinge des Methans CH_4 (Sumpf- oder Grubengas), bei denen Kohlenstoffatome stets nur mit einer Wertigkeitseinheit verbunden sind. Diese Verbindungen sind somit als vollständig gesättigt anzusehen, sie haben die Grenze der Sättigung erreicht und heißen daher auch *Grenzkohlenwasserstoffe*.

Gesättigte Kohlenwasserstoffe finden sich in der Natur sehr weit verbreitet und ihre Bildung wird durch Zersetzung stark kohlenstoffhaltiger organischer Verbindungen unter Luftabschluß erklärt. Sie entstehen auch bei der trockenen Destillation von Holz, Steinkohlen, Braunkohlen und bilden die Hauptbestandteile des Erdöls oder Petroleums.

Das *Petroleum* gilt als ein Zersetzungsprodukt der Fette untergegangener Tiere. Es entspringt teilweise freiwillig dem Erdboden, teilweise wird es aus Bohrlöchern durch Pumpwerke herausgeholt. In Deutschland wird es in verhältnismäßig geringen Mengen in der Lüneburger Heide gewonnen. Der Rückstand einer freiwilligen Verdunstung des Petroleums ist das Erdwachs oder Ozokerit (Ceresin).

Bei der Destillation des Roh-Petroleums (Naphtha) entweichen zunächst gasförmige Kohlenwasserstoffe, die in Amerika als Heizmaterial benutzt werden. Von den weiter bei bestimmten Temperaturen entweichenden Stoffen interessieren uns folgende: es destilliert über bei:

50—75° Petroleumäther, Petroleumbenzin,
150—270° Leuchtpetroleum,
über 310° Paraffin, Vaselin.

Petroleumbenzin, Benzinum Petrolei, Petroleumäther, Erdölbenzin.

Eine farblose, leicht bewegliche, *nicht* fluoreszierende Flüssigkeit, vom spez. Gew. 0,666—0,686. Leicht flüchtig und leicht brennbar. Benzin erstarrt auch bei starker Abkühlung nicht, wodurch es sich vom Benzol unterscheidet. Mit absolutem Alkohol, Äther, Schwefelkohlenstoff, Chloroform, fetten und ätherischen Ölen ist es mischbar. Durch Einwirkung von Licht und Luft nimmt es Sauerstoff auf und verändert dadurch Siedepunkt und spezifisches Gewicht (Erhöhung). Chemisch besteht es hauptsächlich aus den Kohlenwasserstoffen Pentan C_5H_{12} und Hexan C_6H_{14}.

Wirkung: Fettlösend.

Anwendung: Zur Entfernung fettiger Salben- und Pflasterreste, zur Entfettung von Haut und Haaren bei Seborrhoea oleosa. Vorsicht Feuersgefahr!

Petroleum, Oleum Petrae,

ist amerikanisches Leuchtpetroleum. Eine farblose oder schwach gelbliche, bläulich fluoreszierende, unangenehm riechende Flüssigkeit, mit Siedepunkt zwischen 150 und 270°. Es besteht im wesentlichen aus den Kohlenwasserstoffen der Methanreihe C_9H_{20} bis $C_{15}H_{32}$. In Wasser unlöslich, wenig löslich in Alkohol, mischbar mit Äther, Chloroform und fetten Ölen.

Wirkung: Antiparasitär und resorbierend, aber nicht frei von Reizerscheinungen.

Anwendung: Bei Kopfläusen als Kappenverband, als Volksmittel bei Krätze, bei Frostbeulen rein oder als Salbe. Wird auch in Kopfwässern zur Haarpflege gebraucht.

Die nach dem Abdestillieren des Leuchtpetroleums zurückbleibenden Bestandteile des Rohöls, werden durch Destillation in einen bei normaler Temperatur flüssig bleibenden Anteil, der nach dem Entfärben und Desodorieren mit Tonerdesilikat als „Maschinenöl" bezeichnet wird, und in einen salbenförmig erstarrenden Anteil geschieden, der die Bezeichnung *Vaselin* führt.

Vaselin, Vaselinum flavum, gelbes Vaselin.

Gelbe, durchscheinende, etwas zähe, gleichmäßig salbenartig weiche Masse, die beim Erwärmen zu einer klaren, gelben, blau fluoreszierenden, fast geruchlosen Flüssigkeit schmilzt. Unlöslich in Wasser, wenig löslich in Alkohol, leicht löslich in Chloroform und Äther. Schmelzpunkt 35—40°. Schlechte Handelsware riecht nach Petroleum.

Weißes Vaselin, Vaselinum album,

entsteht durch einen Bleichprozeß aus gelber Vaseline (Behandlung mit Schwefelsäure). Weiße, höchstens grünlich durchscheinende, etwas zähe, gleichmäßig salbenartige Masse, die beim Erwärmen zu einer klaren, farblosen, blau fluoreszierenden, fast geruchlosen Flüssigkeit schmilzt; die Löslichkeitsverhältnisse wie beim gelben Vaselin.

Wirkung: Indifferente Salbe und Salbengrundlage.

Anwendung: Da die gesättigten Kohlenwasserstoffe allen chemischen Einflüssen einen starken Widerstand entgegensetzen, bildet Vaselin in sofern eine zweckmäßige Salbengrundlage, als sich wohl alle in Frage kommenden Arzneimittel ohne Zersetzungen zu erleiden, hineinbringen lassen. Es wird auch rein als Schutzmittel bei oberflächlichen Hautwunden aufgestrichen. Das weiße Vaselin wird bei besonders reizbarer Haut und zu Augensalben gebraucht.

Gelbes Vaselinöl, Oleum Vaselini flavum, weißes Vaselinöl, Oleum Vaselini album.

Gewonnen aus den über 360° siedenden Anteilen des Erdöls. Gelbe oder weiße ölige Flüssigkeit, die geruchlos ist oder ganz schwach nach Petroleum riecht und kaum fluoresziert. In Alkohol, auch in absolutem nur schwer löslich. Wird häufig als Ersatz für Paraffinum liquidum gebraucht, was aber durchaus zu verwerfen ist, da sowohl nach äußerlicher, wie nach subcutaner Anwendung unangenehme Gesundheitsschädigungen beobachtet sind.

Flüssiges Paraffinöl, Paraffinum liquidum, Paraffinöl,

wird aus den über 360° siedenden Anteilen des Erdöls durch Behandlung mit Schwefelsäure und Destillation gewonnen. Klare farblose, nicht fluoreszierende, geruch- und geschmacklose ölige Flüssigkeit, in Wasser unlöslich, in Alkohol fast unlöslich, in Äther und Chloroform löslich. Unter den Gefrierpunkt abgekühlt, wird es dickflüssig und trübt sich durch krystallinische Abscheidungen.

Wirkung: Indifferenter, flüssiger Körper.

Anwendung: Zur Aufschwemmung von unlöslichen Arzneimitteln, die unter die Haut oder in den Muskel eingespritzt werden sollen. Zur Bereitung von Salben zusammen mit festen Paraffinen, Wachsen usw.

Vasenol,

eine Vaselinemulsion von salbenartiger Konsistenz mit 25% Wasser, die aber noch weiter Wasser aufnehmen kann. *Vasenolum liquidum* eine haltbare, neutrale, weiße Paraffinölemulsion mit 33⅓% Wasser.

Wirkung: Indifferenter Salbenkörper und Suspensionsmittel.

Anwendung: Vasenol-, Wund- und *Kinderpuder,* ein Fettpuder mit 10% Vasenol und Zinkoxyd, Streupuder bei Säuglingen, bei Decubitus, Ekzemen, Intertrigo, Balanitis usw. Vasenol-Sanitätspuder mit 1% und Vasenoloform-Puder mit 10% Formaldehyd-Salicylsäure bei Hyperidrosis und als Prophylakticum gegen Mückenstiche.

Hersteller: Dr. Arthur Köpp, Leipzig-Lindenau.

Vasogen, Vaselinum oxygenatum,

angeblich mit Sauerstoff angereichertes Vaselin, das mit Wasser Emulsionen gibt. Nach anderen Angaben soll es sich in Ammoniakseifen um emulgiertes Paraffinöl handeln.

Wirkung: Indifferente Grundlage für Arzneimittel. Die Resorption derselben soll durch Vasogen gefördert werden.

Anwendung: Als Guajakol-*V.* 10- und 20%ig bei Skrofuloderma; — Ichthyol-V. 6- und 10%ig, Jodoform-V. 1½- und 3%ig; Jod-V. 6-, 10- und 20%ig; — Menthol-V. 2, 10- und 25%ig, Naphthol-V. 10%ig; Hydrargyrum-V. 33½- und 50%ig in Tuben; Salicyl-V. 10%ig; Schwefel-V. 3%ig; Teer-V. 25%ig.

Hersteller: Pearson & Co., Hamburg 19.

Vasoliment,

Vasolimentum, Ersatz für Vasogen, Emulsion aus ammoniakalischer Ölseife, Alkohol, festem oder flüssigem Paraffin.

Wirkung und *Anwendung:* Wie Vasogen. Kommt wie Vasogen mit den verschiedensten Medikamenten in den Handel.

Granugenol, granulierendes Wundöl „Knoll“,

ist ein nur teilweise gereinigtes Mineralöl besonderer Herkunft. Völlige Reinigung würde die Wirksamkeit beseitigen. Die Prüfung und Einstellung muß auf biologischem Wege geschehen. Das Präparat enthält verschiedene, darunter teilweise hydrierte Kohlenwasserstoffe. Gelbes, eigenartig riechendes, in Alkohol fast unlösliches Öl von neutraler Reaktion.

Wirkung: Regt das Wachstum von Granulationen an.

Anwendung: Man legt auf schlecht heilende Wunden oder Geschwüre mit Granugenol getränkte Gazestreifen auf. Es ist auch eine 50%ige Granugenpaste mit einem Ceresinzusatz und ein Puder 7%ig mit Bolus im Handel. Die beiden letzten Präparate finden bei Verbrennungen 1. bis 3. Grades und bei Ekzemen Verwendung. Die fertigen Zubereitungen führen den Namen „Granugen".

Hersteller: Knoll A.G., Ludwigshafen a. Rh.

Handelsform: OP Granugenol mit 50 und 100 g; Granugen-Frostpaste Tuben zu 20 g; Granugenpaste Tuben zu 20 und 50 g; Granugenpuder Beutel mit 25 g, Streukartons mit 100 g.

Euvaselin,

ein weißes Vaselin mit einem Zusatz von Ceresin und Wollfett.

Hersteller: Dr. R. Reiß, Berlin NW 87.

Festes Paraffin, Ceresin, Ceresinum, Paraffinum solidum, Paraffinum durum.

Paraffin kommt in dem Erdöl gelöst vor, und durch Verdunsten des Erdöls entstanden, heißt es *Erdwachs* oder *Ozokerit* (Galizien, in der Moldau, in Siebenbürgen usw.). Auch bei der trockenen Destillation von Braunkohle und Torf werden Paraffine erhalten. Das Paraffinum solidum des Arzneibuches ist ein gereinigtes Ozokerit. Es besteht aus festen krystallinischen Kohlenwasserstoffen der Methanreihe und der Naphthenreihe. Natürliches Erdwachs wird durch Erhitzen mit konzentrierter Schwefelsäure, Waschen mit Lauge und Wasser gereinigt und mit Tierkohle entfärbt.

Feste, wachsartige, weiße, krystallinische Masse, Schmelzpunkt 68—72°, geruchlos, unlöslich in Wasser, kaum löslich in Alkohol, leicht löslich in Äther, Chloroform, Benzin, Benzol.

Die Bezeichnung Paraffine leitet sich ab von „parum affinis" = wenig verwandt, weil sie im allgemeinen selbst von den stärksten chemischen Reagenzien nicht angegriffen werden.

Wirkung: Indifferenter Körper zur Herstellung von Salbengrundlagen. Es ist auch in geschmolzenem Zustande zur Behandlung von Unterschenkelgeschwüren verwendet worden.

Paraffinsalbe, Unguentum Paraffini.

Wurde früher durch Zusammenschmelzen von flüssigem und festem Paraffin hergestellt. Dieses Präparat hatte den Nachteil, daß keine Flüssigkeit von diesen Salben aufgenommen werden konnte. Das Arzneibuch, das in seiner letzten Ausgabe diese Salbe nicht mehr aufführt, verlangte einen Zusatz von wasserfreiem Wollfett.

Wirkung und *Anwendung:* Indifferenter, gegen chemische Einflüsse sehr widerstandsfähiger Salbenkörper.

Unguentum Lanovaselini

(F. M. Germ.). Ersatz für Vasenol:

Rp.	Vaselin. flav.	25,0
	Adip. Lanae	10,0
	Cerae albae	2,5
	Aq. destill.	12,5

Naftalan

wird aus den Destillationsrückständen bzw. den hochsiedenden Anteilen einer harz- und asphaltfreien Naphtha aus Naftalan am Kaukasus hergestellt, welche durch Zusatz von 2,5—4% wasserfreier Seife gelatinös und fest gemacht werden. Dunkelgraugrüne, fast geruchlose, salbenartige Masse, die im durchfallenden Lichte dunkelgelb, im auffallenden braunschwarz aussieht. Unlöslich in Wasser und Alkohol, löslich in Äther und Chloroform, mit Fetten aller Art mischbar.

Wirkung: Steht der des Teers nahe, unterscheidet sich von dieser aber dadurch, daß das Naftalan auch von akuten Hautentzündungen vertragen wird. Aseptisch und auch resorbierend.

Anwendung: Bei entzündlichen Hautkrankheiten, Brandwunden, Wundrose, Ekzemen, parasitären Leiden, Ulcerationen, Prurigo usw. Es wird entweder rein verschrieben oder als Zinkpaste; auch verdünnt mit anderen Salben und Fetten.

Hersteller: Wird in Deutschland in den Handel gebracht von der Naftalan-Gesellschaft Julius Donner, G. m. b. H., Wurzen, S.A. als „Donner-Naftalan".

Handelsform: In Packungen zu 50, 100, 250, 500, 1000 g.

Nafalan,
ein dem Naftalan ähnliches Präparat, auch aus einer kaukasischen Rohnaphtha gewonnen, das alle Eigenschaften des vorgenannten Präparates haben soll.

Hersteller: Nafalan G. m. b. H., Magdeburg.

Handelsform: Hausnafalan (Nafalan-Zinksalbe) in Tuben, Nafalan-Heftpflaster, Nafalan-Hämorrhoidalzäpfchen, medizinische Nafalanseife mit 25% Nafalan. Nafalan-Toilettenseife mit 5% Nafalan, Nafalan-Toilettencreme in Tuben, Nafalan-Streupulver aus 10 Teilen Nafalan, 20 Teilen Mag. usta, 35 Teilen Talkum, 3 Teilen Borax, 27 Teilen Amylum und 5 Teilen Zinkoxyd.

Petrosapol, Petrolen, Petrolan,
seifenhaltiger, aus Petroleumrückständen dargestellter Körper von brauner Farbe und salbenartiger Beschaffenheit, geruchlos.

Wirkung: Ähnlich wie Naftalan.

Anwendung: Als Salbe rein oder mit Vaseline gemischt bei eitrigen Entzündungen der Haut.

Hersteller: G. Hell & Co., A.G., Troppau-Comorau.

Sapolan, Naphthasapol, Naphtha saponata,
dem Naftalan ähnliches Präparat aus Lanolin, Seife und einem Naphthaderivat.

Wirkung und *Anwendung:* Ähnlich wie bei Naftalan.

Hersteller: Jean Zibelli & Co., Triest.

Laneps,
haltbare, reizlose, synthetisch hergestellte Salbengrundlage; im wesentlichen ein Kondensationsprodukt hochmolekularer Kohlenwasserstoffe. Neutral, geruchlos. Es vermag 50% Wasser aufzunehmen.

Hersteller: I.G.-Farbenindustrie A.G., Leverkusen a. Rh.

Novitan,
angeblich eine Kombination von höhersiedenden Kohlenwasserstoffen mit Lanolin. Eine stark wasserbindende Salbengrundlage, die mit den verschiedensten Arzneimitteln in OP in den Handel kommt.

Hersteller: Präparaten-Gesellschaft, Berlin-Schöneberg.

Epithelan.
Im Handel sind *Epithelanum purum* als Salbe in Original-Tuben und -Kruken und Epithelanum purum liquidum in Originalflaschen. Die Epithelansalbe wird aus „mit amorphem Kohlenstoff" angereichertem Naturvaselin dargestellt; eine gelbbraune Salbenmasse, Schmelzpunkt 42°. Das flüssige Epithelan besteht aus Naturvaselin, das mit ungesättigten Kohlenwasserstoffen angereichert ist, eine gelbe, in der Kälte erstarrende, eigentümlich riechende Flüssigkeit.

Hersteller: Orbis-Werke, Braunschweig.

Chloroform.

Chloroform, Chloroformium, Trichlormethan, CCl_3H,
wird gewonnen durch Destillation einer Mischung von Chlorkalk und Alkohol unter Beobachtung gewisser Temperaturverhältnisse. Es ist eine farblose, bewegliche, süßlich riechende Flüssigkeit von hohem spezifischem Gewicht (1,502), leicht flüchtig (Siedepunkt 62,05°). Der Einwirkung des Lichtes und der Luft ausgesetzt zerfällt das Chloroformmolekel schnell unter Bildung des erstickend riechenden Phosgengases und Chlorwasserstoff. Um solche Zersetzungen zu verhüten wird für den medizinischen Gebrauch dem Chloroform etwa 1% Alkohol zugesetzt.

In Wasser ist es nur wenig löslich. Mit Alkohol absolutus, Äther, fetten und ätherischen Ölen ist es in jedem Verhältnis mischbar. Mit wasserhaltigem Alkohol gibt es trübe Mischungen, die erst auf weiteren Alkoholzusatz klar werden. Nicht mischbar ist es mit Glycerin. Es ist ein gutes Lösungsmittel für Jod, Schwefel, Paraffine, Fette, Harze, Kautschuck. Chloroform ist wohl brennbar, aber nicht leicht entzündlich.

Wirkung und *Anwendung:* Zur Entfernung von fest haftenden Salben- und Pflasterresten. Auf die Haut gebracht ruft es infolge der schnellen Verdunstung ein Kältegefühl hervor, das bald von einem leichten Gefühl des Brennens und einer bald vorübergehenden Hautrötung abgelöst wird. Auch als Träger für Arzneimittel z. B. Chrysarobin. 5—10%iges Chrysarobin-Chloroform bei Psoriasis.

Traumaticinum, Guttaperchalösung,

eine 10%ige Lösung von gereinigter, aber nicht gebleichter Guttapercha[1] in Chloroform. Es bildet eine bräunliche, klare Flüssigkeit, die nach dem Verdunsten eine elastische Haut zurückläßt. Farbloses oder hellgelbes Traumaticin ist aus gebleichter Guttapercha hergestellt.

Anwendung: Als Arzneimittelträger z. B. für Chrysarobin.

Tetrachlorkohlenstoff.

Tetrachlorkohlenstoff, Carboneum tetrachloratum CCl_4,

wird gewonnen durch Einwirkung von Chlor auf Schwefelkohlenstoff. Farblose, schwere, dem Chloroform ähnliche, in Wasser unlösliche Flüssigkeit, Siedepunkt 77—78°; unter — 25° ist es krystallinisch. Nicht unangenehmer Geruch.

Wirkung: Nicht feuergefährliches, fett- und harzlösendes Mittel.

Anwendung: Zur Entfernung von Salben und Pflasterresten, zur Hautreinigung usw. Vorsicht vor Einatmen der Dämpfe!

Benzinoform,

ein technisch reiner Tetrachlorkohlenstoff als Ersatzmittel für Benzin.

Pelliform,

eine von Bruck empfohlene Tetrachlorkohlenstoffseifenlösung, die zur Behandlung von ausgedehnten Staphylodermien und gegen tierische Parasiten dienen soll.

Alkohole.

Äthylalkohol, Alkohol aethylicus, Weingeist, Spiritus, Alkohol, $CH_3 \cdot CH_2OH$,

entsteht durch die geistige Gärung aus verschiedenen Zuckerarten, besonders aus Traubenzucker, Fruchtzucker, Maltose. Aus anderen Kohlenhydraten wie Stärke und Cellulose wird er erst nach Umwandlung dieser Kohlenhydrate in Traubenzucker oder Maltose erhalten. Die geistige Gärung wird durch verschiedene Hefearten (s. S. 433) hervorgerufen, die in ihrem Zellsaft ein Enzym, die *Zymase,* enthalten, das die Zuckerarten in Äthylalkohol und Kohlensäure zerlegt.

Der zu medizinischen Zwecken dienende Alkohol wird in Deutschland hauptsächlich aus Kartoffeln gewonnen. Diese werden unter Druck mit Dampf gekocht, mit Wasser zu einem Brei angerührt und mit 5% Malz, d. h. gekeimter Gerste versetzt und einige Stunden auf 50—60° erwärmt (Einmaischen). Das in dem Malz enthaltene Enzym „Diastase" verwandelt dabei die Stärke der Kartoffeln in Maltose. Die dann gekochte und abgekühlte Maische wird mit Hefe versetzt. Nach beendeter Gärung, d. h. nach Aufhören der Kohlensäureentwicklung wird abdestilliert, was einen 90—94%igen Rohspiritus ergibt. Dieser wird zur Entfernung von riechenden Stoffen durch Kohlenfilter geschickt und dann rektifiziert. Die zuerst übergehenden Anteile, der Vorlauf, enthalten Acetaldehyd, der sich zum Teil schon während der Gärung, zum Teil bei der Filtration durch die Kohlenfilter durch Oxydation bildet. Die zuletzt übergehenden Anteile sind das Fuselöl.

---

[1] Guttapercha ist der koagulierte und weiter verarbeitete Milchsaft verschiedener Palaquiumarten aus Hinterindien und dem malayischen Archipel.

In den Handel kommt 1. Feinsprit oder Primasprit, Spiritus vini rectificatissimus, 2. der absolute Alkohol, Alkohol absolutus, 3. technischer Rohsprit für chemische Fabriken, der entweder unter Aufsicht der Steuerbehörden verarbeitet oder durch verschiedene Zusätze vergällt wird, 4. vollständig vergällter Branntwein, der als Brennspiritus und für andere gröbere technische Zwecke verwendet wird.

Alkohol ist eine farblose, leicht bewegliche Flüssigkeit von angenehm geistigem Geruch und brennendem Geschmack. Er ist leicht entzündlich und verbrennt mit bläulicher Flamme zu Wasser und Kohlensäure. Beim Verdünnen mit Wasser findet Erwärmung und infolge dieser eine vorübergehende Trübung durch austretende kleinste Luftbläschen und eine Raumverminderung (Kontraktion) statt. Die größte Raumverminderung ergibt sich beim Vermischen von 53,94 Raumteilen Alkohol mit 49,93 Raumteilen Wasser. Es werden hierbei 100 Raumteile Flüssigkeit erhalten.

Der im Handel sich befindende Alkohol enthält etwa 95 Volumenprozent oder etwa 92,5 Gewichtsprozent Alkohol, d. h. in 100 Liter sind 95 Liter reiner Alkohol und 7,5 Liter Wasser.

Alkohol siedet bei 78,5° und erstarrt unter — 130° zu einer glasartigen, nicht krystallinischen Masse. Er mischt sich in jedem Verhältnis mit Wasser, Äther, Chloroform, Glycerin und vielen ätherischen Ölen. Öle und Fette werden im allgemeinen schwer von Alkohol aufgenommen, mit Ausnahme des Ricinusöls.

Wirkung und *Anwendung:* Hautreinigungsmittel, Desinfektionsmittel, Lösungsmittel für viele Arzneimittel, zu feuchten Verbänden. Nach A. Beyer ist die bactericide Wirkung des Alkohols von 70 Gew.-% am größten.

Absoluter Alkohol, Alcohol absolutus, reiner Äthylalkohol,
mit einem Gehalt von etwa 99,4—99,8 Vol.-% oder 99,1—99,5 Gew.-%. Zieht aus der Luft bald wieder Wasser an, wenn nicht dicht verschlossen aufbewahrt. Er wird dargestellt, indem Feinsprit mit frisch geglühtem Ätzkalk, aus Marmor hergestellt, behandelt und dann unter besonderen Vorsichtsmaßregeln abdestilliert wird.

Wirkung: Höheres Fettlösungsvermögen als der gewöhnliche Alkohol.

Anwendung: Zur Entfettung der Haut bei Seborrhoea oleosa, sonst aber hauptsächlich zu Laboratoriumszwecken.

Weingeist, Spiritus, Spiritus rectificatus, D.A.B. 6,
ist reiner Weingeist mit einem Gehalt von etwa 90—91 Vol.-% oder etwa 86—87 Gew.-%, in der Regel durch Verdünnen des Feinsprits des Handels mit Wasser hergestellt.

Verdünnter Weingeist, Spiritus dilutus,
soll 68—69 Vol.% oder 60—61 Gew.-% reinen Alkohol enthalten. Er ist herzustellen durch Mischen von 7 Teilen Weingeist und 3 Teilen destilliertem Wasser.

Der Gehalt des Weingeistes und weingeisthaltiger Flüssigkeiten an reinem Alkohol wird entweder nach Gewichtsprozenten oder nach Volumenprozenten angegeben. Die Rechnung nach Volumenprozenten wird von der Steuerbehörde angewendet, weil der Branntwein nach Litern reinen Alkohol versteuert wird. Für die Verarbeitung zu medizinischen Zwecken ist die Rechnung nach Gewichtsprozenten viel zweckmäßiger und einfacher.

Volumprozente geben an, wieviel Liter reiner Alkohol in 100 Liter einer Flüssigkeit enthalten sind (bei einer festgesetzten Normal-Temperatur). Gewichtsprozente geben an wieviel reiner Alkohol in 100 kg einer Alkoholwassermischung enthalten sind. Der Vorteil dieser Rechnung liegt darin, daß man von der Temperatur der Flüssigkeiten unabhängig ist, da die Temperatur niemals das Gewicht, wohl aber das Volumen beeinflußt, wobei noch zu berücksichtigen ist, daß beim Mischen von Alkohol mit Wasser, wie schon erwähnt, eine Erwärmung und eine Kontraktion beider Flüssigkeiten eintritt (s. o.).

Franzbranntwein, Spiritus Vini gallici,
eigentlich ein Destillat aus Wein (Weinbrand), wird künstlich hergestellt aus:

Rp.	Tincturae aromaticae	0,4
	Spiritus Aetheris nitrosi	0,5
	Tincturae Ratanhiae gtts. VI	
	Spiritus (90 Vol.-%).	100,0
	Aq. destillatae ad	200,0

Wirkung: Desinfizierend.

Anwendung: Rein oder mit Zusätzen zu Haarwässern bei Seborrhoe Hautpflegemittel.

Kölnisches Wasser, Spiritus coloniensis, Eau de Cologne, Spiritus odoratus:

Rp. Ol. Lavandulae	0,5	Rp. Ol. Citri	12,0
Ol. Aurant. Flor.	0,7	Ol. Bergamottae	36,0
Ol. Bergamottae	1,0	Ol. Aurantii Flor.	3,0
Ol. Citri	1,0	Ol. Lavandulae gtts. XX	
Spiritus ad	100,0	Ol. Rosmarini gtts. XVI	
	oder	Tinct. Moschi gtts. IV.	
		Spiritus (91%)	900,0

Anwendung: Zu desinfizierenden Hautabreibungen; als parfümierender Zusatz zu Kopf-, Gesichts- usw. -Wässern. Die ätherischen Öle des Kölnischen Wassers haben auch bleichende Wirkung bei Comedonen, Epheliden. (Pigmentbildung als Nebenwirkung s. S. 523.)

Saures kölnisches Wasser.

Zu den obigen Präparaten setzt man auf 1000,0 1 g oder auch etwas mehr verdünnte Essigsäure (30%) hinzu.

Anwendung: Wie oben. Die bleichende Wirkung wird durch die Essigsäure erhöht.

Lavendelspiritus, Spiritus Lavandulae,

wird entweder durch Destillation von Lavendelblüten mit Alkohol oder durch Mischen von Lavendelöl mit Alkohol hergestellt. Die Lavendelblüten werden zerkleinert und vor der Destillation 24 Stunden mit Alkohol maceriert. Der Lavendelspiritus aus Öl wird hergestellt, indem 3 Teile Lavendelöl 747 Teile Weingeist und 250 Teile Wasser zusammengebracht werden.

Anwendung: Wohlriechender Alkohol für kosmetische Verordnungen, Kopfwässern u. dgl.

Rosmarinspiritus, Spiritus Rosmarini,

ein Destillat aus Rosmarinblättern, die man zunächst 24 Stunden mit Alkohol maceriert, ehe Dampf eingeleitet wird.

Anwendung: Wie Lavendelspiritus.

Propylalkohol, Alcohol propylicus, primärer Propylalkohol, Äthylcarbinol, $CH_3CH_2CH_2OH$.

Der primäre Propylalkohol bildet sich in kleinen Mengen bei der alkoholischen Gärung. Er wird aus dem Fuselöl durch fraktionierte Destillation gewonnen. Farblose, flüchtige, leicht brennbare Flüssigkeit, die ähnlich wie Äthylalkohol riecht und schmeckt. Siedepunkt 97,4°, spez. Gew. 0,8066 (15°). Mit Wasser ist er in jedem Verhältnis mischbar, aus den Mischungen wird er durch manche Salze, wie z. B. Calciumchlorid abgeschieden.

Isopropylalkohol, Alcohol isopropylicus, sekundärer Propylalkohol, Dimethylcarbinol, $CH_3CH(OH)CH_3$

wird durch Reduktion von Aceton mit Wasserstoff in statu nascendi gewonnen. In Amerika wird er aus Propylen hergestellt, das in den Gasen der Petroleum- und Erdgasquellen enthalten ist. Farblose, flüchtige, leicht brennbare Flüssigkeit; Geruch und Geschmack alkoholähnlich. Siedepunkt 82°, spez. Gew. 0,7903 (15°), mit Wasser in jedem Verhältnis mischbar. Er bildet mit Wasser ein Hydrat, dem das Wasser durch schwache wasserentziehende Mittel nicht genommen wird, und das sich auch durch Destillation nicht trennen läßt. Das Handelsprodukt besteht meist aus diesem Hydrat oder aus einem Gemisch des Hydrates mit noch weiteren Mengen Wasser. Das überschüssige Wasser kann dem Gemisch durch wasserentziehende Mittel, z. B. durch Kaliumcarbonat leicht entzogen werden.

Beide Propylalkohole dienen als Lösungsmittel wie Alkohol bei Herstellung von kosmetischen Mitteln. Zur Herstellung von Arzneizubereitungen dürfen sie nicht verwendet werden.

Cetylalkohol, Alcohol cetylicus, Aethal, $C_{16}H_{33}OH$,

wird gewonnen durch Verseifen von Walrat (s. S. 445) mit alkoholischer Kalilauge. Auf Zusatz von Wasser scheidet sich der Cetylalkohol aus, während das palmitinsaure Kalium gelöst bleibt. Gereinigt wird das Produkt durch Umkrystallisieren aus Alkohol. Farblose, glänzende Blättchen. Schmelzpunkt 49,5°. Unlöslich in Wasser, löslich in Äther, Chloroform, Alkohol.

Wirkung und *Anwendung:* Wird mit Borsäure oder Talkum āā oder 1 : 5 gemischt bei rauhen Händen, bei Ekzemen, Prurigo, Frost usw. als Puder verwendet.

Glycerinum.

Glycerin, Glycerinum, ein dreiwertiger Grenzalkohol, $C_3H_5(OH)_3=CH_2OH-CH(OH)-CH_2OH$, Trioxypropan,

wird erhalten durch Spaltung der Fettsäureglycerinester (Glyceride), aus denen alle Fette und fetten Öle bestehen, bei der Herstellung von Seifen und bei der Gewinnung von Stearinsäure und Ölsäure. Die Glycerinwässer der Seifen- und Fettsäurefabriken werden nach Eindampfen mit überhitztem Wasserdampf abdestilliert, und das übergetriebene Glycerin wird durch erneute Destillation mit Wasserdampf gereinigt.

In neuerer Zeit wird Glycerin auch aus Zucker durch ein besonderes Gärungsverfahren hergestellt. Schon bei der gewöhnlichen alkoholischen Gärung entstehen kleine Mengen Glycerin. Bei dem neuen Verfahren, dem „Protolverfahren" läßt man Zucker in alkalischer Lösung durch Hefe vergären unter Zusatz von Natriumsulfit, wodurch die Bildung von Glycerin bedeutend erhöht wird.

Es gibt verschiedene *Handelssorten* des Glycerin, wie Rohglycerin, raffiniertes, destilliertes, doppelt destilliertes Glycerin.

Das *Glycerin* des *Arzneibuches* ist ein reines, doppelt destilliertes Glycerin mit einem Gehalt von 86—90% Glycerin und 10—14% Wasser. Klare, farblose, sirupdicke, nicht flüchtige, süß schmeckende Flüssigkeit von hohem spez. Gew. (1,225—1,235). In kleineren Mengen ist es bei gewöhnlicher Temperatur geruchlos, größere Mengen lassen einen schwachen eigenartigen Geruch erkennen. Mit Wasser, Alkohol, Alkohol-Äther ist es in jedem Verhältnis klar mischbar, nicht mit Äther, Chloroform und fetten Ölen. Es läßt sich ohne zu erstarren bis auf —40° abkühlen.

Wirkung und *Anwendung:* Glycerin hat die Eigenschaft eine trockene spröde Haut geschmeidig zu machen, ohne daß sie wie nach Verwendung von Ölen und Fetten fettig wird. Da aber unverdünntes Glycerin durch sein starkes Wasseranziehungsvermögen leicht die Haut reizt, so soll man es zu diesem Zweck mit etwa 30% Wasser verdünnen. Es spielt eine große Rolle bei der Herstellung kosmetischer Präparate, besonders fettfreier Hautcreme, in denen es neben seiner Wirkung auf die Haut auch das Eintrocknen dieser Präparate verhindert.

Glycerinsalbe, Unguentum Glycerini,

besteht aus Stärkekleister, Glycerin, Traganth und ist eine zähe Salbe, die wegen ihres hohen Glyceringehaltes nicht ganz reizlos ist. Bei Patienten mit einer ausgesprochenen Überempfindlichkeit gegen Fette ist sie manchmal brauchbar.

Glycerinmilch

ist entweder eine Lanolin-Glycerin-Emulsion oder eine Mischung aus Zinkoxyd, frischem Eiweiß und Glycerin.

Glycerinsalbe nach UNNA.

Rp. Eucerin. anhydric. 20,0
Glycerini 80,0

Soll weniger reizen als die obige Glycerinsalbe.

Glycerin-Honig-Gelee

besteht aus Agar-Agar, destilliertem Wasser, Honig, Borsäure, Glycerin und Spiritus. Reizlos, zur Hautpflege.

Boroglycerinsalbe, Unguentum Boroglycerini,

besteht aus Glycerin, Borsäure, Lanolin und Paraffinsalbe.

Glycerincreme

ist ein Glycerin mit Zusatz von Traganthschleim, durch den die Reizwirkung des Glycerins herabgesetzt wird.

Glycerolatum aromaticum (K. HERXHEIMER).

Traganth 4 Teile, Aceton 30 Teile, Glycerin 46 Teile, Aq. destillat 18 Teile, Parfüm 4 Teile. Das Präparat ist durchsichtig, hell, leimartig. Lösliche und unlösliche Arzneimittel können zugesetzt werden.

Antiphlogistine, Antithermalin,

ist eine pastenartige Mischung aus etwa gleichen Teilen geglühtem natürlich vorkommenden Aluminium-Magnesiumsilicats und Glycerin mit geringen Zusätzen von Borsäure, Salicylsäure, Jod, Pefferminz-, Gaultheria- und Eucalyptusöl, hellgraue, homogene Masse.

Wirkung: Erzeugt eine lokale Hyperämie.

Anwendung: Bei Zellgewebsentzündungen, Furunkel usw. als Ersatz für Breiumschläge. Die vorher im Wasserbade angewärmte Paste wird messerrückendick aufgestrichen und mit einer Lage Watte bedeckt.

Hersteller: Kade-Denver & Co., Berlin-Wilmersdorf.

Äther, Chloräthyl.

Äther, Aether sulfuricus, Äthyläther, Diäthyläther, $C_2H_5 \cdot O \cdot C_2H_5$,

wird durch Destillation von Äthylalkohol mit konzentrierter Schwefelsäure gewonnen und trug früher den falschen Namen „Schwefeläther", weil man irrtümlich Schwefel als Bestandteil des Äthers annahm. Der für pharmazeutische Zwecke verwendete Äther unterliegt der Branntweinsteuer.

Äthyläther ist eine farblose, leicht bewegliche, eigenartig riechende, brennend schmeckende Flüssigkeit. Spez. Gew. 0,720 bei 15°. Siedepunkt 34,9°. Licht und Luft wirken auf Äther zersetzend ein unter Bildung von Wasserstoffsuperoxyd, Äthylperoxyd und anderen Stoffen. Er ist sehr leicht entzündlich und verbrennt mit leuchtender Flamme. Er verdampft auf der Haut unter Erzeugung von Kältegefühl. Die Ätherdämpfe sind schwer, sinken zu Boden und können sich dort längere Zeit aufhalten. Sie bilden mit der atmosphärischen Luft ein explosives Gemisch. Daher ist beim Hantieren mit Äther die größte Vorsicht am Platze. 1 Teil Äther löst sich in 13 Teilen Wasser, andererseits nehmen 60 Teile vollkommen alkoholfreier Äther 1 Teil Wasser auf. Bei Gegenwart von Alkohol nimmt Äther mehr Wasser auf. Mit Alkohol, Chloroform, Schwefelkohlenstoff, ätherischen und fetten Ölen ist er in jedem Verhältnis mischbar. Er ist ein ausgezeichnetes Lösungsmittel für Fette, Harze und Paraffin.

Wirkung und *Anwendung:* Äther wird zur Entfernung von Firnissen, Salben und Pflasterresten von der Haut gebraucht, wobei er sich als reizlos erweist. Ferner gebraucht man ihn besonders mit Alkohol gemischt als Lösungsmittel für verschiedene Arzneimittel, z. B. Teere, Sublimat usw.

Bei *Rosacea* und *Lupus erythematosus* stündlich betupfen mit:

Rp. Äther.
Alkohol. absolut. āā 25,0

Ätherweingeist, Spiritus aethereus, Hoffmannstropfen.

Hergestellt durch Mischen von 10 Teilen Äther und 30 Teilen Weingeist, spez. Gew. 0,805—0,809.

Anwendung: Hauptsächlich als Lösungsmittel für dermatologische Arzneimittel ebenso wie Äther.

Äthylchlorid, Aethylium chloratum, Aether chloratus, Chloräthyl, Monochloräthan, C_2H_5Cl,

wird dargestellt durch Einwirkung von Chlorwasserstoff auf Alkohol. Man erhitzt entweder ein Gemisch von Alkohol und rauchender Salzsäure unter Druck auf 150° und destilliert dann, oder man leitet Chlorwasserstoffgas in Alkohol, der die Hälfte seines Gewichtes Zinkchlorid gelöst enthält, zuerst unter Kühlung, später unter Erwärmung. Das übergehende Äthylchlorid wird wie ein Gas gewaschen, getrocknet und schließlich durch starke Abkühlung verdichtet.

Im Handel ist das *Äthylchlorid* in kleineren und größeren Ampullen, deren sehr feine Öffnung durch einen Schraubendeckel aus Metall oder durch einen mit Hebel versehenen Klappdeckel, der sich automatisch schließt, verschlossen ist. Klare, farblose, äußerst leicht flüchtige, leicht bewegliche Flüssigkeit, spez. Gew. 0,92, Siedepunkt 12 bis 12,5°, von ätherähnlichem Geruch. Es ist in Wasser wenig löslich, mischbar mit Alkohol, Äther, Chloroform, ätherischen und fetten Ölen. Angezündet brennt es mit grüngesäumter Flamme.

Wirkung und *Anwendung:* Wird hauptsächlich als Kälteanästheticum benutzt. Durch die leichte Verdunstung wird Kälte frei, die die Gewebe, auf welche man einen Chloräthylstrahl leitet, zum Gefrieren bringt. Kleinere chirurgische Operationen lassen sich in dem gefrorenen Gewebe schmerzlos ausführen. In der *Dermatologie* verwendet man es zur Behandlung des Lupus erythematosus, von Furunkeln, Warzen usw., die man täglich mehrmals gefrieren läßt.

Formaldehyd.

Formaldehyd, CH_2O oder $HC\begin{smallmatrix}\diagup H\\ \diagdown O\end{smallmatrix}$

bildet sich, wenn man ein Gemenge aus Methylalkoholdampf und atmosphärischer Luft über glühende Kupfer- oder Platinspiralen leitet. Es ist bei gewöhnlicher Temperatur ein eigentümlich stechend riechendes Gas, das in Wasser sehr leicht löslich ist. Formaldehyd polymerisiert sich leicht zu *Paraformaldehyd* (Paraform).

Formaldehydlösung, Formaldehyd solutus, Formol, Formalin,

eine wässerige Lösung mit 35% Formaldehyd. Klare, farblose, stechend riechende Flüssigkeit. Sie reagiert Lackmus gegenüber entweder neutral, oder es rötet dasselbe schwach, weil Spuren von Ameisensäure zugegen sind, die durch Oxydation von Formaldehyd entstehen. Die Formaldehydlösung enthält außer gasförmigem Formaldehyd auch das Hydrat $CH_2(OH)_2$, nicht flüchtige polymere Hydrate und etwa 12—15% Methylalkohol. Das wortgeschützte *Formalin-„Schering"* enthält 40% Formaldehyd.

Wirkung: Starkes, desodorierendes Desinfiziens, Ätzmittel, äußerliches Antihydroticum.

Anwendung: Rein zur Ätzung von Warzen und spitzen Kondylomen. Da die Ätzungen bei unverletzter Epidermis schmerzhaft sind, empfiehlt es sich die Stellen vorher mit einer 2—5%igen Cocainlösung zu bepinseln. Gegen Hyperidrosis der Hände und Füße entweder rein (Pinselung) oder als 10 bis 20 bis 30%ige wässerige Verdünnung. Auch hier wegen der Schmerzhaftigkeit nur aufpinseln, wenn keine wunden Stellen vorhanden, sonst diese erst zum Abheilen bringen. Gegen Schweißabsonderungen häufig als Salben und Spiritus benutzt:

Formalinsalbe Unna.

Rp. Formalin . . . . . 10,0—20,0
Vaselin. flav. 10,0
Adip. Lanae 20,0

Formalinspiritus.

Rp. Formalin . . . . . 10,0—40,0
Acid. salicyl.
Camphor. trit. āā . . 3,0—5,0
Spirit. ad 200,0

Auch als 5%ige überfettete Seife und flüssige und weiche alkoholische Kali-Formalinseifen (s. u.) bei Hyperidrosis, Seborrhoea oleosa und Perniones.

Formaldehydseifenlösung, Liquor Formaldehydi saponatus.

Eine Mischung von Formaldehydlösung, Weingeist und Kaliseife, hergestellt durch ein einfaches Mischen der Bestandteile.

Formaldehydsalbe 8%, Unguentum Formaldehydi, Fußschweißsalbe.

50,0 Sapo medicatus plv. werden in einem gut geschlossenen Gefäß im Dampfbad in 300,0 Formaldehyd solut. gelöst. Dann gibt man eine geschmolzene Mischung aus 100,0 Adeps Lanae anhydricus, 510,0 Sebum, 200,0 Vaselin. flav., 10,0 Acid. salicyl. hinzu. Das Gemisch wird so lange geschüttelt, bis es zu erstarren beginnt, dann werden hinzugefügt 5,0 Ol. Gaultheriae oder 5,0 Thymol (in Spiritus gelöst).

Formaldehydkühlsalbe, Unguentum Formaldehydi refrigerans (nach Unna)
besteht aus 10—20,0 Formaldehydlösung, 20,0 wasserfreiem Wollfett und 10,0 Vaselin.

Paraform, Paraformaldehyd, Polyoxymethylen, Trioxymethylen.

Wird Formaldehydlösung unter Zusatz von etwas Schwefelsäure erhitzt, so erhält man Polyoxymethylen, das aus verschiedenen Polyformaldehyden besteht, die sich in ihrer Löslichkeit in Wasser voneinander unterscheiden. Dieses Gemisch ist das Paraformaldehyd des Handels. Es ist ein weißes, undeutlich krystallinisches Pulver, bei gewöhnlicher

Temperatur geruchlos, beim Erhitzen stark nach Formaldehyd riechend. Es löst sich kaum in Wasser, Alkohol und Äther, ist aber löslich in Laugen, Ammoniak und in warmen verdünnten Säuren.

Wirkung und *Anwendung:* Wie Formaldehyd. 5—10%iges Paraformkollodium wird von UNNA zur Ätzung spitzer Kondylome und weicher Naevi benutzt, von MENSE zur Behandlung von Psoriasis palmaris und plantaris.

Amyloform,
ein durch Einwirken von Formaldehyd auf Stärke hergestelltes weißes geruchloses Pulver, das wohl in Wasser noch quellbar, aber keinen Kleister mehr gibt. Beim Erhitzen mit verdünnten Säuren und Alkalien wird Formaldehyd abgespalten. Streupulver.

Hersteller: L. W. Gans A.G., Oberursel.

Formoform,
ein Gemisch von Paraform (10%) mit Talkum. Gegen Hyperidrosis.

Hersteller: Krewel & Co., Köln a. Rh.

Dextroform, Dextrinoform,
Verbindung von Dextrin mit Formaldehyd, wahrscheinlich hergestellt durch Eindampfen einer konzentrierten Dextrinlösung mit Formaldehydlösung. Weißes, in Wasser lösliches Pulver.

Wirkung und *Anwendung:* Wundantisepticum.

Hersteller: L. W. Gans A.G., Oberursel.

Glutol SCHLEICH (Glutoform), Formaldehydgelatine,
eine Gelatine, die durch Einwirkung von Formaldehyd in Wasser unlöslich gemacht wird. Weißes, in kaltem Wasser unlösliches Pulver, in Wasser beim Erhitzen unter Druck löslich. Lösung gelatiniert beim Erkalten.

Wirkung und *Anwendung:* Formaldehyd abspaltendes Trockenantisepticum.

Hersteller: Schering-Kahlbaum A.G., Berlin.

Formaldehyd-Casein
wird hergestellt durch Einwirkung von Formaldehyd auf Casein. Geruchloses, fast geschmackloses gelbliches Pulver, in verdünnten Säuren langsam löslich, wird aus diesen Lösungen durch Natronlauge wieder abgeschieden.

Wirkung und *Anwendung:* Wundantisepticum.

Hersteller: E. Merck, Darmstadt.

Formicin, Formaldehydacetamid, $CH_3CONH \cdot CH_2OH$,
wird dargestellt durch Erwärmen von Acetamid mit Formaldehyd oder Paraformaldehyd. Schwach gelblich gefärbte, sirupartige Flüssigkeit. Mit Wasser, Alkohol, Glycerin mischbar, nicht mit Äther. 33% Formaldehyd. Schon bei einer Temperatur von 25° spaltet sich Formaldehyd ab.

Wirkung und *Anwendung:* In 2—5%iger Lösung zur Behandlung von Geschwüren.

Hersteller: Kalle & Co., Biebrich a. Rh.

Empyroform,
ein Kondensationsprodukt aus Holzteer und Formaldehyd stellt ein graubraunes, trockenes, nicht hygroskopisches Pulver dar, welches in Wasser unlöslich, sich dagegen in Aceton, Alkohol, Äther, kaustischen Alkalien und Chloroform leicht löst. Der schwache nicht mehr an Teer erinnernde Geruch, der dem Mittel anhaftet, verschwindet in Salben und Tinkturen vollständig (SKLAREK).

Wirkung: Desinfizierend, juckstillend, austrocknend; bei akuten und chronischen Ekzemen, parasitären Erkrankungen, Psoriasis, Lichen ruber, Prurigo.

Anwendung: Als 1%ige Chloroformlösung, als 1—10%ige Salbe, als 5 bis 15%ige Trockenpinselung. Als Firnis 5—10%ig gelöst in Chloroform und Benzoetinktur zu gleichen Teilen; als Streupulver rein oder mit Zinkoxyd und Amylum.

Hersteller: Schering-Kahlbaum A.G., Berlin.

Sudol,

Fußschweißmittel aus 65% Wollfett, 15% Glycerin, 15% Paraffinsalbe, 3% Formaldehyd und 2% Gaulheriaöl.

Hersteller: Sudol G. m. b. H., Berlin-Charlottenburg.

Hexamethylentetramin, Hexamethylentetraminum, Urotropin, $(CH_2)_6N_4$, erhält man, wenn man Formaldehydlösung mit Salmiakgeist stark alkalisch macht und im Wasserbade verdunstet. Es bleibt ein weißer, krystallinischer, in Wasser sehr leicht löslicher Rückstand. Im großen wird es dargestellt durch Überleiten von Ammoniak über erwärmtes Paraformaldehyd und Umkrystallisieren des Kondensationsproduktes aus Alkohol. Farbloses, krystallinisches Pulver ohne Geruch, Geschmack süßlich, nachher bitter. Beim Erhitzen verflüchtigt es sich ohne zu schmelzen. Angezündet verbrennt es mit schwach leuchtender Flamme. Es löst sich in 1,5 Teilen Wasser und in 10 Teilen Alkohol. Die wässerige Lösung bläut Lackmuspapier sehr schwach und ist in der Kälte beständig. Erwärmt man eine saure Lösung, so bildet sich Formaldehyd und Ammoniak. Im Körper spaltet es Formaldehyd ab, allerdings am besten in sauren Medien.

Wirkung: Internes Antisepticum.

Anwendung: Hauptsächlich in der Urologie als Desinfiziens der *Harnwege;* in der Dermatologie gibt man es bei tiefen Trichophytien, Herpes zoster, intertriginösem Ekzem der Säuglinge, Erysipel. Für Erwachsene 2—3mal tägl. 0,5 bis 1,0 in Wasser gelöst nach dem Essen. Kinder 2—6mal je nach dem Alter 0,25 g. Zur intramuskulären und intravenösen Einspritzung dienen 40%ige sterile Lösungen in Ampullen zu 5 ccm. Am besten gibt man 5—10 ccm intravenös.

Hersteller des wortgeschützten „Urotropins“: Schering-Kahlbaum A.G., Berlin.

Handelsform: OP mit 20 Tabletten zu 0,5 g. OP mit 5 Ampullen zu 5 ccm 40%ige sterile Lösung.

Urotropin-Neu = Helmitol,

ist eine Verbindung von Anhydromethylencitronensäure mit Hexamethylentetramin.

Hersteller: Wie oben.

Chromoform,

eine Verbindung der Dichromsäure mit Methylhexamethylentetramin, wird dargestellt durch Umsetzen von Salzen des Methylhexamethylentetraminhydroxyds mit Natriumdichromat. Orangerotes, krystallinisches Pulver, leicht löslich in heißem Wasser, in kaltem nur zu etwa 3%. Schwer löslich in Alkohol. Die wässerige Lösung spaltet beim Erwärmen oder bei Zusatz von Säuren oder Laugen Formaldehyd ab.

Wirkung: Desinfizierend, desodorierend, schweißbeschränkend.

Anwendung: Als Chromoform-Schweißpuder gegen Schweißabsonderung.

Hersteller: Dr. K. H. Schmitz, Breslau VII.

Chloralhydrat.

Chloralhydrat, Chloralum hydratum, Trichloraldehydhydrat, $CCl_3CHO + H_2O$, wird dargestellt, indem man zu Chloral (Trichloraldehyd, $CCl_3CH(OH)_2$), Wasser bringt, wobei dasselbe unter erheblicher Selbsterwärmung vom Chloral unter Bildung von Chloralhydrat aufgenommen wird. Farblose, bei 50—51° schmelzende Krystalle von stechendem Geruch und schwach bitterem, ätzenden Geschmack. Sie lösen sich leicht in Wasser, Alkohol und Äther, weniger in fetten Ölen und Schwefelkohlenstoff. Mit Campher verrieben gibt es eine ölige Flüssigkeit. Bei 96—98° beginnt es unter Zerfall in Chloral und Wasser zu sieden und verflüchtigt sich vollständig. Durch Kali- und Natronlauge wird es unter Bildung von Chloroform und Alkaliformiat zerlegt. In wässeriger Lösung spaltet es allmählich Chlorwasserstoff ab. Die Lösungen müssen daher stets kalt und frisch hergestellt werden. In alkoholischer Lösung bildet sich allmählich Chloralalkoholat.

Wirkung: Chloralhydrat, das hauptsächlich als Schlafmittel verwendet wird, gibt man in der Dermatologie als Zusatz zu Haarwässern und in Lösungen gegen Hautjucken. Örtlich wirkt Chloralhydrat stark reizend. In stärkeren Konzentrationen als Salbe oder Umschläge auf die Haut gebracht, ruft es schmerzhafte Rötungen und Blasenbildungen und auf Wunden einen oberflächlichen Ätzschorf hervor.

Anwendung: Reine Lösungen oder mit Zusätzen als Kopfwasser.

Rp. Chloral. hydrat. 5,0
Aq. destillat.
Spirit. āā ad 100,0
D. S. Kopfwasser.

Zu *juckstillenden* Salben:

Rp. Chloral. hydrat.
Camphor. trit.
Menthol. āā 5,0
Vaselin. ad . . . . 50,0 (NEISSER.)

Captol,

ein Kondensationsprodukt von Chloral und Gerbsäure. Zu einer heißen wässerigen Lösung von Tannin wird Schwefelsäure gegeben und nach Abscheidung des Tannins eine konzentrierte Lösung von Chloralhydrat. Das Ganze wird bis zur Bildung einer Paste erhitzt. Der Niederschlag wird abfiltriert, gewaschen und getrocknet. Graubraunes, amorphes Pulver, das in heißem Wasser löslich ist, beim Erkalten aber zum Teil sich wieder abscheidet. In Alkohol ist es leicht löslich. Die wässerige Lösung gibt mit Eisenchlorid eine olivgrüne Färbung, die auf Zusatz von Salzsäure wieder verschwindet.

Wirkung: Antiparasitäres und sekretionsbeschränkendes Mittel bei der Seborrhoea capitis (EICHHOFF).

Anwendung: 1—2%ige alkoholische Captollösung. Captolflecke in der Wäsche lassen sich durch verdünnte Salzsäure oder durch Oxalsäure entfernen.

Captol-Haarwasser.

Rp. Captol
Chlorali hydrati
Acidi tartarici āā 1,0
Olei Ricini 0,5
Spiritus diluti 100,0
Parfüm ad libitum.

Ein *Captolhaarwasser* nach EICHHOFF wird von Ferd. Mühlens, Köln a. Rh. hergestellt.

Captolpomade.

Rp. Captol
Acidi tartarici āā 2,0
Lanolini 5,0
Vaselini 90,0
Parfüm ad libitum.

Aceton.

Aceton, Acetonum, Dimethylketon, Propanon, Spiritus pyroaceticus, Essiggeist, $CH_3 \cdot CO \cdot CH_3$,

entsteht bei der Trockendestillation vieler organischer Stoffe, besonders der Kohlenhydrate und des Holzes und ist deshalb im Holzessig enthalten. Es entsteht auch durch Erhitzen von essigsauren Salzen und aus Zuckerarten durch eine besondere Gärung (Acetongärung). Das Acetonum purissimum des Handels ist nicht völlig rein, es enthält noch kleine Mengen von Methylacetat, Methylalkohol und anderen Verbindungen. Aceton ist eine leicht entzündliche, eigenartig ätherisch riechende Flüssigkeit, von spez. Gew. 0,797—0,800 (15°), Siedepunkt 56°. Es mischt sich mit Wasser, Alkohol, Äther, Chloroform, Fetten und ätherischen Ölen.

Wirkung und *Anwendung:* Gutes Lösungsmittel für eine Anzahl von organischen Heilmitteln, wie Acidum pyrogallicum, Cignolin usw.

Ameisensäure.

Ameisensäure, Acidum formicicum (formicarum), Hydrocarbonsäure, HCOOH, findet sich im freien Zustande in den Ameisen (Formica rufa), in den Fichtennadeln, im Terpentin, im Honig usw. Im großen wird die Ameisensäure aus Kohlenoxyd gewonnen, das man durch Verbrennen von Kohle bei beschränktem Luftzutritt erzeugt und über erhitzten Natronkalk leitet, wobei sich ameisensaures Natrium bildet, aus dem die Ameisensäure durch Salzsäure oder Schwefelsäure in Freiheit gesetzt wird. Auch durch Einleiten von Kohlenoxyd in stark erhitzte Natronlauge erhält man ameisensaures Natrium. Farblose, völlig flüchtige, schwach rauchende, stechend sauer riechende Flüssigkeit; erstarrt bei etwa 0° krystallinisch und schmilzt dann bei + 8,5°. Die *Ameisensäure* des *Arzneibuches* ist eine wässerige Lösung von Ameisensäure mit 24—25% HCOOH. Auch diese bildet eine klare farblose Flüssigkeit von stechendem Geruch, stark saurem Geschmack und ist beim Erhitzen flüchtig. Mit Wasser und Alkohol mischbar.

Wirkung: Ameisensäure greift die Haut stark an.

Anwendung: Als 5—10%iger Zusatz zu Kopfwässern zur Anregung des Haarwuchses, besonders bei Alopecia areata. Wird auch eingespritzt als unspezifisches Reizmittel verwendet.

Dermotherma
ist eine Seifensalbe mit Ameisensäure, Milchsäure, Campher, Menthol, Thymol, Extr. Arnic. u. Extr. Capsic. fluid.

Anwendung: Bei Pernionen, bei kalten Händen und Füßen.

Hersteller: Luitpold-Werk, München 41.

Essigsäure.

Essigsäure, Äthansäure, CH_3COOH,
bildet sich bei der trockenen Destillation des Holzes, durch Oxydation des Äthylalkohols bei der Essiggärung und durch chemische Oxydation von Äthylalkohol und Acetaldehyd. Die Hauptmengen der Essigsäure werden aus Holzessig gewonnen, indem man aus diesem durch Neutralisieren mit Ätzkalk und Eindampfen zuerst Calciumacetat herstellt, dieses mit konzentrierter Schwefelsäure oder Salzsäure erhitzt und abdestilliert, wobei man zunächst eine rohe Essigsäure erhält. Diese wird durch Destillation in Kolonnenapparaten gereinigt und konzentriert. Chemisch reine Essigsäure erhält man durch Destillation der unreinen Produkte unter Zusatz von Kaliumpermanganat, wodurch die Verunreinigungen oxydiert werden. In gleicher Weise wie aus Holzessig wird auch aus Gärungsessig (aus Alkohol) Essigsäure gewonnen. Nach neuerem Verfahren wird Alkohol zu Acetaldehyd und dieser durch Sauerstoff zu Essigsäure oxydiert. Der Acetaldehyd wird auch jetzt anstatt aus Alkohol aus Acetylen hergestellt, so daß die Essigsäure jetzt vollständig synthetisch aus Calciumcarbid gewonnen wird.

Essigsäure, Eisessig, Acidum aceticum, Acidum aceticum concentratum, Acidum aceticum glaciale,
fast wasserfreie Essigsäure mit einem Gehalt von 96—100° CH_3COOH. Farblose Flüssigkeit, Erstarrungspunkt je nach dem Gehalt an Wasser 9,5—16,7°. Klar mischbar mit Chloroform oder Terpentinöl.

Wirkung: Konzentrierte Essigsäure wirkt auf Haut und Schleimhäute ätzend.

Anwendung: Rein zum Ätzen von Warzen, Papillomen, Hühneraugen, häufig mit Zusatz von 10% Salicylsäure.

Verdünnte Essigsäure, Acidum aceticum dilutum,
wässerige Lösung von 30% reiner Essigsäure. Zur Herstellung werden 100 Teile Essigsäure von 96% mit 220 Teilen Wasser verdünnt.

Wirkung: Chitinlösend, daher zur Beseitigung der Nisse von Kopf- und Filzläusen. Juckstillend, keratolytisch. Bleichend, daher bei Mitessern angewendet. Adstringierend und blutstillend.

Anwendung: Zur Läusebehandlung 3—6%ige Lösungen in Wasser, ebenso zur juckstillenden und bleichenden Behandlung.

Essig, Acetum,
sind Essigsäurelösungen mit einem Gehalt von 3,5—5% Essigsäure, die man entweder durch Essiggärung alkoholischer Flüssigkeiten (Gärungsessig) oder durch Verdünnen von reiner Essigsäure, Kunstessig, erhält.

Essig, ist nach dem Arzneibuch ein durch Essiggärung oder durch Verdünnen von Essigsäure mit Wasser hergestellter Essig mit einem Gehalt von 6% Essigsäure; klare farblose oder schwach gelbliche Flüssigkeit von saurem Geruch und Geschmack. Er muß klar sein und darf vor allem keine Essigälchen enthalten.

Wirkung: Wie verdünnte Essigsäure.

Anwendung: Anstatt der Verdünnungen der Acidum aceticum dilutum zu oben angeführten arzneilichen Zwecken kann man Essig verwenden.

UNNA hat eine ganze Anzahl von dermatologischen Rezeptvorschriften unter Benutzung von Essigsäure angegeben.

Kühlsalbe mit Essigsäure.

Rp. Adip. Lanae
Acid. acetic. dil.
Adip. benzoati
ãã part. aequ.

Glycerinpaste mit Essigsäure.

Rp. Glycerini 5,0
Acid. acetic. dil. 7,0
Kaolini 9,0

Paste gegen Mitesser.

Rp. Acidi acetici diluti. . . . 2,0
Glycerini 3,0
Boli albae 4,0

Essigsäuresalbe.

Rp. Adip. Lanae. 6,0
Acid. acetic. dil. 7,0
Adip. benzoati. 2,0
Kaolini 6,0

Schwefelsalbe mit Essigsäure.

Rp. Adip. Lanae. 6,0
Acid. acetic. dil. 7,0
Adip. benzoat.. 6,0
Sulfuris praec. 2,0

Roher Holzessig, Acetum pyrolignosum crudum,
ist das bei der trockenen Destillation des Holzes erhaltene wässerige Destillat. Es soll mindestens einen Gehalt von 6% Essigsäure haben. Braune, nach Teer und Essigsäure riechende saure Flüssigkeit, aus der sich beim Aufbewahren teerartige Stoffe an den Wänden der Gefäße abscheiden. Seine wichtigsten Bestandteile sind Essigsäure, Methylalkohol, Aceton, Furfurol, Phenole und empyreumatische Stoffe.

Gereinigter Holzessig, Acetum pyrolignosum rectificatum.

Roher Holzessig wird der Destillation unterworfen bis 80% übergegangen sind. Gelbliche, nach Teer und Essigsäure riechende saure Flüssigkeit mit 5—5,4% Essigsäure. Der gereinigte Holzessig enthält die gleichen Bestandteile wie der rohe, nur erheblich weniger Teerstoffe und auch weniger höhere Homologe der Essigsäure.

Wirkung: Roher und gereinigter Holzessig wirken adstringierend und desinfizierend. Der ungereinigte Holzessig scheint wirksamer zu sein, jedoch läßt sich seine Benutzung in der Heilkunde nicht immer durchführen.

Anwendung: Zu Umschlägen und zum Verbinden übelriechender, stark absondernder Wunden 10—20,0 : 100,0 Wasser. Als Läusemittel unverdünnt wie Sabadillessig.

Monochloressigsäure, Acidum monochloraceticum, $CH_2ClCOOH$.

In zum Sieden erhitzte wasserfreie Essigsäure wird im Sonnenlicht oder unter Zusatz von Jod trockenes Chlor eingeleitet, bis das Gewicht der Essigsäure um mehr als die Hälfte zugenommen hat. Das Reaktionsprodukt wird erhitzt und wiederholt fraktioniert destilliert. Die bei 180—188° übergehenden Anteile erstarren in der Kälte zu Krystallen, die aus siedendem Benzol umkrystallisiert werden können. Farblose, leicht zerfließliche, rhombische Tafeln oder aus feinen Nadeln bestehende Krystallmassen, in der Kälte fast geruchlos, erwärmt, von unangenehmem, zu Tränen reizendem Geruch. In Wasser, Alkohol und Äther löslich, Schmelzpunkt etwa 62—63°.

Trichloressigsäure, Acidum trichloraceticum, CCl_3COOH,
wird durch Oxydation von Chloralhydrat mit rauchender Salpetersäure dargestellt, farblose, leicht zerfließliche, rhomboedrische Krystalle, Schmelzpunkt ungefähr 55°, Geruch schwach stechend, in Wasser, Alkohol und Äther löslich.

Wirkung: Beide Verbindungen haben arzneilich die gleiche Verwendung als *Ätzmittel* bei Warzen, Hühneraugen, Papillomen. Die Trichloressigsäure ist die gebräuchlichere Verbindung.

Anwendung: Entweder wird die reine Substanz mit einem Glasstäbchen auf die zu verätzenden pathologischen Bildungen gebracht, oder es wird eine 20 bis 50%ige Lösung aufgepinselt.

Stearinsäure.

Stearinsäure, Acidum stearinicum, $C_{17}H_{35}COOH$,

auch kurz *Stearin* genannt, findet sich als Glycerinester in den festen und halbfesten Fetten, in kleiner Menge auch in Ölen. Es wird gewonnen durch Zerlegung der Fette durch Destillation mit überhitztem Wasserdampf, oder durch Verseifung mit wenig Calciumhydroxyd oder mit Schwefelsäure und anderen Säuren in Druckgefäßen. Auch spaltet man zur Stearinsäuregewinnung Fette mit Fermenten. *Reine* Stearinsäure, *Acidum stearinicum purissimum* erhält man durch wiederholtes Umkrystallisieren der Stearinsäure aus Alkohol.

Die Stearinsäure des Handels ist nicht reine Stearinsäure, sondern enthält noch Palmitinsäure, andere feste Fettsäuren und auch Oxydstearinsäure. Sie bildet weiße, harte, geruch- und geschmacklose, auf dem Bruch körnig krystallinische, fettig anzufühlende Massen oder ein weißes Pulver. Der Schmelzpunkt ist abhängig von der Reinheit. Schmelzpunkt der reinen Stearinsäure 69,3°, der Stearinsäure des Handels 56—65°. Sie ist unlöslich in Wasser, löslich in etwa 50 Teilen Alkohol 90%ig, reichlicher in kochendem Alkohol, ferner in Äther, Chloroform, Benzol und Schwefelkohlenstoff. Mit Alkalicarbonat- und Alkalihydroxydlösungen bildet sie Alkalisalze, Seifen.

Anwendung: Wird ähnlich wie weißes Wachs zu Salben, Ceraten u. dgl. zugesetzt. Die Ammoniakseifen der Stearinsäure bilden eine sehr voluminöse, stark Wasser aufnehmende, salbenartige wasserlösliche Masse, die auch zur Herstellung fettfreier Hautcreme dient.

Stearinpaste, Steral, nach SCHLEICH.

Stearinsäure wird auf dem Wasserbade geschmolzen, langsam Liquor Ammonii caustici zugesetzt und dann von Abheben vom Wasserbade solange gerührt, bis eine breiartige Erstarrung erfolgt ist.

Milchsäure.

Milchsäure, Acidum lacticum, Gärungsmilchsäure, Äthylidenmilchsäure, α-Oxypropionsäure, $CH_3 \cdot CH(OH) \cdot COOH$,

entsteht aus Zuckerarten durch Milchsäuregärung, die von dem *Bacillus Acidi lactici Hueppe* und von anderen Bakterien hervorgerufen wird.

Zur Bereitung der Milchsäure wird Rohrzucker und Weinsäure in siedendem Wasser gelöst und einen Tag sich selbst überlassen, wodurch der Rohrzucker in Invertzucker (Gemenge von Glucose und Fruktose) übergeführt wird. Der Mischung wird dann saure Milch zugegeben, in welcher etwas alter Käse gleichmäßig verteilt ist. Zur Bindung der sich bildenden Milchsäure wird Calciumcarbonat zugegeben. Die Mischung bleibt unter öfterem Umrühren 8 Tage bei 35—45° stehen. Das Calciumlaktat scheidet sich in Krusten ab, die gesammelt und in Wasser umkrystallisiert werden. Das so gereinigte Salz wird durch Schwefelsäure umgesetzt. Man dunstet dann die vom Calciumsulfat abfiltrierte Flüssigkeit bis zur Sirupdicke ein. Der Sirup wird dann mit Äther ausgezogen, und die ätherische Lösung, die reine Milchsäure enthält, wird abermals zu einem Sirup eingedampft.

Die *Milchsäure* des *Arzneibuches* ist eine klare, farblose oder schwach gelbliche, fast geruchlose, sirupdicke, rein sauer schmeckende hygroskopische Flüssigkeit, leicht löslich in Wasser, Alkohol und Äther, nicht löslich in Benzin, Chloroform und Schwefelkohlenstoff. Auf dem Platinblech erhitzt, verbrennt sie mit nicht leuchtender Flamme ohne zu verkohlen. Die Gärungsmilchsäure ist ein optisch inaktives Gemisch von Links- und Rechtsmilchsäure. Da bei der Milchsäuregärung meist etwas mehr Rechts- als Linksmilchsäure entsteht, so kann die Gärungsmilchsäure auch schwach rechtsdrehend sein. Das Arzneibuch läßt eine Milchsäure mit einem Gehalt von etwa 75% Milchsäure und 15% Milchsäureanhydrid verwenden. Diese Milchsäure hat ein spez. Gew. von 1,21—1,22.

Wirkung: Ätzmittel. Innerlich bei manchen juckenden Hautkrankheiten, bei denen Zusammenhänge mit dem Verdauungsapparat naheliegen.

Anwendung: 50%ig zur Ätzung tuberkulöser Schleimhautaffektionen, diphtherischer Beläge, zur Entfernung von Warzen und Schwielen.

Rp. Acid. salicyl. 1,0
Acid. lactici 0,6
Collodii elastici . . . . . . ad 10,0
S. Zum Aufpinseln.

Innerlich bei Kindern, je nach dem Alter 3—10 Tropfen pro die in etwas Zuckerwasser, bei Erwachsenen bis 1,5 g pro die.

Weinsäure.

Weinsäure, Acidum tartaricum, Weinsteinsäure, Rechtsweinsäure, $[CH(OH)COOH]_2$, die rechtsdrehende Form der Dioxybernsteinsäure, kommt weit verbreitet in der Natur vor, teils frei, teils an Kalium oder Calcium gebunden in Früchten, Wurzeln, Blättern usw. Die Weinbeeren und Tamarinden sind besonders reich an Weinsäure. Zur Darstellung kocht man Weinstein (saures weinsaures Kalium) mit Wasser und Calciumcarbonat (Kreide), wodurch sich schwer lösliches Calciumtartrat abscheidet, während neutrales Kaliumtartrat in Lösung bleibt und versetzt das Filtrat mit einer entsprechenden Menge Calciumchlorid, vereinigt das ausgeschiedene Calciumtartrat mit dem ersten Posten, wäscht mit Wasser aus und zerlegt das Calciumsalz durch die berechnete Menge verdünnter Schwefelsäure. Die von dem Calciumsulfat abfiltrierte Lösung von Weinsäure wird mit Tierkohle geklärt und bei einer 75° nicht übersteigenden Temperatur eingeengt und auskrystallisiert.

Farblose, prismatische Krystalle oder Krystallkrusten von sehr saurem Geschmack. Beim Erhitzen verkohlen sie unter Verbreitung von Caramelgeruch und unter Aufblähen. Die Weinsäure löst sich in weniger als 1 Teil Wasser von 15°, noch leichter in heißem Wasser. Ferner ist sie löslich in 4 Teilen Alkohol (von 90 Vol.-%) in 250 Teilen Äther, nicht löslich in Chloroform, Benzin, Benzol.

Wirkung: Sekretionsbeschränkend. Soll nach L. FREDERICQ bei Fußschweiß zunächst starke Vermehrung des Schweißes hervorrufen, später allmähliches Nachlassen und dann wochenlanges Aufhören der Schweißsekretion bewirken.

Anwendung: Zu 2% mit Talkum als Streupulver gegen Fußschweiß, 1% als Zusatz zu Haarwasser.

Citronensäure.

Citronensäure, Acidum citricum, Oxytricarballylsäure, Oxypropantricarbonsäure, $C_3H_4(OH)(COOH)_3 + H_2O$, kommt sowohl frei, wie auch an Kalium und Calcium gebunden, meist von den Salzen der Wein- und Apfelsäure begleitet, in vielen Pflanzen vor. Besonders reich an Citronensäure ist der Saft der noch nicht völlig reifen Citrone. Man klärt diesen mit Eiweiß, neutralisiert mit Calciumcarbonat in der Siedehitze und sammelt den krystallinischen Niederschlag. Er ist in kaltem Wasser leichter löslich als in heißem. Das citronensaure Calcium wird mit der berechneten Menge Schwefelsäure zerlegt, die Citronensäurelösung vom Calciumsulfat abfiltriert, wenn nötig durch Tierkohle geklärt und zur Krystallisation gebracht. Farblose rhombische Prismen, die an der Luft oberflächlich verwittern, Geschmack stark und rein sauer. Gepulverte Citronensäure sintert beim Erhitzen unter Abgabe von Wasser bei 70—75° etwas zusammen und schmilzt dann je nach der Schnelligkeit des weiteren Erhitzens bei 135—152° unter Übergehen in wasserfreie Citronensäure, die bei 152° schmilzt. Beim Erhitzen auf dem Platinblech verkohlt sie unter Entwickeln stechend riechender Dämpfe. 1 Teil Citronensäure löst sich in 0,6 Teilen Wasser, in 1,5 Teilen Alkohol von 90%, schwer in Äther. Sie ist optisch inaktiv. In ihren wässerigen Lösungen entsteht durch Tätigkeit von Mikroorganismen Essigsäure.

Wirkung: Adstringierend, juckstillend.

Anwendung: Bei juckenden Hautleiden, die keine entzündlichen Erscheinungen aufweisen, läßt man mehrmals am Tage die betreffenden Körperstellen mit einer durchgeschnittenen Citrone abreiben, oder man nimmt eine 1%ige Lösung von Citronensäure in Alkohol, gegebenenfalls noch mit Zusatz der gleichen Menge Thymol.

Essigäther.

Essigäther, Aether aceticus, Essigsäureäthylester, Äthylacetat, $CH_3COOC_2H_5$, wird erhalten durch Erhitzen von Alkohol mit Essigsäure unter Zusatz von konzentrierter Schwefelsäure. Reines Äthylacetat ist eine farblose, leichtflüchtige Flüssigkeit vom Siedepunkt 77°, spez. Gew. 0,906 (15°). Geruch angenehm erfrischend; es löst sich in 18 Teilen Wasser, und 28 Teile Äthylacetat lösen 1 Teil Wasser. Mit Alkohol und Äther ist es in jedem Verhältnis mischbar, auch mit Chloroform, Fetten und ätherischen Ölen. Der reine Essigäther des Handels enthält etwa 98% Äthylacetat und etwa 2% Alkohol und Wasser. Er ist leicht entzündlich, und der Dampf gibt mit Luft explosive Gemische. Er ist aber weniger feuergefährlich als Äther. Durch Wasser wird Essigäther allmählich in Essigsäure und Alkohol zerlegt.

Wirkung: Ein gutes Lösungsmittel für viele organische Stoffe; antiparasitäres Mittel (Läusemittel).

Anwendung: Bei Kopfläusen werden Mulltupfer mit Essigäther getränkt auf den Kopf gelegt, darüber Gummikappe, $^3/_4$ Stunde liegen lassen.

Eiweißstoffe.

Eiweißstoffe oder **Proteine**

sind stickstoffhaltige und vielfach auch Schwefel enthaltende organische Verbindungen, die in allen Tieren und Pflanzen vorkommen. Auf die Bedeutung der Eiweißstoffe für die Biologie soll hier nicht eingegangen werden. Sie besitzen eine sehr komplizierte Zusammensetzung und ein hohes Molekulargewicht. Sie sind Kolloide und koagulieren meistens beim Erhitzen. Bei der hydrolytischen Spaltung mit Säuren entstehen krystallisierende Aminosäuren. Dem in tierischen und pflanzlichen Organen als „lebende Materie" sich befindenden Eiweiß oder Albumin hat Lieberkühn die empirische Formel $C_{72}H_{112}N_8SO_{22}$ gegeben. Bei der Hydrolyse liefert es 16 Aminosäuren. Arzneiliche Verwendung in der Dermatologie finden folgende Eiweißstoffe:

Milch, Lac.

Die Milch aller Säuger ist im wesentlichen eine wässerige Auflösung von Milchzucker und Salzen, in der Eiweißstoffe (Proteine) im Zustande starker Quellung und Fett im Zustande feinster mikroskopisch kleiner Kügelchen in emulsionsartiger Verteilung enthalten sind. Das Fett ist unterkühlt und flüssig. Das Zusammenfließen der einzelnen Milchfettkügelchen wird durch die Wirkung von Molekularkräften, wie sie in Suspensionen und Emulsionen vorhanden sind, verhindert. Das Milchfett besteht aus Glyceriden von Fettsäuren. Außerdem ist darin noch Cholesterin (0,25—0,55%) und Lecithin nachgewiesen.

Unter den Proteinen überwiegt das *Casein,* daneben ist Milchalbumin oder Lactalbumin und ferner in geringer Menge Lactoglobulin vorhanden. Das Casein findet sich als neutrale Calciumverbindung und gerinnt durch einfaches Erhitzen der Milch nicht, wohl aber durch Einwirkung von Lab und Säuren. Durch Säuren wird das Casein unter Entziehung des Calciums als saure Verbindung ausgefällt. Außerdem enthält die Milch noch, wie schon erwähnt, ein Kohlenhydrat, den Milchzucker, dann Mineralstoffe wie Phosphate, namentlich Calciumphosphate, daneben reichliche Mengen Alkalisalze und zwar meist mehr Kalium- als Natriumsalze.

Milch findet als *parenteraler Reizkörper* auch in der Dermatologie Verwendung. Die Verwendung sterilisierter Kuhmilch ist aber wegen seiner häufigen anaphylaktischen Erscheinungen, die bei wiederholten Einspritzungen eintreten können, wohl fast ganz verlassen worden. An ihrer Stelle verwendet man andere Präparate, wie

Aolan,

eine keim- und toxinfreie Lösung von Milcheiweiß.

Wirkung und *Anwendung:* Bei akuten und chronischen Pyodermien, bei Erysipel, Trichophytie, Bubonen spritzt man bei Erwachsenen jeden 4. bis 7. Tag 10 ccm, bei Kindern bis 5 ccm intramuskulär. Die Einspritzungen werden meist tadellos vertragen und sind selten von heftigen Fiebererscheinungen oder Schüttelfrost gefolgt, die dann nach 24 Stunden bald abgeklungen sind.

Man kann die Einspritzungen auch *intracutan* machen, was besonders bei Pyodermien, Ekzemen und bei Acne empfohlen wird. Die intracutane Einspritzung erfordert eine sehr sorgfältige Ausführung: Die Streckseite des Unterarmes wird mit Benzin gereinigt, eine Hautfalte leicht abgehoben und mit einer dünnen Kanüle parallel der Oberfläche eingestochen. Unter mäßigem Druck werden jetzt 0,2—0,3 ccm Aolan eingespritzt. Die entstehende Quaddel muß sich scharf von der Umgebung abheben. Beim Einspritzen merkt man an der Stärke des aufzuwendenden Druckes, ob man in der Cutis ist oder nicht. In die Subcutis gebrachtes Aolan hat in solch geringer Menge keine Wirkung, während in die Cutis gebracht, diese außerordentlich gesteigert wird. Jeden 3. bis 4. Tag werden zwei Quaddeln angelegt.

Hersteller: P. Beiersdorff & Co., Hamburg.

Handelsform: Ampullen mit 1, 5, 10, 25, 50 ccm.

Abijon (Ophthalmosan),
eine sterile entfettete Milch zur parenteralen Eiweißtherapie bei Pyodermien, tiefen Trichophytien, Drüsenschwellungen usw.

Hersteller: Sächsische Serumwerke Dresden.

Handelsform: OP mit je 6 Ampullen zu 2, 5 und 10 ccm.

Milkuderm-Präparate
sind nach Angaben von C. Bruck hergestellte Vollmilchpräparate für äußerliche dermatologische Zwecke.

Milkuderm spissum
besteht aus reinen Milchbestandteilen, bildet eine milchweiße, salbenförmige Masse mit einem Fettgehalt von etwa 8%, ist keimfrei, unveränderlich haltbar und mit allen dermatologischen Medikamenten mischbar. Auf die Haut aufgetragen bildet es in kürzester Zeit einen vollkommen trockenen, elastischen Firnis, der wasserlöslich ist.

Milkuderm molle,
eine Milchfettsalbe, ist auch erhältlich als Teer-Milkuderm 20%ig und Chrysarobin-Milkuderm 10%ig.

Milkuderm volatile, Milkuvol,
eine Milchsalbentinktur zum Aufpinseln, ist erhältlich mit folgenden Medikamenten: Resorcin 2%, Salicylsäure 2% und 5%, Ichthyol 5%, Tumenol 5%, Pix Lithantracis 20%, Ol. Rusci 10%, Anthrarobin 2%, Chrysarobin 1 und 5%, Jod 5%, Sulfur 10%, Sulfur und Camphora 5% bzw. 0,5%, Rivanol 0,25%. Bei Verwendung dieser Präparate tut man gut nach Aufpinseln noch einen indifferenten Puder aufzustreuen.

Für *kosmetische Zwecke* gibt es zur Hautpflege eine *Milkuderm-Hautsahne*; zur *Reinigung* einer Haut, die keine Seife verträgt, *eine Milkuderm-Waschung*, ferner noch eine *Milkuderm-Kindercreme* und ein *Acne-Milkuderm.*

Hersteller: „Desitin"-Werk Carl Klinke, Hamburg 19.

Handelsform: Die Präparate sind in Originalpackungen und in sog. Sparpackungen erhältlich.

Casein, Caseinum, Käsestoff,
ist der getrocknete Käsestoff der Kuhmilch. Man unterscheidet Säurecasein und Labcasein. Säurecasein wird durch Ausfällen von entfetteter Milch mit Essigsäure gewonnen. Nach der Abscheidung des Caseins wird die Flüssigkeit unter starkem Umrühren auf etwa 65° erwärmt, wodurch das Casein dichter und feinkörniger wird. Es wird dann abgepreßt und bei 30 bis 40° möglichst rasch getrocknet. Schließlich wird es fein gepulvert. Labcasein wird gewonnen, indem entfettete Milch auf 35—37° erwärmt mit Labessenz versetzt wird. Nach Abscheidung des Caseins wird die Flüssigkeit auf etwa 65° erwärmt und das Casein in gleicher Weise wie oben weiterbehandelt. Die Ausbeute an reinem Casein beträgt etwa 3—3,5%.

Das *reine* Casein stellt in feuchtem Zustande weiße flockige Massen dar, die beim Eintrocknen schwach gelbliche Färbung und hornähnliche durchscheinende Beschaffenheit annehmen. Das Pulver ist weiß mit einem Stich ins Gelbliche, fast geruch- und geschmacklos. Es ist unlöslich in Wasser, in Kochsalzlösung, in Alkohol und Äther. In Wasser, das Alkalien oder Ammoniak enthält, löst es sich auf, ebenso ist es löslich in nicht zu stark verdünnter Salzsäure. Die alkalischen Lösungen des Caseins gerinnen beim Erhitzen nicht. Es scheidet sich ähnlich wie bei der Milch auf der Oberfläche eine unlösliche Haut ab.

Anwendung: Zur Herstellung von wasserlöslichen Salben und Firnissen. Es hat nach Unna auch eine die Hornschicht erweichende Wirkung.

Albusol,
sterile Caseinlösung zur parenteralen Reiztherapie. 0,2—2 ccm in die Vene alle 3—4 Tage.

Bor-Casein-Firnis,
5 Teile Casein, 0,6 Teile Borax und 25 Teile Wasser werden unter Erwärmen zu einem Firnis gelöst.

Glycerin-Casein-Firnis,
1 Teil Casein wird in der Kälte in 3—3½ Teilen Ammoniakflüssigkeit (25%ig) gelöst. Man erwärmt dann die Lösung mit 1 Teil Glycerin und verflüchtigt das Ammoniak. Die zurückbleibende Masse löst sich in 2 Teilen kochendem Wasser im Dampfbad zu einer Emulsion, aus der sich pulverförmige Zusätze nicht leicht abscheiden.

Caseinsalbe, Unguentum Caseini Unna,
eine neutrale, wasserlösliche Salbengrundlage, die mit allen Arzneimitteln, ausgenommen Säuren und sauren Salzen, gemischt werden kann ohne zu gerinnen. Caseinsalbe wird überall da mit Vorteil verwandt, wo es sich darum handelt, die Haut mit einer wasserlöslichen, nicht fettenden Decke zu überziehen.

Das *Unguentum Caseini* der Firma P. Beiersdorff & Co. enthält ungefähr 14% Casein, 0,43% Alkalien, 7% Glycerin, 21% Vaselin, 1% Antiseptica und Wasser ad 100. Als Fettzusatz für das von allem Butterfett sorgfältig befreite Casein bewährt sich am besten Vaselin. Ein Produkt, das auf 2 Teilen Casein 1 Teil Glycerin enthält, kann 3 Teile Vaselin dauernd in Schwebe halten. Die Lösung des Caseins wird durch Kalium- und Natriumverbindungen in einem Verhältnis bewirkt, wie es in der Milch vorliegt (4 : 1). Es genügen 3% des Caseingewichtes an fixen Alkalien, um eine permanente Emulsion von neutraler Reaktion zu erzeugen. Die Mischung muß sorgfältig sterilisiert werden. Eine Abscheidung der Fettkörper erfolgt hierbei nicht. Um eine nachträgliche Zersetzung des Alkalicaseinats zu verhindern, wird der Salbenbasis eine geringe Menge Zinkoxyd und Phenol zugesetzt. Unguentum Caseini kommt mit *Liantral* als fertiges Präparat in den Handel.

Hersteller der *Unguentum Caseini* Unna*:* P. Beiersdorff & Co., Hamburg.

Handelsform: OP in Tuben mit 20—50 g rein und mit Liantral, 5, 10 und 20%ig.

Unguentum Caseini cadinatum Unna.
Casein-Teersalbe Unna.

Rp. Ol. Cadin. 10,0
Sap. virid. 2,5
Aq. destill. 17,5
Unguent. Casein. 70,0

Unguentum Caseini c. Liantral. Unna.
Liantral-Caseinsalbe Unna.

Rp. Liantral. 10,0
Sap. virid. 2,5
Aq. destill. 17,5
Unguent. Casein. 70,0

Caseosan,
eine gebrauchsfertige, sterilisierte Caseinlösung mit 5% Caseingehalt.

Wirkung und *Anwendung:* Als parenterales Reizmittel. Es wird sowohl in den Muskel wie in die Blutbahn eingespritzt. Zur Einspritzung in den Muskel oder unter die Haut gibt man 0,5—1—2—3, ausnahmsweise 5 ccm alle 2 bis 3 Tage. Zur Einspritzung in die Blutbahn 0,25—2 ccm in Abständen von 2—3 Tagen, die 2—3mal wiederholt werden können. Auch intracutan wird das Mittel 0,3—1 ccm gegeben. Die Erhöhung der Dosen erfolgt erst nach Abklingen der Reaktionserscheinungen. *Anwendungsgebiet* wie Aolan.

Hersteller: Chemische Fabrik von Heyden A.G., Dresden-Radebeul.

Handelsform: Ampullen zu 1, 5 und 10 ccm.

Protasin,
sterile Lösung von Milcheiweiß zur parenteralen Reiztherapie.

Anwendung: Wöchentlich 2 bis täglich 1 Injektion von 5 ccm in den Muskel.

Hersteller: Troponwerke Dinklage & Co., Köln-Mühlheim.

Nuclein, Nucleinum, Nucleinsäure, Acidum nucleinicum.

In den pflanzlichen und tierischen Zellkernen sind phosphorhaltige Eiweißverbindungen enthalten, die als Nucleoproteide bezeichnet werden. Sie geben bei der Einwirkung von Alkalien unter Abspaltung von Eiweiß (Histon) zunächst die Nucleine ab, die dann weiter in Nucleinsäure und Eiweiß zerlegt werden können. Arzneiliche Verwendung findet hauptsächlich aus Hefe gewonnenes Nuclein und Nucleinsäure, auch aus Heringssperma und aus der Milz von Rindern werden beide Stoffe gewonnen.

Nuclein,
aus Hefe gewonnen, ist ein hellbraunes amorphes Pulver, wenig löslich in Wasser, unlöslich in Alkohol und Äther, löslich in alkalihaltigem Wasser.

Wirkung und *Anwendung:* Zur parenteralen Reiztherapie. Es erzeugt Hyperleukocytose; subcutan in 0,5%iger alkalischer mit Phenol haltbar gemachter Lösung bei Erysipel, Ulcus cruris, bei Lupus usw.

Nucleinsäure.
Gewaschene und entfettete Bierhefe wird mit Alkali behandelt, wodurch das Nucleoproteid in Eiweißkörper und Nucleinsäure zerlegt wird. Das Eiweiß wird ausgefällt, aus der filtrierten Lösung die Nucleinsäure durch Salzsäure abgeschieden und durch wiederholtes Lösen und Fällen gereinigt. Weißes bis grauweißes Pulver, löslich in verdünnter Alkalilauge. Durch Säuren wird sie aus den alkalischen Lösungen wieder gefällt.

Nucleinsaures Natrium, Natrium nucleinicum
wird aus Hefenucleinsäure dargestellt. Grauweißes oder gelblichweißes Pulver, leicht löslich in Wasser. Aus der wässerigen Lösung fällt Salzsäure weiße Nucleinsäure.

Wirkung und *Anwendung:* Unspezifisches Reizmittel, das besonders stark Hyperleukocytose macht. Hauptsächlich angewendet wird das Natriumsalz, Natrium nucleinicum. Man gibt subcutan 0,05 g des Natriumsalzes. Nach einigen Stunden tritt an der Injektionsstelle Schmerz, nach 24 Stunden leichte Anschwellung, Rötung, manchmal auch Fieber ein.

Phagocytin,
gebrauchsfertige, sterile Lösung mit 5% nucleinsaurem Natrium. Täglich 1—2 Injektionen.

Hersteller: Laboratorium Hugo Rosenberg, Freiburg i. Br.

Dephagin,
Natrium nucleinicum in 10%iger isotonischer Lösung.

Hersteller: C. F. Boehringer & Söhne, G. m. b. H., Mannheim-Waldhof.

Handelsform: OP mit 10 Ampullen zu 1 ccm.

Phlogetan,
sterile 10%ige Lösung von Abbauprodukten von Nucleoproteiden, braune, durchscheinende Lösung.

Wirkung und *Anwendung:* Parenterale Reiztherapie; 1—2—3—4—5 ccm; allmählich steigend, alle 8—10 Tage eine Einspritzung.

Hersteller: Schering-Kahlbaum A.G., Berlin.

Handelsform: OP mit 5 Ampullen zu je 1, 2, 3, 4 ccm; Serienpackung: je 1 Ampulle zu 2, 3, 4 ccm und 2 Ampullen zu 5 ccm.

Novoprotin,
eine keimfreie Lösung von krystallisiertem Pflanzeneiweiß.

Wirkung und *Anwendung:* Zur parenteralen Reiztherapie. Bei Wiederholung der Injektionen tritt niemals die Gefahr einer Anaphylaxie ein. Anschließend an die Injektionen können Fiebererscheinungen, manchmal auch Schüttelfrost auftreten. Durch Novoprotininjektionen soll die Erregbarkeit des Sympathicus herabgesetzt werden. Dosis 0,2 bis 1 ccm in den Muskel oder in die Blutbahn.

Hersteller: F. Hoffmann-La Roche & Co. A.G., Berlin.

Handelsform: OP mit 3 und 6 Ampullen zu 1,1 ccm.

Dermaprotin,
ein Eiweißpräparat zur perkutanen Eiweiß-Reiztherapie. Es werden einige Tropfen (5—10) auf die Haut gebracht und verrieben. Entweder täglich oder in 2—3 tägigen Abständen. Keine Herd- und Lokalreaktion.

Hersteller: Laboratorium Hugo Rosenberg, Freiburg i. B.

Weißer Leim, Gelatina alba, weiße Gelatine,
ist reiner tierischer Leim, der aus Knochen und Hautabfällen gewonnen und in Form dünner Blätter, die auf Netzen getrocknet sind, in den Handel gebracht wird. Die Handelssorten

sind in ihrer Güte verschieden. Für arzneiliche Zwecke soll man nur die besten Sorten wählen.

Die *Gelatine* bildet farblose oder nahezu farblose, durchsichtige, dünne Tafeln von glasartigem Glanz, geruch- und geschmacklos. In kaltem Wasser quillt sie stark auf, ohne sich zu lösen. In heißem Wasser löst sie sich leicht zu einer klebrigen, klaren oder schwach opalisierenden Flüssigkeit, die beim Erkalten noch in der Verdünnung 1 : 100 gallertartig erstarrt. In Weingeist und Äther ist Gelatine unlöslich. Die wässerige Lösung dreht links auch in starker Verdünnung, und wird durch Gerbsäurelösung und durch Quecksilberchloridlösung gefällt. Mit Formaldehyd gibt Gelatine eine in Wasser unlösliche Verbindung, ebenso mit Kaliumdichromat unter Mitwirkung des Lichtes.

Gelatinelösungen faulen leicht. Sie bestehen fast ganz aus *Glutin,* dem eigentlichen Leimstoff, der in seiner Zusammensetzung den Eiweißkörpern nahesteht und wie diese außer Kohlenstoff, Wasserstoff, Sauerstoff und Stickstoff auch kleine Mengen Schwefel enthält (0,6%).

Die Eigenschaft des Glutins, mit Wasser eine Gallerte zu bilden, geht durch Kochen mit Alkalien und verdünnten Säuren verloren, ebenso auch durch langes Erhitzen der wässerigen Lösung, besonders auf über 100°. Das Glutin erleidet dabei eine mehr oder weniger weitgehende hydrolytische Spaltung.

Wirkung und *Anwendung:* Dient zur Herstellung fettloser Hautcreme. Es muß hier eine größere Menge Glycerin zugesetzt werden, um der Gelatine die klebrige Beschaffenheit zu nehmen. Zur Herstellung von *Hautdeckmitteln,* wie *Zinkleim,* der auch zur Herstellung der bekannten Zinkleimverbände an den Unterschenkeln dient. Als Hautdeckmittel haben die Gelatinepräparate den Vorzug, daß sie die Haut von der Luft abschließen, die Feuchtigkeit aber doch durchlassen. Vor Gebrauch werden die Leime im Wasserbade geschmolzen und dann aufgepinselt. Auch zu *reizmildernden Bädern* $^1/_2$—1 kg bei Pruritus. Zur Einspritzung unter die Haut bei Blutungen.

Gelatina Zinci oxydati. (D.A.B. 6.)
Zinkleim.

Rp.	Zinc. oxydat.	10,0
	Glycerin.	40,0
	Gelatinae alb.	15,0
	Aquae ad	100,0

Gelatina Zinci oxydati mollis Unna.
Weicher Zinkleim nach Unna.

Rp.	Zinci oxydati	15,0
	Glycerin.	25,0
	Gelatinae alb.	15,0
	Aq. destill.	45,0

Gelatina Zinci oxydati dura Unna.
Fester Zinkleim nach Unna.

Rp.	Zinci oxydati	15,0
	Glycerin.	25,0
	Gelatin. alb.	20,0
	Aq. destill.	40,0

Gelatina Zinci ichthyolata.
Zinkichthyolleim.

Rp.	Gelatinae Zinci	98,0
	Ichthyol.	2,0

Gelatina Zinci salicylata Unna.
Salicyl-Zinkleim nach Unna.

Rp.	Gelatinae alb.	15,0
	Aq. destill.	45,0
	Zinci oxydati	10,0
	Acidi salicylici	10,0
	Glycerin.	30,0

Gelatina Zinci cum Pice liquida.
Teer-Zinkleim.

Rp.	1. Picis liquidae	5,0
	2. Saponis medicati pulv.	2,5
	3. Glycerini	
	4. Zinci oxydati	
	5. Glycerini	
	6. Gelatinae albae āā	5,0
	7. Aq. destill.	30,0

Man erwärmt 1—3 im Dampfbad bis zur Lösung, mischt hierzu die Anreibung von 4 und 5 und fügt alles der Lösung von 6 in 7 hinzu.

Fertige Zinkleime werden geliefert von den Firmen W. Mielck, Schwan-Apotheke Hamburg, P. Beiersdorff & Co., Hamburg, Chemische Fabrik Helfenberg in Helfenberg i. Sa. u. a.

Varikosanbinden, Glaukobinden,

sind gebrauchsfertige Zinkleimbinden zur Behandlung des varikösen Symptomenkomplexes an den Unterschenkeln. Fertige Leimbinden werden auch von der Chem. Fabrik Helfenberg geliefert.

Gelatina sterilisata,
eine *sterilisierte Gelatine,* die man subcutan nach Erwärmen auf 37° mit dicken Kanülen bei Blutungen (Hautblutungen) einspritzt, wird in den Handel gebracht von J. D. Riedel, Berlin, von E. Merck, Darmstadt, in Ampullen zu 10 und 40 ccm. Man gibt Erwachsenen etwa 40 ccm, Kindern 5—15 ccm.

Gelatol
ist eine Salbengrundlage aus Gelatine, Glycerin, Öl und Wasser.

Gelanthum, Cremor Gelanthi Unna,
ist ein Hautfirnis, der aus gleichen Teilen Traganth und Gelatine unter Zusatz einer Mischung aus gleichen Teilen Glycerin und Rosenwasser nebst etwas Thymol hergestellt wird. Die dazu verwendete Gelatine ist eine sog. „Metagelatine", d. h. eine Gelatine, der durch Erhitzen das Gerinnungsvermögen genommen ist. Das Gelanthum stellt einen gelblich gefärbten, durchsichtigen Schleim dar, der auf die Haut gebracht binnen kürzester Zeit zu einer glänzenden elastischen Decke eintrocknet, die sich leicht mit Wasser abwaschen läßt. Es eignet sich besonders zur Anwendung im Gesicht und an den Händen, da es dünn verstrichen, einen kaum sichtbaren Überzug bildet. Es ist ein reizloses Deckmittel und läßt sich mit fast allen gebräuchlichen Arzneistoffen mischen, ebenso mit Ölen, wenn sie vorher mit Gummi arabicum emulgiert werden. Vaseline und feste Fette lassen sich ohne Hilfe von Gummi mit Gelanthum emulgieren. Es empfiehlt sich jedoch diesen Gemischen einen Zusatz von 5—10% Zinkoxyd und, falls nötig, von geringen Mengen Spiritus saponatus kalinus zu geben. Gelanthum vor Verdunstung geschützt ist unbegrenzt haltbar. Die ihm beizumischenden Arzneimittel müssen zuvor stets mit etwas Wasser verrieben oder aufgelöst werden.

Hersteller: W. Mielck, Schwan-Apotheke, Hamburg.

Handelsform: Rein in Tuben zu 20, 50 und 100,0. Glasstöpselgläser zu 250 g.

Gelanthum Chrysarob. piceat.
Chrysarobin-Teer-Gelanth.

Rp.	Chrysarobin.	10,0
	Ol. Rusci	10,0
	Saponis virid.	10,0
	Gelanth.	70,0

Gelanthum Resorcin. comp.
Zusammengesetztes Resorcin-Gelanth.

Rp.	Resorcini	5,0
	Ichthyol.	5,0
	Acid. salicylic.	2,0
	Eucerin. cum Aqua . . .	10,0
	Gelanth.	78,0

Gelanthum Zinc. oxyd. c. Eucerino.
Zink-Eucerin-Gelanth.

Rp.	Eucerin. c. Aqua	10,0
	Gelanth.	10,0
	Zinci oxydat.	10,0

Glutektone, Leimstifte,
enthalten als Körper Glycerinleim mit Zusätzen von Alpha-Eigon, Zinkoxyd mit Salicylsäure oder Ichthyol bzw. beiden in verschiedenen Stärken. Zum Gebrauch feuchtet man die Hautstelle mit etwas nasser Watte an und reibt mit dem Leimstift solange, bis sich ein dünner Überzug einer Leimdecke gebildet hat.

Hersteller: Chemische Fabrik Helfenberg in Helfenberg i. Sa.

Glycerin-Gelatinemischungen nach Unna, Gelatinae Unna,
mit verschiedenen Arzneimitteln, wie 5% Essigsäure, 5—20% Salicylsäure, 10% essigsaure Tonerde, 10% Argilla, 10% Chloralhydrat, 5% Campher, 3% Zinkoxyd läßt man aus einer Grundmasse von 10 Teilen Gelatine, 35 Teilen Wasser und 30—50 Teilen Glycerin herstellen.

Kaloderma, Glycerin-Honiggelatine,
ist ein bekanntes, fettfreies Hautpflegemittel, das aus Gelatine, Glycerin und Honig besteht. Es ist möglichst auf einer angefeuchteten Haut zu verreiben.

Keratin, Keratinum,
ist im pharmazeutischen Sinne ein aus Federspulen gewonnener Hornstoff, der hauptsächlich zum Überziehen von Pillen dient, die nicht im Magen, sondern erst im Bereiche der alkalischen Pankreasverdauung gelöst werden sollen. Es ist ein bräunlichgelbes Pulver, oder ebenso gefärbte durchscheinende Lamellen ohne Geruch und Geschmack. Beim Erhitzen gibt das Keratin einen starken Geruch nach angesengten Federn. Unlöslich in den gewöhnlichen Lösungsmitteln, ebenso in verdünnten Säuren, löslich dagegen in Eisessig, in Alkali enthaltendem Wasser und in Ammoniakflüssigkeit.

Für die Dermatologie hat das Keratin Interesse durch folgende Präparate:

Detoxin s. Nachtrag S. 576.

Humagsolan,

ist nach einem Verfahren von Zuntz hergestellter, hydrolytisch abgebauter (Kochen mit Säuren) Hornstoff, der in Form von versilberten Tabletten im Handel ist. Die Wirkung soll auf der erheblich größeren Zufuhr von Cystin beruhen, das in den gewöhnlichen Eiweißstoffen zu 0,07—2,5% (Mörner) vorhanden ist, während Haare und Hornsubstanzen davon zwischen 7 und 8% enthalten.

Wirkung und *Anwendung:* Zur Beförderung des Haarwuchses beim Menschen, aber wohl von fraglicher Wirkung.

Hersteller: Fattinger & Co., Berlin NW 7.

Silvikrin,

ein dem Humagsolan analoges aus Menschenhaaren gewonnenes Präparat. Soll eine Lösung von „Haareiweiß und Schwefelalbumosen“ sein. Nach Aufrecht eine alkalische Keratin- und Cystinlösung. Eine klare, bräunlich gelbe Flüssigkeit mit organisch gebundenem Schwefel.

Wirkung und *Anwendung:* Zum Einreiben auf haararmen Stellen.

Hersteller: Silvikrin G. m. b. H., Berlin SW 68.

Pepsin, Pepsinum,

ist das von den Labdrüsen des Magens abgeschiedene und im Magensaft enthaltene Enzym, das Eiweißstoffe verdaut. Es ist in reinem Zustande bis jetzt noch nicht dargestellt worden. Im Handel unterscheidet man konzentriertes Pepsin und verdünntes Pepsin. Letzteres besteht aus Verreibungen von konzentriertem Pepsin mit indifferenten Stoffen, wie Milchzucker oder Rohrzucker. Zur näheren Angabe der Stärke der Handelssorten dient die Menge Eiweiß, die das Pepsin verdauen kann. Ein 100faches Pepsin verdaut die 100fache Menge seines Gewichtes an gekochtem Hühnereiweiß. Konzentriertes Pepsin ist etwa 2500 bis 3000faches Pepsin. Das Pepsin des Arzneibuches ist 100faches Pepsin. Das Verdünnungsmittel ist Milchzucker.

Das Pepsin wird aus dem Magen der Schweine und dem Labmagen der Schafe und Kälber gewonnen, indem die abgeschabte Magenschleimhaut mit Wasser ausgezogen wird. Der filtrierte Auszug wird unter 40° zur Trockne gebracht. Zur weiteren Reinigung wird das so gewonnene Pepsin in Wasser gelöst und durch Sättigung mit Kochsalz zum Ausfallen gebracht. Das abgeschiedene Pepsin wird dann noch durch Waschungen mit Natriumchloridlösung und durch Dialysieren gereinigt.

Das konzentrierte Pepsin bildet hellgelbliche bis bräunliche Lamellen oder ebensolches Pulver. An der Luft wird es feucht. Es hat einen schwach jodartigen Geruch und einen ebensolchen, hinterher etwas bitterlichen Geschmack. Von 0,2%iger Salzsäure wird es zu einer trüben Flüssigkeit gelöst, aus der es sich durch Kochsalz und Alkohol ausfällen läßt. Es löst sich auch in Glycerin. Die äußerlichen Eigenschaften der verdünnten Pepsine werden in der Hauptsache durch den Charakter des Verdünnungsmittels, also z. B. des Milchzuckers bestimmt. Das Pepsin des Arzneibuches ist ein feines, fast weißes, nur wenig Wasser anziehendes Pulver, von süßlichem, hinterher etwas bitterem Geschmack.

Das Pepsin verdaut Eiweißstoffe, d. h. es baut die unlöslichen Eiweißstoffe in lösliche Produkte, Albumosen und Peptone ab. Diese Wirkung hat das Pepsin nur bei Gegenwart von Säuren, am besten von Salzsäure, und sie ist am stärksten bei 37°. In neutraler oder alkalischer Lösung wirkt das Pepsin nicht.

Wirkung und *Anwendung:* Wird in der Dermatologie nach Unna zur Erweichung von Narben und Verstärkung der Tiefenwirkung von Arzneimitteln verwendet.

Pepsin-Borsäurelösung Unna.

Rp.		
Rp.	Pepsin	3,0
	Acid. boric.	6,0
	Aq. destill. ad	300,0

Bei Keloiden zu Umschlägen.

Pepsin-Salzsäuresalbe Unna.

Rp.		
Rp.	Acid. carbol. liquef.	
	Acid. hydrochloric. āā	0,5
	Pepsin.	
	Aq. dest. āā	5,0
	Eucerin. anhydr. ad	50,0

Bei Acnenarben.

Presojodpepsinat s. S. 308.

Anhangsweise soll noch die Schleichsche *Peptonpasta* erwähnt werden, die aus Pepton (durch Pepsin abgebautes Eiweiß), Wachspasta, Gummi, Zinkoxyd und Amylum besteht. Diese Paste ist wasserlöslich, dient zur Fixierung von Verbandsstoffen, wird aber auch mit Arzneizusätzen, z. B. mit Jodoform als Wundmittel für Geschwüre benutzt.

Hersteller: Prof. Schleichs Präparate G. m. b. H., Berlin und Wien.

Serumpaste s. S. 371.

Hefe.

Hefe, Faex.

Als Hefe oder Hefepilze bezeichnet man die zu den Askomyceten gehörenden niederen Pflanzen, die bei ihrer Lebenstätigkeit durch ein in ihrem Zellsaft enthaltenes Enzym, die *Zymase*, Zuckerarten in Alkohol und Kohlendioxyd spalten. Man kennt Sproßhefen, Spalthefen und hefeähnliche Pilze. Zur Alkoholgewinnung gebraucht man Sproßhefe. Nach der Art des Verlaufes der Gärung unterscheidet man untergärige Hefe, die hauptsächlich in der Bierbrauerei gebraucht wird und obergärige Hefe, die hauptsächlich zur Gewinnung von Branntwein dient.

Außer der *Zymase* erzeugt die Hefe noch das eiweißlösende *Hefe-Endotrypsin*, mit dessen Hilfe die Hefezellen die mit ihnen in Wettbewerb tretenden Bakterien vernichten (verdauen). In manchen Ländern ist Hefe ein altes Volksmittel gegen Hautkrankheiten. Hefepräparate hat man vor einiger Zeit gegen Acne und Furunkulose eingeführt, und man hat auch fraglos in einzelnen Fällen damit Erfolge. Als Erklärung für die Wirksamkeit gibt man an, daß die Krankheit in diesen Fällen durch Autointoxikation infolge der Lebenstätigkeit gewisser Darmbakterien verursacht ist, die die Hefe ausrottet.

Preßhefe, Backhefe, Bärme,
ist eine obergärige Branntweinhefe. Sie wird in den Hefefabriken durch Vergärung von zuckerhaltigen Flüssigkeiten gewonnen. Die Vergärung wird jetzt meist in starker Verdünnung unter Luftzufuhr vorgenommen (Lufthefeverfahren). Als Rohstoff kann die Stärke aller Getreidearten und der Kartoffeln dienen, die vorher durch Diastase (Malz) verzuckert ist. Auch Zuckerrüben, Zucker und Melasse dienen als Ausgangsstoffe. Zur Beförderung des Wachstums der Hefepilze wird die zu vergärende Flüssigkeit mit Ammoniumsulfat und Superphosphat künstlich gedüngt.

Nach beendeter Gärung wird die Hefe durch Ausschleudern von der Flüssigkeit getrennt und in vierseitige Stränge gepreßt. Die Preßhefe enthält etwa 73,7—76,7% Wasser und 23,3—26,3% Trockensubstanz. Letztere enthält: N-haltige Stoffe 43,3—50,3%, N-freie Stoffe 41,6—46,7%, Asche 8,1—9,9%. Die Asche enthält etwa 52,7—54,4% Phosphorsäure.

Wirkung und *Anwendung:* Von der fabrikmäßig hergestellten lebenden Hefe, einer halbtrockenen, graugelben Masse gibt man innerlich 5—10 g oder ein haselnußgroßes Stück 3mal täglich nach den Mahlzeiten. Hefe wirkt meistens leicht abführend.

Die Zahl der Dauerhefe-Präparate ist sehr groß. Es sollen hier nur die bekanntesten Vertreter erwähnt werden:

Medizinische Hefe (trockene), **Faex medicinalis, Fermentum cerevisiae,**
gereinigte untergärige Bierhefe.

Anwendung: Teelöffelweise vor dem Essen.

Hersteller: E. Merck, Darmstadt u. a.

Biozyme,
Hefepräparat, hellbraune, kleine angenehm schmeckende fadenförmige Stengelchen mit typischem Geruch nach frischer Hefe. Kommt in Flaschen in den Handel, die zu 1/3 mit getrockneter Stärke als trockenes Konservierungsmittel gefüllt sind.

Hersteller: Biozyme-Gesellschaft, Wiesbaden.

Furunkulin-Zyma, eine Dauerhefe,
verursacht keine Blähungen wie frische Hefe und ist dieser gegenüber länger haltbar. Wird auch äußerlich bei Hautkrankheiten verwendet. Innerlich 3mal täglich einen Eßlöffel nach den Mahlzeiten.

Hersteller: Zyma G. m. b. H., Erlangen.

Levurinose,
durch kalten Luftstrom getrocknete Bierhefe, die noch ihre volle Wirkungskraft besitzt. Gelbweißes Pulver. Es kommt auch eine Levurinoseseife in den Handel.

Hersteller: J. Blaes & Co., Lindau.

Zymin,
sterile Acetondauerhefe, deren Darstellung im wesentlichen darauf beruht, daß man durch Abpressen äußerlich getrocknete Hefe in Wasser entziehende, aber sonst möglichst indifferente Mittel, wie Aceton, einträgt, dann mit Äther wäscht und schließlich bei 45° trocknet. Die Hefezellen werden dabei durch das Eindringen des wasserentziehenden Mittels getötet.

Zymin zeigt sehr hohe bakterizide Kraft und ist lange Zeit haltbar. Rein zum Bestreuen von Wunden und Hautleiden, zum inneren Gebrauch in Tabletten zu 1 g; 3 Stück und mehr täglich.

Hersteller: Hofapotheke Dresden A.

Xerase

besteht aus 150 Teilen reiner getrockneter Hefe, 125 Teilen Bolus alba, 20 Teilen Traubenzucker und 3 Teilen Nährsalzen. Ein graues Pulver zur Behandlung von Furunkeln, Phlegmonen und jauchenden Geschwüren.

Cerolin

ist das Hefefett, das aus getrockneter Hefe durch Ausziehen mit einem Fettlösungsmittel gewonnen wird. Gelbbraune, honigartige Masse von schwachem Hefegeruch. Es soll enthalten Glyceride der Laurinsäure, Palmitinsäure, Stearinsäure, ferner Lecithin, Cholesterin, ein ätherisches Öl und Vitamine. Wird hauptsächlich in Gestalt von Pillen gegeben. 3mal täglich 3 Pillen zu 0,1 g.

Hersteller: C. F. Boehringer & Söhne, G. m. b. H. Mannheim-Waldhof.
Handelsform: OP mit 50 und 100 Pillen zu 0,1 g.

Fette und Wachse.

Fette sind im Tier- und Pflanzenreich weit verbreitet. Sie besitzen bei gewöhnlicher Temperatur *feste, halbweiche,* oder *flüssige* Beschaffenheit. Die bei gewöhnlicher Temperatur festen Fette heißen *Talge,* die halbweichen *Schmalz,* und die flüssigen, *Öle* oder *fette Öle.* Die im Tierkörper in den Geweben vorkommenden Fette werden meist durch Ausschmelzen gewonnen. Im Pflanzenreich enthalten besonders Früchte und Samen Fette und Öle, welche sich durch starkes Auspressen oder Ausziehen mit fettlösenden Mitteln gewinnen lassen.

Die hier in Frage kommenden Fette sind *neutrale Ester,* in denen ein dreiwertiger Alkohol, das *Glycerin,* mit meist *hochmolekularen Säuren der Fettsäurenreihe* verkettet ist. Von solchen Fettsäuren spielen besonders *Palmitinsäure,* $C_{16}H_{32}O_2$ und *Stearinsäure* $C_{18}H_{36}O_2$ eine Rolle. Bei höherem Gehalt an Stearinsäureestern haben die Fette eine festere Beschaffenheit. In den fetten Ölen findet sich neben den genannten Estern auch der Glycerinester der Ölsäure (Oleinsäure, Elainsäure), $C_{18}H_{34}O_2$, einer ungesättigten Fettsäure. Man bezeichnet die *Palmitin-, Stearin-* und *Ölsäure-Glycerinester* als *Tripalmitin* $C_3H_5(OC_{16}H_{31}O)_3$, Schmelzpunkt etwa 63°, *Tristearin* $C_3H_5(OC_{18}H_{35}O)_3$, Schmelzpunkt etwa 70°, *Triolein* $C_3H_5(OC_{18}H_{33}O)_3$, Schmelzpunkt etwa 6°. Anderen Reihen angehörende Säuren, welche an Glycerin gebunden in Fetten angetroffen werden, sind außer der schon erwähnten Ölsäure die *Leinölsäure* oder *Linoleinsäure* (im Leinöl) $C_{18}H_{32}O_2$, die *Krotonsäure* und *Tiglinsäure,* die *Ricinolsäure* $C_{18}H_{34}O_3$ usw.

In den tierischen Fetten findet sich als ein regelmäßiger Bestandteil *Cholesterin,* in den pflanzlichen *Phytosterin,* beides hochmolekulare Alkohole von der Formel $C_{27}H_{45}OH$.

Erhitzt man Fette mit gespannten Wasserdämpfen oder mit Ätzalkalien, so werden sie, wie andere Ester, in Alkohol (Glycerin) und Säuren zerlegt, d. h. sie werden *verseift.* Die sich neben dem Glycerin bildenden fettsauren und ölsauren Alkalien heißen *Seifen.* Auch beim Erhitzen von Fetten mit Metalloxyden, besonders Bleioxyd, findet eine Spaltung statt. Die hier entstehenden Bleiverbindungen der Fett- und Ölsäuren heißen *Pflaster.* Es gibt auch Fermente, die bei Gegenwart von Wasser Fette spalten, *Lipasen.* In den Ricinussamen wurde zuerst eine Lipase gefunden. Erhitzt man Fette stark, so entwickelt sich ein unangenehmer, die Atmungsorgane belästigender Dampf, bestehend aus einem Zersetzungsprodukt des Glycerins, dem *Akrolein.*

Die reinen Fette sind farb- und geruchlos, von neutraler Reaktion. Bei Aufbewahrung erleiden sie durch den Sauerstoff der Luft Veränderungen. Sie bekommen saure Reaktion und einen unangenehmen Geruch, d. h. sie sind *ranzig* geworden. An diesem Prozeß beteiligen sich einmal die verunreinigenden Beimengungen der Fette, wie Schleim, Eiweißstoffe, Gewebsreste usw., besonders bei Gegenwart von Feuchtigkeit und bakteriellen Zersetzungen. Es erfolgt auch teilweise Spaltung der Fette in Glycerin und Fettsäuren. Die meisten dieser Stoffe werden durch den Sauerstoff der Luft zu unangenehm riechenden und schmeckenden Stoffen oxydiert.

Einige fette Öle verwandeln sich durch Sauerstoffaufnahme aus der Luft zu festen harzartigen Massen. Man nennt diese Öle, wie Leinöl, Mohnöl, Nußöl, *trocknende Öle,* im Gegensatz zu den nicht trocknenden Ölen, wie Olivenöl, Mandelöl u. a.

Die Fette besitzen ein niedrigeres spezifisches Gewicht als Wasser und schwimmen daher auf diesem. Sie lassen sich durch Hilfe von Eigelb oder Gummi mit Wasser zu Flüssigkeiten von schleimiger Beschaffenheit mischen (Emulsionen).

Tierische Fette.

Schweineschmalz, Adeps suillus.

Für arzneiliche Zwecke ist nur das aus dem frischen, ungesalzenen, gewaschenen Zellgewebe des Netzes und der Nierenumhüllung gesunder Schweine ausgeschmolzene, vom Wasser befreite Fett zu verwenden. Das Schweineschmalz des Handels, besonders das aus Amerika kommende, ist nicht immer reines Nierenfett, es wird auch Speck mitverarbeitet. Das frische Fett wird von Häuten und blutigen Stellen befreit, sorgfältig mit Wasser gewaschen und grob zerschnitten; durch Fleischhackmaschine oder Wiegemesser werden die Stücke weiter zerkleinert. Das Fett wird in Porzellan-, Ton-, Zinn- oder gut emaillierten Gefäßen auf dem Dampfbade bis zum gleichmäßigen Schmelzen erhitzt. Das geschmolzene Fett wird dann koliert, und die Grieben werden gut abgepreßt.

Das Schweineschmalz ist ein weißes, halbfestes, fast geruchloses Fett, das je nach der herrschenden Temperatur weicher oder fester ist. Der Schmelzpunkt schwankt zwischen 34 und 49°. Geschmolzen bildet das Schweineschmalz in dünner Schicht ein klares, farbloses Öl, das beim Erkalten in eigenartigen Wulstbildungen erstarrt. Es ist schwer löslich in Alkohol, leicht löslich, besonders geschmolzen, in allen Fettlösungsmitteln. Das Schweineschmalz besteht in der Hauptsache aus den Glyceriden der Palmitin-, Stearin- und Ölsäure. Das Schweinefett soll nur in gut schließenden Blech-, Glas- oder Porzellangefäßen kühl und dunkel aufbewahrt werden. Tontöpfe eignen sich ihrer Porösität wegen hierzu nicht. In Tierblasen hält sich das Fett besonders gut (sog. Blasenschmalz).

Benzoeschmalz, Adeps benzoatus.

Um Schweineschmalz vor dem Ranzigwerden zu schützen, und um es wohlriechend zu machen, erwärmt man es eine Stunde lang im Wasserbad in einem gut gedeckten Gefäß unter öfterem Umrühren mit gepulverter Benzoe und filtriert durch dichte Watte oder Filtrierpapier. Zur Herstellung kleinerer Mengen bringt man zu 100 Teilen Schweinefett 10 Teile Tinctura benzoes aetherea, erwärmt gelinde unter Rühren auf dem Wasserbade bis der Äther verdunstet ist. Das Arzneibuch 6 gibt folgende Vorschrift: 1 Teil Benzoe wird mit 3 Teilen getrocknetem Natriumsulfat (zur Entwässerung des Schmalzes) fein zerrieben. 50 Teile Schweineschmalz werden mit diesem Gemisch unter häufigem Umrühren 2 Stunden lang auf etwa 50° erwärmt und dann filtriert.

Adeps induratus

ist durch Pressen teilweise von Öl befreites Schweinefett; es wird zur Herstellung von Salben in wärmeren Gegenden benutzt.

Anwendung: Als Grundlage für Salben und Pomaden.

Unguentum simplex Unna.

Rp. Adipis benzoati 20,0
Olei benzoati 10,0
wird kalt gemischt.

Unguentum refrigerans Unna.
Kühlsalbe nach Unna.

Rp. Unguenti simplicis Unna 12,0
Aquae Rosae
Aquae Aurantii Florum āā 2,0
Lanolini. 14,0

Unguentum Wilson. Wilsonsche *Salbe.*

Rp. Zinci oxydati 10,0
Adipis benzoat. 40,0

Als *Talg* oder *Unschlitt* bezeichnet man das feste Fett der Tiere, besonders der Wiederkäuer. Feste pflanzliche Fette werden als *Pflanzentalg* bezeichnet.

Hammeltalg, Sebum ovile,

ist das durch Ausschmelzen des fetthaltigen Zellgewebes gewonnene Fett gesunder Schafe. Das rohe Fett wird in derselben Weise vorbereitet wie beim Schweineschmalz. Die zerkleinerten Massen erhitzt man in einem verzinnten Kupferkessel am besten im Dampfbade oder sehr vorsichtig unter Umrühren über einem gelinden freien Feuer. Die zuerst ausschmelzenden Anteile koliert man ab, sie geben einen reinen, weißen Talg. Durch weiteres Erhitzen der zurückbleibenden Mengen bei etwas verstärktem Feuer gewinnt man weitere Mengen gelblichen Talgs. Die ausgeschmolzene Menge wird durch Erhitzen im Wasserbad geklärt, erforderlichenfalls durch Erwärmen mit wasserfreiem Natriumsulfat entwässert und durch getrocknete Papierfilter im Wasserbad filtriert.

Hammeltalg ist eine feste weiße Masse von schwachem eigenartigem Geruch, Schmelzpunkt 45—50°. Bei längerem Liegen an der Luft wird der Hammeltalg oberflächlich gelb und ranzig. Der Hammeltalg besteht aus Palmitin-, Stearin- und Ölsäureglycerin, von letzterem sind etwa 30—40% enthalten. Er muß rein weiß sein und darf nicht ranzig, widerlich (bockig) oder brenzlig riechen.

Benzoetalg, Sebum benzoatum.

Mit auf dem Dampfbad geschmolzenem Talg werden 2% Benzoepulver 1 Stunde digeriert, dann filtriert.

Salicyltalg, Sebum salicylatum.

2 Teile Benzoesäure und 1 Teil Salicylsäure werden in 97 Teilen geschmolzenem Talg gelöst.

Wirkung und *Anwendung:* Talg wird hauptsächlich bei intertriginösen Erscheinungen, bei wundgelaufenen Füßen usw. gebraucht.

Rindertalg, Sebum bovinum (taurinum).

Der aus dem Fettgewebe der Rinder gewonnene Talg ist dem Hammeltalg fast vollkommen gleich. Er ist nur weniger reinweiß, etwas fester als Hammeltalg und hat nicht den bockigen Geruch des letzteren. Schmelzpunkt 52—56°. Der Talg besteht aus Stearinsäure-, Palmitinsäure- und Ölsäureglycerin. Der Gehalt an letzterem beträgt etwa 45%. Der Talg darf nur schwach gelblich gefärbt sein, darf nicht ranzig, widerlich oder brenzlig riechen. Im geschmolzenen Talg dürfen keine Gewebsreste erkennbar sein.

Anwendung: Wie Hammeltalg.

Rinderknochenmark, Medulla bovina.

Frisches Rinderknochenmark wird zerschnitten und auf dem Wasserbade ausgeschmolzen. Das geschmolzene Fett wird mit wasserfreiem Natriumsulfat entwässert und durch ein getrocknetes Filter filtriert. Zur Aufbewahrung gießt man es in Flaschen, die dicht verschlossen werden. Das Knochenmarkfett ist schmalzartig von angenehmem, an frische Butter erinnerndem Geruch. Schmelzpunkt etwa 45°. Vor Licht und Luft geschützt hält es sich lange, ohne ranzig zu werden.

Rinderklauenfett, Oleum (Axungia) Pedum Tauri.

Das Fett aus den Klauen der Rinder. Die Fetteile werden zerschnitten und in kochendes Wasser eingetragen. Nach dem Erkalten wird das an der Oberfläche des Wassers befindliche Fett abgehoben, im Wasserbade erhitzt und koliert. Es ist ein weißes oder weißliches, dickflüssiges Fett, das auch nicht leicht ranzig wird. Durch Zusatz von Paraffin, gelbem Wachs oder Kakaoöl macht man es konsistenter.

Anwendung: Die drei letzten Fette finden wegen ihrer Eigenschaft nicht so leicht ranzig zu werden, hauptsächlich zu kosmetischen Präparaten Verwendung, und zwar zu Haarpomaden.

Kammfett, Adeps Colli equini,

aus dem Oberhals des Pferdes, ist gelblich bis weiß und weich wie Schweineschmalz. Schmelzpunkt etwa 32°. Da es aber einen besonderen Geruch hat, muß es beim Gebrauch kräftig parfümiert werden.

Lebertran, Oleum Jecoris Aselli, Dorschlebertran.

Das aus der Leber des Kabeljaus, Gadus morrhua L., des Dorsches, Gadus callarias L. und des Schellfisches, Gadus aeglifinus L. gewonnene fette Öl. Er wird hauptsächlich an den nördlichen Küsten des atlantischen Ozeans gewonnen, besonders auf den Lafoten und in Bergen (Norwegen), ferner in Schottland und Neufundland. Das älteste und einfachste Verfahren, das noch heute angewendet wird, besteht darin, daß man die Lebern mit den anhängenden Gallenblasen in große Behälter packt. Durch den eigenen Druck der Maße wird ein großer Teil des Trans aus den Lebern ausgepreßt. Der zuerst ausfließende Tran ist ziemlich hell und riecht nur schwach. Wenn aber die Lebern allmählich in Fäulnis geraten, wird der Tran dunkler und stärker riechend. Der nach diesem Verfahren gewonnene Tran wird als natureller Lebertran bezeichnet. Viel zweckmäßiger ist das Ausschmelzen der frischen Lebern mit Dampf, Dampftran. Das Arzneibuch schreibt deshalb auch ausdrücklich den Dampftran vor. Zur Gewinnung von besonders gutem Dampftran wird nach dem Verfahren von P. MÖLLER das Ausschmelzen in geschlossenen Kesseln unter Ausschluß der Luft durch Kohlendioxyd vorgenommen. Der nach diesem Verfahren gewonnene Lebertran wird als hydroxylfreier Lebertran bezeichnet. Der Dampftran soll ein blaßgelbes, eigenartig, aber nicht widerlich riechendes Öl sein. Der Lebertran gehört zu den halbtrocknenden Ölen. In dünner Schicht der Luft ausgesetzt gibt er einen klebrigen Firnis.

Der Lebertran enthält 70% Ölsäureglycerin, 25% Palmitinsäureglycerid, kleine Mengen Stearinsäureglycerid; außerdem Glyceride niederer Fettsäuren (Essigsäure, Buttersäure, Valeriansäure, Caprinsäure) und folgende besonderen Ölsäuren: Asellinsäure, Jecorinsäure, Therapinsäure und Jecoleinsäure; ferner Cholesterin (0,3—0,6%), Spuren von Jod in organischer Bindung (etwa 0,0002—0,0003%).

Wirkung und *Anwendung:* Lebertran verabreicht man bei tuberkulösen und skrophulösen Hautleiden in der aus der inneren Medizin bekannten Weise und in den bekannten Formen. Außerdem wird er lokal mit fast spezifischer Wirkung als Einreibung bei *Lichen scrophulosorum* verwendet. Gebraucht wird er auch örtlich bei Psoriasis als die Schuppen erweichendes Mittel und bei Prurigo. Bei infektiösen Hauterkrankungen gibt man ihn auch intramuskulär $^3/_4$—1 ccm jeden dritten bis vierten Tag (PATSCHKE) (Pyodermien, Bubonen, Epididymitis).

Desitinsalbe

enthält nach Angabe der Hersteller als wirksamen Bestandteil ein vitaminhaltiges chloriertes Extrakt aus Lebertran.

Wirkung und *Anwendung:* Als Wundsalbe, bei Hautkrankheiten, Verbrennungen.

Hersteller: Desitin A.G., Berlin-Tempelhof.

Oleum Physeteris Chaenoceti (Däglingöl oder Entenwalöl)

aus dem Speck des Entenwals, von GULDBERG als Salbengrundlage empfohlen, hat ein geringes spezifisches Gewicht und ist leicht zerfließlich; soll leicht von der Haut aufgenommen werden.

Pflanzliche Öle.

Mandelöl, Oleum Amygdalarum.

Das fette Öl der süßen und bitteren Mandeln, der Früchte von *Prunus amygdalus* STÖKES, des Mandelbaumes. Heimisch wahrscheinlich im subtropischen China und Vorderasien, kultiviert seit Jahrtausenden im Mittelmeergebiet, im Süden Englands und Skandinaviens wie in den meisten Gegenden Kaliforniens. Der Baum mit dem bitteren Samen ist wahrscheinlich als die ursprüngliche wilde Form anzusehen, aus der die mit süßen Kernen erst durch Kultur allmählich entstanden ist. Im Handel wird es bezeichnet als *Oleum Amygdalarum verum,* während Aprikosenkernöl und Pfirsichkernöl als *Oleum Amygdalarum gallicum* bezeichnet wird. Nach den Arzneibüchern einzelner Länder darf das Mandelöl nur aus süßen Mandeln hergestellt sein. Das Öl wird durch Pressen aus den Mandeln gewonnen. Das Mandelöl ist hellgelb, geruchlos, von mildem Geschmack. Es erstarrt erst bei —20°. Es besteht vorwiegend aus Ölsäureglycerinester (Olein), daneben in kleiner Menge Linolsäureglycerinester.

Anwendung: Ein sehr mildes, reizloses Öl, das hauptsächlich zu kosmetischen Zwecken, Salben, Pomaden verwendet wird.

Erdnußöl, Oleum Arachidis,

ist das aus den geschälten Samen der Erdnuß durch kaltes Auspressen gewonnene Öl. Die Stammpflanze Arachis hypogaea L. ist im tropischen Afrika und Brasilien heimisch. Im wilden Zustande ist die Pflanze nicht mehr bekannt. Sie wird angebaut in den Tropen, stellenweise auch in Südeuropa. Hellgelbes, geruchloses Öl von mildem Geschmack. Es erstarrt etwa bei —3°. Es besteht in der Hauptsache aus den Glyceriden der Ölsäure und Leinölsäure, vielleicht auch einer besonderen Ölsäure, der Hypogaeasäure. Die beim Erkalten festwerdenden Anteile bestehen aus den Glyceriden der Arachinsäure, Lignocerinsäure und vielleicht auch der Palmitinsäure.

Anwendung: Ein billiger Ersatz für Oleum Olivarum.

Rüböl, Oleum Rapae.

Das gereinigte Öl verschiedener Brassicaarten, Brassica rapa L. und Varietäten (Rübsen, Rübenkohl) und Brassica napus L. (Raps, Kohlrübe). Der Ölgehalt der Samen beträgt 30—40%. Durch Pressen der gemahlenen Samen und Ausziehen der Preßkuchen mit Schwefelkohlenstoff oder anderen Lösungsmitteln wird es gewonnen. Gereinigt wird das Öl durch Behandlung mit Schwefelsäure. Gelbes oder bräunlichgelbes, etwas dickflüssiges Öl von eigenartigem Geruch und Geschmack. Erstarrungspunkt —2 bis —10°.

Anwendung: Billiger Ersatz für Olivenöl zur Bereitung von Linimenten, z. B. mit Styrax, Kalkwasser (Brandliniment) u. a.

Kakaobutter, Oleum Cacao, Kakaofett,

wird aus den gerösteten enthülsten Kakaobohnen durch Auspressen gewonnen. Die Stammpflanze ist hauptsächlich *Theobroma Cacao L.*, daneben Th. bicolor, Th. angustifolium, Th. ovalifolium. Ursprünglich beheimatet an den Küsten Mexikos und des nördlichen Südamerikas wird der Baum jetzt in den meisten tropischen Ländern kultiviert. Es ist von gelblich weißer oder blaßgelblicher Farbe, ziemlich hart und fest, so daß es sich bei gewöhnlicher Temperatur zerreiben und raspeln läßt. Es riecht und schmeckt mild kakaoähnlich. Es ist löslich in 5 Teilen siedendem absolutem Alkohol, in Alkohol von 90 Vol.-% nur wenig löslich. Die Haltbarkeit des Kakaofettes soll nach Lewkowitsch nicht größer sein als die der anderen festen Fette. An der Luft wird es ranzig. In dichten Massen unter Luftabfluß hält es sich aber sehr lange unverändert. Durch Licht wird es gebleicht und weiß. Schmelzpunkt 30—35°.

Das Kakaofett besteht hauptsächlich aus Glyceriden der Stearinsäure (etwa 40%), Palmitinsäure und Arachinsäure, der Ölsäure (etwa 30%) und in kleinen Mengen der Laurinsäure, Myristinsäure, Linolsäure und anderen Säuren. Die Glyceride sind größtenteils gemischte Glyceride, so z. B. ist Ölsäuretriglycerid nicht vorhanden, wohl aber Oleodistearin, Oleodipalmitin, Oleopalmitostearin, Oleomyristicopalmitin. Das Fett enthält ferner Phytosterin und Sitosterin, vielleicht auch Cholesterin, einen ungesättigten festen Kohlenwasserstoff (Amyrilen) und ein hyazinthenartig riechendes Öl.

Anwendung: Hauptsächlich zu milden, reizlosen Salben und Pomaden.

Ceratum labiale. Lippenpomade.

Rp. Olei Cacao 75,0
Olei Olivarum 25,0
Olei Rosae gtts. V

wird durch öllösliches Alkannin gefärbt und in Glasröhren, Tafeln oder Schiebedosen ausgegossen.

Unguentum Hamburgense. Hamburger Salbe.

Rp. Olei Cacao 10,0
Olei Amygdalarum . . . 20,0

Unguentum pomadinum (Unna).

Rp. Olei Cacao 10,0
Olei Amygdalarum. . . . 20,0
Olei Rosae gtt. I

Unguentum pomadinum compositum (Unna).

Rp. Ung. pomad. (Unna) . . . 100,0
Sulfuris praecipitati . . . 4,0
Resorcini 2,0

Unguentum pomadinum sulfuratum (Unna).

Rp. Olei Cacao 10,0
Olei Amygdalarum . . . 20,0
Sulfuris praecipitati . . . 1,0
Olei Rosae gtts. II

Unguentum pomadinum Plumbi (Unna). *Bleipflasterpomade* Unna.

Rp. Emplastr. Lithargyr. . . 15,0
Ol. Cacao benz. 20,0
Ol. Arachid. benz. 65,0
Ol. Citronellae gtts. III
Ol. Cassiae gtts. II

Cocosbutter, Oleum Cocos, Cocosfett, Cocosnußöl,

ist das aus dem getrockneten Fleisch der Cocosnüsse (Kopra) gewonnene, gereinigte Fett. Die Stammpflanze *Cocos nucifera L.*, *Cocospalme*, wird wohl in allen tropischen Ländern, besonders in Küstengebieten und niedrig gelegenen Gegenden kultiviert. Neben einer primitiven Weise des Auskochens mit Wasser oder Pressens der Kopra in den Ursprungsländern wird die größere Menge in Europa gewonnen durch Auspressen der gemahlenen Kopra in hydraulischen Pressen und auch durch Ausziehen mit Lösungsmitteln. Das rohe Cocosfett wird sehr leicht ranzig, auch in der Kopra während der langen Beförderung zur See. Das aus der Kopra gepreßte Fett muß daher gereinigt (raffiniert) werden. Der Prozeß besteht im wesentlichen in der Entfernung der freien Fettsäuren durch Behandlung mit Alkalien, Magnesia oder Alkohol und durch Beseitigung der riechenden Stoffe durch Wasserdampf, Kohlendioxyd und auch mit Alkohol.

Das *gereinigte* Cocosfett ist in unserem Klima ein weißes, mäßig hartes Fett, Geruch schwach nußähnlich. Durch Rühren während des Erstarrens wird es schmalzartig weich und streichbar. Schmelzpunkt 20—28°, meist 23—25°. Es löst sich in 2 Teilen Weingeist von 90% beim Erwärmen auf 60°. Das Cocosfett besteht in der Hauptmenge aus den Glyceriden der Laurinsäure und Myristinsäure, ferner der Capron-, Capryl- und Caprinsäure und Ölsäure. Die Menge der flüchtigen Fettsäuren beträgt etwa 2%. Palmitinsäure ist nicht nachgewiesen, auch Stearinsäure nur in sehr geringer Menge, etwa 1%.

Anwendung: Hauptsächlich zur Herstellung von Seifen und Salbengrundlagen.

Baumwollsamenöl, Oleum Gossypii.

Das durch Pressen gewonnene, gereinigte fette Öl der Samen der verschiedenen Gossypiumarten. Gossypium barbadense L., G. arboreum L., G. herbaceum L., G. religiosum L.

u. a. Kultiviert in Nord- und Mittelamerika, Brasilien, Peru, Nordafrika, Queensland und anderen subtropischen Gegenden. Die bei Gewinnung der Baumwolle in großer Mengen abfallenden Baumwollsamen enthalten 15—30%, meist 20—25% Öl, von dem etwa die Hälfte durch Pressen, der Rest durch Ausziehen mit Lösungsmitteln gewonnen werden kann. Das ausgepreßte Öl ist rot bis braunschwarz und wird zur Reinigung mit Schwefelsäure und danach mit Lauge behandelt und durch Behandlung mit Wasserdampf von den riechenden Stoffen befreit. Bei niedriger Temperatur scheidet sich ein festes Fett, das Baumwollsamenmargarin krystallinisch aus, das abgepreßt wird. Der flüssigbleibende Anteil kommt als *gereinigtes Baumwollsamenöl* in den Handel.

Das Öl ist blaßgelb, geruchlos, von mildem, nußartigem Geschmack. An der Luft trocknet es schwach. Unter 12° scheidet es festes Fett aus, bei etwa 0 bis — 5° wird es fest. Es besteht aus den Glyceriden der Ölsäure, Palmitinsäure, Linolsäure, Linolensäure sowie in geringer Menge aus den einer Oxysäure, der Cottonölsäure und geringen Mengen aldehydartigen Verbindungen.

Anwendung: Nach K. HERXHEIMER soll es sich besonders zur Herstellung des Spiritus saponatus kalinus eignen, auch wird es als Zusatz zu Haarwässern benutzt.

Leinöl, Oleum Lini, Leinsamenöl,

wird gewonnen durch Pressen der gemahlenen Leinsamen, zuerst kalt dann heiß und durch Ausziehen der Preßkuchen mit Lösungsmitteln wie Schwefelkohlenstoff u. a. Die Stammpflanze ist *Linum usitatissimum L.*, eine sehr alte Kulturpflanze, die wild nicht mehr vorkommt, aber mit Ausnahme der äquatorialen Länder fast überall angebaut wird. Für arzneiliche Zwecke ist nur das kaltgepreßte Öl zu verwenden. Es ist ein klares, gelbes Öl von eigenartigem Geruch und Geschmack. Bei Abkühlung bis auf — 16° bleibt es noch flüssig. In dünner Schicht trocknet es an der Luft zu einem Firnis. Es besteht aus 10–15% festen Glyceriden der Palmitin-, Stearin-, Myristin- und Arachinsäure, 80—90% flüssigen Glyceriden (5% Ölsäure-, 15% Linolsäure-, 15% Linolensäure-, 65% Isolinolensäureglycerid).

Anwendung: Zur Herstellung von Linimenten, wie z. B. Brandlinimenten.

Linimentum contra Combustiones (Brandliniment).

Rp. Aquae Calcariae
Olei Lini āā 100,0

Olivenöl, Oleum Olivarum, Provenceröl, Oleum Olivarum provinciale.

Zur Gewinnung der feinsten Sorten werden die reifen Oliven mit der Hand gepflückt, das Fruchtfleisch auf Mühlen gemahlen und kalt gepreßt. Die Stammpflanze ist *Olea europaea L., der Ölbaum,* heimisch im Orient, jetzt überall im Mittelmeergebiet kultiviert und verwildert. Angepflanzt auch in Amerika, am Kap und in Australien. Bei der ersten Pressung erhält man ein hellgelbliches oder grünliches Öl vom Geruch und Geschmack des Fruchtfleisches (Jungfernöl), Huile de vierge. Die zweite stärkere kalte Pressung liefert ein etwas weniger wertvolles, aber immer noch sehr gutes Öl. Werden die ganzen ungeschälten Oliven mit Schalen und Kernen gemahlen, in Binsensäcke gefüllt und kalt gepreßt, so liefert die erste Pressung eine erste Sorte Speiseöl. Der Preßrückstand wird mit kaltem Wasser angerührt, nochmals gepreßt und gibt dann eine zweite Sorte Speiseöl. Eine besonders gute Ausbeute erzielt man, wenn die Oliven in Haufen einer kurzen Gärung überlassen und dann stark gepreßt werden. Auch diese Produkte sind Speiseöle.

Als *Olivenöl* im Sinne des Arzneibuches können nur die besseren Speiseöle verwendet werden. Das Öl ist gelb oder grünlichgelb, riecht und schmeckt schwach und eigenartig. Bei 10° beginnt es sich durch Ausscheidung fester krystallinischer Fette zu trüben, feinere Sorten erst unter 6°. Bei 0° bildet es eine salbenartige Masse. In Alkohol ist es wenig löslich, leicht löslich in Äther, Chloroform und den übrigen Fettlösungsmitteln. Es besteht zu etwa 25% aus festen Fetten, den Glyceriden der Stearin-, Palmitin- und Arachinsäure und etwa 75% flüssigen Fetten, Glyceriden der Ölsäure 70% und der Linolsäure 5%, teilweise aber auch aus gemischten Glyceriden, geringen Mengen freier Fettsäuren, Phytosterin und Chlorophyll. Geruch und Geschmack müssen rein und mild und keineswegs ranzig sein. Auch beim Erwärmen einer kleinen Menge des Öls in einer Porzellanschale auf dem Wasserbade darf kein fremder und unangenehmer Geruch auftreten.

Anwendung: Zur Entfernung von Krusten und Borken, zur Reinigung der Haut von anhaftenden Salben, als Zusatz zu Salben und Pomaden, Lösungsmittel für Arzneistoffe (Menthol) usw.

Mohnöl, Oleum Papaveris.

Stammpflanze ist *Papaver somniferum L.* Dieses Gewächs ist durch Kultur aus der in den Mittelmeerländern heimischen Art *Papaver setigerum* entstanden und wird in vielen

Formen zur Opium-, Samen- und Ölgewinnung kultiviert. Das aus den Mohnsamen durch Pressen gewonnene fette Öl ist ein blaßgelbes, trocknendes Öl von mildem angenehmen Geruch und Geschmack. Bei 0° bleibt es noch klar, bei — 18° wird es fest. Es besteht aus Glycerinestern, der Linolsäure, Ölsäure, Palmitinsäure, Stearinsäure und kleinen Mengen Linolen- und Isolinolensäure.

Anwendung: Zur Herstellung von Linimenten.

Ricinusöl, Oleum Ricini, Oleum Castoris, Castoröl, Oleum Palmae Christi.

Stammpflanze *Ricinus communis L.* und aus dieser durch Kultur entstandene Spielarten. Ursprünglich wohl in Südasien und in Afrika heimisch, wird sie jetzt weit verbreitet in wärmeren Gegenden angebaut. In den Tropen strauchig und über 10 m hoch, in Mitteleuropa einjährig, bis 2 m hoch. Die frischen Ricinussamen werden geschält und die gemahlenen Kerne 1—2mal kalt gepreßt, wodurch etwa 40—45% Öl erhalten werden. Das ausgepreßte Öl wird mehrmals mit Wasser ausgekocht, durch Erwärmen vom Wasser befreit und filtriert. Durch das Auskochen mit Wasser werden drastisch wirkende Stoffe beseitigt, die im Öl enthalten sind. Aus den Preßrückständen kann man durch heißes Auspressen noch etwa 7% und durch Ausziehen mit Schwefelkohlenstoff oder anderen Lösungsmitteln den Rest des Öles gewinnen. Für arzneiliche Zwecke darf nur das kalt gepreßte, mit Wasser ausgekochte Öl verwendet werden. Ein dickflüssiges, klares, farbloses oder schwach gelbliches Öl. Das warm gepreßte Öl ist deutlich gelblich, bis gelb oder rötlichgelb. Geruch und Geschmack sind kaum wahrnehmbar. Bei 0° wird das Öl durch Abscheidung von krystallinischen Flocken trübe, bei stärkerer Abkühlung halbfest. Im Gegensatz zu den meisten anderen fetten Ölen ist es mit konzentrierter Essigsäure und mit absolutem Alkohol in jedem Verhältnis mischbar. Es löst sich auch in der dreifachen Menge Weingeist von 90 Vol.-%. In Äther und Chloroform löst es sich, nicht aber wie die anderen Öle in Petroläther, Benzin, Petroleum und Paraffinöl. An der Luft wird es ranzig und in dünner Schicht ausgebreitet trocknet es allmählich zu einem zähen klebrigen Firnis. Außerordentlich hoch ist die Viscosität, die bei 15° fast 10mal so groß ist wie die des Olivenöls. Das Ricinusöl ist zum Unterschied von den meisten fetten Ölen optisch aktiv.

Die Hauptmenge des Öls (über 80%) besteht aus dem Glycerid der Ricinolsäure, daneben sind vorhanden Glyceride der Isoricinolsäure, Tristearin, etwa 1% Dioxystearin und Oxystearin, aber kein Palmitin und Olein. Die abführende Wirkung des Öls beruht auf dem Ricinolsäureglycerid. Der Gehalt an freien Säuren beträgt bei guten Ölen nur etwa 0,4 bis 0,6%.

Anwendung: Zur Herstellung von Brillantinen, Haarpomaden, Haarölen, als Zusatz zu Kopfwässern. Lösungsmittel für Salicylsäure.

Dericinöl, Oleum dericinatum

wird aus wasserfreiem Ricinusöl in der Weise hergestellt, daß etwa 10% bei 300° abdestilliert werden. Der Rückstand wird mit 50% Alkohol, Ammoniak und etwas Phenophthalein bis zur schwachen Rosafärbung des Indikators geschüttelt. Nach Trennung der Flüssigkeiten wird die wässerige Schicht abgezogen und das Öl durch Erwärmen vom Alkohol befreit. Dunkelgelbes zähes Öl, unlöslich in Alkohol von 90%, leicht löslich in Petroläther, bei — 20° nicht erstarrend.

Floricin

ist eine entsprechend bereitete, bei Zimmertemperatur salbenartige Masse, bei deren Herstellung aber etwa 50% des benutzten Ricinusöles abdestilliert werden.

Anwendung: Zusatz zu Salbengrundlagen.

Hersteller: Dr. H. Nördlinger, Flörsheim.

Sesamöl, Oleum Sesami,

Stammpflanze *Sesamum indicum* und *Sesamum orientale L.* Vielleicht in Ostindien heimisch, in allen tropischen und subtropischen Gegenden seit altersher kultiviert. Auch in Kleinasien und Palästina finden sich Anpflanzungen. Das durch kaltes Pressen aus den Sesamsamen gewonnene fette Öl ist ein hellgelbes nicht trocknendes Öl, fast geruchlos, Geschmack milde, angenehm. Das Öl dreht schwach rechts. Erstarrungspunkt — 4° bis — 6°. Es besteht aus den Glyceriden der Ölsäure, Linolsäure, Stearinsäure und Palmitinsäure. Der unverseifbare Anteil enthält ein Phytosterin und Sesamin.

Anwendung: Dient zur Herstellung von Jodipin und Bromipin.

Während die bis jetzt angeführten Fette und Öle in der Dermatologie ausließlich der äußeren Anwendung dienen, hat das folgende Öl bei innerlicher

Darreichung eine mehr oder minder ausgesprochene arzneiliche Wirkung bei einer Anzahl von Dermatosen.

Gynocardiaöl, Oleum Gynocardiae, Chaulmugraöl, Oleum Chaulmoogra.

Das fette Öl der Samen von Hydrocarpus Kurzii Wrbg., heimisch in Burma. Die Chaulmugrasamen enthalten etwa 38—40%, geschält etwa 55—60% fettes Öl, von dem etwa 3/4 durch Auspressen erhalten wird und der Rest durch Ausziehen mit Lösungsmitteln. Das Öl ist gelblich, dickflüssig oder salbenartig; frisch gepreßt, geruch- und geschmacklos, später von eigenartigem Geruch und scharfem Geschmack. Neben Glyceriden der Palmitin- und Arachinsäure enthält das Öl das Glycerid der Gynocardiasäure (Chaulmugrasäure) $C_{17}H_{31}COOH$ und wahrscheinlich einer der Letzteren homologen Säure, ferner Albuminoide und Phytosterin.

Anwendung: Das Öl wird äußerlich und innerlich bei *Tuberkulose, Rheumatismus, Lupus, Syphilis* und besonders bei *Lepra* angewendet. Innerlich mit Oleum Olivarum āā steigend bis auf 100 Tropfen; subcutan 2—5 ccm des sterilisierten Öles. Da das Öl wegen seiner unangenehmen Nebenwirkungen oft schwer einzunehmen ist, so hat Unna aus dem Öl eine Natronseife:

Gynocardiaseife, Sapo Gynocardiae,

herstellen lassen und aus dieser werden keratinierte Pillen gemacht.

Pilulae Saponis Gynocardiae.

Saponis Gynocardiae 300 g, Aquae destillatae 200,0 g, solve in balneo vaporis; tum adde massae sebi pro pilulis keratinatis 200 g, Terrae siliceae 100 g, M. f. massa e qua form. pil. keritinatae ponderis 0,45 g. Jede Pille enthält 0,18 g Gynocardiaseife, entsprechend 0,15 g Oleum Gynocardiae.

Emulsio Ol. Gynocardiae (Unna).

Rp.	Olei Gynocardiae	10,0
	Ol. Amygdal.	20,0
	Gummi arab. pulv.	15,0
	Aq. dest.	20,0
	Aq. Calcis q. s. ad	100,0

Oleum Gynocardiae camphorat. (Unna).

Rp.	Ol. Gynocardiae	10,0
	Ol. camphorat. fort.	90,0

Unguentum Gynocardiae.

Rp. Olei Gynocardiae
Unguenti Paraffini āā part.

Antileprol,

ein Gemisch der Äthylester der Chaulmugrasäuren. Das durch Pressen gewonnene Öl der Samen wird verseift und mit strömendem Wasserdampf behandelt, die Säuren mit Äthylalkohol verestert und das Estergemisch schließlich durch Vakuumdestillation gereinigt. Dünne, klare Flüssigkeit von kaum merklichem Geruch und neutraler Reaktion. In Wasser unlöslich, mit Alkohol und Äther in jedem Verhältnis mischbar. Niedriges spez. Gew. (0,905—0,915).

Wirkung: Gegen Lepra.

Anwendung: Man gibt es in Dosen von 2—5 g in warmem Tee, warmer Milch oder in Gelatinekapseln während der Mahlzeiten. Auch subcutan wird es angewendet, nur ist diese Darreichungsform oft von stürmischer Reaktion, hohem Fieber, Absceßbildung begleitet. Nach Treuherz auch intravenös in Dosen von 0,4—1,2 ccm, gegebenenfalls zusammen mit 2%iger Brechweinsteinlösung, 2—3 ccm intravenös.

Hersteller: I.G.-Farbenindustrie A.G., Leverkusen a. Rh.

Handelsform: OP mit 50 und 100 Kapseln zu 0,5 g, desgleichen zu 1 g. OP mit 24 Ampullen zu 1,5 ccm.

Durotan,

Lösung eines gereinigten Chaulmoograsäureesters mit Thymol und Campheröl zur intramuskulären Behandlung der Lepra. In zwei Stärken erhältlich. Durotan *mite* mit 25% Ester und *fortius* mit 50%.

Wirkung und *Anwendung:* Bei reizbaren Formen der Lepra gibt man 1 ccm Durotan mite, bei refraktären Fällen 1 ccm Durotan fortius intramuskulär. Es kann auch intravenös gegeben werden, wird aber schlechter vertragen.

Stellen sich nach Einspritzungen Fiebererscheinungen und Aussaat neuer Knoten ein, darf eine weitere Injektion erst nach Eintreten eines völligen Ruhezustandes gemacht werden.

Hersteller: P. Beiersdorff & Co., Hamburg.

Handelsform: OP mit 5 Ampullen zu 1,5 ccm 25%iger und 50%iger Lösung.

Anhangsweise soll noch erwähnt werden:

Crotonöl, Oleum Crotonis,

das aus den Samen der in Ostindien beheimateten Croton eluteria L. und Croton tiglium L. durch Pressen oder Ausziehen mit einem Alkohol-Äthergemisch gewonnen wird. Gelbbraunes, dickflüssiges Öl, an der Luft etwas trocknend. Es besitzt einen schwachen, eigentümlichen, unangenehmen Geruch. Es enthält freie Säure und rötet daher Lackmus. In 90%igem Alkohol ist es zum Teil löslich. In dem doppelten Volumen absolutem Alkohol ist es häufig schon bei gewöhnlicher Temperatur, jedenfalls aber beim Erwärmen völlig löslich.

Das Crotonöl besteht aus den Glycerinestern vieler Fettsäuren wie Palmitin-, Stearin-, Myristin-, Laurin-, Önanthyl-, Capron-, Valerian-, Butter- und Tiglinsäure u. a. Der drastisch wirkende und hautreizende (blasenziehende) Bestandteil wird als Crotonölsäure (oder Crotonol) bezeichnet (etwa 4%).

Wirkung und *Anwendung:* Auf die Haut gebracht erzeugt es Blasen und Pusteln und wird daher als ableitendes Mittel benutzt.

Nastin,

ein aus *Streptothrix leproides* gewonnenes reines Neutralfett (Triglycerid der Nastinsäure). Weiße feine Krystalle von obstartigem Geruch, löslich in Äther und fetten Ölen.

Wirkung und *Anwendung:* Bei Lepra zu Einspritzungen unter die Haut, gelöst in benzoylchloridhaltigem Olivenöl, und zwar Nastin $B_0 = 0,02\%$, Nastin $B_1 = 0,05\%$, Nastin $B_2 = 0,2\%$.

Hersteller: I.G.-Farbenindustrie A.G., Leverkusen a. Rh.

Handelsform: OP in Ampullen zu 1 ccm, 6 Stück.

Wachse.

Als *Wachs* bezeichnete man früher lediglich das *Bienenwachs*. Außer dem Bienenwachs finden noch andere wachsartige Stoffe Verwendung, die aus dem *Pflanzenreich* stammen und als *Pflanzenwachs* bezeichnet werden. Dieses ist nicht nur in der äußeren Beschaffenheit, sondern auch in der chemischen Zusammensetzung dem Bienenwachs teilweise ähnlich. Die Wachse bestehen größtenteils aus Estern höherer Fettsäuren mit einwertigen höheren Alkoholen, z. B. Palmintinsäuremelissylester. Daneben sind auch freie höhere Fettsäuren vorhanden, wie die Cerotinsäure, $C_{25}H_{51}COOH$, im Bienenwachs, ferner kleine Mengen von Kohlenwasserstoffen und anderen Verbindungen.

Gelbes Wachs, Cera flava, Bienenwachs.

Im Herbst werden die mit Honig gefüllten Waben der Bienen durch Ausschleudern geleert und in Wasser geschmolzen. Nach dem Erstarren wird das Wachs abgehoben, getrocknet, nochmals ohne Wasser geschmolzen und in Kuchen oder Tafeln gegossen. Für arzneiliche Zwecke ist es gut das Wachs noch einmal zu schmelzen und durch einen Heißwassertrichter zu filtrieren, denn nicht so behandeltes Wachs enthält immer Pollenkörner der Pflanzen, die den Bienen den Honig lieferten. Aus Ceresin bestehende Kunstwaben dürfen zur Gewinnung von Wachs für arzneiliche Zwecke nicht verwendet werden. Das Wachs bildet eine in der Kälte spröde, körnig brechende Masse von gelber bis gelbgrauer und braungelber Farbe. Die Farbe wird beeinflußt durch die Nahrung der Bienen. Besonders helles, weißlich gelbes Wachs aus jungen Bienenstöcken wird als „Jungfernwachs" bezeichnet. Afrikanische und amerikanische Wachssorten sind oft braun, indische graubraun. Der Geruch ist angenehm honigartig, der Geschmack würzig. Beim Erwärmen wird es knetbar. Es schmilzt bei 63,5—64,5°. Es ist unlöslich in Wasser, sehr wenig löslich in kaltem Alkohol, in heißem löst es sich teilweise auf, indem die Cerotinsäure in Lösung geht, der Palmintinsäuremelissylester aber nur zum Teil. Erst in großen Mengen von siedendem Alkohol löst sich Wachs vollständig. In Äther, Chloroform, Benzol, Benzin, Schwefelkohlenstoff,

Terpentinöl und anderen ätherischen Ölen, auch in fetten Ölen ist es besonders beim Erwärmen löslich. Aus der Lösung in Chloroform scheidet es sich beim Verdunsten teilweise krystallinisch aus.

Bienenwachs besteht zum größten Teil aus Palmitinsäuremelissylester $C_{15}H_{31}COOC_{30}H_{61}$ (Myricin) und freier Cerotinsäure $C_{25}H_{51}COOH$ (Cerin). Außerdem sind vorhanden: Mellissinsäure $C_{29}H_{59}COOH$, Cerylalkohol, $C_{26}H_{53}OH$, kleine Mengen eines anderen höheren Alkohols und Kohlenwasserstoffe der Paraffinreihe.

Anwendung: Zusatz zu Salben, um sie fester und wasseraufnahmefähig zu machen.

Weißes Wachs, Cera alba, gebleichtes Wachs,

wird durch Bleichen von gelbem Wachs hergestellt. Man unterscheidet eine *Rasenbleiche* und eine *chemische Bleiche.* Für die Rasenbleiche wird das geschmolzene gelbe Wachs auf hölzerne Walzen gegossen, die etwa bis zur Hälfte in kaltem Wasser rotieren und dadurch in die Form von dünnen Bändern gebracht. Man gießt das Wachs auch zu

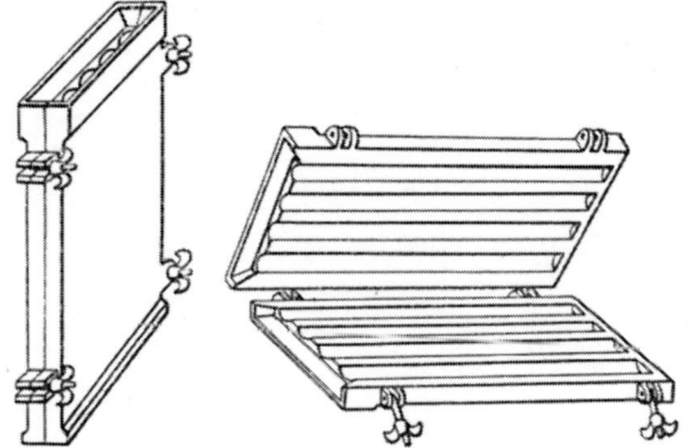

Abb. 1. Metallformen zum Ausgießen von Pflastern und Ceraten in Stangenform.

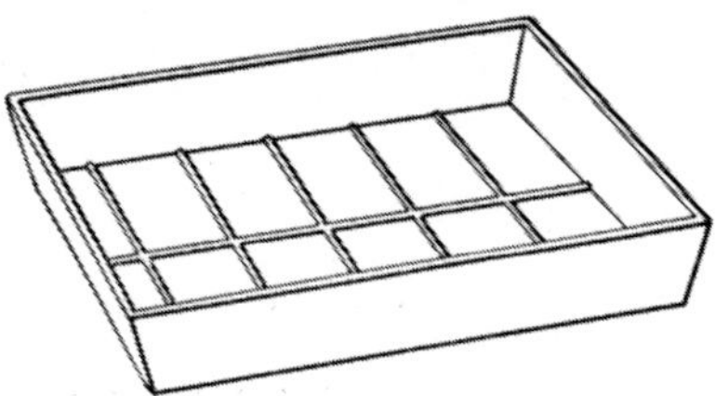

Abb. 2. Blechform zum Ausgießen von Pflastern und Ceraten in Tafelform.

dünnen Fäden aus, oder man stäubt es unter Druck in kaltes Wasser. In einem solchen Zustande wird es dann auf Leinwandtüchern unter häufigem Benetzen mit Wasser, bisweilen auch unter Zusatz von Terpentinöl der Wirkung der Sonnenstrahlen ausgesetzt. Wenn die Oberfläche des Wachses gebleicht ist, wird es wieder geschmolzen, in Bänder gegossen und weiterhin dem Sonnenlichte ausgesetzt. Dieser Prozeß wird so oft wiederholt, bis das Wachs völlig gebleicht ist. Ein Zusatz von 5% Talg beschleunigt das Bleichen, das Wachs wird weißer und weniger spröde. Bei der chemischen Bleiche wird das Wachs durch Einwirken von Chlorkalk, Wasserstoffsuperoxyd, Kaliumpermanganat oder durch Kaliumbichromat und Schwefelsäure entfärbt. Durch die Einwirkung dieser Chemikalien werden die physikalischen Eigenschaften des Wachses jedoch merklich verändert. Das Wachs kann auch durch Tierkohle entfärbt werden.

Das weiße Wachs kommt in den Handel in Form runder, dünner Scheiben oder in Form von Tafeln. Es besitzt weniger den eigenartigen Wachsgeruch als das gelbe Wachs. Es ist weiß oder schwach gelblich weiß, etwas durchscheinend und härter als das gelbe Wachs. Der Bruch ist nicht körnig, sondern schwach glänzend. Das weiße Wachs darf nicht ranzig riechen.

Anwendung: Wie gelbes Wachs, bei kosmetischen Salben mehr bevorzugt.

Wachssalben, Cerata, Cerate,
sind Arzneiformen zum äußerlichen Gebrauch, die ihrer Konsistenz nach zwischen Pflastern und Salben stehen und meist in Stangen oder auch Tafeln ausgegossen sind. Sie bestehen im wesentlichen aus *Wachs, Fett, Öl, Walrat, Ceresin* und ähnlichen Stoffen. Zum Ausgießen in Stangen bedient man sich besonderer Gußformen aus Eisen s. Abb. 1, zum Ausgießen in Tafeln solcher aus Blech, sogenannter Chokoladenformen, s. Abb. 2.

Dermatologisch interessieren nur die hierhin gehörende *Lippenpomade, Ceratum Cetacei* (s. S. 445).

Königssalbe, Unguentum basilicum,
wird hergestellt aus Erdnußöl 9 Teilen, gelbem Wachs 3 Teilen, Kolophonium 3 Teilen, Hammeltalg 3 Teilen, Terpentin 2 Teilen.

Wachssalbe, Unguentum cereum, Unguentum simplex,
wird hergestellt aus 3 Teilen gelbem Wachs und 7 Teilen Erdnußöl, eine gelbe Salbe. Nach dem Schmelzen muß die Salbe bis zum Erkalten gerührt werden, da sie sonst stückig wird.

Cold Cream, Unguentum leniens, Unguentum emolliens, Unguentum refrigerans,
besteht aus weißem Wachs 7 Teile, Walrat 8 Teile, Mandelöl 60 Teile, Wasser 25 Teile, Rosenöl gtts. II. Die Herstellung eines haltbaren und zarten Cold Creams erfordert große Sorgfalt. In die geschmolzene Masse des Walrates und des Wachses trägt man das Öl ein, rührt fast bis zum Erkalten und fügt dann unter fleißigstem Agitieren das Wasser zu. Borax und Seife, die oft zugesetzt werden, um das Wasser fester zu binden und die Salbe weißer erscheinen zu lassen, machen das Unguentum leniens für eine zarte und empfindliche Haut unbrauchbar.

Von SCHLEICH ist für folgende dermatologischen Präparate vielfach Wachs verwendet worden.

Dr. SCHLEICHs Ceratcreme.

Rp. Past. cerat.
Vaselini flav. āā 50,0
Zinc. oxydat. 10,0
Ol. Rosarum gtts. V
Eosin. solut. gtts. II

Ceratvaseline, Unguentum ceratum via frigida paratum.
Man vermischt gleiche Teile Vaseline und Wachspaste und erwärmt. Beim Erkalten, wenn beide Komponenten ihre natürliche Konsistenz wieder annehmen, gelingt die innigste Mischung in der Reibschale. Dies ist auch der Augenblick, in dem Zusätze, wie z. B. Zinkoxyd, zu machen sind.

Glutinceratcreme.

Rp. Glutin. cerat. 90,0
Calore solut. adde
Zinc. oxydat. 9,0
Glycerin. gtts III
Eosin. solut. gtts. II
Ol. Rosar. gtts. II
M. f. pasta.

Wachspaste, Pasta cerata,
wird durch Verseifen von Bienenwachs mit Ammoniak hergestellt; eine homogene, hellgelbe, weiche salbenartige Masse.

Wachsgelatine, Glutinum ceratum,
wird hergestellt wie die Wachspaste, nur daß an Stelle des Wassers eine 10%ige Gelatinelösung verwendet wird.

Carnaubawachs, Cera Carnaubae,
ein Pflanzenwachs, das von den Blättern der brasilianischen Wachspalme, Corypha cerifera L. ausgeschieden wird. Der staubartige weiße Überzug der jungen, an der Sonne getrockneten Blätter wird mit Bürsten in heißes Wasser gebracht und das zusammengeschmolzene Wachs nach dem Erstarren abgehoben.

Carnaubawachs bildet harte spröde Massen, von gelblichweißer, grauer bis graugrüner Farbe. Das gelblichweiße Wachs wird am höchsten bewertet. Löslich in Äther, heißem

Alkohol und heißem Terpentinöl. Schmelzpunkt 84—86°. Es ist schwer verseifbar und besteht größtenteils aus Ceratinsäuremelissylester $C_{25}H_{51}COOC_{30}H_{61}$, enthält etwas freie Cerotinsäure und Melissylalkohol und kleine Mengen anderer wachsartiger Verbindungen.

Anwendung: Zusatz zu Salbengrundlagen, zur Herstellung des sog. Gleitpuders (s. S.).

Cearin,

ein Gemisch aus 1 Teil Carnaubawachs, 3 Teilen Ceresin und 16 Teilen flüssigem Paraffin. Salbengrundlage.

Hersteller: J. D. Riedel A.G., Berlin-Britz.

Walrat.

Walrat, Cetaceum, Spermaceti.

Verschiedene Walarten besonders der *Potwal* oder *Spermwal,* Catodon macrocephalus Grey, haben in den Schädelknochen und den Knochen des Rückgrates Höhlungen, die mit einem gelblichen Öl gefüllt sind. Beim Erkalten des Öls scheidet sich der Walrat krystallinisch aus und wird von den flüssig bleibenden Anteilen, dem Walratöl, durch Abpressen getrennt. Die Menge des Walrats beträgt etwa $^1/_3$ des Walratöls. Durch Kochen mit einer schwachen Kaliumcarbonatlösung wird der Walrat von den letzten anhaftenden Ölmengen befreit, mit heißem Wasser gewaschen und nach dem Abscheiden des Wassers erstarren gelassen.

Walrat bildet eine schneeweiße, halb durchscheinende, perlmutterglänzende, fettig anzufühlende, großblätterig-krystallinische Masse von mildem Geschmack und schwachem eigentümlichem Geruch. Er brennt mit helleuchtender, geruchloser Flamme. Unlöslich in Wasser, leicht löslich in Äther, Chloroform, Schwefelkohlenstoff und in heißem Alkohol, wenig löslich in Benzin und Petroläther. Aus den Lösungen krystallisiert er leicht. Bei längerem Liegen an der Luft wird er gelb und nimmt ranzigen Geruch an. Mit Weingeist besprengt, läßt er sich zu Pulver zerreiben. Auch geschmolzener Walrat läßt sich durch Rühren im Mörser bis zum Erkalten in Pulver verwandeln.

Der Walrat besteht zum größten Teil aus Palmitinsäure-, Cetylester (Cetin) $C_{15}H_{31}COOC_{16}H_{33}$. Er enthält auch kleine Mengen von Estern anderer Fettsäuren, z. B. Laurin-, Myristin- und Stearinsäure mit einwertigen Alkoholen, auch kleine Mengen von Glyceriden.

Anwendung: Zu Salben, Pomaden usw.

Unguentum Cetacei, Walratsalbe,

in gleicher Weise wie die Unguentum cereum hergestellt, aber mit Walrat an Stelle von Wachs.

Rote Lippenpomade, Ceratum Cetacei rubrum, rotes Walratcerat.

Walrat 5,0, gelbes Wachs 35,0, Mandelöl 60,0 schmilzt man und setzt zu: Bergamottöl 0,5, Citronenöl 0,5, Alkanin 0,1 g. Wird in Stangen ausgegossen. Ein für Tuben geeignetes Cerat erfordert 80,0 Mandelöl.

Cetylalkohol, Alcohol cetylicus, Aethal. $C_{16}H_{33}OH$.

Walrat wird durch Erhitzen mit alkoholischer Kalilauge verseift. Auf Zusatz von Wasser scheidet sich der Cetylalkohol aus, während das palmitinsaure Kalium in Lösung bleibt. Durch Umkrystallisieren aus Alkohol wird der Cetylalkohol gereinigt. Er bildet farblose, glänzende Blättchen, ist unlöslich in Wasser, löslich in Äther, Chloroform, Weingeist. Schmelzpunkt 49,5°.

Anwendung: Zu Streupulver mit Borsäure gemischt, bei Ekzemen, Prurigo, Frostschäden.

Wollfett.

Wollfett, Adeps Lanae.

Es ist das gereinigte Fett der Schafwolle und ist seiner chemischen Zusammensetzung nach nicht zu den Fetten, sondern zu den Wachsen zu stellen. Aus dem Wollwaschwasser erhält man durch Ausschleudern eine sehr schmutzige, fettige Masse, „Suinter" genannt, die außer dem Wollfett noch Fettsäuren, Seife, und auch Fettsäureglycerinester, d. h. eigentliche Fette, enthält. Zur Reinigung wird die Masse mit verdünnter Alkalilauge emulgiert und wieder geschleudert, wobei das von den Fettsäuren, der Seife und den verseiften

Glycerinestern größtenteils befreite Wollfett sich rahmartig abscheidet. Der Rahm wird mit Calciumchlorid behandelt, wodurch noch vorhandene Seifen in unlösliche Kalkseifen überführt werden. Jetzt scheidet sich das Wollfett beim Erhitzen ab. Zur weiteren Reinigung wird es mit Ätzkalk erwärmt und dann mit Aceton in Lösung gebracht, wobei die Kalkseife zurückbleibt. Das nach dem Abdestillieren des Acetons verbleibende Wollfett wird zur Beseitigung des Geruches mit Kaliumpermanganatlösung erwärmt, filtriert und durch Absetzenlassen in geschmolzenem Zustande völlig vom Wasser befreit.

Ursprünglich kam nicht das wasserfreie Wollfett in den Handel, sondern eine Mischung desselben mit Wasser, die von LIEBREICH als *Lanolin* bezeichnet wurde, später erst wasserfreies Wollfett und auch dieses wurde als Lanolin bezeichnet. Das wasserfreie Wollfett heißt jetzt *Adeps Lanae* (anhydricus), und der Name *Lanolin* wird für Mischungen mit Wasser gebraucht. Für besondere Marken des Wollfettes werden auch heute noch bestimmte Namen gebraucht, wie z. B. *Alapurin,* ein Wollfett der Norddeutschen Wollkämmerei in Bremen.

Außer dem auf chemischem Wege gereinigten Wollfett kommt auch ein durch Schmelzen und Filtrieren gereinigtes Wollfett unter der Bezeichnung *„Oesypus“* oder *Adeps Lanae crudus* in den Handel, das sich aber in arzneilicher Hinsicht erübrigt.

Wollfett (wasserfreies), Adeps Lanae anhydricus,

eine hellgelbe, zähe salbenartige Masse von schwachem Geruch, Schmelzpunkt etwa 40°, ist in Wasser unlöslich, in kaltem Alkohol wenig löslich, löslich in 75 Teilen siedendem Alkohol, leicht löslich in Chloroform, Äther, Aceton, Benzol und anderen Fettlösungsmitteln. Beim Erhitzen an der Luft verbrennt es mit leuchtender, stark rußender Flamme.

Die Vorzüge des Lanolins bestehen darin, daß es nicht ranzig wird, und daß es die zwei- bis dreifache Menge seines Gewichtes an Wasser aufnehmen kann (Kühlsalben). Es besteht aus den Estern verschiedener höherer Fettsäuren mit einwertigen Alkoholen, ist also ähnlich den Wachsen. In der Hauptsache werden gefunden die Ester des *Cholesterins*[1], $C_{27}H_{45}OH$ und des *Isocholesterins* $C_{26}H_{43}OH$ und folgender Fettsäuren: Cerotinsäure (in größter Menge), Carnaubasäure, Stearinsäure, Palmitinsäure, Myristinsäure, Capronsäure, Isovaleriansäure, Buttersäure, ungesättigte Ölsäure und noch andere Säuren. In manchen Wollfettsorten finden sich an Stelle der Cerotinsäureester die Ester der Lanocerinsäure, einer Dioxymelissinsäure. Als Alkohole kommen in den Estern außer dem Cholesterin und Isocholesterin noch folgende vor: Cerylalkohol, $C_{26}H_{53}OH$, Carnaubylalkohol $C_{24}H_{49}OH$ und Laurinalkohol $C_{12}H_{23}OH$.

Wasserfreies Wollfett nimmt bei längerer Aufbewahrung an der Luft an seiner Oberfläche allmählich eine firnisartige Beschaffenheit an. Es ist daher möglichst in luftdicht geschlossenen Gefäßen an einem kühlen Ort vor Licht geschützt aufzubewahren. Auch für das wasserhaltige Wollfett müssen diese Vorschriften für die Aufbewahrung beachtet werden.

Anwendung: Zur Herstellung von Salbengrundlagen. Da das wasserfreie Lanolin eine zähe klebrige Substanz ist, so muß es entweder durch Wasserzusatz oder durch Zusatz von anderen Fetten geschmeidiger gemacht werden.

Wasserhaltiges Wollfett, Adeps Lanae cum Aqua, Lanolin LIEBREICH.

Das Wollfett wird leicht angewärmt und ihm allmählich etwa $^1/_3$ seines Gewichtes Wasser zugemischt. Diese Menge Wasser wird mit Leichtigkeit aufgenommen und so festgehalten, daß es bei gewöhnlicher Temperatur nicht abgegeben wird. Das vorher gelbe Wollfett geht dabei in eine fast weiße Masse über.

Lanolin, Lanolinum, wasserhaltiges Wollfett.

13 Teile Wollfett, 4 Teile Wasser und 3 Teile flüssiges Paraffin werden bei gelinder Wärme gemischt. Gelblich weiße, fast geruchlose salbenartige Masse.

---

[1] *Cholesterin,* ein hochmolekularer, einwertiger Alkohol, $C_{27}H_{45}OH$, der gut charakterisierte Ester liefert. Krystallisiert aus heißem Alkohol mit Wasser in rhombischen Tafeln; aus wasserfreien Lösungsmitteln in seidenglänzenden Nadeln vom Schmelzpunkt 145°.

Es soll nach neueren Untersuchungen den Haarwuchs fördern; cholesterinhaltig ist das Kopfwasser *Trilysin* der Chem. Fabrik Promonta, G. m. b. H., Hamburg 26.

Ein anderes cholesterinhaltiges Haarmittel ist das *Dakrysol* (Schwefel-Cholesterin). Es besteht aus dem *Dakrysol* A = einem Cholesterinpräparat, dem *Dakrysol* B = einem organischen Schwefelpräparat (Diaminodithiodilaktylsäure) und der *Dakrysolseife* = einer überfetteten Schwefel-Kolloid-Seife. Alle 3 Präparate sind flüssige Lösungen. Präparat A und B werden morgens und abends abwechselnd auf die Kopfhaut eingerieben. Die Seife dient lediglich zur Kopfwaschung.

Weiche Salbe, Unguentum molle,
besteht aus gleichen Teilen gelbem Vaselin und Lanolin.

Cremor refrigerans UNNA.
Rosencreme nach UNNA.

Rp. Adipis Lanae 10,0
Adipis benzoati 20,0
Aquae Rosae 60,0

Cremor refrigerans cum Aqua Calcis UNNA.
Kühlcreme mit Kalkwasser nach UNNA.

Rp. Adipis Lanae 10,0
Adipis benzoati 20,0
Aquae Calcis 60,0

Cremor refrigerans Plumbi subacetici UNNA.
Kühlcreme mit Bleiessig nach UNNA.

Rp. Adipis Lanae 10,0
Adipis benzoati 20,0
Liquoris Plumbi subacetici 60,0

Lanolimentum leniens.
Lanolin-Creme.

Rp. Adipis Lanae 40,0
Ol. Olivar. 20,0
Vaselin. alb.. 10,0
Glycerini 4,5
Aquae 25,0
Vanillini 0,05
Spiritus 0,3
Ol. Bergamott. 0,5
Ol. Citri 0,5

Lanolimentum diachylon.
Bleipflaster-Lanolinsalbe.

Rp. Emplastri Lithargyri
Ol. Olivar. āā 30,0
Lanolini 40,0

Lanolinum benzoinatum LASSAR.
Benzoe-Lanolin nach LASSAR.

Rp. Lanolini 20,0
Vaselini flavi 5,0
Tincturae Benzoes . . . 1,0

Pasta adiposa UNNA.
Fettpaste nach UNNA.

Rp. Adipis Lanae 6,0
Acid. acet. dilut. (30%) . 7,0
Adipis benzoati 2,0
Kaolini 6,0

Pulvis inspersorius lanolinatus (DIETRICH).
Lanolin-Streupulver.

Rp. Adipis Lanae anhydric. . 5,0
Aetheris 20,0
Amyli Tritici 45,0
Acidi borici pulv. 2,0
Talci 50,0
Mixturae oleoso-balsamicae.
Ol. Gaultheriae āā gtt. I

Unguentum refrigerans UNNA.
Kühlsalbe nach UNNA.

Rp. Vaselini
Adip. Lanae
Aq. Rosae
Aq. Flor. Aurant. āā 7,5

Unguentum refrigerans cum Aqua Calcis.
Kühlsalbe nach UNNA *mit Kalkwasser.*

Rp. Adip. Lanae. 10,0
Adip. benzoati. 20,0
Aquae Calcis 30,0

Unguentum refrigerans Ichthyoli.
Ichthyol-Kühlsalbe.

Rp. Adip. Lanae 10,0
Adip. benzoati 20,0
Aq. destillatae 24,0
Ichthyoli 6,0

Unguentum refrigerans Plumbi subacetici UNNA.
Kühlsalbe mit Bleiessig nach UNNA.

Rp. Adip. Lanae 10,0
Adip. benzoati 20,0
Liquor Plumbi subacetici. 30,0

Unguentum refrigerans pomadinum UNNA.

Rp. Adip. Lanae 10,0
Unguenti pomadini . . . 20,0
Aq. destillatae 30,0

Unguentum refrigerans Zinci UNNA.

Rp. Adip. Lanae 10,0
Unguenti Zinci benzoati . 20,0
Aq. Rosae 30,0

Zusammengesetzte Salbengrundlagen.

Aus den obengenannten tierischen und pflanzlichen Fetten und Wachsen werden die verschiedenen *Salbengrundlagen* je nach den ihnen zugedachten Bedürfnissen zusammengesetzt. Auch Mineralfette spielen hierbei eine ergänzende Rolle.

Adeps saponaceus, Steadine,
eine aus mit Natronlauge verseiftem Schweinefett bestehende Salbengrundlage mit Zusatz von Alkohol und Wasser.

Adhaesol,
nach DREUW ist eine klebende, lanolinhaltige Salbengrundlage ohne Kautschukzusatz, die an der Luft zu einer elastischen, festklebenden Masse erhärtet.

Hersteller: Kaiser Friedrich-Apotheke Berlin NW 6.

Cearin (Issleib),
eine Salbengrundlage aus 1 Teil weißem Carnaubawachs (durch Zusammenschmelzen von 25 Teilen natürlichem Carnaubawachs und 75 Teilen Ceresin und Rasenbleiche der Mischung hergestellt) und 4 Teilen flüssigem Paraffin.

Hersteller: J. D. Riedel-E. de Haen A.G., Berlin-Britz.

Ceratum Vaselini,
eine Mischung aus 5 Teilen gelbem oder weißem Wachs und 95 Teilen Vaselin; kann 75% ihres Gewichtes Wasser aufnehmen.

Dermalin,
dem Lanolin ähnliche, reizlose, sterile Salbengrundlage der Dermalin-Gesellschaft, Berlin, Schlachtensee.

Dermosapol,
Salbengrundlage aus Lebertran, Seifen, Ölen, Fetten und Glycerin. Erhältlich auch als 5%iges Jodkalium-, Perubalsam-, Formaldehyd-Dermosapol.

Hersteller: Engelapotheke Mülheim a. Ruhr.

Epidor,
eine Öl-Wachs-Emulsion.

Hersteller: Dr. Hans Truttwin, Dresden A 1.

Eucerinum anhydricum (Unna),
eine Mischung aus 95% Paraffinsalbe und 5% der aus dem Wollfett ausgeschiedenen Oxycholesterinkörper, die der Grundlage die Fähigkeit verleihen viel Wasser aufzunehmen. Mischt man diese Mischung mit der gleichen Menge Wasser, so erhält man eine *Eucerin* (cum aqua) genannte, haltbare, weiche, geruchlose Salbengrundlage, die ohne weiteren Zusatz eine vorzügliche Kühlsalbe ist.

Niveacreme
ist eine Eucerincreme.

Hersteller: P. Beiersdorff & Co., Hamburg.

Eumattan,
eine Salbengrundlage von gelblichweißer Farbe, die bis zu 400% Wasser aufnehmen kann. Dient zur Herstellung von Kühlsalben. Soll auch die Grundlage der *Mattan*-Präparate (s. S. 468) sein.

Hersteller: Fritz Kripke, Berlin-Neukölln.

Gadose,
eine Salbengrundlage aus Eidotter, Vaseline, Wollfett. Hat ein Wasseraufnahmevermögen von 400%. Wurde früher aus Dorschleberfett und Wollfett hergestellt.

Hersteller: J. E. Stroschein, Berlin SO 36.

Fetron,
eine Mischung von 3% Stearinsäureanilit und 97% amerikanischer Vaseline. Hat einen höheren Schmelzpunkt als Vaseline, dabei aber die gleiche Geschmeidigkeit.

Lanoform,
angeblich Verbindung (?) von Wollfett mit Formaldehyd, wird als Lanoformstreupulver und als Lanoformcreme mit je 1% wirksamem Formaldehyd in den Handel gebracht.

Linoval,
Salbengrundlage mit 5% einer flüssigen Fettsäure, die bei der Reinigung des Leinöls gewonnen wird, daneben 93% Vaseline, 1% Ammoniak und 1% Lavendelöl. Weiße Salbe von eigenartigem, nicht unangenehmem Geruch, die 15% Wasser aufnimmt und von unbegrenzter Haltbarkeit ist, solange sie nicht bis zu dem Schmelzpunkt von 31° erhitzt wird. Alle Zusätze sind daher ohne Erwärmen durch kaltes Verreiben zu machen.

Hersteller: Richard Schmidt, Altona.

Lovan (früher **Valon**),
ein Produkt aus Rohwollfett; eine geschmeidige, bis 300% Wasser aufnehmende, bräunlich-

gelbe indifferente schwach nach Wollfett riechende Salbengrundlage. A. Lovan = Lovan cum aqua; T. Lovan = Lovan cum Talco.

Hersteller: Queisser & Co., Hamburg.

Mitin,
nach Angaben von Dr. JESSNER hergestellte Salbenbasis. Sie besteht aus einer zu einer flüssigen Emulsion verarbeiteten Fettmischung, die durch Überfettung mit nichtemulgiertem Fett in eine Salbenmasse verwandelt ist und etwa 50% serumähnliche Flüssigkeit enthält. Weiße, salbenartige Substanz. Es kommt auch eine *Mitincreme*, eine *Mitinpaste* und ein *Mitinquecksilber* in den Handel.

Hersteller: Krewel & Co., Köln.

Novolan,
eine neutrale, bis 200% Wasser aufnehmende Salbengrundlage unbekannter Zusammensetzung.

Novitan,
angeblich eine Kombination höhersiedender Kohlenwasserstoffe mit Lanolin. Stark wasserbindende Salbengrundlage.

Hersteller: Präparaten-Gesellschaft, Berlin-Schöneberg.

Resorbin
wird aus Mandelöl und Wachs durch Emulgieren mit Wasser unter Zusatz von Gelatine und Seife hergestellt. Diese Salbengrundlage wird schnell von der Haut aufgenommen.

Hersteller: I.G.-Farbenindustrie A.G., Leverkusen a. Rh.

Handelsform: Tuben mit 25 g.

Penetran,
soll ähnlich wie Epidor sein, nur weniger fetthaltig.

Hersteller: Dr. Hans Truttwin, Dresden A 1.

Percutilan,
eine lanolinähnliche Salbengrundlage der Wollwäscherei Döhren bei Hannover.

Salbenleim
besteht aus 30 Teilen Zinkleim, 20 Teilen Glycerin, 50 Teilen Wasser, 48 Teilen Lanolin und 20 Teilen Zinkoxyd. Dem Salbenleim lassen sich die verschiedensten Medikamente einverleiben.

Salbenstifte, Stili unguinosi,
werden hergestellt aus Gemischen wie: 10 Teilen Kakaobutter, 2 Teilen festem Paraffin und 10 Teilen Olivenöl, oder aus 5 Teilen Kolophonium, 45 Teilen Wachs und 40 Teilen Öl oder aus 30 Teilen Wachs und 70 Teilen wasserfreiem Wollfett. Der Masse, die in Stangen gegossen wird, können Arzneimittel zugefügt werden. Die zu behandelnden Körperstellen werden mit dem Stift bestrichen. Bei dieser schwerer schmelzenden Salbenform läßt sich eine strengere Lokalisierung der Arzneimittel erzielen, als mit den auf der Hautfläche verlaufenden weicheren Salben, was für manche differentere Arzneimittel, wie z. B. Chrysarobin von Wichtigkeit ist.

Salbenstift nach UNNA mit 30% Chrysarobin in Zinnhülse mit verschiebbarem Boden.

Hersteller: P. Beiersdorff & Co., Hamburg.

Von W. Mielck, Schwan-Apotheke, Hamburg 36 werden noch *Salbenstifte* nach UNNA mit folgenden Arzneimitteln in den Handel gebracht:

Acid. boric.	20%	Chrysarobin.	20%
Acid. salic.	10%	Acid. salicyl.	10%
Borax	10%	Zinc. oxydat.	20%
Cantharidin.	0,5%	Zinc. oxydat.	10%
Chrysarobin.	30%	Hydr. oxydat.	10%

Tegmin,
ein Deckmittel für die Haut, ist eine im Verhältnis von 1 : 2 : 3 bereitete Emulsion aus Wachs, Gummi und Wasser mit 5% Zinkoxyd und wenig Wollfett.

Seifen.

Unter der Bezeichnung *Seife* versteht man die *Kalium-* und *Natriumsalze* der *höheren Fett- und Ölsäuren.* Im üblichen Sinne besteht eine Seife nicht aus dem Alkalisalz einer bestimmten Fettsäure, sondern aus den Gemischen der Salze verschiedener Säuren. Die wichtigsten in Frage kommenden Säuren sind: *Palmitin-*, *Stearin-*, *Öl-* und *Leinölsäure*. Auch die Alkalisalze von Harzsäuren, die den fettsauren Salzen ähnlich sind, werden zu den Seifen gerechnet. Man unterscheidet im allgemeinen *Feinseifen, Kernseifen* und *Schmierseifen.* Die Feinseifen und Kernseifen sind meistens *Natronseifen,* d. h. feste Seifen, die Schmierseifen größtenteils *Kaliseifen,* d. h. salbenartige Seifen.

Man stellt Seifen dar, indem man Fette oder Öle, d. h. fettsaure Glycerinester mit wässerigen Alkalilaugen erhitzt. Bei Vermischung der Fettstoffe mit der Lauge erfolgt die Verseifung der Glycerinester, d. h. eine Spaltung in Fettsäuren, aus denen sich fettsaures Alkali (Seife) bildet und in Glycerin. Durch Erhitzen des Gemisches wird die Verseifung beschleunigt. Man kann auch freie Fett- und Ölsäuren mit Alkalicarbonatlösungen zusammenbringen, um Seifen zu erhalten. Bei der Seifenbildung entsteht zunächst eine gleichmäßige, dickflüssige Masse, der Seifenleim, der, wenn man Fette und Öle verseift, auch noch das Glycerin enthält. Die Beendigung der Verseifung wird daran erkannt, daß eine Probe des Seifenleimes in Wasser klar ohne Abscheidung von öligen Tröpfchen löslich ist. Aus dem Seifenleim wird die Kernseife durch Aussalzen gewonnen, ein Prozeß, der darauf beruht, daß die Seifen in Salzlösungen unlöslich sind. Man versetzt bei der Herstellung von Natronkernseifen den heißen Seifenleim mit gesättigter Kochsalzlösung. Die Seife scheidet sich mit einem Wassergehalt von etwa 30% ab und bildet nach dem Erkalten eine feste Masse. Die wässerige Flüssigkeit, die *Unterlauge,* wird auf Glycerin verarbeitet. Kaliseifen werden gewöhnlich nicht ausgesalzen. Man verwendet zur Darstellung der Kaliseifen so konzentrierte Kalilauge oder bei Fettsäuren Kaliumcarbonatlösung, daß die Seife zunächst über 40% Fettsäuren enthält. Durch Zusatz von Wasser oder Lösungen von Kaliumcarbonat, Kaliumchlorid und anderen Salzen wird die Seife dann bis zur schmalzartigen Beschaffenheit und einem Fettsäuregehalt von 38—40% „verschliffen". Es lassen sich aber auch Kalikernseifen herstellen, indem man die Seife mit Kaliumchlorid aussalzt. Meistens werden Kalikernseifen aber dargestellt, indem man flüssige Fettsäuren in konzentrierte Kalilauge bis zur Neutralisation einfließen läßt und die Masse, die rasch erstarrt, schnell in Formen gießt. Ferner werden auch Seifen hergestellt, die aus Gemischen von Kali- und Natronseifen bestehen. Die Verseifung der Fette und Öle kann durch Zusatz von Alkohol gefördert werden, ebenso durch Zusatz von Kokosfett, das sehr leicht verseifbar ist. Reines Kokosöl oder solches mit nicht zu großem Zusatz von anderen Fetten läßt sich auf kaltem Wege verseifen. Das Fett wird auf eine Temperatur von 35° gebracht und mit der Lauge vermischt.

Die Wirkung der Seifen ist eine desinfizierende, wobei wohl weniger die Keimtötung durch freiwerdendes Kali oder durch fettsaures Alkali eine Rolle spielt, als die mechanische Entfernung durch die reinigende Fettlösung und emulgierende Wirkung der Seifenlösung, d. h. auf physikalischem Wege. Außerdem wirkt Seife entzündungswidrig, aufsaugend und schließlich hornschichtlösend.

Der besseren Übersicht halber sollen die Seifen hier eingeteilt werden in *feste Seifen, weiche Seifen* und *flüssige Seifen.*

Feste Seifen.

Die festen Seifen kommen meistens als Stücke (Stückseifen) in den Gebrauch. Mitunter werden sie auch gepulvert.

Medizinische Seife, Sapo medicatus,

ist eine Natronkernseife, die durch Verseifen eines Gemische von gleichen Teilen Schweineschmalz und Olivenöl hergestellt und nachher gepulvert wird. Weißes Pulver von schwach seifenartigem Geruch, in Alkohol klar löslich, in Wasser fast klar löslich. Die medizinische Seife darf nicht ranzig riechen.

Hausseife, Sapo demesticus,

eine harte, möglichst weiße Seife, in der Hauptsache aus Talg hergestellt. In heißem Wasser klar oder fast klar löslich, in heißem Weingeist ohne erheblichen Rückstand löslich. Die konzentrierte weingeistige Lösung erstarrt nach dem Erkalten gallertartig. Wassergehalt höchstens 20%. Sie stellt meistens ein Gemisch von Natron- und Kaliseifen dar und wird aus Talg, Kokosfett, Palmkernfett, Schweineschmalz, Baumwollsamenöl, Erdnußöl und anderen gehärteten Fetten oder deren Fettsäuren gewonnen.

Ölseife, Sapo oleaceus, spanische (venezianische) Seife, Marseiller Seife,

ist eine Natronkernseife, die hauptsächlich aus extrahiertem Olivenöl, aber auch aus anderen Ölen, wie Erdnußöl, Baumwollsamenöl, zuweilen auch aus Ölsäuren hergestellt wird. Die

Ölseife ist hart, weiß, gelblich oder grünlich. In heißem Wasser klar, in heißem Alkohol ohne erheblichen Rückstand löslich. Die Lösung von 1 Teil Ölseife in 20 Teilen warmem Alkohol darf beim Erkalten nicht erstarren, was auf Talgseifen hinweist. Wassergehalt höchstens 20%.

Stearinseife, Sapo stearinicus.

Eine Lösung von 56 Teilen Natriumkarbonat in 300 Teilen Wasser wird im Wasserbad erhitzt und nach und nach unter Umrühren mit 100 Teilen Stearinsäure versetzt. Nach halbstündigem Erhitzen werden 10 Teile Alkohol hinzugefügt und weiter erhitzt bis der Seifenleim klar in heißem Wasser löslich ist. Dann wird die Seife mit einer konzentrierten Lösung von Natriumchlorid mit Zusatz von Natriumcarbonat ausgesalzen.

Gute Natronkernseifen sollen höchstens Spuren von freiem Alkali und nicht mehr als 0,5% kohlensaures Alkali enthalten. Füllmittel irgendwelcher Art, Wasserglas in größerer Menge, Stärke, Tonerde, Talkum usw. sind als Verfälschungen anzusehen.

Die zur Körperpflege bestimmten *Feinseifen, Toiletteseifen,* sind jetzt meistens wasserarme Natronkernseifen, d. h. Seifen mit mindestens 60% Fettsäuren, die in Stücke geformt, oft gefärbt und wohlriechend gemacht sind. Früher war als Toiletteseife die Kokosnußölsodaseife sehr gebräuchlich. Jetzt werden die Seifen im allgemeinen aus Talg mit einem Zusatz von 10—15% Kokosfett, das das Schäumen erleichtert, hergestellt. Die Seife wird durch den Siedeprozeß als Kernseife dargestellt, wobei besondere Sorgfalt auf Reinheit und Güte der Rohstoffe und auf Sauberkeit bei der Darstellung gelegt wird. Die noch flüssige Seife wird auf gekühlte Walzen gepumpt und die erstarrte Seife von den Walzen abgeschabt. In Trockenschränken wird die Seife dann bis zu einem Fettsäuregehalt von 75—80% getrocknet und dann „piliert." Zu diesem Zweck läßt man die getrockneten Seifenschnitzel durch enggestellte Granitwalzen gehen, wobei auch Farben und Riechstoffe zugesetzt werden. Dabei wird die Seife von den Walzen durch Messer abgeschabt. Die Späne werden dann in Riegel gepreßt, die in Stücke von bestimmter Größe zerschnitten werden. Eine Formpresse gibt den Stücken die gewünschte Gestalt. Bei der Darstellung von Feinseifen wird zuweilen zur Erhöhung des Schäumens ein Teil des Natrons durch Kali ersetzt, besonders bei *Rasierseifen.*

Transparentseifen

sind klare, durchsichtige oder hell durchscheinende Seifen von hellgelber bis rotbrauner oder dunkelbrauner Farbe. Es sind mit Alkohol, Glycerin oder Zuckerlösung versetzte Natronleimseifen. Die Durchsichtigkeit wird durch einen Zusatz von Ricinusöl und Harz zu dem Fettgemisch begünstigt. Die Glycerintransparentseifen des Handels enthalten wenig oder gar kein Glycerin. Der Fettsäuregehalt der Transparentseifen ist erheblich geringer als der der Kernseifen. Sie stehen deshalb den letzteren im Werte erheblich nach.

Überfettete Seifen

sind Seifen mit einem Gehalt an nicht verseiften Fetten oder Fettsäuren, die man den getrockneten Kernseifen beim Pilieren zusetzt. Der Zweck dieses Zusatzes ist der, den Seifen die mehr oder minder innewohnende Reizwirkung, bedingt durch starke Entfettung der Haut und durch Ätzwirkung des Alkali, zu mindern. Bei der Lösung der Seife während des Gebrauches bildet sich durch Dissoziation immer etwas freies Alkali, was zu den oben angeführten unliebsamen Wirkungen Veranlassung geben kann. Der Zusatz von nicht verseiften Fetten soll einmal das sich bildende freie Alkali durch Verseifung binden, was aber bei der geringen Menge des Alkali sehr fraglich ist und dann der Haut das durch den Waschprozeß entfernte Hautfett ersetzten. Zur Überfettung der Seifen nimmt man Olivenöl, Lanolin, Bienenwachs u. a.

Marmorseife, Sapo cum Marmore, Sapo cutifricius,

ist Natronseife, der Marmorstaub zugegeben ist, damit dieser den chemischen Reinigungsprozeß der Seife noch mechanisch unterstützt. Gleiche Seifen werden auch mit gepulvertem *Bimsstein, Bimssteinseifen,* hergestellt.

Albumosenseife

besteht aus einer neutralen, überfetteten Grundseife mit Zusatz eines neutralen, leicht löslichen Albumosenpräparates. Hier soll die Albumose mildernd auf die Reizwirkung der Seife einwirken, wie das Fett bei den überfetteten Seifen (DELBANCO).

Ray-Seife

ist angeblich eine neutrale Grundseife mit 25% Ei-Inhalt (Eiweiß und Dotter).

Rasierseifen

sollen mild sein und einen haltbaren Schaum liefern. Diesen Anforderungen entspricht am besten eine neutrale, schwach überfettete Kernseife, mit Natron- und Kalilauge hergestellt. Als Fett wird Talg mit Zusatz von Schweinefett, Rizinusöl und Cocosöl verwendet.

Rasierpaste und **Rasierseifencreme** s. unter „**Weiche Seifen**".

Medikamentöse Seifen

oder „medizinische Seifen", wie sie im Volksmunde genannt werden, sind meistens neutrale überfettete Seifen, die kein freies Alkali oder höchstens Spuren von Alkalicarbonat enthalten dürfen, und denen die zur Behandlung von Hautkrankheiten gebräuchlichen Arzneimittel zugesetzt sind. Ob nun ein Medikament seine Wirkungen im Seifenkörper dauernd behält und frei entwickeln kann, d. h. als „seifenfest" zu bezeichnen ist, hängt von seinem chemischen Charakter ab. Im allgemeinen werden saure Stoffe die Seife unter Abscheidung der äußerst schwachen Fettsäuren zersetzen, indem sie selbst unter Aufnahme des Seifenalkalis in Neutralsalze übergehen, denen naturgemäß ganz andere Wirkungen zukommen können, als den in die Seifen hineingebrachten Säuren. Arzneimittel, die selbst Alkalisalze sind oder chemisch indifferente Stoffe, wie z. B. vegetabilische Drogen, werden in den meisten Fällen im Seifenkörper unzersetzt erhalten bleiben. Auch alle die Mittel, bei denen das undissoziierte Molekül Träger der Wirkung ist, dürfen wohl, soweit sie nicht, wie beispielsweise das Phenol, sauren Charakter besitzen, in der Hauptsache als seifenfest angesehen werden (Campher, Naphthalin usw.), während Schwermetallsalze wie Kupfer-, Quecksilber- und Silbersalze, die durch Ionen wirksam sind, unlösliche und daher unwirksame Niederschläge bilden, sobald sie mit den löslichen Alkalisalzen in Berührung kommen (SCHRAUTH).

Allgemein gültige, zusammenfassende Gesetze für die Haltbarkeit der verschiedenen Mittel im Seifenkörper lassen sich nicht aufstellen, da auch dem durch die Anwesenheit ungesättigter Fettsäuren bedingten Reduktionsvermögen der Seife selbst und der etwaigen Reduktions- oder Oxydationsfähigkeit der verwendeten Heilstoffe Rechnung getragen werden muß. Die Erfahrung und Güte der herstellenden Fabrik muß dafür bürgen, daß der Verbraucher auch ein brauchbares Seifenpräparat bekommt, denn es befindet sich in dem Handel eine große Anzahl von Seifen, von denen man schon aus rein theoretischen Gründen annehmen muß, daß sie als medikamentöse Seifen nur die Wirkung der Seife aufzuweisen haben, während der ihr den Namen gebende Bestandteil durch Umsetzung entweder vernichtet oder unwirksam gemacht ist.

Was die *praktische Anwendung* der medikamentösen Seifen betrifft, so gebraucht man sie zunächst einfach wie jede andere Waschseife. Die Wirkung kann hierbei nur eine ganz vorübergehende sein. Stärker wird die Einwirkung schon, wenn man die betreffenden Hautdecken, die behandelt werden sollen, einschäumt, den Schaum eintrocknen, so eine mehr oder minder lange Zeit einwirken läßt und dann mit einem trockenen Tuch abwischt. Schließlich kann man den eingetrockneten Seifenschaum 12—24 Stunden lassen und zur Erhöhung der Wirkung die Stelle mit Billrothbatist oder einem anderen luft- und wasserdichten Stoff abdecken. Neben einer Erhöhung der Arzneiwirkung tritt aber bei den letztgenannten Verfahren manchmal die Reizwirkung der Seifen in Erscheinung.

Von medikamentösen Stückseifen stellt her: P. Beiersdorff & Co., Hamburg.

Die *Grundseife* ist eine *überfettete reine Seife* nach Prof. Dr. UNNA; Stücke zu etwa 80 g:

Benzoe	5%	Ichthyol	10%
Bimsstein	20 „	Ichthyol Resorcin	3 „ 3 „
Borax	5 „		
Borsäure	5 „	Ichthyol Resorcin Sublimat	3 „ 3 „ 1 „
Chininsulfat	3 „		
Chrysarobin	5 „	Ichthyol Salicylsäure	10 „ 5 „
Creolin „Pearson"	5 „		
Dermatol „Höchst"	5 „	Ichthyol Salicylsäure Schwefel	3 „ 2 „ 5 „
Eucalyptol Menthol	5 „ 3 „		
Formaldehyd	5 „	Ichthyol Schwefel	10 „ 10 „
Glycerin	5 „	Ichthyol Schwefel	3 „ 5 „
Ichthyol	5 „	Teer	3 „

Ichthyol 3%
Teer 3 „

Campher 5 „

Campher 5 „
Perubalsam 5 „

Campher 5 „
Perubalsam 3 „
Schwefel 5 „

Campher 5 „
Schwefel 10 „

Carbolsäure 5 „

Carbolsäure 5 „
Schwefel 5 „

Carbolsäure 5 „
Schwefel 5 „
Teer 5 „

Kresol 2½ „

Lanolin 5 „

Liantral 5 „

Marmor 20 „

Marmor 20 „
Schwefel 10 „

Marmor 20 „
Sublimat 1 „

Menthol 5 „

Naphthol 5 „

Naphthol 3 „
Resorcin 3 „
Salicylsäure 3 „

Naphthol 3 „
Resorcin 3 „
Schwefel 3 „

Naphthol 3%
Schwefel 3 „
Teer 5 „

Perubalsam 5 „

Pyrogallol 1 „

Resorcin 5 „

Resorcin 3 „
Salicylsäure 3 „

Resorcin 3 „
Salicylsäure 3 „
Schwefel 10 „

Resorcin 3 „
Salicylsäure 3 „
Schwefel 10 „
Teer 5 „

Resorcin 3 „
Schwefel 10 „

Resorcin 3 „
Schwefel 3 „
Teer 5 „

Salicylsäure 5 „

Salicylsäure 3 „
Schwefel 10 „

Salicylsäure 3 „
Schwefel 10 „
Teer 5 „

Salol 5 „

Schwefel 5 „

Schwefel 10 „

Schwefel 10 „
Teer 5 „

Sublimat 1 „

Teer 5 „

Thymol 5 „

Die Eichhoffschen medikamentösen Seifen werden jetzt von der Firma Jünger & Gebhardt A.G., Berlin S 14 hergestellt und sind erhältlich als:

Überfettete Menthol-Eukalyptolseife
„ „ Seife, hell
„ Salol-Seife, hell
„ Kinderseife (Thymol)
„ Ichthyol-Teerseife
„ Salicyl-Ichthyol-Seife
„ Schwefel-Campher-Perubalsam-Seife
„ Salicyl-Seife, hellbraun
„ Salicyl-Schwefel-Seife
„ „ „ Teer-Seife
„ Resorcin-Seife
„ Benzoe-Seife
Überfettete Resorcin-Salicyl-Seife
„ „ „ Schwefel-Seife
„ Resorcin-Salicyl-Schwefel-Teer-Seife
„ Sublimat-Seife ½%, hell
„ „ „ 1% hell
„ Teerseife
„ hygienische Toiletteseife
„ Ichthyol-Seife
„ Schwefel-Seife
„ helle Teer-Schwefel-Seife

Die Seifen der Fabrik J. D. Stiefel werden als „*Ideso-Seifen*“ bezeichnet. Es werden von dieser Firma auch die üblichen Seifen auf den Markt gebracht. Zu erwähnen wären noch Anthrasol- und Empyroformseifen dieser Firma.

Von Fabriken, die sich mit Herstellung von medizinischen Seifen beschäftigen, wären noch zu nennen, J. D. Riedel, Berlin-Britz, Bergmann & Co., Dresden-Radebeul, A. H. A. Bergmann, Waldheim i. Sa. Hageda-Berlin usw.

W. Mielck, Hamburg 36 stellt medizinische Seifen her mit einer *Milcheiweiß-Seife* (Albumosen) als Basis. Die Seifen führen die Bezeichnung *„Kaseaseifen“*. Diese Seifen sind erhältlich als Kasea-Feinseife, Babyseife, Rasierseife, als Borax-, Hefe-, Ichthyol- (5 und 10%), Marmor-, Marmor-Sublimat-, Schwefel- usw. -Seife.

Medikamentöse Spezialseifen.

Aachener Quellsalzseifen
sind Seifen mit stärkerer Schwefelwirkung.

Afridolseife,
eine antiseptische, reizlose Stückseife mit 4% Oxymercuri-o-toluylsaurem Natrium. Diese Quecksilberseife behält im Gegensatz zu dem Sublimat ihre Desinfektionskraft auch beim Lagern.

Hersteller: I.G.-Farbenindustrie A.G., Leverkusen a. Rh.

Anthrasolseifen
werden sowohl mit reinem Anthrasol als auch in Verbindung mit Borax, Schwefel und Petrosulfol von G. *Hell & Co., Troppau,* in den Handel gebracht.

Bromocollseife
enthält 10% Bromocollum solubile.

Hersteller: I.G.-Farbenindustrie A.G., Leverkusen a. Rh.

Caramba,
eine kolloidalen Schwefel enthaltende Seife.

Hersteller: Max Elb, Dresden.

Fermentinseife (Fermentin angeblich „Protoplasma und Kernbestandteile der Hefe“),
eine neutrale, überfette, salzhaltige Eiweißseife.

Hersteller: Gödicke & Co., Berlin-Charlottenburg.

Hefeseife nach Dreuw,
eine überfette Seife mit den wirksamen Bestandteilen der Hefe. Diese Seife kommt auch mit Arzneizusätzen in den Handel, so mit 2% Acidum salicyl. und 7% Sulf. praec., mit 2% Acidum salicyl., mit 5% Borax, mit 5% Benzoe, mit 5% Ichthyol und 7% Sulf. praec., mit 10% Ichthyol.

Hersteller: Georg Heyer & Co., Hamburg.

Herbaseife (Obermeier)
enthält nach Angaben des Herstellers 90% Seife und folgende Vegetabilien als Extrakte: 3% Arnika, 2% Salbei, 1,5% Wasserbecherkraut, 3,5% Farnkraut. Eine milde, reizlose Seife, die in zwei Stärken in den Handel kommt.

Hersteller: Obermeier & Co., Hanau.

Keraminseife,
eine braune, neutrale, mit Nelken- und Zimtöl versetzte Natron-, Kali-, Perubalsamseife.

Hersteller: Carl Töpfer, Seebenisch b. Leipzig.

Krankenheiler Jodquellsalzseifen
werden in drei Stärken mit einer Jodlauge hergestellt, die im Kilogramm 0,602 g Jodnatrium enthält.

Kreuznacher Seifen
enthalten die natürlichen Salze der Kreuznacher Mutterlauge. Die Basisseife (Kinderseife) wird vielfach als Toiletteseife gebraucht. Außer den Bestandteilen der Mutterlauge enthält Nr. I 1,5% Jodsalze, Nr II 1,5% Jodsalze und 3% Schwefel in feinster Verteilung, Nr III 1,5% Jodsalze und freies Ätznatron, Nr IV 1,5% Jodsalze und Teer, Nr. V enthält die Bestandteile von Nr. I und 25% Ichthyol.

Levurinose-Schwefelseife,
Levurinose, eine untergärige Hefe in Pulverform, enthaltend.

Hersteller: I. Blaes & Co., Lindau (Bayern).

Markasit-Seife nach Antoni s. Wismutoxychlorid S. 344.

Nenndorfer Schwefelseifen
kommen als *schwache* Schwefelseifen mit 16% Quellsalzen und als *starke* mit 35% in den Handel.

Nicotianaseife
enthält Tabakextrakt, Schwefelmilch und überfettete Seifenmasse (0,35% Nikotin). Wird bei Krätze verwendet, aber Vorsicht bei Kindern und Nichtrauchern, da leicht Vergiftungserscheinungen eintreten. Der Körper wird zweimal täglich nach einem Bade eingeschäumt.

Hersteller: Wilhadi-Apotheke, Bremen.

Niveaseife,
überfettete Toiletteseife der Firma P. Beiersdorff & Co., Hamburg.

Peruolseife
enthält 10% Peruscabin.

Hersteller: I.G.-Farbenindustrie A.G., Leverkusen a. Rh.

Pittylenseife,
mit 2- und 5% Pittylen. Als feste und flüssige Seife.

Hersteller: Lingner-Werke, Dresden.

Providolseife
enthält 1% des Natriumsalzes des o-Oxyquecksilborphenols, einer Quecksilberverbindung, die ihre desinfizierende Wirkung im Seifenkörper behält.

Hersteller: Providolgesellschaft, Berlin-Halensee.

Sapo pulvinaris, neutrale Pulverseife nach Eichhoff.

Rp. Saponis stearinici pulv. . . 75,0
Saponis medicati pulv. . . 25,0

Sapo pulvinaris alcalinus, alkalische Pulverseife.

Rp. Saponis pulvinaris neutralis . . . 95,0
Natrii carbonici sicci 5,0

Sapo pulvinaris oleosus, überfettete Pulverseife.

Rp. Saponis pulvinaris neutralis . . 95,0
Olei Cacao raspati 5,0

Diese Pulverseifen lassen sich leicht mit beliebigen trockenen Arzneimitteln mischen und sollen die entsprechenden Stückseifen ersetzen.

Schleichs Marmorwachsseife, Marmorstaubseife
wird hergestellt aus ganz weißem Marmorstaub, reiner Harzseife, Steral und Pasta cerata.

Hersteller: Vertrieb Schleichscher Präparate, Berlin N.

Thiosapole
sind Seifen, welche Schwefel chemisch gebunden an ungesättigte Fettsäuren enthalten. Unter Thiosapol schlechthin wird die Natronseife, unter Thiosavonal die Kaliseife verstanden.

Hersteller: J. D. Riedel A.G., Berlin-Britz.

Weiche Seifen.

Die weichen Seifen haben eine salbenartige Beschaffenheit.

Kaliseife, Sapo kalinus
ist eine glycerinhaltige Kalischmierseife aus Leinöl; gelbbraune, durchsichtige, weiche, schlüpferige Masse, die in 2 Teilen Wasser und in Weingeist klar löslich ist.

Wirkung: Desinfektions- und Resorptionsmittel, keratolytisches Mittel.

Anwendung: Als Erweichungsmittel bei entzündlichen Hautinfiltrationen (Furunkel, Phlegmone), zu Schälzwecken, zu Einreibungskuren bei Tuberkuliden, die entsprechend den Quecksilbereinreibungskuren jedes Mal mit etwa 1 Teelöffel voll der Kaliseife gemacht werden. Als Zusatz zu Salben, um Arzneimittel besser zur Wirkung zu bringen, z. B. bei Krätzesalben.

Schmierseife, Sapo kalinus venalis, Sapo viridis (niger), grüne (schwarze) Seife ist die käufliche Kaliseife, die aus Leinöl, Sojabohnenöl, Hanföl, Fischöl und Tran oder aus den entsprechenden Ölsäuren, meist unter Zusatz von Harz gewonnen wird. Im Sommer wird die Schmierseife dadurch härter gemacht, daß man ein Gemisch von etwa $^2/_3$ Kaliseife und $^1/_3$ Natronseife herstellt. Gelbbraune oder grünlich durchsichtige, weiche, schlüpfrige Masse, in 2 Teilen Wasser und Alkohol klar oder fast klar löslich.

Adeps saponaceus, Steadine

ist mit Natronlauge verseiftes Schweinefett unter Zusatz von etwas Alkohol. Salbengrundlage.

Dermosapolpräparate

werden Arzneimischungen genannt, in denen die Mittel mit einer überfetteten Seife (Lebertran-Seifen-Balsam) vermengt sind, wie z. B. Perubalsam, Jodkalium, Formaldehyd, Thiocol, Kreosot, Guajacol u. a. m. Die Seifenmasse wird aus Ölen, Fetten, Wollfett, Erdwachs und einer unzureichenden Menge Alkali hergestellt.

Hersteller: Engelapotheke, Mühlheim a. Ruhr.

Ichthyol-Kaliseife Lauterbach,

10—20%ig, ist von salbenartiger Beschaffenheit.

Hersteller: Ferd. Lauterbach, Breslau 10.

Mollin, Sapo unguinosus, Salbenseife.

50 Teile Kalilauge werden auf 40 Teile eingedampft und mit 40 Teilen Schweineschmalz eine halbe Stunde lang im Wasserbad unter Umrühren erhitzt. Dann werden 4 Teile Alkohol und nach 12stündigem Erwärmen auf 50—60° 15 Teile Glycerin zugesetzt. Weiße, überfettete, salbenartige Seife.

Anwendung: Als Salbengrundlage.

Hersteller: Carl Giesecke, Leipzig-Plagwitz.

Pernatrol s. Natriumsuperoxydseife S. 300.

Quecksilberseifen (weiche) s. S. 376.

Salicyl-Kaliseife Lauterbach,

5- und 10%ig.

Hersteller: Ferd. Lauterbach, Breslau 10.

Sapo cinereus, Sapo mercurialis unguinosus, quecksilberhaltige Kaliseife wird aus Adeps suillus hergestellt. Verwendung wie Ungt. Hydrarg. ciner.

Hersteller: P. Beiersdorff & Co., Hamburg.

Unnas Schleifseife, Sapo cutifricius Unna,

eine weiche Seife, salbenartig.

Rp. Gelanthcreme 10,0
Sapo. kalin. 45,0
Lapis Pumic. pulv. 45,0
Ol. Verbenae
Ol. Lavandul. āā gtts. V
Ol. Flor. Aurant. gtt. I

Wirkung: Hornschichtlösend.

Anwendung: Bei Acne, hypertrophischen Narben usw.

Thiosinamin-Salbenseife

wird nach Unna mit überfetteter, natronhaltiger Kaliseife von P. Beiersdorff & Co. in Hamburg dargestellt.

Terpestrolseife,
10% rectifiziertes Terpentinöl in weicher Natronkaliseife.

Anwendung: Zur percutanen Behandlung tuberkulöser Hauterkrankungen.

Hersteller: Dr. Ivo Deigelmayr, München 25.

Velopurin (Velopural)
wird dadurch erhalten, daß 60—150 g Ölseife in 1000 ccm 96%igem Alkohol gelöst werden. Nach dem Filtrieren wird die Lösung mit 50—100 g Olivenöl zu einer gleichmäßigen Masse verarbeitet.

Anwendung: Als Salbengrundlage.

Hersteller: Dr. Ludwig, Berlin NW. Holsteiner Ufer 2.

Sapalcol
ist eine Natronseife mit einem hohen Prozentsatz Alkohol. Da das Präparat in Tuben in den Handel gebracht wird, so hält sich der Alkohol. Es eignet sich hauptsächlich zur Verarbeitung von alkohollöslichen Arzneimitteln, aber auch unlösliche lassen sich einverleiben.

Wirkung: Es sind gewissermaßen Salben, die auf der Haut eintrocknen und sich leicht mit Wasser entfernen lassen. Besonders bewährt hat sich das Präparat zur Behandlung des behaarten Kopfes.

Anwendung: Rein als desinfizierende Seife, mit Arzneimitteln gegen Hautkrankheiten. Das Präparat wird mit dem angefeuchteten Finger verstrichen und nach kürzerer oder längerer Zeit mit Wasser wieder entfernt.

Hersteller: Arthur Wolff jr., Berlin-Wilmersdorf.

Handelsform: Es ist erhältlich in Tuben rein und mit Aqua coloniensis, Ol. Rusci 10% und 20%, Liquor Carbon. deterg. 10%, Resorzin 5%, Acid. salicylium 3%, Acid. carbolicum 5%, Balsamum peruvianum, Sulfur 5% und 10%, Naphthol 5%, Tumenol 10%, Anthrasol 10%, Ichthyol 10%, Afridol und als Sapalcol-Sandstaubseife.

Sudian, Sapo kalinus compositus,
eine nach einem besonderen Verfahren hergestellte goldgelbe Salbe, die aus Sapo kalinus (mit Leinöl hergestellt), Sulfur praecipitatum und Sapenen besteht. Dient zu Einreibungskuren bei tuberkulösen Krankheiten. Jeden Abend wird auf einer wechselnden Hautstelle etwa 1 Kaffeelöffel voll verrieben, der am anderen Morgen abgewaschen wird.

Hersteller: Krewel & Co., Köln a. Rh.

Handelsform: In OP zu 100 und 250 g.

Flüssige Seifen.

Seifenspiritus, Spiritus saponatus,
wird teils durch Verseifung von Olivenöl mit Kalilauge und Zufügen von Alkohol und Wasser hergestellt oder auch durch Lösen von Natronseife in verdünntem Alkohol. Die Menge Kalilauge, die das Arzneibuch zur Herstellung des Seifenspiritus vorschreibt, ist zur vollständigen Verseifung des Olivenöles nicht ausreichend. Obgleich die Verseifung keine vollständige sein kann, läßt sich die Flüssigkeit doch mit Wasser klar mischen, weil fette Öle in einem seifenhaltigen Gemisch von Wasser und Weingeist bis zu einem gewissen Grade löslich sind. Der Seifenspiritus des Arzneibuches ist also eine Lösung von Olivenöl oder von teilweise verseiftem Olivenöl (Mono- und Diolein) in einer weingeistig-wässerigen Seifenlösung.

Kaliseifenspiritus, Spiritus Saponis kalini, Hebrascher Seifenspiritus,
eine Lösung von Kaliseife in Weingeist, die mit Lavendelöl parfümiert wird, wobei 1 Teil Kaliseife in 1 Teil Alkohol gelöst ist.

Wirkung: Die Seifenspirituspräparate wirken stark desinfizierend und stark entfettend, hornschichtlösend.

Anwendung: Zu Waschungen (z. B. des Kopfes) verdünnt man den Seifenspiritus erst mit der 3—4fachen Menge warmen Wassers, schäumt dann die Körperstelle ein und spült gut mit klarem Wasser nach. Bei empfindlicher

Haut ist der Seifenspiritus mitunter nicht frei von Reizwirkung. Bei parasitären Hauterscheinungen pinselt man ihn rein auf die Haut bis Schälung eintritt. Ein Zusatz von Salicylsäure, wie in einzelnen älteren Vorschriften angegeben, ist unzweckmäßig, da Bildung von salicylsaurem Alkali, das nicht die Eigenschaften der freien Salicylsäure hat, erfolgt.

Flüssige Glycerinseife, Sapo glycerinatus liquidus,
besteht aus Sapo kalinus, Glycerin und Spiritus.

Flüssige Teerseife, Sapo Picis liquidae,
wird hergestellt aus Pix liquida, Sapo kalinus venalis, Spiritus und etwas Wasser. Es gibt eine Anzahl von Spezialmarken flüssiger Teerseife, wie SARGS flüssige Teerseife (hell und dunkel), Beiersdorffs flüssige Teerseife, SCHERINGS flüssige Teerseife u. a. m.

Pixavon,
ein Haarwaschmittel, soll eine flüssige Pittylenkaliseife (s. S. 455) sein.

Hersteller: Lingner-Werke Dresden.

Sapene
sind aus flüssiger Seife bestehende Arzneimittelträger. Es kommen in den Handel 10- und 20%iges Salicylsapen, 6-, 10- und 20%iges Jodsapen, 3-, 5-, 10- und 20%iges Formalinsapen, Kreosotcamphersapen und 10%iges Ichthyolsapen.

Hersteller: Krewel & Co., Köln a. Rh.

Nissotax-Heyden,
„Lösung eines fettaromatischen Alkohols in einer insektentötenden Seife“. Farbloses, nicht reizendes, schwach aromatisch riechendes Mittel zur Tötung von Kopf-, Filz- und Kleiderläusen und zur Beseitigung der Nisse.

Hersteller: Chemische Fabrik von Heyden A.G., Dresden-Radebeul.

„Hornol“, Albumosen-Haarwasser“,
ist ein aus flüssiger Albumosenseife hergestelltes Kopfwasser.

Hersteller: W. Mielck, Hamburg, Schwan-Apotheke.

Flüssige medikamentöse Seifen werden von der Firma A. H. A. Bergmann, Waldheim i. Sa. hergestellt. Es sind erhältlich:

Flüssige Albopixol-Seife 2½%.
„ Glycerin-Seife 10%
„ Ichthyol-Seife 5%
„ Resorcin-Seife 5%
„ Sulfidal-Seife 5%

W. Mielck, Hamburg 36 stellt flüssige Kaseaseifen (Albumosenseifen) her:

Basisseife ohne Zusatz
mit Schwefel 10%
mit Teer 5%, hell und dunkel
mit Schwefel 10%,
mit Chinin
mit Perubalsam.

Pflaster.

Pflaster, Emplastra,
sind zum äußeren Gebrauch bestimmte Arzneizubereitungen, deren Grundmasse aus Bleisalzen der in Ölen und Fetten vorkommenden Fettsäuren unter Zusatz von Fett, Öl, Wachs, Harz, Terpentin bestehen. Die Pflaster werden in Tafeln, Stangen oder Stücke gebracht, Handelsformen, die heutzutage sehr in den Hintergrund gedrängt sind, oder sie werden auf *Stoffe* gestrichen. Die gestrichenen Pflaster werden bevorzugt (Herstellung s. S. 571). Bei gewöhnlicher Temperatur sind die Pflaster fest und in der Hand knetbar. Beim Erwärmen werden sie flüssig. Die zur Herstellung von Pflastern dienenden Rohstoffe müssen von einwandfreier Beschaffenheit sein. Ranzige Fette und Öle dürfen nicht verwendet werden, da dieses von unangenehmen Nebenwirkungen bei der Anwendung begleitet sein kann.

Bleipflaster, Emplastrum Lithargyri, Emplastrum diachylon, besteht aus Fett und ölsauren Salzen des Bleis, die durch Erhitzen von Bleioxyd mit einem Fettgemisch (Erdnußöl und Schweinefett) und Wasser entstehen. Das aus den Fetten abgeschiedene Glycerin wird durch Auswaschen des Pflasters mit Wasser entfernt. Bleipflaster bildet grauweiße bis gelbe Massen mit höchstens 3% Wassergehalt. Es darf nicht schmierig sein, muß nach dem Schmelzen Fäden ziehen und eine hohe Klebkraft zeigen.

Gummipflaster, Emplastrum Lithargyri compositum, gelbes Zugpflaster, wird bereitet aus Ammoniakgummi [1], Galbanum [2], Terpentin, Bleipflaster und gelbem Wachs.

Weiches Mutterpflaster, Emplastrum Lithargyri molle, besteht aus Bleipflaster, Benzoeschmalz, Benzoetalg und gelbem Wachs.

Braunes Mutterpflaster, Emplastrum fuscum camphoratum, wird hergestellt, indem man Fette mit Mennige ohne Zusatz von Wasser bis zur Pflasterbildung erhitzt und dem geschmolzenen Pflaster noch Zusätze von Wachs, Campher u. dgl. gibt. Ein schwarzbraunes, zähes, nach Campher riechendes Pflaster, das bei längerem Aufbewahren etwas verblaßt.

Heftpflaster, Emplastrum adhaesivum, besteht aus Bleipflaster, gelbem Wachs, Dammarharz, Kolophonium und Terpentin. Dieses Pflaster, das früher auf Leinwand gestrichen in den Handel kam, hat heutzutage völlig seine Bedeutung verloren, da es in den Zinkoxydkautschukpflastern einen viel besseren Ersatz gefunden hat.

Bleipflastersalbe, Unguentum Diachylon (Hebra), Diachylonsalbe, Hebrasche Salbe, Unguentum Plumbi oxydati.

Die Originalvorschrift, wie sie von Hebra gegeben wurde, war eine Mischung aus gleichen Teilen Leinöl und Bleipflaster, die aber nur kurze Zeit haltbar ist. Sie wird bald mißfarbig und bröcklig. Diese Salbe wird jetzt hergestellt, indem 2 Teile Bleipflaster und 3 Teile weisses Vaselin im Wasserbade geschmolzen und bis zum Erkalten gerührt werden. Eine hellgelbe Salbe, die sich verhältnismäßig lange Zeit unverändert hält.

Was die arzneiliche Wirkung der Bleipflaster, abgesehen vom Emplastrum adhaesivum, das nur zu Schutz- oder Befestigungszwecken dient, betrifft, so liegt diese in erweichenden, resorbierenden, entzündungswidrigen Eigenschaften (Furunkel, Phlegmonen u. dgl.). Auch Schälwirkung und Sekretionsbeschränkung sind vorhanden, worauf auch die Hebrasche Behandlung des Schweißfußes mit Diachylonsalbe beruht. Will man die alten Stück- oder Stangenpflaster anwenden, so müssen diese erst etwas erwärmt und mit einer angewärmten Messerklinge auf Leinwand verstrichen werden.

Dialon, Diachylon-Wundpulver Engelhard, enthält 3% Emplastrum Lithargyri, 4% Borsäure und 93% andere Beimischungen.

Hersteller: Apotheker Engelhard, Frankfurt a. M.

Unguentum diachylon carbolisatum Lassar,
Lassarsche Bleisalbe.

Rp. Phenol. liquefacti 1,0
Ungt. diachylon 49,0

Unguentum Vaselini plumbici spiss. Neisser.
Zähe Bleisalbe nach Neisser.

Rp. Emplastr. Lithargyri
Vaselin. āā 40,0
Alapurin ad 100,0

Unguentum Vaselini plumbici molle Neisser.
Weiche Bleivaseline nach Neisser.

Rp. Emplastri Lithargyri
Vaselin.
Alapurin āā ad 100,0

Salicylsäure-Bleipflastersalbe (Siebert).

Rp. Acid. salicyl. . . . . . 5—10,0
Ol. Ricini 20,0
Emplastr. Lithargyri . . . 50,0
Adip. suill. ad 100,0
Zum Erweichen von Schuppen und Krusten.

Quecksilberpflaster, Emplastrum Hydrargyri, Merkurialpflaster.

2 Teile Quecksilber sind mit 1 Teil wasserfreiem Wollfett innig zu verreiben, dann mit einer halberkalteten Mischung aus 1 Teil gelbem Wachs und 6 Teilen Bleipflaster zu vereinen. Es ist mitunter üblich dem Pflaster einen Terpentinzusatz zu geben, was aber zu verwerfen ist, da solche Pflaster leicht reizen und auch bald hart und brüchig werden.

[1] *Ammoniakgummi, Ammoniacum,* das Gummiharz von Dorema ammoniacum aus Persien.
[2] *Galbanum* ist das Gummiharz verschiedener persischer Ferula-Arten.

Gestrichenes Quecksilberpflaster, Emplastrum Hydrargyri extensum.

Bei gelinder Wärme geschmolzenes Quecksilberpflaster wird auf Stoff gestrichen.

Emplastrum Hydrargyri compositum, zusammengesetztes Quecksilberpflaster, ist ein Quecksilberpflaster, das noch Zusätze verschiedener Harze enthält.

Wirkung der Quecksilberpflaster: Resorbierend, antiparasitär.

Quecksilberpflastern wird vielfach Carbolsäure zugesetzt. Die *Carbol-Quecksilberpflaster* spielen in der Furunkelbehandlung eine Rolle (Furunkelpflaster). S. auch Guttaplaste.

Seifenpflaster, Emplastrum saponatum (camphoratum).

Bleipflaster und Wachs wird geschmolzen. Der halb erkalteten Mischung wird fein gepulverte medizinische Seife zugesetzt und schließlich noch eine Anreibung von Campher mit Erdnußöl. Frisch hergestelltes Seifenpflaster ist gelblich, bleicht aber nach und wird, wenn es zu trocken aufbewahrt wird, brüchig.

Weiches Seifenpflaster, Emplastrum saponatum molle, erhält man aus 75 Teilen Seifenpflaster und 25 Teilen Campheröl.

Rotes Seifenpflaster, Emplastrum saponatum rubrum, ist ein Seifenpflaster, dem Mennige zugegeben ist.

Salicyl-Seifenpflaster, Emplastrum saponatum salicylatum.

8 Teile Seifenpflaster werden mit 1 Teil weißem Wachs zusammengeschmolzen und der halb erkalteten Masse setzt man 1 Teil gepulverte Salicylsäure zu.

Die *Wirkung* der Seifenpflaster ist besonders eine *hornschichtlösende*. Daher die Anwendung mit und ohne Salicylsäure zur Erweichung von Hühneraugen und Schwielen. Außerdem wird es bei entzündlichen Erscheinungen, Eiterungen usw. wie das Bleipflaster verwendet.

Die Pflaster, wie sie oben angeführt sind, hatten alle den Nachteil, daß man sie zum Teil selbst ausstreichen mußte, und daß sie schlecht und unzuverlässig klebten. Sie sind daher verdrängt worden durch die *Kautschukpflaster, Collemplastra, gestrichene Pflaster*, deren Pflastermasse als wesentlichen Bestandteil *Kautschuk* enthält.

Kautschukheftpflaster, Collemplastrum adhaesivum, bildet im wesentlichen die Grundlage zu allen anderen Kautschukpflastern. Von größter Bedeutung für die Güte des Pflasters ist die Beschaffenheit des Kautschuks. Es ist nur gut gereinigter, nicht vulkanisierter Parakautschuk zu verwenden. Kautschuk wird in Petroleumbenzin gelöst; ebenso wird Dammarharz und Kolophonium im gleichen Lösungsmittel gelöst. Getrocknetes Zinkoxyd und getrocknetes Veilchenwurzelpulver werden mit Petroleumbenzin und Wollfett in einer Salbenmasse verrieben. Die Masse wird zuerst mit der Harzlösung und hierauf mit der Kautschuklösung gemischt. Das Streichen des Pflasters erfolgt maschinell. Durch Einwirkung von Licht und Luft erlangen Kautschukpflaster nach und nach eine schmierige Beschaffenheit. Sie sind deshalb vor Licht und Luft geschützt kühl aufzubewahren. Von den Kautschukpflastern mit Arzneizusätzen werden hergestellt:

Collemplastrum Acidi borici, Borsäure-Kautschukpflaster,
Collemplastrum Aluminii acetici, Essigsaure Tonerde-Kautschukpflaster,
Collemplastrum Arnicae, Arnika-Kautschukpflaster,
Collemplastrum Belladonnae, Belladonna-Kautschukpflaster,
Collemplastrum Cantharidini, Cantharidin-Kautschukpflaster,
Collemplastrum Capsici, Capsicum-Kautschukpflaster,
Collemplastrum Chrysarobini, Chrysarobin-Kautschukpflaster 5%,
Collemplastrum Hydrargyri, Quecksilber-Kautschukpflaster,
Collemplastrum Ichthyoli, Ichthyol-Kautschukpflaster,
Collemplastrum Jodoformii, Jodoform-Kautschukpflaster,
Collemplastrum salicylatum, Salicylsäure-Kautschukpflaster,
Collemplastrum saponato-salicylatum, Salicylsäure-Seifen-Kautschukpflaster,
Collemplastrum Zinci (oxydati), Zink-Kautschukpflaster,
Collemplastrum Zinci salicylatum, Zink-Salicylsäure-Kautschukpflaster.

Die Firma P. Beiersdorff & Co., Hamburg, liefert medizinische Kautschukpflaster auf weißer Kretonne gestrichen in Breite von 18 cm in folgenden Zusammensetzungen:

505 Acid. salicylicum . . 20%
507 Acid. salicylicum . . 40 „
auf Wunsch auch grün gefärbt
508 Acid. salicylicum . . 40% auf Samt
585 Acid. salicylicum . . 20 „
Extr. Cannabis . . . 5 „
985 Acid. salicylicum . . 20 „
Extr. Cannabis . . . 5 „ auf Samt

586 Acid salicylicum . . 10%
Sapo medicatus . . 5 „
504 Hydrargyrum . . . 20 „
964 Hydrargyrum . . . 25 „
Acid. carbolicum . . 10 „
auf schwarzer Kretonne
k-Packung, 6 cm : 9 cm, in Beutel
m-Packung, 5 cm : 18 cm, in Beutel
g-Packung, 10 cm : 18 cm, in Pappdose

Arsenik-Salicyl-Cannabis-Pflastermull nach Unna
enthält Acidum arsenicosum, Acidum salicylicum und Extractum Cannabis.

Bonnaplast
ist das Zink-Kautschukpflaster der „Vulnoplast" G. m. b. H. Bonn.

Guttapercha-Pflastermull nach Dreuw zur Behandlung der Psoriasis
enthält neben einer reizlosen Pflastermasse eine Mischung aus Acidum salicylicum 5,0, Chrysarobin 10,0, Oleum Rusci 10,0, Sapo medicatus 12,5.

Durana
sind Guttapercha-Pflastermulle und Guttapercha-Pflasterbatiste nach Unna.
Hersteller: Dr. Degen und Kuth, Düren (Rhld.).

Germaniaplast,
ein Zink-Kautschukpflaster der Firma C. Blank, Bonn a. Rh.

Guttaplaste
sind auf Guttapercha-Unterlage gestrichene medikamentöse Kautschukpflaster mit genau dosiertem Arzneimittelgehalt. Durch den Luftabschluß nach außen entfalten sie eine große Tiefenwirkung. Angewendet werden sie hauptsächlich bei chronisch infiltrativen Krankheitsprozessen und mit keimtötenden Mitteln bei parasitären Erkrankungen. Die Guttaplaste kommen in den Handel in Stücken von 18 cm Breite. Die Arzneidosierung ist so berechnet, daß $1/_5$ qm soviel Gramm des Medikamentes enthält als die Zahl angibt, mit der die herstellende Fabrik die Stärke der einzelnen Pflaster bezeichnet, z. B. bei Guttaplast mit Acid. salicylium 5,0 erhält $1/_5$ qm = 2000 qcm 5 g Salicylsäure.

Die Guttaplaste werden hergestellt von P. Beiersdorff & Co., A.G., Hamburg, und sind mit bestimmten Nummern versehen, die im folgenden Verzeichnis der hergestellten Guttaplaste vorangestellt sind. Es haben diese Nummern den Zweck, bei Verordnungen Irrtümer zu vermeiden. Es sind im Handel folgende Guttaplaste erhältlich:

178 Acidol 0,5
Pepsin 30,0
243 Acid. arsenicosum 5,0
Acid. salicylicum 20,0
Extract. Cannabis 5,0
18 Acid. arsenicosum 10,0
Hydrargyrum 10,0
2 Acidum boricum 10,0
4 Acid. carbolicum 5,0
16 Acid. carbolicum 7,5
Hydrargyrum 20,0
k-Packung, 6 cm : 9 cm, in Beutel
m-Packung, 5 cm : 18 cm, in Beutel
g-Packung, 10 cm : 18 cm, in Pappdose

105 Acid. carbolicum 4,0
Hydrarg. bichlor. 0,4
(nach Prof. Dr. Lassar)
28 Acid. carbolicum 5,0
Zincum oxydatum 10,0
k-Packung, 6 cm : 9 cm, in Beutel
m-Packung, 5 cm : 18 cm, in Beutel
g-Packung, 10 cm : 18 cm, in Pappdose

82 Acid. salicylicum 50,0
153 Acid. salicylicum 40,0
9 Acid. salicylicum 25,0
155 Acid. salicylicum 20,0
10 Acid. salicylicum 10,0
k-Packung, 6 cm : 9 cm, in Beutel
m-Packung, 5 cm : 18 cm, in Beutel
g-Packung, 10 cm : 18 cm, in Pappdose

157 Acid. salicylicum 5,0
247 Acid. salicylicum 5,0
Chrysarobinum 10,0
Oleum Rusci 10,0
Sapo medicatus 12,5
(nach Dr. Dreuw)
64 Acid. salicylicum 20,0
Extr. Cannabis 5,0
k-Packung, 6 cm : 9 cm, in Beutel
m-Packung, 5 cm : 18 cm, in Beutel
g-Packung, 10 cm : 18 cm, in Pappdose
s. auch Nr. 155 grün gefärbt

65 Acid. salicylicum 20,0
Hydrargyrum 20,0
180 Acid. salicylicum 10,0
Hydrargyrum 10,0
76 Acid. salicylicum 10,0
Kreosotum 20,0
78 Acid. salicylicum 20,0
Kreosotum 40,0
113 Acid. salicylicum 10,0
Sapo medicatus 1,0
k-Packung, 6 cm : 9 cm, in Beutel
m-Packung, 5 cm : 18 cm, in Beutel
g-Packung, 10 cm : 18 cm, in Pappdose

5 Chrysarobinum 10,0
185 Chrysarobinum 5,0
249 Fibrolysin „Merck" 10,0
15 Hydrargyrum 20,0
k-Packung, 6 cm : 9 cm, in Beutel
m-Packung, 5 cm : 18 cm, in Beutel
g-Packung, 10 cm : 18 cm, in Pappdose

83 Hydrargyrum praecipitatum album 10,0
123 Ichthargan 5,0
124 Ichthargan 10,0
66 Ichthyolum 10,0
74 Ichthyolum 5,0
Zincum oxydatum 10,0
57 Jodoformium (Gittermull) . 5,0
210 Liantralum 10,0
34 Oleum cadinum 10,0
48 Plumbum jodatum 10,0
219 Pyrogallolum 5,0
7 Pyrogallolum 10,0
223 Resorcinum 10,0
72 Resorcinum 15,0
231 Thiosinaminum 10,0
232 Thiosinaminum 20,0
24 Zincum oxydatum 10,0
k-Packung, 6 cm : 9 cm, in Beutel
m-Packung, 5 cm : 18 cm, in Beutel
g-Packung, 10 cm : 18 cm, in Pappdose

Hagedaplaste
sind die Zink-Kautschukpflaster der „Hageda" Berlin.

Hansaplast, Leukoplastschnellverband zur Wundbehandlung,
ist ein Leukoplast mit imprägniertem Mullkissen. Die Durchlochung der Leukoplastfläche gestattet einen ungehinderten Luftzutritt zur Wunde und soll Krustenbildung durch die Möglichkeit des Austretens des Wundsekrets verhüten. Ist in den verschiedensten Längen und Breiten im Handel erhältlich. Hersteller: P. Beiersdorf & Co., A.G., Hamburg.

Helfoplast, Collemplastrum adhaesivum mite,
harzfrei, daher reizlos.

Hersteller: Chemische Fabrik Helfenberg A.G., Helfenberg b. Dresden.

Leukoplast
ist das Zinkoxyd-Kautschukpflaster der Firma P. Beiersdorff & Co., A.G., Hamburg, auf rosa Kretonne gestrichen, erhältlich in Breiten von 1, $1^1/_4$, 2, $2^1/_2$, 3, $3^3/_4$, 4, 5, $6^1/_4$, $7^1/_2$, 10 cm. Es dient zu Schutz- und Befestigungszwecken.

Mollplast, Salbenpflaster,
ein Pflaster in Salbenform, hergestellt aus Gelatine mit Borsäurelösung durch Erhitzen unter Druck. Dieses Produkt wird zu einer Pflastermasse hinzugefügt. Es wird eine ganze Reihe von Mollplasten mit verschiedenen Arzneimitteln dargestellt. Sie kommen in Zinntuben in den Handel.

Hersteller: Chemische Fabrik Helfenberg A.G., Helfenberg b. Dresden.

Paraplaste,
auf hautfarbenem Baumwollstoff gestrichene Pflaster, deren Grundlage aus Kautschuk, Wollfett, Kolophonium und Dammarharz besteht. Die Paraplaste werden mit medikamentösen Zusätzen, wie Zinkoxyd, Quecksilber, Quecksilberoxyd, Ichthyol, Chrysarobin, Pyrogallol usw. versehen. Sie sollen vor den Guttaperchapflastermullen den Vorzug haben, daß sie weniger leicht von der Haut abrutschen, sich viel leichter von derselben entfernen lassen und doch besser kleben, während die Tiefenwirkung nicht so intensiv ist. (Werden zur Zeit nicht mehr hergestellt.)

Salbenmulle (Pflastermulle).

Die *Salbenmulle* bestehen aus einem engmaschigen, von Salbe vollkommen durchtränkten Mullgerüst, welches wie ein Pflaster mit der Scheere geschnitten, auf die Haut gelegt die Wirkungen einer Salbe entfaltet. Für alle kompliziert gestalteten Hautflächen (Ohr, Nase, Finger, Zehe und Genitalien) bilden die Salbenmulle die beste Anwendungsmöglichkeit der Salbe überhaupt. Die Salbenmulle werden von P. Beiersdorff & Co., A.G., Hamburg, hergestellt in Breite von 20 cm. Die Dosierung der Arzneimittel wird wie bei den Guttaplasten angegeben und bezieht sich auch auf $^1/_5$ qm.

Folgende Salbenmulle sind erhältlich:

2015	Acidum boricum	10,0
2007	Acidum carbolicum	10,0
2002	Acidum carbolicum	10,0
	Empl. Lithargyri	30,0
2037	Acidum carbolicum	5,0
	Zincum oxydatum	10,0
2009	Camphora	2,5
	Chloralum hydrat.	2,5
2001	Empl. Lithargyri (Ungt. diachylon Hebra)	
2016	Hydrargyrum	33,3
2012	Hydrarg. oxyd. rubr.	5,0
	Zincum oxydatum	20,0
2017	Ichthyolum	10,0
2018	Ichthyolum	2,0
	Zincum oxydatum	10,0
2011	Zincum oxydatum	10,0

Perincoplast,
ein auf Schirting gestrichenes Zinkpflaster mit Zusatz eines epithelisierenden Azofarbstoffes.

Hersteller: Chemische Fabrik Helfenberg A.G., Helfenberg b. Dresden.

Tricoplaste nach Arning
sind auf Trikot gestrichene Seifenpflaster. Die Klebekraft ist nur begrenzt, deshalb müssen sie manchmal vor dem Auflegen erwärmt und besonders an viel bewegten Stellen, wie am Hals und an den Gelenken mit Zinkleim oder Leukoplast befestigt werden. Die Tricoplaste unterscheiden sich von den Guttaplasten und Paraplasten dadurch, daß sie durchlässiger sind. Daher ist ihre Tiefenwirkung vielleicht eine etwas beschränktere, sie sind aber freier von Reizwirkungen. Sie sind frei von Kautschuk. Die Tricoplaste enthalten alle Salicylsäure. Die Menge der Salicylsäure oder die der anderen beigegebenen Arzneimittel wird in Prozentzahlen in Beziehung auf die Pflastermasse angegeben. Die Tricoplaste werden von der Firma P. Beiersdorff & Co., A.G., Hamburg, 18 cm breit hergestellt und sind in folgenden Zusammensetzungen erhältlich:

405	Acid. salicylicum	2½%
407	Acid. salicylicum	5%
431	Acid. salicylicum	10%
432	Acid. salicylicum	20%
430	Acid. salicylicum	2½%
	Hydrargyrum	20%
409	Acid. salicylicum	2½%
	Liantralum	10%
433	Acid. salicylicum	5%
	Liantralum	10%
410	Acid. salicylicum	2½%
	Oleum Rusci	10%
411	Acid. salicylicum	2½%
	Tumenolum	10%

Neuerdings wird noch ein *Zink-Tricoplast,* ein auf Trikotstoff gestrichenes Leukoplast, in verschiedenen Breiten in den Handel gebracht.

Mammaline,
ein Tricoplast mit rundem Ausschnitt für Mamma-Ekzeme.

Vulnoplaste
sind in Streifen geschnittene Kautschukheftpflaster mit einer Auflage von Dermatolmull.

Rhenoplast
sind Zinkkautschukpflaster der Firma Blank, Bonn a. Rh.

Zinkokoll,
Zinkkautschukpflaster der Firma Hartmann, Heidenheim.

Elastoplast
sind elastische Pflasterbinden der Firma Lohmann A. G., Fahr a. Rh.

Varicosanbinden,
gebrauchsfertige Zinkleimbinden der Firma Max Kermes, Hainicken i. Sa.

Teufels Klebrobinden,
mit einer Pflastermasse imprägnierter poröser Stoff. Zu Dauerverbänden an den Unterschenkeln bei Varicen, Ulcus cruris usw.

Thiosinamin.

Thiosinamin, Thiosinaminum, Allylthiocarbamid, Allylthioharnstoff,
$NH_2CSNH \cdot CH_2CH : CH_2$,
wird dargestellt durch Erwärmen von Allylsenföl mit starker Ammoniakflüssigkeit unter Zusatz von etwas Alkohol. Farblose, schwach lauchartig riechende Krystalle, löslich in etwa

30 Teilen kaltem Wasser mit neutraler Reaktion. Leicht löslich in Alkohol und Äther. Schamp. 74°.

Wirkung: Von HEBRA zur Unterstützung der Lupusbehandlung empfohlen, zur Erweichung von Narben, bei Sklerodermie.

Anwendung: Subcutane Einspritzungen:

Rp. Thiosinamin. 5,0
Glycerin. 5,0
Aq. destill. ad . . . . 50,0.

1/4 bis 1/2 bis 1 ccm jeden zweiten Tag unter die Haut oder in den Muskel.

Die Einspritzungen sind nicht immer schmerzlos, doch meist ohne unangenehme Nebenwirkungen.

Zur Behandlung von fibrösen Tumoren (Keloide, hypertrophische Narben) empfiehlt UNNA eine Thiosinamin-Salbenseife,

Rp. Thiosinamini . . . 0,5—1,0—2,0
Saponis unguinosi 10,0

oder Rp. Thiosinamini . . . . . . 5,0—10,0
Aq. destill. q. s. ad solut.
Sapon. kalin. Adip. suilli āā ad 100,0

ferner ein Thiosinamin-Guttaplast, das allerdings nicht immer ganz reizlos ist (s. Guttaplaste).

Fibrolysin

ist eine sterilisierte Lösung von *Thiosinamin* und *Natriumsalicylat.* Es kommt in den Handel in Ampullen von 2,3 ccm Inhalt mit 0,2 g Thiosinamin und etwa 0,14 g Natriumsalicylat.

Wirkung: Wie Thiosinamin.

Anwendung: Als Einspritzung unter die Haut, in den Muskel und in die Vene. Alle 1 bis 3 bis 5 Tage eine ganze Ampulle, intravenös weniger. Die Einspritzungen unter die Haut sind vollkommen schmerzlos. Die Zahl der Einspritzungen kann bis zu 50 Stück betragen. Es ist auch ein Fibrolysin-Guttaplast im Handel (s. Guttaplaste).

Hersteller: E. Merck, Darmstadt.

Handelsform: OP mit 10 Ampullen zu 2,3 ccm.

Jodäthyl-Thiosinamin (Thiophysem, Dr. König, München, **Tiodin,** Dr. E. Bloch, St. Ludwig i. Els.),

ist Thiosinaminäthyljodid $C_3H_5NH \cdot CS \cdot NH_2 \cdot C_2H_5J$ und wird dargestellt durch Anlagerung von Äthyljodid an Thiosinamin durch Erhitzen. Farblose Krystalle schwach nach Knoblauch riechend, leicht löslich in Wasser, schwer in Alkohol. Der Gehalt an Jod beträgt 46,5%. Schmelzpunkt 68—71°.

Wirkung: Wie Thiosinamin.

Anwendung: Subcutane Einspritzungen von 1 ccm einer 20%igen Lösung.

Hersteller: Chemische Fabrik von Heyden A.G., Dresden-Radebeul.

Traubenzucker.

Traubenzucker, Saccharum Uvae, Stärkezucker, Dextrose, Glykose, $C_6H_{12}O_6$, wird dargestellt durch Hydrolyse von Stärke. Kartoffelstärke wird mit Wasser und etwas Schwefelsäure im Druckgefäß unter 2—9 Atm. Druck erhitzt. Die so erhaltene Lösung von Stärkezucker wird mit Kreide entsäuert, mit Tierkohle entfärbt, filtriert und unter vermindertem Druck bis zur Krystallisation eingedampft. Durch wiederholtes Umkrystallisieren wird der Stärkezucker rein erhalten.

Leicht gewinnt man reinen Traubenzucker aus Rohrzucker, indem man diesen in Invertzucker (Dextrose + Lävulose) überführt und die beiden Zuckerarten auf Grund ihrer verschiedenen Löslichkeit in Alkohol trennt.

In den Handel kommt der Traubenzucker in sehr verschiedener Reinheit. Die als purum bezeichneten Sorten entsprechen wohl den arzneilichen Anforderungen. Eine als purissimum bezeichnete Sorte wird nur für wissenschaftliche Zwecke verwendet. Reiner, wasserfreier Traubenzucker bildet kleine, durchsichtige, zu Warzen vereinigte Krystalle oder ein weißes Pulver. Er ist geruchlos, schmeckt süß, aber lange nicht so stark wie Rohrzucker. Er ist bis zu 66 2/3% löslich in Wasser. Die stark konzentrierten Lösungen halten sich aber nur in Ampullen. In Flaschen erstarren sie sehr bald. Er ist auch in 50 Teilen

Alkohol löslich. Die wässerige Lösung dreht rechts (Dextrose), Traubenzucker reduziert FEHLINGsche Lösung und alkalische Wismutsalzlösung beim Erhitzen, auch ammoniakalische Silbersalzlösung. Er ist leicht vergärbar durch Hefe.

Wirkung und *Anwendung:* Ein unspezifisches Reizmittel. Wird ferner bei *Pruritus*, Urticaria, Ekzem und *Pemphigus* empfohlen. Man gibt 15—30 ccm, gegebenenfalls auch mehr 10—25—50%ige Lösung, 4—8 Einspritzungen in 1—2 Wochen in die Vene. Er dient auch zur Venenverödung bei Krampfadern, 2—5—10 ccm $66^2/_3$%ige Lösung, wobei die konzentrierte Lösung durch Wasserentziehung die Venenwand schädigt.

Handelsform: Er kommt in den Handel in Ampullen 10%, 12,5%, 20%, 25%, 35%, 50%, 60% und 66%ig, zu 5, 10, 20, 25 ccm. Traubenzuckerlösungen in Ampullen werden von verschiedensten Fabriken hergestellt, Merck, Darmstadt, Hageda, Berlin u. a. Die Lösungen werden auch vielfach mit wortgeschützten Namen wie „Deutria-Ampullen", „Glukomed-Ampullen", Glukotrombin-Ampullen" usw. bezeichnet, was überflüssig erscheint.

Calorose

ist eine Lösung von Invertzucker, d. h. einem Gemisch aus Traubenzucker und Fruchtzucker. Der Gehalt an Invertzucker beträgt 73—76% neben 4—6% Rohrzucker. Sie wird dargestellt aus Rohrzucker durch Inversion mit 0,25% Weinsäure und Neutralisation mit Natriumcarbonat und bildet eine dicke, syrupartige, gelblich gefärbte Flüssigkeit.

Wirkung und *Anwendung:* Wie Traubenzucker. Intravenöse Einspritzungen von Calorose 1 : 10 in die Vene oder 1 : 20 subcutan.

Hersteller: Chemische Fabrik Güstrow i. Meckl.

Handelsform: OP mit 50 g und 100 g gelöstem Invertzucker (= 67,5 und 135 g Calorose). OP mit 10% und 35%igen Lösungen in Ampullen zu 10 und 20 ccm (5 und 15 Stück).

50% und 60%ige Caloroselösung kommt in Ampullen von 5 und 10 ccm zur Venenverödung in den Handel als **Varico-Calorose.**

Cellulose, Kollodium.

Cellulose, Zellstoff,

ist die zu den Kohlehydraten gehörende Gerüstsubstanz der Pflanzenzellen. Cellulose im wissenschaftlichen Sinne ist die reine Baumwollcellulose. Cellulose aus Holz, Flachs, Hanf sind der Baumwollcellulose ähnlich, aber nicht gleich. Verbandwatte, Filtrierpapier, die man gewöhnlich als reine Cellulose betrachtet, ist durch Behandlung mit Chemikalien teilweise veränderte Cellulose. Die technisch verwendete Cellulose wird zum großen Teil durch Reinigung der Baumwolle gewonnen, aber auch aus anderen Faserstoffen, wie z. B. leinene Lumpen. Die Zusammensetzung der Cellulose entspricht der Formel $(C_6H_{10}O_5)n$. Sie ist aufgebaut aus Traubenzuckermolekeln, die unter Austritt von Wasser zusammengetreten sind. Bei der Hydrolyse durch Kochen mit verdünnter Schwefelsäure liefert sie als Endprodukt Traubenzucker.

Cellulosenitrate, Nitrocellulose, Salpetersäurecelluloseester, Kollodiumwolle, Schießbaumwolle,

sind Salpetersäureester der Cellulose oder Cellulosenitrate, die durch Einwirkung von konzentrierter Salpetersäure auf Cellulose entstehen. Wirkliche Nitroverbindungen sind es nicht. Kollodiumwolle und Schießbaumwolle unterscheiden sich durch den Grad der Nitrierung. Die Nitrocellulose ist äußerlich der ursprünglichen Cellulose ähnlich, sie fühlt sich aber härter an, ist unlöslich in Wasser, in Äther und in Alkohol, löslich in Essigäther, Amylacetat und Aceton. In alkoholhaltigem Äther ist sie, je nach dem Grade der Nitrierung unlöslich, teilweise, oder völlig löslich. Die Lösungen hinterlassen beim Verdunsten des Lösungsmittels die Nitrocellulose in Form eines durchscheinenden Häutchens. Durch Wasser wird sie aus den mit Wasser mischbaren Lösungsmitteln gallertartig abgeschieden. Angezündet verbrennt die hochnitrierte Nitrocellulose schnell mit gelber Flamme. Beim Erhitzen ohne Zutritt einer Flamme explodiert sie, ebenso durch mechanische Einwirkung, wie Stoß, Druck usw.

Kollodium, Collodium,

ist eine Auflösung von Kollodiumwolle in einem Alkohol-Äthergemisch. Es gibt auch Kollodiumsorten die Lösungen von Kollodiumwolle in Essigäther, Aceton oder Amylacetat sind. Das Kollodium des Arzneibuches ist aus 1 Teil trockener Kollodiumwolle, 3 Teilen Alkohol und 21 Teilen Äther hergestellt. Die Lösung bildet eine farblose oder schwach gelblich gefärbte, syrupdicke Flüssigkeit.

Anwendung: Kollodium wird zum Verschließen kleiner Wunden benutzt, ferner als Arzneimittelträger. Als solchen stellt es eine besondere Art der dermatologischen Arzneimittelanwendung dar, nämlich einen *„Firnis"*. Man versteht hierunter Flüssigkeiten mit gelösten oder suspendierten Arzneimitteln, die auf der Haut zu einem Häutchen erstarren.

Elastisches Kollodium, Collodium elasticum,

ist ein Kollodium mit einem Zusatz von Ricinusöl, das beim Verdunsten ein biegsames, sich leicht anschmiegendes Häutchen hinterläßt, das nicht so leicht wie das des gewöhnlichen Kollodiums wieder abspringt. Es wird hergestellt aus dem gewöhnlichen Kollodium durch Zusatz von 3% Ricinusöl.

Collodium Hydrargyri bichlorati.
Sublimat-Kollodium.

Rp. Hydrargyri bichlorat. corros. 1,0
Collodii 60,0

Collidum crotonatum.
Krotonöl-Kollodium.

Rp. Olei Crotonis 2,5
Collodii elastici 7,5
Zur Reizung der Haut und Erzeugung von Pusteln.

Collodium Jodoformii.
Jodoform-Kollodium.

Rp. Jodoformii 1,5
Collodii elastici ad . . 8,5—15,0

Collodium lacto-salicylatum.
Milchsäure-Kollodium. Warzenkollodium.

Rp. Acidi salicylici
Acidi lactici āā 3,0
Collodii elastici 14,0

Collodium Paraformii UNNA.
UNNAs *Paraform-Kollodium.*

Rp. Paraformii 5,0
Collodii 95,0

Collodium salicylatum.
Hühneraugen-Kollodium. Salicylkollodium.

Rp. Extr. Cannabis Indicae . . . 0,1
Acidi salicylici 1,0
Collodii ad 10,0

Rp. Extractum Cannabis Indicae 0,1
Acidi salicylici 1,0
Terebinthinae 0,5
Acidi acetici glacialis 0,2
Collodii ad 10,0

Collodium tannatum.
Tannin-Kollodium.

Acidi tannici 0,5
Spiritus (90 Vol.-%) 1,5
Collodii 8,0

Collosin, Filmogen,

ist eine mit Campher versetzte Lösung von Cellulosenitrat in Aceton. Ein klares, hellgelbes Präparat, das auf die Haut aufgetragen, eine fest anhaftende, undurchdringliche, nicht brüchig werdende Decke bildet, welche durch Waschen mit Wasser nicht entfernt wird. Es dient als Basis für pulverförmige und lösliche Arzneimittel und eignet sich besonders als Träger für Pyrogallussäure (2—5%ig) bei Anwendung im Gesicht, wobei Schwarzfärbung vermieden wird. Waschen verboten! (LEISTIKOW.)

Sterilin.

Eine hellgelbe Flüssigkeit, die hauptsächlich eine Lösung von Acetylcellulose in Aceton darstellt und auf die Haut gepinselt einen feinen, undurchdringlichen, nicht klebrigen, widerstandsfähigen Überzug erzeugt. Die Flüssigkeit, welche für Bakterien undurchlässig ist und ursprünglich als Schutzmittel für die Hand des Arztes gedacht war, läßt sich gut als Träger für manche Medikamente wie Salicylsäure, Phenol, Thymol, Resorcin, Ichthyol, Chrysarobin, Cignolin, Schwefel, Zinkoxyd u. a. verwenden.

Stärke und vegetabilische Puder.

Stärke, Amylum,

entsteht in den Chlorophyllkörnern der Pflanzen unter dem Einfluß des Lichtes aus Wasser und der Kohlensäure der Luft. Der sich hierbei abspielende Vorgang ist nicht völlig bekannt. Die gebildete Stärke (Assimilationsstärke) wandert zu den Orten ihres Verbrauches in der Pflanze und wird dabei zuweilen vorübergehend feinkörnig niedergeschlagen (transitorische oder Wanderstärke), oder sie wird in bestimmten Organen wie Samen, Rhizomen, Stämmen, Wurzeln, Knollen usw. für die neue Generation oder bei ausdauernden Pflanzen für das nächste Jahr aufgespeichert (Reservestärke). Diese Reservestärke findet sich in so großen Mengen vor, daß sie aus Samen wie die von Weizen, Reis, Mais oder aus Stämmen, wie denen der Sagopalme oder aus Knollen, wie Kartoffeln, gewonnen werden kann.

Zur Gewinnung der Kartoffelstärke werden Kartoffeln zerrieben, der Brei auf Sieben mit Wasser ausgewaschen. Die in Bottichen sich absetzende Stärke wird durch wiederholtes Waschen oder Zentrifugieren gereinigt, bei 30—45° getrocknet und dann gewalzt. Man kann auch Kartoffeln in Scheiben schneiden, sie einige Zeit in laues Wasser legen, auf Haufen schütten und gären lassen. Aus dieser Masse wird das Stärkemehl ausgewaschen. Die Weizenstärke gewinnt man entweder durch Schroten der Körner und Abschwemmen von den übrigen Fruchtteilen durch Wasser oder durch Auskneten oder Zerquetschen der aufgeweichten Weizenkörner, Anrühren zu einem dünnen Brei, Gärenlassen, Abschwemmen, wiederholtes Waschen, Absieben und Trocknen. Da beim Reis und auch beim Mais die einzelnen Stärkekörnchen sehr fest miteinander verbunden sind, ist es notwendig, sie aufzulockern, was mittels Säuren oder Laugen geschieht.

Das Stärkemehl bildet mehr oder weniger rundliche, durch den gegenseitigen Druck in der Zelle polyedrisch gestaltete Körnchen, die das Licht doppelt brechen. Man nimmt an, daß das einzelne Korn aus einzelnen, schichtweise radial angeordneten, nadelförmigen Individuen besteht. Die um den Kern geordneten Schichten sind nicht gleichförmig. Es wechseln wasserärmere und wasserreichere Schichten miteinander ab, die aber unter dem Mikroskop nicht immer zu erkennen sind. Die Größe der Körner ist sehr wechselnd. Sie sind entweder einfach, dann mehr oder weniger rundlich (Weizen) oder zusammengesetzt (Reis), d. h. eine größere oder geringere Anzahl Körner ist in einer Zelle entstanden, oder es kommen einfache und zusammengesetzte Körner nebeneinander vor (Kartoffel). Durch warmes Wasser von 50—80° quillt die Stärke zu „Kleister" auf, ohne sich aber zu lösen. Lösungen bilden sich erst bei längerem Kochen oder Kochen unter Druck oder unter dem Einfluß von Quellungsmitteln wie Chlorzink, Chlormagnesium, Chloralhydrat, Jodkalium, Natron- und Kalilauge usw.

Die Stärke ist ein Kohlehydrat und zwar ein Polysaccharid, das aus Dextrosemolekeln aufgebaut ist. Die Zusammensetzung reiner, trockener Stärke entspricht der Formel $(C_6H_{10}O_5)_n$. Die Stärke des Handels ist immer etwas wasserhaltig, etwa 15—18%. Völlig trockene Stärke zieht an der Luft rasch wieder Wasser an. Durch Hydrolyse beim Erhitzen mit verdünnten Säuren wird die Stärke zunächst in Dextrin, dann in Maltose und schließlich in Dextrose übergeführt. Die Stärke enthält außer Wasser noch 1—1,5% Pflanzenfasern, etwa 0,1—0,15% Eiweißstoffe (Kleber) und geringe Mengen von anorganischen Stoffen. Jod färbt die einzelnen Stärkekörner mehr oder weniger blau oder violett, in seltenen Fällen rotbraun. Die Färbung verschwindet beim Erwärmen, tritt aber beim Erkalten wieder auf. Reduzierende Stoffe und Alkalien zerstören die blaue Farbe.

Weizenstärke, Amylum Tritici,

stammt aus den Früchten von Triticum sativum (Triticum vulgare L.). Die arzneilich gebrauchte Weizenstärke ist ein rein weißes, mattes, sich nicht zusammenballendes, sehr feines,

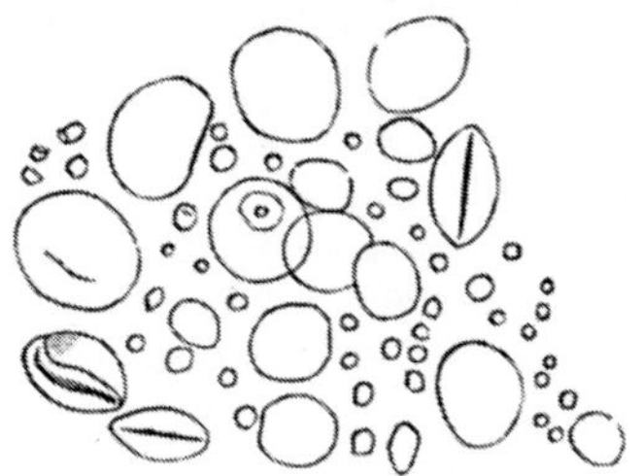

Abb. 3. Weizenstärke.

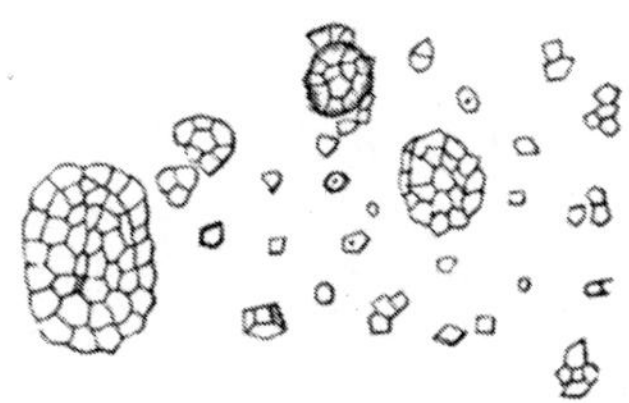

Abb. 4. Reisstärke.

geruch- und geschmackloses Pulver oder unregelmäßige Klümpchen, welche sich zwischen den Fingern unter Knirschen zu einem sehr zarten Pulver verreiben lassen. Mikroskopisch erscheint die Weizenstärke als kernlose, einfache, undeutlich konzentrisch geschichtete, runde oder etwas nierenförmig gestaltete, flache, von der Seite gesehen linsenförmige Großkörner, etwa 28—38 μ groß und als meist einfache, eiförmige, kuglige, selten spindelförmige Kleinkörner, 3—7 μ groß (s. Abb. 3).

Reisstärke, Amylum Oryzae, Poudre de riz,

stammt aus den Früchten von Oryza sativa L. Ein sehr weißes und feines, mattes, geruch- und geschmackloses Pulver. Die Körnchen sind scharf kantig, drei- bis sechseckig, fast krystallartig, ziemlich gleich an Größe und Gestalt, etwa 4,5—6 μ groß, häufig mit einer beim Trockenen entstandenen Kernhöhle. Daneben größere, fast eirunde bis kugelige, zusammengesetzte Körner, die bis in 100 Bruchkörner zerfallen können (s. Abb. 4).

Kartoffelstärke, Amylum Solani,

aus den Knollen von Solanum tuberosum L., ist ein glänzend weißes Pulver, beim Zusammendrücken knirschend, geruch- und geschmacklos. Die Körner sind von wechselnder Gestalt und Größe. Meist einfach, aber auch zu 2—3, selten bis zu 12 zusammengesetzt, spitzeirund, muschelförmig, birnförmig, flach elliptisch, vorherrschend 45—75 μ lang, 45—60 μ breit und 15—32 μ dick. Die Schichtungslinien ungleichmäßig, der Kern am schmalen Ende der Körner (s. Abb. 5).

Bohnenstärke, Amylum Phaseoli,

stammt aus den Samen der Bohne, Phaseolus vulgaris Metzger. Bohnenförmige, eiförmige, nierenförmige Körnchen von 24—60 μ Länge und 10—35 μ Breite. Schichtung konzentrisch

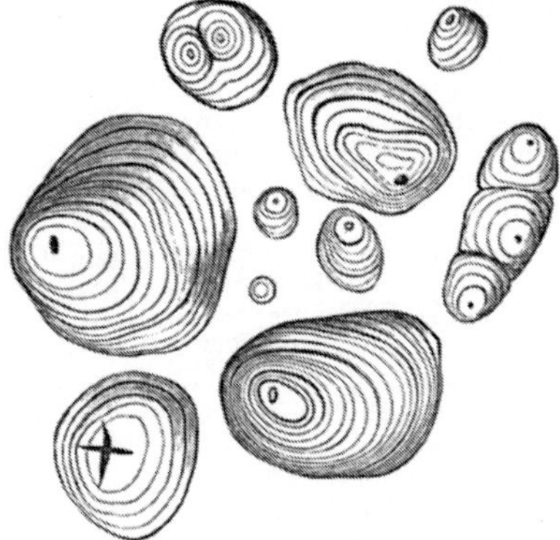

Abb. 5. Kartoffelstärke.

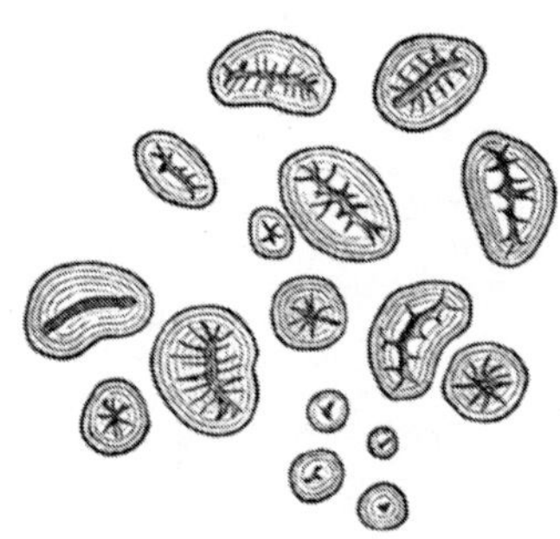

Abb. 6. Bohnenstärke.

und deutlich ausgeprägt, mit großer, länglicher, zerklüfteter Kernhöhle. Daneben kleine, runde oder rundlich-eiförmige Körner (s. Abb. 6).

Wirkung der Stärke: In der Hauptsache eine physikalische. Infolge der außerordentlich großen Oberfläche bringen alle Stärkepräparate Feuchtigkeit zur Verdunstung, wirken daher abkühlend, austrocknend, anämisierend und entzündungswidrig. Sie dienen ferner als Schutz gegen äußere Einwirkungen.

Anwendung: Als Puder rein oder mit mineralischen Bestandteilen, wie Talkum, Bolus oder mit Zink- und Magnesiumverbindungen gemischt. An nässenden Stellen soll man die Stärkepuder vermeiden, da es dort leicht zur Kleisterbildung und zur Säuerung kommt. Stärke dient auch zur Herstellung von Pasten. Stärke ist auch vielfach in fettfreien, glycerinhaltigen Hautpflegemitteln enthalten, auch in der Unguentum Glycerini (s. S. 416).

Pulvis cuticulor. (Hautfarbener Puder.)

Rp. Amyl. Solani 89,0
Zinc. oxydat. 10,0
Cerae Carnaubae 1,0
M. adde
Sol. Ichthyol. (1%) . . . .
Sol. Eosin. (1%) āā 5,0

Gleitpuder nach UNNA und F. PINKUS

ist eine Kartoffelstärke, bei der die einzelnen Körnchen einen Überzug von Carnaubawachs haben. Außerdem enthält Gleitpuder noch 1% Magnesiumcarbonat. Durch den Wachsüberzug wird ein Zusammenballen der einzelnen Stärkekörnchen verhindert. Auf eine Glasplatte gestreut läuft er gewissermaßen auseinander, ähnlich wie Lycopodium.

Mit solch einem Gleitpuder werden die *Mattanpräparate* hergestellt. Es sind dieses aus Gleitpuder, Wasser und Vaselin bestehende Kühlpasten, die auf der Haut verstrichen des fettigen Glanzes entbehren; bei der Anwendung an sichtbaren Körperstellen fallen sie nicht auf. Es wird hergestellt: *Mattan rein, Zinkmattan, Zink-Schwefelmattan, Schwefel-*

mattan und *Gletschermattan*, der einen für die schädigenden Lichtstrahlen undurchlässigen Farbstoff enthält.

Hersteller: Chemische Fabrik Kripke, Berlin-Neukölln.

An dieser Stelle soll noch das

Mandelmehl, Mandelkleie, Farina Amygdalarum,

erwähnt werden. Zur Bereitung der Mandelkleien werden nur selten frisch geschälte Mandeln sondern meist die beim Pressen des Mandelöls zurückbleibenden Preßkuchen verwendet. Preßkuchen von süßen Mandeln können gleich verarbeitet werden, solche von bittern Mandeln, die noch *Amygdalin* enthalten und daher Blausäure entwickeln können, müssen erst durch einen Gährungsprozeß und Destillation gereinigt werden. Die Preßkuchen werden gepulvert und durch Absieben von gröberen Teilen befreit. Sie enthalten, wenn die Pressung kalt vorgenommen war, noch immer etwa 10% Öl, bei warmer Pressung dagegen höchstens 5%.

Dieses schwankenden Ölgehaltes und der schlechten Farbe der aus Preßkuchen bereiteten Mandelkleie wegen verwendet man häufig kein Preßkuchenmehl, sondern stellt künstliche Produkte aus feinstem Weizen- oder Hafermehl mit Mandel- oder Olivenöl her. Zur besseren Emulsionsbildung beim Waschen wird etwas Borax zugesetzt.

Wirkung und *Anwendung:* Als Waschmittel bei empfindlicher Haut.

Dextrin, Dextrinum, Stärkegummi.

Gummiartige Umwandlungsprodukte der Stärke, deren Lösungen rechts drehen. Die Umwandlung der Stärke in Dextrin erfolgt durch längeres Erhitzen auf 160—220°, das *Röstverfahren.* Nach dem *Säureverfahren* wird die Stärke mit sehr stark verdünnter Salzsäure oder Salpetersäure befeuchtet und dann wieder getrocknet und einige Stunden auf 100—120° erhitzt (Säuredextrin). Gereinigtes Dextrin wird aus dem technischen Dextrin durch Auflösen in Wasser und Wiedereindampfen der filtrierten Lösung gewonnen, wobei der Säuregehalt des Dextrins durch Zusatz von 1—2% Calciumcarbonat unter Erhitzen beseitigt werden kann. Durch Behandlung der Lösung mit Tierkohle kann Dextrin entfärbt werden. Durch Fällen einer konzentrierten Dextrinlösung mit Alkohol kann man ebenfalls gereinigtes Dextrin erhalten.

Das gewöhnliche *Dextrin* des Handels, Röstdextrin oder Säuredextrin, ist ein weißes, gelbliches bis gelbbraunes fast geruchloses Pulver. Unter dem Mikroskop, in Alkohol untersucht, sind noch die Formen der Stärkekörner erkennbar. Das aus Kartoffelstärke gewonnene Dextrin hat meistens einen unangenehmen, gurkenartigen Geruch. In kaltem Wasser löst das gewöhnliche Dextrin sich nicht ganz auf, es bleibt ein wechselnder Rückstand. In heißem Wasser löst es sich meist bis auf eine geringe Trübung auf. Die wässerige Lösung des Dextrins, auch des Röstdextrins, rötet Lackmuspapier. Dextrinlösungen werden durch Jodlösung mehr oder weniger weinrot gefärbt. In Alkohol ist das Dextrin unlöslich, aus der wässerigen Lösung wird es durch Alkohol gefällt.

Gereinigtes Dextrin bildet körnige, gummiähnliche, fast farblose bis gelblichbraune Massen oder ein weißes bis gelbliches Pulver, das sich in Wasser klar oder fast klar auflöst.

Dextrin ist kein einheitlicher Stoff. Durch Erhitzen und durch Einwirkung von Säuren entstehen eine ganze Reihe von Umwandlungsprodukten, die zum Teil noch wenig erforscht sind. Die Umwandlungsprodukte gehören alle noch zu den Kohlenhydraten der Zusammensetzung $(C_6H_{10}O_5)_n + H_2O$. Das gewöhnliche Dextrin besteht im wesentlichen aus *Achroodextrin* mit wechselnden Mengen *Erythrodextrin,* das die Rotfärbung mit Jodlösung bedingt und aus Stärkezucker (Maltose und Dextrose).

Wirkung und *Anwendung:* Dextrin wurde früher zur Herstellung von Hautfirnissen gebraucht. Unna verwendet es unter Zusatz von Arzneimitteln zur Herstellung von fettfreien Pasten.

Dextrinpaste, Pasta dextrinata.

Dextrin, Glycerin und Wasser zu gleichen Teilen werden auf dem Wasserbade unter Ersatz des verdunsteten Wassers bis zur völligen Auflösung des Dextrins erwärmt.

Veilchenwurzelpulver, Rhizoma Iridis pulvis

ist ein stark stärkehaltiges, vegetabilisches Pulver. Rhizoma Iridis stammt von Iris germanica L, Iris pallida Lam., Iris florentina L. Heimisch hauptsächlich im Mittelmeergebiet, vielfach in Italien, besonders in der Provinz Florenz kultiviert.

Das aus dem Wurzelstock hergestellte Pulver besteht fast ausschließlich aus Fetzen von sehr stark stärkehaltigem, etwas dickwandigem Parenchymgewebe und viel freier

Stärke. Die Körner sind charakteristisch geformt, fast stets nur längliche, eiförmige, kegel- und keulenförmige, seltener kugelige Einzelkörner. Die Großkörner bis 50, meist 20—30 μ groß, mit mehr oder weniger deutlich geflockter Basis, Doppelkörner selten, Schichtung excentrisch. Die Kleinkörner sind meist 8—15 μ groß (s. Abb. 7).

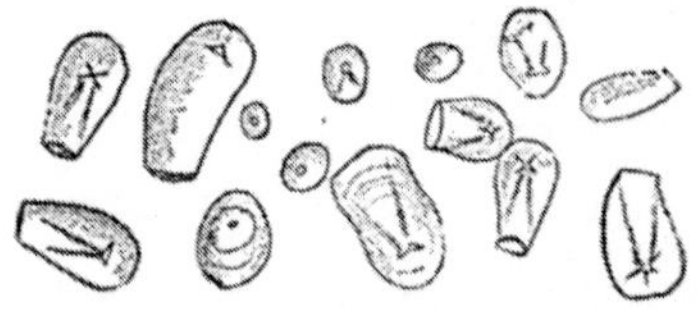

Abb. 7. Stärkemehl aus Rhizoma Iridis. (350 mal vergr.)

Das Rhizom enthält etwa 0,1—0,2% ätherisches Öl, ferner das Glykosid Iridin, Wachs, Harz, Glykose, Saccharose, Schleim und Eiweißsubstanzen.

Anwendung: Wegen des Wohlgeruches wird es häufig anderen Streupulvern beigegeben.

Anhangweise soll noch ein vegetabilischer Puder Erwähnung finden, der aber chemisch mit Stärke nichts zu tun hat.

Bärlappsporen, Lycopodium, Bärlappsamen, Blitzpulver, Hexenmehl, vegetabilischer Schwefel,

sind die aus den nierenförmigen, zweiklappig aufspringenden Sporangien ausgestreuten Sporenmassen von Lycopodium clavatum L. Die Pflanze ist in der gemäßigten und kälteren Zone weit verbreitet. In den höheren Breiten wächst sie in den Wäldern, in den niederen im Gebirge. Ein kriechendes Gewächs, bis 1 m lang, mit aufsteigenden Ästen, um die die lancettförmigen Blättchen spiralig angeordnet sitzen.

Mikroskopisch besteht der Bärlappsamen aus nahezu gleichgroßen, tetraedrisch-sphärischen Zellen von 29—32 μ Durchmesser, von drei ziemlich flachen und einer konvex gewölbten Fläche begrenzt, letztere vollständig, die drei Seitenflächen bis nahe den Kanten mit netzartig verbundenen, stark vortretenden Leistchen bedeckt (Abb. 8).

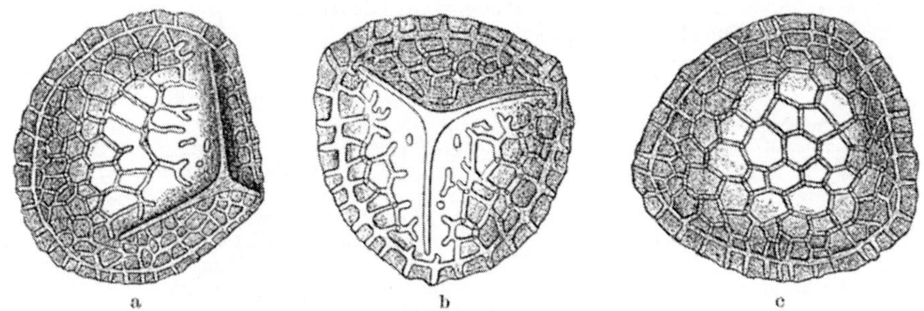

Abb. 8. Sporen von Lycopodium clavatum. (900 mal vergr.) a von der Seite, b von oben, c von unten.

Die sogenannten „Fruchtähren" (Sporangienstände) werden im Juli, August vor der Reife geschnitten, an der Sonne getrocknet, ausgeklopft, gesiebt. Die Bärlappsporen sind ein sehr bewegliches, leichtes, weiches, sich fettig anfühlendes, geruch- und geschmackloses Pulver. Durch das Netzwerk von Leistchen, das jedes Körnchen trägt, ist das Lycopodium stark lufthaltig, und es kommt daher zu keinem Zusammenbacken, zu keiner Adhäsion, der einzelnen Körnchen, ein Verhalten, das man im Gleitpuder (s. S. 468) nachzuahmen versucht hat.

Anwendung: Rein oder mit Zinkoxyd und anderen Streupulvern gemischt als Puder bei Intertrigo, besonders bei Kindern, bei nässenden Ekzemen usw.

Lycopodium cuticolor. (Hautfarbenes Lycopodium.)

Rp. Zinc. oxydat. 5,0
Sol. Eosin. spirit. (1%) 10,0
Lycopodii ad 100,0

Gummiarten und Pflanzenschleime.

Die *Gummiarten* $(C_6H_{10}C_5)_n$ werden in eigentliche Gummiarten, welche in Wasser leicht löslich sind und in *Pflanzenschleime,* welche in Wasser zu Gallerten aufquellen, eingeteilt. Zu den eigentlichen Gummiarten gehört

Arabisches Gummi, Gummi arabicum.

Es stammt von verschiedenen Akazienarten, wie *Acacia senegal L.*, *A. stenocarpa Hochst.*, *A. gummifera* Willd., *A. arabica* Willd., *A. Karoo* Hayne u. a. m. Die Pflanzen sind hauptsächlich in Nord- und Südafrika beheimatet. Das Arzneibuch gestattet Gummisorten jeder afrikanischen Herkunft, soweit sie den Anforderungen genügen.

Das Gummi bildet sich in der Rinde der Pflanzen durch Verschleimung und zwar zuerst der primären Membran, später der sekundären Verdickungsschichten. Die Bildung des Gummi läßt sich nicht allein durch „Vergummung" der Cellulose erklären, es müssen auch Inhaltsstoffe der Zellen sich daran beteiligen, denn die Menge des gebildeten Gummis ist beträchtlich größer als die Menge der vergummenden Zellwände. Die Witterung wirkt in hohem Maße auf die Absonderung des Gummis ein. Bei trockenen Winden tritt das Gummi aus Rissen der Rinde aus und trocknet zu Knollen und Stücken. Die eigentliche Ursache der Gummibildungen ist nicht sicher bekannt. Teilweise führt man die Bildung auf Tätigkeit von Bakterien zurück, teilweise beschuldigt man die Tätigkeit von Ameisen und anderer größerer Insekten. Die Tiere sollen sich durch die Rinde der Akazien Gänge zur Ablage ihrer Eier bohren, die dann Veranlassung zu dem Gummifluß geben.

Von den verschiedenen Handelssorten des arabischen Gummis sind für den arzneilichen Gebrauch nur zulässig das *Gummi arabicum albissimum* (electissimum) und das *Gummi arabicum album* (electum).

Gummi arabicum bildet rundliche, eiförmig oder länglich runde bis etwa nußgroße, außen matte Stücke, die stark rissig sind und leicht in eckige, glasglänzende Stückchen mit muscheligen Bruchflächen zerfallen. Es ist farblos weißlich, gelblich bis braunrot. Die Farbe rührt von Beimischungen von Gerbstoffen her, die unter Mitwirkung der Oxydasen des Gummis durch den Sauerstoff der Luft, solange das Gummi noch feucht ist, zu gefärbten Verbindungen oxydiert werden. Das Gummi löst sich in der doppelten Gewichtsmenge Wasser langsam aber vollständig zu einem klaren, meist gelblichen, klebrigen, geruchlosen Schleim von fadem Geschmack. Durch längeres Trocknen oder Erhitzen auf 120—150^0 wird Gummi in Wasser nicht mehr völlig löslich, sondern nur teilweise quellbar. Gummilösungen röten Lackmuspapier schwach. Sie werden durch Alkohol gallertartig gefällt, da das Gummi in Alkohol unlöslich ist. Auch in Glycerin ist es unlöslich, die wässerigen Lösungen sind aber mit Glycerin mischbar.

Die Hauptmenge des arabischen Gummis besteht aus dem sauren Calciumsalz der Arabinsäure (des Arabins), eines Kohlenhydrates $(C_6H_{12}O_5)_n$. Auch kleine Mengen des Magnesium- und Kaliumsalzes sind vorhanden, ebenso wie noch ein anderes Kohlenhydrat $(C_6H_{10}O_5)_n$.

In flüssigen Arzneimischungen ist Gummilösung unverträglich mit starken Säuren, Metallsalzen, Bleiessig, mit Bromiden, Sulfaten, Oxalaten, Silikaten, mit Alkohol. Die oxydierende Wirkung des Gummi arabicum und die dadurch bedingte Unverträglichkeit mit zahlreichen Arzneimitteln beruht auf dem Vorhandensein von Enzymen, Oxydasen. Zu den mit Gummi arabicum nicht verträglichen Arzneimitteln gehören neben den genannten noch Gallussäure, Phenol, Pyrogallol, Naphthol. Eine oxydierende Wirkung der Gummilösung tritt nicht ein, wenn sie man vorher auf 100^0 erhitzt.

Gummischleim, Mucilago Gummi arabici,

eine Lösung von arabischem Gummi in destilliertem Wasser, und zwar im Verhältnis von 1 + 2, ist eine gelbliche, fade, weder süß noch sauer schmeckende, schwach opalisierende, dicke Flüssigkeit, die nur schwach sauer reagieren darf. Mucilago darf FEHLINGsche Lösung nicht reduzieren und durch Jodlösung nicht gebläut werden. Der Schleim neigt sehr zum Verderben. Zusatz von Konservierungsmitteln ist unstatthaft.

Anwendung: Als Bindemittel für Emulsionen, als Zusatz zu Suspensionen, um die festen Substanzen besser in der Schwebe zu halten und auf der Haut besser zum Haften zu bringen, wie z. B. beim KUMMERFELDschen Waschwasser, als Zusatz zu Schüttelmixturen usw. Bei Entzündungen wirkt es auch, wie alle Schleimstoffe, reizmildernd.

Traganth, Tragacantha, Traganthgummi,

ist der aus den Stämmen freiwillig oder nach Verwundungen austretende und an der Luft erhärtete Schleim verschiedener Astragalusarten, kleine, bis 1 m hohe Sträucher, wild wachsend in Griechenland, Kleinasien, Syrien, Armenien, Mesopotamien usw. Als Traganth liefernde Arten kommen in Betracht Astragalus creticus Lam., A. cylleneus Boiss. und Heldr., A. verus Oliv., A. gummifera Labill., A. microcephalus Willd. u. a. m. Das Arzneibuch fordert Traganth von kleinasiatischen Astragalusarten.

Traganth steht hinsichtlich seiner Zusammensetzung dem Gummi arabicum nahe, vermittelt aber schon den Übergang zu den Pflanzenschleimen. Er entsteht durch Vergummung des Markes und der Markstrahlen, indem die anfangs dünnwandigen Zellen dickere, geschichtete Membranen bekommen, die in Wasser quellen. Der Prozeß schreitet von innen nach außen fort und bei feuchter Witterung tritt durch Volumenzunahme das Gummi durch entstehende Risse freiwillig oder durch künstliche Einschnitte nach außen. Drei bis vier Tage nach dem Austreten ist es erhärtet und wird dann gesammelt. Die Form der Stücke ist abhängig von der Öffnung, durch die der Traganth austritt. Die beste, allein offizinelle Sorte, der Blättertraganth, Smyrnaer Traganth, besteht aus farblosen oder gelblichen, flachen, halbmondförmigen oder bandförmigen, gebogenen Stücken, die längsstreifig und fein querstreifig sind. Er ist geruchlos, schmeckt fade schleimig, und mit 50 Teilen Wasser übergossen quillt er allmählich zu einer etwas trüben, gallertartigen Masse auf, die nach Zusatz von Natronlauge beim Erwärmen auf dem Wasserbade gelb wird. Zur Herstellung von Traganthpulver wird er nicht über 50° getrocknet.

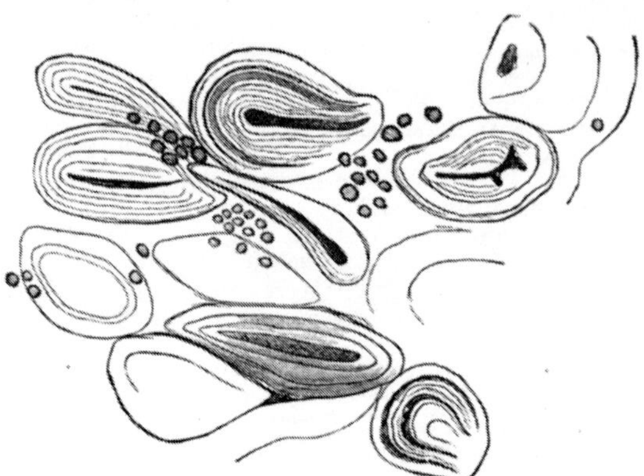

Abb. 9. Querschnitt durch Traganth.

Läßt man unter dem Mikroskop feine Schnitte ganz allmählich in Glycerin mit wenig Wasser aufquellen, so erkennt man häufig noch die einzelnen, verschleimten Zellen und Stärkekörner. Letztere teils einfach, meist 6—10 μ, ausnahmsweise bis 20 μ groß, teils zusammengesetzt aus 2, seltener 3—4 Teilkörnern, oft zu rundlichen oder gestreckten Gruppen vereinigt (siehe Abb. 9).

Traganth besteht in der Hauptsache aus *Bassorin* (gleich Traganthin), ferner enthält er 3% *Stärke*, 4% *Cellulose*, 3% mineralische Stoffe, kleine Mengen Invertzucker, Wasser.

Traganthschleim, Mucilago Tragacanthae,
besteht aus 1 Teil Traganth, 5 Teilen Glycerin und 94 Teilen destilliertem Wasser Der feingepulverte Traganth wird mit Glycerin angerieben, kommt in eine Flasche, in die das lauwarme Wasser auf einmal hinzugegeben wird, wobei kräftig und wiederholt geschüttelt wird.

Wirkung und *Anwendung:* Traganthschleim wird gebraucht als Zusatz zu Schüttelmixturen, um die Suspensionen dauernder zu machen und um Reizwirkungen von Arzneimitteln zu mildern. Entzündungswidrig. Ausgedehnte Verwendung findet er zur Herstellung von kosmetischen Präparaten, besonders zur Herstellung fettloser Hautcreme.

Unguentum solubile nach STEPHAN,
eine nicht fettende Grundlage für kosmetische Salben, besteht aus 3 Teilen Traganth mit 5 Teilen Weingeist angerieben, 50 Teilen Glycerin und 42 Teilen Wasser.

Linimentum exsiccans PICK
besteht aus 5 Teilen Traganth, 2 Teilen Glycerin und 100 Teilen Wasser. In Wasser lösliche Arzneimittel können sofort dem Wasser zugesetzt werden, unlösliche müssen durch Verreibung fein verteilt werden. Läßt sich leicht auf die Haut aufstreichen und mit Wasser entfernen.

Glycerolatum aromaticum (K. HERXHEIMER),
besteht aus: Traganth 4 Teile, Aceton 30 Teile, Glycerin 46 Teile, Aqua destillat. 18 Teile, Parfüm 4 Teile. Ein durchsichtiges Präparat von leimartiger Beschaffenheit, dem die üblichen Arzneimittel zugesetzt werden können.

Bassorinpaste nach DLLIOT
ist eine aus Bassorin, dem Hauptbestandteil des Traganths hergestellte Paste.

Quittenschleim, Mucilago Cydoniae
wird aus Quittensamen hergestellt. Die Stammpflanze dieser Samen ist der Quittenbaum, Cydonia vulgaris Pers. Ursprünglich in Südwestasien heimisch, wird er jetzt besonders

in Süd- und Mitteleuropa kultiviert. Die großen, gelben, anfangs wollig behaarten, später kahlen Früchte sind bald von apfelförmiger, bald von birnenförmiger Gestalt. Die Samen sind meist zu mehreren miteinander verklebt, keilförmig oder eiförmig, durch gegenseitigen Druck abgeplattet, bis 1 cm lang, hart, rotbraun und von eingetrocknetem Schleim wie mit einem weißlichen Häutchen bedeckt. In Wasser gelegt quellen sie auf, werden schlüpfrig und umgeben sich mit einer breiten Hülle von Schleim, der aus den Zellen der Epidermis stammt. Die Samen enthalten bis über 20% Pflanzenschleim, ferner Amygdalin, Emulsin, Proteinstoffe, fettes Öl, Gerbstoff, 13% Asche mit 42% Phosphorsäure.

Der *Quittenschleim* wird in der Weise hergestellt, daß man 1 Teil Quittensamen mit 50 Teilen Wasser (gegebenenfalls Rosenwasser) $^1/_2$ Stunde unter öfterem Schütteln stehen läßt und dann durchseiht.

Wirkung und *Anwendung:* Hauptsächlich zur Herstellung von kosmetischen Präparaten, fettfreien Hautcremen, fettfreien Brillantinen usw.

Physiol, eine Kolloidsalbe,

besteht aus haltbaren Polysacchariden, zu deren Herstellung Gummiharze mit hohem Aschengehalt verwendet werden. Es hat einen Wassergehalt von 90—92%. Die Polysaccharide werden mit kleinen Mengen von Ionen (H, Na, Mg, Cl usw.) haltbar gemacht, wobei diese Ionen chemisch-physikalisch gebunden werden und aus dem Physiol nur schwer wegdialysiert werden können. Physiol dient als *Salbengrundlage.* Es ist geruch- und geschmacklos, milchigweiß, vollständig reizlos, steril und haltbar. Es fettet nicht, haftet auf der Haut sehr gut und ist leicht mit Wasser abwaschbar. Wasserlösliche Arzneimittel befinden sich im Physiol in molekulardisperser und ionisierter Form.

Hersteller: Polydyn-Werke, G. m. b. H., Prag X.

Teer.

Die Teere werden gewonnen durch trockene Destillation von Laub- und Nadelhölzern (Holzteere), Kohle (Steinkohlenteere) und bituminösen Schiefern (Schieferteere), wobei bemerkt wird, daß die letztgenannten Destillationsprodukte sich ganz beträchtlich in ihrer chemischen Beschaffenheit und in ihrer pharmakologischen Wirkung von den erstgenannten Teeren unterscheiden. Die Schieferteere sollen daher auch besonders besprochen werden.

Holz- und Steinkohlenteer.

Diese Teere sind braune bis schwarze, mehr oder weniger dicke Flüssigkeiten, die aus vielen verschiedenen Stoffen zusammengesetzt sind. Die wichtigsten der Teerbestandteile sind: Phenole, Pyridinbasen (im Steinkohlenteer), Pyrrol, Carbazol, aliphatische und aromatische Kohlenwasserstoffe, Säuren (Essigsäure im Holzteer), Kohlenstoff, unlösliche Pechbestandteile und Wasser. Die Nadelholzteere sind reicher an harzigen Bestandteilen, die Laubholzteere reicher an Kreosot. Der Steinkohlenteer hat durch Anwesenheit basischer Stoffe, Pyridin, Chinaldin alkalische Reaktion. Das Arzneibuch bezeichnet auch die destillierten Teere als *Pix, Pech,* obgleich diese Bezeichnung eigentlich nur den festen Bestandteilen zukommt, die als Rückstand bei der Destillation von Holz- und Steinkohlenteer verbleiben.

Die Teere vereinigen in sich eine ganze Anzahl von *pharmakologischen Eigenschaften* gegenüber Hautkrankheiten. So wirken sie *anästhesierend* und *juckstillend,* und zwar auf Grund ihres Gehaltes an Phenolen und Kresolen. Auf diesen beiden Bestandteilen beruhen auch die *antibakteriellen* und *antimykotischen* Wirkungen der Teere. Die Kohlenwasserstoffe, die auch eine juckstillende Wirkung haben, wirken *antiekzematös, entzündungswidrig* und *keratoplastisch.* Die Pechbestandteile rufen dagegen zum Teil unangenehme Nebenerscheinungen hervor. So verschließen sie infolge ihrer festeren Beschaffenheit und Klebrigkeit die Ausführungsgänge der Follikel, erzeugen Reizung und Teeracne. Wird Teer auf die Haut gebracht, so wirkt er zunächst hier hyperämisierend. Die Haut wird entzündlich gerötet, Erscheinungen, die meist nach einigen Minuten bis Stunden zurückgehen (Fürst), falls die Haut nicht überempfindlich gegen Teerpräparate ist. In diesem Falle kommt es dann zu Reizerscheinungen, auf die weiter unten hingewiesen werden soll.

Die Teere werden hauptsächlich benutzt zur Behandlung subakuter und chronischer, stark juckender Ekzeme, Psoriasis, Lichen ruber, parasitären Erkrankungen, wie Pilzerkrankungen, Krätze usw.

Eine kranke Haut ist häufig sehr empfindlich gegen Teer. Man muß sich daher möglichst vorsichtig, beginnend mit $^1/_4$ bis $^1/_2$ bis 1%igen Pasten oder Salben, einschleichen. Bei erkannter Verträglichkeit kann man auch auf 5- bis 10%ige Salben steigen und kann schließlich auch den Teer rein aufpinseln, was mit folgendem warmem Bade eine besondere Art des Teerbades ist.

Was die Verordnungsform betrifft, so können Teere verwendet werden als Tinkturen, Schüttelmixturen, Pasten, Salben, Seifen, Pflaster, Bäder. Zur Herstellung von Salben mit über 50%, wie sie aber wohl selten zur Verwendung kommen, ist eine Eindickung des Teeres notwendig (Spissum-Präparate).

Einige Teerbestandteile werden von der Haut resorbiert, so besonders Phenole und andere aromatische Verbindungen. Bei einem Zustande der Haut, der die Aufsaugung fördert, wie bei Erosionen, Wunden, und bei ausgedehnterer Anwendung können Vergiftungen auftreten, die den Phenolvergiftungen ähnlich sind: grünschwarzer Urin, akute Nierenentzündung mit Eiweißausscheidung und schließlich auch Lähmungserscheinungen des Zentralnervensystems. Der Steinkohlenteer besitzt wegen des Gehaltes von Anilin-, Chinolin- und Pyridinbasen eine höhere Giftigkeit als der Holzteer. Bei Nierenschädigungen ist Teeranwendung zu vermeiden oder höchst vorsichtig durchzuführen. Örtlich können die Teere, die schon erwähnten Reizerscheinungen hervorrufen, die meist von einem starken Juckreiz begleitet sind und in Rötungen, Blasen- und Pustelbildungen und Nässen bestehen. Mit Teer behandelte Hautstellen sind vor Sonnenlicht zu schützen, da durch diese eine Sensibilisierung der Haut gegen Teer entsteht (HERXHEIMER und NATHAN). Unangenehm beim Teer ist der Geruch, den zu beseitigen bis jetzt noch nicht gelungen ist, und die Verfärbung der Haut und der Wäsche. Teerflecke aus der Wäsche werden durch Behandlung mit frisch rektifiziertem Benzol oder mit Chloroform oder auch mit starkem Seifenspiritus entfernt.

Holzteer, Pix liquida, Nadelholzteer,
wird durch trockene Destillation verschiedener Nadelhölzer, besonders von Pinus silvestris L. und Larix Sibirica Ledebur gewonnen. Braunschwarze, in dünner Schicht durchscheinende, klebrige Flüssigkeit, von eigenartigem, brenzlichem Geruch, die körnige Ausscheidungen enthält und unter dem Mikroskop Krystalle erkennen läßt. Er sinkt in Wasser unter und unterscheidet sich dadurch von den meist leichteren Teeren aus bituminösem Schiefer. Mit Schweineschmalz läßt er sich zusammenschmelzen, was z. B. mit Buchenholzteer nicht möglich ist. In absolutem Alkohol ist Holzteer völlig, in Terpentinöl zum Teil löslich. Das mit Holzteer geschüttelte Wasser (1 + 10) ist gelblich und reagiert infolge der Anwesenheit von Essigsäure sauer.

Holzteer enthält Kohlenwasserstoffe: Benzol, Toluol, Xylol, Styrol, Naphthalin, Reten, Paraffin; ferner Essigsäure und andere organische Säuren; Phenol, Kresole, Phlorol, Brenzcatechin, Pyrogalloläther u. a. m.

Wacholderteer, Pix Juniperi, Oleum Juniperi empyreumaticum, Oleum Cadinum,
wird durch trockene Destillation aus dem Holz und den Zweigen von Juniperus oxycedrus und anderen Juniperusarten gewonnen. Klarer, brauner, in dünner Schicht gelber, sirupdicker Teer von brenzlichem Wacholdergeruch und brennend gewürztem Geschmack. Löslich in Äther; die Lösung zeigt aber nach kurzer Zeit häufig flockige Ausscheidungen. Nur teilweise löslich in Alkohol, Petroläther, Chloroform und Schwefelkohlenstoff, fast unlöslich in Wasser. Schüttelt man den Teer mit Wasser und filtriert, so zeigt das Filtrat den Geruch des Teeres und rötet Lackmuspapier. Wacholderteer besteht aus Harzen, Phenolen (Guajacol, Kreosot, Äthylguajacol, Propylguajacol), Homologen der Essigsäure, Kohlenwasserstoffen, viel Cadinen, $C_{15}H_{24}$. Da der Gehalt dieses Teeres an Phenolen nicht sehr groß ist, so wirkt er weniger desinfizierend als andere Teere.

Buchenteer, Pix Fagi, Oleum Fagi empyreumaticum,
ist der durch trockene Destillation von Buchenholz gewonnene Teer. Schwarzbraune, dicke Flüssigkeit, in dünner Schicht klar, schwerer als Wasser, Geruch kreosotartig und brenzlich, Geschmack unangenehm bitter und brennend. Der Teer löst sich in Anilin klar, nicht vollständig in Chloroform und Äther, wenig in Terpentinöl. Mit Teer geschütteltes Wasser zeigt den Geruch und Geschmack des Teers und rötet Lackmuspapier. Er enthält die meisten Bestandteile des Nadelholzteeres, ist aber reicher an Äthern zweiwertiger Phenole.

Schiffspech, Pix navalis, Schwarzpech,
wird erhalten als Rückstand bei der Destillation des Holzteeres; harzartige, schwarze, glänzende, an den Kanten etwas durchscheinende, durch die Wärme der Hand weich, klebend und zähe werdende, in der Kälte leicht zerbrechliche Masse, die schwach nach Holzteer riecht. Es schmilzt beim Erhitzen zu einer teerartigen Flüssigkeit. Pechstücke fließen allmählich und kleben an ihrer Unterlage fest.

Abgesehen davon, daß auch dieses Produkt wie die anderen Teere zur Herstellung von Salben und Pflastern benutzt wird, wurde es früher auch als mechanisches Enthaarungsmittel gebraucht. Warmes Pech wurde auf Leinwand gestrichen, dann auf die behaarte Haut z. B. Kopfhaut festangedrückt. Nach dem Erkalten wurde die Leinwand gewaltsam abgerissen, wobei die Haare zum größten Teil mitgingen, was aber meistens nur in Narkose ausführbar war.

Birkenteer, Pix betulina, Oleum betulinum, Oleum Rusci, wird in Schweden, Finnland und Rußland durch Schwelen des Holzes, der Rinde und der Wurzeln verschiedener Birkenarten gewonnen. Dicke, schwarzbraune Flüssigkeit, in dünner Schicht durchsichtig, von durchdringendem, juchtenartigem Geruch, löslich in Äther, Chloroform und absolutem Alkohol, unvollkommen löslich in Alkohol von 90 Vol.-Prozent. Schüttelt man Birkenteer mit Wasser, so nimmt dieses sauere Reaktion an. Birkenteer enthält Guajacol, Kreosol, Kresole, Xylenole, Spuren von Phenol.

Steinkohlenteer, Pix Lithanthracis, Oleum Lithanthracis. Der bei der trockenen Destillation der Steinkohlen in Gasanstalten und Kokereien gewonnene Teer. Der für arzneiliche Zwecke bestimmte Teer wird erwärmt und durch ein engmaschiges Drahtnetz koliert. Braunschwarze bis schwarze, dickflüssige Masse von stark brenzlichem Geruch. An der Luft erhärtet er allmählich. Das mit Steinkohlenteer geschüttelte Wasser bläut Lackmuspapier im Gegensatz zu den Holzteerarten, die, wie bei den einzelnen Produkten ausgeführt, Säuren abgeben. In Alkohol, auch in Äther, Benzin und ätherischen Ölen ist er zum großen Teil löslich, fast völlig löslich in Benzol und Chloroform.

Der Steinkohlenteer besteht aus einem Gemenge einer sehr großen Zahl von Verbindungen, besonders der Benzolreihen. Er dient zur Gewinnung von Benzol, Toluol, Xylol und anderen flüssigen Kohlenwasserstoffen. Ferner stellt man aus ihm her Phenol und Kresol, Anilin, Naphthalin, Anthracen, Phenanthren usw.

Emplastrum Picis navalis.
Pechpflaster.

Rp. Resinae Pini 24,0
Picis navalis 48,0
Cerae flavae. 14,0
Terebinthinae 5,0
Picis liquidae . . . . q.s.

Linimentum Picis LASSAR.
Teerliniment nach LASSAR.

Rp. Olei Fagi empyreumatici
Olei Rusci āā 40,0
Olei Olivarum
Spiritus diluti (70 Vol.-%) āā 10,0

Linimentum cadinum saponatum HEBRA.
HEBRAS *flüssige Krätzeseife.*

Rp. Olei Juniperi empyreumat.
Saponis viridis āā 25,0
Spiritus ad 50,0

Sapo Picis liquidus.
Flüssige Teerseife.

Rp. Picis liquidae 40,0
Saponis kalin. venalis
Spiritus āā 60,0
Aq. destillatae ad 200,0

Tinctura Lithanthracis Mielck.
Teertinktur.

Rp. Olei Lithanthracis 6,0
Spiritus (95%) 2,0
Aetheris 2,0

Kann von der Haut mit Öl abgewaschen werden.

Tinctura Rusci composita.
Zusammengesetzte Birkenteertinktur.

Rp. Olei Rusci 20,0
Spiritus 30,0
Aetheris 30,0
Olei Lavandulae 1,0
Olei Rosmarini 1,0
Olei Rutae 1,0

Die Tinktur wird einige Tage kühl gestellt und filtriert.

Tinctura Rusci composita EICHHOFF.
Zusammengesetzte Teertinktur nach EICHHOFF.

Rp. Acidi salicylici
Naphtholi āā 2,5
Olei Rusci
Saponis viridis āā 5,0
Spiritus ad 50,0

Liquor Lithanthracis acetonatus SACK.
Teer-Acetonlösung SACK.

Rp. Olei Lithanthracis 10,0
Benzoli 20,0
Acetoni 70,0

Liquor Lithanthracis simplex.
Einfache Steinkohlenteerlösung.

Rp. Olei Lithanthracis 10,0
Benzoli
Spiritus āā 20,0

Pasta Lithanthracis JESSNER.
Pasta nigra JESSNER.

Rp. Sulf. praecipitat. 10,0
Sapon. kalin.
Pastae Mitini āā 20,0
Ol. Lithanthracis 10,0

In der angeführten Reihenfolge sind die Bestandteile zu mischen.

Tinctura Rusci Hebrae.
Tinctura Rusci Viennensis.
HEBRAS *Birkenteertinktur.*

Rp. Olei Rusci 70,0
Aetheris 12,0
Spiritus 12,0
Olei Lavandulae
Olei Rutae
Olei Rosmarini āā 2,0

Unguentum fuscum LASSAR.
LASSARsche *braune Salbe.*

Rp. Picis Fagi 15,0
Sulfur. praec. 15,0
Vaselini flav. 30,0
Saponis domest. pulv. . . . 30,0
Calcii carbonic. 10,0

Unguentum Picis LASSAR.
LASSAR*sche Teersalbe.*

Rp. Olei Rusci
Sulfuris praecipitati āā . . 5,0
Vaselini
Lanolini āā 15,0

Unguentum Wilkinsoni
WILKINSON*sche Salbe,* s. S. 324.

Unguentum antipsoriacum DREUW.
DREUW*sche Psoriasissalbe,* s. S. 536.

Teerbäder.

Teerbad nach GROSS.

Rp. I. Olei Rusci 100,0
Liqu. Ammon. caust. . . . 20,0
Sehr gut und lange, mindestens 1/2 Stunde rühren.
II. Gelatin. alb. 10,0
Aquae 50,0
Im Wasserbad vollständig lösen.
III. Natrii carbonic. cryst. . . . 10,0
Aquae 50,0
Warm lösen.

Die Lösungen II und III werden gut gemischt. Wenn die Mischung nur noch lauwarm ist, wird sie der Mischung I zugefügt und solange gerührt, bis eine dunkelbraune, gelatinöse Masse entstanden ist, die man zum Gebrauch in einigen Litern warmen Wassers löst und nach erfolgter Lösung unter beständigem Umrühren in die Badewanne schüttet.

Teerbad.

Rp. Ol. Rusci 100,0
Spirit. saponat. kalin.
Aq. dest. āā 75,0
Wird kräftig geschüttelt und dann in dünnem Strahl unter Umrühren in das lauwarme Bad gegossen.

Balnacid,

ist eine aus Buchenteerdestillaten gewonnene, in Wasser leicht lösliche, saure Flüssigkeit von schwach aromatischem Geruch. Dient zur Bereitung von „sauren Teerbädern“ nach KLINGMÜLLER. Man nimmt davon 100—200 ccm für das Bad eines Erwachsenen, 20—50 ccm für das eines Kindes.

Hersteller: Dr. Nördlinger, Flörsheim.

Handelsform: OP zu 1000 ccm.

Anthrasol,

eine Mischung aus gleichen Teilen gereinigtem Steinkohlen- und Wacholderteer mit einem Zusatz von Pfefferminzöl; ein leicht flüssiges, hellgelbes in Alkohol, fetten Ölen und flüssigem Paraffin und Vasogen sich leicht lösendes Produkt. In absolutem Alkohol ist es in jedem Verhältnis, in 90%igem Alkohol bis 10% löslich. Dieses Teerpräpart hat den Vorzug, daß es farblos ist, der Geruch ist allerdings noch immer ziemlich durchdringend.

Wirkung und *Anwendung:* Mildes Teerpräparat. Es kann auch in Form von Salben und Kopfwässern auf dem behaarten Kopf angewendet werden.

Hersteller: Knoll A.G., Ludwigshafen a. Rh.

Unguentum Wilkinsonii c. Anthrasol. paratum SACK.
WILKINSON*sche Salbe mit Anthrasol nach* SACK.

Rp. Anthrasol. . . . . . . 5,0—10,0
Sulfur. praec. 10,0
Sapon. virid. . . . . . 2,0—10,0
Vaselin. 40,0
Cretae alb. 10,0

Anthrasol-Haarspiritus.

Anthrasol. 3,0
Eucalyptol. 2,0
Resorcin. 7,0
Spirit. 120,0
Mixt. oleos. bals. 15,0

Unguentum antipsoriaticum SCHÄFFER.
SCHÄFFER*sche Psoriasissalbe.*

Rp. Anthrasol.
Hydrarg. praec. alb. āā . . 10,0
Ungt. simpl.
Ungt. lenient. āā ad . . . 100,0

Anthrasol-Haarspiritus.

Rp. Anthrasol. 3,0
Hg. bichlorat. 0,15
Euresol. pro capillis 2,0
Glycerin. 25,0
Spirit. 100,0
Ol. Lavand. gtts. II

Anthrasol-Puder.

Rp. Anthrasol. 5,0
Zinc. oxyd. Talc. āā . . ad 50,0
(Gegen Hyperidrosis.)

Carboplantin,
eine Zusammenstellung von Steinkohlenteer, Liquor Alumini acetic. und Adiplantin[1].

Casanthrol (Unna)
ist eine Mischung von Unguentum Caseini Unna mit 10% Extractum Lithanthracis, den in Äther und Benzol löslichen Bestandteilen des Steinkohlenteers. Dicke, zähe Emulsion, welche auch beim Erwärmen kein Fett abscheidet.

Carboterpin,
eine konzentrierte Lösung von Steinkohlenteer in Terpentinöl (K. Herxheimer). Tiefbraune Flüssigkeit von nicht unangenehmem Geruch.

Hersteller: Dr. Fresenius, Hirsch-Apotheke, Frankfurt a. M.

Cadogel,
ein durch fraktionierte Destillation von Oleum cadinum hergestelltes, reizloses Teerpräparat, in dem sich der Teer in kolloidem Zustande befinden soll. Eine lichte, bräunlichgelbe Flüssigkeit, die sich an der Luft oxydiert und dann reizen soll. Fast geruchlos, wenig färbend.

Wirkung und *Anwendung:* Es sind immer frisch bereitete Salben 10 bis 33 bis 66%ig zu verwenden.

Hersteller: Chinoin A.G., Ujpest b. Budapest.

Carboneol nach K. Herxheimer,
ein Teerpräparat, das dadurch gewonnen wird, daß man Steinkohlenteer in Tetrachlorkohlenstoff löst und den Verdampfungsrückstand in Chloroform aufnimmt. Tiefschwarze, dünne Flüssigkeit von nicht unangenehmen Geruch. Auf die Haut gestrichen bildet sie schwarze Krusten.

Wirkung und *Anwendung:* Rein oder in Alkohol gelöst, auch als Paste und Salbe. Reizloses Ekzemmittel.

Hersteller: Wie oben.

Empyroform,
ein Kondensationsprodukt von Holzteer und Formaldehyd; s. S. 419.

Extractum Lithanthracis,
die in Äther und Benzol löslichen Anteile des Steinkohlenteers.

Fagacid,
aus Buchenholzteer isolierter, fester, in Alkalien löslicher Körper von pechartiger Farbe und Struktur, der Alkalisalze mit antiseptischen Eigenschaften bildet.

Anwendung: Zur Herstellung von Seifen, Pflastern, Verbandsstoffen.

Hersteller: Chemische Fabrik Dr. H. Noerdlinger, Flörsheim a. M.

Kresophen,
ein von den brenzlich riechenden und reizend wirkenden Bestandteilen befreiter, kaum färbender Holzteer. In Wasser kaum lösliche Flüssigkeit von öliger Konsistenz.

Wirkung und *Anwendung:* Teerpräparat, auch bei parasitären Erkrankungen.

Hersteller: Chemische Fabrik Elektron G. m. b. H., Biebrich a. Rh.

Liantral,
entwässerter, von den kohleartigen unlöslichen Bestandteilen befreiter, gereinigter Holzteer. Zur Darstellung wird Steinkohlenteer mit Benzol behandelt, die Lösung von Benzol befreit, und zwar so, daß die über 80° siedenden Bestandteile des Teers nicht verloren gehen. Dicke schwarze, in Benzol lösliche, in Äther, Alkohol, Ölen und Fetten teilweise lösliche Flüssigkeit.

---

[1] *Adiplantin,* eine „Pflanzensaftsalbe“, die auf nässenden Wundflächen haftet und zusammenhängende, feine Häutchen darauf bildet (Chem. Fabrik Helfenberg).

Wirkung und *Anwendung:* Reizt verhältnismäßig wenig, wird verwendet als 5—10—20%ige Salben, Seifen, Guttaplast. 10%ige Liantralsalbe mit Unguentum Caseini hergestellt soll man auch auf entzündeter sezernierender Haut anwenden können. Hauptanwendungsgebiet Kinderekzeme.

Hersteller: P. Beiersdorff & Co., Hamburg.

Liquor Anthracis simplex und **Liquor Anthracis compositus (Fischel).**

Das erste Präparat ist eine Auflösung von Steinkohlenteer in Benzol und Spiritus. Der *Liquor compositus* enthält noch Zusätze von Schwefel, Resorcin und Salicylsäure. Nach Ledermann soll das letztere Präparat besonders zur Behandlung der Rosacea geeignet sein und im Sinne einer Schälbehandlung wirken.

Hersteller: M. Hellwig, Berlin NO 43.

Liquor Carbonis detergens, Steinkohlenteerlösung,
ein Präparat, das früher aus England kam und daher mitunter noch mit dem Beiwort „anglicus" bezeichnet wird. Es werden in Deutschland jetzt Präparate gemacht, die den englischen vollständig gleichwertig sind. Hergestellt wird das Präparat, indem 1 Teil Steinkohlenteer mit 2 Teilen Quillajatinktur 8 Tage mazeriert und dann filtriert werden. Klare, braune, dünne Flüssigkeit.

Liquor Carbonis detergens Hippocastani,
ist ein Präparat, bei dem man statt der Quillajatinktur die reizlosere Tinctura Hippocastani (Roßkastanientinktur) verwendet (Herxheimer).

Liquor Carbonis detergens Hippocastani decoloratus.

Das obige Präparat wird mit Bleiacetatlösung ausgefällt, wodurch ein Teil der Farb- und Riechstoffe mitgerissen wird. Es entsteht jetzt ein schwach hellgelbes Präparat, das allerdings am Licht etwas nachdunkelt, was aber durch gut verschlossene, dunkle Flaschen verzögert werden kann.

Wirkung und *Anwendung:* Ein mild wirkendes Teerpräparat, das entweder rein oder als Lösungen, Schüttelmixturen, Salben, Pasten usw. 2—20% verwendet werden kann.

Teertinktur nach Veiel.

Rp. Liquor. Carbonis deterg.
Glycerin. āā 5,0
Spirit. ad 100,0

Psoriasissalbe nach Jadassohn *(farblose).*

Rp. Liquor Carbon. deterg. 2—20,0
Hg. praecipitat. alb. . . 5—10,0
Adip. Lanae 50,0
Ol. Olivar. 20,0
Aqu. destill. ad 100,0

Liquor carbonis detergens-Trockenpinselung.

Rp. Liquor Carbon. deterg. 2—20,0
Zinc. oxyd.
Talci. āā 25,0
Glycerin.
Spirit. dilut.
Aqu. destill. āā ad 100,0

Liquor Lianthrali saponatus
ist eine Art Liquor Carbonis detergens aus Lianthral hergestellt.

Liquor Rusci detergens
ist ein wässeriges Destillat aus Steinkohlenteer.

Lithantrol (K. Herxheimer),
ein Steinkohlenteerchloräthylalkoholat von hellbrauner Farbe und angenehmem Geruch. Das Präparat ist besonders zur Behandlung der Psoriasis zusammen mit Salicylsäure und Pyrogallol empfohlen worden.

Rp. Acid. salicyl. . . . . 1,0—10,0
Lithantrol . . . . 10,0—20,0 — (50,0)
Vaselin. ad . . . . . . 100,0.

Pinosol,
ein durch Destillation von Teer unter vermindertem Druck hergestelltes Präparat. Braune oder dunkelgelbe, dicke Flüssigkeit von honigartiger Konsistenz und schwach bituminösem Geruch. Das Präparat mischt sich gut mit Fetten und Ölen und gibt mit schwach alkalischem Wasser haltbare Emulsionen.

Wirkung und *Anwendung:* Wird als reizloses von unangenehmen Nebenwirkungen freies Teerpräparat empfohlen.

Hersteller: G. Hell & Co., Troppau.

Pittylen, Pix methylenata,
Kondensationsprodukt aus Nadelholzteer und Formaldehyd. Lockeres, amorphes, kaum nach Teer riechendes, in starkem Alkohol, Chloroform, Aceton, in verdünnten Laugen und Seifenlösungen lösliches Pulver. Die Lösungen hinterlassen nach Verdunsten einen braunen elastischen Rückstand: Teerlack.

Wirkung und *Anwendung:* Als Teerpräparat in Form von Puder, Kühlsalben, Salben, Pasten, Pflastern, Lösungen, Schüttelmixturen und als feste und flüssige Seifen.

Hersteller: Lingner-Werke, Dresden.

Pixavon,
ein flüssiges Haarwaschmittel, soll eine flüssige Pittylenkaliseife sein. Pixavon „fett" enthält an Stelle von Pittylen *Pitral.*

Hersteller: Wie oben.

Pitral,
der neutrale Anteil des Nadelholzteeres, farb- und geruchloses Teerpräparat, das sich mit allen Salbengrundlagen mischt.

Hersteller: Wie oben.

Pix solubilis
ist ein wasserlöslicher Teer, den man durch Behandlung des Holzteeres mit Schwefelsäure erhält. Mit Natronlauge wird der Säureüberschuß wieder entfernt.

Purium,
ein Steinkohlenteerpräparat, das als Steinkohlenteerester bezeichnet wird und das Benzoyl- und Salicylverbindungen der im Steinkohlenteer enthaltenen Phenole, ferner auch Schwefel-, Rhodan- und Cyanverbindungen enthalten soll, nicht aber die pechartigen Stoffe, Kohlenwasserstoffe und basische Verbindungen, wie Pyridin u. a. Schwarze, salbenartige Masse, die bei 60° zu einer dunkelbraunen, klaren Flüssigkeit schmilzt. Der Geruch ist gewürzig, wenig an Teer erinnernd, der Geschmack zusammenziehend. Es ist in Wasser unlöslich, löslich in Weingeist, auch in fetten Ölen, besonders Ricinusöl. Durch Kochen mit Laugen wird es verseift, beim Ansäuern scheidet sich ein dunkles, wie Creolin riechendes Öl ab.

Purium oleosum
ist eine Lösung von 1 Teil Purium in 2 Teilen Ricinusöl. Es soll zur Herstellung der Puriumzubereitungen, wie alkoholischen und öligen Lösungen, Salben, Pasten usw. dienen.

Wirkung und *Anwendung:* Wie die anderen Teerpräparate.

Hersteller: Dr. Thal, Böhm & Co., G. m. b. H. Berlin N 24.

Sapo Carbonis detergens liquidus
besteht aus Sapo kalinus 60,0, Glycerin 40,0, Liquor Carbonis detergens 10,0. Man erwärmt im Wasserbade bis zur Verflüchtigung des Alkohols, gibt hinzu Oleum Melissae germanicae 2,5, Oleum Geranii 1,2 und filtriert im Dampftrichter.

Sulfanthren,
ein Präparat, das aus gereinigtem Steinkohlenteer und Schwefel besteht, kommt als Salbe in den Handel. Der Schwefel ist angeblich in gelöster Form in die Salbe gebracht. Soll reizlos sein.

Hersteller: Alpine chemische A.G., Kufstein.

Handelsform: Tuben zu 35 und 100 g, Töpfe mit 500 g.

Succinol,
gereinigtes Bernsteinteeröl, durch trockene Destillation des Bernsteins gewonnen, das mit verschiedenen Chemikalien behandelt ist.

Wirkung und *Anwendung:* Nach K. HERXHEIMER wie andere Teerpräparate.

Hersteller: Hirsch-Apotheke Frankfurt a. M.

Fuligenol,
durch Digerieren von Glanzruß mit Alkohol gewonnenes Teerpräparat.

Wirkung und *Anwendung:* Wie andere Teerpräparate.

Hersteller: Hirsch-Apotheke, Frankfurt a. M.

Schieferteere.

Die Schieferteere unterscheiden sich von den Holz- und Steinkohlenteeren dadurch, daß sie *schwefelhaltig* sind.

Ichthyol
ist eine besondere Art von *Schieferöl*, das aus dem im Karwendelgebirge bei Seefeld in Tirol vorkommenden bituminösen Gestein gewonnen wird. Das Gestein enthält die Reste von vorweltlichen Fischen und Seetieren. Durch trockene Destillation des Gesteines erhält man ein stark schwefelhaltiges Öl, das als *Ichthyolrohöl* bezeichnet wird, und aus dem die Ichthyolpräparate hergestellt werden. Dem Seefelder Gestein ähnliche Gesteine finden sich in Tessin, in Oberitalien und in Südfrankreich. Auch aus diesen Mineralien werden Öle gewonnen, die den Ichthyolpräparaten ähnlich, aber nicht gleich sind.

Das *Ichthyolrohöl* ist eine gelbbraune, klare, etwas fluoreszierende Flüssigkeit, von starkem, unangenehmem Geruch. Es hat einen Schwefelgehalt von etwa 10—11%, der nach den Untersuchungen von K. SCHEIBLER von dem Vorhandensein von Homologen des Thiophens herrührt. Diese Thiophenabkömmlinge sind in der Hauptsache entweder Trimethyl- oder Methyläthyl- oder Propylthiophen. Das Seefelder Öl besteht zu etwa der Hälfte aus Thiophenverbindungen, daneben enthält es noch Kohlenwasserstoffe in kleinen Mengen, auch Stickstoffverbindungen.

Ichthyol, Ammonium sulfoichthyolicum, ichthyolsulfonsaures Ammonium, Ichthyolammonium.

Zur Herstellung wird das Ichthyolrohöl mit einem Überschuß von konzentrierter Schwefelsäure vermischt. Unter freiwilliger Erwärmung bis auf 100° und unter Entweichung von Schwefeldioxyd entsteht Ichthyolsulfonsäure. Nach Beendigung der Reaktion wird das Produkt wiederholt mit gesättigter Kochsalzlösung erwärmt, um Schwefeldioxyd und freie Schwefelsäure zu entfernen. Die im Wasser leicht lösliche, freie Ichthyolsulfonsäure ist in gesättigter Kochsalzlösung unlöslich und scheidet sich auf dieser als teerartige Ölmasse aus. Die gewaschene Ichthyolsulfonsäure wird mit Ammoniakflüssigkeit neutralisiert und das so erhaltene Produkt zur Sirupdicke eingedampft.

Rotbraune, klare, sirupdicke Flüssigkeit von eigentümlichem Geruch und Geschmack. Die klare Mischung von Ichthyol mit Wasser rötet blaues Lackmuspapier schwach. In Alkohol sowie in Äther löst sich Ichthyol nur teilweise, vollständig jedoch in einer Mischung beider zu gleichen Raumteilen. Aus der wässerigen Lösung scheidet Salzsäure eine dunkle, harzartige Masse aus, die in Äther sowie in Wasser löslich ist. Mit Kalilauge erwärmt, entwickelt Ichthyol Ammoniak.

Ichthyolammonium ist keine einheitliche Verbindung. Es enthält etwa 55—56% Trockensubstanz, die in der Hauptsache aus Ammoniumsalzen von Sulfonsäuren der Thiophenverbindungen des Rohöls besteht. Daneben können aber auch Ammoniumsalze von Alkylschwefelsäuren vorhanden sein, die durch Einwirkung der Schwefelsäure auf ungesättigte Kohlenwasserstoffe entstehen. Der Schwefel ist zu etwa 1,5% als Ammoniumsulfat vorhanden, zu etwa 2,7% in Form der Sulfonsäuregruppe und zu etwa 6,8—7% in sulfidischer Form in den Thiophenringen. Der Gehalt an Ammoniak beträgt im ganzen etwa 3%. Der Gehalt an Ammoniumsulfat etwa 6%, an Asche etwa 0,05—0,07%.

Wenn in ärztlichen Verordnungen „Ichthyol" steht, so wird in den Apotheken Ichthyolammonium abgegeben. Die Bezeichnungen „Ichthyol", auch in Zusammensetzungen und „sulfoichthyolicum" sind der Ichthyolgesellschaft Cordes, Hermanni & Co., Hamburg, geschützt.

Wirkung: Diese kommt in der Hauptsache den Thiophenverbindungen zu. In schwachen Konzentrationen etwa 1—5%ig, entzündungswidrig, anämisierend, keratoplastisch; in stärkeren Konzentrationen bis 10% und rein, resorbierend, hyperämisierend, schmerzlindernd, keratolytisch, keimtötend. Ichthyolammonium wirkt als sog. reduzierendes Heilmittel.

Anwendung: Äußerlich: rein, in wässeriger, alkoholischer oder Glycerinlösung. Pinselt man Ichthyol rein auf die Haut und legt eine dünne Lage Watte darüber, so trocknet es zu einem festen Überzug an. Als 2—10%ige Trockenpinselung, als 10%iges Kollodium, als Puder, Salben, Pflaster, Seifen, Suppositorien usw.

Pulvis cuticolor c. Ichthyol. Hautfarbener Ichthyolpuder.

Rp. Ichthyol. 10,0
Mag. carbon. 20,0
Pulv. cuticolor. . . . . 70,0.

Innerlich wird es gegeben bei Acne rosacea, Urticaria und anderen mit kapillaren Gefäßalterationen einhergehenden Erkrankungen, als Lösung, Pillen und Tabletten.

Rp. Ichthyol. 10,0
Aqu. destill.. 20,0
3mal tägl. 15 Tropfen nach dem Essen.

Rp. Ichthyol.
Antipyrin āā 7,0
Sir. simpl. 50,0
Ol. menth. pip. gtts. IV
Aqu. destill. ad 200,0
2—4 Eßlöffel pro Tag. (Blaschko.)

Pilulae Ichthyoli. Ichthyolpillen.

Rp. Ichthyol. 8,0
Magnes. ust. 1,0
Aq. destillat. 8,0
werden gemischt, auf dem Wasserbade zu einer pulvrigen Masse eingedampft, aus der nach Zusatz von einigen Tropfen Wasser 100 Pillen geformt werden.

Pilulae Ichthyoli keratinatae Unna.
Keratinierte Ichthyolpillen nach Unna.

Natr. sulfoichthyol. 10,0
schmilzt man zusammen mit
Cera flav. 3,0
setzt dann
Terra silicea 12,0
hinzu und formt 100 Pillen, die mit Keratin überzogen werden.

Es ist auch erhältlich in Pillen zu 0,1 (OP zu 100 Stück) und in Tabletten mit Kalk (OP zu 50 Stück).

Hersteller: Cordes, Hermanni & Co., Hamburg.

Ichthyolan

ist die Bezeichnung für 10%-, 20%- und 50%ige Ichthyolsalben in Tuben der Ichthyol-Gesellschaft Cordes, Hermanni u. Co., Hamburg.

Ichthyol-Natrium, Natrium sulfoichthyolicum, Natriumsulfoichthyolat, ichthyolsulfonsaures Natrium

wird durch Neutralisation der Ichtyolsulfonsäure mit Natronlauge und Eindampfen hergestellt. Braunschwarze, teerartige Masse von brenzlichem Geruch, die sich chemisch ähnlich wie das Ichthyolammonium verhält.

Hersteller: Wie oben.

Ichthyol-Calcium, Calcium sulfoichthyolicum,

ist ein braunes, geruch- und geschmackloses Pulver, das in den gewöhnlichen Lösungsmitteln fast unlöslich ist. Es wird dargestellt, indem Ammonium sulfoichthyolicum in Wasser gelöst wird und unter stetem Umrühren mit einer Lösung von Calciumchlorid in Kalkwasser vermischt wird. Nach Absetzen und Abgießen wird der Niederschlag gut mit destilliertem Wasser ausgewaschen und getrocknet. Zur Entfernung des Ichthyolgeruches und -Geschmackes wird das Produkt einige Male mit Petroleumäther ausgeschüttelt und wieder getrocknet.

Wirkung und *Anwendung:* Kombinierte Ichthyolkalkwirkung für innere Darreichung.

Hersteller: Wie oben.

Transannon

sind mit Aluminiumpulver überzogene Tabletten in Bohnenform, die Calcium ichthyolicum, Salbeiöl und Aloeextrakt enthalten.

Hersteller: Gehe & Co., A.G., Dresden N.

Ichthermol, Hydrargyrum sulfoichthyolicum,

dunkel gefärbtes, geruchloses, in Wasser unlösliches Pulver, das etwa 24% Quecksilber enthält.

Wirkung und *Anwendung:* Als Wundantisepticum.

Anytin (Anysin),

33%ige wässerige Lösung von Ichthyolsulfonsäure.

Wirkung und *Anwendung:* Als 1—2%ige Lösung zu Umschlägen.

Hersteller: Cordes, Hermanni & Co., Hamburg.

Anytole

sind Mischungen von Anytin mit wasserunlöslichen Stoffen, die durch das Anytin beim Vermischen mit Wasser in Lösung gehalten werden. Im Handel sind Anytole mit Benzol, Eukalyptol (Eukasol), Gaultheria, Guajakol, Jod, Campher, Kreosot, Kresol (Metasol) Pfefferminzöl, Terpentinöl.

Hersteller: Wie oben.

Desichthol, Ichthyolum desodoratum,

ist Ichthyolammonium, das durch Einleiten von Wasserdampf von den riechenden und schmeckenden flüchtigen Stoffen befreit ist.

Wirkung und *Anwendung:* Ichthyolpräparat zum inneren Gebrauch.

Hersteller: Wie oben.

Ichthyoleiweiß, Ichthalbin,

wird durch Fällen einer Eiweißlösung mit einer Lösung von Ichthyolsulfonsäure dargestellt. Der Niederschlag wird erst mit Wasser gewaschen, dann zunächst bei 25—30° getrocknet, später, um ihn unlöslich zu machen, längere Zeit auf 100° erhitzt. Sehr feines, graubraunes Pulver mit 6% organisch gebundenem Schwefel und etwa 9% Eiweiß, geschmacklos, in Wasser unlöslich. Es passiert ungelöst den Magen und wird erst im alkalischen Darmsaft in Ichthyol und Eiweiß zerlegt.

Wirkung und *Anwendung:* Als geschmackloses Ichthyolpräparat. Erwachsene 1—3 Tabletten dreimal tägl., am besten vor den Mahlzeiten, Kinder bis zu 1 Tablette dreimal tägl.

Hersteller: Knoll A.G., Ludwigshafen a. Rh.

Handelsform: OP mit 30 Tabletten zu 0,3 g.

Ichthoform,

eine Verbindung von Formaldehyd mit Ichthyoldisulfonsäure; schwarzbraunes, in den üblichen Lösungsmitteln nahezu unlösliches Pulver, fast geruch- und geschmacklos. Durch Alkalien wird es bei längerer Einwirkung gelöst. Äther und Alkohol lösen es nur zum Teil.

Wirkung und *Anwendung:* Äußerlich als Wundantisepticum (Jodoformersatz). Innerlich wie Ichthyol, Erwachsene 1—2 g, Kinder 0,25—0,5 g 3—4mal tägl.

Hersteller: Cordes, Hermanni & Co., Hamburg.

Ichtoxyl

besteht aus einer innigen Mischung von Ichthyolpulver und einer Sauerstoff abspaltenden Komponente (Samberger). Das Pulver spaltet bei der Berührung mit dem Oberflächengewebe etwa 10 Vol. aktiven Sauerstoff ab. Braunes, leicht hygroskopisches, völlig ungiftiges Pulver, von schwachem Geruch und ichthyolartigem Geschmack.

Wirkung und *Anwendung:* Nach Samberger soll es ein capillartonisches Arzneimittel sein. Es wird angewendet als Streupulver bei torpiden Geschwüren, bei Tuberculosis cutis, bei Röntgengeschwüren usw. Das Pulver wird entweder aufgestreut, oder es wird als Ichtoxylbrei aufgestrichen. Der Brei wird in der Weise hergestellt, daß eine Originalpackung des Pulvers mit destilliertem Wasser zu Brei verrührt wird. Bei der Zubereitung muß das Wasser dem Pulver vorsichtig und nur tropfenweise zugesetzt werden, weil das Ichtoxyl in Wasser leicht löslich ist und bei überschüssigem Zusatz von Wasser eine Lösung und kein Brei entsteht. Der Brei wird dick aufgetragen und mit einer dünnen Watteschicht bedeckt. Er trocknet bald an und braucht nicht fixiert zu werden. Wenn keine Störungen eintreten, kann man ihn 4—7 Tage liegen lassen, nach welcher Zeit der Brei sich selbst abzuschälen beginnt. Falls es notwendig ist, kann man den Anstrich auch mit warmem Wasser leicht entfernen.

Ichtoxyl kommt auch als *Ichtoxyl pro balneo* in den Handel. Es beträgt die Sauerstoffabspaltung hier etwa 30 Vol.-%. Die Bäder werden verwendet bei Acrocyanose, Sklerodermie, Erfrierungen.

Unguentum Ichtoxyli
ist eine Ichtoxyl-Kühlsalbe, bei der der vorzeitigen Sauerstoffabspaltung durch einen besonderen Zusatz von Kalk in geeigneter Form vorgebeugt wird. Angebracht bei allen akuten Hautentzündungen, Verbrennungen, Erfrierungen usw.

Unguentum Saloxyli
ist eine Ichtoxyl-Kühlsalbe, der zur Erhöhung der baktericiden Kraft des Ichtoxyls noch 10% Salicylsäure zugefügt sind. Bei Pyodermien.

Suppositoria Ichtoxyli,
Analzäpfchen von 2 g mit 10% Ichtoxyl und Belladonna-Zusatz.

Hersteller: Cordes, Hermanni & Co., Hamburg.

Handelsform: Ichtoxyl-Pulver, OP zu 10, 25 und 50 g, *Ichtoxyl pro balneo* OP zu 15 g, *Ungt. Ichtoxyli,* Tuben zu 30 und 50 g, *Ungt. Saloxyli,* Tuben zu 20 g, *Supp. Ichtoxyli* OP zu 10 Stück.

Eutirsol
ist ein Seefelder Schieferöl, das fast vollständig von den Riechstoffen und den die Färbung bedingenden Bestandteilen befreit ist und bei dem gleichzeitig die therapeutisch wirksamen Thiophenkörper angereichert sind. Es stellt eine ölige, leicht bewegliche, hellgelbe Flüssigkeit von schwachem Geruch dar, die sich in fast allen organischen Lösungsmitteln löst. Spez. Gew. 0,96. Enthält 12—13% Thiophenschwefel, was einem Gehalt an Thiophenverbindungen von nahezu 50% entspricht. Nicht wasserlöslich, sondern nur öl- und fettlöslich. Wegen seines hohen Gehaltes an Thiophenhomologen dunkelt es unter dem Einfluß von Luft und Licht leicht nach und muß daher unter besonderen Vorsichtsmaßnahmen aufbewahrt und verarbeitet werden. Aus diesem Grunde ist das Präparat nur in Originalpackungen erhältlich.

Wirkung und *Anwendung:* Wie Ichthyol.

Solutio Eutirsol,
wasserlöslich; Flüssigkeit mit 5% und 10% Eutirsol in einem indifferenten Lösungsmittel.

Hersteller: Cordes, Hermanni & Co., Hamburg.

Handelsform: Ungt. „Eutirsol“ OP 5, 10 und 20% in Tuben zu 30 und 50 g. Solutio „Eutirsol“ OP 5 und 10%ig, zu 100 g.

Gelatina Ichthyoli Unna.
Ichthyolleim nach Unna.

Rp. Gelatinae albae 10,0
Aq. destill. 25,0
Glycerin. 60,0
Ichthyoli 10,0

Gelatina Zinco-Ichthyoli Unna.
Ichthyol-Zinkleim nach Unna.

Rp. 1. Gelatinae albae 10,0
2. Aq. destill. 40,0
2. Glycerin. 25,0
4. Zinci oxydati 10,0
5. Glycerini 13,0
6. Ichthyoli 2,0

Man löst 1—3, reibt 4 und 6 mit 5 an und micht alles zusammen.

Glycerinum ichthyolatum.
Ichthyol-Glycerin.

Rp. Ichthyoli 3,0
Glycerin. 9,0

Pasta Ichthyoli Unna.
Unna*sche Ichthyolpaste.*

Rp. Ichthyoli . . . . 3,0—10,0
Aq. destill.
Glycerini
Dextrini āā 30,0

Sapo unguinosus cum Ichthyolo et Acido salicylico Unna.
Ichthyol-Salicylseifensalbe Unna.

Rp. Ichthyoli 10,0
Acidi salicylici. 5,0
Saponis unguinosi 85,0

Sapo unguinosus piceo-ichthyolatus Unna.
Ichthyol-Teer-Salbenseife nach Unna.

Rp. Olei Cadini 20,0
Ichthyoli 10,0
Saponis unguinosi 70,0

Unguentum Ichthyoli.
Ichthyol-Salbe.

Rp. Ichthyoli 10,0
Vaselini 90,0

Unguentum Ichthyoli compositum Unna.
Zusammengesetzte Ichthyolsalbe nach Unna.

Rp. Ichthyoli 10,0
Acidi salicylici. 2,0
Lanolini
Adipis suilli āā 44,0

Unguentum Ichthyoli refrigerans.
Ichthyol-Kühlsalbe nach Unna.

Rp. Adipis suilli 30,0
Lanolini 50,0
Ichthyoli
Aq. destill. āā 10,0

Vernisium ichthyolatum.
Ichthyolfirnis.

Rp. 1. Albuminis Ovi sicci . . . 1,0
2. Aq. calidae 40,0
3. Amyli 80,0
4. Ichthyoli 80,0

Man löst 1 und 2, vermischt diese Lösungen zunächst mit 3 und mischt dann 4 hinzu.

Vernisium Ichthyoli carbolisatum.
Ichthyol-Carbol-Firnis nach UNNA.

Rp. Ichthyoli 25,0
Phenol. liquefact. 2,5
Amyli Tritici 50,0
Aquae 22,5

Im Handel gibt es noch zahlreiche Präparate, die dem Ichthyolammonium nachgebildet sind und wie diese aus Rohölen, aber anderen Herkommens als das Originalichthyolöl, hergestellt werden.

Bitumol,
ein ichthyolähnliches, schwefelreiches Präparat, aus deutschen bituminösen Schiefern. Im Handel auch als Bitumolöl und Bitumolsalbe 10—50%ig erhältlich.

Hersteller: Bitumolgesellschaft, Konstanz-Petershausen.

Ichden, Piscarol,
Ichthyolersatzmittel, soll dieselben physikalischen und chemischen Eigenschaften wie Ichthyol besitzen.

Hersteller: Lüdy & Co., Burgdorf, Schweiz.

Ichthyopon,
ein ähnliches Präparat der gleichen Firma.

Sulfogenol,
ein Ichthyolpräparat von wenig unangenehmem Geschmack und Geruch. Sirupdicke, klare, rötlichbraune Flüssigkeit, in Wasser und verdünntem Alkohol leicht löslich.

Hersteller: Wie oben.

Ichthammon,
ein Ichthyolpräparat der Firma F. Reichelt, Breslau.

Ichthynat, Ammonium sulfoichthynatum Heyden,
das Ammoniumsalz eines geschwefelten Destillationsproduktes aus Fischkohle. Dunkelbraune, zähflüssige, in Wasser und Glycerin leicht lösliche Masse. Anwendung unverdünnt oder in 10- bis 25%iger Lösung mit Glycerin oder als Salbe. Innerlich 0,5 g mehrmals täglich.

Wirkung und *Anwendung:* Wie Ichthyol.
Hersteller: Chemische Fabrik von Heyden A.G., Dresden-Radebeul.

Ichthium,
ein Ichthyolpräparat der Chemischen Fabrik Westend, Charlottenburg.

Ichtulfon, Ichtosauren,
angeblich eine Ammoniumverbindung einer Ichtulfonsäure.

Hersteller: Fritz Michalowsky, Berlin N. 39.

Isarol, Ichthyodin,
entspricht dem Ammonium sulfoichthyolicum des Schweizer Arzneibuches.

Hersteller: Gesellschaft für chemische Industrie, Basel.

Lithyol,
ein geschwefeltes Erdöl; dicke, in Wasser mit Fluorescenz lösliche Masse, die 15,7% Schwefel enthält.

Hersteller: Chemische Fabrik vorm. Sandoz, Basel.

Petrosulfol, Ichthyolum austriacum,
aus Tiroler bituminösem Gestein hergestelltes, dem Ichthyol ähnliches Produkt mit 16% Schwefel.

Hersteller: G. Hell & Co., Troppau.

Sulfammon,
ein Ichthyol-Ersatzmittel des Apothekers Erich Grischow, Altenbach a. Ruhr.

Thigenol,
eine etwa 33%ige Lösung einer Sulfosäure eines synthetisch dargestellten Sulfoöls, welches nach Angabe 10% organisch gebundenen Schwefel enthält. Es ist eine braune, dicke, sirupartige, geruch- und fast geschmacklose, in Wasser, verdünntem Alkohol und Glycerin völlig lösliche Flüssigkeit, welche rasch auf der Haut zu einer nicht klebenden Decke eintrocknet. Salzsäure fällt aus den Lösungen die in Wasser völlig unlösliche Thigenolsäure aus, ein Unterschied vom Ichthyol.

Wirkung und *Anwendung:* Wie Ichthyol; antiseptische, antiparasitäre, juckstillende, aufsaugende, entzündungswidrige und hornschichtbildende Eigenschaften. Wird verwendet rein, in Glycerinlösungen, als Trockenpinselungen, als Salben und Pasten 2—5—10%ig, als Seifen, Pflaster, Suppositorien usw.

Hersteller: F. Hoffmann-La Roche & Co. A.G., Berlin.

Glycerinum thigenolatum.

Rp. Thigenoli 10,0
Glycerin. 85,0
Spiritus coloniensis 5,0

Thigenol-Zinkwismutsalbe NEISSER.

Rp. Thigenoli 0,4
Zinci oxydati
Bismuti subnitr. āā 2,0
Unguenti lenientis
Unguenti cerei āā ad 20,0

Thigenol-Kopfwasser.

Rp. Thigenoli
Glycerin. āā 15,0
Spiritus Lavandulae 20,0
Aq. destill. ad 200,0

Thigenol-Kollodium (SAALFELD).

Rp. Thigenoli . . . . . . 10,0—33,0
Collodii elastic. ad 100,0
Gegen Pernionen.

Tumenol
wird gewonnen durch Sulfonierung eines durch Destillation von bituminösem Schiefer gewonnenen Mineralöls. Das Reaktionsprodukt besteht aus einer Mischung von *Tumenolsulfonsäure* mit *Tumenolsulfon.* Will man beide trennen, so neutralisiert man mit Natronlauge und zieht mit Äther aus. In diesen geht alsdann das neutrale Tumenolsulfon über, während tumenolsulfonsaures Natrium zurückbleibt.

Rohes Tumenol, Tumenol venale
ist das Gemisch von Tumenolsulfonsäure und Tumenolsulfon. Das Tumenolsulfon *(Oleum Tumenoli)* ist von dicker Beschaffenheit und die Tumenolsulfonsäure ist ein braunes Pulver. Das Tumenol venale ist ein zähflüssiges, schwarzbraunes Öl von eigenartigem Geruch, fast unlöslich in Wasser, leichtlöslich in Fetten. Arzneilich werden die angeführten Präparate jetzt nur noch wenig verwendet, hauptsächlich nur noch das von KLINGMÜLLER eingeführte:

Tumenol-Ammonium, Ammonium tumenolicum, tumenolsulfonsaures Ammonium, $C_{41}H_{51}O_2 \cdot SO_3NH_4$.
Dunkelbraune, sirupdicke Flüssigkeit, in jedem Verhältnis mischbar mit Wasser, löslich in Glycerin und Alkohol, läßt sich mit Fetten und Ölen leicht zu Salben und Pasten verarbeiten. Aus der wässerigen Lösung fällen Natriumchlorid und verdünnte Säuren eine schwarze, harzartige Masse.

Tumenolsulfon, Tumenolöl, Oleum Tumenoli, $(C_{41}H_{67}O)_2SO_2$,
wird gewonnen durch Ausschütteln des mit Natronlauge neutralisierten Rohtumenols mit Äther. Tief dunkelbraunes, zähes Öl, unlöslich in Wasser, leicht löslich in Äther, Benzol und anderen Kohlenwasserstoffen.

Wirkung und *Anwendung:* Sehr milde wirkendes Teerpräparat mit denselben pharmakologischen Eigenschaften wie Thigenol. Wird auch in der gleichen Weise verwendet als Lösung, Salben, Pasten, Trockenpinselungen, Seifen, Pflaster 1—20%ig.

Hersteller: I.G.-Farbenindustrie A.G., Leverkusen a. Rh.

Pasta Tumenoli NEISSER.
NEISSER*sche Tumenolpaste.*

Rp. Ammonii tumenolici . . 5,0—10,0
Vaselini 50,0
Zinci oxydati
Amyli āā ad 100,0

Tinctura Tumenoli NEISSER.
NEISSER*sche Tumenol-Tinktur.*

Rp. Ammonii tumenolici 5,0
Aetheris, Spiritus (90%),
Aq. dest. (oder Glycerini) āā . 15,0

Tumenolbad Klingmüller.

Rp. Ammonii tumenolici 33,0
Spiritus vin. ad 100,0
Für ein Vollbad.

Tumenol-Trockenpinselung.

Rp. Ammonii tumenolici . . 5—20,0
Zinci oxydati
Amyli
Glycerini
Aq. dest. (oder 30%iger Spiritus) āā ad 100,0

Tumenol-Bromocoll-Pinselung (Schäffer).

Rp. Ammonii tumenolici 5,0
Bromocoll. solubil. 10,0
(Menthol 1,0)
Zinci oxydati
Talci āā 15,0
Glycerin.
Spiritus 50% āā ad . . . 100,0

Thiol

ist ein sulfuriertes und sulfoniertes Erdöl. In den Handel kommt es in fester Form als *Thiolum siccum in lamellis* und *pulveratum* und in konzentrierter wässeriger Lösung als *Thiolum liquidum.*

Thiolum siccum, Thiol,

ist ein dunkelbraunes Pulver von schwach asphaltartigem Geruch und etwas bitterlichem, zusammenziehendem Geschmack. Es löst sich in Wasser zu einer braunroten, neutralen Flüssigkeit. Aus der Lösung wird durch Natriumchlorid oder durch Salzsäure eine dunkle, klebrige Masse abgeschieden, die gewaschen in Wasser vollkommen löslich ist. In Chloroform ist es löslich, in Alkohol und Benzol nur wenig löslich, in Petroleumbenzin, Äther und Aceton unlöslich.

Flüssiges Thiol, Thiolum liquidum,

dunkelrotbraune, sirupdicke Flüssigkeit, mit Wasser in jedem Verhältnis mischbar, enthält etwa 35—40 Teile festes Thiol.

Wirkung und *Anwendung:* Wie Thigenol und Tumenol. Es wird auch innerlich 3—15 Tropfen mehrmals tägl. gegeben. Thiolum siccum kann auch rein als Streupulver verwendet werden.

Hersteller: J. D. Riedel A.G., Berlin.

Handelsform: Thiolum liquidum kommt als OP in Tuben zu 50 g in den Handel.

Thiol-Präcipitatsalbe Schäffer.

Rp. Thiol. liquid.
Hg. praec. alb. āā 0,4
Ungt. Zinci ad 20,0

Thiolpinselung.

Rp. Thiol. liquid. 30,0
Glycerin.
Aq. destill. āā 10,0

Thiol-Cold-Cream.

Rp. Thioli sicci 5,0
Olei Amygdal. 20,0
Aq. Rosae 20,0
Adipis Lanae 30,0

Thiol-Streupulver.

Rp. Thiol. sicc. pulv. 5,0
Amyl. 20,0
Talc. 5,0
Intertrigo, akutes Ekzem.

Inoton von Dr. Debat,

eine juckstillende Salbe bei Ekzemen, Geschwüren, Pyodermien usw. „auf der Basis von Tonschieferölen, sowie verschiedenen keratoplastischen und abschwellenden Mitteln hergestellt".

Hersteller: August Baetz, Frankfurt a. M.

Handelsform: OP in Tuben.

Varicosansalbe, Wundsalbe,

„enthält außer Albuminen, Lipoiden und Fetten, bituminöse- und Teeröle, kolloidalen Schwefel" und andere bei derartigen Salben übliche Zusätze, wie Anästhesin, Extr. Hamamelidis, Campher, Perubalsam usw.

Hersteller: Max Kermes, Hainichen i. Sa.

Benzol und Toluol.

Benzol, Benzolum, Steinkohlenbenzin, C_6H_6.

Das Benzol wurde früher nur aus dem Steinkohlenteer der Gasanstalten und der Kokereien durch Destillation gewonnen. Jetzt wird eine erheblich größere Menge Benzol aus den Koksofengasen durch Waschen mit höher siedenden Teerölen und Wiederabdestillieren gewonnen. Das Rohprodukt ist zunächst ein Gemisch von Benzol, Toluol, Xylol, etwas Naphthalin und einer Reihe anderer leicht siedender Kohlenwasserstoffe, ferner Thiophen und Pyridinbasen. Es wird zuerst mit Schwefelsäure gewaschen, wodurch verschiedene ungesättigte Kohlenwasserstoffe und ein Teil des Tiophens entfernt werden. Das gewaschene Rohbenzol wird dann durch Destillation weiter gereinigt. Für arzneiliche Zwecke kommt nur das *Reinbenzol* des Handels in Frage, das als Benzolum purum, „krystallisierbar", weil es bei 0° kristallinisch erstarrt, bezeichnet wird. Es enthält noch kleine Mengen von Thiophen, etwa 0,15%, ferner Schwefelkohlenstoff 0,1—0,2% und Toluol.

Klare, farblose, leichtflüssige, stark lichtbrechende Flüssigkeit von eigenartigem Geruch und brennendem Geschmack. Siedepunkt etwa 80—82°. Spez. Gew. des vollkommen reinen Benzols 0,880–0,890. Beim Abkühlen auf 0° erstarrt es zu einer eisähnlichen Krystallmasse, die bei etwa 5° wieder schmilzt. Es ist sehr leicht entzündlich, daher *feuergefährlich* und verbrennt mit stark rußender Flamme. In Wasser ist es unlöslich, mischbar mit absolutem Alkohol, Methylalkohol, Äther, Eisessig, Chloroform, Aceton. Mit Alkohol von 90% gibt es zunächst eine trübe Mischung, die bei weiterem Zusatz von Weingeist klar wird. Es löst viele organische Stoffe, besonders Harze, Fette, Kautschuk.

Wirkung und *Anwendung:* Hauptsächlich als Lösungsmittel für Teer, Cignolin usw., aber auch äußerlich als antiparasitäres Mittel, so z. B. als Salbe: 1 Teil Benzol auf 2 Teile Fett bei Krätze. Benzoldampf längere Zeit eingeatmet erzeugt Kopfschmerz, rauschähnliche Zustände, Bewußtlosigkeit und Blutungen in verschiedenen Organen.

Toluol, Toluolum, Methylbenzol, $C_6H_5CH_3$,

entsteht bei der Trockendestillation des Tolubalsams, des Balsams von Myroxylon balsamum, Harms, var. genuinum Baillon (im nördlichen Südamerika heimisch), von dem es den Namen erhalten hat. Es findet sich im Steinkohlenteer und wird aus Produkten bei der Benzolherstellung gewonnen.

Farblose, stark lichtbrechende, leichtbewegliche Flüssigkeit. Spez. Gew. 0,8723 bei 15°, Siedepunkt 110,8°. Es erstarrt erst unter — 90° und unterscheidet sich hierdurch von dem Benzol, mit dem es sonst große Ähnlichkeiten hat, wie die Feuergefährlichkeit, die Unlöslichkeit im Wasser und das Verhalten zu Alkohol. Mit absolutem Alkohol, Äther, Schwefelkohlenstoff, Fetten und ätherischen Ölen mischt es sich in jedem Verhältnis.

Wirkung und *Anwendung:* Als Lösungsmittel wie Benzol.

Chloramin, Tolamin, Clorina,

ist p-Toluolsulfonchloramidnatrium, $CH_3C_6H_4SO_5NClNa$, weißes, krystallinisches Pulver von schwachem Geruch nach Chlor; 1 Teil löst sich in etwa 6 Teilen Wasser, die Lösungen sind klar und schwach alkalisch. Der Gehalt an Chlor beträgt etwa 12,6%. Es fällt kein Eiweiß.

Wirkung: Starkes Desinfektionsmittel, dessen Wirkungsart noch nicht ganz geklärt ist. Die keimtötende Wirkung wird von einigen Autoren auf die Entstehung von Hypochlorit zurückgeführt, von anderen auf die Entstehung von naszierendem Sauerstoff. Wahrscheinlich gehen beide Vorgänge nebeneinander. Bei der Anwendung in ausgedehnterer Weise ist auf die Nieren achtzugeben.

Anwendung: Als 0,1 bis 0,2%ige Lösung zu Umschlägen, als Streupulver 5—10%ig. Ersatz für Dakinsche Lösung. Zur *Lupusbehandlung* nach Martenstein wird Chloramin mit wenig Wasser zu einem Brei angerührt und auf die Lupusstelle 5—6 Tage hintereinander aufgetragen. Es sind nur immer kleine Herde wegen der Gefahr der Nierenreizung zu behandeln. Weniger schmerzhaft, als der in gleicher Weise verwendete Kochsalzbrei.

Hersteller: Chemische Fabrik von Heyden A.G., Dresden-Radebeul.

Handelsform: OP in Pulver zu 10 g, 50 g und 100 g, OP mit 10, 20, 25 Tabletten zu 0,5 g und 1 g.

Septamid-Streupulver,
angenehm riechendes, ungiftiges, reizloses, desinfizierendes Streupulver mit 5% Chloramin-Magnesium.

Wirkung und *Anwendung:* Zur Behandlung übelriechender Schweiße (Fuß, Achselhöhle), infizierter Wunden und Geschwüre z. B. Ulcus cruris.

Hersteller: Wie oben.

Handelsform: Blechdosen zu 50 g und Beutel zu 50 g.

Anilinfarbstoffe und andere Teerfarbstoffe.

Azofarbstoffe.

Aminoazotoluol $[1, 2]CH_3C_6H_4N = NC_6H_3(CH_3)NH_2[1, 2, 4]$
ist eine der Komponenten des weiter unten beschriebenen *Biebricher Scharlachrots.* Rotbraunes, krystallinisches Pulver, zerrieben gelb, Schmelzpunkt 100—102°, leicht löslich in Alkohol, Äther, Ölen und Fetten mit goldgelber Farbe. In Wasser fast unlöslich. In alkoholischer Natronlauge löst es sich mit gelber Farbe, die auch auf Zusatz von Essigsäure unverändert bleibt.

Aminoazotoluol medicinale Agfa
ist ein reines Aminoazotoluol.

Wirkung und *Anwendung:* Wie Scharlachrot als epithelisierendes Mittel in Salben.

Scharlachrotsalbe nach SCHMIEDEN
ist eine Vaselinsalbe mit 8% Aminoazotoluol Agfa.

Hersteller: I.G.-Farbenindustrie A.G., Leverkusen a. Rh.

Azodermin, ist Acetyl-Aminoazotoluol, $CH_3C_6H_4N_2C_6H_3(CH_3)NH \cdot OCCH_3$.
Rötlichgelbes, mikrokrystallinisches Pulver, Schmelzpunkt 185—186°, in Alkohol-Äther schwer löslich, in Chloroform und reinem Äther leicht löslich. Die Lösungen sind rotgelb gefärbt. Ein entgiftetes Amidoazotoluol medicinale. Es löst sich auch beim Erwärmen in Vaseline, in Ölen und Fetten.

Wirkung und *Anwendung:* Zur Wundbehandlung und Anregung der Epithelisierung als Pulver zu gleichen Teilen mit Borsäure oder als 8%ige Salbe.

Hersteller: I.G.-Farbenindustrie A.G., Leverkusen a. Rh.

Handelsform: OP Salbe in Tuben zu 50 und 100 g.

Pellidol ist Diacetylaminoazotoluol, $CH_3 \cdot C_6H_4N = NC_6H_3(CH_3)N \cdot (OCCH_3)_2$, blaßrotgelbes Pulver, in organischen Lösungsmitteln, in Ölen und Fetten leicht löslich, unlöslich in Wasser, ohne färbende Eigenschaften.

Wirkung: Epithelisierendes Mittel bei Wunden, Ekzemen, Geschwüren.

Anwendung: Als Salben und Pasten 2%ig, was dem Gehalt einer Scharlachsalbe von 8% entspricht, als 5%iger Boluspuder, als ölige Lösung. Es wird auch zusammen mit *Jodolen* (Jodoleiweiß) angewendet, s. *Azodolen,* S. 318.

Hersteller: I.G.-Farbenindustrie A.G., Leverkusen a. Rh.

Handelsform: Pellidolsalbe 2%ig, OP Tube zu 25 g und Dosen zu 50, 80 und 250 g.

Pellidol-Tumenolsalbe, LEDERMANN.

Rp.	Pellidol.	2,0
	Tumenol.	8,0
	Pastae Zinc. ad	100,0

Scharlachrot, Rubrum scarlatinum, Scharlach medicinale, Biebricher Scharlach, Epimol, Sudan IV,
ist Aminoazotoluol-azo-β-naphthol, $CH_3 \cdot C_6H_4 \cdot N{=}N \cdot C_6H_3(CH_3) \cdot N{=}N \cdot C_{10}H_6 \cdot OH$.
Dunkelrotbraunes, in Wasser unlösliches Pulver, ziemlich leicht löslich in Chloroform, Fetten und fetten Ölen, wenig löslich in Alkohol und Äther.

Wirkung: Epithelisierendes Mittel.

Anwendung: Als 5 bis 10%ige Salbe. Zur Herstellung wird der Farbstoff mit der Salbengrundlage unter gelindem Erwärmen verrieben. Er wird auch als Streupulver mit Borsäure zu gleichen Teilen verwendet.

Scharlachöl

ist eine gesättigte Lösung von Scharlachrot in Olivenöl.

Hersteller: Kalle & Co., Biebrich a. Rh. und als „Scharlach R. medicinale Agfa" I.G.-Farbenindustrie, Leverkusen a. Rh.

Scharlach R.-Salbe.

Rp. Scharlach medicinalis . . . . 5—10,0
Olei Olivar.
Adipis Lanae āā ad 100,0

Epithensalbe

enthält Scharlachrot und Perubalsam. Granulationsbildende und überhäutende Salbe.

Hersteller: Temmler-Werke Berlin-Johannisthal.

Perineoheilsalbe, Perineoheilpaste, Perineoplast

enthalten epithelisierende Azofarbstoffe.

Hersteller: Chemische Fabrik Helfenberg b. Dresden.

Gelbes Pyoktanin, Pyoktaninum aureum, Auramin O, Benzophenoneid, ist das Hydrochlorid des Imidotetramethyldi-p-aminodiphenylmethans

$$HN:C\left\langle\begin{matrix}C_6H_4\cdot N(CH_3)_2\ [4]\\ C_6H_4\cdot N(CH_3)_2\ [4]\end{matrix}\right.\cdot HCl + H_2O$$

wird hergestellt durch Erhitzen von Tetramethyl-diamino-benzophenin mit Ammoniumchlorid und Zinkchlorid, wobei Wasser abgespalten wird. Goldgelbes Pulver, schwer löslich in kaltem, leichter löslich in heißem Wasser, leicht löslich in Alkohol und Chloroform, fast unlöslich in Äther.

Wirkung und *Anwendung:* Als Antisepticum, als 1—2%iges Streupulver, als 2—10%ige Salben, als 0,1—1%ige Lösungen, als Verbandwatte und Gase.

Brillantgrün ist Tetraäthyl-p-aminotriphenylcarbinolsulfat (oder -Oxalat),

$$\begin{matrix}C_6H_5\\ (C_2H_5)_2C_6H_4\end{matrix}\!\!>C{-}C_6H_4{-}N(C_2H_5)_2\cdot HSO_4.$$

Es wird dargestellt durch Einwirkung von Benzaldehyd auf Diäthylanilin und Oxydation der zuerst entstehenden Leukobase. Goldglänzende Krystalle in Wasser und in Alkohol mit grüner Farbe löslich.

Wirkung und *Anwendung:* Antisepticum; in wässeriger Lösung 0,05—0,1%ig. Bei Brandwunden auch in flüssigem Paraffin gelöst 0,05 : 100,0, in Salben 1,0 bis 2,0 : 100,0. Bei der Herstellung von Salben wird das Brillantgrün zunächst in etwas Alkohol gelöst.

Blaues Pyoktanin, Pyoktaninum coeruleum, Methylviolett, Gentianaviolett B, besteht im wesentlichen aus den Chloriden des Penta- und Hexamethyl-pararosanilins. Das reine Hexamethyl-pararosanilinhydrochlorid $[(CH_3)_2NC_6H_4]_2C{-}C_6H_4{-}N(CH_3)_2Cl$ wird als Krystallviolett bezeichnet. Wird dargestellt durch Oxydation von Dimethylanilin. Dunkelgrünes, metallisch glänzendes, krystallinisches Pulver, leicht löslich in Wasser und Alkohol mit blauvioletter Farbe, auch in Chloroform und Glycerin ist es löslich.

Wirkung und *Anwendung:* Wie gelbes Pyoktanin. Das blaue Pyoktanin kommt auch in Form von Stiften in den Handel, mit denen nach Anfeuchten Geschwüre und Wunden bestrichen werden können. 1—2%iger Pyoktanin-Streupuder, auch rein als Streupuder, 1—2%ige Salbe.

Hersteller: E. Merck, Darmstadt.

Handelsform: OP mit leichtlöslichen Pastillen zu 0,5 g (10 und 100 Stück).

Pyoktanin - Quecksilberchlorid nach DINKLER, Pyoktaninum - Hydrargyrum chloratum

ist ein violettes Pulver mit 16% Quecksilber, schwer löslich in Wasser und Alkohol.

Wirkung und *Anwendung:* Antisepticum als 0,5%ige Lösung. In Spiritus saponatus 1 : 100 gelöst bei Favus. Zu gleichen Teilen mit Amylum vermischt bei Brandwunden.

Dahlia, Dahliaviolett

ist ein Gemisch von niedrig und höher methylierten oder äthylierten Fuchsinen. Metallisch grün glänzende Stücke oder grünes, krystallinisches Pulver, löslich in Wasser und Weingeist mit fuchsinroter („Rotviolett") oder blauroter Farbe („HOFFMANNS Violett").

Wirkung und *Anwendung:* Wie die anderen Farbstoffe als Lösungen, Salben, Puder bei pyodermischen Erkrankungen, Pilzerkrankungen, Ekzemen u. a.

Acridinfarbstoffe.

Flavicid ist 2,7-Dimethyl-3-dimethylamino-6-amino-10-methylacridiniumchlorid

$$\begin{matrix} CH_3 \\ (CH_3)_2N \end{matrix} \!>\! C_6H_2 \!<\! \begin{matrix} CH_2 \\ | \\ N \\ Cl \quad CH_3 \end{matrix} \!>\! C_6H_2 \!<\! \begin{matrix} CH_3 \\ NH_2 \end{matrix}.$$

Es wird dargestellt durch Anlagerung von Methylchlorid an 2,7-Dimethyl-3-Dimethyl-amino-6-aminoacridin; rotbraunes Pulver, leichtlöslich mit rötlichgelber Farbe in Wasser und in Alkohol. Stärker verdünnte Lösungen schillern grün. Die wässerigen Lösungen schmecken bitter und schäumen stark beim Schütteln.

Wirkung und *Anwendung:* Als Antisepticum in wässerigen Lösungen 1 : 5000, unter Umständen auch stärker bis 1 : 100 zur Behandlung von Wunden, Geschwüren, Pyodermien und Pilzkrankheiten, Ekzemen usw. Als 2%iges Streupulver, als Salben, 1—2%ige alkoholische Lösungen zu Pinselungen.

Hersteller: I.G.-Farbenindustrie A.G., Leverkusen a. Rh.

Handelsform: Flavicid Wundstreupulver, Streudose 50 g.

Flavicid-Resorbin,

Resorbin mit 1% Flavicid, O.P. Tube mit 25 g und Dose mit 100 g (parasitäre Erkrankungen).

Proflavin ist 3,6-Diaminoacridinsulfat

$$[3]\, NH_2 \cdot C_6H_4 \!<\! \begin{matrix} CH \\ | \\ N \end{matrix} \!>\! C_6H_4NH_2\, [6] \cdot H_2SO_4,$$

das bei der Darstellung von Trypaflavin erhalten wird.

Wirkung und *Anwendung:* Als Antisepticum wie die anderen Farbstoffe.

Proflavin-Oleat

ist ölsaures Diaminoacridin in Salbenform, 1%ige Salbe aus Paraff. liquidum und Calciumcarbonat.

Wirkung und *Anwendung:* Als schmerzstillende und antiseptische Wundsalbe.

Rivanol war früher 2-Äthoxy-6, 9-diaminoacridinhydrochlorid

$$C_2H_5O \cdot C_6H_3 \!<\! \begin{matrix} C \cdot NH_2 \\ | \\ N \end{matrix} \!>\! C_6H_3 \cdot NH_2 \cdot HCl,$$

ist jetzt nicht mehr das Hydrochlorid, sondern das Lactat, weil es erheblich leichter löslich ist. In der Formel ist HCl durch $CH_3CH(OH)COOH$ zu ersetzen. Feines, hellgelbes, krystallinisches Pulver, allmählich löslich in etwa 15 Teilen Wasser, in 9 Teilen heißem Wasser, in 110 Teilen Alkohol. Die Lösungen sind hellgelb und zeigen Fluorescenz. Am Licht werden sie allmählich dunkler und scheiden einen bräunlichen Bodensatz ab.

Wirkung und *Anwendung:* Chemotherapeutisches Antisepticum mit besonderer Wirkung auf Eitererreger. Zur Wundbehandlung feuchte Verbände mit Rivanollösung 1:1000 : 1:500, desgleichen bei Furunkel, Phlegmonen, Abscessen usw. Zur Tiefenantisepsis: Hautinfiltrationen mit Lösungen 1 : 2000 bis 1000, denen $^1/_2{}^0/_0$ Novocain zugesetzt ist. Bei Pyodermien $1^0/_0$ige Rivanolvaseline oder Paste und $1^0/_0$ige Trockenpinselung, $1^1/_2{}^0/_0$ige alkoholische Lösung.

Wird nach P. ROSENSTEIN zur Verödung von Krampfadern benutzt in Lösungen 1 : 500 bis 1 : 300,0 2—3 ccm mit Zusatz einiger Tropfen einer $^1/_4{}^0/_0$igen Novokainlösung.

Rivanolflecken aus der Wäsche lassen sich mit starken Essigsäurelösungen entfernen.

Hersteller: I.G.-Farbenindustrie A.G., Leverkusen a. Rh.

Handelsform: Rivanol-Granulat ($33^1/_3{}^0/_0$ Rivanolgehalt) OP zu 1 g, *Rivanoltabletten* OP mit 20 Stück zu 0,004 g und 0,1 g. Auch kombinierte Packungen mit 20 Rivanoltabletten zu 0,004 g mit 20 Novocain-Suprarenintabletten „E“[1] und 20 Rivanoltabletten zu 0,1 g mit 20 Novocain-Suprarenintabletten „R“[1].

Rivanol-Streupulver OP mit 25, 50 und 100 g.

Trypaflavin ist 3,6-Diaminomethylacridiniumchlorid

$$[3]\, NH_2C_6H_4 \langle {}^{CH}_{N} \rangle C_6H_4NH_2\, [6]. \quad (N: Cl,\ CH_3)$$

3,6-Diaminoacridin wird dargestellt durch Erhitzen von o-p-o′-p′-Tetraaminodiphenylmethan in saurer Lösung mit Zinnsalzen. Das 3,6-Diaminoacridin wird dann in Nitrobenzol gelöst und mit p-Toluolsulfonsäuremethylester auf etwa 175° erhitzt und das entstandene 3,6-Diaminomethylacridiniumtoluolsulfonat mit verdünnter Salzsäure erhitzt. Beim Erkalten der Lösung scheidet sich das Diaminomethylacridiniumchlorid krystallinisch aus. Rotes krystallinisches Pulver, sehr leicht in Wasser mit gelber Farbe löslich. Die Lösungen schmecken bitter. Stark verdünnte Lösungen zeigen grüne Fluorescenz, während gesättigte Lösungen nicht fluorescieren. Durch Zusatz von wenig Salzsäure verschwindet die Fluorenscenz. In Alkohol löst es sich ziemlich schnell mit gelbgrüner Fluorescenz. Ist lichtempfindlich. Lösungen 1 : 100 sind in braunen Flaschen längere Zeit haltbar.

Wirkung und *Anwendung:* Geruch- und reizloses Antisepticum bei Trichophytien und Pyodermien, als austrocknendes Mittel bei Ekzemen. Umschläge mit Lösungen von 1 : 1000—1 : 750, $1^0/_0$ige Pinselungen in wässeriger oder $50^0/_0$iger alkoholischer Lösung. 5—$10^0/_0$ige Salben.

Intravenös spritzt man 0,2 g in 10 ccm destilliertem Wasser gelöst steigend bis 0,4—0,6 g bei chronischer Urticaria. Wird durch Urin und Sputum ausgeschieden. Nach einigen Einspritzungen färbt sich der Körper gelb.

Trypaflavinflecken lassen sich von der Haut frisch durch Waschen mit Seife und warmem Wasser entfernen. Ist die Lösung auf der Haut eingetrocknet, so kann man den Farbstoff mit Benzin oder Benzol wegbringen oder auch mit Wasserstoffsuperoxydlösung unter Zusatz von etwas Soda, oder mit Chlorkalklösung oder mit einer Natriumnitritlösung (6 : 100), die mit einigen Tropfen Salzsäure oder verdünnter Schwefelsäure versetzt wird. Wäsche läßt sich mit einer Lösung von 30 g Natriumperborat auf 10 Liter Wasser reinigen. Die Wäsche wird in die kalte Lösung gebracht und diese allmählich bis zum Kochen erhitzt. Nach einstündigem Kochen wird die Wäsche mit lauwarmem Wasser gespült.

Aflavol

ist ein Mittel zur Entfernung von Trypaflavinflecken aus der Wäsche.

Hersteller: I.G.-Farbenindustrie A.G., Leverkusen a. Rh.

Handelsform: OP *Trypaflavintabletten* zur Herstellung von Lösungen zum äußeren Gebrauch mit 15 Stück zu 0,1 g. *Trypaflavinlösung* zur *intravenösen* Einspritzung $^1/_2{}^0/_0$ige und $2^0/_0$ige Lösung in Ampullen von 5 und 10 ccm. Trypaflavinstreupuder $5^0/_0$ig, OP zu 25 g.

---

[1] Novocain-Suprarenintabletten E enthalten 0,02 g Novocain, 0,00005 Suprarenin, R enthalten 0,25 Novocain und 0,00025 Suprarenin.

Rp. Trypaflavin 1,0
Spirit.
Aq. destill. āā ad 100,0
Zum Betupfen von Pemphigusblasen (ARNING).

Rp. Trypaflavin 0,6
Hg. sulfurat. rubr. 0,3
Sulf. praec. 3,0
Vaselin. ad 30,0
Bei tiefen Trichophytien (WETTERER).

Argoflavin, Trypaflavin-Silbernitrat,

ist eine Verbindung von Diaminomethylacridiniumnitrat mit Silbernitrat. Silbergehalt etwa 20%. Rotbraunes Pulver in Wasser bis zu 0,5 : 100 mit rötlichgelber bis rotbrauner Farbe löslich. Sehr verdünnte Lösungen schillern grün. Die wässerige Lösung gibt mit Salzsäure einen Niederschlag von Silberchlorid. Lichtempfindlich.

Wirkung und *Anwendung:* Zu intravenösen Einspritzungen mit ½%igen Lösungen bei septischen Erkrankungen.

Hersteller: I.G.-Farbenindustrie A.G., Leverkusen a. Rh.

Septacrol,

eine Verbindung von 2,7-Dimethyl-3,6-diamino-10-methylacridiniumnitrat mit Silbernitrat.

$$\begin{matrix} CH_3 \\ NH_2 \end{matrix} \!\!>\! C_6H_2 \!<\! \begin{matrix} CH \\ | \\ N \end{matrix} \!>\! C_6H_2 \!<\! \begin{matrix} CH_3 \\ NH_2 \end{matrix} + AgNO_3. \quad (N: CH_3,\ NO_2)$$

Der Gehalt an Silber beträgt annähernd 22,3%. Braunrotes, krystallinisches Pulver, in Wasser schwer löslich 0,5 : 100. Bei starker Verdünnung schillert die Lösung schön grün. Die wässerige Lösung gibt mit verdünnter Salzsäure einen käsigen Niederschlag von Silberchlorid. Lichtempfindlich.

Wirkung und *Anwendung:* Äußeres und inneres Antisepticum. Intravenös 0,5%ige Lösung 0,5 bis 4 ccm mehrmals tägl. Höchste Tagesgabe 0,2 g. Auf Schleimhäute 0,5—1‰ige Lösung, auf offene Wunden 5‰ige Lösung, als Streupulver und Salben.

Herstellung der Lösung: Mit der 20fachen Menge Wasser aufkochen, nach eingetretener Lösung weiter verdünnen.

Hersteller: Ciba, Gesellschaft für chemische Industrie, Basel.

Handelsform: Im Handel sind Septacrol-Vaseline 1—10%ig und Septacrol-Bolus 1—5%.

Thiazinfarbstoffe.

Methylenblau (medicinale), Methylenum caeruleum.

Der so bezeichnete Farbstoff ist Tetramethylthioninchlorid oder Tetramethyldiaminophenazthioniumchlorid. $(CH_3)_2 NC_6H_3 (NS)C_6H_3 : N(CH_3)_2Cl + 3 H_5O$. Es wird dargestellt durch Oxydation von Dimethylparaphenylendiamin in Schwefelwasserstoff enthaltender Lösung. Dunkelgrüne, metallisch glänzende Krystalle oder dunkelblaues, in Wasser und Alkohol leicht lösliches Pulver. Löslich auch in Chloroform, unlöslich in Äther.

Wirkung und *Anwendung:* Antisepticum.

Methylenblausalbe

wird bei verschiedenen Krankheiten der Kopfhaut empfohlen: 2 g Methylenblau in 15 g Wasser gelöst, werden mit 30 g wasserfreiem Wollfett verrieben. Es werden noch je 15 g Zinkoxyd und Wismutsubnitrat und 12 g Vaseline hinzugegeben.

Rongalitweiß

ist eine wässerige Lösung von 1 Teil Methylenblau und 2 Teilen Rongalit, formaldehydsulfoxylsaures Natrium. Die schwach gelb gefärbte Lösung enthält Leukomethylenblau, das durch oxydierende Stoffe wieder in Methylenblau übergeführt wird.

Anwendung: Als Hautreagenz zum Nachweis der Oxydationen in der Hornschicht. Rongalitweißpapier dient dem gleichen Zweck.

Hersteller: W. Mielck, Hamburg, Schwanenapotheke.

Argochrom

ist eine Verbindung von Silbernitrat und Methylenblaunitrat. Braunes, in auffallendem Licht grünlich schimmerndes Pulver, in Wasser langsam mit tiefblauer Farbe löslich, auch löslich in Alkohol und Glycerin.

Wirkung und *Anwendung:* Antisepticum. Bei septischen Prozessen intravenös 0,1 bis 0,2 in 10—20 ccm Wasser, muß filtriert werden. Lokal 2%ige Lösungen zu Umschlägen bei eiternden Wunden Furunkel usw.

Hersteller: E. Merck, Darmstadt.

Handelsform: In Ampullen mit Lösungen 0,05 : 5 ccm, 0,1 : 10 ccm, 0,2 : 20 ccm.

Phenol.

Phenol, Phenolum, Benzophenol, Acidum carbolicum, Carbolsäure, C_6H_5OH.

Phenol ist neben den höheren homologen Phenolen (Kresolen, Xylenolen u. a.) in den zwischen 140 und 220° siedenden Anteilen des Steinkohlenteeres, dem sogenannten „Carbolöl", enthalten. Das Carbolöl wird mit Natronlauge geschüttelt, wobei die Phenole als Phenolate in Lösung gehen, während die Kohlenwasserstoffe ungelöst bleiben. Durch Salzsäure werden die Phenole abgeschieden. Hier setzt man zunächst nur einen Teil, etwa $^1/_6$ der zur völligen Abscheidung nötigen Salzsäure zu, wodurch zunächst die höheren Phenole abgeschieden werden. Durch Zusatz von weiterer Salzsäure wird das Phenol jetzt abgeschieden, das durch wiederholte Krystallisation, Zentrifugieren und Destillation gereinigt wird. Synthetisch wird Phenol dargestellt, indem Benzol durch konzentrierte Schwefelsäure in Benzolsulfonsäure übergeführt wird, deren Kaliumsalz beim Schmelzen mit Kaliumhydroxyd Phenolkalium und Kaliumsulfid gibt. Aus dem Phenolkalium wird das Phenol durch Salzsäure abgeschieden und dann gereinigt.

Reines, synthetisch dargestelltes *Phenol* bildet farblose, eigenartig riechende Krystalle, die über Schwefelsäure getrocknet, bei 42° schmelzen. Der Dampf ist leicht entzündlich. Es löst sich in 12 Teilen Wasser, leicht in Alkohol, Äther, Chloroform, Schwefelkohlenstoff, Glycerin, fetten und ätherischen Ölen, schwer in Petroläther, Benzin, Paraffinöl und Vaseline. Mit Alkalien bildet das Phenol in Wasser leicht lösliche Salze, die Phenolate. Die Carbolsäure des Handels ist nicht immer vollkommen reines Phenol, sondern enthält oft noch kleine Mengen von Kresolen. Es bildet entweder farblose, lange Krystallnadeln oder eine weiße, strahlig krystallinische Masse. An der Luft färbt es sich allmählich rötlich. Das nicht vollkommen reine Phenol erfordert zur Lösung etwas mehr Wasser als reines Phenol. Es löst sich in 12—15 Teilen Wasser von 15°. Die Rötung des Phenols bei längerer Aufbewahrung ist wahrscheinlich auf Bildung kleiner Mengen von Chinon durch Oxydation zurückzuführen.

Verflüssigtes Phenol, Phenolum liquefactum, Acidum carbolicum liquefactum, flüssige Carbolsäure,
besteht aus 100 Teilen Phenol und 10 Teilen Wasser. Eine stark lichtbrechende, farblose oder nur schwach rötliche, stark ätzend wirkende Flüssigkeit.

Carbolwasser, Aqua carbolisata, Aqua phenolata,
eine Lösung von 11 Teilen Acidum carbolicum liquefactum in 489 Teilen Aqua destillata.

Carbolöl, Oleum carbolisatum, Oleum phenolatum,
wird meist durch Lösen von 2 Teilen wasserfreiem, geschmolzenem Phenol in 89 Teilen Olivenöl, Mohnöl oder Erdnußöl bereitet.

Carbolsalbe, Unguentum carbolisatum, Unguentum phenolatum,
besteht aus 2 Teilen Carbolsäure und 98 Teilen Schweinefett. Die Salbe darf nicht durch einfaches Mischen der Bestandteile hergestellt werden, weil die Gefahr besteht, daß die Carbolsäurekrystalle ätzend wirken. Es muß das wasserfreie geschmolzene Phenol in dem geschmolzenen Salbenkörper gelöst und das Ganze dann kalt gerührt werden.

Unguentum carbolisatum fortius,
besteht aus 10 Teilen Carbolsäure und 90 Teilen Unguentum paraffini.

Wirkung: Phenol ist ein Protoplasmagift, das in verdünntem Zustande entwicklungshemmend, in größerer Konzentration abtötend auf Mikroorganismen wirkt, das aber doch weniger wirksam ist als andere Antiseptica, z. B. Sublimat. Auf die Haut gebracht erzeugt Carbolsäure nach kurzem Schmerz Unempfindlichkeit, die sich durch die ganze Tiefe der Haut erstreckt, wobei sich ein weißer Schorf bildet. Schon 5%ige Lösungen verleihen der Haut ein weißes, gegerbtes Aussehen, selbst noch dünnere Lösungen können in Form von Umschlägen, wenn sie lange mit der Haut in Berührung bleiben, besonders an den Zehen und Fingern, leicht eine tiefgehende trockene Gangrän hervorrufen, da Phenol tief in die Haut eindringt. Auf Wundflächen und Schleimhäuten bildet sich ein weißer Ätzschorf von gefälltem Eiweiß.

Von der unversehrten Haut und von Wunden wird Phenol leicht resorbiert. In großen Mengen vom Organismus aufgenommen, verursacht es Vergiftungserscheinungen, die hauptsächlich das Zentralnervensystem betreffen. Die ersten Vergiftungszeichen sind Benommenheit, bisweilen von Delirien begleitet, Ohrensausen, Schwerhörigkeit, allgemeines Übelbefinden und Erbrechen, große Mattigkeit, langsamer Puls, reichliches Schwitzen und Speichelfluß. Große Mengen bewirken sehr rasch mit oder ohne vorausgehendem Rausch Kollaps. Der Tod erfolgt durch Atmungslähmung.

Bei Aufnahme von Phenol in den Organismus kann der Urin grün bis dunkelbraun gefärbt sein durch Bildung von Hydrochinonschwefelsäure und weiteren Oxydationsprodukten derselben. Anfänglich normal aussehender Urin kann beim Stehen nachdunkeln. Die Stärke der Urinfärbung läßt keinen Schluß auf den Grad der Vergiftung zu, denn die Färbung hängt nicht von der absoluten Menge des aufgenommenen Phenols ab, sondern wieviel oxydiert ist, und sie zeigt sich daher weit eher, wenn Phenol von Wundflächen, zu denen der Sauerstoff freien Zutritt hat, aufgesaugt wird, als wenn die Aufnahme im Darm stattgefunden hat. Beim Aufsaugen von Wundflächen aus kann ein stark grüner oder grünbrauner Urin gelassen werden, ohne daß Vergiftung entsteht. Verhältnismäßig selten beobachtet man Nierenreizung und Eiweißausscheidung.

Neben der Bildung von Hydrochinonschwefelsäure im Urin erfolgt auch Paarung des Phenols mit Schwefelsäure oder mit Glykuronsäure. Bei Untersuchungen auf Zucker können die Glykuronsäureverbindungen positive Zuckerreaktion vortäuschen.

In Lösungen von Alkohol und Ölen verliert Phenol einen großen Teil seiner desinfizierenden Wirkung, während diese erhöht wird durch Zusatz von Stoffen, die die Löslichkeit vermindern, z. B. Kochsalz und in geringerem Grade Chlor-, Brom-, Jodkalium und andere Salze. Ähnlich wirken Zusätze von Essigsäure, Citronensäure und in schwächerem Maße Borsäure.

Die *anästhesierende* Wirkung des Phenols auch in stärkeren Verdünnungen macht das Mittel zu einem wertvollen *Antipruriginosum*. In konzentrierter Form als Phenolum liquefactum (Acidum carbolicum liquefactum) wird es als *Ätzmittel* gebraucht, zur Desinfektion infizierter Ulcera oder Wunden, zum Anregen von Granulationen, zum Ätzen von Warzen, Condylomen, zur Anregung des Haarwuchses, bei Alopecia areata, zum Ausätzen von Furunkeln, ulceriertem Lupus usw. Da die Ätzwirkung der Carbolsäure bei einer intakten Haut nicht tief geht, und hier nur zu einer *oberflächlichen Schälung* führt, so wird sie benutzt zur Behandlung von Ephiliden oder kleinerer Naevi, die einzeln mit einem dünnen Stäbchen betupft werden.

Intramuskulär gibt man unter ständiger Urinkontrolle 0,01—0,03 g bei Pruritus, Psoriasis, Lichen ruber.

Carbolsäure wird auch *innerlich* empfohlen bei juckenden Hautkrankheiten, deren Juckempfindung dadurch vermindert werden soll, ferner bei Psoriasis und bei Lichen ruber. Größte Einzelgabe 0,1; größte Tagesgabe 0,3 g.

Carbolmentholspiritus.

Rp. Phenol. liquefacti 2,0
Menthol. 0,5
Spiritus ad 100,0
Gegen Pruritus.

Carbolmentholsalbe.

Rp. Phenol. liquefacti 0,5
Menthol. 1,0
Lanolin.
Vaselin. ãã ad 100,0
Gegen Pruritus.

Carbolborsäurepuder.

Rp. Phenoli 1,0
Acid. boric. pulv. 2,0
Talc. ad 100,0
Gegen Pruritus, Urticaria usw.

Frostsalbe.

Rp. Phenol. liquefacti 2,0
Olei Olivar. 20,0
Ungt. Vaselin. plumbic. ad 100,0
Gegen Frostbeulen.

Frostsalbe nach LASSAR.

Rp. Phenol. liquefacti 0,5
Adipis Lanae 10,0
Ungt. Plumbi 10,0
Olei Olivarum 5,0
Olei Lavandulae 0,25
Gegen Frostbeulen.

Frostsalbe nach ROTHE.

Rp. Phenol. liquefacti 1,0
Tinct. Jodi
Acid. tannici āā 2,0
Ungt. cerei 30,0
Gegen Frostbeulen.

Lichensalbe nach UNNA.

Rp. Phenol. liquefacti 4,0
Hg. bichlorat. . . . . . 0,1—0,2
Ungt. Zinci benzoat. ad . 100,0
Gegen Lichen ruber.

Chloasmasalbe nach JOSEPH.

Rp. Phenol. liquefacti
Acid. tannic. āā 0,25
Tinct. Jodi. 1,0
Vaselini ad 10,0
Gegen Pigmentierung.

Innerlich gibt man Carbolsäure in folgenden Verordnungen:

Carbolpillen nach KAPOSI.

Rp. Phenol. liquefacti 1,0
Extract. et Succ. Liquirit.
q. s. f. pil. Nr. 100.
5—10 Pillen täglich. Jede Pille enthält 0,01 Acid. carbol.

Carbolpillen.

Rp. Phenoli puri 5,0
Ungt. Glycerini 10,0
Rhizom. Calami 5,0
Radicis Althaeae q. s.
M. f. pilul. Nr. 200.
Täglich 4mal eine, später 2—3 Pillen. Jede Pille enthält 0,025 Carbolsäure.

p-Monochlorphenol, Phenolum parachloratum, Monochlorphenolum (para), $C_6H_4Cl(OH)$ [1, 4].

Farblose Krystalle von schwach eigenartigem Geruch, in 60—70 Teilen kaltem Wasser löslich, leichter in glycerinhaltigem Wasser.

Wirkung und *Anwendung:* Antisepticum, 1—2%ige Salbe bei Erysipel. Ferner als 5—20%ige Lösung zum Ätzen tuberkulöser Geschwüre der Schleimhäute.

Trichlorphenol, Phenolum trichloratum, Omal, $C_6H_2Cl_3OH$[2, 4, 6, 1], wird dargestellt durch Einwirkung von Chlor auf Phenol in wässeriger Lösung. Farblose, sehr feine, lange Nadeln von scharfem Geruch, Schmelzpunkt 68°, leicht löslich in Alkohol und Äther, auch in Glycerin löslich, in Wasser hingegen kaum löslich.

Wirkung und *Anwendung:* Als Antisepticum in Pulverform wie Jodoform aufgestreut. In wässeriger Lösung 1—5%ig, mit Glycerinzusatz zu Waschungen. In 5%iger Glycerinlösung zum Einpinseln gegen Erysipel.

Hersteller: Chemische Fabrik von Heyden A.G., Dresden-Radebeul.

Chlorophenolpasta (gegen Lupus) besteht aus Lanolin, Vaselin, Amylum Tritici und Parachlorphenol zu gleichen Teilen.

Tribromphenol, Phenolum tribomatum, Bromol, $C_6H_2Br_3 \cdot OH$[2, 4, 6, 1], wird dargestellt, indem in eine wässerige Lösung von Phenol eine wässerige Bromlösung unter Umrühren eingegossen wird. Die Mischung wird, wenn sie durch überschüssiges Brom gelblich gefärbt erscheint, durch Natriumsulfitlösung entfärbt. Der entstehende weiße Niederschlag wird gewaschen und aus verdünntem Alkohol umkrystallisiert. Farbloses, krystallinisches Pulver oder seidenglänzende Krystalle von zusammenziehendem Geschmack und eigentümlichem Geruch. In Wasser so gut wie unlöslich, leicht löslich in Alkohol, Chloroform, Äther, Glycerin sowie in ätherischen und in fetten Ölen. Schmelzpunkt 95°.

Wirkung und *Anwendung:* Ätzend wirkendes Antisepticum. Unvermischt oder mit Talkum gemischt als Salben oder in öliger Lösung zur Wundbehandlung.

Hersteller: Chemische Fabrik von Heyden A.G., Dresden-Radebeul.

Pyotropin, Pyotren,

ist eine Anreibung von Calc. carbonic. mit Phenol und Kaliumphenolat in wässeriger Lösung. *Pyotropinsalbe* enthält noch Acidum salicylicum und Natrium salicylicum ää, Glycerin, Walrat und Zucker.

Wirkung und *Anwendung:* Einpinselung mit 2 verschiedenen Pyotropinlösungen (Originalpräparate) und Bedecken mit Pyotropinsalbe. Wechsel des Verbandes alle 3—4 Tage. Luftdichte Abdeckung des Verbandes mit Pflaster erforderlich, also nur für kleinere Herde geeignet. Bei Lupus, Lepra.

Hersteller: Pyotropinwerke, Markold & Kemper, Hamburg.

Extätol,

eine Mischung von Phenol, Kalium causticum und anderen Ätzmitteln, sowie Salicylsäure, Glycerin und Milchzucker.

Wirkung und *Anwendung:* Ätzmittel zur Entfernung von Tätowierungen. Mit besonderen Nadeln wird der Ätzstoff in die Tätowierungen gebracht. Durch eine besondere Salbe wird der Ätzerfolg noch weiter bis zur Entfernung allen Farbstoffes gesteigert. Auch zur Entfernung von kleineren Naevi.

Hersteller: Lupusan G. m. b. H., Altona.

Pikrinsäure, Acidum picrinicum, Acidum picronitricum, Trinitrophenol, $C_6H_2(NO_2)_3OH[2, 4, 6, 1]$,

wird dargestellt durch Nitrieren von Phenol. Hellgelbe Prismen oder Blättchen, die sehr bitter schmecken. Reine Pikrinsäure ist geruchlos. Die Handelspräparate riechen oft schwach nach Nitrobenzol. Schmelzpunkt 122,5°. Bei vorsichtigem Erhitzen sublimiert sie, bei raschem verpufft sie. 1 Teil löst sich in etwa 90 Teilen kaltem Wasser. Pikrinsäure ist auch löslich in Alkohol, Äther, Benzol und Chloroform. Die wässerige Lösung ist gelb gefärbt und rötet Lackmuspapier. Sie färbt Seide und Wolle gelb, nicht aber Baumwolle. Die wässerige Lösung fällt Eiweiß. Pikrinsäure gibt mit Metallhydroxyden oder Carbonaten Salze, *Pikrate oder Pikrinate.* Die Salze der Pikrinsäure explodieren leichter als die freie Säure. Pikrinsäure gehört zu den Sprengstoffen und unterliegt auch den diesbezüglichen Gesetzen.

Wirkung: Pikrinsäure hat die Wirkungen des Phenols, die etwas abgeändert sind durch den Eintritt der Nitrogruppe. Bei Vergiftungen werden Haut und Sklera gelb, eine Färbung, die nicht durch Gallenfarbstoff, sondern durch unveränderte Pikrinsäure hervorgerufen wird.

Anwendung: Äußerlich in wässeriger Lösung als Desinfiziens und Adstringens. Bei Verbrennungen soll eine $1^0/_0$ige Lösung als Umschlag oder als lokales Bad schmerzstillend wirken. Bei Ekzemen (nässenden) soll eine schnelle Austrocknung und Epidermisierung eintreten und der Juckreiz gelindert werden. Bei Verwendung von stärkeren Pikrinsäurelösungen und bei ausgedehnteren Verbrennungen ist äußerste Vorsicht am Platz.

Kresole.

Als Kresole bezeichnet man die drei Methylphenole, ortho-, meta- und para-Methylphenol $C_6H_4(CH_3)OH$, die im Steinkohlenteer enthalten sind. Die hieraus gewonnenen Kresole lassen sich nicht vollständig voneinander trennen, synthetisch kann man jedoch jedes der drei Kresole rein darstellen.

Rohes Kresol, Cresolum crudum,

ist ein Gemisch von m- und p-Kresol mit kleinen Mengen von anderen Phenolen und Kohlenwasserstoffen.

Die Bezeichnung „*Rohes Kresol*" ist eigentlich nicht richtig, da das Präparat die beiden oben genannten Kresole in reinem Zustande enthält. Das eigentliche Rohkresol ist die sogenannte „*rohe Carbolsäure*" des Handels, die kaum noch Phenole enthält, sondern Kresole, höhere Phenole und Kohlenwasserstoffe. Sie wird bei der Herstellung des Phenols aus dem Steinkohlenteer als Nebenprodukt gewonnen.

Zur Herstellung des rohen Kresols wird rohe Carbolsäure mit Natronlauge behandelt, wobei ein Teil der Kohlenwasserstoffe ungelöst bleibt. Die Lösung der Natriumsalze der Kresole und übrigen Phenole wird mit Säuren versetzt, und das dadurch abgeschiedene

Kresolgemisch wird der fraktionierten Destillation unterworfen. Die von 199—204° übergehenden Anteile sind das rohe Kresol des Arzneibuches.

Das frisch destillierte *Kresol* ist eine ölige, farblose, stark lichtbrechende Flüssigkeit von nicht unangenehmem, an Phenol erinnerndem Geruch. Es färbt sich bei der Aufbewahrung durch Licht und den Sauerstoff der Luft allmählich dunkler. Es kommt daher meist gelblich bis braun gefärbt in den Handel. Es löst sich in der 50—100fachen Menge Wasser meist mit Trübung, da das Kresol häufig noch Kohlenwasserstoffe enthält. Kresol wird noch leichter in Wasser löslich, wenn man sich erst ein Gemisch aus 1 Teil Kresol und 4 Teilen Weingeist herstellt und dieses dann weiter mit Wasser verdünnt. In Alkohol und Äther löst es sich leicht und klar auf.

In seinen chemischen Eigenschaften ist das Kresol dem Phenol sehr ähnlich. Auch die Ätzwirkung auf die Haut ist ähnlich, nur schwächer als die des Phenols.

Wirkung und *Anwendung:* Antisepticum, meist in Form von Kresolseifenlösung, s. unten.

Kresolwasser, Aqua cresolica,
wird nach dem Arzneibuch aus 1 Teil Kresolseifenlösung mit 9 Teilen Waser hergestellt, heißt daher richtiger Kresolseifenwasser. Mit destilliertem Wasser hergestelltes Kresolseifenwasser ist hellgelb und klar, mit gewöhnlichem Wasser zubereitet ist es etwas trübe und dunkler gefärbt.

Trikresol
ist ein Gemisch von o-, m- und p-Kresol, das aus der „rohen Carbolsäure“ (s. o.) gewonnen wird. Eine farblose Flüssigkeit, die sich bei Aufbewahrung am Licht allmählich gelb färbt. Geruch phenol- und kreosotähnlich. Es löst sich in etwa 50 Teilen Wasser klar auf, löslich auch in Alkohol, Äther und fetten Ölen.

Wirkung und *Anwendung:* $^1/_2$ bis $1^0/_0$ig zu Desinfektionszwecken. Als $50^0/_0$ige Lösung in Alkohol bei Alopecia areata. Die erkrankte Stelle wird zunächst mit Benzin gereinigt, dann mit der $50^0/_0$igen Kresollösung eingerieben. Die behandelte Stelle wird zunächst weiß, dann hyperämisch. Es kommt zu einer Borkenbildung. Nach Abstoßung derselben wird die Prozedur wiederholt.

Hersteller: Schering-Kahlbaum A.G., Berlin.

Kresolseifenlösung, Liquor Cresoli saponatus.

Ein Desinfektionsmittel, das die Haut weniger angreift als die früher verwendeten Carbolsäurelösungen. Außerdem hat sie den Vorteil, daß sie in jedem Verhältnis mit Wasser mischbar ist. Sie wird hergestellt aus einer mit Hilfe von Alkohol frisch hergestellten Leinöl-Kaliseife, die mit der gleichen Gewichtsmenge rohem Kresol vermischt wird. Sie ist eine mehr oder weniger gelb bis rotbraun gefärbte, syrupartige Flüssigkeit von durchdringendem Kresolgeruch, die auf Lackmus alkalisch reagiert und mit Wasser, Glycerin, Alkohol und Benzin klar mischbar sein soll. Mit Brunnenwasser gibt Kresolseifenlösung eine etwas trübe Mischung durch Bildung von Kalkseifen.

Wirkung und *Anwendung:* Zu desinfizierenden Waschungen 1 Eßlöffel auf 1 Liter Wasser.

Kreolin
ist ein Desinfektionsmittel, in dem Teeröle mit verhältnismäßig geringem Gehalt an Kresolen durch geeignete Hilfsmittel derart in Lösung gebracht sind, daß die Lösung beim Verdünnen mit Wasser eine Emulsion gibt. Man verwendet zu diesem Zweck entweder Harzseifen, oder man behandelt die Teeröle bzw. Kresole mit konzentrierter Schwefelsäure.

Wirkung und *Anwendung:* Als Desinfektionsmittel zu desinfizierenden Waschungen und Verbänden $^1/_2$—$2^0/_0$ig, bei Pyodermien, ebenso auch $10^0/_0$ige Zinksalbe. $2^0/_0$ige Kreolinlösung in Olivenöl bei Krätze und Pediculi pubis.

Rp.	
Acidi salicyl.	
Creolini āā	1,0
Zinci oxydat.	3,0
Vaselin.	20,0
Lanolin.	10,0

Zur Ekzembehandlung nach Neudörfer.

Überfettete Kreolinseifen verwendet man bei Dermatomykosen.

Solveol.

Ähnlich wie durch Seifen läßt sich Kresol auch durch Salze gewisser organischer Säuren wasserlöslich machen. Solveol ist ein Gemisch von Kresolen mit einer konzentrierten Lösung von kresotinsaurem Natrium $C_6H_3(CH_3)(OH)COONa$. Der Gehalt an Kresolen beträgt etwa 25%. Klare braune Flüssigkeit mit Wasser klar mischbar, neutral.

Wirkung und *Anwendung:* Desinfektionsmittel; zur Behandlung von Furunkeln und Trichophytie rein oder als 3—5%ige Salbe.

Hersteller: Chemische Fabrik von Heyden A.G., Dresden-Radebeul.

Handelsform: OP zu 100, 500 und 1000 g.

Kresamin,

eine Mischung aus gleichen Teilen Trikresol und Äthylendiamin. Farblose, wasserhelle Flüssigkeit von phenolähnlichem Geruch, die nach einigem Stehen an der Luft eine hellgelbe Farbe annimmt und mit 2 Teilen Wasser mischbar ist.

Wirkung und *Anwendung:* Starkes, ungiftiges und wenig reizendes Antisepticum. Umschläge 1 : 4000 oder 5—10%ige Salben bei Pyodermien, Ulcus cruris, Lupus vulgaris usw.

Hersteller: Schering-Kahlbaum A.G., Berlin.

Grotan,

komplexe Verbindung des Parachlormetakresols mit dem Natriumsalz desselben. Festes, geruchloses, nicht hygroskopisches Präparat in Tabletten zu 1,0.

Wirkung und *Anwendung:* In 0,5—2%iger Lösung als verhältnismäßig ungiftiges und wirksames Desinfektionsmittel.

Hersteller: Schülke & Mayr, Hamburg.

Sagrotan,

Lösung molekularer Mengen von p-Chlor-m-Kresol und sym. Chlorxylenol in Seife. Hellgelbe, in Wasser und Alkohol lösliche Flüssigkeit.

Wirkung und *Anwendung:* Als Antisepticum bei infektiösen Hautkrankheiten 0,5—5%ige Lösung.

Hersteller: Wie oben.

Kreosot und Guajacol.

Kreosot, Kreosotum, Buchenholzteerkreosot,

wird in ähnlicher Weise aus dem Schweröl des Buchenholzteerdestillats gewonnen wie die Phenole aus dem betreffenden Anteil der Steinkohlenteerdestillation. Auch hier wird mit Natronlauge ausgeschüttelt, und die so gelösten Phenole werden durch Säuren wieder abgeschieden. Durch Waschen mit sehr verdünnter Natronlauge wird es von organischen Säuren und von kleinen Mengen Phenol befreit und dann destilliert, wobei die zwischen 200 und 220° übergehenden Anteile für sich aufgefangen werden.

Kreosot ist ein *Gemisch* von *Phenolen* und *Monomethyläthern* zweiwertiger Phenole. Die Hauptbestandteile sind Guajakol $C_6H_4(OCH_3)OH$ [1, 2] und Kresol $C_6H_3(CH_3)(OCH_3)OH$ [1, 3, 4], die zusammen etwa 50—60% des Kreosots ausmachen. Daneben sind vorhanden Methylkreosol, Kresole und Xylenole.

Als *Steinkohlenteerkreosot* bezeichnet man ein analoges aus dem Steinkohlenteer gewonnenes Phenolgemisch. Das *englische Kreosot* wird aus Fichtenholzteer gewonnen, enthält nur sehr wenig Guajakol und Kreosol, besteht in der Hauptmenge aus Phenol, Kresolen, Xylenolen und ist damit dem Steinkohlenteerkreosot ähnlich.

Kreosot ist eine klare, schwach gelbliche, stark lichtbrechende, ölige Flüssigkeit von rauchartig durchdringendem Geruch und brennendem Geschmack. Von Licht wird es nicht beeinflußt. Es siedet größtenteils zwischen 200 und 220° und erstarrt noch nicht bei — 20°. Leicht löslich ist es in Äther, Alkohol und Schwefelkohlenstoff. In Wasser ist es sehr schwer löslich.

Sowohl hinsichtlich der örtlichen wie der Allgemeinwirkung verhält sich Kreosot sehr ähnlich wie Karbolsäure. Es wirkt vielleicht etwas stärker antiseptisch als diese, dagegen aber weniger ätzend und weniger giftig. Es wird mit großer Leichtigkeit sowohl von der Haut wie von den Schleimhäuten aus aufgenommen. Nach Kreosoteinspritzungen unter die Haut nimmt die Atmungsluft einen aromatischen Geruch an. Ausgeschieden aus dem Körper wird es durch die Nieren als gepaarte Schwefelsäuren, die oxydiert werden und dem Urin eine dunkle Farbe geben.

Wirkung und *Anwendung: Innerlich* als Darmdesinfiziens bei Urticaria und anderen Erkrankungen, bei denen abnorme Gärungsvorgänge im Darm anzunehmen sind. Man gibt es in Kapseln oder in Pillen. Größte Tagesgabe 1,5, größte Einzelgabe 0,5 g.

Kreosotpillen, Pilulae Kreosoti,
werden hergestellt, indem das Kreosot mit Glycerin emulgiert und die Mischung mit Süßholzpulver angestoßen wird. (Kreosot 5,0, Glycerin 0,5, Süßholzpulver 9,5 zu 100 Pillen. Jede Pille enthält 0,05 Kreosot.)

Äußerlich wirkt Kreosot adstringierend, desinfizierend und schmerzstillend. Man setzt es daher in 5—10% zu ätzenden Salben wie Pyrogallussalben, KOSMEsche Paste usw. zu. Ebenso wird es auch bei den höher prozentigen Salicylsäurepflastern zugesetzt:

Guajacol, Guajacolum, Brenzkatechinmonomethyläther, $C_6H_4(OCH_3)OH[1, 2]$,
ist im Buchenholzteerkreosot enthalten und wird sowohl aus diesem gewonnen, als auch synthetisch dargestellt. Guajakol und seine Verbindungen finden hauptsächlich zur inneren Behandlung der Tuberkulose Verwendung. Ihre Verwendung soll als ein Gebiet der inneren Medizin hier nicht erörtert werden. Zu rein dermatologischen Zwecken werden gebraucht:

Euguform,
ein teilweise acetyliertes Methylendiguajacol, wird dargestellt durch Einwirkung von Formaldehyd auf Guajacol und nachfolgende Acetylierung. Feines, weißes, fast geruchloses Pulver, unlöslich in Wasser, löslich in Aceton.

Euguform solubile
ist eine 50%ige Lösung von Euguform in Aceton.

Wirkung und *Anwendung:* Schmerzlindernd, reizstillend, entzündungswidrig bei Lupus vulgaris, Bubonen, Furunkeln, Brandwunden, Unterschenkelgeschwüren. Als Streupulver oder als 5—10%ige Salbe.

Hersteller: Chemische Fabrik Dr. Hillringhaus und Dr. Heilmann A.G., Güstrow i. M.

Handelsform: Als 10%ige Salbe in Tuben zu 5 und 20 g.

Hexamekol, eine Verbindung von Guajacol mit Hexamethylentetramin, $(CH_2)_6N_4[C_6H_4(OCH_3)OH]_3$,
wird nach einem Patentverfahren durch Einwirkung von Hexamethylentetramin auf Guajacol oder von Formaldehyd auf eine ammoniakalische Lösung von Guajacol hergestellt. Weißes, feinkrystallinisches Pulver nach Guajacol riechend. Durch wenig Wasser wird es unter Abscheidung von Guajacol in öligen Tropfen zerlegt. Es löst sich aber in 25 Teilen Wasser klar auf. In Weingeist und Chloroform ist es leicht löslich. Es enthält 65% Guajacol.

Wirkung und *Anwendung:* Als Salbe bei juckenden Hautleiden.

Hersteller: F. Hoffmann-La Roche & Co. A.G., Berlin.

Thymol.

Thymol, Thymolum, Methylisopropylphenol, Thymolcampher,
$C_6H_3(CH_3)(C_3H_7)OH[1, 4, 3]$,
ist in den ätherischen Ölen der Kräuter von Thymus serpyllum L., Thymus vulgaris L., Satureja thymbra, den Samen von Ptychotis ajowan, Monarda punctata und den Früchten von Schinus molle enthalten. Es wird heute meist aus dem *Ajowanöl,* seltener aus dem *Thymianöl* gewonnen. Von dem Öl werden zunächst die bis 200° übergehenden Anteile abdestilliert. Der Rückstand wird mit Natronlauge ausgeschüttet, die mit dem Thymol Thymolnatrium bildet. Aus der Lösung wird das Thymol durch Salzsäure abgeschieden. Es ist zunächst eine ölige Flüssigkeit, die nach Reinigung durch Destillation krystallinisch erstarrt. Durch Umkrystallisieren aus verdünntem Alkohol oder aus Äther erhält man die wohlausgebildeten, großen, farblosen, bekannten Krystalle. von thymianähnlichem, nicht unangenehmem Geruch und gewürzhaftem, brennendem Geschmack. Schmelzpunkt

50—52°. Schon bei gewöhnlicher Temperatur verflüchtigt es sich nicht unerheblich, verdampft beträchtlich bei 100°. Mit Wasserdämpfen destilliert es leicht über. Ein Thymolkrystall sinkt in Wasser von gewöhnlicher Temperatur unter, geschmolzenes Thymol schwimmt auf Wasser.

Es löst sich wenig im Wasser; 100 g Wasser lösen bei 15° etwa 0,075 g, bei 25° etwa 0,098 g. Leichtlöslich ist es dagegen in Alkohol, Äther, Chloroform, Benzol, ätherischen und fetten Ölen, Eisessig. Die wässerigen und alkoholischen Lösungen sind neutral. In Natronlauge ist es unter Bildung von Thymolnatrium löslich.

Wirkung: Obwohl zu den Phenolen gehörend, ist es viel weniger giftig als Carbolsäure, wahrscheinlich weil es schwerer löslich und nicht leicht resorbierbar ist. Es hat auch keine augenfälligen Einwirkungen auf die unversehrte Haut. Auf der Schleimhaut erzeugt es keine tieferen Ätzungen, sondern nur oberflächliche Abstoßung des Epithels.

Die *keimtötende* Wirkung des Thymols steht der Carbolsäure und den Kresole nicht nach, übertrifft diese sogar in mancher Hinsicht. Lösung 1 : 4000 hebt das Wachstum der Milzbrandbacillen, 1 : 3000 das der Eiterkokken auf. Verwendung findet es hauptsächlich seiner keimtötenden und juckstillenden Wirkung wegen.

Bei örtlicher Anwendung kann es bei empfindlichen Personen Ekzeme verursachen. Bei innerlicher Darreichung größerer Mengen kann der Urin sich dunkel färben. Die Ausscheidung erfolgt als Thymolschwefelsäure und Thymolglykuronsäure.

Der Thymolgeruch soll Fliegen anziehen. Darauf wäre bei Verwendung als juckstillendes Mittel bei Kindern im Sommer zu achten (FÜRST).

Anwendung: Zur Nachbehandlung bei parasitären Hautleiden 0,25—0,5 bis 2,0%ig in Salben, Spiritus und Glycerin. In gleicher Weise wird es auch als juckstillendes Mittel bei chronischem Ekzem, Prurigo, Pruritus usw. verwendet. Als Antisepticum dient es zur Herstellung von Mundwässern, die kein Salol enthalten dürfen, da sich sonst eine ölige, dunkelgefärbte Masse absetzt. Bei seborrhoischen Erkrankungen wird es Kopfwässern 0,25—0,5%ig zugesetzt.

Die juckstillende Wirkung versucht man durch Zusatz von Citronensäure zu erhöhen:

Rp. Thymol.
Acid. citric. āā 1,0
Spirit. dilut. ad 100,0

Bei Lepra verwendet man zur *Einspritzung* in den Muskel eine 10%ige Lösung in Oleum Jecor. aselli jeden 4. Tag 4 ccm.

Thymulsion,

eine Emulsion mit 1% Thymol.

Wirkung und *Anwendung:* Bei Lepra intravenös von 0,2—0,8 ccm steigend jeden 4. Tag.

Hersteller: Chemische Fabrik von Heyden A.G., Dresden-Radebeul.

Handelsform: OP zu 12 ccm.

Lavasteril,

sind synthetisch hergestellte gechlorte Thymole und Kresole. Durch Einführung des Chloratoms soll die Giftigkeit der Grundverbindungen herabgesetzt und die Desinfektionskraft erhöht werden. Bernsteinfarbene Flüssigkeit. In gebräuchlicher Verdünnung fast farblos.

Wirkung und *Anwendung:* Ungiftiges Desinfektionsmittel für Ulcus cruris, Furunkel usw. als feuchte Verbände 1 : 1000—500.

Hersteller: Lavasteril-Vertrieb, Greß & Co. München.

Handelsform: OP Flaschen mit 30, 50, 100 und 1000 g.

Cantharidin.

Candaridin ist in den sogenannten „Spanischen Fliegen", Cantharides, enthalten. Die Bezeichnung „Fliege" ist falsch, es handelt sich um eine Käferart *Lytta vesicatoria, Fabricius*, die im größten Teil des wärmeren Europas, besonders in Südeuropa, Mitteleuropa, Südrußland und Ungarn vorkommt. Der Käfer wird in den Monaten Mai bis Juni auf bestimmten Bäumen und Sträuchern gesammelt und zwar in frühen Morgenstunden durch Abschütteln auf ausgebreitete Tücher. Die Tiere werden dann durch Äther, Chloroform oder Benzin getötet, zunächst an der Sonne bei einer 40° nicht übersteigenden Temperatur und zuletzt über Ätzkalk getrocknet. Die Handelsware kommt hauptsächlich aus dem südlichen Rußland, Rumänien, Polen, Sizilien, Spanien und Ungarn. In Deutschland und Österreich wird nur strichweise gesammelt.

Die Käfer sind etwa 1,5—2,5 cm lang, von oben gesehen metallisch smaragdgrün oder goldgrün-glänzend, in der Wärme blau schillernd.

Die Canthariden enthalten etwa 0,5—1% Cantharidin, $C_{10}H_{12}O_4$, teils frei, teils an Alkali gebunden, etwa 12% eines butterartigen Fettes, Harz, Farbstoffe. Der Gehalt an Asche beträgt etwa 6%. Die Canthariden werden meistens in gepulvertem Zustande verwendet. Das Pulvern muß wegen der heftig reizenden Wirkung der Canthariden mit der *größten Vorsicht* geschehen. Mund, Nase und Augen des Arbeiters sind mit doppelter Gaze, feuchtem Schwamm oder Tuch oder einer Gasmaske vor dem Cantharidenstaub zu schützen, ebenso die Hände durch Handschuhe.

Cantharidin, Cantharidinum, Cantharidencampher, $C_{10}H_{12}O_4$,

wird dargestellt, indem man gepulverte Canthariden mit einer Mischung aus konzentrierter Schwefelsäure und Essigäther zwei Tage lang stehen läßt. Dann wird Bariumcarbonat zugegeben, das Gemisch in einen Extraktionsapparat gebracht und in diesem mit Essigäther erschöpft. Von dem Auszug wird der Essigäther abdestilliert. Den Rückstand läßt man mehrere Tage stehen, damit das Cantharidin auskrystallisieren kann, dann wird er mit Petroläther übergossen und erwärmt, um die fettigen Bestandteile zu lösen. Die Lösung wird abfiltriert, das Cantharidin mit Petroläther gewaschen und aus Alkohol umkrystallisiert. Wenn das Produkt von einer ganz besonderen Reinheit sein soll, wird es nochmals unter Zusatz von Tierkohle aus Essigäther umkrystallisiert.

Cantharidin, aus Essigäther krystallisiert, bildet farblose, glänzende, geruchlose Säulen oder Blättchen. Schmelzpunkt 205°. Es ist bei gewöhnlicher Temperatur wenig flüchtig, beginnt aber bei etwa 100° zu sublimieren (weiße Nadeln). Cantharidin löst sich in 30000 Teilen kaltem oder 15000 siedendem Wasser. In säurehaltigem Wasser ist es reichlicher löslich. Es löst sich ferner in 3300 Teilen 90%igem Alkohol, in 1650 Teilen Schwefelkohlenstoff, in 560 Teilen Äther, 65 Teilen Chloroform, 40 Teilen Aceton. Reichlich löst es sich in Eisessig, konzentrierter Schwefelsäure, in fetten Ölen, Wachs und Harz.

Das Cantharidin ist das *Anhydrid* einer zweibasischen Säure, der Cantharidinsäure $C_8H_{12}O(COOH)_2$, die nicht beständig ist und bei der Abscheidung aus ihren Salzen sofort wieder das Anhydrid gibt.

Es ist eine sehr intensiv wirkende Substanz, schon $^1/_{10}$ mg in Öl gelöst erzeugt Blasen. Die Hautentzündung entwickelt sich nur langsam unter mäßigen Schmerzen. Da es sich um eine wenig flüchtige Substanz handelt, so hat es nur eine oberflächliche Wirkung. Kommen pulverisierte Canthariden mit der Haut in Berührung, die der Epidermis beraubt ist, so gibt es eine sehr starke Entzündung, Nekrose und langdauernde Eiterung. Bei ausgedehnterer Anwendung von Cantharidenpräparaten kommt es zu einer Aufsaugung von Cantharidin, aber in so geringen Mengen, daß es zunächst keine Allgemeinwirkung entfaltet. Erst bei reichlicher Ausscheidung durch die Nieren kann es zu häufiger, schmerzhafter Urinentleerung kommen.

Bei größerer Zuführung von Cantharidin entsteht akute Nierenentzündung, starke Albuminurie und Hämaturie. Da die Erkrankung des Harnapparates zu Reizzuständen führt, die sich in schmerzhaften Erektionen und gesteigertem Geschlechtstrieb äußern, so sind die Canthariden in den falschen Ruf eines Aphrodisiakums gekommen.

Kommt Cantharidin auf Schleimhäute, z. B. in den Darm, so entstehen außerordentlich stürmische Entzündungserscheinungen mit ausgedehnten Blasenbildungen im ganzen Verdauungskanal. Bei sehr starken inneren Vergiftungen kommt es zu Erbrechen, Durchfällen, Dyspnoe, bisweilen Delirien und Krämpfen, wobei unter gewöhnlichen Kollapserscheinungen der Tod erfolgen kann.

Spanischfliegenöl, Oleum cantharidatum, Oleum Cantharidis.

3 Teile gepulverte Canthariden werden in einer verschlossenen Flasche unter öfterem Umschütteln 10 Stunden lang im Wasserbad mit 10 Teilen Erdnußöl digeriert. Nach Abpressen und längerem Absetzenlassen wird filtriert. Ein grüngelbes Öl.

Cantharidinöl, Oleum Cantharidini,
dürfte im allgemeinen zweckmäßiger sein als obiges Öl: Cantharidinum pulv. 1,5, Aceton 40,0 werden im Wasserbade in einem lose verschlossenen Glaskolben gelöst und dann allmählich auf 50° erwärmtes Sesamöl oder Arachisöl bis 1000,0 zugegeben.

Cantharidinöl nach UNNA, Oleum Cantharidini UNNA.
Eine Lösung von 0,05 Cantharidin in 0,5 Chloroform wird mit 100 g Mandelöl versetzt und auf dem Wasserbade solange erwärmt, bis das Chloroform verdunstet ist.

Spanischfliegentinktur, Tinctura Cantharidum,
wird hergestellt aus grob gepulverten Canthariden und Azeton 1 : 10 unter Zusatz von 0,1 Weinsäure.

Spanischfliegensalbe, Unguentum Cantharidum (cantharidatum),
wird hergestellt aus 3 Teilen Oleum cantharidatum und 2 Teilen gelbem Wachs. Nach UNNA: Ol. Cantharidini ($^1/_2{}^0/_{00}$) 10,0, Lanolin 90,0.

Wirkung und *Anwendung:* Canthariden werden in Form von Salben, Pflastern und in Kollodium hauptsächlich zu Hautreizungen verwendet. Man sucht hierbei Blasen zu ziehen als Zeichen einer tatsächlichen Wirkung. In der Dermatologie finden Cantharidenpräparate fast nur Anwendung als Mittel zur Anregung des Haarwuchses. Man setzt zu Haarwässern 1—5% Tinctura Cantharidum zu. Bei Alopecia areata verwendet man nach EICHHOFF:

Cantharidenbrillantine nach EICHHOFF.

Rp. Olei Ricini 50,0
Tinct. Cantharid. 5,0

Cantharidenhaaröl nach EICHHOFF.

Rp. Cantharidin. . . . . . 0,05—0,1
Olei Amygd. 100,0

Cantharidenhaarspiritus nach EICHHOFF.

Rp. Tinct. Cantharid.
Tinct. Chin. comp.
Mixt. oleos. bals. āā . . . 15,0
Ol. Ricini 5,0
Spiritus ad 250,0

Cantharidenpomade EICHHOFF.

Rp. Tinct. Cantharid. 10,0
Lanolini 20,0
Vaselini 30,0

Anhangsweise soll hier noch ein anderes hautreizendes Mittel erwähnt werden, die

Tinctura Capsici, Spanischpfeffertinktur,
die aus 1 Teil grob gepulvertem Spanischem Pfeffer und 10 Teilen Alkohol hergestellt wird. Der *Spanische Pfeffer, Cayennepfeffer, Paprika* stammt von *Capsicum anuum L.* mit aufrechten Früchten und von *Capsicum longum D. C.* mit länglichen, hängenden Früchten. Vielfach werden beide Pflanzen auch als eine Art Capsicum anuum L. aufgefaßt. Heimisch im tropischen Amerika, kultiviert auch im südlichen Europa. Als Spanischer Pfeffer werden die getrockneten, reifen Früchte bezeichnet. Diese wechseln sehr in Größe, Form und Farbe, sind fast geruchlos, aber von sehr scharfem und brennendem Geschmack und entwickeln schon beim Berühren einen sehr scharfen, heftig zum Niesen reizenden Staub. Durch Altern werden die frisch feuerroten, gelbroten oder gelben Früchte braun bis schwarz. Der Spanische Pfeffer enthält das krystallinische, blasenziehende *Capsicin* und ein braunrotes, sehr scharf schmeckendes Öl, das *Capsicol*, das möglicherweise keine reine Substanz darstellt.

Wirkung und *Anwendung:* Als hautreizender, haarwuchsfördernder Zusatz 10—20%ig zu Kopfwässern.

Resorcin.

Resorcin, Resorcinum, Meta-Dioxybenzol $C_6H_4(OH)_2[1, 3]$,
wird dargestellt durch Schmelzen von benzol-m-disulfonsaurem Natrium mit Natriumhydroxyd. Das Schmelzprodukt wird in Wasser gelöst, mit Salzsäure versetzt, die Lösung mit Äther ausgezogen, der das Resorcin aufnimmt. Es wird weiter gereinigt, entweder durch Sublimation oder durch Umkrystallisieren aus Benzol. Farblose Krystalle, sich allmählich rötlich färbend, besonders wenn sie nicht ganz trocken sind. Schmelzpunkt 110 bis 111°. Es hat einen schwachen, eigenartigen Geruch, schmeckt süßlich und kratzend. Löslich in 1 Teil Wasser, 1 Teil Alkohol, leicht in Äther und Glycerin, schwer in Chloroform,

Schwefelkohlenstoff, Benzin, Benzol. Die wässerige Lösung rötet Lackmuspapier nicht oder nur sehr schwach.

Resorcin hat eine *ähnliche Wirkung* wie das Phenol. Durch die Haut wird Resorcin leicht resorbiert, seine Giftwirkung ist ähnlich, aber geringer als die der Carbolsäure. Hin und wieder sind bei Verwendung größerer Mengen Erscheinungen von seiten des Zentralnervensystems beobachtet worden, wie Schwindel, Ohrensausen, Schweißausbruch, Delirien, Krämpfe, Cyanose, Atembeschwerden, schneller und unregelmäßiger Puls usw. Bei Kindern muß man bei ausgedehnterer Anwendung vorsichtig sein.

Die *Ausscheidung* erfolgt als gepaarte Schwefel- und Glykuronsäure, zum Teil unverändert, zum Teil in Verbindungen, die den Urin grün oder schwarz färben. Resorcin besitzt eine starke Affinität zu Sauerstoff und ist namentlich in alkalischer Lösung ein starkes Reduktionsmittel. Eiweißlösungen werden schon von schwachen Resorcinlösungen gefällt.

Wirkung: Resorcin hat eine ausgesprochene *antiseptische* Wirkung, die stärker ist als die der Carbolsäure. In geringeren Konzentrationen als Salbe verwendet, beschleunigt es die *Verhornung* des Epithels. In stärkeren Konzentrationen, etwa bei 40%, führt es zu einer trockenen, schmerzlosen Abstoßung der Epidermis; es ist also ein Schälmittel. Vor der Schälung wird die Haut schwartig, und blaß (Anämisierung durch Druck der Schwarte). In reiner Substanz ist es ein schmerzloses *Ätzmittel.*

Anwendung: Zum Ätzen von Cancroiden und Papillomen schmilzt man am besten einen Krystall an eine Sonde. Bei spitzen Kondylomen:

Rp. Pulv. Sabinae
Resorcin. āā 2,5
Zum Aufstreuen.

0,5—1—2%ige wässerige Lösungen zu Umschlägen bei akuten Hautentzündungen, 2—5%ige alkoholische Lösung als Kopfwasser bei Seborrhoe, 0,5 bis 1—2%ig zu Pasten. 20—40%ig zu Schälpasten. Ausgedehnte Verwendung findet es auch in Pflastern.

Resorcinsalben sind mit besonderer Sorgfalt herzustellen, da die Resorcinkrystalle sich nur schwer genügend fein verreiben lassen. Wenn möglich soll das Resorcin erst in wenig Wasser, Alkohol oder Äther gelöst werden. *Resorcinum sublimatum purissimum subtilissime pulveratum* (Höchst) ist ein sehr reines und sehr fein gepulvertes Resorcin, das sich besonders zur Herstellung von Salben eignet.

Pasta Resorcini fortior LASSAR.
Starke Resorcinpaste nach LASSAR.

Rp. Resorcini
Zinci oxydati
Amyli Tritici āā 20,0
Paraffini liquidi 40,0

Pasta Resorcini mitis LASSAR.
Milde Resorcinpaste nach LASSAR.

Rp. Resorcini 10,0
Zinci oxydati
Amyli Tritici āā 25,0
Paraffini liquidi 40,0

Ungt. compositum Resorcini UNNA.
Zusammengesetzte Resorcinsalbe nach UNNA.

Rp. Resorcini 5,0
Ammonii sulfoichthyolici . . 5,0
Acidi salicylici. 2,0
Ungt. cerei. 88,0

Resorcin-Schwefelpaste nach SCHÄFFER.

Rp. Resorcini 0,4
Sulf. praecip. . . . . . 1,0—2,0
Zinc. oxydat.
Amyl. āā 4,0
Vaselin. ad 20,0

Pasta lepismatica mitis UNNA.
Schwache Schälpaste nach UNNA.

Rp. Pastae Zinci 60,0
Resorcini
Vaselini āā 20,0

Pasta lepismatica fort. UNNA.
Starke Schälpaste nach UNNA.

Rp. Pastae Zinci
Resorcini āā 40,0
Ammonii sulfoichthyolici
Vaselini āā 10,0
Wird auch mit Zusatz von Naphthol und Schwefel verordnet.

Lippensalbe nach UNNA.

Rp. Resorcini 0,2
Carmin. 0,05
Eucerin. anhydr. ad 10,0

Ungt. manuarium LASSAR.
Handsalbe für Ärzte nach LASSAR.

Rp. Ol. Oliv.
Glycerini
Lanolini
Vaselini āā 24,0
Resorcini 2,0

Ungt. pomadinum compositum Unna.
Zusammengesetzte Pomade nach Unna.

Rp. Sulfuris praecipitati 4,0
Resorcini 2,0
Ungt. pomadini . . . . ad 100,0

Haarwasser nach Unna.
Spiritus capillaris Unna.

Rp. Resorcini 5,0
Spiritus 95%ig 150,0
Spiritus coloniensis 50,0
Olei Ricini . . . . . . 0,5—2,0

Neisser-Schäffer*sche Resorcin-Zink-Wismutsalbe.*

Rp. Resorcini 0,1
Zinci oxydat.
Bismut. subnitr. āā. 2,0
Ungt. lenient.
Ungt. cerei āā ad 20,0

Resorcin-Percutol (Percutol)

ist eine ölige Flüssigkeit, die ohne Verwendung von Lösungsmitteln durch geeignete Kombinationen zweier an sich fester Stoffe gebildet wird. Sie dient dazu, Medikamente der Haut einzuverleiben unter Vermeidung resorptionshemmender Fette. Die Grundlage, „Percutol“, ist ein Salicylsäureester. Resorcin-Percutol enthält 33,5% Resorcin und 66,5% Salicylsäureester.

Wirkung und *Anwendung:* Als Fußschweißmittel. Einige Tropfen werden auf die gewaschene und getrocknete Fußhaut eingerieben, anfangs täglich, später wöchentlich einmal.

Hersteller: Chemische Fabrik Reisholz G. m. b. H., Reisholz b. Düsseldorf.

Handelsform: OP zu 10 und 30 g.

Euresol, Resorcinmonoacetat, Monoacetylresorcin, $C_6H_4(OH)OOCCH_3$[1, 3], wird dargestellt durch Einwirkung von Essigsäureanhydrid oder Acetylchlorid in berechneter Menge auf Resorcin. Angenehm riechende, dickflüssige, honiggelbe Masse, leichtlöslich in Alkohol, Benzol, Chloroform, Aceton, in Wasser fast unlöslich.

Wirkung: Wie Resorcin.

Anwendung: Als 10%ige Salbe; als Euresolspiritus: Euresol, Spiritus, Kölnisches Wasser, destilliertes Wasser zu gleichen Teilen; bei Acne, Sykosis, Alopecie. Besondere Verordnungsformen sind gegen Frostschädigungen zusammengestellt.

Zur Haarpflege ist ein parfümiertes *Euresol pro capillis* im Handel. Aus diesem hergestellt gibt es ein *Kopfwasser* nach Kromayer in Originalflaschen.

Hersteller: Knoll A.G., Ludwigshafen a. Rh.

Frostbalsam.

Rp. Euresol
Eukalyptol.
Ol. Terebinth. āā 2,0
Collod. elast. ad 20,0

Frostsalbe.

Rp. Euresol
Eukalyptol.
Ol. Terebinth.
Lanolin. āā 2,0
Sapon. unguinos. 20,0

Euresol-Haarwasser.

Rp. Euresol pro capill. 10,0
Spirit.
Aq. dest. āā ad 250,0

Euresol-Haarpomade.

Rp. Euresol pro capill. 5,0
Ol. Ricin. 25,0
Ol. Sesam. 15,0
Cetacei 12,0

Euresol-Haarwasser.

Rp. Euresol 4,0
Spiritus dilut. ad 200,0

Suprarenin.

Suprarenin, Suprareninum, Adrenalin (Parke, Davis & Co., Detroit), o-Dioxyphenyläthanolmethylamin, $(HO)_2C_6H_3 \cdot CH(OH)CH_2NHCH_3$[1, 3, 4], leitet sich vom Brenzcatechin ab, indem ein Atom am Kern durch die Methylaminooxyäthylgruppe ersetzt ist. Es ist enthalten in den Wandungen der Nebennieren, aus denen es zuerst von TAKAMINE und fast gleichzeitig von ALDRICH rein hergestellt wurde. Von STOLZ und FLÄCHER ist es zuerst synthetisch dargestellt worden.

Aus den tierischen Organen wird es hergestellt, indem aus Nebennieren von Rindern oder Schafen mit schwach säurehaltigem Wasser unter Zusatz von etwas Zinkstaub, um Oxydation zu verhüten, ein heißer Auszug hergestellt wird, der unter vermindertem Druck im Kohlensäurestrom bei 50° eingeengt wird. Der Auszug wird dann mit Methylalkohol gemischt und mit Bleiacetat ausgefällt, um ihn von Eiweißstoffen, Phosphaten u. a. zu befreien. Das Blei wird dann durch Schwefelwasserstoff ausgefällt, die Lösung im Kohlensäurestrom wieder eingeengt und mit Ammoniakflüssigkeit versetzt. Das Suprarenin scheidet sich krystallinisch aus. Gereinigt wird es durch Auflösen in säurehaltigem Wasser und durch nochmaliges Fällen mit Ammoniak.

Synthetisch wird es dargestellt, indem Brenzcatechin durch Einwirkung von Chloracetobrenzcatechin und dieses durch Einwirkung von Methylamin in Methylaminoacetobrenzcatechin (Suprarenon oder Adrelanon) übergeführt wird. Durch Reduktion mit Natriumamalgam wird das Suprarenon in Suprarenin übergeführt. Das so gewonnene Produkt ist optisch inaktiv, während das natürliche Suprarenin links drehend ist. Außer diesem Verfahren gibt es noch mehrere andere patentierte Verfahren zur Herstellung von Suprarenin. Das freie Suprarenin bildet kleine, farblose Krystalle. Es ist schwer löslich in Wasser und organischen Lösungsmitteln, leicht löslich in verdünnten Säuren unter Bildung von Salzen. Die Lösungen sind linksdrehend. Es löst sich auch in verdünnter Alkalilauge, weil es Phenolhydroxylgruppen besitzt. Die alkalischen Lösungen werden wie die anderer mehrwertiger Phenole sehr leicht durch den Sauerstoff der Luft oxydiert und rot oder rotbraun gefärbt. Aus ammoniakalischer Silbernitratlösung scheidet Suprarenin Silber ab, ebenso reduziert es FEHLINGsche Lösung.

Suprareninhydrochlorid, Suprareninum hydrochloricum, o-Dioxyphenyläthanolmethylaminhydrochlorid $C_6H_3(OH)_2 \cdot CH(OH)CH_2NHCH_3 \cdot HCl[3, 4, 1]$.

Es entsteht durch Einwirkung von Salzsäure auf natürliches oder synthetisches Suprarenin. Kleine nadelförmige Krystalle, Schmelzpunkt 161°, löslich in Wasser, unlöslich in absolutem Alkohol. Die wässerigen Lösungen färben sich bei der Aufbewahrung rot, wenn das Glas auch nur Spuren von löslichen Alkalisilicaten an das Wasser abgibt, weil bei Gegenwart von Alkalien das Suprarenin unter Bildung von rotgefärbten Zersetzungsprodukten leicht oxydiert wird. Es kann dabei auch eine Abscheidung von freiem Suprarenin eintreten.

Das o-Dioxyphenyläthanolmethylaminhydrochlorid kommt auch unter dem Namen *Adrenalin* (Parke, Davis & Co., Detroit), *Paranephrin* (E. Merck, Darmstadt), *Adrenin*, *Epirenan* (Byk-Guldenwerke, Berlin), *Epinephrin*, *Renoform* (Dr. Freund und Dr. Redlich, Berlin), *Suprarenalin* (Amour & Co., Chikago), *Hypernephrin* (Ges. für Feinchemie, Berlin NW 7) usw. in den Handel.

Wirkung: Die hervorstechendste Eigenschaft des Suprarenin ist seine Einwirkung auf die Gefäßwände, die in Gefäßzusammenziehung und Blutleere bestehen. Von dieser Gefäßwirkung macht man in der Dermatologie Gebrauch zur Behandlung von chronischen Hyperämien, wie sie sich nach überstandenen Hautkrankheiten besonders im Gesicht gar nicht selten einstellen, oder wie sie für manche bestehenden Hautkrankheiten kennzeichnend sind, wie z. B. Rosacaea. JOSEPH empfiehlt in solchen Fällen:

Rp. Solutionis Suprarenini hydrochlorici (1 : 1000) 5,0—7,5
Zinci oxydati
Lanolini āā ad . . . . 20,0.

Innerlich gibt man es 10—20 Tropfen oder $^1/_2$—1 Tablette gegen Urticaria. UNNA empfiehlt auch:

Rp. Solutio. Suprarenini hydrochlorici (1 : 1000) . . 5,0
Sirup. simpl. 20,0
Aq. destill. ad 100,0
Stündlich einen Teeflöfel.

Hersteller: Siehe oben.

Handelsform des Suprarenins der I.G.-Farbenindustrie Leverkusen: Lösungen 1 : 1000 in steriler Kochsalzlösung, Flaschen mit 5, 10, 25 ccm, OP mit 10 Ampullen 0,5 ccm und 1 ccm. Tabletten OP 20 Stück zu 0,001 g.

Pyrogallol.

Pyrogallol, Pyrogallolum, Vic.-Trioxybenzol, Acidum pyrogallicum, Pyrogallussäure, $C_6H_3(OH)_3$ [1, 2, 3],

entsteht durch Erhitzen von Gallussäure auf 210—220° unter Abschluß der Luft im Kohlensäurestrom. Die Gallussäure spaltet dabei Kohlendioxyd ab und das Pyrogallol sublimiert. Leichte, weiße, glänzende, geruchlose, bitter schmeckende Nadeln oder Blättchen. Schmelzpunkt 131—132°. Bei vorsichtigem Erhitzen ist es ohne Zersetzung sublimierbar, am besten im Kohlensäurestrom oder im Vacuum. Es löst sich in etwa 1,7 Teilen Wasser, 1 Teil Alkohol oder in 1,5 Teilen Äther. In Schwefelkohlenstoff, Chloroform oder Benzol ist es sehr schwer löslich. Die wässerige Lösung ist farblos, neutral, oder sehr schwach sauer und schmeckt bitter. An der Luft färbt sie sich allmählich gelb, dunkel braun und wird zugleich sauer (starke Affinität zu Sauerstoff). Noch leichter erfolgt die Oxydation des Pyrogallos durch den Sauerstoff der Luft in alkalischer Lösung. Bei der Oxydation entsteht zunächst Hexaoxydiphenyl, dann Essigsäure, Kohlendioxyd und dunkle Stoffe unbekannter Zusammensetzung. Reines, trockenes Pyrogallol bleibt auch an der Luft farblos. Bei Zutritt von Feuchtigkeit und ammoniakhaltiger Luft färbt es sich braun. Es scheidet aus den Lösungen der Gold-, Silber- und Quecksilbersalze die Metalle ab.

Pyrogallol wird hauptsächlich *äußerlich* verwendet. Innerhalb des Organismus wirkt es als Blutgift, das die roten Blutkörperchen so verändert, daß ihr Hämoglobin an das Blutplasma abgegeben und in Methämoglobin verwandelt wird. Das Blut wird schokoladefarbig, es tritt Hämoglobin- und Methämoglobinurie auf, akute Nephritis mit Albuminurie. Die Harnkanälchen können so mit abgestoßenen Epithelien und Blutkörperchen angefüllt sein, daß die Harnsekretion stockt. Die wichtigsten klinischen Symptome sind Diarrhöe und Erbrechen, Ikterus, Frostanfälle, Muskelzuckungen und schließlich Anurie und Urämie. Pyrogallol wird leicht durch die Haut resorbiert und zum Teil unverändert als gepaarte Schwefelsäure im Urin ausgeschieden, zum Teil in unbekannte Stoffe übergeführt, die allein den Urin tiefgrün, in Verbindung mit Blutfarbstoffen ihn fast schwarz färben. Unna macht für die giftige Wirkung des Pyrogallols die Alkalescenz des Blutes verantwortlich. Es entfaltet seine größte Wirksamkeit in alkalischen Lösungen, und es wird verständlich, daß es im alkalischen Blut besonders befähigt ist, Sauerstoff an sich zu reißen. Unna verordnet daher prophylaktisch und zur Behandlung von Pyrogallolvergiftungen Salzsäure inerlich.

Auf Wundflächen und Schleimhäuten wirkt Pyrogallol mild ätzend. Behandelt man eine gesunde intakte Haut damit, so erfolgt unter Schwarzfärbung eine Verdickung und Eintrocknung der Hornschicht zu einer pergamentähnlichen Membrane. Bei weiterer Einwirkung erfolgt Blasenbildung. Schneller als gesunde Haut werden bestimmte krankhafte Gewebe zerstört, insbesondere Lupusgewebe, Lepra, maligne Tumoren, Psoriasis. Gerade diese elektive Wirkung ist bei Pyrogallol sehr wertvoll. Die Dunkelfärbung der Haut wird durch Alkalien begünstigt (cave Seife!), durch Säuren, z. B. Citronensäure, hintangehalten. Auf der durch Fettsäuren sauer gehaltenen Kopfhaut erfolgt die Färbung viel langsamer als an anderen Hautpartien (Unna).

Anwendung: Findet hauptsächlich Anwendung als Ätzmittel bei Lupus vulgaris in Gestalt von Verbänden mit 5—10—20%iger Pyrogallusvaseline. Eine verstärkte Pyrogallussalbe (Neisser), die noch Kreosot zur Verstärkung der Desinfektion und als schmerzstillendes Mittel enthält, ist

Rp. Acid. pyrogallic.
Acid. salicyl.
Kresot. āā . . . . 5,0—10,0
Vaselin. ad 100,0

Da die Pyrogallusbehandlung an und für sich schmerzhaft ist, so setzt man oft andere Anaesthetica zu, z. B. (Fürst):

Rp. Pyrogallol.
Orthoform. āā 5,0
Sacchar. Uvae 2,5
Vaselin. ad 50,0

Der Zusatz von Traubenzucker macht die Salbe haltbarer. Viel angewendet wird Pyrogallol auch bei Psoriasis als 5—10%ige Pyrogallusvaseline oder als 10%ige Lösung in Alkohol oder Aceton, auch als 2—10%iges Guttaplast. Es gehört zu den stärksten Ekzemmitteln als 5—10%ige Vaseline, auch mit Salicylsäure und Teer kombiniert.

Pyrogallusteersalbe nach SCHÄFFER.

Rp. Acidi salicylici 5,0
Ol. Ricini 5,0
Acid. pyrogallic. 5,0
Anthrasol. 2,5
Vaselin. ad 50,0

Pyrogallusteersalbe nach SCHÄFFER.

Rp. Acid. pyrogallic. 5,0
Acid. salicylic.
Ol. Rusci āā 2,5
Ol. Ricin. 10,0
Vaselin. ad 100,0

Kopfsalbe bei Psoriasis (bei dunklem Haar).

Pyrogallus-Ichthyol-Teersalbe BROCQ.

Rp. Acid. pyrogallic. 6,0
Ichthyol.
Acid. salicyl.
Ol. Rusci āā 10,0
Vaselin. ad 100,0

Bei chronischem Ekzem $^1/_4$—2 Stunden liegen lassen, mit Öl entfernen, dann Zinkpaste.

Ungt. Pyrogalloli comp. UNNA.
Zusammengesetzte Pyrogallussalbe UNNA.

Rp. Acid. pyrogallic. 5,0
Ichthyol. 5,0
Acid. salicyl. 2,0
Vaselin. 88,0

Zusammengesetzte Pyrogallussalbe DARIER.

Rp. Acid. pyrogallic. 2,0
Acid. salicyl.
Resorcin. āā 4,0
Sulf. praec.
Ol. Rusci āā 6,0
Vaselin. ad 100,0

Bei Morbus Darier.

Zusammengesetzte Pyrogalluspinselung BOECK.

Rp. Acid. pyrogallic.
Resorcin.
Acid. salicyl. āā 7,0
Talc.
Gelanth. āā 5,0

Bei Lupus aufpinseln, mit Watte bedecken und 8 Tage liegen lassen.

Auch keimtötende Kraft kommt dem Pyrogallol zu. Es wird daher bei parasitären Hautleiden, z. B. Herpes tonsurans als $5^0/_0$iger Spiritus verwendet.

Es soll nochmals darauf aufmerksam gemacht werden, daß man immer bei Pyrogallolanwendung Vorsicht walten lassen muß. Außerdem werden manchmal Reizungen der gesunden Haut, örtliche und allgemeine Erytheme, beobachtet.

Zusatz von Zinkoxyd, Bleiwasser, Quecksilberoxyd zu Pyrogallol erzeugt überall tiefe Schwarzfärbung der Haut. Auch Wäsche wird von Pyrogallol schwarz gefärbt. Zur Entfernung von Flecken aus der Wäsche dient eine Lösung von Kalium cyanat. 2 : 20, auch Betupfen mit Ammoniumpersulfatlösung 1 : 3 wird empfohlen.

Psorigallol-HERXHEIMER, Pyrogalluslithanthrol,

eine Kombination von Pyrogallol mit Teer (Lithanthrol) in Stärke von 10 : 100. Die Wirkung des Präparates kann durch Eindicken des Teers noch verstärkt werden, *Psorigallol spissum.*

Wirkung und *Anwendung:* Zur Psoriasisbehandlung. Die Stellen werden täglich 2mal mit der Salbe eingerieben. Für Nagelpsoriasis wird Psorigallol spiss. angewendet.

Hersteller: Dr. Fresenius, Hirschapotheke Frankfurt a. M.

Pyraloxin UNNA, Pyrogallolum oxydatum,

ist ein oxydiertes Pyrogallol. Wird erhalten durch Oxydation von Pyrogallol, das mit Ammoniakflüssigkeit befeuchtet, auf flachen Schalen an der Luft stehen gelassen wird. Braunschwarzes Pulver, in Wasser löslich, in Alkohol und Äther unlöslich. Es soll weniger unangenehme Nebenwirkungen als das Pyrogallol haben.

Anwendung: Bei Lupus erythematodes, Lepra, seborrhoischen Ekzemen, Pityriasis capitis.

Rp. Adipis Lanae
Aquae Calcis
Aquae Chamomillae
Ungt. Zinci āā 10,0
Sulfuris praec. 2,0
Pyraloxini 0,4

Pomade nach UNNA bei seborrhoischen Ekzemen des Kopfes.

Rp. Pastae Zinci 20,0
Pyraloxini 0,1

Bei chronischen Ekzemen.

Hersteller: W. Mielck, Schwan-Apotheke, Hamburg.

Ist auch als 10- und $20^0/_0$iges Pyraloxin-Guttaplast und als überfettete Seife erhältlich.

Lenigallol, Pyrogalloltriacetat, $C_6H_3(OOCCH_3)_3$,

entsteht durch vollständiges Acetylieren von Pyrogallol mit Essigsäureanhydrid oder Acetylchlorid. Weißes, in Wasser unlösliches Pulver.

Wirkung und *Anwendung:* Bei Ekzemen, besonders bei solchen von parasitärem Aussehen. Wirkt in schwachen Konzentrationen, 5—20%ig, austrocknend und jucklindernd, in starken, 30—50%ig, in hohem Grade hornschichtlösend. Ungiftiges Pyrogalluspräparat, wenig reizend, daher auch bei Kindern zu verwenden; färbt die Wäsche nicht. Bei Ekzemen 0,5—5%ige Salbe, bei Psoriasis bis 30%ige Salbe.

Hersteller: Knoll A.G., Ludwigshafen a. Rh.

Eugallol, Pyrogallolmonoacetat, $C_6H_3(OH)_2OOCCH_3$,

wird dargestellt durch Acetylierung von Pyrogallol mit Essigsäureanhydrid. Sirupdicke, braungelbe Masse, in Wasser leicht löslich. In den Handel kommt es als rotbraune, 33% Aceton und 66% Pyrogallolmonoacetat enthaltende, in Wasser, Alkalien, Äther und Aceton lösliche Flüssigkeit. Nicht ungiftig und auch nicht ohne Reizwirkung.

Anwendung: Bei alten verdickten Psoriasisstellen, Lupus erythematosus und Lichen chronicus Vidal. Man kann nach Grüneberg die reduzierende Wirkung des Eugallols dadurch erhöhen, daß man, nachdem es auf die erkrankten Stellen aufgepinselt ist, nach 1/4 bis 1/2 Stunde Zinkoxyd aufstreut oder in dünner Schicht Zinkpaste darüber legt.

Hersteller: Knoll A.G., Ludwigshafen a. Rh.

Gallacetophenon oder Trioxyacetophenon, $CH_3CO \cdot C_6H_2(OH)_3$, ist das Alizaringelb C der Badischen Anilin- und Sodafabrik Ludwigshafen.

Es wird dargestellt durch Erhitzen von 1 Teil Pyrogallol mit 1,5 Teilen Essigsäure und 1,5 Teilen Chlorzink auf 145—150° und Umkrystallisieren aus Wasser. Schmutzig fleischfarbenes, krystallinisches Pulver, löslich in etwa 600 Teilen Wasser, leicht löslich in heißem Wasser, Alkohol, Glycerin und Äther. Die wässerige Lösung ist neutral oder schwach sauer.

Wirkung und *Anwendung:* Hat eine viel schwächere Wirkung als Pyrogallol, sonst dieselbe Anwendung wie genanntes Mittel.

Benzoe und Benzoesäure.

Benzoe, Resina-Benzoe, Benzoeharz,

stammt von *Styrax benzoides* Craib. und *Styrax tonkinensis* (Pierre) Craib., beide heimisch auf dem Festlande von Hinterindien. Die Gewinnung erfolgt in der Weise, daß in die Rinde der betreffenden Bäume Einschnitte in Form eines spitzen Winkels gemacht und unter ihnen Behälter aus Bambus angebracht werden, die nach einigen Wochen entleert werden. Man trifft das Harz auch häufig in Insektenbohrlöchern an. Das beste Produkt ist die Siambenzoe. Ferner gibt es Kalkutta-Block-Benzoe, Palembang-Benzoe usw.

Die von dem Arzneibuch geforderte Benzoe „in lacrymis" besteht aus flachen, abgerundeten, stumpfkantigen, bis zu einigen Zentimetern langen, zum Teil zusammengeklebten Körnern, außen hellbräunlich bis rotbraun, innen milchweiß, wachs- oder glasartig glänzend. Sie gibt zerrieben ein gelblichweißes Pulver. Der Geruch ist angenehm vanilleartig, beim Erwärmen tritt er stärker hervor, der Geschmack ist gewürzig reizend. Benzoe ist in Chloroform sehr wenig, in Äther zum Teil, in Alkohol bis auf fremde Beimengungen meist löslich, und zwar Siam-Benzoe völlig, Sumatrabenzoe zu 70—80%.

Die Hauptmasse der Siambenzoe, 70—80%, ist ein Gemenge von 2 Estern der Benzoesäure mit 2 Harzalkoholen, dem weißen Benzoresinol $C_{16}H_{26}O_2$ und dem braunen Siaresinotannol $C_{12}H_{14}O_3$. Dieses Harzgemenge enthält 38,2% Benzoesäure, 56,7% Siaresinotannol und 5,1% Benzoresinol. Vorhanden sind weiter bis über 20% freie Benzoesäure, 0,15% Vanillin und 0,3% eines öligen Benzoesäureesters, dessen Alkohol wahrscheinlich Zimtalkohol oder Benzylalkohol ist.

Benzoetinktur, Tinctura Benzoes,

ist im wesentlichen eine Lösung von Benzoeharz in Alkohol, im Verhältnis 1 : 5. Sie soll rötlich braun sein, auf Lackmus sauer reagieren und sich milchig trübe mit Wasser mischen.

Wirkung und *Anwendung:* Das Benzoeharz hat leichte antiseptische Eigenschaften. Die Tinktur wird als Hautfirnis und Lösungsmittel für Arzneimittel benutzt. Hinzugegebene Medikamente, wie z. B. bei der ARNINGschen Pinselung, werden auf der Haut fixiert. Wegen des Wohlgeruches als Zusatz zu kosmetischen Mitteln. Verdünnt mit Wasser 1 : 4 zu Umschlägen bei Verbrennungen, Pernionen, torpiden Geschwüren.

Benzoesäure, Acidum benzoicum, C_6H_5COOH,
wird gewonnen aus Benzoe durch *Sublimation* oder durch Extraktion und künstlich durch Oxydation von Toluol, von Benzylchlorid und von Benzaldehyd, sowie durch Kochen von Benzotrichlorid mit Wasser und Alkalien. Früher wurde Benzoesäure auch aus Pferde- und Rinderharn gewonnen, der Hippursäure, Benzoylglycokoll, enthält.

Man unterscheidet im Handel *Benzoesäure* aus Harz *sublimiert Acidum benzoicum e Resina sublimatum* und *Benzoesäure* aus Toluol, *Acidum benzoicum e Toluolo.*

Die synthetische Benzoesäure (D.A.B. 6.) hat für die Dermatologie kein besonderes Interesse, wohl aber

Benzoesäure sublimiert aus Harz, Acidum benzoicum (e Resina sublimatum).
Gewonnen durch Sublimation zimtsäurefreier Benzoe (Siam- oder Palembangbenzoe). Die sublimierte Benzoesäure ist stark mit riechenden Stoffen beladen, wie Benzoesäure-Methylester, Benzoesäure-Benzylester, Vanillin, Guajacol usw. Sie bildet farblose bis gelblich oder bräunlichgelb gefärbte Nadeln oder Blättchen von benzoeartigem, schwach brenzlichem Geruch. Sie löst sich wenig in Wasser, leichter in anderen Lösungsmitteln wie Alkohol, Äther, Chloroform, Schwefelkohlenstoff, in Fetten und ätherischen Ölen. Sie ist beim Erhitzen und mit Wasserdampf flüchtig.

Wirkung: Antiseptisch und juckstillend als 1—10%ige Salbe oder als 1%ige Lösung in verdünntem Alkohol. Als Zusatz zu tierischen und pflanzlichen Ölen und Fetten, um sie vor dem Ranzigwerden zu schützen.

Ristin,
eine Lösung des Monobenzoesäureesters des Äthylenglykols $C_6H_5COOCH_2CH_2OH$ in einer Mischung von Glycerin und Alkohol. Der Ester, zu 2% in Wasser, leichter in organischen Lösungsmitteln und in fetten Ölen löslich, ist zu 25% in dem Ristin enthalten. Er wird dargestellt durch Einwirkung von Natriumbenzoat auf Äthlyenchlorhydrin. Das Ristin als solches ist eine farblose, ölige Flüssigkeit.

Wirkung und *Anwendung:* Krätzebehandlung. Sicheres und ungiftiges Mittel. Meistens genügen 3—4 Einreibungen zu je 50 g innerhalb eines Tages.

Hersteller: I.G.-Farbenindustrie A.G., Leverkusen a. Rh.

Handelsform: OP mit etwa 175 ccm.

Anästhesin, p-Aminobenzoesäureäthylester, $C_6H_4(NH_2)COOC_2H_5[1, 4]$,
wird dargestellt durch Reduktion von p-Nitrobenzoesäureäthylester mit Zinn und Salzsäure oder durch Veresterung von p-Aminobenzoesäure mit Äthylalkohol und Salzsäure. Weißes, feines krystallinisches Pulver, fast unlöslich in kaltem Wasser, etwas leichter löslich in kochendem Wasser, leicht löslich in Alkohol, Äther, Chloroform und Benzol sowie in 40 Teilen Olivenöl. Die wässerige Lösung verändert Lackmuspapier nicht. Schmelzpunkt 90—91°.

Wirkung und *Anwendung:* Schmerzstillendes Mittel bei allen schmerzhaften Erkrankungen, bei denen die Oberhaut nicht voll erhalten ist; als Zusatz zu Ätzmitteln bei Lupusbehandlung. Als juckstillendes Mittel bei Pruritus, Prurigo, Urticaria, Vulva- und Analekzemen. Anwendung erfolgt als Streupulver, rein oder mit Zusatz von Dermatol, oder als 1—20%ige Vaselin-Lanolinsalbe, bei juckenden Erkrankungen gegebenenfalls auch mit Zusatz von 1—2% Menthol. Bei schmerzhaften Analerkrankungen auch Suppositorien 10—20%ig.

Hersteller: I.G.-Farbenindustrie A.G., Leverkusen a. Rh.

Propäsin, p-Aminobenzoesäurepropylester, $C_6H_4(NH_2)COOC_3H_7[1, 4]$,
wird hergestellt durch Reduktion von p-Nitrobenzoesäurepropylester oder durch Veresterung von p-Aminobenzoesäure mit Propylalkohol. Farblose Krystalle, schwer löslich in Wasser, sehr leicht löslich in Alkohol und Benzol. In fetten Ölen bis zu etwa 7% löslich.

Wirkung und *Anwendung:* Örtliches Anaestheticum wie Anästhesin.

Propäsin-Colloid
enthält 20% Propäsin, 72,5% Glycerin, 2,5% Stärke und 5% Alkohol. Dickflüssige Masse, die schwach nach Alkohol riecht.

Wirkung und *Anwendung:* Unverdünnt als schmerzlinderndes Mittel bei Wunden und Verbrennungen.

Hersteller: Franz Fritzsche & Co., Hamburg.

Cycloform, p-Aminobenzoesäureisobutylester, $C_6H_4(NH_2)COOC_4H_9[1, 4]$, wird dargestellt durch Veresterung von p-Aminobenzoesäure mit Isobutylalkohol. Weißes, krystallinisches Pulver, geruch- und geschmacklos, in Wasser schwer löslich, leicht löslich in Alkohol und Äther, auch in fetten Ölen. Schmelzpunkt 64—65°.

Wirkung und *Anwendung:* Örtliches Anaestheticum. Als Streupulver rein oder zu gleichen Teilen mit Carbo animalis bei Geschwüren. Als jucklindernder Puder bei Pruritus ani oder vulvae und bei Intertrigo (10%ig mit Talkum). Bei schmerzhaften Rhagaden und Fissuren, Brandwunden 5—10%ige Salbe oder Paste.

Hersteller: I.G.-Farbenindustrie A.G., Leverkusen a. Rh.

Handelsform: 10%ige Cycloformpaste OP mit 10 und 30 g.

Orthoform, m-Amino-p-oxybenzoesäuremethylester, $C_6H_3(NH_2)(OH)COOCH_3[3, 4, 1]$.
Es wird dargestellt, indem p-Oxybenzoesäuremethylester durch Salpetersäure in m-Nitro-p-oxybenzoesäuremethylester übergeführt wird, der zu der Aminoverbindung reduziert wird. Feines, fast weißes, krystallinisches Pulver, geruch- und geschmacklos, kaum löslich in Wasser, löslich in 5—6 Teilen Alkohol und in 50 Teilen Äther. Die Lösungen sind neutral.

Wirkung und *Anwendung:* Stark antiseptisches, austrocknendes und sekretionsbeschränkendes Anaestheticum. Die Wirkung tritt im ganzen langsam ein, hält aber dafür auch länger vor. Das Anwendungsgebiet ist dasselbe wie bei den oben angeführten Präparaten; es ist mit Vorsicht anzuwenden, da mehrfach starke Hautreizungen und tiefergehende Nekrotisierungen beobachtet worden sind (Ledermann). Anwendung als Streupulver rein oder mit 50% Borsäure oder Talkum, als 10—20%ige Salbe (Herpes Zoster, Pruritus), bei diesen Leiden auch als Pinselung:

Rp. Orthoform. 5,0
Äther. q. s. ad solut.
Olei Amygdal. dulc. 20,0

Hersteller: I.G.-Farbenindustrie A.G., Leverkusen a. Rh.

Lucidol, Benzoylperoxyd (Dibenzoylperoxyd), $(C_6H_5CO)_2O_2$, wird dargestellt durch Einwirkung von Natriumsuperoxyd auf Benzoylchlorid in Wasser von 4° und Umkrystallisieren aus heißem Alkohol. Weißes, geruchloses, in Wasser wenig, leichter in Alkohol und in fetten Ölen lösliches Pulver. Beim Erwärmen zersetzt es sich leicht in Benzoesäure bzw. Benzoesäureanhydrid und Sauerstoff.

Wirkung und *Anwendung:* Als Wundantisepticum, als Streupulver und in Salben 1 : 10.

Benzozon, Acetozon, Benzoylacetylperoxyd, $C_6H_5CO \cdot O_2 \cdot OCCH_3$, wird dargestellt durch Oxydation eines Gemisches von Benzaldehyd und Essigsäureanhydrid, das von Filtrierpapier aufgesogen der Luft ausgesetzt wird. Das Papier wird dann durch Petroläther ausgezogen, die Lösung eingeengt, worauf das Benzozon auskrystallisiert. Farblose Krystalle, Schmelzpunkt 40°. Durch Wasser wird es zerlegt unter Bildung von Dibenzoylperoxyd, Essigsäure, und Acetylperoxydhydrat. Das Benzozon des Handels wird durch Mischen mit der gleichen Menge eines unlöslichen, reizlosen Pulvers haltbar gemacht.

Wirkung und *Anwendung:* Wirkt keimtötend durch Sauerstoffabgabe. Als Salbe zur Wundbehandlung.

Salicylsäure.

Salicylsäure, Acidum salicylicum, o-Oxybenzoesäure, $C_6H_4(OH)COOH[1, 2]$, findet sich frei in den Blüten von Spiraeaarten, ferner als Salicylsäuremethylester im ätherischen Öl von Betula lenta L. und in dem amerikanischen Wintergreenöl [1] von Gaultheria procumbens L. Beide ätherischen Öle bestehen zum größten Teil aus Salicylsäuremethylestern. Salicylsäure wurde früher aus dem amerikanischen Wintergreenöl durch Verseifung mit Alkalien gewonnen, ferner durch Oxydation von Saligenin (Salicylalkohol), eines Spaltproduktes des Salicins, des Glykosids der Weidenrinde (Salicyl vom lateinischen Salix = Weide). Synthetisch wird es dargestellt, indem man auf Phenolnatrium Kohlendioxyd unter Druck einwirken läßt, wobei Natriumsalicylat entsteht, aus dem die Salicylsäure durch verdünnte Schwefelsäure oder Salzsäure abgeschieden wird. Zur Reinigung wird sie sublimiert oder umkrystallisiert.

Die umkrystallisierte Salicylsäure, *Acidum salicylicum crystallisatum*, ist die reinste Handelssorte. Sie bildet leichte, weiße, nadelförmige, geruchlose Krystalle von süßlichsaurem, kratzendem Geschmack. Schmelzpunkt 157°. 1 Teil Salicylsäure löst sich in etwa 500 Teilen Wasser von 15° und in 15 Teilen siedendem Wasser, leicht in Alkohol (1 Teil in etwa 2,5 Teilen), Äther (1 Teil in etwa 2 Teilen) und in heißem Chloroform. Schwerer löslich in Fetten und in fetten Ölen (1 Teil in 70—80 Teilen), in Glycerin (1 Teil in etwa 60 Teilen). Sie ist mit Wasserdampf flüchtig. Die Salicylsäure ist eine einbasische Säure.

Freie Salicylsäure wirkt *antiseptisch*. Ihre keimtötende Kraft steht ungefähr der der Carbolsäure gleich. Die Angaben hierüber stimmen aber nicht überall überein. Die Wirksamkeit der Salicylsäure wird durch Anwesenheit von Alkalien geschwächt. So hat salicylsaures Natron viel weniger keimtötende Kraft als die freie Säure. Auf der unverletzten Haut des Menschen wirkt die Salicylsäure hornschichtauflösend ohne besondere Entzündung und Schmerzhaftigkeit. Bei längerer Anwendung in entsprechender Konzentration wird die Haut weißlich verfärbt und allmählich wird die Hornschicht in Lamellen abgestoßen.

Salicylsäure wird von der Haut leicht aufgenommen und ist im Urin zum Teil in unveränderter Form, zum Teil an Glykokoll gepaart nachweisbar (blauviolette Färbung des Harns auf Zusatz von Eisenchlorid). Bei größerer Aufnahme von Salicylsäure in den Körper, auch durch die Haut, machen sich gewisse Vergiftungserscheinungen bemerkbar, wie Schwitzen, Ohrensausen, Kopfschmerzen, Durchfall, Erbrechen, Ausschläge und Nierenerscheinungen (Eiweiß und Cylinder im Urin). Die Vergiftungserscheinungen sollen durch Eingeben von doppelkohlensaurem Natrium unterdrückt werden können. Bei Verwendung von Salicylsäure äußerlich, besonders bei Kindern, auf große des Epithels beraubte Flächen muß man immer eine gewisse Vorsicht walten lassen, da hierbei schon Todesfälle beobachtet sind (FÜRST).

Anwendung: In Stärke von 1—2% wirkt Salicylsäure hornschichtbildend, juckstillend, entzündungswidrig und antiseptisch, über 5% wirkt es hornschichtlösend. Diese Wirkung benutzt man zur Auflösung von hornigen Krankheitsprodukten, wie bei Psoriasis, Lichen ruber verrucosus und bei krustösen Erscheinungen. Man benutzt hier 5—10%ige mit Adeps suillus [2] bereitete Salben für den Körper, auf der Kopfhaut 5—10%iges Öl, wobei vorher die Salicylsäure mit 10—20% Ricinusöl angerieben wird, da sie dadurch leichter löslich wird. Ferner setzt man Salicylsäure anderen Salben zu in der Annahme, daß die Salicylsäure die Aufnahme anderer Medikamente durch die Haut erleichtert, abgesehen davon, daß die Salicylsäure auch ihre eigenen arzneilichen Wirkungen hat. Bei Hühneraugen und Schwielen verwendet man es 10%ig in Kollodium oder Eisessig gelöst, als 5—10%igen

[1] Das *Wintergreenöl, Oleum Gaultheriae*, stammt aus den Blättern der Gaultheria procumbens L, die in den atlantischen Staaten Nordamerikas beheimatet ist. Die zerkleinerten Blätter werden mit Wasser angerührt, über Nacht bei 50° stehen gelassen, damit das Glykosid *Gaultherin* zerlegt wird und dann mit Wasserdampf destilliert. Farbloses, gelbes oder rötliches Öl von eigenartigem kräftigem Geruch. Es besteht zu 96—99% aus Salicylsäuremethylester $C_6H_4(OH)CO \cdot OCH_3$ und enthält noch einen besonderen Alkohol und einen Ester, die den Unterschied im Geruch zu dem künstlichen Salicylsäuremethylester, Methylium salicylicum, bedingen. Es findet bei *Pruritus* Verwendung als Salbe, oder es werden einige Tropfen eingerieben, und die Stelle wird dann mit Gummipapier bedeckt.

[2] Zum Aufweichen von Schuppen und Krusten ist Vaseline keine geeignete Salbengrundlage.

Salicylspiritus bei oberflächlichen parasitären Erkrankungen (Trichophytie, Pityriasis versicolor, rosea, Erythrasma usw.). Hier bewirkt die Schälung eine mechanische Entfernung der Keime. Vielfach wird sie in Form von Pflastern verwendet. Nach einem alten Brauch wird diesen Pflastern, besonders den hochprozentigen, die zur Hühneraugenbehandlung verwendet werden sollen, das schmerzstillende Extractum Cannabis indicae[1] zugesetzt.

Man gibt 1—2%igen Spiritus bei seborrhoischen Erkrankungen zum Abtupfen. Bei Seborrhoe des Kopfes fügt man es in gleicher Stärke anderen Haarwässern wie Resorcinkopfwässern zu.

Collodium salicylatum.
Salicyl-Kollodium.

Rp. Acidi salicylici 3,0
Extracti Cannabis ind. . . . 0,3
Terebinthinae venet. 3,0
Acidi lactici 0,6
Collodii 24,1

Collodium salicylatum Unna.
Salicyl-Kollodium nach Unna.

Rp. Acid. salicyl. 3,0
Spirit. aetherei 1,5
Extr. Cannab. ind. 1,5
Collodii 24,0

Collodium elasticum salicyl.
Elastisches Salicyl-Kollodium.

Rp. Acid. salicyl. . . . . . 3,0—6,0
Collod. elastic. ad 30,0

Collod. salicylat. elasticum composit.
Zusammengesetztes elastisches Salicyl-Kollodium.

Rp. Acid. carbolic.
Acid. salicyl.
Acid. lact. āā 1,0
Collodii elastic. 10,0
(Fürst.)

Pasta antisporiatica Lassar.
Psoriasissalbe nach Lassar.

Rp. Acid. salicyl. 2,0
Sulfur. praecip. 10,0
Zinci oxydati
Amyli āā 19,0
Vaselin. ad 100,0

Pasta aseptica.
Aseptische Paste.

Rp. Acid. salicyl. 0,5
Acid. boric. pulv. 5,0
Zinc. oxydat. 10,0
Vaselin. 34,5

Pulvis salicylicus cum Talco.
Salicylstreupulver. Fußschweißpulver.

Rp. Acid. salicyl. 3,0
Amyli Tritici 10,0
Talci 87,0

Oleum salicylatum.
Salicylöl.

Rp. Acid. salicyl. . . . . . 5,0—10,0
Olei Ricini 5,0
Olei Olivar. ad 100,0

Sebum salicylatum.
Salicyltalg.

Rp. Acid. salicyl. 2,0
Acid. benzoici 1,0
Sebi ovil. 97,0

Solutio boro-salicylica.
Borsalicylsäurelösung.

Rp. Acid. borici
Acid. salicyl. āā 6,0
Aq. destill. 988,0
Zu Umschlägen bei akuten Ekzemen.

Spiritus crinalis cum Acido salicylico.
Salicylsäureteerhaarwasser.

Rp. Acid. salicyl. 1,0
Liq. Carbonis deterg. . 5—10,0
Spirit. dilut. ad 100,0

Pasta salicylata c. Menthol.
Salicylsäure-Mentholpaste.

Rp. Acid. salicyl. . . . . . 0,6—1,5
Menthol. 0,3
Zinc. oxydat.
Talc. āā 6,0
Adip. suill. ad 30,0
(Gegen Pruritus.)

Salicylsäure-Liniment Eick.

Rp. Acid. salicyl. 2,0
Tragacanth. 5,0
Glycerin. 2,0
Aq. destillat. ad 100,0

[1] *Extractum Cannabis indicae* stammt von Cannabis sativa, Varietät indica Lamarck (indischer Hanf). Die gewöhliche Cannabis sativa ist wahrscheinlich heimisch im westlichen Asien und wird auch in Europa der Bastfasern und der Frucht wegen häufig angebaut. Die Varietät „indica" unterscheidet sich von „sativa" dadurch, daß in ihr ein harzartiger Stoff gebildet wird, der in unserem kälteren Klima der Pflanze fast vollständig fehlt. In Ostindien kultiviert man die Pflanze hauptsächlich ihrer narkotischen Eigenschaften wegen. Extractum Cannabis indicae ist ein dickes, grünlich-schwarzes Extrakt, in Wasser unlöslich, löslich in Alkohol. Wirkt schmerz- und juckstillend.

Unguentum Acidi salicylici cum Kreosoto Unna.
Salicylsäure-Kreosotsalbe Unna.

Rp. Acid. salicyl. 4,0
Kreosoti 8,0
Ungt. cerei . . . . 4—5,0
Cerae flavae. . . . . . . 3—4,0

Unguentum diachylon cum Acido salicylico.

Rp. Acid. salicyl. . . . . . 5—10,0
Ol. Ricini 20,0
Ungt. diachylon ad . . . 100,0

Vaselinum benzoico-salicylatum Lassar.
Lassars *Benzoe-Salicylvaselin.*

Rp. Acid. salicyl. 1,0
Tincturae Benzoes 2,0
Vaselin. 47,0

Unguentum Emplastri Lithargyri cum Acido salicylico Siebert.
Salicylsäurebleipfastersalbe nach Siebert.

Rp. Acid. salicyl. . . . . . 2,5—5,0
Ol. Ricini 10,0
Emplastri Lithargyri . . . 22,5
Adipis suilli ad 50,0

Zum Aufweichen tylotischer und schuppiger Verhornungen.

Unguentum sulfurat. composit. Schäffer.
Zusammengestzte Schwefelsalbe nach Schäffer.

Acid. salicyl.
Resorcin. āā . . . . . 0,75—1,5
Sulf. praec. 3,0
Vaselin. ad 30,0

Natriumsalicylat, Natrium salicylicum, salicylsaures Natrium, $C_6H_4(OH)COONa$ [1, 2],
wird dargestellt, indem Natriumbicarbonat und Salicylsäure mit etwas Wasser zusammengebracht werden. Nach Aufhören der Kohlendioxydentwicklung wird die Mischung auf dem Wasserbade erwärmt. Ist die Lösung nicht deutlich sauer, wird noch etwas Salicylsäure zugegeben. Die Lösung wird dann bei nicht über 60° zur Trockne gebracht und das Salz aus 96%igem Alkohol umkrystallisiert. Aus ätherhaltigem Alkohol krystallisiert das Natriumsalicylat wasserfrei. Es bildet farblose, geruchlose, seidenglänzende, süß schmeckende Schuppen. Durch Einwirkung von Licht und Luft, namentlich bei Gegenwart von Ammoniak, kann es rötliche bis bräunliche Färbung annehmen. Ein geringer Gehalt an freier Salicylsäure verhindert die Färbung.

1 Teil löst sich in etwa 1 Teil Wasser oder in 6 Teilen Alkohol. Aus der gesättigten wässerigen Lösung scheidet sich bei niedriger Temperatur zuweilen das Salz in großen, farblosen Krystallen ab. Beim Erhitzen über 200° entweichen Phenol und Kohlendioxyd, und es bleibt Dinatriumsalicylat.

Wirkung und *Anwendung:* Internes Antisepticum. Bei rheumatischen Dermatosen, Erythema nodosum, Erythema multiforme, Urticaria, Purpura. Innerlich 0,5—1,0, 3—4mal tägl. in Lösung, in Pulver, oder in Tabletten. Intravenös gibt man 20%ige Lösung, 10—15—20 ccm, also 2—3—4 g jeden 2. bis 3. Tag bis zur Gesamtdosis von 21—28 g bei Psoriasis (Sachs). 20—30%ige Lösung nimmt man besonders in Frankreich zur Verödung von Krampfadern.

Psoriasal,
eine 20%ige Natriumsalicylatlösung in Ampullen zur Psoriasisbehandlung. Erwachsene erhalten 1mal 10 ccm, 1mal 15 ccm und 8mal 20 ccm in die Vene eingespritzt. Außerdem wird die Haut mit einer $^1/_4$—$^1/_2$%igen Chrysarobinzinkpaste behandelt. Das salicylsaure Natron scheint die Erkrankung für Chrysarobinwirkung empfindlich zu machen, so daß man mit einer so geringen Dosierung auskommt. Die Einspritzungen sind nicht immer frei von den unliebsamen Nebenwirkungen der Salicylsäure (s. o.).

Hersteller: Apotheker Dr. A. Bernard, Berlin C 19.

Phenylsalicylat, Phenylum salicylicum, Salicylsäurephenylester, Salol, $C_6H_4(OH)COOC_6H_5$,
wird dargestellt, indem man Natriumsalicylat und Phenolnatrium mit Phosphoroxychlorid erhitzt. Das Reaktionsprodukt wird durch Waschen mit Wasser von dem beigemengten Natriumchlorid und Natriummetaphosphat befreit und der Rückstand wird aus heißem Alkohol unter Zusatz von Tierkohle umkrystallisiert. Weißes, krystallinisches Pulver von schwach aromatischem Geruch und Geschmack. Schmelzpunkt 42—43°, in Wasser fast unlöslich, löslich in 10 Teilen Alkohol, leicht löslich in Chloroform und Äther.

Wirkung und *Anwendung:* Hat bei der inneren Anwendung weniger Nebenwirkungen wie salicylsaures Natron. Man gibt es innerlich bei denselben Erkrankungen wie jenes, 0,5—1,0 3mal tägl. Äußerlich in Salbenform 5%ig oder als Streupulver mit Amylum, bei Geschwüren, Decubitus, Pruritus.

Salocreol, Salicylsäureester des Kreosots, Kreosotsalicylat, Kreosotum salicylicum,
wird erhalten durch Veresterung von Kreosot mit Salicylsäure unter Zusatz von Mineralsäuren und besteht aus den Salicylsäureestern der im Kreosot enthaltenen Phenole. Ölige, braune Flüssigkeit, in Wasser unlöslich, löslich in Alkohol, Äther, Chloroform.

Wirkung und *Anwendung:* Bei Drüsenschwellungen, Analfissuren, Erysipel zum Aufpinseln.

Hersteller: Chemische Fabrik von Heyden A.G., Dresden-Radebeul.

Mesotan, Salicylsäuremethoxymethylester, Methoxymethylium salicylicum, $HO \cdot C_6H_4CO \cdot OCH_2OCH_3$,
wird dargestellt durch Einwirkung von Chlormethyläther auf Natriumsalicylat. Klare, gelbliche, ölartige Flüssigkeit von schwach gewürzigem Geruch. Nur wenig löslich in Wasser, leicht löslich in Alkohol, Äther, Benzol und in fetten Ölen. Beim Erhitzen über 100° zerfällt der Ester in Salicylsäure, Formaldehyd, Methylalkohol und Spuren von Salicylsäuremethylester. Mesotan ist sehr leicht zersetzlich, und es wird nicht nur durch Alkalien, sondern auch schon durch Wasserdampf verseift. Schon die Feuchtigkeit der Luft allein vermag eine allmähliche Zersetzung zu bewirken, worauf die festen Ausscheidungen zurückzuführen sind, die bei der Aufbewahrung in Gefäßen entstehen können. Sie sollen aus Salicylsäure, nach anderen Angaben aus Paraformaldehyd bestehen. Nach verbessertem Verfahren hergestelltes Mesotan zeigt diesen Übelstand nicht mehr.

Wirkung und *Anwendung:* Bei Erythema nodosum, Pruritus, Pruritus vulvae, Hyperidrosis, Erysipel zu 25—50% mit Olivenöl oder als 25%ige Salbe. Es macht gelegentlich Hautreizungen. Bei eintretender Hautrötung ist die Anwendung zu unterbrechen.

Hersteller: I.G.-Farbenindustrie A.G., Leverkusen a. Rh.

Salit, Bornylsalicylat, Borneolum salicylicum, der Salicylsäureester des Borneols, $C_6H_4(OH)CO \cdot OC_{10}H_{17}$,
entsteht durch Veresterung von Borneol mit Salicylsäure. Ölige, in Wasser unlösliche Flüssigkeit, wenig löslich in Glycerin, mischbar mit Alkohol, Äther, Chloroform, fetten Ölen. Durch Kochen mit Alkalien wird es verseift.

Wirkung und *Anwendung:* Rein oder zu gleichen Teilen mit Olivenöl. Verwendung bei den gleichen Krankheiten wie Mesotan.

Hersteller: Chemische Fabrik von Heyden A.G., Dresden-Radebeul.

Handelsform: Salitum purum enthält 70% Salicylsäurebornylester. Salitöl in OP zu 35 und 70 g, Salitcreme in kleinen und größeren Tuben.

Amsali-Haarwasser,
ein Haarwasser mit Salicylverbindungen nach E. UNNA.

Anwendung: Bei Alopecia pityroides.

Hersteller: P. Beiersdorff & Co., Hamburg.

Arsenik-Salicyl-Cannabis-Pflastermull (nach UNNA)
besteht aus Acidum arsenicosum, Extractum Cannabis āā 5,0, Acidum salicylicum 20,0 auf 1 m. Wird bei Hautkrebs empfohlen.

Cornillin,
Hühneraugenmittel, ein Guttaperchapflastermull, der Salicylsäure und Extractum Cannabis enthält, und dem ein Leukoplaststreifen beigegeben ist.

Hersteller: P. Beiersdorff & Co., Hamburg.

Handelsform: Stück zu 5 : 9 cm in Pappdose oder 2 Stück zu 2 : 9 cm in Beuteln.

Cornina,
Hühneraugenringbinde, mit Filzring und Salicylsäurekern.

Hersteller: Wie oben.

Handelsform: Schachtel mit 4 Stück.

Ester-Dermasan,
eine $10^0/_0$ Salicylsäure enthaltende Seifengrundlage mit $10^0/_0$ Salicylsäureestern und mit Benzyl-Phenylradikalen. Findet dieselbe Verwendung wie Mesotan, Salit usw. Vorsicht vor Hautreizungen.

Hersteller: Dr. Rudolf Reiß, Berlin NW 87.

Handelsform: Ist erhältlich als Teer-Dermasan mit $5^0/_0$ Liquor Carbonis detergens oder $10^0/_0$ Oleum Fagi und als $10^0/_0$iges Chrysarobin-Dermasan.

Rheumasan,
eine überfettete Salicylsäureseife mit $10^0/_0$ Salicylsäure wird zur Verwendung bei Pityriasis versicolor, Psoriasis, Tylositas empfohlen.

Hersteller: Wie oben.

Gerbsäuren.

Die Weibchen einer *Gallwespe,* Cynips tinctoria Hartig, erzeugen auf Quercus infectoria Oliv. krankhafte Wucherungen, die Gallen. Die strauchige Eiche ist heimisch im östlichen Mittelmeergebiet und in ganz Kleinasien. Die Wespe legt im Sommer je ein Ei in die junge Blattknospe. Der durch dieses Ei und durch die sich später entwickelnde Larve selbst oder durch Sekrete derselben verursachte Reiz regt die Knospe an der Ablagestelle zu einer abnormen Entwicklung an, aus der schließlich die Galle entsteht, in der die Larve des Insekts 5—6 Monate verbleibt, um sich dann durch ein Flugloch einen Weg nach außen zu bahnen.

Die Gallen sind kugelig, nach unten meist in einen ganz kurzen stielartigen Fortsatz verschmälert, in der oberen Hälfte mit kurzen Höckern, Stacheln oder Falten bedeckt. Der Durchmesser ist etwa 2,5 cm. Etwas unterhalb der Mitte liegt das ungefähr 3 mm weite Flugloch. Die Gallen sind sehr hart und spröde, so daß sie unter dem Hammer in scharfkantige Stücke zerspringen. Bestimmte Sorten enthalten etwa 60—$70^0/_0$ Gallusgerbsäure (Tannin). Ferner etwa $3^0/_0$ Gallussäure (Trioxybenzoesäure).

Galläpfeltinktur, Tinctura Gallarum,
wird aus grob gepulverten Galläpfeln und verdünntem Alkohol 1 + 5 durch Maceration bereitet. Eine sauer reagierende, mit Wasser klar mischbare Tinktur, die durch Eisenchloridlösung schwarzblau gefärbt wird.

Wirkung und *Anwendung:* Als Adstringens. Gepulverte Galläpfel mit Talkum gemischt als Streupulver. Die Tinktur findet bei Schleimhauterkrankungen Verwendung.

Gallanol, Gallinol, Gallussäureanilid, $C_6H_5NH \cdot CO \cdot C_6H_2 \cdot (OH)_3 + 2\,H_2O$.
Farblose, bei 100^0 wasserfrei werdende und im wasserfreien Zustande bei 205^0 schmelzende, in kaltem Wasser schwer, in heißem leicht lösliche Krystalle.

Wirkung und *Anwendung:* Als $10^0/_0$ige Salbe bei Psoriasis. Hat nur schwache Wirkung, aber nicht die Giftigkeit der Pyrogallussäure.

Hersteller: E. Merck, Darmstadt.

Gerbsäure, Acidum tannicum, Gallusgerbsäure, Tannin.
Die Gerbsäure wird aus den chinesischen, japanischen oder türkischen *Galläpfeln* gewonnen. Die Darstellung beruht auf der Eigenschaft der Gerbsäure, daß sie in Alkohol enthaltenden Äther leicht löslich, in wasserhaltigem Äther schwer löslich ist. Der alkoholisch-ätherischen Lösung kann sie durch Schütteln mit Wasser völlig entzogen werden. Zerstoßene Galläpfel werden mit einem Gemisch von 4 Teilen Äther und 1 Teil Alkohol ausgezogen. Die filtrierten Auszüge werden mit $^1/_3$ Vol. Wasser tüchtig durchgeschüttelt. Die sich absetzende ätherische Schicht wird abgetrennt und zweimal ebenso mit Wasser ausgeschüttelt. Die vereinigten wässerigen Flüssigkeiten werden auf dem Wasserbad zur Sirupdicke eingedampft. Den Rückstand löst man in der 8fachen Menge Wasser, erwärmt, mischt mit Tierkohle und läßt mehrere Tage stehen. Nach Filtrieren wird die Lösung eingedampft und das Produkt weiter im Trockenschrank auf Porzellantellern gut getrocknet und dann gepulvert.

Fast weißes oder gelbliches Pulver oder sehr leichte, bräunlichgelbe Schüppchen, fast ohne Geruch. Verstäubtes Tannin reizt zum Niesen. Die wässerige Lösung rötet Lackmuspapier, schmeckt sehr herbe zusammenziehend und riecht eigenartig fade. Es löst sich in 1 Teil Wasser oder 2 Teilen Alkohol von 90 Vol.-Prozent zu einer bräunlichen Flüssigkeit.

Es ist ferner löslich in 2 Teilen Glycerin, unlöslich dagegen in wasserfreiem Äther, Chloroform, Schwefelkohlenstoff, Benzin, Benzol, ätherischen und fetten Ölen. Aus konzentrierten wässerigen Lösungen wird es ohne chemisch verändert zu werden, gefällt durch Phosphorsäure, Schwefelsäure, Salzsäure, Natriumchlorid. Alkalisch gemachte Gerbsäurelösungen nehmen begierig Sauerstoff aus der Luft auf und färben sich dabei dunkel. Beim Erwärmen mit verdünnten Säuren, z. B. Salzsäure, geht die Gerbsäure in Gallussäure über. Gallussäurebildung erfolgt auch in verschimmelten Gerbsäurelösungen. Durch Eisensalze werden Tanninlösungen dunkelblau gefärbt, worauf die Verwendung zur Herstellung der Eisengallustinte beruht.

Nach E. FISCHER und K. FREUDENBERG ist der wesentliche Bestandteil der Gerbsäure wahrscheinlich eine *Pentadigalloylglykose* $C_{56}H_{52}O_{46}$, eine Verbindung von einer Molekel Glykose mit 5 Molekeln Digallussäure. Die Salze der Gerbsäure heißen Tannate. Die Salze der Alkalien und der alkalischen Erden sind in Wasser löslich, die der Schwermetalle in Wasser unlöslich. Die wässerige Lösung der Gerbsäure wird durch Eiweiß, Leim, Alkaloide und Brechweinstein gefällt. Ferrisalze geben mit Tanninlösungen blauschwarzen Niederschlag. Jod wird von Gerbsäure aufgenommen und gebunden.

Auf Schleimhäuten oder auf der Körperhaut, falls diese der Hornschicht beraubt ist, fällen Tanninlösungen das Eiweiß. Die Zellen der Oberfläche verlieren ihre weiche Beschaffenheit und werden in eine mehr oder minder dichte Schicht umgewandelt, die sich zusammenzieht, schrumpft. Hierdurch werden alle kleineren Gefäße zusammengezogen oder zusammengedrückt und die Haut wird blaß. Neben dieser mechanischen Gefäßverengerung rufen schwache Tanninlösungen aktiv eine Gefäßverengerung hervor, bei stärkeren Lösungen folgt dieser Verengerung später eine Gefäßerweiterung. Auch leichte anästhesierende Wirkungen machen sich bemerkbar. Bakterien finden auf einer durch Tannin chemisch veränderten Haut- oder Schleimhautfläche keinen günstigen Boden. Dringt Tannin in Drüsenausführungsgänge ein, so kommt es zu einer Einschränkung der Sekretion (z. B. Schweißabsonderung).

Tannin hat also in schwächeren Konzentrationen hauptsächlich adstringierende Eigenschaften, in stärkeren Ätzwirkungen. Eine direkte keimtötende Wirkung ist nicht sicher nachgewiesen. Die oben erwähnte nährbodenverschlechternde Wirkung tritt hierfür ein.

Anwendung: Tannin kommt überall da in Frage, wo man eine Wirkung auf Hautgefäße erzielen will (chronische Erytheme, Ekzeme) und dort, wo man Haut widerstandsfähiger gegen äußere Einflüsse machen (Balanitis, Intertrigo), oder wo man Drüsensekretionen einschränken will (Seborrhoea oleosa, Hyperidrosis).

Als wässerige Lösung $^1/_2$—1 Teelöffel auf $^1/_2$—1 Liter Wasser zu örtlichen Bädern und zu Umschlägen. $2^0/_0$iger Zusatz zu Haarwässern; als $2—5—10^0/_0$ige Salben, als $5—10^0/_0$ige Lösung bei Frostbeulen. Rein oder mit Talkum zu gleichen Teilen bei Balanitis.

Unguentum tanno-sulfurat. ROSENTHAL.
Schwefel-Tanninsalbe ROSENTHAL.

Rp. Acid. tannic. . . . . . 1,0—2,0
Sulfur. praec. . . . . . 2,0—4,0
Vaselin. 20,0
Bei Sycosis simplex.

Pasta tanno-sulfurata O. ROSENTHAL.
Schwefel-Tanninpaste ROSENTHAL.

Rp. Acid. tannic. 1,0
Sulfur. praec. 2,0
Zinc. oxydat.
Amyl. āā 3,5
Vaselin. ad 20,0
Bei Sycosis simplex.

Tanninpuder.

Rp. Acid. tannici 5,0
Magnes. carbon. 10,0
Talc. ad 50,0
Zum Einpudern bei Balanitis.

Tannin-Borlösung.

Rp. Acid. tannic. 2,5
Acid. boric. 10,0
Aq. destill. ad 500,0
Zu Umschlägen bei akuten Ekzemen.

Tanninsalicylsäurelösung.

Rp. Acid. tannic. 1,0
Acid. salicyl. 0,1
Aq. dest. ad 100,0

Frostmittel.

Rp. Acid. tannic. 2,5
Spirit. camphorat. ad . . . 50,0
Zum Einpinseln.

Collodium Acidi tannici cum Resorcino.
Resorcin-Tannin-Kollodium.

Rp. Acid. tannici 5,0
Resorcini 2,5
Collodii elast. 50,0
Gegen Frostbeulen.

Spiritus crinalis cum Acido tannico.
Tannin-Haarspiritus.

Rp. Acid. tannici 3,0
Glycerin. 6,0
Spiritus dilut.
Aq. destill. āā ad 100,0

Lippenpomade (VEIEL).

Rp. Acid. tannic. 0,2
Cerat. Cetac. rubr. 10,0

Tanninbäder werden gebraucht bei Urticaria, chronischen Ekzemen, Pruritus, besonders in der Kinderpraxis (LEDERMANN). Man nimmt etwa 20 g Tannin auf 20 Liter Wasser, was etwa 50—100 g auf ein Vollbad entspricht. Nach UNNA bereitet man ein Bad aus: Sol. acid. tannic. 10,0/200,0 und Sol. Ferr. sulfuric. crud. 20,0/200,0 (Tintenbad).

Tannochrom

ist eine Resorcin enthaltende Chromtanninverbindung. Es kommt als Pulver und in Lösung in den Handel.

Wirkung und *Anwendung:* Als Adstringens und Antisepticum in der Wundbehandlung.

Hersteller: G. Hell & Co., Troppau.

Tannoform, Methylen-Ditannin,

wird dargestellt, indem Tannin in heißem Wasser gelöst wird. Die Lösung wird dann mit Formaldehydlösung von 30% und mit konzentrierter Salzsäure versetzt, bis kein Niederschlag mehr entsteht. Nach dem Auswaschen des Niederschlages mit Wasser wird bei mäßiger Wärme getrocknet. Leichtes, schwach rötlichbraunes, geruch- und geschmackloses Pulver, unlöslich in Wasser, leicht löslich in Alkohol. Ammoniakflüssigkeit, Natronlauge und Natriumcarbonatlösung lösen Tannoform mit gelber bis rotbrauner Farbe.

Wirkung und *Anwendung:* Sekretionshemmend und austrocknend bei Balanitis, stark absondernden Unterschenkelgeschwüren, Intertrigo. Es wirkt auch günstig bei Hyperidrosis, Impetigo contagiosa, Ekzemen. Frische Wunden werden häufig gereizt, infizierte, eiternde Wunden dagegen günstig beeinflußt. Als Streupulver rein oder 33%ig (es färbt die Haut rotbraun). Als 5- bis 10%ige Salbe oder Paste.

Hersteller: E. Merck, Darmstadt.

Handelsform: Rein und $33^1/_3$%iges Streupulver in OP zu 50 g (Beutel) und 100 g (Streudose).

Helgotan und Tannisol

sind dem Tannoform ähnliche Formaldehydverbindungen der Gerbsäure.

Helgotanum bromatum

ist eine dem *Tannobromin* ähnliche Formaldehydverbindung eines Bromtannins.

Wirkung und *Anwendung:* Wie Tannoform.

Hersteller: Dr. A. Voswinkel, Berlin W 57.

Tannisol, Meditannosin, Methylenditannin,

Kondensationsprodukt aus Formaldehyd und Tannin (analog dem Tannoform). Rötlichbraunes, geruch- und geschmackloses, in Wasser unlösliches, in Alkohol und verdünnten Alkalien lösliches Pulver.

Wirkung und *Anwendung:* Wie Tannoform.

Hersteller: H. Wolfrum & Cie., Augsburg.

Tannobromin,

die Formaldehydverbindung eines Bromtannins (alkohollösliches Bromocollpräparat); rötlich oder gelblichgraues Pulver, wenig löslich in Wasser, leicht löslich in alkalischen Flüssigkeiten, in Kollodium und Alkohol.

Wirkung und *Anwendung:* Juckstillend, antiseptisch und schwach adstringierend. Als 10%iges Kollodium bei Frostbeulen (Frostinbalsam), als 2- bis 5%ige alkoholische Lösung bei Haarausfall (nur bei brünetten Personen), als 2—10%ige Salbe.

Hersteller: I.G.-Farbenindustrie A.G., Leverkusen a. Rh.

Bromotan, Methylenbromtanninharnstoff,

hellbraunes, geschmackloses, in Wasser unlösliches Pulver.

Wirkung und *Anwendung:* Als Streupulver oder 10%ige Salbe bei Ekzemen, Urticaria usw.

Hersteller: Dr. A. Voswinkel, Berlin W 57.

Bromocoll s. S. 306.

Frostinbalsam, Tannobromin-Kollodium,
ist eine Lösung von 1 Teil Tannobromin in 10 Teilen 4%igem Kollodium, der 1 Teil Alkohol und 0,5 Teile Benzoetinktur zugesetzt sind. Nur bei geschlossenen Frostschäden.

Frostinsalbe, s. S. 306.

Heliobromin, Dibromtanninharnstoff.

Wirkung und *Anwendung:* Juckstillendes Mittel, kommt in den Handel als Heliobromum liquidum in 10%iger alkoholischer Lösung und als gebrauchsfertige 10%ige Salbe.

Rp. Heliobromi liquidi
Liquor. Carbonis detergent.
Bromocolli solubilis āā . . 5,0—10,0
Zinci oxydat.
Talci āā 17,5
Glycerin.
Aq. destill. āā ad 100,0
Juckstillende Pinselung.

Es folgen jetzt eine Anzahl von *Drogen,* deren Wirkung hauptsächlich auf *Tanningehalt* beruht.

Eichenrinde, Cortex Quercus, Eichenlohe
stammt von Quercus robur L., Quercus pedunculata Ehrh., Stiel- oder Sommereiche und Quercus sessiliflora, Trauben- oder Wintereiche. Man verwendet die Rinde jüngerer bis 20 Jahre alter, ungefähr 10 cm dicker Stämme, die noch keine Borke bilden. Die Eichenrinde enthält bis etwa 15% Eichengerbsäure, ferner etwa 1,6% Gallussäure, 5—6% Eichenroth, Gummi, 6% Harze, Fett, 6—7% Pectinstoffe, 2,5% Zucker, 4—6% Apfelsäure, Salze, Asche.

Wirkung und *Anwendung:* Zu adstringierenden Bädern, bei chronischen Ekzemen, Frostschäden, Pruritus und Urticaria. Man nimmt auf ein Vollbad 1/2 bis 1 kg der Rinde, die man vorher mit einer kleineren Menge Wasser abkocht. Für Teilbäder entsprechend weniger.

Ratanhiawurzel, Radix Ratanhiae
stammt von Krameria triandra Ruitz et Pavon, ein kleiner Strauch heimisch in den peruanischen Anden. Die von wildwachsenden Pflanzen gegrabenen, bis 60 cm langen, bis 1,5 cm dicken, holzigen Wurzeläste, nicht auch die in der Droge vielfach noch anzutreffende Hauptwurzel, enthält die Ratanhiagerbsäure zu etwa 8%. Wird zur Herstellung der folgenden Präparate verwendet:

Ratanhiaextract, Extractum Ratanhiae
ein trockenes Extrakt, aus einem wässerigen Auszug hergestellt, bei dessen Bereitung Metallgefäße, zumal eiserne, sorgfältig zu vermeiden sind. Die grobgepulverte Ratanhiawurzel wird mit Wasser von 15—20° 24 Stunden lang maceriert, die Preßflüssigkeit aufgekocht, nach Absetzen, koliert und in einer Porzellanschale zur Trockne eingedampft.

Ratanhiatinktur, Tinctura Ratanhiae,
eine dunkel rotbraune Tinktur, die durch Maceration von 1 Teil Ratanhiawurzel mit 5 Teilen Alkohol hergestellt wird.

Wirkung und *Anwendung:* Als Adstringens.

Rp. Extract. Ratanhiae 10,0
Thymol. 0,5
Vaselin. ad 100,0
Bei Ulcus cruris nach Oppenheim.

Die Tinktur wird zu Pinselungen bei Schleimhauterkrankungen verwendet, oder verdünnt 1—2 Teelöffel auf ein Glas Wasser, zu Mundspülungen.

Heidelbeeren, Fructus Myrtilli, Blaubeeren,
die getrockneten reifen Früchte von Vaccinium myrtillus L., der Heidel- oder Blaubeere. Die Beere ist in frischem Zustande saftig, kugelig, erbsengroß, schwarz purpur; getrocknet ist sie stark zusammengeschrumpft, fast schwarz, pfefferähnlich. Gerbstoffhaltig.

Myrtillin, Extractum Myrtilli WINTERNITZ.

Getrocknete Heidelbeeren werden mit Wasser übergossen, über gelindem Feuer gekocht, bis der Farbstoff gelöst ist. Die noch dünnflüssige Masse reibt man durch ein engmaschiges Haarsieb, wäscht mit heißem Wasser nach, gießt durch ein Tuch und kocht die Kolatur zur Sirupdicke ein. Zur Erhöhung der Haltbarkeit soll ein Zusatz von Salicylsäure (0,2 auf 1 Liter) gemacht werden. WINTERNITZ empfiehlt das Extrakt gegen Haut- und Schleimhauterkrankungen, besonders bei mykotischen Ekzemen und Brandwunden. Man trägt es mit einem Pinsel auf, bestreut mit Reispuder und legt Watte darüber.

Hamamelisblätter, Folia Hamamelidis, Wünschelrutenblätter
stammen von Hamamelis virginiana L., heimisch in den atlantischen Staaten von Nordamerika; ein bis 7 m hoher Strauch. Die Blätter werden im Herbst gesammelt und enthalten etwa 8% Gerbstoff, Hamamelistannin, ferner einen glykosidischen Gerbstoff und Fett, geringe Mengen dunkelgelbes, ätherisches Öl.

Hamamelisextrakt, Extractum Hamamelidis.

Grob gepulverte Hamamelisblätter werden mit verdünntem Weingeist 3 Tage lang bei Zimmertemperatur stehen gelassen, dann ausgepreßt. Der Rückstand wird nochmals mit einem stärker verdünnten Weingeist 24 Stunden lang ausgezogen. Beide Auszüge werden vereinigt, filtriert und zu einem dicken Extrakt eingedampft. Das Extrakt ist braun, in Wasser trübe löslich.

Hamamelisfluidextrakt, Extractum Hamamelidis fluidum (liquidum)
wird aus grob gepulverten Hamamelisblättern durch Perkolation mit einer Mischung von 1 Teil Alkohol (86 Gew.-%) und 1 Teil Wasser hergestellt.

Wirkung und *Anwendung:* Als Adstringens, besonders bei Hämorrhoidalleiden und ihren Begleiterscheinungen, wie Analekzeme, Fissuren usw.

Unguentum Hamamelidis.
Hamamelissalbe.

Rp. Extracti Hamamel. fluid. . . 10,0
Adipis Lanae
Paraffini liquid. 30,0

Suppositoria Hamamelidis.
Hamamelis-Afterzäpfchen.

Rp. Extracti Hamamel. fluid. . . 6,0
Jodylini 3,0
Olei Cacao 23,5
Balsami peruvian. 0,5
f. suppositoria Nr. 10.

Catechu
stammt von der in Vorder- und Hinterindien und auf Ceylon heimischen Acacia catechu Wildenow und von der Acacia suma Kurz, die in Vorderindien und im tropischen Afrika wächst. Es ist ein aus dem zerkleinerten Kernholz der Bäume durch Auskochen mit Wasser, Eindicken und völliges Eintrocknen an der Sonne gewonnenes Extrakt. Es bildet unregelmäßige Stücke, die groß muschelig brechen und auf der ganzen Bruchfläche gleichmäßig dunkelbraun sind. Geruchlos; Geschmack zusammenziehend bitterlich, zuletzt süßlich. Enthält Catechu-Gerbsäure.

Catechutinktur, Tinctura Catechu
wird aus 1 Teil grob gepulvertem Catechu und 5 Teilen verdünntem Weingeist gewonnen.

Wirkung und *Anwendung:* Adstringens. Catechupulver wird als 20%ige Salbe bei Decubitus angewendet. Die Tinktur zu Pinselungen bei Mundschleimhauterkrankungen, verdünnt zu Mundspülungen.

Walnußblätter, Folia Juglandis,
stammen von Juglans regia L., heimisch in Kleinasien, Persien, Indien, Birma und Japan, kultiviert in Süd- und Mitteleuropa und sind die im Juni vor dem völligen Auswachsen bei trockenem Wetter gesammelten, rasch getrockneten Blätter. Offizinell sind die von dem Blattstiel befreiten Blättchen. Enthält Gerbstoff, Nucitannin.

Wirkung und *Anwendung:* Zu adstringierenden Bädern, 0,5—1 kg auf 1 Bad. Abkochungen dienen auch zu Umschlägen bei akut entzündlichen Hauterkrankungen.

Menthol.

Menthol, Mentholum (Linksmenthol) Pfefferminzcampher, $C_{10}H_{20}O$, bildet einen wesentlichen Bestandteil des Pfefferminzöles der einheimischen Mentha piperita und des japanischen Pfefferminzöles von der Mentha arvensis D. C. var. piperascens Holmes. Aus dem japanischen Pfefferminzöl kann das Menthol leicht durch Auskrystallisieren gewonnen werden. Aus mentholärmeren Ölen destilliert man die Terpene vorher größtenteils ab. Farblose, spröde Krystalle, Schmelzpunkt 44°. Es sublimiert schon bei ziemlich niedriger Temperatur und ist linksdrehend. Geruch und Geschmack pfefferminzartig. Auf die Haut gebracht erzeugt es Brennen und das Gefühl der Kälte. Kaum löslich in Wasser, sehr leicht löslich in Alkohol, Eisessig, Äther und Chloroform und in fetten und ätherischen Ölen. Mit Campher, Borneol, Thymol zusammengerieben, gibt es flüssige Gemische.

Das *Menthol* ist ein sekundärer Alkohol 5-Methyl-2-isopropylhexahydrophenol,

$$C_6H_9(CH_3)(C_3H_7)OH \ [5, 2, 1].$$

Mit Säuren bildet es Ester.

Wirkung: Menthol bringt auf der Haut ein erfrischendes Kältegefühl hervor, dem nach 10—15 Minuten ein leichtes prickelndes Brennen folgt. Diese Wirkung wird nach GOLDSCHEIDER durch Reizung der kälteempfindlichen Nervenendigungen erklärt. Da auch die wärmeempfindlichen Nerven von der Wirkung betroffen werden, so tritt an Stellen, an denen die Wärmeempfindlichkeit physiologisch größer ist als die Kälteempfindlichkeit, Hitzeempfindung auf. Das Kältegefühl wird von einer Hyperästhesie für Kälte begleitet, daher werden Gegenstände von normaler Temperatur an den mit Menthol eingeriebenen Stellen als abnorm kühl empfunden. Die Veränderungen im Temperaturempfinden werden von einer gewissen schmerz- und juckstillenden Wirkung begleitet, die sich aber nur auf die dicht unter der Haut liegenden Nerven erstreckt.

Auch gewisse antiseptische Eigenschaften kommen dem Menthol zu.

Anwendung: Innerlich wird es bei hartnäckigem Hautjucken, bei Urticaria, Neurodermitis, als *Darmdesinfiziens*, gegebenenfalls mit Tierkohle zusammen gegeben (FÜRST). 0,1—0,5 g mehrmals täglich. Man gibt also von einer 5—10%igen alkoholischen Mentholllösung 3mal täglich 15—20 Tropfen.

Die hauptsächlichste Verwendung erfolgt *äußerlich* bei juckenden Erkrankungen, Urticaria, Pruritus, Strophulus usw. Man gibt es als 0,5—1%ige alkoholische Lösung. Bei akuten Ekzemen ist eine gewisse Vorsicht geboten, da leicht eine Reizung eintreten kann. Man verordnet auch 2—5%ige Salbe oder fügt es in gleicher Stärke anderen Salben, wie Schwefel-, Tumenol-, Teer-Salben usw. zu.

Juckstillender Spiritus nach SCHÄFFER.

Rp.		
	Mentholi	1,0
	Phenol. liquefact.	
	Acid. salicyl. ãã	2,0
	Spiritus ad	100,0

Juckstillende Salbe nach SCHÄFFER.

Rp.		
	Phenol. liquefact.	0,25—0,5
	Menthol.	0,5 —1,0
	Acid. salicyl.	1,0 —2,5
	Lanolin.	10,0
	Vaselin. ad	50,0

Mentholpuder nach LASSAR.

Rp.		
	Phenol. liquefact.	1,0
	Mentholi	1,5
	Talci	47,5

Mentholsalbe nach LASSAR.

Rp.		
	Mentholi	2,5
	Balsami peruviani	5,0
	Ungt. Wilsoni	
	Adipis Lanae c. Aqua ãã ad	50,0

Es wird neuerdings auch ein *synthetisches Menthol „Schering"* hergestellt. Die natürlichen Menthole scheinen nicht immer einheitlich zu sein, während die synthetischen immer dieselbe Zusammensetzung haben. Es wird aus einem Bestandteil eines nicht angegebenen ätherischen Öles dargestellt. Der Schmelzpunkt des synthetischen Menthol liegt mit 35° niedriger als der des natürlichen Menthol (43—44°). Im Ansehen und im Geruch gleicht er dem natürlichen Produkt. Die pharmakologische Untersuchung hat keine abweichenden Eigenschaften ergeben.

Campher.

Campher, Camphora, Japancampher, $C_{10}H_{16}O$,

ist der feste Anteil des ätherischen Öles des Campherbaumes *Cinnamomum Camphora* T. Nees et Eberm, der an der Küste von Ostasien von Cochinchina bis zur Mündung des Jang-tse-Kiang, ferner auf den Inseln Hainan und Formosa und im südlichen Japan verbreitet ist und dort sowie in anderen warmen Ländern, z. B. Ostafrika, Marokko, Ceylon, Kalifornien usw. vielfach angebaut wird. Die Hauptmenge des Camphers wird in Japan, besonders auf Formosa, gewonnen.

Die Späne des Campherbaumholzes, auch zerkleinerte Zweige und Blätter werden in oft sehr einfachen Apparaten der Destillation mit Wasser unterworfen. Auf dem Destillate schwimmt schließlich ein halbflüssiges Gemisch von festem Campher und Campheröl. Letzteres wird von dem ausgeschiedenen festen Campher durch Abpressen getrennt, worauf der Campher in Form körnig krystallinischer Massen in Holzbottichen mit etwa 80 kg Inhalt, die mit geflochtenen Matten umkleidet sind, in den Handel gelangt. Der Formosa-Campher kommt in Kisten von 50—60 kg Inhalt, die mit einer dicken Bleifolie ausgeschlagen sind.

Der *Rohcampher* wird durch *Sublimation* einem Reinigungsprozeß unterworfen, der früher fast nur in Europa, jetzt aber größtenteils bereits in Japan durchgeführt wird.

Der gereinigte Campher bildet durchscheinende, körnig krystallinische Massen. Aus Alkohol krystallisiert er in glänzenden, farblosen Krystallen. Der Geruch ist eigenartig, der Geschmack brennend scharf, etwas bitter, hinterher kühlend. Ein Zerreiben im Mörser gelingt nur nach Befeuchten mit Alkohol, Äther oder Chloroform *(Camphora trita, Campherpulver)*. Beim Erhitzen schmilzt er bei 175°, sublimiert aber teilweise schon vorher, langsam auch schon bei gewöhnlicher Temperatur; angezündet verbrennt er mit rußender Flamme. Er ist rechtsdrehend. Campherstückchen schwimmen auf dem Wasser mit lebhafter Bewegung. In Wasser ist er wenig löslich; ein Liter Wasser löst bei gewöhnlicher Temperatur etwa 1,7 g. Er ist leicht löslich in Äther, Alkohol, Chloroform, fetten und ätherischen Ölen. Verreibt man Campher mit Chloralhydrat, Phenol, Thymol, Menthol, Resorcin, Pyrogallol, Mono- und Dichloressigsäure und manchen anderen festen organischen Verbindungen, so werden die Mischungen flüssig und bleiben es auch bei gewöhnlicher Temperatur.

Künstlicher (synthetischer) Campher. Camphora artificialis.

Als sog. „*Künstlicher Campher*" oder *Camphoricin* wurde früher das durch Einwirkung von trockenem Chlorwasserstoff auf Terpentinöl erhaltene Pinenhydrochlorid $C_{10}H_{17}Cl$ bezeichnet, das chemisch von dem Campher sehr verschieden ist. Heute wird wirklicher Campher synthetisch dargestellt und zwar aus dem im Terpentinöl enthaltenen Pinen $C_{10}H_{16}$. Der synthetische Campher ist äußerlich und in seinem chemischen Verhalten von dem natürlichen Campher nicht verschieden. Er ist aber optisch inaktiv, während der natürliche Campher rechtsdreht. Der synthetische Campher kann überall dort medizinische Verwendung finden, wo es sich um eine äußerliche Anwendung handelt. Für die innerliche Anwendung scheint er den natürlichen Campher nicht völlig ersetzen zu können (Hefter). Es gibt aber auch namhafte Pharmakologen, die keine Unterschiede in den Wirkungen des künstlichen und natürlichen Camphers gefunden haben.

Campherspiritus, Spiritus camphoratus,

besteht aus 1 Teil Campher in 7 Teilen Weingeist gelöst und 2 Teilen Wasser.

Camphersalbe, Unguentum camphoratum,

besteht aus 2 Teilen Campher, 5,4 Teilen Wollfett, 2,6 Teilen Paraffinsalbe oder 1 Teil Campher und 9 Teilen Unguentum molle.

Camphervaselin, Unguentum camphoratum vaselinatum.

1 Teil Campher wird in 9 Teilen gelbem Vaselin durch Erwärmen gelöst.

Campherwein, Vinum camphoratum.

1 Teil Campher wird in 1 Teil Alkohol gelöst, die Lösung wird mit 3 Teilen Gummischleim angerieben und die Mischung unter allmählichem Zusatz von 45 Teilen Weißwein emulgiert.

Carbolcampher, Camphora carbolisata,

wird hergestellt aus 9 Teilen Carbolsäure, 1 Teil Spiritus und 25 Teilen gepulvertem Campher. Ölige, blaßgelbliche Flüssigkeit von schwachem Camphergeruch, mischbar in allen Verhältnissen mit fetten Ölen.

Resorcincampher, Camphora resorcinata

ist eine beim Zusammenschmelzen von gleichen Teilen Campher und Resorcin entstehende Flüssigkeit.

Thymolcampher, Camphora thymolica,
wird dargestellt durch Zusammenreiben gleicher Teile Thymol und Campher.

Naphthol-Campher, β-Naphtholum camphoratum,
wird durch Erwärmen einer Mischung von 2 Teilen Campher und 1 Teil β-Naphthol bis zum Schmelzen bereitet. Eine sirupartige, mit Alkohol mischbare Flüssigkeit.

Wirkung: Campher wirkt leicht antiseptisch, bei schwer heilenden Geschwüren granulationsbildend, auf unverletzter Haut schmerz- und juckstillend, bei entzündlichen, namentlich bei ödematösen Gewebsverdichtungen, aufsaugend. Bei schlecht heilenden Wunden wendet man Campherwein zu Umschlägen an; bei Decubitalgeschwüren 2%ige Salbe, bei Frostbeulen 10%ige Salbe. Dient auch häufig als Zusatz zu Kopfwässern. Die flüssigen Campherverbindungen, Resorcin-, Thymol-, Naphtholcampher dienen hauptsächlich zum Aufpinseln bei Pyodermien, wie Furunkel, Carbunkel und Phlegmonen.

Unguentum contra decubitum Frerichs.
Decubitussalbe nach Frerichs.

Rp.	Camphorae trit.	0,3
	Morph. mur.	0,15
	Bals. tolut.	0,6
	Zinc. oxyd.	2,0
	Cer. flav.	2,5
	Vaselin.	20,0

Unguentum Plumbi camphoratum.
Blei-Camphersalbe.

Rp.	Ungt. Plumbi	25,0
	Camph. trit.	0,1

Frostsalbe mit Campher.

Rp.	Camphor.	5,0
	Bals. peruv.	2,5
	Vaselin. ad	50,0

Frosttinktur mit Campher.

Rp.	Camphor.	5,0
	Ol. Terebinth.	20,0

Salbe gegen Hautjucken mit Campher nach Joseph.

Rp.	Camphor. trit.	
	Chloral. hydrat. āā	5,0
	Vaselin. ad	50,0

Calmitol,
eine ätherisch-alkoholische Lösung eines sehr schwach jodierten Campheraldehydpräparates. Der Gesamtgehalt an organisch gebundenem Jod beträgt nicht mehr als $^1/_2$‰. Der Campher soll hier in eine die Haut nicht reizende, die Hornschicht aber durchdringende Form gebracht sein. Es enthält reichlich Menthol und etwas Hyoscin. oleat. als Beruhigungsmittel. Hellgelbe bis leicht grünliche, durchsichtige, nach Campher und Menthol riechende Flüssigkeit, die schnell eintrocknet.

Wirkung und *Anwendung:* Man betupft nach Jadassohn die juckenden Stellen mit einem Wattebausch, oder man gebraucht eine 1—2%ige Calmitolsalbe. Bei entblößtem Epithel und an nässenden Stellen tritt leicht starkes Brennen, mitunter auch Reizung auf. Bei Ekzemen, Lichen chronicus, Pruritus ani et vulvae, Prurigo usw.

Hersteller: Dr. Sidler & Co., Freiburg i. Br.

Ätherische Öle und durch ätherische Öle wirkende Drogen.

Ätherische Öle, Olea aetherea, flüchtige Öle
sind aus Pflanzen gewonnene, stark riechende, ölartige Flüssigkeiten, die im Gegensatz zu den fetten Ölen mit Wasserdampf flüchtig sind und auch an der Luft allmählich verdunsten. Ätherischen Ölen verdanken die riechenden Pflanzen und Pflanzenteile ihren Geruch und zum Teil auch ihren Geschmack. In den Pflanzen finden sich die ätherischen Öle meist fertig gebildet in besonderen Ölzellen oder Öldrüsen, in Sekretbehältern und Kanälen. Seltener entstehen ätherische Öle erst beim Zusammenbringen zerkleinerter Pflanzenteile mit Wasser infolge der Einwirkung eines Enzyms auf ein Glykosid, z. B. Bittermandelöl, Senföl, Wintergrünöl.

Zur Gewinnung der ätherischen Öle werden die Pflanzenteile frisch oder meist getrocknet in Destillierapparaten mit Wasser über direkter Feuerung oder durch Durchleiten von gespannten Wasserdämpfen, was jetzt gebräuchlicher ist, erhitzt. Mit dem Wasserdampf verdichten sich die Öle bei der Kühlung und scheiden sich, da sie in Wasser unlöslich oder fast unlöslich und meistens leichter als Wasser sind, auf der Oberfläche des Wassers ab.

Die *ätherischen Öle* sind Gemische von Verbindungen, die sehr verschiedenen Körperklassen angehören. Einige Öle bestehen in ihrer Hauptmenge aus einer bestimmten Verbindung, so z. B. das Nelkenöl aus Eugenol, das Wintergrünöl aus Salicylsäuremethylester, das Anisöl aus Anethol, das Terpentinöl aus Pinen. Daneben enthalten diese Öle nur noch kleine Mengen anderer Verbindungen in geringer Zahl. Manche Öle bestehen aus einer sehr großen Zahl verschiedener Stoffe, so hat man im Pfefferminzöl bereits 17 verschiedene Verbindungen aufgefunden. Manche ätherische Öle bestehen nur aus Kohlenwasserstoffen, besonders aus Terpenen. Die meisten enthalten neben Kohlenwasserstoffen auch sauerstoffhaltige Verbindungen, wie Alkohole, Aldehyde, Ketone, Ester u. a., denen sie dann meistens ihren eigenartigen Geruch verdanken. Die Kohlenwasserstoffe, die in fast allen ätherischen Ölen vorkommen, hat man früher mit dem allgemeinen Namen „Terpene" bezeichnet. Es ist jedoch festgestellt, daß die Terpene sehr verschiedenen Klassen von Kohlenwasserstoffen angehören. Die eigentlichen Terpene, von denen das Pinen des Terpentinöls der Hauptvertreter ist, sind cyklische, hydroaromatische Kohlenwasserstoffe der Zusammensetzung $C_{10}H_{16}$. — Da ätherische Öle an der Luft leicht Sauerstoff aufnehmen und „*verharzen*", besonders wenn sie dem Licht ausgesetzt sind, so sind sie in möglichst ganz gefüllten, dicht schließenden Gläsern kühl und vor Licht geschützt aufzubewahren.

Terpenfreie, ätherische Öle sind durch fraktionierte Destillation unter vermindertem Druck teilweise oder ganz von den Terpenen und Sesquiterpenen befreite Öle. Sie sind infolge der Entfernung dieser nicht riechenden Stoffe ausgiebiger an Geruch und Geschmack als die ursprünglichen Öle und sind auch in verdünntem Alkohol leichter löslich.

Bezüglich allgemeiner pharmakologischer Eigenschaften kann man sagen, daß die ätherischen Öle mehr oder minder desinfizierend und hautreizend wirken. In geringem Maße wirken sie auch entfärbend auf Hautpigmentierungen (s. Eau de Cologne S. 415). Im Gegensatz dazu führt die entzündungserregende Komponente dieser Öle mitunter auch zu Pigmentbildungen, wie sie manchmal bei empfindlicher Haut nach Gebrauch von Eau de Cologne beobachtet wird.

Ätherische Öle, die in der Dermatologie nur zur Geruchsverbesserung dienen, wie Oleum Rosae, Rosmarini, Lavandulae, Aurantii florum usw. sollen hier nicht behandelt werden, sondern nur die, die bestimmter Heilwirkungen wegen benutzt werden.

Anisöl, Oleum Anisi,

wird gewonnen durch Destillation der zerkleinerten Früchte des Anis, *Fructus Anisi*, stammend von Pimpinella anisum L., heimisch und seit alter Zeit kultiviert im östlichen Mittelmeergebiet und Ägypten, heute in allen wärmeren Gegenden in Kultur. Die Ausbeute an Öl beträgt 1,5—6%. Die Destillationsrückstände finden wegen ihres hohen Eiweißgehaltes (17–19%) und Fettgehaltes (16–23%) getrocknet als Kraftfuttermittel für Vieh Verwendung.

Das *Anisöl* ist bei einer Temperatur über 20° eine farblose oder blaßgelbe, stark lichtbrechende Flüssigkeit von würzigem Geruch und süßem Geschmack. Unter 15° bildet es weiße Krystallmassen, die zwischen 15—19° schmelzen. Spez. Gew. 0,980—0,990. Flüssiges Anisöl läßt sich weit unter seinem Erstarrungspunkt abkühlen, ohne daß es fest wird. Beim Zufügen einer Spur von festem Anethol oder beim Reiben mit einem Glasstab erstarrt es ganz plötzlich. Beim Verdunsten auf dem Wasserbade hinterläßt es 9—10% eines dickflüssigen, geruchlosen, nicht mehr süß schmeckenden Rückstandes, der aus Anisaldehyd, Anissäure und anderen Oxydationsprodukten besteht. Das Anisöl enthält 80—90% Anethol $C_6H_4(C_3H_5)(OCH_3)$, ferner Methylchavicol und Anisketon. Träger des Geruches ist das Anethol.

Wirkung und *Anwendung:* Äußerlich als Läusemittel in fettem Öl gelöst 1 : 20—50 oder in Salben 1 : 10.

Arnicablüten, Flores Arnicae,

stammen von der Arnica montana L., eine ausdauernde Pflanze, heimisch auf waldreichen, feuchten Bergwiesen in ganz West- und Mitteleuropa, Asien und Amerika, seltener in der Ebene. Die Blüten enthalten ein *hautreizendes, ätherisches Öl*, Fett, Arnicin (einen Bitterstoff), Gerbstoff, Harz, Apfelsäure, Dextrose und andere Stoffe.

Arnicatinktur, Tinctura Arnicae,

wird hergestellt aus 1 Teil Arnikablüten und 10 Teilen verdünntem Weingeist.

Wirkung und *Anwendung:* Wird vielfach in Form von Pflastern angewendet. Nach Unna gibt man es zu Umschlägen bei Hautblutungen und zwar 1 Teelöffel auf 1 Liter Wasser bis Tinktur rein mit Wasser zu gleichen Teilen. Leistikow gibt Salben mit 3—5% Extractum Arnicae fluidum bei Purpura und Ekchymosen.

Nelkenöl, Oleum Caryophyllorum,

wird gewonnen durch Destillation der ganzen oder zerkleinerten Gewürznelken, und zwar nur Sansibar-Nelken mit Wasserdampf. Das überdestillierte Öl schwimmt teils auf dem Wasser, teils sinkt es darin unter. Durch Zusammenmischen beider Anteile erhält man das normale Nelkenöl. Die Gewürznelken, Caryophylli, Kreidenelken, stammen von der

Eugenia caryophyllata Thunberg, heimisch auf den Molukken und den südlichen Philippinen, kultiviert in fast allen Tropenländern. Die Droge stellt die durch Trocknen gleichmäßig braun gewordenen Blütenknospen dar. Das Nelkenöl ist eine fast farblose bis gelbliche, stark lichtbrechende Flüssigkeit, die bei der Aufbewahrung allmählich dunkler wird. Es riecht stark gewürzig nach *Eugenol*, der Geschmack ist brennend. Es ist in 1—2 Volumen Weingeist von 70 Vol.-Prozent löslich, zuweilen aber mit geringer Trübung. In Weingeist von 90 Vol.-Prozent und in Äther löst es sich in jedem Verhältnis. Schwefelkohlenstoff, Benzin und Chloroform geben trübe Mischungen.

Das Nelkenöl besteht aus 70—85% freiem *Eugenol*, $C_6H_3(CH_2 \cdot CH : CH_2)(OCH_3)OH$ [1, 3, 4].

Wirkung und *Anwendung:* Dient zur Verhütung von Mückenstichen (E. HOFFMANN). Die durch Mückenstiche gefährdeten Hautstellen werden mit folgender Salbe eingerieben:

Rp.	Ol. Caryophyll.	5—10,0
	Lanolin.	30,0
	Ungt. Glycerin. ad	100,0

Kamillen, Flores Chamomillae (vulgaris),

sind die getrockneten Blütenköpfchen der Kamille, Matricaria chamomilla L. Eine einjährige bis 50 cm hohe Pflanze auf Saatfeldern wachsend, heimisch in Europa und Westasien, nach Nordamerika und Australien eingeschleppt. Enthält ein ätherisches Öl, das Kamillenöl. Dieses ist dickflüssig, bei niederer Temperatur fast butterartig und von tief dunkelblauer Farbe.

Wirkung und *Anwendung:* Aufgüsse der getrockneten Kamillenblüten werden als entzündungswidriges Mittel bei akuten Hautkrankheiten zu Umschlägen verwendet. Außerdem wird es viel zur Haarpflege gebraucht, hauptsächlich um zu verhüten, daß blondes Haar nachdunkelt, oder um dunkleres Haar heller zu machen. Man nimmt an, daß das ätherische Öl durch Oxydationsvorgänge Bleichungen hervorruft.

Kamillosan (Kamillosanum liquidum)

ist ein besonders sorgfältig gewonnener Auszug aus der Kamille; dunkelbraune, kräftig nach Kamille riechende Flüssigkeit. 1 ccm entspricht 0,7 g der frischen Blüten.

Wirkung und *Anwendung:* Als Lösung, Salbe, Puder, Seife, wirkt mild desinfizierend, schmerzlindernd, geruchbeseitigend und leicht entzündungswidrig.

Hersteller: Chemisch-pharmazeutische A.G., Bad Homburg.

Eucalyptusöl, Oleum Eucalypti,

wird gewonnen aus den frischen Blättern des Eucalyptusbaumes, Eucalyptus globulus Labillardière, beheimatet in Australien, häufig angebaut wegen seiner Schnellwüchsigkeit und seiner Fähigkeit aus feuchtem Boden viel Wasser zu ziehen, besonders in den Malariagegenden des südlichen Europas und anderer Fieberländer. Neben dem Eucalyptus globulus wird auch aus anderen zahlreichen Eucalyptusarten Öl gewonnen. Die Herstellung erfolgt hauptsächlich in Südaustralien durch Destillation der Blätter mit Wasserdampf. Das bei der Destillation zunächst erhaltene Rohöl ist wegen seines Gehaltes an Aldehyden, die zum Husten reizen, arzneilich nicht zu verwenden. Es wird erst durch Schütteln mit Natronlauge von den Aldehyden und verseifbaren Körpern befreit.

Farbloses, hellgelbes oder grünliches, dünnflüssiges Öl von angenehmem Geruch nach *Cineol.* Geschmack würzig. Löslich in 2—3 Teilen Alkohol von 70 Vol.-%. Öle, die einen sehr hohen Gehalt an Cineol haben, erstarren in der Kälte zu einer krystallinischen Masse. Das Öl enthält als Hauptbestandteil mehr als 40% Cineol (Eucalyptol).

Das Cineol oder Eucalyptol

ist identisch mit dem im Wurmsamenöl enthaltenen Cineol und dem Cajeputol aus dem Cajeputöl. Es bildet eine farblose, campherartig riechende Flüssigkeit, in Wasser sehr wenig löslich, mit Alkohol, Äther, Chloroform, Terpentinöl und fetten Ölen mischbar. Kühlt man Eucalyptol in einer Kältemischung ab, so erstarrt es vollkommen zu langen Krystallnadeln, die bei 1° wieder schmelzen.

Wirkung und *Anwendung:* Dient zu desinfizierenden Wundverbänden bei schwer heilenden Geschwüren, Gangrän usw. Es enthalten die Verbandpäckchen der britischen Kolonialtruppen Eucalyptol. Die antiseptische Wirkung des Eucalyptols sowie des Eucalyptusöls soll nach HALL in erster Linie auf ihren Gehalt an Ozon zurückzuführen sein. Es dient auch wie das Nelkenöl zur Abwehr von Mücken. Subcutane Einspritzungen von Eucalyptusöl sollen manchmal von ausgezeichneter Wirkung bei Erysipel sein. Ferner ist es zur Psoriasisbehandlung als sog. *Borysche Mischung* empfohlen worden.

Rp.	Sulf. praec.	1,0
	Guajacoli	5,0
	Camph.	10,0
	Eucalyptol.	20,0
	Olei Sesami ad	100,0

Hiervon 3—5 ccm alle 8 Tage intramuskulär, im ganzen 10—12 Injektionen.

Anhangsweise wird hier noch erwähnt das

Insektenpulver, Pulvis Florum Pyrethri,

die gepulverten Blüten von Pyrethrum cinerariaefolium, wildwachsend in Dalmatien, der Herzegowina und Montenegro. Nach FUJITANI ist der wirksame Bestandteil eine stickstofffreie, gelbe, ölige Verbindung, das *Pyrethron*, ein Ester des von SATO als Pyretrol bezeichneten Alkohols $C_{21}H_{23}OH$. Das Pyrethron ist ein Gift, gegen das außer Insekten auch Fische und Frösche sehr empfindlich sind.

Nach THOMS enthält das Insektenpulver ein Glykosid, ein Alkaloid, ätherisches Öl, Harzsäuren, Gerbstoff, Wachs, Zucker.

Wirkung und *Anwendung:* Zur Vertilgung von beim Menschen schmarotzenden Insekten.

Nissex

enthält als wirksamen Bestandteil einen Auszug aus dalmatinischem Insektenpulver, gelöst in Ölen und Fetten. Tötet tierische Parasiten und ihre Eier; wirkt bei ihnen als Kontakt-, Magen- und Atmungsgift. Ist farblos und verursacht keinerlei Färbung der Wäsche. Zur Beseitigung von Läusen genügt meist eine einmalige Behandlung.

Hersteller: Chemisch-pharmazeutische Werke, A.G., Bad Homburg.

Handelsform: Originalflaschen mit 50, 100 und 500 g.

Ein ähnliches Mittel ist wohl auch das *Nissotax* der Chemischen Fabrik von Heyden A.G., Dresden-Radebeul.

Terpentin und Terpentinöl.

Terpentin, Terebinthina, Balsamum Terebinthinae

ist der Balsam (s. S. 528) oder Harzsaft verschiedener Koniferen, besonders der Pinusarten. Es entsteht teils in der Rinde, teils im jungen Holze der Bäume. Die Terpentin- und Harzmenge der verschiedenen Arten von Nadelbäumen ist verschieden. Die Hauptmasse der Koniferenharze und -balsame verdankt ihre Entstehung Verwundungen des Holzes und entstammt Harzgallen oder Harzdrüsen der Rinde. Die Harzgalle ist eine Bildung, die infolge Verwundung vom Cambium im Holzteil erzeugt wird.

Das gebräuchlichste Handelsprodukt ist

Französischer Terpentin, Terebinthina gallica (communis),

im Arzneibuch kurz als *Terebinthina* bezeichnet. Terpentin wird in Südfrankreich dadurch gewonnen, daß man im Februar beginnend den Bäumen Verletzungen beibringt, indem man einen Streifen Rinde und Holz ausschlägt, was man von Zeit zu Zeit bis zum Oktober fortsetzt. Der Terpentin wird in unter der Wunde angebrachten Töpfen aufgefangen. Er ist frisch von weicher, dickflüssiger Beschaffenheit. Man reinigt ihn, indem man ihn in Kesseln erwärmt, absetzen läßt und koliert. Das am Baum angetrocknete Harz wird von Zeit zu Zeit abgekratzt und ebenso behandelt.

Die als *Terebinthina gallica* bezeichnete Handelsware ist im frischen Zustande flüssig und durchsichtig, trübt sich jedoch allmählich und wird dabei dicker. Er hat daher gewöhnlich die körnige Konsistenz von Honig. Nach längerem Stehen trennt er sich in eine obere, klare, dickflüssige, dunkler gefärbte, und eine untere, festere Schicht, die unter dem Mikroskop Krystalle erkennen läßt. Der Geruch ist eigenartig, der Geschmack scharf bitter und unangenehm. Eine alkoholische Lösung rötet Lackmus schwach. Er löst sich in Äther, Alkohol, Aceton, Benzol, Chloroform, Eisessig, Essigäther, Essigsäure, Schwefelkohlenstoff usw.

In Wasser ist er unlöslich. Beim Erwärmen auf dem Wasserbade schmelzen die Ausscheidungen, er ist dann fast klar, gelblich braun, trübt sich aber wieder beim Erkalten. Er enthält 10—30% ätherisches Öl (Terpentinöl) und 70—85% Harz und Kolophonium.

Wirkung und *Anwendung:* Dient zur Herstellung von Pflastern; rein wird der Terpentin als Resorbens auf Frostschäden aufgestrichen.

Venetianischer Terpentin, Terebinthina laricina (veneta), **Lärchenterpentin.** Lärchen werden angebohrt und die Bohrlöcher werden mit Holzpropfen zugestopft, die man nach längerer Zeit herauszieht, um den angesammelten Terpentin zu entfernen. Gelblicher bis bräunlicher, klarer oder nur wenig trüber, dick- bis zähflüssiger Balsam von gleichmäßiger, nicht körniger Beschaffenheit und von eigentümlichem aromatischem Geruch und wenig bitterem, nicht scharfem Geschmack. In dünner Schicht bei gelinder Wärme eingetrocknet, hinterläßt er einen durchsichtigen Firnis. Er ist in Alkohol, Äther, Chloroform, Aceton, Eisessig, Benzol, Toluol und Petroleumbenzin klar löslich.

Wirkung und *Anwendung:* Wie französischer Terpentin.

Terpentinöl, Oleum Terebinthinae, wird gewonnen durch Destillation von Terpentin mit Wasser oder mit nicht überhitztem Wasserdampf. Haupterzeugungsländer sind die Vereinigten Staaten von Nordamerika, Frankreich, Spanien, Rußland, Österreich und Griechenland. Für den Welthandel kommt fast ausschließlich das amerikanische und französische Terpentinöl in Betracht. In neuerer Zeit kommen auch erhebliche Mengen aus Spanien.

Farbloses oder schwach gelbliches, dünnflüssiges Öl von eigenartigem Geruch und scharf kratzendem Geschmack. Das französische Öl riecht angenehmer (wacholderartig) als das amerikanische. Arzneiliche Verwendung findet hauptsächlich

Gereinigtes Terpentinöl, Oleum Terebinthinae rectificatum, Oleum Terebinthinae depuratum.

Es wird hergestellt, indem Terpentinöl mit der sechsfachen Menge Kalkwasser zur Bindung von Säuren kräftig durchgeschüttelt und dann destilliert wird, bis etwa $^3/_4$ des Öles übergegangen ist. Nach dem Absetzen wird das Öl vom Wasser getrennt. Zur Entwässerung wird es mit etwas wasserfreiem Natriumsulfat geschüttelt und dann filtriert. Farblose Flüssigkeit von reinem Terpentinölgeruch. Spez. Gew. bei 15° 0,860—0,870, Siedepunkt 155—162°. Es rötet angefeuchtetes Lackmuspapier nicht, ist mischbar mit absolutem Alkohol in jedem Verhältnis, ebenso mit Äther, Chloroform, Benzol, Petroläther, Schwefelkohlenstoff, wasserfreier Essigsäure, Anilin und mit fetten Ölen.

Der Hauptbestandteil des Terpentinöls ist das α-Pinen, $C_{10}H_{16}$, das je nach der Herkunft des Öles in der links- oder rechtsdrehenden Form oder als Gemisch beider vorhanden ist. Daneben sind nur geringe Mengen von anderen Terpenen, kleine Mengen von Ameisensäure, Essigsäure und Harzsäure vorhanden.

Wirkung und *Anwendung:* Auf intakter Haut führt kurz dauernde Anwendung ($^1/_2$—1 Stunde) nur zur Rötung und starkem Brennen, längere Einwirkung macht Blasenbildung. Terpentinöl wird mit großer Leichtigkeit von der Haut, den Lungen und dem Verdauungskanal aufgenommen. Im Blut scheint es sich eine Zeitlang unverändert zu halten und wird teilweise durch die Haut, wo es Ausschläge hervorrufen kann, und auch durch die Lungen ausgeschieden. Der größte Teil verläßt jedoch durch die Nieren den Körper, teils unverändert, teils in Verbindung mit Glykuronsäure. Der bekannte Veilchenduft, den der Urin bei Terpentinöldarreichung annimmt, beruht wahrscheinlich nicht auf Neubildung eines Stoffes im Organismus, denn man erhält denselben Geruch, wenn man Urin mit Terpentinöl schüttelt.

Kleine Mengen Terpentinöl innerlich eingegeben (0,25—1,0) rufen keine merkliche Allgemeinwirkung hervor. Nach Aufnahme größerer Mengen tritt eine Erregung des Zentralnervensystems ein, die sich in Erhöhung des Blutdruckes, Beschleunigung der Atmung und Steigerung der Reflexe äußert. Sehr große Dosen (1 Eßlöffel und mehr) machen Benommenheit, Schlaf, Bewußtlosigkeit, Krämpfe und schließlich Koma, ohne daß jedoch bei Erwachsenen der Tod einzutreten braucht. Für Kinder scheint es giftiger zu sein. Hat leicht desinfizierende, hautreizende und granulationsbildende Eigenschaften; daher bei Ulcus cruris als Salbe:

Rp. Olei Terebinth. 1,5
Ol. Rosmarin. 0,3
Vaselin. ad 30,0

Hauptsächlich wird es aber, von KLINGMÜLLER zu diesem Zweck eingeführt, als *unspezifisches Reizmittel* eingespritzt bei tiefen Trichophytien, Pyodermien, Pemphigus, Furunkulose, Pruritus, Ulcus cruris usw. Es wird hierzu in Olivenöl gelöst.

Rp. Olei Terebinth. . . . . . . 1,0 oder Ol. Terebinth. 2,0
Ol. Olivar. pur. ad . . . . . 10,0 Ol. Olivar. pur. ad 10,0
0,5—1 ccm 0,1—0,3—0,5 ccm

Man spritzt in die Gesäßgegend, etwa im verlängerten Verlauf der hinteren Achsellinie, möglichst tief bis auf den Knochen der Beckenschaufel, etwa 1—2 Querfinger breit unterhalb ihres oberen Randes, und zwar sehr langsam und verschiebt die Nadel oder spritzt an einer anderen Stelle ein, wenn stärkere Schmerzen ausgelöst werden. Da die Einspritzungen nicht immer schmerzfrei sind und sich mit Fieber einhergehende Gewebsverdichtungen nicht immer vermeiden lassen, so hat man bald Terpentinölpräparate geschaffen, denen diese Nachteile nicht anhaften. Bei allen öligen Lösungen des Terpentinöls hat man beim Einspritzen dieselben Vorsichtsmaßregeln zu treffen, wie bei unlöslichen Hg-Suspensionen. Aspirieren!

Terpichin,
sterile Lösung von 0,5% Chinin, 0,5% Anästhesin, 15% gereinigtem, von monocyklischen Terpenen freien Terpentinöls in Olivenöl.

Wirkung und *Anwendung:* Man spritzt 2—3mal wöchentlich in den Muskel.

Hersteller: Chemisches Institut Dr. L. Oestreicher, Berlin W 35.

Handelsform: OP mit Ampullen zu 1 ccm.

Olobintin (KLINGMÜLLER)
ist eine 10%ige Lösung reinsten, völlig säurefreien Terpentinöls. 2—3mal wöchentlich 1 ccm, steigend bis zu 5 ccm.

Hersteller: I. D. Riedel & E. de Haen A.G., Berlin.

Handelsform: Flasche mit 10 ccm, OP mit 5 Ampullen zu je 1,1 ccm.

Olyptol
ist eine Lösung von basischem Eucupin, Eucalyptol und Oleum Terebinth. in Olivenöl.

Wirkung und *Anwendung:* Wie oben.

Hersteller: Labopharma, G. m. b. H., Berlin-Charlottenburg.

Novoterpen,
Terpentinöl mit Novocain, gelbliche, klare bzw. leicht getrübte Flüssigkeit.

Wirkung und *Anwendung:* Wie oben.

Hersteller: Humboldt-Apotheke, Breslau.

Handelsform: OP mit 10 Ampullen zu 0,5 ccm.

Caseoterpol,
eine Emulsion von Terpentinöl mit Caseosan (LENZMANN), 25% Terpentinöl enthaltend.

Wirkung und *Anwendung:* Zur intravenösen Terpentinölbehandlung, 0,4 bis 0,8 ccm intravenös.

Hersteller: Chemische Fabrik von Heyden A.G., Dresden-Radebeul.

Handelsform: OP mit 3 Ampullen zu 1 ccm.

Tereben, Terebenum,
wird durch Einwirkung von konzentrierter Schwefelsäure auf Terpentinöl gewonnen, wobei das Pinen größtenteils in andere Terpenkohlenwasserstoffe umgewandelt wird. Farbloses oder schwach gelbliches Öl von nicht unangenehmem, an Thymian erinnernden Geruch. Löslich in Alkohol und Äther.

Wirkung und *Anwendung:* Wirkt antiseptisch und sekretionsbeschränkend.

Mit 20 Teilen Wasser vermischt dient es zu Verbänden bei gangränösen und schlecht heilenden Geschwüren.

Terpestrol-Salbe nach Heinz

enthält 5% gereinigtes Terpentinöl und 2,5% Hexamethylentetramin.

Wirkung und *Anwendung:* Granulationsbildend, epithelisierend.

Hersteller: Dr. Ivo Deiglmayr, München 25.

Balsame und Harze.

Balsame sind die natürlich vorkommenden dicken Lösungen der Harze in ätherischen Ölen oder Estern. *Harze* sind amorphe, meist glasglänzende Stoffe und bestehen aus Harzsäuren, Alkoholen, Phenolen und Estern dieser mit cyklischen Carbonsäuren, und schließlich aus Kohlenwasserstoffen. Durch schmelzendes Alkali werden aus Harzen Phenole und Phenolcarbonsäuren gebildet, z. B. Resorcin, Phloroglucin, Protocatechusäure. Bei der Destillation mit Zinkstaub entstehen Benzol und dessen Homologe, Naphthalin usw. Die Pflanzenschleime und Gummi enthaltenden Harze werden *Gummiharze* genannt. Sie geben an Wasser lösliche Bestandteile ab. Solch ein Gummiharz ist z. B. die *Myrrha.*

Von einem Balsam, dem Terpentin, ist schon gesprochen worden (s. S. 525).

Perubalsam, Balsamum peruvianum,

ist der Balsam von Myroxylon balsamum (L.), Harms, var. Pereirae (Royle) Baillon. Die Pflanze wächst in Bergwäldern (300—700 m) eines Costa del Balsamo benannten schmalen Küstenstriches der Republik San Salvador (Zentralamerika), des einzigen für den Handel mit Perubalsam in Betracht kommenden Erzeugungslandes.

Etwa 10jährige Bäume werden einen Fuß über dem Erdboden von der äußeren Rindenschicht entblößt, die Stellen werden einige Minuten mit Fackeln geschwelt, und auf die so behandelte Fläche werden Lappen gelegt, in die der Balsam hineinsickert. Durch Auskochen und Auspressen der getränkten Lappen erhält man den Balsamo de trapo (Lappenbalsam). Nach weiterem Einschneiden der gebrannten Stelle und Abkratzen zu stark gebrannter Stellen wird von neuem mit der Fackel erwärmt, worauf ein neuer Erguß erfolgt. Nach Beendigung der zweiten Maßnahme wird das ganze bearbeitete Rindenstück heruntergekratzt, zerstampft, zu Pulver gemahlen und mit Wasser ausgekocht, wobei sich der Balsamo di cascaro (Rindenbalsam) abscheidet, der durch Abgießen des Wassers und Auspressen rein erhalten wird, aber weniger wertvoll ist. Im Durchschnitt dauert die Bearbeitung einer einzigen Rindenpartie etwa 4 Wochen. Starke Bäume werden an verschiedenen Stellen angezapft. Die Bäume besitzen eine erstaunliche Lebenskraft und bei Ruhezeit von einigen Jahren ist langdauernde Ertragsfähigkeit zu erzielen.

Der Perubalsam ist in der Form, wie er durch Verletzen der Rinde und Anbrennen derselben gewonnen wird, nicht in der Rinde und dem Holz vorgebildet. Es gehen durch die Verletzung der Rinde Veränderungen mit derselben vor, durch welche die Bildung des Perubalsams erst veranlaßt wird. Frische Rinde und frisches Holz riechen nicht nach Perubalsam.

Die Handelsware ist meist ein Gemisch des Lappen- und Rindenbalsams. Die Ausfuhr erfolgt in Blechbüchsen von 25—100 Pfund, seltener in umflochtenen oder mit Leder umnähten grünen, irdenen Krügen. Der Haupthandelsplatz in Europa war früher London, später Hamburg.

Dicke, ölige Flüssigkeit, braunrot bis dunkelbraunrot, in dünner Schicht klar durchsichtig, nicht klebend, nicht fadenziehend, an der Luft nicht eintrocknend. Geschmack anfangs milde, dann im Schlunde stark brennend. Geruch ist sehr angenehm, vanilleartig. Der Balsam ist klar oder fast klar löslich in absolutem Alkohol, in 96%igem Alkohol, Chloroform, Essigäther, Äther. Teilweise löslich in Benzin, Terpentinöl, Schwefelkohlenstoff, fetten Ölen. Er läßt sich mit Ricinusöl ohne Trübung vermischen. Fast unlöslich in Wasser. Schüttelt man Perubalsam mit Wasser, so nimmt dieses etwas Zimmtsäure auf und reagiert dann sauer.

Der *Hauptbestandteil* des Perubalsams ist etwa 55—65% *Cinnamein,* ein Gemisch von Benzoesäurebenzylester $C_6H_5COOCH_2C_6H_5$ und Zimmtsäurebenzylester $C_6H_5CH:CHCOOCH_2C_6H_5$. Der Rest ist in der Hauptsache ein Harz, das aus dem Zimmtsäure- und Benzoesäureester eines Harzalkohols, Peruresinotannol $C_{18}H_{20}O_5$ besteht. Außerdem sind im Balsam noch enthalten 8—10% freie Zimmtsäure, kleine Mengen von Benzoesäure, Benzylalkohol, Vanillin, Styracin usw. Die Bestandteile des Balsams sind mit Wasserdampf nur in Spuren flüchtig, so daß der Balsam kein ätherisches Öl liefert.

Wirkung und *Anwendung:* Perubalsam wirkt sehr stark auf die *Krätzemilben* ein, dessen Eier er schon in einer halben Stunde tötet. Zum Unterschiede von den anderen Krätzemitteln, wie Teer, Naphthol usw. reizt Perubalsam die Haut wenig, muß aber doch, wie alle aromatischen Verbindungen, mit Rücksicht auf die Nieren mit einiger Vorsicht gebraucht werden. Zur Krätzebehandlung läßt man 2—3 Tage lang früh oder abends einreiben, entweder mit reinem Balsam, wobei man etwa 15 g für jede Einreibung braucht, oder mit einer Lösung von Perubalsam in Spiritus zu gleichen Teilen. 24 Stunden nach der letzten Einreibung wird ein Seifenbad genommen.

Perubalsam wird auch als mildreizendes, *antiseptisches* Mittel bei schlecht heilenden Geschwüren und Frostbeulen (bekannt ist der Zusatz zu Höllensteinsalben, s. S. 392) und als juckstillendes Mittel bei Ekzemen, wunden Brustwarzen und anderen mit Jucken verbundenen Hautkrankheiten als $10^0/_0$ige Salbe benutzt. Er wird auch vielfach Kopfwässern und Haarpomaden zugesetzt.

Krätzesalbe für Kinder nach I. NEUMANN.

Rp. Balsami peruv.
Sulfur. depur. āā 3,0
Ungt. cerei ad 50,0

Brustwarzenbalsam.

Rp. 1. Ol. Amygdalarum 8,0
2. Balsami peruv. 2,0
3. Gummi arabici 6,0
4. Aq. Rosae 8,0
5. Acidi borici. 2,0
6. Aq. Rosae 74,0

Man emulgiert 1—4 und fügt die Lösung von 5 und 6 hinzu.

Scabiol.
Linimentum contra scabiem.

Rp. Balsami peruv. 10,0
Styrac. liquid. 30,0
Alcohol. absol. 20,0
Ol. Ricini ad 100,0

Hebrasche Haarpomade.
Unguentum pomadinum HEBRA.

Rp. Balsami peruv. 2,5
Ol. Cacao 65,0
Ol. Olivar. 32,5

Perugen, sog. künstlicher Perubalsam, Balsamum peruvianum artificiale,
ist nach Angaben des Herstellers ein Gemisch von Harzen, Gummiharzen und Balsamen (Benzoe, Tolubalsam, Styrax) mit künstlich dargestellten Estern (Benzoesäurebenzylester). Das Produkt ähnelt in seinen äußeren Eigenschaften dem Perubalsam.

Wirkung und *Anwendung:* Krätzemittel. Rein oder 1+2 mit Spiritus oder Oleum Olivarum. Man reibt morgens und abends ein.

Hersteller: Chemische Fabrik Reisholz, Reisholz b. Düsseldorf.

Handelsform: OP mit 50, 100, 250 und 500 g.

Peruscabin
ist künstlich dargestellter Benzoesäure-Benzylester $C_6H_5CO \cdot OCH_2C_6H_5$. Farblose Flüssigkeit, bei Abkühlung krystallinisch fest. Schmelzpunkt 20°.

Peruol
ist eine Mischung von 25 Teilen Benzoesäurebenzylester (Peruscabin) mit 75 Teilen Ricinusöl. Gelbliche, ölige, geruchfreie Flüssigkeit.

Wirkung und *Anwendung:* Man reibt 3 Tage 1—3mal tägl. ein, dann wird gebadet.

Hersteller: I.G.-Farbenindustrie A.G., Leverkusen a. Rh.

Handelsform: OP Flaschen mit 50 und 100 g; *Peruolcreme,* Tuben mit 50 und 100 g, Dosen mit 250, 500 und 1000 g.

Peruolseife
enthält $10^0/_0$ Benzoesäurebenzylester; dient zur Nachbehandlung der Krätze und zur Verhütung der Ansteckung.

Perubalsamsalbe, Unguentum Balsami peruviani, Unguentum Peruvianum,
besteht aus 2 Teilen Perubalsam und 8 Teilen Kakaoöl.

Scaben,
künstlicher Perubalsam, ein Benzoesäure- und Salicylsäureesterpräparat; farb- und geruchlose Flüssigkeit gegen Krätze und Hautjucken.

Hersteller: Temmler-Werke, Berlin-Johannisthal.

Peru-Lenicet-Präparate s. S. 399.

Pranatol

besteht aus Zimmtaldehyd, Sagrotan, Zinkoxyd, Calciumcarbonat und Wasser; eine wässerige, milchähnliche Aufschüttelung.

Wirkung und *Anwendung:* Krätzemittel.

Hersteller: Arcula, Chemische Fabrik Rostock.

Uscabin s. Nachtrag S. 576.

Storax, Styrax crudus,

ist ein Balsam, stammend von Liquidambar orientalis Miller, einem Baume heimisch im südlichen Teil von Kleinasien und in Nord-Syrien. Storax ist kein in der Pflanze vorgebildetes Produkt, sondern er entsteht ähnlich wie der Perubalsam erst, wenn die Rinde geklopft oder verwundet wird. Nach Schlagen, Einschneiden des Baumes bildet sich der Balsam im jungen Holz, niemals in der Rinde. Die Rinde ist wertlos und an der Balsambildung nicht beteiligt, doch dient sie gewissermaßen zum Aufsaugen des austretenden Balsams. Die äußeren Teile des Holzes und die Rinde werden abgehackt, der Balsam in Wasser ausgekocht und ausgepreßt. Man gewinnt das Produkt von August ab, und zwar mit Ausnahme des Januars, den ganzen Winter hindurch. Der rohe Balsam kommt über Kos, Syra und Smyrna in den Handel. Stapelplätze sind: Triest, Marseille, Livorno, Hamburg.

Roh-Storax

ist eine dicke, zähe, klebrige, eigenartig aromatisch nach Benzoe und Perubalsam riechende, etwas bitter aromatisch schmeckende Masse von graubrauner Farbe, die sich beim Erhitzen klärt und in Wasser untersinkt. Liegt der Rohstorax länger, so wird er klarer, was auf ein Entweichen des in feinen Tröpfchen verteilten Wassers zurückzuführen ist. Er löst sich fast vollständig in Alkohol, Äther, Essigäther, Eisessig, Aceton, Amylalkohol, zum größten Teil in Chloroform, Benzol, aber nur teilweise in Toluol und in Petroläther. Erwärmt man Storax in einem Reagensglas, so bilden sich weiße Dämpfe, und nach dem Erkalten zeigen die Wände des Glases zahlreiche kleine Krystalle. Mit dem gleichen Gewicht Alkohol gibt Storax eine graubraune, trübe, nach dem Filtrieren klare, Lackmuspapier rötende Lösung, die beim Verdampfen des Weingeistes eine in dünner Schicht durchsichtige, halbflüssige, braune Masse zurückläßt.

Roh-Storax enthält etwa 15—30% Wasser und etwa 1,5—2,5% in Alkohol unlösliche Verunreinigungen. Der Rein-Storax enthält 25—30% freie Zimmtsäure, etwa ebenso viel Zimmtsäureester, einen Harzalkohol — Sterosinol —, teils frei, teils als Zimmtsäureester, Harz (Storesin), ätherisches Öl, Vanillin, Äthylvanillin, Benzoesäure.

Gereinigter Storax, Styrax depuratus (praeparatus) (Styrax liquidus).

Roh-Storax wird von dem anhaftenden Wasser, den ihm beigemengten Geweberesten und sonstigen Verunreinigungen befreit. Er wird zunächst erhitzt, dann in Alkohol, Äther oder Benzol gelöst; die Lösung wird filtriert und eingedampft. Gereinigter Storax bildet eine braune, dünnflüssige, in dünner Schicht durchsichtige Masse von der Beschaffenheit eines dicken Extraktes. Er löst sich klar in der gleichen Gewichtsmenge Alkohol, fast völlig in Äther, Schwefelkohlenstoff und Benzol, nur teilweise in Petroleum und Benzin.

Wirkung und *Anwendung:* Wird hauptsächlich zur Krätzebehandlung verwendet, seltener gegen Pediculi pubis. Es ist ein billigeres Produkt als der Perubalsam. Der eigenartige Geruch stört allerdings manchmal. Der Storax wird meistens mit einem billigen Öl wie Lein- oder Rüböl zu gleichen Teilen verdünnt oder auch mit Alkohol. Die dem Balsam anhaftende Klebrigkeit wird dadurch beseitigt. Man bezeichnet diese Verordnungsformen als Styrax-Linimente. Zur Krätzebehandlung reibt man tägl. 2mal 3 Tage hindurch ein.

Rp. Styrac. depur.
Ol. Rapae āā 75,0

Rp. Styrac. depur.
Bals. peruv. āā 30,0
Ol. Rapae ad 100,0

Rp. Stryac. depur. 50,0
Spirit.
Ol. Lini āā 25,0

Styrax Schwefelsalbe.

Rp. Styrac. depur. 7,5
Sulfur. praec. 7,5
Cretae laevigatae 5,0
Sapon. viridis 15,0
Adip. suill. 15,0

Ecrasol

enthält Styrax und Salicylsäure. Farblose, geruchlose, wasserlösliche, flüssige Seife.

Wirkung und *Anwendung:* Krätzemittel. 3 Abende hintereinander einreiben, dann baden.

Hersteller: I. Schürholz, Köln a. Rh.

Handelsform: Originalflaschen zu 100 g.

Fichtenharz, Resina Pini, weißes Pech.

Unter der Bezeichnung *Fichtenharz* oder *Burgunderpech* wird einmal das Harz verstanden, das an den Bäumen durch freiwillige Verdunstung des Terpentinöls aus dem Terpentin entstanden ist und ferner das Harz, das bei der Gewinnung des Terpentinöls durch Destillation zurückbleibt, und in das vor dem Erstarren Wasser eingerührt wird. Für pharmazeutische Zwecke wird es durch vorsichtiges Schmelzen und Durchseihen gereinigt.

Hellgelbliche bis bräunlichgelbe, fast geruchlose, trübe, harte, in der Kälte spröde und leicht zerreibliche, im Bruch glasglänzende Stücke, deren durchscheinende Splitter unter dem Mikroskop zahlreiche in eine gleichmäßige amorphe Grundmasse eingebettete, sehr verschieden große, runde Blasen (Wassertröpfchen) erkennen lassen. Es löst sich klar in Weingeist, in Äther, Aceton, trübe in Chloroform. Sehr leicht löst es sich in Eisessig. Beim Kneten in der Hand erweicht das Harz. Beim Liegen an der Luft überzieht es sich mit einer dunklen, transparenten Schicht, aus der das Wasser verschwunden ist. Beim Erhitzen auf etwa 100° schmilzt es zu einer nahezu klaren Flüssigkeit.

Wirkung und *Anwendung:* Wird zur Pflasterfabrikation gebraucht.

Kolophonium, Colophonium, Geigenharz,

ist das durch Destillation mit Wasserdampf vom Terpentinöl und durch längeres Erhitzen vom Wasser befreite Harz verschiedener Pinusarten. Glasartige, durchsichtige, oberflächlich bestäubte Massen, die großmuschelig brechen und sich leicht in scharfkantige Stücke zerschlagen lassen. Die Farbe ist gelblich bis hellbräunlich. Bei 80° beginnt es zu erweichen, bei 90—100° schmilzt es auf dem Wasserbade zu einer zähen, klaren Flüssigkeit. Über 150° beginnt es sich zu zersetzen und stößt bei stärkerem Erhitzen schwere, weiße, aromatisch riechende Dämpfe aus. Es löst sich langsam in 1 Teil Alkohol und 1 Teil Eisessig. Die alkoholische Lösung rötet Lackmuspapier. In Natronlauge, Äther, Chloroform, Schwefelkohlenstoff und Benzol löst es sich meistens völlig, in Petroleumbenzin nur zum Teil. Langsam löst es sich auch in fetten Ölen.

Das Kolophonium besteht in seiner Hauptsache aus Abietinsäureanhydrid $(C_{18}H_{27}CO)_2O$ oder $(C_{19}H_{29}CO)_2O$.

Wirkung und *Anwendung:* Zur Pflasterfabrikation und zur Herstellung der Harzstifte, Styli resinosi (Unna):

Rp. Colophonii. 90,0
Cerae flavae 10,0

Die Masse wird in runde Stangen gebracht, die zum Enthaaren umschriebener Hautbezirke dienen. Der Harzstift wird wie eine Stange Siegellack über einer Flamme erwärmt und im Augenblick des Schmelzens rasch und leicht auf die Haut gesetzt. Nach dem Erkalten wird er mit einem Ruck in der Haarrichtung abgezogen.

P. Beiersdorff & Co., Hamburg bringt fertige Harzstifte nach Unna in Metallhülsen in den Handel.

Myrrhe, Myrrha, das Gummiharz einer Commiphoraart,

wahrscheinlich von *Commiphora* abyssinica Engler, eines auf den Bergen in Erythraea, Abessinien und im südlichen und südwestlichen Arabien heimischen Baumes. Das Gummiharz fließt entweder freiwillig aus den Rissen der Rinde oder, was wahrscheinlicher ist, aus Einschnitten aus und trocknet dann an der Luft ein.

Myrrha electa,

das offizinelle Produkt, bildet rundliche oder unregelmäßige Körner oder löcherige Massen von unregelmäßiger, höckeriger, knolliger, bisweilen fast traubiger Gestalt bis zur Faustgröße. An der unebenen Oberfläche rauh, grau oder bleich gelbbräunlich bestäubt. Wäscht man die Oberfläche ab, so erscheint sie rotgelb bis rotbraun, oft stellenweise weißlich gefleckt oder von abwechselnden helleren und dunkleren Adern durchzogen. In kleineren Stücken ist das Harz durchscheinend oder fast durchsichtig. Der Geruch ist eigenartig gewürzig. Der Geschmack ist gewürzig, zugleich bitter und kratzend. Gepulverte Myrrha ist hell orangegelb. Beim Verreiben mit Wasser gibt die Myrrhe eine weißgelbe Emulsion.

Die Myrrhe enthält 28—30% in Alkohol lösliche Bestandteile, darunter 6—7% honiggelbes Öl. Der Alkohol unlösliche Anteil besteht in der Hauptsache aus Gummi. Den Rest bilden Verunreinigungen und Wasser.

Myrrhentinktur, Tinctura Myrrhae

wird durch Ausziehen von grobgepulverter Myrrhe mit Alkohol hergestellt.

Wirkung und *Anwendung:* Als desinfizierendes, desodorierendes Mittel bei Schleimhauterkrankungen des Mundes; zur Anregung der Granulation bei schlecht heilenden Wunden. Schleimhauterkrankungen werden mit Myrrhentinktur gepinselt, mit verdünnter Myrrhentinktur (1—2 Teelöffel auf 1 Glas Wasser) wird der Mund gespült.

Tinctura Myrrhae comp.
Zusammengesetzte Myrrhentinktur.

Rp.	Myrrhae	10,0
	Catechu	10,0
	Bals. peruv.	2,0
	Spiritus Cochlear.	100,0

Rp.	Acid. salicyl.	1,0
	Tinct. Ratanhiae	15,0
	Tinct. Myrrhae	50,0
	Tinct. Eucalypt.	10,0
	Ol. Menth. pip.	1,0

½ Teelöffel auf 1 Glas Wasser.

Myrrhensalbe.
Ungt. Myrrhae.

Rp.	Myrrhae subtil. pulv.	7,5
	Tincturae Myrrhae	2,5
	Ungt. basilici	40,0

Salbe gegen Durchliegen.
Ungt. contra Decubitum.

Rp.	Tincturae Myrrhae	1,0
	Zinci sulfurici	2,5
	Plumbi acetici	5,0
	Vaselini	41,5

Myrrholin, ein salbenartiges Produkt

enthält Myrrhenharz gelöst in Ricinusöl; dient zum Einfetten von rauher Haut, bei Brandwunden und als Wundsalbe; auch als Seife erhältlich.

Hersteller: Myrrholingesellschaft, Frankfurt a. M.

Ilon, Absceßsalbe,

ist angeblich eine Zusammensetzung aus Olivenöl, Sebum ovile, Kolophonium, Cera flava, kanadischer Terpentin-Harz-Komposition, Acid. carbolic., Koniferensprossen-Fluid-Extrakt.

Wirkung und *Anwendung:* Furunkel, Phlegmonen usw.

Hersteller: Ilon-Laboratorium Freiburg/Baden.

Naphthalin.

Naphthalin, Naphthalinum, $C_{10}H_8$,

scheidet sich aus den bei 180—220° übergehenden Anteilen des Steinkohlenteeröles beim Abkühlen krystallinisch aus. Das rohe Naphthalin wird mit Schwefelsäure und Braunstein erwärmt, wiederholt gewaschen, dann sublimiert und aus Alkohol umkrystallisiert. Farblose, glänzende Krystallblätter von durchdringendem Geruch, an Steinkohlenteer erinnernd, Geschmack ist brennend. Schmelzpunkt 80°. Es ist schon bei gewöhnlicher Temperatur, besonders leicht aber mit Wasserdämpfen oder Alkoholdämpfen flüchtig. Entzündet verbrennt es mit leuchtender, rußender Flamme. In Wasser, auch in kochendem, ist es nur wenig löslich, leicht löslich in Äther, Chloroform und Schwefelkohlenstoff. Erwärmt löst es sich auch in Alkohol, fetten Ölen und flüssigem Paraffin.

Es ist ein starkes Gift für niedere Tiere und Insekten, aber viel weniger giftig für höhere Tiere und den Menschen. Bei innerlicher Darreichung ist Naphthalin auch beim Menschen nicht ganz ungiftig. Es wird zwar nur ein kleiner Teil resorbiert und im Urin in Form oxydierter Verbindungen (α- und β-Naphthol, Naphthochinon) ausgeschieden, die örtlich reizend wirken und Albuminurie, Tenesmen und Schmerzen in der Nieren- und Blasengegend sowie in der Harnröhre, deren Schleimhaut sich rötet und anschwillt, verursachen. Der entleerte Urin nimmt beim Stehen eine schwarzbraune Farbe an und hält sich wochenlang steril. Sehr merkwürdig sind die sogenannten Naphthalinkatarakte, die man bei Arbeitern beobachtet, die dem Staub und den Dämpfen von Naphthalin ausgesetzt sind. Auch experimentell kann man diese Linsentrübungen bei Kaninchen erzielen.

Wirkung und *Anwendung:* Zur Behandlung von Krätze und zur Vertreibung von Filzläusen. Vorsichtig verwenden; bei Kindern vermeiden.

Rp. Naphthalin 10,0	Rp. Naphthalin 1,0
Ol. Lini ad 100,0	Ol. Olivar. ad 10,0
Krätzeeinreibung.	Einreibung gegen Filzläuse.

Naphthol.

Vom Naphthalin leiten sich zwei *Monooxynaphthaline* oder *Naphthole* ab, α- und β-*Naphthol.*

OH (α-Stellung) — α-Naphthol; OH (β-Stellung) — β-Naphthol

Von diesen findet fast nur das β-Naphthol arzneiliche Anwendung, da das α-Naphthol zu giftig ist. Man meint daher stets β-Naphthol, wenn man Naphthol kurzweg sagt.

β-Naphthol, Naphtholum (β), $C_{10}H_7OH$.

Durch Einwirkung von rauchender Schwefelsäure auf Naphthalin bei 200° erhält man β-Naphthalinsulfonsäure $C_{10}H_7SO_3H$, deren Natriumsalz mit Ätznatron geschmolzen wird. Aus der Lösung der Schmelze, die Naphtholnatrium enthält, wird das Naphthol durch Säuren abgeschieden. Durch Umkrystallisieren mit Petroläther wird es gereinigt. Farblose, glänzende Krystallblättchen oder weißes krystallinisches Pulver von schwach phenolartigem Geruch und brennendem Geschmack. Schmelzpunkt 122°. Es sublimiert ziemlich leicht und ist mit Wasserdampf flüchtig. Es löst sich in etwa 1000 Teilen kaltem, in 75 Teilen siedendem Wasser, leicht in Weingeist, Äther, Chloroform, Benzol. Auch in fetten und ätherischen Ölen ist es löslich. Mit Alkalien, auch mit Ammoniak gibt es den Phenolaten entsprechende lösliche Verbindungen, die Naphtholate. Die verdünnten alkalischen Lösungen zeigen blauviolette Fluorescenz.

Die Wirkungen des Naphthols sind im ganzen dieselben, wie die aller Mitglieder der Phenolreihe. Seine Dämpfe oder verdünnte Lösungen wirken reizend auf Schleimhäute. Starke Lösungen auf die Haut gebracht, wirken oberflächlich ätzend und nekrotisierend. Die keimtötende Wirkung ist stärker als die des Phenols. Naphthol wird sehr leicht durch die Haut resorbiert und bei seiner Ausscheidung reizt es die Nieren und macht häufig eine heftige akute Nephritis mit Albuminurie, Hämaturie, verminderte Diurese und urämischen Symptomen. Es ist giftiger als die übrigen aromatischen keimtötenden Mittel. Beim Menschen können schon Dosen, die sonst nicht giftig wirken, zu ernsten Nierenschädigungen führen. Naphthol wird hauptsächlich mit Glykuronsäure gepaart ausgeschieden. Der Urin nimmt dabei eine grünliche, bei größeren Naphtholmengen gelbrote Farbe an und wird beim Kochen mit Salpetersäure gelb oder blaurot. Naphthol in alkoholischer Lösung wird schneller resorbiert und ist daher giftiger als in öliger Lösung oder in Salbenform.

Naphthol hat ebenso wie Naphthalin eine eigentümliche Wirkung auf die Augen. In Tierexperimenten wurde nachgewiesen, daß nach Verabreichung größerer Mengen Naphthol eine Trübung der Linse entstehen kann. Auch Schädigungen der Netzhaut sind dabei beobachtet worden. Auch beim Menschen sind vereinzelt derartige Veränderungen festgestellt.

Neben der *antiseptischen* und der *Ätzwirkung* wirkt Naphthol *schälend, juckstillend* und *lokal anästhesierend,* alles pharmakologische Eigenschaften, wie wir sie beim Phenol wiederfinden.

Anwendung: Naphthol wurde früher viel gegen Krätze angewendet, außerdem bei oberflächlichen parasitären Erkrankungen. Als Schälmittel bei Acne vulgaris und Acne rosacaea. Als juckstillendes Mittel wendet man es als 1%ige Salbe beim Strophulus der Kinder an, beim Pruritus der Erwachsenen als 3%ige Salbe. Gegen Hyperidrosis gibt man $^1/_4$—$^1/_2$%igen Naphtholspiritus. Immer Vorsicht bei der Anwendung des Naphthols!

LASSARsche Schälpaste.

Rp. β-Naphtholi 5,0
Sulfur. praecipit. 20,0
Vaselin.
Sapon. kalini āā 12,5

Naphtholseife.

Rp. β-Naphtholi 10,0
Saponis Cocois 45,0

Zusammengesetzte Naphtholsalbe nach KAPOSI.
Krätzesalbe nach KAPOSI.

Rp. β-Naphtholi 15,0
Adipis suilli 100,0
Saponis kalini 50,0
Cretae alb. 10,0
3mal innerhalb 24 Std. tüchtig einreiben, dann Bad und Puder.

Schwächere Krätzesalbe nach KAPOSI (SCHÄFFER).

Rp. β-Naphtholi 15,0
Sapon. virid. 60,0
Cret. alb. 15,0
Vaselin. ad 200,0

Krätzepinselung.

Rp. β-Naphtholi 5,0
Sulfur. praecip. 100,0
Sapon. kalini 50,0
Aq. destill. ad 500,0

Naphtholöl.

Rp. β-Naphtholi 2,5
Ol. Olivar. ad 50,0
Einreibung gegen Läuse.

Epicarin,

β-Oxynaphthyl-o-oxy-m-toluylsäure, $C_{10}H_7O \cdot CH_2 \cdot C_6H_3(OH)COOH$.

Es wird nach einem patentierten Verfahren hergestellt, indem Chlormethylsalicylsäure in Essigsäure gelöst und mit β-Naphthol kondensiert wird. Rötliches Pulver, das sich bei der Aufbewahrung durch Oxydation etwas stärker färbt. Schmelzpunkt gegen 190° unter Zersetzung. Als Säure bildet es mit Alkalien Salze. Schwer löslich in heißem Wasser, Eisessig, Benzol, Chloroform, leicht löslich in Alkohol, Äther und Aceton. In Ölen ist es nicht löslich, doch lassen sich ölige Lösungen mit Zuhilfenahme von wenig Äther oder Aceton herstellen, ebenso stellt man Salben mit Vaselin oder Lanolin her.

Wirkung und *Anwendung:* Antiparasitäres Mittel, ungiftig, aber nicht absolut reizlos; schält die oberflächlichen Epidermisschichten, daher bei oberflächlichen Pilzerkrankungen. Wird ferner verwendet bei Krätze, pruriginösen Krankheiten, Frostbeulen usw. Bei Krätze 10—20%ige Salbe, bei Dermatomykosen 10%ige alkoholische Lösung oder

Rp. Epicarin 5,0
Zinci oxydati 3,0
Sapon. virid. 50,0

Bei Prurigo nach KAPOSI 2—5%ige Salbe; bei Alopecia areata 5%iger Epicarinspiritus, bei Seborrhoe des Kopfes 5—10%igen Spiritus (aber nur bei dunkelhaarigen), oder

Rp. Epicarin.
Resorcin. āā 5,0
Tinct. Capsici . . . . 10—20,0
Spirit. vini ad 100,0

Hersteller: I.G.-Farbenindustrie A.G., Leverkusen a. Rh.

Garasine,

eine Salbe mit 3% des Ammoniumsalzes der Monochlor-oxy-naphtholsäure.

Wirkung und *Anwendung:* Juckstillendes Mittel bei Pruritus vulvae et ani, Urticaria, postskabiösem Jucken usw.

Hersteller: P. Beiersdorff & Co., Hamburg.

Nosapon,

eine mit Novitan hergestellte Naphthol-Salbenseife.

Wirkung und *Anwendung:* Als Krätzemittel.

Hersteller: Präparategesellschaft, Berlin-Schöneberg.

Sprötol,

eine Schüttelpinselung mit Schwefel, Naphthol, Kresol, Chinosol.

Wirkung und *Anwendung:* Krätzemittel, mit dem 3 Tage lang tägl. 1mal eingepinselt werden soll.

Hersteller: Sproedt, Elberfeld.

Anthrarobin und Chrysarobin.

Anthrarobin, Anthrarobinum, Dioxyanthranol, Dioxyanthron, Leukoalizarin, $C_{14}H_8O(OH)_2$ oder

$$C_6H_4 \langle {C(OH) \atop CH} \rangle C_6H_2(OH)_2.$$ Es entsteht durch Reduktion von Alizarin, 1,2-Dioxyanthrachinon,

$$C_6H_4 \langle {CO \atop CO} \rangle C_6H_2(OH)_2.$$ Gelbbraunes bis hell schokoladenfarbenes Pulver, geruchlos, nahezu geschmacklos, sehr schwer löslich in kaltem Wasser, leichter in heißem Wasser. Es löst sich in 5 Teilen heißem Alkohol. In Natronlauge löst es sich mit rotbrauner Farbe, an der Luft wird die Lösung bald violett.

Wirkung und *Anwendung:* Ein mildes Ersatzmittel für Chrysarobin. Es empfiehlt sich bei Psoriatikern mit Überempfindlichkeit gegen Chrysarobin in Form einer 10—20%igen Lanolinsalbe oder einer 10%igen Traumaticinsuspension. Es wird auch als antiparasitäres Mittel bei Herpes tonsurans, Pityriasis versicolor, Pyodermien usw. verwendet. Es färbt Haut und Wäsche rotbraun. Es darf nicht an behaarten Stellen verwendet werden, da es auch die Haare verfärbt.

Zur Behandlung von parasitären Erkrankungen eignet sich besonders die von ARNING angegebene Anthrarobin-Pinselung, die ursprünglich zur Behandlung oberflächlicher Furunkel bestimmt war:

Rp. Anthrarobin	2,0
Tumenol. ammon.	8,0
Tinct. Benzoes	30,0
Äther	20,0

Rp. Anthrarobin	1,5
Tumenol. ammon.	
Glycerin. āā	3,0
Spirit.	20,0
Äther	15,0

Abgeänderte Pinselung nach ARNING für empfindliche Fälle (NEISSER).

Chrysarobin, Chrysarobinum,

ist der Hauptbestandteil (bis etwa 70%) des Goapulvers (Araroba), das in Höhlungen und Spalten der Stämme des in Brasilien (Bahia) heimischen Baumes Andira Araroba, AGNIAR, einer Leguminose, auch an der Ostküste Asiens kultiviert, gefunden wird. Das Goapulver, so genannt, weil es zuerst über Goa nach Europa kam, wird mit Benzol ausgekocht. Aus der filtrierten Lösung scheidet sich beim Erkalten das Chrysarobin krystallinisch ab. Das Goapulver des Handels ist häufig mit Wasser befeuchtet, damit es nicht stäubt.

Ein leichtes, gelbes, an der Luft braun werdendes krystallinisches Pulver, sehr schwer löslich in Wasser, löslich in etwa 300 Teilen siedendem Alkohol und bis auf einen geringen Rückstand in etwa 45 Teilen Chloroform (von 40°). Es löst sich auch in Benzol und Schwefelkohlenstoff, schwer in Äther, fetten und ätherischen Ölen. In konzentrierter Schwefelsäure löst es sich mit rötlich gelber Farbe. Beim Erhitzen schmilzt es, stößt gelbe Dämpfe aus und verkohlt nur wenig. Es besteht zu etwa 70% aus dem eigentlichen *Chrysarobin* oder Chrysophanol (Methyldioxydanthranol), das aus Chrysophansäure durch Aufnahme von Wasserstoff unter Austritt von Wasser entsteht.

OH CO OH ... CH_3 $+ 8H =$ OH OH OH ... CH_3 $+ H_2O$
CO ... H

Methyldioxyanthrachinon = Chrysophansäure. Methyldioxyanthranol = Chrysarobin.

Umgekehrt nimmt Chrysarobin, besonders bei Anwesenheit von Alkalien, begierig Sauerstoff auf unter Bildung von Chrysophansäure.

Es ist ein entzündungserregendes und antiparasitäres Mittel.

Wirkung: Auf unverletzter Haut bewirkt Chrysarobin in schwachen Konzentrationen bald eine Abschilferung der obersten Hornschicht, Verengerung der Blutgefäße und damit Abnahme etwaiger entzündlicher Erscheinungen. Bei Einwirkung stärkerer Konzentrationen tritt eine Entzündung der Haut auf, die oft sehr heftig sein kann. Nach anfänglicher diffuser Rötung entsteht unter Jucken und Brennen eine starke Schwellung. An den Haarfollikeln bilden sich Pusteln. Die Entzündung bleibt nicht immer auf den Ort der Anwendung des Chrysarobins beschränkt, sondern breitet sich oft weiter über diesen Bezirk hinaus aus. So kann bei einer Behandlung des Körpers auch im Gesicht eine Chrysarobindermatitis auftreten. Die Entzündung überdauert oft sehr lange die Zeit der Anwendung des Mittels. Beim Abheilen der Entzündung schält sich die mittlerweile braunrot verfärbte Hornschicht der Haut ab. Die Verfärbung teilt sich gegebenenfalls auch den Nägeln, die rot, und den Haaren, die gelblich werden, mit. Die Flecke auf der Haut lassen sich mit Benzol, Chloroform oder absolutem Alkohol entfernen.

Besonders empfindlich gegen Chrysarobin sind die Schleimhäute der Augen. Selbst kleine Mengen rufen die heftigsten Entzündungen hervor, die zu Schädigungen der Hornhaut führen können. Salbenverbände an den Händen müssen gut geschützt sein, damit nichts in die Augen gebracht wird. Anwendung von Chrysarobin im Gesicht oder am Kopf ist am besten zu vermeiden.

Es wird leicht von der Haut aufgenommen und im Urin teils als Chrysophansäure ausgeschieden, kenntlich daran, daß sich der Urin bei Zusatz von Kalilauge oder Ammoniak rot färbt, teils unverändert als Chrysarobin, das Nierenreizung und Albuminurie hervorrufen kann.

Anwendung: Hauptsächlich zur Behandlung der Psoriasis in 2—5—10- bis 20%igen Salben und Pflastern, oder als 5—10%ige Lösungen resp. Suspensionen in Chloroform oder Traumaticin. In schwächeren Konzentrationen etwa 0,1—0,5—1—3%ig eignet es sich zur Behandlung parasitärer Leiden wie Herpes tonsurans, Favus. Ferner behandelt man damit Lichen ruber, Lichen scrophulosorum, chronische schwer heilende derb infiltrierte Ekzeme, Alopecia areata, lepröse Infiltrationen usw.

Alle Chrysarobinzubereitungen lasse man niemals mit dem Finger auf die Haut auftragen, sondern nur mit Borstenpinsel oder Zahnbürste. Bei ihrer Anwendung muß man immer mit Hautentzündungen rechnen und nach dieser Richtung hin acht geben. Besonders empfindlich gegen Chrysarobin sind die Gelenkbeugen der Arme und Beine und die Gegend der Geschlechtsteile. Auch Urinkontrolle ist nötig.

Chrysarobin verfärbt die Wäsche zunächst braungelb. Die Flecken werden nach dem Waschen violett und sind wohl nie mehr zu entfernen. Man muß auch darauf achten, daß Wäsche, die mit Chrysarobin in Berührung gekommen ist, gesondert gewaschen wird, da sich die Verfärbung leicht auf andere Wäschestücke überträgt. Es soll die Möglichkeit bestehen Chrysarobinflecken durch Roh-Naphtha aus der Wäsche zu entfernen (FÜRST).

Gelatina Chrysarobini UNNA.
Chrysarobinleim UNNA.

Rp. 1. Gelatinae albae 5,0
2. Aq. destill. 50,0
3. Glycerin. 90,0
4. Chrysarobini subt. pulv. . 5,0

Man löst 1 und 2, fügt 3 hinzu, dampft auf 95,0 ein und mischt mit 4.

Oleum Chrysarobini.
Chrysarobinöl.

Rp. 1. Chrysarobini 1,0
2. Chloroformii 7,0
3. Ol. Lini 7,0

Man löst 1 in 2 und fügt 3 hinzu.

Ungt. Chrysarobini comp. UNNA.
Zusammengesetzte Chrysarobinsalbe UNNA.

Rp. Chrysarobini 5,0
Ammonii sulfoichthyolici . . 5,0
Acidi salicylici. 2,0
Vaselin. 88,0

Unguentum psoriaticum DREUW.
Psoriasissalbe nach DREUW.

Rp. Chrysarobini
Ol. Rusci āā 20,0
Acid. salicylic. 10,0
Sapon. viridis
Vaselini āā 25,0

Chrysarobin findet auch vielfach Verwendung als Pflaster (Guttaplast).

Chrysarobin-Traumaticin.

Rp. Chrysarobin. 1,0
Traumaticini 9,0

Psoriasissalbe nach HÜBNER.

Rp. Chrysarobin. 0,25
Calc. carbon.
Zinc. oxyd. āā 20,0
Ol. Lini
Aq. Calcis āā ad 100,0

Neben Anwendung dieser Salbe noch intravenöse Einspritzungen von Natrium salicylicum (s. d.).

Chrysarobinpaste nach NEISSER.

Rp. Chrysarobin.
Zinc. oxydat.
Amyl. āā 5,0
Lanolin. ad 50,0

Chrysarobin-Spiritus.

Rp. Alcohol. absolut. 100,0
Chrysarobin. . . 0,5—0,1—0,15
Ol. Ricini . . . . 0,5—2,0

Vor dem Gebrauch zu schütteln, zur Behandlung der Alopecia pityroides.

Cignolin, 1,8-Dioxyanthranol,

$$[8]\,HO \cdot C_6H_3 \langle {C(OH) \atop CH} \rangle C_6H_3 \cdot OH\,[1].$$

Es wird dargestellt durch Reduktion von 1,8-Dioxyanthrachinon. Gelbes krystallinisches Pulver, unlöslich in Wasser, ziemlich leicht löslich in Chloroform, Äther, Benzol und anderen organischen Lösungsmitteln.

Wirkung und *Anwendung:* Wie Chrysarobin. Da es aber viel kräftiger wirkt als dieses, wird es in geringeren Stärken angewendet. Als Pinselung 0,25—1—2—3%ig gelöst in Benzol oder Aceton oder Benzol-Traumaticin zu gleichen Teilen. Als Salben 0,1—0,25—0,5—1—5%ig. Gegebenenfalls auch kombiniert mit 10% Oleum Rusci und 5—10% Acidum salicylicum. Als 0,1—1%ige Trockenpinselungen. Auch hier ist auf Reizwirkungen acht zu geben. Es tritt aber bald eine Gewöhnung der Haut an das Mittel ein. Die Verfärbung der Haut und der Wäsche ist nicht so stark wie bei Chrysarobin.

Hersteller: I.G.-Farbenindustrie A.G., Leverkusen a. Rh.

Eurobin, Chrysarobintriacetat,

rotgelbes, in Wasser unlösliches, in Aceton und Chloroform lösliches Pulver. In Aceton für sich allein oder mit Eugallol oder Saligallol zusammen gelöst als mild wirkendes Chrysarobinpräparat.

Hersteller: Knoll A.G., Ludwigshafen.

Lenirobin, Chrysarobintetraacetat,

in Wasser unlösliches, in Chloroform und Äther leicht lösliches Pulver. Mild wirkendes Chrysarobinpräparat, Verwendung die gleiche wie Chrysarobin.

Hersteller: Wie oben.

Chrysophansäure, Acidum chrysophanicum, Methyldioxyanthrachinon,

$$(HO)\,(CH_3)\,C_6H_2 \langle {CO \atop CO} \rangle C_6H_3OH,$$

ist im Rhabarber, in den Sennesblättern und in noch anderen Drogen enthalten. Die Säure entsteht durch Oxydation von Chrysarobin (s. S. 535). Darstellung: Zunächst mit Wasser ausgezogene Rhabarberwurzel wird nochmals mit verdünnter Kalilauge ausgezogen, der Auszug mit Essigsäure angesäuert, der Niederschlag gesammelt, gewaschen, getrocknet und aus heißem Ligroin oder Benzol umkrystallisiert. Man kann auch Chrysarobin in stark verdünnter Kalilauge unter Einleiten eines Luftstromes lösen, die filtrierte Lösung mit verdünnter Salzsäure ansäuern und den Niederschlag dann, wie oben angegeben, weiter behandeln.

Goldgelbe Prismen, Schmelzpunkt 162°, geschmacklos, unlöslich in Wasser, löslich in etwa 200 Teilen siedendem Alkohol, in Chloroform, Benzol, Eisessig. In alkalihaltigem Wasser löst die Säure sich mit roter Farbe.

Wirkung und *Anwendung:* Wie Chrysarobin in 4—10%igen Salben. Wird aber wohl kaum noch verwendet.

Ochrosil-Chrysarobinpräparate s. Nachtrag S. 576.

Chinarinde und Chinaalkaloide.

Die *Chinarinden* des Handels stammen von einer Anzahl zurzeit fast ausschließlich kultivierten Arten der Gattung Cinchona und zwar hauptsächlich von der Cinchona succirubra Pavon, daneben aber auch von C. calisaya Weddel und C. Ledgeriana Howard. Die Heimat der Cinchonen sind die Cordillieren Südamerikas. Kultiviert wird der Baum in seiner Heimat, ferner in Britisch-Indien, auf Ceylon, Java, in Westindien, Westafrika und anderen Tropenländern.

Die offizinelle Rinde wird in den Kulturen meistens so gewonnen, daß 6—8jährige Bäume gefällt werden. Nach weiteren 5—8 Jahren werden die aus dem Stumpfe herausgewachsenen Sprößlinge weiter zur Rindengewinnung herangezogen. Auch nimmt man mitunter den Bäumen während des Wachstums einen Teil der Rinde in Form von schmalen Streifen heraus. Diese Wunde wird im Laufe von mehreren Jahren durch eine neue sekundäre und alkaloidreichere Rinde ersetzt.

Die 2—5 mm dicke Rinde kommt in den Handel in 30—40 cm und darüber langen, 1—4 cm im Durchmesser habenden, meist an beiden Seiten eingerollten harten Röhren oder Halbröhren. Es gibt eine Anzahl von Handelssorten, auf die hier nicht weiter eingegangen werden soll.

Chinatinktur, Tinctura Chinae,

wird hergestellt aus 1 Teil grobgepulverter Chinarinde und 5 Teilen verdünntem Weingeist.

Wirkung und *Anwendung:* Abgesehen von der seltenen Verwendung der Chinarinde als Extrakt, Tinktur oder Pulver bei schlaffen, schlecht heilenden Geschwüren, bei Gangrän und Decubitus, wird Chinatinktur vielfach Kopfwässern zugesetzt, da man der Chinarinde mit dem darin enthaltenen Chinin haarwuchsfördernde Eigenschaften zuschreibt. Chinarinden-Pulver und Extrakt wird auch zur Herstellung von Pomaden verwendet.

Die Chinarinden enthalten eine Reihe von Alkaloiden, von denen das Chinin das wichtigste ist. Daneben kommen in größerer Menge noch vor *Cinchonin, Chinidin* und *Cinchonidin.* In geringerer Menge sind noch folgende Alkaloide enthalten: *Hydrochinin, Hydrocinchonin, Hydrochinidin, Hydrocinchonidin, Cuprein, Chinamin* und *Conchinamin.* In der Rinde sind die Alkaloide gebunden an Chinasäure $C_6H_7(OH)_4COOH$ und an Gerbsäure.

Chinin wird in der Weise gewonnen, daß gepulverte Chinarinde mit Kalkmilch behandelt wird, wodurch die Alkaloide aus den Salzen freigemacht werden. Die freien Basen werden aus dem Rindenpulver durch Erhitzen mit Petroleum, Paraffinöl oder anderen hochsiedenden Kohlenwasserstoffen ausgezogen. Durch Schütteln der Lösung der freien Basen in Petroleum usw. mit verdünnter Schwefelsäure erhält man die Alkaloide in Form der sauren Sulfate in wässeriger Lösung. Die saure Alkaloidlösung wird heiß mit Natriumcarbonat neutralisiert. Beim Erkalten scheidet sich die Hauptmenge des Chinins als Sulfat aus, verunreinigt mit Sulfaten der anderen Basen. Das rohe Chininsulfat wird nach besonderen, von den Fabriken geheimgehaltenen Verfahren gereinigt. Außer dem Chininsulfat wird besonders noch Chininhydrochlorid durch Umsetzen des Sulfates mit Bariumchlorid dargestellt. Neben diesen beiden Salzen spielen die übrigen zahlreichen Salze des Chinins nur eine geringe Rolle.

Das Chinin $C_{20}H_{24}N_2O_2$ ist ein Abkömmling des Chinolins und stellt eine zweisäurige Base dar. Es bildet Salze der Zusammensetzung $C_{20}H_{24}N_2O_2 \cdot$ Ac. und $C_{20}H_{24}N_2O_2 \cdot 2$ Ac., wobei Ac. eine einwertige Säure, z. B. HCl, HNO_3 bedeutet. Mit zweiwertigen Säuren, z. B. Schwefelsäure, bildet es Salze der Zusammensetzung $(C_{20}H_{24}N_2O_2)_2 \cdot H_2SO_4$ (Chininmonosulfat) und $C_{20}H_{24}N_2O_2 \cdot H_2SO_4$ (Chininbisulfat).

Lösungen von Chinin und Chininsalzen in schwefelsäurehaltigem Wasser zeigen schöne, blaue Fluorescenz, die besonders beim Verdünnen der Flüssigkeit mit viel Wasser hervortritt.

Chlorwasserstoffsaures Chinin, Chinum hydrochloricum, Chininhydrochlorid, $C_{20}H_{24}N_2O_2 \cdot HCl + 2H_2O$,

wird, wie schon erwähnt, durch Umsetzen von Chininsulfat mit Bariumchlorid hergestellt. Es bildet weiße, seidenglänzende, nadelförmige Krystalle, die häufig zu Büscheln vereinigt sind. Schmelzpunkt etwa 156°, sehr bitterer Geschmack. Bei mäßiger Wärme verwittert es, bei 100° wird es wasserfrei. Löslich in 34 Teilen kaltem Wasser, sehr leicht löslich in heißem Wasser, in 3 Teilen Weingeist, in 9 Teilen Chloroform. Die wässerige Lösung ist neutral und fluoresciert nicht. Stark verdünnte Lösungen zeigen eine schwache blaue Fluorescenz, die auf Zusatz von verdünnter Schwefelsäure stärker wird.

Schwefelsaures Chinin, Chininum sulfuricum, Chininsulfat, $(C_{20}H_{24}N_2O_2)_2 \cdot H_2SO_4 + 8H_2O$.

Der Gehalt an Chinin beträgt 72,8%, an Krystallwasser 16,2%. Über die Herstellung ist schon oben bei der Chinarinde gesprochen worden. Es bildet feine, weiße, leicht verwitternde, nadelförmige Krystalle von stark bitterem Geschmack. Schmelzpunkt 205°. 1 Teil löst sich in 800 Teilen Wasser von 15° und in 25 Teilen siedendem Wasser, ferner in 40 Teilen Glycerin und in etwa 6 Teilen siedendem Alkohol. Diese Löslichkeitsverhältnisse gelten aber nur für das unverwitterte Salz. Wird es durch Verwitterung reicher an wasserfreiem Chininsulfat, so erfordert es größere Mengen Lösungsmittel. In Äther und Chloroform ist es nur sehr wenig löslich, ziemlich leicht löslich in einem Gemisch von Chloroform und Alkohol. Die wässerige Lösung reagiert neutral gegen Lackmus und fluoresciert nicht.

Chinin ist ein Protoplasmagift, das in genügender Stärke so ziemlich auf alle Zellen vernichtend wirkt. Noch in einer Verdünnung von 1 : 20000 werden Infusorien in kurzer Zeit abgetötet. Eine ähnliche Empfindlichkeit findet sich bei Amöben, z. B. den Malariaplasmodien, die schon in ihrer Entwicklung gehemmt werden, wenn nur Spuren von Chinin vorhanden sind. Die pflanzlichen Mikroorganismen, Kokken, Bacillen zeigen ein sehr wechselndes Verhalten. Einzelne sind sehr empfindlich, andere verhältnismäßig widerstandsfähig gegen Chinin. Zu den widerstandsfähigsten von allen Mikroorganismen gehören die Schimmelpilze, die häufig in Chininlösungen ausgezeichnet gedeihen.

Große Chinindosen rufen beim Menschen Symptome von seiten des Zentralnervensystems, hauptsächlich des Gehirns, hervor, Schwindel, Kopfschmerz, Ohrensausen, Taubheit Amblyopie oder sogar völlige Blindheit, rauschähnliche Zustände (Chininrausch) und soporöse Zustände. Es sind Todesfälle nach 2 g beobachtet worden; 8—10 g oder mehr gilt als die tödliche Dosis. Da Chinin rasch ausgeschieden wird, tritt meist Heilung ein, aber Taubheit, Sehschwäche oder Blindheit können sich wochen- und monatelang halten.

Chinin wird sowohl von den Schleimhäuten, wie vom subcutanen Gewebe aus resorbiert. Im Blut ist in den roten Blutkörperchen mehr Chinin enthalten wie im Serum. 60—70% werden im Organismus zersetzt, der Rest findet sich unverändert im Harn wieder. Die Hauptmenge wird innerhalb 24 Stunden ausgeschieden, nach 72 Stunden scheint im Körper nichts mehr oder nur noch Spuren vorhanden zu sein.

Hin und wieder gibt es ausgesprochene Überempfindlichkeit gegen Chinin. Diese äußert sich in verschiedensten Hauterscheinungen, wie z. B. in scharlachähnlichen Ausschlägen, die von Fieber begleitet sind, Ekzeme, örtliche Ödeme, Blutaustritte in die Haut, vielleicht auch im Darm und in den Nieren. Manche Personen sind so empfindlich, daß schon geringe Mengen Chininsalze genügen, um ein allgemeines unerträglich juckendes Nesselfieber hervorzurufen. Die Überempfindlichkeit kann auch plötzlich bei solchen Personen auftreten, die vorher Chinin ohne Beschwerden vertragen haben. Sie kann sich auch darin zeigen, daß die schweren Vergiftungssymptome, wie Taubheit, Amblyopie usw., die sonst nur nach sehr großen Chinindosen vorkommen, sich schon bei geringen Gaben einfinden.

Anwendung: In der Dermatologie gibt man bei Urticaria 0,025—0,05 einer der genannten Chininsalze in Kapseln mehrmals tägl., bei Pemphigus (BERGRATH) 2—3mal tägl. 0,5—1,0. Bei Lupus erythematosus gibt man tägl. 2mal 0,5 g, 10 Minuten darauf pinselt man die Stelle mit Jodtinktur ein. Dieses macht man 5 Tage lang, dann 5 Tage Pause und dann Wiederholung (HOLLÄNDER).

Chinin kann auch intramuskulär und intravenös gegeben werden.

Rp. Chinin. hydrochloric. 5,0
Natr. chlorat. 0,75
Aq. destill. 100,0
Lauwarm 5—10 ccm in die Vene.

Rp. Chinin. hydrochloric. 3,0
Antipyrin. 2,0
Aq. destill. ad 10,0
1 ccm in den Muskel.

Rp. Chinin. hydrochloric. 5,0
Urethan.[1] 2,5
Aq. destill. ad 50,0
5 ccm in den Muskel.

Ein Chinin-Urethan ist auch in „MBK“ Amphiolen mit 0,25 g Chinin in 1 ccm und 0,5 g in 2 ccm erhältlich.

Auch zur Verödung von Krampfadern werden Chinin-Urethanlösungen benutzt:

---

[1] *Urethane* werden die *Ester* der *Carbaminsäure* NH_2COOH genannt. *Urethan* schlechtweg ist der *Äthylester*, $NH_2COOC_2H_5$. Farblose, salpeterartig kühlend schmeckende Krystalle, Schmelzpunkt 48—50°, löslich in 1 Teil Wasser, 0,6 Teilen Alkohol, 1 Teil Äther, 1 Teil Chloroform. Fördert die Löslichkeit der Chininsalze in Wasser.

Rp. Chinin. hydrochloric. 0,4	oder	Rp. Chinin. hydrochloric. 0,2
Urethan. 0,2		Urethan. 0,1
Aq. destillat. 3,0		Aq. destill. 3,0
Stärkere Lösung nach GÉNÉVRIER.		Schwächere Lösung nach POURNAY.

Man beginnt die Einspritzung in die Krampfader mit $^1/_4$ ccm der stärkeren oder $^1/_2$ ccm der schwächeren Lösung. Man geht bis zu $^3/_4$ und 1 ccm der stärkeren Lösung. Man kann an mehreren Stellen in einer Sitzung spritzen; man gehe aber nicht über 3 ccm der stärkeren Lösung hinaus.

Da man bei der Chinindarreichung bei überempfindlichen Personen leicht Überraschungen erleben kann, so tut man gut, immer erst kleine Dosen als Prüfdosis vorauszuschicken. Werden größere Chinindosen schlecht vertragen, so kann man ihnen jedesmal 0,5—1,0 Antipyrin oder 0,3 g Pyramidon beigeben. Die Verträglichkeit des Chinins wird hierdurch oft eine bessere.

Chinindihydrochlorid, Chininum dihydrochloricum, saures Chininhydrochlorid, $C_{20}H_{24}N_2O_2 \cdot 2HCl + 2H_2O$.

Es wird dargestellt, indem man Chininhydrochlorid in stark verdünnter Salzsäure löst und die Lösung über Calciumchlorid zur Krystallisation bringt. Kleine, farblose Krystalle, löslich in 0,7 Teilen Wasser, leicht löslich in Alkohol, schwer löslich in verdünnter Salzsäure und in Chloroform. Die wässerige Lösung rötet Lackmuspapier.

Wirkung und *Anwendung:* Besonders zur subcutanen, seltener intravenösen Anwendung. Es ist erhältlich als „MBK"-Amphiolen mit 0,25, 0,5 und 1,0 in 2 ccm.

Chinin-Harnstoff-Hydrochlorid, Chininum hydrochloricum carbamidatum, eine Verbindung von Chininhydrochlorid mit Harnstoffhydrochlorid $C_{20}H_{24}N_2O_2 \cdot HCl + CO(NH_2)_2 \cdot HCl$. Harte, farblose, prismatische Krystalle, löslich in dem gleichen Gewicht Wasser, auch in Weingeist löslich. Es ist nicht hygroskopisch und verwittert nicht, beim Erwärmen aber werden die Krystalle trübe und gelblich.

Wirkung und *Anwendung:* Für subcutane und intravenöse Einspritzung, erhältlich in „MBK"-Amphiolen mit 0,1, 0,3, 0,75 g in 2 ccm.

Chinintannat, Chininum tannicum, gerbsaures Chinin.

Chinin gibt wie viele Alkaloide mit Gerbsäure in Wasser unlösliche Tannate. Je nach den Bedingungen, unter denen man Gerbsäure auf Chininsalze einwirken läßt, ist die Zusammensetzung der Tannate verschieden. Chinintannat wird nach dem Arzneibuch hergestellt, indem Chininsulfat in Wasser mit Zusatz von möglichst wenig verdünnter Schwefelsäure gelöst wird. Zu dieser Lösung wird zunächst eine Lösung von Gerbsäure in Wasser in kleinen Anteilen, dann eine Lösung von Gerbsäure mit etwas Ammoniakflüssigkeit hinzugefügt. Der entstandene Niederschlag wird nach 12stündigem Stehen gesammelt, mit 20 Teilen Wasser ausgewaschen, ausgepreßt und mit Wasser so lange erwärmt, bis eine durchscheinende, gelbbraune, harzige Masse entstanden ist. Diese wird nach dem Abgießen der Flüssigkeit zunächst bei 30—40°, dann bei 100° unter Lichtabschluß getrocknet und zu einem feinen Pulver zerrieben. Das entstandene Präparat enthält noch erhebliche Mengen Schwefelsäure gebunden. Es ist deshalb eigentlich ein Sulfat-Tannat.

Es stellt ein gelblich-weißes, amorphes, geruchloses Pulver dar, das sehr schwach bitter und kaum zusammenziehend schmeckt. Im Wasser ist es nur wenig, etwas mehr in Alkohol löslich.

Wirkung und *Anwendung:* Es wird Kopfsalben und Haarpomaden als Mittel gegen Haarausfall zugesetzt.

Lygosin-Chinin

ist eine Chininverbindung des Diorthocumarketons [1] (Lygosin). Entsteht durch Umsetzen von Lygosinnatrium mit einem löslichen Chininsalz. Zartes, amorphes, orangegelbes Pulver, Schmelzpunkt 114°, von schwach gewürzigem Geruch und bitterem Geschmack. Schwer löslich in Wasser, löslich in 6—7 Teilen Alkohol, in Chloroform, Benzol und in fetten Ölen.

Wirkung und *Anwendung:* Als kräftiges Antisepticum und Desodorans bei

[1] Dicumarketon ist das Keton der Cumarsäure, o-Oxyzimtsäure.

jauchenden Geschwüren. Als Streupulver, in Salben, in Glycerinsuspensionen (1 : 10), als Verbandsstoffe.

Hersteller: Chininfabriken Zimmer & Co., Frankfurt a. M.

Euchinin, Chininum aethylocarbonicum, der Äthylkohlensäureester des Chinins, $C_2H_5OCO \cdot OC_{20}H_{23}ON_2$,
wird dargestellt durch Einwirkung von Chlorkohlensäureäthylester C_2H_5OCOCl auf Chinin. Weißes, leichtes Pulver aus verfilzten Nadeln bestehend. Schmelzpunkt 91—92°, er wird auch als 95° angegeben. Es verändert angefeuchtetes Lackmuspapier nicht. Geschmack erst nach einiger Zeit bitterlich. In Wasser sehr wenig löslich, leicht löslich in Alkohol, Äther, Chloroform. Mit Säuren gibt es Salze.

Wirkung und *Anwendung:* Die Nebenwirkungen sind geringer als beim Chinin. 1,5—2,0 Euchinin sind 1,0 Chininhydrochlorid in der Wirkung gleichwertig.

Es wird zur Behandlung des Strophulus infantum in Dosen von 0,05—0,3 g pro die je nach dem Alter des Kindes gegeben. Man gibt soviel Dezigramme als das Kind Jahre zählt, jedoch nicht mehr als 1,5 g pro Tag. Die innerliche Anwendung erfolgt in Milch oder mit Milchzucker oder Süßholz gemischt (Pedro L. Ballina).

Hersteller: Chininfabriken Zimmer & Co., Frankfurt a. M. und I.G.-Farbenindustrie A.G., Leverkusen a. Rh.

Handelsform: Auch in Tabletten zu 0,5 g in OP mit 20 Stück erhältlich.

Aristochin, Kohlensäuredichininester, $CO(C_{20}H_{23}N_2O_2)_2$,
entsteht durch Erhitzen von Kohlensäurediphenylester mit Chinin, wobei Phenol entweicht. Weißes, geschmack- und geruchloses Pulver, Schmelzpunkt 189°, unlöslich in Wasser, schwer löslich in kaltem, leichter in warmem Alkohol und Chloroform, fast unlöslich in Äther. Mit Säuren gibt es Salze. Längere Einwirkung von Säuren und ebenso von Alkalien zersetzt den Ester unter Rückbildung von Chinin. Es enthält 96,1% Chinin.

Wirkung und *Anwendung:* Geschmackfreie Chininverbindung. Bei Strophulus infantum 0,2—0,8 g am Tage.

Hersteller: Chininfabriken Zimmer & Co., Frankfurt a. M.

Handelsform: Auch als Tabletten zu 0,5 g in OP mit 10 und 20 Tabletten.

Antiseptol, Cinchonin-Herapathit, Cinchoninum jodosulfuricum.

Es wird dargestellt, indem eine Lösung von Cinchoninsulfat mit einer Lösung von Jod in Jodkalium versetzt wird. Den Niederschlag läßt man absetzen, wäscht ihn aus bis er jodfrei ist und trocknet bei Wärme. Leichtes, zartes, rotbraunes Pulver, in Wasser unlöslich, löslich in Alkohol und in Chloroform. Es enthält etwa 50% Jod.

Wirkung und *Anwendung:* Als Ersatzmittel des Jodoforms empfohlen.

Hersteller: Chemische Fabrik Aug. Luttnar, Mähr. Ostrau.

Cuprein, Cupreinum, $C_{19}H_{20}(OH)_2N_2$,
ist neben dem Chinin in der China cuprea, der Rinde von Remigia pedunculata enthalten und wird daraus gewonnen. Es unterscheidet sich in seiner Zusammensetzung dadurch vom Chinin, daß es an Stelle der Gruppe OHC_3 eine zweite Hydroxylgruppe enthält. Das Chinin ist Methylcuprein und Cuprein bildet aus Äther krystallisiert farblose Prismen. Schmelzpunkt des wasserfreien Produktes 198°. Es löst sich sehr schwer in Äther und Chloroform, leichter in Alkohol.

Von dem Cuprein leiten sich ab:

Eucupin, Isoamylhydrocuprein, $C_{19}H_{22}N_2(OH)OC_5H_{11}$.

Es kommt als freie Base *Eucupin basicum* und als Bihydrochlorid, *Eucupin bihydrochloricum* in den Handel. Es wird dargestellt durch Einwirkung von Isoamyljodid auf Hydrocuprein. Weißes, fast geschmackloses Pulver, unlöslich in Wasser, leicht löslich in Alkohol, Äther, Chloroform.

Wirkung und *Anwendung:* Als desinfizierendes und anästhesierendes Mittel. In 3—4%iger öliger Lösung, 5—20%igen Salben, in 2%igen Suppositorien. Wird verwendet bei Röntgenschädigungen, bei schmerzhaften Carcinomen usw.

Hersteller: Chininfabriken Zimmer & Co., Frankfurt a. M.

Eucupinbihydrochlorid, Eucupin bihydrochloricum, Isoamylhydrocupreinbihydrochlorid, $C_{24}H_{34}N_2O_2 \cdot 2HCl + H_2O$,

entsteht durch Zusammenbringen von Isoamylhydrocuprein (Eucupin) mit der berechneten Menge Salzsäure. Weißes, krystallinisches Pulver von kratzendem, bitterem Geschmack, löslich in 15 Teilen Wasser, auch in Alkohol. Die Lösungen röten Lackmuspapier.

Wirkung und *Anwendung:* Wie oben.

Hersteller: Wie oben.

Vuzinbihydrochlorid, Vuzin bihydrochloricum, Isooctylhydrocupreinbihydrochlorid, $C_{19}H_{22}N_2(OH)OC_8H_{17} \cdot 2HCl + 2H_2O$.

Farbloses, feines Krystallpulver; schmeckt schwach sauer und ruft auf der Zunge schwache, aber lang andauernde Gefühllosigkeit hervor. In warmem Wasser, in Alkohol und in Chloroform ist es leicht löslich, schwer löslich in verdünnter Salzsäure. Die wässerige Lösung rötet Lackmuspapier. Aus der wässerigen Lösung wird durch Ammoniak das freie Isooctylhydrocuprein als weißer Niederschlag gefällt.

Wirkung und *Anwendung:* Als Wundantisepticum in wässeriger Lösung 1 : 10 000 bis 1000. Zum Umspritzen (Tiefenantisepsis) von Wunden, phlegmonösen Entzündungen und Karbunkeln eine Lösung 1 : 5000 bis 1 : 500 unter Zusatz von 0,5% Novocain und einer entsprechenden Menge Suprarenin. Man erwärmt zuerst das Wasser und gibt das Vuzin hinein. Bei der Herstellung von Vuzinlösungen sind Alkalien auch in Spuren zu vermeiden, also auch Alkali abgebendes Glas, da, wie erwähnt, die freie Base durch Alkalien abgeschieden wird. Wenn physiologische Kochsalzlösung zur Herstellung der Lösung verwendet wird, darf diese nicht mit einem Zusatz von Natriumcarbonat hergestellt sein.

Hersteller: Chininfabriken Zimmer & Co., Frankfurt a. M.

Handelsform: Auch in Tabletten zu 0,1 g OP mit 10 Tabletten.

Chinolin.

Chinolin, Chinolinum, C_9H_7N,

wurde zuerst durch Schmelzen von Chinin mit Ätzkali erhalten. Später wurde es im Steinkohlenteer aufgefunden. Nach dem Verfahren von SKRAUP kann es jetzt auch synthetisch hergestellt werden und zwar mit Benutzung von Nitrobenzol, Anilin, Glycerin und konzentrierter Schwefelsäure. Der Verlauf der Bildung des Chinolins hierbei ist folgender: Durch Einwirkung von Schwefelsäure auf Glycerin bildet sich Acrolein. Das Acrolein verbindet sich mit dem Anilin zunächst zu Acrolein-Anilin $C_6H_5 - N = CH - CH = CH_2$, und aus diesem entsteht durch Abspaltung von 2 H-Atomen das Chinolin. Der zur Oxydation des Wasserstoffes erforderliche Sauerstoff wird von dem Nitrobenzol geliefert.

Frisch hergestelltes *Chinolin* ist eine fast farblose Flüssigkeit von starkem Lichtbrechungsvermögen und einem eigenartigen, auf die Dauer unangenehmen Geruch. Es bläut Lackmuspapier. Siedepunkt 232—237°. Spez. Gew. (15°) = 1,093—1,096. In einem Kältegemisch aus fester Kohlensäure und Äther erstarrt es krystallinisch. In Alkohol, Äther, Chloroform, Schwefelkohlenstoff, Benzin ist es leicht löslich, sehr wenig löslich in Wasser. Es kann aber Wasser aufnehmen und ist hygroskopisch. An der Luft und am Licht färbt es sich bald braun. Durch Schütteln mit Ätzkali oder Ätznatron und durch nachfolgende Destillation erhält man es wieder farblos.

Das Chinolin ist eine Base. Es verbindet sich mit den Säuren durch Addition zu Salzen, die ziemlich schlecht krystallisieren und meist hygroskopisch sind. Mit einigen Metallsalzen bildet es gut krystallisierende Doppelsalze.

Wirkung und *Anwendung:* Das Chinolin wirkt antiseptisch. Besonders dient es als kräftiges Antisepticum zu Mund- und Zahnwässern. Zu Pinselungen dienen 5%ige, zu Gurgelwässern 0,2%ige Lösungen.

Crurin s. S. 346.

Chinosol, 8 (ortho)-Oxychinolinsulfat $[C_9H_6(OH)N]_2 \cdot H_2SO_4$,

wird dargestellt durch Zusammenbringen von 8-Oxychinolin und Schwefelsäure in berechneten Mengen. Hellgelbes, krystallinisches Pulver, Schmelzpunkt 175—177°. Geruch schwach safranartig, Geschmack brennend, leicht löslich in Wasser, schwer löslich in Alkohol, unlöslich in Äther. Die wässerige Lösung rötet Lackmuspapier.

Wirkung und *Anwendung:* Ein Antisepticum, das kein Eiweiß fällt und nicht ätzend wirkt. Bei frischen Wunden Lösungen 1 : 1000; bei Brandwunden, Ekzemen, Pyodermien, Pilzerkrankungen Waschungen oder Verbände 1:1000 bis 250; 1—2—5—10%ige Salben. 0,5 Chinosol mit 100,0 Amylum als Kinderstreupulver; 1,0 mit 10,0 Borsäurepulver als Streupulver bei Geschwüren. Innerlich bis zu 1 g bei Lepra.

Hersteller: Fr. Fritzsche & Co., Hamburg.

Handelsform: Auch in Tabletten.

Chinosolsalbe gegen Brandwunden und Decubitus.

Rp.	Chinosoli	1,0
	Ungt. cerei	45,0
	Liq. Plumb. subacet.	4,0

Chinosol-Streupulver gegen Fußschweiß.

Rp.	Chinosoli	2,0
	Amyli Tritici pulv.	10,0
	Talci	88,0

Chinosol-Kinderstreupulver.

Rp.	Chinosoli	0,5
	Amyli Tritici	19,5
	Lycopodii	80,0

Chinosol-Talg gegen Intertrigo und Frostschäden.

Rp.	Chinosoli	3,0
	Aq. destill.	6,0
	Sebi ovilis	41,0

Zincochinol, 8-Oxychinolin-6-sulfonsaures Zink $[C_9H_5(OH)N \cdot SO_3]_2Zn$, entsteht durch Sättigen einer Lösung von Oxychinolinsulfonsäure mit Zinkoxyd oder Zinkcarbonat. Lockeres, gelbes, in Wasser fast unlösliches Pulver.

Wirkung und *Anwendung:* Adstringierend und antiseptisch. Rein oder vermischt mit anderen Pulvern als Wundstreupulver oder in Form von Salben und Pasten bei Geschwüren.

Hersteller: Fr. Fritzsche & Co., Hamburg.

Atophan, 2-Phenylchinolin-4-carbonsäure oder 2-Phenylchinolinsäure, $C_9H_5N(C_6H_5)COOH$.

Es entsteht durch Einwirkung von Benzaldehyd und Benztraubensäure auf Anilin oder durch Einwirkung von Acetophenon auf Isatin. Gelbliches, krystallinisches Pulver, Schmelzpunkt 208—209°, von bitterem Geschmack. Unlöslich in Wasser, leichter löslich in Alkohol und Äther, ebenso in alkalihaltigem Wasser unter Bildung der Alkalisalze. Es bildet auch mit verdünnten Säuren beim Erwärmen lösliche Salze.

Wirkung und *Anwendung:* Atophan wirkt innerlich genommen schmerzstillend, temperaturherabsetzend und entzündungswidrig. Arning empfiehlt es in Dosen von 3mal tägl. 0,5 g gegen Pruritus, sowie zur Unterstützung der äußeren Behandlung aller auf Gicht beruhenden Hautkrankheiten; auch gegen Nesselsucht wird es gegeben.

Hersteller: Schering-Kahlbaum A.G., Berlin N 65.

Handelsform: In Tabletten OP 10 und 20 Stück zu 0,5 g. Atophan-Dragees keratiniert OP mit 100 Stück zu 0,1 g; Atophansalbe Tube zu 25 und 50 g. Atophansuppositorien OP mit 10 Stück zu 1 g.

Novatophan, Methylium phenylchinolincarbonicum, 2-Phenylchinolin-4-carbonsäuremethylester, $C_9H_5N(C_6H_5)COOCH_3$.

Durch Veresterung der 2-Phenylchinolincarbonsäure mit Methylalkohol wird es hergestellt. Gelblich weißes, geschmackloses, in Wasser unlösliches Pulver. Schmelzpunkt 58°. Es löst sich auch nicht in alkalihaltigem Wasser, da es keine Alkalisalze mehr bilden kann.

Wirkung und *Anwendung:* Wie Atophan.

Hersteller: Schering-Kahlbaum A.G., Berlin N 65.

Handelsform: OP mit 10 und 20 Tabletten zu 0,5 g.

Atophanyl

ist eine Lösung, die 10% Atophannatrium und 10% Natriumsalicylat enthält. Klare, gelblichbraune Flüssigkeit von neutraler Reaktion.

Wirkung und *Anwendung:* Zur intravenösen und intramuskulären Einspritzung. Es wird angewendet zur Behandlung von Erythema exsudativum multiforme, Erythema nodosum, bei starkem Juckreiz der chronischen Ekzeme und bei Neuralgie nach Herpes zoster. Man gibt intravenös 1—3 Injektionen pro Tag, im ganzen 10—15.

Hersteller: Schering-Kahlbaum A.G., Berlin N 65.

Handelsform: Zur *intravenösen* Einspritzung OP mit 5 Ampullen zu je 10 ccm. Zur *intramuskulären* Einspritzung OP mit 5 Ampullen zu 5 ccm.

Leucotropin,
10%ige Lösung von Phenylchinolincarbonsäure.

Wirkung und *Anwendung:* Zu Einspritzungen in die Vene bei akuten Hautentzündungen, Erysipel usw. 5—10 ccm. Soll neben der entzündungswidrigen Wirkung ausgezeichnet schmerzstillend sein.

Hersteller: Dr. Silten, Berlin NW 6.

Yatren (Tryen)
enthält nach ANSELMINO 8-Oxy-7-Jodchinolinsulfonsäure, gemischt mit 20% Natriumbicarbonat. Krystallinisches, gelbes, geruchloses Pulver, löslich in heißem Wasser bis zu 10%, in kaltem bis zu 5%. Spaltet bei 223° Jod ab. Enthält 30% Jod. Die Lösung darf nicht gekocht werden, sie ist an sich steril. Es hat eine keimtötende Tiefenwirkung, da es mit Eiweiß keine Verbindungen eingeht und sich sogar bis zu 3% in Serum löst.

Wirkung und *Anwendung:* Als granulationsanregendes, keimtötendes, ungiftiges Wundpulver 1 : 10 mit Talkum. Wird auch als unspezifisches Reizmittel eingespritzt, dann aber meistens zusammen mit Casein.

Hersteller: Behringwerke Marburg a. Lahn.

Handelsform: Yatren-Wundpuder, -Gaze.

Yatren-Casein, unspezifisches Reizmittel,
stellt eine Lösung von *Casein* in Yatrenlösung dar. Kommt in zwei Stärken, schwache Lösung: 2,5% Yatren und 2,5% Casein; starke Lösung: 2,5% Yatren und 5% Casein, in den Handel. Yatren-Casein-Einspritzungen sollen keine anaphylaktischen Reaktionen und bei ausgesprochenen Herderscheinungen nur ganz geringe Allgemeinerscheinungen verursachen. Es wird in den Muskel, seltener in die Vene gespritzt. Die Anzeigen sind dieselben wie beim Caseosan (s. dieses).

Hersteller: Wie oben.

Handelsform: OP zu 6 Ampullen mit 1 und 5 ccm.

Alkaloïde.

Alkaloide sind in Pflanzen vorkommende, meist an organische Säuren gebundene, stickstoffhaltige, basische Stoffe, die meistens tertiäre Basen vorstellen. In vielen Fällen sind sie Abkömmlinge des Pyridins, Piperidins und Chinolins und zeichnen sich durch starke pharmakologische Wirkungen aus.

Man unterscheidet flüchtige und nichtflüchtige Alkaloide. Erstere werden meistens dadurch gewonnen, daß man die zerkleinerten Pflanzenteile nach Zusatz von Natronlauge oder Kalkmilch mit Wasserdämpfen destilliert. Die nichtflüchtigen Alkaloide pflegt man mit angesäuertem Wasser oder angesäuertem Alkohol aus den Pflanzenteilen auszuziehen. Aus den sauren, wässerigen Lösungen werden nach Übersättigung mit Natronlauge, Soda oder Ammoniak die Alkaloide in Freiheit gesetzt, auf dem Filter gesammelt oder mit Äther, Chloroform, Benzol oder anderen Lösungsmitteln ausgeschüttelt und nach dem Verdampfen der Lösungsmittel in geeigneter Weise durch Umkrystallisieren gereinigt. Hat man mit angesäuertem Alkohol aus den Pflanzenteilen Auszüge hergestellt, so wird von ihnen der Alkohol abdestilliert, der Rückstand mit Wasser aufgenommen und die Alkaloide werden durch Alkalien oder Ammoniak ausgeschieden.

Nicotin, $C_{10}H_{14}N_2$,
findet sich in den Blättern der verschiedenen Tabakarten (Nicotiana tabacum, rustica, macrophylla usw.). Es bildet eine farblose, an der Luft sich schnell gelb färbende, stark giftige Flüssigkeit, welche bei 245° siedet. Es löst sich in Wasser, Alkohol und Äther und besitzt einen betäubenden Geruch und brennenden Geschmack. Die Tabake enthalten bis 5%

Nicotin. Das Nicotin ist als ein β-Pyridyl-n-Methylpyrrolidin aufzufassen. Es ist eine starke, zweisäurige Base und bildet mit Säuren krystallinische Salze.

Nicotinsalicylat, Nicotinum salicylicum, Salicylsaures Nicotin, Eudermol, $C_{10}H_{14}N_2 \cdot C_7H_6O_3$.

Zur Herstellung werden die ätherischen Lösungen von wasserfreiem Nicotin und von Salicylsäure gemischt. Das sich abscheidende Nicotinsalicylat wird gesammelt, mit Äther gewaschen und getrocknet. Farblose, schwach brenzlich riechende, sechsseitige Tafeln, Schmelzpunkt 117°. In Wasser leicht löslich, auch in den meisten organischen Lösungsmitteln.

Wirkung und *Anwendung:* Das reine Alkaloid ist von einer außerordentlichen Giftigkeit. Kleine Vögel sterben beinahe augenblicklich, wenn man ihnen einen mit Nicotin befeuchteten Glasstab vor den Schnabel hält. Für den Menschen beträgt die tödliche Dosis wahrscheinlich nur einige Zentigramm. Die hauptsächlichsten Erscheinungen der akuten Nicotinvergiftung sind Speichelfluß und Erbrechen, starker Kopfschmerz, beschleunigte und erschwerte Atmung, Mattigkeit, benommene Sinne, Diarrhöe, starke Dyspnoe, Ohnmachtsanfälle und schließlich Kollaps mit blassem Gesicht, kühlen Extremitäten und klonischen Krampfanfällen. Nicotin wird sehr leicht von den Schleimhäuten und von der Haut resorbiert, daher auch Vorsicht bei der arzneilichen Verwendung von Nicotinpräparaten, besonders bei Kindern und nichtrauchenden Personen, bei denen nicht eine erworbene Verträglichkeit gegen Nicotin wie bei den Rauchern besteht. Nicotinpräparate werden, wenn auch nicht in großem Umfange, zur Behandlung der Krätze verwendet. So gebraucht man das salicylsaure Nicotin als 0,1%ige Salbe. Es ist auch als Lösung in Öl oder in Traumaticin bei Psoriasis, Pyodermien, Lichen ruber, Trichophytien verwendet worden.

Hersteller des *Eudermols:* Dr. L. C. Marquart, Beuel a. Rh.

Nicotianaseife s. S. 455.

Scabisapon,

eine Seifensalbe mit 0,01% Nicotinsalicylat, 20% Schwefel und 5% Pottasche. Krätzemittel.

Hersteller: Einhorn-Apotheke, Berlin (Dr. Alb. Bernhard Nachf.).

Handelsform: Tuben zu 50 g.

Veratrin

findet dermatologisch nur Anwendung als Bestandteil des Sabadillessig, der aus dem Sabadillsamen hergestellt wird. Dieser stammt von Schoenocaulon officinale (SCHLECHT), einer Pflanze, die beheimatet ist von Mexiko bis Venezuela. Es ist ein Zwiebelgewächs mit meterlangen, schilfartigen Blättern. Die Sabadillsamen, *Semen Sabadillae,* sind länglich oder lanzettlich, unregelmäßig kantig, bis 9 mm lang. Sie enthalten bis 5% Alkaloide, und zwar: krystallisiertes Veratrin (Cevadin), amorphes Veratrin (Veratridin), Sabadillin (Cevadillin). Diese drei Alkaloide bilden zusammen das Veratrin des Handels. Die Alkaloide sind gebunden an Cevadinsäure (Methylcrotonsäure) und Veratrumsäure. Die Samen enthalten ferner 14% Fett, das aus etwa 55% Olein und 40% Palmitin besteht und etwa 4% Phytosterin. In geringen Mengen enthalten die Samen noch andere Alkaloide, wie Sabadin, Sabadinin, Sabatrin. Wird gepulverter Sabadillsamen in der Luft zerstäubt, so reizt er heftig zum Niesen.

Sabadillessig, Acetum Sabadillae, Läuse-Essig,

wird hergestellt, indem 1 Teil zerquetschte Sabadillsamen mit 7 Teilen Wasser eine halbe Stunde lang gekocht werden. Nach dem Erkalten wird durch Zusatz von Wasser das ursprüngliche Gewicht hergestellt und dann werden 1 Teil Weingeist und 2 Teile verdünnte Essigsäure zugegeben. Das Gemisch bleibt 10 Tage lang stehen, dann wird die Flüssigkeit abgegossen, der Rückstand ausgepreßt. Die vereinigten Flüssigkeiten werden nach dem Absetzen filtriert. Sabadillessig ist klar, gelbbraun und riecht sauer.

Wirkung und *Anwendung:* Als Läusemittel. Unverdünnt als Kopfkappe gegebenenfalls mehrere Nächte hintereinander. Auch zur Entfernung der Nisse nach Verwendung anderer Läusemittel. Mit einem in Sabadillessig getauchten Staubkamm werden dann die Haare durchgekämmt.

Atropin, Atropinum ist d + l-Hyoscyamin.

Es ist die optisch inaktive Form des Hyoscyamins, dessen linksdrehende Form in verschiedenen Nachtschattengewächsen, wie Atropa Belladonna L., Datura Stramonium L., Hyoscyamus niger L., Scopolia japonica, Duboisia myoporoides RBr. und anderen vorkommt. Das Atropin wurde zuerst aus der Atropa Belladonna L., der Tollkirsche, die in den schattigen Bergwäldern Mittel- und Südeuropas, Vorderasiens, Südamerikas beheimatet ist, gewonnen. Zum arzneilichen Gebrauch wird die Pflanze auch angebaut. Das Atropin ist in der Pflanze nicht fertig gebildet enthalten, sondern entsteht erst während der Gewinnung aus dem l-Hyoscyamin. Die Umwandlung dieses Stoffes in das inaktive Atropin erfolgt durch Einwirkung von Alkalien. Das Atropin wird meist gewonnen aus der Belladonnawurzel oder aus den Samen von Datura Stramonium L., dem Stechapfel, der heimisch ist an den Ufern und südlich des Kaspischen und Schwarzen Meeres, heute aber fast überall in den wärmeren Gegenden aller Weltteile verwildert vorkommt.

Arzneiliche Verwendung findet hauptsächlich

Atropinsulfat, Atropinum sulfuricum, schwefelsaures Atropin, $(C_{17}H_{23}NO_3)_2 \cdot H_2SO_4 + H_2O$,

ein weißes, krystallinisches, aus feinen Nädelchen bestehendes Pulver, löslich in 1 Teil Wasser, in 3 Teilen Weingeist, fast unlöslich in Äther und in Chloroform. Die Lösungen verändern Lackmuspapier nicht. Sie schmecken bitter und anhaltend kratzend. An trockener Luft verliert es allmählich einen Teil des Krystallwassers, bei 100° wird es wasserfrei. Bei stärkerem Erhitzen schmilzt es unter Zersetzung bei etwa 183° unter Auftreten von weißen Dämpfen und verkohlt.

Atropin wirkt hemmend bzw. lähmend auf die parasympathischen Nervenendigungen. An der Haut machen sich bei Verabreichung von Atropin folgende Wirkungen bemerkbar (Fürst): Gaben von 0,3—1 mg hemmen die Sekretion der Schweißdrüsen, was sich in einer trockenen und rauhen Haut äußert. Bei Aufnahme größerer Mengen wird die Haut gerötet und fühlt sich heiß an, einerseits als Folge einer vermehrten Herztätigkeit — Lähmung der hemmenden Vagusendigungen im Herzen — andererseits durch Erweiterung der Hautgefäße infolge zentraler Reizung der Vasodilatatoren oder Lähmung der Konstriktoren. Die Absonderung der Talgdrüsen scheint durch Atropin nicht beeinflußt zu werden, ebensowenig die der Milchdrüsen. Die Tränenabsonderung wird vermindert. Sehr bekannt ist die Wirkung auf das Auge. Die Pupille wird erweitert, weil die Endausbreitungen des Nervus oculomotorius im Sphincter iridis gelähmt werden. Bei Neurosen im vegetativen System mit Überwiegen der vagischen Komponente (Vagotonie) macht sich die Wirkung des Atropins auf den Parasympathicus deutlich bemerkbar. Bei diesen Fällen wechselt oftmals Pruritus mit Nesselsucht, Quinckeschem Ödem, Asthma und Heuschnupfen ab. Atropin zeitigt hier oft gute Erfolge.

Von weiterer Bedeutung in der Dermatologie ist die hemmende Wirkung des Atropins auf die Schweißabsonderungen. Bei Hauterkrankungen, die auf der Basis einer Hyperidrosis entstehen, z. B. bei manchen Ekzemen und Mykosen, kann eine Atropinverordnung die äußere Behandlung wirksam unterstützen. Auf die Hyperidrosis selbst hat das Atropin jedoch meist nur einen vorübergehenden Einfluß.

Bei Behandlung mit Atropin muß der Patient immer unter Beobachtung bleiben. Neben der Verminderung des Schweißsekretion beobachtet man nicht selten ein lästiges Gefühl der Trockenheit im Munde und im Halse durch Hemmung der Speichelabsonderung. Die glatte Muskulatur von Darm, Gallenblase, Uterus, Lungen und anderen vom Vagus innervierten Organen wird durch 1—2 mg Atropin gelähmt. Bei Aufnahme größerer Mengen entstehen Vergiftungserscheinungen, die sich durch starke Erregungszustände äußern. Die trockene, heiße Haut kann scharlachrot aussehen. Pupillen weit und starr, der Puls und Atmung beschleunigt; lebhafte Aufregung mit Delirien, Lachen und Schreien, heftige Bewegungen und Zuckungen. Wegen Lähmung eines Teiles der Schlundmuskulatur besteht Unfähigkeit zu schlucken, Wasserscheu. In schweren Fällen zentrale Lähmung, Stupor, Schlafsucht, tiefes Koma und schließlich Herzlähmung. Bei längerem Gebrauch von Atropin auch in kleineren Dosen können allgemeine Störungen wie Appetitlosigkeit und Gewichtsabnahme sich einstellen.

Die Behandlung der akuten Atropinvergiftung besteht nach Entfernen des Giftes durch Magen- und Darmspülungen in Morphiumgaben, um den Erregungszustand zu dämpfen. Auch Pilocarpin kann eingespritzt werden. Bei eingetretenem Koma Coffein und Campher, kalte Begießungen, 2%ige Tanninlösung alle 5 Minuten 1 Eßlöffel. Reichliche Infusion von Ringerscher Flüssigkeit. Der Urin ist durch Katheter zu entleeren, da die Blase meist gelähmt ist.

Anwendung: Größte Einzelgabe 0,001 g, größte Tagesgabe 0,003 g. Man gibt Atropinum sulfuricum bei Angioneurosen und Neurosen der Haut, besonders bei Urticaria, Hyperidrosis.

Rp. Atropin. sulfur. 0,01
Aq. destill.
Glycerin. āā 2,0
Pulv. Traganth. q. s. ut fiant pilul. Nr. 10.
Täglich 2 Pillen (SCHWIMMER).

Pilulae antihydroticae.

Rp. Atropin. sulfur. 0,01
Pulv. Rad. Liquir.
Extr. Gentianae q. s. ut f. pilul. 20
3mal tägl. 1 Pille.

Rp. Atropin. sulfur. 0,025
Pulv. Rad. Liqu. et Succ.
Liqu. q. s. ut f. pil. 50,
3mal tägl. 1 Pille.

Rp. Atropin. sulfur. 0,01
Aq. destill. 10,0
2mal tägl. 10 Tropfen.

Diese Lösung kann auch sterilisiert subcutan gegeben werden 0,25—1 ccm.

Compretten „MBK“ mit Atropinum sulfuricum zu 0,0005 in OP zu 10 und 25 Stück.

Novatropin ist Homatropinmethylbromid, $C_{16}H_{21}O_3N(CH_3)Br$, ein weißes krystallinisches Pulver, leicht löslich in Wasser und Alkohol. Schmelzpunkt 180° unter Zersetzung.

Wirkung und *Anwendung:* Wie Atropin. Im Handel sind Tabletten mit 0,0025 g. Man gibt auch 0,2%ige Lösungen (10 Tropfen = 0,001 g). Pro Dosi 0,001 bis 0,0025 bis 0,01 (!) und pro die 0,005 bis 0,05 (!). Bei Kindern je nach dem Alter 0,0001 bis 0,001 g.

Hersteller: Sanabo-Chinoin, Wien I.

Atropinmethylnitrat, Atropinum methylonitricum, Eumydrin, $C_{17}H_{23}O_3N(CH_3) \cdot NO_3$, wird hergestellt durch Umsetzen von Atropinmethylbromid oder Atropinmethyljodid mit Silbernitrat oder Bleinitrat. Weißes krystallinisches Pulver. Schmelzpunkt der bei 100° getrockneten Substanz 163°. Leicht löslich in Wasser und Alkohol. Sehr schwer löslich in Äther und Chloroform. Es ist das Nitrat des quartären Methylatropinhydroxyds. Durch Alkalien wird es nicht zerlegt.

Wirkung und *Anwendung:* Wie Atropinsulfat. Man gibt 0,001—0,0025 g innerlich.

Hersteller: I.G.-Farbenindustrie A.G., Leverkusen a. Rh.

Handelsform: OP mit 10 Tabletten zu 0,001 g.

Pilocarpin, Pilocarpinum, wird hergestellt aus den *Jaborandiblättern, Folia Jaborandi,* die von Pilocarpus Jaborandi Holmes, Nordbrasilien, stammen. Diese Blätter enthalten 0,15—1,9% Alkaloide, und zwar Pilocarpin $C_{11}H_{16}N_2O_2$, Pilocarpidin $C_{10}H_{14}N_2O_2$, Isopilocarpin $C_{11}H_{16}N_2O_2$, Jarobidin, ferner ätherische Öle, Gerbstoff, Oxalate.

Pilocarpinhydrochlorid, Pilocarpinum hydrochloricum, salzsaures Pilocarpin, $C_{11}H_{16}N_2O_2 \cdot HCl$, wird hergestellt durch Auflösen von Pilocarpin in verdünnter Salzsäure. Farblose, durchsichtige, an der Luft zerfließliche, schwach bitter schmeckende Krystalle. Schmelzpunkt annähernd 200°. Leicht löslich in Wasser und Alkohol, schwer in Äther und Chloroform. Die wässerige Lösung rötet Lackmuspapier schwach. Das Pilocarpin ist pharmakologisch der Antagonist des Atropins. Es wirkt reizend auf die parasympathischen Nervenendigungen, die vom Atropin gelähmt werden. Spritzt man 0,01—0,02 salzsaures Pilocarpin unter die Haut, so erfolgt rasch ein Wärmegefühl im Kopf, die Karotiden klopfen und das Gesicht nimmt eine lebhaft rote Farbe an. Die Speicheldrüsen sondern bald außerordentlich große Mengen von Speichel ab. Es können während der zwei- bis dreistündigen Dauer der Wirkung bis ³/₄ Liter Speichel erzeugt werden. Kurz nach Einsetzen der Speichelabsonderung kommt es auch zu einem außerordentlich starken Schweißausbruch am ganzen Körper. Auch die Absonderung aus den Tränendrüsen, aus der Nasen- und Bronchialschleimhaut, aus den Drüsen des Magen und des Darmes und des Pankreas nimmt zu, aber weniger konstant. Wahrscheinlich findet auch zunächst eine stärkere Ausscheidung von Urin aus den Nieren statt, die aber bald sinkt, da die Flüssigkeit sich auf anderem Wege aus dem Körper entleert. Mit dem Beginn der lebhaften Absonderungen nimmt die Pulszahl etwas zu und die Temperatur steigt um $1/2$ bis 1°, fällt aber zur Norm und noch tiefer, sobald das Schwitzen im Gang ist. Ins Auge gebracht bewirkt das Pilocarpin durch Reizung des Nervus oculomotorius eine mehrere Stunden anhaltende Pupillenverengerung sowie Akkommodationskrampf.

Bei größeren Dosen können Diarrhöen und Lähmungen des Zentralnervensystems auftreten. Unter Umständen machen bei geschwächten Individuen schon die therapeutischen Pilocarpindosen sehr ernste Nebenerscheinungen wie benommenes Sensorium, Sehstörungen, Herzschwäche und starke Bronchialsekretion. Bemerkt soll noch werden, daß die Pilocarpinwirkung durch kleine Mengen Atropin sofort unterbrochen und aufgehoben werden kann.

Anwendung: Größte Einzelgabe 0,02, größte Tagesgabe 0,04. Wird angewendet bei *Prurigo, Urticaria* und soll nach K. Herxheimer besonders wirksam bei *Parasporiasis* sein. K. Herxheimer verordnet in diesen Fällen:

Rp.	Pilocarpini hydrochloric.	0,1
	Aq. destill.	10,0

2mal wöchentl. eine Einspritzung, zuerst $^1/_2$, dann 1 ccm der Lösung, was 0,005 und 0,01 g entspricht. In hartnäckigen Fällen kann man mit der Dosierung in die Höhe gehen: 0,012, 0,015 g.

Da der Schweißausbruch nach Pilocarpineinspritzung oft sehr stark ist, so muß man bei ambulanter Behandlung darauf achten, daß die Patienten beim Nachhausegehen sich nicht erkälten. Beim Einsetzen der starken Sekretabsonderungen nimmt auch die Magensekretion zu, die manchmal Brechreiz und Erbrechen auslöst. Die Patienten sollen angewiesen werden, den Speichel nicht herunterzuschlucken, da dadurch der Brechreiz erhöht wird (K. Herxheimer). Dieser Nebenerscheinungen wegen ist es ratsam bei ambulanter Behandlung die Reaktion abzuwarten und gegebenenfalls den Patienten eine halbe Stunde liegen zu lassen. Eine Gegenanzeige für das Mittel bildet Schwangerschaft (Kontraktion der Gebärmutter), ferner Asthma (Kontraktion der Bronchialmuskulatur), und verstärkte Bronchialsekretion.

Innerlich gibt man es in Lösung 0,03 : 100,0 für Erwachsene, 0,02 : 100,0 für Kinder, stündlich 1 Teelöffel bis zum Schweißausbruch. Zur Einspritzung auch erhältlich als MBK-Amphiolen zu 0,005 und 0,01 OP mit 5 und 10 Stück.

Da durch das Pilocarpin auch die Absonderung der Talgdrüsen vermehrt wird, so wird es vielfach zur Förderung des Haarwuchses empfohlen und hier soll es auch bei äußerer Anwendung wirksam sein.

Haarwuchsmittel nach Lassar.
Pilocarpin-Haarpomade.

Rp.	Pilocarpin. hydrochloric.	2,0
	Chinin. hydrochloric.	4,0
	Sulfur. praecipit.	10,0
	Bals. peruviani	20,0
	Medull. bovin. ad	100,0

Aesculin.

Aesculin, Aesculinum, Aesculinsäure $C_{15}H_{16}O_9 1^1/_2 H_2O$ ist das **Glykosid**[1] der Roßkastanienrinde.

Das *Aesculin* wird hergestellt durch Auskochen der im März gesammelten Rinde der Roßkastanie *Aesculus hippocastanum L.*, heimisch in Persien, Nordindien, dem Kaukasus und in den Vorgebirgen Nordgriechenlands. Der Auszug wird mit Bleiacetatlösung versetzt bis kein Niederschlag mehr entsteht. Die filtrierte Flüssigkeit wird durch Einleiten von Schwefelwasserstoff vom Bleiüberschuß befreit, filtriert und zum dünnen Sirup eingedampft. Das nach einigen Tagen ausgeschiedene Aesculin wird abgesaugt, mit Wasser gewaschen, dann aus siedendem Alkohol und zuletzt aus siedendem Wasser umkrystallisiert.

[1] Glykoside nennt man im Pflanzenreich vorkommende Verbindungen, die beim Behandeln mit verdünnten Säuren oder Alkalien durch Einwirkung von Fermenten in Zucker, *meist Glucose*, und andere Stoffe gespalten werden.

Farblose, glänzende, bitter schmeckende Nadeln, in kaltem Wasser sehr schwer löslich (1 : 600), leichter in heißem (1 : 12,5), leicht löslich in alkalihaltigem Wasser. Die wässerige Lösung rötet Lackmuspapier und zeigt sehr starke, blaue Fluorescenz, die durch Zusatz von Säuren verschwindet, durch Alkalien wieder auftritt.

Wirkung und *Anwendung:* Aesculin wurde früher zur Unterstützung der Strahlenbehandlung des Lupus nach FINSEN angewendet. Man gab subcutan 0,3 ccm einer mit Hilfe von Natriumcarbonat hergestellten wässerigen Lösung 5 : 100.

Zeozon-Paste
enthält 3% eines in Wasser löslichen o-Oxyderivats des Aesculins.

Ultra-Zeozon
ist eine 7%ige Zeozon-Paste.

Beide Präparate dienen als Lichtschutzcreme zur Verhütung von Sonnen- und Gletscherbrand, Sommersprossen, Rosacea, anderen Lichtdermatosen usw.

Hersteller: Kopp & Joseph, Berlin.

Heliovertin,
eine Aesculinsalbe der Firma Merz & Co., Frankfurt a. M.

Organotherapeutische Heilmittel.

Organotherapeutische Heilmittel werden aus tierischen Organen, besonders aus Drüsen gewonnen, indem man die Organe einfach trocknet oder aus ihnen Extrakte herstellt. Sie dienen hauptsächlich bei Störungen der inneren Sekretion, um mangelnde Inkrete (Hormone) dem Organismus zuzuführen.

In wenigen Fällen hat man einen wirksamen Stoff aus einem Organ chemisch rein isolieren können, wie z. B. das *Suprarenin* aus der Nebenniere, das ja auch synthetisch hergestellt werden kann, und das *Hypophysin* aus der Hypophyse. Auch aus der Schilddrüse hat man reine Stoffe isoliert. In anderen Fällen hat man aus Organen Fermente von bestimmter Wirkung in ziemlich reiner Form dargestellt, wie das Pepsin und das Pankreatin. In den meisten Fällen sind aber die wirksamen Stoffe der Organe nicht näher bekannt und auch nicht rein darstellbar, weshalb man in solchen Fällen Präparate aus den betreffenden Organen verabreicht.

Die beste Form, in der die wirksamen Stoffe der Organe unverändert zur Anwendung kommen können, sind wohl die frischen Organe selbst, deren Beschaffung und deren Haltbarkeit aber große Schwierigkeiten bietet. Man verwendet deshalb haltbar gemachte, konservierte Präparate, von denen die sorgfältig bei niederer Temperatur getrockneten und gepulverten Organe die zweckmäßigsten sind, weil sie alle wirksamen Stoffe des betreffenden Organs möglichst wenig verändert enthalten.

Die Herstellung von Organpräparaten hat unter strengster Beobachtung aller Regeln der Asepsis zu erfolgen. Nur ganz frische Organe von vollkommen gesunden Tieren dürfen verwendet und müssen sofort verarbeitet werden, um jede bakterielle Zersetzung zu vermeiden. Die Verarbeitung hat in möglichst aseptisch gehaltenen Räumen zu erfolgen, alle Gefäße sind vorher zu sterilisieren und die Hände der Arbeitenden sind möglichst keimfrei zu machen.

Die einzelnen Fabriken haben dabei ihre besonderen Methoden. Das französische Arzneibuch gibt eine allgemeine Vorschrift zur Herstellung von *Organextrakten* an, die aber nicht zum Einspritzen bestimmt sind: die Organe des getöteten Tieres sind unter Beobachtung der aseptischen Vorschriften sofort zu entnehmen und bis zur weiteren Verarbeitung in sterilisiertem, mit Chloroform gesättigtem Wasser aufzubewahren. Sie sind dann von allen fremden Geweben zu befreien, schnell zu zerkleinern und zu Brei zu zerreiben. Von dem so gewonnenen frischen Organbrei maceriert man 100 Teile mit 200 Teilen sterilem, mit Chloroform gesättigtem Wasser unter öfterem Umschütteln 24 Stunden lang, reibt die Masse dann durch ein Sieb, preßt sie leicht aus und fängt den Auszug auf. Der Rückstand wird nochmals mit 100 Teilen sterilem Chloroformwasser 12 Stunden maceriert, wieder durch ein Sieb gerieben und abgepreßt und das Ablaufende mit der zuerst gewonnenen Flüssigkeit vereinigt. Die so erhaltenen Auszüge werden unter sorgfältigem Schutz vor Staub bei einer 40° nicht überschreitenden Temperatur möglichst schnell zu einem dicken Extrakt eingeengt. Am besten geschieht dies im Vacuum oder ohne Erwärmung über Schwefelsäure.

Enthalten die Extrakte wesentliche Mengen von Fett, so bringt man sie zur Trockne, mischt sie mit gewaschenem und geglühtem Sand und zieht die Mischung mit Äther oder

Petroläther aus. Das Extrakt wird mit sterilem Wasser wieder in Lösung gebracht, die Lösung filtriert und unter den angegebenen Vorsichtsmaßregeln wieder zu einem dicken Extrakt eingeengt.

Zur Herstellung von *Organpulver* werden die Organe erst zwischen mehreren Lagen sterilisiertem Seidenpapier oberflächlich abgetrocknet, dann werden sie zerschnitten und zu Brei zerrieben. Der Brei wird in sterilen Gefäßen flach ausgebreitet und entweder über Schwefelsäure oder im Vacuum bei höchstens 40° getrocknet, dann gepulvert. Fetthaltige Organe sind schließlich noch mit Äther oder Petroläther zu extrahieren.

Die einzelnen Fabriken stellen nun Organpräparate her unter Beobachtung verschiedener Gesichtspunkte. So werden die

Glandole

der F. Hoffmann-La Roche A.G., Berlin aus den Organen mit innerer Sekretion in der Weise hergestellt, daß Eiweißstoffe und Lipoide möglichst schonend entfernt werden, so daß die Auszüge an spezifischen Stoffen angereichert sind. Die Glandole werden entweder auf ihr Verhältnis zur Drüse abgestimmt oder nach besonderen physiologischen Methoden auf Werteinheiten eingestellt. Sie stellen farblose oder leicht gelblich gefärbte sterile Lösungen dar mit geringem eigenartigem Geruch und Geschmack. Auch kommen Tabletten in den Handel. Beide Formen sind haltbar.

Die Optone

nach ABDERHALDEN von E. Merck-Darmstadt sind wasserlösliche Organpräparate, die aus den Organen auf dem Wege des Abbaus durch künstliche Verdauung dargestellt werden. Sie rufen keine anaphylaktischen Erscheinungen hervor. Im Handel in Ampullen zu 1 ccm mit 0,05—0,1 g Opton und Tabletten in der gleichen Stärke.

Organo-Total-Präparate,

„Labopharma“ Berlin-Charlottenburg, sind Organpräparate aus den ganzen Organen.

Tanno-Organo-Präparate

der Chemischen Fabrik Rhenania, Aachen sind durch Behandlung mit Gerbsäure gehärtete Organpräparate, die im Magen nicht verändert, sondern erst im Darm aufgenommen werden.

Für die Dermatologie haben nun folgende Organe und ihre aus ihnen hergestellte Präparate Interesse.

Bauchspeicheldrüse, Pankreas.

Insulin

ist das Hormon der Bauchspeicheldrüse, das in den LANGERHANSschen Inseln gebildet wird und zur Regelung des Kohlehydratstoffwechsels dient. Das Insulin kann aus der Pankreasdrüse durch Ausziehen mit Alkohol oder Aceton gewonnen werden. Auch alkalische Extraktion mit Kaliumbicarbonat und Alkohol wird angewendet. Während früher nur Insulin amerikanischer Herkunft verwendet wurde, wird es jetzt auch in Deutschland dargestellt auf Grund der Originalvorschriften der Universität Toronto unter Aufsicht des deutschen Insulinkomitees. Insulin ist ein weißes, hygroskopisches Pulver, in Wasser mit gelblicher Farbe löslich, ebenso in Alkohol von 80%, unlöslich in Alkohol von mehr als 93%. In den Handel kommt es in wässeriger Lösung, die durch Zusatz von Natriumchlorid blutisotonisch gemacht ist und physiologisch auf einen bestimmten Gehalt von klinischen Einheiten eingestellt wird. Als klinische Einheit gilt nach internationalen Abmachungen die Insulinmenge, die bei einem 2 kg schweren, seit 24 Stunden hungernden Kaninchen den Blutzucker innerhalb von 4 Stunden um die Hälfte, von etwa 0,09% auf 0,045% herabsetzt.

Abgesehen davon, daß bei einer Reihe von Dermatosen, die mit Diabetes in ursächlichem Zusammenhang stehen, durch allgemeine Insulinbehandlung Besserung und Heilung erzielt wird, will man bei Ulcus cruris mit örtlicher Anwendung von Insulin als Verbände (je 20—40 Einheiten enthaltend) brauchbare Erfolge gesehen haben, auch bei Patienten mit normalem Blutzuckergehalt. Versuche, Hautkrankheiten mit Insulin lokal zu behandeln, haben sich auch auf andere Dermatosen erstreckt. Sichere Heilung wurde indessen nur in Fällen von Xanthoma tuberosum multiplex auf diabetischer Grundlage oder auf der Basis einer Leberinsuffizienz, ferner bei Pyodermien, Furunkeln, Nackenkarbunkeln und Mal perforant berichtet.

Insulin „Höchst“ in OP zu 5 ccm mit 100, 200, 300 Einheiten, Insulin „Schering „Kahlbaum“, „Sandoz“ u. a. in OP zu 5 ccm mit 50, 100, 300 Einheiten.

Eierstock, Ovarium.

Die Ovarien enthalten Jod, das aber therapeutisch von untergeordneter Bedeutung ist. Nach Barel enthalten die Ovarien des Schweines 0,00063%, diejenigen des Rindes 0,00061% Jod. Den Ovarien kommt eine innere Sekretion zu, die für den Gesamtorganismus unentbehrlich ist. Eierstockpräparate gibt man in der Dermatologie bei Rosacea, bei zur Zeit des Klimakteriums auftretenden Ekzemen, bei Hautleiden der Gravidität, Kraurosis vulvae usw.

Die hauptsächlichsten Ovarialpräparate des Handels sind folgende:

Ovaria siccata, Ovarial.

Aus den ganzen Ovarien der Kühe hergestellt. 1 Teil des Pulvers = 7 Teile des frischen Organs.

Hersteller: Schering-Kahlbaum A.G., Berlin, OP mit 10 g; E. Merck, Darmstadt, OP mit 10, 25, 50 g. Tabletten entsprechend 0,5 g frischer Ovarialsubstanz. OP zu 20, 50 und 100 Stück.

Novarial

wird aus den Ovarien von Kühen durch künstliche Verdauung mit Pepsinsalzsäure gewonnen. Gelbliches Pulver von schwach peptonartigem Geruch, in Wasser löslich. 1 Teil des Pulvers entspricht 10 Teilen des frischen Organs, 3mal täglich 2—3 Tabletten.

Hersteller: E. Merck, Darmstadt.

Handelsform: OP Tabletten zu 20, 50 und 100 Stück.

Oophorin,

aus frischen Ovarien von Schweinen und Kühen in Tabletten zu 0,1, 0,3 und 0,5 g in OP zu 20, 50 und 100 Stück. Als Lösung in Ampullen zu Injektionen. Tägl. mehrmals 2 bis 3 Tabletten oder eine subcutane Einspritzung.

Hersteller: Dr. Freund & Redlich, Berlin N 65.

Ovadin,

ein jodhaltiges Präparat aus Ovarien von Kühen (mit 0,00127% Jod) oder von Schweinen (mit 0,0483% Jod), dreimal tägl. 1—2 Tabletten.

Hersteller: F. Hoffmann-La Roche A.G., Berlin.

Ovaraden,

ein haltbares Extrakt aus Ovarien, 1 Teil = 2 Teile des frischen Organs. In Tabletten zu 0,25 g in OP mit 30 Tabletten. Es gibt auch ein *Ovaradentriferrin* (Ormosyl) in Tabletten, und zwar OP mit 20 und 45 Tabletten. Man gibt 4mal tägl. 2—3 Tabletten.

Hersteller: Knoll A.G., Ludwigshafen a. Rh.

Ovoglandol

ist ein lipoid- und eiweißfreies Extrakt aus Ovarien. 1 ccm = 1 g des frischen Organs. In Ampullen zu 1,1 ccm oder in Tabletten, OP zu 20 Stück. Man gibt dreimal täglich eine Tablette oder 1—2mal täglich eine Einspritzung in den Muskel.

Hersteller: F. Hoffmann-La Roche A.G., Berlin.

Ovaron siccum praeparatum

ist das Tanno-Organopräparat (s. S. 550) des Eierstockes von Kühen, Schafen oder Schweinen. Es ist als Pulver und in Tabletten im Handel.

Ovobrol

ist Ovoglandol (s. oben) mit Sedobrol (s. S. 303). Ein Würfel entspricht 1 g Ovariensubstanz mit 1,1 g Natriumbromid. 1—3 mal täglich 1—2 Würfel in einer Tasse heißem Wasser als Getränk, das Fleischbrühe ähnlich ist, oder in ungesalzener Suppe gelöst.

Hersteller: F. Hoffmann-La Roche A.G., Berlin.

Ovo-Transannon,

rote, überzuckerte Tabletten in Bohnenform, die Ovarialsubstanz, Transannon und eine geringe Menge Folia Digitalis enthalten. 1—3mal tägl. eine Bohne.

Hersteller: Gehe & Co., A.G., Dresden-N.

Unden

ist ein genau eingestelltes Ovarialpräparat, das auf sogenannte „Mäuseeinheiten" eingestellt ist. Man bezeichnet als eine Mäuseeinheit die kleinste Menge Ovarialhormon, die imstande ist bei kastrierten weiblichen Mäusen, die 4 Wochen lang keine spontane Brunst mehr gezeigt haben, diese wieder auszulösen und entsprechende Veränderungen des Scheidenepithels hervorzurufen. Man gibt täglich 100—200 Einheiten (M.E.) = 1—2 Perlen. Bei schwereren Fällen kann man die Dosen bis auf 500 Einheiten (M.E.) = 5 Perlen steigern. OP mit 15 Perlen zu je 100 M.E.

Hersteller: I.G.-Farbenindustrie A.G., Leverkusen a. Rh.

Schilddrüse, Glandula Thyreoidea,

wird in der Dermatologie hauptsächlich gegen Sklerodermie und Myxödem und auch bei Psoriasis gegeben. Alle Schilddrüsenpräparate unterliegen in Deutschland den Vorschriften über die Abgabe stark wirkender Arzneimittel in den Apotheken.

Von E. BAUMANN wurde in der Schilddrüse 0,33—0,9 mg Jod auf 1 g Trockensubstanz gefunden und aus der Schilddrüse von Schafen eine jodhaltige Eiweißsubstanz isoliert, die als *Thyrojodin* oder *Jodothyrin* bezeichnet wurde. Die Wirkung der Schilddrüse wurde dieser Jodverbindung zugeschrieben. Nach F. BLUM ist das Thyrojodin Baumann in der Schilddrüse nicht fertig gebildet, sondern ist Spaltungsprodukt eines jodhaltigen Eiweißstoffes, des Thyreoglobulins, dessen Menge etwa $^1/_3$ der Trockensubstanz der Drüse beträgt. Nach OSWALD und E. DE CYON ist die Wirkung der Schilddrüse lediglich dem Thyreoglobulin zuzuschreiben, nicht aber dem daraus herstellbaren Spaltungsprodukte. Der Jodgehalt des Thyreoglobulins wird gesteigert, wenn dem Körper Jodverbindungen zugeführt werden. Nach A. SIEGMUND ist die Wirkung der Schilddrüse nicht auf einen einzigen Stoff, sondern auf viele von der Schilddrüse erzeugte Stoffe zurückzuführen. Das wirksamste Schilddrüsenpräparat ist deshalb die ganze getrocknete Drüse. KENDALL hat aus der Schilddrüse eine krystallinische Substanz isoliert, die Thyroxin genannt wird, 65% Jod enthält, und ein Indolderivat ist. Man hat mit geringen Mengen Thyroxin bei Tieren und Menschen typische Erscheinungen des Hyperthyreoidismus erzielen können. Thyroxin darf daher als wirksames Prinzip der Schilddrüse angesehen werden.

Die therapeutische Verwendung von Schilddrüsenpräparaten erfordert *gewisse Vorsicht.* Die Empfindlichkeit der einzelnen Personen ihnen gegenüber ist sehr verschieden. Bei manchen Menschen stellen sich sehr bald Vergiftungssymptome ein, wie sie bei der Basedowschen Krankheit vorkommen, heftiges Herzklopfen und Steigerung der Schlagfrequenz, Atemnot, Schlaflosigkeit, Gliederzittern, Durst- und Hitzegefühl, Temperatursteigerung, starker Schweiß, Halsanschwellung und Exophthalmus. Namentlich bei myxödematösen Patienten kommt es zu tachykardischen Anfällen mit einer Pulszahl von 150 und darüber und zu Anfällen von Herzschwäche. Eine eigentümliche Wirkung haben die Schilddrüsenpräparate auf den Stoffwechsel, und zwar findet eine starke Zunahme des Eiweißverbrauches statt. Fette und Kohlenhydrate sind in diesem Zustande nicht in der Lage, wie unter normalen Verhältnissen, Eiweiß zu sparen. Auch das Fett wird in erhöhtem Maße verbraucht, die Sauerstoffaufnahme, wie die Kohlensäureabgabe durch die Lunge nehmen zu, und eine starke Diurese tritt auf. Alle diese Umstände führen, namentlich bei myxödematösen und fetten Personen, zu einer starken Gewichtsabnahme.

Der gute Einfluß von Schilddrüsenpräparaten auf die Ernährung der Haut bei Myxödem hat dazu geführt, es bei verschiedenen Hautkrankheiten wie Ichthyosis, Lupus, Ekzem und vor allem Psoriasis zu versuchen. Die unangenehmen Nebenwirkungen werden durch Arsenik, 10—15 Tropfen Solut. Fowleri pro die, eingeschränkt.

Jodothyrin,

eine Mischung von Thyrojodin Baumann mit Milchzucker; 1 g entspricht 1 g frischer Schilddrüse und enthält 0,3 mg Jod. Zuerst tägl. 1 Tablette, von 4 zu 4 Tagen um 1 Tablette steigend bis 1 g. Um Thyreoidismus zu vermeiden, ist gleichzeitig Arsen zu geben.

Hersteller: I.G.-Farbenindustrie A.G., Leverkusen a. Rh.

Handelsform: OP mit 20 Tabletten zu 0,2 g.

Thyroxin (s. o.)

rein in Gaben von 0,4—2 mg; 1 mg entspricht etwa 100 g frischer Drüse.

Hersteller: Schering-Kahlbaum A.G., Berlin; Dr. Georg Henning, Berlin Tempelhof; F. Hoffmann-La Roche A.G., Berlin.

Handelsform: OP mit 20 Tabletten zu 0,25 g = 1 mg und zu 0,25 g = 0,3 mg; OP mit 6 Ampullen zu 1 mg (Schering-Kahlbaum).

Getrocknete Schilddrüsen, Glandulae Thyreoideae siccatae, Thyreodinum siccum.

Die Schilddrüsen von Schafen werden von Bindegewebe und Fett befreit, zerkleinert, getrocknet und grob gepulvert. Grobes, graugelbes Pulver von eigenartigem Geruch. 0,4 g des Pulvers entsprechen einer ganzen mittelgroßen Schilddrüse. Ein Teil des Pulvers ist = 6 Teilen der frischen Drüse.

Glandulae Thyreoideae-Tabletten
enthalten 0,1 g getrocknete Schilddrüsen von Schafen.

Hersteller: E. Merck, Darmstadt.

Handelsform: OP Tabletten mit 0,1 g zu 20, 50 und 100 Stück; auch Tabletten zu 0,3 g mit 0,3 g Natriumbicarbonat. OP zu 50 und 100 Stück.

Thyreophorin, Tabletten mit 0,15 g und 0,3 g Thyreoidea sicc.

Hersteller: Schering-Kahlbaum A.G., Berlin.

Handelsform: OP mit 50 und 100 Tabletten.

Novothyral
ist ein durch künstliche Verdauung mit Pepsinsalzsäure hergestelltes Schilddrüsenpräparat. 1 Teil = 10 Teilen der frischen Drüse.

Hersteller: E. Merck, Darmstadt.

Handelsform: Tabletten zu 0,1 g OP zu 50 und 100 Stück.

Thyraden,
ein haltbares Schilddrüsenextrakt. Es ist eine Mischung von Thyrojodin Baumann mit Milchzucker, so eingestellt, daß 1 g 0,7 mg Jod enthält und 2 g frischer Schilddrüse entspricht.

Hersteller: Knoll A.G., Ludwigshafen a. Rh.

Handelsform: OP mit Tabletten zu 0,15 g zu 30 Stück.

Thyreoglandol (s. Glandole S. 550),
lipoid- und eiweißfreies Extrakt. 1 Teil = 1 Teil frischer Drüse; zur subcutanen Einspritzung in Ampullen, innerlich in Tabletten.

Hersteller: F. Hoffmann-La Roche A.G., Berlin.

Handelsform: Ampullen zu 1,1 ccm, OP mit 1, 3, 6, 12 Stück. Tabletten OP mit 20 Stück.

Thyreodin, „Freund & Redlich".

Hersteller: Schering-Kahlbaum A.G., Berlin.

Handelsform: Tabletten zu 0,1, 0,3 und 0,5 g in OP zu 20, 50 und 100 Tabletten.

Thyreonal, Glandulae Thyreoideae sicc. „Gehe".
2 Stärken: braune Tabletten, 1 Tablette = 0,3 frische Drüsensubstanz oder 4,5 Schilddrüseneinheiten; weiße Tabletten, 1 Tablette = 0,1 frische Drüsensubstanz oder 1,5 Schilddrüseneinheiten.

Hersteller: Gehe & Co. A.G., Dresden.

Handelsform: OP mit 20, 50, 100 und 500 Tabletten.

Thyreoid-Dispert,
nach Krauseverfahren getrocknete Schilddrüse und mit Hilfe der Acetonitrilreaktion eingestellt (1 *Schilddrüseneinheit* ist die geringste Menge getrockneter Schilddrüse, die an der Maus bei innerlicher Beibringung 100% Resistenz gegen Acetonitril verursacht). 1 Tablette = 5 oder 10 Einheiten. Man gibt zunächst 3mal täglich 10 Einheiten und geht in den folgenden Tagen je 5 Einheiten herunter. Am besten in den leeren Magen.

Hersteller: Krause-Medico-Gesellschaft, München.

Handelsform: OP mit 20 und 50 Tabletten zu je 5 Einheiten, mit 25 und 75 Stück zu je 10 Einheiten.

Thyreoidin-Sicco,
ein aus Schilddrüsen und Epithelkörper hergestelltes Organpräparat. Drei- bis sechsmal tägl. 1 Tablette.

Hersteller: Sicco-A.G., Berlin.

Handelsform: OP zu 50 und 100 Tabletten mit 0,1 und 0,3 g.

Thyreo-Testogan,
Extrakt aus Schilddrüsen und Stierhoden.

Thyreo-Thelygan,
Extrakt aus Schilddrüsen und Kuhovarien.

Thymusdrüse.

Präparate aus dieser Drüse finden hauptsächlich bei der Psoriasisbehandlung Verwendung.

Getrocknete Thymusdrüse, Glandulae Thymi siccatae, Thymus siccatus
wird aus den Thymusdrüsen von Kälbern und Schafen gewonnen. 1 Teil = 6 Teilen der frischen Drüse.

Hersteller: E. Merck, Darmstadt.

Handelsform: In Tabletten zu 0,05 g, OP mit 50 und 100 Stück.

Thymoglandol,
100%iges Lipoid- und eiweißfreies Extrakt aus der Thymusdrüse. Jeden 2. Tag Injektion einer Ampulle oder 1—2 Tabletten täglich.

Hersteller: F. Hoffmann-La Roche A.G., Berlin.

Handelsform: Ampullen mit 1,1 ccm und OP mit Tabletten zu 20 Stück.

Thymophorin,
Thymusextrakt zur intramuskulären Injektion, 1 ccm = 5 g Thymus. Jeden 2. Tag eine Injektion, im ganzen 8—14 Einspritzungen. Als Tabletten mehrmals täglich 1 bis 3 Tabletten.

Hersteller: Schering-Kahlbaum A.G., Berlin.

Verschiedene Organpräparate.

Endodermin,
eine nach Angaben von WINKLER zusammengesetzte Hormonsalbe zur örtlichen Behandlung der verschiedensten Hautkrankheiten.

Hersteller: Chemische Fabrik „Syngala", Wien.

Hormin (masculin. und feminin),
ein gemischtes Organpräparat. Das für Männer bestimmte Präparat besteht aus: Testes, Prostata, Vesic. seminal. Glandulae suprar. Hypophysis, Thyreoidea, Pankreas, das für Frauen bestimmte aus: Ovarium, Hypophysis, Glandulae suprar. Thyreoidea, Pankreas. In Ampullen, als Zäpfchen und als Tabletten. 1 Ampulle oder 1 Zäpfchen entspricht 3,0, 1 Tablette 1,0 g der Drüsengemische. Täglich 3—6 Tabletten, 1—2 Suppositorien, eine Ampulle einen Tag um den anderen oder täglich.

Hersteller: W. Natterer, München 19.

Hypoloban (Fließ).
Extrakt aus dem Vorderlappen der Hypophyse in Tabletten. Entfernung der Hypophyse bewirkt bei Tieren vermehrte Fettablagerungen, Haarausfall und Atrophie der Geschlechtsorgane. Man gibt das Extrakt bei Dystrophia adiposo-genitalis. Mehrmals tägl. 1—2 Tabletten.

Hersteller: Schering-Kahlbaum A.G., Berlin.

Handelsform: 1 Tablette = 0,3 frische Drüsensubstanz, OP mit 50 Tabletten.

Nodunon
ist ein entwässertes Milzextrakt. Wird bei lange bestehenden, mit Juckreiz und Eosinophilie einhergehenden Hautleiden angewendet (MAYR und MONCORPS).

Das trockene Präparat kommt in Ampullen in den Handel. Jede Ampulle dient einer Einspritzung und enthält in 0,1 g 10 mg wirksame Substanz. Erst nach völlig klarer Lösung des sterilen Ampulleninhaltes in etwa 2 ccm Wasser darf eingespritzt werden. Die Lösungen sind nicht haltbar und müssen sofort verwendet werden. Die intramuskulären Einspritzungen lösen keine Allgemeinreaktion und keine sonstigen Beschwerden aus. Auch die Beschwerden bei subcutaner Einspritzung sind nicht nennenswert.

Das Schwinden des Juckreizes ist nach den ersten Einspritzungen nicht anhaltend (etwa von 20 Stunden Dauer). Mit weiteren Injektionen wird der Erfolg anhaltender, so daß man von der 4. Einspritzung an nicht mehr täglich, sondern nur in größeren Zwischenräumen einzuspritzen braucht. Die erste objektive Besserung pflegt nach 6—10 Einspritzungen einzutreten. In hartnäckigen Fällen muß man bis 25 Einspritzungen geben.

Hersteller: Sächsisches Serumwerk, Dresden.

Handelsform: OP mit 6 Ampullen zu 0,1 g.

Sera und Impfstoffe.

Zur Behandlung von infektiösen Hauterkrankungen werden eine Anzahl spezifischer Sera herangezogen.

Diphtherie-Heilserum, Serum antidiphthericum,

ist Blutserum von Pferden oder Maultieren, die gegen Diphtheriegift immunisiert sind. Es darf nur in den Handel gebracht werden, nachdem es durch das staatliche Institut für experimentelle Therapie zu Frankfurt a. M. auf seinen Gehalt an Immunisierungseinheiten (I.E.), auf Keimfreiheit und Gehalt an Konservierungsmittel (Phenol oder Kresol) geprüft und zum Verkauf zugelassen ist. Diphtherieheilserum wird in flüssiger oder fester Form in Fläschchen, die mit Gummistopfen verschlossen sind, oder in zugeschmolzenen Glasampullen in den Handel gebracht.

Das Diphtheriepferdeserum ist mindestens 400fach, d. h. 1 ccm enthält mindestens 400 I.E.; $^1/_{400}$ ccm (= 0,0025) eines solchen Serums neutralisiert bei der Prüfung am 250 g schweren Meerschweinchen eine Diphtheriegiftmenge, welche durch eine Immunitätseinheit des Ehrlichschen Standards-Antitoxins gerade neutralisiert wird.

Hautdiphtherie wird durch Auflegen von serumgetränkter Gaze behandelt. Neben der lokalen Behandlung muß stets auch die allgemeine Behandlung mit wiederholter intramuskulärer Einspritzung vorgenommen werden.

Im Handel befindet sich von der I.G.-Farbenindustrie A.G. Diphtherie-Heilmittel „Behring“ und „Höchst“ 400fach: II = 1000, III = 1500, IV = 2000, V = 3000 I.E.; 500fach: „Hochwertig“: III D = 1500, IV D = 2000. VIII D = 4000 I.E.; 1000fach: 6 ccm = 6000, 8 ccm = 8000, 10 ccm = 10000, 20 ccm = 20000 I.E. Von *E. Merck-Darmstadt* (D.A.B. 6) 350—400fach (350—400 I.E. in 1 ccm), Nr. 2 = 1000, Nr. 3 = 1500, Nr. 4 = 2000, Nr. 5 = 3000 I.E. 500fach hochwertig (500 I.E. in 1 ccm): Nr. 3 = 1500, Nr. 4 = 2000, Nr. 8 = 4000 I.E. Auch Sächsisches Serumwerk Dresden-A u. a. stellen Diphtherieheilserum her.

Milzbrandserum, „Höchst“ ad usum humanum,

ist ein hochwertiges, antibakterielles Serum mit einem Zusatz von 0,5% Phenol. Es dient in erster Linie zur Verhütung der prognostisch ungünstigen Milzbrandsepsis. Man spritzt mindestens 10—20 ccm intramuskulär, bei schon bestehenden Allgemeinerscheinungen gleichzeitig noch 20 ccm und mehr intravenös. Wiederholung nach 24 Stunden, bzw. bis zur Besserung.

Hersteller: I.G.-Farbenindustrie A.G., Leverkusen a. Rh.

Handelsform: OP mit 10 und 20 ccm.

Milzbrandserum nach Sobernheim,

täglich 20—40 ccm intravenös, bei schweren Fällen bis zu 100 ccm.

Hersteller: Sächsisches Serumwerk, Dresden.

Handelsform: In Ampullen und Flaschen zu 10 und 20 ccm.

Rotlaufserum „Höchst“ ad usum humanum.

Das Serum wird durch Immunisierung von Pferden mit Rotlaufkulturen hergestellt. Man gibt es bei Erysipeloid und zwar eine einmalige Einspritzung von je 1 ccm auf je 10 kg Körpergewicht.

Hersteller: Wie oben.

Handelsform: OP mit 10 und 20 ccm.

Streptokokkenserum, polyvalent nach MEUSER,

wird hergestellt durch Immunisierung von Pferden mit einer Anzahl ausgewählter Streptokokkenstämme. Es dient zur Verhütung und Bekämpfung von Erysipel und anderen durch Streptokokken bedingten Pyodermien. Die Heilimpfung besteht in der intramuskulären Einspritzung von 20—30 ccm, die täglich wiederholt werden kann. In schweren Fällen kann man 50—100 ccm geben innerhalb von 12—24 Stunden und kann steigern bis 200 ccm oder, wenn notwendig, 25—50 ccm intravenös. Die Schutzdosis beträgt 25 ccm.

Hersteller: E. Merck, Darmstadt.

Handelsform: OP mit 5 und 10 ccm.

Streptokokkenserum, polyvalent TAVEL.

Serum von Pferden, die mit Kulturen zahlreicher Stämme direkt vom Menschen entnommener Streptokokken immunisiert sind. Einspritzung von 20—50 ccm in den Muskel möglichst frühzeitig.

Hersteller: Sächsisches Serumwerk, Dresden.

Handelsform in Ampullen und Gläsern zu 10, 20 und 50 ccm.

Außer den bei den einzelnen Seren angeführten Fabriken werden gleiche oder ähnliche Präparate noch hergestellt von: L. W. Gans A.G., Oberursel (Taunus), Laboratorium Ruete-Enoch, Hamburg, Schering-Kahlbaum A.G., Berlin usw.

Staphylokokkenserum

in den Muskel oder in die Vene mindestens 20 ccm täglich an mehreren aufeinander folgenden Tagen, in schweren Fällen bis zu 50 ccm täglich.

Hersteller: Sächsisches Serumwerk, Dresden.

Handelsform: In Ampullen und Gläsern zu 10, 20 und 50 ccm.

Pferdeserum,

normales, Normal-Serum „Höchst" ist Blutserum von gesunden, unbehandelten Pferden mit und ohne Zusatz von Phenol. Dient zur Behandlung von subcutanen Blutungen. Man spritzt in den Muskel 10—40 ccm.

Hersteller: I.G.-Farbenindustrie A.G., Leverkusen a. Rh.

Handelsform: OP mit 5, 10, 20 und 30 ccm.

Vaccins

sind Impfstoffe, die hergestellt sind aus vorsichtig abgetöteten oder abgeschwächten Krankheitserregern, die die Abwehrtätigkeit des Körpers gegen diese steigern sollen. Die Anwendung der Vaccins, die subcutan, intramuskulär und intravenös erfolgen kann, löst häufig allgemeine oder lokale Reaktionen aus.

Für die Dermatologie wichtige Impfstoffe sind die

Tuberkuline.

Man versteht darunter Impfstoffe, die in verschiedener Weise aus den Tuberkelbacillen oder deren Absonderungsprodukten hergestellt werden. Das erste 1890 von ROBERT KOCH hergestellte Tuberkulin wird aus glycerinhaltigen Fleischbrühkulturen von Tuberkelbacillen gewonnen (s. u.). Außer aus den Tuberkelbacillen enthaltenden Fleischbrühkulturen werden noch Tuberkuline hergestellt aus Fleischbrühkulturen, die von den Bacillen befreit sind und aus Tuberkelbacillen selbst. Ferner gibt es Tuberkuline aus menschlichen Tuberkelbacillen und solche aus Rinder-Tuberkelbacillen.

Alt-Tuberkulin, Tuberculinum KOCH.

Tuberkelbacillen vom Typus human. werden auf einem Nährboden, der aus Fleischextrakt, Pepton Witte, Kochsalz, Glycerin und Wasser besteht, gezüchtet. Wenn die Bacillen ein üppiges Wachstum zeigen, was bei 37° in 3–4 Wochen der Fall ist, werden die Kulturen zur Abtötung eine halbe Stunde lang in strömendem Dampf erhitzt. Die noch heißen Kulturen werden in geeignete Kessel gebracht, die mit Dampf erhitzt werden können und mit einem Exhaustor in Verbindung stehen. Durch die Wirkung des Exhaustors entsteht in den Kesseln ein gewisses Vacuum, so daß das Einengen der Kulturflüssigkeit bei Temperaturen von nicht über 70° ermöglicht wird. Das Eindampfen wird so weit fortgesetzt, bis das

Gesamtvolumen von Bacillen und Kulturflüssigkeit $^1/_{10}$ des Volumens beträgt, das die ursprünglich angewendete Bouillonmenge hatte. Jetzt wird filtriert, das Filtrat erhält nach dem Erkalten einen Zusatz von 0,5$^0/_0$ Phenol. Das Tuberkulin bleibt noch mehrere Wochen zum Absetzen von indifferenten Stoffen an einem kühlen Ort stehen. Nach nochmaliger Filtration wird das Tuberkulin in Fläschchen von 1 ccm, 5 ccm und 50 ccm Inhalt abgefüllt.

Das Alt-Tuberkulin ist eine klare, braune, eigenartig würzig riechende Flüssigkeit, die in Wasser leicht löslich ist. Es enthält neben den wirksamen Stoffen etwa 40$^0/_0$ Glycerin sowie Bestandteile der Fleischbrühe. Nach dem Arzneibuch soll dem Alt-Tuberkulin kein Konservierungsmittel, wie z. B. Phenol, zugesetzt werden, eine Vorschrift, die nicht immer beachtet zu werden scheint. Ein haltbares Präparat läßt sich auch ohne Phenolzusatz herstellen. Alt-Tuberkulin darf nur in den Handel gebracht werden, nachdem es durch das Staatliche Institut für experimentelle Therapie zu Frankfurt a. M. auf seinen gleichbleibenden Gehalt an spezifischem Toxin geprüft ist.

Verdünnungen von Alt-Tuberkulin werden in folgender Weise hergestellt: Zunächst wird aus einem Raumteil Alt-Tuberkulin mit 9 Raumteilen einer 0,5$^0/_0$igen, mit sterilem Wasser angefertigten Phenollösung eine 10$^0/_0$ige Tuberkulinlösung hergestellt, die als Stammlösung für weitere Verdünnungen dient. Aus dieser werden die weiteren Verdünnungen in der Weise hergestellt, daß von der Stammlösung 1 Raumteil mit 9 Raumteilen 0,5$^0/_0$iger Phenollösung und von der so gewonnenen Lösung wieder 1 Raumteil mit 9 weiteren Raumteilen Phenollösung vermischt wird, usw.

Die zur Herstellung der Verdünnungen notwendigen Meßzylinder und Pipetten sowie Arzneigläser sind unmittelbar vor Gebrauch im Trockenschrank bei 150^0 zu sterilisieren. Der Inhalt angebrochener Originalfläschchen muß sogleich zu einer Stammlösung verarbeitet werden.

Trocken-Tuberkulin
wird aus Alt-Tuberkulin durch Fällung mit Alkohol gewonnen. Der voluminöse Niederschlag wird nach und nach mit Alkohol von 66$^0/_0$, 80$^0/_0$, 96$^0/_0$ und schließlich mit absolutem Alkohol gewaschen und getrocknet. Das Trockentuberkulin untersteht ebenfalls der staatlichen Prüfung.

Grauweißes Pulver, das sich leicht in Wasser löst. In der Aufschrift des Fläschchens ist die Angabe enthalten, in wieviel Raumteilen Wasser ein Gewichtsteil des Pulvers zu lösen ist, damit die Lösung dem flüssigen Tuberkulin entspricht.

Tuberkulinpräparate der Behringwerke, Marburg a. Lahn.

1. *Alttuberkulin Koch,* unverdünnt in Flaschen zu 1, 2, 5 und 10 ccm, ferner in gebrauchsfertigen Verdünnungen mit steigenden Dosen.

2. *Albumosefreies Tuberkulin.*
Tuberkelbacillen werden auf einer albumosenfreien Salzlösung gezüchtet.
Herstellung sonst wie Alt-Tuberkulin. In Flaschen zu 1 und 5 ccm.

3. *Glycerinfreies Tuberkulin,* für conjunctivale Tuberkulindiagnose nach Wolf-Eisner in Ampullen.

4. *Hauttuberkulin,* für die cutane Tuberkulindiagnose nach v. Pirquet in Ampullen.

5. *Neu-Tuberkulin* (Kochs Tuberkelbacillen-Emulsion) ist eine Aufschwemmung von staubfeinen, zermahlenen und abgetöteten Tuberkelbacillen in physiologischer Kochsalzlösung. Enthält die durch mechanische Zertrümmerungen aufgeschlossenen Tuberkelbacillen in homogener Aufschwemmung, teils mit, teils ohne die löslichen Leibessubstanzen.

6. *Tuberkulose-Serò-Vaccine,* Emulsion sensibilisierter Tuberkulosebacillen in Flaschen zu 1 und 5 ccm. Sie stellt die Tuberkelbacillentrümmer der Kochschen Tuberkelbacillenemulsion (s. o.) dar, beladen mit den Antikörpern eines Immunserums, welches durch Behandlung von Tieren mit Tuberkelbacillen gewonnen ist. In der Anwendung wie Kochsche Bacillenemulsion, in Fläschchen zu 1 und 5 ccm.

7. Koch-*Tuberkulin T. R.* in Flaschen zu 1 und 5 ccm, ist ein der Kochschen Tuberkelbacillen-Emulsion entsprechendes Präparat, aus welchem jedoch die löslichen Bestandteile der zertrümmerten Bacillen entfernt werden. Gebrauch wie Alt-Tuberkulin.

8. *Vacuum-Tuberkulin,* ein im Vacuum bei 37^0 auf $^1/_{10}$ seines Volumens eingeengtes Tuberkulin Original-Alt.

Tuberkulinpräparate „Höchst" der I.G.-Farbenindustrie A.G., Leverkusen a. Rh.

1. *Alt-Tuberkulin, Tuberculinum* Koch.
2. *Tuberkulin A. F. Albumosefreies Tuberkulin* (s. o.).
3. T. O. K. - *Tuberkulin Original* Koch - *Alt* enthält lediglich die löslichen Stoffwechselprodukte der Tuberkelbacillen ohne die Extraktivstoffe des Alt-Tuberkulins. Kein

Zusatz von Phenol. In der therapeutischen Verwendung von besonders milder Wirkung; in Flaschen von 1 und 5 ccm.

4. *Vacuum-Tuberkulin* s. o.

5. Kochs *Tuberkelbacillenemulsion B.E.*, auch Neu-Tuberkulin genannt, s. o.

6. *Tuberkulose-Sero-Vaccine S.B.F.*, s. o. In Fläschchen zu 1 und 5 ccm und in gebrauchsfertigen Verdünnungen 1 : 10 : 100 : 1000 : 10 000 : 100 000 : 1 000 000, ebenfalls in Fläschchen zu 1 und 5 ccm.

7. Kochs *Tuberkulin T.R.* s. o.

8. *Trocken-Tuberkulin*, glycerinfrei, staatlich geprüft, wird zum Gebrauch in Wasser aufgelöst und dient zur Anstellung der Ophthalmoreaktion nach Wolff-Eisner und Calmette. In Gläsern zu 0,005 und 1 g.

9. *Zerriebene Tuberkelbacillen* in Gläsern zu 0,1 g dienen zur Herstellung der Agglutinationsflüssigkeit zur Agglutinationsbestimmung im Serum von Kranken.

10. *Abgetötete Tuberkelbacillen* und *Tuberkulinrückstände* in Gläsern zu 1 g. Sie dienen zur Prüfung des Opsoningehaltes des Serums der Kranken nach Wright.

Den meisten der angeführten Tuberkulinpräparaten entsprechend werden auch solche von Perlsuchtbacillen hergestellt.

Weitere Tuberkulinpräparate sind:

Chelonidin und **Chelonisol** (Dr. Piorkowsky, Bakt.-Physiol. Institut Berlin NW),

sind Tuberkulinpräparate aus Schildkrötentuberkelbacillen, s. auch Friedmannsches Tuberkulosemittel S. 559.

Chenolin

ist ein gleiches Präparat wie das obige. Physiol.-Chem. Laboratorium, Hugo Rosenberg, Freiburg i. B.

Cuti-Tuberkulin Höchst

ist ein Alt-Tuberkulin in vierfacher Stärke zur diagnostischen Tuberkuloseprobe nach von Pirquet, Petruschky oder Moro.

Dermotubin, Hauttuberkulin nach Löwenstein

ist eine Tuberkulinsalbe für diagnostische und therapeutische Zwecke (s. auch Ektebin). In Fläschchen zu 1, 2, 5 und 10 ccm.

Diagnostisches Tuberkulin nach Moro

ist ein aus besonders ausgewählten Tuberkelbacillenkulturen gewonnenes angereichertes Tuberkulin mit einem Zusatz von Bovo-Tuberkulin. In Gläschen zu 1 ccm mit Glastupfer (für 10—12 Proben), in Fläschchen mit 10 ccm und in Hülsen mit 2 und 10 Lymphröhrchen für Einzelproben. Dient zur Tuberkulinhautprobe nach v. Pirquet. E. Merck, Darmstadt.

Diagnostische Tuberkulinsalbe nach Moro

ist eine Mischung von konzentriertem diagnostischem Tuberkulin mit wasserfreiem Wollfett. Zur diagnostischen Probe wie die Cutanimpfung nach v. Pirquet. Tube mit 1 und 10 g. E. Merck, Darmstadt.

Ektebin nach Moro

ist ein Tuberkuloseantigen in Salbenform zur percutanen Tuberkulosebehandlung. Es enthält außer konzentriertem Tuberkulin die zwar vollständig abgetöteten, aber morphologisch und chemisch intakten Tuberkelbacillenleiber vom Typus humanus und bovinus, sowie einen Zusatz einer keratolytisch wirkenden Substanz. Die in die Haut eingeriebenen wirksamen Bestandteile des Ektebins bewirken an der Einreibestelle eine Entzündungsreaktion in Gestalt von Knötchen. Man reibt auf dem Rücken oder der Brust auf eine Hautstelle von etwa 5 cm Durchmesser, die vorher gründlich mit Äther gereinigt war, etwa ein kleinerbsengroßes Stück Ektebin eine Minute lang ein. Nach 1—2 Tagen erscheinen an der Stelle Knötchen oder Bläschen. Nach Abheilen der Reaktion, nach etwa 1—4 Wochen, wird wieder eingerieben, im ganzen etwa 6mal.

Hersteller: E. Merck, Darmstadt.

Handelsform: In Tuben zu 1, 5 und 10 g.

Mischtuberkuline nach Wolf-Eisner

sind Mischungen von Alt- und Neu-Tuberkulin in 5 Serien verschiedener Mischungsverhältnisse. Dr. Silten, Berlin NW 6.

Partigene nach MUCH und DEYCKE

sind durch Milchsäure aufgeschlossene Tuberkelbacillen, wobei sie in einzelne Substanzkategorien = Partialantigene zerlegt werden. Partigene = Teilantikörper ist der Ausdruck für die Anschauung, daß der Organismus gegen Tuberkelbacillen nicht komplexe Antikörper bildet, sondern gegen die Fette, die Lipoide, das Eiweiß des Bakterienleibes gesonderte Antikörper (Partialantigene) erzeugt. Auf Grund dieser Anschauung sind die MUCHschen Partigene durch Milchsäureaufschließung entstanden. MTbR = Milchsäuretuberkelbacillen, Rückstand und Filtrat L = Tuberkulin MUCH. Aus dem Rückstand wird gewonnen das Partialantigen F = Fettsäuren und Lipoide, das Partialantigen N = Neutralfett und Wachsalkohole und das Partialantigen A = Albumine mit geringen Beimengungen anderer Eiweißstoffe. Die Behandlung innerlich gestaltet sich damit folgendermaßen:

1. Tag MTbR 1 : 100 000 Millionen 2 Tropfen,
2. Tag MTbR 1 : 100 000 Millionen 3 Tropfen

und dann immer weiter steigernd, so daß am 6. Tag 14 Tropfen genommen werden.

7. Tag MTbR 1 : 10 000 Millionen 2 Tropfen

bis zum 12. Tage auf 14 Tropfen steigend.

13. Tag MTbR 1 : 1000 Millionen 2 Tropfen,

bis zum 18. Tage ebenfalls auf 14 Tropfen zu steigern. Auf diese Weise fährt man fort, bis man bei der Verdünnung 1 : 1 000 000 angelangt ist.

Die Tropfen werden täglich einmal bei leerem Magen gegeben. Mit MTbR ist auch eine Salbe dargestellt worden, ähnlich dem Ektebin, die zur percutanen Behandlung bestimmt ist. Alle 14 Tage eine Einreibung.

Hersteller: I.G.-Farbenindustrie A.G., Leverkusen a. Rh.

Handelsform: Partigene „Kalle" MTbR Nr. 3 (1: 100000), Nr. 4 (1: 1 Million), Nr. 5 (1: 10 Millionen), Nr. 6 (1: 100 Millionen), Nr. 7 (1: 1000 Millionen), Nr. 8 (1: 10000 Millionen), Nr. 9 (1: 100000 Millionen) OP mit 5 ccm.

Tuberkulin BERANECK.

I. Aus Fleischbrühkulturen von Tuberkelbacillen nach Abfiltrieren der Bacillen. Dieses Präparat enthält nur die extracellulären Stoffwechselprodukte der Tuberkelbazillen. II. Aus Tuberkelbacillen durch Ausziehen mit 1%iger Phosphorsäure. Enthält die intracellulären Toxine der Tuberkelbacillen. Am stärksten wirkt die Mischung von I und II; in 13 verschiedenen Lösungen: $A_{32}A_{16}A_8A_4A_2A$, B bis H. Jede folgende Lösung ist doppelt so stark wie die vorhergehende.

Tuberkulin C. L. nach CALMETTE

wird aus Kulturen von Tuberkelbacillen gewonnen und enthält die Abscheidungsstoffe und Protoplasmastoffe der Bacillen. In Ampullen und Lösungen von steigender Stärke (Poulenc frères, Paris).

FRIEDMANNsches Tuberkulose-Heil- und Schutzmittel

ist weder ein Tuberkulin, noch ein Serum, sondern ein lebendes Vaccin, das aus einer frisch präparierten Aufschwemmung von besonders gezüchteten Schildkrötenbacillen besteht, das subcutan injiziert wird. Diese Tuberkulosetherapie ist daher eine aktiv immunisierende. Man spritzt subcutan 2 ccm hinter dem Trochanter major in eine emporgehobene Falte, die dazu benutzte Spritze und Kanüle soll nur in reinem Wasser gekocht sein. An der Injektionsstelle tritt eine Gewebsreaktion ein, die aber meistens wieder restlos verschwindet.

Hersteller: Tuberkulose-Heilstoff-Werk G. m. b. H., Leipzig.

Handelsform: In Ampullen zu 0,5 ccm schwach und stark 0,5, 1 und 2 ccm. Am besten bestellt man das Präparat immer frisch.

Tuberkulin PIRQUET

ist eine 25%ige Lösung von Alt-Tuberkulin in Lymphröhrchen zur Tuberkulosediagnose.

Tuberkulin Rosenbach durch Symbiose des Trichophyton holosericum mit Tuberkelbacillenkulturen modifiziertes Tuberkulin. Durch den Pilz wird die Gesamtheit der peptonartigen Stoffe, in erster Linie deren stark reizende Abbaustoffe und Toxalbumine, aufgezehrt, während die eigentliche Tuberkulinkomponente unversehrt bleibt, wodurch ohne Änderung der spezifischen Eigenschaften des Tuberkulins eine mildere Wirkung erzielt wird.

Hersteller: I.G.-Farbenindustrie A.G., Leverkusen a. Rh.

Handelsform: OP zu 1, 2, 5 und 10 ccm.

Tuberkulose-Hautimpfstoff nach PONNDORF

ist ein aus Kulturen von Tuberkulosebacillen (Typus humanus und bovinus) nach besonderem Verfahren gewonnener Impfstoff, der durch Einreibung in die geritzte Haut zur Anwendung gelangt. Man unterscheidet einen Tuberkulose-Hautimpfstoff A und einen Mischimpfstoff B. A ist der streng spezifisch eingestellte, toxisch bakteriell aufgebaute Antigenkörper. B ist der Impfstoff A stark angereichert durch die spezifischen, auf kaltem Wege autolysierten Antigenquoten, der die sogenannten Mischinfektionen unterhaltenden Mikroorganismen (Streptokokken, Pneumokokken, Staphylokokken). Zu verwenden bei Mischinfektionen auf tuberkulösem Boden.

Die Ausführung der PONNDORF-Impfung ist folgende: Man macht 15—20 dicht nebeneinanderliegende fingerlange Einschnitte am Oberarm oder Schenkel. Ein richtiger Impfschnitt soll nur ganz geringe Blutung aufweisen, jedoch keine Tropfblutung. Die erste Impfung wird kleiner angelegt, die folgenden Impfungen steigert man, sowohl der Menge des Impfstoffes als auch der Impffläche nach. Auf die Impffläche wird der Inhalt einer Capillare getropft und mit einer Lanzette gleichmäßig verteilt und unter Druck derselben mehrere Minuten lang eingerieben. Man läßt dann 5 Minuten lang eintrocknen. Die zweite Impfung folgt nach 8—14 Tagen, die dritte nach 3—4 Wochen, die übrigen nach 3 bis 4 Monaten und dann in immer größeren Abständen. Im ganzen soll eine Impfung über 2 Jahre ausgedehnt werden. Ein positiver Impferfolg zeigt Rötung bis Papelbildung, bei stärkeren Reaktionen Nekrose oder Blasenbildung.

Hersteller: Sächsische Serumwerke, Dresden.

Handelsform: OP mit 6, 20 und 50 Capillaren.

Tuberkulomucin „WELEMINSKY“

ist hergestellt aus besonders ausgewählten Tuberkelbacillenstämmen, die durch jahrelange Züchtung und Auslese zur Produktion von im Tierversuch nachweisbaren, therapeutisch wirksamen Substanzen gebracht worden sind. Es enthält reichlich das von den Kulturen produzierte Mucin. Die Stichreaktion ist oft sehr stark. Im allgemeinen wöchentlich eine Einspritzung unter die Haut. Anfangsdosis bei Kindern 1—3 mg, bei Erwachsenen 3—5 mg, später allmähliche Steigerung um je 1 mg auf 8—10 mg. Höchstdosis 10 mg. Nach 12 bis 16 Einspritzungen am besten eine vierwöchentliche Pause und dann wieder mit kleiner Dosis beginnen.

Hersteller: Chemische Fabrik Helfenberg, Dresden-Helfenberg.

Handelsform: In konzentrierter Form in Ampullen mit 0,05 g, die mit 5 ccm abgekochtem Wasser verdünnt werden müssen. Die Menge reicht für eine größere Anzahl von Injektionen, ist aber nur einen Tag haltbar.

Tebeprotin „Toeniessen“

wird aus Tuberkelbacillen gewonnen, die auf Glycerinbouillon gewachsen und durch Waschen mit Wasser von den anhaftenden Nährbodenbestandteilen befreit sind. Die Bacillen werden in verdünnter Mineralsäure erhitzt, in Kalilauge extrahiert und abzentrifugiert. Das alkalische Extrakt wird filtriert und in dem völlig klaren Filtrat wird das Tebeprotin mit Essigsäure gefällt. Nach Reinigung und Trocknen stellt es ein weißes Pulver dar. Im Handel sind folgende Konzentrationen:

Stammlösung 1 ccm Lösung = 1 mg Tebeprotin (= Tp.).
Verdünnung 1, 1 ccm = $^1/_{10}$ mg Tp.
Verdünnung 2, 1 ccm $^1/_{100}$ mg Tp.
Verdünnung 3, 1 ccm = $^1/_{1000}$ mg Tp.
Die Lösungen sind 12 Monate haltbar. Dosis für Erwachsene $^1/_2$–1 ccm der Verdünnung 1.

Hersteller: R. Graf & Co., A.G., Nürnberg.

Verschiedene Vaccins.

Leukogen,

ein polyvalenter Staphylokokkenvaccin, der durch Aufschwemmung von schonend abgetöteten Staphylokokken in physiologischer Kochsalzlösung mit Zusatz von 0,5% Phenol hergestellt wird. Die Zahl der in 1 ccm enthaltenen Keime ist in der Originalpackung angegeben. Zur Herstellung werden verschiedene Stämme von Staphylococcus albus, aureus und citreus benutzt. Bei Furunkulose, Acne, Folliculitis, Trichophytien usw. Vor dem Gebrauch umschütteln, unter die Haut oder besser in den Muskel einspritzen. Zu Anfang 25—50 Millionen Keime, zweimal wöchentlich unter Steigerung immer um 25 Millionen Keime. Bei starker örtlicher Reaktion mit Fieber Pause von 8 Tagen. Nach 3 bis 6 Wochen ist die Kur beendet.

Hersteller: I.G.-Farbenindustrie A.G., Leverkusen a. Rh.

Handelsform: Schachtel „A“ enthaltend 10 Ampullen mit 1 ccm (je 1 Ampulle mit 10, 25, 50 und 100 und je 2 Ampullen mit 200, 500 und 1000 Millionen Keimen in 1 ccm). Schachtel „B“, enthaltend 10 Ampullen mit je 100 Millionen Keimen in 1 ccm, Schachtel „C“ enthaltend 10 Ampullen mit je 500 Millionen Keimen in 1 ccm.

Flaschen mit 5 ccm I = 100, II = 500, III = 1000 Millionen Keimen in 1 ccm.

Cuti-Leukogen,

eine Staphylokokkenaufschwemmung von 10000 Millionen Keimen in 1 ccm, mit der man nach der PONNDORF-Methode die Haut impft.

Histopin (Histopinum liquidum)

nach v. WASSERMANN enthält immunisierende Stoffe lebender Staphylokokken und wird durch Extraktion von Kulturen mit Wasser gewonnen. Zur Haltbarmachung wird verdünnte Gelatinelösung als Schutzkolloid und 0,5% Phenol zugesetzt. *Histopinsalbe* enthält 20—50% Histopin in einer Grundlage, die wahrscheinlich Wollfett ist.

Anwendung: Das Histopin wird bei oberflächlichen Follikulitiden und bei kleineren Furunkeln aufgepinselt; dient auch zur Verhütung von Furunkeln. Die Histopinsalbe wird bei größeren Furunkeln, gegebenenfalls nach Eröffnung verwendet.

Hersteller: Nitritfabrik Köpenick.

Handelsform: OP in Flasche (flüssig) und in Tube (Salbe).

Histoplast,

ein Staphylokokkenvaccin enthaltendes Pflaster nach v. WASSERMANN. Wirkt erweichend bei Furunkel und fördert die Abstoßung des Pfropfes; dient auch zur Acnebehandlung.

Hersteller: „Labopharma“ Berlin-Charlottenburg.

Linimente nach PETRUSCHKY

sind zur percutanen Anwendung bestimmte Linimente, die abgetötete Bakterien oder Bakterienextrakte enthalten. Hergestellt wird auch solch ein Liniment gegen Tuberkulose (Lupus, Scrophuloderma). Hageda, Berlin. OP zu 2 und 20 ccm.

Mallein,

ein aus Kulturen des Rotzbacillus gewonnener Impfstoff, der die Stoffwechselprodukte der Bacillen und aufgeschlossene Bakterienleiber enthält. Man gibt zur Diagnose (Lokalreaktion) subcutan bei Rotz 0,01—0,05 g. (Behringwerke Marburg a. d. L., E. Merck, Darmstadt, Bakteriol. Institut D. Schreiber, Landsberg a. d. W.)

Malleinum siccum.

Die Rotzbacillen werden durch fortlaufende Tierpassagen zur höchsten Virulenz gesteigert. Dann wird eine größere Menge LÖFFLERsche Fleischbrühe, 4,5% Glycerinzusatz enthaltend, mit diesen hochvirulenten Bacillen geimpft. Nach 20tägiger Bebrütung bei 37,5° wird der Nährboden bei 80° auf $^1/_{10}$ eingeengt, mit der 30fachen Menge absoluten Alkohols gefällt und die Fällung im Vakuum über Chlorcalcium getrocknet. Trockenes, anscheinend haltbares, weißes, in Wasser leicht lösliches Pulver.

Von gleicher Wirkung wie das andere Mallein.

Hersteller: E. Merck, Darmstadt.

Nepenthan,

eine Salbenseife, die die Antigene von virulenten Staphylokokkenkulturen enthält. Gegen Staphylokokkeninfektionen. (Bakteriologisches Laboratorium Wolfgang Schmidt, Köln a. Rh.)

Omnadin

ist ein unspezifischer Impfstoff nach MUCH. Er besteht aus einem Gemisch von reaktiven Eiweißkörpern aus den Stoffwechselprodukten verschiedener apathogener Spaltpilze, einem Lipoidgemisch aus Galle und einem animalischen Fettgemisch. Wird besonders angewendet bei Erysipel und Streptokokkenerkrankungen. Man gibt eine Ampulle =

2 ccm intramuskulär oder intravenös, 1 oder 2mal täglich. Auch bei Kindern kann man die gleiche Dosis ohne Nachteil geben.

Hersteller: I.G.-Farbenindustrie A.G., Leverkusen a. Rh.

Handelsform: OP mit 1, 3 und 12 Ampullen.

Opsonogen,
polyvalentes Staphylokokkenvaccin nach Wright-Strubell. Bei Pyodermien. Man beginnt die Behandlung mit 50—70 und steigt bis zu 1000 Millionen Keimen. Einspritzung subcutan oder intramuskulär.

Handelsform: Schachteln mit 5 Ampullen zu 1 ccm, Stärke I, I a, II, III, IV mit 100, 250, 500, 750, 1000 Millionen Keimen in 1 ccm. Es gibt auch kleine Sammelpackungen mit 5 Ampullen aller Stärken. Die gleichen Stärken 1—4 sind auch in Flaschen mit 5 ccm erhältlich.

Hersteller: Chemische Fabrik, Güstrow i. M.

Phylacogene
sind Impfstoffe aus Bakterienkulturen gewonnen. Dermatologisch interessiert das Erysipelas-Phylacogen.

Hersteller: Parke, Davis & Co., Detroit.

Propidol,
ein Mischvaccin nach Delbet; bei Erysipel, Staphylokokkenerkrankungen usw. (Poulenc frères, Paris).

Pyhagen nach Galewsky,
ein polyvalentes Vaccin, hergestellt aus einer großen Zahl verschiedener *Trichophytonkulturen* aus verschiedenen Gegenden Deutschlands. Ein keimfreies Extrakt aus den Kulturen. Bei Trichophytieerkrankungen; subcutan alle 3—4 Tage 1 ccm in Verdünnung 1:50, steigend bis 1 : 10.

Hersteller: Sächsisches Serumwerk, Dresden.

Handelsform: OP mit 8 Ampullen zu 1 ccm mit Lösungen 1 : 50, 1 : 25, 1 : 20, 1 : 10. Auch Fläschchen mit 10%igem Extrakt zu 5 und 10 ccm.

Pyocyanase,
bakteriolytisches Enzym von Kulturen des Bacillus pyocyaneus. Eine bakterienfreie, konzentrierte Lösung desselben wird durch Filtration von etwa 3 Wochen alten Kulturen des Bacillus durch Berkefeldfilter und Eindampfen im Vacuum erhalten. Dieses Enzym löst nach O. Löw und Emmerich nicht nur den Bacillus pyocyaneus auf, sondern auch Diphtherie-, Cholera-, Typhus- und Milzbrandbacillen, sowie Strepto-, Staphylo- und Gonokokken. Tuberkelbacillen und viele Saprophyten werden nicht aufgelöst. Äußerlich gegen infektiöse Erkrankungen der Haut und der Schleimhäute. Für dermatologische Zwecke ist es stets in Originalkonzentration anzuwenden. Bei flächenhaften Hautaffektionen Bepinselungen 2–4mal täglich. Bei Ekzemen, Ulcus cruris usw. Verbände oder Salben.

Hersteller: Sächsisches Serumwerk, Dresden.

Handelsform: Ampullen mit 1 ccm und Fläschchen zu 10, 50 und 100 ccm.

Pyocyaneus-Protein
ist ein nach Angaben von Honl hergestelltes Extrakt aus Kulturen des Bacillus pyocyaneus, das keine lebenden Bakterien enthält. Grünlichgelbe, schwach alkalische, eigenartig riechende Flüssigkeit in Gläsern zu 25 und 200 ccm. Bei Ulcus cruris wird reichlich getränkte Gaze auf das Geschwür gelegt und verbunden. Der Verband ist täglich zu wechseln.

Hersteller: E. Merck, Darmstadt.

Rhinosklerin nach Pawlowski
ist ein wässerig-alkoholischer, glycerinhaltiger Auszug aus den Kulturen der Bacillen des Rhinoskleroms und dient zur Behandlung dieser Krankheit.

Seleninum H. p. p., Seleninum Hydrogenio peroxydato paratum.

Aus dem von Klebs nachgewiesenen Diplococcus semilunaris mit Hilfe von Wasserstoffperoxyd dargestelltes Antitoxin. Der Diplokokkus findet sich in fast allen Fällen von aktiver Tuberkulose in den Lymphdrüsen der erkrankten Haut und der inneren Organe und soll vielfach die Wirkungen des Klebschen Tuberculocidin Te-Ce verhindern.

Handelt es sich um solche Mischinfektionen, so empfiehlt KLEBS dieses Selenium in der Dosis von 1 ccm 2—3mal täglich dem Te-Ce zugesetzt oder auch allein in Wasser. Ebenso zu äußerlichem Gebrauche bei allen Tuberkuliden, Erythema induratum, Ekzem auf skrofulöser Basis, Prurigo, Seborrhöe, Ulcus cruris usw.

Hersteller: Friedrich G. Klebs, Berlin W 15.

Staphygen

ist eine Aufschwemmung von Staphylokokken aus einer großen Zahl von Stämmen des Staphylokokkus albus, aureus und citreus in physiologischer Kochsalzlösung mit 0,5% Phenol. Subcutan oder intramuskulär.

Hersteller: Behringwerke, Marburg a. Lahn.

Handelsform: In Ampullen zu 1 ccm mit 10—100 Millionen Keimen und in Flaschen zu 5 ccm mit 100 und 500 Millionen Keimen in 1 ccm.

Staphar (Maststaphylokokken-Einheitsvaccine nach STRUBBEL)

enthält die Partialantigene der Staphylokokken und die durch Züchtungsmast angereicherten Lipoide, dagegen nicht die wasserlöslichen giftigen Bestandteile. Man gibt intramuskulär 0,5—1 ccm. Gegen Acne, Furunkulose usw.

Hersteller: I.G.-Farbenindustrie A.G., Leverkusen a. Rh.

Handelsform: OP mit 3, 5 und 10 Ampullen zu 1 ccm.

Staphylosan,

ein polyvalentes Vaccin aus Kulturen einer größeren Anzahl von Staphylokokkenstämmen.

Hersteller: Sächsisches Serumwerk, Dresden.

Handelsform: In Ampullen zu 1 ccm mit 10—500 Millionen Keimen und in Flaschen zu 5 ccm mit 100 und 500 Millionen Keimen.

Staphylo-Yatren,

ein kombiniertes spezifisch-unspezifisches Reizvaccin; polyvalente Suspension von Staphylokokken in Yatrenlösung. Anwendung meist intragluteal. Die Behandlung soll stets mit Stärke 1 begonnen werden. Man gibt entweder 0,5—2 ccm intravenös oder 2—5 ccm intragluteal in Zwischenräumen von 3—4 Tagen.

Hersteller: Behring-Werke A.G., Marburg a. Lahn.

Handelsform: OP Karton A mit 3 Ampullen zu 2,5 ccm, Stärke 1—3, Karton B mit 3 Ampullen zu 2,5 ccm, Stärke 4—6, Karton C mit 6 Ampullen zu 2,5 ccm, Stärke 1—6.

Streptosan,

ein polyvalentes Streptokokkenvaccin. Subcutane Einspritzung in steigenden Dosen.

Hersteller: Sächsiches Serumwerk, Dresden.

Handelsform: OP mit 6 Ampullen zu 1, 2, 3, 5, 10, 20 Millionen Keimen in 1 ccm.

Strepto-Yatren,

entsprechend dem Staphylo-Yatren hergestellt. Man gibt intravenös alle 3—4 Tage je nach Reaktion 0,5–2 ccm oder intramuskulär 2–5 ccm. Man braucht am besten nur Stärke 3.

Hersteller: Behringwerke A.G., Marburg a. Lahn.

Trichon (BRUCK)

ist ein polyvalentes Vaccin aus den Kulturen einer größeren Anzahl von Trichophytonstämmen. Bräunliche Flüssigkeit. Subcutan oder intramuskulär 0,1—0,2—0,5 ccm des Präparates je nach Höhe der eintretenden Reaktion alle 3–4 Tage. Man kann die beabsichtigte Trichondosis unverdünnt oder mit Wasser verdünnt einspritzen. Im letzteren Falle zieht man die gewünschte Trichonmenge in die Spritze und die entsprechende Menge abgekochten Wassers bis zum Gesamtvolumen von 1 ccm nach. In der Regel genügen 3 Einspritzungen. Zur intracutanen Einspritzung beginnt man mit 0,2 ccm einer Verdünnung 0,2 : 10 und steigt auf 0,1–0,2 ccm unverdünnt.

Hersteller: Schering-Kahlbaum A.G., Berlin.

Trichophytin (SCHOLTZ),

eine ähnlich wie das KOCHsche Tuberculin hergestelltes Vaccin, das die löslichen Stoffwechselprodukte und Leibessubstanzen einer größeren Anzahl verschiedener Trichophytonpilze enthält. Bei der intracutanen Anwendung beginnt man mit einer Verdünnung 1 : 50, (0,25%ige Phenollösung), steigt auf 1 : 30, 1 : 10, 1 : 5, und nimmt zum Schluß reines Trichophytin. Man spritzt an drei Stellen am Arm je 0,1 ccm oberflächlich in die Haut. Bei der cutanen Anwendung scarifiziert man die erkrankte Stelle und bestreicht sie mit 2—3 Tropfen reinem Trichophytin. Bei der subcutanen Anwendung beginnt man mit 0,05 bis 0,1 ccm reinem Trichophytin aufgefüllt auf 1 ccm mit steriler Kochsalzlösung. Alle 4—5 Tage. Hochfieberhafte Reaktionen sind zu vermeiden. Bei der Einspritzung in die Vene beginnt man mit 0,03, steigert bis höchstens 0,3 ccm in 1 ccm Kochsalzlösung.

Zu diagnostischen Zwecken genügt die cutane Impfung mit einem Tröpfchen unverdünntem Trichophytin. Nach 24 Stunden linsengroße Rötung oder Papeln.

Hersteller: I.G.-Farbenindustrie A.G., Leverkusen a. Rh.

Handelsform: OP mit 1, 5 und 10 ccm. Gebrauchsfertige Verdünnungen 1 : 10, 1 : 20, 1 : 30, 1 : 40, 1 : 50 in Flaschen mit 5 und 10 ccm.

Trichosykon „Kalle“

ist hergestellt aus verschiedenen oberflächlich und tief wachsenden Trichophytonstämmen. Das Präparat wird möglichst intracutan und unverdünnt, am besten mittels einer 0,25 ccm-Rekordspritze, in die Haut des Oberarms eingespritzt. Man beginnt mit 0,025 ccm und geht steigend um 0,025 allmählich bis auf 0,15, gegebenenfalls auch 0,2 ccm hinauf. Die Einspritzungen werden alle 4—5 Tage abwechselnd an beiden Armen ausgeführt. Zur Durchführung der Behandlung sind 8—12 Einspritzungen erforderlich. Bisweilen örtliche heftige Reaktionen; auch Allgemeinreaktionen, die aber immer ungefährlich sind, lassen sich manchmal nicht vermeiden.

Hersteller: Kalle & Co., A.G. Biebrich a. Rh.

Handelsform: OP mit 1, 5 und 10 ccm.

Tricho-Yatren

ist ein hochwertiges, aus stark virulenten tierischen Trichophytonstämmen hergestelltes Ekto-Endotoxin, welches zum Zwecke der Sterilisation und der Wirkungserhöhung mit Yatrenlösung versetzt ist. Zur Toxindarstellung werden nur aus schweren Krankheitsbildern gezüchtete Arten verwandt. Das Präparat soll die Lokaltherapie der Bartflechte unterstützen. Man spritzt subcutan in den Herd oder unmittelbar in die Herdnähe alle 2—3 Tage 0,5 ccm. Bei stärkerer Reaktion längere Zwischenräume. Man nimmt Stärke 2 als Anfangsdosis.

Hersteller: Behringwerke A.G., Marburg a. Lahn.

Handelsform: OP mit 6 Ampullen zu 0,5 ccm Stärke 1—5.

Anhang.

Bemerkungen über die Herstellung dermatologischer Arzneizubereitungen.

Es gibt eine Anzahl von *Arzneizubereitungen*, die nur zum Zwecke der Verwendung auf der Haut hergestellt werden. Solche sind:

1. Puder, 2. Suspensionen, 3. Linimente, 4. Vasolimente, 5. Salben, 6. Pflaster.

Alle dermatologischen Zubereitungen, mögen sie aus der Apotheke, mögen sie aus der Fabrik stammen, müssen auf das peinlichste lege artis zubereitet sein, da vielfach die therapeutischen Erfolge davon abhängen. Der praktische Dermatologe muß in der Lage sein, die dem Patienten in der Apotheke ausgehändigten Präparate auf ihre Qualitäten hin nachprüfen zu können.

1. *Puder.* Ihre Herstellung ist eine relativ einfache: Die einzelnen Pulverbestandteile werden innig in einem Porzellanmörser verrieben, und soll noch ein übriges geschehen, so werden sie, was besonders bei der fabrikmäßigen Herstellung geschieht, durch ein engmaschiges Sieb gerieben. Verstreicht man etwas Puder auf der flachen Hand mit einer Fingerkuppe, so muß die Substanz völlig homogen sein, sowohl was Farbe als auch Kirnung betrifft.

2. *Suspensionen* finden vielfach Verwendung in der Dermatologie. Es soll hier an das KUMMERFELDsche Waschwasser und besonders an die *Trocken-*

pinselungen oder *Schüttelmixturen* erinnert werden. Obgleich die Herstellung eine verhältnismäßig einfache ist, wird doch mitunter gegen die Grundregeln der Zubereitung verstoßen. Es kommt vor, daß im Getriebe einer Apotheke, um Zeit zu sparen, zunächst die flüssigen Bestandteile in das Gefäß, das der Kranke erhalten soll, hineingewogen werden. Die pulverigen Bestandteile werden abgewogen, einfach in das Gefäß hineingeschüttet und das Ganze dann kräftig durchgeschüttelt. Eine auf diesem Wege hergestellte Trockenpinselung erkennt man sofort an den festen Partikelchen, die beim dünnen Ausstreichen auf die Hand als Rauhigkeiten sich bemerkbar machen. Eine solche Zubereitung ist zurückzuweisen.

Fachgemäß wird eine solche Suspension hergestellt, indem zunächst die pulverigen Bestandteile in einen tiefen Porzellanmörser, in einen sogenannten Pulvermörser (s. Abb. 10a) eingewogen und mittels eines Pistills (s. Abb. 10b) innig miteinander vermischt werden. Die notwendigen Flüssigkeiten (Glycerin, Wasser, Spiritus usw.) werden nun immer in kleinen Portionen dem Pulver zugesetzt und mit ihm allmählich verrieben. Auf diese Weise erhält man Suspensionen, deren unlösliche Bestandteile sich völlig gleichmäßig beim Aufschütteln in der Flüssigkeit verteilen.

Suspensionen, die verhältnismäßig wenig feste Bestandteile enthalten, wie z. B. das KUMMERFELDsche Waschwasser, dürfen in enghalsigen Flaschen abgegeben werden, da sie aufgeschüttelt mit einem Schwämmchen oder Läppchen aufgetragen werden können. Trockenpinselungen dagegen sind nur in Flaschen mit weitem Halse abzugeben, da diese ihrer Dickflüssigkeit wegen mit Hilfe eines Pinsels aufgestrichen werden. Niemals dürfen Trockenpinselungen in Salbenkruken und schon gar nicht in solche aus Pappe getan werden, da sie hierin bald eintrocknen.

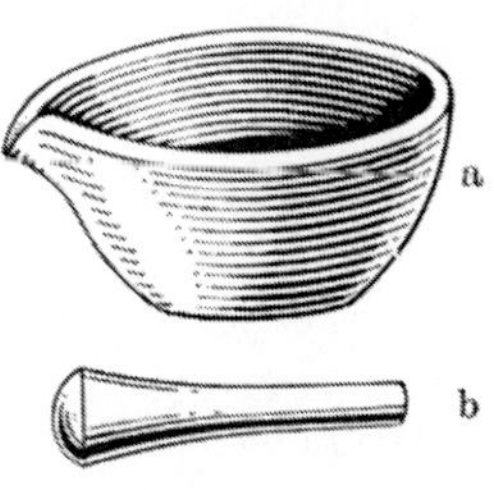

Abb. 10.
a Pulvermörser, b Pistill.

3. *Linimente* stehen bezüglich ihrer Konsistenz zwischen flüssigen Ölen und Salben. Es sind möglichst gleichmäßige Mischungen (Emulsionen) von fetten Ölen oder Balsamen mit alkalischen oder seifenhaltigen Flüssigkeiten. Sie werden gewöhnlich hergestellt durch Zusammengießen zweier flüssiger Bestandteile, die an sich miteinander nicht mischbar sind, bei denen aber durch Schütteln Emulsionsbildung eintritt. Linimente stellt man z. B. her aus Leinöl und Kalkwasser. Das Emulgierungsmittel ist die Kalkseife, die sich aus dem Kalkwasser mit den in dem Öl enthaltenen freien Fettsäuren bildet. Um eine gute Emulgierung zu erhalten, müssen die betreffenden Öle freie Fettsäuren enthalten. Ist dieses nicht der Fall, wie z. B. bei hochraffinierten Speiseölen, so muß eine Spur Olein zugesetzt werden, um den gewünschten Erfolg zu erzielen. Gute Linimente dürfen sich auch bei längerem Stehen nicht in zwei Schichten trennen.

Von den Linimenten, in die sich eine ganze Anzahl für die Dermatologie wichtige Arzneimittel hineinbringen läßt, wird vielleicht noch zu wenig Gebrauch gemacht. Sie stellen eine recht bequeme Anwendungsform zur Behandlung von Hautkrankheiten dar. RAPP hat eine besondere Vorschrift zur Herstellung von dermatologischen Linimenten ausgearbeitet. Diese lautet: Als Grundmasse dient eine Zubereitung von 20 Teilen Öl, 5 Teilen gereinigter Ölsäure und 2 Teilen Liquor Kalii carbonici. Diese Grundmasse wird mit 23 Teilen Öl gemischt und dann mit 50 Teilen Kalkwasser kräftig geschüttelt. Vor dem Mischen wird je nachdem, im Öl oder im Kalkwasser, der gewählte Arzneistoff gelöst oder suspendiert. Als in *Öl* lösliche bzw. zerteilbare Arzneistoffe kommen in Frage: Anthrasol, Campher, Epicarin, Jothion, Menthol,

Naphthol, Mitigal, Naphthalin, Thymol, Pix liquida, Oleum Rusci, Oleum cadinum, Styrax, Perubalsam, Chrysarobin, Lenigallol. Als in *Wasser* lösliche oder zerteilbare Arzneistoffe sind zu nennen: Ichthyol, Kalium jodatum, Borax, Chloramin, Pyrogallol, Resorcin, Liquor Carbonis detergens, Formalin, Chinosol, Sagrotan, Trypaflavin, Liquor Plumbi subacetici, Solutio Vleminckx, Lenicet, Anaesthesin.

Es soll noch bemerkt werden, daß für diese Linimentzubereitungen stets ein Öl zu verwenden ist, das mit Benzoeharz haltbar gemacht ist.

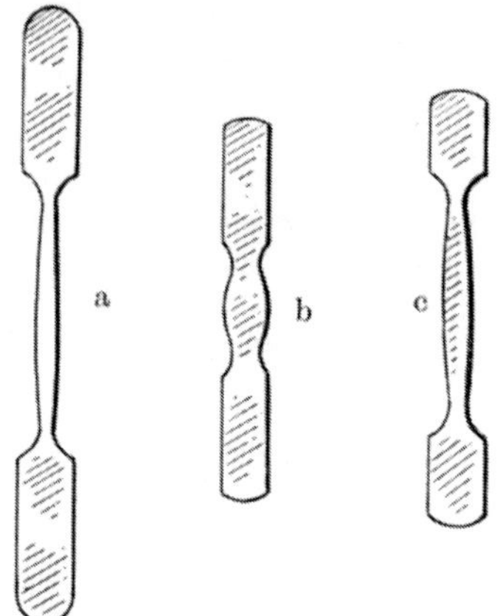

Abb. 11. Salbenspatel. a aus Metall, b aus Horn, c aus Holz.

4. *Vasolimente* sind flüssige Mischungen von äußerlich anzuwendenden Arzneimitteln, als deren Träger eine klare Mischung von Paraffinöl, Alkohol und Ölsäureseife (meist Ammoniakseife) dient. Die etwas komplizierten Gemenge sollen den Vorteil einer sehr guten Resorbierbarkeit haben. Die Herstellung an sich ist eine sehr einfache und geschieht durch Mischen und Schütteln, jedoch ist die Güte des erzielten Produktes nicht immer eine gleichmäßige, da die diesbezüglichen Vorschriften voneinander abweichen und nicht gleichwertig sind. Es scheint nach RAPP von Wichtigkeit zu sein, daß nur ganz reine Ölsäuren und ein vorschriftsmäßiger Liquor von 10% Ammoniakgehalt benutzt werden.

5. *Salben* sind Mischungen von Salbenkörpern mit den verschiedensten Medikamenten, die fest oder flüssig sein können. Von den festen, pulverförmigen Zusätzen kann man solche unterscheiden, die vermöge ihrer chemischen Eigenschaften arzneiliche Wirkungen auslösen sollen, wie Schwefel, Dermatol usw. und solche, die rein physikalische Wirkungen (mechanischer Schutz, Wasserverdunstung) erzielen sollen. Zur Herstellung der letztgenannten Salben nimmt man meistens indifferente Pulverzusätze, wie Zinkoxyd, Talkum, Amylum usw., fügt sie in größerer Menge der Salbengrundlage zu und bezeichnet dann das Produkt als „Paste“. Salben, die man durch Zugabe von Wachs, Walrat oder anderen harten, fettartigen Substanzen herstellt, nennt man „*Cerate*“.

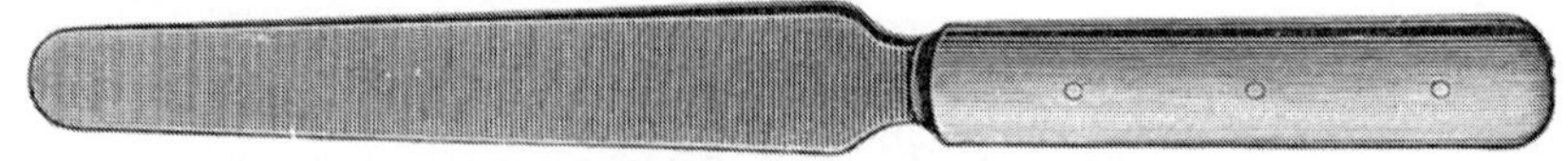

Abb. 12. Elastischer Salbenspatel aus Metall.

Diese Cerate werden heutzutage vielfach mit hartem Paraffin hergestellt. Den Ceraten zuzurechnen sind die sogenannten *Pomaden.*

Salben werden entweder durch bloßes Zusammenmischen der Bestandteile im Salbenmörser oder nach vorhergehendem Schmelzen der Salbengrundlagen bereitet. *Salbenmörser* sind tiefe, dickwandige, innen etwas aufgerauhte Porzellanschalen, zu denen noch eine Reibekeule aus Porzellan gehört, das *Pistill.* Sie sind den in Abb. 10 wiedergegebenen Pulvermörsern ähnlich, nur haben sie keinen Ausguß. Zur Salbenherstellung gebraucht man weiter verschiedenartige Spatel, d. h. Stäbe mit schaufelartigen Abplattungen an den Enden, aus Eisen, Holz oder Horn zum Loslösen der Salben von den Wandungen des Mörsers und des Pistills (s. Abb. 11). Es gibt auch Salbenspatel aus federndem Metall, die sich besser den Wölbungen des Salbenmörsers anpassen (s. Abb. 12). Bei Herstellung von Höllensteinsalben werden nur Horn- oder Holzspatel verwendet. Um nach Fertigstellung einer Salbe die letzten Reste aus dem Mörser zu entfernen, nimmt man Kartenblätter, die keilförmig mit konvexer Basis zugeschnitten werden.

Um eine möglichst feine Verteilung eines Medikamentes in einer Salbe zu erzielen, löst man es, wenn irgend angängig, in einem geeigneten Lösungsmittel. So löst man z. B. bei Herstellung einer Resorcinsalbe das Resorcin in einigen Tropfen Äther oder Wasser, Höllenstein in Wasser, Salicylsäure und Campher in etwas Äther usw.

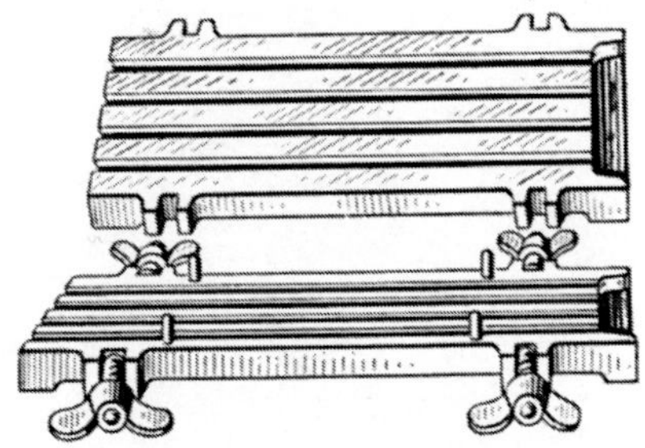

Abb. 13. Gußform für Salbenstifte.

Bei Einverleibung von unlöslichen festen Körpern in Salbengrundlagen, wie z. B. von Schwefel, ist das Pulver zunächst mit ganz wenig Salbengrundlage, oder falls diese zu hart ist, mit etwas Oleum Olivarum oder Paraffinum liquidum anzureiben. Es ist dabei so lange zu reiben, bis auch nicht mehr das geringste Pulverkörnchen zu sehen oder mit der Fingerspitze zu fühlen ist. In der gleichen Weise muß auch bei der Herstellung von Pasten vorgegangen werden. Will man eine Salbe oder Paste prüfen, ob sie sachgemäß hergestellt ist, so streicht man sich etwas auf den Handrücken, verteilt es in möglichst dünner Schicht, wobei niemals Körnchen fühl- oder sichtbar werden dürfen. Auch die Färbung muß völlig gleichmäßig sein. Für die Behandlung von Hautkrankheiten, besonders solcher empfindlicher Natur, ist es von außerordentlicher Wichtigkeit, daß Salben ohne irgendwelche Körnchenbildungen verwendet werden, da sonst leicht Reizungen auftreten können.

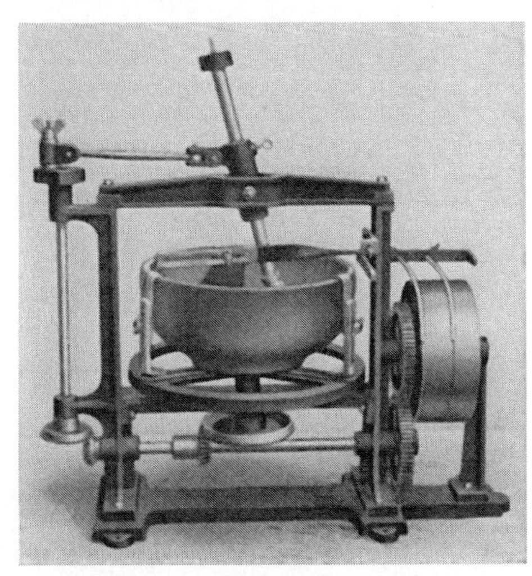

Abb. 14.
Salbenmisch- und -reibmaschine für Kraftbetrieb.

Es ist technisch oft nicht leicht Salben, besonders in kleinen Quantitäten, in der oben gewünschten Weise einwandfrei herzustellen. Es liefert die Industrie daher technisch vollkommene, auf maschinellem Wege hergestellte, konzentrierte Verreibungen der verschiedensten Medikamente mit einer indifferenten Salbengrundlage, die dann in den Apotheken nur entsprechend verdünnt zu werden brauchen.

Sollen Salben aus Wachs, Walrat, hartem Paraffin mit weichen Fetten oder Ölen hergestellt werden, so schmilzt man die Grundstoffe zusammen, läßt sie ohne Rühren fast völlig erkalten und verreibt die Masse dann in einem großen Mörser.

Sollen einer Salbengrundlage wässerige Flüssigkeiten zugesetzt werden, wie z. B. Wasser, essigsaure Tonerde usw., so verreibt man zunächst die Salbengrundlage im Mörser und setzt dann die Flüssigkeit in kleinen Anteilen zu, wobei stets so lange gerieben wird, bis die betreffende Menge aufgenommen ist. Es ist selbstverständlich, daß hierzu nur die als wasseraufnehmend bekannten Salbengrundlagen, wie Lanolin, Eucerin usw. verwendet werden. Man bezeichnet diese Salben allgemein als „*Kühlsalben*".

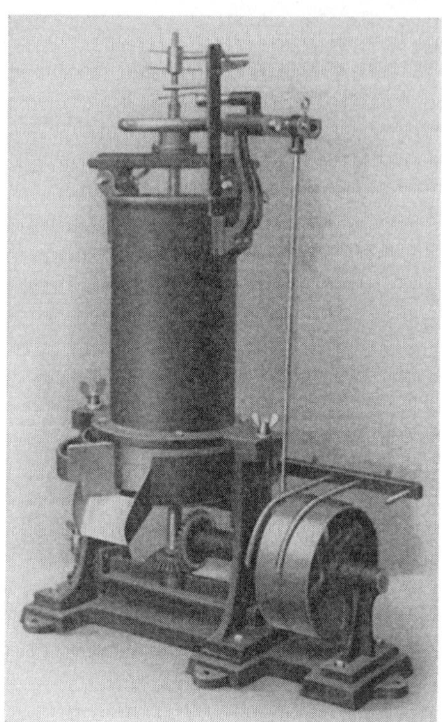

Abb. 15. Salbenmühle. (Salbenreibmaschine.)

Eine nicht sehr gebräuchliche Verordnungsform von Salben sind die sogenannten Salbenstifte (s. S. 449). Diese sind sehr harte, mit Hilfe von Wachs oder festem Paraffin hergestellte Salben, die in bestimmte Gußformen (s. Abb. 13) gegossen werden. Mit diesen Salbenstiften werden die zu behandelnden Hautstellen eingerieben.

Für die *Tropen* müssen Salben im allgemeinen mit einer festeren Salbengrundlage hergestellt werden. Das Arzneibuch gestattet daher, daß in den Salben der Schiffsapotheken das Schweineschmalz, das Öl oder das Vaselin bis zu einem Drittel ihres Gewichtes durch gelbes Wachs, weißes Wachs oder Ceresin ersetzt wird.

Salben werden abgegeben in Porzellankruken mit Papp- oder Celluloiddeckel oder in fettdicht gemachten Pappdosen. Auch die Abgabe in Tuben kommt manchmal in Frage.

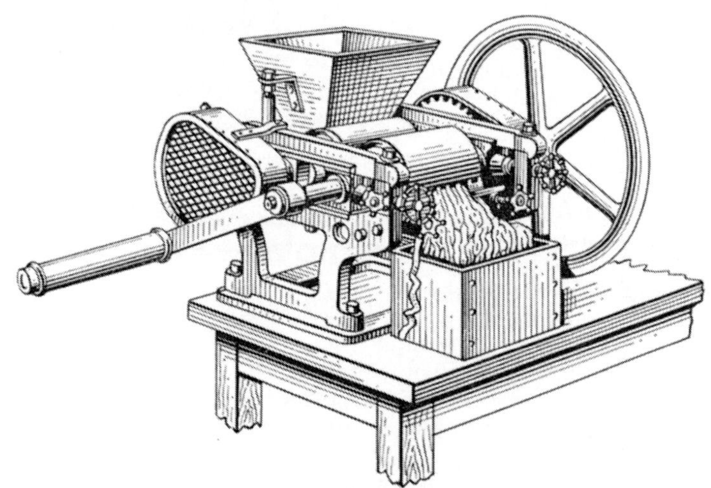

Abb. 16. Dreiwalzenreibmaschine.

Bis jetzt ist nur von der Herstellung kleinerer Mengen von Salben gesprochen worden. Sollen größere Mengen hergestellt werden, so braucht man gewisse technische Hilfsmittel, um einwandfreie Produkte zu bekommen. Es muß die maschinelle Verarbeitung herangezogen werden.

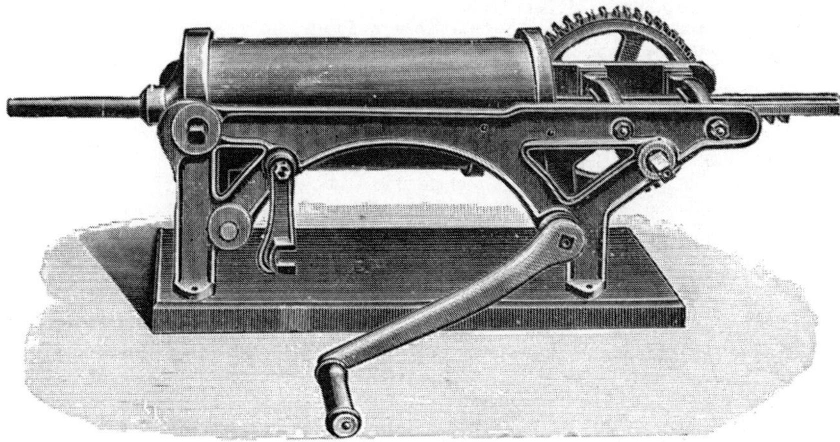

Abb. 17. Tubenfüllmaschine.

Eine Maschine, der das Prinzip des Salbenmörsers zugrunde liegt, zeigt Abb. 14. Ein großer Salbenmörser, der mehrere Kilo Salben zu fassen vermag, befindet sich auf einer rotierenden Platte. In dem Mörser wird ein Pistill ebenfalls in kreisende Bewegung gesetzt. Diese Maschinen, die durch Motore in Bewegung gesetzt werden, mischen und verreiben das Salbenprodukt aber nicht in einem solchen Maße, daß an sich ein Vorzug vor der Handarbeit besteht. Dieser überlegen wird erst die Salbenherstellung bei Benutzung sogenannter „Salbenreibmaschinen" (Salbenmühle). Mit solchen Maschinen kann man Salben von vollendeter Gleichmäßigkeit herstellen, und mit ihnen werden auch die oben schon erwähnten konzentrierten Anreibungen, z. B. von Resorcinum, Acidum salicylicum, Zincum oxydatum, Bismutum subnitricum, Bismutum subgallicum, Sulfur praecipitatum, Hydrargyrum praecipitatum album usw., hergestellt.

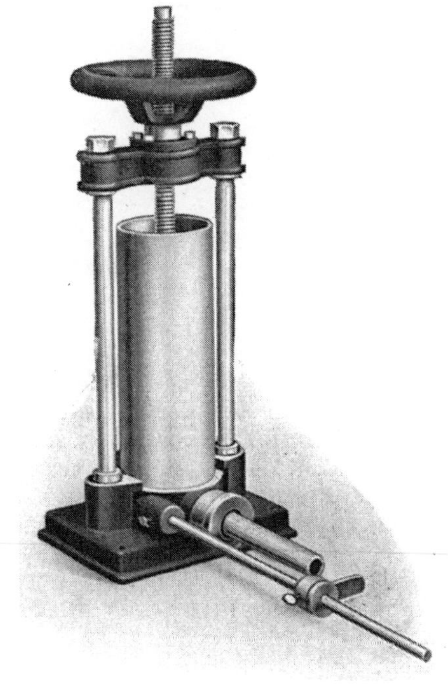

Abb. 18. Tubenfüllmaschine.

Eine Salbenreibmaschine zeigt Abb. 15. Bei ihr ist das Prinzip der Getreidemühlen angewendet. Die Mühlsteine sind aus Hartporzellan hergestellt.

Durch Kammradantrieb wird die untere Scheibe in Umdrehung versetzt. Durch eine besondere Stellvorrichtung kann die untere Scheibe an die obere angenähert oder von ihr entfernt werden. In dem über den Mahlscheiben befindlichen Füllzylinder liegt ein fest eingepreßter Kolben. Zur Füllung wird er durch das an seiner Führungsspindel oben sitzende Handrad zunächst ganz herausgeschraubt, und er läßt sich dann an der Traverse, an der er befestigt ist, seitlich herausschieben. Nach der Füllung wird der Kolben wieder eingesetzt und befestigt. Dann wird er durch Drehung an dem Handrade soweit in den Zylinder hineingeführt, daß er auf die darin befindliche Salbenmasse einen gewissen Druck ausübt. Die Maschine wird nun in Bewegung gesetzt; das weitere Spannen des Kolbens führt die Maschine selbsttätig aus.

Bei einem anderen Maschinentyp (s. Abb. 16) sind drei Walzen aus Granit nebeneinandergelagert:

Zwei haben gleichen Durchmesser und gleiche Umdrehungsgeschwindigkeit, sie laufen gegeneinander. Das Mahlgut wird durch einen Fülltrichter zwischen sie gebracht. Die dritte Walze hat meistens einen anderen Durchmesser und stets eine andere Umdrehungsgeschwindigkeit, wodurch erreicht wird, daß das Mahlgut, das sich auf der zweiten Walze befindet, auf die dritte übergeht, von der es durch ein Abstreichmesser abgehoben wird.

Mit beiden zuletzt angeführten Maschinen läßt sich eine Homogenisierung erreichen, aber nicht bei einmaligem Durchlauf. Man verfährt daher praktisch

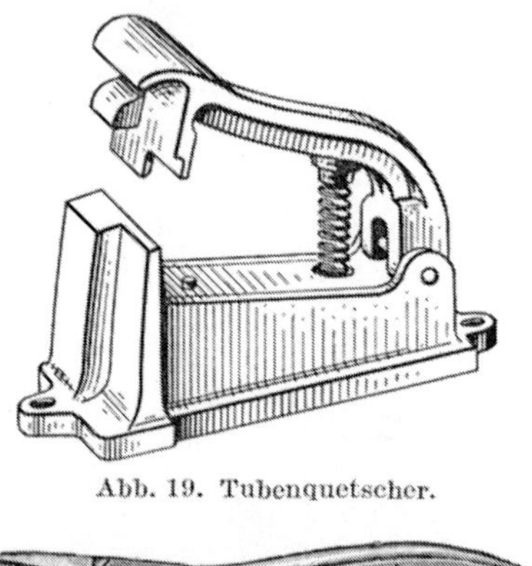

Abb. 19. Tubenquetscher.

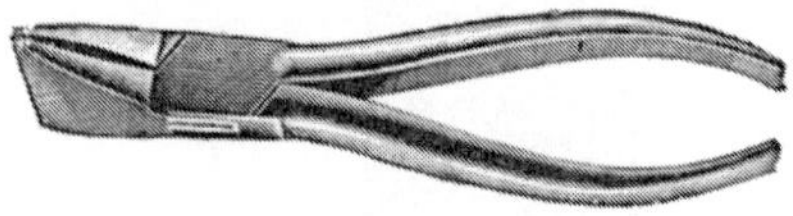

Abb. 20. Tubenzange.

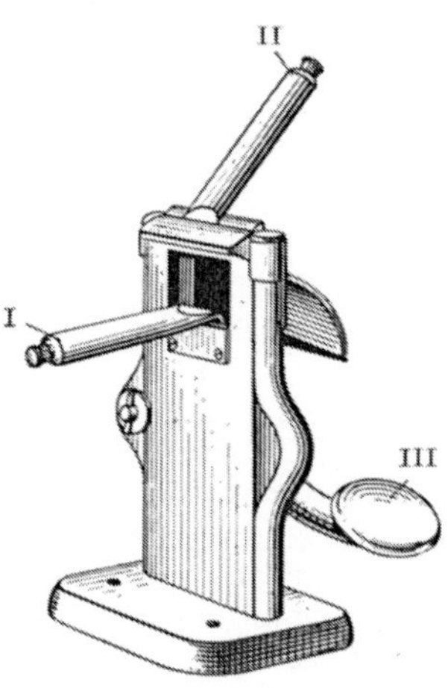

Abb. 21. Tubenschließapparat. I erste Stellung, II zweite Stellung der Tube beim Schließen, III Hebel.

so, daß man sich auf der Reibmaschine hochkonzentrierte Verreibungen herstellt, die dann in der Mischmaschine mit dem Rest der Salbenmassen gemischt werden.

Fabrikmäßig hergestellte Salben werden häufig in *Tuben* in den Handel gebracht. Tuben sollen eigentlich immer aus Zinn sein. Für einzelne Produkte werden auch die billigeren verzinnten Bleituben verwendet. Sie sind aber nur geeignet für Salben, die aus reinen Fetten bestehen. Sobald die Salben Wasser oder Metallsalze enthalten, vermeidet man am besten Bleituben.

Zum Füllen von Tuben werden sogenannte Tubenfüllmaschinen verwendet (s. Abb. 17 u. 18):

Beide Maschinen bestehen aus einem Zylinder, in dem sich ein Kolben bewegt. An einem Ende des Zylinders befindet sich ein sogenanntes Füllrohr, über das die zu füllende Tube geschoben wird. Durch den Druck des Kolbens wird die Füllmasse in die Tube gepreßt. Außer diesen auf Handbetrieb eingestellten Maschinen gibt es solche mit Kraftbetrieb, die mit jedem Kolbenhub eine bestimmte genau dosierte Salbenmenge in die Tube entleeren.

Die gefüllten Tuben müssen dann luftdicht verschlossen werden.
Zunächst bedient man sich eines Ausquetschers (s. Abb. 19), durch welchen der hintere Teil der Tube von der Salbe befreit und durch Zusammendrücken für den Verschluß vorbereitet wird. Der eigentliche Verschluß kann mit einer einfachen Tubenzange (s. Abb. 20) erfolgen, mit welcher das breitgedrückte Ende mehrmals umgelegt und festgedrückt wird. Man kann auch sogenannte Tubenschließapparate (s. Abb. 21) benutzen, bei denen durch zweimaligen Druck, der teils selbsttätig, teils von Hand mittels eines Hebels bewirkt wird, das Ende der Tube umgelegt und dadurch der Verschluß erzielt wird.

Eine automatische Tubenschließmaschine für Kraftbetrieb zeigt Abb. 22.
Diese Maschine besteht aus einem drehbaren Tisch, auf dem auswechselbare Kränze mit je 16 Tubeneinsätzen (Patronen) für verschiedene Tubengrößen befestigt werden. Der Tisch mit den Tubenkränzen ist in der Höhe verstellbar. Die Maschine wird durch einen Elektromotor angetrieben und bei je zwei Umdrehungen des Rades wird eine Tube zusammengedrückt und mit doppeltem Falz geschlossen. Nach Herstellung des zweiten Falzes dreht sich der Tisch mit den Tuben um $^{1}/_{16}$ Umdrehung selbsttätig weiter und bringt die nächste zu schließende Tube in den Bereich der Schließzange. Es ist nur nötig, die gefüllten Tuben in die Einsätze zu stecken und die geschlossenen Tuben wegzunehmen.

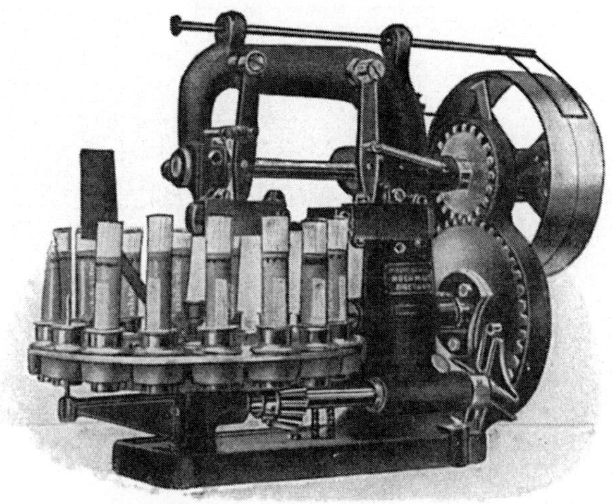

Abb. 22. Automatische Tubenschließmaschine für Kraftbetrieb.

6. *Pflaster.* Bezüglich der chemischen Beschaffenheit der Pflaster und ihrer besonderen Eigenschaften ist das Erforderliche auf S. 458 gesagt. Es soll hier die Herstellung von Pflastern im Apotheken- und Fabrikationsbetrieb nebst den dazugehörigen Hilfsmitteln und die Grundsätze der Herstellung kurz geschildert werden.

Die zur Herstellung von Pflastern dienenden Rohstoffe müssen von einwandfreier Beschaffenheit sein. Die Verwendung von minderwertigen Rohstoffen, z. B. von ranzigen Fetten, kann beim Gebrauch sehr unangenehme Nebenwirkungen auf der Haut hervorrufen.

Bei der Pflasterherstellung werden die schwerer schmelzbaren Bestandteile meistens für sich geschmolzen, dann die leichter schmelzbaren hinzugesetzt und der halberkalteten Masse die gut getrockneten, pulverförmigen, sowie die flüchtigen Stoffe und andere Zusätze durch Rühren beigemischt. Das Rühren wird immer solange fortgesetzt, bis die Masse so dick geworden, daß die einzelnen Bestandteile sich nicht wieder voneinander trennen können. Extrakte werden vorher mit Terpentin und einem Tropfen Wasser oder verdünntem Weingeist gemischt, ebenso Gummiharze. Campher wird in Öl gelöst oder aufs feinste damit angerieben.

Das Zusammenschmelzen der Pflastermasse geschieht im Dampfbade. Nur bei höherer Temperatur schmelzende Harze werden vorher auf freiem Feuer vorsichtig unter stetem Rühren geschmolzen. Schwer schmelzbare Harze, wie Benzoe, Myrrha, Mastix, werden der Pflastermasse in feingepulvertem Zustande beigemischt, desgleichen Seife und Pflanzenpulver.

Pflaster kommen in Tafeln, Stangen oder auf Stoff gestrichen in den Handel. Die letztere Form ist jetzt wohl die gebräuchlichste. Pflaster in Tafeln und Stangen finden aber auch noch heute, besonders bei der ländlichen Bevölkerung, Verwendung. Diese Pflaster werden mit einer erwärmten Messerklinge auf Leinwand oder andere Stoffe ausgestrichen.

Das Formen der Pflaster in Stangen geschieht auf mit Wasser oder Öl benetzten Pflasterbrettern mit benetzten Händen und einem zum Glätten der einzelnen Stangen dienenden Rollbrett. In den Großbetrieben werden die Stangen mit „Pflasterpressen" hergestellt.

Zum Ausgießen der Pflaster in Tafeln dienen besondere Blechformen oder Papierkästen. Die Blechformen werden vorher mit Seifenspiritus ausgestrichen, die Papierformen je nach Art des auszugießenden Pflasters mit Glycerinsalbe, weicher Seife, Talg oder Öl.

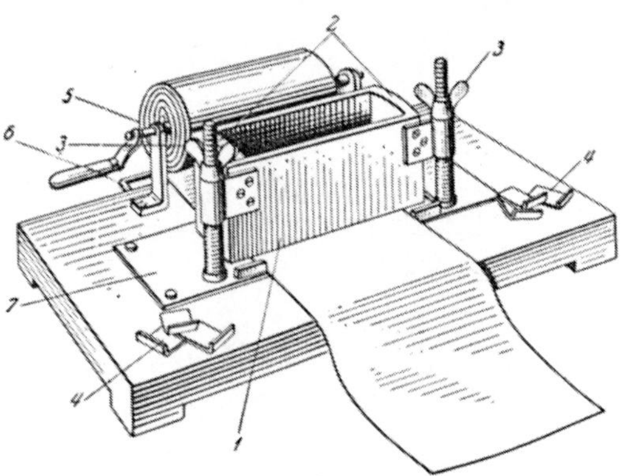

Abb. 23. Pflasterstreichmaschine. (Zahlenerklärung im Text.)

Das Streichen eines Pflasters in der Apotheke mit der Hand unter Zuhilfenahme besonderer Pflasterrahmen kommt wohl kaum noch vor. Die meisten Pflaster werden mit besonderen Vorrichtungen gestrichen oder im gestrichenen Zustande aus Fabriken bezogen und vorrätig gehalten. Die Dicke der Pflasterschicht ist durch das Arzneibuch auf etwa 1 mm festgesetzt. Als Unterlage für die Pflastermasse dient in der Regel Schirting, seltener Segeltuch, Leder, Cambric oder Seide. Alle diese Stoffe sind vor dem Bestreichen frisch und glatt zu bügeln, wenn sie nicht schon in geglättetem Zustande, meist aufgerollt, in Arbeit genommen werden.

Die einfachste Pflasterstreichmaschine besteht aus einem eisernen Lineal, das hochkantig an einem Tisch festgeschraubt wird. Unter diesem Lineal zieht man in gleichmäßiger, glatter Spannung den Schirting hindurch, während hinter dem Lineal die Pflastermasse gleichmäßig aufgegossen wird; was dabei auf den Seiten abfließt, wird in einer untergestellten Wasserwanne aufgefangen.

Eine Pflasterstreichmaschine von etwas komplizierter Gestaltung zeigt Abb. 23:

1 ist der Kasten, der die streichfertige Pflastermasse enthält. Sie tritt durch einen Spalt heraus und ergießt sich gleichmäßig auf den unter dem Spalt durchgezogenen Schirting. 2 sind verschiebbare Metallplatten, um die Breite des „Striches" zu fixieren. Durch die Schrauben 3 wird die Pflasterschicht, die Dicke des Striches, eingestellt. Zu feineren Einstellungen dienen die mit 4 bezeichneten Metallplättchen von 0,8—1,1 mm Stärke, die unter die Kastenwand geschoben werden. 5 bezeichnet einen vierkantigen, drehbaren, mit Handgriff versehenen Eisenstab zum Aufwickeln und Abwickeln des Schirtings. Bevor der Stoff unter den Spalt des Kastens geleitet wird, muß er um den in der Abbildung mit 6 bezeichneten runden Eisenstab herumgehen, um beim Vorziehen wagerecht und faltenlos zu bleiben.

Zum Streichen von Pflaster und Salbenmull findet ferner die in Abb. 24 gezeigte Maschine Verwendung.

Auf einer Gußeisenplatte sind zu beiden Seiten Ständer angebracht, zwischen welchen genau gearbeitete Lineale gezogen sind. Am vorderen Ständer ist ein mit feinen Löchern versehenes Messingrohr befestigt zum Erwärmen des vorderen Lineals mittels Gas oder Benzin. Am hinteren Teil befindet sich ein Wickelapparat zum Aufwickeln und Abrollenlassen des Stoffstreifens. Zunächst wird der Stoff an dem einen Ende mittels einer Blechklemme an der vierkantigen Welle befestigt und straff auf die Welle aufgewickelt. Dann führt man das vordere Ende des Stoffes unter die runde untere Welle und unter beiden Linealen hindurch über das vorn angebrachte Streichblech und befestigt es in der beigegebenen Holzklammer. Jetzt werden beide Lineale genau eingestellt, indem rechts und links unter dieselben so viel Kartonpapierstreifen eingeschoben werden, wie die gewünschte Stärke des Pflasteraufstriches erfordert. Nun werden die Lineale festgelegt. Die durchgeseihte Pflastermasse wird jetzt aufgegossen und der Stoff einfach unter den Linealen hindurchgezogen. Zwei beigegebene eiserne Schieber müssen rechts und links

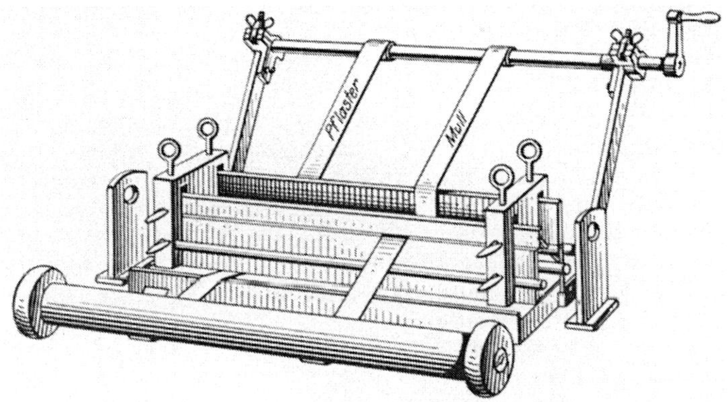

Abb. 24. Maschine zum Streichen von Pflaster und Salbenmull.

zwischen die Lineale eingeschoben werden, weil sonst die Pflastermasse durch die Bohrungen abfließen würde. Beim Streichen von Salbenmull beseitigt man diese Schieber und führt die beigegebenen Eisenstäbchen in die Bohrungen ein. Der Stoff wird dann über das hintere Lineal und unter das untere Stäbchen, über das obere Stäbchen hinweg und zwischen beide vordere Lineale hindurchgeführt, wodurch ein Streichen von beiden Seiten des Stoffes erfolgt.

Fertige Pflaster in Stangen oder Tafeln müssen in Wachspapier gewickelt, kühl, trocken und vor Licht geschützt aufbewahrt werden. Gestrichene Pflaster werden aufgerollt, und um späteres Zusammenkleben zu verhindern, kann man Harzpflaster usw. vorher mit Talkum abreiben oder dünnes Ceresinpapier dazwischen rollen. Die einzelnen Rollen werden aufrechtstehend kühl und vor Luft und Staub geschützt aufbewahrt. Harzhaltige Pflaster, die leicht Neigung haben zum Absplittern, werden in gleicher Weise bei Zimmertemperatur gehalten.

Über die Herstellung von Kautschukpflaster nach dem Arzneibuch siehe S. 460.

Kautschukpflaster sind vor Licht und Luft geschützt kühl aufzubewahren, da durch die Einwirkung der beiden genannten Faktoren die Kautschukpflaster leicht schmierig werden.

Nachwort.

Bei einer systematischen Darstellung der zur Behandlung von Hautkrankheiten verwendeten Arzneimittel bietet eine übersichtliche Anordnung des Stoffes gewisse Schwierigkeiten, besonders bei Mitteln rein chemischer Natur. Es bestand die Möglichkeit der Materie eine alphabetische, also eine mehr auf Zufälligkeiten sich stützende Anordnung zu geben, oder sie in ein System zu bringen, wie es in der wissenschaftlichen Chemie üblich ist. Ich habe mich für die letztere Möglichkeit entschlossen und die Einteilung eingehalten, wie sie in Thoms, *Grundzüge der pharmazeutischen* und *medizinischen Chemie* geübt ist. So bleibt bei der vorliegenden Zusammenstellung, die auch mehr als Nachschlagewerk für einzelne Fragen gedacht ist, der organische Zusammenhang der einzelnen Arzneimittel im großen gewahrt und befriedigt vielleicht auch besser etwa vorhandenes Interesse für Entstehung, Entwicklung und Zusammenhang der einzelnen Arzneimittel.

Streng konnte ich mich jedoch nicht an die Einteilung des gewählten Vorbildes halten. Wäre ich dem Vorbild, das mehr theoretischen Forderungen entsprechend aufgebaut ist, eng gefolgt, so hätte ich praktisch und therapeutisch zusammengehörende Dinge auseinanderreißen müssen. Dies kam besonders in Frage bei Arzneimitteln, die aus verschiedenen wirksamen Komponenten bestehen. Ich habe mich dann bemüht, die Einordnung so zu treffen, daß der Bestandteil, der mir in der pharmakologischen Wirkung der ausschlaggebendere zu sein schien, über den endgültigen Platz in der stofflichen Anordnung entschied. Es entstand so eine Reihenfolge der Dinge, die nicht frei vom subjektiven Ermessen ist, aber schließlich paßt sich ja kein System glatt den gegebenen Verhältnissen an.

Drogen wurden, entsprechend ihren hauptsächlichsten wirksamen chemischen Prinzipien, in das System eingeordnet. Einfacher war die Zusammenstellung der Organpräparate, Sera und Impfstoffe. Hier reichten gewisse sich natürlich ergebende Gruppierungen aus.

Bei der Darstellung der einzelnen Arzneimittel wurde der Hauptwert auf Herkommen, chemische Zusammensetzung oder sonstige Beschaffenheit, Herstellung, Eigenschaften, Verarbeitung, Verordnungs- und Handelsform gelegt, es wurde also besonders ihre Pharmazie beschrieben. Kürzer und nur hinweisend mußte pharmakologische Wirkung und Nebenwirkung gefaßt werden. Ausführliche Erörterungen nach dieser Richtung finden sich ja in den pharmakologischen und klinischen Teilen dieses Handbuches.

Es erwuchs hierbei die Aufgabe aus der Wissenschaft und Kunst der Pharmazie nur so viel zu bringen, als für Verständnis und Zweck notwendig schien; andererseits war aber die Darstellung über die eigentlichen Grenzen der Pharmazie hinaus in bezug auf die medizinischen Belange zu erweitern, um mit diesen in Zusammenhang zu kommen und zu bleiben.

Der Text ist mit einer Anzahl von Rezepten durchsetzt. Es ist Wert darauf gelegt, die klassischen Rezeptformeln der älteren und jüngeren Meister der Heilkunde für Hautkrankheiten, wie Hebra, Kaposi, Neisser, Jadassohn, Lassar, Unna, Herxheimer, Arning, Schäffer u. a. wiederzugeben und dann die Vorschriften, die in die praktische Pharmazie und ihre Literatur gewissermaßen als Standardvorschriften eingegangen sind, wozu ja auch gewisse Magistralformeln gehören.

Daß von dem großen Heer der Arzneimittel, die für dermatologische Zwecke bestimmt sind, und von denen manche ein verborgenes Dasein führen oder nur eine eng begrenzte lokale Bedeutung haben, dieses oder jenes vielleicht nicht aufgenommen ist, liegt in der Natur der Sache. Dargestellt sind auch einige

Arzneimittel, die nicht mehr im Handel sind. Es sind nicht immer die schlechtesten und uninteressantesten Präparate, die manchmal aus rein äußeren Gründen den Arzneimittelmarkt räumen müssen. Die Erwähnung einzelner dieser Mittel erschien aber doch wichtig, da sie häufig auf beachtenswerte Wege des Aufbaus, der Zusammensetzung und der Wirkung hinweisen.

Bei den Handelsformen sind nur diejenigen besonders erwähnt, die gebrauchsfertige Produkte darstellen, wie Tabletten, Ampullen, Tubenpräparate usw. Die Bezeichnung OP im Text bedeutet immer Originalpackung.

Zum Schluß möchte ich dem Apotheker Herrn RICHARD RUDOLPHSON, Vorstand der Apotheke des Krankenhauses Lankwitz, für wertvolle textliche Ratschläge und für Hilfe bei der Durchsicht der Korrekturen verbindlichst danken.

Literatur.

Folgende Werke sind für die Darstellung benutzt worden:

ARENDS-KELLER: Neue Arzneimittel und Spezialitäten. 7. Aufl. Berlin: Julius Springer 1926. — ARNOLD-ROSENMUND: Repetitorium der Chemie. Hamburg und Leipzig: Voß. — Arzneibuch für das Deutsche Reich, Ausg. 6.

BLOCH, IWAN: Die Praxis der Hautkrankheiten. Wien und Berlin: Urban & Schwarzenberg. — BRUCK, C.: Rezepttaschenbuch für Dermatologen. 2. Aufl. Berlin: Julius Springer 1925. — BUCHHEISTER, G. A.: Handbuch der Drogisten-Praxis. Bd. 1. 15. Aufl., Bd. 2. 10. Aufl. Berlin: Julius Springer 1927/28.

DIETERICH-KERKHOF: Neues Pharmazeutisches Manual. 14. Aufl. Berlin: Julius Springer 1924.

EICHHOFF, P. J.: Kosmetik für Ärzte. Leipzig Wien: Franz Deuticke.

FRANCK, R.: Moderne Therapie. Leipzig: F. C. W. Vogel. — FRÄNKEL, SIGMUND: Die Arzneimittelsynthese. 6. Aufl. Berlin: Julius Springer 1927. — FÜRST, KURT: Grundriß der Arzneimittellehre für die Behandlung von Hautkrankheiten. Leipzig: Georg Thieme.

GEHES Codex: Schwarzeck-Verlag G. m. b. H., Dresden N. 6. — GORDONOFF, T., R. MEYER-BISCH, PAUL UNNA jun.: Schwefeltherapie. Leipzig: Georg Thieme. — GRÜN, AD.: Analyse der Fette und Wachse. Berlin: Julius Springer 1925.

HAGERS Handbuch der pharmazeutischen Praxis. Berlin: Julius Springer 1927. — HARTWICH, Dr. ALEXANDER: Moderne Kosmetik. Medizinischer Verlag Leipzig und Stuttgart: Benno Konegen.

JOSEPH, MAX: Handbuch der Kosmetik. Leipzig: Veit & Co. — JULIUSBERG: Leitfaden der Kosmetik für Ärzte. Wien und Berlin: Urban & Schwarzenberg.

KOBERT, RUDOLF: Lehrbuch der Intoxikationen. Stuttgart: Ferdinand Enke. — KRAFFT, F.: Organische Chemie. Leipzig und Wien: Franz Deuticke.

LEDERMANN, REINHOLD: Therapie der Haut- und Geschlechtskrankheiten. Schwarzeck-Verlag G. m. b. H., Dresden.

MEYER u. GOTTLIEB: Experimentelle Pharmakologie. Wien und Berlin: Urban & Schwarzenberg. — MYLIUS-BRIEGER: Grundzüge der praktischen Pharmazie. 6. Aufl. Berlin: Julius Springer 1926.

PASCHKIS, HEINRICH: Kosmetik für Ärzte. Wien: Alfred Hölder. — PENZOLDT, F.: Lehrbuch der klinischen Arzneibehandlung. Jena: Gustav Fischer. — POULSSON, E.: Lehrbuch der Pharmakologie. Leipzig: S. Hirzel.

RAPP, RUDOLF: Wissenschaftliche Pharmazie in Rezeptur und Defektur. 2. Aufl. Berlin: Julius Springer 1926/27. — RIEDELS Mentor: Idra Verlagsanstalt G. m. b. H., Berlin.

SAALFELD, EDMUND: Kosmetik. 6. Aufl. Berlin: Julius Springer 1922. — SCHÄFFER-ZIELER-SIEBERT: Behandlung der Haut- und Geschlechtskrankheiten. Wien und Berlin: Urban & Schwarzenberg. — SCHRAUTH, WALTHER: a) Handbuch der Seifenfabrikation. 6. Aufl. Berlin: Julius Springer 1927. b) Medikamentöse Seifen. Berlin: Julius Springer 1914. SKUTETZKY-STARKENSTEIN: Die neueren Arzneimittel und die pharmakologischen Grundlagen ihrer Anwendung in der ärztlichen Praxis. 2. Aufl. Berlin: Julius Springer 1914.

THOMS, HERMANN: Grundzüge der pharmazeutischen und medizinischen Chemie. Berlin: Julius Springer 1927.

VELDEN-WOLFF, VON DEN: Einführung in die Pharmakotherapie. Leipzig: Georg Thieme.

WAGNER v. JAUREGG u. G. BAYER: Lehrbuch der Organotherapie. Leipzig: Georg Thieme.

ZERNIK, F.: 25 Jahre Neue Arzneimittel. Stuttgart: Verlag der Süddeutschen Apotheker-Zeitung. — ZIELER-JACOBI: Lehrbuch der Haut- und Geschlechtskrankheiten. Wien und Berlin: Urban & Schwarzenberg.

Nachtrag.

Anästheform, jodphenolsulfosäure-p-Aminobenzoesäureäthylester.

Wirkung und *Anwendung:* Anästhesierend, antibakteriell, antipruriginös, 5—10—20%ige Salbe.

Hersteller: Dr. E. Ritsert, Frankfurt a. M.

Balnochlorina,
desinfizierender und desodorierender Badezusatz bei Hyperidrosis, Furunkulose u. dgl. Rosagefärbtes und parfümiertes Chloramin.

Anwendung: Inhalt eines Röhrchens auf ein Sitzbad zu etwa 20 Liter oder auch auf ein Vollbad.

Hersteller: Chemische Fabrik von Heyden A.G., Dresden-Radebeul.

Handelsform: OP mit 3 Röhrchen zu 10 g.

Detoxin (zu S. 432),
ein hochwirksames Keratinat aus tierischen Deckepithelien, das die wichtigen Aminosäuren, Tyrosin, Tryptophan, Phenylalanin und reaktionsfähigen Schwefel in Form von Cystin enthält. Es soll stark antitoxische Wirkung haben und auch das natürliche Heilvermögen des Organismus steigern.

Anwendung: Bei infektiösen und allergischen Hautkrankheiten, Ekzemen, Unterschenkelgeschwüren, Verbrennungen, Röntgenverbrennungen usw.; subcutan, intramuskulär, intravenös, innerlich und äußerlich.

Hersteller: Johann A. Wülfing, Berlin SW 48.

Handelsform: Ampullen mit 2 und 5 ccm einer 10%igen Lösung (jeden 2. Tag 2—5 ccm). OP mit Tafeln (3mal tägl. 1 Tafel) und OP mit Salbe.

Ochrosil-Präparate
enthalten einen fluoreszierenden Extrakt aus mehreren chlorophyll- und kieselsäurereichen Kräutern. Die Präparate werden als chemotherapeutische Lichtfilter bei Lichtbestrahlungen benutzt, aber auch zur Behandlung ohne Bestrahlungen.

Ochrosil-Rotsalbe enthält Scharlachrot; bei akuten trockenen oder wenig nässenden Ekzemen.

Ochrosil-Blausalbe enthält Methylenblau; bei chronischen Ekzemen, bei stark juckenden und bei infektiösen Hautleiden. Ulcus cruris.

Ochrosil-Chrysarobinpräparate (zu S. 537),
bestehen aus nach einem besonderen Verfahren in Öl gelöstem Chrysarobin mit Ochrosilextrakt.

Wirkung und *Anwendung:* Wie Chrysarobin; sollen reizloser wirken als das Chrysarobin.

Handelsform: Ochrosil-Chrysarobinöl forte und mite und Ochrosil-Chrysarobinzinkpaste.

Hersteller: Chemische Fabrik „Bavaria“ Würzburg I.

Prolan,
ein aus dem Urin von Schwangeren hergestelltes Hypophysenvorderlappenhormon. Ist bei Psoriasis verwendet worden (F. WALINSKI). Beginn der Behandlung mit 50 Einheiten und allmählich steigern auf 60, 80 und 100 Einheiten.

Hersteller: I.G.-Farbenindustrie A.G., Leverkusen a. Rh.

Staphylo-Immunoid (nach C. NEUBERG und A. v. WASSERMANN),
ein peroraler Impfstoff zur Behandlung und Prophylaxe von Furunkulose und anderen Staphylomykosen.

Hersteller: Labopharma, Berlin-Charlottenburg 5/7.

Staphylo-Strepto-Misch-Immunoid,
ein peroraler Impfstoff bei Furunkulose, bei der Mischinfektion mit Streptokokken vorliegt, und bei anderen Staphylo-Strepto-Mischinfektionen.

Hersteller: Labopharma, Berlin-Charlottenburg 5/7.

Urandil,
eine radioaktive Jod-Uran-Salbe mit je 10% Jod und Uran.

Wirkung und *Anwendung:* Ekzemmittel hauptsächlich bei ganz akuten, d. h. bei nässenden und blasenbildenden Ekzemen.

Hersteller: Dr. H. Truttwin, Dresden-A. 1.

Handelsform: OP in großen und kleinen Tuben.

Uscabin, früher **„Barbarossasalbe“** (zu S. 530),
eine Salbe, die Perubalsam, Rosmarinöl, Naphthol, Schwefel und Benzol „in ganz eigenartiger die Wirkung bedingender Form“ enthält, gegen Krätze und andere Hautleiden.

Hersteller: Kyffhäuser-Laboratorium Bad Frankenhausen (Kyffh.).

Vallathen,
ein polyhormonales Präparat mit „Succus intestinalis, Pankreas, Hepar, daneben Sulfur depur. und Magnesia ust.“ in Form von Dragees.

Wirkung und *Anwendung:* Bei Hautkrankheiten mit vermutlichen Störungen der inneren Sekretion. 3 Dragees täglich $^1/_2$ Stunde vor den Mahlzeiten.

Hersteller: Arzneimittelfabrik Johann Ch. Bellas, Berlin-Hohenschönhausen.

Die allgemeine Therapie der Haut.

Von

R. WINTERNITZ-Prag.

Die Haut mit ihrer sehr großen äußeren Oberfläche — $1^1/_2$—2 qm beim Erwachsenen und ungefähr ebensoviel an ihrer dem Körper zugewendeten Fläche — ist schon wegen dieser Größe einer bedeutenden Zahl von Einflüssen ausgesetzt, welche anatomische und, was bei ausgedehnten Hautaffektionen besonders in Betracht kommt, auch funktionelle Folgen haben können (P. UNNA jr., S. 929, s. Lit.); denn die Haut ist Deck- und Schutzhülle des Körpers, reguliert zu einem großen Teil seine Wärme, also auch den allgemeinen Stoffwechsel. Grenzscheide zwischen Umwelt und innerem Organismus, kann sie von beiden Seiten Einwirkungen erfahren, die je nach Art, Stärke und Dauer sich für sie schädlich, also Dermatosen fördernd erweisen, oder therapeutischen Nutzen bringen. Von der Umwelt sind es vornehmlich direkt die Haut treffende physikalische, chemische und mikrobielle Einwirkungen; von innen aber Stoffe, die oral oder parenteral aufgenommen, bzw. im Körper entstanden, vom Blute in die Haut getragen werden. So: Die Assimilationsprodukte einer guten oder schädlichen Nahrung, Stoffwechselprodukte, Gifte, chemotherapeutische Substanzen, Antikörper und Hormone; endlich von den genannten Stoffen ausgelöste Reize, welche reflektorisch über den Vagosympathicus Gefäßweite und -durchlässigkeit (Trans- und Exsudation) in der Haut beeinflussen. Die Frage, ob die Haut von außen oder innen zu behandeln sei, ist dahin entschieden, daß Heilmittel von außen oder innen auf die Haut gelangen können und sollen, manchmal vorwiegend aus der einen oder anderen Richtung — in nicht wenigen Fällen von beiden gleichzeitig.

Die *alten großen Dermatologen* ALIBERT, BATEMAN, BIETT, CAZENAVE, DEVERGIE, FUCHS, PLUMPKE, RAYER, THOMPSON (und HURET), ERASMUS WILSON, BAZIN, alle zit. HEBRA-KAPOSI, legten ein besonderes Gewicht auf die *interne Therapie*, darunter „Blutreinigungsmittel", mit denen sie die den Dermatosen zugrunde gelegten „herpetischen" Krasen, Diathesen, Blutschärfen, Lymphapparatschwächen bekämpfen wollten. Statt dieser Therapie auf „nicht rationeller Basis" behandelten HEBRA und KAPOSI, deren System der Hautkrankheiten auf pathologisch-anatomischer, physiologischer und soweit möglich ätiologischer Basis stand, die Dermatosen „rein empirisch", *zumeist äußerlich* (Schmierseife, Teer, Carbolsäure, Ätzmittel, Bäder), aber gegen „spezielle Fälle von Dyskrasien" auch mit inneren Mitteln (As, Hg, J, Fe, Amara, Säuren, Ol. jecoris). Fünfundzwanzig Jahre später verlangt als erster P. G. UNNA eine *wissenschaftliche Basis* für die allgemeine Hauttherapie, deren „Heilmittel und Methoden zu den anatomischen, physiologischen und pathologischen Zuständen der Haut in einem eine bestimmte Therapie indizierenden Verhältnisse stehen sollen. Die elektiven Wirkungen der Mittel — gemeint sind ebenfalls namentlich die äußeren — auf die kranke und die umgebende gesunde Haut lassen sich außerordentlich übersichtlich beobachten" (gekürzt wiedergegeben).

Tatsächlich erstrebten zahlreiche seiner damaligen Neuerungen, die noch jetzt verwendet werden (Gleitpuder [zusammen mit F. PINKUS], Poliermittel, Kühlsalben, Pasten [letztere gleichzeitig mit LASSAR], Salben- und Pflaster-Mulle oder Guttaplaste, Leime [zugleich mit F. J. PICK], Firnisse, Mikrobrenner), die von ihm empfohlenen chemischen Mittel (Resorcin, Ichthyol) und endlich seine mikroskopischen Kontrollen der therapeutischen

Maßnahmen „die Anpassung von spezifischen Mitteln an physiologisch und mit dem Mikroskope (1905) festzustellende Indikationen" (gekürzt).

In der Zwischen- und Folgezeit hat fortgesetzte Arbeit der theoretischen und klinischen Medizin (über Stoffwechsel, Desinfektion und Immunisierung, aspezifische und Chemotherapie, Hormone, Desensibilisierung und Pharmaka) die Zusammenhänge von Haut und inneren Erscheinungen immer deutlicher klargelegt, was nunmehr zunächst zu einer neuerlichen Betonung der Wichtigkeit innerer Therapie bei Hautkrankheiten führte, diesmal nicht mehr nur auf spekulativer, sondern auf wissenschaftlicher Basis (s. BLOCH, S. 531–532). Hier z. B.: Den *Stoffwechsel* betreffend wurde erhoben, daß gewisse Mineralstoffe, wie Calcium, eine wichtige Rolle bei Ernährung der normalen Haut (LÖB, zit. CHIARI und FRÖHLICH, S. 214, LUITHLEN) und bei der Therapie der entzündeten Haut spielen (CHIARI und JANUSCHKE); daß Zuführung mancher in ihrer Wesenheit noch ungeklärter Stoffe zur Nahrung (Vitamine), pathologische Veränderungen der Schleimhäute, Gefäße, Nerven und auch der Haut (Pellagra) günstig beeinflussen. Die *Immunitätslehre* hat mit den spezifischen Heilseren und Vaccinen für die Therapie auch einzelner infektiöser Hautentzündungen, Lupus, Hautdiphtherie, Pyodermien, wichtige Dienste geleistet. In Verfolgung des Wirkungsmechanismus der Immunstoffe wurde auch das *unspezifische Eiweiß* als das Wirksame angenommen (s. später) und die Herd- und Allgemeinerscheinungen, die nach der parenteralen Injektion von Eiweiß- und anderen Substanzen auftraten, ließen in der Anregung örtlicher und allgemeiner Zellfunktionen (Protoplasmaaktivierung WEICHARDT) ein mächtiges Heilprinzip erkennen.

Die *Chemotherapie* (EHRLICH) hat es wahrscheinlich gemacht, daß manche zur Therapie von Hautausschlägen (bei Lues, Tuberkulose, Lupus, Lupus erythematodes, septischer Hautentzündung) innerlich eingesetzte Mittel (Arsen, Gold, Silber) direkt die Krankheitserreger schädigen können (KOCH, EHRLICH), oder das den Herd umgebende Gewebe in eine die Krankheitskeime schädigende Form (FELDT) bringen.

Der *Endokrinologie* verdanken wir Heilstoffe gegen Dermatosen, welche mit Hyper- und Hypothyreoidie, Keimdrüsenerkrankungen, Pankreasaffektionen u. a. zusammenhängen (Sklerodermie, Myxödem, Acne, Pruritus vulvae, Dermat. symmetr. dysmen., Keratosen, Diabetiden).

Ein für das Verständnis vieler zum Teil noch ungeklärter Dermatosen und für ihre Therapie wichtiges Verhalten der (anscheinend) gesunden und der kranken Haut, nämlich ihre geänderte Reaktion auf innere und äußere Reize hat durch die Arbeiten über Sensibilisierung, Allergie, Anaphylaxie und Desensibilisierung, eingeleitet durch v. PIRQUET, J. JADASSOHN, DOERR, BR. BLOCH u. v. a., weitgehende Aufklärung erhalten, die sich in der Therapie verschiedener Hautkrankheiten auswirken.

Weiter seien genannt eigentliche Pharmaka, deren Einwirkung auf eine Hauterkrankung durch das Nerven- und Gefäßsystem vermittelt wird. Ihre Zahl ist mit der erweiterten Kenntnis der Wechselbeziehungen zwischen Organfunktionen und Reaktionen der gesunden und kranken Haut gewachsen, ihre Anwendungsmöglichkeit durch die parenterale Einverleibung hat sich vergrößert, die Wirksamkeit der Medikamente ist nicht zum wenigsten durch die Entwicklung der chemischen Technik außerordentlich gestiegen.

Aber *auch die äußere Therapie* hat durch sich stets vervollkommnende, insbesondere physikalische Methoden, wie Wärme-, Kälte- und namentlich Strahlenanwendung früher nicht geahnte Heilungsmöglichkeiten geschaffen, welche mehr oder weniger die Grenze dessen, was äußere und innere Behandlung genannt wurde, schwankend machen. Freilich ist hierbei der wichtige UNNAsche Satz, daß spezifische Mittel der physiologischen und mikroskopischen Indikation der Hautkrankheit anzupassen seien, zum Teil nicht mehr geltend, speziell nicht für solche physikalische Anwendungen, die nur Quantitätsänderungen ihrer Energien bieten können, wie Röntgen-, Radium- und Ultraviolettstrahlen.

Als vorwiegend für innere bzw. Allgemeinbehandlung geeignet, lassen sich auch jetzt noch bezeichnen: Dermatosen bei Allgemeinaffektionen [1], bei endokrinen Erkrankungen [2], bei Affektionen blutbildender Organe [3], bei Stoffwechselstörungen [4] und bei Organerkrankungen [5]. Selbstredend ist fallweise gleichzeitig örtliche Hautbehandlung indiziert.

Für äußere geeignet und durch dieselbe heilbar erscheinen die bei konstitutionell gesunden Menschen durch *mechanische, chemische, physikalische*

[1] Septische Erytheme, Purpura gonorrhoica, Peliosis rheumatica, Hautsyphilide.

[2] Addison, Myxödem, Sklerodermie, Dermatitis symmetrica dysmenorrhoica.

[3] Leukämische Hautaffektionen vom Pruritus bis zum Tumor.

[4] Pruritus, Urticaria, QUINCKEsches Ödem, gewisse Ekzeme, Xanthome und pellagröse Eruptionen.

[5] Pruritus und Ikterus bei Lebererkrankungen, Impetigo, Gangrän, Pruritus und Purpura bei Nierenerkrankungen.

Schädigung und *parasitäre Invasion* in die obersten Hautschichten entstandenen Dermatosen; weiters die chirurgisch und radiotherapeutisch heilbaren epithelialen und mesenchymalen Mißbildungen, Hyperplasien und Tumoren der Haut (Naevi, Papillome, Hypertrichosen, Ulcera rodentia).

Diese anscheinend klare, weil zum Teil ursächliche Indikation für innere und äußere Behandlung der Dermatosen verlangt aber Kompromisse: Durch äußere Reize, wie Licht, Chemikalien, mechanische Schädigungen veranlaßte Dermatosen (Hydroa vacciniforme, Dermatiditen, manche Ekzeme), beanspruchen neben der äußeren Behandlung auch oft ein inneres Regime, das der Blutbeschaffenheit, Idiosynkrasie oder Organerkrankung Rechnung trägt, deren Vorhandensein die Chronizität einer Dermatose mit bedingen können. Manche ätiologisch ungeklärte Dermatosen (Lichen ruber, Psoriasis, Prurigo Hebrae, Pityriasis lichenoides chronica u. a.) behandeln wir empirisch oft besser *kombiniert, als bloß äußerlich oder bloß innerlich.* Man kann im allgemeinen sogar sagen, daß unterstützende äußere Behandlung bei dem größeren Teil jener Dermatosen, welche aus inneren Gründen entstehen, nützlich, manchmal sogar unentbehrlich ist (VEYRIÈRE und HUERRE) und selten schadet.

Überhaupt gilt, daß manchen unserer Mittel und Methoden beiderlei Arten von Einwirkungsfähigkeit, äußere und innere, zu eigen sind: die Hydriatik umfaßt Anwendungen verschiedenster Temperatur, die zumeist die Haut treffen, aber auch den Organismus beeinflussen und von ihm aus wieder die Haut und manche ihrer Affektionen. Namentlich gilt diese Möglichkeit, von außen nach innen zu wirken und zurück, von den Strahleneinwirkungen. So vom *Finsenlicht,* dem vorzüglichsten Lupusheilmittel, das bei ausgedehnterer örtlicher Anwendung Allgemeinwirkungen ausüben kann, von der *natürlichen Höhensonne,* die einen, dem Finsenlicht ähnlichen Komplex von Licht und Wärmestrahlen einer ausgedehnten Hautoberfläche zuführt, von wo die Strahlen in Nervenendigungen und in das Blut der Hautgefäße und von da in Vasomotoren- und endokrine Zentren gelangen, die dann reflektorisch Durchblutung und Ernährung der Haut steigern. Auch durch die *künstliche* Höhensonne mit ihren überwiegend ultravioletten Strahlen werden mikrobielle (Acne, Impetigo, Furunkel, Tuberkulide) und pruriginöse Dermatitiden direkt, aber auch über den Organismus günstig beeinflußt. *Diathermie* als *Allgemeinbehandlung* (D'ARSONVAL, v. ZEYNEK, NAGELSCHMIDT u. a.) kann mittels Durchwärmung des Halsmarks indirekt Lupus erythem. des Gesichts günstig beeinflussen (DARIER und COTTENOT, zit. CL. SIMON), *örtlich* jedoch die unter der aktiven Elektrode gelegene Hautstelle und in geringem Grade auch die übrige Hautoberfläche erwärmen; den Dermatologen interessiert vorwiegend die örtliche, äußere kaustische Wirkung bei Verwendung der aktiven Spitzenelektroden[1]. Die *Röntgenstrahlen* bessern oder heilen bei direkter Bestrahlung eine bedeutende Zahl von örtlichen Dermatosen verschiedenster Genese, sie vermögen aber auch indirekt, d. i. durch örtliche Reiz- oder Lähmungsbestrahlung von für die Haut wichtigen Organen (Milz, Knochenmark, Thymus, Thyreoidea, Ovarien, Lymphdrüsen, Rückenmarksegmenten u. a.) den Zustand kranker Hautstellen (Neurodermitis, Lupus erythematodes, Psoriasis, Herpes genitalis, Lichen planus) günstig zu beeinflussen (BROCK, E. PICK-KAZNELSON und besonders SCHOENHOF aus der Klinik KREIBICH, ZIMMERN und COTTENOT, GOUIN, PAUTRIER und HUFSCHMIDT, zit. SCHOENHOF, CLÉMENT SIMON). Auch die *galvanischen Ströme,* mit welchen man auf die Haut applizierte Lösungen vielleicht in ihre Ionen dissoziieren kann (Iontophorese)[1], bringen die Ionen, z. B. Sublimationen, Jodionen u. a. nicht nur an den direkt belegten Hautstellen zur Wirkung; auch nicht belegte Herde können von den Stoffen profitieren.

[1] Näheres s. bei P. WICHMANN, Bd. V/2 dieses Handbuches, S. 686, Kataphorese.

Innere Therapie der Hautkrankheiten.

Diät in der Hauttherapie.

Es ist feststehend, daß man experimentell bei Tieren (Bloch l. c. 541, daselbst Lit.) durch „nichtadäquate, einseitige, verdorbene (aber bakterienfreie) Nahrung" verschiedene Exantheme: Alopecie, Exsudationen, Hyperkeratosen, juckende krustöse Ausschläge hervorrufen kann; daß auch bei Menschen nach einmaligem (Idiosynkrasie), häufiger nach wiederholtem Genuß einzelner Nahrungsmittel: Eiweißkost — Fleisch, Fische, Krebse, Käse u. a. —, gewisser Gemüse — Früchte, Spargel, Erdbeeren u. a. —, Urticaria, Erytheme, nach gewohnheitsmäßig reichlichem Kaffee- und Biertrinken Rosacea beobachtet wird —, zu schweigen von den Exanthemen nach Einverleibung differenter Heilmittel und Gifte (J. Jadassohn: Toxikodermien). In einem Teile dieser Fälle sind Magen-Darm, endokrine oder ausscheidende Organe so verändert, daß selbst quali- und quantitativ normal zu bezeichnende Speisen nicht genügend abgebaut werden und ihre Abbauprodukte als artfremdes Eiweiß (Wolff-Eisner) länger im Blut und in den Geweben (auch in der Haut) zurückgehalten werden; viel häufiger ist eine angeborene abnorme Reaktivität der Haut (Idiosynkrasie), die nach dem Genuß gewisser Speisen zur Geltung kommt. Eine in den genannten Fällen günstige Diätänderung ist natürlich kein Heilmittel der Dermatose als solcher, stellt vielmehr nur eine Minderung oder Unterbrechung der durch die unzweckmäßige Ernährung gesetzten Reize dar. Die idiosynkrasische, angeborene Überempfindlichkeit der Haut, welche schon beim ersten Genuß einer Speise auftritt, die erworbene Überempfindlichkeit, welche sich meist erst nach Überschreitung eines bis dahin schadlos vertragenen Quantums einstellt, verlangen Ausschluß der betreffenden Nahrungsmittel aus dem Speiseplan und ein *desensibilisierendes Regime* (s. später).

Die Auswirkung einer kurz vorher genossenen zersetzten (toxischen) Eiweißnahrung (Fleisch, Fisch usw.) im Organismus bzw. an der Haut (Urticaria, Erythem, Pruritus), wird durch Adsorption der giftigen Eiweißabbaustufen an sofort verabreichte Tierkohle (Merck, Wiechowski, Pauli) im Darm gestoppt oder gemildert; Beschleunigung der Ausscheidung (durch Peristaltik, Diurese, Flüssigkeitsaufnahme, Organismusspülung) verhütet weitere Organismus- und Hautschädigung. Anschließende milde, evtl. anfangs eiweißlose, unzersetzte Nahrung ohne idiosynkrasischen Einschlag ermöglicht die allmähliche Rückkehr zur gewohnten Ernährungsweise ohne allein bei vorhandener Idiosynkrasie die Disposition zu genannten Dermatosen zu beheben; prophylaktisch kann dann Vorgabe kleinster Dosen der idiosynkrasisch wirkenden Speisen, sowie spezifischer Abbaustufen derselben, z. B. spezifischer Peptone, neue Hauteruptionen verhüten (s. später Desensibilisierung).

In ähnlichem Sinne heilend ist der Ersatz einer unzweckmäßigen Ernährung durch eine geänderte Diät bei den exsudativen Säuglings- und Kinderexanthemen: Seborrhoischen Ekzemen, nässend krustösen bei fetten, papulös trockenen bei mageren Säuglingen; bei der hartnäckigen Intertrigo, dem Strophulus, der Neurodermitis, der desquamativen Erythrodermie der Säuglinge (Leiner). Die Koinzidenz dieser Dermatosen mit überreichlicher Milchnahrung (Comby, Marfan, Spiethoff, Czerny, Feer, Finkelstein, Pfaundler, Moro, Leiner) und sonstiger „kräftiger Kost" (Eier usw. [Czerny]); Besserung bei gemischter Kost, Verschlimmerung bei Wiedermästung, ermöglichten die Erklärung dieser Dermatosen durch eine unrichtige Diät und führten zu einer therapeutisch wirksamen Diätregulierung. Doch ist man sich klar geworden, daß bei den genannten Dermatosen noch konstitutionelle und auch äußere Momente mitspielen, die neben der Diättherapie Berücksichtigung verlangen.

Die konstitutionelle Veranlagung dieser Kinder: ihre ebenso untereinander, als gegenüber normalen Kindern völlig divergente Zunahme bei gleicher Milchkost, das Auftreten von Entzündungen der Schleimhäute und des reticuloendothelialen Gewebes bei ihnen, ihre „leichte Anfälligkeit" und die „familiäre Ausprägung des Zustandes" u. a. m. faßte CZERNY als *exsudative Diathese* zusammen, deren „Teilerscheinung die durch Ernährungsmängel hervorgerufene Entzündungsbereitschaft der Haut" sei (s. auch TACHAU und SCHEER; bezüglich innerer Symptome vgl. die *neuroarthritische Diathese* BROCQ-COMBY, zit. auch in MÉRY-TERIEN).

Auch der äußeren, die Entzündung fördernden und dirigierenden Momente gibt es genug: die Hauthyperämie der Neugeborenen; feinste epitheliale Rißchen der (ererbten) seborrhoischen Haut (FINKELSTEIN) als Infektionspforten, unvollständige brüske Reinigung als Gelegenheit zur Infektion, schlechte Abtrocknung der Beugen und Falten der Kinder, insbesondere der fetten als Gelegenheit für Intertrigo. Die Krankheitsbereitschaft der hautkranken exsudativen Ekzemkinder (geprüft nach JADASSOHN-BLOCH), ist um 25% größer als jene bei exsudativ hautgesunden Kindern (TACHAU). Auch die Strophulusherde (SPIETHOFF und französische Autoren) können durch Kratzinfektion zu Dermatitis und Ekzem führen (JADASSOHN, Toxicodermien und BLOCH und PETER l. c. bezüglich Übergang von Erythem in Ekzem).

Die Diätregulierung richtet sich zwar nur gegen den einen wichtigen Faktor, doch nütze dies (nach CZERNY) bei konsequenter Durchführung auch konstitutionell, und die örtliche Behandlung der erkrankten Haut kann schon hierdurch zu besseren Ergebnissen gelangen. Gegen die übrigen konstitutionellen Symptome muß natürlich ebenfalls therapeutisch vorgegangen werden.

Das Diätprogramm CZERNYS und eines der jüngsten, das wesensgleiche LEINERS (1928), ist dem Dermatologen unter gleichzeitiger Haut- und Allgemeinbehandlung (Ortswechsel bei Asthma, Eisen, Chinin bei Anämie usw.) bei Strophulus der mageren und krustösen Ekzeme der allzu rasch fett werdenden Säuglinge zu empfehlen, besonders solcher mit Schleimhautentzündungen. Es lautet (CZERNY): Allmähliche Restriktion der Brustmilch auf die zu langsamer Gewichtszunahme ausreichende Menge: nur 5 oder 4 Brustmahlzeiten, Verkürzung der Stillzeit, von Flaschenmilch das unentbehrliche Minimum. Als Ersatzmahlzeit im dritten Vierteljahr neben wenig Milch (aber Gebäck) Fleischbrühe, Schleim, Grieß, Gemüse (also sämtlich mineralstoffhaltige und desensibilisierende Nährmittel (s. später LUITHLEN), — bei beharrlichem Fettanwuchs auch Kohlehydratbeschränkung, aber nur bis zu einer gewissen Grenze (FINKELSTEIN). LEINER rät bei Erythrodermia desquamativa: Eiweiß- oder Buttermilch statt einzelner oder aller Brustmahlzeiten, bei Strophulus nur zwei Milchmahlzeiten und vom zweiten Vierteljahr auch Gemüse, Kompotte, rohe Obstsäfte.

Im wesentlichen haben FEER, PFAUNDLER, der gegen jede Mästung ist, sei es durch Fett, N oder Kohlenhydrat, FINKELSTEIN u. a. Verringerung der (Mutter- und Kuh-) Milch, Steigerung von Magermilch und Pflanzenkost bei den erwähnten Kinderdermatosen gebilligt, FINKELSTEIN (S. 788) jedoch strenge Fettentziehung bei „mageren Ekzemkindern", LEINER knappe Ernährung bei „durch alimentäre oder infektiöse Schäden heruntergekommenen ekzematösen Kindern" widerraten. Wo Fett gegeben werden muß, ist wegen Acidosegefahr Zugabe von Kohlehydrat notwendig (FINKELSTEIN).

Neben dem *Fett* könnte auch *Eiweißstoffen* in der Milch ein vielleicht nicht ganz unwesentlicher Anteil an dem Entstehen der Exantheme zufallen. Dafür ließe sich der intracutan angestellte Speisentest anführen, welcher angeblich eine Überempfindlichkeit für Eiweiß bei 60% der Kinder ergeben hat (O. KEEFE, EDUARD SCOTT). Für die Überempfindlichkeit bei Brustkindern könnte körperfremdes Eiweiß aus der Nahrung der stillenden Mütter in Frage kommen (bei diesen selbst angestellte Testproben fielen aber negativ aus), für die Hautempfindlichkeit des künstlich genährten Kindes eine Störung der Eiweißverdauung im Darm des Kindes. Bei Brustkindern mit Ekzemen würde sich somit das Fortlassen des durch die Testproben beim Kinde als reizend erwiesenen Eiweißes aus der mütterlichen Nahrung empfehlen; beim künstlich genährten Kind aber Verminderung von Eiweiß in der Milch, evtl. sogar, namentlich bei mageren Kindern, Anreicherung von Fett in der Nahrung, wie sie gegenwärtig als mit Sahne angereicherte Milch, als Buttermehlsuppe nach CZERNY und KLEINSCHMIDT und *Buttermehlvollmilch* (MORO; sämtl. zit. ERICH MÜLLER) bei den Ernährungsstörungen der Säuglinge gereicht werden. Eier als solche in der Kinderkost werden von CZERNY, FEER, FINKELSTEIN u. a. dringend widerraten.

Geringere Übereinstimmung als über die Nützlichkeit der Milch- (Fett-) Einschränkung für die Abheilung des Ekzems fetter Kinder besteht bezüglich der Zweckmäßigkeit einer Herabsetzung des Salzgehaltes der Nahrung. Die von FINKELSTEIN hergestellte salzarme Ekzemsuppe, von LANGSTEIN (anfangs), BENDIX, HEUBNER, KLOTZ, MENDELSOHN, FEER, GEISSLER gelobt, wurde von CZERNY, WÜRTZ, SPIETHOFF, WITZINGER, LANGSTEIN abgelehnt. FINKELSTEIN selbst widerrät sie bei mageren, in der Ernährung schwer gestörten Kindern. Daß kochsalzarme Kost Gewichtsabnahme bewirkt, die Wasser- und eine Salzzulage erfordert, hat NONNENBRUCH später gezeigt. Freilich können kürzere und längere Besserungen genannter Dermatosen auch ohne Diätänderungen eintreten, falls sich der ganze Ernährungszustand des Kindes durch medikamentöse Besserung eines Magendarmkatarrhs, durch Wärme- und Lichteinwirkung zum Guten wendet; aber auch Rezidive kommen trotz Besserung nach Diätwechsel (FINKELSTEIN) vor; gute und schlechte Beeinflussung der Hauterkrankung sind auch während einer Diätkur durch physiologische oder pathologische Verhältnisse (Fieber) möglich (CZERNY und FINKELSTEIN).

Bezüglich der äußeren dermatologischen Behandlung der Säuglings- und Kinderdermatosen sei gesagt, daß sich die Dermatologen der günstigen Einwirkung eines Diätregimes auf die Säuglings- und Kinderdermatosen nicht verschließen (GALEWSKY), andererseits aber auch die Notwendigkeit einer gleichzeitigen sachgemäßen, äußeren Behandlung mit Recht betonen (BRANDWEINER). Für Ekzeme aller Art, Erythrodermia desquamativa universalis, Urticaria papulosa ist neben der der CZERNYschen ähnlichen oder gleichenden Diätbehandlung auch eine äußere, wie die von LEINER jüngst veröffentlichte, nützlich und notwendig; hier ist ein Register der dermatologischen Therapie, wie Puder, Cremen, Kühlsalben, adstringierende und nicht reizende Pinselung und Bäder gegeben. Vielleicht sind auch Rotlicht und vorsichtige Anwendung von ultravioletten Strahlen, sowie kleinste Röntgenbestrahlungen (JADASSOHN) heranzuziehen. (Sorgsame und geübte Prophylaxe vermag öfter als man denkt, durch Einfettung, oberflächliche Ätzung von feinen Rhagaden, Seifenbehandlung und Einfettung des Gneis die Bildung von Ekzemen, Intertrigo selbst bei fetten Kindern zu verhüten.)

Die (exsudativen) ekzematösen und toxicodermischen Ausschläge, Strophulus, Urticaria der späteren Kinderjahre werden durch eine kargere, fett- (milch-) ärmere, dagegen an Gemüse (Obst) reichere Kost an Stelle der Überernährung mit Milch- und Eiweiß-, aber auch durch Mehlkost günstig beeinflußt und für die äußere Therapie zugänglicher. Selbstredend müssen als idiosynkrasisch erkannte Kostsorten aus dem Speiseplan ausfallen.

Manche per os eingeführte Substanzen können durch die vermehrten, erweiterten und durchlässigeren Gefäße entzündeter Haut leichter durchtreten, sich im Gewebe anreichern und therapeutisch wirken. Daß bekömmliche (eiweißreiche), gut assimilierte Kost die blutbildenden Organe kräftig anregt (Verdauungsleukocytose!), und das Blut aus letzteren und aus den Verdauungsprodukten nützliche Stoffe für die Regeneration an die pathologischen Hautstellen heranbringt, ist nicht unwahrscheinlich, aber nicht bewiesen. Mit Wahrscheinlichkeit ist auch anzunehmen, daß für die Heilung von Hautentzündungen und pathologischer Hautbeschaffenheit jene Kostarten nützlich sind, welche es aus allgemein pathologischen Gründen auch für Erkrankungen anderer Organe sind. Wie für akute, fieberhafte Erkrankungen innerer Organe milde, für chronische Erkrankungen kräftige Ernährung zweckmäßig erscheint — natürlich die Verdauungs- und Stoffwechselverhältnisse als normal angenommen —, so ist für schwere universelle Erytheme, fieberhafte, ausgedehnte Dermatitis und akute, ausgebreitete Ekzeme milde, eiweißarme, nicht scharf gesalzene und gewürzte Diät, Obst, Kohlehydrate, Mineralwasser usw. (LUITHLEN), angezeigt. Hierdurch werden Afflux zur Haut und Blutdruck nicht gesteigert, Diurese und besonders auch Peristaltik günstig beeinflußt und das Gefäßgebiet der entzündeten Haut entlastet.

Dagegen indizieren Blässe, Trockenheit, Runzelung, Livedo, Perniones, wie sie bei Anämie und Unterernährung vorkommen, stimulierende Ernährung (Eier, Braten, Sahne, zeitweise kleinste Mengen Alkohols).

Daß eine Fleisch- und Weißbrotkost starke Gefäßerweiterung und Gefäßdurchlässigkeit, weiter capillare Blutaustritte usw. an den peripheren Gefäßabschnitten, also an der Haut, hervorrufen kann, welche Erscheinungen bei einer ausschließlichen Obst- und Gemüsekost vollständig zurückgehen (M. GÄNSLEN), stimmt zu dem vorher Erwähnten.

Venöse Stauungen an den Akris (z. B. Rosacea), Intertrigines der Beugen und Furunkelneigung bei Adipositas, Plethora, Hochdruck und Darmträgheit indizieren neben entsprechender örtlicher und innerer Behandlung Einschränkung der Speisen- und Getränkeliste in Quantität und Qualität (Verminderung von Schwarzfleisch, Fettbildnern, starkem Kaffee, Tee- und Alkoholverbot; dagegen sind mäßige Mengen weißen Fleisches und weißen Gebäcks, mehr Vegetabilien, Obst und gewisse Mineralwässer zu empfehlen).

Hautödeme werden wie Höhlenascites mit Getränkverringerung, bei gutem Nierenfilter durch Salzzulage günstig beeinflußt, Trockenheit der Haut (der Schleimhäute, Eindickung des Blutes und der Gewebe) bei starken Wasserverlusten (durch Schweiß, Harn und Faeces) mit Getränkezufuhr.

Ein erwägenswerter Gesichtspunkt für die Ernährung bei Hautkrankheiten ist der Ersatz des Stoffverbrauchs, den ausgedehnte chronische Hauterkrankungen, Ichthyosis, Psoriasis, chronisches Ekzem, Erythrodermien, durch stetigen Materialverlust — Schuppen, Borken — verursachen. Hier ist reichliche Ernährung je nach Stand der Verdauungs- und Ausscheidungsorgane und der Körpertemperatur geboten. Der gesteigerte Eiweißumsatz durch Gifte, die in der Haut bei Furunculose, Karbunkeln, Erysipel, Phlegmone entstehen (v. NOORDEN), verlangt Ersatz durch leicht verdauliche Eiweißnahrung (Milch), der erhöhte Eiweißzerfall bei Pemphigus veg., Lich. rub. pl. und im Eruptionsstadium der Syphilis (v. NOORDEN) Ersatz durch hochwertiges Material (Fleisch usw.), wenn Verdauung und Abwesenheit anderer Stoffwechselstörungen es gestatten. Der nachgewiesene Zusammenhang von Hautaffektionen mit jenen innerer Organe verlangt bei Hautbehandlung eine für die etwa gleichzeitige innere Erkrankung unschädliche Diät. Bei Pyodermien, welche häufig bei Nierenaffektionen zustande kommen, ist eiweiß- und salzarme, bei Xanthomen,

Xanthosen (v. NOORDEN [außer bei Diabetes]) und Ikterus fettarme Diät geboten. Bei Urticaria, welche durch Darm- und Hautidiosynkrasie gegenüber antigenen Substanzen veranlaßt werden kann, ist für Ausschaltung der betreffenden Substanzen und Ersatz durch andere zu sorgen.

Die Besserung oder Heilung, welche sich in einem Teil der besprochenen Hautaffektionen unter geänderter Diät vollzieht, kann also, wie es scheint, der Entziehung oder Einschränkung reizender Stoffe in der neuen Nahrung zuzuschreiben sein, und nicht einer pharmakologischen Einwirkung. Einer geringeren Reizzufuhr vom Darme aus in die Blut- und Nervenbahn entspricht eben Abnahme der Hautreaktion und Besserung der Dermatose.

Ernährung bzw. innere Behandlung bei Stoffwechseldermatosen.

Für eine Anzahl Dermatosen sind Stoffwechselstörungen als Ursachen oder begünstigende Faktoren anzunehmen; durch hierauf eingestellte Ernährung, sonstige innere (orale, parenterale) und äußere Hauttherapie ist Besserung und (temporäre) Heilung der Stoffwechselstörungen und der Dermatose ermöglicht. Ein kleiner Teil dieser Dermatosen ist nur für eine bestimmte Stoffwechselstörung charakteristisch („spezifisch" JADASSOHN, „obligat" BR. BLOCH, LUTZ), der weitaus größere ist uncharakteristisch, „fakultativ" (BR. BLOCH, LUTZ), kann bei verschiedensten derartigen Störungen auftreten, und es kann auch nach recht mühevollen chemisch-biologischen Untersuchungen schwer werden, einen bestimmten Stoffwechsel als verantwortlich zu bezeichnen (BR. BLOCH, BUSCHKE, LIPPITZ).

Diabetes.

Kohlehydrateinschränkung und Hormonzuführung spielen in der Therapie des Diabetes die erste Rolle, somit auch eine wichtige in der Behandlung jener Dermatosen, die kombiniert mit Diabetes erscheinen. Diese Kombination ist sehr häufig: Pruritus localis (besonders genitalis) und universalis, Xerosis cutis, Furunculose, Pyodermie, Hyphomykosen, Ekzeme (namentlich mit Intertrigo gepaart, Balanitis, Vulvitis, Dermatitis intertriginosa [ROST]), Gangrän, Xanthom gehören zu den öfter vorkommenden. Acne, Alopecie, Pigmentierungen, Zoster, Purpura findet man als gelegentliche Begleiter des Diabetes.

KAPOSI[1] hat auf Grund des Zuckernachweises (!) „in allen Geweben, Exsudaten, Sekreten, Schweiß, Eiter Diabetischer und im Eiter eines Falles von Gangraena" (bullosa serpiginosa) den Reiz des Zuckers oder eines Spaltproduktes desselben als Erreger sämtlicher Diabetesdermatosen — er unterschied 11 — angesehen: Die Reizung sensitiver Nerven erzeuge: Pruritus, jene der sekretorischen und vasomotorischen: Anidrosis, Steatosis, Urticaria, jene der Gefäße und anderer Gewebselemente: Entzündung und Nekrobiose. Eine Bedeutung des Zuckers in loco nimmt auch JADASSOHN 1904 an, wenn auch in ganz anderer Weise. Von den zahlreichen Exanthemen, die er in seinem umfassenden Referat am V. Internationalen Dermatologischen Kongreß (II S. 174—189 u. S. 242—249) bespricht, läßt er auf Grund NORMAN WALKERS und der eigenen Statistik, sowie klinischer und biologischer Beobachtungen nur das Xanthoma diabeticorum als spezifisches Diabetesexanthem gelten, für die übrigen Exantheme nimmt er eine „komplexe Ätiologie" an, und zwar das Zusammenwirken äußerer und innerer Schädigungen mit dem „diabetischen Terrain", eine Anschauung, der auch BR. BLOCH (S. 533) beipflichtet und mit der sich das Zustandekommen der Dermatosen auch nach dem Stand heutiger Kenntnisse erklären läßt. Denn

[1] KAPOSI: Arch. f. Dermat. **1884**, 158.

äußere Schädigungen sind im Kratzen bei Pruritus, bei Maceration und Ansiedlung von Mikroorganismen (Staphylokokken, Hyphomyceten, Saccharomyceten, Soor), innere Momente in Allergie (chemischer — Bloch), Sensibilisierung (Achard, zit. Urbach und Sicher) infolge der Hyperglykämie gegeben und das „diabetische Terrain" in der Haut selbst könnte vielleicht in der Steigerung des Zuckergehalts der Haut (Hautzuckerspiegel — Urbach und Sicher und Schule Rost) vielleicht auch einen objektiven Ausdruck gewinnen. Nimmt man an, daß auch kleinste Mengensteigerungen körpereigener Substanzen (hier Traubenzucker) durch stetiges Zuströmen zu bestimmten Gewebs- bzw. Hautstellen unter Förderung lokaler mechanisch-physikalischer Verhältnisse (Stauung, Wärme, Feuchtigkeit, Reibung) einen Reizfaktor darstellen, zu welchem sich die vom Zentrum aus beeinflußten vasomotorischen Erscheinungen und von außen Mikroorganismen gesellen, so können verschiedene beim Diabetes vorkommende Hauterscheinungen als erklärt angesehen werden.

Der *Pruritus* (universalis und localis) durch Reizung der sensiblen Hautnervenendigungen durch die zuckerhaltige Hautlymphe (Kaposi, J. K. Mayr, Urbach, Rost) — Seborrhöe und Intertrigo an Genitale verstärken diesen Pruritus (v. Zumbusch) —. Erythema, Urticaria durch vorübergehende vasomotorische Reize des zuckerhaltigen Blutes, Purpura, Gangrän durch bei starker Hyperglykämie erfolgte Schädigung des Gefäßendothels — *Zoster* durch Blutung im Intervertebralganglion —; die *Fettleibigkeit* der Diabetiker durch ihre gelegentliche Lipämie (Jadassohn, L. Schwarz, Bloch); die *Xanthome* durch ihre Hypercholesterinämie (B. Fischer, Klemperer und Umber, zit. Bloch, Wijnhausen [zit. v. Zumbusch]), Chauffard, Guy Laroche [zit. Lacroix]) und Ablagerung des Cholesterins in den Xanthomzellen (Pinkus und Pick, nach Bloch nicht sicher bewiesen), parallel damit Ketonausscheidung (Salomon und v. Noorden); *Furunkel, Hypho- und Saccharomykosen* (Ernst und Ehrmann, Nikolas und Grossmann) durch *Einkratzen* von Krankheitskeimen in die juckende, zuckerreichere Haut, welche ein besserer Nährboden für Parasiten wird; *Intertrigo, Balanitis, Vulvitis,* Ekzem durch Reizung und Infektion an der vom Zuckerharn macerierten Haut.

In dem Gehalt von Harn und Blut an Zucker (Glykosurie und Glykämie) sind die wichtigsten Aufschlüsse über die im Nüchterzustand des betreffenden Individuum zur Ausscheidung gelangenden respektive zirkulierenden Zuckermengen zu bekommen. (Die Glykogendepots in Leber und Muskeln sind, wenn auch natürlich mitbeteiligt, nicht gut erfaßbar.) Nach Bestimmung des Blutzuckers im Nüchternzustand wird oral oder parenteral eine gewisse Glykosemenge eingeführt und der Verbleib des Zuckers im Blute mit einer guten Mikromethode (Bang, Hagedorn und Jensen) fortlaufend verfolgt. Die Art und Höhe des Anstieges, mehr aber noch Art und Zeitdauer des Absinkens der Glykämie, das ist die Zeit der angenommenen Assimilation oder Verbrennung des eingeführten Zuckers, gibt Aufschluß über Vorhandensein und Grad einer Anomalie des KH-Stoffwechsels. Ein bemerkenswerter Diabetes ist schon in der Glykosurie (Harnmenge, spezifisches Gewicht, prozentischer Zuckergehalt, bestimmt mit Titration oder Polarisation) genügend charakterisiert. Die Besserung ist ebenfalls durch die Harnuntersuchung kenntlich. Doch wird sich selbst dem Dermatologen einmalige Blutzuckerfeststellung im Beginne der Behandlung (und nach Beendigung der Kur) für alle nicht klaren Fälle empfehlen, in welchen trotz fehlender oder selten eintretender unbedeutender Glykosurie die Art und Hartnäckigkeit der Dermatose (Pruritus, rezidivierende Furunkelausbrüche, Dermatitis intertriginosa) latenten Diabetes annehmen lassen. Übrigens ist *auch die fehlende Erhöhung* des Blutzuckerspiegels in solchen Proben aufklärend. In folgendem sind Daten über Glykosurie und Glykämie (aus ISAAC und SIEGEL, URBACH und SICHER, M. LOEB, A. MÜLLER, OTTENSTEIN, ROST, BIBERSFEIN) bei echtem Diabetes, alimentären, weiters pathologischen Zuständen verschiedener Art und bei früher genannten, häufig mit Zuckerausscheidung verbundenen Dermatosen angeführt:

Normalzahlen bei Gesunden. *Glykämie bei Gesunden* gibt im Nüchternzustand Grenzwerte von 60—120 mg% (BANG: 90—100 mg%; HÖBER, zit. ROST Lehrbuch 1926: 60—120 mg%; ISAAC und SIEGLER: 70—120 mg%; OTTENSTEIN: 70—110 mg%).

Glykosurie fehlt zumeist *bei Gesunden* bei einer großen Zahl von Dermatosen, darunter auch bei der Mehrzahl der Fälle jener Dermatosen, die nicht selten mit Diabetes zusammen vorkommen. (Bezüglich letzterer Fälle später.)

Hyperglykämie kann beim Gesunden physiologisch als *vorübergehende*, **alimentäre**, nach im Nüchternzustand erfolgter (Trauben- oder Rohr- usw.) Zuckereinnahme (50—150 g) eintreten, in 30 Minuten *(140—160 mg%*, selten mehr erreichen, um nach 30 Minuten — nach Einnahme von 100—200 g Zucker auch erst in 2 Stunden — zum Anfangswert oder unter denselben herabzusinken (ISAAC, URBACH und mehrere von beiden zitierte Autoren). Bei Belastungsdosen, die nahe der Assimilationsgrenze des betreffenden Zuckers stehen (FR. HOFMEISTER), tritt beim Gesunden ebenfalls physiologisch vorübergehende *sehr geringe Glykosurie* ein. (Glykosurie dagegen, die nach alimentärer Einverleibung gleicher oder auch größerer Mengen der langsam zur Resorption gelangenden Stärkemehle, Polysaccharide, auftritt, ist ein Diabetessymptom [ISAAC und SIEGLER, S. 556].)

Die *alimentäre, physiologische Hyperglykämiekurve* beim Kohlehydrat Gesunden steigt steil oder im obersten Teil weniger steil bis zur Spitze (160 bis 170 mg%) und fällt ebenso steil bis zum Ausgangsnüchternwert; doch ist in manchen Fällen die Abstiegslinie nach anfänglich steilem Abfall deutlich langsamer und mählicher verlaufend (URBACH).

Ebenfalls vorübergehend und öfter als bei Gesunden, auch stärker und länger dauernd, tritt Hyperglykämie und Glykosurie, eventuell auch Hyperglykämie allein, öfter schon im Nüchternzustand *bei fieberhaften Zuständen* auf; sie steigt noch sehr beträchtlich nach Zuckereinführung (Belastung). Fieberschädigung des Inselapparats oder der Leber sind vielleicht die Ursachen (v. NOORDEN, zit. ISAAC und SIEGEL). Auch bei *Basedow* und *Hyperthyreosen* sind alimentäre Hyperglykämie und Glykosurie besonders häufig, ob durch Sympathicusreizung oder Pankreasfunktionsstörung, ist unentschieden (ISAAC ebenda). Vorübergehende Glykosurien sind auch nach zentralen Eingriffen (Piqûre), endokrinen Präparaten (Adrenalin, Schilddrüsen-, Hypophysenextrakten) und nach gewissen Medikamenten (Morphin, Coffein usw. — ebenda S. 544) zu beobachten.

Beim *unbehandelten* (Pankreas-) *Diabetiker* sind *meist Hyperglykämie und Glykosurie ständig* und *gleichzeitig* vorhanden.

Die Nüchternwerte des Blutzuckerspiegels steigen von den hochnormalen 115, 120 auf 130, 150 mg% und auf weit höhere Zahlen (200—300 mg% und mehr), ungefähr der Schwere des Falles entsprechend (ISAAC und SIEGLER, S. 586). Den Blutzuckerspiegel des Diabetikers beeinflussen ungünstig: Kohlehydrat- und reichliche Eiweißkost, höhere Umgebungs- und Innentemperatur. Er steigt somit bei gelegentlichem Fieber (SENATOR, SILBERSTERN, BIERRY-FAUDARD, R. SCHMIDT, MOHR — zit. ISAAC und SIEGLER). Also auch bei Furunkel- und Karbunkelbildung der Diabetiker. Seine Höhe und der Grad der Glykosurie gehen im allgemeinen gleichsinnig, doch vermag wirksame Koständerung und Hormonzuführung sie zeitweise weit auseinanderzubringen, wobei der Blutzuckerspiegel noch recht erhöht bleiben kann, die Glykosurie aber stark absinkt und zeitweilig auch fehlt. Die Blutzuckerkurve des Diabetikers beginnt von einem höheren, eventuell zweimal so hohen Nüchternpunkt als jene des Gesunden und erklimmt nach Zuführung von Glykose binnen zwei Stunden die doppelte Höhe des Ausgangsnüchternwertes; die Senkungsdauer bis zum Ausgangswert beträgt viele Stunden (ISAAC und SIEGEL, URBACH und SICHER (s. bei letzteren Diabetikerkurve 5, S. 173).

Zuletzt sei der Untersuchung der Glykämie und Glykosurie bei Fällen von Dermatosen gedacht, welche man wegen ihrer häufigen Kombination mit Diabetes in die schon erwähnte Abhängigkeit von letzterem bringt. Bei dem größeren Teil dieser Fälle deckt aber die Untersuchung von Glykämie bzw. Glykosurie ein normales Verhalten auf. Die Nüchternwerte entsprechen jenen beim Gesunden und nach Belastung kommt es zu Hyperglykämiekurven, die den alimentären des Gesunden gleichen: Steiler Anstieg in $^1/_2$ Stunde zum Gipfel, weniger steiles Absinken in $1^1/_2$—$2^1/_2$ Stunden zum Nüchternausgangswert. Bei einer weit kleineren Zahl von Hautfällen ist jedoch nach oraler (und parenteraler, OTTENSTEIN) Belastung der Aufstieg der Kurve höher und langsamer, der Gipfel erst nach zwei Stunden erreicht und im Absinken ist noch in 3 Stunden nicht immer der Nüchternanfangswert erreicht. (Siehe Kurve 12: Urticaria bei einer 32jährigen Frau mit Aglykosurie, URBACH und SICHER, S. 177, also ähnlich einer *Diabetesbelastungskurve.*)

Die Untersuchung größerer Reihen (von etwa 700 Fällen) von Dermatosen ließ ROST feststellen, daß neben vereinzelten Ekzem-, Psoriasis-, Pyodermie- und Furunculosefällen auch gewisse Häufungen von Hauterkrankungen *einer Art* sich finden, welche durch Hyperglykämie (111—130 und mehr mg$^0/_0$), zu einem ansehnlichen Teil auch durch Glykosurie als Diabetes bzw. Vorstufen desselben gelten könnten (M. LOEB, A. MÜLLER, B. OTTENSTEIN, ROST). Besonders die Fälle von *Dermatitis intertriginosa* werden von M. LOEB, A. MÜLLER und ROST hervorgehoben, weiters eine durch Rötung, Infiltration, papulös-vesiculöse Efflorescenzen und heftiges Jucken charakterisierte Affektion, die ROST als *diabetisches Ekzematoid* bezeichnen möchte. Sie reagiert auch auf Insulin und Diät vorzüglich. MELITTA LOEB betonte außerdem die Neigung zur generellen Blutzuckererhöhung bei Furunculose. A. MÜLLER fand Hyperglykämie bei der Hälfte seiner Psoriatiker. Es bedeutet keinen Gegensatz zu obigen Befunden, daß auch S. NEUMARK und L. TSCHATSCHOWSKA unter 200 Hautfällen nur 23mal Hyperglykämie fanden, welche sie zum Teil auf das vegetative Nervensystem und innersekretorische Störungen beziehen, und daß H. BIBERSTEIN und H. LINKE keine Änderung der Blutzuckerkurve bei 16 Hautfällen (Ekzemen, Psoriasis, Lichen Vidal, Ulcera rodent.) finden. Mit Diättherapie und Insulin (und gelegentlich ersatzweise mit kleinen Dosen Synthalin) ist bei jeder Dermatose zu behandeln, bei welcher Pankreas- (Leber-) Diabetes objektiv und anamnetisch festgestellt wurde. Bei Dermatosen, bei welchen erfahrungsgemäß häufiger Diabetes gefunden wird, die weiters auf eine richtige äußere evtl. auch eine innere (nicht gegen Diabetes gerichtete) Therapie ungenügend reagieren und bei denen auch der Blutzuckerspiegel sich im Nüchternzustand als hochnormal oder etwas erhöht darstellt, kann ein Zuckerbelastungsversuch angestellt werden. Falls die erhaltene hyperglykämische Kurve für Diabetes spricht, ist der Nahrungszucker einzuschänken oder auszusetzen und kleinste Insulindosen zu verabreichen. Darauf eintretende Besserung oder Heilung der Dermatose bei Fortsetzung der bisher unwirksamen äußeren Behandlung lassen latenten oder Prädiabetes mit einer gewissen Wahrscheinlichkeit annehmen und legen es nahe, bei dem betreffenden Individuum den KH-Stoffwechsel im Auge zu behalten. Die Literatur berichtet über einschlägige Fälle und Erfolge.

Diabetesdiät. Das bei Pankreas- bzw. Leberdiabetes ausgebildete Diätregime verlangt (KRAUS und BRUGSCH, S. 83) in den leichten Fällen (v. NOORDENsche Einteilung): Kohlehydrateinschränkung; in den mittelschweren auch Eiweißbeschränkung; in den schweren: keine Kohlehydrate und von Eiweiß nur ein notwendiges Minimum (am besten der relativ unschädlicheren [FALTA] Eiweiße: des Eier- und Pflanzeneiweißes). Als leicht können die Fälle mit relativ stark positiver Bilanz zwischen Kohlehydrateinnahme und -ausgabe gelten (und mit etwa nachgewiesener Acetessigsäure unter — 0,2 drehend); mittelschwer jene, wo bei wenig positiver oder negativer Zuckerbilanz unter langsamer Einschränkung der Kohlehydrate und des Eiweißes die Glykosurie bald aufhört, schwer die Fälle, wo trotz Kohlehydrateinschränkung die Bilanz sich nicht bessert und namhafte Oxybuttersäureausscheidung stattfindet.

Von den Kohlehydraten sind Lävulose (Fruchtzucker [KÜLZ]), ihr Polysaccharid *Inulin* (in Topinambur, Schwarzwurzeln, Artischocken u. a. — GRIESBACH —), die *Galaktose,* Anhydrozucker (NONNENBRUCH) verhältnismäßig gut verträglich bzw. assimilierbar, von den Mehlen das Hafermehl (v. NOORDEN [aus KRAUS-BRUGSCH]).

Von den Eiweißstoffen, die bei schwerem Diabetes ebenfalls die Zuckerausscheidung steigern, ist das Eiklar und Pflanzeneiweiß als weniger schädlich anzusehen (FALTA, zit. KRAUS-BRUGSCH).

Als Wärmebildner statt Kohlehydrat und Eiweiß fungieren Fette, die bei leichten und mittelschweren Fällen zum Anwuchse kommen, auf kurze Zeit auch gewisse Mengen Wein (Mosel- und Rheinwein, Bordeaux, Tabelle 1 v. NOORDEN), aber auch schwere Alkohole (Rum, Whisky, Kornbranntwein), bei welchen O. NEUBAUER (KRAUS-BRUGSCH) Glykosurieverminderung beobachtet hat. (Eingehende Speisepläne: in v. NOORDENs und ISAACs Tabellen in den letzten Auflagen, in KRAUS-BRUGSCH und in J. SCHWALBE, 6. Aufl., S. 76—96.)

In mehrfacher Hinsicht leistet Insulin auch bei Diabetesdermatosen gute Dienste. Es *kann* in leichten Fällen, es *soll* aber in Fällen mit hartnäckigen und schweren Dermatosen wie bei anderen Komplikationen injiziert werden (E. FÖRSTER): In leichten Fällen gibt man 10 E., in dringlichen täglich und in größeren Mengen, doch mit Kautelen gegen etwaige Hypoglykämie. Vom Insulin hat auch die Dermatose häufig Nutzen. In leichten und mittelschweren Fällen kann vielleicht das vorhandene Inselgewebe durch Insulin und durch Kaseosan (SINGER, Wein) zu erhöhter Tätigkeit angeregt werden (W. REDISCH, zit. nach E. LANG und P. MAHLER) und ist damit die Möglichkeit einer Zulage von Kohlehydrat und somit Abwechslung der Speisenliste gegeben und in schweren Fällen ist das drohende Koma wiederholt verhütbar. Ersatzweise kann Synthalin (FRANK) bei leichten Fällen in kleinen Dosen angewandt werden.

Wo nach Diätänderung Hyperglykämie und Glykosurie abnehmen oder schwinden und das Allgemeinbefinden (Schlaf, Kraftgefühl usw.) sich bessert, geben auch äußere und medikamentöse Hauttherapie (evtl. Vaccinen) der jeweiligen vom Diabetes beeinflußten Exantheme (Eczema marginatum, Balanitis, Vulvitis, kleine Furunkel) bessere oder gute Erfolge. Selbst große, schwere Furunkel sind bei Abnahme von Glykämie und Glykosurie häufiger als ohne die Diäteinhaltung einer konservativen Methode zugänglich, wodurch größere Incisionen mit den für schwere Fälle drohenden Folgen (Shock, Weiterschreiten der Infektion, Fieber, Ketonämie und Koma) hintangehalten werden können. Diabetische Hautnekrosen mit reaktionslosen Randpartien können bei richtiger Diät in Folge besserer Durchblutung von Grund und Rand rascher abgestoßen und von gesunder Granulation gefolgt werden. Allgemeiner Pruritus, Erytheme und Urticaria bessern sich bei gleichzeitigem kurgemäßen Gebrauch der durchschwemmenden neutralisierenden Karlsbader, Nauheimer oder Neuenahrer Mineralwässer (MAASE und SAALECKER), deren „günstiger Einfluß auf Glykosurie und Hyperglykämie" wahrscheinlich, wenn auch nicht bewiesen ist (H. H. MEYER und J. SCHÜTZ).

Auch die diabetischen Xanthome reagieren auf antidiabetische Diät (PUSEY und JOHNSTON, zit. v. ZUMBUSCH) schwinden rasch manchmal in wenigen Tagen (v. ZUMBUSCH, S. 261), doch auch manchmal nicht (LANCASHIRE) und lassen auch gelegentlich durch längere Zeit Reste zurück. Hier handelt es sich vielleicht nach JADASSOHNs Meinung um latente (alimentäre) Glykosurie, bzw. um zurückgebliebene Hyperglykämie (BLOCH); Xanthome ohne Glykosurie, aber mit auf Diabetes deutenden Symptomen: Pruritus, Magerkeit (Fälle von GAUCHER und DRUELLE, SHOEMAKER) sollten einer Zuckerbelastungsprobe unterworfen werden (v. ZUMBUSCH). Über rasches Verschwinden diabetischer Xanthome nach Beginn einer Insulinbehandlung berichtet TOUTON in Knolls Mitt. S. 4. Es darf jedoch nicht verschwiegen werden, daß manche der vom Diabetes geförderten Exantheme trotz richtiger Diät und Schwinden der Glykosurie nicht prompt heilen, wie Vulvarekzeme und Pruritus vulvae, woran vielleicht der Fortbestand anderer Faktoren, z. B. von Pilzen, schuld ist.

Dies erklärt sich möglicherweise dadurch, daß das Hautgewebe doch nicht genügend zuckerfrei, wohl aber für äußere Reize sensibilisiert wurde oder daß schwerer zu beseitigende Veränderungen eingetreten sind. Natürlich ist es bei einem der den Diabetes begleitenden Dermatosen nicht ausgeschlossen, daß sie als koinzident, aber nicht ätiologisch vom Diabetes abhängig, zurückbleiben, wenn letzterer sich bessert oder für eine Zeit aufhört (Fälle von E. HOFFMANN, BROCQ, SAALFELD und ZUMBUSCH, zit. bei ZUMBUSCH, S. 263).

Erwähnung verdient, daß es leichte Diabetesfälle gibt, welche niemals Hauterscheinungen zeigen, andererseits für Diabetes verdächtige Krankheitsbilder, so Pruritus, häufige Furunkel, Eczema marginatum, Trockenheit im Munde, öfteres Durstgefühl vorhanden sind, aber keine Glykosurie (LERAUD). Das Blut solcher Fälle ist auf Zuckergehalt (JADASSOHN), der Organismus auf Zuckertoleranz zu prüfen (v. ZUMBUSCH), namentlich bei Diabetes in der Aszendenz. Vielleicht kann in solchen frühzeitig erkannten Fällen durch alsbald versuchte Zucker- und Kohlehydrateinschränkung Schonung von Pankreas und Leber erzielt und die volle Entwicklung eines Diabetes hintangehalten werden.

Ist bei allen Dermatosen, bei denen gelegentlich ein Diabetes festgestellt wird, die Diätbehandlung nützlich, so soll doch nirgends die etwa nötige äußere Therapie vernachlässigt oder unterlassen werden. Wegen der verhältnismäßig größeren Hinfälligkeit der Haut des Zuckerkranken sind höhere (ätzende) Konzentrationen differenter Stoffe zu meiden, wegen Neigung der Haut zu eitriger, septischer Entzündung prophylaktisch die gesunden Hautpartien der Umgebung aseptisch zu halten, Abscesse und größere derbe Furunkel müssen manchmal behufs Druckentlastung schnellstens geöffnet werden.

Gicht (Harnsäuregicht).

Ob die verschiedenen Arten und Fälle von Dermatosen der Harnsäuregicht (v. NOORDEN, S. 166) direkt oder indirekt zuzuschreiben sind, wie dies geschah und auch jetzt noch (KROMAYER) in geringerem Maße geschieht, ist zweifelhaft. „Unzweifelhaft" gichtangehörig erscheinen JADASSOHN (S. 168 f.) und BLOCH die POSPELOWschen mit Gichtanfällen rezidivierenden dunkelvioletten, später hämorrhagischen Flecken der Unterschenkel mit harnsauren Salzen und Harnsäurekrystallen um die Gefäße und manchmal folgenden verbreiteten Erythemen und oberflächlichen Geschwüren. „Mutmaßlich" (JADASSOHN) gichtisch sind dunkelbläuliche Verhärtungen an Füßen und Händen gichtisch veranlagter Kinder (HUTCHINSON) und gichtischer Männer, weiters von amerikanischen, englischen, französischen, auch deutschen Autoren beschriebener Pruritus generalisatus (GARROV, MORTON, DUCKWORTH, MORRUT), Pruritus genitalis u. analalis, Urticaria, angioneurotisches Ödem (MINKOWSKI und BULKLEY); Ekzeme sind bei Gichtikern in 30—47% angegeben (BULKLEY, GARROD, C. RASCH). KROMAYER (1925) will viele — in 30 Jahren weit über tausend Fälle *harnsaurer Ekzeme* — biochemische Beweise fehlen — gesehen haben, die nach akutem Beginne, häufig ohne oder bei geringster Veranlassung örtlich rezidivieren, aber auch auf weitabliegende Stellen überspringen, überwiegend chronische Formen zeigen, jeweilig — Häufigkeit unerwähnt — kombiniert mit larvierten oder ausgesprochenen Gichterscheinungen evtl. erblich. DUCKWORTH, BULKLEY beschreiben Gesichtsröte und follikuläre Entzündung der Nasenflügel. Nur wahrscheinlich (JADASSOHN, BR. BLOCH, v. ZUMBUSCH) zur Gicht gehörig sind Acneschübe, mit Gicht alternierend, pruriginöse Dermatosen (BESNIER), flüchtige akute Ödeme (GRAVES, GARROD, LANGE), brüchige (P. LUFF), gryphotische (NEES) firstartig zusammengedrückte Nägel (J. HELLER, S. 187), HEBERDENsche Knoten und noch zahlreichste andere, völlig uncharakteristische Dermatosen.

Die Kriterien für eine direkte Zugehörigkeit solcher Dermatosen zur Harnsäuregicht: Ablagerung von Harnsäure in der erkrankten Haut, Gleichzeitigkeit oder Alternieren von Gichtattacken und Ausbruch oder Verschlimmerung von Hauterscheinungen, endlich der Einfluß von purinfreier oder -armer Kost auf die Hauterscheinungen sind vielfach nicht geliefert worden (JADASSOHN, BR. BLOCH, SALOMON und v. NOORDEN, BLASCHKO), doch könnte angenommen werden, daß möglicherweise indirekt Sensibilisierung der Haut durch zeitweise Anreicherung der Harnsäure in Blut und Haut (Urathistechie GUDZENT) bei mangelhafter Ausscheidung derselben uncharakteristische Dermatosen fördert.

Die Diät besteht in purinfreier oder -armer Kost. Um ihre Zweckmäßigkeit zu erklären, sei kurz folgendes bemerkt. Die Nahrungspurine einerseits, die eigenen Gewebszellennucleine andererseits (HORBACZEWSKI, KOSSEL, SCHITTENHELM, JONES, BURIAN, zit. GUDZENT) sind die (exo- und endogenen) Bildner der beim Menschen (nach SOETBEER, WIECHOWSKI, THANNHAUSER, zit. GUDZENT) nicht mehr zersetzbaren Harnsäure. Bei purinfreier Kost und etwa 3,5 mg% im Blut (GUDZENT, STÜMPKE und SOIJKA) steigt die Harnsäure beim Gichtiker bis 7 mg% (MAGNUS-LEWY, bis 17,5 mg% [?] [GARROD]), jedoch nicht konstant. Aber auch beim Gichtiker fehlt nach GUDZENT in 30% der Fälle diese Vermehrung; sie ist also nicht so charakteristisch, als man bislang angenommen. Übrigens ist sie, auch wenn vermehrt, ein normales Stoffwechselprodukt (BR. BLOCH, BRUGSCH, SCHITTENHELM, zit. GUDZENT).

Die Ausscheidung der Harnsäure steht zur Bluthamsäure beim Gichtiker zeitweilig in einem umgekehrten Verhältnisse. Bei purinfreier Kost normal oder nur wenig unternormal, also nur leicht retiniert, geht die Ausscheidung bei purinhaltiger Kost quantitativ unter Schwankungen nach abwärts (WEINTRAUD, MAGNUS-LEWY, ROMMEL) und sinkt stark herab, wenn der Gichtanfall kommt. Im akuten Gichtanfall selbst steigt sie, geht aber bald, noch während der Gichtanschwellung, in verminderte Ausscheidung der exogenen Nahrungs-Purinkörper über. Auf Grund ungefähr ähnlicher Befunde halten STÜMPKE und SOYKA es für möglich, eine Unterscheidung von gichtischen und nicht gichtischen Dermatosen zu erzielen. Während bei Purinbelastung der Gichtiker im anfallsfreien Intervall der Gehalt der Harnsäure im Blute ansteige, die Ausscheidung aber sich verzögere, sei beides in den untersuchten Hautfällen nicht gichtischer Natur gleichsinnig. Wie das Blut, so dürfte der Hautgewebssaft zur Zeit des Anfalles verhältnismäßig reich an Mononatriumurat sein, aus dem dieses bei höherer Konzentration, als dem Lösungswert entspricht (über 12—13 mg in 100 ccm [GUDZENT]) meist unter Schmerz, Rötung und Schwellung, aber auch ohne solche (MINKOWSKI, zit. JADASSOHN, S. 167 und 240) zum Ausfallen kommt.

Durch obige Untersuchung ließe sich also mitentscheiden, welche Fälle sog. gichtischer Dermatosen man als solche anerkennen und auch diätetisch behandeln soll. Syndrome von Arthritis, Asthma, Migräne und chronischem Ekzem, die manche dem „Gichtikertypus" anreihen möchten, können Urikämie haben, deren Verhalten bei fortlaufender Untersuchung als normal zu bezeichnen ist (THANNHAUSER und WEINSCHENK, zit. JOEL).

Für die nach strengerer Feststellung ererbter oder erworbener Gicht, objektiv (Harnsäurespiegel) und klinisch (Verlauf, Verhalten gegen Purinbelastung) als gichtig erkannten Hautfälle erscheint die *Purinbeschränkung* in der Nahrung (und die medikamentöse Anwendung von Atophan, Iriphan) nützlich. Die Kur kann schon in der anfallsfreien Zeit mit einer Prüfung auf Ausscheidbarkeit der Harnsäure beginnen, und zwar mit längerer Darreichung purinarmer Kost, welche die Ausscheidbarkeit der Harnsäure zu steigern scheint (v. NOORDEN S. 159). Durch *probeweise Einführung von Fleisch,* genauer von *Fleischextrakt oder Nuclein* (BR. BLOCH) kann man die Ausscheidefähigkeit prüfen und so eine Art Toleranzbestimmung (NOORDEN und A. SCHLIEP) für Harnsäure (wie durch Glucose bei Diabetes) durchführen. Die Diätkur besteht in monatelanger *Einschränkung bzw. Entziehung nucleinreicher Kost* (Fleisch aller Sorten, Hirn, Leber, Niere, Thymus, Pankreas, Fische [Hecht, Sprotten, Ölsardinen, Sardellen, Anchovis, Lachs, Forelle], Linsen, Erbsen, Weizenmehl [SCHMIDT, G. BESSAU, HESSE]).

Gestattet, weil purinfrei: Eier (in beschränktem Maße), Milch, Käse, Kaviar; weil praktisch purinfrei: Kartoffeln und 150 g Gemüse. Bei längerer Kur und Widerstand des Kranken kann bis 150 g Fleisch im Tage erlaubt werden (KRAUS und BRUGSCH und SCHWALBE, S. 75).

Die Diätänderung soll nicht brüsk geschehen (GUDZENT): „Auch bei monatelanger purinfreier Kost verschwindet die Harnsäure aus dem Blut der Gichtiker nicht" (BRUGSCH und SCHITTENHELM zit. JOEL).

Entziehung des Alkohols, der die Harnsäureausscheidung vermindert (H. LEBER, zit. v. NOORDEN) und Genuß schwach salinischer Mineralwässer, die diese Ausscheidung fördern (v. NOORDEN). Alkali scheint schädlich, Säure nützlich; (Ac. mur. dil. 10—20 gtt. in Wasser mittag und abends während der Mahlzeit behufs Hintanhaltung der Uratbildung (KRAUS und BRUGSCH, ebenda).

Als Entziehungskur ist die *reine Milchdiät* bei der Harnsäurediathese anzuwenden (RETZLAFF 298).

Traubenkuren (2—3 kg Trauben oder deren Saft) mit geeigneter Beikost werden bei *Gicht* gemacht (RETZLAFF S. 301). Tee, Kaffee in eingeschränkter Menge gestattet, Flüssigkeit nicht über 2—3 Liter täglich (KRAUS und BRUGSCH daselbst). Ausführliche Speisepläne bei v. NOORDEN, KRAUS und BRUGSCH.

Medikamentös erscheinen innerhalb der Grenzen der Toleranz *Atophan, Novatophan* und *Iriphan* indiziert, da sie die Harnsäure im Blute (auch schon bei purinfreier Kost) vermindern, also Gichtanfällen vorbeugen, die Ausscheidung der Harnsäure im Harn aber steigern (STÜMPKE und SOYKA); nach Aussetzen von Atophan erscheint die Harnsäure im Blute rasch wieder (STEINITZ und STARKENSTEIN). Bei Hautleiden soll die Kur schon vor einem Anfall (bzw. ohne Rücksicht auf einen zu erwartenden) und natürlich während eines solchen durchgeführt werden. Überhaupt halten STÜMPKE und SOYKA bei Dermatosen mit nachgewiesener (endogener) Urikämie Purinbeschränkung und innerlich

Atophan und Iriphan eines Versuches wert, da hierauf nicht nur Sinken der Harnsäurezahlen im Blut und Harn, sondern auch eine gewisse subjektive und objektive Besserung der Dermatosen beobachtet wird. Da außer den Anfällen auch die spezifische Gewebsbeschaffenheit (GUDZENT), welche die Ablagerung der Harnsäure fördert, behandelt werden soll, so empfehlen sich hierzu: Bewegung, Balneo- und länger dauernde Radioemanations- (GUDZENT) und Lichttherapie (PINKUSSEN). Die örtliche äußere Therapie der jeweiligen Dermatose muß natürlich gleichzeitig durchgeführt werden. KROMAYER glaubt, sie müsse der Diätbehandlung vorausgeschickt werden, da letztere allein die chronische Gichtinfiltration des Hautgewebes nicht beseitige. Zur örtlichen Behandlung dürften sich Atophansalben empfehlen.

Andere Stoffwechseldermatosen.

Es ist wahrscheinlich, daß auch andere Stoffwechselanomalien mit Entstehung, Besserung und Heilung von Dermatosen in Beziehung stehen. Die Beantwortung dieser Frage wird immer wieder durch quantitative Bestimmung der in Blut, Körpergeweben, in der Haut selbst und im Harn auffindbaren Stoffwechselsubstanzen zu erledigen gesucht, wie es scheint ohne den für die aufgewendete Mühe lohnenden Erfolg. Daß diese Bestimmungen gleichzeitig an möglichst vielen Stoffen unternommen werden sollten, haben mit Rücksicht auf Synergien und Antagonismus der betreffenden Stoffe BR. BLOCH und LIPPITZ betont, letzterer hat auch auf den Mangel diesbezüglicher Fäkaluntersuchung hingewiesen. Die schwere Durchführbarkeit simultaner Bestimmungen aber, noch dazu nach eventueller Kostvariierung und bei Verfolgung des klinischen Verlaufes, somit in verschiedenen Phasen derselben Hauterkrankung — auf letzteres machen NATHAN und STERN aufmerksam —, zwingt auch Einzelbestimmungen zu beachten, obzwar sie nur Fixierungen von Zustandsbildern darstellen. Berücksichtigung von Alter, Konstitution, Verdauungs- und endokrinen Schäden der Behandelten, einer Versuchsvorperiode mit einer Standardkost (STÜMPKE, LIPPITZ u. a.) evtl. mit Entziehung oder Belastung mit verschiedenen Nahrungsstoffen, Puree, Kohlehydraten, Kochsalz (STÜMPKE, URBACH), und die von verschiedenen Autoren (STÜMPKE und SOYKA, URBACH, LIPPITZ, NATHAN und STERN) betonte Verwendung verläßlicher chemischer Methoden würde es gestatten, regelmäßig bei auch vereinzelten Hautfällen gleicher Art auftretende Quantitätsunterschiede auf die betreffenden Dermatosen zu beziehen und Anhaltspunkte für Stoffwechselkuren für diese Dermatosen zu gewinnen. Wo die Hauterkrankung durch eine innere Affektion bedingt oder von ihr gefördert ist, könnte die Behandlung beiden nützen. Schon die Umständlichkeit der Stoffwechseluntersuchungen legt es nahe, vor ihrer evtl. Verwendung die bei Dermatosen geläufigen diagnostischen Methoden zu erschöpfen und auf die ersteren und die Stoffwechselbehandlung erst zu rekurrieren, wenn diagnostische oder therapeutische Rücksichten hierzu veranlassen. Manchmal haben auch qualitative Nachweise im Blut und Harn diagnostischen und demnach therapeutischen Wert, wenn es sich um seltene, sonst spärliche Substanzen, wie Hämatoporphyrin handelt (O. LIPPITZ).

Salzstoffwechsel.

Calcium und Kalium. Sie haben wichtige Beziehungen zum vegetativen Nervensystem und somit auch zu den Hautgefäßen. Calcium ist für Leistung und Erregbarkeit der verschiedensten Zellen, Reizbarkeit und Permeabilität der Gefäße höchst wichtig (MEYER und GOTTLIEB VII, S. 520), seine Salze (auch neutrale) mindern die Capillarendurchlässigkeit, also Entzündungserscheinungen im Tierexperiment, an Haut und Schleimhaut und serösen Häuten (CHIARI und FRÖHLICH, CHIARI und JANUSKE, H. LEO). Der Vagusreizung entspricht verminderter Ca- bzw. erhöhter K-Gehalt (ZONDEK). Verschiebung der Kationen Ca und K in der Nahrung ändert nach LUITHLEN u. a. beim Tier die Entzündungsbereitschaft der Haut; doch fand KÄTHE BÖRNSTEIN bei Mäusen diesbezüglich keine, C. F. HAHN bei Kaninchen nicht Verschiedenheiten. Calcium und Kalium sind reichlich und in regelmäßiger Anordnung histologisch in der normalen Epidermis nachweisbar: Ca in den Wellenbergen der Hornschicht, K in ihren Tälern (O. GANS, SCHLOSSMANN, W. DÄHN), Calcium in den Talg-, Kalium in den Schweißdrüsen. Chemisch-physikalisch lassen sich bei normalen Menschen Standardwerte für Calcium und Kaliumspiegel im Blut resp. Serum feststellen, die für Ca 9 mg% (durch Ca-Injektion für etliche Stunden auf 10—11 mg% erhöhbar — HEUBNER, BILLIGHERMER —, 11,3 mg% (Durchschnittswert KYLIN zit. LIPPITZ, S. 331) bis 11,4 mg% (Durchschnittswert URBACH [13 Autoren, darunter URBACH und ZONDEK]) betragen, also im Mittel ungefähr 10,6 mg%.

Für K ist 20,7 mg% der normale Durchschnittswert (KYLIN, zit. LIPPITZ ebenda). Wie wenig von den normalen Ca- und K-Spiegeln jene von Ekzematikern differieren können, geht aus URBACHs und SIMHANDLs an 14 Ekzemfällen erhaltenen Werten hervor, die für Ca etwa *11,2 mg%* (Mittel von 10,28 und 22,80 mg%), für K etwa *20,5 mg%* ergeben. In 11 Fällen 8 verschiedener Dermatosen: Urticaria, Salvarsandermatitis, Pemphigus, Ekthyma, Lup. vulg., Psoriasis, Xanthom (3. Tabelle URBACHs und SIMHANDLs) sind für Ca 9,60—12,40, für K 18,28—24,56 mg% erhoben worden, also Zahlen, die kaum von jenen bei den Ekzematikern gefundenen differieren, bzw. jenen von Normalfällen.

Auch der von J. LÖB, LUITHLEN, LIPPITZ für wichtig angesehene Verhältniswert K/Ca wäre für Normale und Ekzematiker ungefähr gleich, nämlich etwa 1,8—1,9. Einen Koeffizienten (K/Ca) für die Dermatosen der Tabelle 3 zu berechnen, erübrigt sich, da die Zahl der an den einzelnen Dermatosen Leidenden nicht genannt ist.

Von Mineralstoffen ist, was die Menge betrifft, der *Chlorstoffwechsel* in der Haut mit an erster Stelle zu nennen. Der Kochsalzblutspiegel beträgt 500 bis 650 mg% (RONA zit. STÜMPKE und SOYKA), 560—600 (E. URBACH). Bei Na-Chlorzuführung durch Ernährung oder intravenöse Injektion enthält die Haut prozentisch weit mehr Chlor als alle Gewebe (über $^1/_3$ des gesamten Körperchlors bei oraler Zuführung, 31—76% bei intravenöser Injektion (WALGREN, PADTBERG, SCHOLZ und HINKEL). Bei diesem Verhalten ist die Annahme naheliegend, daß starker Kochsalzgehalt der Nahrung die Hautreizbarkeit steigern (RAVITCH), überschüssige Chloride und organische Chlorverbindungen Chloracne erzeugen können (LEHMANN), daß es demnach zweckmäßig sein kann, bei Hautreizung, Hautentzündung (Pruritus, Urticaria, Erythem und akutem Ekzem) und besonders bei gleichzeitiger Nierenaffektion das Nahrungskochsalz nicht zu steigern. Bei Acne wurde Salzeinschränkung verschiedentlich geraten, RAVAUT verzeichnete Besserung der Dermatitis artificialis durch salzarme Kost, amerikanische Autoren zeitweilige Besserung von Psoriasis und Ekzemen bei Fleisch- und Kochsalzeinschränkung. Mit möglichster Kochsalzentziehung (und gleichzeitiger Einschränkung des Eiweißes und der Kohlehydrate, dagegen Vermehrung von Fett, frischem oder gedämpftem Gemüse und Vitaminen — Gesamtnährwert im Gesamtwert von 3000 Calorien —) haben GERSON, und in modifizierter Weise HERRMANNSDORFER und SAUERBRUCH sehr bemerkenswerte Resultate bei Hauttuberkulose erzielt. (Gleichzeitig wurde zeitweise Lichtbehandlung unter Vermeidung von Hautentzündung durchgeführt, JESIONEK). Bei einem großen Teil der 150 Lupuskranken sind auch die Randknötchen „spurlos aufgesaugt worden.“ (BOMMER, daselbst die detaillierte Speiseliste, die sieben kleine Tagesmahlzeiten vorschreibt.) Nach chlorarmer Ernährung wiederum ist der Chlorverlust der Haut weit größer als jener des übrigen Körpers (60 bis 90% desselben). Aber nicht immer lassen sich, wie im letzterwähnten Falle, Stoffwechseländerungen, auch wenn sie richtig festgestellt sind, einfach durch Zuführung oder Entziehung der betreffenden, verminderten oder gesteigerten Stoffwechselsubstanzen therapeutisch in Ordnung bringen. So nicht beim Pemphigus, bei welchem Kochsalzanreicherung im Blutserum, Salzspeicherung in der Haut zusammen mit Verringerung oder Vermehrung der Salzausscheidung im Harn eine offensichtlich wichtige Rolle spielen (CASSAET und MICHELEN, BAUMM, STÜMPKE, KARTAMISCHEW, POKORNY und KARTAMISCHEW, URBACH), oder das Zusammentreffen von Salzvermehrung im Blut, plötzlich verminderte Ausscheidung im Harn und Blaseneruption an der Haut (STÜMPKE, KARTAMISCHEW und POKORNY, URBACH). Nichts liegt näher als der Versuch, durch Salzentziehung den Blasenschub zu stoppen (CASSAET und MICHELEN zit. STÜMPKE). Aber das Resultat kann dem erwarteten gerade entgegengesetzt sein: bei Kochsalzverminderung (= Entzug) in der Nahrung neue (schwere) Blasenschübe (STÜMPKE, S. 472, URBACH, S. 66). Bei Salzinfusion Besserung (STÜMPKE); aber „wie der erwähnte Salzentzug, so kann auch starke Belastung bedeutende Verschlechterung, kleine Kochsalzgaben aber (2—5 g) zu einer schwach gesalzenen Kost objektive und subjektive Besserung bringen“ (E. URBACH, S. 64). Der gestörte Kochsalzstoffwechsel kann also ein sehr wichtiger Bestandteil eines Krankheitskomplexes sein und, in bestimmter Art (s. URBACH, S. 65) geprüft, für den Pemphigus ein diagnostisch charakteristischer. Therapeutisch genügt seine Beeinflussung nicht.

Bei manchen Haut- und inneren Affektionen, bei denen Verringerung von Mineralstoffen nachweisbar ist, tritt bei Zuführung der letzteren eine Besserung oder Heilung ein: *Myxödem* (und jodothyrinarme Struma) kann durch Jod in allen Formen gebessert werden; der *senile* Pruritus, welcher durch Kieselsäureverminderung in der weniger elastischen entzündungsbereiten Greisenhaut entstehen soll (H. SCHULZ, WIECHOWSKI) wird durch kieselsäurehaltige Getränke (Glashägner Mineralwasser [S. SCHWARZ, A. KÜHN, ZUCKGRAF und GONNERMANN]), Zinnkrauttee (Equisetum arvense LUITHLEN) und Kieselsäurepräparate: Silicol (BACHEM, S. 49), Siliquid, Silacid., auch intravenös Natr. silicicum, gebessert.

Die „medizinale“ Zuführung des *Eisens*, namentlich anorganischer Verbindungen bei Dermatosen (Acne, Lichen, Ekzem, Seborrhöe, Urticaria) eisen-(hämoglobin-) armer, anämischer, chlorotischer, kachektischer Personen steigert die Hämoglobinbildung in den blutbildenden Organen (KUNKEL, CLOETTA, ABDERHALDEN, TARTAKOWSKY, FR. MÜLLER, W. HEUBNER zit. MEYER-GOTTLIEB VII A 542—550) und unterstützt die äußere Behandlung; Kombination mit Chinin und Arsen — auch in Mineralwässern — empfiehlt sich bei durch Malaria und Lues entstandener Eisenarmut und bei Kachexie. Gut vertragen werden: nicht ätzende und wenig stopfende Eisenpräparate (MEYER-GOTTLIEB, daselbst S. 550), wie Blaudpillen, kolloide und an Albuminat gebundene Präparate (Mercks Index 1927, S. 115).

Schwefel, dessen Bedeutung namentlich für die äußere Behandlung zur Geltung kommt, innerlich für Dermatosen seltener gebraucht, wirkt vielleicht über das vasomotorische Nervensystem durch „Regulierung der Blutwallungen“ (SPIETHOFF) auf chronische Entzündungen.

Von den kolloiden S-Präparaten: Sulikoll, Sufragel, Sulfolein sind die beiden letzteren parenteral angewendet schmerzhaft, machen Fieber, wirken aber günstig bei Acne juv., Ekzem und Psoriasis (Nobl und Kantor), Rosacea (Spiethoff und Bloch) bei örtlichen und Allgemeinerscheinungen des Salvarsans. Natriumthiosulfat bessert und heilt: Toxische Dermatitis (Salvarsan), ekzematiforme Entzündungen, Überempfindlichkeitsdermatosen: Urticaria, Eryth. multif., beginnende Prurigo Darier (J. Lehner, Abramowitz, E. F. Müller und Delbanco). Nach den beiden letztgenannten Autoren regt es vielleicht bei beginnender Überdosierung von Salvarsan und beginnender Salv.- und Hg-Dermatitis den Hautstoffwechsel, speziell die „stockende Ausfuhr des Arsens und Hg's durch das Blut wieder an“ (Beinhaus und E. Raab).

Die Schwefelthermen sollen auch in den „Körpergeweben fixierte evtl. auch in den Darm ausgeschiedene Metalle, Hg (und Blei) als unlösliche Sulfide zur Ausscheidung bringen“ (Meyer und Gottlieb, S. 256), und hiermit günstig wirken. Bezüglich Hg schon von Schuster senior in Aachen behauptet.

Die organischen Stoffe zeigen wie bei Diabetes- und Gichtdermatosen so bei verschiedenen anderen Dermatosen Steigerungen: z. B. der *Blutzucker:* M. Raymond, A. Lacroix und E. Hadida berichten Hyperglykämie bei $20^0/_0$ infektiöser Dermatitis, $25^0/_0$ Xanthomen, $12{,}5^0/_0$ Psoriasis L. Hudelo und R. Konrisky bei 15 von 16 Ekzemen, allen (8) Furunkeln. Auch der *Harnsäureserumspiegel* bei purinfreier Kost bis 3,5 $mg^0/_0$ erreichend (Stümpke und Soika) ist bei verschiedensten Hautaffektionen bis 6,9 $mg^0/_0$ erhöht, so bei Urticaria aller Art (Sakagami [Besserung von Urticaria und Urikämie unter Atophan]), bei Prurigo, Pruritus, Ekzem (Kambajashi [auch Zucker- und Calciumspiegel erhöht], Kambajashi und Kiuchi); bei Dermatitis herpetif. Duhring (3 Fälle, Stümpke und G. Soika [auch Calcium erhöht, Blutzucker niedrig]); bei Dermatitis exfol. (Kambajashi und Kiuchi neben Vermehrung der Calciumionen); bei Ekzem, Pruritus aller Formen, Lymphogranuloma, Lupus erythem. (E. Pulay, manchmal bei Diabetiden auch Calcium- und Zuckervermehrung). Die *Purinbasen* sind vermehrt, manchmal vermindert bei Dermatitis exfoliativa (Kohda Kotaro).

Der *Cholesterinspiegel,* normal zwischen 170—220 $mg^0/_0$ (zit. nach Stümpke und Soika) wird bei Xanthoma multiplex und palpebr. stark erhöht (250 bis 610 $mg^0/_0$) — aber von Arzt, Siemens u. a. (zit. E. Urbach A.D.S. 155 S. 184) selbst bei ausgedehntester Xanthelasmatose als normal angegeben. — Gesteigert, obzwar nicht regelmäßig, sei er bei Ekzem, Urticaria, Psoriasis, Acne u. a., normal oder niedriger bei Syphilis (Ishivari). Doch ist er auch bei Gesunden schwankend, bei Frauen bis $40^0/_0$ höher als bei Männern, mit dem Alter steigend.

Reststickstoff im normalen Blut zeigte „relativ hohe Werte“ bei einigen umschriebenen chronischen Ekzemen neben erhöhten Zucker- (bis 147 $mg^0/_0$) und Diastasewerten: Ganz außerordentlich erhöhte Diastasewerte (160—320 D) gab je 1 Fall von konstitutionellem Ekzem und Boeckschem Sarkoid (Stümpke und Soika, zit. aus Diskussion zu Bloch, Haut- und Stoffwechselkrankheiten Zbl. Hautkrkh.).

Der *Grundumsatz* wurde vermehrt bei Acne, Seborrhöe, vermindert bei Sklerodermie (Lortat und Legrain) gefunden; Organtherapie beeinflußt bei endokrin bedingten Dermatosen den Grundumsatz. Derselbe wird bei Ichthyosis als gesteigert um 17—$44^0/_0$, nach Krogh und With als vermindert angegeben — wegen Insuffizienz der Schilddrüse —; Siemens (A.D.S. 151 S. 197) spricht ihn als nicht vermindert an.

Hoher *Gesamtstickstoffgehalt* und auffallend hoher *Harnstoffwert* in Blut (und Urin) ist in Fällen von Ekzem vorhanden, bei Fällen von exsudativer

Diathese eine auch die Eiweißsubstanzen betreffende Stoffwechselsteigerung nachweislich (PETHEO). Fragt man sich nach der *Bedeutung* dieser Zahlenaufstellungen *für die Therapie* bzw. Ernährung, so kann man vorläufig sagen: Wäre der ursächliche Zusammenhang einer nachgewiesenen Stoffwechselanomalie und einer etwa gleichzeitig vorhandenen Dermatose gesichert, so würde der therapeutischen Beeinflussung der ersteren, z. B. durch die Ernährung, auch jene der Dermatose folgen. Dies trifft auch bei Stoffwechseldermatosen zu, die man klinisch ätiologisch charakterisieren kann. Zu ihnen rechnen BR. BLOCH und LUTZ drei Arten von Dermatosen: a) *Ablagerungsdermatosen* (Hautgicht, Xanthom, Ikterus, Aurantiasis); b) *Lichtsensibilisierungsdermatosen* (Hydroa vaccinif., Pellagra); c) *dyshormonale Dermatosen* (Hypo- und Hypertrichose bei Hypophysenveränderung, Myxödem, Impetigo herpetif., Dermatitis dysmen. symmetr.); für a) und b) ist Diät, für b) auch Lichtschutz nötig, für c ist Substitutions- (Organo-) Therapie am Platz, die über Stoffwechselzentren und das vegetative System wirkt. Wenn bei der Gruppe der *obligaten* Stoffwechseldermatosen die chemische Untersuchung von Harn und Blut, und die morphologisch-klinische Symptombeobachtung ihren Zusammenhang mit dem Stoffwechsel wahrscheinlich macht und die Therapie auf dieser Basis nahelegt, so ist bei der Gruppe der *fakultativen* Stoffwechseldermatosen (BLOCH), zu denen die weitaus größere Zahl gehört — wie Ekzem, Psoriasis, Neurodermatitis, Urticaria, Prurigo, Acne, Idiosynkrasien, exsudative und bullöse Erytheme und viele andere — die Entscheidung über ihre Zugehörigkeit zum Stoffwechsel schwer zu fällen. Die Stoffwechselzahlen erlauben häufig keinen Schluß auf die Art der Dermatosen. Es können sich diese Zahlen z. B. bei Urticaria, Dermatitis exfol., Salvarsandermatitis, Vitiligo vulg. auf der gleichen Höhe der Calciumionen bewegen (s. URBACHS Ekzemzahlen), die Harnsäurespiegel bei Prurigo, Pruritus, Dermatitis exfol. können annähernd gleich sein, ein und dieselbe Dermatose kann in fast gleichviel Fällen erhöhte oder nicht erhöhte Stoffwechselzahlen derselben Art haben, z. B. Ekzem von 7 Fällen in 3 erhöhte, in 4 nicht erhöhte, Psoriasis von 5 Fällen in 2 erhöhte, in 3 nicht erhöhte, Lupus von 3 Fällen in 2 mäßig oder stark erhöhte, in 1 Fall niedrige Blut-Harnsäurezahlen geben (STÜMPKE und SOIKA in Diskusion zu BLOCH).

Die Therapie einer Dermatose auf eine unklare oder unvollständige Stoffwechselstörung zu gründen, ist deshalb nicht berechtigt (BLOCH, Haut- und Stoffwechselkrankheiten). Die Annahme eines Eigenstoffwechsels der Haut, auf Grund in ihr nachgewiesener Fermente (E. KLOPSTOCK, JAMASAKI bei BUSCHKE, daselbst), auf Grund einer außergewöhnlichen Speicherung gewisser Stoffe (Chlor, Zucker — E. URBACH und SICHER), Wasser und hoher Wasserstoffionenkonzentration im Harn einzelner Dermatosen (Neurodermiten und ausgedehnten Seborrhöen), die für Änderung des Säure-Basenhaushalts des Körpers sprechen (F. JACOBSOHN und A. JOSEPH bei BUSCHKE ebenda) können den Zusammenhang mancher Dermatosen mit dem Stoffwechsel stützen, aber vorläufig nicht verallgemeinert (BUSCHKE ebenda) und therapeutisch nur zum Teil ausgewertet werden. Durch chemische Untersuchung aufgedeckte Stoffwechselbeschaffenheit bei Hauterkrankungen kann nur in wenigen Fällen allein die Therapie indizieren; sie muß durch die verschiedenen klinischen Untersuchungsmethoden, durch „klinische Prüfung endokriner und vegetativer Funktionen" ergänzt werden (LIPPITZ), die ihrerseits für die chemischen und biologischen Ergebnisse zum Teil mitbestimmend sind (STÜMPKE und SOIKA, LIPPITZ, URBACH). Eine Summierung solcher Ergebnisse zeigt z. B. die Schilddrüsenektomie: Hohen Gesamtstickstoff, Herabsetzung der Resorptionsfähigkeit, der Heilungstendenz der Haut und des Haarwachstums (KÖNIGSTEIN).

In manchen Fällen besteht die Möglichkeit, daß nicht eine Stoffwechselstörung im Organismus die Dermatose veranlaßt, sondern umgekehrt. Je nach Ausbreitung, Tiefe und Art der Dermatose — dies gilt besonders bei akuter entzündlicher — ist ihr Einfluß auf Funktionen und Stoffwechsel des Organismus mehr weniger ausgesprochen. Fortlaufende Stadienuntersuchung von akuten Dermatosen ohne oder mit Ödem ergab im Blutspiegel Kali- und Kalkmengenänderungen, die *bei Beginn* der Hautaffektion *noch nicht, auf der Höhe* derselben sehr *deutlich, nach Abheilung* schon *nicht mehr vorhanden* waren (E. NATHAN und FR. STERN). Die genannten Autoren sehen diese Mengenänderungen als Begleitsymptome der Resorption des entzündlichen Ödems an und vergleichen sie mit einer Proteinwirkung. Es ist nicht zu leugnen, daß diese Anschauung in allen Fällen zu Recht bestehen kann, in denen die Dermatose oder Hautschädigung das Primäre und äußerer Einwirkung zuzuschreiben ist.

Vitamine.

Die Elemente einer sonst völlig ausreichenden Nahrung genügen, wenn sie *chemisch rein* dargestellt, und in normalen Mengenverhältnissen kombiniert verabreicht werden, meist nicht, um Wachstum, Funktionsfähigkeit und selbst Leben von Mensch und Tier (BUNGE, LUNIN, STEPP) zu erhalten. Bei der Laboratoriumsdarstellung der für die Versuchstiere bestimmten Nahrungsmittel gehen wichtige Stoffe verloren, vollwertige Eiweiße verlieren einzelne Aminosäuren, tierische und pflanzliche Nährsubstanzen durch Alkoholätherextraktion ihre Lipoide (W. STEPP); aber auch die Herstellung der Nahrung für den Menschen muß bei Rücksichtnahme auf Bekömmlichkeit und Unschädlichkeit (Keimfreiheit) der Speisen mit Verlusten an Nahrungsbestandteilen rechnen. Mit der Schälung und Mahlung der Brotfrüchte muß ein erheblicher Teil der Kleie, der unter der Spitze der Samenschale den Keimling und in der Kleberzellenschicht das eiweißreiche Aleuron enthält, entfernt werden (O. NEUMANN); zu langes Auskochen des Fleisches und des Gemüses, zu langes Sterilisieren der Milch setzt den Nährwert dieser Lebensmittel beträchtlich herab. In den Ernährungsversuchen an Tieren genügt der Zusatz des entzogenen Lipoids, des abgesprengten Eiweißsplitters (Tryptophan, Lypsin) oder einer kleinen Menge der nativen Nahrung (2 ccm Milch täglich — HOPKINS) zu der „insuffizienten" „Mangel"-nahrung, um schwere Schädigungen für kürzere oder längere Zeit zu beheben, und auch in der Kost für Menschen können Beigaben frischer oder mindestens durch Kochen nicht zu sehr veränderter tierischer oder pflanzlicher Substanzen durch den Gehalt an akzessorischen Nahrungsstoffen, Vitaminen, HOPKINS, HOFMEISTER, FUNK, OSBORNE, MENDEL) günstig wirken. Die Kleinheit der Beigaben läßt vermuten, daß Vitamine eine Art katalytischer, vielleicht die Verdauungssekretion anregender Tätigkeit entfalten (BICKEL, ABDERHALDEN, UHLMANN, BAUMANN und HOWARD); nach ABDERHALDEN ergänzen sie Sekret- und Inkretstoffe. TSCHIRCH nennt sie Pflanzenenzyme, RÖHMANN fermentähnliche Stoffe, LICHTWITZ Nahrungshormone, FREUDENBERG und GYORGYI lassen sie die Oxydationen fördern: Alkoholextrakte von roten und gelben Rüben, Ölen, Fetten erhöhen die O_2-Verbrennung tierischer Zellen; Erhitzung schwächt diese Wirkung (TACHAU).

Von allgemeinen Mangelaffektionen, bei welchen auch Erscheinungen unter und in der Haut sich entwickeln, sind zu nennen:

1. *Der Skorbut* der Säuglinge und Kinder (MÖLLER-BARLOW) und jener der Erwachsenen. Die betreffenden Kinder sind mit hochsterilisierter Milch und mit künstlichen (kondensierten, homogenisierten) Milch- und Nährpräparaten (Weißbrot) aufgezogen: Neben Brüchigkeit der Knochen treten bei ihnen

Blutungen in der Unterhaut um die Epiphysenenden und an der Mundschleimhaut auf. Bei den Erwachsenen ist dem Erscheinen von Hautpurpura und von hämorrhagisch-ulceröser Gingivitis eine langdauernde Ernährung mit Brot, Mehlspeisen, Graupen und Fleischkonserven, bei Mangel frischer, grüner Pflanzenkost, vorausgegangen. Ungekochte oder kurz gekochte (BARLOW), auch Trockenmilch allein (HESS, NOBEL, WAGNER, STEPP), Citronen- und Orangensaft bringen bei den Kindern, frischer Salat, frischer Kohl, Sauerampher, Tomaten, Kiefernnadeltee (zit. WEITZEL), gedämpfte Kartoffeln bei den Erwachsenen neben der notwendigen örtlichen Behandlung (Mundpflege usw.) den Skorbut zur Heilung, also Substanzen, die, wie verschiedene Beeren-, Kirschensorten, Speiseäpfel das sogenannte Vitamin C, Skorbutvitamin, enthalten sollen.

2. *Die Pellagra.* Als Ursache dieser vielbeschriebenen Erkrankung (vgl. MERKs Zusammenstellung), die neben Darm-, nervösen und psychischen Symptomen, häufigst Hauterscheinungen: Erytheme, Ekzeme mit follikulärer Hyperkeratose (JADASSOHN), Pigmentierung (und zwar an belichteten (RAUBITSCHEK), aber auch an nicht belichteten (MERK), jedoch zu Pigmentierung neigenden Partien (BUSCHKE) und Atrophie zeigt, wurde von vielen Autoren einseitige Kohlehydratkost beschuldigt, in Italien, Südtirol, Rumänien die „insuffiziente" (OSBORNE, MENDEL, FINCK, ALBERTONI, TULLIS) aus geschältem Mais, in Japan die aus poliertem Reis hergestellte. (ALBERTONI und TULLIS beschuldigten den Mangel gewisser Aminosäuren im Maiskorn.) Doch kommt Mais weder für die spanische (HUERTA, CASANA, SAMBON, zit. MERK), noch für die amerikanische, in früherer Zeit schwere Pellagra in Betracht (THOMPSON-MAC FADDAN-Pellagra-Kommission, zit. MERK, ebenda). Die amerikanische Kommission glaubte sogar in vielen Fällen keinen Unterschied zwischen der vorherigen Ernährungsweise von Pellagrösen und nicht-pellagrös gewordenen Personen gefunden zu haben. Bei der „disponierenden" Mitbeteiligung anderer Faktoren an der Erwerbung und Verschlimmerung der Pellagra — z. B. der nervösen und psychischen (BONHOEFFER, KLEININGER), der infektiösen Magen- und Darmaffektionen der Pellagrösen, ihrem häufigen Alkoholabusus (JADASSOHN) ist es schwer, die Hypothese der Ernährung als einziger oder wichtigster Ursache der Entstehung der Pellagra zugrunde zu legen. Die Experimente am Menschen: Die mehrfach zitierten Ernährungsversuche (GOLDBERGERs) an 12 Gefangenen, scheinen kein überzeugendes Ergebnis geliefert zu haben. In den sporadischen Fällen, welche in Mitteleuropa (nicht aus Pellagragebieten) in den letzten Jahren mitgeteilt wurden — KLEIMINGER, JADASSOHN (auch Fälle von BÜRGI und BR. BLOCH), STRASSBERG, BOTZHOEFFER, OPPENHEIM, BUSCHKE und E. LANGER (sämtliche bei MERK und BUSCHKE) scheint aber doch Maismehl (allerdings keineswegs in allen Fällen) in erheblichem Maße zur Nahrung verwendet worden zu sein. Kommt in zahlreichen, wenn auch lange nicht allen alten Fällen und in den sporadischen neuen Fällen Ernährungsmangel besonders an Eiweiß: Milch, Fleisch, (Vitaminen) und Mineralstoffen (MC COLLUM, GOLDBERGER, zit. W. STEPP) als begünstigender Faktor (neben andern, wahrscheinlich infektiösen) in Betracht, so hat im Gegenteile die Zuführung von „suffizienter" Kost — freilich neben Besserung auch anderer hygienischer Übelstände, Besserung, eventuell Heilung des jeweiligen Falles und Vorbeugung gegen Neuerkrankungen gebracht. Behufs Kostverbesserung rieten LUSTIG und FRANCHETTI andere Getreidearten, BOYD, MC COLLUM, SIMONDI, PARSON, ROBERTS, GOLDBERGER und WHEELER eine vollwertige reichliche Eiweißkost: Volleier, Leber, Hirn, frisches Fleisch, Samen (Hirse, Sojabohnen, Spargel, Lattich). (Vgl. RAGNAR BERG, W. STEPP, Vitamin-B-Tabelle!). MAC NEAL empfiehlt viel Milch, frische Speisen, gesundes Wasser, RAINSFORD antiskorbutische Kost, LEVIN Citronensaft, WHEELER *reichhaltigste*

gemischte Kost. WILSON Ergänzung an Protein und Cholesterol. GOLDBERGER betont die ausgesprochene Heilwirkung der Bierhefe, die einen unbekannten, auch präventiv gegen Pellagra gerichteten P-P-Faktor enthalten soll, der durch seine Hitzebeständigkeit sich von dem Vitamin B unterscheidet. ROBERTS, URBEANU, RAGNAR BERG und HIRSCHSTEIN (zit. RAGNAR BERG, S. 252) halten auch Zuführung von Basen, wie Schwefel in cystinreichen Eiweißarten, Kalk und Kali (in grünen Vegetabilien (CENTANNI und GALASSI, zit. RAGNAR BERG, S. 250) für sehr wichtig.

In einer größeren Anzahl noch nicht allzuweit bezüglich Darm-, Nerven- und Hirnaffektionen vorgeschrittener Fälle haben sich unter einer derartigen Diätänderung die Krankheitserscheinungen, auch jene an der Haut gebessert. Gleichlaufend mit der durch die Kostverbesserung fortschreitenden Gesundung ist Stoffwechselsteigerung zu beobachten (SULLIVAN, STANTON und DAWSON). Diät wirke auch prophylaktisch: Verminderung der Maiskost unter Zuführung von Fleisch, Eiern und Milch soll nach ALBERTONI und TULLIO die Zahl der Erkrankungen verringern. Vorgeschrittene, psychisch und körperlich sehr heruntergekommene Fälle werden auch durch Diät nicht geändert (Demonstration JADASSOHN).

Anschließend an die Pellagra, deren Avitaminosecharakter STEPP mit einem Fragezeichen versieht (S. 1238), ist *Beri-Beri* zu erwähnen, die durch langdauernde Ernährung mit poliertem, also kleienarmen Reis (EYKMAN und seine Schüler, Lit. bei WEITZEL, R. BERG und STEPP) entsteht und die durch Zuführung von Kleie oder einen Auszug der letzteren geheilt werden kann (FUNK). An der Haut beschränken sich aber die Veränderungen auf Empfindungsstörungen und Ödem. Nahe liegt es auch, an den guten Einfluß zu denken, den die Zugabe von Fruchtsäften, von frischem Obst und Gemüse zu einer qualitativ anfechtbaren Milch- und quantitativ übergroßen Mehlnahrung auf Kinderdermatosen (Neurodermitis, Urticaria, Strophulus) ausübt. Vielleicht bewirken in diesen Beigaben akzessorische Nahrungsstoffe, Vitamine, die Besserung.

Mineralwasser.

Gewisse natürliche Mineralwässer, welche Arsen, Jod, Schwefel, Kieselsäure; Grubenwässer, welche Radiumemanation enthalten, werden, die ersteren schon durch lange Zeit, Grubenwässer seit einigen Jahren, gegen Hautkrankheiten innerlich verordnet und verwendet. Für die Heilwirkung auf die Hautherde kommen bei längerem kurgemäßen Genuß der sog. spezifischen Mineralwässer die kleinen, mit dem Blut in die Haut gelangenden Mengen spezifischer Substanzen in Betracht, wohl aber auch humorale und celluläre Produkte (Leukocyten), deren Bildung in den hämopoetischen oder endokrinen Organen angeregt oder gesteigert wird, und die sich in der Haut, wie im übrigen Körper, auswirken.

Der Gehalt an wirksamen Bestandteilen der sogenannten spezifischen Mineralwässer ist ein recht verschiedener. Beispielsweise enthalten (MEYER und GOTTLIEB und verschiedene Bäderprospekte) an arseniger Säure: Levico schwach 0,95 g, Levico stark und Guberquelle je 6,9 g, Dürkheimer Maxquelle 17,4 g, Roncegno sogar 42 g im Liter; auch bezüglich Eisen differieren die Zahlen bedeutend: Maxquelle und Val Sinestra haben weniger als 0,1 g Eisen, Roncegno 3 g im Liter. Auch der Jod-, Brom- und Chlor- (Kochsalz-) Gehalt der zum Trinken verwendeten Jodbromquellen (Csiz, Darkau, Hall-Oberösterreich u. a.) zeigte beträchtliche Unterschiede. Im allgemeinen können aber auch diese wirksamen Substanzmengen besonders in den kurmäßig verordneten Dosen von Kaffee- und Eßlöffeln und Drittellitern als klein und die betreffenden Kuren als sehr milde gelten. An ihrem günstigen Effekt hat eine längere Trinkdauer und bei Verweilen der Kranken in den Quellenorten (Kurorten) auch die Summe der daselbst jeweilig angereicherten Heilpotenzen (Luft, Licht, Verköstigung und Ruhe) unzweifelhaft Anteil. Die Trinkkuren werden oft auch nur als milde Unterstützung einer andern wirksameren Kur oder als Zwischenbehandlung zwischen energischeren therapeutischen Maßnahmen gewählt. Die Arsenwässer werden wie andere Arsenpräparate in auf- und absteigenden Mengen eingenommen. Bei „Levico schwach", mit Wasser gemischt, wird mit 4 Kaffeelöffel begonnen und binnen 14 Tagen bis 5 Eßlöffel „Levico stark" gestiegen; bei dieser Menge bleibt man 6 Wochen und sinkt weitere 14 Tage wieder auf 4 Kaffeelöffel „schwach". Roncegno Beginn mit einem Löffel dreimal täglich, Steigerung bis zu 6 Löffel dreimal täglich; Dürkheimer 50 ccm am Anfang, Steigerung täglich um 25 ccm bis 300 ccm. Verbleib bei täglichem Gebrauch dieser Menge durch drei Wochen, dann allmählich wieder zur Anfangsdosis. Kinder beginnen mit 10—20 ccm und gehen höchstens bis 30—60 ccm. — Spezifische Mineralwässer sind für Dermatosen indiziert, für welche die entsprechenden Mineralstoffe als nützlich gelten: Chronische Ekzeme, Psoriasis, Skrophuloderme, Pernionen (der Anämiker), Acne. Bekannt sind gute Wirkungen von Jod auf Myxödem, Skrophuloderma, Lues.

Außer den spezifischen können Mineralwässer, und zwar bei reichlichem Genuß auch die alkalischen, salinischen, radioaktiven, physikalisch-chemische Wirkungen auf Hautaffektionen ausüben (Wiechowski, Luithlen, Chiari-Januschke, H. H. Meyer und J. Schütz), indem sie Quellung der kranken Zellen infolge Aufsaugung größerer Mengen anisotonischer Salzlösungen und Sprengung dieser Zellen hervorrufen; die durch die Mineralwässer bewirkte Steigerung der Peristaltik, Diurese, Expektoration und Diaphorese entfernt Eiweißabbaustoffe und damit hautreizende Substanzen. Ca-Ionen können aus reichlich getrunkenen Mineralwässern entzündungshemmend auf die Haut einwirken (Luithlen, Rose, H. H. Meyer und J. Schütz, S. 161), wie umgekehrt Kochsalzquellen bei Vorhandensein von Nierenerkrankung die Entzündungsbereitschaft der Haut vergrößern können (Widal und Javal und H. Strauss zit. Meyer und Schütz, S. 144).

Desensibilisierung als Teil der Hauttherapie.

Eine anscheinend noch nicht abgeschlossene Zahl von Arbeiten über Allergie und Sensibilisierung der Haut, eingeleitet von jenen von Bruck, O. Pirquet, J. Jadassohn, Doerr, Bloch u. a. hat die Erkenntnis gefestigt, daß beim Zustandekommen gewisser Dermatosen, wie Urticaria (Strophulus, Prurigo acuta simplex Brocq), Prurigo chronica Hebrae, Erythem, Oedema Quincke, häufig rezidivierende Ekzeme, Dermatitiden —, eine veränderte, und zwar gesteigerte Reaktivität der Haut (Schleimhaut) auf äußere und innere Substanzen, Allergene, beteiligt ist. Die Zahl solcher Fälle vermehrt sich bei Nachforschung nach der Ursache anscheinend unerklärlicher Ekzeme, Lichenformen, Neurodermitiden u. a. Eine objektive Feststellung dieser Hautallergie wurde und wird angestrebt durch 1. die funktionelle Hautprüfung (J. Jadassohn, Br. Bloch: Ekzemprobe u. v. a.) mit der neuestens sogenannten (Oppenheim) „Läppchenprobe" und durch die intracutan oder mit Impfstrich ausgeführte Applikation *chemischer*, *mikrobieller*, *biologischer*, *endokriner*, *pharmakodynamischer* und *mechanisch-physikalischer* Allergene auf gesunde Stellen der betreffenden Hautkranken; 2. durch die von Prausnitz-Küstner angegebene, von Doerr, v. Besche, Biberstein, W. Jadassohn, Perutz-Rosner, Urbach-

WIEDEMANN u. a. geübte Modifikation der Antigen-Antikörper-Reaktion, auf Grund der Übertragungsfähigkeit der Überempfindlichkeit und Anaphylaxie mittels des Serums (BRUCK, BIBERSTEIN, PRAUSNITZ, KÜSTNER, W. JADASSOHN, PERUTZ u. a.) bzw. von Blasenflüssigkeit (KÖNIGSTEIN, URBACH, PERUTZ), endlich auch durch Überpflanzung der Epidermis „Allergiker“ auf andere (BLOCH). Ein positiver Ausfall genannter richtig angestellter Proben erhält erst durch den negativen der gleichzeitigen Kontrollen seine Bedeutung.

Die Probe gilt als positiv, wenn sich unter der applizierten Substanz eine deutlich erhabene (große und lange persistierende) Quaddel bzw. ein ausgesprochenes Erythem oder eine ekzematöse Veränderung (Rötung, Schwellung, Bläschen, Exsudation) innerhalb eines Tages, in manchen Fällen in wenigen Minuten — Sofortreaktion — entwickelt. Letztere korrespondiert manchmal mit ausgeprägter Überempfindlichkeit.

Aber nicht in allen Fällen decken sich positiv ausgefallene Proben mit den wirklichen oder einzigen Ursachen der angenommenen Allergie (H. BIBERSTEIN[1]); in anderen geben die tatsächlich als solche wahrscheinlichen oder bekannten Antigene kein positives Resultat in der Probe (BIBERSTEIN daselbst), vielleicht weil sie zu wenig konzentriert verwendet worden; umgekehrt sind positive Proben, wenn die Prüfungssubstanzen zu konzentriert waren, nicht beweisend (G. RIEHL jr.); einzelne Stoffe, wie Arnikatinktur, Croton- oder Terpentinöl, die schon bei Hautgesunden bis 93% positive Resultate gegeben haben (C. STERN, Bäckerekzem) dürfen in diesen Konzentrationen nicht verwendet werden. Aber auch schon geringe chemische Zusätze zu den Prüfungssubstanzen können bewirken, daß letztere *statt* fast immer *negativen* Ausfalls doch in etlichen Prozenten *positive* Ergebnisse liefern; so erschienen bei Zugabe von Bleich- oder Backsubstanz zur sonst negativen Mehlprobe 4—6% positive Resultate bei Hautgesunden, 8—20% postive bei allgemeinen = (Lues) und Hautkrankheiten (Lupus, Psoriasis u. a., C. STERN daselbst). Es sind also gewiß eine ganze Reihe von Umständen, darunter auch die Konstitution[2] das Verhalten endokriner Organe, jenes des Nervensystems (KREIBICH, SOBOTKA, URBACH-WIEDEMANN, R. LEWITH) von Bedeutung für das Auftreten von Überempfindlichkeit der Haut und somit auch für die Therapie: Daß der spezifische Wert der Proben mit den sog. Nahrungstests einzuschränken ist, betont BIBERSTEIN[3], und K. STEINER[4] will die „Läppchenprobe“ auf die Berufsekzeme einschränken, um bei spezifisch positiver Probe Anhaltspunkte zur Einleitung einer Desensibilisierungstherapie zu gewinnen; bei Hautnormalen sollte genannte Probe behufs Berufseignungsprüfung in ausgedehnten Serien- und Kontrollprüfungen zu ausgebreiteter Anwendung gelangen.

Zum Zwecke der Therapie sind demnach bei Dermatosen, wo Anamnese — Beschäftigung, Behandlung —, Befund und klinische Erfahrung eine Allergisierung der Haut durch eine oder mehrere Substanzen wahrscheinlich, aber nicht sicher machen, diese Substanzen durch genannte, richtig gemachte Proben festzustellen, um bei positivem Ergebnis a) die weitere Aufnahme dieser Substanzen — durch Beruf oder Behandlung —, in Haut, Magendarm oder parenteral zu verhüten; b) die in Haut oder Organismus des Individuums erreichbaren Stoffmengen zu entfernen und c) um die Haut gegen die bis nun sensibilisierenden Allergene unempfindlich zu machen, zu desensibilisieren.

[1] H. BIBERSTEIN: Zur Kenntnis der allergischen Dermatosen. Arch. f. Dermat. **157**, 556 (1929).
[2] Vgl. PERUTZ, Jodoformdermatitis. Arch. f. Dermat. **154**, 214.
[3] Arch. f. Dermat. **157**, 555 (1929).
[4] Arch. f. Dermat. **157**, 600 (1929).

a) Abhaltung ist notwendig, da sonst Verschlimmerung der Dermatose, Zunahme der Überempfindlichkeit und namentlich bei Eiweißantigenen, aber auch bei chemisch definierten (JADASSOHN, EBBECKE), eiweißbindenden und -abbauenden Substanzen (Haptenen von LANDSTEINER, DOERR, W. JADASSOHN) anaphylaktische Symptome auch höheren Grades zu befürchten sind.

Die Fernhaltung gelingt leicht, wenn Überempfindlichkeit nur gegen *eine* Substanz verliegt und diese ein unwichtiges Nahrungsmittel (Krebs, Lachs, Erdbeeren, Orangen usw.) oder ein fallweise zwar wichtiges, aber doch ersetzbares Medikament (z. B. Chinin, Jodoform) oder ein bestimmtes Kleidungsstück — z. B. einen gefärbten Pelz (R. L. MAYER) — darstellt. Wirtschaftlich kann freilich auch eine monovalente Überempfindlichkeit schädigen, da sie zum zeitweisen Aussetzen, selbst Wechsel des Berufs zwingen kann, — so beispielsweise das hartnäckig rezidivierende Bäckerekzem (SCHMIDT). (Intracutane Mehlextrakt-Hautproben geben hierbei starke Sofortreaktion.)

Temporärer Berufswechsel mit Desensibilisierungsversuch oder definitiver Berufswechsel können notwendig werden (P. W. SCHMIDT, siehe auch C. STERN). Schwerer zu ertragen ist Überempfindlichkeit gegen notwendige Nahrungsmittel: Fleisch, Fisch, Eier, Milch schon als monovalente, besonders aber als polyvalente. Solche Fälle beschrieben: LEHNER, RAJKA, WEIGERT; im Falle des letzteren bestand sie zugleich gegen Milch, Eier, Zucker, Gewürze, Geräuchertes; bei URBACH-WIEDEMANN zugleich gegen Fleisch, Schinken, Sardinen, Ei, Schlagobers (Traubenzucker), Säuren, Salze (siehe später unter c). Auch manche der chemischen Überempfindlichkeiten sind polyvalent bzw. gegen eine Gruppe von Körpern gerichtet und schließen eventuell den Beruf aus, so jene gegen Körper mit Chinonstruktur, die gleichzeitig gegen Ursol (Pelzfarbstoff), p.-aminophenolhaltige Entwicklerflüssigkeit, Pellidol, Azodermin und Scharlachsalbe (R. L. MAYER) gerichtet sein können. Die Fernhaltung mancher mechanischer Allergene erscheint mit Rücksicht auf manche Erfahrungen von STORM VAN LEEUWEN (zit. ROST), KELLER, ROST, FREI, URBACH und STEINER gerechtfertigt; sie hat Besserung und temporäre Heilung allergischer Haut- (und Schleimhaut-) -erscheinungen bzw. auch von Asthma bewirkt. Bei neuerlichem Zutritt der Allergene (bzw. Beschäftigung mit den reizenden Gegenständen) kommt es doch wieder zum Rezidiv (Bäckerekzeme, Teakholzdermatitis, Ursolekzem, Orthoformreizung, Ascaridiosis (W. JADASSOHN). (Desensibilisierung (s. später) wurde ohne Erfolg versucht.) Einen Erfolg durch und während der Behandlung hat die Fernhaltung der Luftallergene (Klimatallergene aller Luftschichten einer Gegend), die sich aus Gesteinsstaub, Schimmelpilzen, Hefen, Blütenstaub, Haare von Pflanzen, Schuppen von Tieren zusammensetzt und jene der Hausallergene (Luft unserer Wohnungen) (STORM VAN LEEUWEN, ROST). Urticaria und Asthma hören in allergenfreier Luft auf, so namentlich im Hochgebirge, in der gereinigten Luft der allergenfreien Kammer (STORM VAN LEEUWEN). Da letztere teuer ist, kann (in hohen Stockwerken) häufige Fensterlüftung und Luftansaugung aus höheren Schichten namentlich in die Schlafzimmer eine möglichst allergenfreie Luft schaffen. ROST nennt den Aufenthalt in der allergenfreien Kammer „heilbringend" für einen großen Prozentsatz spätexsudativer Ekzematoide (Neurodermitis). Bei Rezidiven soll wenigstens nachts in der allergenfreien Kammer geschlafen werden. Die Schlafräume sind zu sanieren, sollen trocken, aber nicht zu kalt sein. Statt Roßhaar und Federn soll Pflanzenfaser (Kapok) benützt werden. Wäsche ist frisch zu bügeln. Vielleicht ist auch der günstige Einfluß, den schon das Übernachten in der Klinik auf die Pruriginösen ausübt — eine Tatsache, die

JADASSOHN[1] längst (1896) hervorgehoben und die HALLEM[2] bei Strophulus (1927) bestätigte — auf die bessere Bettunterlage und auch auf die Abhaltung des Hausstaubs) zu beziehen. Roßhaarüberempfindlichkeit als Ursache einer ausgedehnten Neurodermitis konnte W. FREI[3] feststellen. Aussetzen der Arbeit oder besonderer Schutz der Haut und Schleimhaut müßte auch bei Gerstenputzern stattfinden, bei welchen durch die in die Hautfollikel, evtl. in die Conjunctiva und Nasenschleimhaut eindringenden sehr spitzen verkieselten Haare der „Basalborsten", heftig juckende Folliculitis, Conjunctivitis und Rhinitis entstehen können (E. URBACH und M. STEINER). Idiosynkrasie war bei den Betreffenden anzunehmen, da schon 1%ige Gerstenstaubsalben und -puder derart wirkten, bei den Kontrollen aber nicht, und diese *primär mechanische* Idiosynkrasie passiv hat übertragen werden können. Schutz, Abhaltung, bzw. Aussetzen der Beschäftigung (Getreidedrusch, Pferdefüttern, Reisputzen, Schneiden von Negerhirse, „Durchschreiten von Bambusbeständen") müßte bei all den hierbei Tätigen geübt werden, da durch Reizungen offenbar von den verkieselten Pflanzenhärchen — Reisspelze, Hirsenspelzen, Bambusscheidenhärchen — intensive Juckattacken und Lichenifikation ausgehen können (WILLS, MICHELSON, GARCIA PASTOR, ALDERSON, RAWLMS, HOFFER, sämtl. zit. E. URBACH und M. STEMES). So hat auch KULP ebenda Abstoßung von Zinnkraut und es haben TOUTON, CAESAR und LORETZ die Stachelhaare des Benediktenkrautes als die Ursache für Quaddel- und Ekzemeruption verantwortlich gemacht. Daß diese sog. mechanische Überempfindlichkeit vielleicht chemischen Gewebsabbauprodukten (J. JADASSOHN, histaminähnlichen Eiweißen — DUKE, DOERR), aber auch zum Teil einer „Reaktion des allergisch eingestellten Gewebes" (DOERR) zuzuschreiben sind, betonen URBACH und STEINER.

b) Die Entfernung der antigenen Substanzen (Jodoform, Hg u. a.), von der Hautoberfläche geschieht mit trockenen oder befeuchteten (Äther-, Benzin- Alkohol- evtl. Wasser-) Gazebäuschchen, evtl., wenn ohne Reizung möglich, im Bade; ihre Unschädlichmachung und Stoppung im Magen-Darm — falls es sich um Ingesta handelt — durch möglichst rasche Verabfolgung von Tierkohle (MERK, WIECHOWSKI, PAULI) behufs Adsorption der antigenen Stoffe und durch Evakuation (Laxantia, Spülungen). Bei chronischer Disposition zur Bildung und Aufnahme von Antigenen bei Magen-Darmkatarrh, Obstipation, Ulcera, Brüchen) empfehlen sich die entsprechenden Trinkkuren, Diätvorschreibungen, evtl. operative Eingriffe. Ist Entfernung von toxischen Substanzen aus dem Blute angezeigt, so ist Aderlaß mit nachfolgender Blutwaschung (BRUCK) am Platze. Eine chemische Bindung (Sulfidierung) in der Haut und den Organen kann durch Gegengift angestrebt werden, z. B. intravenöse Natrium thiosulfatinjektion (u. a. E. F. MÜLLER, DELBANCO, ABRAMOWITZ) bei beginnendem Salvarsanexanthem. Selbstredend verlangen sensible und entzündliche allergische Hauterscheinungen beruhigende und antiphlogistische Lokal- und Allgemeintherapie, so Urticaria: Puder, Linimente, kühle Wasserumschläge, Calmitolbetupfungen (JADASSOHN); Ekzeme und Dermatitiden: Puder, adstringierende Umschläge, milde Salben, evtl. Kalk innerlich (Afenil intravenös) zur Herabsetzung der Gefäßdurchlässigkeit; evtl. wenn polyvalente Überempfindlichkeit der Haut besteht und die Hautentzündung nicht zu ausgedehnt ist: Umstimmung durch vorsichtige Seruminjektion. Gleichzeitig können etwa vorhandene Sensationen (Jucken, Brennen, Kopfschmerzen) durch äußere und innere Antipruriginosa und Analgetica, evtl. Hypnotica gelindert werden.

[1] Zit. W. FREI: Med. Klin. **1929**, Nr 4.
[2] Ebenda.
[3] Ebenda.

c) Nach der auf diese Weise erzielten Heilung einer allergischen Dermatose ist in vielen Fällen ein Desensibilisierungverfahren nötig. Doch kann manchmal nicht bis zur völligen Heilung gewartet werden, weil ein durch Rezidive hartnäckiges chronisches Stadium entstanden sein kann, das die völlige Heilung verschleppt, oder weil eine noch nicht geheilte Krankheit die Anwendung der bisher benützten sensibilisierenden Medikamente oder wenigstens ähnlicher Heilmittel dringend verlangt.

Was in älterer Zeit als Desensibilisierung bezeichnet wurde, bezieht sich auf meist nicht allergische, kaum je auf idiosynkrasische, sondern auf einfache äußere Entzündungen; die Desensibilisierung ist früher auch nicht systematisch zu Ende geführt und ihr Vorhandensein bzw. die Heilung nicht durch objektive Proben erhärtet worden. So hat es sich bei HEBRAS Beobachtung [1], laut welcher durch Wasserumschläge (16—20°) entstandene (nicht marginierte) Ekzeme trotz Fortsetzung der Umschläge abheilten, „weil die Haut die Empfindlichkeit gegen Wasser eingebüßt hatte", um hauptsächlich durch Quellung entstandene, vielleicht auch hyphomykotische aber nicht allergische Entzündung gehandelt; hierher gehören auch SAMUELS [2] Krotonölversuche am Kaninchenohr, welche nach Abheilung der Entzündung bei täglich und intensiv wiederholter Krotonölapplikation eine immer deutlichere Empfindlichkeitsabnahme gegen dieses Öl zeigten [3]. Ähnliches beobachteten FÜRST (zit. R. STEIN) nach wiederholten Erfrierungen und Verbrühungen von Mensch- und Tierhaut, auch SCHAER [4].

Die histologischen Veränderungen an den Gefäßen (SAMUEL), an der Epidermis (achtfache Verdickung derselben, Neubildung und Vergrößerung der Parenchymzellen — FÜRST), am Zellprotoplasma (größere Derbheit und Dichtigkeit — R. WERNER, alle zit. R. STEIN) könnten die Empfindlichkeitsabnahme mechanisch erklären, aber letztere erfolgt *auch ohne makroskopische Entzündungserscheinungen* (mikroskopisch: Akanthose und Keratose, R. STEIN) und sogar bei reizenden Anwendungen (Crotonöl, Cantharidentinktur, Chrysarobinsalbe, Chloräthyl, Kohlensäure), wenn nur die Anwendung mit vorsichtigster Steigerung geschieht. (Die Desensibilisierung, Gewöhnung an höhere Konzentration dauert am längsten gegen den betreffenden Stoff selbst, aber auch, wenn auch weniger lang gegen andere Stoffe). Also zweifellos ist Entzündung oder vorsichtigst gesteigerte Vitalität der Hautzellen das Moment, welches in dieser Abnahme der Empfindlichkeit und Resistenz gegen neue Angriffe derselben Art zur Geltung kommt. Nicht unmöglich ist es, daß auch hier nervöse Reflexe (Axonreflexe, s. URBACH und WIEDEMANN) von Bedeutung sind. In einem Teil der gegenwärtig bei allergischen Dermatosen geübten Desensibilisierungsmaßnahmen sind sie unschwer wiederzufinden; wenn auch jetzt quantitativ viel schärfer bemessen und biologisch sichergestellt.

So bei der seltenen Wärme- und Kälteallergie:

Wärmeallergie (LEHNER und RAJKA): Nesselausschlag bei einer Frau, vor $1^1/_2$ Jahren nach mehrstündigem Aufenthalt in der Sonne aufgetreten und seither *bei jeder Art* von Erwärmung unter Juckreiz und Unwohlsein rezidiviert. Therapeutisch angewendete Solluxlampenbestrahlung (39—40° C auf der Haut) bewirkte noch während der 2. Bestrahlung Steigerung der Quaddelzahl und -größe, des Juckens und der Allgemeinerscheinungen (Shock); von der dritten an jedoch Abnahme der Reaktion, bei der sechsten keine Quaddeln mehr (nur hyperämische Follikel) und keine Allgemeinerscheinungen.

---

[1] HEBRA-KAPOSI II A I 469. 1874.
[2] Virchows Arch. **127** (1892).
[3] S. auch J. JADASSOHN: Dermat. Kongr. **1895** u. Klin. Wschr. **1923**.
[4] Klinik JADASSOHN, zit. ebenda.

Bei dem durch *Kälte* hervorgerufenen *Pruritus hiemalis* tritt heftiges Jucken an Unterarmen und Oberschenkeln, verbunden mit Dermatitis und Ekzematisation vornehmlich in der Zimmer-, Bett- und Ofenwärme auf; es wirken Heißluft mit Fön, warmer Ofen und von äußeren Mitteln: Ol. terebinthinae, Terpichin, Olobintin, 2% Eucupin + 15% Ol. tereb. — (SELLEI). Auch gegen die *durch Kälte*, bzw. jede Kälteeinwirkung *verursachten allergischen Dermatosen* (Urticaria e frigore, Kälteekzem und der Dermatitis herpetiformis DUHRING ähnliche Fälle) wirken neben der obligaten Hautbehandlung, die bei Pruritus erwähnten Mittel mit verschiedenem Erfolg (SELLEI, ebenda).

Entzündung der Haut, die in Heilung übergeht, steigert mit der lebhafteren Zellproliferation die *Gewebsresistenz*; die Zunahme der Horn- und Schleimschicht (siehe oben) scheint die Hautempfindlichkeit *an Ort und Stelle* zu vermindern. Die Vorgänge im Entzündungsherd scheinen aber auch auf fernliegende Hautstellen desensibilisierend wirken zu können („Ferngewöhnung mit gradueller Abnahme der Hautüberempfindlichkeit" (JADASSOHN). JADASSOHN und HOFFERT (S. 1736) erzeugten mit dem 1 qcm großen Läppchen ein örtliches Terpentinekzem am Rücken; an den in entsprechenden Zeitintervallen ebenso behandelten entfernten Stellen sank die Reaktion; an der 4. Applikationsstelle wurde eine kaum merkbare Rötung sichtbar. Diesem experimentellen Erfolg reihen sich einzelne klinische von HOFFERT an und in neuester Zeit klinische von R. GEIGER an. Bei chronischen Ekzematikern, deren gesunde Haut auf ekzematogene Reize viel empfindlicher reagiert als jene Hautgesunder (BR. BLOCH, GEIGER; TACHAU: exsudative Diathese) wurden mit 50—80% Terpentin-Sesamöl bereitete Läppchen von 5 qcm an den gesunden Hautstellen angelegt, worauf daselbst Erythem, Knötchen, Bläschen und an den alten Ekzemstellen Herderscheinungen: Steigerung von Jucken, Rötung, Exsudation auftraten. Nach 3—4maliger Wiederholung an den gesunden Stellen sank an ihnen die Reaktion bis auf Null und erfolgte im selben Tempo Rückbildung der alten Ekzemherde. Heilung in 15 von 23 chronischen rezidivierenden Fällen in 2—8 Wochen — dauernd in 10 Fällen, Besserung in 8. Also konform mit frischer Terpentinentzündung an gesunden Hautstellen und mit daselbst hierauf eintretender Desensibilisierung, erfolgt an den alten chronischen Herden zuerst Reizung und dann schnellere und öfter dauernde Heilung, als sie ohne Terpentinbehandlung der gesunden Stellen eingetreten wäre. In der mitgeteilten experimentellen und klinischen Desensibilisierung durch Terpentin von der gesunden Hautstelle aus kann es sich um einen Reflex handeln, der eine Hypergie an dem entfernten Krankheitsherde einleitet, oder um eine Terpentinheilwirkung von milderer Intensität, die von der gesunden Applikationsstelle *über den Organismus* — also in weit geringerer Konzentration am Krankheitsherde zur Geltung kommt. Fernwirkung kann somit auch Dosisverkleinerung bedeuten. JADASSOHN hebt diesbezüglich unter anderem die bekannte Tatsache hervor, daß innere Hg-Verabreichung in refracta dosi (Protojoduretpillen, Calomel u. a.) die Fortsetzung der Hg-Kur ermöglicht, wenn Intoleranz der Haut gegenüber Hg-Inunktion letztere abzubrechen zwingt. Bei schwerer Hautidiosynkrasie gegen manche Substanzen — ob in- oder äußerlich verabreicht — muß bei Desensibilisierungsversuchen mit außergewöhnlich kleinen Gaben der sensibilisierenden Stoffe, also unter der Reizschwelle, begonnen, die Steigerung der Dosen systematisch, das ist unter Kontrolle örtlicher und allgemeiner Reizerscheinungen fortgesetzt werden. Selbst bei solchem Vorgehen müssen gewisse Kunstgriffe angewendet werden, wie Wechsel des Applikationsortes, damit die Desensibilisierung gelinge. Über geglückte Dauererfolge berichten PRAUSNITZ und KÜSTNER, weiter O. GRÜTZ bei schwerster Fischidiosynkrasie. Im Falle des letzteren — einer seit Jugend bestehenden Fischidiosynkrasie —

hatte Einreibung von 0,1 ccm wässerigen resp. gekochten Fischextraktes in die Haut eine weit verbreitete Rötung, Schwellung und heftiges Jucken zur Folge, 0,01 subcutan injiziert bewirkte schwere Anaphylaxie mit sehr bedrohlichen Symptomen. Die in diesem Falle angezeigte Desensibilisierung wurde mit der intradermalen Injektion einer unglaublich kleinen „Grenzdosis" — unterhalb welcher keine Quaddelbildung erfolgt — nämlich mit 0,000000005 g (der Alkoholfällung des Fischextraktes begonnen; die Steigerung bis 0,1 ccm des Kochextraktes in toto innerhalb 14 Tagen glückte, zu rasches Steigen aber innerhalb zweier Tage auf 1 ccm desselben Extraktes bewirkte wieder Anaphylaxie; nach 2 Tagen jedoch gelang *orale Einverleibung* von 2 ccm Fischextrakt (in Wasser) und binnen eines Monats, in welchem täglich 50—100 g Fisch gegessen wurde, kam es — freilich einigemal durch Erbrechen und Quaddelbildung usw. unterbrochen — zu ziemlicher Verträglichkeit gegenüber verschiedensten Fischgerichten, die noch $^1/_2$ Jahr nachher bestand. Die Patientin bekam einen wichtigen Rat für ihr weiteres Verhalten mit auf den Weg: Mit einer kleinen Fischportion zu beginnen, erst nach halbstündiger Pause den größeren Rest zu verzehren und mindestens zweimal wöchentlich Fisch zu essen; also Weisungen, die für Idiosynkrasien nach oralen oder auch parenteralen Einverleibungen anderer Art behufs Verhütung anaphylaktischer Folgen zu beachten sind.

Prophylaxe der Sensibilisierung.

Vorbehandlung der Haut in verschiedener Art kann sie vor manchen chemischen, physikalischen, biologischen Sensibilisierungen schützen, bzw. gegen dieselben weniger empfindlich machen. Schon das Überstehen einer Reihe selbst stärkerer Sensibilisierungen jeder Art, wenn dieselben das Hautgewebe nicht wesentlich verletzt haben, kann als eine Art Vorbehandlung angesehen werden. Hierher gehören bereits erwähnte chemische Sensibilisierungen (SAMUEL), mechanische Einwirkungen — wie durch Arbeit, Gewerbe, Sport erworbene Schwielenbildungen —, welche die betreffenden Stellen gegen weitere gleiche Schäden, evtl. auch gegen manche chemische und physikalische schützen. Gewöhnung an höhere Temperaturen steigert die Durchblutung, Gefäßweite und Transpiration der Haut und scheint ihre Bereitschaft für Venenentzündung herabzusetzen.

Die Gewöhnung an Kälte bewirkt bedeutendere Derbheit der Epidermis, Verdickung und Festigung des Hautbindegewebes und gibt relativen Schutz gegen Kälteentzündung.

Ultraviolette und schwache Röntgenstrahlen machen eine nicht von vornherein überempfindliche Haut gegen nachfolgende Strahlen weniger empfindlich (BR. BLOCH). Die durch Bestrahlung gesteigerte Pigmentierung schützt vor weiterem Sonnenerythem und schwächt die Allgemeinerscheinungen der Lichtwirkung wie Erythrocyten und Hämoglobinvermehrung (BURCHARDI zit. P. S. MEYER).

Unpigmentierte Stellen (Vitiligo — siehe auch KREIBICH, JADASSOHN und HANAWA) können durch Ultraviolett zu vorübergehender Pigmentierung angeregt werden (BUSCHKE, STEIN), andererseits eine verminderte Empfindlichkeit gegen Canthariden erlangen (P. S. MEYER). Mit Schwefel kann die Haut gegen Luft desensibilisiert werden (VEIEL). Idiosynkrasische Dermatosen (Anaphylaxie) nach wichtigen eiweißhaltigen Nahrungsmitteln (Rind-, Kalb-, Fischfleisch) können verhütet oder sehr gemildert werden, wenn kleine oder kleinste Mengen von Abbaustoffen der betreffenden antigenen Eiweißsubstanzen, in Gestalt von spezifischen Peptonen (nach LUITHLEN, Chemosanwerke Wien) kurz ($^3/_4$ Stunde) vor der Mahlzeit eingenommen werden (E. URBACH und

WIEDEMANN). Ähnlich ist die französische Antishock- und Desensibilisationsmethode (zit. SIMON CLÉMENT) gegen Eiweißshock, Urticaria, Antipyrinüberempfindlichkeit. Kleinste Dosen der schädlichen Substanz (bzw. Pepton) vor jeder Mahlzeit; kleinste Antipyrindosis vorher bei Antipyrinüberempfindlichkeit.

Behandlung infektiöser Dermatosen.

Die Therapie der so wichtigen infektiösen Dermatosen könnte anscheinend nach *einem* Prinzip erledigt erscheinen: durch die Beseitigung der Krankheitserreger. Doch die verschiedene Lokalisation der Keime und der verschiedene Ausgangspunkt der Dermatosen verlangen auch verschiedene Maßnahmen. Die Keime können oberflächlich lokalisiert und leicht zugänglich sein oder aber tiefer in der Haut sitzen. Die Erkrankung kann eine rein örtliche, genuine Dermatose sein oder die Hautlokalisation einer allgemeinen Infektion darstellen. Man kann demnach zur Beseitigung und Heilung infektiöser Dermatosen folgende Maßnahmen ergreifen.

1. *Direkte Desinfektion* leicht zugänglicher infektiöser Hautherde, die auch meist von außen durch erfolgtes Eindringen von Keimen in die obersten Epidermislagen entstehen und sich als Verfärbungen der Hornschicht, Flecken, Bläschen, Pusteln, offene Geschwüre, oberflächlichste diffusere Hautentzündungen mit defekter, daher für Medikamente passierbarer Hornschichte präsentieren.

2. Benutzung von *spezifischen Vaccins* und *Seren,* welche, in den Organismus parenteral eingeführt, seine Immunstoffe steigern und die Krankheitskeime in der Haut von innen her beeinflussen sollen. In dieses Gebiet können die reichlich durchbluteten (ALLEN, S. 103) Furunkel, Karbunkel, Hidroadenitiden, die tiefen Hyphomykosen, auch die chronischen Entzündungen des Unterhautzellgewebes, das Erythema induratum Bazin, überhaupt auch Hautlokalisationen von Allgemeinerkrankungen, einbezogen werden, natürlich vorausgesetzt, daß wir die entsprechenden Vaccine besitzen.

3. Maßnahmen, welche denselben Effekt, das ist Steigerung von Immunstoffen mittels Steigerung der Organismusfunktionen erreichen sollen (*Protoplasmaaktivierung*).

4. Die *Chemotherapie,* die eine innere Desinfektien anstrebt, wahrscheinlich aber mehr oder weniger den Mechanismus von 2 und 3 in Bewegung setzt.

Da die direkte Desinfektion in der äußeren Hautbehandlung besprochen wird (S. 675), sollen hier die Abschnitte 2, 3 und 4 Platz finden.

Vaccins und Seren.

Vaccins, das sind nach der Keimzahl dosierte Suspensionen von möglichst spezifischen Keimen, regen im Organismus die Bildung (spezifischer) Antikörper an (autogene Vaccins sind polyvalenten Lagervaccins vorzuziehen) = aktive Immunisierung. Seren, aus dem Blute spezifisch geimpfter, also aktiv immunisierter Individuen (meist Tieren) gewonnen, führen dem kranken, für Bildung von Immunkörpern insuffizienten, Organismus fertige Immunkörper zu = passive Immunisierung. Vaccins (also antigenhaltige) und Seren (also antikörperhaltige Flüssigkeiten, können, wenn sie in den Organismus gelangen und mit den spezifischen Antikörpern bzw. spezifischen Antigenen zusammentreffen, Herd- und Allgemeinerscheinungen bewirken, und sowohl differentialdiagnostisch als therapeutisch Dienste leisten, sie können sensibilisieren und desensibilisieren.

Von den Dermatosen, für welche die Vaccin- (und Serum-) therapie in obigem Sinne eine nicht unerhebliche Bedeutung hat, sind einige Staphylodermien, Bacillosen und Hyphomykosen zu nennen. Der Anteil der Vaccine und Seren an dem jeweilig günstigen Ausfall ist freilich nicht in jedem Falle bestimmt anzugeben, weil gewöhnlich auch andere Maßnahmen, wie lokale Antisepsis, physikalische und biologische Einwirkungen aus Gründen der Zweckmäßigkeit herangezogen werden. Durch Beobachtung von Krankheitsverläufen und Tierexperimente ist es aber mehr oder minder sicher bzw. wahrscheinlich geworden, daß in manchen Fälllen ohne Vaccine oder Serum Heilung viel später oder nicht eingetreten wäre. Von den Staphylodermien kann insbesondere bei Einzelfurunkeln und Furunculose, evtl. bei Impetigo contagiosa, Acne pustulosa, Sycosis staphylogenes, impetiginösen Ekzemen, Panaritien unter gleichzeitiger Lokalbehandlung Vaccine raschere Besserung und Heilung erzielen helfen. Aber selbst von Furunkeln müssen manche ausscheiden oder nicht von dem Vaccin das Heil erwarten. Der akute, bretthарte, große Furunkel, der manchmal zur Sepsis führt, fällt der Hitzebehandlung, dem chirurgischen Eingreifen zu, die diabetische Furunculose verlangt gleichzeitig Insulin. Auffallend gute Resultate unter autogenen Vaccins verzeichnen Giacomo di Marco und Zoltán v. Bókay bei Pyodermien und multiplen Abscessen der Kinder, bei welchen man nicht gerne zum Messer greift, W. Rimpan und A. Keck sahen Hautphlegmonen, Sáinz de Aja und Puerte sogar in einen Fall von Riesenanthrax unter Vaccine abheilen. Die Zahl der kasuistischen meist günstigen Berichte ist sehr groß[1].

Gegenüber dem nicht unerheblichen Heilwert der Vaccins, und zwar der autogenen, aber auch der nicht lange lagernden, polyvalenten Stockvaccinen (von *Schering,* den *sächsischen Serumwerken, I. G. Farbwerken),* erscheint ihr prophylaktischer Wert unbedeutend; gleichwohl wurde von Reiter, Ostmann (Mauté) den nach Abheilung einer Furunculose nachgeschickten Vaccininjektionen ein gewisser, wenn auch nicht dauernder Schutz gegen Rezidive zugeschrieben.

Die Einverleibung der Staphylokokkenvaccins geschieht mit parenteraler Injektion; von manchen Autoren wird nach Besredka auch percutane Vaccine versucht, nach ihrer Meinung mit gutem Erfolge und angeblich mit größerem prophylaktischem Wert, als er der Injektion zukommt.

Die handelsfertigen polyvalenten Staphylovaccins erscheinen in Ampullen à 1 ccm: von 10 Millionen aufwärts bis evtl. 1000 Millionen unter verschiedenem Namen: *Staphar, Staphylosan, Leukogen, Opsonogen* etc. (Ledermann S. 40, Schäffer, Zieler und Siebert S. 106, Šamberger S. 140f.; daselbst Dosen und Anweisungen). Die Injektionen können intra- (Jaubert und Jean Meyer u. a.), subcutan, intramuskulär und intravenös, auch abwechselnd in der oder jener Form, gemacht werden. Beginn mit kleiner Keimzahl, im Bedarfsfall mit einer höheren; die nächste Injektion nach Absinken der Reaktion; Erhöhung der Dosis mit Abnahme der Reaktion; beim Ansteigen können evtl. Zwischenampullen übersprungen werden.

Staphylyatren, d. i. Staphylovaccin mit unspezifischer Beigabe (Yatren), welche die antigene Wirkung der Keime weniger beeinträchtigt als das Erhitzen (Prospekt der Behringwerke S. 57), zeigt sich bei frischen und chronischen Furunkeln, chronischer Hidrosadenitis, Sycosis, Acne polymorphe infectée wirksam (Schum, M. Wolff, István Weichherz, Jean Meyer, G. A. Ambrosoli). Bei vorhandenen oder anzunehmenden Mischinfektionen sind Mischvaccine aus: Staphylo- + Streptokokken (Ambrosoli, Adam Gruca u. a., Delbet-Vaccine „*Propidan*"), Staphylo- + Streptokokken + Colibacillen (Throne u. a.) in Verwendung. Insbesondere die Mischvaccine sollten autogene sein, mit dem ungefähren

[1] Eine der größeren Zusammenstellungen über Vaccinebehandlung von Staphylodermien ist wohl jene von Reiter 1913 über 303 Furunculosefälle (von 18 Autoren und ihm selber) mit 85% Heilung, 141 Acnefälle von 11 Autoren mit über 37%, 26 Sykosefällen von 4 Autoren mit über 23% Heilung. Außerdem aus den Jahren 1920—1930 stammende, im *Zentralbl. f. Hautkrankh. Bd. 1—30* referierte Fälle von Spaar, P. Linser, R. Kabut, Bruno Schultze, Ast, de Blasi, E. Feldstein, L. Savini, Utenkow und Hempel, R. Porcelli, Predescu-Rion, Lorenzo Morini, Br. Schultze, Lothar Tietz, Triesleben, Bruno Schultze.

Teilverhältnis der einzelnen Keimarten, das jenem in den Affektionen entspricht. Selbstredend ist in Fällen mit Mischvaccinen die subcutane oder intramuskuläre Injektion zu wählen und jede Reaktion nachher sorgsam zu beachten. Der ersten Vaccineinjektion folgt gewöhnlich anscheinende Steigerung der Herd- und meist Verschlimmerung der Allgemeinerscheinungen (Temperatur und Blutbild, sog. negative Phase, EHRLICH, WRIGHT); bei richtigen Intervallen und Dosensteigerung tritt Besserung der Herd- und Allgemeinsymptome ein.

Streptokokkenvaccin: „Hoechst" (aus „Sera und Impfstoffe" S. 84), Streptokokkenvaccin *Bayer, Streptosan: sächsische Serumwerke,* beides zit. LEDERMANN.

In Ampullen zu 1 ccm mit 10 und mit 50 Millionen; zur intramuskulären bezw. in $^1/_5$ Stärke oder Dosis zur intravenösen Injektion.

Indikation: Phlegmone, Erysipel; günstige Erfolge bei Sycosis, Lupus erythematosus (GREENBERG und POLITZER).

Auch bei der Behandlung mit nassen, undurchdringlich gedeckten Umschlägen, welche in filtrierte Kulturflüssigkeit von Staphylo-Streptokokken, resp. in Abschwemmungswasser großer beimpfter Nährböden (Autoagarvaccins [CONTASSI]) getaucht worden waren (EISLER, und LEHNDORF, DEMEL, DRIAK und MORITSCH) — je nach dem Zweck werden verschienene Pilzkulturen verwendet —, berichten mehrere Autoren (A. BESS, COVISA und DE LA CUESTA, B. ROCCIA, G. ARUTJUNOV, J. GURODČ, OTTO MAYER, FRANCESCO CONTASSI alle über gute Erfolge. Diese „Antivirus"-Umschläge bleiben auf den pyodermischen Hautpartien (Furunkeln, Phlegmonen bzw. jenen von anderen Infektionen) liegen, trocknen an und werden erst nach einem Tage gewechselt. Denselben Zweck, den einer direkten Anregung der Hautimmunstoffbildung (im Sinne BESREDKAS und E. HOFFMANNS) verfolgen die in Salben und Pflaster aufgenommenen Kulturpartikeln und -Extrakte, die *Histopin*gelatinen = Salben und Pflaster (A. v. WASSERMANN; Lit. E. HOFFMANN, U. SAALFELD, GRIESBACH), die Emplâtres-vaccin mit Kautschuk- bzw. Kautschukkleistergrundlage — in ihr Millionen und Milliarden von Staphylo-Streptokokken, Pyocyaneus Friedländer (L. MARCERON und CAVAILLÈS), auch die „Streptokokken-Antivirus"-Salbe von WASSILIÈRA, O. ZMIGRODSKY und S. MANCHOVA (1928). Antigen kann, aus den Umschlägen in die oberflächlich verletzte Haut aufgenommen, vielleicht Antikörperbildung im Organismus veranlassen, die allmählich in den Herden zur Geltung kommt. Auch der bähende Umschlag als solcher könnte örtlich günstig wirken — vielleicht in erster Linie (vgl. PAUL PICK. Die Antivirusumschläge sollen, wie erwähnt, auch prophylaktisch nützen.

Mit *Heterovaccin,* und zwar *Antipneumokokkenvaccin* (MINET) hatte LAUTMANN bei einem sehr großen Oberlippenfurunkel Erfolg; Injektion von $3^1/_4$ ccm brachte Stillstand und Heilung des Furunkels.

Tuberkulin.

Ein bescheidener Teil der dem Tuberkulin anfangs zugedachten Wirksamkeit ist ihm geblieben. Es ist hauptsächlich die durch Tuberkulin hervorrufbare Lokal- und die Herdreaktion, die für die Diagnose einer allgemeinen oder örtlichen Tuberkulose von Bedeutung sind (NEISSER, BUSCHKE); weiters eine therapeutische Unterstützung der Behandlung, welche sich in der „unzweifelhaften Besserung mancher tuberkulösen Dermatosen" (JADASSOHN 1912) äußert: Besserung von Drüsen-, Lungenerscheinungen und Temperatursteigerungen (MORO), von „ulcerös tuberkulösen, lupösen, scrophulodermatischen Substanzverlusten" (PETRUSCHKY, PONNDORF u. a.).

Zu den allgemein bekannten Mitteln dieser Art (vgl. auch BANDELIER-RÖPKE, WASSERMANN und FICKER) gehören von den per- bis zu den subcutanen Anwendungsformen folgende:

MOROS *Ektebin* (MERCK), eine aus abgetöteten Bacillen (A.T.) und Lanolin bestehende Salbe, die erbsengroß auf die reine Haut (5 ccm) von tuberkuloseverdächtigen skrofulösen Kindern einmal wöchentlich durch 5 Minuten eingerieben wird, im ganzen 6mal in 1—4wöchentlichen Intervallen. Auftreten follikulärer roter Knötchen, die, histologisch untersucht, bis ins Stratum granulosum vorgerückte tote Bacillen zeigen. Ebenso, vielleicht noch prompter wirkt das *Dermotubin* LÖWENSTEINS. Zu nennen sind ferner:

PETRUSCHKYS (SPENGLERS) *Linimentum compositum* (evtl. zusammen mit *Linimentum catarrhale*) aus Alkoholglycerinauszügen von Tuberkelbacillen und Bacillenemulsion gewonnen. „Ein bis mehrere Tropfen zuerst einer schwachen (1 : 5) allmählich ansteigenden Konzentration“ werden bei tuberkulösen Kindern an der normalen Haut eingerieben.

ŠAMBERGERS Tuberkulinsapocreme (Therapie der Hautkrankheiten II. Teil, S. 145. 1925, zit. HÜBSCHMANN im THOMAYERS Sammlung von Vorträgen Nr. 130. 1923).

WICHMANNS *Tuberkulinpflaster*; „0,05 Tuberkulinsäure-Ester auf 4 qcm Pflastermasse verteilt, in beliebigen Mengen anzuwenden.“ Die Pflaster können an verschiedenen Stellen mit Mullbinde fixiert werden.

PONNDORFS *Scarification*. Sie wird oberflächlich an Schultern und Oberschenkeln mittels feiner Lanzette mit Längs- und Querstrichen unter Anritzung kleinster Gefäßchen ausgeführt, worauf 2 Tropfen Hautimpfstoff A in die scarificierte Stelle eingerieben werden. Wiederholung nach 2, 4, 8 Wochen, später nach weiteren 2—6 Monaten (LEDERMANN). Örtliche Erscheinungen treten bald, allgemeine Symptome seltener ein.

SAHLIS *subepidermidal unblutige Scarification* mit Auftropfen und Einreibung von 2 Tropfen A.T., von AMREIN. Die beste Tuberkulinapplikationsmethode genannt. Die KOCHschen Originalpräparate: A.T. (Alttuberkulin), A.F. (albumosefreies), B.E. (Bacillenemulsion), das milde BERANEK- und das noch mildere ROSENBACH-Tuberkulin und WELANINSKYS Tuberculomucin, welche sämtlich subcutan verabfolgt werden können. Mit letzterem sind bei frischem Lupus erythematodes, namentlich bei universeller Dissemination bisweilen Erfolge zu beobachten.

Tuberkulin ist bei Erythema induratum Bazin manchmal wirksam (WHITFIELD, zit. ALLEN, 4. Aufl., S. 111). Einige Modifikationen scheinen die Aggressivität der Tuberkuline mildern zu können, ohne seiner nützlichen Einwirkung auf tuberkulöses Gewebe zu schaden.

A. BONVEYRON will mit einem Tuberkulin, in welchem durch Pepsin oder Belichtung, mit Zuhilfenahme von Eosin, die allergischen Substanzen des Tuberkulins beseitigt sind, und das er dreimal wöchentlich auf scarificierten Lupus appliziert, bessere Resultate erzielen.

K. YOSISAWA glaubt, daß es ihm gelingt, einen Tuberkulinbestandteil, der hemmend auf Tuberkulose wirkt, in größerer Menge rein darstellen zu können. Er habe 3 Fälle von Hauttuberkulose mit diesem Stoffe günstig beeinflußt.

WERNER JADASSOHN berichtet über die Abschwächung der Tuberkulinwirkung bei Beimischung von Menschenserum, doch muß diese Mischung sofort verwendet werden, da sie nach 24 Stunden einer Verstärkung der Tuberkulinwirkung Platz macht.

C. FISCHER hat beobachtet, daß Zusatz von Eigenserum bei milligrammweiser Anwendung des Tuberkulins Allgemeinerscheinungen und Störungen des Allgemeinbefindens verhindert und nicht selten, am Injektionstage, unbedeutende Temperatursteigerungen macht.

Jeanselme und Burnier berichten über günstige Erfolge mit Calmettetuberkulin (subcutan oder intramuskulär 0,001—0,1 in 4tägigen Abständen) bei Tuberkuliden (papulonekrotisches Tuberkulid, strumöses Ödem, Erythema induratum Bazin, Aknitis, am besten beim Erythema induratum).

Trichophytin.

Verschiedene Gründe sprechen für immunisierende Wirksamkeit von Trichophytievaccinen. So die häufige, sehr ausgesprochene positive Intradermoreaktion bei tiefer Trichophytie (Blumenthal und Haupt, Scopèse, Braoude, Takahashi, Sloimovici und Ulms, Garzelle u. a.) gegenüber Fehlen oder Undeutlichkeit der Reaktion bei oberflächlichen (Peyrer) und anderen Dermatosen — (positive Reaktionen wurden aber bisweilen bei tuberkulösen Drüsen, Sycosis non parasitaria u. a. Affektionen beobachtet [M. Per und R. Braouda, Blumenthal und Haupt, überhaupt bei nicht trichophytischen Prozessen, z. B. in 12% Tuberkulose Tarantelli]) —; weiters die Antikörperzunahme im Serum bei tiefer Trichophytie (Blumenthal u. Haupt, Ach. Urbain und I. Barotte) oder bei mit Trichophytie infizierten Tieren gegenüber ihrem Fehlen bei Trichophytieinjektionen (Brocque-Rousseu) bei gesunden Tieren; endlich die bessere Heilwirkung der „spezifischen" Vaccine in Fällen tiefer Trichophytie (Markert, Scopèse, Blumenthal und Haupt) gegenüber jener bei andere Hyphomykosen und Dermatosen, sowie Zunahme der Hautimmunität — nach Harnach ist sie nur lokal — mit dem Fortschreiten der spezifischen Behandlung (Br. Bloch). Als wirksame Vaccine bei tiefer Trichophytie — bei oberflächlicher sind sie nutzlos oder nur in starken Dosen von Erfolg begleitet (Mariani) — sind zu nennen: Trichophytin („Höchst", Scholtz), Trichon (Schering-Bruck), Trichosykon (Kalle), Trichoyatren (Keining), Phyagen (sächsiche Serumwerke, Galewski), Trichophytin (Polacci). Ihre nitrasubcutane (auch intravenöse) Einspritzung in der Stärke von 1: 50 bis 1: 10 genügt in manchen Fällen, um auch ohne Lokalbehandlung, die aber nicht zu unterlassen ist, die Heilung in kürzerer Zeit (15—45 Tagen, Mariani) herbeizuführen. Kräftige Lokal- und Herdreaktion bei der Impfung geben für die Heilung eine gute Prognose (Mariani). Kombinierte Behandlung: Parenterale Trichophytie, äußerlich heiße Umschläge und Epilation (Arzt und Fuhs); oder auch spezifisch-aspezifische Behandlung: Trichophytin mit Terpentinöl, Aolan, Leukogen, Alttuberkulin; intrakutan Trichophytin und örtliche Desinfizienzien: Jodtinktur, Höhensonne (Strassberg) fördern die Heilung bestens. Primäre tiefe Trichophytieherde sowie von ihnen, aber auch durch Heilverfahren verursachte Allgemeinerscheinungen können somit nur analoge Symptome bei anderen Infektionen durch Vaccine neben äußerer Therapie behandelt und meist rascher geheilt werden.

Ulcus molle-Vaccin Dmelcos (Nicolle).

Infektiosität, bisweilen nicht begrenzbares Wachstum des Ulcus molle oder Übergang auf die Leistendrüsen rechtfertigen die Versuche, das Ulcus molle und seine Komplikationen so rasch als möglich zu beseitigen. Dies ist durch das Vaccin Nicolles, *Dmelcos,* gelungen. Seine Eigentümlichkeit ist in folgendem offensichtlich.

Die mit ihm (und einem von W. Frei hergestellten Vaccin) ermöglichte Intradermreaktion (Reenstierne) tritt nur beim erkrankten, nicht beim normalen Menschen auf (Teissier); ihr Grad läuft im gegebenen Falle jenem der Heilwirkung parallel (Magiulli); versagt sie und die Injektion, dann war nicht der Ducreybacillus, sondern ein Pora-Ducreybacillus der Erreger (MAZZA SALVADOR). Die Reaktion wird bleibendes Überempfindlichkeitssymptom (NADELLI LENARDO, G. ARMUZZI). T. VENTURRI will sie noch 25 Jahre nach dem Ulcus molle konstatiert haben; eine negative Intradermoreaktion schließt die Diagnose Ulcus molle aus, eine positive besagt, daß ein Ulcus molle vorhanden war oder gerade besteht. Trotzdem sie so spezifisch und die Haut des Patienten so sensibilisiert ist, verhindern dennoch vorherige Injektionen *nicht* die Haftung von lebenden Streptobacillen und auch intramuskuläre Injektionen; selbst wiederholte führen weder zur Bildung von Präcipitinen, noch zu erheblicherer Bildung komplementbildender Antikörper (TEISSIER). Die Überempfindlichkeit bedeutet also keine Immunisierung.

Die Einspritzung erfolgt intravenös oder intramuskulär. Wegen der stürmischen Reaktion ist bei ambulanten Patienten die intramuskuläre Injektion vorzuziehen (GENNARO DE CANDIA). Die erste intravenöse Injektion à 225 Millionen Bakterien macht nach einer halben Stunde 40° Temperatur, welche nach 5—10 Stunden vorbei ist (GIUSEPPE DONATO). Je polyvalenter die Vaccine, desto besser die Erfolge (MAZZA SALVADOR). Injektionen sind 1—3, manchmal 6 nötig, Heilung in 3—12, längstens 30 Tagen (ENRICO CORTONA). Phagedänische Ulcera (NICOLLE, DONATO, MAZZE, QUIROGA) heilen größtenteils in 15—45 Tagen, desgleichen durch Jahre verschleppte (RIGO) unter einigen Injektionen. Kontraindiziert ist Dmelcos bei allgemeiner Schwäche, Asthma (HUDELO, DUHAMEL, DROUINEAU), Herz-, Nierenleiden, Lungentuberkulose (A. SÉZARY, Alter (DONATO, FORUS CONTORA und TANIA BALDA). G. M. COVISA, LAURENT, SÁINZ DE AJA wollen die Vaccinebehandlung nur auf Fälle mit Komplikationen eingeschränkt wissen. Dmelcos (*Poulenc Frères*) scheint nicht durch Temperaturerhöhung, sondern spezifisch zu wirken, denn die Sporovaccine des Bacillus subtilis, die Malaria, welche beide 40° Temperatur machen, leisten bei Ulcus molle nicht dasselbe.

Vaccins anderer Bacillen, die vereinzelt zur Verwendung gelangen:

Mikrobacillus- (UNNA, SABOURAUD) Vaccin für Acne vulgaris und varioliformis nach Angaben von ENGMANN und SARATZEANO, gute Ergebnisse.

Dosis für Acne vulgaris: 3—6 Millionen Keime in 5—7tägigen Intervallen; zu starke Dosen zu vermeiden; für Acne variolif. 50000—100000 Keime in 5—7tägigen Intervallen.

Milzbrandserum „Höchst“ ad usum humanum (Prospekt S. 47).

Mindestens 10—20 ccm intramuskulär und bei vorhandener Blutinfektion gleichzeitig 20 ccm intravenös wiederholt mit eintägigen Zwischenzeiten. Bei 51 Fällen von Hautmilzbrand verwendete METZULESCU: 20—40 ccm; in schweren Fällen bis 100 ccm (höchste Gesamtmenge 360 ccm).

36 Fälle wurden intravenös, 8 subcutan, 7 intravenös und subcutan injiziert, davon nur 1 Todesfall (METZULESCU).

Rotlaufserum „Höchst“ ad usum humanum (Sera und Impfstoffe „Höchst“ S. 51). Bei Erysipeloid, akquiriert durch Umgang mit rotlaufkranken Tieren; durch Verletzungen bei Hantieren mit Fleisch, Fisch, Geflügel.

15—20 ccm Rotlaufserum intramuskulär.

Colibacillenautovaccin. $^1/_2$—2 ccm täglich bei eiternder Onychie und Paronychie, mit mikroskopisch und kulturell nachgewiesenen Colibacillen (A. JAUBERT); Vaccine aus *Colibacillen*, *Fäkalbacillen*, *Strepto-*, *Staphylo-* und *Colibakterien* wirken anscheinend günstig bei Pruritus ani, vulvae, scroti (A. HUTTNER, KNOWLES FRANK CROZER und EDW. F. CORSU, MONTAGUE, SCHAMBERG und MC EWEN), desgleichen Posterisanzäpfchen mit Vaccinen aus Colibakterien hergestellt.

Ein Überblick über die therapeutische Wirksamkeit von spezifischen Vaccins und Seren zeigt nach dem Gesagten, daß dieselben für eine Anzahl von Infekten an der Haut und einzelne ihrer Folgeerscheinungen von Nutzen sind; wäre es gestattet, die Dienste, welche die Variolavaccine (JENNER), die Diphtherie- (BEHRING) und Scharlachseren (DIETZ) für einen günstigen Ablauf dieser Erkrankungen, die erstere auch für ein Jahr dauernden, die letzteren auch für einen etliche Wochen dauernden Schutz gegenüber diesen akuten, sog. dermotropen Exanthemen leisten, hierher zu rechnen, so könnten wir von einem unschätzbaren Nutzen der Vaccine und Seren für infektiöse Hauterkrankungen sprechen. Die Möglichkeiten, durch Hochzüchtung von Keimen, wie bei Diphtherie und Scharlach, oder ihre Abschwächung, wie bei der Variolavaccine, zu höchst wirksamen Seren und Vaccinen auch gegen andere Hautinfektionen zu gelangen, erscheinen noch nicht erschöpft.

Protoplasmaaktivierung durch leistungssteigernde Maßnahmen (WEICHARDT).

Synonyma: Reizschwellen- (ZIMMERN), Reiz- (ROLLY), ergotrope (v. GRÖER), Proteinkörper- (R. SCHMIDT), Fremdkörper- (KREIBICH), Kolloid- (LUITHLEN), unspezifische Kolloidtherapie (HANS H. MEYER und GOTTLIEB), omnicelluläre Resistenzsteigerung (STARKENSTEIN).

An Stelle spezifischer Therapie haben BUCHNER, ROEMER, RUMPF, RENAUD, R. KRAUS und ISCHIKAWA Heterovaccine im Tierversuch und bei inneren Erkrankungen mit Erfolg verwendet, ebenso R. KKAUS und S. GROSZ, BR. BLOCH die Typhusvaccine bei Gonorrhöe und gonorrhoischer Arthritis, LUITHLEN die Gonorrhöevaccine bei Ulcus molle und chancröser Adenitis, SZILLY und SCHILLER Diphtherieserum bei schwerem Erysipel. Schon früher (1890) hat HORBASCEWSKI nach Nucleinsäureinjektion bei einem Lupuskranken eine Herdreaktion eintreten gesehen, MATTHES und KREHL (1894) die Tuberkulinreaktion (?) am tuberkulösen Tier mit Deuteroalbumose erhalten; ich selbst habe 1894 am Tier mit subcutaner Injektion von verschiedenen Reizstoffen und sterilen Proteinen (Natriumalbuminat, Pepton, Eierweiweiß) den Symptomenkomplex einer Infektionskrankheit — örtliche und Allgemeinerscheinungen — erzeugen können. Den Schluß, daß wahrscheinlich die injizierten Proteine und die durch Gewebszerfall entsprechend der Reizwirkung der Injekte entstandenen Abbaustufen die örtlichen und allgemeinen Symptome erklären, habe ich, auch in Anlehnung an MATTHES und KREHL (1894) zu ziehen beabsichtigt, mußte ihn aber als durch meine Versuche nicht bewiesen ablehnen.

Daß ein sehr wirksamer Bestandteil der Immunseren und der heterologen Vaccins das Eiweiß sei, legten dann die erfolgreichen Heilversuche nahe, welche BIER (1901) mit Blut, WEICHARDT (1904) mit physikalisch und chemisch verändertem Eiweiß, LINSER (1911) mit Serum, bald darauf LUITHLEN auch mit anderen Kolloiden (1913), SPIETHOFF auch mit Eigenserum (1915), R. SCHMIDT, R. MÜLLER, P. SAXL u. v. a. mit sterilisierter Milch unternahmen. In allgemeiner biologischer (zum Teil auch in therapeutischer) Beziehung wirken ebenso wie die nativen eiweißhaltigen Flüssigkeiten und reines Eiweiß auch Eiweiß-Abbaustufen [WEICHARDT (1904)], welche durch chemische und physikalische Eingriffe dargestellt werden, ja selbst Eiweißentziehungen, Aderlaß (LUITHLEN, C. STERN u. a.); weiters Metallsalze, ätherische Öle (R. WINTERNITZ, HEINZ, KLINGMÜLLER), Stoffe verschiedener chemischer Art (STARKENSTEIN), endlich physikalische Maßnahmen, Hydrotherapie (R. SCHMIDT), und verschiedene Strahlen u. a. Nach parenteraler Einführung genannter Stoffe und nach verschiedenen physikalischen Maßnahmen treten beim Gesunden und Kranken A. allgemeine und beim Kranken B. Herdreaktionen gleicher oder ähnlicher Art wie nach spezifischen Produkten auf:

A. *Temperatursteigerung, Änderung des Blutbildes* (Leuko-, Phagocytose, Erythrocytenvermehrung, Blutplättchenveränderung usw.), *Zunahme der Blutgerinnungsfähigkeit* (BIER), *spezifische Antikörperbildung* (WEICHARDT, SEIFERT, E. F. MÜLLER), aber auch *unspezifische;* weiters *Beeinflussung der Exsudation und der Empfindlichkeit der Haut* (BIER, LUITHLEN, SPIETHOFF, HILARIO).

B. Die *Herdreaktion* kann sich nach einer Proteininjektion an bestehenden Hautentzündungen aller Art als Steigerung derselben darstellen, als Zunahme der Hautallergie, z. B. eines kleinen Röntgenerythems (R. STAHL), einer intracutanen Adrenalinquaddel (v. GRÖER), evtl. auch ohne Fieber und Allgemeinstörung (R. STAHL). Sie kann auch an unerwünschten Stellen auftreten: Hämoptoe bei Proteinbehandlung einer Hauttuberkulose (R. SCHMIDT), Aufflackern anderer Krankheitsreste im Organismus [BRAUER, THALLER-DRAGA zit. REITER (1918), ELSCHNIG zit. SCHMIDT, VÖLLKEN]; an der Haut an scheinbar abgeheilten, jedoch sensibilisierten Stellen. Nach der häufigen Verschlimmerung im Beginn (negative Phase) ist bei richtiger Wahl und Dosierung der Mittel und Einhaltung entsprechender Injektionsintervalle in günstigen Fällen Besserung und Heilung der entzündlichen Herde und der Allgemeinerscheinungen zu erhoffen (positive Phase). Bei Hautaffektionen ist auch örtliche Therapie notwendig; bei gleichzeitigen inneren Entzündungen (der Adnexe usw.) sind in die Tiefe wirkende Maßnahmen (Umschläge, warme Bäder, Verbände, Ruhe und Diät) angezeigt; Außerachtlassung derselben während der Steigerung der entzündlichen Symptome kann Verschlimmerung herbeiführen, ebenso wie Wahl unrichtiger Mittel, zu große Dosen, zu kurze Intervalle zwischen den Eingriffen (Injektionen). Im allgemeinen entspricht dem Grade der Herdreaktion der der Temperatursteigerung und Maß wie Schnelligkeit örtlicher und allgemeiner Besserung (R. SCHMIDT). Doch wurde auch beobachtet, daß nach Injektion von proteinhaltigen bzw. kolloiden Stoffen (LUITHLEN, STARKENSTEIN, SIEGERT und SCHMIDT, GOTTLIEB und FREUND) auch unter *Entzündungshemmung* und *herabgesetzter Hautempfindlichkeit* Entzündungsherde günstig beeinflußt werden können. Dasselbe hat nach chemisch definierten Stoffen STARKENSTEIN beobachtet, und zwar nach *Chinin, ätherischen Ölen, Calciumsalzen* (auch CHIRARI, JANUSCHKE, LUITHLEN, WIECHOWSKI), nach Atophan (auch WIECHOWSKI), nach Methylenblau, Fuchsin, Jod (subcutan), NaCl in stark hyper- und hypotonischen Lösungen, nach destilliertem Wasser (intravenös und oral) in entsprechender Menge. Auch SILBERSTEIN und SEGADLO berichten über (histologisch kontrollierte) verhältnismäßig seltene und nicht zu bedeutende Herdreaktionen bei Tieren und Menschen (Lupuspatienten), bei welchen sie chemische, bakterielle und biologische Entzündungsherde an Schleimhaut und Haut gesetzt und nachher Protein- und Reizkörper parenteral injiziert haben. Heilerfolge waren nur vereinzelt und nicht besonders imponierend. Es ist nicht leicht, die Widersprüche in den Angaben der Autoren aufzuklären. Als charakteristisch für die nach solchen kolloiden Injektionen auftretenden Erscheinungen bezeichnen HANS H. MEYER und GOTTLIEB die „umstimmende Dauerveränderung des Blutes, die durch den irreversiblen kolloidchemischen Charakter der Reaktionen bedingt sei".

Technisches zur Proteinkörpertherapie.

Sie ist per-, intra-, subcutan und intravenös durchführbar. (Oral wurde sie mit Yatren, rectal mit Blut versucht.)

Percutan. In flüchtigen, lipoidlöslichen, reizenden Vehikeln kräftig eingerieben können auch Eiweißlösungen durch die Oberhaut dringen. Hierbei könnte aber der Hautreiz allein, wenn genügend stark, Allgemeinwirkungen nach Art der Proteinkörpertherapie auslösen.

PETRUSCHKYS Linim. tubercul. composit., aus abgetöteten Tuberkelbacillen hergestellt, ist mit Daumenballen oder Glasstab in die Haut einzureiben (A. v. WASSERMANN und FICKER).

MOROS Ektebin (E. Merck), konzentriertes Tuberkulin mit abgetöteten Tuberkelbacillen, mit Zeigefinger eine Minute lang einzureiben. 6 Einreibungen mit Intervallen von 1—4 Wochen.

Dermaprotin (Gemisch von Casein, ätherischen Ölen und Bakterieneiweiß), 5 Tropfen 2—3mal wöchentlich bei Erwachsenen, 2—4 Tropfen evtl. mehr bei Kindern in der Ellenbeuge zur Trockenheit eingerieben, gibt (nach GIESEMANN, SEELIGER, P. und ERIKA HERRMANN) Leukopenie, später Lympho- und Leukocytose und therapeutische Wirkungen der parenteralen Proteinkörpertherapie ohne Fieber. Bei Hautinfekten, Furunkeln (B. SACHS, R. SPENGLER u. a.) macht *Betupfen* mit 1—2 Tropfen und *kräftige Einreibung von 3—4 Tropfen in ihrer Umgebung Herdreaktion* (natürlich!). Die Herdreaktion läßt die individuell passende Dosis bestimmen (?); bei Tuberkulose, Lues und schwerer Überdosierung tritt fieberhafte Allgemeinreaktion auf (GIESEMANN). Die Einreibung auch indifferenter Stoffe an solchen pathologischen Hautstellen dürfte schon an sich durch Rückaufsaugung von (kolloiden evtl. infektiösen) Stoffwechselprodukten in die Lymphbahnen zu den beobachteten (therapeutisch wirksamen?) Erscheinungen führen. Nach Dermaproteineinreibung in normale Haut wurde histologisch leichte, nach solcher in entzündete (natürlich!) verstärkte Entzündung beobachtet.

Intracutan. Mit 1—2 Tropfen Aolan, Milcheiweiß, Caseosan, Eigenblut angelegte hohe Quaddeln (1—2) können sich ohne Temperatursteigerung und bei normalem Befinden vergrößern [R. STAHL (1922)] und innerhalb 9 Stunden (v. GRÖER) einen rosigen Hof bekommen. Zehn Minuten nach der Injektion tritt im peripheren Blut eine 30—50%ige Leukocytenverminderung ein (E. F. MÜLLER, NEVERMANN, RITTER, HOFF und HEISCH, HOFF und WALLER, FRAMM), die auch die Lymphocyten betrifft (HOFF), ebenso sinkt der Blutdruck. Neben diesen wohl reflexartigen Erscheinungen (C. F. MÜLLER, LUITHLEN und MOLITOR, HOFF und WORMS, L. HAHN und C. v. BRAMANN) ist bemerkenswert: a) *diagnostisch,* daß die kleinen *intracutanen* Proteininjektionen *spezifisch Herderscheinungen* hervorrufen — Gonokokken-Auftreten in der männlichen Urethra (E. F. MÜLLER), im weiblichen Genitaltrakt — prozentual am häufigsten nach Aolan (H. NEVERMANN) —, b) *therapeutisch*, daß 3—4 Quaddeln von Aolan, Caseosan, Eigenblut in 1—2tägigen Intervallen 5—10mal wiederholt, ohne örtliche und allgemeine Verschlimmerung (HOFF und HEISCH), also ohne negative Phase Besserung und Heilung bei Dermatosen, chronischem Ekzem, Erysipel, Erysipeloid, Lichen ruber planus, Trichophytie, Psoriasis und auch bei Gonorrhöe herbeiführen sollen.

Subcutan und intramuskulär: Subcutan $^1/_4$—5 ccm von örtlich nicht oder wenig reizenden Eiweißen (wie sterilem Hühnereiweiß) an der Streckseite vom Unterarm, zwischen den Scapulae; intramuskulär: 3—5—10 ccm von gewebsreizenderen Proteinen in Glutäen oder Oberarmstreckseiten. Bei Fett (Milch) oder viel Antikörper (Caseosan) enthaltenden Proteinlösungen ist, um Injektion in die Vene zu verhüten, in üblicher Weise (leere Kanüle!) vorzugehen. Am vorsichtigsten und nur bei begründeter Indikation ist intravenös Protein zu injizieren, und zwar zuerst sehr langsam und in kleinen Mengen; dringliche Indikation kann aber selbst Mengen von 100, 250 ccm gestatten, ja verlangen.

Für Hauttherapie verwendete Proteinkörper; Erfolge.

I. Blut, II. Serum, III. Milch, IV. industriell (chemisch) dargestellte Milch-Eiweißabbaustoffe.

I. Blut in Substanz (Hämotherapie, H.-th.: Auto-H.-th. = Eigenblut des Patienten, Hetero H.-Th. = fremdes Blut, arteigenes und -fremdes) wird intra- oder subcutan, meist aber intramuskulär, verhältnismäßig selten zur Proteintherapie intravenös injiziert; letzteres dagegen wohl zum Blutersatz nach schweren Blutverlusten, Infektionen, Intoxikationen (Verbrennungen). Vor Einspritzung fremden Blutes werde anamnestisch und objektiv (Wa.R., Rö.) Gesundheit, vor intravenöser Injektion Blutgruppe des Spenders bestimmt (Isoagglutinin und Isohämolysin; GERHARD, DENECKE, SCHOLTEN, BEHNE, KARSNER). Die Bluteinspritzung kann erfolgen:

a) Intracutan. Mit Cubitalvenenblut werden sofort zwei Quaddeln à 0,1 ccm an Oberarm- und Oberschenkelaußenseite angelegt. LUITHLEN (neuere Wege usw.) und HOFF empfehlen Eigenblut; nach WEITGASSER wirkt es intracutan zu heftig.

b) Subcutan und intraglutäal mit 1—25 ccm Cubitalvenenblut, das gewöhnlich 3—5 ccm in 2-, 3- bis 15tägigem Intervall, sofort nach der Entnahme subcutan, häufiger intraglutäal eingespritzt wird. Selten folgt der Autohämoinjektion Fieber (RAVAUT, SPIETHOFF, PIERANGELI, A. M. WEISS, L. S. SALUTETZI und L. M. KÖNIGSBERG, J. NICOLAS, J. GATÉ und D. DUPASQUIER und SALSA); zuerst öfter Leukopenie (METZGER), dann Leukocytose (WEISS, SALUTETZKI, KÖNIGSBERG), keine Anaphylaxie (RAVAUT). Bei längerer Anwendung manchmal Gewöhnung und Reaktionslosigkeit (Ref. E. SCHMIDT). Behandlungserfolge werden recht verschieden angegeben. *Gute* Wirkungen *besonders bei pruriginösen Affektionen* (METZGER, RAVAUT) nur bei Furunculose, Folliculitis, Pruritus, Ekzem (V. STANILA), bei Ekzem, Furunculose, Acne vulgaris Sycosis simplex, Impetigo, Psoriasis (WEISS, SALUTETZKI, KÖNIGSBERG, ref. ERICH SCHMIEDT, V. STANILA), Prurigo tabétique et diathésique NICOLAS GATÉ, DUPASQUIER). Hidrosadenit., Herpes zoster, Urticaria, Pruritus senilis, Eczema acutum, Pruritus, Furunculose (SALSA, ref. P. KATZ), Berufsekzem (SAFFLORES), Herpes zoster (BARRIO DI MEDINA).

Übereinstimmend sehr günstige Resultate bei Dermatitis herpetiformis und infektiösen örtlichen und diffusen Entzündungen (Furunculose, Erysipel); günstige bei Folliculitis, Impetigo, Ekthyma berichten FORMARA PIERO und MARIO ARTOM, dagegen *geringe oder keine bei pruriginösen Affektionen:* Urticaria, Quincke, Prurigo, Pruritus, Neurodermitis, Lichen ruber planus, auch nicht bei Psoriasis, Vitiligo, Scrophuloderma (mit Intervallen von 2—3 Wochen). Hämolysiertes Blut subcutan und intramuskulär wirkt örtlich sehr schmerzhaft (SÁINZ DE AJA).

c) Die *intravenöse Transfusion* von Vene in Vene (Auto- oder Hetero-) geschieht mit kleinen Blutmengen (10 ccm und etwas darüber) unter Asepsis bei schneller Ausführung in entsprechend temperiertem Raum, also ungefähr bei Bluttemperatur. Mit der Rekordspritze, mit der man aufsaugt, spritzt man alsbald wieder ein. Bei Mengen über 50 ccm genügt eine 10 ccm-Rekordspritze mit gabelförmiger Schlauchverbindung und zwei Zweiweghähnen, deren abwechselnde Öffnung und Schließung Einströmen aus der Spendervene in die Rekordspritze und Einspritzen in die Empfängervene ermöglicht (KAZNELSONS Transfusionsmodell). Die Blutgerinnung des einströmenden Blutes wird durch 0,2% Natriumcitratlösung (SCHOLLEN) verhütet.

Dermatosen, die auf andere Weise schwer heilbar sind, wie Schwangerschaftsdermatosen, Purpura haemorrhagica, HENOCHsche Purpura, weiters chronische

Sepsis (E. PETERSON), Hämophilie, Melaena und toxische Zustände können als Objekte für Bluttransfusion angesehen werden; die Transfusion sei die erste, nicht die letzte Behandlung (TH. B. COOLEY nach Referat). Bei sehr ausgedehnten, selbst wenn oberflächlich (I. Grades), gefährlichen Hautverbrennungen (UNNA jr.) kann die Bluttransfusion lebensrettend wirken (RIEHL, SCHERBER). 600 ccm Blut der Mutter rettete den an einem Drittel Körperoberfläche verbrannten Patienten SCHERBERS. Hämolysiertes Blut, 1—5 ccm intravenös, machte jedesmal heftigen Shock und hatte Heilwirkung bei großen Furunkeln und Phlegmonen (SÁINZ DE AJA).

Eigenblut-Um- und Unterspritzung (LAEWEN, N. EBERS); mechanische Abriegelung des Entzündungsherdes durch den ringsum angelegten Blutwall.

Die Wirkung ist der Angabe nach eine lokale, da die nicht unterspritzten Herde nicht heilen (N. EBERS). Indikation: Furunkulose, Ekzeme, Bartholinitis, Impetigo contag., Herpes zoster. Die besonders schmerzhafte Injektion unter Lippenfurunkel (!) erfordert Chloräthylrausch (EBERS).

Nach allen Blutzuführungen und insbesondere nach der Transfusion treten Einwirkungen auf Blutdruck, Zahl der Blutkörperchen, Hämoglobingehalt ein; weiters verkürzte Gerinnungszeit, Herabsetzung der Überempfindlichkeit (BIER, LUITHLEN, SPIETHOFF, E. PETERSEN, SALSA).

Die Blutzuführungen werden vorgenommen bei Dermatosen, welche als Folgen oder Begleiterscheinungen von Stoffwechselanomalien, Endokrinie, Infektion, Anaphylaxie (SALSA) aufzufassen sind.

Aderlaß. 50—150 ccm, bis höchstens 300 ccm aus der Armvene 2—3 mal wöchentlich, wodurch die Wirkung zunimmt (LUITHLEN [1911] und C. STERN) bietet namentlich, wenn in der betreffenden Zeit reichliche eiweißhaltige Nahrung, und Flüssigkeit (Wasser, Milch — LUITHLEN) zugeführt wird, Überersatz des Verlorenen durch die in die Gefäße einströmende Gewebsflüssigkeit, neugebildete Blutkörperchen, somit durch ein parenteral zufließendes, nicht anaphylaktoid wirkendes Eiweiß (LUITHLEN, C. STERN) und durch andere Regenerationsvorgänge (LUITHLEN und andere Autoren).

C. STERN hebt als Folge der kleinen wiederholten Aderlässe Leukocytose, Bactericidie und starke Steigerung der Immunagglutinine (HAHN und NEU, HAHN und LANGER zit. C. STERN) hervor, wie sie nach Proteinkörpern und anderen unspezifischen Mitteln (Terpentin) erscheinen. STERN lobt sie bei „rezidivierenden Ekzemen mancher Anämischer, bei chronischen Pyodermien, schlecht granulierenden Ulcerationen und neben sonstiger Therapie auch bei den ausgedehnten Tuberkulosen der Haut“.

Der gute Erfolg des Aderlasses beim Ekzem Plethorischer (JACQUET und BROQUIN), der in der Besserung des Pruritus (Kopfschmerzes, Schlafs und Befindens) sich äußert, kann vielleicht mehr auf Druckentlastung, als auf Proteinkörpertherapie bezogen werden. Ohne besonderen Einfluß auf den Verlauf der Syphilis kann der wiederholte kleine Aderlaß, kombiniert mit spezifischer Kur rascheres Verschwinden der Wa.R., der Roseolen und Papeln, Milderung und Ausbleiben von Salvarsannebenerscheinungen, der Überempfindlichkeit gegen intern gegebenes Jod bewirken (LUITHLEN).

Aderlaß und Infusion. Dem Aderlaß kann Infusion von physiologischer Kochsalz-, Normosal- (C. BRUCK, G. ASSMANN), Ringerlösung (C. STERN) sofort nachgeschickt werden, und es folgen ihr, wie einer parenteralen Injektion, Leukocytose und Abnahme der Eosinophilen. Die Normosalinfusion kann bis 4 mal mit 5—6 tägigen Intervallen wiederholt werden. Besonderes Gewicht legt BRUCK auf den vorangehenden Aderlaß.

Die klinischen Erfolge der Organismuswaschung werden als recht verschieden geschildert: gut bei Pruritus sen., Neuritiden, Dermatitis herpet.,

Rosacea; ungleichmäßig bei Urticaria, sie sollen fehlen bei Ekzem und Psoriasis (BRUCK, ASSMANN). Die Methode scheint unbequem und bei Graviden nicht unbedenklich zu sein (LUITHLEN).

II. Serum: Artfremdes, arteigenes, Eigenserum.

Das Serum, in früherer Zeit durch Schütteln des der Cubitalvene entnommenen Blutes gewonnen (SPIETHOFF, STÜMPKE) wird gegenwärtig von dem durch 10 Minuten ruhig stehen gelassenen Blute in der Menge von 20—30 ccm mit sorgfältiger Vermeidung des blutigen Sediments abgesogen — dem letzteren sind anaphylaktoide Erscheinungen zugeschrieben worden —; das Serum wird dann subcutan oder direkt in eine andere Vene eingespritzt (LINSER). LINSER gab meist nur bis 3 Injektionen, andere bis 10.

Statt artfremden (Pferde-) Serums hat LINSER zusammen mit A. MAIER 1911 arteigenes (Menschenblut-) Serum verwendet. Mit Serum einer gesunden Schwangeren hat er eine anscheinend aussichtslose, schwere Impetigo herpetiformis einer Schwangeren geheilt; unter weiteren 5 gleichen Fällen waren 3 Heilungen. Die intravenösen Injektionen evtl. 2 am selben Tage oder je eine an aufeinander folgenden Tagen gemacht, bewirkten öfter leichte Schüttelfröste.

Weitere günstige Erfolge bei anderen Schwangerschaftsdermatosen: Urticaria: 15 Heilungen unter 18 Fällen nach 2—3 Injektionen; Strophulus und Urticaria papulosa: 24 Fälle mit 1—2 Injektionen, alle geheilt. Gute Resultate bei Schwangerschaftstoxikosen hatten mit Schwangernserum RÜBSAMEN, v. ZUMBUSCH (1913); mit Serum einer Wöchnerin (14 Tage nach der Entbindung) F. WOLFF; mit Normalserum FRITZ VEIEL (1911), STÜMPKE (1913); mit Pferdeserum R. FREUND (1911); letzterer sah nach $^1/_2$tägigem Kopfschmerz und Fieber das Jucken sofort und das Exanthem schnell schwinden. Von sonstigem juckenden Exanthem sah LINSER günstige Erfolge bei Prurigo, Pruritus senilis (8, alle günstig nach 2—3 Injektionen), bei Kinderekzemen, Hämorrhagien, Purpura, Skorbut, Epistaxis, Phthisikerblutung und insbesondere Pemphigus (7 Fälle, davon anscheinend 2 Heilungen, 4 weitgehende Besserungen, 1 gestorben), universellen Ekzemen und universellem Pruritus.

Günstige und *teilweise gute Erfolge* mit Normalserum bei Urticaria: LINSER (überraschende Erfolge); bei Pemphigus: v. ZUMBUSCH, HEUCK, ANNA STUTZ, A. FISCHER; bei Herpes gestationis: STÜMPKE; bei Dermatitis herpetiformis: SPIETHOFF, HEUCK, WILLOCK, J. SCOTT, A. FISCHER; Urticaria chronica, Strophulus, Prurigo: SPIETHOFF, HEUCK, BALZER, SWANN; Dermatitis bullosa: BALZER; Prurigo, Ekzem, Lichen ruber: STÜMPKE; hartnäckige Purpura (Pferdeserum): GASTON; Psoriasis, Acne mixta (Autoserum): W. GOTTHEIL; Ekzem, Pruritus, Prostatitis, Ulcus molle: SPIETHOFF (Med. Klin. 1913, Nr 24); Hauterkrankungen (Kaninchenserum): L. TOMMASI.

Versager bei Psoriasis, Lupus vulgaris, pseudoleukämischem Pruritus: LINSER; mit Autoserum bei Urticaria chronica, Psoriasis, Ekzem: RAVISCH; mit Autoserum bei Psoriasis, Urticaria chronica, Lupus erythematodes: WILLOCK, J. SCOTT; seborrhoisches und parasitäres Ekzem, Prurigo Hebrae, Pemphigus: STÜMPKE.

Nur Besserungen, eventuelle Verschlimmerungen: HEUCK, ULLMANN.

Eigenserum des Patienten, 10—25 ccm (gewonnen aus 50 ccm [von Jugendlichen, 100 ccm bei Erwachsenen] abgelassenen, meist inaktivierten Blutes), injiziert SPIETHOFF und wiederholt die Injektion noch bis 5 mal. Das Eigenserum ist frei von fremdem Infektionstoff, wirkt nicht anaphylaktisch und ähnlich wie arteigenes (SPIETHOFF), vielleicht aber schwächer, denn SPIETHOFF rät bei Reaktionslosigkeit (von 10—60 ccm pro Injektion) Zumischung von arteigenem oder artfremdem und, bei Versagen beider, von

Natrium nucleinicum (Böhringer) à 0,5 einzuspritzen. Autoserum verwendeten später (1914) GOTTHEIL, HILARIO, 1915 RAVITCH, WILLOCK u. a. GOTTHEIL lobte die Methode bei Psoriasis, Furunculose, chronischer Urticaria, Lichen ruber planus [HOLOBURTH und LENARTOWICZ sahen angeblich Besserung von subcutaner Injektion von 1—2 ccm sterilen erwärmten (56—58°) Pemphigusblaseninhalt in 2 Fällen]. Bei Pellagra sah MAXIM. STRASSBERG unter Eigenserum: 10—17 ccm, in 3—4tägigem Intervall, bis 8mal intraglutäal (seltener subcutan injiziert) in der Hälfte der Fälle Haut- und subjektive Erscheinungen schwinden, die anderen Fälle besserten sich oder blieben refraktär. PALMER und SECOR verwendeten durch Cantharidenpflaster gewonnenen Blaseninhalt der Kranken.

Kombination von *Proteinkörperinjektionen* und *Aderlaß* und eventuell *endokrinen Mitteln.*

Kombination von *Proteinkörperinjektionen* (Serum, Natrium nucleinicum, Milch, Tuberkulin, Vaccin) *mit Aderlaß* scheint sich bei manchen Fällen (von Seborrhöe, Acne, Rosacea, verschiedenen Ekzemen, genitalem und universellem Pruritus u. a.), bei welchen die eine dieser beiden Methoden neben sonstiger äußerer und innerlicher Behandlung nicht genügte, zu bewähren. Manche der genannten Fälle heilen aber selbst dann erst und besser bei *weiterer Zugabe von endokrinen Mitteln,* wie Oophorintabletten und kleinsten Hypophysindosen.

LUITHLEN: a) Pruritus vulvae nach Uterusexstirpation. Heilung erst nach täglicher Zugabe von 15 *Oophorintabletten* zu Aderlaß und Eigenserum, b) entstellende Acne, Comedones, Furunculose und c) außerdem Menstruationsunregelmäßigkeit heilen erst nach *Hypophysin*zusatz zu Aderlaß und Eigenserum. Hypophysin als Zusatz zur Kolloidtherapie wird gelobt bei Prurigo Jugendlicher (MÜLLER), bei Alterserscheinungen der Haut (Selbstbeobachtung Dr. GRELLS, beides zit. LUITHLEN S. 153); kleine *Schilddrüsengaben* in derselben Kombination bei Erkrankungen der sog. Insufficience thyréoidienne (LEOP. LEVI und H. ROTSCHILD), bei der Pubertätsunterentwicklung (v. WAGNER-JAUREGG), „bei Hautkrankheiten, die vor und während der Pubertät bei geschlechtlich minder entwickelten oder zurückgebliebenen Individuen beobachtet werden" (LUITHLEN).

III. Milch (*10 Minuten* in sterilisierten Kölbchen gekocht), mit Vorsicht (Fettemulsion!) intragluteal injiziert — R. SCHMIDT gibt die Möglichkeit einer Embolie bei Injektion in eine Vene zu —, 10 ccm bei Erwachsenen, 1—2 bei Kindern, in 2tägigen Zwischenräumen. Bei Gesunden geringe, bei Dermatosen und venerischen Komplikationen erhöhte Herd- (Rötung bis Exsudation) und Allgemeinerscheinungen (Temperatur- und Leukocytenzunahme u. a.). Venerische Komplikationen nahe dem Bauchfell erfordern bei Milchinjektion Vorsicht, Bettruhe, Diät, eventuell Narkotica, Stuhlregelung. Bei frischerer Tuberkulose sind wegen drohender Verschlimmerung und Hämoptoe, wenn überhaupt nur kleinste Milchdosen ratsam (R. SCHMIDT) und zwar 0,1—0,5, mit angeblich oft sehr guten Erfolgen (KLEEBLATT). Manchmal stellen sich nach öfteren Milchinjektionen anaphylaktoide (auch von mir gesehen), nach langen Injektionskuren proteinogene kachektische Erscheinungen ein (WEICHARDT, SCHITTENHELM). Wie Kuhmilch wirkt abgekochte Frauen- und Ziegenmilch, bei letzterer scheint die Temperatursteigerung niedriger (STARK).

Über Ergebnisse bei *Dermatosen* liegt eine große Anzahl keineswegs immer übereinstimmender Erfahrungen vor. *Im allgemeinen* überwiegen *günstige* Resultate bei (subakut und chronisch) entzündlichen, mykotisch-parasitären Hautaffektionen, wie dies überhaupt, doch nicht ausnahmslos, bei energischer unspezifischer Behandlung der Fall ist. Ein Abriß aus der diesbezüglichen

Literatur mag dies zeigen. *Günstige* Ergebnisse bei bullösen Affektionen (P. A. AMBROSOLI, „Peptose und Deuteroalbumose nicht wirksam"), bei parasitären Affektionen (A. KRAUS, DUHOT), Aktinomykose (DZIEMBOWSKI), Schweißdrüsenabscessen (R. MÜLLER), Follikulitis, Furunculose (EMET R. HALL); günstig bei Bubonen, Staphylodermien (eventuell gleichzeitig mit Vaccinen), Acne, septischen Komplikationen, Skorbut, Purpura rheum. (SALVADOR, J. GALLARDO), Impetigo (SAALKIND), Pyodermie (DUHOT), akuten Ekzemen (GALLARDO, SAALKIND). Gut bei Lichen ruber planus (akute Form), bei torpiden Fällen gleichzeitig As, bei Psoriasis ähnliche aber nicht so intensive Wirkung (O. KREN), chronischen Ekzemen (DZIEMBOWSKI, DUHOF, EMET R. HALL); hierbei aber keine Wirkung (SAALKIND). Günstig bei Psoriasis (DARIER, DZIEMBOWSKI, dagegen wirkungslos befunden von GALLARDO, SAALKIND), günstig chronische Haut- und Knochentuberkulose (DARIER), dagegen ungünstig bei *akuter* Tuberkulose (DARIER). Günstig bei Lues (Milch in 8tägigen Intervallen eingespritzt unter gleichzeitiger spezifischer Behandlung); bei Ulcus cruris (SAALKIND). Wirkungslos bei Erysipel, Pemphigus, Skorbut, Pityriasis rosea, Acne vulgaris, Ichthyosis (GALLARDO, SAALKIND).

IV. Industriell (chemisch) dargestellte Milch-Eiweißabbaustoffe. *Albusol* (AMAN). 1—5 ccm einer $3^1/_2$—$5^0/_0$igen Lösung angeblich ohne örtliche Reaktion und Anaphylaxie (bezüglich letzterer von WEICHARDT befriedigend gefunden).

Abijon (Ophthalmosan) gelobt bei Keratitis eczematosa (MÜLLER, TANNER, UDGREN), Purpura haemorrhagica, Dermatitis herpetiformis, Pilzerkrankungen, (DÖLKEN).

Protasin (JOSEPH, H. LIPPERT), steriles Laktalbumin, intramuskulär schmerzlos. Ampulle à 5 ccm. Gute Resultate bei nässenden Ekzemen, Epididymitis, Erysipel, Furunkel, Impetigo, Sycosis coccogenes, Urticaria (EMET HALL).

Lactin (HEISLER), Milcheiweiß; 0,2—0,5 ccm intracutan 2—11mal bei tiefer Trichophytie mit Erfolg verabreicht (K. GAWALOWSKI).

Aolan, als keim- und toxinfreies Milcheiweiß von E. F. MÜLLER angegeben, in 5—10-ccm-Ampullen und kleinere für intracutane Injektionen (Beiersdorff). Wenn letztere beim Aufschütteln gröbere Flöckchen zeigen, sollen sie nicht verwendet werden. Aolan wird intracutan,auch subcutan und intravenös, aber meistens intramuskulär injiziert. Intracutan, 2—5mal in kleinere oder größere Quaddeln, fallweise täglich oder jeden 2. Tag; subcutan, intramuskulär und intravenös 5—10 ccm mit Intervallen von 3—7 Tagen. Auch nach anscheinender Heilung sind noch 1—2 Spritzen zu verabreichen.

Meist sind Herd- und Allgemeinerscheinungen stark. Bei Trichophytie: Jucken, Röte, Schwellung nach einigen Stunden beginnend, nach 1—2 Tagen Pusteln, Einschmelzung, Exsudation, Abscedierung; nach 2—3 Tagen sind die kleinen Herde abgeklungen; die Erscheinungen wiederholen sich nach der 2. Injektion (REESE).

Anaphylaktische Symptome sind nicht bei Intracutaninjektionen, sonst einigemal beobachtet worden. Was die Resultate anlangt, so übertrifft *intracutan* Aolan diagnostisch, d. i. als GC.-Provokationsmittel die anderen Proteine (E. F. MÜLLER, NEVERMANN), auch therapeutisch erscheinen bei intracutanen Aolaninjektionen (außer den Fällen von E. F. MÜLLER, NEVERMANN, H. MÜLLER) Erysipel, Erysipeloid, Lichen ruber planus, angeblich auch Psoriasis in den Berichten von HOFF und HESCH sehr gut beeinflußt, ähnlich wie nach Eigenblut und Caseosan. Gute Resultate auch von intramuskulären und intravenösen Injektionen bei tiefen und oberflächlichen Trichophytien berichten C. F. MÜLLER, ROLLY, REESE, ANTONI, HANS MÜLLER, bei Furunculose, Acne, Pyodermie: H. MÜLLER, subakuten Ekzemen: NAJUNKT, Menstruationsbeschwerden: ESCH, MÜLLER.

Caseinpräparate: Caseosan, Aktoprotin, Yatrencasein. Caseosan (Heyden), 15% Caseinlösung, von Lindig als der wirksame, proteolytisches Ferment (am Krankheitsherd) aktivierende Stoff, eingeführt, zeigt gleichmäßigere Zusammensetzung als die Milch. Antikörper gegen Caseosan sind häufig vor der Injektion im Blute nachweisbar (mit der Komplementbindungs- oder Präcipitationsmethode R. Salomon und Vöhl, Rehne) und der Nachweis ihrer Steigerung im Blut (bei Tier und Mensch) mit jeder weiteren intravenösen Injektion (R. Salomon) erweckte die Hoffnung, „die Höhe der Antikörperbildung und der klinischen Erfolge auf der Basis einer individuellen Dosierung bestimmen zu können". Vorläufig ist nur die Erkenntnis gewonnen, daß die intravenöse Injektion mit kleinsten Dosen mit $^1/_4$—$^1/_2$ ccm begonnen, in zweitägigen Intervallen gesteigert werden soll, aber bei schneller wachsender Antikörpermenge (R. Salomon und J. Vöhl) wegen Anaphylaxiegefahr beim 3. Male mit einer kleineren intramuskulären oder subcutanen Injektion zu vertauschen ist.

Wenn im Normalserum viel Caseosan-Antikörper sind, dann ist gleich die erste Injektion intramuskulär und in kleiner Dose zu machen. Wird die klinische Reaktion stark, dann ist die Dosis nicht zu erhöhen und mit weiteren Injektionen 3—5 Tage zu warten. Bei niedrigem Antikörpergehalt des Blutes von vornherein können größere steigende Dosen intravenös gegeben werden; von 0,5 an in Zwischenräumen von 2 Tagen. Prognose günstig, wenn geringer Antikörpergehalt im Serum durch Injektion des Caseosan langsam gesteigert werden kann (J. Voehl).

Einige Resultate: a) bei *Dermatosen*: Günstige Ergebnisse hatten Hoff und Heesch bei chronischem Ekzem, Erysipel, Erysipeloid (sehr rasche Wirkung); bei Lichen ruber planus, Trichophytie, Psoriasis, ohne negative Phase mit Caseosan (wie mit Aolan und Eigenblut mit intracutaner Injektion). Zieler bei Schweißdrüsenentzündung, Furunkel; Thiss bei Sycosis parasitaria; Krösl bei eitriger Hautentzündung; Stoeber bei akutem Ekzem, Furunculose, Acne vulgaris und indurata, Rosaceaknoten.

Ohne Effekt: Idiopathischer Pruritus, Lupus, Psoriasis, Hyperämie und Gefäßneubildung bei Rosacea (Stoeber).

b) bei *venerischen Affektionen.* Schmerzstillung nach wenigen Stunden bei Epididymitis, Schwellungsrückgang nach Tagen: Stoeber.

Günstiger Erfolg bei Epididymitis und bei Bartholinitis durch Umspritzung mit Caseosan: Gärtner.

Aktoprotin (Chinoinwerke Wien), reines Caseinpräparat (4% Caseinlösung, 0,1—0,5 ccm subcutan auf 2—3 Stellen, $^1/_4$—5 ccm intramuskulär; torpide Ulcera mollia mit Bubonen, oberflächliche und tiefe Staphylomykosen.

Yatren, Jodoxychinolinsulfosäure mit 20% Natriumcarbonat, ein an sich auch wenn enteral aufgenommen, leicht reizender Stoff (zur unspezifischen Reiztherapie geeignet) kann in Pillen — 1—3 Stück jeden 2.—4. Tag oder 1 Eßlöffel einer 1—4%igen, bei starker Wirkung einer 1‰igen Lösung — (Bier zit. nach v. Engelhardt) schon wegen seines hohen 28%igen Jodgehaltes auf chronische Infektionskrankheiten therapeutisch wirken. Mit spezifischen Vaccinen (Staphylo- und Gonokokken) speziell bei unspezifischer Therapie verwendet (Furunculose, Sycosis, Acne, Gonorrhöe). Mit Casein verbunden, das hierdurch steril konserviert wird, soll es im *Yatrencasein* milde Herdreaktion, kein Fieber und „im allgemeinen" keine Anaphylaxie erzeugen. In 5-ccm-Ampullen erhältlich wird es in *schwacher* (2,5% Yatren: 2,5% Casein) und *starker* Lösung (2,5% Jatren : 5% Casein) intramuskulär — selten intravenös verabreicht — gewöhnlich in schwacher Lösung mit 1—3 ccm beginnend und in Abständen von 2—4 Tagen, je nach der Reaktion fallend oder steigend (also schwach, wenn mit stark begonnen bzw. umgekehrt) einigemal injiziert.

Gute Erfolge, unter anderem bei chronischem Ekzem, Pyodermie, Trichophytien, meldete ROLLY; bei Alopecia areata, akuten und chronischen Ekzemen, Herpes tonsurans mit 5% Yatren- bzw. Yatren-Caseinlösung: M. KRÜGER und W. PFEILER.

Von den 2—5%igen Lösungen von *Albumosen* — mit Deuteroalbumose hat WEICHARDT Versuche angestellt — wird dermatologisch wenig Gebrauch gemacht, subcutan erzeugen sie mehr weniger örtliche Schmerzen und Fieber, manchmal Übelkeit, Erbrechen (KAZNELSON), intravenös bei empfindlichen Personen Shock.

Nach *Natrium nucleinicum* (Böhringer) in 1,1-ccm-Ampullen starke Lokalreaktion. Gute Erfolge bei akuten Lichen ruber planus-Fällen meldet O. KREN 1925.

Von *Mischvaccins* sei Vaccineurin, Autolysat von Prodigiosus- und Staphylokokkenkulturen (HOLLER), das bei Zoster in steigender Dosenreihe zu verwenden, erwähnt.

Omnadin MUCH (Kalle & Co.), Stoffwechselprodukte verschiedener apathogener Bakterien, Lipoide der Galle und des Neutralfettes. Geringe Lokal- und Allgemeinerscheinungen, Abheilung von Schweißdrüsenentzündung und Abscessen. 9 Ampullen à 2 ccm in 3 W. (W. REICHMANN).

Phlogetan (O. FISCHER, NORGINE, Kahlbaum), ein bis zu Aminosäuren abgebautes Nucleoprotin der Hefe, in 1—5-ccm-Phiolen als phlogo- und pyrogene Verstärkung bei gegenüber Hg oder Salvarsan resistenter Lues zur Fiebertherapie der Paralyse mit gutem, temporären Erfolg verwendet (manchmal anaphylaktoide Wirkungen).

Gute Resultate bei Panaritien, Abscessen, Phlegmonen, Lymphangitis, Oberlippenfurunculose, keine stärkere Allgemeinreaktion, Überempfindlichkeit, leichte Temperatursteigerung und Kongestionen (KÖNIGSTEIN).

Xifalmilch (DOELKEN, Sächs. Serumwerk), sterilisierte Milch mit kleinen Dosen von wenig virulentem Saprophyteneiweiß.

Hypertherman (R. SCHMIDT) = sterilisierte Milch mit genau dosierbarer Colivaccine zu mäßig pyrogenetischer Behandlung.

In einigen *kolloiden Metalleiweißverbindungen, Elektrargol, Kollargol, Jodkolloid, Argoflavin, Fulmargin* (M. JOSEPH und W. KONHEIM) ist möglicherweise die Wirkung des Eiweißes, in anderen jene des Metalls die wichtigere. Im Kollargol (BÖTTNER) überwiege die Eiweißwirkung, das Silber bleibe bei intramuskulären Injektionen im Muskel, bei intravenösen als Fremdkörper im reticuloendothelialen Apparat (E. LANGER [ref.]).

Anaphylaxie.

Außer Erscheinungen, die wie mäßige Stich-, Herd- und Fieberreaktionen zum Symptomenbild auch einer wirksamen Proteinkörpertherapie gehören, sind bei größeren Dosen mancher (nicht immer schlecht bereiteter) Stoffe heftigere Lokal- und Herdreaktionen und hohe Temperaturen beobachtet. Hierbei ist Verschlimmerung alter und Auftreten neuer Herde nicht ausgeschlossen. Abscedierungen durch Stichinfektionen kommen leider ebenfalls bisweilen vor. In manchen Fällen, insbesondere bei manchen Eiweißstoffen bei in unregelmäßigen Pausen wiederholten, namentlich intravenösen Injektionen ist die Proteinkörpertherapie von anaphylaktischen oder anaphylaktoiden Erscheinungen (Colloidoklasie WIDAL) begleitet, welche bei geringer Entwicklung

„günstig umstimmen“ (WIDAL), die Heilung fördern (WEICHARDT), bei voller Entwicklung selbst lebensgefährlich werden können. Bei den empirisch üblichen, regelmäßig verabfolgten Dosen ist das selten. Von SCHMIDT, KAZNELSON anfangs bei Milch in Abrede gestellt, von WEICHARDT und SCHRADER bei Deuteroalbumosen (Aolan, Ophthalmosan, Caseosan) nicht bemerkt, wurden sie dennoch bei nativen und verschiedenen, selbst bis zu Aminosäuren abgebauten Eiweißen beobachtet, bei gekochter Milch (RAUDENBURG, WELLS, UHLENHUTH und HAENDEL, bei Caseosan (RAUDENBURG, GILDEMEISTER und SEIFERT, R. SALOMON und J. VÖHL), bei selbst gut präparierten Deuteroalbumosen und bei Aolan (GILDEMEISTER und SEIFFERT [in Tierversuchen]). Ich habe 1917—1918 einigemal bei späterer Wiederholung von Milchinjektionen shockartige, anaphylaktische Zustände gesehen: Kongestion zum Kopfe, blaurote in Fahlheit übergehende Gesichtsfarbe, erst Pulsbeschleunigung, dann schwachen aussetzenden Puls, Atemnot, Unorientiertheit; ähnliches sah ich später bisweilen bei Phlogetan. Auch peptisch und tryptisch behandelte Eiweißabbaustufen, Rinderseren mit und ohne gerinnbares Eiweiß, vermögen zu sensibilisieren (PICK und YAMANOUCHI, HAILER gegen GAY und BRALLSFORD). Die Abbaustufen des Eiweißmoleküls können auch für heterologes Eiweiß sensibilisieren (HAILER). Mit Proteinkörpertherapie ist daher Vorsicht nötig. Art des Eiweißspaltproduktes, Art, Menge und Zeitfolge seiner Einführung richten sich nach der Konstitution und dem Alter des Kranken — Erwachsene sind viel empfindlicher als Kinder (DIONES) —, nach der Akuität des Prozesses, nach der Vorbehandlung (Sensibilisierung) der Kranken. Da z. B. bei Caseosan auch im Serum nicht Behandelter, besonders Fiebernder Antikörper nachzuweisen sind (KURT BEHNE) ist schon bei der ersten Injektion von Caseosan Vorsicht nötig.

Am häufigsten sind die *intravenösen* Injektionen von anaphylaktischen Zuständen gefolgt; es ist deshalb notwendig, daß die an sich ungefährlichen, aber massigen intramuskulären Injektionen nicht versehentlich in die Venen gelangen (tödliche Pferdeseruminjektion [LEWITH]). Wiederholte, intravenöse Injektionen müssen von Deuteroalbumose, Aolan, Caseosan durch strenge Indikation begründet sein (GILDEMEISTER und SEIFERT). Sie sollen nicht ambulatorisch verabreicht werden (R. SCHMIDT, GILDEMEISTER und SEIFERT). Zu empfehlen sind niedrige Anfangsdosen (LINDIG), Beginn mit $^1/_3$ Dose (Vorschlag von BESREDKA, NEUFELD) und zwar *intramuskulär* (A. ZIMMER und BUSCHMANN), nach 3 Stunden die Hauptmenge *intravenös* (A. ZIMMER und BUSCHMANN)!

SCHITTENHELM und auch WEICHARDT, der anaphylaktische und anaphylaktoide Prozesse nie für völlig ausgeschlossen hält, glauben, daß die Praktiker subcutan und intramuskulär einspritzen sollen. Bei häufiger Wiederholung von intramuskulären Milchinjektionen können unangenehme, wenn auch nicht übel verlaufende Shockanfälle vorkommen. Am seltensten schaden subcutane Injektionen. Überempfindliche Personen, an Asthma oder Urticaria Leidende, sollen durch Injektionen minimaler Dosen, oder langsame innere Verabreichung (WIDAL, ABRAM, BRISSAUD) vorbereitet, bei Shockerscheinungen soll sofort bis 1 ccm Adrenalin (1:1000) evtl. wiederholt injiziert werden. Vor einer neuen intravenösen Injektion abermals Adrenalin.

Sehr günstig soll 1 g Soda : 40 destilliertem Wasser intravenös vor der Seruminjektion gegen anaphylaktischen Shock wirken, vorsichtshalber 2 bis 3 Tage nach der Seruminjektion zu wiederholen. (SICARD und PARAF ref. SCHÜRER in Zbl. Hautkrhk. 3, 1—2, 28.)

Andere zur unspezifischen Therapie benützte Substanzen.

Terpentinöl. Olobintin KLINGMÜLLER.

Die nach parenteraler (epicutaner, cutaner und subcutaner) Einführung dieses lipoidlöslichen flüchtigen (MEYER-GOTTLIEB, HEINZ) Stoffes und anderer ätherischer Öle entstehenden örtlichen Entzündungen, die von Hyperleukocytose bis 300% (R. WINTERNITZ, VEIGELE, GERTRUD BONDY, HEINZ, BURMEISTER u. a.), Temperatur- und Sekretsteigerung begleitet wurden, führen auf einem ähnlichen Wege wie Proteine zu (nützlichen) Herderscheinungen. Sehr kleine Dosen können Entzündungsminderung (STARKENSTEIN), konzentrierte, größere Dosen können „lokale Anreizungen" (KLINGMÜLLER) und neue Komplikationen hervorrufen, wie dies auch bei zu rascher und großer Zuführung von spezifischen und unspezifischen Stoffen (Milch) eintreten kann.

Von Präparaten sind zu nennen: Ol. tereb. in Ol. oliv. steril. 10—40% (KLINGMÜLLER), gewöhnlich 20%; 10% (BECHER); Olobintin KLINGMÜLLER; Novoterpen; Terpichin = reines Terpentinöl mit Chinin, 1 ccm-Phiolen zur *intravenösen Injektion* (KARO); Terpestrol = Eleosacch. und Ol. tereb. (HEINZ), Terpestrol (= Hexamethylenterpentin stark entwicklungshemmend; Zimtol u. a. ätherische Öle (BURMEISTER).

Als *Stelle* für die intramuskuläre Injektion empfiehlt KLINGMÜLLER den Schnittpunkt einer Linie 1—2 cm unter der Crista ilei und der hinteren Axillarlinie; die Injektion senkrecht auf die Knochenfascie, alle 3—4 Tage. Übliche Vorsicht bezüglich unbeabsichtigter Veneneinspritzung. Dosis: 1/4 ccm der 20%-Lösung 0,05 Ol. tereb., später 1 ccm steigend; zu große Konzentration wegen möglicher Herdreizung zu meiden. Der Einspritzungsturnus verschiedentlich: 5 Tage nach einander je 0,025, 4 Tage Pause, und abermals 5 Injektionen (ISACSON) oder seltenere aber größere Injektionen, z. B. 0,3 jeden 5. Tag, im ganzen 3 Injektionen (WEDERHAKE zit. BECHER) u. a.

Olobintin in 1,1 Phiolen, schmerzlos und angeblich ohne üble Folgen täglich oder zweitägig, einfach oder bis 2—3 Phiolen steigend. Bei ausgedehnter Sklerodermie hat KLINGMÜLLER bis 50 intravenöse und 50 subcutane Injektionen gemacht. *Terpichin* ist nach KARO ein konstantes Präparat, diuretisch wirkend, ohne unangenehme Nebenwirkung. Einigemal ist starke Anschwellung und hohes Fieber bei Terpentin verzeichnet auch bei anscheinend reinem Präparat (ROHRBACH).

Anästhetica sind, als die Aktivierung durch Terpentinöl hemmend, nicht zu empfehlen (ROHRBACH, KLINGMÜLLER, ebenda S. 66). Alle sonstigen örtlich angezeigten Maßnahmen: Umschläge (Tonerde, Resorcin, Alkohol), Teilbäder, Salben, Pasten, Verbände, sowie allgemeine Verfahren (Ruhe, Diät, Höhensonne, leichte Schlafmittel) sind beizubehalten. Eine gleichzeitige Proteinkörpertherapie sei als im gleichen Sinne Herd- und allgemeine Reaktionen steigernd, zu unterlassen.

Über sehr gute Erfolge mit dem KLINGMÜLLERschen Verfahren berichten bei *Pyodermien* (Impetigo contagiosa, Furunculose, Schweißdrüsenentzündung: APPEL, GRABISCH, LÜTH, ROSEN, SELLEI, H. E. SCHMIDT, E. SCHNEIDER, TENNEBAUM, HOLZHAUER und WERNER, WEDERHAKE (Puerperalfieber); bei *tiefen Hyphomykosen*: FISCHL (Wien), FRITZ MEYER, V. D. PORTEN, F. X. MÜLLER, RÖHRMANN, ROHRBACH, ROSEN, SELLEI, APPEL und MICHAEL und bei verschiedenen anderen *Dermatosen*: *Erythema exsudativum:* GRABISCH; *bullösen Affektionen*, *Pemphigus:* BREUNING, BREUNING und HANTSCH, GEWALT; bei *pruriginösen Erkrankungen, Pruritus, Urticaria:* ROSEN, SELLEI, GRABISCH, APPEL; bei *schlecht heilenden Geschwüren:* HEINZ; *bei schlecht heilenden Unterschenkelgeschwüren:* ROSEN, TENNEBAUM; *ulcerierten Pernionen:* F. M. MEYER (kombiniert mit Strahlen); bei *Haut- und Lungentuberkulose:* HEINZ, APPEL. *Lupus vulgaris* reagiere wie auf Tuberkulin (APPEL), lupöse Entzündungen, auch Knötchen, schwinden angeblich.

Über die Behandlung mit Terpentinöl bei Trichophytie sprechen sich nicht lobend aus: C. A. HOFFMANN, LILIENSTEIN, H. E. SCHMIDT; es sei auch einflußlos bei Urticaria (H. E. SCHMIDT); es sei nutzlos bei Gonorrhöe (PÜRCKHAUER); sein Wert bei Gonorrhöe sei geringer als jener des Arthigons (ROHRBACH).

Auf chemische (Senföl), toxische, physikalische, biotische (Tuberkulin-) Entzündungen wirken Kamillen-, weniger Pfefferminzinfuse, bzw. die betreffenden ätherischen Öle abschwächend, Fenchelöl dagegen steigernd.

Epikrise. Für eine Proteinkörpertherapie eignen sich besonders geringer ausgedehnte chronische Dermatosen oder die chronischen Stadien von Dermatosen bei gleichzeitig unbedeutender Hautüberempfindlichkeit. Sind größere Flächen sensibilisiert, so soll die Proteinkörpertherapie mit kleinsten Dosen begonnen werden, da größere Gaben, in kurzen Intervallen verabreicht, plötzliche Ausbrüche und Verschlimmerung veranlassen können.

Universellen Blasenausbruch mit Exfoliation großer Hautflächen sah ich jüngst nach zwei von einem Arzte rasch nacheinander verabfolgten Eigenblutinjektionen (10 und 15 ccm) bei einem durch indirekte Röntgenbestrahlung (SCHOENHOF) und Lokalbehandlung sehr gebesserten Pemphigus. Der Genese nach infektiöse, diathetische, endokrine, der Morphe nach erythematöse, mäßig infiltrierte Dermatosen, mit eventuell an kleinen Stellen zerfallenen Herden, weiters Sensibilitätsdermatosen (Pruritus, Neurodermitis), die sekundär zu Pyodermie führen, können günstig beeinflußt werden.

Liegt der Dermatose eine infektiöse, hormonale, oder im Stoffwechsel bedingte Ursache zugrunde, oder wird sie durch eine dieser Faktoren kompliziert, so ist, falls die ätiologische Behandlung nicht genügt, Kombination der Proteinkörpertherapie mit einer spezifischen (Vaccine-, Hormon-, Chemo-) Therapie angezeigt.

In der Mehrzahl der Fälle wirken parenterale Proteinkörperinjektionen erst nach einer Zunahme entzündlicher Herd- und Allgemeinerscheinungen, in der Minderzahl durch Herabsetzung der Gefäßdurchlässigkeit (STARKENSTEIN) und der Hautempfindlichkeit (LUITHLEN, SPIETHOFF) (also wie Kalksalz-, Adrenalin-, Atropin-, Gegengifteinwirkung oder kalten Applikationen); dies sieht man namentlich nach kleinen Aderlässen mit folgenden kleinen intravenösen Serum-, Eigenserum-, Eigenblut und noch anderen unspezifischen Injektionen (STARKENSTEIN). Die Wirkungsweise ist je nach Applikationstiefe und angewendeter Substanz eine verschiedene, jedoch meist eine komplexe. Die epidermatische Applikation von spezifischen Stoffen (PETRUSCHEWSKY, MORO) regt an der tuberkulösen Affektion (VOLK und BUJAN, REMENOWSKY und LÖWENFELD) und der übrigen Haut spezifische Antikörperbildung (v. HAYEK) an, ebenso die WASSERMANNsche Histopin- (Salben- und Pflaster-) behandlung.

Wie viel bei der percutanen Dermatopineinreibung (GIESEMANN, SELIGER und HERRMANN) und der intracutanen Aolan-Quaddelbildung (E. F. MÜLLER) auf Eiweißwirkung, wie viel auf Reflex (Vago-Sympathicus — LUITHLEN, HOFF) zu beziehen ist, müßte noch sichergestellt werden.

Über eine Reihe von Fragen, die theoretisch scheinen, aber praktisch nicht unwichtig sind, gibt es in der Proteinkörperbehandlung Unklarheiten: Über das *Fieber:* Ob es wichtig ist (PALTAUF, WEICHARDT und SCHRADER, SAXL,

ROLLY), etwa durch Steigerung der Antikörper; oder verhältnismäßig unwichtig (UDGREN); oder isoliert nicht ausschlaggebend (WEICHARDT, SCHITTENHELM, BIELING); oder in mäßigem Grade günstig (R. SCHMIDT, ROTHY). Jedenfalls erschwert es die Behandlung, daß man fast in jedem Falle eine verschiedene Temperatur bei gleicher Infektionsbasis beobachten kann, welche nicht von der Dermatose, sondern von der Konstitution oder einer inneren Erkrankung des Betreffenden abhängen kann. SCHMIDT und KAZNELSON haben objektiv 5 Gruppen von Erkrankungen mit Temperaturhöhen (von 37—41^0 reichend) nach Injektion der gleichen Menge Milch (10 ccm intragluteal) unterschieden, SCHITTENHELM etwas unbestimmter Konstitutionsverschiedenheiten, BORCHARDT gleicherweise verschiedene Reizbarkeitsgrade betont (PETERSEN S. 109). Ähnlich unbestimmt ist die richtige *Dosengröße:* Sie sei nicht zu klein, weil dann ungenügend, nicht zu groß, weil örtlich und allgemein möglicherweise verschlimmernd (auch anaphylaktogen). Die Dosengröße schwankt (was der Methode nicht zum Vorteile gereicht) nach Alter — Säuglinge und Kinder, als weniger sensibilisiert, vertragen verhältnismäßig mehr — nach Erkrankungsart — akut oder chronisch — und -Grad, nach Sensibilisierung und Applikationsart. Darin herrscht doch Übereinstimmung, daß dauernd hohe Temperatur, starke Leukocytose, akute Lungentuberkulose (SCHITTENHELM, ROLLY, SCHMIDT, E. F. MÜLLER), also schwere Allgemeininfektion, die Proteinbehandlung kontraindizieren, dagegen mehr chronische, leichte Entzündungszustände (SCHITTENHELM) sie indizieren, wenigstens *dort, wo wir keine bessere Behandlung besitzen.* Auch von Dermatosen sind stark ausgebreitete, mit tiefen Veränderungen einhergehende, fieberhafte auszuschließen.

Nicht leicht ist die richtige *Wahl der Proteinkörper*. SCHITTENHELM hat eine Art Elektionsliste aufgestellt: Milch und Milchpräparate für Augen-, Vaccineurin für Nerven-, Terpentin für Hauterkrankungen. Dazu könnte Sanarthrin für Arthritis, auch gonorrhoica kommen. Im allgemeinen besteht bei den Ärzten die Neigung, sich *eines* Stoffes zu bedienen, ihn für verschiedene Zwecke bezüglich Menge, Intervall, Applikationsart zu adaptieren, wobei sich ergebende kleinere und größere Mängel die Neigung für immer andere Proteinkörper rege halten.

Weitere Verbesserung bei der Darstellung der Proteinkörper dürften immer wieder die den letzteren eigentümliche Leistungssteigerung, vielleicht unter gleichzeitiger Anpassung an bestimmte Erkrankungen und Herabsetzung von Nebenwirkungen zuwege bringen, ohne die „gewisse Einstellung“ auf infektiöse Erkrankungen zu gewährleisten, und es scheint demnach geboten (wie in der allgemeinen Medizin auch), bei infektiösen Hautfällen (Hautdiphtherie, -tuberkulose, Pyodermien), wenn wir frische, gut erprobte und dosierbare Vaccins und Seren besitzen, von ihnen vorerst Gebrauch zu machen (WEICHARDT), da sie „mit einer geringeren Herd- und Allgemeinreaktion, die ihrem Proteingehalt zukommt (BIELING) eine fallweise größere spezifische Schutzwirkung“ verbinden.

Bezüglich Diphtherie — auch bei Hautdiphtherie wird BEHRINGsches Serum verwendet — haben die experimentellen (KOLLE, SCHLOSSBERGER) und klinischen Untersuchungen (HERZFELD, FELDMANN zit. ROLLY, RATNOFF) die von BINGEL in einem großen Parallelversuch bestrittene Überlegenheit des Diphtherieantitoxins über Pferdeserum ergeben. Tuberkulin ist bei Hauttuberkulose (wegen möglicher Lungenherde; insbesondere frischer) empfehlenswerter als Milch; Staphylovaccin bei Pyodermien deutlich besser als Proteinkörper.

So hält STRASSBERG bei Trichophytie die spezifische (Trichophytin-) für besser als die unspezifische Therapie.

Wegen guter Dosierbarkeit und kleiner Heildosis scheinen sich für milde Tuberkulosebehandlung Tuberkuline besser als Proteinkörper zu eignen, doch befriedigen auch die ersteren weder diagnostisch (MATTHES, R. SCHMIDT, ROLLY), noch therapeutisch immer. Was den spezifischen Schutz gegen eine infektiöse Komplikation betrifft, so ist wohl das spezifische Vaccin besser, doch kommt es gelegentlich auch noch während seiner Verwendung zu einer neuen Komplikation (Trichophytide bei Trichophytinbehandlung des Kerions).

An der Haut liegen noch besondere Verhältnisse vor, die das Indikationsgebiet der parenteralen Proteintherapie beträchtlich einschränken. Mit ihrer sehr großen Oberfläche, relativen Dünnheit und kleinsten Hornschichtläsionen ist die Haut geeignet, physikalische und chemische Einflüsse auszunützen. Diese werden ihr durch methodische Druckänderung (Massage), Hydrotherapie, Wärme, Kälte, Strahlen (Ultraviolettlicht Radium, Röntgen), elektrische Wellen, ga-förmige (CO_2, SOH_2) und lipoidlösliche Substanzen geboten, und sind je nach Dauer, Intensität und Größe der bereitgestellten Hautoberfläche wirksam. Sie hemmen oder vernichten manche Krankheitskeime der oberflächlichsten Lagen, rufen umschriebene Hyperämie und Entzündung hervor, deren therapeutischer Nutzen bei beherrschter Reizstärke anerkannt ist. Zur Lokalreaktion der äußeren Anwendungen kommt je nach ihrer Eindringungs- und Wirkungsart — per continuitatem, durch Zirkulation, nervösen Reflex und Resorption — die Allgemeinreaktion, welche die Zentren der Hämopoese, Wärme-, Antikörper- und Hormonbildung im Organismus fördert und von da auch wieder die kranke Haut beeinflußt. Infektiöse Dermatosen, für die *keine spezifischen* und *erprobten Vaccinen* vorhanden sind, können mit Proteinkörpern behandelt werden, falls nicht alte bewährte (ROLLY) und auch neue örtliche Verfahren verwendet werden können. Vermag ja doch auch parenterale Proteinkörperinjektion etwa vorhandene oder zugeführte Antikörper zu steigern (WEICHARDT, SCHITTENHELM, SCHMIDT, ROLLY, SEIFERT).

Bei nicht oder wahrscheinlich nicht infektiösen Dermatosen, bei welchen als hauptsächliche (oder mitbeteiligte) Faktoren neben äußeren Schäden innere Momente, Stoffwechselanomalien durch Organerkrankungen (auch endokrine Organe) nachweislich sind, ist vorerst durch äußere und innere Maßnahmen die Behebung der betreffenden Affektionen anzustreben und erst bei ungenügendem Erfolg dieser Maßnahmen kann Proteintherapie mit der richtunggebenden Hautbehandlung kombiniert werden, da Leistungssteigerung *in gebotenen Grenzen* die Funktionen der Organe (auch der endokrinen) vermöge besserer Durchblutung fördert. Kombination von spezifischen Vaccinen und unspezifischen kleinen Proteinmengen kann gelegentlich geboten sein; ebenso eine Kombination von Specificis: J, As, Hg, Ca, Atropin (LUITHLEN, KYRLE, SCHERBER), wenn objektive oder anamnestische Anhaltspunkte für sie vorliegen, mit kleinen Proteindosen.

Chemotherapie.

Mit Vaccinen, Seren und aspezifischen Mitteln ist manche infektiöse Hautaffektion zu bessern und zu heilen. Aber es stellen sich nicht selten der völligen Ausnützung gedachter Verfahren schädliche Nebenwirkungen wegen Nichtachtung von Kontraindikationen und anderer Umstände in den Weg. Von inneren Maßnahmen bleibt auch noch die Verwendung chemischer Substanzen zu erörtern. Der Nutzen von Eisen, Arsen, Quecksilber, Jod und Schwefel u. a. für gewisse Dermatosen ist seit alters bekannt. Die außerordentliche Wirksamkeit von Chinin und arseniger Säure bei Infektionskrankheiten ist bei der Bekämpfung der Protozoen-, Trypanosomen- und Spirillenerkrankungen durch BING LAVERAN und MEML, ROBERT KOCH, EHRLICH, UHLENHUTH, LEVADITI u. a. zutage getreten (EHRLICH, X. Dermatol. Kongr. 52—70, J. A. MEYER-GOTTLIEB, 652). Eine chemische Intuition hatte EHRLICH zur Darstellung organischer Verbindungen mit dreiwertigem, an Stelle des fünfwertigen Arsenrestes und zur Entdeckung des Salvarsans geführt. Ebenso haben nur dreiwertige Antimonverbindungen die Fähigkeit im Tierkörper Trypanosomen und Spirillen zu beseitigen (KOLLE, HARTOCH, ROTERMUND, SCHURMANN — zit. MEYER-GOTTLIEB 661), der Tartarus stibiatus gibt in $1^0/_0$ Lösungen intravenös zu 5—7 ccm in 4tägigen Intervallen 1—8mal injiziert bei Bagdadbeule, Leishmaniose günstige Ergebnisse (COPE ZACHARY, A. CASTELLANI, zit. Zentralbl. 1, 61 u. 62). R. KOCH hat die starke Desinfektionskraft von Goldlösungen auf Tuberkelbacillen in Kultur dargetan und mit Einführung von Goldsalzen in tuberkulöse Tiere gehofft, ihre Heilung herbeiführen zu können. Auch die günstigen Erfahrungen über Heilung von Streptokokkenprozessen durch kolloide Silberlösungen konnte im Sinne chemotherapeutischer Wirkung auf die Krankheitserreger gedeutet werden. Doch ist es gegenwärtig von einer direkten inneren Desinfektion still geworden.

Diese Art von Chemotherapie beschränkt sich in der Dermotherapie auf nur wenige Erkrankungen mit freilich bisweilen ungemein zahlreichen Einzelfällen, denen eine sehr große diesbezügliche Literatur entspricht.

Gegenwärtig werden in erster Linie Goldverbindungen, spärlich kolloidale Silberlösungen bei gewissen Dermatosen verwendet. Veranlassung für Benützung des Goldes gab R. KOCHs obenerwähnte Beobachtung. Aber weder A. FELDT noch BANG (KOIZUMI) konnten mit einzelnen zur dermatischen Goldbehandlung verwendeten Goldsalzen therapeutische oder prophylaktische Einwirkung auf Kaninchentuberkulose nachweisen, ja WALBUM findet, daß Gold (ebenso wie Kupfer) gegenüber der Mäusetuberkulose (im Gegensatz zu Cadmium und Mangan) völlig wirkungslos ist; auch WALDÉS, LUMBL und JOSÉ haben mit Gold (und auch mit Cerium, Nickel, Kobalt) keine günstigen Erfolge bei Tier- (Hund-, Kaninchen-, Meerschweinchentuberkulose) erzielt. All dies müßte freilich bei Menschentuberkulose nicht gelten, verdient aber ernste Beachtung.

Die hauptsächlichste Anwendung fanden die Goldverbindungen beim Lupus erythematodes, für welchen A. FELDT die Behandlung mit Gold (spez. mit Krysolgan) als spezifisch ansieht, MARTENSTEIN sie „als zur Zeit (1922) beste“ bezeichnet hat; weiters bei Fällen von Hauttuberkulose (Scrophuloderma, Erythema induratum Bazin, Lichen scrophul., papulokrot. Tuberkulid) und einzelne Dermatosenfälle, wie solche von Psoriasis (ziemlich wertlos) und Pemphigus.

Von organischen Goldverbindungen seien genannt: Krysolgan, Sanokrysin, Triphal, Solganal B Aurophos, Lopion (ein französisches Goldeiweiß, Chrisalbene — von BURNIER verwendet, Albochrisin (GOUGEROT und Mitarbeiter); ein anorganisches Goldchlorid $AuCl_3$, mit welchen HAXTHAUSEN 10 Fälle behandelte. Zusammensetzung, Dosierung, Anwendung der Goldsalze bei C. SIEBERT.

Bei fast allen diesen Präparaten sind seit Beginn der Goldbehandlung die Ärzte mit der Dosengröße heruntergegangen und haben vielfach die oft zu kleinen Intervalle verlängert; so erfolgte beim Krysolgan von den Dosen 0,02, die bis 0,2, 0,3 stiegen, 2mal wöchentlich bis zur Gesamtdose 1,5 verabreicht — anfängliche Dosierung von MARTENSTEIN, Klinik JADASSOHN — wurden, ein Herabgehen auf die Anfangsdose von 0,0005 (sogar evtl. bis auf 0,0001) mit 0,1 als Enddosis und auf ein 10tägiges (NICOLAU und SCHMITZER) evtl. auf ein 3wöchentliches Intervall (O. KIESS), worauf langsame Dosissteigerung bei völligem Stillstand der jeweiligen Reaktion erfolgte. *Sanocrysin*, dessen Dosierung anfänglich besonders hoch gewesen, wurde von manchen auf die Anfangsdose von 0,0005 herabgesetzt und bis 0,003, höchstens 0,05 gesteigert. Auch das als besonders milde geltende *Triphal* ging unter seine frühere Anfangsdose von 0,001, obschon diese für wirkungslos galt.

Dann sehr bald nach Beginn der Goldära berichtete eine große Zahl von Autoren das Auftreten von an Salvarsanschädigungen (JADASSOHN) erinnernden Herderscheinungen — neue Erythematodesherde, allgemeiner Disseminierung — (JADASSOHN, FRIED, TRÝB, JÄGER, KOHL und BRUNOTTE) und schweren einigemal lebensgefährlichen sogar tödlichen Organ- und Allgemeinerscheinungen: hohes Fieber, Nephrose, Stomatitis, Enteritis, Pneumonie (VOLK, LENNHOF, VÖHL, LÖHE, NICOLAU und SCHMITZER), anaphylaktoide Zustände (LEVEN), Haut- und innere Blutungen (JÄGER, KOHL und BRUNOTTE), also Zeichen der Vergiftung mit einem Metall (LANGBORG), das in alle Organe, die Leber, die Nieren usw. gelangt (in ihnen noch nach Monaten nachzuweisen ist, LOMHOLT), auch in der Haut: HANSBORG, ZIMMERLI und LUTZ) und das an den sensibilisierten Teilen (den Loci minoris resistentiae) Entzündungen veranlaßt. Anscheinend schützt keine Goldverabreichung vor dem Auftreten von Nebenerscheinung. Die eben genannten sind zu einem Teil nach Krysolgan; häufiger zeigten sich nach den großen Krysolgandosen schwere nervöse Symptome (MOHRMANN, A. FREUND und VOIGT), sowie Nieren- und Milzschädigungen (BROWN, HERRMANN, SALERBY, JAY SCHAMBERG, SNAPER, BACMEISTER; selbst bei Triphal ist Vorsicht notwendig: FUHS sah bei 0,0006—0,15 mit 1- bis 2 wöchentlichem Intervall Dermatitis toxica, RITTER Dermatitis, MOHRMANN und KLOEPPEL angioneurotischen Symptomenkomplex, BÖHM Purpura.

Die schädigenden Nebenwirkungen sind kaum das Produkt einfacher Überdosierung, da sie auch bei kleinen Dosen auftreten, aber auch die nützlichen Wirkungen sind möglicherweise nur bei bestimmten Größen erzielbar, so daß die notwendige Dosis tastend zu bestimmen ist. A. FELDT hat die Goldeinwirkung als katalytisch aufgefaßt; WALBUM auf die Notwendigkeit hingewiesen, die optimale Quantität des wirksamen Metallsalzes anzuwenden. Bei einem so intensiv wirkenden Stoff als es eine Goldsalzlösung ist, würde es sich empfehlen die Haut- und Organismusempfindlichkeit des Empfängers gegen kleine Goldsalzmengen zu prüfen (zumindest JADASSOHNsche Läppchenprobe), weiters bei positivem Ausfall oder aus Vorsicht das Goldsalz in Kombination mit einem die nervöse Wirkung mildernden Stoff, Glucose Na-Thiosulfat zu verbinden oder letzteres nachzuspritzen, was einzelne (BECHET mit Thiosulfat) schon getan und einzelne neue Präparate bereits berücksichtigen (Solganal B).

Einzelne Zusammenstellungen der Behandlungsresultate der Goldbehandlung scheint ein besseres Ergebnis geliefert zu haben, als die zahlreichen Nebenwirkungen befürchten lassen; doch gehen sie stark auseinander.

Für Lupus erythemat.: 70% Heilung ? MYERS, HOOPER, BINFORD, THRONE.
66% Heilung, 14% Besserung MARTENSTEIN.
20% Heilung, 50% Besserung FRIED.

Für sonstige Dermatosen liegen vor: Anscheinend übereinstimmend günstige Resultate bezüglich bacillenarmer Hauttuberkulose: Scrophuloderma, Erythema induratum Bazin. Tuberkulide (BECHET, MALKIN, VAN DYKE, ABRAMOWITZ); nicht einheitliche bezügliche Goldbehandlung des Lupus vulgaris. Über günstige Erfolge in einigen Fällen berichten BROCK und KLINGMÜLLER, MÜLLER (Mainz; letzteres bei Kombination mit Ektebin); HUFSCHMIDT bei Kombination mit äußerer Chemotherapie (?) in einem Fall von ausgebreitetem ulcerösvegetierendem Lupus; weiters P. HANSEN und E. SCHMIDT. Dagegen hält ORO Gold bei Lupus vulgaris für wirkungslos, FELDT manchmal für gut, im allgemeinen eher für schlecht.

Kontraindikationen: Von inneren Tuberkulosen bilden offene Lungen- (FELDT, JADASSOHN) und Darmtuberkulose (BERNWALD, MOHRMANN) eine Kontraindikation für die Goldbehandlung einer Dermatose. Leichte nicht aktive symptomlose Lungenaffektionen ohne Bacillen im Sputum kontraindizieren wegen des gering durchbluteten Kapselgewebes (E. LEWY) eine sehr vorsichtige Goldbehandlung einer Dermatose nicht (nach RICKMANN). Die Beeinflussung von (Lungen) Tuberkulose durch Chemotherapie (Gold) ist keine antibacilläre; sie kommt wahrscheinlich wie jene der bacillenarmen Hauttuberkulosen oder die des Lupus erythematodes durch den Afflux von durch Katalyse angereicherten resistenzsteigernden Stoffen zu den erweiterten und durchlässigeren Capillaren der pathologischen Herde zustande (A. FELDT, WALBUM, PFANNENSTIEL), ähnliches gilt für Proteinkörnerwirkung bzw. die aspezifische Therapie. Diese Annahme muß nicht für alle sog. Chemotherapeutica gelten und können in den Herden angereicherte Substanzen auf besonders empfindliche Krankheitserreger ebenso elektiv schädigend wirken, wie sie es in anderen Fällen auf bestimmte Gewebe, z. B. Nervenzellen tun.

Der langen Erörterung über die Goldverbindungen ist nur weniges über Metalle als Chemotherapeutica in der Dermotherapie zuzufügen. Das bestbekannte ist das kolloidale Silber, dessen Verbindungen: Kollargol, Fulmargen, Elektrargol und Dispargen neuzeitlich zweckmäßig, das ist in der für die antiseptische Wirkung besten, das ist kleinsten Teilchengröße (DRESER zit. EVERS, ref. O. SCHWARZ: Zentralblatt für Hautkrankheiten Band 2, Seite 398) dargestellt worden. Von den genannten wird Dispargen als ungiftig und wegen seiner Verbindung mit einem nicht anaphylaktischen Schutzkolloid (Glucin) empfohlen. Die Silberkolloide werden bei Sepsis, die durch Staphylo- oder Streptokokkeninfektion der Haut erworben worden, weiters bei Herpes, Impetigo, Ekthyma, Pyodermitis, Pemphiges verwendet (SICILIA; K. SPIRO). Argochrom wird auch subcutan zur Reiztherapie statt Terpentin benutzt (F. ROLLY aus Mercks Berichte 1928, S. 92). *Antimon* und seine Verbindungen, *Antimosan*, wurde bei venerischem Granulom; *Stibenyl* bei Pemphigus contag. tropic. (KUHN und SCHMIDT; Antimontrioxid. Sb_2O_2 intramuskulär und intravenös gegen Trypanosomen (KOLLE in MEYER-GOTTLIEB, S. 667). Die allgemeine Anschauung schreibt den organischen Metallkolloiden dieselbe Wirkung wie den Kolloiden zu (S. BOTTNER, LORENZINI u. a.).

Äußere Therapie der Haut.

Bei voller Würdigung der inneren Therapie ist für die Haut die äußere Behandlung zur Zeit wenigstens bei sehr vielen Dermatosen die wichtigere, bei andern die einzig richtige. Sie kann nicht nur die Affektionen äußeren Ursprungs direkt beeinflussen, sondern auch für jene mit innerer Genese (mindestens symptomatische) Dienste leisten. Der Umfang der äußeren Therapie ist denn auch sehr groß. Sie umfaßt indifferente, aber auch intensiv wirkende Mittel. Für die äußere Behandlung der Haut ist es wichtig, ob letztere normal oder irgendwie erkrankt ist; ob sie geweblich verändert ist oder, obzwar anscheinend unverändert, abnorm, allergisch auf äußere (und innere) Reize reagiert, und endlich ob sie in beiderlei Richtung affiziert ist, geweblich und allergisch. *Der geweblich völlig gesunden und nicht allergischen Haut* ist höchstens prophylaktisch Aufmerksamkeit zu widmen, indem von ihr alle Schädigungen (mechanische, physikalische, chemische und biologische) möglichst abgehalten werden (UNNA, s. Lit.: Allgemeine Therapie). Auch für die Kosmetik der Haut ist dies wichtig. Schutzmittel und Maßnahmen für diese Prophylaxe der Haut (und ihre Kosmetik) werden bei der Therapie bereits eingetretener Dermatosen besprochen werden, da sie mit dieser ziemlich identisch sind. *Die pathologisch veränderte Haut*, die in manchen Fällen auch allergisch ist, beansprucht sämtliche Arten der äußern Dermotherapie, die physikalische, chemische und biologische.

Die *physikalische Hauttherapie* liefert milde, schonende Mittel zur Heilung oder palliativen Besserung leichter Dermatosen, arbeitet aber auch mit Methoden, die eventuell Gewebszerstörung bezwecken und erzielen. Zu den ersteren gehören:

Die Deckmittel.

Stoffe, chemisch, pharmakologisch indifferent oder nicht sehr different, welche die Haut gegen von außen — Luft, Licht, Feuchtigkeit — oder von innen — Schweiß — kommende Reize schützen, andererseits als Vehikel für Medikamente dienen können, um die Einwirkung letzterer auf die Haut und vielleicht ihre Resorption zu erleichtern. Zu ihnen gehören: Indifferente Pulver, chemisch oder biologisch einwandfreies Wasser, schmiegsam erstarrende Flüssigkeitsgemische (Firnisse, Leime), neutrale, nicht ranzige Fette und Fettkörper; farbige Schleier, starre Stoffe (farbige Gläser, Metallfilter).

Pulverförmige Substanzen (Puder).

1. *Einfacher Puder.* Auf stärker transspirierender, geröteter, unbehaarter Haut genügend reichlich aufgetragen, vergrößern sie Hautoberfläche und Wärmestrahlung, adsorbieren Schweiß, dunsten ihn ab, und bewirken durch beides Kühlung (Linderung des Entzündungsgefühls) „action raffraichissante, desséchante et décongestionnante" (DARIER). Sie adsorbieren auch die von der Waschung in Hautbeugen und -falten zurückgebliebenen Feuchtigkeitsreste, verhüten so Mazeration und mildern Reibung der gestärkten Wäsche, der Jäger- und rauhen Bettwäsche, der Kleider an Schnür- und Druckstellen. Selbst an den stärker behaarten Achsel- und Genitoanalpartien kann mineralischer Puder angewendet werden, dagegen nicht oder nicht nur der vegetabilische bei entzündlicher Exsudation in diesen Gegenden, da er verkleistert und mit den Haaren zu Knöllchen verklumpt; die Haare sind mit der Scheere zu entfernen. In therapeutischer (und kosmetischer, s. später) Verwendung sind *vegetabilische* und *mineralische* Puder. Von den *vegetabilischen* (Stärkemehlen, Bärlappsamen, Pfeilwurzelmehl, Erbsenmehl, Iriswurzelpulver, Salbeipulver, Eibischwurzelpulver, Mandelkleie [PASCHKIS]) sind als Deckpulver die mit feinstem Einzelkorn versehene Reisstärke (Amylum oryzae) und die Weizenstärke (Amylum tritici) die besten, verklumpen aber wie die übrigen, nur die Körner der Bärlappsamen (Sem. lycopod.) bleiben gesondert, natürlicher Gleitpuder (G. PINKUS und UNNA). Von *mineralischen* Pudern sind die feinst gepulverten und gereinigten: Talcum venet. (Magnesium silicum) und Zinc. oxyd. die besten und häufigst verwendeten, neben ihnen Magnesia carbonica, Alumen plumosum (Magnesium silicat.). Terra silica (= Kieselgur), Argilla (Ton), Creta alba (Schlemmkreide), Bolus (Ton) und Kaolin werden nach UNNA (Kriegsaphorismen) wieder mehr verwendet. Die Kombination von vegetabilischem (Amylum pulv.) und mineralischem Puder (Zn, Talc. āā, Magn. carbonic. 2%) vereinigt die beiderseitigen Vorzüge, sie gibt eine glatte, aufsaugende und nicht verklumpende Mischung.

Anwendung: Puder werden mit Watte-, Mullbäuschchen, Watteträgern, Streubüchsen, Pulverbläsern, möglichst ohne die Haut zu berühren, aufgestreut, bei infektiösen Hautabsonderungen mit häufig gewechselten Mullbäuschchen.

Intertriginöse Partien werden mit Puderbeuteln, -säckchen (Unna, Leistikow, Schäffer) auseinander gehalten, darüber Verband, T-Binde, Schwimmhose. An Stellen mit zersetzlichem Schuppenbelag einpudern und aseptische Salbenstreifen ein- und zwischenlegen. Bei Liegebehandlung (allgemeinem Pruritus, Urticaria, Erythem) werden die ganze Hautoberfläche oder ausgedehnte Hautpartien in eingepuderte Leintücher geschlagen. Einpuderung kann auch auf mit Wasser oder Alkohol befeuchteter, eingefetteter, eingeölter Haut stattfinden, evtl. ohne Deckverband (s. später Trockenpinselung, Pasten). Entfernt wird der Puder mit trockenen oder in Spiritus, Benzin, Äther, Öl, Wasser angefeuchteten Mullbäuschchen; evtl. durch Abblasen mittels Fön. Auch schonendes Anfeuchten mit Tanninlösung, Eichenrindendekokt ist bei nachfolgendem Einpudern schadlos.

2. *Puder als Vehikel.* Genannte Puder *mit Zusätzen indifferenter* oder nicht ganz indifferenter, aber *schwer im Hautsekret löslicher* Substanzen *wirken* auch meist *nur physikalisch.* So *stärker glättend: Puder* mit 5—10% Fettkörpern, Lanolin, Mitin, Vasenol, Eucerin, stearinsaurer Magnesia (Darier) (= Fettpuder, Vasenolkinderpuder — Schäffer, Dusting Poudre Coolidge E. B); *stärker kühlend*: Puder *mit* 1—2% *Menthol*; *stärker trocknend*: Puder *mit* 1—2% *Tannin*, oder Salicyl, 5% Lenicet, oder ½% Arg. nitr. und 5% Lenicet; *lichtschützend*: Puder *mit* 2—5% *Bol. rubra*, oder 0,1% Carmin, Curcuma, Zinnober oder 2% Thigenol, oder 3% Ichthyol, oder 5% Tumenol (Unna, H. Goldschmidt, Schäffer, F. Pinkus und Unna).

Größere Zusätze differenter, löslicher oder flüchtiger Substanzen kommen je nach Menge und Wirkungsart zur Geltung. Als *Antiidrotica*: 10% *Formalin-Salicylsäure* zu Vasenolpuder gibt Vasenoloformpuder gegen Fußschweiß (Riedel). *Oxydierend bzw. reduzierend, antiseptisch* wirkend: 5% Ichthargan zu Magn. carbon.: Wundstreupulver (Unna, zit. Zernik). *Antiseptisch: Jod* 2½—5% mit Talc. venet. (K. Scheringer). *Antiseptisch: Tannoformtalcumpuder* 50%) bei Impetigo, Decubitus, Ulcera cruris (Grosse). *Sekretionshemmend* und *austrocknend:* 20% *Tannoformtalcumpuder* bei Hyperidrose, Balanitis, Intertrigo, Verbrennung (Frank, zit. Leistikow, Ehrmann).

Differente Pulver in Reinsubstanz entwickeln an oberflächlich defekter Haut die ihnen eigentümliche physikalische oder chemische Wirkung.

Reiz- und Ätzwirkung: Bi. subnitr., Na. sozojodol.; *Reizwirkung auf unversehrter Haut:* Sulf. praecipit. rein in größeren Dosen durch Entwicklung von SH_2 (Unna u. a.). *Antiparasitäre Wirkung:* Sulf. praecip. (Sherwells Scabieskur (Unna). *Antisepsis,* Desinfektion und Granulationsanregung: Jodoform und Ersatzprodukte; *Anästhesierung, Analgesierung:* Anästhesin, Cykloform. (Kosmetische Puder, Schminken später.)

3. *Puder in Flüssigkeit (Trockenpinselung, Schüttelmixtur.)* Puder gibt mit Flüssigkeiten — Wasser, Glycerin, Spiritus — dickere Suspensionen (Trockenpinselungen, Schüttelmixturen), die aufgeschüttelt, mit der Hand oder weichem Borstenpinsel auf die Haut verstrichen, schnell trocknen und viel besser decken als pulverförmige Substanzen allein. Größere Kühlung, leichter Druck und durch beides Anämisierung der Haut sind ihre Vorteile gegenüber einfacher Einpuderung. Zu empfehlen bei Dermatosen mit normaler oder wenig versehrter Hornschicht (speziell schwach nässenden Ekzemen), aber mit Empfindungsstörungen (Jucken, Brennen), bei aktiver Hyperämie (Erytheme), lymphatischer Spannung (Urticaria), weiters bei geringgradigen Hautentzündungen (z. B. Dermatitis calorica 1. Grades, Neurodermitis). Auch wird die Trockenpinselung von mancher Haut besser vertragen als Salbe. Die Applikation bedarf auch an Intertrigopartien keines Verbands, aber leichter Einpuderung. Reinigung täglich mit einem mit lauem Wasser angefeuchteten

Mulltampon oder, wenn die Trockenpinselung Alkohol enthielt, mit Spiritusglycerin 3 : 1.

Einige Formen oder Grundlagen für Trockenpinselungen:

1. Glycerinliniment C. BOECKS: Talci ven., Amyli āā 50, Glycer. 20, Aq. Plumbi 3% und etwas Gummi arab. Zu verrühren mit doppelter Menge Wasser und mit Watte aufzustreichen.

2. ZnO, Amyli, Glycer. Aq. dest. āā 25 (nach SCHÄFFER) f. emuls. spissa in lag. c. lat. epistom.

3. ZnO, Glycer. āā 10, Aq. (ev. rosar.) 35 (K. HERXHEIMERS Lotio Zinci oxyd.).

4. ZnO, Talci, Glycer., Spir. rect. āā 25 (NEISSER).

Der sub 2 verzeichneten Emulsion kann eine *Spur* Lanolin anhydr., Paraffin. liquid., oder Rasierseife beim Verarbeiten in die Reibschale zugesetzt werden, was Konsistenz und Glätte der Grundlage bessert.

In der Trockenpinselung kann Austausch oder teilweiser Ersatz der pulverförmigen oder flüssigen Bestandteile durch andere Stoffe stattfinden, wobei das Verhältnis von festen und flüssigen Teilen, somit Konsistenz und sonstige physikalische Eigenschaften ungefähr erhalten bleiben, aber stärkere therapeutische Wirksamkeit erzielt werden kann. Trockenpinselungen sind vorzügliche Vehikel für Medikamente: Schwefel, Teer, Ichthyol, Tumenol, Chrysarobin, Pyrogallol, Resorcin u. a. Zersetzlichkeit, Flüchtigkeit oder Ätzkraft kann den zugesetzten Medikamenten (z. B. Schwefel, Teer, Ichthyol, Pyrogallol) an dünnen, leicht verletzten Hautstellen Resorption ermöglichen.

Zusatz von Medikamenten und Änderung der aufnehmenden flüssigen Bestandteile sind in folgenden Rezepten ersichtlich.

1. Sulf. praecip. 10, Zinc. oxyd., Talci ven. āā 20, Glycer., Aqu. destill. āā 25.

2. Liqu. carbon. deterg. 10, Zinc. oxyd., Talci venet. āā 25, Aqu. dest., Glycer. āā 20 (SCHÄFFER, für Eczema chronicum, Pityriasis rosea).

3. Ammon. sulf.-ichthyolici 10, Liqu. carbon. detergent, 20,0, Zinc. oxyd., Talci venet. āā 25,0, Glycer., Spir. rectif. āā ad 100 (NEISSER aus SCHÄFFER, für Ekzem und parasitäre Dermatosen).

4. Boracis veneti 1,0, Zinc. oxyd. Talc. venet., Glycerin āā 20,0, Aqu. Plumbi ad 100 (HOLLÄNDER-UNNA). Leicht entzündlich wirkend.

Bromocoll. Tumenolammon āā 10,0, Zinc. oxydat., Talc. āā 15,0, Glycerin, Aqu. destill. (oder 50%iger Spiritus) āā ad 100,0 (juckstillend) (SCHÄFFER-ZIELER-SIEBERT S. 36).

Hydrarg. sulfurat rubr. 1,0, Sulfur. praecipitat. 10—20,0, Zinc. oxydat., Talc. āā 15,0 Glycerin., Spirit. (50%ig) āā ad 100,0 (antiseptisch) (SCHÄFFER-ZIELER-SIEBERT, S. 37).

Statt des Talcum venet. kann in den Trockenpinselungen Pulv. Amyli eingesetzt werden.

Firnisse

sind flüssig auf die Haut gebrachte und auf ihr zu Häutchen erstarrende Vehikel, welche im allgemeinen nur auf trockene Hautpartien, also nicht auf nässende, eiternde Verwendung finden. Als bei gewöhnlicher Temperatur und in dünner Schicht festwerdend sind zu nennen:

a) *Die wasserlöslichen Kohlehydratglycerinlösungen.* Dazu gehören: Das Linimentum exsiccans PICK (pharmakologisch nicht als Liniment zu bezeichnen), aus Traganth (5), Glycerin (2), Wasser (100); eine wasserhelle, weiche Sulze, zu kühlendem Hautüberzug verstreich- und mit lauem Wasser abwaschbar, die auch wasserlösliche (Ichthyol usw.) und kleinste Mengen feinst verriebener wasserunlöslicher Stoffe aufnehmen kann.

Der *Bassorinfirnis* ELLIOT (zit. LEISTIKOW) bestehend aus Pflanzenschleim, Dextrin und Glycerin, von BEIERSDORF mit ZnO hergestellt (zit. LEDERMANN).

Glycerolatum aromat. von K. HERXHEIMER (zit. nach LEDERMANN): Tragant 4, Aceton 30, Glycerin 46, Aq. 18, Parfum 4 gtt., zu welchem wasserlösliche und -unlösliche Hautmedikamente sich hinzufügen lassen, weiters die aus Eiweißen (Kaseinat oder Gelatine), Kohlehydrat (Tragant), evtl. Fett und Fettkörpern

(Milchfett, Vaselin) und Glycerin dargestellten Firnisse von UNNA, TROPLOWITZ und MIELCK, BRUCK:

1. Das *Ungt. Caseini*, eine zähflüssige, rasch und elastisch eintrocknende Emulsion, die gemäß ihrer Zusammensetzung Firnis und Paste gleichzeitig ist und einen Deckverband überflüssig macht. Mit den verschiedensten Stoffen, außer kaseinfällenden („starken Säuren, Salzen, Kalksalzen") mischbar, daher recht verwendbares Vehikel.

2. Das *Gelanth* (UNNA, Mielck), ein aus Tragant, länger erhitzter Gelatine, etwas Rosenwasser (5%), Glycerin und einer Spur Thymol dargestellter Schleim (LEISTIKOW, UNNA), der eingerieben rasch eine glatte, elastische, etwas komprimierende Decke, mit Wasser oder Aqu. amygd. amar. oder Naphae āā oder 1:5 einen dünnflüssigen Firnis gibt. Als Vehikel für wasserlösliche eventuell flüchtige, auch lipoidlösliche, reizende Stoffe (Ichthyol, Liqu. carbonis deterg., Calmitol, Karbolsäure; auch für feinst verteilte pulverförmige Substanzen (Schwefel) ist Gelanth, besonders bei nicht ganz unversehrter Hornschicht, gut geeignet. Wasserunlösliche Stoffe müssen aber vor Zusatz zum Gelanth mit Wasser, Fette mit Gummi und Wasser emulgiert werden. Mit Fett, Kohlensäure, Zn und Magnesium entsteht die Kühlsalbe Cremor Gelanthi: Gelanthi 30, Aqu. amygd. amar. 5, aqu. Naphae 5, Vaselini 3, Zinc. oxyd. 2 (UNNA).

Firnis und Paste zugleich sind die glycerinhaltigen Kleister mit Metallsalz in Lösung oder -Emulsion: Das BOECKsche Bleiliniment, die *Zinkoxydtrockenpinselung* (JADASSOHN) (s. Trockenpinselung). Ein wasserlöslicher Salbenfirnis ist *Milkuderma* (BRUCK), „eine milchweiße, salbenförmige, 8% Fett (und 7,5 H-Ionen) enthaltende Masse", rasch zu einem elastischen, leicht drückenden, anämisierenden Firnis trocknend. Als indifferentes Vehikel für Flüssigkeiten, Fettkörper, Pulver (in Schüttelmixturen, Kühlsalben und Firnissen) hauttherapeutisch und kosmetisch gut verwendbar.

Wasserlösliche Firnisse kommen für Zirkulationsanomalien, ohne freies Exsudat, mit geringer Schuppen- und Infiltratbildung in Betracht, also für: Empfindungsstörungen, Pruritus, Hyperämien, Erytheme, Urticaria, Dermatitis solaris I und pruriginöse Eruptionen. Juck- und Hitzegefühl, Reiz zum Kratzen können besonders im Beginn genannter Affektionen durch Einfirnissen bekämpft werden. (Etwaige innere Ursachen verlangen natürlich außerdem Berücksichtigung.) Als Vehikel sind sie bequem, da sie einen Verband ersparen. Die Resorption in ihnen eingebauter flüchtiger Substanzen wird durch den Firnis nicht gehindert, doch kann ebensoviel, wie nach innen, nach außen abdunsten, vielleicht noch mehr. Gegenwärtig werden an Stelle der fertigen wasserlöslichen Firnisse häufig Trockenpinselungen verwendet.

b) *Wasserunlösliche Firnisse: Kollodium, Traumatizin, Filmogen, Elastizin, Lacke, Harzfirnisse* (also Lösungen von Schießbaumwolle, Guttapercha, Cellulosenitrat, Gummi elasticum, Schellack, Guajak, in Äther, Chloroform, Aceton, Benzol, T. benzoes, Äther-Alkohol, Alkohol abs.) trocknen, auf die Haut appliziert, durch Verflüchtigung der Lösungsflüssigkeit rasch ein. Die bei dem Festwerden entstehende Volumverkleinerung drückt auf die unterliegende Haut und ihren komprimier- oder resorbierbaren Inhalt, also auf Intercellularflüssigkeit, Lymphe und Blut in den chronisch verdickten entzündeten und gestauten Lymph- und Blutgefäßen. Die gelösten chemischen Stoffe bleiben nach rascher Verdunstung der Lösungsmittel, in dünnster Firnisschichte an der Haut zurück. Die physikalisch-chemischen Eigenschaften, ihre Leichtflüssig-, Flüchtig- und Lipoidlöslichkeit lassen sie (und eventuell die gelösten Medikamente) als für die Haut nicht völlig indifferent bezeichnen. Sie vermögen in die Membran der Hornzellen, Capillaren, Drüseneinstülpungen und in feine Hautrißchen einzudringen, dadurch kleinste Mengen der gelösten Mittel selbst einzuführen, sowie hochliegende Nervenendigungen zu reizen. Mit diesen Eigenschaften sind nützliche Wirkungen verbunden: Verbesserung der Resorption von Medikamenten in die Haut, Lockerung torpider Entzündungsherde, erheblichere und raschere Einwirkung antiseptischer Firnisse auf Keime (Schizo- und Hyphomyceten) in Hornschichte und Hauteinstülpungen, als sie durch wässerige antiseptische Lösungen, Salben, Pasten erfolgt. Aber auch Nachteile: Hautreizung, eventuell Toxizität bei Verwendung sehr differenter, konzentrierter Stoffe in größerer Ausdehnung. Kollodium in dickerem, zirkulären Aufstrich, besonders bei Zufügung toxischer Stoffe, kann die Blutversorgung schädigen und Hautnekrose verursachen (an Fingern, Ohrläppchen). Die wasserunlöslichen Firnisse sollen, wie auch die wasserlöslichen, nicht auf nässende, eiternde Affekte angewendet werden, da sie Sekret zurückhalten (s. SCHÄFFER-ZIELER-SIEBERT S. 42).

Verschiedene wasserunlösliche Firnisse und ihre Anwendung.

Collodium: Schießbaumwolle in Äther. Kann mit Äther-Alkohol āā verdünnt werden.

Collodium ricinatum mit 3—10% Ol. Ricini = Collodium *elastic.* Mit Sublimat 1‰, Acid. lact. 1% und Acid salicyl. 2—3% für Verrucae. — Mit 2—5% Acidum salicylicum für Clavi. — Mit 5 bis 10% Ichthyol für Rosacea und Pernio (SCHÄFFER S. 46).

Collodium cantharidatum als blasenziehender Firniß).

Traumatizin: Guttapercha in Chloroform (1 : 10), besonders für Chrysarobin verwendet. In dieser Gestalt ist das sonst haarfärbende Chrysarobin auch auf der Kopfhaut verwendbar (BETTMANN); auch Konjunktivalreizung läßt sich so eher vermeiden. Isolierte hartnäckige Psoriasisherde an Ellbögen und Knien können dabei wirksam örtlich behandelt werden.

FILMOGEN (SCHIFF): Cellulosenitrat in Aceton mit etwas Öl; zur Verwendung an umschriebener Stelle und „für alle nur denkbaren Medikamente" aufnahmsfähig (LEISTIKOW); mit 10—20% Ichthyol bei Pernio und Quaddeln; mit 3—5% Chrysarobin bei umschriebenen pruriginösen Ekzemen, mit 2—5% Pyrogallol schwarz werdend, also fürs Gesicht ungeeignet (LEISTIKOW), mit 20—50% Karbolsäure zu umschriebener Ätzung.

Sterilin: „Organische Cellulose-Ester in indifferenten organischen Lösungsmitteln, wie Aceton" u. a., hellgelb, honigartig zu einem dehnbaren Häutchen erstarrend. Zu Händedesinfektion und Händeschutz. Wasserlösliche und unlösliche Stoffe aufnehmend (Ichthyol, Sulfur, Salicyl, Resorcin, Chrysarobin u. a.). BLASCHKO, CHAJES aus RIEDEL und LEDERMANN.

Mastisol (v. ÖTTINGEN): Harze in Äther, Benzol gelöst zu Hautsterilisierung und Fixationsverband.

Albertol: Künstliches Harz, in Alkohol und Äther gelöst; zu Hautsterilisierung, Wund- und Druckverband (RIEDELS Mentor).

(Verschiedene wasserunlösliche Firnisse, und zwar: *Bleipflaster-*, *Canadabalsamcollodium-*, *Bleiricinoleat-*, *Harz-* [d. i. Guajak-, Schellack-] *Firnisse*, welche LEISTIKOW verzeichnet, dürften außer Gebrauch gekommen sein, da sie bei SCHÄFFER, ZIELER und SIEBERT, STRAUB, BETTMANN, LEDERMANN, RIEDEL nicht enthalten sind.)

Als *Firnisse* (Firnisgrundlagen) *im weiteren Sinne* können flüssige flüchtige Substanzen, wie Alkohol, Äther, Aceton, Chloroform selbst gelten, wenn man in ihnen allein (oder mit Zusatz von etwas Fettsäure oder Fett) verschiedene Stoffe löst, die nach Verflüchtigung der Vehikel als feine Deckbeläge auf der Haut zurückbleiben. Ihre Haftung auf der Hautoberfläche ist mangels obiger Firnisgrundlagen (Guttapercha usw.) wohl geringer, das Eindringungsvermögen in die Haut aber nicht behindert. Alle sogenannten Tinkturen, die Lösungen von spezifisch (speziell auch antiparasitär) wirkenden Stoffen in Äther, Chloroform, Aceton u. a., sind in diesem Sinne medikamentöse Firnisse, so die prophylaktische und therapeutische bei verschiedensten Mykosen verwendete Jodtinktur, die 1% Sublimatbenzoetinktur (bei Hyphomykosen — SCHÄFFER-ZIELER-SIEBERT), der Cignolin-Acetonspiritus (GALEWSKI), der Anthrarobinlack ARNINGS (Tumenol 8, Anthrarobin 2, Tinct. benzoica 30, Äther 20) u. a. (S. auch LEISTIKOW, SCHÄFFER.)

Die Anwendung der wasserunlöslichen Firnisse geschieht mit Pinsel, Wattetupfer, Sprayapparaten, ihre Entfernung mit Tupfern, die mit dem Lösungsmittel des betreffenden Firnisses befeuchtet sind.

Medikamentöse Leime als Deck- und Druckmittel (Hautschienen), in geringerem Grade als Medikamentenvehikel wirksam.

Von den erwähnten wasserlöslichen Firnissen unterscheiden sich die als Deck- und Druckmittel nützlichen medikamentösen Leime (F. J. Pick, P. G. Unna) technisch durch die Notwendigkeit, vor der Applikation erwärmt und verflüssigt werden zu müssen, und im Effekt durch festere Haftung und größere Druckwirkung auf die Haut. Die verschiedene Konsistenz der weicheren oder härteren Zinkleime (Unna-*Mielck*, Leistikow, Schäffer, Bettmann usw.) hängt nur von den Prozenten der erforderlichen Bestandteile (beste Hausenblasegelatine, Glycerin, Wasser und Zinkoxyd) ab, die bei kleinem Feuer (Wasserbad) zusammengerührt werden. Noch warm wird der Leim mit halbsteifem Borstenpinsel direkt auf die (wenn möglich oder nötig rasierte) Haut oder auf einen sie deckenden Trikotverband aufgetragen; der Leimüberzug wird mit Watteflocken (Leistikow, Schäffer — mit genauer Beschreibung und instruktiven Bildern l. c.) oder zu seiner Verstärkung noch mit einem hydrophilen Verband gedeckt. Je nach Konsistenz der ursprünglichen Leimmischung und ihres ein- oder mehrmaligen Aufstrichs ist der Überzug verschieden dick. *Beiersdorf* liefert fertigen Zinkleim in Dosen; Fabrik *Helfenberg* (zit. Ledermann) eine $12^1/_2$ und $25^1/_2$%ige Zink- und eine $12^1/_2 : 2$% und eine 25 : 4% Zinkichthyolgelatine. Der Zinkleim kühlt anfänglich während der Verdunstung des Lösungswassers, nach Erhärtung durch Druckanämie, am wenigsten durch abdunstende Hautperspiration, die aber nicht ganz gehemmt ist (Unna). Seine Funktionen sind vornehmlich mechanische: Durch Luftabschluß und Verhinderung der Reibung jucklindernd zu wirken, hauptsächlich aber durch Druck Venendilation in Schranken zu halten, Hautödeme, chronische Dermatitiden und Geschwüre der Besserung und Heilung zuzuführen und so auch die Folgen: Gehbeschwerden, Verschlimmerung der Entzündung, Erysipel, Drüsenschwellungen zu verhüten oder zu bessern. Die Leimverbände selber können eventuell zu Hautverbänden (Hautschienen) adaptiert werden (Engmann, Unna, zit. Leistikow) als abnehmbare Verbandhülsen über Salben- oder Pflasterverbänden. Spezielle Hautbehandlung kann eben auch mit Leimung kombiniert werden. Unter tagelang liegenden Zinkleimen, bzw. unter aus ihnen gefertigten Schienen können von Dermatosen nur trockene, chronische günstig verlaufen, auf welche mehr weniger indifferente Puder, schwach dosierte Salben und Pasten, von Pflastern weiche Salicyltricoplaste (Arning) oder $2^1/_2$—5% Salicylpflaster auf weichem Kalicot anwendbar sind. Zu direkt auf die Haut selbst applikablem Leim setzt Leistikow eventuell Salicyl, Ichthyol, Schwefel zu; Bettmann warnt vor Tannin-, Resorcin-, Pyrogalluszusatz.

Von Geschwüren innerhalb einer chronischen Dermatitis varicosa können nur die rein granulierenden, wenn entsprechend versorgt, überleimt werden, die unreinen müssen vermittels eines, randständig antiseptisch unterlegten, Fensters des Leimverbandes der täglichen Behandlung zugänglich sein. Statt Leim werden bis 10 cm breite, sterilisierbare *Klebrobinden* (Teufel) empfohlen (Schäffer), weiters fertige Zinkleimbinden *(Colligamina Helfenberg)* (Zinkleim), *Varicosanbinden* (M. Kermes), Glaucobinden (Lüscher und Bömper, zit. Ledermann).

Das Wasser.

Das Wasser kommt bei Hautbehandlung in Betracht:

1. als Reinigungsmittel bei Dermatosen, die es vertragen — bei nicht reizbaren oft in Verbindung mit Seife, bei reizbaren, in Verbindung mit Kleie, Bolus alba, Borax, Glycerin etc.;
2. als Träger physikalischer Faktoren: Temperaturen, mechanischer Leistungen (Duschen, Wellenschlag), Gasen, elektrischer Wellen, Emanation;
3. als Lösungsmittel therapeutisch wichtiger chemischer Substanzen.

Zumeist ist die Wassereinwirkung eine physikalische. Aber bei Kontinuitätstrennungen der Hornschichte, oder wenn die Applikationsform die Hornschichte schädigt (Massage, Maceration), weiters wenn die im Wasser vorhandenen Stoffe flüchtig bzw. ätzend sind — starke Säuren, Alkali —, kann auch chemische Beeinflussung der Haut zur Geltung kommen.

1. Wasser als Reinigungsmittel.

Warmes, weiches Wasser von 33—36°, also ungefähr der Hauttemperatur unter der Kleidung entsprechend (PETTENKOFER, HILLER, RUBNER, zit. MATTHES), verdient als Reinigungsmittel den Vorzug vor kaltem. Es ist für die Haut angenehmer, bildet mit der Seife keine unlöslichen Kalksalze, bringt — mit Seife — die Hornschicht *schneller* zur Quellung und erleichtert hiermit die Entfernung von sekundären Krankheitsprodukten (Schuppen, Borken), Medikamentenresten und Unreinlichkeiten. Auf der gereinigten, abgetrockneten Haut können die Medikamente besser direkt an die Krankheitsherde gelangen.

In Betracht kommen neben den Wasser vertragenden Dermatosen Hautzustände, welche der notwendigen Reinigung vor der täglichen Verband- oder Medikamentenapplikation bedürfen, wie Acne, Alopecie, chronische Dermatitiden, chronische Ekzeme, Neurodermitis, Pediculosis (vor der medikamentösen Schnellentlausung), Pruritus, Psoriasis, Scabies (vor der Schnellkur), Scarlatina (nach der Abschuppung), Variola (im Dekrustationsstadium) u. a. m.

Sehr nötig ist Wasser auch zur Reinigung mancher schwerer florider Hauterkrankungen von Säuglingen, jungen Kindern, unbehilflichen Personen, schmerzhaften, sehr ausgedehnten, übelriechenden Defekten, Erosionen, Exfoliationen nach Blasen, Pusteln, Geschwüren, wobei evtl. mit den Krankheitsprodukten auch die abgesetzten Exkremente entfernt und die Genitoanalgegenden gereinigt werden müssen (so bei Pemphigus foliaceus, ausgedehnten exfoliativen Erythemen, ausgedehnten infizierten Verbrennungen 3. Grades, Decubitus). Natürlich ist Vorsicht während der evtl. nötigen Wasserreinigung bei örtlich leicht übertragbaren Dermatosen nötig sowie Schutz der unversehrten Hautpartien der Patienten, aber auch jener der Pflegepersonen (VOLLMER) (durch J_1-Paste), durch Zusatz von Antisepticis zur Reinigungsflüssigkeit und durch zweckmäßige Abtrocknung nach dem Reinigen. Nicht jede Haut und Dermatose oder jedes Stadium einer solchen verträgt die Wasserreinigung.

Empfindlich ist die Haut z. B. beim subakuten Ekzem, in dem Stadium, wo die erste anscheinend dauerhafte Hornschichte sich gebildet und die Schuppung aufgehört hat.

Bei Zweifel darüber, ob eine Dermatose (schon) Wasser vertragen wird — besonders bei ausgebreiteten, lange Zeit immer wieder stellenweise zum Nässen geneigten Ekzemen, behandelt man nur einen Teil der erkrankten Haut mit Wasser; tritt hierauf Reizung ein, wird mit Wasserreinigung (Spülung, Bad) gewartet, die betreffenden Stellen örtlich mit 1% Silbernitratlösung und 1 bis $1^1/_2$% Sol. Aluminis acet. behandelt und nach einiger Zeit abermals zu waschen versucht. Eine Anzahl von Menschen mit kaum angedeuteten ekzematösen Erscheinungen reagieren gegen Wasser, besonders kaltes und hartes, mit Verschlimmerung. Es sind dies nicht nur anämisch-chlorotische, nervöse Leute mit schlechter Verdauung, sondern auch plethorische, Trinker und starke Esser, auch organisch Kranke.

Es gibt auch von vorneherein Wasser nicht vertragende Häute, wie es solche gegenüber Fett und Puder gibt (Devergie, zit. Veyrières). Die Überempfindlichkeit kann aber auch erworben sein, und zwar bloß gegen Wasser oder auch gegen andere Agenzien (Jadassohn). Bei Sensibilisierung gegen Wasser ist Öl-, Spiritus- (Benzin-) Reinigung zu versuchen, die sich überhaupt für die erste Reinigung von mit Salben behandelten Dermatosen oft empfiehlt. Später ist Desensibilisierung zu versuchen.

Bei manchen langwierigen, Wasser nicht vertragenden Dermatosen (Ekzemen) kann eine geringste (ungefilterte) Röntgendosis eine Umstimmung und hiermit Wassertoleranz der Haut erzielen.

Vorbereitung für Reinigung oder Bad. Vor der Reinigung müssen manche Hautaffektionen oder Stadien derselben *vorbereitet werden* durch *Einölen* mit bestem Olivenöl, z. B. bei krustösem Ekzem des behaarten (Frauen-) Kopfes oder durch *Einseifen* mit Schmier-, Teer-, Schwefel-, Kernseife (bei Keratosen, schwieligen Ekzemen, Psoriasis, Seborrhöe), durch *Shampoonieren*, durch *Eidotter- und Seifenschäumung* mit milder Seife — Niveaseife — (bei Kopfhautseborrhöe), durch (*stundenlange Einhüllung*) mit *undurchdringlichen Stoffen*, Kautschukkleid, Guttaperchaleinwand, Gummihandschuh, Gummifinger, Billrothbattist bei Keratosen, schwieligem Ekzem, alten Psoriasisplaques (Hardy, Hebra-Kaposi, Bettmann bei J. Schwalbe). Eine solche Vorbereitung, Einseifung und jede irgendwie reizende Hantierung, auch im Bade, muß bei irritativen, erodierten, exulcerierten Dermatosen und Hautpartien vermieden werden und bleibt in diesem Falle die Reinigung dem Wasser selbst, einer in demselben unterhaltenen leichten Bewegung, einer ruhigen Spülung bzw. dem Zu- und Abfluß des Wassers und im Dauerbad auch einer Ersetzung pathogener Keime durch Saprophyten (Riehl jr.) überlassen (s. Hebras permanentes Wasserbett). Festanhaftende Medikamentenreste wie jene nach Trockenpinselungen oder Firnissen, unter welchen keine oder unbedeutende Krankheitsprodukte vorhanden sind, kann man belassen und nach Abtrocknung neuerlich überstreichen. Ist doch dieses Haftenbleiben des alten Anstrichs trotz des Bades das Zeichen einer resistenteren Hornschicht, mithin des Rückgangs der tieferen Hautentzündung. Bei hyperkeratotischen Dermatosen dagegen schadet eine kräftigere Behandlung der Oberhaut nicht. Die Trocknung nach dem Waschen, Spülen, Baden muß sorglich geschehen, schonend durch gleichmäßiges Andrücken der trocknenden Tücher bei reizbaren Ekzemen, energischer bei hyperkeratotischen Dermatosen. Die neuanzuwendenden Mittel sind stets bereit zu halten, um unnütze Abkühlung zu vermeiden — wenn nicht letztere behufs Abhärtung erwünscht ist —, der Behandlungsraum sei gut temperiert.

Nach Art des Körperteils und Ausdehnung der Affektion richtet sich Wahl und Maß der Wasch- und Badegeräte (Maße nach W. Straub in J. Schwalbe): Waschbecken, Armwanne, Fußkübel (10 l), Sitzbad (25 l), Bidet, Wanne für Halbbad (100—150 l), Wanne für Erwachsene (200 l), für Kinder (50—150 l), Dauerbad (Hebras Wasserbett). Die zu badenden Hautpartien müssen ganz im Wasser sein, daher die angrenzenden gesunden ebenfalls 2 cm oder mehr. Dauer der Reinigung je nach Ausdehnung und Eigenart der Dermatose unter Zugießen zuerst warmen, dann kühleren Wassers 5—10 Minuten. Bei wenig ausgedehnten Exanthemen, Acne, kleinen, trockenen, seborrhoischen Ekzemen genügt das Waschbecken, für Dermatosen der unteren Extremitäten plus Stamm das

Halbbad, für über den Körper zerstreute die Badewanne aus Blech, emailliert, Porzellan usw.; Holzwannen bei Zusatz von gefärbten und fleckenden Medikamenten und von Chemikalien, welche Metallwannen chemisch oder elektrisch angreifen.

Die Reinigung besorgen die saubern, eingeseiften Hände des Patienten oder eines Wärters, oder weiche, ausgekochte, eingeseifte Waschlappen, ebensolche Gummischwämme. Rauhe Waschlappen, Luffa passen für derbe, trockenschuppende Dermatosen (chronisches Ekzem, Psoriasis, Ichthyosis); Abspülung mit Kanne, Irrigator, Dusche.

Hebras berühmtes kontinuierliches (Dauer-)Wasserbett gestattet auf der mit derber Decke und Kopfpolster versehenen, mit Kurbel und Zahnstange hebbaren Drahtmatratze durch Zu- und Abfluß beliebig (30—37°) temperierten Wassers auch vielwöchentlichen Wasseraufenthalt. Auftrieb des Wassers lindert die Härte der Unterlage, der Luftabschluß durch das gleichmäßig temperierte Wasser (G. Riehl jr.) verhütet oder mildert die Wundschmerzen, oligodynamische Wirkungen des Wassers auf pathogene Bakterien (Br. Pfab) bzw. Ersatz derselben durch eine Hefeflora (G. Riehl jr.) mindern die Infektionsgefahr; können aber fallweise Maceration und Eiterinfektion nicht verhindern (Bettmann in J. Schwalbe). Kyrle versuchte durch eine Art Wasserstiefel Maceration zu verhüten oder zu mildern.

2. Wasser als Temperaturträger, heißes und kaltes Wasser.

Warmes, heißes (38—44°, Rieder) und kaltes Wasser wirken auf die Haut anfangs verschieden. Das warme, heiße Wasser erweitert unter erhöhter Wärmeempfindung die Gefäße der betreffenden Hautpartie, evtl. auch die der symmetrischen Hautstellen und auch jene der übrigen Hautoberfläche (O. Müller, Bruns, zit. Matthes).

Das kalte Wasser wirkt in beiden Beziehungen anfangs entgegengesetzt, führt aber *nach Aussetzen* der Kälteanwendung zur sog. „Reaktion", das ist also ebenfalls zur Gefäßerweiterung und Erwärmung.

Warm- oder Heißwasser findet Anwendung a) als warme, heiße Waschung und Übergießung, b) als überhautwarmes bzw. heißes Teil- und Vollbad (38 bis 42 bis 44°), c) als heißer, luftdicht gedeckter Umschlag, d) als heißer Dampf.

a) *Warmes* (35°) und *heißes Wasser* (38—40°) lindert bei kurzem Waschen und Übergießen augenblicklich und noch für eine meist kurze Zeit die Juckempfindung innerer (Ikterus, Diabetes, Nephritis, Senium, Neurodermitis) und örtlicher (chronisches Ekzem) Genese. Täglich mehrmals wiederholt, zusammen mit sonstiger Therapie, bessert es chronische begrenzte Infiltrate: Handekzeme, Rosacea, Sycosis, Acne. Wiederholt und gefolgt von kurzen, kalten Güssen (10—15°) — wechselwarme Waschung — regt es darniederliegende Gefäßtätigkeit (bei Akroparese) an, bessert oder verhütet Pernionen.

b) *Warmes und heißes Teilbad* bzw. wiederholtes Eintauchen der Extremitätenenden lindert ebenfalls das Juckgefühl vorzüglich; als $^1/_4$—$^1/_2$ stündiges Bad mit Seifenzusatz (Schmierseife) fördert es Quellung und Lockerung der Hornschicht (bei Clavus, Tylosis, Hyperkeratose) und beschleunigt die Heilung von (Hand-, Fuß-, Anal-) Ekzemen, als den Folgen oder Ursachen des Juckens bzw. Kratzens. Das warme Vollbad (35—38° C) von halbstündiger Dauer und darüber, bessert die großen pruriginösen, chronischen Dermatosen (Ekzem, Psoriasis, Lichen ruber planus, Prurigo, manche Pruritusfälle u. a.). Leichte Fälle oder Rezidive genannter Dermatosen können unter täglichen warmen Bädern (38°) und ziemlich indifferenten Salben gebessert, anscheinend zeitweise geheilt werden.

„Die Temperatur des Bades ist aber nicht nur absolut vorzuschreiben, sie muß auch dem Individuum vor allem angenehm sein; sie soll an kalten Tagen um 1—2° wärmer als an warmen sein und konstant erhalten werden" (VEYRIÈRES, HUERRE). Bei Zunahme der Hautrötung werde die Badedauer abgekürzt, bei Blässerwerden der Haut kann sie verlängert werden (VEYRIÈRES). Natürlich ist bei der großen Wärmemenge, welche das warme Bad dem Körper recht plötzlich zuführt, Einsteigen und Verbleib im Bade namentlich bei älteren und innerlich kränklichen Personen mit Vorsicht zu leiten. Nach dem warmen Bad sollen Kranke mit reizbaren Dermatosen (Ekzem bzw. Dermatosen mit geschädigter Epidermis (VEYRIÈRES) in einem leicht erwärmten, eingepuderten Leintuch ohne Reibung abgetrocknet und mit möglichst geringer Lüftung des Leintuchs — behufs nochmaliger Einpuderung — in das leicht vorgewärmte Bett gebracht werden (VEYRIÈRES). *Allgemeine heiße Vollbäder* (40—42°) sind für dermatotherapeutische Zwecke selten nötig. Bei einfachem Pruritus ohne Hautveränderung oder höchstens Lichenifikation empfiehlt VEYRIÈRES ein warmes, rasch auf 40—42° steigendes Bad, aber nur bei Gefäßgesunden und nicht über 60 Jahre alten Patienten; Dauer nicht über 20 Minuten. Indiziert sind heiße Bäder bei septischen, pyämischen Zuständen; sie wirken auch günstig bei septischen Hauterkrankungen (Pyodermie). Selbstredend ist die früher erwähnte Vorsicht („Wallungserscheinungen" zu Herz- und Kopf — Bereitschaft des *Kopf- und Herzkühlschlauchs* mit Zu- und Abfluß kalten Wassers — LAQUEUR) in erhöhtem Grade notwendig, ebenso wie Bereithaltung von Analepticis (Strophantus, Cardiazol u. a. m.).

Kurze heiße Vollbäder sind durch die nachfolgende Gefäßkontraktion ein kräftiges Abkühlungs- (Wärmeregulations-) Mittel — japanische Abkühlungsmethode. RIEDERs Rezept behufs Erfrischung und Abhärtung: Von 38° C durch 5 Minuten, täglich um 1° bis 42° steigen; zuvor Kopf und Körper heiß waschen, dann sich abtrocknen, ankleiden und bewegen.

c) *Heiße Umschläge.* In heißes Wasser getauchte Leinwand-, Baumwolletücher, Wattelagen durch Wolltuch oder Flanell gedeckt, bzw. in Flanell eingeschlagen auf die Haut appliziert (*Dampfkompressen* von W. WINTERNITZ, zit. LAQUEUR); undurchdringlich mit am Rande vaseliniertem Billroth-Battist oder Guttaperchapapier überdeckt und mit Flanellrollbinde verbunden (DIELS *heißer Watteverband* — LAQUEUR) hält dieser Verband die Hitze (von 45—48°) länger.

Leinensäckchen, gefüllt mit *Leinsamen-*, *Gräupchen-*, *Kartoffelbrei*, endlich *käufliche Kataplasmen* (z. B. *Lelièvre*). Letztere in wenigen Minuten in heißem Wasser zum Quellen gebracht. (Packungen mit *heißem Moor*, *Schlamm*, *Fango* s. später.) Weiters in heiße Bor-, Burow-, Aluminis acet. (1%) Lösung getauchte Leinwandtücher, Watte- und Hydrophillagen, alle sauberer und bequemer als die Gräupchensäckchen, aber nicht so lange die Wärme haltend. Endlich *nasse Kompressen durch* aufgelegte LEITERsche *Heizschlangen* gewärmt. All diese Umschläge auf entzündete Hautpartien, Furunkel, Karbunkel auf die Haut über entzündeten Drüsen der Achsel- und Leistenbeuge gelegt, eventuell mit Billrothbattist gedeckt, mit Verband befestigt, steigern zunächst Rötung, Durchblutung (BIER, E. WEIS, BRUNS und KÖNIG, SCHÄFFER) und Lymphdurchströmung der Haut. Durch Fremdkörper (Fäden) und chemische Substanzen bedingte Entzündungen können durch länger liegende, heiße (bis 41°ige) Wasserumschläge coupiert werden (SCHÄFFER, nach experimentellen und histologischen Untersuchungen), heißere Umschläge schaden: Infektiöse Entzündungsherde wachsen unter heißen Umschlägen zunächst, werden schmerzhafter, können, seltener, resorbiert werden; sie erweichen aber häufig zentral und werden für Durchbruch, Schnitt oder Punktion geeigneter. Mit kleinen

Eingriffen, Abhebung der Furunkelköpfchen, Stichpunktion von Drüsen, Injektion kleinster Mengen Jodglycerin in so geöffnete Drüsenabscesse (eventuell Weiterwärmen der Affekte) kommt es zur Heilung. Röntgenbestrahlung kann freilich in einem Teil dieser Fälle schneller helfen oder bei Kombination mit Wärme chirurgische Eingriffe unnötig machen. Die Behandlung mit heißen Umschlägen zwingt meist zu Bettruhe.

d) *Heißer Dampf.* Er kann *direkt aus der Dampfleitung* der Badeanstalt stammen; das brühend heiße Kondenswasser muß durch einen in das Dampfzuleitungsrohr eingeschalteten Behälter von der Haut abgehalten werden (Dampfdusche von MOOSDORFER und HOCHHAUSER, zit. RIEDER).

Für Privatgebrauch ist ein *Gesichtsdampfbad* von E. SAALFELD angegeben: Ein Spray, dessen Dampfstrahl durch die Spitze eines doppelwandigen, mit heißem Wasser (Thermometer in dem Doppelmantel!) gefüllten Blechtrichters an das Gesicht des Kranken (Acne, Komedones) tritt, das die Trichteröffnung ausfüllt. Der heiße Trichtermantel erhält den Dampf warm. Die gelockerten Talgdrüsenpfröpfe sind leichter zu entfernen. Auch die Gesichtsmassage wird durch die Hautquellung gefördert. Es gibt jetzt neuere, hygienischere und bequemer zu bedienende Gesichtsdampfapparate mit Anschluß an die elektrische Lichtleitung.

e) *Kaltes Wasser* (MATTHES, LAQUEUR, STRAUB, RIEDER) findet in der eigentlichen Dermatotherapie geringe Verwendung; wichtiger ist es für die Hygiene von Haut und Organismus. Die für letztere Zwecke angewendeten Kaltwasserapplikationen können aber auch gewissen chronischen Dermatosen Nutzen bringen, weshalb einzelne solche Anwendungsformen hier genannt werden sollen. Die Anwendung des kalten Wassers kann erfolgen in:

Umschlägen, die auf Eis oder Schnee in sehr kaltem (5°), brunnenkaltem (15°), indifferentem (17°) Wasser gekühlt sind und *unbedeckt* aufgelegt werden, so daß das Wasser frei abdunsten, also viel Entzündungswärme binden kann; weiters in wasserfeuchten *Kompressen* mit *aufgelegten*, nach Bedarf geformten *Kühlschlangen* aus Kautschuk oder Aluminium, durchflossen von verschieden kaltem Wasser. Beide Anwendungen können nach Kältegrad, Anwendungszeit und -größe begrenzt, unterbrochen und wiederholt werden, so daß jede örtliche Kälteschädigung der Haut sowie der unterliegenden Organe vermieden wird. (Für kleine Hautstellen und bestimmte Lokalisationen sind mit kaltem (Eis-) Wasser gefüllte *Gummibeutel* anzuwenden (nach SCHÄFFER *Schweinsblasen* vorzuziehen).

Sog. *Prießnitzumschläge* (LAQUEUR) und *Packungen* mit brunnen- oder zimmerkalten feuchten Leintüchern und mit sorgsamer, *nicht impermeabler Wolldeckenumhüllung* sollen als kalte Applikationen der durch Fieber überhitzten Hautdecke in bekömmlicher Weise Wärme entziehen, was bei halbstündiger, etwa zweimaliger Wiederholung (unter sorgfältiger Beobachtung des Pulses und des Allgemeinbefindens zu sichtlichem Erfolge führt). Der Vorgang, der sich hierbei an der Haut abspielt, ist ein doppelter. Das naßkalte Linnen bindet die Fieberwärme und kühlt momentan die Haut ab, welche sich hierauf reaktiv, *indirekt* wieder erwärmt. Deshalb die nächste, eventuell dritte kalte Einpackung.

Eine solche indirekte Erwärmung der Haut, ihre sog. „Reaktion“ ist Ziel und Folge einer Anzahl hydriatischer Prozeduren und selbsttätiger Kaltwasseranwendungen, denen bisweilen ein Erfolg auch bei einzelnen Dermatosen entspringt. Diese „Reaktion“ ist aber die der Kaltwasseranwendung folgende bessere Durchblutung der Haut. In ihr spiegelt sich auch der die inneren Funktionszentren stimulierende Effekt, einer nicht zu langen und nicht zu intensiven

Kälteeinwirkung auf die Haut. Solche hydratische Prozeduren und selbsttätige Anwendungen sind:

Waschungen, Abreibungen, Duschen, Güsse, örtliche und allgemeine Wannen-, Fluß- und Seebäder.

Als Muster der *passiven* Kaltwasserapplikationen seien *Waschungen und Abreibungen*; der *aktiv passiven* die *Duschen*; der *aktiven* die *Fluß- und Seeschwimmbäder* gestreift. Bei allen ist Vorwärmung der Haut (Bett- oder sonstige Wärmung) und rasche Hantierung der „Reaktions"stärke förderlich.

Die *Teil- und Ganzwaschung* (Laqueur, Rieder) geschieht mit Hand oder triefendem Schwamm, bis sich die Haut rötet, worauf sofort Trockenreibung erfolgt. (Bei Kindern sollen kalte Waschungen nur an einem Körperteil und erst nach Zudeckung des gewaschenen an einem anderen vorgenommen werden.) Die bessere Hautdurchblutung (Rötung) nützt bei Akro-, überhaupt Kälteparese und auch dem Allgemeinorganismus.

In den *Teil- und Ganzabreibungen* findet eine kräftige, rasche Streichung (oder Massage) der betreffenden Hautpartien bzw. der ganzen Hautoberfläche über einem glatt angelegten, brunnenkalten, ausgewundenen Handtuch oder Laken statt, worauf in etwa einer Minute Erwärmung des nassen Lakens und angenehme Wärmeempfindung an der Haut der Patienten zu konstatieren ist (Laqueur).

Duschen. Geduscht wird mit der mechanisch milden, in den Hausbädern üblichen, sog. *Regen*dusche (20—10°, Rieder), weiters in den Heilanstalten mit den mechanisch kräftigsten, unzerteilten *Strahl-* und mit den eine größere Hautfläche bestreichenden *Fächer*duschen. Auch die *wechselwarmen Duschen*, zuerst „die heiße (45—40° C) doppelt so lang dauernd als die kalte (20—10°)" (Rieder) können gelegentlich zur Hauttherapie verwendet werden. Mit Hilfe des „Winternitzschen Duschenkatheders" werden in Heilanstalten Strahl-, Fächer- und Wechselduschen beliebig rasch abwechselnd in Tätigkeit gesetzt.

Da zumeist gleichzeitig zahlreiche, selten nur vereinzelte Hautstellen von den unter einem Druck von $^1/_2$—$2^1/_2$ Atmosphären austretenden Wasserstrahlen getroffen werden, sollen nur Leute mit „gesundem Herz- und Gefäßtonus und nicht zu großer Nervenerregbarkeit" (Laqueur) geduscht werden, nicht aber Gefäß- und Herzkranke, Greise und Kinder. Die Dauer der kalten Dusche sei möglichst kurz, etwa $^1/_2$—1 Minute; der Winter ist zum Duschen weniger günstig. Während des kalten Duschens ist Frottierung, nachher Wärmung und Bewegung notwendig. Die hauttherapeutische Indikation der Duschen, welche einen mechanischen Anprall der Wasserstrahlen an der Haut, einen Kälte- bzw. Wärmereiz auf die Hautoberfläche und einen bedeutenden allgemeinen Organismusreiz ausüben, ist gegeben durch ihren Einfluß auf Sensibilität und Gefäßfülle der Haut. In ersterer Beziehung sind es Pruritus verschiedener Genese (neurasthenischer, autotoxischer), Parästhesien und Hypästhesien der Haut, Hautschmerzen, Kältegefühl bei Hautanämie der Luftscheuen. Gesteigerte Durchblutung durch die „Reaktion" und die Organismusreizung bewirken Besserung und Heilungstendenz bei einigen chronischen Dermatosen: Prurigo, Psoriasis, chronischem Ekzem, Neurodermitis. Für einige dieser Dermatosen, wie Prurigo, chronischen Ekzemen, Neurodermitis (Pruritus) dürften auch laue und warme Duschen (25—35°, Rieder), eventuell heiße Duschen (45—40°) von kurzer Dauer und öfterer Wiederholung nützlich sein.

Einer bis $^1/_2$ Stunde dauernden Dusche, mit *feinem* Strahl (douche filiforme), einem Drucke von $1^1/_2$—3 kg und mittlerer Temperatur schreiben Veyrières und Huerre eine bessere Heilwirkung zu als der Salbenbehandlung bei torpiden Psoriasisplaques, kleinen Lupus erythematodes - Herden Lichen planus (zit. Cl. Simon) und resistenten Ekzemherden; Rezidive sollen hiernach länger ausbleiben. Diese Dusche ersetze den Finger bei Gesichtsmassage. Durch filiforme

Duschen mit $^1/_2$ mm dünnem Strahl und 4—7 kg Druck (VEYRIÈRE und HUERRE) lassen sich Herde, die an der Oberfläche lädiert sind, wie mit einem Löffel entfernen (curetage vraiment effectif).

Bei Mangel von Duschen können (bei fehlenden Kontraindikationen) Übergießungen von Hautpartien mit kaltem Wasser (KNEIPPsche *Güsse*) aus geringer Höhe mittels Gießkannen oder Wasserleitungsschläuchen gemacht werden. Auch so sind örtliche und allgemeine Wirkungen fallweise möglich.

Fluß- und Seeschwimmbad. Für schwimmtüchtige Hautkranke bieten die von Wellen bewegten Strom- und Seebäder die besten Bedingungen für eine örtliche kräftige und ausgiebige, weil an der ganzen Hautoberfläche ermöglichte Reaktion. Natürlich ist vorher die ganze Konstitution des betreffenden Menschen (Alter, Größe, Fettpolster und Organbeschaffenheit) zu berücksichtigen und hiernach auch Ort und Zeit so zu wählen, daß die Wassertemperaturen und die Luft (Ultraviolettlicht) und Wärmeverhältnisse der betreffenden (See-) Bäder das Zustandekommen und die Ausnützung einer kräftigen Hautreaktion gewährleisten (*August*wasserwärme an der Nordsee 17,5° — (HILLER), an der Ostsee 20° (JACOBI), in Abbazzia bis über 29° (GLAX aus GLAX-DIETRICH). Vielleicht kommt auch dem See-Salzgehalt eine Bedeutung zu, Nordsee 3,2—3,5$^0/_0$ (MERZ), Adria 4,5$^0/_0$ (HENNING). Das Optimum für „Reaktion" der Haut und des Organismus geben für Strom- und Seebad: Vorwärmung, nur *kurzes Schwimmbad* namentlich bei Kindern und Anämischen (1—2 Minuten bei Kindern, zu *allerhöchst* 15—20 Minuten bei erwachsenen Schwimmern) und nachherige kräftige Bewegung. Es ist also neben dem kalten Wasser eine Summe günstiger Bedingungen, darunter auch gesteigerter Appetit und richtige Ernährung an den gemeldeten guten Erfolgen der Wellenbäder beteiligt; so bei Hauttuberkulose, Prurigo, Lichen, Ekzem (NICOLAS, HAEBERLIN). Neben genannten Dermatosen noch bei gewissen Lichen ruber-Fällen, nervöser und antitoxischer Pruritus, Hyperidrosis und Seborrhöe (K. ULLMANN), Lupus, Scrofuloderma (MONTI, G. LÖW), Acne necrotica (LUITHLEN), Lues (HOLM, NATWIG, sämtl. zit. GLAX).

3. Medikamentöse Bäder.

Innerhalb von *Teil- und Vollbädern* können medikamentöse, teils suspendierte, teils gelöste Stoffe physikalisch oder chemisch auf die Haut einwirken. Gasförmige, ionisierte, dringen schon in die unversehrte Haut, chemische dann, wenn Läsionen der Hornschichte ihnen die Berührung mit den Retezellen und den Eintritt in die interspinalen Lymphgänge gestatten. Die Bäder lassen sich verschiedentlich gruppieren. Die folgende, nach RIEDER in SCHWALBES Handbuch verfertigte Tabelle unterscheidet wie LEISTIKOW, STRAUB, VEYRIÈRE indifferente, alkalische, saure, adstringierende, reizende (Schlammbäder), elektrische, radioaktive und antiseptische Bäder.

Jod-Brombäder (Hall in Oberösterreich, Varkau in Schlesien, Krankenheil Tölz in Bayern, Kreuznach und Münster in der Rheinprovinz, Cisz in der Slovakei, Lipik in Slavonien, Saxon les bains an der Rhone, Wildek in Belgien, Zaison in Siebenbürgen [zit. ŠAMBERGER, S. 37]) werden vornehmlich bei Skrophulose, Psoriasis, Ekzem u. a. chronischen Hauterkrankungen, sowie Lues benützt. Die Jodbromwässer von Hall, Darkau, Tölz u. a. werden auch zu Umschlägen auf kranke Hautpartien verwendet. Bei langdauernder Applikation dieser Umschläge, namentlich bei Benützung konzentrierter Lösungen (Mutterlaugen) ist starke Hautreizung, bessere Durchblutung und häufigere Heilwirkung auf torpide Geschwüre zu beobachten.

Kochsalz- bzw. Solbäder (Kissingen, Nauheim, Inowrazlaw in Galizien, Wittekind bei Halle, Greifswald, Ischl im Salzkammergut und Reichenau).

Ihre Unterscheidung liegt im Kochsalzgehalt, indem als Solbäder die 15 g im Kilogramm enthaltenden Wässer bezeichnet werden. Wässer mit 6% Salzgehalt sind mittelstark, darüber hinaus stark, bzw. ätzend. Bei häufigen natürlichen Kochsalzbädern und um so mehr bei deren Verstärkung durch Salz wird Salz an der Haut adsorbiert, gelangt in die Hautdrüsen, bewirkt Reizung der Nerven, erhöhte Hautdurchblutung und Stoffwechselerhöhung[1]. Anwendung verdienen und finden diese Bäder bei Dermatosen Stoffwechselkranker, wobei die Reizwirkung durch höheren Salzgehalt beachtet werden muß.

Erdige Säuerlinge (Marienbader Rudolfsquelle, Wildunger Helenenquelle, Leukerbad, Lippspringer Arminiusquelle, Teplik bei Uranice in Mähren, Skleno in Ungarn) enthalten neben Kohlensäure noch Kalk 1 g und Magnesia 0,2—0,4 g pro Liter (FLEISCHMANN, S. 83). Auf die Haut wirken sie durch die Kohlensäure und vielleicht durch das Calciumion adstringierend (FLEISCHMANN), also günstig bei nässenden Ekzemen und absondernden Geschwüren (ŠAMBERGER, S. 38).

Akratothermen. Eine Reihe von Bädern mit indifferenter, eventuell höherer Temperatur übt bei längerem kurmäßigem Gebrauch Heilwirkungen auf den Gesamtorganismus und auch auf die Haut aus.

Zu ihnen gehören die indifferenten Akratothermen von Johannisbad (Böhmen), Rajské Teplice (Slovakei), Landeck (Preußisch-Schlesien), Liebenzell und Wildbad (Württemberg). Von den warmen und heißen Bädern sind jene von Teplitz-Schönau (Böhmen), Krapina-Teplitz (Kroatien), Gastein (Salzburg), Daruvar (Slavonien) zu nennen (zit. ŠAMBERGER, S. 37 f.).

Die Bäder mit indifferenter Temperatur werden bei Urticaria, Pruritus, Prurigo wegen ihrer beruhigenden Wirkung auf die Hautnerven benützt. Die heißen Akratothermen, Teplitz in Böhmen und Gastein zeichnen sich durch ansehnliche bzw. hohe Radioaktivität aus und dienen auch zur Behandlung langwieriger, besonders gichtischer Exantheme.

Desinfizierende Bäder. Desinfiziert muß auch eine gesunde Haut nach infizierender Beschäftigung werden. Die Desinfektion der kranken Haut wendet sich nicht nur gegen die jeweiligen pathogenen Erreger der betreffenden Dermatose, sondern auch jene der sekundären Mischinfektion (VEYRIÈRE). Gut erreichbar durch Alkohol (Jodtinktur), Säure und Alkali sind die auf und in der Hornschicht befindlichen Keime; jene unter der Hornschichte in Blasen, Pusteln oder noch tiefer vorhandenen Keime können durch macerierende Verbände — essigsaure Tonerde, Prießnitzverbände, antiseptische Pflaster — oder in den antiseptischen Bädern ausgeführte Stichincisionen oder Incisionen freigelegt werden. Die Konzentration der Antiseptica im Bade richtet sich nach ihrer Giftigkeit, dem Kräftezustand und der Größe der Patienten. Kinder sind wegen der relativ größeren Körperoberfläche in schwächern Lösungen und kürzer zu baden. Sehr wichtig ist die Ausdehnung der Hornschichtzerstörung und die Tiefe der Hautläsionen wegen Resorptions- und Intoxikationsgefahr. Die Desinfektion wirkt durch Vernichtung, Entwicklungshemmung der Keime, Nährbodenverschlechterung und nicht zum wenigsten durch Reizung der gesund gebliebenen Haut, ein Moment, das zu den wichtigsten Heilgrundlagen der Hauttherapie gehört.

Die *elektrischen Vollbäder* (LAQUEUR), und zwar die galvanischen oder galvanofaradischen haben für die Haut nur die Bedeutung einer Hautreizung. Die Ausführung geschieht in der gut vom Erdboden isolierten Holz- oder in der Fayencewanne, in deren Wänden Elektroden eingebaut sind. Der Strom wird

[1] LEHMANN und FRANKENHÄUSER, zit. FLEISCHMANN 85, H. H. MEYER und R. GOTTLIEB Z. A. **601** (1925).

Indifferente, alkalische, saure, adstringierende, reizende (Schlamm-), elektrische, radioaktive und antiseptische Bäder.

	Technisches	Indikation und Erfolge
	Indifferente Bäder	
Stärkebad (Unna, Leistikow, S. 4)	$^1/_2$—1 kg Mehl in heißem Wasser für ein Vollbad.	Ein vorzügliches glättendes Bad (bain emollient), angenehmer als das Gelatinebad (s. später).
Bain d'amidon (Veyrières u. Huerre, S. 63)	500 g Stärkemehl 12 Stunden im kalten Wasser aufquellend, das den Wannenboden bedeckt; darauf wird warmes Wasser von 60—70° geschüttet.	
Kleienbad	2—4 ℔ Kleie mit dem 3fachen Vol. Wasser gekocht und filtriert: bzw. in einem Säckchen dem Bade zugesetzt. Oder Zusatz von Kleiolin (Bettmann) l. c. 524.	für Miliaria, bzw. die ihnen folgenden Dermatitiden, Verbrennungen.
Gelatinebad (Wolff zit. Leistikow, S. 280) Bains gelatineux (Veyrières und Huerre, S. 62)	200—250 g Gelatine durch 2—24 Stunden in Wasser quellen gelassen, Bildung eines Schaums, der durch ein Stückchen Seife verschwindet.	Angenehmer als das einfache Wasserbad (bain simple).
Agarbad (W. Straub)	100 g Agaragar und mehr.	für wunde Haut, Verbrennung „eleganter als Kleien-, Leim- und Gelatinebad" (Straub, S. 40).
	Alkalische Bäder	
	Keratolytisch, macerierend, zu örtlichen Bädern verwendbar; die Haut ist nach gründlicher Abspülung des Alkali mit verdünntem Glycerin oder Lanolinevaseline einzufetten.	
Laugenbad (W. Straub)	Pottasche (Kal. carbon. crud.) bis 500 g Liq. Kalii caust. bis 50 g auf ein Bad.	bei schwerer Ichthyosis.
Bain alcalin (Veyrières und Huerre, S. 62)	Na. carbonat. 100 g auf ein Bad.	gibt feinste Flocken von kohlensauren Kalk. Nach dem Bade leichte Stiche allenthalben am Körper, besonders an den Handtellern; nachher Glycerin oder indiff. Fett. Nicht zu empfehlendes Bad (Veyrières und Huerre).
Seifenbad	$^1/_2$—1 ℔ Schmierseife auf ein Bad; entsprechend weniger auf ein Hand- oder Fußbad.	Psoriasis, Hyperkeratose.

	Saure Bäder	
Salzsäurebad (VEYRIÈRES und HUERRE, S. 63)	100 g Salzsäure auf ein Vollbad (200 l) (bei sehr kalkreichem Wasser kaum sauer, daher noch Säurezusatz bis zu schwacher Lackmusreaktion.	Die Haut fühlt sich hernach weicher an. Das Bad scheint namentlich auf die Epidermis zu wirken und nützlich bei allen Xerodermien, besonders Ichthyosis zu sein. Vielleicht beruht die Wirkung auf einer Dissoziation (H und Cl) und halten VEYRIÈRES und HUERRE mit Rücksicht auf die Dissoziation von ionisierten Lösungen jene Mineralwässer als die besten für die Haut, welche 2—3 g NaCl im Liter enthalten.
Essigsäurebad (VEYRIÈRES und HUERRE, S. 64)	100 g fürs Bad.	Annehmbar, aber weniger angenehm als Eisensulfat, salzsaures Natriumsilikat oder Salzsäure. Nach dem essigsauren Bad bleibt ein Hitzegefühl in der Haut zurück.
Teerbad	Auf die durch Seife und Wasser von Schuppen usw. gereinigte Haut wird Ol. rusci eingerieben (HEBRA); oder Ol. rusci 100, Spir. sap. Kalin. und Aq. āā 75,0 ins Bad (NEISSER) geschüttet; oder 5—10% Pittylennatronseife über Nacht eingeseift, morgens gebadet.	Chronisches Ekzem, Psoriasis.
Saures Teerbad Balnacid (KLINGMÜLLER), Holzteerpräparat in Originalflaschen $^1/_{10}$, $^1/_2$, 1 l (BERLINER, KLEINSCHMIDT, SCHOLTZ)	100—200 ccm Balnacid. auf ein Erwachsenen-Bad, 30—50 ccm auf ein Kinderbad. Bei starkem Jucken kühles Bad 10 Minuten, bei Krusten, Schuppen 30° Bad 15 Minuten. Zu feuchten Umschlägen $^1/_2$—1%, oder 5—10 ccm : 1 l.	Wenig reizend (SCHOLTZ), juckstillend, adstringierend; bei Dermatitis, nässendem Ekzem. Nach dem Bade durch Abtupfen getrocknet, eingepudert und ruhig gelagert (KLEINSCHMIDT). — Pruritus, Skrofulose, Urticaria, Lichen ruber, Intertrigo, Pyodermie, Dermatitis herpetiformis, Salvarsanexanthem.
	Adstringierende Bäder	
Alaunbad (VEYRIÈRES, S. 67)	50 g in reines Badewasser, ohne oder mit flockigem Niederschlag von schwefelsaurem Kalk.	Erzeugt ein schleimiges, leicht fettiges Gefühl auf der Haut, besonders an den Handtellern, Bad angenehm adstringierend, aber anders als Eisensulfatbad, die Haut wird feiner.
Eisensulfatbad[1] (VEYRIÈRES und HUERRE, S. 65)	200 g Eisensulfat in ein Bad von 250 l, dem zuvor 100 g Schwefelsäure zugesetzt worden; *sehr angenehm*.	
Zinksulfatbad (VEYRIÈRES und HUERRE, S. 69)	15—20 g (THIBIERGE), 200 g (DARIER, zit. F. BALZER), 250 g Zinksulfat mit Säurezusatz (VEYRIÈRES u. HEUERRE) trübt Badewasser durch kohlensauren Zink (daher Emailwanne).	Das Bad ist angenehmer als ein Stärkebad, erzeugt weder das Gefühl der Zusammenziehung noch Reizung.
	500 g Zinksulfat und 100 g HCl (wegen schwarzen Niederschlags nur in Email- oder Fayencewanne).	Das Bad erzeugt keinerlei unangenehmes Gefühl.

[1] Eisensulfat- (Vitriol-)bäder und Eisencarbonat-(Stahl-)bäder, in natürlichen Quellen vorkommend, wirken die ersteren möglicherweise adstringierend, die zweiten wegen ihres Kohlensäuregehalts reizend auf die Haut (FLEISCHMANN, S. 87), sie sind auch in den meisten Arsenwässern enthalten.

	Technisches	Indikation und Erfolge
Kieselsaures Natriumbad Bain au silicate de soude. (VEYRIÈRES und HUERRE, S. 68)	Ohne bestimmte Angabe der Dosis.	Sehr angenehme, leicht adstringierende Beschaffenheit (Bain pour élégante.) Die Haut erscheint nach dem Bade weiß.
Kieselsäure-Salzsäurebad (VEYRIÈRES und HUERRE, S. 68)	Durch Zusatz von 200 g Salzsäure zu kieselsaurem Natrium auf ein Bad.	Sehr angenehm.
Tanninbad (UNNA)	Acid. tannic. 5, Ferr. sulf. 2 oxydul. Zusatz von Tanninsubstanzen in Abkochungen von Brombeer-, Preiselbeer-, Nußbaumblättern (VEYRIÈRES und HUERRE).	
Eichenrindenbad (Ulmenrinden, VEYRIÈRES und HUERRE)	$^1/_2$ kg Eichenrinde in 6 l Wasser (SCHÄFFER) abgekocht, durchgeseiht und dem Bade zugesetzt.	Bei Hyperidrosis, bei schwach nässendem Ekzem, pruriginösen Kinderekzemen, Pruritus (SCHÄFFER), Intertrigo der Zwischenzehenfalten.
	Schwefelbäder	
Natürliche Schwefelbäder: Aachen, Baden bei Wien, Poděbrad, Pistyan, Trenčin, Teplitz, Heustrich, Eilsen, Schinznach, Nenndorf, Gurnigl, Langensalza, Leukerbad (Schweiz), Aix-les-Bains, Barége, Louchon (Frankreich), Harrowgate (England), Smrdaky (Slovakei). (Aus FLEISCHMANN, BUCHTALA, ŠAMBERGER usw.)		
Künstliche Schwefelbäder: Mit Sol. VLEMINGKX; Kalium sulfuratum; Thiopinol; Einpinselung mit genannten Schwefelpräparaten; Einseifung mit Schwefelseifen. Nachfolgendes Bad.	1. Bereitung in Holzwanne, da Schwefel Metall angreift: Zusatz von Sol. VLEMINGKX (= Calc. sulfurat.) zum Bad: 150—200 g für Erwachsene (BRANDWEINER, S. 204), 75—100 g für Kinder (SCHÄFFER); weiters Kal. sulfurat. 50—100 g, 10—15 g Schwefelsäure zum Bad (LEISTIKOW, W. STRAUB). 2. Thiopinol (MATZKA), wasserlöslich, weniger riechend, milder wirkend und für Metallwannen unschädlich. 150 g	a) Mit Fettsekretionsanomalien verbundene Entzündungen: Seborrhöe, Acne, Rosacea; b) infektiöse und parasitäre Affektionen: Furunkolose, Dermatomykosen, Scabies und Scabiesnachbehandlung; c) Hyper- und Parakeratosen: Ichthyosis, Prurigo, Psoriasis, Ekzem und Keratosis. d) Chronische Metallvergiftungen durch Hg, Pb, As. Freier Schwefelwasserstoff der natürlichen SH_2-quellen wird durch die Lungen aufgenommen, auch wahrscheinlichst als Gas durch die Haut (FILEHNE, SCHWENKENBECHER, FLEISCHMANN, MALIVA, W. HEUBNER). An der Haut wird reines S zu Alkalisulfid, wirkt keratolytisch (UNNA-LEISTIKOW, S. 92, MEYER und GOTTLIEB); endlich bindet er möglicherweise nach

	(Originalflasche) für Erwachsene, 50 g für Kinder auf ein Bad (Schäffer) oder 3. Einpinselung mit Sol. Flemmingkx (Holzwanne) oder Thiopinol, Einseifen mit Schwefelseifen: S-Salicyl-, S-Natrium-, Thiol-, Thigenol-, Thiopinol-, Ichthyol-, Schwefelsalicyl-, Resorcinseife und $^1/_2$—1 Std. später baden. Dauer des Schwefelbades $^1/_4$—$^1/_2$ Stunde und mehr, hierauf abtrocknen und ausruhen lassen, Wiederholung 1—2 mal wöchentl. Bei Intoleranz gegen ganze Bäder können Teilwaschungen, 20 bis 30 ccm der schwefelhaltigen Substanzen auf eine Waschschüssel, täglich gemacht werden (Jarisch, zit. Brandweiner).	chronischem Gebrauch im Körper, Darm zurückgebliebene und Reste von Hg, Pb, As als Sulfide und befördert ihre Abscheidung durch den Darm (Schuster, Neisser, Finger, Buschke-Freymann, Meyer und Gottlieb), vielleicht auch durch die Haut (Delbanco und K. F. Müller, zit. Laqueur). Nach Bruck (zit. Laqueur) steigern Schwefelbäder Stoffwechsel und Zirkulation und damit auch die Wirkung der Hg-Kur.
	Gasbäder, Kohlensäurebäder	
Natürliche: Kissingen, Nauheim, Franzensbad, Marienbad u. v. a. (aus Rieder-Schwalbe S. 66 u. Laqueur, S. 88—95). Künstliche: Zusatz von CO_2 entwickelnde Substanzen zum Bade: 1. nach Sandow-, 2. Sedlitzky-Zucker-, 3. Quaglio-, 4. „Zeo"- (Kopp u. Joseph), 5. Formica- (Lebram-)Bäder.	1. Sandow-Bäder: Natriumbicarbonicum wird im Badewasser gelöst, der im Bade sitzende Patient reibt sich die Haut mit Natriumbisulfattafeln, worauf Kohlensaurebläschen an diesen Teilen entstehen (Straub); 2. Sedlitzky-Zucker-Bäder: Bisulfat wird in perforierten Dosen und Bicarbonat in „Stoffkissen" zugesetzt; 3. Quagio-Bäder. Dem auf dem Wannenboden gelösten Na-Bicarbonat wird langsam Salzsäure zugesetzt, bis genügend CO_2-Blasen aufsteigen; 4. „Zeo"-Bäder: Statt Salzsäure Zusatz von Essigsäure und Chlorcalcium; 5. Formica-Bäder: Statt Salzsäure Zusatz von Ameisensäure. — Temperatur des Wassers von 34°—30° zu erniedrigen, wobei trotz Sinkens der Wassertemperatur Wärmegefühl durch die Kohlensäureentwicklung entsteht.	Kohlensäure wird bei höherer Spannung, also im natürlichen oder künstlichen CO_2-Bade durch die Haut (Filehne, Schwenkenbecher, zit. Fleischmann, Goldscheider, Senator und Frankenberger, Šamberger) und durch die Lunge aufgenommen. Die Vermehrung der CO_2 im Blute bewirkt vom Atmungszentrum ausgiebigere Atmung und Sauerstoffaufnahme durch die Lunge, der Hautreiz von den sich im Bade anlagernden Kohlensäurebläschen bewirkt Hyperämie in den Hautcapillaren (Hautrötung und Erwärmung), was für eine atrophisch-anämische, akroparetische Haut nützlich sein kann. Das Wichtigste ist der Einfluß aufs Herz, seine Entlastung und Stärkung.

	Technisches	Indikation und Erfolge
	Reizende Bäder	
Senfbad (selten)	100—250 g Senfmehl, oder 25—60 g Spir. sinap.	Reizt kräftig Haut und Stoffwechsel (v. Bergmann u. Castex) zit. Fleischmann, S. 85. Anwendung bei kalten Füßen (Straub).
Ameisenbad (selten)	125—250 g Spir. formic.	Atrophie, Blässe der Haut (Straub).
Kalsmusbad (selten f. Erw.)	200—250 g Kalsmuswurzel oder ebensoviel T. calami.	Schlaffe, skrofulöse Haut.
Kräuterbad	500 g Species aromaticae in Säckchen oder 100 g Lavendelspiritus und Karmelitergeist } auf 1 Bad.	Bei Blässe und Atrophie der Haut (Straub).
Aromatisch-vegetabilisches Bad (Unna, Leistikow)	1 ℔ Flores Til. oder Chamomill., oder Spec. arom. oder Flor. Sambuci auf 1 Bad.	
Eau de Cologne	200 g Eau de Cologne auf 1 Bad.	Zur Zirkulationsverbesserung der Haut (Straub).
Moorbad S. später S. 653.		

(Aus W. Straub, S. 39).

ein- und ausschleichen gelassen, die Stromstärke soll beim Wechselstrombad, das mit großer Vorsicht benutzt werden soll, 20 M.A. nicht überschreiten, kann aber beim galvanischen Vollbad 50—200 M.A. erreichen. Statt des Vollbades können die bequemere Herz- und Blutdruck weniger angreifenden *Vierzellenbäder*, kleine Fayencegefäße mit Kohlenelektroden benutzt werden, in welche die Unterschenkel und Unterarme eintauchen, evtl. die *Zweizellenbäder* für die Unterextremitäten allein.

Radioaktive Bäder. In den verschiedensten Wässern und Quellen, darunter solchen seit alters her als Heilquellen geltenden (Lit. bei His und Gudzent, Fleischmenn, A. Laqueur) findet sich ein stetig zerfallendes radioaktives Gas, die Emanation, neben einer „Restaktivität" d. i. „einer Emanation als Zerfallsprodukt gelöster Radiumsalze" (R. Fleischmann), die, immer wieder aus den Zerfallsprodukten gelöster Radiumsalze gebildet, an das Wasser abgegeben wird. Erst bei einem radioaktiven Gehalt des betreffenden Wassers von 3 sog. Macheeinheiten (Hintz und Grünhut zit. Fleischmann ebenda), oder 20 M.E. im Liter bzw. bei richtiger Fassung, Temperatur und Ergiebigkeit der Quelle schon von 10 M.E. (Lieveking) spricht man von radioaktivem Wasser. (1 M.E. = ein Tausendstel der elekrostatischen Einheit.) Tatsächlich enthalten viele dieser Quellen bedeutend mehr: *Gastein* (*Guabeckerquelle*) 155 M.E., *Kreuznach* (Gradierhaus der Saline *Theodorshalle*) 171, Bad *Landeck* (Georgenquelle) 206, *Joachimstal* 600, *Brambach* (Wettinquelle) 2270, *Oberschlemma* 5800. Es kommt übrigens nicht allein auf die M.E.-Zahl des Badewassers an, vielmehr auf die Einrichtungen, welche die Emanation im Badewasser- und Baderaum in den Inhalatorien und in den Trinkutensilien

	Technisches	Indikation und Erfolge
	Desinfizierende Bäder	
Sublimatbad	Holzwanne. 5–10 g für Erwachsene, 1–2 g für Kinder. 10–20 Pastillen āā 0,5 Sublimat und Kochsalz für Erwachsene. 1–5 Pastillen für Kinder (W. STRAUB, S. 40). Für Teilbäder entsprechend kleinere Dosen.	Pemphigus lueticus, andere Lueserscheinungen, Staphylosen, überhaupt Pyodermien, Impetigo, Furunkel, bereits durchgebrochene Phlegmone: für Teilbäder, Hand-, Arm-, Fußbad in entsprechend kleineren Dosen; $^1/_2$—1 ‰ Sublimatlösung zur wiederholten prophylaktischen gründlichen Waschung gegen Luesinfektion; der Schutz scheint einige Zeit anzudauern, da Sublimatspuren an der Haut zurückbleiben. *Kleine* verletzte Stellen vertragen bei impetiginösen Hauterkrankungen auch stärker konzentrierte Sublimatumschläge (HESSE).
Hg-Oxycyanatbad	In gleichen Konzentrationen.	Mehrtägig., sehr schwacher Oxycyanatverband für Desinfektion bzw. Asepsis vor einer Operation an einer noch unversehrten Haut nützlich.
Wasserstoffsuperoxydbad (W. STRAUB, S. 40.)	500 g H_2O_2 genau vor dem Einsteigen ins Bad zugesetzt.	Pityriasis, Furunkel, schlechte Hauternährung. (2% Lösung der MERCKschen Stammlösung mit Pravaz- oder Rekordspritze zur Reinigung infizierter Wunden aufgetropft.)
Übermangansaures Kalibad	2 g auf ein Hand-, Fußbad, 5–6 g auf ein Sitzbad (BALZER F. Balneation antiseptique ec.). Kinder die Hälfte. 25–30 g für ein Erwachsenenbad (bis zur Rotweinfärbung). (Ther. Haut- und vener. Krankheiten in SCHÄFFER-ZIELER, SIEBERT, S. 53).	Oxydiert, desinfiziert, verfärbt stark. Intertrigo, Impetigo, Pyodermie.
Formalinbad (W. STRAUB, S. 40)	50 g Formaldehyd sol. und Saft von zwei Citronen und mehr auf ein Vollbad.	Hyperidrosis; evtl. auch nur als Hand- und Fußbad mit entsprechend geringeren Mengen (2—$2^1/_2$ g pro 1 Hand- oder Fußbad).

festhalten, um ihre Aufnahme in den Organismus möglichst ausgiebig zu gewährleisten. Für das Bad (vgl. HIS und GUDZENT) ist für diesen Zweck die Anlage der Räume und Baderäume vorteilhaft, die das schwerere emanationshaltige Wasser von unten einlaufen läßt (in *Münster a. Stein*), weiters eine durch DAUTWITZ in *Joachimstal* angegebenen Vorrichtung, um die Emanation gesammelt vor den Mund des Badenden zu führen, endlich die möglichste Ruhe des Badenden, damit nicht durch Bewegungen die Emanation aus dem Wasser getrieben wird. Eine recht lange Badedauer — 1 Stunde — d. i. Verweilen in den (nicht zu gut durchlüfteten) Baderäumen, gestattet durch die Inhalation möglichst viel Emanation aufzunehmen. Wie hieraus ersichtlich, wird auf die Resorption der Emanation durch die Haut nicht allzuviel Gewicht gelegt. Gegenüber den Angaben KEMENS (FLEISCHMANN, S. 92), der „bei sorgfältiger Verhinderung der Einatmung von emanationshaltiger Luft“ $2^0/_0$ des Gasgehaltes des Badewassers (Kreuznach) im Blute wieder fand (FLEISCHMANN), sprechen GUDZENT und NEUMANN (ebenda), sowie HIS, GUDZENT von einer minimalen Aufnahme von Emanation durch die Haut, die in keinem Verhältnis zu jener stehe, die im Baderaum eingeatmet werden kann. Zerfallsprodukte der Emanation, sich als Gasbläschen an der Haut des Badenden niederschlagend, könnten gleichwohl zu einer, wenn auch äußerst minimalen Strahlung auf den Körper (HIS und GUDZENT) — also durch die Haut — führen. Dasselbe können, bei langer Badezeit und negativ elektrischer Ladung des Körpers an der Hautoberfläche abgesetzte kleinste Elemente von in der Emanation gelösten, strahlenden Radiumsalzen bewirken (P. LAZARUS, KEMEN, NEUMANN in FLEISCHMANN).

Die Radiumkuren in den betreffenden Kurorten können die Emanation in Bädern, Inhalationen, Trinkwasser (der Quellen und Grubenwässer) bzw. in Kombination dieser Einverleibungsweisen zur Anwendung bringen.

Bäder, die an dieser Stelle besonders interessieren, können auswärts der eigentlichen Kurorte verhältnismäßig schwer herzustellen sein, doch ist Emanation durch denselben Apparat wie zu Trinkkuren, den *Aktivator* (Radiogengesellschaft Berlin oder Dr. ASCHOFF, Kreuznach zit. LAQUEUR) in den für Bäder nötigen Menge: 30—50 Tausend M.E. und mehr, zu beschaffen; Diese Zubereitungen sind wegen Kurzlebigkeit der Emanation zum alsbaldigen Baden (auch zum trinken) zu verwenden evtl. sind radioaktive Substanzen zur Selbstbereitung der Emanation (Joachimstaler Uranpechblende oder Kreuznacher Quellensinter) von Apotheken bzw. Krankenhäusern leihweise zu bekommen.

HIS und GUDZENT berichten über Erfolge bei Psoriasis, desgleichen MITTENZWEY, Oberschlema (zit. bei LAQUEUR, S. 107), und bei Sklerodermie.

Bei einem Falle von Leukämie (im hiesigen Ärzteverein vorgestellt) mit universalleukämischen Hautgeschwülsten verschiedener Größe und heftigem Jucken sah ich im hiesigen Weinberger Krankenhause, das ausgiebig mit Radium versorgt ist, nach Emanationsbädern Besserung des Juckens, demnach des Schlafes und des Allgemeinbefindens; den weiteren — tödlichen — Verlauf konnte ich leider nicht verfolgen.

Daß die mit Joachimstaler Kranpechrückständen, Kreuznacher Quellsinter, Fango, Pistyaner Schlamm — gemachten Umschläge radioaktiv wirken, wird im folgenden gestreift. Die bei zahlreichen Hautaffektionen (verschiedenster Art) darunter malignen Geschwülsten vorgenommenen Heilversuche mit anderen äußeren und inneren Anwendungen der radioaktiven Substanzen wird in eigenen Kapiteln berichtet.

Schlammbäder (FLEISCHMANN, LAQUEUR). Unter Schlamm verstehen wir mehr weniger feine Niederschläge von Quellen (Thermalquellen), Flüssen, Seen, Meeren, die ihrem verschiedenen Ursprungsorte entsprechend mechanisch, physikalisch, chemisch recht verschiedene Eigenschaften zeigen: *Reich an*

Silicaten, Spongiennadeln sind die *italienischen Fangos*, *an Schwefel das Pistyaner* Salz, das diesbezüglich den reichsten Schwefelthermen gleichkommt, aber auch *Trenezin-Teplitz, Nenndorf, Eilsen, Ischl, Aix-les Bains, Buttaglik, Albans, Aequin Monsummano* (aus Laqueur); *reich an Salz* der *Ischler-, Ostsee-, Schwarzemeerschlamm* (Liman), *reich an organischen Stoffen* der *Krim-, Kaukasusschlamm* und der Liman (Fleischmann), recht ansehnlich *radioaktiv* (Mache, Mayer, Liebermann, Hemilian, Christensen, Neune), und zwar an Substanz und Emanation der *Pistyaner* Schlamm. *Allen gemeinsam* ist, daß sie *mit heißem Wasser* (80°) zu richtiger Konsistenz bis 40—50° (Laqueur) *durchgerührt*, einen *sehr gut* sich anschmiegenden, trotz guter Wärmeleitung (Kionka) *wärmehaltenden Brei* von einer ausreichenden Schwere geben. Es kann in *Schlamm-Bassins*, welche über die Quellen gebaut sind, z. B. Pistyan, in *Kabinenwannenbädern*, 32° warm (Reichart), und in *Teilbädern*, gebadet werden. Extremitäten werden mit direkter *Schlammpackung* behandelt. Diese besteht von innen nach außen: 4 cm Schlamm, Billroth, Leinwand, Wollhülle. — *Nach auswärts* wird der *Schlamm, Fango*, der *italienische* und der *deutsche Eifelfango* als *Trockenpulver*, jener von Pistyan in *kleinen Quadern (Pipua)* und als *Pulver in Kompressen, Pistyaner „Gammakompressen“* eingenäht (Cemit) versendet; zum Gebrauch *mit heißem Wasser zu Brei* oder *Umschlägen* geformt appliciert, hierauf *trocken aufgepackt* und 15—20 *Minuten* belassen; die Kompressen können wiederholt verwendet werden. Schlammapplikationen auf Hand und Fuß können in kleinen Metallwannen (Laqueur) stattfinden oder in länglichen Gummibeuteln, die in entsprechend warmem Wasser gehalten werden. *Nach den Schlammapplikationen warme und heiße Bäder, Spülungen* oder *Douchen* und nochmalige *Trockenpackung* behufs wiederholter Schweißbildung. In der Fangoapplikation (untere Extremitäten 52°) steigt die Körperwärme um bis 1,35° (Maggiora und Levi zit. Fleischmann). Die allgemeine Wirkung manchen Schlammes ist der Radioaktivität (stärker in Pistyaner [1,06] als im Battaglia- [1] und Eifelschlamm), die örtliche Wirkung für die Dermatosen ist dem Hautreiz durch Wärme, Schwefel und mechanische Bestandteile zuzuschreiben. Die Prozeduren können nach Art, Grad, Dauer des Leidens und nach der Konstitution des Kranken abgestuft werden. Von Hauterkrankungen werden günstig beeinflußt: Acne vulgaris, Psoriasis, Ekzeme, Lichenifikation, Ichthyosis, Erythrodermie, Pityriasis lichenoides chronica, Scrofulosis, Urticaria papulosa, Skleroderma, Furunculose.

Die Moore von *Elster, Franzensbad, Marienbad, Dachau, Partenkirchen, Miesbad, Reinerz* (Fleischmann), liefern nach wiederholter Mineralsäurebehandlung und Verwitterung ein Gemenge, das mit warmem Wasser gemischt (nebst anderen reizenden Substanzen) freie Schwefel-, freie Humussäure, Aluminium- und Ferriverbindungen — Robert, Triller, Zörkendörfer zit. Fleischmann — sowie mineralisch und pflanzliche Beimengungen enthält. Die 31—40° warmen, verschieden dickbreiigen Bäder können bei ihrer großen Wärmekonstanz (Hehnkampf, Cartellieri) und ihrem an chemischen Gehalt geeignet, sowohl reizend als beruhigend auf die Haut und resorbierend auf chronisch entzündliche Infiltrate von Haut und Unterhaut einwirken.

In demselben Sinne wirken *Moorumschläge* und *-Packungen*. Von besonderen Haut- bzw. Allgemeinwirkungen des Moorbades ist Steigen der Haut- und Sinken der Körpertemperatur (Achselhöhle) im kühlen (Jakob), aber auch im warmen Moorbade (Kisch, Heller) zu beobachten. Die Blutdrucksenkung während des Moorbades ist erheblicher und längerdauernd als beim einfach warmen Bade (O. Müller, Strasburger (ebenda), der Stoffwechsel als erhöht anzunehmen (Fleischmann).

Moorbäder sind im Hause darstellbar, da Zusätze (Moorextrakt oder Lauge, bzw. Moorsalz von Mattoni) in den Apotheken und Mineralwasserhandlungen erhältlich sind. Für ein Moorlauge- oder Extraktbad genügt 1—2 kg Moorlauge oder Moorextrakt, für ein Moorsalzbad $^1/_2$—1 kg Moorsalz (LEISTIKOW, W. STRAUBS Tabellen).

Trockene Wärme und Hitze.

Sie wirkt durch Hyperämisierung der Haut. Man bedient sich hierzu einiger Apparate wie: der Heißluftduschen (Föhne), Thermophore, Heizkissen, Heißluft-, Glühlicht-, Sandbäder; des Heißluftapparats von HOLLÄNDER.

Die vom angeheizten Föhn ausströmende heiße Luft kann, je nach kleinerer oder größerer Entfernung des Apparates von der Haut, verschieden große Hautfelder bestreichen. Je näher der Haut und je kleiner die Öffnung für die ausströmende Luft, desto heißer ist letztere. Indikationen für den Föhn sind bei weiterer Distanz von der Haut: Trocknung nasser Haut und Haare; Erwärmung kalter, anämischer Haut; günstige Beeinflussung von Pruritus; Reifung von Furunkeln (in Verbindung mit nachfolgenden feuchtwarmen Prießnitz- oder Alkoholumschlägen); rasche Abtrocknung von Impetigines. Bei Annäherung an die Haut: Zerstörung von Lupusherden, Ulcera mollia, Ulcera gangraenosa, an welche man die heiße Luft durch einen spitzauslaufenden Föhnansatz ganz nahe heranführt (ähnlich wie beim Heißluftapparat HOLLÄNDERS). Der trockenen Wärme sind für Linderung des Juckens wiederholte kurze Übergießungen mit heißem Wasser oder kurze heiße örtliche Bäder vorzuziehen.

Für Schmerzlinderung, Resorption entzündlicher Hautinfiltrate, Reifung von Furunkeln dienen die bekannten *Gummi-Thermophore* mit krystallinischem, durch Kochen schmiegsam werdenden Inhalt, chemische Mittel (Antiphlogistin) und elektrische *Heizkissen,* mit denen die früher angewendeten Breiumschläge (Kataplasmen) konkurrieren. Auch Kombinationen dieser und ähnlicher Anwendungen sind möglich: Feuchte antiseptische Umschläge mit aufgelegten Thermophoren oder Heizkissen sowie stark reizende, ziehende Pflaster (Karbolquecksilber- und Salicylguttaplaste) mit aufgelegten Kataplasmen (BETTMANN in SCHWALBE). Die größeren, abschließbaren *Heißluft-, Glühlichtkasten* und *Sandbäder* sind dermotherapeutisch nur indirekt zu verwenden — als Schwitzapparate behufs Stoffwechselsteigerung oder als Vortakte für Kälteapplikationen zur Steigerung der Hautreaktion.

Näheres über Apparatur und Ausführung bei RIEDER, LAQUEUR). Der Heißluftapparat von HOLLÄNDER (Abbildung bei LEDERMANN) gehört zu den Ätzmaßnahmen: Luft wird in der Nebenleitung eines Paquelins, an dessen glühender Spitze vorbeigetrieben und kann zur Ätzung verwendet werden (z. B. für Lupusherde). Wegen Schmerzhaftigkeit ist Narkose nötig und Schutz der gesunden Umgebung vor der Hitzewirkung (BETTMANN in SCHWALBE).

Salben und Pasten.

Salben sind Gemische von Fetten, Ölen, Fettkörpern mit je nach Zweck, Applikationsstelle und Außentemperatur zu änderndem Gehalt an schwerer oder leichter schmelzbaren Anteilen genannter Mischung. Weiche Coldcreame und feste Salbenstifte sind die Konsistenzextreme der Salben. Salben und Pasten gehören zu den Heilmitteln, welche wir trotz Erscheinens immer neuer Hautmedikamente und der Einführung sehr wirksamer physikalischer Therapieformen (Strahlen) in der Hautbehandlung des täglichen Lebens nicht leicht entbehren können. Die Dienste, welche ganz indifferente Salben und Pasten der Haut leisten, sind vorwiegend *mechanisch-physikalische.* Sie schließen die Haut gegen die rauhe, feuchte, kalte Luft ab und gewähren einigen Schutz gegen äußere mechanische Schädigungen. Durch beides wird Juckreiz gemildert, hiermit Kratzen und so manche Hautinfektion, sowie Verschlimmerung und Komplizierung der gerade bestehenden Dermatosen verhütet. Die Salben *glätten* die Haut durch Ausgleichen ihrer Rauhigkeiten (z. B. bei Lichen pilaris, Xerosis); sie *erweichen* sie, da sie die Perspiration zurückhalten; sie *wärmen,* wenn auf Salbenlappen unter der Wäsche angelegt, sie *kühlen* dagegen ab, wenn auf entblößt getragenen, länger behaarten Hautpartien aufgestrichen, da sie die schlecht Wärme leitende Luftschichte zwischen den Haaren verdrängen (Firnisversuche [alte Literatur auch bei R. WINTERNITZ]). Die Salben gewähren bisweilen auch den ihnen beigegebenen Stoffen Schutz vor Veränderung (STARKENSTEIN).

Die *Pasten* sind Salben mit eingebautem Puderzusatz (LASSAR, UNNA): also physikalisch durch Adsorption des Hautsekrets und bessere Abdünstung desselben von der Salbe unterschieden; ohne Verband angewendet, wirken sie demnach *austrocknend* und kühlend. Gegen Druck und Reibung einander deckender Hautpartien schützen und wirken sie noch besser als Salben. Unter indifferenten Salben und Pasten können, weil vor genannten Schädigungen geschützt, unbedeutende Hautaffektionen abheilen. Salben und Pasten gehören aber auch zu den besten Vehikeln für die verschiedensten differenten in der Hauttherapie verwendeten Substanzen. Zu ihrer Herstellung sind in erster Linie die oben genannten Bestandteile notwendig. Dazu gehören:

Tierische Fette (Fettsäureglyceride).

Schweinefett gereinigt, 4% benzoiniert, was besser mit Benzoeharz statt Benzoesäure geschieht (P. UNNA jr.): *Adeps suillus benzoatus* oder *Axungia porci benzoinata* (PASCHKIS), Schmelzpunkt 40° C, gut haltbar, für Salben sehr verwendbar.

Rindstalg (Seb. bovinum) und *Knochenmark* (Medulla ossium bovis, Schmelzpunkt 40—45°) sind für weichere und härtere Pomaden geeignet (PASCHKIS und LEISTIKOW).

Hammeltalg (Sebum ovile, Schmelzpunkt 45—50°), nur benzoiniert, selten und meist nur für die UNNAschen Salbenmulle, verwendet, jüngst von CL. SIMON wieder hierzu empfohlen.

Hirschtalg (Adeps cervi) nicht ranzig, kühlend, zu Intertrigosalben.

Tierische Öle.

Der weiße *Lebertran* — Ol. jec. Aselli — enthaltend Jod, Brom, Chlor, Phosphor, Schwefel, das antixerophthalmische Vitamin A und hauptsächlich das antirachitische Vitamin D (KLEMPERER und ROST, S. 462) rein, auch äußerlich bei tuberkulösen Hautleiden (Lichen scrophul., Scrophuloderma), Prurigo (BROCQ, LEISTIKOW) nützlich. Er ist im Ungt. Desitini neben Zinkoxyd, Wollfett und Vaseline enthalten, das für Ekzeme (HERMINE BAER), Verbrennungen (JACOB), chronische, skrofulöse und Unterschenkelgeschwüre (NÜRNBERGER) empfohlen wird (aber nicht angenehm riecht); nach C. BRUCK (Dermat. Wschr. 82) wirkt Desitinsalbe nicht besser als Zinksalbe.

Das *Döglinöl* (Entenwalöl, Ol. Physeteris oder Chaenoceti) ist zur Bereitung von Salben und Linimenten (LEISTIKOW lobt jenes mit Kalkwasser) zu verwenden.

Pflanzliche Öle (Glyceride der Ölsäure).

Olivenöl (Oleum olivarum), *Ricinusöl* (Ol. ricin.), das billigere *Rüb-* (Ol. rapae) und *Leinöl* (Ol. lini): verwendbar zur schonenden Entfernung von sekundären Krankheitsprodukten, namentlich am behaarten Kopfe (Ölkappe) zur Reinigung beim Verbandwechsel, zur Schutzeinfettung gegen Feuchtigkeit und Kälte; Ol. olivar. 40,0, Zinci oxyd. 60,0 = das früher öfter gebrauchte LASSARsche Zinköl; *Mandelöl* (Ol. amygdal. dulc.), sowie ebenfalls Oliven- und Ricinusöl kommen als Komponenten von Salben, Pasten, Pomaden, Haarwässern, Firnissen in Betracht; auch wird das Ricinusöl als Verdünnungs- und Einhüllungsmittel (Vehikel) für ätherische Öle (Ol. Terebinth, Menthol) behufs subcutaner Injektion (BERLINER zit. LEDERMANN) gebraucht.

Cocosnußöl wurde früher viel für Seifen verwendet; wenn frisch, mit Rosenwasser eine vortreffliche Creme bildend (PASCHKIS).

Ol. caryophyll. (Nelkenöl), schmerzlindernd (LEISTIKOW) gegen Insektenstiche angewendet (LEDERMANN).

Ol. papaveris fast zu gleichen Teilen mit Aq. Calcis, $\frac{1}{2}$% Acid. Salicyl. und 7,5% Zinkoxyd im LETZELschen Linim. (LEISTIKOW s. später); *Ol. lini* und Aq. Calcis āā im Linimentum oleocalcare, beide bei Verbrennungen.

Ol. Rosarum, Geranii, Bergamotti, Lavandulae, Neroli, Resedae, Violae, Citri u. a. *geruchverbessernde* ätherische Öle aus verschiedenen Pflanzengattungen werden in einzelnen Tropfen zu Streupulvern, Salben, Ölen, wässerigen Lösungen zugesetzt.

Zähe bzw. krystallinische, tierische und starre pflanzliche „Fette" (Fettsäureester höherer Alkohole).

Wollfette, Fettsäurecholesterinester (LIEBREICH, JAFFÉ, DARMSTAEDTER zit. LEISTIKOW) sind zähe, aber mit Öl, Vaselin und Wasser verarbeitet, geschmeidige, vorzüglich deckende Salbengrundlagen, die auch angenehm kühlen, da sie viel Wasser aufzunehmen und abzudunsten vermögen (P. G. UNNA, MONCORPS).

2% *Lanolinum anhydric.* und Vaselin können 70% Wasser aufnehmen (UNNA in LEISTIKOW).

Adeps lanae anhydric. (+ Vaselin oder Öl) bis 300% Wasser (SACK ebenda, s. auch LIFSCHÜTZ). Die Verschreibung: Lanolinum purum bedeutet schon die mit Fett und Wasser versetzte, in den Apotheken vorrätige Form, der dann noch verschiedene Fette und Kohlenwasserstoffe beigefügt werden können.

Walrat (Cetaceum), nicht ranzid, gereinigt, für Ungt. leniens (Coldcream) und Ungt. refrigerans (UNNA) in Gebrauch.

Wachs — Cera alba et flava — aus den Honigwaben (Schmelzpunkt 60° bis 63°) ist in kleinen Gaben in Ungt. leniens, Balsamen, Cremen, in größeren (30—33%) in den Salben- und Pastenstiften (UNNA zit. LEISTIKOW) und in Stangenpomaden enthalten.

Kakaobutter (starr, bei 30—35° schmelzend und sehr haltbar [PASCHKIS, LEISTIKOW]) wird mit anderen Fetten (Mandelöl) zu Ungt. pomad. (UNNA) verwendet (THEOBALD [Bienenwachs in der gegenwärtigen Heilkunde]).

Mineralische Kohlenwasserstoffe.

Vaselin (american.) *gelb* und *weiß*, festweich, salbenartig, vorzüglich als Deckmittel und Vehikel (nicht ranzid). *Vaselinöl (Paraffinum liquid.)*, dicklich flüssig (ebenfalls) nicht ranzid, wasserhell, farb- und geruchlos, eine gute Suspensionsflüssigkeit. *Eucerinum anhydricum* (= Vaselin und 5% Cholesterin) die dreifache Wassermenge aufnehmend (LIFSCHÜTZ-UNNA).

Ungt. Paraffini aus Paraffin. liquid., Ceresin, Wollfett bestehend, ist nicht indifferent evtl. in den Prothesen giftig (STRAUB); Zusatz mangelhaften Paraffins zur Salbe bewirkt Reizung und Pigmentierung der Haut (Paraffinmelanose [zit. S. JESSNER, S. 28]).

Petroleum (Ol. Petrae) allein oder in Verbindung mit Ol. oliv. zur Abtötung von Kopfläusen; *Hairpetrol* gebrauchsfertig; *Petrolhaarwasser* aus Petroleum, ätherischen Ölen (Myeica-, Lavendel-, Piment-, Nelkenöl), Alkohol und Wasser (RIEDEL, siehe auch FRED WINTER, S. 524).

Granugenol (KNOLL), von ROST eingeführt, „ist partiell gereinigtes Mineralöl", das Granulation befördernd bei Decubitus, Ulcus crur., Frostgangrän, Brandwunden, Röntgenverbrennung und Ekzem wirkt; Granugenol in Salbe: Granugenol 70, Lanol. anhyd. 10, Paraffin. solid. 20 (LEDERMANN); Granugenol in Pasta: Granugenol u. ZnO āā; Granugenol in Puder: $7^0/_0$ Granugenol zu Bolus oder ZnO (siehe später).

Vasogene sind oxygenierte Kohlenwasserstoffe (LEISTIKOW). Das dickflüssige (*Vasogenum liqu.*) ist mit J, Jodoform, Ichthyol, Menthol, Salicyl offizinell gebrauchsfertig; dem *Vasogen spissum* schreibt LEISTIKOW (zit. LEDERMANN) Tiefenwirkung bei hyperkeratotischen Dermatosen zu. Den Mineralölen kann das *Tumenol,* ein Destillat von aus bituminösem Gestein erhaltenen Mineralölen, angereiht werden; es wurde namentlich von NEISSER als jucklindernd gelobt und verwendet.

Naftalan und *Nafalan*: Salbenartige, $2^0/_0$ und $5^0/_0$ Natronseife enthaltende Destillationsprodukte kaukasischer Rohnaphtha: Gute Salbengrundlagen, mit Öl und Fett mischbar, entzündungswidrig, selten bei akuten Prozessen (Ekzem) reizend; mit Zink, Amyl. oder Talcum, 1 : 1 oder 1 : 2 gute Pasten bildend (NEISSER), welche bei Gewerbeekzem (R. BLOCH), disseminierten Furunkeln (VEHMEYER) gut verwendbar sind. Sie wirken juckstillend bei Pruritus, Prurigo; gut bei Verbrennungen, sind aber ohne besondere Tiefenwirkung (FRICKE).

Salbengrundlagen.

(PASCHKIS, LEISTIKOW, STRAUB, BETTMANN, LEDERMANN.)

Von den vorgenannten Fettkörpern bilden manche allein, z. B. Vaselin, Salbengrundlagen, in welche verschiedenste Medikamente „eingebaut" (BETTMANN) werden; bei anderen muß behufs Erzielung der richtigen (Teebutter-) Konsistenz eine Zumischung mehrerer, starrer (Wachs, Harz) und flüssiger Öle, festerer und weicherer Fettkörper vorgenommen werden. Einzelne derartige Kompositionen, wie Ungt. Diachyli *Hebrae*, Ungt. Zinci und Ungt. Zinci benz., Ungt. molle, Cremor refrigerans (UNNA) u. a. können als Ganzes in andere Salben „eingebaut" werden. Endlich können schon mit Heilstoffen versehene Salben als Ganzes Salben- (und Pasten-) Grundlagen bilden, in welche noch andere Medikamente einverleibt werden. Unter den Salbengrundlagen sind 1. mit Wasser nicht mischbare Fett- (Fettsäureglycerid-) Salben und Kohlenwasserstoffe (s. später MONCORPS), 2. einige Fettkörper bzw. Kohlenwasserstoffe angeführt, die unter gewissen Bedingungen evtl. auch über $100^0/_0$ Wasser binden: Salbengrundlagen für Kühlsalben.

Mit Wasser nicht mischbare Salbengrundlagen.

Unguentum Diachyli Hebrae: Empl. Litharg. und Ol. oliv. āā (jetzt Vaselin. āā oder Adeps lan. und Vaselin. 70 : 30), ist, wenn *frisch bereitet*, „*sine Ol. Lavand.*" und mit einer Spur Benzoe oder Salicylsäure in Ol. Ricin. verarbeitet, ist es, bei sorgfältiger Adaptierung, 1—2 mal tgl. gewechselt, eine noch immer sehr gut anwendbare Salbe.

Ungt. Vaselin. plumbic. (KAPOSI: Modifikation des voranstehenden Ungt. Diachyli *Hebrae*, nicht so gut wie das Original (BETTMANN), aber besser haltbar (LEDERMANN).

Ungt. cereum: Cera flav. 40,0, Ol. oliv. 100,0 (LEISTIKOW).

Ungt. simpl.: Cera flav. 15,0, Adip. suill. 85,0 (LEISTIKOW).

Ungt. pomad.: Cera flav., Adip. benz. āā 25, Ol. oliv. 75, Ol. ros. qu. satis ad mixt. odoriferam.

Ungt. Spermaceti (Walratsalbe): Cera alba, Cetacei āā 15,0, Ol. amygd. 70,0.

Ungt. Zinci (Wilsonii): Zinc. oxyd. 20, Adip. (suill) benzoic. 80; nicht zersetzlich; ebenso auch Ungt. pomad. (UNNA): Butyri Cacao 10, Ol. amygdal. 20,0 bei antiseptischem Zusatz (von Bals. peruv. u. a.).

Ungt. boricum 2%.

Mit Wasser mischbare Grundlagen für Kühlsalben.

Adeps lanae (Alapurin). Aus dem Wollfett gewonnen, geruchlos, zähe; wird es durch 5—20% Ol. oliv. oder Vaselin geschmeidig gemacht (UNNA, TÄNZER, GOLINER, MÜLLER) und mit der doppelten Vaselinmenge gemischt, so bindet es viel Wasser (UNNA), und zwar bis 300% (SACK, zit. LEISTIKOW, AUFRECHT) und gibt eine „honiggelbe, sterile Salbe".

Lanolin anhydricum: Cholesterinester; wird wie Adeps lan. durch Öl oder Vaselin geschmeidig und kann 70% Wasser aufnehmen; ebenso können diese beiden Wollfette in Verbindung mit echten Fetten (Fettsäureglyceriden) und Vaselin große Mengen saurer und salzartiger Metallösungen: Aq. Plumbi, Solutio Plumbi subacet., Sol. Aluminis acetici, Sol. Calcii chlorati, Sol. Calcii bisulfurosi, Hydrogeni hyperoxydati aufnehmen (SACK, zit. LEISTIKOW).

Lanolin (LIEBREICH, JAFFÉ, DARMSTAEDTER): Wollfett 15 T., Paraff. liquid. 3, Wasser 5, nie ranzig, mischt sich auch mit in Wasser löslichen, in Fett unlöslichen Substanzen (STRAUB l. c.).

Ungt. molle besteht aus Lanolin und Vaselin amer. āā; vorzüglich zu Augensalben, Hautpasten, mit großem Wasserbindungsvermögen.

Ungt. dur.: Paraffin. solid. 4, Paraff. liquid. 5, Wollfett 1 (BETTMANN).

Cremor refrigerans (UNNA): Adeps lan. 5, Vaselin 10,0, Aq. fontana aut., Aq. Calcis 20—60 (LEISTIKOW).

Ungt. leniens, emolliens und seine Modifikationen: *Ungt. refrigerans, Coldcream, Crême celeste* bestehen aus Wachs, Walrat, Mandelöl, Rosenwasser, Rosenöl, enthalten gelegentlich auch Glycerin, Vaselin, Benzoetinktur und können auch Minerallösungen (Na- oder K. carbonicum) oder pulverförmige Substanzen: Borax Plv. radic. Ireso aufnehmen (PASCHKIS 109).

Adipatum: Wollfett 35, Vaselin 53, Paraffin 7, Wasser 5 (HAGER).

Lanolimente (HAGER): Verschiedene mit Lanolin bzw. Adeps. lan. mit Glycerin oder Cetaceum-Vaselin oder Paraffin. liqu. oder Paraffin. liqu. und Cetaceum und den entsprechenden Wassermengen evtl. Parfümzusätzen dargestellte Kühlsalbengrundlagen. Zumeist kosmetisch (Lanolimentum leniens, Wollfettcreme).

Vaselinum flav. et alb. american.: Destillationsrückstände des Petroleums; in reinster Form von Butterkonsistenz, geruchlos, indifferent, unbegrenzt haltbar; vorzügliches Vehikel verschiedenster Hautmedikamente, mit anderen Fettkörpern (Adeps lan. und Lanolin) mischbar, wodurch auch Verbindungen mit starkem Wasserbindungsvermögen, Kühlsalben, entstehen.

Euvaselin: Vaselin mit Adeps lan. und Ozokerit mit etwas höherem Schmelzpunkt, daher konsistenter; indifferent, rein, läßt sich mit Wasser zu weicher Creme verreiben (LEDERMANN).

Epithelan pur., gelbbraune Salbenmasse, Schmelzpunkt 42° (Naturvaselin mit amorphem Kohlenstoff angereichert [KILITSCHENKO, OPPENHEIM], Wundheilmittel für Verbrennung, Erfrierung und Ulcus cruris).

Abaga oder *Ebaga*: Salbengrundlagen aus verschiedenen konzentrierten Alkalicarbonatverbindungen mit Stearin und Palmitinsäuren und desodorierten Mineralölen, einige mit geringem Fettzusatz.

Lovan (Valan): Rohwollfett und Vaselin; bräunlichgelb, nicht ganz reizlos, daher nur bei nicht irritablen Dermatosen (SCHÄFFER).

Novitan: Lanolin und höhersiedende Kohlenwasserstoffe; als Novitan anhydric. und cum Aqu. (aus LEDERMANN).

Novalan anhyd. neutral bis 200% Wasser bindend.

Lanotan. Nach SCHÄFFER (S. 13) ausgezeichnete Salbengrundlage.

Eucerin anhydricum (Beiersdorf): Wasserbindende Oxycholesterine (LIFSCHÜTZ, zit. ZERNIK) mit Vaseline 5 : 100.

Eucerin anhydric. c. aq.: 1:1, das Eucerin des Handels, von UNNA als vorzüglichste und beste Kühlsalbe bezeichnet. Mit Solut. Alum. acet. (1—2%) oder Liqu. Plumbi subacet. (10: 40 aq.) und 80% Glycerin „auch an behaarten Stellen und zur Händeeinfettung nach Seifenwaschungen verwendbar" (ZERNIK-UNNA). Eucerin anhydric. wird mit Rosenwasser āā in Coldcream und Niveacreme verwendet (kühlend, bei roter, rissiger Haut, Sonnenbrand).

Vasenol (Kopp) (= Vaselin + hochmolekularem Alkohol, STRAUB) zu Emulsionen von Ölen und als Suspensionsflüssigkeit für Hg, Kalomel, Ol. cin.

Vasenol. spissum. = Ungt. Vasenol. mit 25% Wasser und großem Wasseraufnahmsvermögen (P. THIMM), über 100%, daher zu juckreizlindernden Kühlsalben und Pasten verwendet (LEDERMANN).

Vasenol. liquidum. Steriles Vehikel: in Vasenol Hg. sal. 10%, V. Ol. cin. 70%, V. Kalomel 10%; ZnO mit 10% Vasenol guter Wund- und Kinderpuder; mit 10% Formaldehyd und Salicylsäure: Vasenoloformpuder gegen Hyperidrosis.

Vasogen = Vaselin emulgiert mit Ölsäure, identisch mit Vasoliment, mit Wasser sich haltbar emulgierend.

Vasogen spissum gute Salbengrundlage (LEISTIKOW) (mit Liantral 10—20%, oder Sol. calcii chlorati āā bei chronischen Dermatosen, 5% Chrysarobin bei derben Psoriasisplaques).

Vasogen liquidum als Jod- und Ichthyolvasogen im Handel.

Vasol: Vaselinöl mit ölsaurem Ammoniak. Ebenso Salbengrundlage (HELL, RIEDEL).

Laneps. Synthetisch dargestellte neutrale, viscöse, bis 50% Wasser aufnehmende Salbengrundlage (GALEWSKY), gut deckend und kühlend, mit Wachs, Walrat (GLOMBITZA) mischbar und verschiedenste Medikamente aufnehmend (siehe auch F. JÄGER und TH. BAER).

Salbenartige Emulsionen als Salbengrundlagen.

Resorbin (LEDERMANN). Eine aus ungefähr 50% Mandelöl, 25% Adeps lanae und Cera, 6½% feingeschabter Seife, 12½% Wasser mit einer Spur Gelatine dargestellte Grundlage (nach HAGER). Resorbin hat „große Penetrationskraft für die Haut, wirkt jucklindernd und entzündungswidrig und ist für Einverleibung von Arzneistoffen in die Haut“ sehr geeignet (LEDERMANN). Zu letzteren gehören viele der dermotherapeutisch wichtigen. Bekannt und viel verwendet sind seine Hg-Resorbintuben mit Grammgraduierung. Manche der in seinen Rezepten angegebenen Dosierungen (10% Naphthol., Pyrogallus, Chrysarobin) scheinen bei der angegebenen „großen Penetrationskraft“ des Resorbins etwas kräftig. Resorbin ist auch zu kosmetischer Creme verwendbar.

Mitin (JESSNER). Weiße, salbenartige Masse, bestehend aus einer zum Teil nicht emulgierten Fettemulsion mit 50% serumähnlicher Flüssigkeit. Einbauung zahlreicher dermotherapeutischer Stoffe möglich; nur Resorcin, Campher, Chloralhydrat, Menthol, Carbolsäure bedürfen hierzu des Zusatzes von 20% Öl (nach LEDERMANN). Campher, Chloral, Menthol sind nicht wasserlöslich. Mitin ist eine gute Grundlage für Paste, Creme, Puder.

Anwendung von Salben und Ölen.

Für die (Fett-) Salbenbehandlung besonders geeignet sind die glatten, unbehaarten Partien des Körpers, Gesichts, die kurzbehaarte oder geschorene Bart- und Kopfhaut; indessen können auch trocken schuppende und krustöse Dermatosen zwischen langen Kopfhaaren mit Salbe behandelt werden. Für die stark (auch eitrig) sezernierenden, die haarverfilzenden, diffusen Dermatosen, ist, falls Scherung oder Rasieren untunlich, die Einölung geboten, die ohne brüske Hantierung leichter an den Haarboden gelangt als die festeren Salben. Schon behufs Vorbereitung und Reinigung von Hautefflorescenzen werden auf stark verkrustete Stellen anti- und aseptische Salben, 1—2% Salicyl-, benzoinierte Hebrasalbe auf Lappen gestrichen aufgelegt, ebenso auf die beborkten Haarpartien nach Applikation von Mandel-, Oliven-, Ricinus-, Rüböl mit Lappen (Flanell, evtl. perforiertem Billrotbatist) niedergebunden, den halben Tag oder die Nacht über belassen. Die sekundären Krankheitsprodukte werden mit Öl- oder Salbenbäuschchen, Benzintupfern, alkoholbefeuchteten Wattestäbchen, Schere, Pinzette und Kamm entfernt, und es erfolgt nunmehr sofort die Auftragung der Heilsalbe oder wird bei *badebedürftigen und dabei badefähigen* (zumeist chronischen, schuppenden, juckenden) Dermatosen größerer oder universeller Ausbreitung ein warmes Reinigungs-, evtl. ein antiseptisches oder dermospezifisches Bad eingeschaltet, das nach Notwendigkeit in bestimmten Intervallen wiederholt wird. Die Auftragung der Heilsalbe erfolgt nach oben beschriebener Vorbereitung oder nach dem Bade mit den gereinigten Fingerbeeren, Handtellern (in Handschuhen), mittelweichen Borstenpinseln,

Salbenpilzen, d. i. lederüberzogenen Klötzchen bei infektiösen Hautaffektionen, bei der Hg-Schmierkur (Schäffer) mit Salbenstiften (Unna, Audry, Schäffer, Bettmann), mit Mull- und Wattestäbchen; auch die Umgebung infektiöser Hautaffekte (Furunculose, Abscesse, infizierte Wunden) wird zum Schutze gegen das macerierende und infizierende Wundsekret mit Salbe oder Paste bestrichen. Bei einzelnen chronischen Dermatosen wird die Salbe methodisch nach einem bestimmten Turnus, partienweise, in bestimmten Mengen kräftig eingerieben (graue Hg-, Kalomelsalbe); mit steifem Borstenpinsel häufig auch täglich bei chronischen Parakeratosen (Eczema, Ichthyosis, Psoriasis, Prurigo) eingestrichen; einige Tage nacheinander und besonders sorgsam an den Prädilektionsstellen, z. B. mit Handschuhen wird bei Scabies die Wilkinson-, Cataminsalbe kräftig eingerieben; durch längere Zeit wird mit Ölen (Ol. jec. Aselli) bei Tuberkuliden die Haut mäßig fest behandelt.

Entblößt getragene, mit Salbe behandelte Stellen werden überdies mit indifferentem Puder bestreut (s. Pasten!), bekleidet getragene mit Mull, Watte, Lintlappen gedeckt und verbunden.

Um Reizung und Verschleppung von Keimen durch Einreiben, Einstreichen usw. zu vermeiden, werden Salbenlappen appliziert, darauf eine glatte Watte- oder Mullage, Lint, bei beabsichtigter Tiefenwirkung dichtere Leinwand, evtl. darüber ein kleineres Stück Billrothbatist und ein Verband angelegt. Fertige „Salbenmulle" mit dosiertem Medikament verwendete vor Jahren Unna; Brüchigwerden der lagernden Mulle und höherer Preis hemmten ihre Verwendung, neuerdings empfiehlt sie Simon.

Die Fixierung der Salbenverbände am Körper erfolgt durch Binden (Gaze, Kalikot) oder fertige bzw. aus einem Stück fertig zu stellende Verbandformen (Bilder im Lehrbuch von Schäffer-Klingmüller-Siebert: Hauben, Bart-, Kinnbinden, Kalikotmasken mit ausgeschnittenen Ostien, Zwirnhandschuhe [sog. Livreehandschuhe], Suspensorien, Schwimmhosen, Trikotanzüge aus zusammenheftbaren Trikotröhren verschiedener Breite). Die Erneuerung des Salbenanstrichs oder Salbenlappenverbandes findet je nach Akuität der Exantheme nach 24—48 Stunden statt.

Mängel der Fettsalbendeckung.

In manchen Fällen kann ungenügende Aufsaugung des Hautsekretes bzw. seine Zurückhaltung durch die aufgelegte Salbe bei stark absondernden Hautentzündungen Verschlimmerung und Weitergreifen der Entzündung in continuo, aber auch Auftreten von entfernten, symmetrisch gelegenen Entzündungsherden zur Folge haben.

In anderen Fällen kann ungenügender Übergang von Heilmitteln aus Fetten und Ölen in die Haut stattfinden, was vielleicht auf der schlechten Mischbarkeit des Hautsekrets und der Fettsalbe bzw. des in letzterer aufgenommenen (gelösten) Heilmittels beruht.

Endlich ist es bisweilen sozial unbequem, die Salbe an entblößt getragenen Stellen, selbst kleinen, mit Verband decken zu müssen. Diesen Übelständen begegnen: a) die Pasten Lassars, also Salben mit sekretaufsaugenden, pulverförmigen Stoffen; b) die Kühlsalben Unnas mit eingebauter Flüssigkeit, wodurch eine bessere Diffusionsmöglichkeit für das Salbenmedikament behufs Eindringen in die Haut gegeben scheint; c) endlich für recht kleine sichtbare Hautstellen die Salbenstifte Unnas, Audrys, d. s. portative Salbenformen, welche gestatten, kleine sichtbare Hautstellen unauffällig mit Salbe zu behandeln.

a) Pasten (= Pudersalben).

Pasten sind Pulvergemische „in einem die Plastizität gewährenden Mittel". Indifferenter Puder, auch Gleitpuder, in die Salbe eingeführt (LASSAR, UNNA; s. auch LEISTIKOW, SCHÄFFER, STRAUB, BETTMANN in SCHWALBE), hält reizende, ranzige Salbenbestandteile fester zurück, so daß Reizung der Haut abgeschwächt wird, adsorbiert — was VEYRIÈRE bestreitet — andererseits auch Hautsekret, so daß Abtrocknung serös sezernierender Stellen befördert wird. Paste, konsistenter als Salbe, kann an unbedeckten Hautteilen ohne Verband appliziert werden. Die LASSARsche Musterpaste, Zinkoxyd, Amylum āā 25, Vaselin 50 (bzw. mit 2% Salicyl), läßt für Pulver- und Fettbestandteile je nach therapeutischer Absicht entsprechenden Ersatz zu: Für Zinkoxyd kann Talc. ven. Magnesium oder Calcium carbonat., Terra silicea, Bolus; für Teile des Vaselins kann Adeps lan., Lanolin, Ungt. Zinc., Ungt. bor., Öl, Glycerin eintreten. Im Winter weichere, im Sommer schwerer schmelzbare Fette. Im allgemeinen soll das prozentische Verhältnis der Pulver und Fette in der Pastenform bei Ersatz der ersteren durch Medikamente, der letzteren durch andere Excipientien gewahrt bleiben. Doch finden sich in den Pasten der Autoren Abweichungen, und es gibt weiche Pasten mit Öl, zähfeste mit Lanolin, eintrocknende mit Terra silicea.

Man unterscheidet: Zink-, Kieselgur-, Bolus-, Kreidepasten nach den festen Bestandteilen; Salben-, Kühl-, Öl-, Wachs-, Seifen-, Lein-, Tumenol- (Zink-), Glycerin- (Bolus, Kaolin-Straub) Pasten nach den Fett- und ihnen halbwegs ähnlich konsistenten Exzipientien.

Schemata für Pastengrundlagen.

O. LASSARS-Paste: ZnO, Amyl. āā 25, Vaselin 50.

UNNAS Pasta Zinci mollis: ZnO, Amyl. āā 20, Vaselin 10; Past. Zinci dura: ZnO, Amyl. Lanolin, Vaselin āā 25.

Granugenpasta: aus Granugenol und ZnO āā die Granulation und Epithelisierung befördernd (v. GAZA, ROST).

UNNAS Kieselgurfettpaste, austrocknend (Furunkelumgebung) (Pasta Zinci vulgaris): ZnO 10, Terr. silic. 2. Adip. benz. 28.

Seifengrundlage: Vaselin, Sapo virid. āā, mit Naphthol β, Schwefel, Salicyl., Resorcin. in den Ätzpasten von LASSAR, BESNIER, RIEHL.

Wachspastengrundlage: Vaselin und Wachs je nach gewünschter Konsistenz in verschiedenen Mengenverhältnissen:

Ceratum vaselini: Vaselin 95 T., Wachs 5 T.

Ceratcreme Schleich: Pasta cerat., Vaselini flavi. āā, ZnO 10, Ol. ros. gtt. V, Eos. sol. gtt. II (RIEDL Mentor 913).

In die Pastenform können eingebaut werden: Salicyl, Resorcin. Ichthyol, Tumenol, Teer, Schwefel, Chrysarobin; in manche medikamentöse Pasten noch weitere Substanzen. So baut UNNA in die Pasta Zinc. vulg. und in die Pasta Zinci sulfurata (ZnO 6, Sulfuris praecip. 4, Terr. silic. 2, Adip. benz 28) ein: Chrysarobin, oder Ichthyol, oder Thiol, oder Ol. lithanthr., evtl. mehrere Substanzen zusammen. In Wirkung und Kosmetik sich schädigende Substanzen, z. B. Blei und Schwefel, sollen nicht zusammenkommen, auch soll die Pastenform und -konsistenz nicht beeinträchtigt werden. Einzelvorschriften in LEISTIKOW, SCHÄFFER-ZIELER-SIEBERT, STRAUB, BETTMANN (SCHWALBE), LEDERMANN.

Pastenanwendung.

Pasten sind messerrückendick mit reinen Fingern aufzutragen; bei stark nässenden oder schlecht sezernierenden infizierten Stellen ist gelindes Andrücken von mit Pasta bestrichenen Lintstreifen, die man nach einer Weile abzieht, anwendbar, um nicht zu reizen oder zu verschleppen. Stellen zwischen Infektionsherden, die man vor Überimpfung schützen will, bestreicht man mittels mit Paste belegten Spateln oder Tamponträgern. Pastenanstriche im Gesichte, namentlich solche mit weicher Paste, bestreut man mit etwas Puder; am Körper sind, wie über Salbenlappen, auch öfter Verbände nötig. An behaarten Stellen (Achsel-,

Leisten-, Genitoanalgegend) — bei Intertrigo, Furunkel — entfernt man mit feiner Schere Haare und Härchen nahe der Basis, soweit es leicht geht; die Krümelhaftung an den Haaren erleichtert das Scheren bei den Verbandwechseln. Die Entfernung der beim Verbandwechsel noch haftenden Pastenreste erfolgt durch Abtupfen mit warmem Öl, Äther, Benzin, Spirit. dilut. + Glycerin (3:1).

Schälpasten. UNNAS Schälpaste wird durch 3 Tage je einmal eingerieben, bis Schwartenbildung erfolgt. Bei Beginn der Schwartenabstoßung wird Zinkoxyd- oder Leimsalbe 2—3 Tage aufgetragen. LASSARS und BESNIERS Schälpasten werden mehrere Tage 15—60 Minuten lang messerrückendick bestrichen gelassen, dann mit Vaselin, Talcum abgewischt. Bei starker Rötung und Schwellung Salicylpaste. Künstliche Höhensonne und Röntgenstrahlen haben die Schälpastenkuren eingeschränkt (näheres bei LEISTIKOW, SCHÄFFER-ZIELER-SIEBERT).

Mängel der Pasten.

Die Einhüllung und Trennung der mit Medikament versehenen Salbenteilchen durch indifferenten Puder gestattet wohl größere Freiheit bei der Dosierung sehr wirksamer und reizender Stoffe in der Paste, aber auf Kosten ihrer medikamentösen Wirksamkeit. Die durch Aufsaugung des Hautsekretes bisweilen entstehenden Krümel reizen und hemmen das anfängliche Linderungsgefühl. Beiden Übelständen soll die Zumischung von Wasser zur Salbenmasse abhelfen, woraus die Kühlsalben entstehen.

b) Kühlsalben.

Einbauung von Wasser oder medikamentösen Lösungen (Sol. Alum. acet., Aq. Plumbi, Liqu. Plumbi subacet., Sol. Hydrog. hyperoxyd., Sol. Calcis chlor., Sol. Calcii bisulf.) gelingt bei Salben und Pasten, welche Glycerinfette in Verbindung mit Fettsäureestern (Adeps lanae, Lanol. anhydr.), Kohlenwasserstoffen (Vaselin, Paraffin) oder Lipoiden enthalten. Evtl. besorgen genannte Stoffe ohne Glycerinfett die Flüssigkeitsbindung und sogar über das Volumen der Fettkörper hinaus (UNNA, IHLE, TÄNZER, ROSENTHAL, RUGE, LIEBREICH, JAFFÉ, DARMSTAEDTER, SACK u. a.). Die Flüssigkeit der entstandenen „Kühlsalbe" oder „-Paste" kühlt einerseits bei Abdunsten, hält andererseits ihr eingebaute Medikamente gelöst, in längerem, bei Einreibung innigerem Kontakte mit der Hornschichte; wenn letztere gequollen oder sonst defekt ist, die Medikamente chemisch reizend oder flüchtig sind, können Heilstoffe ins Rete und in die interspinalen Lymphgänge gelangen und therapeutische Wirkungen entfalten. Kühlsalben können „mit jedem Fett, Öl, Wachs oder bestimmten Grenzkohlenwasserstoffen mittels geeigneten Emulgatoren", z. B. Cholesterin Merck, „dargestellt werden" (MONCORPS, III 48).

Schemata für Kühlsalben.

UNNAS härtere Kühlsalbe: Lanol. anhyd. 10, Adip. benz. 20, Aq. ros. 10.
UNNAS weichere Kühlsalbe: Lanol. anhyd. 10, Adip. benz. 20, Aq. ros. 60.
UNNAS Cremor refrig. (LEISTIKOW 26) Adip. lan. 5, Vasel. 10, Aq. font. 20—60.
PASCHKIS' Ungt. Lanol.: Lan. anhyd. 13, Paraff. liqu. 6, Ceresin 1, Aq. dest. 6.

Adaptiert für Adstringens	Sol. Alum. acet. 1—2%	40,0	
	Lanol. anhydr.	40,0	
	Vaselin fl.	20,0	(aus SCHÄFFER);
für Antiphlogose u. Antisepsis:	Lig. carbon. deterg.	10,0	
	Aq.	30,0	
	Lanol. anhydr.	40,0	
	Vaselin	20,0	(aus SCHÄFFER);
für Jucklinderung:	Sol. calcis chlorati	40,0	
	Lanol.	10,0	
	Ungt. simpl.	20,0	(UNNA aus LEDERMANN)

und einige

Schemata für Kühlpasten.

Magn. carbon. 2,5, Aq. dest., Vasel. āā 5,0 (BETTMANN in SCHWALBE).

Weiche Kühlpaste: Calc. carb., Zinci oxyd., Ol. Lini, Aq. Calc. āā 10=*Pasta mollis* (UNNA), die als Excipiens das Brandliniment (Ol. Lini — Aq. Calcis āā) enthält.

Ölkühlpaste: Zink. oxyd. 10, Terr sil. Adip. lan. āā 5,0, Ol. oliv. 10,0, Aq. 20,0 (LEISTIKOW).

Glycerinpaste: Bolus (feinst zerrieben) 20, Glycerin 10, Ichthyol 5 (UNNA, Kriegsaphor.).

Mattan (UNNA und PINKUS), mattgelbe aus Gleitpuder, Wasser, Vaselin bestehende (Hautfett und Wasser aufsaugende Kühlpaste), die, leicht aufgetragen, Teintunreinigkeiten (bei Seborrhöe, Acne, Rosacea) deckt. *Zink-, Schwefel- (Sulfurmattan), Gletschermattan* usw. Die vorzügliche Zinkmattankühlpaste lautet: Zinci oxyd., Ol. lini, Aq. Calcis āā 10, Mattan 20. (UNNA, Dtsch. med. Wschr. **47**, 319 [1921].)

Eumattan, Fettmischung, mit Wasser 1 : 4 mischbar, ebenfalls als Salbengrundlage verwendbar (Bor-Eumattan, Bromocollmattan zit. LEDERMANN).

c) Salben- und Pastenstifte.

Die kompendiösen, leicht mitzuführenden Salbenstifte Stili unguentes, deren Vorbilder die etwas weicheren Wachs und Spermacet und viel Öl haltigen Lippenpomaden, Cerate labiales (PASCHKIS) sind, haben in ihrer Grundlage mehr von den festeren Fettkörpern: Wachs, Adeps lan. Paraffin, Butyr. Cacao und kein oder weniger Öl als offizinelle Lippenpomaden. UNNAs Salbenstiftgrundlage (LEISTIKOW) besteht aus Wachs 34, Adeps lan. 66; jene AUDRYS aus But. Cacao 7, Paraffinöl, Ol. olivarum āā 10; die Salbenstiftgrundlage RUNGEs aus gelbem Wachs 3, wasserfreiem Wollfett 7 Teilen. Von den Medikamenten werden 2,5—15% (AUDRY), 40% (UNNA) eingebaut, unter ihnen ein großer Teil der in der Hauttherapie verwendeten. Um verschiedene Anwendungen zu nennen: der indifferente 20%ige Zinkoxyd- oder ZO·HgO-Salbenstift; jener für Lues mit 10% Hg-Präcip.; jener für Pruritus mit 40% Kreosot oder Kreosot-Cannabis; als Tagesmittel bei Schälkuren (UNNA) der Salbenstift mit 10% Schwefel; für Alopecia areata der 30%ige Chrysarobinsäurestift (LEISTIKOW, LEDERMANN); für Ätzung Stifte mit Sublimat 1%—2,5%, Arsenik 10%.

Einige Salbenstifte UNNAs:

Schema. Grundlage: Cera 34, Adip. lan. 66.

		Cera	Adip. lan.	
Mit ZnO	20	25	55	Indifferent.
„ Schwefel (Sulf. praecip.)	10	30	60	bei Rosacea
„ Chrysarobini	30	20	50	bei Area Celsi (LEDERMANN)
„ Sublimat	1	33	66	als Ätzstift.

Salbenstift AUDRYS:

Grundlage: But. Cacao 70, Paraff. 10, Ol. oliv. 10.

		Ol. Cacao	Paraffin	Ol. oliv.
Mit Chrysarobin	10	75	10	5
„ Sulf. praecip.	15	55	10	15

Die Salbenstifte werden mit Stanniol umlegt und im Glasröhrchen ausgegeben. Die Anwendung geschieht durch gelindes Überstreichen der kranken, erodierten, gesprungenen Stelle. Ist der Salbenstift hart, wird er an der Spitze etwas angewärmt.

Die *Pastenstifte* Styli dilubiles aus Zucker, Dextrin, Tragant gepreßt, hart, vor Gebrauch zu befeuchten, auf dem kranken Gewebe zu verreiben oder in dasselbe zu bohren (s. auch ZERNIK); sie sind wie die Salbenstifte für Tagesbehandlung verwendbar. LEISTIKOW lobt den 10% Sublimatpastenstift (nach Kaliseifenwaschung) bei Acne varioliformis; UNNA den Resorcinpastenstift: Resorcin 40, Tragant 5, Amyli. 10, Dextrini 2,5, Sacch. 20, bei Condylomata acuminata und den Arsensublimatpastenstift bei kleinen Naevis.

Im allgemeinen sind die Pastenstifte wenig im Gebrauch.

Resorption von Medikamenten aus verschiedenen Salbenvehikeln.

Nach vorstehender Aufzählung zahlreicher Salbenvehikel für Hautmedikamente und einigen Anweisungen über ihre Applikation auf die Haut, ist es zweckmäßig, sich klar zu werden, wie und in welchem Ausmaß die Salbenvehikel die ihnen einverleibten Mittel zur *Resorption* bringen. Wir wissen bereits, daß hieran drei oder vier Faktoren beteiligt sind: Die Beschaffenheit der Haut, die Art der angewendeten Medikamente, jene der Vehikel und noch technische Maßnahmen, die fördernd wirken. Von der Haut ist es die Hornschichte, und zwar die normale mit ihrem Keratin (P. G. UNNA und GOLODETZ, zit. P. UNNA jr., S. 930) und mit ihrem Gehalt an Ölsäuren und Cholesterinestern (UNNA und SCHUMACHER, S. 932), die auch Fette nicht unter ihre mittlere Schicht und in die Haarfollikel nur bis zum Follikelhals eindringen lassen sollen. Aber recht kleine, evtl. auch mit freiem Auge kaum sichtbare Hornschicht- und Epidermisschädigungen, Erosionen, Rißchen, Sprünge, krustöse Stellen (bei nässenden, impetiginösen Ekzemen, nach geplatzten Bläschen) und sonstige bei Dermatosen vorkommende Oberhautläsionen (DU MESNIL, OPPENHEIM) können der Substanzresorption aus applizierten Salben und Pasten Vorschub leisten. Was zweitens die Art der medikamentösen Substanzen betrifft, welche in Salben einverleibt sein können, so ist mit Wahrscheinlichkeit percutanes Eindringen (und Resorption) gasförmiger flüchtiger Stoffe aus Salbenvehikeln vielleicht auch in die praktisch unversehrte Haut anzunehmen; so aus den Jodkali-, Jodjodkali-, Jodoformsalben (HEFFTER, DU MESNIL, JADASSOHN, BR. BLOCH, KLAUSNER) die des Jodes; aus der grauen Quecksilbersalbe (WELANDER, R. WINTERNITZ, JULIUSBERG) jene des Quecksilbers; aus Terpentin- und Schwefelsalben die des Terpentins und Schwefelwasserstoffs in Gasform, obzwar dies bei den so kleinen Mengen, die sich abspalten und verflüchtigen, erst bei wiederholter, lang dauernder Applikation etwas bedeuten kann, zu einer Zeit, wo schon viel mehr der flüchtigen Teile durch die Lungen aufgenommen wurden (siehe ERNST FULD und FRANZ MÜLLER). Physikalisch (durch Quellung), chemisch (durch Keratolyse) die Hornschichte angreifende Substanzen, wie Salicylsäure (DU MESNIL, MONCORPS, Carbolsäure u. a. können schon bei 1—2⁰/₀igem Gehalt in der Salbe bei einer gewissen Technik im Harn nachgewiesen werden. Ob dagegen indifferente oder nur wenig reizende Substanzen aus indifferenten Salben resorbiert werden, haben ungefähr gleich viel Autoren behauptet und bezweifelt (unter letzteren auch ich, Literatur bei DU MESNIL, MONCORPS). Sprechen also laut Vorangehendem Wahrscheinlichkeit und Tatsachen dafür, daß pathologische Veränderungen der Hornschichte (bzw. der Hautoberfläche), sowie reizende, ätzende, gasförmige Beschaffenheit der in Salben eingebauten Substanzen deren Resorption in die Haut begünstigen, so erfahren wir über den Anteil der Salben — des dritten wichtigen Faktors — an dieser Resorption recht wenig: ,,Die Beschaffenheit der Salbengrundlagen — ob Fett, Wollfett oder Vaselin (Paraffin) — ist auch von Einfluß auf die Resorption der darin enthaltenen medikamentösen Stoffe, doch lassen sich allgemeine Regeln darüber nicht aufstellen" (H. H. MEYER und GOTTLIEB 7 A 601. 1925). Eine Hautresorption wird aber von mancher Seite angenommen, und ihre Möglichkeit verdient Beachtung, da die Unversehrtheit der Epidermis (Hornschicht) praktisch häufig an verschiedenen Hautstellen fehlt oder unter den angewendeten Salben leidet. Namentlich wurden den Wassersalben, den mit Wasser angereicherten (UNNA, LIFSCHITZ, SACK u. a.) Lanolinkompositionen (LIEBREICH) und gewissen Öl, Wachs und Wasser (Resorbin-LEDERMANN) enthaltenden Salbengrundlagen, sowie mit Wasser emulgierbaren Kohlenwasserstoffen (Vasogenen u. a.) ein besonderes Eindringungsvermögen zugeschrieben, das den einverleibten Medikamenten zugute kommen würde. Dieses Eindringungsvermögen und seine graduelle Verschiedenheit bei mehreren Salbengrundlagen wurde von P. UNNA jr. in Modellversuchen, von STRAUCH und insbesondere MONCORPS in planmäßigen Versuchen an der Menschenhaut studiert, wobei auch therapeutisch wichtige Ergebnisse gefördert wurden. Aus MONCORPS' Versuchen geht hervor, daß gleiche Mengen Salicylsäure, welche in verschiedenen Salbengrundlagen auf gleich große Hautstellen (Waden) verschiedener Menschen mittels Salbenlappen appliziert und 12—24 Stunden entsprechend verbunden (Mull, Zellstoff, Binden) belassen wurden, zu einer sehr verschiedenen Salicylsäureausscheidung Veranlassung geben, die bei Verwendung von 5% Salicylsäure in den Salben in aufsteigender Reihe von dem kleinsten beim Adeps suillus benz. gefundenen Ausscheidungswerte über Zinkpaste, amerikanische gelbe Vaseline, Lanolin (mit 20 Teilen Wasser), Physiol (= Polyosen + Fett) B, Eucerin (mit 50 Teilen Wasser) bis zum Physiol C sich bewegt. Die erhaltenen Ausscheidungswerte stehen im Verhältnis von 1:1,2:2,4:3:10:15:40. Die kleinsten Werte 1, 1,2 sind vielleicht durch Salbenverluste infolge Verbandimbibition herabgedrückt, die sehr großen bei Physiol B und namentlich C sind wohl mit einer deutlichen Hautreizung und Keratolyse in Zusammenhang, welche letztere, wie sich weiter ergab bei Eucerin c. Aq. und Physiol C schon bei einer Salicylsäurekonzentration von 0,5—1% auftritt, bei Lanolin und Vaselin bei 5%, bei Adeps suillus benz. und Pasta Zinci erst bei 15% deutlich wird.

Für die wasserbindenden fettartigen Salbengrundlagen in genannter Reihe, gibt vielleicht die Emulsionsform — Öl in Wasser (Physiol C), Wasser in Öl (Eucerin in Aq.) — bessere Chancen für das Heranbringen hautreizender und keratolysierender Substanzen an die Haut (MONCORPS, STRAUCH, s. auch die zitierten Arbeiten von BERNHARDT und STRAUCH, CLAYTON u. a.), als sie für in Fettsalben und Pasten eingebaute Substanzen bestehen. Für den *Salbenverband*, der für gewöhnlich auf mindestens einen Tag berechnet ist und größere Ausdehnung haben kann, ist somit bei Verwendung reizender toxischer Substanzen die Dosis der letzteren auch in Rücksicht auf die Salbengrundlage zu bestimmen. Wenn dies schon für die normale Haut gilt, so sind bei Hautaffektionen Salbenvehikel wie Eucerin mit 50 Tln. Aq. oder gar physiolartige Vehikel, die für die Hauttherapie kaum mehr Verwendung finden, für einen dauernden Salbenverband mit nur weit geringerer differenter Ladung zu verwenden, bzw. muß die Größe der zu behandelten Partien berücksichtigt werden. Die Resorptionsverhältnisse, wie sie beim Salbenverband erhoben wurden, gelten aber nicht für die Salbeneinreibung (20 Minuten dauernd an einer 65×35 cm großen Fläche), bei welcher die Resorption der Salicylsäure erst bei 25% Gehalt in der Salbe gelingt. Hierbei zeigt es sich, daß Adeps suill. benz. und die träge Paste Zinci eine höhere Resorption zustande kommen ließen als Lanolin cum Aqua oder gar Vaselin; aber eine niedrigere als Physiol C und Eucerin C cum Aqua, die wieder an erster Stelle standen. Und vollends zeigte sich eine ganz andere Staffelung der Resorptionswerte bei Applikation einer anderen Substanz (elementaren Schwefels), an einer anderen Haut (jener von weißen Mäusen) mit einer anderen Applikationstechnik (Salbenauflegung auf die Haut der aufgespannten Tiere) und unter Verwendung obengenannter Salbengrundlagen; auch letztere waren somit untereinander verschieden. Das Resultat war: Unter der Adeps suill.-Salbe fand die stärkste und früheste Schwefelreaktion; Eucerin cum Aq. und Physiol C nahmen die 4. und 5. Stelle ein. Also zeigen auch die letztgenannten Applikationen, daß zwar je nach der Salbengrundlage eine verschieden rasche und verschieden große Resorption der salbeneingebauten Substanzen zu beobachten ist, daß aber auch ganz andere Faktoren diese Resorptionsverhältnisse in hohem Grade beeinflussen können und somit eine ins einzelne gehende Bearbeitung unter Berücksichtigung aller in Betracht kommenden Umstände mit derselben Objektivität wie in den MONCORPSschen Versuchen auch jetzt noch notwendig ist.

Was schließlich die eingangs erwähnten technischen Maßnahmen betrifft, um die Resorption von Medikamenten — nicht reizender oder ätzender — aus demselben Salbenvehehikel an einer unverletzten, gesunden Haut günstiger zu gestalten, so wären zu nennen: Vorherige Behandlung der Haut mit fettlösenden Mitteln: Chloroform, Äther, Alkohol (PARISOS, R. WINTERNITZ u. a.), was freilich Hautreizung, stärkere Durchblutung, Schilferung, selbst Nekrotisierung oberster Hornschichtzellen bewirkt, aus demselben Grunde vorheriges (örtliches) Dampf- oder (örtliches, warmes) Seifenbad (evtl. Kaliseife) oder Seifenschaumumschläge; Zusatz von leicht schmelzbaren Fetten (Ölen) zu fest schmelzbaren (UNNA), Zusatz von Seife und Salicylsäure zur Salbe, dickere Salbenschicht, längerer Verbleib im Salbenverbande, der mit Leinwand, Watte evtl. undurchdringlich abzuschließen ist, alles dies, um die Hautdurchfeuchtung und Hornschichtquellung zu fördern. Bei Massage nimmt die durch viel größere Follikel rauhe Haut aus der Salbe mehr auf als die glatte.

Fertig im Handel erscheinende Salben.

Die *Andriolsalben* (TRUTTWIN) gebrauchsfertig in Tiegeln und Packungen als *Andriol-Wismut* und *Andriol-Uran III, VI* und *XVIII*; ferner als *Chronex* in Tiegeln, Tuben, Spitalspackungen.

Entsprechend ihrem Gehalt an Uran, nascierendem Jod, evtl. auch Bismut, wird ihnen eine „radioaktive, örtlich schälende, aber auch resorbierende Tiefenwirkung (SCHERBER) und antiparasitäre Wirkung zugeschrieben. Die stärkeren Uransalben bewirken bei „exaktem“ (SCHERBER) Verbande lokale Reinigung bei Lupus exulcerans, Abflachung bei Lupus tumidus, Resorption des tuberkulösen Infiltrats beim knotigen Scrophuloderma (SCHAFNIK, SCHERBER, SCHWANK), manchmal Heilung eines größeren Lupusherdes (LAMPRECHT, SCHUBERT), lassen aber meist die isolierten (Rand-)Knötchen zurück. Auch nach langer Andriolbehandlung exacerbieren zurückgebliebene Reste. Lupus erythematodes wird mit Andriol-Wismut flacher und blässer, einige Herde heilen aus. Psoriasis zeigt keine besonderen Erfolge (SCHWANK). Oberflächliche Hyphomykose wird langsam geheilt, tiefe nicht. Lichen ruber planus, Lichen Vidal, Ekzeme werden durch Uran III gebessert, speziell mykotische und chronische Ekzeme; hartnäckig verschiedener Behandlung widerstehende Fälle chronischen Ekzems heilen manchmal auf Andriolsalbe (SCHERBER, SCHWANK, KUNDRATITZ, LAMPRECHT), anderseits werden Ekzeme durch stärkere Urandriole bisweilen gereizt. Auf *Chronex*salben, aus welchen die chemisch reizenden Substanzen der Andriole entfernt worden sind, zeigen Ekzeme, welche Neigung zur Lichenifikation haben, Besserung der Infiltration und des Juckens, manche nässenden Fälle hören zu nässen auf, andere nässenden Ekzeme verschlimmern sich anfangs auf Chronex, nach kurzem Aussetzen desselben vertragen sie es wieder gut und heilen (OLGA NOWAK). Hautepitheliome, die vereinzelt mit Andriol behandelt wurden (LAMPRECHT, BUSCHKE-ERICH LANGER), zeigten *örtlich* günstige Beeinflussung. — Ulcera mollia heilen unter Uranlösung in $1^1/_2$—3 Wochen, phagedänische und gangränöse werden nicht beeinflußt (WECHSELMANN und LADEMANN).

Die neueste Andriolzusammensetzung, das Urandil, enthält den Jod- und Urangehalt der Chronexsalben noch erhöht (9,8% J, 10,7% U), zeigt noch raschere Heil-, jedoch ohne Reizwirkung. Das nascierende Jod erhöht die radioaktive Wirksamkeit des Uran. Die Urandilsalbe wird messerrückendick aufgestrichen oder im Salbenverband verwendet. Nach DUFKE (Klinik KREIBICH) wirkt sie bestens auf alle Ekzemarten und auf die staphylogene Sycosis.

Die Doramadsalbe.

Die Doramadsalbe (Salbe mit Zerfallsprodukt des Radiothorium), deren Darstellung auf eine Anregung JADASSOHNS erfolgte (zit. MAX JESSNER, S. 698), ist von der deutschen Gasglühlichtgesellschaft Auer, Berlin, erhältlich und kann noch, bevor ihr Wert erheblich gesunken ist (Haltwertzeit 3½ Tage), den Arzt und den von ihm bestellten Patienten erreichen. Die Stärke 1000 *elektrostatische Einheiten* auf 1 g Salbe genügt für oberflächliche Affektionen, und man kann für gewöhnlich mit dieser Stärke beginnen; K. LINSER arbeitet anfangs beim Ekzem mit geringeren Energien (200—300 *EE*). Bei Oberflächendermatosen verbleiben Salben mit 1000 *EE* durch 24—48 Stunden, bei Infiltrationen und Naevus vasculosus solche mit bis 3000 *EE*, bei Neurodermitis werden anfangs Salben mit 1000, nachher mit 2000 *EE*, mit Intervall von 3—6 und mehr Wochen auch wieder 1—2 Tage appliziert. Die Anwendung der Doramadsalbe geschieht so, daß sie gleichmäßig auf die betreffenden Stellen gestrichen, mit Guttaperchapapier gedeckt und mit Mastix fixiert wird. Liegen des Patienten ist zweckmäßiger, weil sich die (Metall-) Salbenteilchen gleichmäßiger auf die gedeckte Fläche anlegen. Einwirkungsdauer 1—2 Tage. Nach Stunden oder Tagen tritt eine Reaktionsröte oder eine rote Erhebung auf, die nach einigen Tagen, gewöhnlich mit Pigmentrücklassung, schwindet. Waren Energie, Einwirkungszeit oder Pigmentbereitschaft (M. JESSNER) zu groß — letztere besonders bei Blondinen —, so werden die Pigmentierungen stärker, dauern lange und verlangen Deck- und Bleichmittel. Es soll demnach vor Doramadbehandlung von Gesichtsaffektionen die Pigmentbereitschaft durch geringere Stärke (an e. E) und kürzere Applikationsdauer festgestellt werden (M. JESSNER) und jedenfalls das Intervall vor neuer Anwendung nicht zu kurz sein. Auch Erosionen, die aber nach 1—2 Wochen abheilen, können unter Umständen zurückbleiben (BLASCHKO, SLUCZEWSKI, M. JESSNER, zit. bei letzteren). Stark reagieren ekzematöse Vasotoniker, Kinder und Diabetiker. Nach Doramad entwickeln sich Desensibilisierung gegen Doramad und andere Reize (K. LINSER), weshalb mit geringeren Stärken, 250 e E, begonnen werden soll (K. LINSER). Von Affektionen wurden Psoriasis, Lichen Vidal, chronische Ekzeme, plane Warzen, Folliculitis barbae, Lupus erythematodes schon von JADASSOHN, Naevus flammeus von NAGELSCHMIDT, mit zum Teil sehr gutem Erfolge behandelt. Doch ist dies bei der Konkurrenz anderer Behandlungsarten, Röntgen, Höhensonne, Chemotherapie und namentlich bei der Rezidivfähigkeit mancher dieser Affektionen relativ aufzufassen. Sehr hartnäckige Psoriasisplaques schwinden unter Doramadsalbe manchmal in kürzester Zeit (BINDERMANN, KUMER, ULLMANN), trotzdem ist reguläre, universelle Psoriasisbehandlung mit Doramad kaum zu empfehlen, Lupus erythematodes gibt manchmal geringe Erfolge (SCHOLTZ und FISCHER; Naevus flammeus braucht lange Behandlungszeit. Gute Erfolge hatte M. JESSNER bei Granulosis rubra, BR. BLOCH bei Sclerodermie en plaques, VONKENNEL bei Lichen ruber verrucosus. SIEMENS sah Epheliden, J. FABRY und MAX JESSNER (durch Röntgenbestrahlungen entstandene) Teleangiektasien unter Doramad schwinden. JESSNER erklärt dieses merkwürdige Faktum mit dem fast ausschließlichen Gehalt des Doramads an α-Strahlen, welche schon in den obersten Epithellagen und in den Papillenspitzen (0,1 mm tief) absorbiert werden. JESSNER hatte gute Erfolge bei vascularisierten Naevis, Angiomen und gleichfalls bei Röntgenektasien.

Pflaster.

An die Fettsäure-Glyceride (Fette, Öle) schließen sich die Fettsäure-Bleisalze, die Pflaster, an. Auf verschiedene Unterlagen gestrichen, leisten indifferente Pflaster vorerst mechanische Dienste, die aber auch dermotherapeutisch nicht unwichtig sind. Als Deckmittel schützen sie, wie andere Puder, Salben (Meyer-Gottlieb), mechanisch und chemisch gereizte Stellen durch vollkommenen Abschluß gegen weitere Schädigungen. Durch Druck bzw. Zug hemmen sie Varicen am Wachstum und Durchbruch, nähern ungenähte Wundränder (Unna), sind expeditive Verbände und Fixationsmittel für auf die Haut gebrachte Medikamente. Durch örtlichen Abschluß beschränken sie Wärmeabgabe und Wasserverdunstung an der betreffenden Hautstelle, wodurch gefördert die eigenen Schutzkräfte der Haut geringeren entzündlichen Affekten infektiösen Ursprungs (kleinen Furunkeln) wirksam begegnen. Aber auch von den Heilmitteln selbst geht an den pflastergedeckten, wärmer und feuchter gewordenen Hautstellen mehr in Lösung und kann, in die Haut aufgenommen, therapeutisch wirken, reizen oder hemmen. Unna fand, daß hochprozentige Pyrogallussalbenstifte auf derben psoriatischen Infiltraten stärker, ebensolche Chrysarobinsalbenstifte milder wirken, wenn die Stellen überdies mit weißem Kautschukpflaster gedeckt wurden.

Dieselben Faktoren kommen noch mehr bei direkt aufgelegten, medikamentösen Pflastern zur Geltung, wenn die Adaptierung der Pflastermasse und Pflasterunterlage Bähung der Haut, evtl. Maceration der Hornschichte und hiermit eine Aufnahme und Tiefenwirkung der eingebauten Medikamente begünstigen, welche bei Salbenverwendung erst durch sehr eindringliche Einreibung erfolgt. Zweckmäßig war daher die Einführung der Seife im Pickschen Salicylseifenpflaster, jene von Kautschuk in die Pflastermasse der Unna-Beiersdorfschen Gutta- und Paraplaste, namentlich aber auch die in denselben eingeführte Guttaperchaunterlage, auf welche die Pflastermasse aufgetragen wird. Auch die Verwendung schmiegsamer Unterlagstoffe — dünner Kalikot und Kambrik für Salicylseifenpflaster, von Mull, innerhalb dessen die dünnen Guttaperchamellen der Unnaschen Guttaplaste eingelassen sind, Trikot beim Trikotplast (Arnings) — verbessern den dichten Kontakt des Pflasters mit der Haut und hiermit seine Wirksamkeit.

Indifferente Fixationspflaster.

Das alte, kaum mehr gebrauchte (W. Straub) Heftpflaster, *Empl. adhaesivum*. Die neuen: mit Kautschuk (innerhalb ihrer Masse) versetzten Heftpflaster, und zwar das auf roter Cretonne gestrichene perforierte und imperforierte Kautschukzinkpflaster, *Leukoplast* (Beiersdorf), das *Trauma-* oder *Vulnoplast*, mit zentralem Gazestreifen, das *Hansaplast* mit imprägnierten Mullbäuschchen, das Collemplastr. Helfenberg (Helfoplast) mit Medikamenten in der Pflastermasse, davon besonders das 10 und 20% Salicyl. Collemplastr., das Collempl. Turinsky, das Bonnaplast, Germaniaplast, Zinkoplast, Ipeplast, die amerikanischen Collemplastra auf sehr festen Linnenstoffen. Die indifferenten Pflaster fixieren mit sich kreuzenden schmalen Streifen das Verbandmaterial über kleineren, aber auch größeren Hautaffekten; dachziegelförmig sich deckende, schmale Streifen geben die schnürgamaschenähnlichen Verbände bei Unterschenkelvaricen bzw. -geschwüren; bei großen, kranken Hautstellen und Substanzverlusten empfehlen sich den ganzen Verband deckende perforierte Leuko- und Collemplastra und Zinkleimverbände (vor Jahren haben Engmann und Unna sog. *Hautschienen* aus Pflaster- und Salbenmullen geformt, die abnehmbar und wieder verwendbar waren).

Heilpflaster.

Empl. Hydrargyri ciner. 33%—50%ig (offizinell), manchmal ungleichmäßig dick, auf harter Unterlage gestrichen, besonders aus Land-, bisweilen aber auch aus Stadtapotheken in dieser schlechten Form ausgegeben.

Empl. Hydrarg. molle (MIELEK, UNNA, LEISTIKOW): Hg vivi 8,0, extingue c. Tereb. 4, adde Empl. lithargyri simpl. 24, Ol. Ricin. 3,0, Terebin. 3,0 M. f. Empl. S. Empl. Hg moll.; gedeckt mit wasserdichtem Stoff oder Ichthyolguttaplat (für Furunkel). Empl. Hydrarg. molle kann mit weichen Fetten vermischt und mit verschiedenen Substanzen kombiniert werden, wobei es Salbenkonsistenz bekommt und Salicyl, Ichthyol, Teer u. a. aufnehmen kann (LEISTIKOW).

Empl. saponat. Seifenpflaster. Seifen- und campherhaltig, wird behufs Modifikation der Wirkung mit anderen Pflastern und Salben verbunden, z. B. Empl. ciner. Empl. saponat. āā oder 1:2—3 misce f. empl. ext. supra Calicot.

Empl. salicyl. saponat. (PICK): 5%, 10%, 20% auf Kalikot, Kambrik, Lint (Leinwand, Billrothbatist) frisch aufgestrichen. Rp.: Empl. salicyl. sapon. 5%—10%—20% extend. supra Calic. long. 60 cm lat. 20 cm. Anfangs handgestrichen sehr bekömmlich, gegenwärtig maschinell auf fester, steifer Leinwand, leimglänzend, weniger gut. 5%iges Salicylseifenpflaster auf subakute, chronische Ekzeme angewendet, bessert sowohl die geweblichen als die sensiblen Alterationen (Jucken, Brennen); 10%—20%ig bessert oder heilt es alte para- und hyperkeratotische, derb infiltrierte und schwielige Fälle. Empl. salicyl. saponat. kann wie Empl. saponat. mit anderen Pflastern, z. B. Empl. Hydrarg. cinerei āā oder 2 : 1 kombiniert werden (Rosacea, Lupus erythematodes, Lues).

Guttaplaste UNNA, früher Guttaperchapflastermulle genannt; ihre harzfreie Pflastermasse enthält viel Adeps lan., wenig Kautschuk und gleichviel Medikament auf der Flächeneinheit (1 m lang, 20 cm breit) eines durch Guttapercha impermeablen Mulls, ist also „undurchdringlich, plastisch, nicht reizend"; mit Zinkoxyd ein schmiegsames, fest haftendes indifferentes Deck-, mit Medikamenten versehen ein sehr wirksames Heilpflaster mit hohen Konzentrationen an Ätzmitteln.

Paraplaste (UNNA) mit Kolophon., Damarharz statt Kautschuk in der Masse, aber auf kautschukgetränktem, vulkanisierten, hautfarbenen Baumwollstoff. Trotz guten Klebens, leichter, völliger Ablösbarkeit und erprobter Wirksamkeit von Chrysarobin, Hg, ZnO, Ichthyolparaplast (OESTLER) nicht eingebürgert.

Die Guttaplaste sind 20 cm breit; die angegebene Medikamentengröße bezieht sich in den folgenden Angaben auf den Meter Pflaster.

Aus der Beiersdorffschen Liste der Guttaplaste (Nr. 41, 1929) seien folgende mir aus dem Gebrauch bekannte Guttaplaste genannt. (Siehe auch LEISTIKOW, SCHÄFFER [SCHÄFFER-ZIELER-SIEBERT], JESSNER, ŠAMBERGER, BETTMANN, LEDERMANN.)

Listen-Nr.	Guttaplaste	120 cm	Indikation
24	Zincum oxydatum	10,0 g	Benützt als Deckung kleiner reiner Erosionen; oder kleiner Mulltampone, oder zur Befestigung kleiner zentraler Zugguttaplaste bei Furunkeln (SCHÄFFERS „Doppelpflaster").
	Acidum carbolicum	7,5 „	
16	Hydrargyrum	20,0 „	Zugpflaster für Furunkel; als zentraler „Kern" unter einem runden, bereits zugeschnittenen Zinkoxyd-Guttaplast (s. oben) gebrauchsfertig im Etui.
	Acidum carbolicum	4,0 „	
105	Hydrarg. bichloratum.	0,4 „	Entsprechend der LASSAR-UNNAschen Sublimatcarbolsalbe (1‰, 1%) auf hartnäckige größere Licher ruber-Herde.
9	Acidum salicylicum	25,0 „	Beide Guttaplaste bei Hyperkeratosen (Clavus, Tylosen), Verrucae, schwielige keratoiden Ekzemen, tiefen Psoriasisplaques, Sycosis parasitaria et simplex.
82	„ „	50,0 „	Gleiche Wirkung haben das Kreosot-Salicylguttaplast Nr. 78 der Liste und Extrakt-Cannabis-Salicylguttaplast Nr. 64.

Listen-Nr.	Guttaplaste	120 cm	Indikation
113	Acidum salicylicum c. Sapone medicato	10,0 g 1,0 „	Entspricht ungefähr dem früheren Salicylseifenpflasterguttaperchamull.
185	Chrysarobin	5,0 „	Bei chronischen Ekzemen, Trichophytie; ein Guttaplast: Chrysarobin, Salicyl, Teer und Seife, analog der DREUWschen Salbe dispensiert, wird von LEDERMANN empfohlen.
5	„	10,0 „	
219	Pyrogallus	5,0 „	Ebenso heftig reizend wie die entsprechenden Salben: für Lupus, Psoriasis.
7	„	10,0 „	
223	Resorcin	10,0 „	Schält und ätzt; wird selbst zur Ätzung oberflächlicher Hautkrebse empfohlen (SCHÄFFER).
12	„	15,0 „	
249	Fibrolysin (Merck)	10,0 „	Zur Narben- und Keloidbehandlung (SCHÄFFER, BETTMANN in SCHWALBES Handbuch, LEDERMANN).
15	Hydrargyrum	20,0 „	Für Lues und chronische Infiltrate: Tuberculosis verrucosa.

Pflasteranwendung.

Die medikamentösen Pflaster werden auf die kranken Stellen und möglichst nur auf sie angelegt. Kleine Pflasterstücke werden zweckmäßig mit einem etwas größeren Fixationspflaster oder einem randständig mit Mastisol bestrichenen Mullappen gedeckt; Mastisol wirkt aber hier manchmal reizend. Größere Pflasterstücke (seitlich eingeschnitten) werden mit Verband fixiert. Im allgemeinen empfiehlt sich Pflaster nur für nicht nässende Dermatosen; wenn bei teilweise nässenden angewendet, soll es gefenstert werden, darüber Puder, Mull- oder Wattelage und Verband.

Glatte, unbehaarte Stellen sind für Pflaster geeigneter als behaarte. Der langbehaarte Kopf ungeeignet, behaarte Körperpartien sind, wenn möglich, zu scheren, oder, wenn kein Schaden droht, zu rasieren. Auf sehr trockene, derbe Stellen mit dicken, festhaftenden Schuppen kann über auf Kalikot, Kambrik, Trikot gestrichene Pflaster noch Billrothbatist, Guttapercha oder von vornherein Guttaplast kommen. Pflastermulle können noch überleimt werden (mit Zinkleim). Fallweise sind Kombinationen zweckmäßig: Guttaplaste auf harte, alte Stellen, an den Streckseiten der Gelenke, Kalikot-, Trikotplaste auf die weichen, zarten der Beugeseiten; auch ein Ersatz der schwächeren durch stärkere, der durchdringlichen durch die undurchdringlichen (Guttaperche) Pflaster, ist fallweise geboten, andererseits bei Reizung Ersatz der Pflasterbehandlung durch milde Salben, Öle, Puder oder Umschläge mit adstringierenden Flüssigkeiten.

Applikationsdauer. Pflaster auf poröser Unterlage (Salicylseifenpflaster, Trikotplast) können bei gutem Verlaufe der Affektion, wenn sie richtig aufliegen und Nässen und Reizung ausbleiben, ein bis mehrere, selbst bis 8 Tage liegen bleiben, die Guttaplaste sind zur Verhütung von Nässen und Reizung zu kontrollieren, gegebenenfalls zu wechseln oder durch weniger reizende Mittel zu ersetzen.

Verbandwechsel. Da die Pflaster am warmen Körper erweichen, so gelingt ihre Abnahme meist leicht durch rasches Abziehen, oder wird evtl. Benzin oder warmes Öl an behaarten Stellen benützt; bei festem Anhaften an früher absondernden Stellen, nunmehr badefähig gewordener Dermatosen können die Pflasterstücke im warmen Bade abgelöst werden.

Mängel der Pflaster. Die Mängel der Pflaster sind sehr unbedeutend, verglichen mit dem Nutzen, den sie als deck- und Fixationsverbände und besonders als medikamentöse Pflaster bieten, wo sie das Heilmittel und gleichzeitig den Verband darstellen, den jeder sich selbst anlegen kann, wenn ihm die kranke Stelle zugänglich ist. Die Mängel sind bald erledigt: Freigetragene Pflaster, das sind solche im Gesicht, an den Handrücken und anderen Teilen, schmutzen am Rande und den angrenzenden Hautstellen; Benzin- und Ätherreinigung entfernen die Unreinlichkeiten. Auf Körper und Extremitäten angelegt, können sie mit der Wäsche verkleben, was bei Bewegungen Lockerung und Verschiebung der Pflaster sowie Schmerz dem Patienten und bei Infektionsherden Übertragungsmöglichkeit auf die benachbarten Hautstellen verursachen kann. Pflaster am Körper sollen deshalb mit Verband fixiert werden. Darüber können Trikotschläuche, evtl. ganze, bzw. segmentierte Trikotkombinationen angezogen werden. Weiters macerieren Pflaster manchmal die von ihnen gedeckte Haut, vorwiegend dann, wenn sie direkt und unperforiert auf nicht ganz trockenen Krankheitsherden angelegt worden sind. Trockenlegung nässender Stellen durch Gazebäuschchen, Perforierung der Pflaster können ihre weitere Applikation in dieser Hinsicht unschädlich machen. Auf behaarten Stellen aufgelegt, verkleben sie mit den Haaren und tragen zur Sekretverhaltung bei; durch das wachsende Haar werden sie von der kranken Fläche abgehoben. Öfteres Scheren, wenn möglich Rasieren ist angezeigt, evtl. Ersatz des Pflasters durch Salben- oder nassen Verband. Ein Übelstand, der die Pflasteranlegung im gegebenen Falle stoppen kann, ist Überempfindlichkeit. Diese kann sich auf die Pflaster beschränken, unter denen sie entstanden ist, und braucht nicht die Verwendung anderer Pflaster zu verbieten. Dies kann bei Dammarharz enthaltenden Pflastern der Fall sein, sie kann aber auch gegen andere Harzpflaster vorhanden sein (SIEMENS). Desensibilisierung scheint nicht immer notwendig zu sein, da die Überempfindlichkeit auch nach einer gewissen Zeit spontan, ohne jede Behandlung, verschwinden kann (BRUNO BLOCH, zit. SIEMENS). Die Empfindlichkeit gegen Dammarharzpflaster ist nur bei einem verhältnismäßig kleinen Prozentsatz hautgesunder Menschen vorhanden, bei hautkranken sollen sie nicht angewendet werden. Bei Harzüberempfindlichkeit empfehlen sich die harzfreien Guttaplaste (P. UNNA jr.). Die Pflasterüberempfindlichkeit gegen Leukoplast, die übrigens nicht zu häufig auffällt, kann gegebenenfalls einen Teil sonstiger Haut- und allgemeiner Überempfindlichkeit darstellen (eigener Fall aus der jüngsten Zeit mit prompter Leukoplastüberempfindlichkeit [Mittel zwischen Ekzem und scharfrandiger hoher Quaddel], weiters mit örtlicher Jodtinkturüberempfindlichkeit gleicher Art und einer spontanen, nicht auf Druck oder Massage reagierenden, zeitweilig sehr heftigen Prostataneurose, welche den Patienten [Bureaubeamten] arbeitsunfähig macht. Auch leichtes Aufflackerungssymptom alter Herde bei Jod- oder Leukoplastapplikation).

Bleipflasterverbindungen. Verbindungen des Bleipflasters, Empl. lith. simpl. mit Salben, Firnissen, Pudern vermögen diesen Vehikeln mehr Zähigkeit, Adstringens und Entzündungswidrigkeit zu verleihen. Die wichtigste Kombination ist das schon erwähnte alte, noch immer verwendete, durch UNNA, BOECK modernisierte *Ungt. Hebrae* (Empl. litharg. simplic., mit Ol. oliv. oder Vaselin āā oder mit Adeps lanae 70, Vasel. 30 āā, das frisch bereitet ohne Lavendel, selbst bei mäßig nässenden Dermatosen (hyperidrotischen Ekzemen) gut wirken kann; eine fertige Fabrikform war der wohl jetzt obsolete *Hebrasalbenmull* UNNAS (Bleipfl. 30, Vasel. 60 auf $^1/_5$ qm [LEISTIKOW]), das Ungt. Hebrae gestattet übrigens, zahlreichste Stoffe (Salicyl, Ichthyol [selbst Schwefel], Teer usw.) einzubauen",

Ein *Bleipflasterfirnis* (Empl. Plumbi. 15, Aeth. 20, Spir. 40, Collodii elast. 60) leistet Dienste als Adstringens bei Rosacea, Pernionen (LEISTIKOW).

Dialon (ENGELHARD) mit 3% Empl. lith. wird als Mittel gegen Intertrigo, Hyperidrose, als Kinderstreupulver verwendet (sollte aber ein Geruchskorrigens haben).

Seifen.

An die *Glyceride* der Fettsäuren (Fette), die *Bleisalze* derselben (Pflaster) reihen sich krystallwasserhaltige, *normale Salze* der Fettsäuren (CHEVREUIL, KIONKA), die gleich den Fetten vorzüglich an der Haut haften, gleich den guten Pflastern die Hornschichte mehr minder macerieren und auch gleich ihnen bemerkenswerte therapeutische Wirkungen entfalten. Sie werden aus den höheren Fettsäuren unter Kochen mit Laugen (Ka, Na) dargestellt: *weiche Kali-, harte Natronseifen.* Bei letzteren ist die Härte mit der Höhe der Fettsäure größer, also Stearinseife härter als Palmitinseife, letztere härter als Oleinsäureseifen (HAGER).

Seifenformen. Nebst *harten* (Stück- bzw. pulverisierten) und *weichen* (Schmier-) Seifen gibt es *flüssige*: *Spiritus-, Glycerinseifen* (HEBRA sen., HEBRA jun., MÜLLER und GAUBE, BUZZI und KAYSER) und *halbflüssige, breiige*: *Sapalkole* (BLASCHKO, GERSON, TH. MAYER, PIORKOWSKI, J. K. MAYR). Die Darstellung der Seifenmasse beläßt dem Produkt einen verschiedenen Alkalescenzgrad, den weichen Kaliseifen einen weit höheren als den harten Natronseifen. Letztere können sogar mit 5% Kochsalz ausgesalzen, bei richtiger Menge des Ausgangsmaterials, sorglicher Aussalzung, wiederholter Zentrifugierung (LIEBREICH, JOSEPH, zit. LEISTIKOW) und Dialysierung (E. DIETRICH, zit. HAGER) fast neutral erhalten werden.

Ja, selbst Kaliseifen (Sapo kalin. d. Pharmakop. german.) sind neutral zu bekommen. Bei der Waschung (auch mit einer neutralen Seife) wird aber durch Hydrolyse wieder gebundenes Alkali frei; natürlich mehr bei den nicht neutralisierten Seifen verschiedener Herkunft, und deshalb hat UNNA, um Trockenheit und Schuppung der Haut durch das freie Alkali zu hemmen, Verseifung des überschüssigen Alkalis durch eine Überfettung der Seifenbasis mit 3—4% Olivenöl erzielen wollen. Der Alkaligrad bleibt jedoch gleich (C. SIEBERT), wohl aber vermag die Überfettung durch feinste Fettdispersion um die Seifenteilchen die Alkaliwirkung milder zu machen, und tatsächlich ist UNNAs, 4% unverseiftes Olivenöl enthaltende, *Grund-* und *Basisseife* zur Grundseife vieler medikamentöser überfetteter Seifen geworden. So der Salbenseife von MIELCK, der neutralen (auch alkalisierbaren [JOSEPH]) von EICHHOFF; der flüssigen, alkalisierbaren, mit Lanolin überfetteten von BUZZI-KAYSER; der milden neutralen, mit Reismehl, Vaselin, Parfüm versetzten Kinderseife von HAGER; der *Marmorstaubseife* von SCHLEICH, der mit Holzfaser versetzten von ROSENTHAL, der *Casein-Albumosen-Kinderseife* von DELBANCO (von SCHÄFFER und C. SIEBERT gelobt), der mit Pflanzenschleim versetzten *Herbaseife* von OBERMAYER.

Die für die Hauttherapie wichtigsten Dienste der Seife sind:

a) Mithilfe bei der Reinigung der (gesunden und) kranken Haut,

b) Eindringen in die Hornschichtzellen, bei genügender Stärke und Dauer der Einwirkung und

c) Verwendbarkeit als Vehikel für Hautmedikamente.

Von diesen Einwirkungen ist wohl die erste, die Reinigung, die wichtigste, die zweite, das Eindringen in die Hornschichte, ist durch die graduell und zeitlich begrenzte Anwendung der Kalilauge — alte HEBRA-Behandlung des schwieligen, chronischen Ekzems — ersetzbar, doch ist die Seife weit schonender als Kalilaugenbehandlung und daher auch auf größeren Flächen anwendbar, ohne daß versehentlich Verätzung eintreten könnte; die dritte Verwendbarkeit — als Vehikel für Hautmedikamente — konkurriert mit anderen Vehikeln, namentlich Fetten, Pflastern (evtl. Pudern); ja durch Zusatz von Seife zu den eben genannten Vehikeln kann die Wirkung der einverleibten Medikamente erhöht oder gemildert werden, so in der WILKINSON-, in der DREUWschen Salbe, im PICK- und ARNING*schen Seifenpflaster, im Seifenpuder.*

a) Für die Reinigung der normalen Haut genügt eine neutrale Seife, die auch einer zarten empfindlichen Haut nicht schaden muß. Wie beim Schütteln kolloider Flüssigkeit (FR. HOFMEISTER 1888) bildet sich beim Verrühren der feinst dispersen Seifenteilchen, bzw. der hierbei durch Hydrolyse freiwerdenden sauren, fettsauren Salze (SPIEGLER und GROSZ, REICHENBACH, zit. KIONKA) mit Wasser Schaum, welcher die der Haut anhaftenden Teile einhüllt und der Abspülung zugänglich macht. Die gute Schaumbildung und Schaumhaltigkeit (KIONKA) besorgt weiters mit der Reinigung auch prophylaktische Desinfektion, welche letztere nach REICHENBACH und KIONKA durch die freigewordenen sauren und alkalischen Bruchstücke der Seife gefördert wird.

Neutrale Stückseifen sind: Der *Sapo medicatus* (medizinische Seife) der deutschen, *Sapo oleaceus* der schweizerischen Pharmazie; der *Sapo domesticus*, der *Sapo venetus* (Marseillerseife) und die überfetteten medizinischen Kernseifen, die besonders für jene Medikamente zu empfehlen sind, welche durch Alkali verändert werden (HAGER).

b) *Seifen mit freiem Alkali* bringen den Keratinmantel der Hornschichtzellen zur Quellung, dringen ins Lipoid der Zellen und Mikroorganismen, welche auf diese Weise unschädlich gemacht werden. Die bei Hyperkeratosen (Hyperkeratosis palmar. et plantar., Tylosis, Lichen corneus, Eczema chron., Ichthyosis usw. und verschiedenen Mykosen erzielte keratolytische und mikrobicide Wirkung ist nützlich und erwünscht. Die stark keratolytische Wirkung der weichen Kaliseife gilt weniger für den deutschen und schweizerischen Sapo kalinus, da er nur wenig alkalisch — der erste sogar neutral erhältlich, daher kaum reizend ist —, dagegen für die Schmierseife, den Sapo kalinus venalis viridis und niger; auch der Sapo med. austriac. ist, da nicht ausgesalzen, alkalisch.

c) *Seifen als Vehikel von Medikamenten.*

Medikamente werden halbflüssigen, eben erstarrenden Seifen (Leimseifen) beigemischt. Die guten neutralen, bzw. überfetteten Kernseifen werden dagegen fein gespalten und die trockenen Späne mit dem Medikament nochmals zusammengeschmolzen (pilierte Seifen). Langes Lagern schädigt öfter die medizinischen Seifen, namentlich die minderwertigen Sorten. Zu beachten ist, daß flüchtige Zusätze, wie Carbol, Lysol, Jod allmählich aus den Seifen verschwinden, daß zersetzliche Medikamente die Seifen verfärben, daß lösliche auskrystallisieren, somit daß auf dreierlei Art die medikamentöse Wirkung als solche in diesen Stückseifen leiden kann. Von den nach EICHHOFF (mit Ölsäure $2^0/_0$, Lanolin $3^0/_0$) überfetteten medikamentösen Seifen werden von SCHÄFFER sehr gelobt: Die 5-, 10-, $15^0/_0$ige *Ichthyol-*, die $2^0/_0$ige *Marmorseife*, die *Schwefelseifen*, und zwar *Campher-Perubalsam-*, *Naphthol-*, *Präcipitat-*, *Resorcin-Schwefelseifen* und die BERGMANN- und NENNDORFER Schwefelseifen für die Gruppen der Follikelentzündungen (Acne, Comedo, Furunculosis, Sycosis), Rosacea, Seborrhöe und Mykosen; die $20^0/_0$ *Bimssteinseife* für den Lichen pilaris; statt der Sublimatseife für Desinfektion der Haut ist Afridolseife (W. STRAUB) zu verwenden. Nach HAGER bewähren sich außer den genannten Seifen noch die folgenden: Die 5—10%ige Borax-, die 5%ige Campher-, die 5%ige Kreosot-, die Quecksilber- (Sapo mercurialis-), die 10%ige Naphtholseife, der Sapo sulfuratus, welcher piliert, mit 10—5% Sulfur praecipitatus oder mit 10% Calcium sulfuratum zusammengeschmolzen wird; weiters die Cocosseife (Leimseife und Zusatz von 10% Kalkschwefelleber); HEBRAS Teerseife (der Sapo piceus), das flüssige Linimentum cadini saponatum *Hebra* aus Ol. Juniper., Sapo virid. āā 25, Spirit. 50), die Teerseife (Sapo picis, eine mit 5—10% Holz- oder Birkenteer vesetzte gute Talgnatronseife).

Von diesen sind die Schwefel-, Schwefelteer- und Teerseifen (von letzteren die $2^1/_2$, 5, 10% Pittylennatronseife) für trockene, nicht reizbare Dermatosen, Acne, Seborrhöe, chronisches Ekzem, Psoriasis, bei aufmerksamer Hantierung allgemein gut bewährt befunden. VEIEL sen. hat empfohlen, eine bei Ekzem beabsichtigte Teerbehandlung mit der Applikation von Teerseifenschaum als der schonendsten Teeranwendung zu beginnen (dann Teersalbe und Teertinktur). Der Zusatz der stark alkalischen grünen Seife zu medikamentösen Salben steigert die Heilwirkung auf Entzündungen. Aber auch *Milderung der eigentlichen Entzündungssymptome* kommt bei Schmierseifenzusatz vor. So bei WILKINSON- und DREUW-Salbe, die bei besserer Wirkung auf die Dermatosen milder auf die Haut einwirken als die anderen Komponenten: Schwefel, Teer, Chrysarobin für sich allein ohne Schmierseifenzusatz.

Sapalkol (BLASCHKO), Verbindung von Natronseife mit viel Alkohol, von breiiger, salbenartiger Konsistenz, verbindet die Eigenschaften beider Bestandteile, also Keratolyse und antiseptische Wirksamkeit (PIORKOWSKI) mit der auch beiden eigentümlichen Haftung (Benetzungsfähigkeit). Mit Wasser gut schäumend. In Zinntuben handlich. Mit *Schwefel, Salicyl, Teer* (von letzterem namentlich dem farblosen Liqu. carb. deterg. oder Anthrasol 10%) bei allen für Seife und die genannten Stoffe geeigneten, trockenen, nicht nässenden, nicht reizbaren Dermatosen, also Pityriasis, Seborrhöe (namentlich des Kopfes), Psoriasis, Eczema, Pruritus (J. K. MAYR).

Stückseifen.

Sie werden an der Oberfläche nicht reizbarer, bzw. nicht gereizter Hautaffektionen, mit Hand, Waschlappen verschäumt und abgespült. Gute (überfettete) Toiletteseife sind: Nivea-, Lilienmilch-, Lanolin-, Windsor-Pearsoap. (Pulverseife in Apparat).

Die *medikamentösen* Stückseifen werden in derselben Weise appliziert und je nach Reizbarkeit, Menge, Dicke, Ko- und Adhäsion der Schuppenlager, Derbheit und Reizbarkeit der Haut minuten- oder stundenlang auf derselben eingeschäumt belassen, leicht gedeckt, oder fallweise dicht oder undurchdringlich (mit Flanell, Kautschuk, Billroth) gedeckt und niedergebunden.

Schmierseifen.

Sapo viridis (grüne Seife) wird mit Wasser verschäumt, auf die pathologische Stelle (Schwiele, Clavus, Hyperkeratosis, alte chronische Ekzemplaque) eingestrichen, evtl. mit Flanell, Billroth gedeckt, niedergebunden, je nach Intensität der Horn- und Schuppenauflagerung belassen, dann im warmen, heißen Wasser erweicht.

Mit einer überfetteten $33^1/_3$%igen Hg enthaltenden Schmierseife (Sapo unguinosus mercur. UNNA) werden (im üblichen Turnus) die Hautpartien eingeschmiert, dann mit etwas Wasser gut verschäumt. Von der stark oxydierenden überfetteten 2—20% Pernatrol- (Natriumsuperoxyd-) Seife rät UNNA (ZERNIK,

BUNGE), kleine Mengen auf einem nassen Wattebausch bis zum Eintritt einer Schmerzempfindung zu applizieren, worauf sofort abgespült wird.

Eine Schmierseifenapplikation (Einschäumung) wird wiederholt an der Hautoberfläche tuberkulöser Drüsen vorgenommen. Grüne (Schmierseife) kann löffelweise einem warmen oder heißen örtlichen (Fuß-, Hand-) Bade bei keratotischen Dermatosen zugesetzt werden.

Spiritus saponato-kalinus (HEBRA) kann allein oder mit Medikamenten versetzt, mit wenig Wasser verschäumt, mit Hand oder Pinsel eingestrichen werden. Man kann ihn auch (rein oder mit Medikamenten) dem örtlichen (Kopf-, Hand- oder Fuß-) Bad zusetzen.

Antisepsis in der Behandlung von Dermatosen (vgl. S. 608).

Desinfektion muß die ätiologisch sichergestellten Erreger einer Dermatose direkt zu beeinflussen und zu beseitigen streben, wenn sie ohne Schädigung der Haut zugänglich sind; sie soll auch, wo es nötig erscheint, sekundär vorhandene Keime (Mischinfektionen) entfernen, die in Schuppen, Krusten, Borken, Geschwürsbelägen evtl. in der Haut selbst zurückbleiben und Krankheitserscheinungen, z. B. Entzündung, unterhalten können. Endlich erwächst der Desinfektion die prophylaktische Aufgabe, das Wachstum schädigender Keime an Hautstellen, wo sie sich erfahrungsgemäß gern entwickeln, einzuschränken oder zu verhüten, wie z. B. an den Intertrigostellen, Achseln, Leisten, Analpartien, Submammalgegenden fetter Personen, seltener an der Zwischenzehen- und Zwischenfingerhaut magerer Menschen, Blastomycosis interdigitalis (KAUFMAN, BUSCHKE u. a.), sowie an den Händen und Armen von Personen, welche sich beruflich mit infektiösem Material beschäftigen (mit eiternden Affektionen, tierischen Abfällen, Leichendienst). Eine Vernichtung der ätiologischen Keime einer jeweiligen Dermatose (Staphylo-, Streptokokken, Pyocyaneus-, Acne-, Tuberkel-, Ducreybacillen, Hyphomyceten, Hefen, Strahlenpilzen u. a. m.) auf einen Schlag, ist mit Rücksicht auf funktionelle, und bei ausgedehnter Dermatose auch für den Organismus toxische Schädigungen nicht oder nur an kleinen Stellen gestattet. Aber auch eine bedeutend schwächere, für die Haut weniger schädliche Dosierung leistet, wenn auch fallweise indirekt, bei wiederholter Anwendung Dienst im Sinne einer Antisepsis. Eine alkalische Seife kann durch Quellung und Lockerung der obersten Hornschichte mit letzterer auch Pilze zur Abschwemmung bringen, Lösungen von essigsaurer Tonerde oder Tannin, welche, wenn konzentriert, fällend, also antiseptisch wirken, schädigen, indem sie die Hautgefäße kontrahieren, auch in schwächeren Lösungen den Nährboden für Mikroorganismen, und die Summierung mehrerer Einwirkungsmöglichkeiten, wie das Hinzutreten einer entzündlichen Reizung (Chemotaxis) zur Desinfektion bei Anwendung sehr guter Antiseptica, Jod, Sublimat, Phenole, ermöglicht antiseptische Wirkung bei Herabsetzung der betreffenden Dosen. Als Bedingung für antiseptische Leistungsfähigkeit einer Substanz kann ihre Fähigkeit, Lipoid zu lösen oder Eiweiß zu fällen, angesehen werden, mittels welcher Eigenschaften sie in die Pilzzelle eindringen kann. Hierzu befähigt unsere guten Antiseptica (Alkohole, Phenole), Säuren, Alkalien und Schwermetallsalzlösungen die Dissoziation ihrer Ionen (der H-, HO- und Metall-Ionen bzw. der betreffenden Komplexionen ein freilich recht komplizierter Vorgang). In den Geweben des Organismus, also auch in der Haut wird der Grad antiseptischer Einwirkung einer Substanz auf die pathogenen Keime außerdem durch die Bindung des Antisepticums auch an den Eiweißgehalt der Gewebsflüssigkeit und der Zellen beeinflußt bzw. verringert (OVERTON und A. MEYER-GOTTLIEB, S. 618).

Mittel, Anwendung, Ergebnisse.

Häufig verwendete Hautantiseptica (vgl. VEYRIÈRES und HUEZZE, S. 17—45, MEYER und GOTTLIEB, S. 614—637) sind anorganischer und organischer Art, wasser- und lipoidlösliche, einfache und zusammengesetzte, selbständige und solche, die in Vehikeln, vom Puder bis zum Pflaster, also in den bekannten Formen äußerer Therapie, auf die infizierte Haut appliziert werden. — Von den anorganischen Substanzen: *Jod* (auch in natürlichen und künstlichen Seebädern), *Schwefel* (auch in natürlichen und künstlichen Schwefelbädern), *Chlor* (unterchlorigsaures Na und Ca), *Metallsalzlösungen* (Sublimat, Oxycyanat), *Silber* (Nitrat), *Aluminium* (Sulfat und Acetat), *Kupfer-*, *Eisen-* und *Zinksulfat*. Von den *anorganischen Säuren:* die *Salz-* und *Chrom-*, von den organischen: die *Essig-*, *Trichloressig-*, *Benzoe-*, *Salicyl-*, *Gerbsäure*. Von den *Alkoholen: Äthylalkohol, Carbolsäure, Resorcin* und *Pyrogallol* (und Derivate, Kresol, Lysol). Als Metallverbindungen höherer Fettsäuren: die *Seifen*; weiters *Teere, Ichthyol, Terpene, Camphene.*

Die Wirkung der Antiseptica findet am besten an einer durchfeuchteten, oder umgekehrt trockenschuppenden (parakeratotischen) Haut Eingang, weiters auf den Grund von spontan oder durch Abtragung der Decke geöffneten Blasen oder Pusteln; Haare, welche das Eindringen von antiseptischen Medikamenten in die infizierte Haut erschweren (bei Sycosis, Trichophytie), müssen mit Pinzette oder Röntgen entfernt werden, infektiöse Herde, Abscesse, die ins Binde- resp. Unterhautgewebe reichen, müssen freigelegt oder muß die verdünnte Epidermis durch undurchdringlich gedeckte, antiseptische Umschläge oder macerierende Pflaster (Salicylguttaplaste) erweicht, maceriert, durchlässig gemacht werden. Auch die Wahl der Vehikel und Art ihrer Anwendung, also Benutzung der lipoidlösenden Fette mit höherem Schmelzpunkt (P. UNNA jr.), der Alkohole, des Äthers, Chloroforms, der wasserlöslichen Fettkörper (LIEBREICH, P. G. UNNA, MONCORPS) als Vehikel ist, abgesehen davon, daß manche dieser Vehikel selbst Antiseptica sind, für das Eindringen der letzteren von Bedeutung. Eine Anzahl genannter Antiseptica finde kurze Besprechung:

Jod. Jod kann schon wegen tieferen Eindringens in die Haut, seine bekannte Wirksamkeit auf Infektionsherde der Haut (Scrofulo-Tuberkulose, Lues, Aktinomykose) eine bevorzugte Stelle unter den Hautantisepticis beanspruchen. Von den Mykosen dürfte Jod besonders (spezifisch) auf Mikrosporon Audouini und die verschiedenen Trichophytosearten, kaum aber besser auf Mikrosporon furfur, Epidermophyton und sonstige Pilze, besser als andere Antiseptica wirken, und noch weniger spezifisch auf Staphylo- und Streptokokken wirken (VEYRIÈRES und HUERRE, S. 23—26).

Durch 2,5% Jod in 25%igem Alkohol werden (nach RACHMILEWITSCH) wie durch die offizinelle (10%ige Jodtinktur alle Bakterien in einer Minute abgetötet; die genannte Jod- oder Alkoholkonzentration allein wirkt entwicklungshemmend, aber nur wenig abtötend (RACHMILEWITSCH). Beginnender Furunkel, geborstene Impetigines, mit offizineller Jodtinktur täglich 1- oder 2mal betupft sind mittels Spiritusumschlägen (rectificatus oder dilutus) gedeckt, heilen rascher als ohne Jodtinktur. Bei notwendig erscheinender äußerer Jodanwendung (z. B. bei Pityriasis versicolor-Behandlung) zieht VEYRIÈRES die 3%ige Jodvaseline als weniger reizend und ebenso wirksam — freilich deckt er sie impermeabel — der in Frankreich 15%igen Jodtinktur vor.

Pregllösung, d. i. freies Jod mit einigen Jodverbindungen, aus denen durch organische Säuren Jod frei wird (MEYER und GOTTLIEB, S. 636), reizt nicht und ist, verdünnt mit 2% Borsäure, für Ulcera cruris bestens zu empfehlen (KARL SCHREINER).

Jodtinktur, mit $2^1/_2$—5% *Talkpuder* gemischt, wirkt angeblich intensiver als Jodtinktur (K. SCHERINGER).

Jod in *organischer Bindung*, *Dijozol* (Tromsdorff), die alkoholhaltige Lösung eines jodierten Phenolsulfosäuresalzes, stärker bactericid als Jod, aber nicht reizend, ist auch bei Kindern und Jodüberempfindlichen anwendbar (OTTO EILERS). *Dijozolseife* aus Dijozol

86% und Kernseife 14% bestehend, eine alkoholische Lösung von jonogengebundenem Jod in dijodierter Phenolsulfosäure, ist für Hände- bzw. Nagelfalzdesinfektion bestens zu empfehlen (BLUMENBERG).

Die Erwähnung der Jodseife veranlaßt, des chemisch-physikalischen Anteils der *Seife* an der Desinfektion zu gedenken. Gründliche Einseifung der Haut, namentlich mit Kaliseife, der durch 1/4 Stunde dauernde Verbleib des betreffenden Hautteils in 36° C warmem *Kaliseifenbad* jeden 2. Tag (K. SVEHLA sen. und jr.) oder zweimal täglich wiederholt, entfernt mit den emulsionierten und macerierten Hornschichtteilen ätiologische oder akzidentelle Krankheitskeime von Seborrhöe, seborrhoischem Ekzem, Crusta lactea, Intertrigo, Erythrodermie (SVEHLA), aber auch die Schuppen von Pityriasis versicolor, Trichophytia superficialis, jene nach Scarlatina, die Borken und Krusten von abgetrockneten Variolaefflorescenzen usw. Die desinfizierende Wirkung der Seifen kann, wie durch Jod, auch durch Teer, Schwefel, Afridol erhöht werden.

Jod und Ichthyol-, *Astaphylol,* wirkt gegen Staphylodermien, Furunculose, Pyodermien angeblich besser als Sublimat 1 : 1000 (SIEGFRIED LISSAU).

Sulfoderm Heyden. Puder mit ungefähr 1% feinem, elektrisch verteilten kolloiden Schwefel ist indiziert bei Säuglingspyodermie, Balanitis, Seborrhöe, Acne, Rosacea, Ekzem, bei der Nachbehandlung von Pediculosis, Scabies (BRUNO, SKLAREK); bei Intertrigo, Acne (ERNÖ KÁLMÁN).

Kali hypermanganicum in 1/4—1‰iger recht warmer Lösung wirkt in wiederholten örtlichen Bädern bei septischen Infektionen (Furunkel, Panaritium, Hautabsceß); in konzentrierter Lösung wirkt es bei Staphylodermien, Epidermophytien (Eczema marginatum und Dysidrosis (A. A. GRIN).

Hydrogen. hyperoxyd, Wasserstoffsuperoxyd (Merck), in 2—3%iger Lösung in dunkler Flasche) auf schlecht belegte Geschwüre (Ulcera crur., Substanzverluste anderer Art) aufgetropft, reinigt dieselben in kurzer Zeit; hierauf Abtupfen mit Mulltupfer und Deckung mit Schwarzsalbe. Verband: Silbernitratsalbe 10,0, Perubalsam 0,1.

Pergenol, Hyperal, Ortizon und *Perhydrit,* pulverförmige Mischungen von Peroxyd, können in Wasser gelöst, jederzeit desinfektionsbereite Flüssigkeiten liefern (MEYER-GOTTLIEB, 7. Aufl., S. 628).

Die DAKINsche *Lösung* (Chlorkalk, Kaliumcarbonat und Borsäure), auch *Antiformin* (Hypochlorid) sind schwächere, entwicklungshemmende Desinfizientien (MEYER-GOTTLIEB. S. 625 und VIERECK).

Essigsaure Tonerde, Solut. oder *Liq. Aluminii acet.* (BUROW). Der mit 2%iger Solution durchfeuchtete Gaze- oder Watteumschlag, undurchdringlich gedeckt, adstringiert, desinfiziert, aber maceriert nach 1 Tag; bei nässendem (impetiginösen) Ekzem ist er also nicht undurchdringlich, sondern mit trockener Gaze zu decken — darüber Verband —. Nach 12—24 Std. Entfernung der oberen Lagen und Auftropfen der Solution auf die unteren Lagen. (Ebenso Alsol.-, Alum. acet.-Äther [1—3%].)

Peracet- [essigsaure-weinsaure Tonerde (2), Natriumperborat (13), das, in Wasser gelöst, Fäulnis- und Zersetzungsprodukte aufsaugt (ERICH EBLER].

Algal, milchweinsaures Aluminium, das haltbarer und stärker desinfizierend sein soll als essigsaure Tonerde (KIONKA), weiters

Lavatal, das außerdem noch Milchsäure, Borsäure, Natron und locker gebundenen Sauerstoff enthält; beide Substanzen als Ersatz für essigsaure Tonerde gedacht (H. KIONKA).

Argent. nitricum, als örtliches Antisepticum, in fester Form, Lapisstift, nur bei kleinen oberflächlichen infizierten Stellen verwendbar; der sich alsbald bildende Schorf verschließt den Weg in die Tiefe. Umschläge mit 2—5% wässerigen oder besser alkoholischen Lösungen wirken gut auf impetiginöse (und nässende) Ekzeme. Als örtliches Mittel für die Impetigo genügt nach VEYRIÈRES, MAX JESSNER meist die (einmalige) Betupfung mit der 10%igen Nitratlösung, bei Ekthyma muß mit ihr eine Abreibung bis unter den Epidermisrand (Collerette épidermique) gemacht werden; 2%ige Pinselungen der Umgebung verhindern die Überimpfung. Auch Staphylo- (Furunkel) und Streptokokkenentwicklung kann mit der schwachen Silbernitratlösung verhütet werden. Nach Jodbehandlung einer Hefedermatose soll Lapislösung zeitweilig als Schutz gegen Rezidive benützt werden (VEYRIÈRES).

Cuprum sulfuricum in Krystallform, zugespitzt, wird zur gründlichen Ätzung von infizierten Substanzverlusten verwendet; in $^1/_2$% und 1% Lösung behufs Reinigung auf belegte Geschwüre, tägl. 1—2mal gewechselt, evtl. lange appliziert; in beiden Formen kommt neben Desinfektion chemotaktische Reizung des Geschwürsgrundes in Betracht, bei den schwächeren Umschlagslösungen wirkt vorwiegend diese Reizung. Bezüglich Desinfektionskraft soll

Cuprum chloratum dem Cuprum sulfuricum vorzuziehen sein (HILDEGART MITTELBACH).

Kupferdermasan wird zur Behandlung schwieriger, infizierter Wunden (nach Verbrennungen, septischen Operationen) bei tuberkulo-ulcerösen, lupösen Substanzverlusten verwendet. Zuerst wird behufs Reinigung das Kupferdermasan mit Tiefenwirkung, bei reiner Granulation Kupferdermasan mit Oberflächenwirkung angewendet (E. HERRMANN), doch kann durch eine Mischung beider, wobei die recht schmerzhafte Salbe mit Tiefenwirkung erst allmählich zugesetzt wird, der Heileffekt ohne merklichen Schmerz in etwas längerer Zeit erzielt werden.

Sublimatlösungen $^1/_2$ und 1‰, *Hgoxycyanatlösungen* $^1/_2$—$^1/_5$‰, werden zur Desinfektion von pyodermischen Affektionen in örtlichen, Hand-, Fuß-, Gliedbädern verwendet, auch zu Umschlägen, welche wegen Resorptionsgefahr nicht undurchdringlich gedeckt und auch nicht lange liegen bleiben dürfen. Zusatz von etwa 20—30% Alkohol zur wässerigen Sublimatlösung (KEESER), sowie jener von Na-Bisulfat (bei saurer Reaktion [JOACHIMOGLU]), verstärkten die antiseptische Wirkung des Sublimats. Zusatz von Kochsalz dagegen schwächt die Desinfektionskraft ab (PAUL und KRÖNIG et E. KRAHÉ). In Eiweißlösungen sinkt letztere ebenfalls (JOACHIMOGLU).

Alkohol. Der 25%ige Alkohol läßt selbst noch in einer Stunde Bakterien lebensfähig, der 70%ige ist aber als Desinficiens vollkommen ausreichend, denn er tötet das Bakterienmaterial, selbst jenes, das an Wunden und Verbänden angetrocknet ist; als 96%iger bzw. absoluter tötet er nach einer Minute aber nur *feuchtes* Material (alles zitiert RACHMILEWITSCH). In Konzentrationen von 50—96% dient er außerdem als vielverwendetes Vehikel für eine Reihe anderer Medikamente, aber auch der wirksamsten Antiseptica in der Dermatotherapie, wie in der Tinctura Benzoes, T. Jodi, T. Rusci, weiters im Campher-, Carbol-, Ichthyol-, Resorcin-, Salicyl-, Sublimatspiritus. Den *Campherspiritus* (*l'alcool camphré* = 10 Campher zu 90 [90%igem Alkohol] empfiehlt BROCQ zur Händedesinfektion, auf frische Wunden, aber auch auf Gangrän, für Pyodermie *mit pruriginösen* Hautaffektionen, für Nägelreinigung, prophylaktisch gegen Furunkel und Folliculitis, in Verbindung mit Äther bei Acne, bei Exstirpation und Nachbehandlung bei Molluscum contagiosum; also für eine vielfache prophylaktische und therapeutische Wirksamkeit, in welcher die antiseptische nicht an letzter Stelle steht. Der Verband mit reinem Alkohol kann bei Erysipel und der Lymphangoitis nützen, wiederholter Anstrich vielleicht das Auftreten eines rezidivierenden Herpes genitalis verhüten; unter undurchdringlich gedecktem Alkoholverband verläuft der Fingerwurm (Tourniole) fast immer abortiv (VEYRIÈRES, S. 43). Umschlägen mit starkem Rotwein schreibt VEYRIÈRES raschen Erfolg bei chronischen stets infizierten Ekzemen zu; man setzt die Umschläge aus, sobald die Oberfläche trocken geworden!

Albertan ist Aluminium und Carbolspiritus, hemmt mäßig das Bakterienwachstum und ist ungiftig (C. BACHEM).

Teerderivate: Benzol und seine Verbindungen:

Carbolsäure, Benzylalkohol; mit festgedrehtem Wattestift auf einem kleinen Infektionsherd (geborstener Impetigopustel, Ulcus molle — NEISSER —) reibend anzudrücken, evtl. tägl. 2mal, durch mehrere Tage.

Resorcin (Metadioxybenzol); als Resorcinspiritus zum Betupfen infizierter Substanzverluste; als 2%ig wässeriger Umschlag, 2%ige Salbendecke auf impetiginöse Stellen, Sycosisflächen (hochkonzentriert zur Ätzung, Schälsalbe UNNA).

Pyrogallol (1, 2, 3 Trioxybenzol); stark reduzierend, methämoglobinbildend, daher nur für kleine Stellen gestattet; früher ein öfter gebrauchtes elektives Lupusmittel (BUSCHKE).

Benzoesäure. Zusatz zu Salbengrundlagen als Schutz gegen bakterielle Zersetzung = Tinktur Zusatz zu Salben, ätherisch-antiseptischer Lösungen (ARNING: Anthrarobinlack).

Salicylsäure (0-Oxybenzoesäure); über 2%ig: keratolytisch und desinfizierend, in Spiritus, Salben, Pasten, Pflaster-, Guttaplasten, mehr als 2%ig bei Kindern auf größeren verletzten, infizierten Hautflächen nicht oder nur mit Vorsicht anzuwenden, da toxisch (Carbolsäure!) wirkend.

Teere; sowohl die sauer reagierenden durch Destillation verschiedener Holzgattungen (Pix liquida, Ol. fagi, cadini usw.), als die alkalischen aus jener Kohle (Liqu. carbon. deterg., Anthrasol, Ol. lithantracis) gewonnenen (VEYRIÈRES); es sind namentlich Hyphomyceten, auf welche sie günstig einwirken, doch erweisen sie sich auch in einigen vielleicht durch Infektion entstandenen Hautaffektionen nützlich, deren Erreger wir noch nicht kennen.

Acridine; aus bis bei 340° destillierenden Teerprodukten (Anthracenen OPPENHEIMER) gewonnen: Trypa-, Acri-, Proflavin; Chinoline: Rivanol. Einprozentige Umschläge von Trypa- oder Proflavin sollen bei Sycosis, Folliculitis, Impetigo, Ekthyma, Ulc. cruris gut wirken (KISSMEYER); Umschläge oder Tamponade mit Acri- und Proflavin wirken außerdem auf Furunkel, Phlegmonen, Panaritien (BENNET, BLACKLUCK und BROWNING). Tiere mit Impfwunden, infiziert mit virulenten Bacillen und Kokken wurden durch Irrigation mit Trypaflavin (Sublimat, Argent. nitricum) in einem großen Prozentsatz gerettet (J. NEUFELD und A. REINHARDT). O. EBEL behandelt erfolgreich: Impetigo, impetiginöse Ekzeme, Ulcus cruris und andere Geschwüre mit Flavicid, WEISE desinfizierte mit Strepto-, Staphylokokken oder Tetanusbacillen infizierte Wunden in 8 Stunden mit Rivanol, in 24 Std. mit Trypaflavin.

Rivanol leistet in wässeriger 1‰—1%iger Lösung, in 1%iger Trockenpinselung = Salbe oder = Paste bei ausgedehnter Impetigo contagiosa, bei mit Streptokokken infizierten Ekzemen prompte Dienste (H. BIBERSETIN). Es bildet, mit Salicyl, Teer, Liqu. carbon. deterg. kombiniert, „ein sehr wertvolles Oberflächendesinficiens". Die Hautverfärbung — eine nicht angenehme Beigabe der Accidinstoffe — kann mit hautfarbenem Puder gedeckt werden (BIBERSTEIN).

Ein- und Umspritzung von 10—20 ccm Rivanol (1 : 500) bei Furunkeln und Carbunkeln, evtl. 2—3mal wiederholt, mit und ohne Analgetica, bewirkt (nach RÜBSAM und HILLEJAHN) einige Spannung, aber rasche Einschmelzung und Abstoßung des Pfropfes in 2—3 Tagen. 12 von 13 Fällen wurden auf diese Weise geheilt.

SETTLER dagegen verwirft das Verfahren für die genannten Leiden und auch für Mastitis, Hidrosadenitis, Lymphome, als erfolglos und speziell bei Furunkel und Carbunkel sehr schmerzhaft und temperaturerhöhend.

TINKER und SUTTON sprechen die Hautdesinfektion mit Anilinfarben sowohl für die Oberfläche als Tiefe der Haut als die beste an, so die 5% neutrale Acriflavinlösung in 50%igem Alkohol und 10%igem Aceton. VEYRIÈRES findet von den *Pyoktaninen* (*Methylviolett, Methylenblau* und *Krystallviolett*) nur die gute Einwirkung eines 3—4mal täglichen Anstrichs mit Krystallviolett beim

Pemphigus epidemicus der Neugeborenen als erwähnenswert. (In Brillantgrün 25, Krystallviolett 25, Alkohol 90% 150. S. auch M. JESSNER: Pyodermiebehandlung, l. c.)

(Mit *Rivanol*- und *Vuzintiefeninfiltration* haben MORGENROTH und seine Mitarbeiter SCHNITZER, ROSENBERG, BRUNNER, GENZENBACH, RITTER [H. BIELING, zitiert daselbst] experimentell erzeugte und selbst vollentwickelte Phlegmonen bei Mäusen sterilisiert und geheilt; mit Vuzin [1 : 1000, 1 : 2000] 4 bis 6 Std. nach der Infektion; mit Rivanol [1 : 2000] bei dreimaliger an 3 aufeinanderfolgenden Tagen gemachten Injektion; die vollentwickelte Phlegmone wurde 18 Std. nach Injektion durch dreimalige Injektion von Rivanol [1 : 4000] fast immer geheilt, auch mit schwächerer Sättigung, 1 : 5000—10 000. Beim Menschen ist diese Tiefeninfiltration wegen der hohen Giftigkeit auch gegenüber den Gewebs- bzw. den tierischen Zellen nicht anwendbar.)

Terpene und *Camphene* können zu den örtlichen Hautantisepticis gezählt werden, erstere zu den Mitteln aspezifischer Reiztherapie (OLOBINTUS, KLINGMÜLLER).

Yatren zeigte sich bei Injektion in die Basis von Bubonen (nach Ulcus molle, Scabies, Furunkel), in die entleerten Eiterhöhlen, Schweißdrüsenabscesse, umschriebenen Phlegmonen und Bartolinitiden als schmerzhaftes, aber wirksames Tiefenantisepticum (P. SCHNEIDER).

An diese Aufzählung antiseptischer Substanzen seien bezüglich ihrer Anwendung einige Bemerkungen angeschlossen. Handelt es sich um an der glatten Hornschicht bzw. in den angrenzenden Epidermisschichten lokalisierte pathogene Pilze (der Mycosis versicolor, Epidermophytie [SABOURAND], Eczema marginatum HEBRAE, der oberflächlichen Trichophytie, der Mikrosporie (der Pityriasis rosea], des Erythrasma, der Erosio blasto- und saccharomycetica) und sind diese Epithellagen in leichterer oder schwererer Weise lädiert, bzw. nicht unversehrt, so gelangt fast jede richtig gemachte desinfektorische Applikation: der Schaum alkalischer Seife, der alkohol-ätherische Anstrich mittels Borstenpinsels, eine sorgsame, evtl. impermeabel gedeckte Salbe, ein macerierendes Pflaster (Guttaplast) — jedes Vehikel mit einem Antisepticum: Ol. Rusci, Thigenol, Chrysarobin, Salicylsäure, Resorcin, Epicarin, Perubalsam, Sublimat u. a.) versehen, in einen direkten Kontakt mit ansehnlichen Mengen der Pilzelemente. Die Applikation erfolgt durch Tage, wenn nötig — mit Intervallen — auch durch einige Wochen bis zur endgültigen Beseitigung der Pilze. An der Vernichtung oder Abschwächung der Keime ist aber nicht nur Antisepsis, sondern auch die Hautentzündung beteiligt, welche bei Anwendung der Antiseptica auftritt, die alle mehr oder weniger die Haut reizen und die Abstoßung der infizierten Schichten fördern. Und trotzdem bedarf es selbst bei so oberflächlichen Erkrankungen, wie bei der Pityriasis versicolor, die sich aber auch auf die Hornschichte der Hauteinstülpungen schlägt und von da rezidivieren kann, wie weiters beim Erythrasma der Inguinalgegenden, oft einer wiederholten bzw. längerdauernden Behandlung mit Seifen (Teer-, Naphtholseifen), Jodtinktur, Salicyl-Resorcinspiritus, Cignolin (Aceton) (GALEWSKI). Auch bei oberflächlich oder mitteltief die Haut und die Haare (innen oder außen) befallenden, evtl. die Nagelsubstanz durchsetzenden oder die Kinderköpfe epidemisch infizierenden Trichophytien (bzw. Mikrosporien) versagt manchmal eine Reihe der oben genannten Antiseptica (siehe die Aufzählung solcher in SCHÄFFER, ZIELER, SIEBERT, S. 146). Sie muß durch andere Methoden (Vaccinen, Röntgen) unterstützt, beschleunigt (oder ersetzt) werden. Speziell die tiefe Trichophytie (Kerion) bedarf nicht selten einer Kombination antiseptischer, physikalischer, biologischer Methoden: Epilation mit Pinzette oder (besser) Röntgen oder mit Thallium aceticum (BUSCHKE) Absceßincisionen heiße Tonerdeumschläge,

Pinselungen mit Teer-, Salicyl-, Resorcin- usw. -spiritus- antiseptische Seifen, Salben. (Knoten im Unterhautgewebe die manchmal hierauf und nach lange dauernder mittelschweren Gesichtstrichophytien zurückbleiben reagieren zuweilen günstig auf BIERsche Saugung (und Höhensonne d. i. örtliche Zirkulationsanregung).

Antiseptische Beeinflussung der sogenannten Pyodermien (Impetigo contagiosa oder Staphylo- und Streptodermia superficialis (JADASSOHN), die Staphylodermie bullosa (JADASSOHN), der Ekthyma, des Furunkels verlangt das Freilegen der infizierten Stellen (M. JESSNER), das Kappen der Bläschen- (und Pusteldecken, Entfernung der Kruste bei Ekthyma und Applikation antiseptischer Präparate (in Lösung Salben usw.) auf die infizierten, nunmehr entblößten Stellen, prophylaktische Jodtinkturpinselung und Höhensonnenbestrahlung der Umgebung und, wenn nötig, Alkohol- (SALZWEDEL) oder Salbenverband. Durch rechtzeitige Heilung einer Pustel kann einer Pyodermie vorgebeugt werden. Eine im Gesicht verbreitete Impetigo bedarf außerdem eines antiseptischen (Masken, Salicyl-Salben) Verbandes, der die einzelnen gesondert angestrichenen Herde in continuo deckt. Tägliche Reinigung mit 70%igem Alkohol. Pyodermie an Extremitäten oder Stamm wird, wenn Einzelbehandlung der Efflorescenzen bei ihrer Menge nicht durchführbar ist, im örtlichen oder allgemeinen antiseptischen Bade (übermangansaures Kali, Sublimat) besorgt — Öffnung der Pusteln und Hautabscesse im Bade; Trocknung ohne Reibung mit Alkoholnachhilfe; Tamponierung der kleinen Abscesse mit antiseptischer Gaze; Abschließung mit Mastisol; prophylaktische Bestäubung der noch verschonten Haut mit 10%igem Schwefelpuder. Die bei großer Ausdehnung der Hautläsionen notwendige quantitative Herabsetzung der antiseptischen Zusätze für die Bäder zeigt, daß der meist günstige Erfolg der Bäder nicht allein ihrer Antisepsis zuzuschreiben ist. Ähnliches ergibt sich aus der Möglichkeit, Furunkel (und Furunculose) mit und ohne beträchtliche Inanspruchnahme von (chemischer) Antisepsis zur Heilung bringen zu können, wenn nur dafür gesorgt wird, daß die Entleerung des Furunkelinhalts möglichst reichlich und leicht erfolgt (aber ohne Druck und Saugung), und hierbei eine Infektion der (näheren oder entfernteren) Umgebung verhütet wird. Natürlich werden wir schon aus dem letztgenannten Grunde alle Maßnahmen, welche die Erweichung und Entleerung des Furunkels fördern — d. i. die örtliche feuchte Wärme oder Hitze, die Lagerung und Ruhe des betreffenden Körperteils, sowie die Steigerung der Antikörper durch Vaccine (besonders bei noch gutem Allgemeinzustand) mit der uns heute geläufigen Antisepsis kombinieren. Der Furunkelkopf kann mit Acid. carbol ligiert (NEISSER), reinem Ichthyol (M. JESSNER), Ichthoxyl (ŠAMBERGER) betupft, der zentrale Pfropf bald mit Hakenpinzette entfernt, mit einem Metallstreifchen vorsichtigst drainiert und unter (Jod-) Salicylguttaplast, Karbol-Salicylseifenpflaster, Karbolquecksilberguttaplast erweicht werden. Für die Umgebung des Furunkels ist prophylaktische Ultraviolettbestrahlung am Platze, die die Oberfläche nach ihrer Stärke, evtl. $^1/_{10}$ mm tief antiseptisch beeinflussen kann; was je nach der Stärke des Quecksilberlichts schon Einiges bedeuten kann.

Ekthyma wird örtlich mit Lapislösung, Jodtinktur (SCHÄFFER, ZIELER, SIEBERT, S. 158);

Ulcus chronicum im Stadium schlechten Belags wird mit warmen Kali hypermangan.-Bädern, mit Berieselung von H_2O_2 (3% Merck) mit Silbersalbe enthaltend Perubalsam (0,1 bis 1,0 zu 10) behandelt und gereinigt.

Tuberkulose in milden Formen, wie Scrophuloderma reagiert auf Jodoform, Jodsalben, Jodwasserumschläge, Silberperusalben; dem bacillenreichen Ulcus tuberculosum ist auf diese Weise nicht beizukommen, der Lupus in fast allen Formen ist der chirurgischen, der Ätzbehandlung und der Strahlentherapie zu unterwerfen, bzw. einer Kombination dieser und einer resorbierenden Innenbehandlung (ROST).

Der Anthrax kann neben der wichtigen Serumbehandlung mittels Milzbrandserum „*Höchst*" (siehe Vaccine) oder einer chirurgischen (zit. LEDERMANN, S. 141, daselbst Literatur), äußerlich mit Ungt. cinerum. (v. BRAMANN, daselbst), Resorcin 2—3$^0/_0$ und einem von 30$^0/_0$ steigenden Alkohol (SCHÄFFER, ZIELER, SIEBERT, S. 233) günstig beeinflußt werden.

Neben den ätiologischen Dermatosenerregern finden sich Mikroorganismen in der Haut und ihren Einstülpungen, deren Tätigkeit sich jener der eigentlich ätiologischen addieren kann. Auch bei Hautzuständen, deren Wesen wahrscheinlich oder sicher nicht in einer Infektion liegt, sondern in Stoffwechsel-, endokrinen oder Nerven-Anomalien, sind die ubiquitären Bakterien (Staphylo-, Streptokokken, Hefen, Fäulnisbakterien) an der Haut vorhanden.

Das Auftreten von Eiterungen an der Haut in Gestalt von impetiginösen Ekzemen, von Hautabscessen, jenes von erysipeloiden Rötungen ist hiermit verbunden. Antiseptische Maßnahmen sind also in solchen Mischfällen gerechtfertigt, die Behandlung der Grunddermatose und Berücksichtigung ihrer Ätiologie darf aber hierbei nicht leiden. Vielleicht könnte *Rivanol*, das besonders gegen grampositive Kokken (also auch gegen die an der Haut und in verschiedenen Dermatosen vorkommenden Staphylo- und Streptokokken wirkt (MORGENROTH u. a.) als Antisepticum in kleinen Konzentrationen prophylaktisch benutzt werden.

Was endlich die Prophylaxe gegen die Infektion der Beugefalten und jene der Extremitätenhaut durch zersetzliche Abfallstoffe betrifft, so soll neben der Antisepsis an die Erhaltung der natürlichen Hautfestigkeit nicht vergessen werden (UNNA), die als wichtigster Schutz gegen chemische und infektiöse Schädigungen durch allzuviel antiseptische Behandlung auch Waschung leidet. Und was bei der Hauttherapie, in der auf Grund von guten Erkenntnissen, aber auch übergroßer Infektionsfurcht zuviel Antisepsis getrieben wird, nicht zu übersehen ist: Bei verschiedenen Menschen ist idiosynkrasische oder erworbene oft schwere Überempfindlichkeit gegen einzelne (individuell) verschiedene Antiseptica (Jodoform, Sublimat, Lysol u. a., s. JADASSOHN, Toxikodermie) vorhanden, welche somit auch bei einer infektiösen Dermatose vermieden bzw. durch andere ersetzt werden müssen.

Anhang.

Hautchirurgisches.

Anästhesierung.

Anästhesierung. Aus Rücksicht auf den Schmerz und um ruhiger, evtl. minutiöses Arbeiten zu ermöglichen, empfiehlt sich öfter A. *örtliche Anästhesierung,* selten B. *Narkose* (O. HILDEBRAND).

A. 1. Durch Kälteapplikation (Vereisung) mittels Äther, Chloräthyl-, Metäthyl- (J. SCHNEIDER) und Kohlensäurespray. Bei Besprühung des Gesichtes ist Abdeckung der Ostien und äußeren Sinnesorgane mit Watte, Leukoplast notwendig. Äther (Flasche mit Gebläse) ist nur für kleine Stellen geeignet. Für Stichanästhesierung (Kanüleneinstich vor Blutentnahme, Neosalvarsan-Bismutinjektion) bei Überempfindlichen genügt mehrmalige Betupfung mit ätherbefeuchtetem Bäuschchen. Schneller als Ätherspray aber „oberflächlicher" anästhesiert das sehr entzündliche Äthylchlorid (Kelen) in den HENNING-, RAUPENSTRAUCH-, HEISLERschen Ampullen.

Luftüberblasen (mit Gebläse, Fön) beschleunigen die Schneebildung und Anästhesie. Cocain oder Eucain (2—4$^0/_0$ als Base) dem Äther zugesetzt „vertiefen" die Wirkung auf die Nervenendigungen. Nach dem Hautschnitt über einen tieferen Absceß evtl. nochmaliges Besprühen der empfindlichen Absceßkapsel mit dem (Cocain) Äther evtl. mit gleichzeitiger Bepinselung mit Cocainlösung (O. HILDEBRAND). Auch mit Kohlensäure aus kleinen Bomben (Kälteeinwirkung) kann Anästhesie bewirkt werden. — Äther- und die übrigen Sprays, gleichzeitig desinfizierend und von Reizhyperämie gefolgt, eignen sich vor Ätzung und Auslöffelung von infektiösen Geschwüren und Papillomen, nicht aber, da von Rötung und Schwellung gefolgt, für die nachfolgende Naht nach Exstirpation kleiner Hautgeschwülste; auch nicht oder nur mit größter Vorsicht, da explosibel, für knappe nachfolgende oder gleichzeitige Feuerätzung (mit Thermokauter usw.).

A. 2. *Örtliche Anästhesierung* mit Alkaloiden (und ihren synthetischen Ersatzmitteln): *Aufpinselung* auf erodierter Haut (Schleimhaut) einer Cocainlösung bis zu eintretender Gefühlabstumpfung; intra-subcutane Injektion von Novocain (2$^0/_0$), Adrenalin (0,005 bis 1 ccm Phenol (Höchst) [dasselbe ist wirksam, selbst bei relativ großer Injektion ungefährlich und deshalb dem Tuto-, Tropa-, Eucain, Anästhesin (-Subcutin) vorzuziehen; Alypin macht Gefäßdilatation, Stovain gelegentlich Gangrän. — O. HILDEBRAND u. a.]. Novocain-Adrenalin ist in der Nähe der Ostien, bei längerdauernden Eingriffen und bei Heißkaustik anwendbar.

3. Jene mit iontophoretischer Anästhesierung mittels Cocain (WIRZ), Carbaïne (ZIMMER, NICOLLEAU et ARVANITAKIS) (Techn. usw. s. unter Iontophorese dieses Handbuch, Bd. V, 2, Beitrag WICHMANN, S. 886).

4. Die durch *Druck auf die Peripherie.* Eine emporgehobene Hautfalte wird durch mäßigen Druck an der Basis anämisiert und hierdurch der Eingriff (Öffnung kleiner Abscesse, Acneherde, Warzenentfernung weniger empfindlich [URBACH]).

B. *Narkose.* (Äther-Kelen-) und Lachgasnarkose (HILDEBRAND) ist für Fälle zu reservieren, wo Kälteanästhesie zu kurz dauert, oder die Injektion anästhesierender Lösungen im Entzündungsgebiet (Karbunkel usw.) wegen möglicher Keimverschleppung kontraindiziert ist.

Instrumente für Hautchirurgie und einige Bemerkungen bezüglich ihrer Anwendung.

1. *Skalpelle* (kleineren Formates) zur Incision von Blasen, Pusteln, Hautabscessen, Furunkeln, der Hautdecke über Drüsenabscessen (Bubo, Bubonulus, über kolliquativen Drüsen der Skrofulo-Tuberkulose behufs chirurgischen Evidements), soweit nicht Strahlen, Röntgen vorgezogen werden; weiter zur Exstirpation kleiner Hauttumoren, keilförmiger Stücke bei Elephantiasis (HOWARD FOX).

2. *Doppelschneidige Lanzettmesser,* mit nahe an die Spitze gerückter Bauchung; gesondert im Heft oder mehrere parallel zueinander stehende Klingen mit durch Scharniere veränderlicher Entfernung voneinander. BESNIER und F. J. PICKS Lupotome, WOLFF und VEIELs Scarificatoren zur Scarification von Lupus und Teleangiektasien (Rosacea). Die Lupusscarification (VEIEL u. v. DUBINI, BALMANO-SQUIRE, VIDAL, BESNIER, PICK) ist gegenwärtig verlassen — CLÉMENT SIMON lobt sie sehr beim periorifiziellen Lupus —, da kurativ und kos-

metisch durch die Strahlentherapie überholt. Übrigens ist die Scarification frischerer Lupusherde wegen möglicher (septischer und) spezifischer Infektion von den scarificierten Gefäßen nicht ausgeschlossen. Von Rosacea kommen für Scarification nur leichtere, auf Schälung und innere Therapie nicht reagierende Formen in Frage. Hohe Grade (Rhinophyme) indizieren Dekortikation. SIMON hält die Scarification bei Couperose, Acne pustulosa, manchen Ekzemen und Lichen simplex chronicus indiziert, nur muß sie gut gehandhabt werden.

3. *Rasiermesser*: a) zum evtl. täglich notwendigen *Rasieren* bei infektiösen Haarbalg- und Gesichtsausschlägen (kokko- und hyphogener Genese) unter entsprechenden antiseptischen Maßnahmen vor und nachher. b) Zur *Dekortikation,* d. i. zur flachen Abschälung der gewucherten Rhinophymhaut, welche durch einen ins Nasenloch eingeführten Finger in schnittgerechte Lage gebracht wird [Blutstillung mit Eisenchlorid, Adrenalin, Clauden (R. FISCHL)]. Günstige Überhäutung, ausgehend von Epithelinseln der angeschnittenen Drüsenausführungsgänge bei milder Salbendeckung und entsprechendem innerem Regime (Alkoholabstinenz, Sorge für ,,Peristaltik). c) Zur Abtragung schlecht heilender oberflächlicher Geschwüre, wenn sie im Gesunden durch Flachschnitt entfernbar sind (z. B. Ulcus molle, UNNA), weiters Abtragung schlechter Wundränder, eingekrempter Ränder bei Ulcus cruris. d) Zur Gewinnung von Epidermisflachschnitten behufs Transplantation auf rein granulierende Substanzverluste (THIERSCH).

4. *Sichelförmige Messerchen* zur Öffnung von Furunkeln im Gehörgang.

5. *Scharfe Löffel* meist kleineren Formats, rund oder oval (HEBRA, VOLKMANN, LASSAR), evtl. durchlocht (WOLFF) zur Entfernung vereinzelter vorher vereister Warzen, Papillome — gehäufte werden geröntgt — schlechter Granulationen, besonders skrofulo-tuberkulöser (Skrofuloderm), die jetzt ebenfalls der Strahlenbehandlung zufallen.

Kleinste Löffelchen, ähnlich den Löffelchen für Auskratzung von Chalazien, zur Auskratzung miliarer Abscesse, Follikelcystchen, kleinster Lupusherde.

6. *Comedonenquetscher.* UNNA zeigt 2 endständige, durchlochte durch einen sanft Sförmig gekrümmten Stiel verbundene Quetschlöffelchen; nach SAALFELD mit nur einer Quetschwölbung und einem zur Spitzlanzette umgewandelten Ende, behufs Einstich in die Acnepustel.

7. Beutelrockbohrer feinste Nummer, wie zur Ausbohrung der Zahnwurzelkanäle verwendet, an die Bohrmaschine zu montieren (KROMAYER).

Die Verwendung der Comedonenquetscher zum Ausdrücken von: Acne-Milien-, Molluskeninhalt (Talg, Eiter, Hornzellen, Molluscumbrei) erfolgt in bekannter Weise. Bei Milien ist Anritzung der Decke notwendig, bei den Mollusken manchmal nützlich. Soll vorher der Bohrer verwendet werden, so spannt ein Assistent die Haut, der Bohrer wird rotierend in die Follikelmündung eingestochen und sofort wieder herausgezogen. Hierauf kommt der Comedonenquetscher.

8. Kleine, gerade und der Kante oder Fläche nach gebogene COOPERsche Scheren; irisscherenartige für die Manicure.

Die *blutigen Operationen* sind, wie schon angedeutet wurde, in der Dermotherapie durch verschiedene neuere Heilmethoden in der Zahl *eingeschränkt,* in der Durchführung *gemildert* worden: So die früher häufig geübte Incision von Acneherden und -pusteln durch *endokrine Zufuhr* und *Höhensonne- evtl. Röntgenbestrahlung*; jene von akuten Drüsenentzündungen durch *Vaccine-,* die von subakuten und chronischen durch *Proteintherapie*; die Auskratzung von Skrofulodermen, das Evidement von tuberkulösen Drüsen, die Auskratzung von Lupus (FISCHER, VOLKMANN), die Lupusexstirpation mit Plastik (HOPPE zit. Wolff-Mulzer, Lang und Jungmann) durch kombinierte Lichttherapie (Kromayer-, Finsenlampe, Röntgen). Statt Auskratzung, Ätzung, Excision gehäufter Papillome, Warzen und flacher, kleiner Hautkrebse (Ulcera rodentia) werden Röntgen, Radium, statt Excision kleiner Tumoren verschiedener Art, Kaltkaustik angewendet. Doch können noch immer an kosmetisch gleichgültigen, bekleideten, an schlecht für Strahlentherapie zugänglichen Stellen der Haut und Schleimhaut chirurgische Eingriffe mit Messer, Löffel und Glüheisen nötig werden, besonders auch bei Mangel von Strahlen- oder deren Hilfsapparaten (Tuben), welche dem Lichte den Weg zur pathologischen Affektion öffnen (Lupus in der Nase, Rachen).

9. *Nadeln* und Herffsche *Klammern*; letztere empfehlenswert für kleine Schnitte in der Hautspaltrichtung und bei voraussichtlicher Vermeidung späterer Zerrung.

10. *Deckung von Hautverlusten* (nach Exstirpation von kleinen Tumoren, von Riß-, Quetschwunden nach ihrer Egalisierung geschieht durch Vereinigung der einander möglichst genäherten Wundränder mittels Knopfnähten, bei kleinen nahtgerechten Hautverlusten und der nötigen Assistenz auch mit Herffschen *Klammern*. Bei stärkerem Klaffen Mobilisierung der Wundränder und Vereinigung mit abwechselnd oberflächlichen Haut- und tieferen Entspannungsnähten. Evtl. sind Entspannungsschnitte auswärts der Wundränder zweckentsprechend. Nicht durch Naht zu vereinigende Substanzverluste können, sobald sie gesund granulieren, durch gestielte oder ungestielte *Cutislappen* (Krause) verkleinert, oder gedeckt werden; auch auf Schleimhautdefekten (Mund, Vagina) können Hautlappen aus der angrenzenden Haut anwachsen. Noch weit größere Substanzverluste lassen sich durch Überpflanzung von *Haut-Unterhautstückchen* (Reverdin), durch *Flachschnitte* der Oberhaut [ohne Unterhautgewebe (Thiersch)], durch *Einpfropfung* von kleinen Bruchteilen dieser Thierschlappen (Braun), endlich durch Aussaat von *Epithelbrei* (Pels-Leusden) entweder ganz oder teilweise decken. Auch eine *Kombination* der genannten Transplantationsarten kann und muß manchmal stattfinden. Lappenüberpflanzung, in größerer Zahl und mit gutem Erfolge von Lang und Jungmann nach Exstirpation von Gesichtslupus im Gesunden geübt, ist gegenwärtig meist unnötig, da die Exstirpation durch die Strahlentherapie größtenteils ersetzt ist; für den Dermatologen sind mit leichterer Technik die drei letztgenannten Überpflanzungen: Thiersch, Aufpfropfung (Braun), Epithelbreiaussaat (Pels-Leuden) ausführbar. Stets sollen, bevor sie unternommen werden, die Granulationsflächen durch feuchte, aseptische Umschläge vorbereitet, rein, nicht callös sein; doch schaden auch kleine unreine Stellen der Braunschen Aufpfropfung nicht unbedingt (Katzenstein).

Die Methode nach Thiersch bedarf sorglicher Behandlung der flachen, längeren und breiteren Rasierschnitte möglichst faltenlose Ablagerung auf der granulierenden Wundfläche, Ruhigstellung der letzteren, Vorsicht beim Verbandwechsel, um die Lappen nicht unabsichtlich zu entfernen oder zu verschieben. Trotzdem gibt es Verluste. Die Braunsche Aufpfropfung ist bequemer, leichter. Die Hautsetzlinge, 4—5 qmm, gewonnen durch Zerschneiden der größeren (Thierschschen) Lappen, werden zwischen die Granulationen 3—4 mm tief, reihenweise mit feiner Pinzette eingesenkt, die Granulationen „schließen sich über ihnen zusammen" und bringen sie in großer Zahl, bis 90%, als kleine Pfröpfchen (Pick) an die Oberfläche. Ausgedehnte Defekte erscheinen nach 2—4 Pfropfungen in 6—8 Wochen überhäutet, nicht narbig (Krause). Martens, Sultan, Katzenstein, Krause bestätigen die Erfolge. Pels-Leusdens Methode besteht in Einspritzung eines Breies aus abgeschabtem Epithel in die Granulationen, wo die Epithelien anwachsen und die Oberfläche epithelisieren (O. HILDEBRAND). Rasche Epidermisierung wollen R. F. und G. R. R. HERZBERG mit Gasolinreinigung der Granulationnen, Bestreichen des Epidermisrandes (1 cm breit) mit Perubalsam und Ol. castor., Heftpflasterbedeckung und vorsichtiger täglicher Behandlung der unbedeckten Wunde mit Chlorlösung erzielt haben.

11. *Instrumente zur Haarentfernung.* a) *Epilationspinzetten* mit geraden oder abgeschrägten Greifenden (BERGH). Der Arzt hält den Kopf des Patienten zwischen linkem Oberarm und Thorax fest und spannt die zu epilierende Stelle zwischen Daumen und den übrigen Fingern. Die zu entfernenden Haare werden knapp an der Haut gefaßt und in der Wachstumsrichtung mit kurzem scharfen Zuge ausgezogen. Die BERGHsche Pinzette kann mit der Spitze des Greifendes oder mit dem ganzen verwendet werden, also je ein oder zugleich mehrere Haare entfernen (LEISTIKOW). Das Ausziehen gesunder, versehentlich oder notwendigerweise mitgezogener Haare schmerzt, die Epilation von in Pusteln sitzenden, von elektrolytisch mit Kaltkaustik oder mit Röntgen (Epilationsdosis) behandelten und hierdurch gelockerten Haaren ist schmerzlos. b) *Zylindermesser* (KROMAYER) zum Ausstanzen der Haarhautzylinder. Am Schnittende kreisförmig zugeschliffene Hohlzylinder von 1—4 mm Durchmesser, am Stielende mit dem Handgriff der elektrischen Bohrmaschine (für Zahnärzte) verbindbar. Ausstanzen der desinfizierten, anästhesierten (Novocain) vom Haar zentral durchbohrten Hautstelle mittels des senkrecht angedrückten Zylindermessers bis zur gewünschten Tiefe (Haarpapille) und Entfernung des Hautzylinders mit Pinzette und Hohlschere. Methode wegen Umständlichkeit abgelehnt. Auch für Follikulitiden, eitrige Acne, Naevi, Warzen, für welche das Stanzen empfohlen wurde, sind vielleicht Messer, Löffel, Elektrolyse, Höhensonne (Röntgen), der Stanzmethode vorzuziehen. Die Maßnahmen für die Epilation mittels chemischer Mittel, Elektrolyse, Kaltkaustik, Röntgen in den betreffenden Kapiteln.

Glühhitzeätzung.

1. Mit rotglühender Nadelspitze. (Die Nadel an ihrem Öhrende in einem Korke steckend.) Eine punktförmige Stelle kann so kauterisiert werden, eine mehr als punktförmige durch wiederholte Punktierung oder durch einmalige, mittels einer Anzahl im Korke befestigter, glühender Nadeln. Indikation: kleine und größere flache Teleangiektasen, wenn man keinen elektrischen Kauter besitzt. Bequemer mit

2. Thermo- und Galvanokauter.

a) *Thermokauter*, bzw. der *bekannte Paquelin* mit Hohlenden in sog. Messerspitz-Kugelformen; angeschlossen an ein Benzin- oder Ligroingebläse (vorherige Erwärmung der Brennenden an einem Spirituslämpchen). Zu feinen Hautkauterisierungen weniger geeignet. Punkt- und linienförmig arbeitet dagegen der UNNA*sche Mikrobrenner*, zwar ein Hohlbrenner, der jedoch erst mit einem angelöteten zugespitzten, daher indirekt erhitzten Platindraht die Haut berührt. (S. später die galvanischen Spitzenbrenner von WINTZ und TAENZER.)

b) Die *Galvanokauter*: Messer, Nadel, Schlinge in den galvanischen Strom (von Batterie, Akkumulator oder Pantostat) einschaltbare Platindrähte: das Messer rundspatelähnlich (4—6 mm Durchmesser) mit schneideartigem Rand, die Nadel, ein in spitzem Winkel zusammengelegter, die Schlinge, ein zugebogener, wie der Polypenschnürer mittels Schlittenzug anziehbarer Platindraht. Die galvanischen Brenner sollen nur rot oder schwachrot glühend benützt werden, um Feuerwirkung, Verkohlung zu vermeiden, welche die Sicht schädigen und bei Angiomen,

Gefäßnaevis Nachblutungen durch zu schnelle Abstoßung verkohlter Gefäßteile bewirken können. Die Kauterisierung von Naevis und Angiomen im Gesicht hat sich, weil aus kosmetischen Gründen unternommen, in Fläche und Tiefe auf das unbedingt Notwendige zu beschränken. Bei sternähnlichen Naevis (Spinnenform) genügt manchmal Punktierung des Zentrums oder es werden auch die radiären Gefäßchen in Abständen von 1—2 mm kaustisch punktiert. Auch flächenhaft ausgedehntere, oberflächliche Naevi und angeborene oder durch Rosacea oder in röntgenatrophischer Haut entstandene Teleangiektasien eignen sich für punktförmige galvanische Ätzung. Die kaustische Stichelung, sehr zweckmäßig mit dem UNNAschen Mikrobrenner ausgeführt, setzt Punkt an Punkt; mit dem galvanischen Messer lassen sich flächenförmige angiomatöse Rötungen oberflächlich auch quadrillieren (wie mit dem Scarificateur, LEISTIKOW); auch für die feinen Gefäße der Rosacea eignet sich der UNNAsche Mikrobrenner und ein von WINTZ angegebener (galvanischer) Platinspitzenbrenner (auch der Minimalbrenner von TAENZER, das ist ein mit galvanisch erwärmten Platindraht umwickelter, zugespitzter Kupferdraht). Gestielte Gebilde sollen mit Pinzette gefaßt, emporgehoben und nahe der Basis mit roter Spitze schonendst abgetrennt werden. Breiter aufsitzende sind durch mehrmalige Stichelung zu kauterisieren. Für vereinzelte kleine Lupusherde im gesunden oder im Narbengewebe empfiehlt KROMAYER „bei gutem Auge und sicherer Hand" rasches Einstoßen und Ausziehen der glühenden, 6 mm langen Platinspitze — „*Ignipunktur*" — auch viel dutzend Male in einer Sitzung (Wiederholung nach je mehreren Wochen) und er verspricht bessere Erfolge als mit Excision und der üblichen Verkochung (Diathermie). Hartnäckige Lichenpapeln sollen sich mit der galvanokaustischen Schlinge entfernen lassen (BUOESS VAN DOST, LASSAR). Bei kleinen beginnenden Furunkeln genügt ein 3—5 mm tiefer Einstich mit rotglühender Nadel (galvanisiert von UNNAS Mikrobrenner). Tief pigmentierte Naevi bedürfen, als möglicherweise präcancerös, gründlichster, bis ins Gesunde reichender Kauterisation, falls nicht eine möglichst frühe Excision vorgezogen wird. Der Thermokauter — Paquelin — findet wegen starker Hitzeentwicklung, der großen Fläche seiner Brenner und Brandwirkung die beste Verwendung bei Phagedän (Noma, Ulcera).

3. *Heißluft.* Apparat von HOLLÄNDER.

Luft (durch ein zweites Gebläse zugeleitet) wird in einer die glühende Paquelinspitze umgebenden Trichterhülse erhitzt und strömt aus dem Loche der Trichterspitze unter starkem Drucke aus. Diese Spitze wird beim Brennen 1 mm über der erkrankten Hautstelle gehalten.

Mit der Hitzekaustik werden zerstört: *kleinere Objekte* von höchstens 4 bis 6 mm Durchmesser (Naevi, Angiome, Teleangiektasien, Papillome, Warzen, in Narben eingesprengte Lupusrezidivherde, welche weder für Excision noch (Finsen-, Kromayer-) Bestrahlung günstig sind; aber auch *ausgedehnte* Herde, und zwar ganz oberflächliche, *Teleangiektasien*, *Muttermale* oder schwer zu hemmende phagedänische Prozesse.

Von Bedeutung für den Erfolg ist der Grad der angewendeten Kauterisation, ihre Tiefe, Flächenausdehnung, und die Art ihrer Ausführung.

Die chemische Ätzung.

Eine Anzahl chemischer Stoffe und physikalischer Maßnahmen in entsprechend *hohen Konzentrationen* auf die pathologischen Hautstellen angewendet, führen zur Zerstörung derselben, evtl. auch der betreffenden Krankheitskeime, *schwächere Konzentrationen* können ganz andere direkte Wirkungen zur Folge haben: Antisepsis, Adstringenz oder Reizung. Die reaktive Entzündung um die verätzten Stellen, die perinekrotische Entzündung WEIGERTS, besorgt die Entfernung des pathologischen Gewebes und seinen Ersatz von Seite der gesunden Haut. Die für die Hautätzung in Betracht kommenden chemischen Stoffe sind: Metallsalze, Lösungen derselben, Säuren, Alkalien und lipoidlösliche Stoffe (Cardol usw.), also Stoffe in fester Form und Lösungen, selten in Salben-, Pflaster- und Pastenform. *Ätzung an trockener, unversehrter Hornschicht* mit trockenen, festen, aber wasserlöslichen Ätzstoffen verlangt *Befeuchtung der Haut*, außer, wenn die Stoffe hygroskopisch sind (Kali causticum, Zinkchlorid). Ätzpasten, welche flüssiges Hautsekret aufnehmen, wirken auch an trockener, unversehrter Haut. Hautstellen ohne Hornschichte oder oberste Epidermis, sowie Schleimhäute werden nicht bloß durch effektive Ätzstoffe, sondern auch durch lipoidlösliche Stoffe (Chloroform, Äther, Cardol) und durch in letzteren gelösten Stoffe angegriffen, bzw. geätzt. Gewisse physikalische Maßnahmen, wie Kaltkaustik, Elektrolyse, wirken ätzend durch elektrische Wärme (Widerstandswärme) bzw. Dissoziation im Gewebe an den Elektrodenspitzen.

Feste Ätzstoffe (Salze, Säuren, Glykoside).

Pulverförmige (Krystalle), in *Stifte* und *Stangen* gebrachte, weiters in Salben, Pasten und Pflaster hochprozentig eingebaute Stoffe.

Pulver (anorganische, organische, organisierte). Einige derselben für dermatologische Zwecke:

Bismut subnitr. für schlecht belegte Paronychien;

Acid. salicyl. cristall. pulv. (H. v. HEBRA, Ulcus molle, tägliche Pulvereinlage auf Wattetampon und Leukoplast bis zur Reinigung).

Natr. sozojodol. crist. pulv., milder als Zinc. sozojodol., ebenso wie Acid. salicylicum.

Pulv. frond. Sabin. oder Summitates Sabinae (rein oder mit Zinkoxyd oder Alaun, 1 : 1 bis 1 : 3), bei Papillomata accuminata (evtl. nach vorausgehender Excochleation) auf verletzte und unverletzte Haut, besonders auf feuchte seborrhoische Haut aufzupudern (LEISTIKOW).

Ätzstifte, Stangen, Stili caustici (aus STRAUB).

Lapis Argentum nitricum fus. in bac. (Höllenstein), und mitigat. (mit Kalisalpeter), kurz, da brüchig, aus Gänsekiel oder Holzhülse herausschauend. Leichtes Überfahren (Touchieren) nässender Stellen, Ekzemen usw., dagegen kräftig mit der Spitze bohren bei gekappten Warzen oder flächenhaft reiben bei schlechter Granulation! Wenn bei Touchierung von Papeln oder Aphthen im Rachen Lapisstückchen verschluckt würden, sofort Milch oder Kochsalzlösung nachtrinken (STRAUB). Nach LEISTIKOW regt die Lapistouchierung Granulationen, aber nicht Überhornung an; nach KAPOSI macht sie weiche, glatte, wenig schrumpfende Narben, vielleicht weil sie sehr oberflächlich ätzt; daher sind Warzen und Papillome (falls sie überhaupt mit chemischer Ätzung behandelt werden, vorher zu kappen oder abzulöffeln, ebenso Mollusca contag. (BROCQ), ebenso Wucherungen am Nagelbett und -falz bei Ekzem und Psoriasis der Nägel (VEIEL). Bei Rhagaden der Lippen, der Analöffnung, Pruritus ani zuerst Argentumstift, dann Salbe.

Kupferstift; zugespitzte, große Krystalle (Kupfersulfat) in Watte oder Holzgriff. Kräftig bohren und reiben! (Ulcus molle.)

Alaunstift für gering belegte Sprünge, Rhagaden.

Kupferalaunstift. Stili Cupri aluminati, wie Kupferstift, aber milder wirkend.

Ätzkalistift. Stil. Kali caust. fus. in bac., *Eisenchlorid-*, *Zinkchloridstift*, diese drei stanniolumhüllt in Glasröhren. Sign. dem Arzte, *Ätzstift!* Die Ätzung mit diesen, zuletzt genannten Stiften ist sehr vorsichtig, ohne starken Druck auszuführen, da sich im Eiweißüberschuß (Sekret) die Schorfe zum Teil lösen und die Verschorfung nach Tiefe und Fläche sich ausbreitet.

Ätzende Lösungen.

Spitz und fest gedrehte Wattestäbchen, mehr oder weniger zugespitzte Hartholzstifte, Beinnadeln, Glasstäbe werden in die ätzenden Flüssigkeiten getaucht und mit Druck oder Einstich appliziert. Bei sehr stark ätzenden darf der Watteträger nicht triefen und, falls zuviel von der Ätzflüssigkeit abtropfen würde, wird dieselbe durch einen bereit gehaltenen trockenen Watteträger sofort abgetrocknet (SCHÄFFER). In der Nacht nach der Ätzung Umschläge mit Sol. Aluminii acet. (1—2%) oder indifferente Salbenlappen oder, um im Gegenteil die Ätzwirkung zu steigern, Deckung mit Karbol-, Salicyl-, Hg-Salicylpflastermull. Je nach Härte, Tiefe und Rezidivfähigkeit der Affektion Wiederholung der Ätzung nach zwei oder mehreren Tagen. Bei der Spickmethode (UNNA, SCHARF, EHRMANN) wurden die getränkten eingestochenen Holzstifte im Hautniveau gekappt, unter Pflastermull zwei Tage und mehr belassen, um hierauf herauszueitern.

Anorganische Säuren.

Salzsäure. Unversehrte Haut anfangs nur oberflächlich ätzend, so daß man mit der rohen Salzsäure sogar kurze Zeit mit bloßer (gesunder) Hand arbeiten kann und nach Seifenwaschung und Einfettung keinen merklichen Schaden erleidet. Ätzungen mit der konzentrierten Salzsäure mittels Wattestäbchen (oder Spickhölzern) können mit Infektionsstoff in Berührung gekommenen Substanzverlust desinfizieren und chronische Infektionsherde (eingestochene Lupusknötchen) heilen (Spickmethode EHRMANN, eigene Erfahrungen).

Salpetersäure. Verdünnt „bei Ulceration und schlechter Granulation" wirksam — auch bei Perniones: Rp. Acid. nitr. dil., Aq. Menth. pip. āā 30 (LAPATIN, zit. LEISTIKOW) 1—2mal tgl. durch 3—4 Tage bis zur beginnenden Schorfbildung einzureiben.

Rauchende Salpetersäure, Acid. nitricum fumans: Sehr lebhaft, aber nicht lange schmerzend, da sofort ein fester (gelber) Schorf entsteht. Betupfen und Ätzen (Hartholzstift) infizierter Rhagaden, Ätzung von Warzen nach Entfernung der harten Decke mit Messer oder Löffel; wirksam bei Anthrax (manchmal), bei Epheliden, kleinen Naevis (KAPOSI).

Acid. chromicum konzentriert; wegen seiner sehr fest haftenden Schorfe *nicht* empfehlenswert.

Wasserstoffsuperoxydlösung in Konzentrationen 3% und darüber (herzustellen aus dem käuflichen MERCKschen Perhydrol), erreicht mit dem sich abspaltenden Sauerstoff die Bakterien schlecht belegter, gangränöser Haut- und Wundspalten, vernichtet sie, oxydiert und beseitigt auch die toxischen Gewebsprodukte (MEYER-GOTTLIEB). Die Applikation geschieht mit Kautschukwund- oder entsprechender Rekordspritze unter nicht zu hohem Druck. Wegen Gefahr der Embolie von Oxydgas muß für leichten Abfluß der eingespritzten Flüssigkeit gesorgt sein.

Kohlensäureschnee (Bomben der CO_2-Fabriken oder Drogerien). Mittels Hahnventil abgelassen, wird die CO_2 in einem Rehlederbeutel als Schnee aufgefangen, in welchen vorne sich verjüngende Holz- oder Celluloidtuben mit offenen, runden oder eckigen, verschieden großem Lumen eingeführt werden. Mit passendem Holzstäbchen wird der Schnee eingepreßt. Die Kohlensäure kann aber auch direkt in die vorne mit Leder oder Lint bedeckten (A. STRAUSS,

KUZNITZKY) oder in metallische, vorne platt abgeschlossene Tuben (Kryokauter von LORTAT-JACOB) einströmen, wo sie zu Schnee erstarrt. Der schneegefüllte Tubus, vorne offen oder metallisch geschlossen, wird auf der Haut aufgesetzt und einige Sekunden bis zu einer halben Minute auf der Haut fest angedrückt gehalten, wodurch eine oberflächliche Nekrose (nach vorangegangener Röte, Schwellung, Blase) entsteht, die zumeist eine glatte, rauhe, weiße Narbe gibt. Teleangiektasien, Angiome, Naevi, Verrucae, Xanthome bieten Indikation. Kinder, besonders empfindlich (STRAUSS, zit. SCHÄFFER), können schon einige Monate alt so behandelt werden (VENTURELLI).

Metallsalzlösungen.

Argentum nitricum 5—10% *wässerig* oder *alkoholisch* zur Oberflächenätzung durch leichtes Überfahren mit feuchtem Wattestift bei verschiedenen nässenden Dermatitiden, nässenden Ekzemen besonders an den Ostien und intertriginösen Stellen, Lid-, Mundwinkeln, Nasenflügeln, Oberlippen, Ohrenfalz, Interdigitalfalten usw.; zur Ätzung des Blasengrundes geöffneter Blasen (KROMAYER, zit. LEISTIKOW), schlecht granulierender Geschwüre (Ulc. crur.) usw.

Arg. nitr. $^1/_4$—2%, Arg. acet. $^1/_4$—2%, wässerig zur Schleimhautätzung der Conjunctiva (CREDÉ 2—3%), der Nase, Urethra, Cervix.

Organische Säuren.

Essigsäure. Acidum aceticum concentr. (glaciale) (96%); dilutum (30%). Die Essigsäure (viel von HEBRA als Ätzmittel benützt, LEISTIKOW) dient zur Entfernung von Epheliden, Verrucae planae (juven.); ebenso Salicyleisessig (Ac. sal. 1, acet. glac. 9).

Trichloressigsäure. Acid. trichloraceticum entweder in kleinen Krystallen direkt bzw. auf einer Sonde geschmolzen (WOLFF und LANG, LEISTIKOW) oder aus konzentrierter 20—50%iger Lösung mit Wattestäbchen oder Glasstab aufgetragen. Die Ätzung geschieht rasch, schmerzlos, aber nicht sehr tief (BRUNS und VEIEL, zit. LEISTIKOW) (Verrucae, Condyl. acuminata, Teleangiektasien). Wiederholung nach 2—4 Tagen; Abtupfen überfließender Säuretropfen (SCHÄFFER).

Milchsäure, Ac. lacticum. Farblose Flüssigkeit, die unscharf und schmerzhaft ätzt, Eiweiß und Horngewebe löst (MEYER-GOTTLIEB); sie zerstört trotzdem vornehmlich pathologisches Gewebe und schont normales. Sie galt als elektiv für Lupusherde (MOOSETIG, BESNIER, JOSEPH, ERKENS und LEISTIKOW).

„Acid. lactici, Terrae silic. āā, messerrückendick auf Gummipapier, 12 Stunden appliziert; 5—7malige Wiederholung nach je 11tägiger Pause“ (MOOSETIG). Zusammen mit Acid. salicyl. āā 1,0 (BROCQ), oder mit Acid. salicyl. 1,0 und Sublimat 0,01 und Kollod. ad 10,0 gegen Warzen (täglich) einzupinseln; sie ätzt Schwielen und Naevi (KNOCHE, zit. LEISTIKOW). Wird oft genannt gegen Leukoplakia buccalis (5—10%), für Nachbehandlung des Schleimhautlupus (50%) (SCHÄFFER).

Karbolsäure, Acid. carbol. liquef. pur. oder in 20—50% *spirituöser* oder *wässeriger* Lösung. Indikationen: *Ulcus molle* (NEISSER) (evtl. nach Anästhesie mit Kelen oder 15—20% Novokainlösung) Auftropfen der Karbolsäure. Nach einer Weile gründlich die Karbolsäure abwischen und täglich oder zweitägig wiederholen (SCHÄFFER); *schwerer, örtlicher Pruritus, umschriebener Psoriasisherde* (Rp. T. jodi, Ac. carbol. pur. Chloralhydr. āā 10, CUTLER); *hartnäckige Lichen ruber planus-Herde* (Rp. Ac. carbol. 5—10, $HgCl_2$ 1—5, Kreosot 2, Collod. 50 (UNNA, LEISTIKOW); *Sycosis staphyl.*; *Furunculose* (NEISSER); *Keratodermie*: *Primäre Herde* der Kinderplanta (Ac. carbol. 0,5,

Acid. sal., Acid. tartaric. āā 1,0 (BESNIER, BROCQ, LEISTIKOW); *Örtliche Depigmentationen Thimm.*; *Lupus erythematodes* zu oberflächlichster Ätzung.

Acid. pyrogallicum (*Pyrogallol*); starkes Reduktionsmittel (Blutgift), wirkt in 5—20%iger (evtl. mit Acid. salicyl. und Kreosot āā verstärkter) Vaselinsalbe; weiters als 10% *Pyrogallolpflastermull.*, besonders bei defekter Hornschichte ätzend, daher bei Lupus verwendet. (Die 10—20%ige Salbe auf Leinwand gestrichen, auf die (evtl. mit Anästhesin oder Cycloform anästhesierte lupöse Partie appliziert, macht heftigen Schmerz, starke umgebende Schwellung, mißfarbige Schwellung der lupösen Stelle. Trockene Reinigung (Vaseline) beim täglichen Verbandwechsel, Fortsetzung bis zur Schorfabstoßung. Selten mehr hierzu angewendet. Eingeschränkt als *Ätzmittel* ist der Gebrauch folgender Pasten und Pflaster:

Resorzinkpasta (UNNA): Resorcin., Past. Zinci vulg. āā; täglich bis zur Schälung der Oberhaut einreiben.

Arsenpasten von HEBRA, KOSME (HEBRA: Ac. arsenicos. 0,35, Cinnabar. 10,5, Ungt. emoll. 7,5; KOSME: Ac. arsen. Kreosot. āā 1,0, Opii 0,5, Hg bisulf. rubr. 3,0, Vas. flav. 12,0; beide aufgestrichen auf Lint und mit Leukoplast. fixiert. Auf kleine, tiefe Lupusherde und Hautcarcinome. Sehr schmerzhaft und bei größeren Herden wegen möglicher Giftresorption zu vermeiden.

Salicyl-, Salicylkreosot-Resorcinguttaplaste (UNNA). Wie Pyrogallusguttaplaste als Ätzmittel nur in den hohen Konzentrationen 20—40%ig auf hyperkeratotische Affektionen: Callus, Verrucae, Ulc. rodens zu applizieren, mit Leukoplast zu fixieren, evtl. zu überleimen. Täglich, zweitägig zu wechseln oder auch länger zu belassen, bis die Hornschichte oder flache Neubildung als Schwarte oder trockener Schorf sich abstößt.

Richtige Auswahl der Ätzmittel ist aus kosmetischen Rücksichten notwendig: Karbol und Chromsäure machen länger dauernde Verfärbung, die konzentrierte Chromsäure lang haftende Schorfe, der Paquelin wulstige unnachgiebige Narben.

Literatur.

Allgemeines.

ABRAMOWITZ, E. WILLIAM: The systemic treatment of skin diseas. etc. N. Y. state J. Med. **27**, Nr 16, 877 (1927). Ref. Zbl. Hautkrkh. **25**, H. 9/10, 547 (TOUTON).

BADELT, E.: Zur inneren Behandlung der Hautkrankheiten. Fortschr. Ther. **4**, 493 (1928). — BARDUZZI, D.: Sulla terapia cutanea generale odierna. Osserv. critiche. Riforma med. **43**, 730 (1927). — BARTHÉLEMY: Ätiologie und Behandlung der Acne. Mh. Dermat. **1889**, 406. — BIEDL, A.: Die Konstitution in ihrer endokrinen Bedingtheit. Karlsbader ärztl. Vorträge **8**, 33 (1927). — BLOCH, BRUNO: Beziehungen zwischen Hautkrankheiten und Stoffwechsel. Erg. inn. Med. **2**, 520—566 (1908). — BRUCK, C.: (a) Hautkrankheiten und Allgemeinbehandlung. Methoden, die den Gesamt- oder Hautstoffwechsel, Methoden, die die Krankheitserreger und Stoffwechselprodukte beeinflussen. Dtsch. med. Wschr. **1921**, Nr 28, 806. (b) Ergebnisse auf dem Gebiet der praktischen Therapie der Haut- und Geschlechtskrankheiten 1924—1925. Dtsch. med. Wschr. **82**, Nr 8, 259, 298, 333 (1926). (c) Beitrag zur internen Behandlung der Ekzeme. Dermat. Wschr. **1**, 262—266 (1929).

CLEMENS: Die Haut als Angriffsorgan der Behandlung. Münch. med. Wschr. **68**, 999 (1921).

FISCHER, KLARA: Das KÖBNERsche Symptom (der isomorphe Reizeffekt). Arch. f. Dermat. **153**, H. 2, 318.

HAMMER, FR.: Über Hautreize und deren Verwendung. Dermat. Wschr. **75**, Nr 39, 969 u. Nr 40, 996 (1922). (Literatur.) — HEBRA-KAPOSI: Lehrbuch der Hautkrankheiten. 2. Aufl., Bd. 1 u. 2, S. 33f., 302, 356, 366, 387, 397, 462 u. a. 1874.

JADASSOHN: (a) Hautaffektionen bei Stoffwechselanomalien. 5. internat. dermat. Kongr. **1905 I**, 143, **II** 155—276. (b) Die Toxicodermien. Die Deutsche Klinik am Eingang des XX. Jahrhunderts. Bd. 10, 2. Abt., S. 117—153. 1905.

KNOWSLEY, SIBLEY: Local treatment in dis. of the skin. — KOSMADIS, W.: Die Temperatur der kranken Haut und ihre Bedeutung bei der Behandlung verschiedener Hautkrankheiten. Med. Mysl. (russ.) **3**, Nr 3, 6 (1925). Zbl. Hautkrkh. **19**, 732. — KREIBICH, C.: Ätiologie und Pathogenese des Ekzems. (Ref. d. Dermat. Kongr.). Arch. f. Dermat. **145**, 6—34. — KREN, V.: Allgemeine Therapie der Hautkrankheiten. Wien. klin. Wschr. **22**, 1404—1408 (1928).

LEISTIKOW, L.: Therapie der Hautkrankheiten. S. 8, 16, 33 u. a. Hamburg u. Leipzig: Voß 1897. — LINSER: Allgemeine Therapie der Hautkrankheiten und praktische Ergebnisse auf dem Gebiete der Haut- und Geschlechtskrankheiten. S. 195. 1910. — LUCKE: Therapeutisches Taschenbuch. Madaus u. Co. 1927. — LUITHLEN, FR.: (a) Über Allgemeinbehandlung der Hautkrankheiten. Wien. med. Wschr. **1914**, Nr 32/33. (b) Neuere Wege der Dermatotherapie. Wien. med. Wschr. **1924**, Nr 47. — LUITHLEN, FR. und H. MOLITOR: Pharmakologische Untersuchung über die Wirkungen intracutaner Reize. Arch. exper. Path. **108**, H. 3/4 (1925).

SCHÄFFER, J.: Therapie der Haut- und venerischen Krankheiten. 4. Aufl. S. 36, 38, 47, 52, 189, 520 u. a.

UNNA: Allgemeine Therapie der Haut. S. 781—789 u. a. 1899.

Diät.

AUDRY: Erythr. desquam. der Säuglinge. Typ. LEINER. Le pathol. infant. **15 I** (1909).

BOMMER: Die Ernährungsbehandlung der Hauttuberkulose. Münch. med. Wschr. **1929**, Nr 17. — BRANDWEINER, A.: Die Hautkrankheiten des Kindesalters. Kap. Innere Therapie. S. 197 bis 199, 213. Wien: Franz Deuticke 1910. — BULKLEY in JADASSOHN: 5. internat. dermat. Kongr. **1904**.

CHIARI, K., in JANUSCHKE, N.: Hemmung von Transsudat- und Exsudatbildung durch Calciumsalze. Wien. klin. Wschr. **1910**. — CZERNY, A.: (a b) Zur Kenntnis der Gastroenteritis im Säuglingsalter. Z. Kinderheilk. **44** (1897). (c) Die exsudative Diathese. Jb. Kinderheilk. **61**, 199—221 (1905). (d) Über die Beziehungen zwischen Mästung und skrofulösen Hautaffektionen. Mschr. Kinderheilk. **2**, 57—62. (e) Zur Kenntnis der Gastroenteritis im Säuglingsalter. 1. Mitt. Mschr. Kinderheilk. **3**, 1—13 (1906). (f) Zur Kenntnis der exsudativen Diathese. 2. Mitt. Mschr. Kinderheilk. **4**, Nr 1 (1907). (g) Zur Kenntnis der exsudativen Diathese. 2. Mitt. Mschr. Kinderheilk. **6** (1908). (h) Zur Kenntnis der exsudativen Diathese. 3. Mitt. Mschr. Kinderheilk. **7**, Nr 1/6 (1908). (i) Zur Kenntnis der exsudativen Diathese. 3. Mitt. Mschr. Kinderheilk. **7**, Nr 1/6 (1909). (k) Kräftige Kost. Jb. Kinderheilk. **51**, H. 15 (1909). (l) Exsudative Diathese Skrofulose und Tuberkulose. Jb. Kinderheilk. **1909**, H. 10, 529—538. — CZERNY und KELLER: (a) Des Kindes Ernährung. Leipzig 1913. (b) Des Kindes Ernährung, Ernährungsstörungen, Ernährungstherapie, Stoffwechsel. 1906.

DALLA FAVERA: Über die Dermat. exfol. RITTER. Arch. **98**, 23 (1909).

FEER: (a) Münch. med. Wschr. **1909**, Nr 113. (b) Erg. inn. Med. **8**, 316 (1912). (c) Konstit. Säuglingsekzem. Mschr. Kinderheilk. **7**, 355 (1908). — FINKELSTEIN: (a) Zur diätetischen Behandlung des konstitutionellen Säuglingsekzems. Med. Klin. **37**, 1048 (1907). (b) Indikation und Technik der Behandlung eines Säuglingsekzems mit molkenarmer Milch. Therap. Mh. **1912**, 34. (c) Zur diätetischen Behandlung des Säuglings- und Kinderekzems. Z. Kinderheilk. **8**, 1 (1913). (d) Über einige Dermatosen im Säuglingsalter. Jahresk. ärztl. Fortbildg **1920**, Juni-H., 20. (e) Lehrbuch. 2. Aufl. 1921. — FINKELSTEIN, GALEWSKY in HALBERSTAEDTER, Atlas. 1922. — FISCHL, R.: Gesichtsfarbe, Kinderstühle, Ernährungsschaden (Milch, Mehl, Eiweiß). In Handbuch der Kinderheilkunde von PFAUNDLER-SCHLOSSMANN. — FUNK und GRUNZACH: Urticaria inf. und Zusammenhang Rachen und Magen. Mh. Dermat. **18**, Nr 3, 109.

GALEWSKI, E.: Die wichtigsten Erkrankungen der Haut (mit Ausnahme der tuberkulösen Hautaffektionen). In Handbuch der Kinderheilk. von PFAUNDLER-SCHLOSSMANN Bd. 2, S. 871—948. Siehe besonders: Über- und Unterernährung, Diathesen, innere Behandlung, Urticaria, Strophulus, Prurigo; Ekzem. S. 907, 908, 909. — GASSMANN: Über einen chronisch-pigmentösen hyperämisch-papulösen Ausschlag (Urticaria pigmentosa?) bei einem magenleidenden Potator. Dermat. Z. **1905**, 284. — GÄNSSLEN, M.: Der Einfluß veränderter Nahrung auf den peripheren Gefäßabschnitt I. Fleischkost und vegetabilische Kost. Klin. Wschr. **6**, Nr 17, 786 (1927). Zbl. Hautkrkh. **24**, 336. — GAUCHER: Les prurits essentiels. J. de Prat. **1929**, 451. — GEISLER: Münch. med. Wschr. **1909**, Nr 8. — GONNERMANN: Biochem. Z. **94**, 163 (1919). Zit. HEUBNER, S. 283.

HAHN, C. F.: Reizversuche an Kaninchen bei verschiedener Ernährung (nach LUITHLEN). Arch. f. Dermat. **154**, 200 (1928). — HALL: Brit. J. Dermat. **1905** u. **1908**. Zit. LINSER, Prakt. Erg. a. d. Gebiete der Haut u. Geschlechtskrkh. 1910. S. 195. — HÖBER, R.: Physikalische Chemie der Zellen und Gewebe. Leipzig 1914. Zit. H. H. MEYER u. SCHÜTZ,

Pharm. d. Min. S. 149. — HÜBNER: Über diätetische Beeinflussung der Hautkrankheiten. Med. Klin. **1913**, Nr 11/12.

ISAAC, S. u. R. SIEGEL: Intermediärer Kohlenhydratstoffwechsel im Handbuch der normalen und pathologischen Physiologie. 1928. S. 472—475, 479, 520, 525, 543, 544, 545, 549, 554—558.

JADASSOHN: Bei hartnäckigem Ekzem sachgemäße Röntgen-, evtl. Höhensonne. Ther. Mh. **4**, (1918) (BLÜHDORN). — JESIONEK: Zur Diätbehandlung der Hauttuberkulose. Münch. med. Wschr. **76**, 870 (1929). — JOSEF: Über Urticaria, Strophulus, Prurigo. Arch. Kinderheilk. **38** (1905).

KAHLE: Münch. med. Wschr. **1914**, 752. — KAISER, SIGISMUND: Primäre Hautgicht. Arch. f. Dermat. **151**, 386. — O'KEEFE, EDW. SCOTT: A dietary consideration of eczema in younger child. J. amer. med. Assoc. **78**, 7, 483—484 (1922). — KLOTZ: Zit. FINKELSTEIN S. 104. — KREN, OTTO: Allgemeine Therapie der Hautkrankheiten. Wien. klin. Wschr. **1928**, Nr 40, 1404. — KÜHN: Münch. med. Wschr. **1921**, 1612. — KUZNITZKY, LEUKUSCHER und ROSENFELD: Fett unter der Haut. Arch. f. Dermat. **114** (1913).

LANCASHIRE: Brit. J. Dermat. **1907**. Zit. nach ZUMBUSCH. — LEHMANN, zit. RAVITCH. J. of cutan. Dis. incl. Syph. **30**, Nr 12, 367 (1914). — LEINER, C.: (a) Ernährung und Dermatologie der Säuglinge. Fortb.vortr. Med. Klin. **1922**, Nr 39, 1217. (b) Die tuberkulösen Erkrankungen der Haut. In Handbuch von K. PFAUNDLER-SCHLOSSMANN Bd. 2, S. 940—956. (c) Arch. f. Dermat. **89**, 65 u. 163 (1908). (d) Die für den praktischen Arzt wichtigsten und am häufigsten vorkommenden Hautkrankheiten des Kindesalters und ihre Behandlung. Wien. klin. Wschr. **41**, 67 (1928). — LEVA, PADBERG, WALGREN: Haut als Chlordepots. Zit. MEYER u. SCHÜTZ S. 145 und W. HEUBNER. Ebenda. — LUITHLEN: (a) Vorlesungen und Pharmakologie der Haut. 1921. (b) Pharmakologie der Haut. S. 7. (c) Ernährung und Haut. Zbl. Hautkrkh. **7**, 1. — LUITHLEN, F.: Veränderungen des Chemismus der Haut bei verschiedener Ernährung und Vergiftungen. Arch. f. exper. Path. **68** u. **69** (1912).

MENSCHIKOFF: Chlorret. u. exsud. Prozesse der Haut. Mschr. Kinderheilk. **10**, 439 bis 499. — MEYER, L. F.: Die Bedeutung der Mineralsalze bei den Ernährungsstörungen der Säuglinge. Verh. 26. Verslg Ges. Kinderheilk. **1909**. — MORO, E.: Krankheiten der Haut. In FEER, 8. Aufl. Säuglingsekzem, Intertrigo der dyspeptischen Kinderernährung S. 713 u. f. — MÜLLER, ERICH: Ernährungsstörung des Säuglings. Med. Klin. **1927**, Nr 22.

NONNENBRUCH: Z. exper. Med. **29**, H. 5/6, 547 (1922). — NOORDEN: (a) 5. internat. dermat. Kongr. **1905**, 118. (b) Internat. dermat. Kongr. **1904**, 119.

PFAUNDLER, M. v.: In FEER, 8. Aufl. 1922. S. 183. Kap. Exsudative Diathese: Oberflächenerscheinungen. — PINKUS u. PICK: Dtsch. med. Wschr. **1908**, 1476.

RABE, F. u. R. PLAUT: Eiweißarme Ernährung. Dtsch. Arch. klin. Med. **137**, H. 3/4. — RAVAUT: Un cas d. derm. artef. traité p. l. cure d. déchloruration. Gaz. Hôp. **1904**, 48. — RAVITCH: J. cutan. Dis. incl. Syph. **32**, Nr 12, 367 (1914). — RISEL: Adipos. und exsudative Diathese. Z. Kinderheilk. **2**, 325—344 (1911). — ROBIN und LEREDDE: Du rôle des dyspepsies dans la genèse d. quelques dermat. Bull. Acad. Méd. **1899**, 42. — ROESE: Erdsalzarmut und Entartung. Berlin 1918. Zit. HANS H. MEYER und SCHÜTZ S. 161. 1922.

SAUERBRUCH, F., A. HERRMANNSDORFER und M. GERSON: Über Versuche, schwere Formen der Tuberkulose durch diätetische Behandlung zu beeinflussen. I. SAUERBRUCH, F.: Allgemeine klinische Grundlage für Ernährungsbehandlung entzündlicher Erkrankungen. Münch. med. Wschr. **73**, Nr 2, 47 (1926). II. HERRMANNSDORFER: Über Tuberkulosebehandlung durch diätetische Umstellung im Mineralbestande des Körpers. Münch. med. Wschr. **73**, Nr 2, 48 u. Nr 3, 108. III. GERSON: Entstehung und Entwicklung des Tuberkulose-Ernährungsverfahrens. Münch. med. Wschr. **73**, Nr 2, 51. — SCHEER, K.: Über die exsudative Diathese. Zbl. Hautkrkh. **22**, H. 3/4, 161—173. — SCHULZ, HUGO: Pflügers Arch. **84**, 67 (1901); **89**, 112 (1902); **131**, 447 (1910); **144**, 346 (1912). — SCHWARZ, S.: Diss. Rostock 1911. Nach MEYER u. SCHÜTZ. — SOKOLOW, A. S.: Weitere Beobachtungen über die Behandlung der Hautprozesse bei exsudativer Diathese. Münch. med. Wschr. **1926**, Nr 23. (Desensibilisierung.) — SPIETHOFF: Arch. f. Dermat. **90**.

TACHAU: Ergebnisse über exsudative Diathese. Zbl. Hautkrkh. **20** 1926).

Diabetes.

ALLER: Zit. P. WOLFF. — ASSMANN: Über neuere Gesichtspunkte in der Behandlung der Zuckerkrankheit. Med. klin. **18**, Nr 49, 1545 (1922).

BANG: Zit. P. WOLFF, S. 693 n. f. — BIERRY-FANDARD, Senator, SILBERSTEIN: sämtl. zit. P. WOLFF, S. 654. — BLOCH: Beziehungen zwischen Hautkrankheiten und Stoffwechsel. Erg. inn. Med. **2**. — BLÜHDORN, K.: Die Erscheinungen der exsudativen Diathese. Mschr. Kinderheilk. **1922**, Nr 45, 1425, 1453. — BROCQ, SAALFELD: Derm. Z. **2**, 659 (1905). Zit. bei LUMB, S. 263, Lichen ruber planus; auch ZUMBUSCH. — BRUGSCH und DRESEL: WOLFF, S. 658. — BUSSALAI: Un caso d. xanth. diabet. Giorn. Ital. d. derm. e sif. **68**, 396 (1927). Zbl. Hautkrkh. **26**, 273.

CAMPBELL, G. GORDON and S. FRED BURGES: Intolerance of sugar as a factor in the production of some dermat. — CROSTI, A.: Contrib. allo stud. d. glicemia nai sif. Giorn. dermat. **66**, 144, 884 (1925). Zbl. Hautkrkh. **18**, 611 (1925).

EHRMANN, S.: Über diabetische und gichtarthr. Dermatosen. Wien. med. Wschr. **1902**. Zit. BLOCH. — ERNST: Virchows Arch. **137**, 486.

FELDMANN, S.: The present status of some of the more common dermat. conditions. Med. j. a. Rec. **121**, 295 (1925). — FISCHER, B.: Virchows Arch. **172**, 30 (1903). — FOERSTER, E.: Ref. E. GRAFE, Die Insulinbehandlung der Zuckerkrankheit. München: J. F. Bergmann 1925. — FOSTES BURNSIDE: Hautkomplikationen bei Diabetes. J. amer. med. Assoc. Juli **1913**. — FRANK, E., NOTHMANN u. A. WAGNER: Über die experimentelle und klinische Wirkung der Dodekamethylendiguanidins (Synthalin B). Münch. klin. Wschr. **7**, 42 (1928).

HAMBURGER und BRINKMANN: Zit. P. WOLFF, S. 650, 657. — HELLER, J.: Dtsch. med. Wschr. **1907**, Nr 30. — HESS und ZURHELLE: Z. klin. Med. **1905**, **344**. — HÖBER: Zit. ROST, Hautkrankheiten. 1926. S. 306. — HOFMANN, E.: Dermat. Z. **2**, 654 (1905).

JADASSOHN: (a) Zit. BLOCH, Erg. inn. Med. **2**. (b) 5. internat. dermat. Kongr. 164 u. f. und 239 u. f.

KAPOSI: Diabetes und Haut. Wien. med. Wschr. **1884**, 1., 2, 3. Arch. f. Dermat. **1884**, 158. — KLEINSCHMIDT: Dtsch. med. Wschr. **1920**, Nr 11. — KLEMPERER und UMBER: Erg. inn. Med. **2**, 550. Zit. nach BLOCH. — KRAUS, FR. und BRUGSCH: Diätetik des Diabetes mellitus. In J. SCHWALBE, Therapeutische Technik für die ärztliche Praxis. 6. Aufl., 1923. S. 76—96.

LANG und MAHLER: Über einen Fall von Coma diabet. Zbl. inn. Med. **1925**, Nr 34, 786. — LORAND: Z. prakt. Ärzte **12**, Nr 16. (Prurit. vulvae.)

MAASE und SAALECKER: Zit. in H. H. MEYER und JULIUS SCHÜTZ, Pharmakologie der Mineralwasser. Handbuch der Baln. DIETRICH-KAMMER Bd. 2, S. 179. — MÜLLER, ALFRED: Über Blutzuckerwerte bei Hautkrankheiten. Arch. f. Dermat. **150**, 639; Literatur.

NONNENBRUCH, W.: Die therapeutische Verwendung des Anhydrozuckers beim Diabetes. Münch. med. Wschr. **1925**, Nr 43, 1821. — NOORDEN, v.: Handbuch der Pathologie d. Stoffw. 2. Aufl., Bd. 2, S. 208.

OFFENBACHER und ELIASSOW: Zur Frage der Insulindarreichung bei Diabetes. Münch. med. Wschr. **69**, Nr 43, 1508 (1922). — OTTENSTEIN, BERTA: Blutzucker bei Hautkrankheiten. Arch. f. Dermat. **158**, 691—698 (1929).

PAULLIN: Zit. P. WOLFF. — PICARD, H.: Über Insulinbehandlung septischer Prozesse (Furunkel, Pyodermien, Phlegmone, multiple Abscesse) an Nichtdiabetikern. Dtsch. med. Wschr. **53**, 1086 (1927). Ref. SKLAREK, Zbl. Hautkrkh. **25**, 548 (1928). — PICK, W.: Blutzuckerbestimmungen bei Psoriasis, Furunculose und Lues. Dermat. Wschr. **72**, 297 (1921). Zbl. Hautkrkh. **2**, 6. — PINKUS und PICK: Dtsch. med. Wschr. **1908**, 1476. — PREISWERK: Diss. Basel 1905.

ROLLY und OPPERMANN: Zit. P. WOLFF, S. 657. — ROST, GEORG ALEXANDER: (a) Hautkrankheiten. S. 306. Berlin: Julius Springer 1926. (b) Blutzucker und Haut. Dtsch. med. Wschr. **55**, 173 (1929).

SAALFELD: Dtsch. med. Wschr. **53**, Nr 30 (1903). — SALOMON in v. NOORDENS Handbuch. Zit. bei Diab. broncé v. ZUMBUSCH in Ergebnisse JESIONEK, S. 263. — SALOMON und NOORDEN: Krankheiten der Haut. In Handbuch der Pathologie u. d. Stoffw. Bd. 2, S. 246—297. 1907. — SCHEUER: Med. Klin. **1909**, Nr 15. — SCHRÖPL: Xanthoma papul. bei Diabetes. Dtsch. dermat. Ges. in der tschechoslov. Republik. Z. Hautkrkh. **22**, 595 (1927). — SCHWARTZ, H. J., HEYMANN, W. J. und HARRY L. MAHIELKEW, New York: Der Zuckergehalt des Blutes bei verschiedenen Hautkrankheiten. J. of cutan. Dis. incl. Syph. **34**, Nr 2, 159. — SHOEMAKER: J. amer. Assoc. **1904**, 587. — SIEMENS, H. W.: Zur Kenntnis der Xanthome. Arch. f. Dermat. **136**, 159—197 (1921). Mit viel Literatur. — STUDENSKY: Virchows Arch. **174**, 1; zit. URBACH u. SICHER. — STRÜMPELL: 22. Aufl. II B.

THANNHAUSER und PFITZER: Zit. P. WOLFF, S. 652, 654, 656, 657. — TOMMASI, LODOV.: Due casi di diabetide a tipo papulonekrose. Giorn. ital. Mal. vener. Pelle **62**, 41—85 (1921). Zbl. Hautkrkh. **4**, H. 1/2, 40. — TURNER, A., LOGAN, DAVIDSON and A. C. WHITE: Xanthomatosis etc. Edinbourgh med. J. **32**, 153.

URBACH, E. und G. SICHER: Beitrag zu einer physiologischen und pathologischen Chemie der Haut. Arch. f. Dermat. **157**, 160—182.

VARROT: Gaz. Hôp. **1906**, **947**.

WAELSCH: Prag. med. Wschr. **54**, Nr 30 u. f. (1905). — WHITNEY, CH.: Auf Diabetes beruhende Ulceration der Genitalien. Urologic. Rev. Jan. **1913**. — WIJNHAUSEN, O. J.: Über Xanthomatose in einem Falle rezidivierender Pankreatitis. Berl. klin. Wschr. **58**, Nr 48, 1268 (1921). — WHITE, CHARLES J.: Zwei moderne Methoden zur Behandlung des chronischen Ekzems. Dermat. Wschr. **64**, Nr 4, 81—97 (1917). — WIECHOWSKY: Z. Baln., Klin. usw. **5**, 439 (1912). — WOLFF, P.: Diagnostische und therapeutische Verwendung der Zucker. Ergebn. Inn. Med. u. Kinderheilk. 1921.

ZAPPERT: Über Juckausschlag im Kindesalter. Wien. med. Presse **1903**, Nr 4/6. — ZICKGRAF: Beitr. Klin. Tbk. **5**, 402 (1906). Zit. W. HEUBNER, Der Mineralstoffwechsel, Handbuch der Balneologie. Bd. 2, S. 283. — ZUELZER: Arch. f. Dermat. **85**, 361 (1907). — ZUMBUSCH, v.: Die Beziehungen der Hautkrankheiten zu Krankheiten anderer Organe. In JESIONEKS Prakt. Ergebn. a. d. Geb. d. Haut- u. Geschlechtskrkh. 1910. S. 272—278.

Aus ZUMBUSCH zit.: ANDRY, DULLA, GASSMANN, GAUCHER, GEISTER, JOSEF, HALL. LEINER, VARIOT, ZAPPERT, ZUELZER.

Aus Referaten des Zbl. Hautkrkh. über Pellagra-Arbeiten: ALBERTONI, P. und P. TUTLLIO, AVETE, BRUCE, GATÉ und BERTOYÉ (ref. HEYN); LEVIN, LÖHE, LUSTIG und FRANCHETTI (OPPENHEIM ref.); MAC NEAL, J. WARD (JOSEPH, ref. NICOLA); NICOLAE DUMITRU, NILES, RAINFORD, SIMON, STRASSBERG (WEINMANN ref.); SULLIVAN und STANTON und DOWSAN (O. NEUBAUER ref.).

ALBERTONI, PIETRO e PIETRO TULLIO: Alimentaz. e pellagra ect. Policlinico, sez. med. **34**, 493 (1927).

CHOTZEN: Über das Auftreten pellagröser Erkrankungen in Deutschland. Med. Klinik **23**, Nr. 25, S. 966 (1927). (b) Z. Neur. **109**, 739 (1927).

GOLDBERGER, JOSEPH and G. A. WHEELER: A study of the pellagra-preventive action of the tomato, carrot and rutabaga turnip. Public health reports **42**, 1299 (1927).

RILLE: Über Pellagra. Dermat. Wschr. **84**, 303—304 (1927).

Gicht, Harnsäure.

BLOCH: Erg. inn. Med. **2**, 553 (1908). — BULKLEY: 5. internat. dermat. Kongr. — BRUGSCH und SCHITTENHELM: Der Nucleinstoffwechsel. Jena 1910 (zit. JOEL).

GUDZENT: Nach langer Radiumemanationsbehandlung fast ganz $\bar{U}$-frei.

HORBACZEWSKI, J.: (a) Untersuchungen über die Entstehung des Harns im Säugetier. Sitzgsber. Akad. Wiss. Wien, Math.-naturwiss. Kl. **98**, 301 (1889). (b) Beiträge zur Kenntnis der Bildung der Harnsäure, Xanthinbasen sowie der Entstehung der Leukocytose usw. Sitzgsber. Akad. Wiss. Wien, Math.-naturwiss. Kl. **100**, 78 (1891). Wien. med. Z. **1892**.

JOEL, E.: Die Blutharnsäure und ihre klinische Bedeutung. Klin. Wschr. **2**, 2212, 2250 (1922).

NICOLAIER und DOHRN: Atophan-Phenyl-Chinincarbonsäure.

STARKENSTEIN: (a) Biochem. Z. **106**, 139 (1920). (b) Über die Wirkung des Atophans. Biochem. Z. **106**, 188 (1920).

THANNHAUSER und WEINSCHENK: Die Bewertung der Harnsäurekonzentration im Blut zur Diagnose der Gicht. Arch. klin. Med. **139**, 100 (1922).

Andere Stoffwechseldermatosen.

BAUM: Arch. f. Dermat. **100**, 105. — BECK und LANG: Über Säure- und Basenempfindlichkeit der Haut im Zusammenhang mit der PH-Konzentration bei Ekzem. Therapeutische Überlegungen. Arch. f. Dermat. **155**, 197 (Kongreßbericht). — BILLIGHEIMER: Klin. Wschr. **1922**, Nr 6. — BLOCH, BR.: Haut und Stoffwechsel. Verh. Ges. Verdgskrkh. **1926**. S. 72 u. 105. Ref. Zbl. Hautkrkh. **20**, 552; daselbst Diskussion: BUSCHKE, STÜMPKE. — BRUCK, C.: Hautkrankheiten und Allgemeinbehandlung. Dtsch. med. Wschr. **47**, Nr 28, 806 (1921). — BURMEISTER, J.: Über unspezifische Protoplasma-Inaktivierung als Heilfaktor, unter besonderer Berücksichtigung der Calcium-Therapie. Z. klin. Med. **95**, 237—281 (1922).

CASSAËT et MICHELEN: Les deux cas de Pemph., traités p. l. déchloruration. Arch. gén. Méd. **1906**. — CHIARI und FRÖHLICH: Arch. f. exper. Path. **64**, 214 (1911). — CHIARI und JANUSCHKE: Arch. f. exper. Path. **65**, 120 (1911).

DAHN, WERNER: Über die Calcium- und Kaliumverteilung in der normalen Haut. Dermat. Wschr. **82**, Nr 13, 425 (1926). Zbl. Hautkrkh. **20**, H. 11/12, 645.

FOURCADE, M.: Dermatoses et équilibre humorale. Evolut. thér. **7**, 403 (1926). Ref. LUTZ. Zbl. Hautkrkh. **24**, 32.

GANS: Über Beziehungen der Calciumverschiebung in der Haut zu Permeabilitätsänderungen. Münch. med. Wschr. **72**, Nr 10, 407 (1925). — GANS, O.: Über den Calciumgehalt der gesunden und kranken Haut. Zbl. Path. **33**, Nr 21, 570 (1923). Zbl. Hautkrkh. **9**, H. 10, 500. — GANS, OSCAR und H. SCHLOSSMANN: Über den Einfluß kurzwelliger (ultravioletter) Strahlen auf die Permeabilität der Haut (zugleich ein Beitrag zur Genese der Calciumverschiebung). Dermat. Wschr. **80**, Nr 13, 469 (1925). — GÖPPERT: Med. Klin. **24** (1914).

HEUBNER und RONA: Biochem. Z. **39** (1919). — HUDELO, L. und R. KOURILSKY: L'hyperglycémie dans les dermatoses. Presse méd. **34**, 1041 (1926). Ref. URBACH, Zbl. Hautkrkh. **23**, 201.

JADASSOHN, W.: Familiäre Acanthosis nigricans, kombiniert mit Stoffwechselstörung (pathologische Fettsucht). Zbl. Hautkrkh. **21**, 34.

KARRENBERG, C. L.: Über die therapeutische Verwendung von glykonsaurem Calcium in der Dermatologie. Dermat. Wschr. **86**, Nr 16, 540 (1928). (Daselbst Literatur.) — KARTAMISCHEW: Arch. f. Dermat. **143**, 184; **146**, 229; **148**, H. 1. — KÖNIGSTEIN: Verhalten der Haut in chemischer und physiologischer Beziehung nach experimenteller Schilddrüsenexstirpation. Zbl. Hautkrkh. **18**, 485. — KOTTMANN: Über Calcium-Gluconat und Calciumtherapie. Schweiz. med. Wschr. **57**, 409 (1927). — KOTTMANN, K.: Über Calcium-Gluconat und Calciumtherapie. Med. Wschr. **1927**, Nr 18. — KROMAYER: Ekzem und harnsaure Diathese. Dtsch. med. Wschr. **1925**, Nr 37. — KWIATKOWSKI, ST. L.: Die Anwendung von Calciumchlorid im Verlaufe von Hautkrankheiten. Przegl. dermat. (poln.) **20**, Nr 3/4, 214 (1925). — KYLIN: Zit. O. LIPPITZ, S. 331.

LEO, H.: Berl. klin. Wschr. **23** (1916). — LEVIN und KAHN: Amer. J. Med. **162** (1921). Zit. v. URBACH, Klin. Wschr. **1928**, 1600. — LIPPITZ, O.: Der Wert von Stoffwechseluntersuchungen für die Dermatologie. Zbl. Hautkrkh. **26**, 329—345. — LOEB, J.: FICKS Festschrift **1899**. Zit. MEYER-GOTTLIEB 7. Aufl., S. 526. — LOEB, MELITTA: Über den Blutzuckerwert bei Hautkrankheiten. Arch. f. Dermat. **152**, 653 (1926). — LOEPER, DECOURT et GARCIN: La fonction soufrée de la surrénale. Presse méd. **34**, 1209 (1926). Zbl. Hautkrkh. **23**, 545 (1926). — LUITHLEN: (a) Wien. klin. Wschr. **1911**, Nr 23. (b) Arch. f. exper. Path. **68** (1912). (c) Ernährung und Haut. (Erg. Bericht.) Zbl. Hautkrkh. **7**, 1—12 (1923).

MEYER und GOTTLIEB: Bd. 7, S. 520. — MICHAEL, JEFFREY C.: Critic. investigation on the relation of the endproducts of proteinmetabolism to eczema and kindred disorders. Arch. of Dermat. **14**, 294 (1926). Zbl. Hautkrkh. **22**, 847 (1927).

NATHAN, E. und FR. STERN: Über Kalium- und Calciumschwankungen im Blutstrom bei Dermatosen. Arch. f. Dermat. **156**, 446—463. (Literatur.) — NOORDEN, C. v.: Hautaffektionen bei Stoffwechselanomalien.

PADTBERG: Arch. f. exper. Path. **61**, 97 (1909). (Hautchlorspeicherung.) — PINI: Mh. Dermat. **28**, 143. — POKORNY, ADOLF und ANATOL KARTAMISCHEW: Zur Ödembereitschaft der Dermatitis herpetiformis Duhring und ihrer Analogie mit dem Pemphigus vegetans. Arch. f. Dermat. **144**, 481 (1923). — PULAY, ERWIN: (a) Dermat. Wschr. **75**, 1236; **76**, 81 (1922). (b) Klin. Wschr. **1922**. (c) Transmineralisation und Haut. Dtsch. med. Wschr. **52**, 1983 (1926). (d) Stoffwechsel und Haut. Wien: Urban u. Schwarzenberg 1923. (e) Zur Frage: Stoffwechsel und Haut. Arch. f. Verdgskrkh. **39**, 13—43 (1926). Zbl. Hautkrkh. **24**, 32 (LUTZ). (f) Der Energiestoffwechsel bei Hautkrankheiten. Z. klin. Med. **102**, 320—340 (1925).

RAYMOND, M., A. LACROIX und E. HADIDA: Glycémie et dermatoses. Rev. franç. Dermat. **2**, 625 (1926). — ROSENOW: Z. exper. Med. **4**, H. 6. — ROTH, W.: (a) Stoffwechsel und Allergie. Stoffwechselkrankh., Fortbildungsvortrag über Stoffwechsel- und verwandte Krankheiten. Wiesbaden **1926**, 541—556. (b) Stoffwechsel und Allergie. Fortb. Wiesbaden **1926**, 541. Ref. Zbl. Hautkrkh. **24**, 33 (LUTZ). — RÖTHLIN: Schweiz. med. Wschr. **1927**, Nr 17.

SCHLESINGER und GERHARDT: MEYER-GOTTLIEB S. 446. — SCHOLZ, BERNHARD und A. HINKEL: Dtsch. Arch. klin. Med. **112**, 334 (1913). (Haut-Chlor.) — SCHREUS: Natriumbicarbonatbehandlung der Urticaria, nebst Bemerkungen über den Säurebasenhaushalt bei Hautkrankheiten. Arch. f. Dermat. **155**, 198. — SCROTA, L.: (a) Weitere Beobachtungen über die Wirkung des Calciumchlorids bei einigen Hautkrankheiten (russ.). Russk. Vestn. Dermat. **3**, Nr 3, 216 (1925). Zbl. Hautkrkh. **28**, 350. (b) Zur Behandlung der Dermatosen mit Calciumchlorid. Münch. med. Wschr. **72**, Nr 10, 383 (1925). — SIEMENS: Stoffwechsel der Ichthyotischen. Arch. f. Dermat. **151**, 197. — SPIETHOFF: Dtsch. med. Wschr. **44** (1920). — STARKENSTEIN: Arch. f. exper. Path. **77** (1914). — STEIN, LJUDEWIT: Ernährungsstörungen und Hautkrankheiten (serbokroatisch). Zbl. Hautkrkh. **21**, 276. — STÜMPKE, GUSTAV: (a) Über blasenartige Hauterkrankungen, Beiträge zu deren Ätiologie, Pathogenese und Therapie. Med. Klin. **19**, Nr 30, 1044—1047 (1923). (b) Arch. f. Dermat. **108**, 164. (c) Liegen beim Pemphigus Störungen der Kochsalzausscheidung vor? Arch. f. Dermat. **108**, 467—476. — STÜMPKE und SOIKA: Biochemische Untersuchungen bei Hautkrankheiten. Med. Klin. **1924**, Nr 29, 1017 (u. Literatur). — STÜMPKE, E. URBACH: Arch. f. Dermat. **150**, 52—70. — STÜVE: Mh. Dermat. **23**, 274.

TOUTON: (a) Stoffwechselstörungen bei Hautkrankheiten. Stoffwechselkrankh., Fortbildungsvortrag über Stoffwechsel- und verwandte Krankheiten. Wiesbaden **1926**, 476. Zbl. Hautkrkh. **24**, 32 (LUTZ). (b) Dieselbe Quelle S. 476—500.

URBACH, E.: (a) Zur Chemie der alten und kranken Haut. Arch. f. Dermat. **155**, 183 (Kongreßbericht). (b) Untersuchungen über den Energiestoffwechsel bei Hautkrankheiten.

I. Respiratorischer Gaswechsel usw. Arch. f. Dermat. **151**, 197; **152**, 304 (1926). Zbl. Hautkrkh. **23**, 199 (1927). (c) Klin. Wschr. **1922**, 1988; **1923**, Nr 17. (d) Klin. Wschr. **2**, 1600 (1923). (e) Beiträge zur neuen physiologischen und pathologischen Chemie der Haut. Arch. f. Dermat. **156**, H. 1 (1928). (f) Schlußbemerkung [zu ERWIN PULAY ... in dieser Wochenschrift **2**, Nr 27, 1265]. Klin. Wschr. **1923**, 1266. (g) Beiträge zur neuen physiologischen und pathologischen Chemie der Haut. Arch. f. Dermat. **156**, 73—101. (h) (Grundumsatz). Untersuchungen über den Energiestoffwechsel bei Hautkrankheiten. — URBACH, E. und GRETE SICHER: Beiträge zur neuen physiologischen und pathologischen Chemie der Haut. Arch. f. Dermat. **157**, **III**, 160—182 (1929). — URBACH, E. und FRITZ SIMANDL: Über den Ca- und Kaliumgehalt des Blutserums bei Ekzematikern. Klin. Wschr. **1923**, Nr 34, 1600.

WAHLGREN: Arch. f. exper. Path. **61**, 97 (1909). (Haut und Chlorspeicherung.) — WRIGHT: Lancet **1896 I**, 153 und **1905 II**, 1096. Zit. MEYER-GOTTLIEB S. 446.

ZONDEK: Klin. Wschr. **1923**, Nr 9.

Schwefel.

BEINHAUER, L. G.: Natriumthiosulfat und sein Anwendungsgebiet bei Syphilis. Amer. J. Syph. **12**, 55 (1928). Zbl. Hautkrkh. **27**, 208.

GEBER, HANS und J. BLOCH: Behandlung mit intramuskulären S-Injektionen. Dermat. Wschr. **79**, Nr 47, 1509 (1924). Dasselbe ungarisch in Börgyógy. Szemle **2**, 173 (1924).

LEHNER, IMRE: Natriumthiosulfat in der Therapie der Hautkrankheiten. Börgyógy. Szemle (ung.) **4**, Nr 3, 49 (1926). Zbl. Hautkrkh. **20**, 558 (1926).

MÜLLER, E. F. und DELBANCO: Zur S-Therapie in d. Vener. u. Dermatol. (Erg.-Bericht). Zbl. Hautkrkh. **20**, 398—408 (1926).

NOBL, G., und R. KANTOR: Zur parenteralen und percutanen S-Behandlung. Med. Klin. **21**, Nr 8, 285 (1925). Zbl. Hautkrkh. **17**, 28.

OSTHEIMER, S.: Therapeutische Notiz über Schwefelbehandlung. Wien. med. Wschr. **39**, 1325 (1927).

RAAB, E.: Trinkkuren mit Badener Schwefelwasser. Wien. med. Wschr. **78**, 514 (1928). Zbl. Hautkrkh. **27**, 616.

SENGE: Therapeutische Erfahrungen mit Sulfolignit und Sulfofix in der Wundtherapie und Dermatologie. Fortschr. Med. **43**, Nr 13, 184—185 (1925). Ref. Zbl. Hautkrkh. **18**, 351. — SKUTEZKY, K.: Sufrogel in der Dermatologie. Wien. med. Wschr. **1927**, Nr 39, 1324. — SPIETHOFF, B.: Der Schwefel in der Gewebs- und Reiztherapie. Dermat. Wschr. **81**, Nr 29 (1925). Ref. Zbl. Hautkrkh. **18**, 350.

Vitamine.

[1] BERG RAGNAR: Die Vitamine. Leipzig: S. Hirzel 1922. — BONHOEFFER, K.: Unterernährungspsychosen von Pellagratypus. Dtsch. med. Wschr. **49**, Nr 23, 741—745 (1923); zit. BUSCHKE. — BUSCHKE, A. u. ERICH LANGER: Sporadisches Auftreten von Pellagra. Berl. klin. Wschr. **2**, 1921 (1923).

HOFMEISTER, F.: Erg. Physiol. **16** (1918); zit. STEPP.

JADASSOHN, J.: Fälle von BÜRGI und BR. BLOCH. Korresp.bl. Schweiz. Ärzte **1915**, Nr 52; zit. aus BUSCHKE.

KLEIMINGER: Z. Neur. **16** (1913); zit. BUSCHKE.

LUSTIG, A. u. A. FRANCHETTI: Studi ed osservazioni sulla pellagra. Sperimentale **75**, 187—276 (1921). Dtsch. Arch. klin. Med. **140**, 342; zit. BUSCHKE.

MERK, L.: (a) Die Pellagra. Monographien **1909**. [2] (b) Die Pellagra. Zbl. Hautkrkh. **17**, 241—265, 369—411. — MODINAS: Dermat. Wschr. **1917**.

OPPENHEIM: Wien. med. Wschr. **1920**, 1392.

[3] RÖHMANN, F.: Künstliche Ernährung und Vitamine. Berlin: Gebrüder Bornträger 1916.

SCHEUNERT, ARTHUR: Der Vitamingehalt der deutschen Nahrungsmittel. Berlin: Julius Springer 1929. — [4] STEPP, W.: Die Vitamine. Im Handbuch der normalen und pathologischen Physiologie. — BETHE, BERGMANN, EMBDEN, ELLINGER. 1928. S. 1143, 1238. — STRASSBERG: Wien. klin. Wschr. **1919**, 1103; zit. BUSCHKE.

[5] WEITZEL, WILLY: Die neuentdeckten lebenswichtigen Nährstoffe (Vitamine) und die Folgen einseitiger Ernährung. München: Otto Gmelin 1921 u. 3. Aufl. 1926.

Mineralwasser.

HINTZ, E. u. L. GRÜNHUT: Wirkung der Mineralwässer. Handbuch der Balneologie Bd. 1. — HOFFMANN, C. A.: Balneologie und Klimatotherapie der Hautkrankheiten. Handbuch der Balneologie Bd. 5. 1926.

MEYER, HANS H. u. JUL. SCHÜTZ: Pharmakologie der Mineralwässer. Handbuch der Balneologie. Bd. 2, S. 133—180. 1922.

SCHWARZ, S.: Inaug.-Diss. Rostock 1911; zit. HANS H. MEYER und JUL. SCHÜTZ.

[1], [2], [3], [4], [5] mit ungemein großer Literatur.

Desensibilisierung.

BIBERSTEIN, HANS: (a) Beiträge zur passiven Übertragung der Überempfindlichkeit gegen chemisch bekannte Stoffe. Z. Immun.forschg **48**, 297—368 (1926). (b) Zur Immunforschung. **48**, 227 (1926). (b[1]) Zur Utropinüberempfindlichkeit. I. Mitt. Immunbiologisches mit Bemerkungen über die bei der Übertragung der Überempfindlichkeit auftretenden Reaktionsphänomene. Arch. f. Dermat. **154**, 555—573 (1928). (c) Zur Kenntnis der allergischen Dermatosen. Arch. f. Dermat. **157**, 556 (1929). — BLOCH, BR.: (a) Einiges über die Beziehungen der Haut zum Gesamtorganismus. Klin. Wschr. **1**, Nr 4, 153—156 (1922). (b) Pathogenese des Ekzems. Arch. f. Dermat. **145**, 34—82 u. 152—164 (1924). — BLOCH u. JÄGER: Verh. dtsch. dermat. Ges. **1923**, Kongr. München. Arch. f. Dermat. **145**, 34. — BLOCH u. STEINER WOURLISCH: Über willkürliche Erzeugung von Primelüberempfindlichkeit. Arch. f. Dermat. **152**, 283 (1926).

DÖRR: (a) Über Allergie und allergische Hautkrankheiten. Arch. f. Dermat. **151**, 7—37. (b) Unterempfindlichkeit und Überempfindlichkeit. Arch. f. Dermat. **150**, 509—525.

EBBECKE, P.: Pflügers Arch. **1917**, 169.

FREI, WILHELM: (a) Ein Versuch, zwischen überlebender Haut von tuberkulin-, trychophytin- oder quecksilber-überempfindlichen und den zugehörigen „Antigenen" außerhalb des Körpers spezifische Reaktionen nachzuweisen. Klin. Wschr. **1928** I, 457—458. (b) Die Überempfindlichkeitserkrankung der Haut. Med. Klin. **25**, Nr 4, 133 (1929). — FÜRST, E.: Über die Veränderung des Epithels durch Wärme und Kälteeinwirkung bei Menschen und Säugetieren. Beitr. path. Anat. **24** (1898); in R. STEIN.

GEIGER, R.: Unspezifische Desensibilität an Ekzematischen mit Terpentinöl auf percutanem Wege. Arch. f. Dermat. **158**, 76. — GOUGEROT u. BLAMOUTIER: Bull. Soc. méd. Hôp. Paris **38**, 15 (1922); zit. bei JADASSOHN und RAJKA. — v. GRÖER-HECHT: Wien. klin. Wschr. **1920**, Nr 18, 392. — GRÜTZ, O.: Klinischer und experimenteller Beitrag zur Fischidiosynkrasie und ihre Heilung durch Desensibilisierung. Arch. f. Dermat. **154**, 532—554 (1928).

HEBRA-KAPOSI II Aufl. I 468. 1874. — HOFFMANN, HEINRICH: Über Hautentzündung nach Teakholzbearbeitung. Zbl. Gewerbehyg. N. F. III (1926).

JADASSOHN, J.: (a) Verh. dtsch. dermat. Ges. Graz **1895**. (b) Odolekzem. Klin. Wschr. **2**, 1680 (1743). (c) Bemerkungen zur Sensibilität und Desensibilität bei den Ekzemen. Klin. Wschr. **2**, Nr 36, 37 u. 38. (d) Diskussion zu DOERRs Referat: Über Allergie und allergische Hauterkrankungen. Arch. f. Dermat. **151** (Kongreßbericht). — JADASSOHN, WERNER: (a) Allergiestudien bei der Ascaridenidiosynkrasie. Arch. f. Dermat. **156**, 690—745. (b) Beiträge zum Idiosynkrasieproblem. Klin. Wschr. **5**, 42, 1957 (1926).

KAEMMERER: Allergische Diathese. München: J. F. Bergmann 1926; zit. O. GRÜTZ, Arch. f. Dermat. **154**, 543. — KELLER: Strahlenther. **17**, 197. — KREIBICH: Münch. Kongreßber. **1923**. — KÜSTNER: Studien über Überempfindlichkeit. Zbl. Bakter. Orig. **92**, Abt. 1, 428.

LANDSTEINER, K.: Über komplexe Antigene. Klin. Wschr. **6**, 103 (1927). — LEHNER u. RAJKA: (a) Wärmeurticaria. Arch. f. Dermat. **158**, 402—408 (1929). (b) Sammlung Abh. Dermat., N. F. H. 10; zit. aus R. GEIGER. — LEWITH, R.: Über einen Fall von Cutis anserina persist. und Comedonenacne in HITZIGscher Zone. Arch. f. Dermat. **157**, 153—159.

MARTENSTEIN, H.: Versuche über Sensibilität und Desensibilität gegen Röntgenstrahlen. — MAYER, R. L.: (a) Asthma und Ekzem bei den Pelzarbeitern. Arch. f. Dermat. **158**, 734. (b) Die Überempfindlichkeit gegen Körper der Chinonstruktur. Arch. f. Dermat. **156**, 331—354 (1928). — MEYER, P. S.: (a) Weitere Studien über Gewöhnung des Bacillus prodigiosus an Strahlenwirkung. Klin. Wschr. **1923**, 1446. (a[1]) Arch. f. Dermat. **147**, 238. (b) Änderung der Hautempfindlichkeit gegen Cantharidenpflaster nach Röntgenstrahlen. Arch. f. Dermat. **155**, Kongreßber. **1928**, 72.

PERUTZ, A.: Beiträge zur Klinik, Pathogenese und Therapie der Terpentindermatitis. Arch. f. Dermat. **152**, 617—652 (1926). (b) Untersuchungen über Jodoformdermatosen. Arch. f. Dermat. **154**, 206—216 (1928). (c) Über allergische Gewerbedermatosen. Arch. f. Dermat. **155**, 181 (1928). — PERUTZ, ALFRED u. RUDOLF ROSNER: Zur Frage der Allergie bei den Primeldermatosen. Arch. f. Dermat. **156**, 508—519 (1928). — PERTHES, G.: Über Strahlenimmunität. Münch. med. Wschr. **1924**, 1301. — PICK, ERWIN: Zur Kenntnis der Chininidiosynkrasie. Dermat. Wschr. 78, 157—162 (1924). — PIRQUET, C. v.: Allergie. Erg. inn. Med. **1**. Berlin 1908. — PRAUSSNITZ u. KÜSTNER: Studien über die Überempfindlichkeit. Zbl. Bakter. 8 I, 160—169 (1921).

RAJKA, E.: Untersuchungen über die Überempfindlichkeit bei Ekzemen. Klin. Wschr. **2**, 2238 (1923). Arch. f. Dermat. **141**. — RIEHL, GUSTAV: Zur Frage der allergischen Hauterkrankungen. Praktische Auswertung der Allergieforschung. Arch. f. Dermat. **157**, 57—64. — ROST: Über Erfahrungen mit der allergenfreien Kammer nach STORM VAN LEEUWEN, insbesondere in der Spätperiode der exsudativen Diathese. Arch. f. Dermat. **155**, 297.

SAMUEL, S.: Über eine Art von Immunität nach überstandener Crotonentzündung. Virchows Arch. **127** (1892). — SCHAER, G.: Versuche über die Gewöhnung des Kaninchenohrs an entzündungserregende Mittel. Inaug.-Diss. Bern 1907. (Nicht gedruckt.) — SCHMIDT, P. W.: Allergische Hautproben bei Bäckerekzem. Arch. f. Dermat. **156**, 247—259. — SCHWARZSCHILD, LUDWIG: Sensibilisierungsversuche aus der Orthoformreihe. Arch. f. Dermat. **156**, 432—445. — SELLEI, JOSEF: Pruritus hiemalis und die nach Kälte entstehenden allergischen Hautkrankheiten. Arch. f. Dermat. **158**, 378—385. — SIMON, CLÉMENT: Essai s. l. progr. d. l. Thérapeutique derm. Bull. méd. **1928**, 208—209. — STARCK, v.: Primäre spezifische Allergie und idiosynkrasischer Shock. Mschr. Kinderheilk. **32**, 119 (1926); zit. O. GRÜTZ: Arch. f. Dermat. **154**, 536. — STEIN, ROBERT: Experimentelle und histologische Untersuchungen über Hautgewöhnung. Arch. f. Dermat. **97**, 820 (1909). — STEINER, K.: Über die Ergebnisse und den Wert der „funktionellen Hautprüfungen" usw. Arch. f. Dermat. **157**, 600 (1929). — STERN, C.: Untersuchungen zur Entstehung des Bäckerekzems. Arch. f. Dermat. **153**, 286—294 (1927).

URBACH, E. u. M. STEINER: Gerstenstaubidiosynkrasie. Arch. f. Dermat. **153**, 772—792 (1927). — URBACH, E. u. ALB. WIEDEMANN: Experimentelle Untersuchungen über die allergische Natur und den primären Angriffspunkt der Überempfindlichkeit bei Prurigo simplex acuta. Arch. f. Dermat. **156** (1928).

WERNER, R.: Zur lokalen Sensibilität und Immunisierung der Gewebe gegen Wirkungen der Radiumstrahlen. Dtsch. med. Wschr. **1905**, Nr 27/28. — WOLFF-EISNER, A.: Über die Urticaria vom Standpunkt der neuen Erfahrungen körperfreier Eiweißsubstanzen. Dermat. Zbl. **10**, 164—172.

Protoplasmaaktivierung. Proteinkörpertherapie. Vaccins. Serumtherapie.

AMAN: Zur Proteinkörpertherapie mit Allbusol, einem Eiweiß, das keine örtliche Reaktion und keine Anaphylaxie verursacht. Münch. med. Wschr. **48**, Nr 21 u. 24, 743 (1921). — AMREIN, D.: Über Tuberkulinbehandlung, speziell über die SAHLIsche Subepidermalmethode. Beitr. Klin. Tbk. **61**, H. 2, 161 (1925). Zbl. Hautkrkh. **18**, 353. — ANTONI: (a) Zur Behandlung der Trichophytie. Dermat. Wschr. **67**, 775 (1918). (b) Ref. Dermat. Wschr. **1918**, Nr 46. (c) Zur Aolanbehandlung des weichen Schankers und entzündeter Bubo. Münch. med. Wschr. **66 II**, Nr 27, 746 (1919). — ARWEILER: Inaug.-Diss. Freiburg 1919. Ref. — ARZT, L. und H. FUHS: Über Syc. paras. mit besonderer Berücksichtigung der speziellen Therapie. Dermat. Z. **32**, H. 2/3 (1921). — ASCH: Zit. VOEHL. Med. Klin. **1922**, Nr 23, 718. — ASSMANN, G.: Über Blutauswaschungen mit Normosal. Münch. med. Wschr. **68**, Nr 46, 1489 (1921).

BALZER: (2 Fälle) Gute Resultate bei Urticaria chronica und Dermat. bull. durch Serotherapie. Ann. de Dermat., Sitzg 6. Sept. 1913. — BARBER, H. W.: Two cases of psoriasis treated by Danysz's method. Proc. roy. Soc. Med. **14**, sect. dermat., 24—26 (1921). — BECHHOLD: Tierexperimentelle Studien über Kolloidtherapie. Münch. med. Wschr. **71**, 932 (1924). — BEHNE, KURT: Experimentelle Untersuchungen über das Wesen der Caseosanwirkung. Dtsch. med. Wschr. **47**, Nr 21, 583 (1921). Zbl. Hautkrkh. **2**, H. 7/8, 532. — BERNDT, FRITZ: Über Milchbehandlung bei entzündlichen Prozessen, speziell beim Ulcus molle. Med. Klin. **17**, Nr 6, 164 (1921). — BIER, A.: (a) Die Transfusion von Blut, insbesondere von fremdartigem Blut, und ihre Verwendbarkeit zu Heilzwecken von neuen Gesichtspunkten betrachtet. Dtsch. med. Wschr. **1901**, Nr 15. (b) Dtsch. med. Wschr. **1921**, 225—285. (c) Heilentzündung und Heilfieber mit besonderer Berücksichtigung der parenteralen Proteinkörpertherapie. Münch. med. Wschr. **68**, Nr 6, 163; Nr 8/9 (1921). — BIELING: Die unspezifische Reizwirkung der Proteinkörper. Klin. Wschr. **1923**, Nr 27. — BINGEL: Über Behandlung von Diphtherie mit gewöhnlichem Pferdeserum. Dtsch. Arch. klin. Med. **125**, 284 (1918). — BÖTTNER, A.: Über Kollargolwirkung mit besonderer Berücksichtigung der Wirkung der Kollargolbestandteile. Münch. med. Wschr. **1921**, Nr 28, 876. Zbl. Hautkrkh. **2**, H. 7/8, 333. — BRUCK, C.: (a) Über die Anwendung von Aderlaß und Kochsalz bei der Behandlung von Hautkrankheiten. Berl. klin. Wschr. **1911**, Nr 3. (b) Wiederholte Aderlässe steigern die normale bactericide Kraft der Serums (DRESEL). Dtsch. med. Wschr. **1921**, Nr 28, 806. — BUCHNER, H. und RÖMER: Tuberkulinreaktion durch Proteine nicht spezifischer Bakterien. Münch. med. Wschr. **1891**, 841. — BUSCHKE und LANGER: Wirkung der Proteintherapie in Dermatologie und Venerologie (Proteinumfrage). S. auch BRANDENBURG, K.: Über Proteinkörpertherapie. Med. Klin. **1922**, Nr 24, 736. Umfrage.

CASTELLINO, PIETRO G.: (a) Autoenterovaccinetherapie in der Dermatologie. Riforma med. **43**, No 13, 302 (1927). (b) Autosero- und Autohämotherapie. Riforma med. **41**, No 5 (1925). Zbl. Hautkrkh. **17**, 61. — COUVERT, CARLO: Riforma med. **41**, No 3 (1925). Aolan, Caseosan, Eigenblut 3—4 Quaddeln, 1—2 Tage Intervall, 5—10 mal. Wiederholung bei Staphylomykosen. — CATTANEO, LUIGI: La proteinoth. aspez. n. mal. ven. Giorn. ital. Mal. Vener. Pelle **62**, H. 2, 123 (1921). — CHEININE, L.: L'autosérothérapie et l'auto-hématothérapie dans les derm. Presse méd. **29**, Nr 35, 345—346 (1921). — COOLEY, TH. B.: Die Behandlung hämorrhagischer Störungen. J. amer. Med. Assoc. Okt. **1913**, 1277.

DARIER, A.: Des méthodes biol. Les inj. parent. d. lait comme stimul. d. défens. gén. d. l'org. (choc colloidoclasique). Autohémoth. Vaccinth. et séroth. paraspéc. Phako-anaphylax.). Clin. ophthalm. **12**, No 3, 123—130 (1923). Zbl. Hautkrkh. **14**, H. 1/2, 52. — DEHIO: Lupus, Syphilis, Gonorrhöe mit wässerigen Auszügen aus Reinkulturen von Bac. prodig., pyocyan., Deuteroalb., in Wittepepton behandelt. 1904. — DOMINICI, ADA: (a) Infl. delle prot. eterogen. sulla fagocit. stud. nell organismo. Pediatria **30**, Nr 10 (1922). (b) Zbl. Kinderheilk. **1923**, 365. — DRESEL, G. und H. FREUND: Exper. zur sog. Proteinkörpertherapie. Münch. med. Wschr. **68**, Nr 30, 961 (1921). — DUHOT: A propos de la méthode moderne de thérapeutique ergotropique. Rev. belge Urol. **4**, Nr 4, 75 (1921). — DZIEMBOWSKI: Über den therapeutischen Wert parenteraler Milchzufuhr. Med. Klin. **1916**, Nr 45.

EBERS, NORBERT: Über Eigenblutunterspritzung. Münch. med. Wschr. **72**, Nr 14, 565 (1925). — ENGELHARDT, v.: Die Yatren-Caseintherapie der akuten und chronischen Infektionskrankheiten. Selbstverlag der Behringwerke. — ESCH: Zit. VOEHL.

FISCHL, R.: Über Proteinkörperbehandlung beim Säugling. Med. Klin. **1926**, Nr 39. — FOERSTER, H.: Ther. Halbmh. **35**, H. 7, 208 (1921). Ref. — FORNARA, PIERO e MARIO ARTOM: Intradermale Autohämotherapie einiger Dermatosen. Gaz. Osp. **46**, Nr 4, 75 (1925). Zbl. Hautkrkh. **19**, 214. — FRAMM: Über den Wert der Hämoklasieprobe usw. Münch. med. Wschr. **1923**, Nr 22, 697. — FREUND, R.: Mit Pferdeserum geheilte Schwangerschaftstoxikose. Dtsch. med. Wschr. **1911**, Nr 52. — FREUND, H. u. R. GOTTLIEB: Über die Bedeutung von Zerfallsprodukten für Ablauf pharmakologischer Reaktion. Münch. med. Wschr. **68**, 383—385 (1921). — FRIED: Technik der Furunkelbehandlung, zugleich eigene Krankengeschichte. Münch. med. Wschr. **1914**, Nr 46. — FRIEDBERGER und JOACHIMOGLU: Anaphylaxie. Bei Vorbehandlung mit Heteroalbuminen u. Protëinen keine Überempfindlichkeit. Z. Immunforschg **22**, 522.

GALLARDO, JOSÉ S.: Versuche mit Proteintherapie bei Haut- und Geschlechtskrankheiten. Rev. méd. Sevilla **41**, H. 1, 1 (1922). — GÄRTNER: Dermat. Wschr. **1919**, No 28. — GASTOU: Hartnäckige Purpura durch zwei Injektionen von Pferdeserum geheilt. Sitzg 4. Dez. 1913. — GAUMITZ: Lokale Reaktion auf intracutane Aolangabe. Münch. med. Wschr. **1921**, Nr 49, 1585. — GAWALOWSKI, KAREL: Intracutane Lactin-Injektionen. Česká Dermat. **3**, H. 6, 147 (1922). — GAY und BRAILSFORD: J. of exper. Med. **16**, 470 (Ref.) — GIESEMANN: Über percutane unspezifische Reizbehandlung. Münch. med. Wschr. **1924**, Nr 43, 1505—1506. (b) Grundlage und Erfolge eines percutanen unspezifischen Reizes. Fortschr. Med. **43**, Nr 3/4 (1925). Zbl. Hautkrkh. **17**, 291. — GILDEMEISTER, E. und W. SEIFFERT: Zur Frage der Anaphylaxiegefahr und Proteintherapie. Berl. klin. Wschr. **58**, Nr 24, 629—631 (1921). — GOTTHEIL, W. und D. SATENSTEIN: Die Autoserobehandlung in der Dermatologie. J. amer. med. Assoc. Okt. **1914**, 1190. — GRIESBACH: Klin. Wschr. **1923**, Nr 10. — GRÜTZ, O.: Guter Erfolg bei Transfusion. Bluttransfusion bei Morb. mac. Werlh. usw. Berl. klin. Wschr. **1921**, Nr 3. — GUSZMANN: Untersuchungen über die Wirkung der Milchinjektion auf den Verlauf des weichen Schankers. Dermat. Wschr. **1918**, Nr 48. — GUTFELD, F. v.: Die experimentellen Grundlagen der Proteine (Heterotherapie). Z. ärztl. Fortbildg **22**, Nr 7, 193—201 (1925).

HAILER: Sensibilität durch Abbaustufen des Eiweißes. Arb. kaiserlichen Gesdh.amt **47**, H. 4. — HALL, EMETT R.: (a) Non spec. ther. in derm. South. med. J. **19**, Nr 10, 731 (1926). (b) Steril. Milch bei Folliculitis, Furunculose, chr. Ekzem. Zbl. Hautkrkh. (c) Dermat. Wschr. **83**, 1472 (1926). — HAMMELT, KESSLER und BROWNING, PASCHEN, FIESSINRER und MARIE. Sämtlich in W. PETERSEN: HOLLER und WEISS, PFENNINGER. — HART, ALFRED: Behandlung progressiver Furunkulose und Karbunkulose des Gesichts. Dtsch. med. Wschr. **1924**, Nr 28. — HAYEK, H. v.: Das Tuberkuloseproblem. Berlin: Julius Springer 1920. S. 90 u. f. — HEUCK, W.: Erfahrungen über Behandlung Hautkranker mit Menschenserum. Münch. med. Wschr. **1912**, Nr 48. — HEUSNER, H. L.: Zur Impfbehandlung der Furunkulose. Münch. med. Wschr. **1915**, Nr 44. — HILARIO, JOSÉ S.: (a) Zit. LUITHLEN. Wien. klin. Wschr. **1913**, 17. (b) Ein Beitrag zur Autoserotherapie gew. Hautkrankheiten. J. of cut. Dis. incl. Syph. **22**, Nr 10, 780 (1914). — HÖFER: Diskuss. Wien. klin. Wschr. **1916**, 1161. — HOFF, F.: Über unspezifische Intracutantherapie und biologische Hautfunktion. Münch. med. Wschr. **70**, Nr 41, 1268—1271 (1923). Zbl. Hautkrkh. **17**, H. 5/6, 290. — HOFF, FERD. und K. HEISCH: Über unspezifische Intracutantherapie bei Hautkrankheiten. Dermat. Z. **42**, Nr 6 (1925). Zbl. Hautkrkh. **17**, H. 9/10, 525 (1925). — HOFF, FERD. und H. WALLER: Untersuchungen über das weiße Blutbild bei intracutaner Injektion und über die Hämoklasie WIDALS. Münch. med. Wschr. **1923**, Nr 22, 699. — HOLOBUT und LENARTOWICZ: Versuch einer Pemphigusbehandlung mit dessen Blaseninhalt. Dermat. Wschr. **1914**, Nr 2, 58.

ISAEFF: Über die künstliche Immunität gegen Cholera. Z. Hyg. **16** (1894).

JAKOB: Z. klin. Med. **30**, H. 5/6. — JOSEPH, M. und W. KONHEIM: Über Fulmarginbehandlung. Dermat. Z. **22**, Nr 1, 18. — JOSEPH, WALTER: Die Behandlung stark juckender Hautentzündungen mit intravenösen Kalkinjektionen. Dtsch. med. Wschr. **1925**, Nr 46, 1915.

KASAHARA, MICHIO: (a) Experimentelle Studien intracutaner Resorption. Z. exper. Med. **44**, H. 3/4, 294—308 (1925). (b) Zbl. Hautkrkh. **17**, H. 11/12, 643 (1925). — KANERT: Über Proteintherapie bei Adnexerkrankungen. Münch. med. Wschr. **1919**, 1033. — KAZNELSON, P.: (a) Erg. Immun.forschg **1920**, 61. (b) Berlin. klin. Wschr. **1917**, Nr 17. (c) Zur Proteintherapie. Ther. Mh. **1917**, l. c. (d) Die Proteinkörpertherapie. Ergebnisreferat. Ther Mh. **31**, H. 11, 1917, Nov. (e) Vaccinebehandlung, Heterovaccine und Proteinbehandlung. Berl. klin. Wschr. **1917**, Nr 17. (f) Über biologische und therapeutische Wirkungen parenteraler Zufuhr von Deuteroalbumosen verschiedener Proteine. Z. klin. Med. **83**, H. 3/4, 275 (1916). — KLEEBLATT, F.: Zur Frage der Dosen und der Intervalle bei der Proteinkörpertherapie. Ther. Gegenw. **62**, H. 6, 209 (1921). — KLIENEBERGER, C.: Über Proteinkörper- bzw. Reizkörpertherapie. Slg Abh. Verdgskrkh. **9**, H 3, 1 (1925). — KÖNIGSBERG, L. M.: s. M. A. WEISS. — KOPACZEWSKI, W.: (a) Die intravenöse Einfuhr stört das kollagene Gleichgewicht und löst Shock aus. (b) Les colloides en thérapeutique. Presse méd **29**, No 37, 365 (1921). (c) Les propriétés phys. et thérap. des colloides. Presse méd. **29**, No 60, 594. — KRAUS, A.: Erfahrungen über Milchtherapie bei Hautkrankheiten mit besonderer Berücksichtigung parasitärer Hauterkrankungen. Dermat. Wschr. **66**, Nr 51 u. 857. — KRAUS, OTTO: Zur Frage der Erysipelbehandlung. Med. Klin. **24**, 294 (1928). Zbl. Hautkrkh. **27**, 412. — KREHL, L. und MATTHES: Über die Wirkungen von Albumosen verschiedener Herkunft, sowie einem diesem nahestehenden Substrat. Arch. f. exper. Path. **36**, 437 (1895). — KREN, OTTO: Die Proteinkörpertherapie der Hautkrankheiten und des Lichen ruber planus. Wien. med. Wschr. **75**, 358—361 (1925). KRÖSL, H.: Caseosan in der dermatologischen Praxis. Ther. Gegenw. **62**, H. 9, 365 (1921). Zbl. Hautkrkh. **3**, 28. — KRÜGER, M. und W. PFEILER: Protoplasmaaktivierung usw. bei Haut- und Haarleiden. Dermat. Wschr. **74**, Nr 5, 105 (1922). — KUHN, F.: Die Technik der örtlichen Vakuumimpfung. „Die Hämorrhagie als Heilmittel." Med. Klin. **22**, Nr 51, 1957 (1926). — KÜHNE, W.: Erfahrungen über Albumine und Peptone. Z. Biol. **29**, 1 (1892).

LANCHA, FAL.: Die Autohämotherapie in der Dermatologie. Ecos españ. Dermat. **2**, Nr 9, 775 (1926). Zbl. Hautkrkh. **21**, 584. — LANGER: Zit. VOEHL. Med. Klin. **1922**, Nr 23, 718. — LENNHOFF: Über Proteintherapie in der Dermatologie. Münch. med. Wschr. Nr 48, 1571. (Med. Ges. Magdeburg.) — LEWIS, JULIAN H.: The route and rate of absorpt. of subcut. inj. serum in relation to the occurence of sudden death. ec. J. amer. med. Assoc. **76**, Nr 20, 1342 (1921). Zbl. Hautkrkh. **2**, 335. — LINDIG, P.: (a) Das Casein als Heilmittel. Münch. med. Wschr. **1919**, 921; **1920**, 982. (b) Die Dosierung des Caseosan nach biologischen Gesichtspunkten. Dtsch. med. Wschr. **1921**, Nr 21, 585. — LINSER, P.: (a) Über einige mit Serum geheilte Fälle von Urticaria. Med. Klin. **1911**, Nr 4. (b) Über die Behandlung der juckenden Hautkrankheiten mit normalem menschlichen Serum. Dermat. Wschr. **1912**, Nr 13. (c) Das Normalserum in der Therapie der Hautkrankheiten. Internat. Kongr. f. Dermat. u. Syph. Rom. Arch. f. Dermat. **1912**, 858. (d) Über die therapeutische Verwendung des normalen menschlichen Serums bei Haut- und inneren Krankheiten. Arch. f. Dermat. **113**, 701 (1912). (e) Über Hautnekrosen und Bluttransfusion. Arch. f. Dermat. **131**, 99 (1921). (f) Die Anwendung von normalem menschlichen Serum bei Hautkrankheiten. Arch. f. Dermat. **138**, 175—179 u. 198—209 (1922). (g) Über die Behandlung von septischen Erkrankungen mit vaccin. Serum. Münch. med. Wschr. **72**, 1281 (1925). Zbl. Hautkrkh. **18**. — LIPPERT, HANS: Erfahrungen mit der Reizkörpertherapie, speziell mit Protasm. in der dermatologischen Praxis. Dermat. Wschr. **83**, Nr 40, 1472 (1926). — LÖHR, W. und H.: Zit. PETERSEN, S. 249. — LÖWENHARD, FELIX E. R.: Proteinkörpertherapie. Zbl. inn. Med. **42**, Nr 13, 258 (1921). LÖWY, J.: Dtsch. Arch. klin. Med. **120**, 131 (1916). — LUITHLEN, FR.: (a) Veränderungen der Hautreaktion bei Injektion von Serum und kollagenen Substanzen. Wien. klin. Wschr. **1913**, Nr 17. (b) Bemerkungen zu oberem. Wien. klin. Wschr. Nr 6, 181. Zit. Klin. Beibl. (c) Der Aderlaß. Wien. med. Wschr. **1919**, Nr 21/22. (d) Über Kombination von Kolloid und Organtherapie, insbesondere in der Kosmetik. Arch. f. Dermat. **131**, 148. (e) Wien. Klin. **1911**, Nr 20. (f) Arch. exper. Path. **68** u. **69**, 112. (g) Wien. klin. Wschr. **1912**, Nr 18. (h) Kenntnis der Wirkung der Vaccine. Wien. klin. Wschr. **1916**. (i) Veränderung der Hautreaktion bei Injektion von Serum und kolloiden Substanzen. Wien. klin. Wschr. **1913**, Nr 17. (k) Über die Einwirkung parenteral eingeführter Kolloide und wiederholter Aderlässe auf die Durchlässigkeit der Gefäße. Med. Klin. **1913**, Nr 42. (l) Veränderungen der Hautreaktion bei Injektion von Serum und kolloiden Substanzen. Wien. Klin. Wschr. **1913**, Nr 17 u. 45. (m) Tierversuche und Hautreaktion. Wien. klin. Wschr. **1911**, Nr 20, 703. (n) Abortive Chemotherapie akuter Ophthalmoblennorrhöe. Münch. med. Wschr. **66**, Nr 16, 447 (1919). (o) Wien. med. Wschr. **1919**, Nr 17, 448. (p) Wien. med. Wschr. **1919**,

Nr 22, 1086. (q) Über Kolloidtherapie. Wien. med. Wschr. **1921**, Nr 38, 1638—1643. — LUMIÈRE, AUG. et MONTOLOY: Mode d'action de l'autohémothérapie. C. r. Acad. Sci. Paris **148** (1927). Zbl. Hautkrkh. **25**, 548.

MADDEN, F. C.: Klinische Vorlesung über eine neue Erfahrung mit der Vaccinebehandlung. Lancet **7**, 267 (August 1915). — MADERNA CANDIDO: Le injezioni endovenese di glucosio in Dermat. Riforma med. **43**, 538 (1927). Zbl. Hautkrkh. **24**, 773. — MATTHES, M.: (a) Über die Wirkung einiger subcutan einverleibter Albumosen auf das Tier usw. Dtsch. Arch. klin. Med. **54**, 39 (1894). (b) Über Proteinkörpertherapie. Klin. Wschr. **1922**, Nr 44, 2169. — MEDINA, BARIO DE: Autohämotherapie in der Dermatologie Ecos españ. Dermat. **1926**. Zbl. Hautkrkh. **22**, 199. — METZGER, M.: L'autohémoth. en derm. Strasbourg méd. **83**, No 16, 502 (1925). Zbl. Hautkrkh. **19**, 731 (E. SCHMIDT). — MEYER, HANS H.: Pharmakologische Grundlagen der Reizkörperbehandlung. Wien. med. Wschr. **75**, Nr 25, 1457; Nr 26, 1522 (1925). Zbl. Hautkrkh. **18**, **44**. — MEYER und GOTTLIEB: Experimentelle Pharmakologie. 7. Aufl., 1925. S. 714 u. 715. — MICHAËLIS, O.: De la protéinothérapie dans les mal. de la peau. Acta dermat. **8**, 72 (1927). Zbl. Hautkrkh. **25**, 548 (1927). — MOINI, LORENZO: Giorn. ital. Mal. vener. Pelle **62**, H. 1, 43—47. Ref. MÜLLER, E. F.: (a) Die myeloische Wirkung der Milchinjektion. Med. Klin. **1918**, 440. (b) Zur Pathologie und Therapie der Bartflechte. Ther. Gegenw. **1918**, 203. (c) Weitere Mitteilungen zur Kenntnis der Milchinjektionswirkung. Med. Klin. **1918**, 188. (d) Med. Klin. **1918**, 188. (e) Dermat. Wschr. **1918**, 885. (f) Beiträge zur Klinik der Impfkrankheiten. Med. Klin. **1918**, Nr 18 u. 20. (g) Weitere Mitteilungen zur Kenntnis der Milchinjektion. Med. Klin. **1918**, 188. (h) Zur Pathologie und Therapie der Bartflechte. Ther. Gegenw. **1918**, 203. (i) Dermat. Wschr. **1918**, 885. Zbl. Hautkrkh. **1**, **314**. Z. klin. Med. **91**, H. 3/6. (Für unspezifische Immunität der Staphylomykose.) (k) Berl. klin. Wschr. **1919**, Nr 34. Ref. (l) Ein Beitrag zur histologischen Veränderung der Haut nach intracutaner Einspritzung unspezifischer Eiweißstoffe. Arch. f. Dermat. **131**, 237—243 (1921). (m) Leukocytensturz infolge unspezifischer Intracutanimpfung. Münch. med. Wschr. **1922**, Nr 43, 1506. (n) Haut als immun. Organ. Histologisch ist intracutane Wirkung stärker als die subcutane. Münch. med. Wschr. **1921**, Nr 29. — MÜLLER, H.: Beiträge zur Aolantherapie. Münch. med. Wschr. **1920**, 935. — MÜLLER, R.: (a) Über ein neues Anwendungsgebiet und das therapeutisch wirksame Prinzip parenteraler Proteinkörperzufuhr. Wien. klin. Wschr. **1916**, Nr 27. (b) Über Milchtherapie. Dtsch. med. Wschr. **1918**, 545.; **1921**, Nr 31. Ref. (c) Die Behandlung des venerischen Bubo mit Milchinjektion. Wien. klin. Wschr. **1919**, 780. — MÜLLER, R. und A. WEISS: Fieberbehandlung gonorrhoischer Komplikationen. Wien. klin. Wschr. **1916**, Nr 9, 249.

NEUMAYER, VICTOR L.: Zur Impfbehandlung der Furunkulose. Münch. med. Wschr. **1915**, Nr 41. — NEVERMANN, HANS: Eine intracutane Provokationsmethode bei der weiblichen Gonorrhöe. Münch. med. Wschr. **1922**, Nr 5, 113. — NICOLAS, J., J. GATÉ et D. DUPASQUIER: Réactions clin. dans l'autohémato-thérapie d. quelques derm. C. r. Soc. Biol. Paris **85**, No 35, 1036 (1921). — NIKOLAEWA, E.: Essai d'application d. vacc. d'après Besredka dans des cas d'inflammat. loc., aiguës et chron. Ann. Inst. Pasteur **40**, No 10, 869 (1926). Zbl. Hautkrkh. **24**, 774. — NOBL und KANTOR: Med. Klin. **21**, Nr 8, 285 (1925).

PAFFENHOLZ: Die Reaktion des Blutes auf Reizkörpertherapie. Fortschr. Med. **1926**, Nr 3. — PALMER, E. E. und SECOR: Die Eigenserumbehandlung der Pellagra. J. amer. med. Assoc. **1915**, 8. Mai, 1566. — PETERSEN, WILLIAM: (a) Proteintherapie und unspezifische Leistungssteigerung. Berlin: Julius Springer 1923. (b) Zit. PFENNINGER, HAMMELT, KESSLER und BROWNING, PASCHEN, FIESSINGER und MARIE. (Literatur.) — PICK, E. und P. KAZNELSON: Über eine eigenartige Dermatose bei Polycythaemia rubra. Dermat. Wschr. **80**, 159 (1925). — PIERANGELI, WALTER: Sull' az. dell' autohaem. e del silic. di sodio p. via endoven. nella cura d. prur. senile. Pensiero med. **1924**, Nr 33, 2. Zbl. Hautkrkh. **16**, H. 10/11, 665 (1925). — PIRQUET, v. und SCHICK: Die Serumkrankheiten. Berlin-Wien: Franz Deuticke 1905. Zbl. inn. Med. **1895**, Nr 16. — POSPELOW, W. A.: Zur Frage der unspezifischen (Protein-) Therapie bei Haut- und Geschlechtskrankheiten. Venerol. (russ.) **1924**, Nr 2, 14. Zbl. Hautkrkh. **18**, 45 (1927). — PRINZ, A.: Orale Reiztherapie. Münch. med. Wschr. **68**, Nr 38, 1215 (1921).

RAJKA, EDMUND: Klinisch-experimentelle Grundlagen der intracutanen Therapie. Klin. Wschr. **3**, Nr 23, 1027 (1924). Zbl. Hautkrkh. **20**, 174. — RANDENBURGH: Zbl. Gynäk. **1920**, 1128 (Milch, Caseosan). — RATNOFF, HYMAN L.: Zur Wirkung des Normalserums auf die Diphtherie. Klin. Wschr. **2**, Nr 10 (1923). — RAVAUT, P.: Die Autohämatotherapie bei einigen Dermatosen. Ann. de Dermat. **1913**, No 5, 292. — REESE, H.: Zur Aolanbehandlung der Hautpilzerkrankungen. Münch. med. Wschr. **66 II**, Nr 27, 747 (1919). — REICHMANN, W.: Über Omnadin. Dtsch. med. Wschr. **1924**, Nr 36. Zbl. Hautkrkh. **15**, 418. — REITER: Über Milchtherapie. Dtsch. med. Wschr. **1918**, Nr 2. — REITER, H.: Über Milchtherapie. Dtsch. med. Wschr. **1918**, Nr 7, 175. — REMENOVSKY, F. und W. LÖWENFELD: Über neuere Hauttuberkulide. Arch. f. Dermat. **148**, H. 1, 127 (1924). — RIEHL: Zur Therapie schwerer Verbrennungen. Zit. D. prakt. Arzt **1925**, Nr 19, Riedels

Arch. **1926**, 24. — ROEMER, F.: Tuberkulinreaktion durch Bakterienextrakte. Wien. klin. Wschr. **1891**, 835. — ROLLY, FR.: (a) Über die Nutzanwendung der neuen Forschungsergebnisse auf dem Gebiete der Serumtherapie in der Praxis. Ges. dtsch. Naturforsch. **1912**. (b) Über die moderne Reiztherapie. Münch. med. Wschr. **1921**, Nr 27, 834. — ROLLY und RIETSCHL: Moderne Reiztherapie. Münch. med. Wschr. **21**. — ROSENAU, W.: Erfahrungen mit Omnadin. Dtsch. med. Wschr. **51**, Nr 45, 1871 (1925). — ROTHMAN, ST.: Über den Einfluß einiger dermatotherapeutischer Grundsubstanzen auf die insensible Wasserabgabe der Haut. Arch. f. Dermat. **131** (1921). — RÜBSAMEN, W.: Weiterer Beitrag zur Schwefel-Serumtherapie einer Sch.-Toxik. Dtsch. med. Wschr. **1913**, Nr 20. — RYBNIER: Injektion von Kuh- und Frauenmilch erfolglos. Zit. nach SLAVIK. Korresp.bl. Schw. Ärzte **1919**, Nr 36.

SAALKIND, E. S.: Milchinjektion bei Haut- und Geschlechtskrankheiten (Proteintherapie). Wratch Gaz. **1924**, Nr 10, 224. Zbl. Hautkrkh. **15**, Nr 418. — SACHS, B.: Praktische Ergebnisse bei percutaner Reizkörpertherapie in Form von Dermaprotin. Dtsch. med. Wschr. **52**, Nr 46, 1947 (1926); Zbl. Hautkrkh. **24**, 39. — SAFFLORES, P. A.: Proteintherapie bei chronischem Berufsekzem. Semana méd. **33**, Nr 50, 1629 (1926). — SÁINZ DE AJA: Zur Autohämatotherapie. Actas dermo-sifiliogr. **17**, Nr 3, 137. — SALOMON: (a) Münch. med. Wschr. **1920**, Nr 52. (b) Arch. Gynäk. **114**, H. 1 (1920). Mschr. Geburtsh. **55**, 339 (1921). (c) Arch. Gynäk. **114**, H. 1 (1920). Ref. VOEHL. — SALOMON, R. und J. VOEHL: (a) Die Dosierungsfrage bei der Proteintherapie. (b) Zbl. Gynäk. **1921**, Nr 16. Ref. VOEHL. (c) Die Dosierungsfrage bei der Proteintherapie. Zbl. Gynäk. **45**, 16, 562—567 (1921). (Untersuchung mit Caseosan LINDIG.) — SALSA: Praktische Erfahrungen mit Autohämatolyse. Česká Dermat. **6**, H. 4, 89—95 (1925). Zbl. Hautkrkh. **15**, H. 10/11, 25, 665. — SALUTETZKI: S. WEISS, M. A. — SALVADOR GALLARDO, J.: Intramuskuläre Milchinjektion in der Dermatologie. Rev. méd. Sevilla **42**, Nov., 518. — ŠALŠA, FRANT.: Erfahrungen mit Autohämotherapie. Česká Dermat. **1925**, H. 4, 89—95; Zbl. Hautkrkh. **15**, H. 10/11, 25 u. 665. — SAXL, PAUL: Über die Behandlung von Typhus mit Milchinjektion. Wien. klin. Wschr. **1916**, 1043. (b) Über ein neues Anwendungsgebiet usw. Wien. klin. Wschr. **1916**, Nr 30. — SCHERBER: Bluttransfusion gegen schwere Verbrennung. Zbl. Hautkrkh. **22**, H. 5/6, 312 (1926). — SCHERBER uud KYRLE: Zit. nach REITER. — SCHIFF, NATHAN S.: The problems pertaining to the proper management of allergic phenomen etc. Zbl. Hautkrkh. **24**, 38. — SCHITTENHELM, A.: (a) Zur Proteinkörpertherapie. Münch. med. Wschr. **66** II, Nr 49, 1403 (1919). (b) Der gegenwärtige Stand der Immuno- und Chemotherapie der Infektionskrankheiten. Verh. dtsch. Kongr. inn. Med., 32. Kongr. Dresden **1920**. — (c) Zur Frage der Proteintherapie. Münch. med. Wschr. **1921**, Nr 46, 1476 (1921). (d) Dasselbe. — SCHITTENHELM und WELCHARDT: Eiweißimpfung und Überempfindlichkeit. Z. exper. Path. u. Ther. **1912**, 10 u. 11; Z. Immun.forschg **1912**, 14; Münch. med. Wschr. **1912**, Nr 20. — SCHMIDT, R.: (a) Über Proteinkörpertherapie und parenterale Zufuhr von Milch. Med. Klin. **1916**, 171. (b) Proteinkörpertherapie. Erg. Med. **3**. (c) Zur Frage der Seroreaktion. Dtsch. Arch. klin. Med. **131**, 1 (1919). (d) Die Proteintherapie bei inneren Krankheiten. Med. Klin. **1922**, Nr 24, 737. Umfrage 2. — SCHMIDT, R. und KAZNELSON: Klinische Studien und biologische Reaktion nach parenteraler Zufuhr von Milch und Proteinkörpertherapie. Z. klin. Med. **83**, 79 (1916). — SCHOLTEN, G.: Infusion und Bluttransfusion. Prakt. Erg. Geburtsh. **9**, H. 1, 64 (1922). Zbl. Hautkrkh. **5**, H. 13. — SCHOLTZ: (a) Über die Diagnose und therapeutische Anwendung des Trichophytin Höchst. Münch. med. Wschr. **1918**, Nr 19, 509. (b) Wirkung intravenöser Traubenzuckerinfusion auf die Haut und auf Erkrankungen der Haut. Berl. klin. Wschr. **58**, Nr 52, 1547 (1921). — SCHOLTZ, W.: (a) Proteintherapie bei Haut- und Geschlechtskrankheiten. Dtsch. med. Wschr. **53**, Nr 41 (1927). (b) Über Protoplasmaakt. und Osmotherapie, insbesondere durch intravenöse Traubenzuckerinjektion. Dermat. Z. **35**, H. 3, 127 (1922). — SCHOLTZ, W. und C. RICHTER: Über die Wirkung intravenöser Traubenzuckerinjektion auf die Haut und ihre Erkrankungen. Dtsch. med. Wschr. **47**, Nr 50, 1522 (1921). — SCHREIBER: Wien. klin. Wschr. **1920**, Nr 33. — SEELIGER, P. und ERIKA HERRMANN: Über percutane Reizkörperbehandlung. Klin. Wschr. **4**, Nr 52 (1925). — SEIFERT, W.: Experimentelle Untersuchungen zur Proteinkörpertherapie. Berl. klin. Wschr. **58**, Nr 31, 873 (1921). — SICARD et PARAF: Intravenöse Sodainfusion zur Bekämpfung der Serumkrankheit (Anaphyl. SCHÜTZ). Bull. Soc. méd. Hôp. Paris **37**, No 6, 229. — SILBERSTEIN, S. und A. SEGADLO: Experimenteller Beitrag unspezifischen Leistungssteigerung. Arch. f. Dermat. **155**, H. 2, 263. — SKLARZ: Die Haut als therapeutisches Organ. Berl. klin. Wschr. **1921**, Nr 45. — SLAVIK, ERNST: Proteinkörpertherapie bei Säuglingen (Hühnereiweiß, Frauenmilch und Aolan). Jb. Kinderheilk. **94**, H. 3, 102. — SONNTAG, E.: Erfahrungen mit HEILNERS Knorpelextrakt „Sanarthrit". Dtsch. med. Wschr. **47**, Nr 9, 283 (1921). — SORGO, J.: Proteinwirkung usw. Med. Klin. **21**, Nr 2/4 (1925). — SPENGLER, R.: Dermaprotin in der Hand des Schiffsarztes. Ther. Gegenw. **1927**, H. 9, 431; aus Dermat. Wschr. **1928**, Nr 3. — SPIETHOFF: (a) Magen- und Darmstörungen bei Haut- und

Schleimhauterkrankungen. Fortbild. Münch. med. Wschr. **1912**. (b) Zur therapeutischen Verwendung des Eigenserums. Münch. med. Wschr. **1913**, Nr 10. (c) Zur Behandlung mit Eigenserum und Eigenblut. Med. Klin. **1913**, Nr 24. (d) Zur Behandlung mit Eigenserum und Eigenblut. Internat. Dermat. Kongr. Wien **1913**, 439. (e) Methode und Wirkung des Eigenserums und Eigenblutes nebst Bemerkungen zur Umstimmung von Hautkrankheiten durch Eigenstoff und Na. nuclein-Injektion. Med. Klin. **1913**. (f) Herabsetzung der Empfindlichkeit der Haut und der Geschlechtsorgane durch Injektion von Eigenserum und -blut Na. nucl. Dermat. Wschr. **57**, Nr 42, 1227 (1913). (g) Zur Methode der Eigenblutbehandlung. Med. Klin. **1915**, Nr 2. (h) Berl. klin. Wschr. **1920**, Nr 34. — Spiethoff, B.: (a) Methode und Wirkung der Eigenserum- und Eigenblutbehandlung nebst Bemerkungen zur Umstimmung der Hautreaktion durch Eigenstoff- und Na-Nuclein-Injektion. Med. Klin. **1913**, Nr 45. (b) Der parenteral einverleibte Alkohol in der Reiztherapie. Münch. med. Wschr. **71**, Nr 24, 773 (1924). (c) Die parenterale Alkoholtherapie. Münch. med. Wschr. **74**, 1128 (1927); Zbl. Hautkrkh. **24**, 772 (1927). — Stahl, Rudolf: (a) Untersuchungen über die Beeinflussung normaler und pathologisch veränderter Haut durch die parenterale leistungssteigernde Reiztherapie. Z. exper. Med. 26, H. 3/6, 318 bis 326 (1922). b) Zbl. Kinderheilk. **13**, 103. (c) Fernwirkung im Organismus, Herdreakt. und vegetativen Nervensystem. Klin. Wschr. **1923**, 1024. (c) Bedeutung der Haut und des vegetativen Nervensystems für Herdreaktion, besonders bei der Bäder- und Reiztherapie. Dtsch. med. Wschr. **50**, Nr 35, 1186 (1924). — Stanila, Victor: Autohämotherapie bei der Behandlung von Hautkrankheiten. Cluj med. (rum.) **6**, Nr 5/6, 208 (1925). Ref. Zbl. Hautkrkh. **18**, 662. — Stark, A.: Über parenterale Milchbehandlung bei venerischen Bubonen und gonorrhoischen Epidemien. Med. Klin. **1917**, Nr 50. — Starkenstein: Arch. f. exper. Path. **77** (1914). — Starkenstein, E.: (a) Innere Beziehungen zwischen Proteinen und entzündungshemmenden Mitteln. Wien. klin. Wschr. **1918**, 87. (b) Proteinkörpertherapie und Entzündungshemmung. Münch. med. Wschr. **1919**, Nr 8, 205. (c) Die Definition der ätiologischen Therapie und der unspezifischen omnicellul. Resistenzsteigerung und ihre Bedeutung bei der Behandlung durch Infektion. Tierärztl. Arch. **1922**, H. 3/4. — Steiger: (a) Dtsch. med. Wschr. **1917**, Nr 52. (b) Zit. Voehl. Med. Klin. **1922**, Nr 23, 718. — Stern, C.: (a) Über den Aderlaß in der Dermatologie. Arch. f. Dermat. **1921**, 310. — (b) Über den Aderlaß in der Dermatologie. Arch. f. Dermat. **132**, 310—313 (1921). (c) Bemerkungen zur Frage der Proteintherapie. Z. ärztl. Forschg **19**, Nr 5, 134 (1922). — Strassberg, Maximilian: (a) Zur intravenösen Behandlung hartnäckig juckender Hautkrankheiten. Wien. klin. Wschr. **34**, Nr 49, 595—596 (1921). (b) Zur spezifischen Behandlung der tiefen Trichophytie. Wien. klin. Wschr. **34**, Nr 6, 60—61 (1921). — Strubell: Der Aderlaß. Monogr. Studie. Berlin: August Hirschwald 1905. — Stümpke, Gustav: Über Serumbehandlung von Hautkrankheiten. Dtsch. med. Wschr. **1913**, Nr 30. — Swann, A. W.: Menschliches Serum bei Urticaria. J. amer. med. Assoc. **1915**, 27. Febr., 737.

Tenckhoff, B.: Von der Behandlung mit Eigenblut. Dtsch. med. Wschr. **50**, Nr 50, 1748 (1924); Zbl. Hautkrkh. **17**, 60. — Thalhimer, William: Hemoglobinuria after a second transfusion with the same donor. J. amer. med. Assoc. **76**, Nr 20, 1345 (1921). — Thirs: Zit. Voehl. — Tommasi, L.: Versuche heterogener Serotherapie mit frischem Kaninchenserum bei Hautkrankheiten. Giorn. ital. Mal. vener. Pelle 31. Mai **1914**. H. 2. — Treupel: Med. Klin. **1915**, Nr 33.

Uhlenhuth und Haendel: Z. Immun.forschg **4**, 761 (1920).

Veiel, Fritz: Ein Beitrag zur Serumbehandlung der Schwangerschaftsdermatose. Münch. med. Wschr. **1912**, Nr 35. — Velden, v. d.: Berl. klin. Wschr. **1919**, Nr 21. — Voehl, J.: (a) Klinische und serologische Untersuchungen mit Caseosan. Beiträge zur Proteintherapie. Arch. Gynäk. **114**, H. 3, 501 (1921). Zbl. Hautkrkh. **2**, 334. (b) Arch. Gynäk. **114**, H. 5, 501 (1921). c) Gynäk. **1921**, Nr 8, 1919. (d) Über Proteinkörpertherapie. Med. Klin. **1922**, Nr 23, 718—721. Übersichtsreferat. — Volk, R. und R. Bujan: Die Behandlung des Lupus vulgaris mit Ektebin. Arch. f. Dermat. **148**, H. 1, 251 (1924). — Vorschütz, J.: Über Eigenbluttherapie. Arch. klin. Chir. **133**, 509 (1924); Zbl. Hautkrkh. **17**, 61.

Wassermann, A. v. und Ficker, J. Schwalbe, S. 58. — Weichardt: (a) Münch. med. Wschr. **1915**, 1525; **1918**, 581; **1919**, 289; **1920**, 1085. (b) Über Proteinkörpertherapie. Münch. med. Wschr. **1918**, Nr 22, 581. (c) Die Behandlung der Haut- und Geschlechtskrankheiten mit Organismuswaschungen und parenteraler Einführung unspezifischer Stoffe. Arch. f. Dermat. **138**, 160—169 u. 209 (1922). (d) Handbuch der path. Mikroorg. 1913. Münch. med. Wschr. **1920**, Nr 4. (e) Münch. med. Wschr. **1921**, 91. — Weichardt, W.: (a) Erste Arbeit **1904**, Nr 1 u. 48; **1905**, Nr 26; **1906**, Nr 35. (b) Weitere Studien mit dem Eiweißabspaltungsantigen vom Ermüdungscharakter Kenotoxin usw. Münch. med. Wschr. **1907**, Nr 39, 1914. (c) Über die Aktivität von Zellfunktionen durch leistungssteigernde Maßnahmen. Dtsch. med. Wschr. **47**, Nr 31, 885 (1921). (d) Über die Aktivierung durch unspezifische Therapie. Münch. med. Wschr. **1921**, Nr 12, 365 bis 366. (Gut dosierte spezifische Impfstoffe.) — WEICHARDT und SCHRADER: Keine Anaphylaxie mit Deutero-albumose, Aolan, Ophthalmosan, Caseosan. Münch. med. Wschr. **1919**, 289. — WEINZIERL, E.: Erfahrungen bei der Caseosantherapie. Dtsch. med. Wschr. **1921**, 1120. — WEISS, M. A., L. E. SAHITETZKI und L. M. KÖNIGSBERG: Die Autohämotherapie bei einigen cutanen und venerischen Krankheiten. Dermat. Wschr. **79**, Nr 51, 1629—1637 (1924); Zbl. Hautkrkh. **16**, H. 10/11, 664 (1925). — WEITGASSER, J.: Über intracutane Eigenblutinjektion. Med. Klin. **21**, Nr 9, 318. (b) Ist Vaccinebehandlung gonorrh. Adnextum. usw. Zbl. Gynäk. **1924**, Nr 23. — WELLS: J. inf. Dis. **5** u. **6**. — WEISSENBACH: Les phénomènes de choc secondaire à l'absorption des cristalloides. L'anaphylaxie médicamenteuse. (Clin. de l'hôp. Cochin, Paris.) Progrès méd. **48**, No 21, 247 (1921). Ref. Zbl. Hautkrkh. **2**, H. 7/8, 331. — WIDAL, FERNAND, PIERRE ABRAMI et ETIENNE BRISSAUD: Consid. génér. s. l. protéinothér. et le traitement p. le choc colloidocl. Presse méd. **29**, No 19, 181—187 (1921); Zbl. Hautkrkh. **1**, H. 9, 483. — WINTERNITZ, R.: (a) Über Allgemeinwirkungen örtlich reizender Stoffe. Arch. f. exper. Path. **35**, 77 (1894). (b) Fortschr. Ther. **1923**. Ärztl. Blätter. — WOLFF, F.: Serumtherapie bei Schwangerentoxikose. Berl. klin. Wschr. **1913**, Nr 36.

ZIMMER, A.: Münch. med. Wschr. **1921**, Nr 18; Berl. klin. Wschr. **1921**, 1261, 1308, 1332. — ZIMMER, ARNOLD und PAUL BUSCHMANN: Vermeidung und Behandlung von Schäden, die durch Proteinkörpertherapie hervorgerufen werden. Z. ärztl. Fortbildg **22**, Nr 17, 513 (1925). — ZUMBUSCH, v.: Die toxischen Arzneiexantheme. Prakt. Erg. Geburtsh. **1**, 208—236. — ZUMBUSCH, L. v.: Serum und Blutung bei einigen Fällen von Hautkrankheiten. Wien. med. Wschr. **1913**, Nr 38.

Staphylovaccins.

AST, A.: Über die Wirkung von Autovaccins bei einer durch Staphylococcus aureus bedingten Hautaffektion. Eesti Arst. **2**, 348 (1923).

BASS, A.: Essais de vaccinothérapie par la voie cutanée. C. r. Soc. Biol. Paris **89**, H. 19, 9—10 (1923) u. Zbl. Hautkrkh. **10**, 425. — BLASI, DANTE DE: Sulla durata degli effetti dell' autovaccinazione nelle infezioni stafilococciche. Riforma med. **39**, 1140 (1923) u. Zbl. Hautkrkh. **12**, 155 (1924). — BOKAY, ZOLTÁN v.: Über die Behandlung der Säuglingsfurunculose (Reiz- und Vaccinetherapie). Jb. Kinderheilk. **119** (**69**), H. 3/4, 240—247 (1928) u. Zbl. Hautkrkh. **28**, 175 (1928).

FELDSTEIN, E.: Traitement du furoncle de la narine. J. Prat. **37**, 729 (1923) u. Zbl. Hautkrkh. **12**, 49. — FRIESLEBEN, M.: Zur Behandlung mit Autovaccinen. Med. Klin. **23**, 33, 1257—1258 (1927) u. Zbl. Hautkrkh. **26**, 243 (1928).

GOLDENBERG: Funzione della pelle in vaccinoterapia e in terapeutica. Atti Soc. lombarda Sci. med. e biol. **16**, 111—147 (1927). Zbl. Hautkrkh. **29**, 290.

JANBERT, A.: Intra-dermo-vaccinothérapie de l'acné polymorphe infectée. C. r. Soc. Biol. Paris 88, 1034 (1923) u. Zbl. Hautkrkh. **9**, 202 (1923). — JAUSION, H. et J. LENÈGRE: L'association de l'insuline aux lyso-vaccins dans le traitement des staphylococcies. Bull. Soc. franç. Dermat. **35**, No 4, 345—352 (1928) u. Zbl. Hautkrkh. **29**, 51. — JENKINS, C. E.: Autogenous residual vaccines: The therapeutic results obtained in a series of 360 cases. Brit. med. J. **1928**, Nr 3504, 340—342 u. Zbl. Hautkrkh. **27**, 369.

LINSER, P.: Zur Theorie der Autovaccine. Münch. med. Wschr. **1925**, 1281.

MARCO, GIACOMO DI: Contributo all' autovaccinoterapia stafilococcica nel lattante. Rinasc. med. **4**, H. 22, 526—528 (1927) u. Zbl. Hautkrkh. **26**, 597 (1928). — MAUTÉ, A.: La bactériothérapie antistaphylococcique. Modes d'emploi et indications. J. Méd. franç. **14**, 97 (1925) u. Zbl. Hautkrkh. **18**, 351 (1925). — MEYER, JEAN: Deux cas de sycosis traités par la vaccinothérapie. Bull. Soc. franç. Dermat. u. Zbl. Hautkrkh. **18**, 368 (1925). — MORNU, LORENZO: Il „vaccino antipiogeno polivalente Bruschettini" nelle pratica dermatologica. Gaz. internaz. med.-chir. **1925**, No 3, 39 u. Zbl. Hautkrkh. **17**, 293 (1925).

ORSÓS, EMMERICH J.: Über eine neue einfache Herstellungsmethode von Autovaccinen. Münch. med. Wschr. **72**, Nr 43, 1823—1826 (1925) u. Zbl. Hautkrkh. **19**, 63. — OSTMANN: Vaccinetherapie der Furunculose. Psychiatr.-neur. Wschr. **27**, 123 (1925) u. Zbl. Hautkrkh. **17**, 447 (1925).

PICK, PAUL: Zur Behandlung akut entzündlicher chirurgischer Erkrankungen mit Bakterienfiltraten. Wien. med. Wschr. **77**, 1725 (1927). — PORCELLI, R.: Note sugli autovaccini per il trattamento di alcune dermatosi (affezionipiogeniche). Giorn. ital. Mal. vener. Pelle **63**, 723 (1922) u. Zbl. Hautkrkh. **6**, 23 (1922). — PREDESCU-RION: Vaccinotherapie bei Furunculose in Ohr und Nase. Cluj med. (rum.) **5**, 235 (1924) u. Zbl. Hautkrkh. **16**, 426 (1925).

RABUT, R.: Le traitement de la furonculose. Gaz. Hôp. **94**, 969 (1921) u. Zbl. Hautkrkh. **3**, 529 (1921). — REITER, HANS: Der heutige Stand der Lehre von der Vaccination. Dtsch. med. Wschr. **47**, 333 u. Zbl. Hautkrkh. **2**, 34 (1921). — RIMPAN, W. u. A. KECK:

Aus der Praxis der Vaccinetherapie. Münch. med. Wschr. 68, 1213 (1921) u. Zbl. Hautkrkh. 3, 221 (1921).

SÁINZ DE AJA u. PUERTA: Ein Fall von Riesen-Anthrax, geheilt durch Vaccinotherapie. Actas dermosifiliogr. 19, H. 2, 144—145 (1927) u. Zbl. Hautkrkh. 26, 598 (1928). — SAVINI, EMILE: Quelques remarques de la vaccinothérapie staphylococcique. C. r. Soc. Biol. Paris 89, 702 (1923) u. Zbl. Hautkrkh. 11, 303 (1923). — SCHULTZE, BRUNO: Karbunkelbehandlung mit Opsonogen. Dtsch. med. Wschr. 49, 1496 (1923). — SEEDORFF, JOHANN: Behandlung der Furunculose und ähnlicher Staphylokokkenaffektionen mit unspezifischem Vaccin (Colistamm). Ugeskr. Laeg. (dän.) 1928 II, 754 bis 755 u. Zbl. Hautkrkh. 29, 51. — SPAAR, R.: Zur Frage der Behandlung der Furunculose und verwandter Staphylokokkeneiterungen mit polyvalenten Staphylokokkenvaccinen (Opsonogen). Münch. med. Wschr. 68, 1149 u. Zbl. Hautkrkh. 170 (1921).

TIETZ, LOTHAR: Über den Wert der Behandlung mit Autovaccinen. Dtsch. med. Wschr. 50, 432 (1924) u. Zbl. Hautkrkh. 13, 248 (1924).

UTENKOW, M. D. u. S. K. HEMPEL: Intracutane Vaccinebehandlung bei Pyodermien. Venerol. (russ.) 1924, Nr 2, 25 u. Zbl. Hautkrkh. 16, 666 (1925). — UTRONKOFF, M. D. u. S. K. GEMPEL: Intravenöse Vaccinetherapie bei Pyodermie. Moskau. med. J. 3, H. 3/5 (1923) u. Zbl. Hautkrkh. 12, 48 (1924).

Trichophytin.

ARZT, L. u. H. FUHS: Über Sycosis parasitaria mit besonderer Berücksichtigung der spez. Therapie. Dermat. Z. 32, 91—113 (1921) u. Zbl. Hautkrkh. 1, 55 (1921).

BLOCH, BR.: (a) Les trichophytides. Ann. de Dermat. 2, 1—16 u. 55—71 (1921) u. Zbl. Hautkrkh. 1, 350 (1921). (b) Zur Pathogenese der Trichophytide. Arch. f. Dermat. Orig. 129, 134—154 (1921) u. Zbl. Hautkrkh. 1, 350 (1921). — BLUMENTHAL, FRANZ u. ASTA v. HAUPT: Über Vorkommen von Antikörpern im Blutserum trichophytiekranker Menschen. Dermat. Z. 36, H. 6, 313—336 (1922) u. Zbl. Hautkrkh. 7, 197 (1923). — BROCQ-ROUSSEU, ACH. URBAIN et J. BAROLLE: Anticorps dans les teignes expérimentales. C. r. Soc. Biol. Paris 95, 464 (1926). — BUSCHKE u. MICHAEL: Die Fadenpilzerkrankungen der Haut bezüglich ihrer Biologie und Ausbreitung. Erg. Path. 19, 800 (1921) u. Zbl. Hautkrkh. 3, 472 (1921).

ENGELHARDT, WILLY: Endotoxin- und Ektotoxinwirkung von Trichophytonpilzen im menschlichen Körper und deren therapeutische Verwertung. Dermat. Wschr. 77, 41 (1923) u. Zbl. Hautkrkh. 11, 50 (1924).

FALCHI, G.: Osservazioni diagnostiche e terapeutiche sulla tricofitina POLLACCI. Giorn. ital. Mal. vener. Pelle 65, 716 (1924) u. Zbl. Hautkrkh. 14, 76 (1924).

GARZELLA, N.: Le tricofitine nella diagnosi e nella cura della tricofizia. Giorn. ital. Dermat. 67, 2 (1926) u. Zbl. Hautkrkh. 21, 203 (1926). — GREENBAUM, SIGMUND S.: Immunity in ringworm infections. I. Active acquired immunity: With a note on complement fixation tests in superficial ringworm infections. Arch. of Dermat. 10, 3 (1924) u. Zbl. Hautkrkh. 16, 792 (1925).

Handbuch der Haut- und Geschlechtskrankheiten, Bd. 11. Herausgeber J. JADASSOHN. Berlin: Julius Springer 1928. HOPKINS: Tinea barbae (treated with trichophytin). Arch. of Dermat. 19, 845—846 (1929) u. Zbl. Hautkrkh. 32, 625 (1930).

JESSNER, MAX: (a) Bemerkung zu der vorstehenden Mitteilung PASINIS. Arch. f. Dermat. 149, H. 3, 371 (1922). (b) Pilzzüchtung aus dem Blute bei tiefer Trichophytie ohne Lichen trichophyticus. Schles. dermat. Ges. Breslau, Sitzg 6. Mai 1922. Zbl. Hautkrkh. 6, 73.

KAWASAKI, Y. u. SH. TAKAHASHI: Über die diagnostische Bedeutung der Trichophytinreaktion. Jap. J. of Dermat. 24, 2 (1924) u. Zbl. Hautkrkh. 41, 76 (1924). — KEINING, EGON: Die spezifisch - unspezifische Reiztherapie der Trichophytie. Med. Klin. 20, 13 (1924) u. Zbl. Hautkrkh. 14, 347 (1924).

LOMBARDO, C.: La vaccinotherapia nelle tigne. Med. ital. 2, 271—274 (1921) u. Zbl. Hautkrkh. 2, 75 (1921).

MARIANI, G.: Sul valore diagnostico e terapeutico delle tricofitine. Giorn. ital. Mal. vener. Pelle 64, 2 (1923) u. Zbl. Hautkrkh. 9, 391 (1923). — MARKERT, H. J.: Experimentelle Untersuchungen über die diagnostische Verwertbarkeit und die Spezifität der Hautimpfungen mit Trichophytin. Münch. med. Wschr. 68, 1288 (1921).

NOVÁK, F. V.: Trichophytiebehandlung mit Trichophytininjektion. Česká Dermat. 3, 19 (1922).

PAIR, M. u. R. BRAOUDE: Zur Frage der therapeutischen und diagnostischen Verwendbarkeit des Trichophytins bei Dermatomykosen im Hinblick auf die heutigen Kenntnisse von der Spezifität der Allergie und Immunität (russ.). Venerol. i dermat. 1928, Nr 1. S. 21—52; Zbl. Hautkrkh. 28, 802 (1929). — PASINI, A.: Zur Trichophytonkultur aus dem zirkulierenden Blute bei Trichophytiden. Arch. f. Dermat. 140, H. 3, 369—370

(1922). — PER, M. et R. BRAUDE: Contribution à la question de la valeur diagnostique et thérapeutique de la trichophytine au cours de la dermatomycose à la lumière des connaissances contemporaines sur l'allergie spécifique et l'immunité. Acta dermato-vener. (Stockh.) **9**, 1—51 (1928) u. Zbl. Hautkrkh. **29**, 271 (1929).

RÓZSAVÖLGYI, MOR.: Die Behandlung der Trichophytiasis profunda mit dem Extrakt der Kultur des Trichophytonpilzes. Gyógyászat (ung.) **1921**, H. 39, 475 u. Zbl. Hautkrkh. **3**, 298 (1922).

SCHOLTZ, W.: Über intracutane Behandlung besonders von Hauttuberkulose. Klin. Wschr. **1**, 20 (1922) u. Zbl. Hautkrkh. **7**, 87 (1923). — SCOPESI, MARIO: Reazioni allergiche e terapia specifica nelle dermatomicosi. Giorn. ital. Dermat. **67**, 1022 (1926). — SLOIMOVICI, A. et ALICE ULLMO: La valeur diagnostique de la trichophytine. Ann. de Dermat. **8**, 10 (1927) u. Zbl. Hautkrkh. **26**, 791 (1928). — STRASSBERG, MAXIMILIAN: Zur spezifischen Behandlung der tiefen Trichophytie. Wien. klin. Wschr. **34**, Nr 6, 60—61 (1921) u. Zbl. Hautkrkh. **1**, 55 (1921).

TAKAHASHI, SH.: (a) A contribution to the immunity and allergy in trichophytosis. Jap. J. of Dermat. **23**, H. 5, 462 (1923) u. Zbl. Hautkrkh. **11**, 50 (1924). (b) Trichophytin therapy in trichophytosis. Jap. J. of Dermat. **24**, 30 (1924). (c) Über Trichophytinbehandlung der Trichophytie mit besonderer Berücksichtigung ihrer oberflächlichen Form. Jap. J. of Dermat. **24**, 11 u. 83 (1924) u. Zbl. Hautkrkh. **17**, 78 (1925). — TARANTELLI, EUGENIO: Saggi di allergia alla tricofitina e deduzioni di patologia generale cutanea. Giorn. ital. Dermat. **67**, 1 (1926) u. Zbl. Hautkrkh. **22**, 486 (1927).

URBAIN, ACHILLE et FR. DE POTTER: Sur la spécifité de l'intradermo-réaction à la trichophytine; ses relations avec la tuberculine. C. r. Soc. Biol. Paris **95**, 33 (1926) u. Zbl. Hautkrkh. **23**, 186 (1927).

WICHMANN, P.: Hauttuberkulose. Dermat. Ges. Hamburg, Sitzg 14. Juni 1925. Zbl. Hautkrkh. **19**, 195 (1926).

Lokale Vaccinotherapie.

ARUTJUNOV, C. and J. GURVIČ: Die lokale Vaccinotherapie mit spezifischen Kompressen nach der Methode von BESREDKA, Russkij vestnik dermat. **6**, Nr 2, 136—141 (1928) u. Zbl. Hautkrkh. **27**, 368.

BASS, A.: De la vaccinothérapie au moyen des pansements d'origine microbienne. C. r. Soc. Biol. Paris **89**, 287 (1923) u. Zbl. Hautkrkh. **14**, 51 (1924). — BESREDKA, A.: De l'emploi des sérums thérapeutiques etc., par la voie cutanée. C. r. Soc. Biol. Paris **95**, H. 34, 1228—1230 (1926) u. Zbl. Hautkrkh. **23**, 361.

CANTANI, FRANCESCO: Sulle vaccinoterapia locale. Riforma med. **43**, 31 (1927). — COVISA, J. S. u. L. DE LA CUESTA: Die lokale Vaccinobehandlung bei Haut- und Geschlechtskrankheiten (span.). Zbl. Hautkrkh. **30**, 43 (1929).

HARMSEN, E.: „Omnadin" (= Immun-Vollvaccine Dr. MUCH) in der allgemeinen Praxis. Med. Klin. **20**, 5 (1924) u. Zbl. Hautkrkh. **12**, 258.

MARCERON, L. et R. CAVAILLÈS: Emplâtres-vaccin. Bull. Soc. franç. Dermat. **34**, 488 (1927). — MAYER, OTTO: Über die Heilvorgänge bei veralteten therapieresistenten Acneformen und verwandten Staphylomykosen bei Behandlung mit Antivirus BESREDKA. Münch. med. Wschr. **75**, Nr 8 (1928) u. Zbl. Hautkrkh. **27**, 126 (FRANZ HERRMANN-Frankfurt).

ROCCIA, B.: Experimentelle Untersuchungen nebst klinischen Beobachtungen über die lokale Vaccinierung nach BESREDKA. Giorn. Batter. **2**, 817 (1927) u. Zbl. Hautkrkh. **27**, 493 (HAMMERSCHMIDT).

WASSILIÈVA, S., O. ZMIGRODSKY et S. MANCHOVA: Traitement de l'érysipèle par l'antivirus BESREDKA. C. r. Soc. Biol. Paris **98**, 212 (1928).

Staphylo-Streptovaccins.

AMBROSOLI, G. A.: Vaccinoterapia e proteinoterapia intradermica (sperimentazioni e ricerche. Giorn. ital. Mal. vener. Pelle **65**, 240 (1924) u. Zbl. Hautkrkh. **14**, 51 (1924).

GRUCA, ADAM: Zur Gesichtsfurunkelbehandlung. Zbl. Chir. **51**, 1619 (1924) u. Zbl. Hautkrkh. **15**, 576 (1925).

OMBRÉDANNE, L.: Le vaccin de DELBET chez les enfants. Rev. internat. Méd. et Chir. **32**, H. 4, 41—44 (1921) u. Zbl. Hautkrkh. **3**, 29.

THRONE: Sycosis vulgaris cured with intradermal vaccine injections. Brooklyn. dermat. Soc., 15. Febr. 1926. Arch. of dermat. **14**, H. 2, 207 (1926) u. Zbl. Hautkrkh. **22**, 515 (1927).

Acnebacillenvaccins.

ENGMAN, M. E.: Biologic therapie IX. Acne vaccine therapy. J. amer. med. Assoc. **76**, 176 u. Zbl. Hautkrkh. **1**, 186 (1921).

SARATZEANO, FL. E.: Bakteriologische Untersuchungen über den Mikrobacillus von UNNA-SABOURAUD und Versuche einer Vaccinetherapie mit Mikrobacillus bei Acne vulg. Dermat. Z. **50**, H. 5, 341—349 (1927) u. Zbl. Hautkrkh. **25**, 424 (1927).

Streptovaccins.

GREENBERG: Une poussée de sycosis simple sur l'emplacement d'une ancienne brûlure par l'ypérite et de l'action favorable du vaccin streptostaphylococcique. Ann. de dermat. 2, 460 (1921) u. Zbl. Hautkrkh. 4, 44 (1922).

POLITZER: Diskussion zu einem Falle LANES. Arch. of dermat. 5, 818 (1922) u. Zbl. Hautkrkh. 6, 459 (1922).

Spezifisch-aspezifische Vaccins. Staphylyatren.

SCHUM, H.: Erfahrungen mit Staphylo-Yatren in der kleinen Chirurgie. Münch. med. Wschr. 72, 1594 (1925).

WEICHHERZ, ISTVÁN: Die Behandlung der Furunculose mit spezifischem und nichtspezifischem Vaccin. Budapest Orv. Ujság 23, 1233 (1925). — WOLFF, M.: Die Reizvaccinetherapie der Staphylomykosen der Haut. Dtsch. med. Wschr. 51, 991 (1925).

Heterovaccins.

LAUTMAN: Furoncle de la lèvre supérieure et vaccinothérapie. Ann. Mal. Oreille 42, 894 (1923) u. Zbl. Hautkrkh. 11, 47 (1924).

Tuberkulin.

AMREIN, O.: Über Tuberkulinbehandlung, spez. über die SAHLIsche Subepidermalmethode. Beitr. Klin. Tbk. 61, 161 (1925).

BANDELIER-RÖPKE: X. A. 217f. u. 274f.

ENGWER: Die Behandlung der Hauttuberkulose in der Praxis usw. Ther. Halbmschr. 35, 257 (1921) u. Zbl. Hautkrkh. 2, 79 (1921).

FISCHER, C.: Über die zweckmäßigste Anwendung des Tuberkulins. Z. Tbk. 40, 28 (1924) u. Zbl. Hautkrkh. 16, 397 (1925).

GUTMANN: Sammlung diagn.-ther. Abh. prakt. Arzt 1926, H. 23. Zitiert aus „Sera und Impfstoffe“ (HÖCHST).

HAMBURGER, FRANZ: Die Leistungsfähigkeit der Tuberkulinreaktion. Beitr. Klin. Tbk. 48, 219 (1921).

JADASSOHN: Einige Erfahrungen über lokale Reaktionen mit MOROscher Tuberkulinsalbe bei Hauttuberkulose, Tuberkuliden, Syphiliden, Lupus erythem. Arch. f. Dermat. 113, 479 (1912). — JADASSOHN, WERNER: Verstärkung und Abschwächung der Tuberkulinwirkung durch Serum. Klin. Wschr. 2, 913 (1923). — JEANSELME et BURNIER: L'emploie de la tuberculine en dermatologie. Bull. Soc. franç. dermat. 1924, No 6, 292 u. Zbl. Hautkrkh. 15, 173 (1924).

KORBSCH, ROGER: Über Streptokokken und Colivaccine, sowie über Tuberkulin usw. Münch. med. Wschr. 71, 43 (1924).

MORO, E.: (a) Über eine diagnostisch verwertbare Reaktion der Haut auf Einreibung mit Tuberkulinsalbe. Münch. med. Wschr. 5, 216 (1908). (b) Spezifische Tuberkulosebehandlung mit Einreibung von Ektebin in die Haut. Beitr. Klin. Tbk. 53, 156 (1922) u. Zbl. Hautkrkh. 7, 253 (1923).

PASINI, A.: La tubercolina nella cura del lupus volgare. Giorn. ital. Dermat. 67, 70 (1926). — PETRUSCHKY: Klin.-ther. Wschr. 1916, Nr 10, 11 u. 12. — PONNDORF: (a) Münch. med. Wschr. 1914, Nr 14 u. 15. (b) Meine Tuberkulosebehandlung. Beitr. Klin. Tbk. 48, 248 (1921) u. Zbl. Hautkrkh. 3, 288 (1922).

REMENOVSKY, F. u. W. LÖWENFELD: Erfahrungen über neuere Hauttuberkuline. Arch. f. Dermat. 148, 113 (1924) u. Zbl. Hautkrkh. 16, 546 (1925).

SAHLI: Schweiz. med. Wschr. 1920, Nr 27. — ŠAMBERGER: Tuberkulinsapocreme. Ther. Hautkrkh. 1925 II, 145. — SCHOLTZ, W.: Über intracutane Behandlung besonders von Hauttuberkulose. Klin. Wschr. 1, 994 (1922). — STOELTZNER, W.: Zur isotopischen Tuberkulinbehandlung. Münch. med. Wschr. 70, 1256 (1923).

THOMPSON, HAROLD L.: The influence of tuberculine upon the production of antibodies. Zbl. Hautkrkh. 6, 239 (1922).

WASSERMANN u. FICKER in J. SCHWALBE: Therapeutische Technik, 6. Aufl., 55f. — WICHMANN: Hauttuberkulose. Dermat. Ges. Hamburg-Altona. Zbl. Hautkrkh. 19, 195 (1926). — WICHMANN, P.: Über Versuche über Alttuberkulinpflaster und Tuberkulinsäureesterpflaster zum Zwecke der Diagnose und Therapie. Dermat. Wschr. 82, 665 (1926).

ZIELER, K.: (a) Weitere Untersuchungen über die Wirkung des Tuberkulins. Z. Tbk. 36, 119 (1922) u. Zbl. Hautkrkh. 7, 463 (1923).

Ulcus molle-Vaccin.

ARMUZZI, G.: Fenomeni allergici nell' infezione da streptobacillo di DUCREY. Giorn. ital. Dermat. **69**, 959—960 (1928) u. Zbl. Hautkrkh. **29**, 216 (1929).

BARRIO DE MEDINA: Zum Studium der NICOLLEschen Streptobacillenlymphe. Actas dermosifiliogr. **20**, 479—481 (1928) u. Zbl. Hautkrkh. **31**, 148 (1929). — BRANDON, J.: Über Vaccinebehandlung bei Bubadenitis sympathica (Ulcus molle). Geneesk. Tijdschr. Nederl.-Indië **68**, 1015—1022 (1928) u. Zbl. Hautkrkh. **31**, 150 (1929).

CAIN, ANDRÉ et UHRY: Évolution anormale d'une adénite chancrelleuse au cours du traitement par le Dmelcos. Bull. Soc. Méd. Hôp. Paris **44**, H. 21, 1021—1025 (1928) u. Zbl. Hautkrkh. **29**, 217 (1929). — DE CANDIA, GENNARO: Il vaccino di NICOLLE nella cura dell' ulcera molle e delle sue complicanze. Dermosifilografo **2**, 57 (1927) u. Zbl. Hautkrkh. **24**, 135 (1927). — CARNOT, P. et FROMENT: Poradénie inguinale guérie par les injections intraveineuses de sels de cuivre. Paris méd. **14**, 10 (1924) u. Zbl. Hautkrkh. **12**, 492 (1924). — CARRERA, JOSÉ LOUIS: Behandlung des blanden Schankers mit Streptobacillenlymphe. Prensa méd. argent. **15**, 689—691 (1928) u. Zbl. Hautkrkh. **31**, 148 (1929). — CORTONA, ENRICO: La cura dell' ulcera vener. e delle sue complicazioni colla vaccinoterapia specif. Dermosifilografo **2**, 122 (1927) u. Zbl. Hautkrkh. **24**, 135 (1927). — COVISA: Anormale Formen des venerischen Schankers. Actas dermo-sifiliogr. **20**, 1, 59 (1927) u. Zbl. Hautkrkh. **28**, 507 (1928). — COVISA u. GAY: Ist die Wirkung des Nicollevaccins spezifisch oder bedingt durch Fieber? Actas dermo-sifiliogr. **20**, H. 1, 66—67 (1927) u. Zbl. Hautkrkh. **29**, 218 (1929). — COVISA, J. S. u. J. PRIETO GAY: Über den diagnostischen und therapeutischen Wert des antistreptobacillären Vaccins von NICOLLE und DURAND. Actas dermosifiliogr. **20**, H. 3, 217—223 (1928) u. Zbl. Hautkrkh. **29**, 568 (1929).

DONATO, GIUSEPPE: La vaccinoterapie antistreptobacillare nell' ulc. vener. e sue complicanze. Arch. ital. Dermat. **2**, H. 89 (1926) u. Zbl. Hautkrkh. **24**, 134 (1927). — DUBREUILH, W. et P. BROUSTET: Traitement des chancres mous par le vaccin de NICOLLE. Bull. Soc. franç. Dermat. **32**, 182 (1925) u. Zbl. Hautkrkh. **18**, 284 (1925).

FORNS, CONTERA u. TAPIA ROLDAN: Der Vaccin von NICOLLE-DURAND und die Behandlung der venerischen Krankheiten (span.). Zbl. Hautkrkh. **29**, 218 (1929). — FORNS u. ROLDÁN: Der NICOLLE-DURANDsche Vaccin bei venerischen Veränderungen. Actas dermosifiliogr. **20**, H. 4, 351—355 (1928) u. Zbl. Hautkrkh. **29**, 218 (1929). — FRAGA, ARMINIO: (a) Beitrag zur Therapie des weichen Schankers vermittels Filtrat von Begleitkeimen. Ann. bras. Dermat. **4**, H. 3/4, 1—14 (1928) u. Zbl. Hautkrkh. **31**, 676 (1929). (b) Weicher Schanker, behandelt mit filtrierten Kulturen des Bacillus DUCREY. Brasil. med. **2**, H. 3, 43 (1926) u. Zbl. Hautkrkh. **25**, 368 (1927). — FREI, W.: Streptobacillenkultur u. -vaccine. Arch. f. Dermat. **151**, 477 (1926).

GOÉRÉ: Résultats du traitement du chancre mou par un vaccin antistreptobacillaire. Arch. Méd. nav. **118**, H. 1, 57—67 (1928) u. Zbl. Hautkrkh. **29**, 569 (1929). — GRAVE, DE: Traitement du chancre mou par les vaccins. Scalpel **80**, 61 (1927). — GRIMALDI, FRANCISCO E. u. R. DE SURRA CANARD: Der Streptobacillenschanker und seine Behandlung. Semana méd. **2**, 299—301 (1928) u. Zbl. Hautkrkh. **29**, 217 (1929).

HUDELO, DUHAMEL et DROUINEAU: (a) La vaccinothérapie dans le chancre mou et ses complications. J. des Prat. **40**, 145 (1926) u. Zbl. Hautkrkh. **20**, 373 (1926). (b) Traitement des infections à bacille de DUCREY par le vaccin antistreptobacillaire de NICOLLE. Bull. Soc. méd. Hôp. Paris **41**, 1619 (1925) u. Zbl. Hautkrkh. **20**, 372 (1926).

JAUSION, H. et A. PECKER: Pyrétothérapie du chancre mou par injection intraveineuse de sporo-vaccin à spores de Bacillus subtilis. Bull. Soc. franç. Dermat. **34**, H. 7, 489—494 (1927) u. Zbl. Hautkrkh. **26**, 197 (1928).

LAURENT, G. M. M.: Traitement du chancre mou et du boubon par le vaccin autistreptobacillaire de NICOLLE. Arch. Méd. nav. **117**, H. 2, 154—159 (1927) u. Zbl. Hautkrkh. **25**, 609 (1928). — LAZO, GARCIA D. S.: Klinische Studie über die Vaccinobehandlung von Adenitis inguinalis. Artes gráficas plus ultra (span.). Zbl. Hautkrkh. **20**, 372 (1926). — LEVI, ITALO: (a) Il vaccino di NICOLLE nella cura dell' ulcera e dell adenite venerea. Arch. ital. Dermat. **3**, H. 1, 82—83 (1927) u. Zbl. Hautkrkh. **29**, 219 (1929). (b) Il vaccino di NICOLLE nella cura dell' ulcera e delle adenite venerea. Arch. ital. Dermat. **3**, H. 2, 101—130 (1927) u. Zbl. Hautkrkh. **26**, 644 (1928).

MAGGIULLI: La intradermoterapia delle adeniti ed ulceri veneree mediante il vaccino di NICOLE. Giorn. ital. Dermat. **68**, H. 2, 377—378 u. 391—395 (1927) u. Zbl. Hautkrkh. **25**, 368 (1927). — MAGGIULLI, G.: Die Vaccinotherapie beim Ulcus molle und beim Bubo durch das Vaccin NICOLLE (DMELCOS). Arch. di Biol. **4**, H. 3, 57—72 (1927) u. Zbl. Hautkrkh. **26**, 644 (1928). — MARINI: Traitement du chancre mou et du boubon par vaccinothérapie. Cinq observations. Arch. Inst. Pasteur Tunis **14**, 465 (1925) u. Zbl. Hautkrkh. **20**, 373 (1926). — MAZZA, SALVADOR: (a) Behandlung des blanden Schankers durch das antistreptobacilläre Vaccin von NICOLLE. Prensa méd. argent. **13**, 98 (1926) u. **23**, 585 (1926). (b) Über die REENSTIERNAsche Dermoreaktion für den weichen Schanker und seine Behandlung durch das NICOLLEsche antistreptobacilläre Vaccin. Bol. Inst. Clin. quir. Univ. Buenos Aires **1**, H. 4, 85—92 u. Zbl. Hautkrkh. **25**, 368 (1927).

NARDELLI, LEONARDI: Sulla terapia dell ulcera venerea e delle sue complicanze. Dermosifilografo **2**, 130 (1923) u. Zbl. Hautkrkh. **24**, 135 (1927).

PODESTÀ, G. B.: La cura dell' ulcera venerea e delle sue complicazioni con i vaccini da essa estratti. Dermosifilografo **2**, H. 9, 437—453 (1927) u. Zbl. Hautkrkh. **26**, 198 (1928). — PISANI, EUGENIO: Studio sulla vaccinoterapia specifica nell-ulcera molle. Fol. med. (Napoli) **14**, 1101—1114 (1928) u. Zbl. Hautkrkh. **30**, 276 (1929).

QUIROGA, MARCIAL: Zehn Fälle von schwer zu beeinflussendem phagedänischen Schanker, behandelt durch Antistreptobacillenvaccin. Bol. Inst. Clin. quir. Univ. Buenos Aires **3**, H. 21/25, 695—704 (1927) u. Zbl. Hautkrkh. **26**, 645 (1928).

REENSTIERNA, J.: Untersuchungen über den Bacillus DUCREY. Arch. f. Dermat. **147**, 362 (1924). — RIGO, L.: Grave caso di ulcera molle datante da circa quattro anno guatrito colla vaccinoterapia specifica. Dermosifilografo **2**, H. 7, 337–340 (1927) u. Zbl. Hautkrkh. **26**, 197 (1928).

SÁINZ DE AJA: Ulcus serpiginosum venereum, geheilt mit Vaccin DMELCOS. Actas dermosifiliogr. **20**, H. 2, 182 (1928) u. Zbl. Hautkrkh. **31**, 149 (1929). — SANTOIANNI, G.: L'uso intramuscolare del vaccino antistreptobacillare. Rinasc. med. **4**, H. 23, 557—558 (1927) u. Zbl. Hautkrkh. **26**, 644 (1928). — SÉZARY, A.: Poussée évolutive de tuberculose après vaccinothérapie antichancrelleuse. Bull. Soc. franç. Dermat. **34**, 773 (1927) u. Zbl. Hautkrkh. **26**, 645 (1928).

TEISSIER, P., J. REILLY et E. RIVALIER: (a) Recherches expérimentales sur l'infection chancrelleuse. Les principes généraux d'une vaccinothérapie spécifique. J. Physiol. et Path. gén. **25**, H. 2, 319—338 (1927) u. Zbl. Hautkrkh. **25**, 608 (1928). (b) Le mode d'action de la vaccinothérapie spécifique. Essai d'interprétation. Ann. Méd. **25**, 97—118 (1929) u. Zbl. Hautkrkh. **31**, 149 (1929). — TOMÉ Y BONA, JAVIER M.: Die Vaccinotherapie des blanden Schankers. Siglo méd. **83**, 298—301 (1929) u. Zbl. Hautkrkh. **31**, 149 (1929).

VENTURI, T.: Osservazioni sull' allergia cutanea nell' infezione da streptobacillo di DUCREY. Giorn. ital. Dermat. **69**, 558 (1928) u. Zbl. Hautkrkh. **29**, 216 (1929). — DI VITTORIO, AMEDEO: La terapia vaccinale dell' ulcera venerea. Giorn. ital. Dermat. **67**, 1588 (1926).

Terpentin.

ARNOLD, W. und KAMILLE: Pfefferminz und Fenchel. Arch. f. exper. Path. **123**, 129 (1927).

BECHER, H.: Über Terpentinölbehandlung (KLINGMÜLLER) etc. Dermat. Wschr. **71**, Nr 28, 459, 486 (1920). — BONDI, GERTRUD: Über die Beeinflussung der blutbildenden Organe durch kolloides Eisen, Terpentin und Abrin. Zit. HEINE Münch. med. Wschr. **68**, Nr 21. — BREUNING und HANTSCH: Über Pemphigusbehandlung mit Terpentin. S. 66. — BURMEISTER, JOH.: Über die Wirkung ätherischer Öle auf die Leukocyten. Blutbild des Kaninchens bei verschiedenen Injektionsmethoden. Berlin. klin. Wschr. **58**, Nr 48, 1407 (1921).

ESPEUEL: Zit. SINGER und BECKER.

FISCHER, W.: Statistische Beiträge zur Trichophytieepidemie Dermat. Wschr. **68**, Nr 10 (1919). — FOCHIER: Aus SINGER und BECKER. — FRIEDRICH, H.: Therapeutische Behandlung gynäkologischer Entzündungen. Zbl. Gynäk. **1921**, Nr 10.

GRAVISCH, A.: Anwendung und Wirkung des Terpentinöls bei der parenteralen Injektion. Dermat. Wschr. **67**, Nr 37 (1918).

HARTOG, C.: Terpentininjektion bei Adnexerkrankungen. Zbl. Gynäk. **1921**, Nr 19. — HEINZ: (a) Arzneimittel mit indirekter Heilwirkung. Jkurse ärztl. Fortbildg Aug. **1919**. (b) Über ätherische Öle und deren praktische Verwertbarkeit. Münch. med. Wschr. **1921**, Nr 21, 628. (c) Terpentinöl als Heilmittel. Klin. Wschr. **2**, Nr 21, 997 (1923). Ref. Verh. Ges. inn. Med. Wien, 9.—12. April 1923.

ISACSON, L.: Die Erfahrungen der Terpentinbehandlung der Haut- und Geschlechtskrankheiten. Med. Klin. **17**, Nr 32, 966; Zbl. Hautkrkh. **2**, 439.

KARO, WILH.: Intravenöse Terpichintherapie. Med. Klin. **17**, 46, 1392 (1921). — KLINGMÜLLER: Über Behandlung von Entzündungen und Eiterungen durch Terpentineinspritzungen. Dtsch. med. Wschr. **1917**, Nr 41, 1294.; Berl. klin. Wschr. **1918**, Nr 37. — KLINGMÜLLER, V.: (a) Über die Wirkung von Terpentineinspritzungen auf Eiterung und Entzündung. Münch. med. Wschr. **65**, Nr 33, 896 (1918). (b) Weiterer Beitrag zur Terpentinbehandlung. Dtsch. med. Wschr. **49**, Nr 21, 669 (1923). — KREBS: Erfahrungen mit Terpentininjektionen nach KLINGMÜLLER bei akutem und chronischem Tripper. Münch. med. Wschr. **1919**, Nr 50, 1441.

LEPINE: Zit. BEEHER l. c. — LONGES, E.: Zur Therapie entzündlicher Genitalaffektionen unter Berücksichtigung der Terpichinbehandlung. Zbl. Gynäk. **1921**, Nr 10. — LÜTH, W.: Terpentin in der Dermatologie. Dtsch. med. Wschr. **47**, Nr 27, 776 (1921); Zbl. Hautkrkh. **2**, 493.

MEYER, H. H. und R. GOTTLIEB: Die experimentelle Pharmakologie. 4. Aufl., S. 548 u. f. — MEYER, F. M.: Behandlung von Hautkrankheiten mit Terpentin. Berl. klin. Wschr. **1918**, Nr 37.

PORTEN, V. D.: Riedels Arch. **1923**, H. 4. — PÖRKAUER: Therapeutische Erfahrungen mit Terpentinöleinspritzungen nach KLINGMÜLLER bei Gonorrhöe. Dtsch. med. Wschr. **1919**, Nr 3.

ROHRBACH, RICHARD: Erfahrungen mit der KLINGMÜLLERschen Terpentintherapie. Dtsch. med. Wschr. **1923**, Nr 24, 790. — ROSEN, H. O.: Der jetzige Stand der parenteralen Terpentintherapie. Z. ärztl. Fortbildg **18**, Nr 19, 548 (1921); Zbl. Hautkrkh. **3**, 5, 287. — ROSSIJANSKI, N.: Reaktionsfähigkeit von Haut und unspezifischer Behandlung. Venerol. (russ.) **1924**, Nr 2, 20. Ref. Zbl. Hautkrkh. **16**, 666.

SCHMIDT, H. E.: Über eine Behandlungsmethode der Bartflechte. Berl. klin. Wschr. **1919**, Nr 3. — SCHNEIDER, E.: Erfahrungen mit Olobintin. Med. Klin. **20**, Nr 25, 864 (1924). — SCHUBERT, M. und BAUMGARTNER: Über neuere Therapie in der Dermatologie und Venerologie. Münch. med. Wschr. **73**, Nr 6, 245 (1926). — SEELMANN, FR.: Über die Terpentinbehandlung bei Adnexerkrankungen. Zbl. Gynäk. **1921**, Nr 34. — SELLEI, J.: Zur Behandlung von Hautkrankheiten mit Terpentin nach KLINGMÜLLER. Dermat. Wschr. **68**, Nr 12, 189. — SINGER, OSKAR: Über die Behandlung von Haut- und Geschlechtskrankheiten mit Terpentin. Dermat. Wschr. **1920**, Nr 11. — SONNENFELD, J.: Behandlung von Adnexerkrankungen mit Terpentin und Caseosan. Zbl. Gynäk. **1921**, Nr 19.

TENNEBAUM, J. L.: Terpentininjektion in der Dermatologie und Urologie. Med. Rec. **101**, Nr 2, 54 (1922).

VEIGELE: Über pharmakologische Untersuchungen von Thymol und Terpentin. Erlangen Diss. 1919. Zit. HEINZ, Münch. med. Wschr. **68**, Nr 21.

WINTERNITZ, R.: (a) Über die entzündungswidrige Wirkung ätherischer Öle. Arch. f. exper. Path. **46** (1901). (b) Zur Wirkung der Balsamica. Arch. f. Dermat. **65**, H. 3 (1903).

Chemotherapie.

BANG, OLUF: Über den Einfluß von Goldsalzen auf experimentelle Tuberkulosen. Ugeskr. Laeg. **87**, 20 (1925) (dän.). Zbl. Hautkrkh. **20**, 443 (1926). — BARCHARDT, HAROLD: Über die experimentelle Chrysosis bei Kaninchen und Hunden und ihren histochemischen Nachweis. Virchows Arch. **267**, 1 (1928) u. Zbl. Hautkrkh. **28**, 131 (1928). — BECHET: Lupus erythematosus: Results of treatment with gold and sodium thiosulphate. Arch. of Dermat. **17**, 6 (1928) u. Zbl. Hautkrkh. **28**, 474 (1928). — BETTIN, GERTRUD: Beitrag zur Lupusbehandlung mit Kupferdermasan. Münch. med. Wschr. **71**, 36 (1924) u. Zbl. Hautkrkh. **16**, 74 (1925). — BOCKHOLT: Zwei Fälle von Lupus erythematodes. Vereinig. rhein.-westfäl. Dermat. Dortmund, Sitzg 9. Mai 1925. Zbl. Hautkrkh. **17**, 497 (1925). — BÖTTNER, A.: (a) Über Silbertherapie. Ther. Halbmh. **35**, 12 (1921) u. Zbl. Hautkrkh. **2**, 307 (1921). (b) Ist die Wirkung des Kollargols und Elektrokollargols auf seinen Gehalt an Schutzkolloid zurückzuführen? Zbl. Gynäk. **46**, 19 (1922) u. Zbl. Hautkrkh. **6**, 221 (1922). — BRUCK: Zur Behandlung des Lupus erythematodes. Nordwestdtsch. dermat. Vereinig. Kiel, Sitzg 27. Nov. 1921 u. Zbl. Hautkrkh. **4**, 442 (1922). — BRUCK. CARL: Über die Entwicklung der Goldbehandlung bei menschlicher Tuberkulose. Dermat, Wschr. **81**, 40 (1925) u. Zbl. Hautkrkh. **19**, 216 (1926). — BRUHNS: Idiosynkrasie gegen Krysolgan. Berl. dermat. Ges., 17. Juni 1924 u. Zbl. Hautkrkh. **13**, 326 (1924). — BRUHNS, C.: Ein Fall von hochgradiger Idiosynkrasie gegen Krysolgan. Dermat. Wschr. **79**, 33 (1924) u. Zbl. Hautkrkh. **16**, 545 (1925). — BÜLLMANN, GUST. AD.: Über Krysolganschädigung. Med. Klin. **18**, 44 (1922). — BURNIER: Les sels d'or dans le traitement des tuberculoses cutanées. Arch. dermato-syph. Hôp. St. Louis **1** (1929) u. Zbl. Hautkrkh. **31**, 632 (1929). — BUSCHKE: Goldbehandlung des Lupus erythematodes. Berl. dermat. Ges., Sitzg 10. Mai 1927 u. Zbl. Hautkrkh. **24**, 324 (1927).

CHRISTELLER, ERWIN: Ein mikrochemischer Goldnachweis im Gewebe. Zbl. Path. **40** (1927) u. Zbl. Hautkrkh. **28**, 542 (1928).

DAVIES, J. H. TWISTON: Treatment of Lupus erythematosus with gold compounds. Brit. med. J. **1929**, Nr 3548 u. Zbl. Hautkrkh. **30**, 370 (1929).

EVERS, F.: Argentum colloidale und Silberkolloide im neuen Arzneibuch. Ber. dtsch. pharmak. Ges. Berlin **31**, 3 (1921). Zbl. Hautkrkh. **2**, 398 (1921).

FELDT, ADOLF: (a) Die Goldbehandlung der Tuberkulose und der Lepra. Klinische Erfahrungen mit Krysolgan. 2. Aufl. Halle a. S.: Carl Marhold 1923. Zbl. Hautkrkh. **14**, 437 (1924). (b) Chemotherapeutische Versuche mit Gold. Klin. Wschr. **5**, 8 (1926). (c) Die Goldbehandlung der Lepra. Klin. Wschr. **7**, 2 (1928) u. Zbl. Hautkrkh. **26**, 828 (1928). — FREUND, E.: Sulla cura del lupus eritematoso col krysolgan (supragol.). Giorn. ital. Dermat. **67**, 2 (1926) u. Zbl. Hautkrkh. **21**, 739 (1926). — FRIED: Lupus erythematosus mit Krysolganinjektionen behandelt. Zbl. Hautkrkh. **7**, 244 (1923). Wien. dermat. Ges., Sitzg 26. Okt. 1922.

GALEWSKY: (a) Beitrag zur Krysolganbehandlung des Lupus erythematodes. Dermat. Wschr. **79**, 426 (1924). (b) Lupus erythematodes, durch Triphal geheilt. Ver. Dresden. Dermat., Sitzg 4. März 1926. Zbl. Hautkrkh. **20**, 272 (1926). — GÖRL u. LEONH. VOIGT: Bemerkungen zur Triphalbehandlung. Münch. med. Wschr. **73** (1926) u. Zbl. Hautkrkh. **22**, 199 (1927). — GOUGEROT, BURNIER et PHOTINOS: Eruption lichénoide. Bull. Soc. franç. Dermat. **36** (1929) u. Zbl. Hautkrkh. **31**, 822 (1929). — GOUGEROT, COHEN et PIERRE UHRY: Anaphylaxie à l'or. Bull. Soc. franç. Dermat. **36**, 4 (1929) u. Zbl. Hautkrkh. **31**, 823 (1929).

HANSBERG, HARALD: (a) Untersuchungen über die Zirkulation und Ausscheidung des Goldes bei Sanocrysinbehandlung. Ugeskr. Laeg. (dän.) **87**, 34 (1925) u. Zbl. Hautkrkh. **20**, 443 (1926). (b) Chrysiasis-Ablagerung von Gold in vivo. Acta tbc. scand. (Stockh.) **4**, 2 (1928) u. Zbl. Hautkrkh. **28**, 707 (1928). — HANSEN, P.: Über die Behandlung der Hauttuberkulose mit chemotherapeutischen Mitteln, besonders mit Sanocrysin. Eesti Arst **5**, 6 (1926) u. Zbl. Hautkrkh. **21**, 734 (1926). — HAXTHAUSEN, H.: Treatment of lupus erythematodes with intravenous injections of goldchloride. Forh. nord. dermat. For. (dän.) **1929** u. Zbl. Hautkrkh. **31**, 632 (1929). — HEUCK: Lupus erythematodes des Gesichtes, der durch Krysolgan günstig beeinflußt wurde. Münch. dermat. Ges., Sitzg 29. Febr. 1924 u. Zbl. Hautkrkh. **12**, 233 (1924). — HOPKINS: Lupus erythematosus treated with gold. Arch. of Dermat. **15**, 6 (1927) u. Zbl. Hautkrkh. **25**, 571 (1928). — HUFSCHMITT, G.: (a) L'or dans la thérapeutique des tuberculoses cutanées. Paris méd. **16**, 33 (1926) u. Zbl. Hautkrkh. **21**, 733 (1926). (b) L'emploi des sels d'or pour le traitement du psoriasis. Paris méd. **17**, 4 (1927) u. Zbl. Hautkrkh. **24**, 210 (1927).

JERSILD, O.: Hyposulfite de soude administrée intraveineusement en cas de dermatite de sanocrysine. Acta tbc. scand. (København.) **2**, 4 (1927) u. Zbl. Hautkrkh. **25**, 563 (1928).

KIESS, OSKAR: Zur Krysolganbehandlung des Lupus erythematodes. Med. Klin. **2** (1925). — KLOPSTOCK, FELIX: Chemotherapeutische Versuche bei der experimentellen Meerschweinchentuberkulose. Z. Tbk. **41**, 2 (1924) u. Zbl. Hautkrkh. **17**, 524 (1925). — KLINGMÜLLER: Erfolgreiche Lupusbehandlung mit Krysolgan. Nordwestdtsch. dermat. Vereinig. Kiel, Sitzg 27. Nov. 1921. Zbl. Hautkrkh. **4**, 442 (1922). — KOHRS, THEODOR: Einige Fälle von Krysolganstomatitis. Dermat. Wschr. **72**, 9 (1921). — KOIZUMI, TORU: Die Heilwirkung des Krysolgan im Experiment. Z. Tbk. **41**, 2 (1924) u. Zbl. Hautkrkh. **16**, 661 (1925). — KONCZVALD, TIBOR: Psoriasisbehandlung mit Triphal. Orv. Hetil. (ung.) **70**, 35 (1926) u. Zbl. Hautkrkh. **22**, 770 (1927). — KUHN u. SCHMIDT: Arch. Schiffs- u. Tropenhyg. **30**.

LEVEN: Zur Krysolganbehandlung. Klin. Wschr. **3**, 51 (1924) u. Zbl. Hautkrkh. **16**, 545 (1925). — LEVY, ERNST: (a) Zur Therapie der Krysolganwirkung. Beitr. Klin. Tbk. **51**, 3 (1922) u. Zbl. Hautkrkh. **6**, 251 (1922). (b) Die Goldbehandlung der Tuberkulose. Dtsch. med. Wschr. **48**, 7 (1922). — LÖHE: Universelle Triphaldermatitis. Berl. dermat. Ges., Sitzg 12. Juli 1927. Zbl. Hautkrkh. **25**, 517 (1928). — LOMHOLT, SVEND: Der Kreislauf des Goldes bei der Sanocrysinbehandlung. Ugeskr. Laeg. (dän.) **87**, 44 (1925) u. Zbl. Hautkrkh. **19**, 855 (1926). — LORENZINI, G.: Sul meccanismo d'azione dei metalli colloidali. Gazz. internat. med.-chir. **28**, 3 (1923) u. Zbl. Hautkrkh. **9**, 185 (1923).

MALKIN, J.: Zur Krysolganbehandlung des Lupus erythematodes. Dermat. Wschr. **86**, 26 (1928) u. Zbl. Hautkrkh. **28**, 474 (1928). — MARTENSTEIN: Die Behandlung des Lupus erythematodes mit Krysolgan. Schles. dermat. Ges. Breslau, Sitzg 28. Jan. 1922 u. Zbl. Hautkrkh. **4**, 322 (1922). — MARTENSTEIN, HANS: (a) Zur Krysolganbehandlung des Lupus erythematodes. Dtsch. med. Wschr. **50**, 3 (1924) u. Zbl. Hautkrkh. **12**, 384 (1924). (b) Über Dauererfolge nach Krysolganbehandlung des Lupus erythematodes. Dermat. Z. **47**, H. 5/6 (1926) u. Zbl. Hautkrkh. **21**, 332 (1926). — MOHRMANN, BERNWARD H. M.: Über Nebenwirkungen bei Triphalbehandlung. Münch. med. Wschr. **74**, 35 (1927) u. Zbl. Hautkrkh. **26**, 51 (1928). — MOLLGAARD, HOLGER: Über OLUF BANGS Versuche mit Goldbehandlung experimenteller Kaninchentuberkulose. Ugeskr. Laeg. (dän.) **87**, 21 (1925) u. Zbl. Hautkrkh. **20**, 443 (1926). — MORGENROTH, J. u. R. SCHNITZER: Über chemotherapeutische Antisepsis. Dtsch. med. Wschr. **49**, 23 (1923). — MORGENROTH, J. u. H. WRESCHNER: Über chemotherapeutische Antisepsis. Dtsch. med. Wschr. **49**, 42 (1923). — MÜLLER: Lupus vulgaris im Gesicht. Köln. dermat. Ges., Sitzg 30. Jan. 1925 u. Zbl. Hautkrkh. **17**, 45 (1925)

NEERGAARD, K. v.: Über den Gehalt einiger Silberpräparate an kolloidem, echt gelöstem und ionisiertem Silber. Klin. Wschr. **2**, 36 (1923) u. Zbl. Hautkrkh. **10**, 409 (1924). — NOBL, G.: Zur Chemotherapie tuberkulöser Hauterkrankungen. Wien. klin. Wschr. **38**, 44 (1925).

OLÁH, DANIEL: Triphaldermatitis. Wien. klin. Wschr. **40**, 23 (1927) u. Zbl. Hautkrkh. **24**, 646 (1927). — OSTROWSKI, STANISLAW u. JAZIMIERZ TYSZKA: Hautveränderungen im Verlaufe der Behandlung mit Goldpräparaten. Polska Gaz. lek. **6**, 43 (1927) u. Zbl. Hautkrkh. **26**, 276 (1928).

POKORNÁ, M.: Goldbehandlung der Hauttuberkulose. Česká Dermat. 8, 1 (1926) u. Zbl. Hautkrkh. **22**, 880 (1927).

RICKMANN, L.: Beitrag zur Goldbehandlung der Tuberkulose. Münch. med. Wschr. **71**, 46 (1924) u. Zbl. Hautkrkh. **17**, 292 (1925). — RITTER: Zwei Fälle von Psoriasis durch Triphal geheilt. Dermat. Ges. Hamburg-Altona, Sitzg 14. Dez. 1924. Zbl. Hautkrkh. **19**, 16 (1926). — RITTER, HANS: Über die Goldbehandlung des Psoriasis und einiger anderen Dermatosen. Dermat. Z. **45**, 3/4 (1925) u. Zbl. Hautkrkh. **19**, 231 (1926). — ROLLY, F.: Aus MERCKS Ber. **1923**, 92. Zur Reiztherapie nach TARENT. — ROTHMAN, ST.: Über die Goldbehandlung des Lupus erythematodes und über Goldschädigungen. Beitr. Klin. Tbk. **63**, 6 (1926) u. Zbl. Hautkrkh. **21**, 866 (1927).

SCHAMBERG, JAY F. and CARROLL S. WRIGHT: The use of gold and sodium thiosulphate in the treatment of lupus erythematosus. Arch. of Dermat. **15**, 2 (1927). — SCHAMBERG, JAY FRANK, MALCOLM J. HARKINS and HERMAN BROWN: Gold compounds in treatment of experim. tubercul. of skin in animals. Arch. of Dermat. **13**, 1 (1926) u. Zbl. Hautkrkh. **19**, 878 (1926). — SCHWERMANN: Ein weiterer Fall von toxischer Stomatitis und Dermatitis durch Krysolgan. Z. Tbk. **38**, 2 (1923) u. Zbl. Hautkrkh. **9**, 206 (1923). — SICILIA: Kollargol und Silbertherapie in der Dermo-Venerologie. An. Acad. méd.-quir. españ. **12**, 560 (1925) u. Zbl. Hautkrkh. **21**, 428 (1926). — SPIRO, K.: Argochrom. — STUHL, CARL: Ist Krysolgan ein Capillargift? Dtsch. med. Wschr. **50**, 7 (1928).

TSUZUKI, M.: Über chemotherapeutische Wirkung neuer Kupfer- und Salicylsäurepräparate auf Tuberkulosekrankheiten. Kekkaku-Zassi (jap.) **5**, 11 (1923) u. Zbl. Hautkrkh. **12**, 154 (1924).

ULLMANN: Krysolgan bei Lupus erythematodes und tuberkuliden Affektionen. Wien. dermat. Ges., Sitzg 1. März 1923 u. Zbl. Hautkrkh. **9**, 162 (1923).

VALDÉS LAMBEA, JOSÉ: Experimentelle Tuberkulose. Experimentelle und klinische Studien über Chemotherapie der Tuberkulose, Cerium, Nickel, Kobalt, Jodpräparate (Sanocrysin). Madrid: Javier Morata 1928. Zbl. Hautkrkh. **28**, 430 (1928).

WHITEHOUSE, HENRY and PAUL E. BECHET: Lupus erythematosus, Lupus vulgaris, tuberculids and tuberculosis of the skin. Arch. of Dermat. **16**, 5 (1927) u. Zbl. Hautkrkh. **26**, 500 (1928). — WIRZ: Aurophosexanthem. Münch. dermat. Ges., Sitzg 25. Juli 1927. Zbl. Hautkrkh. **25**, 764 (1928). — WIRZ, FR.: Aurophosbehandlung bei Lupus vulgaris, Lupus erythem. und Tuberkuliden. Münch. med. Wschr. **74** (1927).

ZIMMERLI, ERICH u. WILHELM LUTZ: Eine eigenartige Form von Pigmentierung nach Goldbehandlung. Arch. f. Dermat. **157**, 523 (1929).

Hydrotherapie.

ARZT: Das HEBRAsche Wasserbett und seine Verwendung. 13. Kongr. dtsch. dermat. Ges. München 1923. Arch. f. Dermat. **145**, 176 (1924); Acta dermato-vener. (Stockh.) **4**, 3, 415—436 (1923).

BALZER, F.: Balnéot. antisept. etc. Paris méd. **15**, No 9, 193—199 (1925). — BETTMANN in J. SCHWALBE, 6. Aufl., S. 519, 524, 526 und versch. Stellen. (S. später HEBRAS und das partielle Wasserbett von P. BECK.) — BIER, A.: Hyperämie als Heilmittel, S. 12. Zit. ZONDEK, S. 301. — BRUCK: Z. f. exper. Path. **6**, H. 3. — BRUNS: Über den Einfluß der Sitzbäder auf die Blutverteilung. Z. klin. Med. **64**, H. 3/4. (MATTHES, S. 10.) — BRUNS und KÖNIG: Z. Physik. u. diät. Ther. **1920**, H. 1. — BUSCHKE und FUEGMANN: Medikamentöse Bäder. Münch. med. Wschr. **1912**, Nr 31.

CLEMM, WALTER NIC.: Altes, ganz Altes und Neues über Seife. Fortschr. Ther. **1**, H. 18, 612 (1925). Zbl. Hautkrkh. **20**, 566.

DELBANCO und K. F. MULLER: Verh. 41. Baln. Kongr. **1926**. Z. physik. Ther. **31**, 485 (1928). — DIEHL: Zit. in LAQUEUR.

FLEISCHMANN: Handbuch Balneologie **2**, 64—110, 91; **4**, 40, 92 (1922). — FODOR: Über die Behandlung chronischer Ekzeme mit strömendem Dampf. Bl. klin. Hydrother. **1901**, Nr 6.

GLAS: Feuchte Verbände mit abgekochtem Wasser. Dtsch. med. Wschr. **48**, Nr 8, 259 (1922). — GLAS, DIETRICH: Seebad. Die therapeutische Verwendung der Heilkräuter von Meers. Handbuch der Balneologie usw. Bd. 4, S. 110—171; S. 13 u. 165—167. — GOLDSCHEIDER: (a) Ges. Abh. Bd. 1. Zit. MATTHES, Handbuch der Balneologie usw. DIETRICH-KAMENER Bd. 1, S. 2. (b) Über die Einwirkung der Kohlensäure auf die sensiblen Nerven der Haut. Arch. Anat. u. Physiol. **1887**; (c) Zur physiologischen Wirkung der Kohlensäurebäder. Med. Klin. **1911**. — GUDZENT und NEUMANN: Handbuch der Balneologie. — GUSZMANN, JÓSZEF: Verwendung von Wasser in der Dermatotherapie in Form von Waschungen, Bädern usw. 1926. Gyógyászat (ung.) **66**, Nr 51/52 (1191—1926) u. Zbl. Hautkrkh. **23**.

HAEBERLIN, C.: Ergebnisse der Thalassotherapie. Ther. Halbmh. **35**, H. 1, 1—5 (1925). — HÄBERLIN, C. und FRANZ MÜLLER: Meerwasser bei äußerer Anwendung. Handbuch der Balneol., med. klimat. und Balneogr. 1922. S. 117—132. — HOBSON, L. J.: Brit. med. J. **1913**, 1079. — HEINZ: 19. Kongr. inn. Med. **1901**, 253; MATTHES, S. 34. HENNIG, A.: Die wissenschaftliche und praktische Beobachtung der Ostseebäder. — HESSE, R.: Wien. med. Wschr. **1916**, Nr 27. — HEUBNER, W.: (a) Chemie und Pharmakologie des Schwefels. Z. Bäderkde **1**, H. 1, 5 (1926); Zbl. Hautkrkh. **22**, H. 5/6, 340; Dtsch. med. Wschr. **1926**, Nr 19. — HILLER, A.: (a) Über die Wirkungsweise der Seebäder. Z. klin. Med. **17**, Suppl. (1890). (b) Thalassotherapie von GOLDSCH. und JACOBS, Handbuch der phys. Therapie Bd. 1, 1. Teil. Leipzig 1901. (c) Lehrbuch der Meeresheilkunde. — HIS und GUDZENT: Handbuch der Balneologie Bd. 4, S. 221—242. 1924. — HINTZ und GRÜNHUT: Zit. FLEISCHMANN. — HOBSON, L. J.: Die Behandlung häufig vorkommender Hautkrankheiten nur durch Schwefelquellen von Harsogati. Brit. med. J. Okt. **1913**, 1049. — HOLLÄNDER-UNNA: Zbl. Hautkrkh. **18**, H. 9/10, 521. — HOLM, NATWIG: Zit. GLAX, S. 13.

KEMEN und NEUMANN: Zit. FLEISCHMANN, S. 94. — KLUG, A.: Heilwirkung der Akratothermen im Lichte der modernen Reiztherapie. **1924**, Nr 8. — KOWARSCHIK: Die Diathermie. 5. Aufl. Wien u. Berlin: Julius Springer 1926.

LAZARUS, P. in FLEISCHMANN. — LAQUEUR, A.: Die Praxis der physikalischen Therapie. 3. Aufl. 1926. — LEDERMANN: 6. Aufl., S. 61, 62. — LEHMANN u. FRANKENHÄUSER: Zit. FLEISCHMANN, S. 85. — LEISTIKOW: Zit. bei LEDERMANN, S. 53, 63.

MALIVA, E.: Beiträge zur experimentellen Balneologie der Schwefelbäder. Med. Klin. **1926**, Nr 22, 847. — MATTHES: (a) Lehrbuch der klinischen Hydrotherapie. S. 19. Zit. ZONDEK. (b) Die Wirkung der Bäder auf den Stoffwechsel. Noordens Hdb. Path. Stoff Bd. 2. 1907. — MEYER und GOTTLIEB: Lehrbuch 4. Aufl. Kapitel Kohlensäure, Schwefel. — MITTENZWEI: Zit. LAQUEUR, S. 167. — MÜLLER, O.: Zur Frage der Kreislaufwirkung kohlensäurehaltiger Solbäder. Med. Klin. **1914**, 1275. Zit. in MATTHES. — MÜLLER, O. und VEIEL: Beiträge zur Kreislaufphysiologie. Slg klin. Vortr. Nr 199—201.

NEUMANN in FLEISCHMANN: Handbuch der Balneologie.

OPPENHEIM, H.: Versuch mit einem neuartigen Resorbens (Ichthyol-Isapogen). Mschr. Geburtsh **72**, H. 3/4, 229 (1926); Zbl. Hautkrkh. **20**, 176.

PETERS, H. W.: Percutane Jodtherapie mit Isapogen. Med. Klin. **22**, Nr 1, 25 (1926). — PFAB, BRUNO: Das Wasserbett in der Chirurgie. Arch. klin. Chir. **132**, H. 4, 764 (1924) u. Zbl. Hautkrkh. **17**, 62. Ref. ARZT.

RENZ, HERMANN: Zur physikalischen Behandlung der Hautkrankheiten. Z. physik. u. diät. Ther. **17**, Nr 5, 283 (1913). — RIEDEL: Mentor. 1926. S. 306, 561, 1088. — RIEDER in J. SCHWALBE. 4. Aufl. — RIEHL, G. jun.: Indikation und Erbfolge der Behandlung im HEBRAschen Wasserbett. Wien. klin. Wschr. **1927**, Nr 31, 1007 u. Zbl. Hautkrkh. **25**, H. 11/12 (1927).

SAALFELD, E.: SCHÄFFER, 4. Aufl., S. 36, 47. — ŠAMBERGER: Dermatologie II. Spezieller Teil B, Therapie der Hautkrankheiten 1925. Allgemeiner Teil S. 9—196. — SASSETZKY, v. KOSSA, KLAPP: Zit. MATTHES, S. 32. — SCHOLZ, A.: Zbl. Ther., Aug. **1908**. — SCHOTT: Zur Therapie der chronischen Herzkrankheiten. Berl. klin. Wschr. **1885**, Nr 33/35. — SCHOTT und DEGENHARDT: Neue Untersuchungen über das Verhalten von Herz- und Gefäßkranken und die Einwirkung physikalischer Heilmethoden. Med. Klin. **1914**, Nr 23. — STRAUB, W.: In J. SCHWALBE, 4. Aufl., S. 38.

UNNA: (a) Allgemeine Therapie der Haut. 1899. S. 344, 781—789. (b) Dermat. Wschr. **1915**, Nr 20, 359. (c) Kriegsaph. Berl. klin. Wschr. **1915**, Nr 28, 9. (d) Behandlung feuchter Hautkatarrhe. Dtsch. med. Wschr. **47**, 377 (1921). — UNNA-MIELCK: Dtsch. med. Z. **1896**. Ref. Mh. Dermat. **1896**, 478.

VEYRIÈRES: Le coaltar. Note d. pharmac. Rev. franç. dermat. **1**, No 12, 701 (1925); Bull. méd. **39**, 895 (1925). Zbl. Hautkrkh. **20**, 659. — VEYRIÈRES: Le soufre élémentaire. Rev. franç. Dermat. **1**, No 12, 701 (1925); **2**, Nr 3, 175 (1926). — VEYRIÈRES et R. HUERRE: Traitement externe des dermatoses. Paris: Masson et Cie. **1924**, 55, 56, 58, 59 u. a. St. — VOLLMER, E.: (a) Über die Beziehungen zwischen Balneologie und Dermatologie. Arch. f. Dermat. **70**, H. 2. (b) Hautkrankheiten und Bäder. Moderne Ther. **1912**, Nr 11. (c) Klin. therap. Wschr. **1912**, Nr 20.

WEINBRENNER: Münch. med. Wschr. **1920**, Nr 53. — WEISS, E., BRUNS und KÖNIG in E. WEISS: Wien. klin. Wschr. **1918**, Nr 2. Aus HÄBERLIN und FRANZ MÜLLER, Handbuch Balneologie Bd. 2, S. 122. — WINTERNITZ, W.: (a) Ges. Abh. Bd. 1. Zit. MATTHES, Handbuch der Balneologie usw. DIETRICH KAMINER Bd. 1, S. 3. (b) Hydrotherapie auf physiologischer und klinischer Grundlage. Neue Ausgabe 1912. Zit. B. ZONDEK, Münch. med. Wschr. **1921**, Nr 10, zit. in LAQUEUR S. 43.

ZONDEK, B.: (a) Tiefenthermometrie. III. Mitt. Die Temperaturverschiebung im Gewebe durch Wärmeabgabe. Münch. med. Wschr. **1920**, Nr 9. IV. Mitt. Über physikalische Therapie. Münch. med. Wschr. **1920**, Nr 28. (b) Tiefenthermometrie. VI. Mitt. Über

Tiefenwirkung in der physikalischen Therapie. Münch. med. Wschr. **1921**, Nr 10, 300. (c) Münch. med. Wschr. **1920**, Nr 28, 36; **1921**, Nr 10. — Zörkendörfer: Zit. Fleischmann.

Salben und Pflaster.

Audry: Zitiert Leistikow, S. 28. — Aufrecht: Über Alapurin der norddeutschen Wollkämmerei zu Bremen. Dtsch. med. Wschr. **1897**. Ref. Mh. prakt. Dermat. **26**.

Baer, Hermine: Über Desitinsalbe. Fortschr. Ther. **3**, 9, 326—327. — Baer, Th.: Erfahrungen mit neuen Salbengrundlagen. Ther. Mh. **1917**, H. 3, 106. — Breslauer, E.: Über die antibakterielle Wirkung der Salben mit besonderer Berücksichtigung des Einflusses der Konstituentien auf den Desinfektionswert. Z. Hyg.

Fejtö, Miksa: Die Desitinsalbe in der Dermatologie. Börgyógy. Szemle (ung.) **4**, 61 (1926). — Fuld, Ernst u. Franz Müller: Die Resorption von Jod per os und durch die Haut. Dtsch. med. Wschr. **1923**, Nr 28, S. 921. Zbl. Hautkrkh. **10**, 36.

Galewsky: Laneps, eine neue Salbengrundlage. Dtsch. med. Wschr. **1917**, 8. — Glaze, Andrew L.: Two methods of washing eczematous hands. Arch. of Dermat. **9**, 621 (1924). Zitiert Meta Oelze-Rheinboldt. — Glombitza: Laneps, eine synthetische fettähnliche Salbengrundlage. Dtsch. med. Wschr. **1917**, Nr 45. — Gottstein, A.: Sublimat-Lanolin als Antiseptik. Ther. Mh. Dermat. **33** (1889). — Guldberg: Ol. physet. s. chaenocet. Mh. Dermat. **1890**, **437**.

Hager: 332 Pasta peptonata Schleich. — Hoffmann: Kurze Bemerkungen über einfache Mittel zur Ekzembehandlung. Dermat. Z. **45**, **54** (1925). — Hoffmann, E.: Behandlung der Haut- und Geschlechtskrankheiten. 4. Aufl. Bonn 1923.

Jaeger, F.: Über eine neue Salbengrundlage „Laneps" usw. Ther. Mh. **1917**, H. 10, 418. — Jessner, S.: Haut- und Geschlechtsleiden, 6. u. 7. Aufl. I. Allg. Teil. — Joseph, Max: Die therapeutische Technik in der Dermatologie. Dtsch. med. Wschr. **50**, Nr 8, 241—242 (1924) u. Zbl. Hautkrkh. **12**, 360.

Klemperer, G. u. E. Rost: Handbuch der allgemeinen und speziellen Arzneiverordnungslehre für Ärzte. Berlin: Julius Springer 1929.

Lamprecht, Werner: Adiplantin in der Salbentherapie. Dtsch. med. Wschr. **54**, Nr 20, 832 (1928) u. Zbl. Hautkrkh. **28**, 271. — Ledermann, R.: Das Resorbin und seine Verwendung als Salbengrundlage. Allg. med. Z.ztg **1893**, Nr 92. — Lehner, Imre: Heilpflaster in der Therapie der Hautkrankheiten. Börgyógy. Szemle (ung.) **5**, Nr 2, 32 u. Zbl. Hautkrkh. **24**, 196. — Leistikow, L.: (a) Über die Anwendung von Salbenmullen in der Dermatotherapie. Dtsch. Praxis **1898**, Nr 10. Ref. Mh. Dermat. **28**, 484. S. auch Zernik. (b) S. 27 (Salbenstiftapplikation). — Liebreich, Jaffé, Darmstädter: Zitiert Leistikow, S. 22. — Lifschütz, J.: Zur Ursache der Wasseraufnahmefähigkeit tierischer Fette, insbesondere des Wollfettes. Hoppe-Seylers Z. **114**, H. 3/4, 108—126 (1921) u. Zbl. Hautkrkh. **2**, 28.

Mesnil, du: Über das Resorptionsvermögen der menschlichen Haut. Dtsch. Arch. klin. Med. **50**, 101 u. **51**, 527; ferner in Salbenform applizierte Substanzen **52**, 47. — Moncorps, C.: (a) Über percutane Resorption salbeninkorporierter Medikamente, zugleich ein Beitrag zur Pharmakodynamik derselben. Arch. f. Dermat. **155**, 311 (1928) u. Autoreferat im Zbl. Hautkrkh. **30**, 37 (1929). (b) Zur Theorie und Praxis der Salbenbehandlung (Münch. dermat. Ges.). Zbl. Hautkrkh. **30**, 809. (c) Untersuchungen über die Pharmakologie und Pharmakodynamik von Salben und salbeninkorporierten Medikamenten. Arch. f. exper. Path. **141**, 25 (1930). (d) Über die Resorption und Pharmakodynamik der salbeninkorporierten Salicylsäure. Arch. f. exper. Path. **141**, 50 (1929). (e) Untersuchungen über die Resorption und Pharmakodynamik des salbeninkorporierten elementaren Schwefels. Arch. f. exper. Path. **141**, 67 (1929).

Oelze-Rheinboldt, Meta: Mayonnaisewaschung bei Hautkrankheiten. Dtsch. med. Wschr. **1926**, Nr 39.

Paschkis: Kosmetik für Ärzte. S. 105. — Pick, F. J.: Über eine neue Ekzemtherapie. 1889.

Rosenbaum (Tiflis): Naphthalan. Ref. Mh. Dermat. **1897**, 579. — Rybák, O.: Kühlende Puder und Salben. Česká Dermat. **2**, H. 9, 201—210 u. H. 10, 234—241 (1921) u. Zbl. Hautkrkh. **4**, 259.

Sack, Arnold: Über die therapeutische Verwertung des Adeps lanae usw. Mh. Dermat. **1893**, 360. — Schäffer (Schäffer-Zieler-Siebert): Behandlung der Haut- und Geschlechtsleiden, 7. Aufl. Allg. Teil. — Scheele: Über die Resorption des Jodvasogen durch die Haut. Danzig 1898. — Siemens, Hermann Werner: (a) Über Heftpflasterdermatitis. Münch. med. Wschr. **69**, Nr 14, 506—507 (1922) u. Zbl. Hautkrkh. **5**, 380. (b) Über Heftpflasterdermatitis (2. Mitt.). Münch. med. Wschr. **72**, Nr 32, 1323—1325 u. Zbl. Hautkrkh. **18**, 794. — Simon, Clément: (a) Essai sur les progrès de la thérapeutique dermatologique. Bull. méd. **208** (1928). (b) Un pansement dermatologique trop peu connu en France: Les mousselines pommades. Paris méd. **18**, 68—69 (1928) u. Zbl. Hautkrkh.

27, 125. — Simon, Fritz: Über Wundbehandlung mit Rohparaffinölpaste (Granugenpaste). Dermat. Wschr. **82**, Nr 20, 669—674 (1916) u. Zbl. Hautkrkh. **20**, 868. — Stoeber, Christian: Die Vasogene in der Dermatologie. Med. Klin. **18**, Nr 3, 78—79 (1922) u. Zbl. Hautkrkh. **4**, 340. — Strauch, C. B.: Über die Bedingungen der Aufnahme und Abgabe von Wasser oder Medikamenten durch Salbengrundlagen. Bruns' Beitr. **141**, 358 (1927).

Theobald: Bienenwachs in der gegenwärtigen Heilkunde. Arch. Bienenkde **7**, H. 2/3, 51 (1926) u. Zbl. Hautkrkh. **20**, 867.

Unna, P. G. (Dietrich): Mh. Dermat. **1886**, Nr 40, 157. — Unna, P. G.: (a) Paraplaste. Mh. Dermat. **24**, 341 (1897). (b) Der Salbenmullverband. Ein Beitrag zur Behandlung des Ekzems. Arch. f. Dermat. **80**, H. 12, 555. (c) Weites Kautschuk-Heftpflaster. Mh. Dermat. **28**, 511 (1899). (d) Die Diagnose und Behandlung von Hautkrankheiten durch den praktischen Arzt. Deutsche Klinik am Ende des 20. Jahrhunderts **10** (1905), 2. Abt. Dermat. S. 1—28. (e) Klinischer Vortrag über Behandlung von Hautkrankheiten. 4. Behandlung feuchter Hautkrankheiten. Dtsch. med. Wschr. **47**, Nr 12, 319 (1921). (f) Klinische Vorträge über Behandlung von Hautkrankheiten. 5. Behandlung feuchter Hautkrankheiten. Dtsch. med. Wschr. **47**, Nr 14, 377 (1921). (g) Zinkmassen als Unterlage. Dermat. Wschr. **59**, 895. — Unna, P. G. u. S. Golodetz: Mh. Dermat. **44** (1907). — Unna, P. jr.: (a) Allgemeine Pathophysiologie und Therapie der Haut. I. In Handbuch der praktischen Therapie usw. v. d. Velden u. P. Wolff 1926. (b) Zur Pflasterdermatitis. Arch. f. Dermat. **151**, 85 (1926), Kongreß-Vortrag.

Weinsheimer, K.: Über Kamillosansalbe. Klin. Wschr. **2**, Nr 5, 234 (1923) u. Zbl. Hautkrkh. **8**, 26. — Wild, Robert: Über gewisse nichtoffizinelle Fette und Salbengrundlagen. Über weiches Paraffin als Salbengrundlage. Brit. med. J. **1913**, 982.

Zakareas, L.: Die Osmosetherapie in der Dermatologie. Dermat. Wschr. **79**, Nr 45, 1467—1471 (1924) u. Zbl. **16**, 547. — Zernik, Franz: Unna und die Materia medica. Dermat. Wschr. **1920**, 705.

Uran-Andriol.

Kundratitz, K.: Andriol in der Kinderpraxis. Wien. med. Wschr. **1924**, Nr 43.

Lamprecht: Die Behandlung gewisser Dermatosen mit Andriol-Wismut und Uransalben. Arch. f. Dermat. **145**, 224.

Savnik, Paul u. Hans Truttwin: Über neuartige medikamentöse Behandlung in der Dermatologie und Venerologie. Med. Klin. **1923**, Nr 9. — Scherber, G.: Über eine neue Therapie gewisser Hauterkrankungen. Wien. med. Wschr. **1924**, Nr 14 u. Arch. f. Dermat. **145**, 230 (1924). — Schubert: Andriolpräparate. Dermat. Wschr. **80**, 17 (1925). — Schwank: Andriol in der Dermatologie. Česká Dermat. **5**, 273 (1924).

Truttwin: Die chemische Seite des Andriolprinzips. Münch. med. Wschr. **1925**, Nr 5.

Wechselmann u. Lademann: Die Behandlung der Ulcera mollia mit Andriol-Uran. Med. Klin. **21**, Nr 38 (1925). S. auch Salsa, Fritz Lasch, Kolling.

Chronex.

Novák, Olga: Klinische Erfahrungen mit dem Präparate Chronex bei der Ekzembehandlung. Dermat. Wschr. **85**, Nr 32 (1927).

Urandil.

Dufke: Klinische Erfahrungen mit Urandil. Dermat. Wschr. **90**, 789 (1930).

Doramad.

[Literatur über Doramad bis 1922 bei Max Jessner: Klin. Wschr. **1**, 1700 (1922). Daselbst: O. E. Naegeli u. M. Jessner, Jadassohn, Halberstadter, Joseph u. Wolpert, Nagelschmidt, Blaschko u. Sluczewsky, Rüdisüle, W. Scholtz u. B. W. Fischer.]

Bindermann (Kumer, Ullmann): Mit Degea behandelte Psoriasis. Zbl. Hautkrkh. **24**, 752 (1927).

Fabry, Joh.: Behandlung einer schweren Röntgenverbrennung der Hände mit Radium und Doramadsalbe. Zbl. Hautkrkh. **1926**, 226.

Heuck: Kurze therapeutische Mitteilungen und Anwendung der Doramadsalbe. Zbl. Hautkrkh. **27**, 238 (1928).

Jessner, Kurt: Zur Doramadbehandlung. Fortschr. Röntgenstr. **35**, 107 (1926). — Jessner, Max: Zur Therapie der Röntgenteleangiektasien. Klin. Wschr. **5**, 270 (1926).

Linser, Karl: Zur externen Anwendung des Doramads (Thorium X-Degea) und seine Dosierung, speziell in der Ekzemtherapie. Dermat. Z. **53**, 348 (1928).

Oláh, Daniel: Die Rolle des Thorium X (Doramad) in der Hauttherapie. Orv. Hetil. (ung.) **70**, 144 (1926).

Siemens: Depigmentierung nach Thorium X. Zbl. Hautkrkh. **30**, 692 (1929).

Vonkennel: (a) Lichen ruber verrucosus. Zbl. Hautkrkh. **30**, 691 (1929). (b) Zur Thorium- und Radiumemanationstherapie. Zbl. Hautkrkh. **30**, 691 (1929).

Seifen.

Blaschko, A.: Ein fester Seifenspiritus zu medizinischen Zwecken, 1906. — Bloch, Gyula: Heilseifen in der dermatologischen Therapie. Zbl. Hautkrkh. **20**, 658 (1926).

Clemm, Walter: Altes, ganz Altes und Neues über Seife. Fortschr. Ther. **1**, 612 (1925) u. Zbl. Hautkrkh. **20**, 556 (1926).

Dühring, v.: Klinische Vorlesungen über Syphilis. 1895. S. 265.

Eichhoff: Über Seifen. Dermat. Stud. 2. R., 1. 1889.

Gerson: Alkoholseifen. Med. Klin. **1908**, Nr 4.

Hartwich: Moderne Kosmetik. Leipzig 1928.

Kionka, H.: Über medizinische Seifen. Arch. f. Dermat. **143 III**, 375. — Kopp: Lehrbuch der venerischen Krankheiten, 1889, S. 494.

Ledermann, Reinh.: Therapie der Haut- und Geschlechtskrankheiten. 6. Aufl., Dresden 1927. S. 68. — Liebreich: Über Seifen als hygienische Mittel. Vortr. dtsch. Ges. öffentl. Gesdh.pfl. **1886**.

Mayer, Th.: Zur Therapie der Alopec. seborrh. und vorbeugende Haarpflege mit Sapalkolpräparaten.

Oppenheim, K.: Versuche mit einem neuartigen Resorbens Ichthyol-Isapogen. Mschr. Geburtsh. **72**, H. 3/4 (1926) u. Zbl. Hautkrkh. **20** (1926).

Peters, H. W.: Percutane Jodtherapie mit Isapogen. Med. Klin. **22**, 1 (1926). — Piorkowski: (a) Über Sapalkol. Med. Klin. **30** (1924). (b) Behandlung von Dermatosen mit Sapalkol. Ärztl. Rdsch. **1925**, Nr 1.

Schraub, W.: Handbuch der Seifenfabrikation, 6. Aufl. Berlin: Julius Springer 1927. — Siebert, C.: Über die Reizwirkungen von Waschseifen und deren Beseitigung. Med. Klin. **18**, Nr 33 (1922). — Švehla, K. u. K. Švehla, jr.: Therapeutische Seifenbäder. Čas. lék. česk. **65**, 52 (1921) u. Zbl. Hautkrkh. **23**, 363 (1926).

Unna: (a) Slg klin. Vortr. **1885**, 552. (b) Medizinisch überfettete Kaliseife. Mh. Dermat. **5**, 348 (1886). (c) Die beste Form der Quecksilberschmierkur. Mh. Dermat. **1898**, 93. (d) Über Natronsuperoxydseife. Mh. Dermat. **1899**, 167. (e) Sapo cutifricus. Mh. Dermat. **28**, 21 (1899).

Winter, Fred: Handbuch der gesamten Parfümerie und Kosmetik. Wien: Julius Springer 1927.

Antisepsis.

Bachem, C. Albertan: Ein neues Antisepticum. Münch. med. Wschr. **69**, 312 (1922). — Benett, Blacklock und Browning: The activs of flavine antiseptics on localized pyogenic infections, with special reference to the processes of healing. Brit. med. J. **3216**, 306 (1922); Zbl. Hautkrkh. **7**, 876 (1923). — Biberstein, Hans: Rivanolanwendung in der Dermatose. Klin. Wschr. **3**, 1629 (1929). — Blumenberg: Über Dijozolseife als Händedesinfektionsmittel. Münch. med. Wschr. **75**, 694 (1928); Zbl. Hautkrkh. **28**, 134 (1928). — Brocq, L.: L'alcool camphré en Dermatothérapie. Presse méd. **1928 II**, 1211; Zbl. Hautkrkh. **29**, 287 (1929).

Ebel, O.: Über die Anwendung von Flavicid. Dermat. Wschr. **72**, 541 (1921). — Ebler, Erich: Über eine gleichzeitig desinfizierende und adstringierende Mischung. Münch. med. Wschr. **68**, 1585 (1921); Zbl. Hautkrkh. **4**, 23 (1922). — Eilers, Otto: Dijozol an Stelle von Jodtinktur als Hautreinigungsmittel im chirurgisch-poliklinischen Betriebe. Münch. med. Wschr. **1921 I**, 996.

Grén, A. A.: Zur Frage der Anwendung konzentrierter Lösungen von Kalium hypermanganicum in der Therapie der Hautkrankheiten. Wratsch. Gaz. (russ.) **1924**, Nr 11/13, 263; Zbl. Hautkrkh. **15**, 418.

Hailer: Die chemischen Grundlagen der Desinfektionswirkung. Zbl. Bakter. **89**, 2—15, 65—87 (1922). — Herrmann, E.: Kupfer zur Behandlung schmierig belegter Wunden. Ther. Gegenw. **67**, 138 (1926); Zbl. Hautkrkh. **20**, 659 (1926).

Jessner, Max: Die Pyodermien und ihre Behandlung. Klin. Wschr. **6**, Nr 30 u. 31 (1927). — Joachimoglu, G.: Eine Methode zur Verstärkung der antiseptischen Wirkung des Sublimats. Med. Klin. **20** 1, 14—17 (1924); Zbl. Hautkrkh. **12**, 258.

Kálmán, Ernö: Sulfodermpuder, eine neue Schwefeltherapie. Gyógyászat (ung.) **68**, 441 (1928); Zbl. Hautkrkh. **28**, 133 (1928). — Kionka, H.: Über Tonerdepräparate. Klin. Wschr. **1**, 408 (1922). — Kissmeyer, A.: Die Acridinfarbstoffe (Trypaflavin, Proflavin). Ugeskr. Laeg. (dän.) **83**, 1399 (1921); Zbl. Hautkrkh. **4**, 125 (1922). — Krahé, E.: Zur Theorie der Desinfektionswirkung des Sublimats. Klin. Wschr. **3**, Nr 2, 70—71 (1924); Zbl. Hautkrkh. **12**, 258.

Lissau, Siegfried: Über Jod-Ichthyolanstrich. Ther. Gegenw. **62**, 486 (1921); Zbl. Hautkrkh. **4**, 260 (1922).

Méska, A. und Anton Fabian: Über Ichthoxyl. Česká Dermat. **6**, 95 (1925). — Mittelbach, Hildegard: Über die desinfizierende Wirkung der Kupfersalze. Zbl. Bakter. **86**, 44 (1921); Zbl. Hautkrkh. **1**, 327 (1920). — Morgenroth, J. und R. Schnitzer: Die

Heilung der experimentellen Streptokokkenphlegmone durch Rivanol und Vuzin. Daselbst Literatur. — MÜHSAM und HILLEJAN: Über Rivanolanwendung. Dtsch. med. Wschr. **50**, 1169 (1924); Zbl. **16**, 313 (1925).

RACHMILEWITSCH, L.: Untersuchungen über die Desinfektionswirkung von Jodtinktur. Z. Hyg. **92**, 51 (1921); Zbl. Hautkrkh. **1**, 181 (1921). — ROSENBURG, ALBERT: Über eine neue Methode der Hautinfektion mittels „Janigol". Ther. Gegenw. **62**, 252 (1921); Zbl. Hautkrkh. **2**, 331 (1921).

SATTLER, E.: Über Rivanol-Behandlung. Z. Immun.forschg **45**, 81 (1925). Zbl. Hautkrkh. **19**, 477 (1926). — SCHERINGA, K.: Über den Gebrauch von Jodstreupulver an Stelle von Jodtinktur. Nederl. Tijdschr. Geneesk. **65**, 578 (1921); Zbl. Hautkrkh. **1**, 479 (1921). — SCHNEIDER, PAUL: Über Yatren als örtliches Tiefenantisepticum. Dtsch. med. Wschr. **52**, 1047 (1926); Zbl. Hautkrkh. **21**, 582 (1926). — SCHUBERT, MARTIN: Erfahrungen mit Unguentum Eutirsoli. Dtsch. med. Wschr. **1929**, 1224; Zbl. Hautkrkh. **32**, 197 (1929). — SINGER und EDEL: Über postoperative Infektionen. Dtsch. Z. Chir., Sonderabdr. **211**, H. 5/6 (1928). — SKLAREK, BRUNO: Sulfoderm, ein therapeutischer und kosmetischer Schwefel. Med. Klin. **1929** I, 756; Zbl. Hautkrkh. **32**, 60 (1929).

TINKER, MARTIN B. und H. B. SUTTON: Inefficiency of mort of the commonly used skin antiseptics. J. amer. med. assoc. **87**, 1347 (1926); Zbl. Hautkrkh. **24**, 771 (1927).

VEYRIÈRES: Médications antiparasit. Bull. méd. **40**, 322 (1926); Zbl. Hautkrkh. **20**, 659 (1926). — VEYRIÈRES u. HUERRE: Traitement externe des dermatoses. Paris: Masson et Cie. 1924. (Médic. antiparasit. p. 17—43). — VIERECK: Über die Desinfektionskraft der Dakinschen Lösung. Desinfekt. **6**, 3, 73—78 (1921); Zbl. Hautkrkh. **2**, 265.

WEISE, K.: Vergleichende Untersuchungen über die Wirkung verschiedener Wunddesinfektionsmittel. Z. Hyg. **97**, 56 (1922); Zbl. Hautkrkh. **7**, 376 (1923).

Namenverzeichnis.

Die schrägen Zahlen verweisen auf die Literaturverzeichnisse.

Sachverzeichnis.